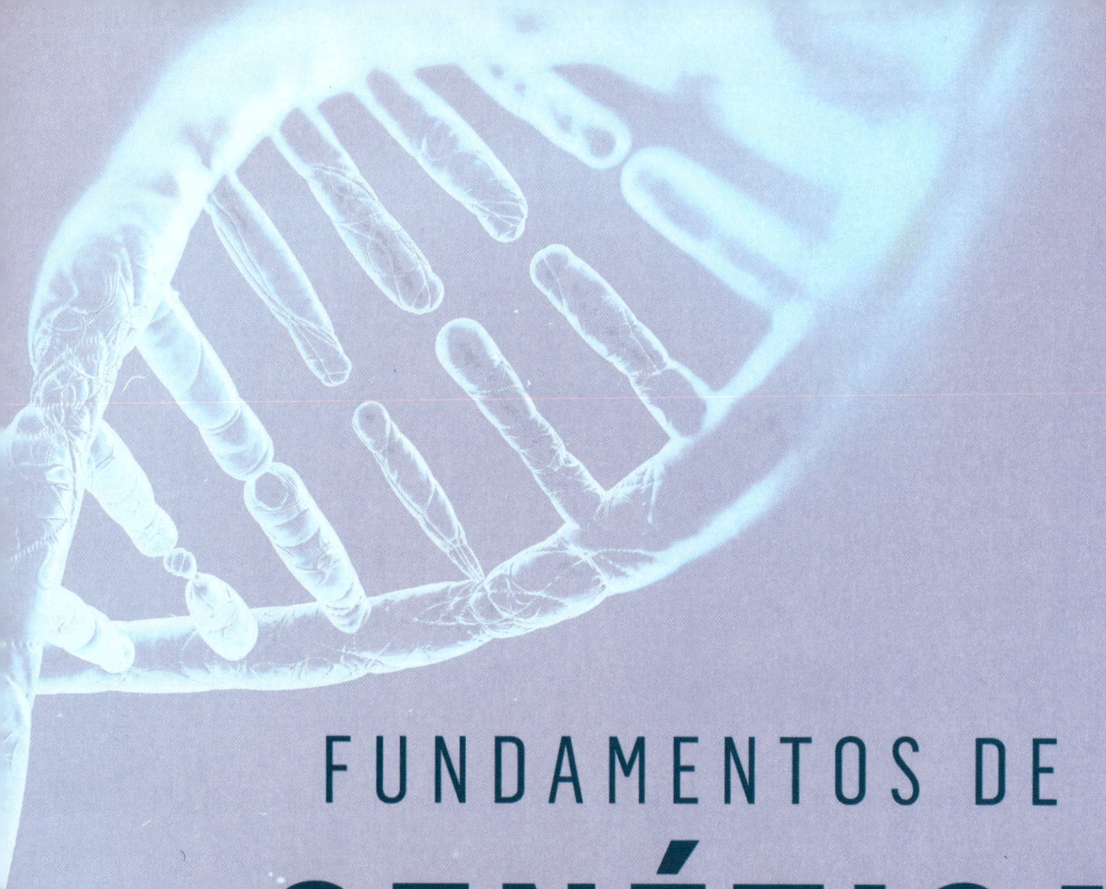

FUNDAMENTOS DE GENÉTICA

Grupo Editorial Nacional

O GEN | Grupo Editorial Nacional – maior plataforma editorial brasileira no segmento científico, técnico e profissional – publica conteúdos nas áreas de ciências da saúde, exatas, humanas, jurídicas e sociais aplicadas, além de prover serviços direcionados à educação continuada e à preparação para concursos.

As editoras que integram o GEN, das mais respeitadas no mercado editorial, construíram catálogos inigualáveis, com obras decisivas para a formação acadêmica e o aperfeiçoamento de várias gerações de profissionais e estudantes, tendo se tornado sinônimo de qualidade e seriedade.

A missão do GEN e dos núcleos de conteúdo que o compõem é prover a melhor informação científica e distribuí-la de maneira flexível e conveniente, a preços justos, gerando benefícios e servindo a autores, docentes, livreiros, funcionários, colaboradores e acionistas.

Nosso comportamento ético incondicional e nossa responsabilidade social e ambiental são reforçados pela natureza educacional de nossa atividade e dão sustentabilidade ao crescimento contínuo e à rentabilidade do grupo.

FUNDAMENTOS DE GENÉTICA

D. Peter Snustad
University of Minnesota

Michael J. Simmons
University of Minnesota

Revisão técnica

Cláudia Vitória de Moura Gallo
Bacharel em Ciências Biológicas, Modalidade Médica pela Universidade do Estado do Rio de Janeiro (UERJ). Mestre em Ciências (Bioquímica) pela Universidade Federal do Rio de Janeiro (UFRJ). Doutora em Biologia Molecular pelo Instituto Jacques Monod, Universidade Paris VII, Paris – França. Professora Associada do Departamento de Genética do Instituto de Biologia Roberto Alcântara Gomes da UERJ.

Sétima edição

gen | GUANABARA KOOGAN

- **Atendimento ao cliente: (11) 5080-0751 | faleconosco@grupogen.com.br**
- Traduzido de:
PRINCIPLES OF GENETICS, SEVENTH EDITION

ISBN 978-1-1188-7589-6

Uma editora integrante do GEN | Grupo Editorial Nacional
Travessa do Ouvidor, 11
Rio de Janeiro – RJ – CEP 20040-040
www.grupogen.com.br

- Capa: Christian Monnerat
- Editoração eletrônica: Adielson Anselme
- Ficha catalográfica

S651f
7. ed.

Snustad, D. Peter
Fundamentos de genética/D. Peter Snustad, Michael J. Simmons; revisão técnica Cláudia Vitória de Moura Gallo. – 7. ed. – [Reimpr.]. – Rio de Janeiro: Guanabara Koogan, 2024.
il.

Tradução de: Principles of genetics
ISBN 978-85-277-3086-0

1. Genética humana. I. I. Simmons, Michael J. II. Título.

16-37803 CDD: 576.5
CDU: 575

À memória de D. Peter Snustad, que
conduziu habilmente este livro ao
longo de tantas edições.

Sobre os Autores

D. Peter Snustad graduou-se pela University of Minnesota e completou mestrado e doutorado pela University of California, Davis. Iniciou sua carreira docente no Department of Agronomy and Plant Genetics, Minnesota, em 1965, tornou-se membro fundador do novo Department of Genetics em 1966, e transferiu-se para o Department of Plant Biology em 2000. Durante seus 43 anos em Minnesota, ministrou cursos sobre vários temas, desde biologia geral até genética bioquímica. Sua pesquisa inicial concentrou-se nas interações do bacteriófago T4 e seu hospedeiro, *E. coli.* Na década de 1980, passou a pesquisar o citoesqueleto de *Arabidopsis* e os genes da glutamina sintetase do milho. Dentre outras homenagens, recebeu os prêmios Morse-Amoco e Dagley Memorial para o ensino, e foi eleito *Fellow* da American Association for the Advancement of Science.

Michael J. Simmons graduou-se em biologia pelo St. Vincent College, em Latrobe, Pennsylvania, e concluiu mestrado e doutorado em genética na University of Wisconsin, Madison. Como membro do Department of Genetics, Cell Biology and Development, da University of Minnesota, já ministrou vários cursos, entre eles genética e genética de populações. No início da carreira, recebeu da University of Minnesota o prêmio Morse-Amoco para o ensino, em reconhecimento a suas contribuições para o ensino universitário. A pesquisa do Dr. Simmons concentra-se na importância genética de elementos transponíveis no genoma de *Drosophila melanogaster.* Atuou em comitês consultivos nos National Institutes of Health e foi membro do corpo editorial da revista *Genetics* durante 21 anos.

Prefácio

As pesquisas em genética vêm avançando rapidamente. É possível analisar com muitos detalhes o DNA dos genomas, mesmo os grandes, estudar as funções de genes individuais por meio de uma série de técnicas impressionantes, bem como modificar geneticamente organismos mediante introdução de genes estranhos ou alterados em seus genomas. Os métodos de ensino e aprendizado da genética também mudaram. Muitos são os recursos eletrônicos para garantir acesso a informações e transmiti-las; mídias novas e atraentes estão sendo desenvolvidas, e as salas de aula de diversas instituições estão sendo reformadas para incorporar estratégias de "aprendizado ativo". Esta edição de *Fundamentos de Genética* foi elaborada para reconhecer esses avanços científicos e educacionais.

OBJETIVOS

Fundamentos de Genética alia novas informações e conceitos fundamentais. A preparação desta edição foi pautada em quatro objetivos principais:

- **Foco nos princípios básicos da genética**, com apresentação minuciosa e completa dos importantes conceitos das genéticas clássica, molecular e de populações. A base sólida é essencial para a compreensão dos avanços atuais da genética e o reconhecimento de sua importância prática. Além disso, a extensão e a profundidade da cobertura das diferentes áreas da genética – clássica, molecular e de populações – têm de ser equilibradas, e o volume de informações em permanente expansão na genética tem de ser organizado por um modelo forte, mas flexível, de conceitos-chave.
- **Foco no processo científico**, mostrando como se dá o desenvolvimento dos conceitos científicos a partir de observações e experimentos. Esta obra apresenta muitos exemplos de como os princípios genéticos emergiram do trabalho de diferentes cientistas. A ciência é enfatizada como um processo contínuo de observação, experimentação e descoberta.
- **Foco na genética humana**, incorporando exemplos humanos e mostrando a relevância da genética nas questões relativas à sociedade. A experiência mostra que os estudantes têm interesse especial pela genética da sua própria espécie e que, por isso, compreendem com mais facilidade os conceitos complexos quando ilustrados com exemplos humanos. Desse modo, sempre que possível, esses exemplos foram usados. Incluímos também discussões do Projeto Genoma Humano, mapeamento de genes humanos, distúrbios genéticos, terapia gênica e aconselhamento genético em todo o texto. Questões como triagem genética, análise do perfil de DNA, engenharia genética, clonagem, pesquisa com células-tronco e terapia gênica incitaram densos debates sobre as ramificações sociais, jurídicas e éticas da genética. É importante que os estudantes sejam incluídos nas discussões sobre essas questões, e este livro garante-lhes os requisitos para tal.
- **Foco no desenvolvimento de habilidades de reflexão**, enfatizando a análise de dados experimentais e problemas. A genética sempre foi um pouco diferente de outras disciplinas na biologia em vista da forte ênfase na solução de problemas. Neste texto, a natureza analítica da genética é detalhada de muitas maneiras – o desenvolvimento de princípios na genética clássica, a discussão dos experimentos na genética molecular e a apresentação dos cálculos na genética de populações. Em todo o livro, enfatiza-se a integração dos dados de observação e experimentais com a análise lógica para o desenvolvimento de conceitos-chave. Cada capítulo tem dois grupos de problemas resolvidos – a seção *Exercícios*, que contém problemas simples de aplicação da análise genética básica, e a seção *Autoavaliação*, que contém problemas mais complexos os quais integram diferentes conceitos e técnicas. Um conjunto de *Avaliação adicional* acompanha os problemas resolvidos, de modo que os estudantes compreendam melhor os conceitos do capítulo e desenvolvam a capacidade de análise. Outra seção, *Genômica na Web*, apresenta questões que podem ser respondidas por meio de pesquisa no site do National Center for Biotechnology Information. Nessa seção, os estudantes aprendem a usar o grande repositório de informações genéticas acessíveis no *site* e podem aplicar as informações em problemas específicos. Cada capítulo conta ainda com

um *Problema resolvido*, que propõe um problema, lista os fatos e conceitos pertinentes, analisa-o e apresenta sua solução. Cada capítulo tem, também, dois boxes *Resolva!*, que garantem aos estudantes a oportunidade de testar a compreensão dos conceitos estudados. As respostas para as questões apresentadas nesses boxes estão disponíveis no material disponível *on-line*.

CONTEÚDO E ORGANIZAÇÃO DA SÉTIMA EDIÇÃO

A organização desta edição de *Fundamentos de Genética* é semelhante à anterior. O conteúdo, porém, foi depurado e renovado para tornar possível uma atualização cuidadosa. Ao selecionarmos o material a ser incluído nesta edição, tentamos ser abrangentes, mas não enciclopédicos.

O texto impresso foi dividido em 20 capítulos. Quatro capítulos adicionais podem ser acessados no material suplementar disponível *on-line*, de modo a tornar o livro mais compacto e adequado para a maioria dos cursos. Os Capítulos 1 e 2 apresentam a ciência da genética, aspectos básicos da reprodução celular e alguns organismos-modelo genéticos; os Capítulos 3 a 8 apresentam conceitos da genética clássica e os procedimentos básicos da análise genética de microrganismos; os Capítulos 9 a 13 apresentam tópicos da genética molecular, entre eles replicação do DNA, transcrição, tradução e mutação; os Capítulos 14 a 16 abordam tópicos mais avançados de genética molecular e de genômica; os Capítulos 17 e 18 tratam da regulação da expressão gênica, e os Capítulos 19 e 20 apresentam conceitos das genéticas quantitativa e de populações. Os Capítulos 21 a 24, disponíveis *on-line*, tratam das genéticas de elementos transponíveis, do desenvolvimento animal, do câncer e evolutiva.

Como nas edições anteriores, tentamos criar um texto adaptável a diferentes formatos de curso. Muitos professores preferem apresentar os tópicos da mesma maneira que apresentamos, começando com a genética clássica, avançando para a genética molecular e terminando com as genéticas quantitativa e de populações. No entanto, o texto foi elaborado de modo que os docentes possam apresentar os tópicos em diferentes ordens. Eles podem, por exemplo, começar com genética molecular básica (Capítulos 9 a 13), depois apresentar a genética clássica (Capítulos 3 a 8), passar a tópicos mais avançados de genética molecular (Capítulos 14 a 18) e terminar o curso com as genéticas quantitativa e de populações (Capítulos 19 e 20). Outra opção é inserir as genéticas quantitativa e de populações entre a genética clássica e a molecular.

RECURSOS PEDAGÓGICOS DA SÉTIMA EDIÇÃO

O texto contém recursos especiais destinados a enfatizar a relevância dos tópicos expostos, facilitar a compreensão de conceitos importantes e ajudar os estudantes a avaliarem seus conhecimentos.

- ***Narrativa de abertura do capítulo.*** Cada capítulo inicia-se com um breve texto que destaca a importância dos tópicos apresentados.
- ***Sumário do capítulo.*** As principais seções são apresentadas, de maneira conveniente, na primeira página de cada capítulo.
- ***Resumo da seção.*** Há um breve resumo do conteúdo no início de cada seção principal do texto. Esses resumos introdutórios concentram a atenção nas principais ideias expostas no capítulo.
- ***Pontos essenciais.*** Esses recursos estão no fim de cada seção principal do capítulo. O objetivo é ajudar os alunos a estudar para as provas e recapitular as principais ideias do conteúdo estudado.
- ***Problema resolvido.*** Cada capítulo conta com um boxe que orienta o estudante na análise e na solução de um problema que inclua conteúdo importante do capítulo. O boxe lista fatos e conceitos relevantes para o problema e, depois, explica como resolvê-lo.
- ***Resolva!*** Cada capítulo contém dois boxes *Resolva!* Nesses boxes, há sempre um problema relacionado com os conceitos apresentados no texto, possibilitando a avaliação da compreensão de conceitos-chave. A solução, passo a passo, de cada problema está disponível no material suplementar *on-line*.
- ***Exercícios.*** No fim de cada capítulo, apresentamos vários problemas resolvidos para reforçar os conceitos fundamentais apresentados. O objetivo desses exercícios simples, em uma etapa, é ilustrar a análise genética básica ou destacar informações importantes.
- ***Autoavaliação.*** Cada capítulo também tem problemas resolvidos mais complexos para ajudar os estudantes a aprimorar a capacidade de análise e solução de problemas. Os problemas dessa seção destinam-se a integrar diferentes conceitos e técnicas. Na análise de cada problema, mostramos o passo a passo da solução.
- ***Avaliação adicional.*** Cada capítulo termina com um conjunto de questões e problemas de dificuldades variadas, organizados de acordo com a sequência de tópicos no capítulo. As questões e os problemas mais difíceis são identificados por números coloridos. Esses conjuntos de questões e problemas dão aos estudantes a oportunidade de compreender melhor os conceitos abordados no capítulo e desenvolver a capacidade de análise.
- ***Genômica na web.*** As informações sobre genomas, genes, sequências de DNA, organismos mutantes, sequências de polipeptídios, vias bioquímicas e relações evolutivas estão disponíveis gratuitamente em diversos *sites* na Internet. A consulta a essas informações faz parte da rotina dos pesquisadores, e acreditamos que os estudantes devam se familiarizar com elas. Com esse objetivo, ao fim de cada capítulo, foi incluída uma série de questões que podem ser respondidas por consulta ao *site* do National Center for Biotechnology Information (NCBI), patrocinado pelos National Institutes of Health dos EUA.
- ***Apêndices.*** Disponíveis *on-line*, os Apêndices apresentam conteúdo técnico útil para a análise genética.
- ***Glossário.*** Nessa seção, são definidos termos importantes. É um ótimo recurso para esclarecer alguns tópicos e se preparar para provas.

Agradecimentos

Como as anteriores, esta edição de *Fundamentos de Genética* teve muita influência dos cursos que lecionamos. Agradecemos a nossos alunos, pelas opiniões construtivas sobre o conteúdo e o método pedagógico, e a nossos colegas da University of Minnesota, por compartilharem seu conhecimento e experiência. Professores de genética de outras instituições também contribuíram com muitas sugestões úteis. Agradecemos especialmente aos revisores que citaremos a seguir.

REVISORES DA 7ª EDIÇÃO

Gregory C. Booton, Ohio State University; Kathleen Fitzpatrick, Simon Fraser University; David W. Foltz, Louisiana State University; Elliott S. Goldstein, Arizona State University; Andrew Zelhof, Indiana University; Jianzhi Zhang, University of Michigan.

REVISORES DAS EDIÇÕES ANTERIORES

Ann Aguano, Manhattan Marymount College; Mary A. Bedell, University of Georgia; Michelle Boissere, Xavier University of Louisiana; Stephen P. Bush, Coastal Carolina University; Jonathan Clark, Weber State University; Sarah Crawford, Southern Connecticut State University; Robert Fowler, San Jose State University; Cheryl Hertz, Loyola Marymount University; Shawn Kaeppler, University of Wisconsin; Todd Kelson, Brigham Young University, Idaho; Xiongbin Lu, University of South Carolina, Columbia; Richard D. Noyes, University of Central Arkansas; Maria E. Orive, University of Kansas; Rongsun Pu, Kean University; Valery N. Soyfer, George Mason University; David Starkey, University of Central Arkansas; Frans Tax, University of Arizona; Tzvi Tzfira, University of Michigan; Harald Vaessin, The Ohio State University, Columbus; Sarah VanVickle-Chavez, Washington University in St. Louis; Willem Vermerris, University of Florida; Alan S. Waldman, University of South Carolina, Columbia.

Muitas pessoas contribuíram para a elaboração e a produção desta edição. Kevin Witt, Diretor, e Bonnie Roth, Editora Sênior de Aquisições, iniciaram o projeto, e o time editorial inicial, com a participação de Marian Provenzano, Brian Baker e Christina Volpe, ajudou a levá-lo adiante. Gladys Soto, Administradora de Produção, Marcus Van Harpen, Especialista em Projetos, Janet Wehner, Editora de Desenvolvimento, Swathi Chandrasekar, Editora de Produção, e Carolyn Thompson, Assistente Editorial, trabalharam diligente e cuidadosamente para completar o projeto. Durante a produção do livro, contou-se com os esforços de SPi-Global, que realizou copidesque e revisão de texto, além da indexação. Mary Ann Price, Editora Sênior de Fotografia, obteve diversas imagens novas para esta edição. Elizabeth Swain, Editora de Produção, auxiliou na obtenção de materiais das edições anteriores. Clay Stone, Administrador de Marketing Executivo, desenvolveu um plano para levar esta edição às mãos dos leitores. Agradecemos a todas essas pessoas por suas ideias e sua ajuda.

D. Peter Snustad, autor principal de *Fundamentos de Genética* por muitos anos, estava demasiadamente enfermo para contribuir diretamente nesta edição e faleceu durante a escrita do livro. Entretanto, esta obra traz muitas de suas contribuições – conteúdo pesquisado cuidadosamente, ilustrações meticulosamente desenhadas e questões e problemas que apenas poderiam ter sido elaborados por um geneticista e professor de sucesso. Sem dúvida, a riqueza do legado de Peter continuará a ser apreciada por todos os leitores deste livro.

Material Suplementar

Este livro conta com o seguinte material suplementar:

- Capítulos 21 (*Elementos Genéticos Transponíveis*), 22 (*Controle Genético do Desenvolvimento Animal*), 23 (*Base Genética do Câncer*) e 24 (*Genética Evolutiva*)
- Apêndices A (*Regras da Probabilidade*), B (*Probabilidades Binominais*) e C (*Taxas Evolutivas*)
- *Marcos da genética*, que apresentam grandes experimentos e descobertas relativos aos temas de cada capítulo
- Respostas dos problemas apresentados nos boxes *Resolva!* explicadas passo a passo
- Boxes *Em foco*, que abordam tópicos especiais a fim de aumentar o conhecimento do leitor
- Questões de múltipla escolha
- Todas as respostas da seção *Autoavaliação*.

Basta que o leitor se cadastre, faça seu *login* em nosso *site* (www.grupogen.com.br) e, após, clique em Ambiente de aprendizagem. Em seguida, insira no canto superior esquerdo o código PIN de acesso localizado na primeira capa interna deste livro.

O acesso ao material suplementar on-line fica disponível até seis meses após a edição do livro ser retirada do mercado.

Caso haja alguma mudança no sistema ou dificuldade de acesso, entre em contato conosco (gendigital@grupogen.com.br).

ATENÇÃO!

Não aceitaremos devolução caso a etiqueta esteja raspada.

Sumário

Capítulo 9

Capítulo 10

Capítulo 11

Capítulo 12

Capítulo 13

Capítulo 14

Capítulo 15

Capítulo 16

Capítulo 17

Regulação da Expressão Gênica em Procariotos, 449

Capítulo 18

Regulação da Expressão Gênica em Eucariotos, 473

Capítulo 19

Herança de Características Complexas, 499

Capítulo 20

1

Ciência da Genética

PANORAMA

- Um convite
- Três grandes marcos da genética
- DNA como material genético
- Genética e evolução
- Níveis de análise genética
- Genética no mundo | Aplicações da genética nos empreendimentos humanos

Genoma individual

Cada um de nós é constituído de trilhões de células, e cada uma dessas células contém filamentos muito finos, com alguns centímetros de comprimento, que têm papel importante em determinar quem somos, como seres humanos e como pessoas. Esses filamentos intracelulares importantíssimos são compostos de DNA. Toda vez que a célula se divide, seu DNA é replicado e distribuído igualmente entre as duas células-filhas. Assim, o conteúdo de DNA dessas células – que chamamos de genoma – é conservado. Esse genoma é um conjunto essencial de instruções, na verdade uma biblioteca completa de informações, que as células usam para se manter vivas. Em última análise, todas as atividades de uma célula dependem dele. Portanto, conhecer o DNA é conhecer a célula, e, em um sentido mais amplo, conhecer o organismo ao qual essa célula pertence.

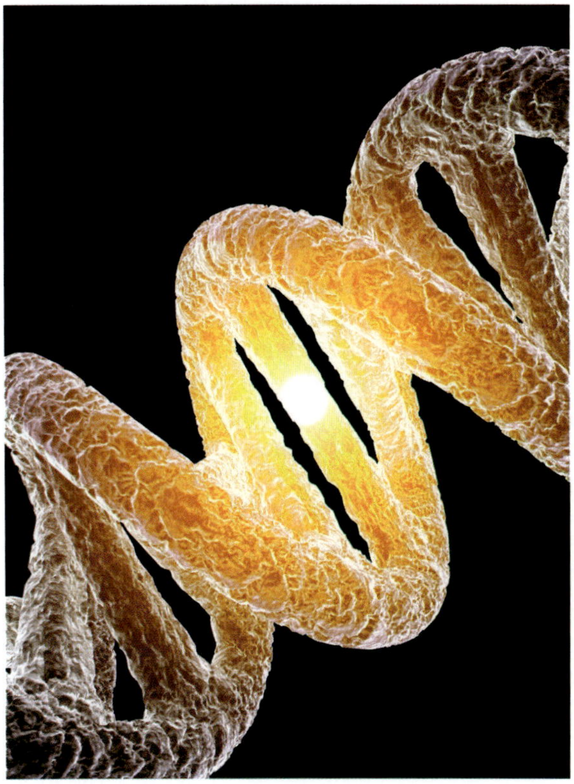

Science Photo Library/Getty Images, Inc.

Ilustração digital do ácido desoxirribonucleico (DNA).

Em vitude da importância do DNA, não devem surpreender os grandes esforços feitos para estudá-lo até os mínimos detalhes. Na verdade, na última década do século 20, uma cruzada mundial, o Projeto Genoma Humano, ganhou forma e, em 2001, produziu uma análise abrangente de amostras de DNA humano colhidas de um pequeno número de doadores anônimos. Esse trabalho – impressionante em escopo e significado – serviu de alicerce para todas as pesquisas futuras sobre o genoma humano. Em 2007, a análise do DNA humano tomou um novo rumo. Dois mentores do Projeto Genoma Humano tiveram seu próprio DNA decodificado. A tecnologia para análise de genomas completos avançou muito, e o custo dessa análise não é mais exorbitante. Na verdade, talvez em breve seja possível que cada um de nós tenha o próprio genoma analisado – uma possibilidade que certamente influenciará nossas vidas e mudará o modo como pensamos sobre nós mesmos.

Um convite

O tema deste livro é a genética, a ciência que estuda o DNA. A genética também é uma das ciências que tem grande impacto sobre nós. Por meio de aplicações na agricultura e na medicina, ajuda a nos alimentar e a nos manter saudáveis. Ela também possibilita discernir o que nos faz humanos e o que distingue cada um de nós como indivíduos. A genética é uma ciência relativamente jovem – surgiu apenas no início do século 20, mas cresceu tanto em escopo e significado que agora ocupa posição de destaque, e alguns diriam de comando, em toda a biologia.

A genética começou com o estudo do mecanismo de transmissão das características dos organismos dos pais para os filhos, isto é, como são herdadas. Até meados do século 20, ninguém sabia ao certo o que era o material hereditário. No entanto, os geneticistas compreenderam que esse material tinha de satisfazer três requisitos. Primeiro, era preciso que se replicasse de modo que as cópias pudessem ser transmitidas dos pais para os filhos. Segundo, era preciso que codificasse informações para guiar o desenvolvimento, a atividade e o comportamento das células e dos organismos aos quais pertencesse. Terceiro, precisava mudar, ainda que só uma vez em um grande período, para explicar as diferenças existentes entre os indivíduos. Durante várias décadas, os geneticistas se perguntaram o que seria o material hereditário. Então, em 1953, a estrutura do DNA foi elucidada e a genética teve seu grande momento de esclarecimento. Em um período relativamente curto, os pesquisadores descobriram de que maneira o DNA funciona como material hereditário, isto é, como se replica, como codifica e expressa informações e como se altera. Essas descobertas inauguraram uma nova fase da genética, na qual os fenômenos poderiam ser explicados em nível molecular. Com o tempo, os geneticistas aprenderam a analisar o DNA de genomas completos, inclusive o nosso próprio. O avanço – dos estudos da hereditariedade até os estudos de genomas completos – foi surpreendente.

Como geneticistas atuantes e professores, escrevemos este livro para explicar a você a ciência da genética. Como indica o título, este livro destina-se a ensinar os fundamentos de genética, oferecendo detalhes suficientes para que você os compreenda com clareza. Convidamo-lo a ler cada capítulo, a estudar suas ilustrações e a resolver as questões e os problemas no fim do capítulo. Todos nós sabemos que o aprendizado – assim como a pesquisa, o ensino e a escrita – exige esforço. Como autores, esperamos que o esforço de estudar este livro seja recompensado com um bom conhecimento de genética.

Este capítulo introdutório apresenta um panorama do que explicaremos com mais detalhes nos capítulos subsequentes. Para alguns leitores será uma revisão do conhecimento adquirido ao estudar biologia e química básica; para outros será algo totalmente novo. Nosso conselho é que você leia este capítulo sem se prender aos detalhes. Aqui são enfatizados os grandes temas que transpassam a genética. Os muitos detalhes da teoria e da prática da genética virão depois.

Três grandes marcos da genética

As raízes da genética estão na pesquisa de Gregor Mendel, um monge que descobriu como os traços genéticos são herdados. A base molecular da hereditariedade foi revelada quando James Watson e Francis Crick elucidaram a estrutura do DNA. Atualmente, o Projeto Genoma Humano dedica-se à análise detalhada do DNA humano.

Em geral, o conhecimento e a compreensão da ciência avançam progressivamente. Neste livro examinaremos os avanços da genética durante sua breve história – pouco mais de cem anos. Nessa história destacam-se três grandes marcos: (1) a descoberta de regras que governam a herança de características nos organismos; (2) a identificação do material responsável por essa herança e a elucidação de sua estrutura; e (3) a análise abrangente do material hereditário em seres humanos e outros organismos.

MENDEL | OS GENES E AS REGRAS DA HERANÇA

Embora a genética tenha se desenvolvido durante o século 20, sua origem está baseada no trabalho de *Gregor Mendel* (**Figura 1.1**), um monge morávio que viveu no século 19. Mendel fez sua pesquisa inovadora em relativa obscuridade. Ele estudou a herança de diferentes características em ervilhas, que cultivava no jardim do mosteiro. Seu método incluía o intercruzamento de plantas com características diferentes – por exemplo, plantas baixas eram cruzadas com plantas altas – para observar a herança das características pela prole. A análise cuidadosa de Mendel possibilitou o discernimento de padrões, que o levaram a postular a existência de fatores hereditários responsáveis pelas características que estudara. Atualmente chamamos esses fatores de **genes**.

Mendel estudou vários genes nas ervilhas do jardim. Cada um deles foi associado a uma característica diferente – por exemplo, altura da planta, cor da flor ou textura da semente. Ele descobriu que esses genes existem em diferentes formas, o que agora chamamos de **alelos**. Uma forma do gene para altura, por exemplo, permite que as ervilhas alcancem mais de 2 metros de altura; outra forma desse gene limita o crescimento a cerca de meio metro.

Mendel propôs que as ervilhas têm duas cópias de cada gene. Essas cópias podem ser iguais ou diferentes. Durante a reprodução, uma das cópias é aleatoriamente

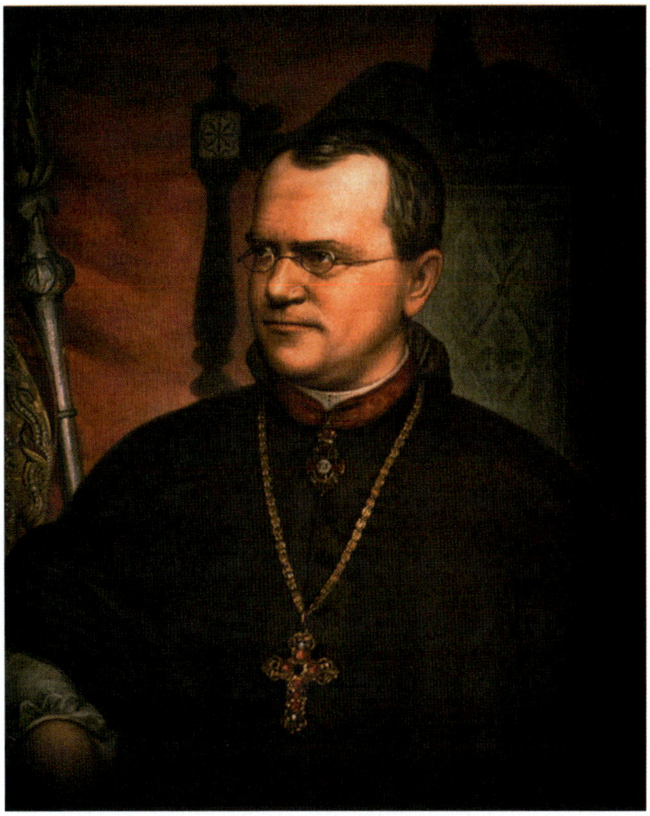

FIGURA 1.1 Gregor Mendel.

incorporada a cada célula sexual ou gameta. Os gametas femininos (ovócitos) unem-se aos gametas masculinos (espermatozoide) na fertilização, com a produção de uma única célula, denominada zigoto, que dá origem a novas plantas. A redução nas cópias de genes de duas para uma durante a formação do gameta e a subsequente restauração de duas cópias durante a fertilização constituem a base das regras da herança descobertas por Mendel.

Mendel enfatizou que os fatores hereditários – isto é, os genes – são elementos distintos. Diferentes alelos de um gene podem ser reunidos na mesma planta por hibridização e, depois, separados durante a produção de gametas. Portanto, a coexistência de alelos em uma planta não compromete sua integridade. Mendel também constatou que alelos de diferentes genes são herdados de modo independente uns dos outros.

Essas descobertas foram publicadas em 1866, nos anais da Natural History Society de Brno, revista da sociedade científica da cidade em que Mendel viveu e trabalhou. O artigo não teve muita repercussão, e Mendel passou a dedicar-se a outras atividades. Em 1900, 16 anos depois da sua morte, o artigo finalmente veio à tona e a ciência da genética nasceu. Rapidamente, o modelo pioneiro de análise criado por Mendel foi aplicado a muitos tipos de organismos, com notável sucesso. Sem dúvida, nem todos os resultados encaixam-se exatamente nos princípios de Mendel. Encontraram-se exceções, e, quando elas foram investigadas com mais detalhes, surgiram novos conhecimentos sobre o comportamento e a propriedade dos genes. Analisaremos a pesquisa de Mendel e suas aplicações ao estudo da herança, inclusive da hereditariedade em seres humanos, no Capítulo 3, e exploraremos algumas ramificações das ideias de Mendel no Capítulo 4. Nos Capítulos 5, 6 e 7 veremos como os princípios de herança de Mendel estão relacionados com o comportamento dos cromossomos – as estruturas celulares onde residem os genes.

WATSON E CRICK | A ESTRUTURA DO DNA

A redescoberta do artigo de Mendel deflagrou um sem-número de estudos sobre a herança em vegetais, animais e microrganismos. A grande pergunta que todos se faziam era "O que é um gene?" Em meados do século 20, essa pergunta foi finalmente respondida. Demonstrou-se que os genes eram constituídos de moléculas complexas denominadas **ácidos nucleicos.**

Os ácidos nucleicos são formados de blocos estruturais elementares denominados **nucleotídios** (**Figura 1.2**). Cada nucleotídio tem três componentes: (1) uma molécula de açúcar; (2) uma molécula de fosfato, que tem propriedades químicas ácidas; e (3) uma molécula nitrogenada, que tem propriedades químicas relativamente básicas. No **ácido ribonucleico**, ou RNA, o açúcar constituinte é a ribose; no **ácido desoxirribonucleico**, ou DNA, é a desoxirribose. No RNA ou no DNA, um nucleotídio é distinguido do outro por sua base nitrogenada. No RNA, os quatro tipos de bases são adenina (A), guanina (G), citosina (C) e uracila (U); no DNA, são A, G, C e timina (T). Assim, tanto o DNA quanto o RNA têm quatro tipos de nucleotídios, e três deles são comuns aos dois tipos de moléculas de ácido nucleico.

O grande avanço no estudo dos ácidos nucleicos ocorreu em 1953 quando *James Watson* e *Francis Crick* (**Figura 1.3**) deduziram o modo de organização dos nucleotídios no DNA. Watson e Crick descobriram que os nucleotídios estão unidos um ao outro em uma cadeia. As ligações são formadas por interações químicas entre o fosfato de um nucleotídio e o açúcar de outro nucleotídio.

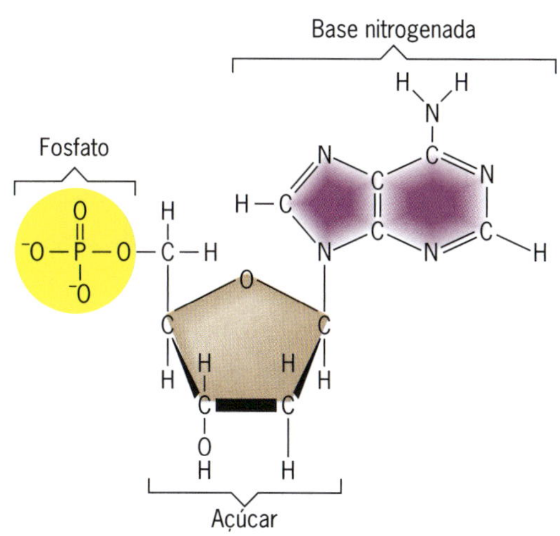

FIGURA 1.2 Estrutura de um nucleotídio. A molécula tem três componentes: um grupo fosfato, um açúcar (nesse caso, desoxirribose), e uma base nitrogenada (nesse caso, adenina).

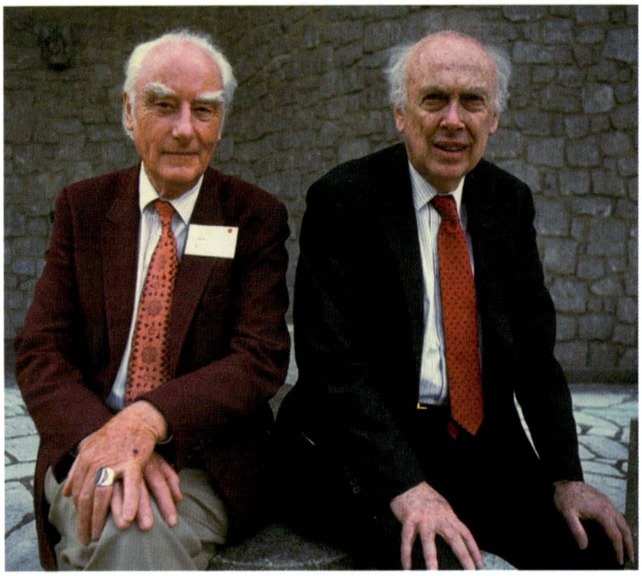

FIGURA 1.3 Francis Crick e James Watson.

As bases nitrogenadas não participam dessas interações. Assim, uma cadeia de nucleotídios é constituída de uma cadeia principal de açúcar-fosfato à qual estão fixadas as bases, uma base para cada açúcar da cadeia principal. De uma extremidade da cadeia até a outra, as bases formam uma sequência linear característica dessa cadeia específica. Essa sequência de bases é que distingue um gene do outro. Watson e Crick propuseram que as moléculas de DNA eram constituídas de duas cadeias de nucleotídios (**Figura 1.4 A**). Essas cadeias são unidas por atrações químicas fracas – denominadas pontes de hidrogênio – entre determinados pares de bases; A faz par com T; e G faz par com C. Em razão dessas regras de pareamento de bases, é possível prever a sequência de uma cadeia nucleotídica em uma molécula de DNA bifilamentar a partir da outra. Nesse sentido, as duas cadeias de uma molécula de DNA são complementares.

Uma molécula de DNA bifilamentar costuma ser denominada dúplex. Watson e Crick descobriram que os dois filamentos de um dúplex de DNA se enrolam um no outro, criando uma configuração em hélice (**Figura 1.4 B**).

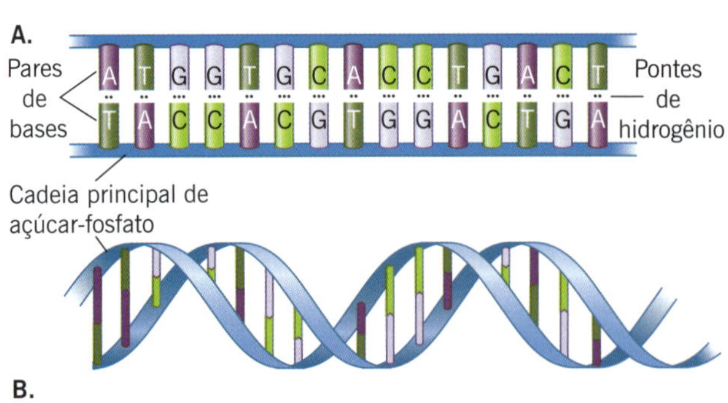

FIGURA 1.4 DNA, molécula bifilamentar unida por pontes de hidrogênio entre as bases pareadas. A. Representação bidimensional da estrutura de uma molécula de DNA constituída de cadeias de nucleotídios complementares. B. Molécula de DNA apresentada como dupla-hélice.

Essas moléculas helicoidais podem ser extraordinariamente grandes. Algumas contêm centenas de milhões de pares de nucleotídios, e seu comprimento total ultrapassa 10 cm. Não fossem elas extremamente delgadas (cerca de um centésimo de milionésimo de centímetro), seríamos capazes de vê-las a olho nu.

O RNA, como o DNA, é constituído de nucleotídios unidos um ao outro em uma cadeia. No entanto, ao contrário do DNA, as moléculas de RNA geralmente são unifilamentares. Os genes da maioria dos organismos são constituídos de DNA, embora em alguns vírus sejam constituídos de RNA. Nós examinaremos as estruturas do DNA e do RNA em detalhes no Capítulo 9, e investigaremos o significado genético dessas macromoléculas nos Capítulos 10, 11 e 12.

PROJETO GENOMA HUMANO | SEQUENCIAMENTO DO DNA E CATALOGAÇÃO DOS GENES

Se os geneticistas na primeira metade do século 20 sonhavam em identificar o material de que os genes são feitos, os geneticistas da segunda metade desse século sonhavam com métodos para identificar a sequência de bases das moléculas de DNA. Perto do fim do século, seus sonhos tornaram-se realidade quando ganharam forma os projetos para identificar sequências de bases de DNA em vários organismos, inclusive em seres humanos. A identificação da sequência de bases no DNA de um organismo – isto é, o *sequenciamento do DNA* – deve, em princípio, oferecer as informações necessárias para analisar todos os genes do organismo. A coleção de moléculas de DNA característica de um organismo é denominada **genoma**. Portanto, o sequenciamento do genoma equivale ao sequenciamento de todos os genes do organismo – e mais, pois agora sabemos que parte do DNA não contém genes. Nem sempre é clara a função desse DNA não gênico; no entanto, ele está presente em muitos genomas e às vezes é abundante. Marcos da genética | ΦX174, o primeiro genoma de DNA sequenciado, descreve como começou o sequenciamento genômico.

O paradigma de todos os programas de sequenciamento é o **Projeto Genoma Humano**, um esforço mundial para identificar a sequência de aproximadamente três bilhões de pares de nucleotídios no DNA humano. A ideia inicial era de que o Projeto Genoma Humano contasse com a colaboração de pesquisadores de diferentes países, e grande parte do trabalho seria financiada por seus governos. No entanto, um projeto com financiamento privado, iniciado por Craig Venter, um cientista e empresário, logo se desenvolveu paralelamente ao projeto com financiamento público. Em 2001, todos esses esforços culminaram na publicação de dois longos artigos sobre o genoma humano. Os artigos relatavam o sequenciamento de 2,7 bilhões de pares de nucleotídios de DNA humano. A análise desse DNA por computador sugeriu que o genoma humano continha entre 30.000 e 40.000 genes.

Análises mais recentes apontaram um menor número de genes em humanos, cerca de 20.500. Esses genes foram catalogados por localização, estrutura e possível função. Os esforços agora se concentram em estudar como os genes influenciam a miríade de características dos seres humanos. Há também um esforço considerável no sentido de determinar quanto um genoma humano difere do outro, ou seja, quanta variância genética existe na espécie humana.

Os genomas de muitos outros microrganismos – bactérias, fungos, vegetais, protistas e animais – também foram sequenciados. Grande parte desse trabalho foi realizada sob os auspícios do Projeto Genoma Humano ou de projetos intimamente ligados a ele. A princípio, as tentativas de sequenciamento concentraram-se em microrganismos especialmente favoráveis à pesquisa genética. Em muitas partes deste livro, exploramos as maneiras como os pesquisadores usaram esses organismos-modelo para ampliar o conhecimento genético. Os projetos atuais de sequenciamento foram além dos organismos-modelo e estudam diversos vegetais, animais e micróbios. Por exemplo, os genomas do mosquito transmissor da malária e do parasito de que ele é portador foram ambos sequenciados, assim como os genomas da abelha, do álamo e da ascídia. Alguns alvos desses projetos de sequenciamento têm significado médico, agrícola ou comercial; outros apenas nos ajudam a compreender a organização dos genomas e sua diversificação durante a história da vida na Terra.

Todos os projetos de sequenciamento de DNA causaram uma transformação fundamental na genética. Agora é possível estudar com relativa facilidade os genes em nível molecular e estudar simultaneamente uma enorme quantidade de genes. Esse enfoque da genética, que se originou na análise das sequências de DNA que compõem um genoma, é denominado **genômica**. Isso se tornou possível graças aos avanços da tecnologia de sequenciamento de DNA, da robótica e da informática (**Figura 1.5**). Os pesquisadores atualmente são capazes de construir e examinar enormes bancos de dados contendo sequências de DNA para resolver dúvidas genéticas. Embora hoje existam muitos bancos de dados úteis, vamos nos concentrar no banco de dados montado pelo *National Center for Biotechnology Information (NCBI)*, mantido pelos National Institutes of Health dos EUA. Os bancos de dados do NCBI – disponíveis gratuitamente na internet em http://www.ncbi.nih.gov – são inestimáveis repositórios de informações sobre genes, proteínas, genomas, publicações e outros dados importantes nos campos da genética, bioquímica e biologia molecular. Eles contêm as sequências completas de nucleotídios de todos os genomas sequenciados até hoje e são continuamente atualizados. Além disso, o *site* do NCBI dispõe de recursos que podem ser usados para pesquisar itens específicos de interesse – sequências de genes e proteínas, artigos de pesquisas e assim por diante. No Capítulo 15, apresentaremos alguns desses recursos, e, ao longo de todo o livro, no fim de cada capítulo, incentivaremos a visita ao *site* do NCBI, que ajudará a responder às perguntas específicas.

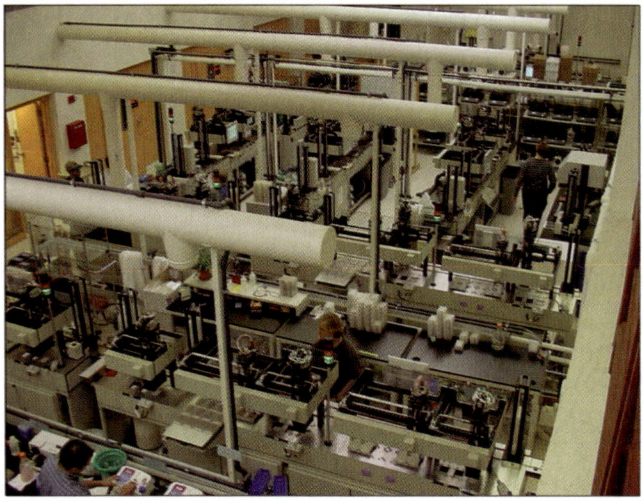

Broad Institute/www.genome.gov

FIGURA 1.5 Pesquisadores em um laboratório que sequencia DNA.

PONTOS ESSENCIAIS

- *Gregor Mendel propôs a existência de partículas – agora denominadas genes – para explicar a herança das características genéticas*
- *Os alelos, formas alternativas dos genes, são responsáveis pelas diferenças hereditárias entre os indivíduos*
- *James Watson e Francis Crick elucidaram a estrutura do DNA, uma macromolécula constituída de duas cadeias complementares de nucleotídios*
- *O DNA é o material hereditário em todas as formas de vida, exceto alguns tipos de vírus, que têm o RNA como material hereditário*
- *O Projeto Genoma Humano identificou a sequência de nucleotídios no DNA do genoma humano*
- *O sequenciamento do DNA de um genoma fornece os dados para identificar e catalogar todos os genes de um organismo.*

DNA como material genético

Em biologia, a informação flui do DNA para o RNA e, depois, para as proteínas.

O material genético de todos os organismos celulares é o DNA. Esse material tem de ser capaz de se *replicar* de modo que as cópias possam ser transmitidas de uma célula para outra e dos pais para a prole; precisa conter *informações* para orientar as atividades celulares e guiar o desenvolvimento, a atividade e o comportamento dos organismos; e tem de ser capaz de se *modificar* de modo que, com o tempo, os grupos de organismos possam se adaptar às diferentes circunstâncias.

REPLICAÇÃO DO DNA | PROPAGAÇÃO DA INFORMAÇÃO GENÉTICA

O material genético de um organismo é transmitido da célula-mãe para as células-filhas durante a divisão celular. Também é transmitido dos pais para a prole na reprodução. A transmissão fiel do material genético de uma célula ou um organismo para outro depende da capacidade de replicação das moléculas de DNA bifilamentar. A replicação do DNA é extraordinariamente exata. Moléculas constituídas de centenas de milhões de pares de nucleotídios são duplicadas com poucos erros ou até mesmo sem erros.

O processo de replicação do DNA baseia-se na natureza complementar dos filamentos que constituem as moléculas bifilamentares de DNA (**Figura 1.6**). Esses filamentos são mantidos unidos por ligações de hidrogênio relativamente fracas entre pares de bases específicos – A com T e G com C. Quando essas ligações se rompem, os filamentos separados servem de molde para a síntese de novos filamentos. Esses novos filamentos são montados pela incorporação gradual de nucleotídios opostos aos nucleotídios dos filamentos usados como molde. A incorporação segue as regras de pareamento de bases. Assim, a sequência de nucleotídios de um filamento que está sendo sintetizado é ditada pela sequência de nucleotídios do filamento-molde. No fim do processo de replicação, cada filamento-molde faz par com um filamento recém-sintetizado. Assim, de uma molécula dupla de DNA original são criadas duas moléculas duplas idênticas.

O processo de replicação do DNA não ocorre espontaneamente. Como a maioria dos processos bioquímicos, é catalisada por enzimas. Nós analisaremos os detalhes da replicação do DNA, inclusive os papéis de diferentes enzimas, no Capítulo 10.

EXPRESSÃO GÊNICA | USO DA INFORMAÇÃO GENÉTICA

As moléculas de DNA contêm informações que dirigem as atividades celulares e guiam o desenvolvimento, a atividade e o comportamento dos organismos constituídos por essas células. As informações são codificadas em sequências de nucleotídios nas moléculas de DNA do genoma. Entre os organismos celulares, o menor genoma conhecido é o do *Mycoplasma genitalium*: 580.070 pares de nucleotídios. Em contrapartida, o genoma humano é composto de 3,2 bilhões de pares de nucleotídios. Nesses e em todos os outros genomas, as informações contidas no DNA são organizadas em unidades que chamamos de genes. Um *M. genitalium* tem 485 genes, enquanto um espermatozoide humano tem cerca de 20.500 genes. Cada gene é um trecho de pares de nucleotídios ao

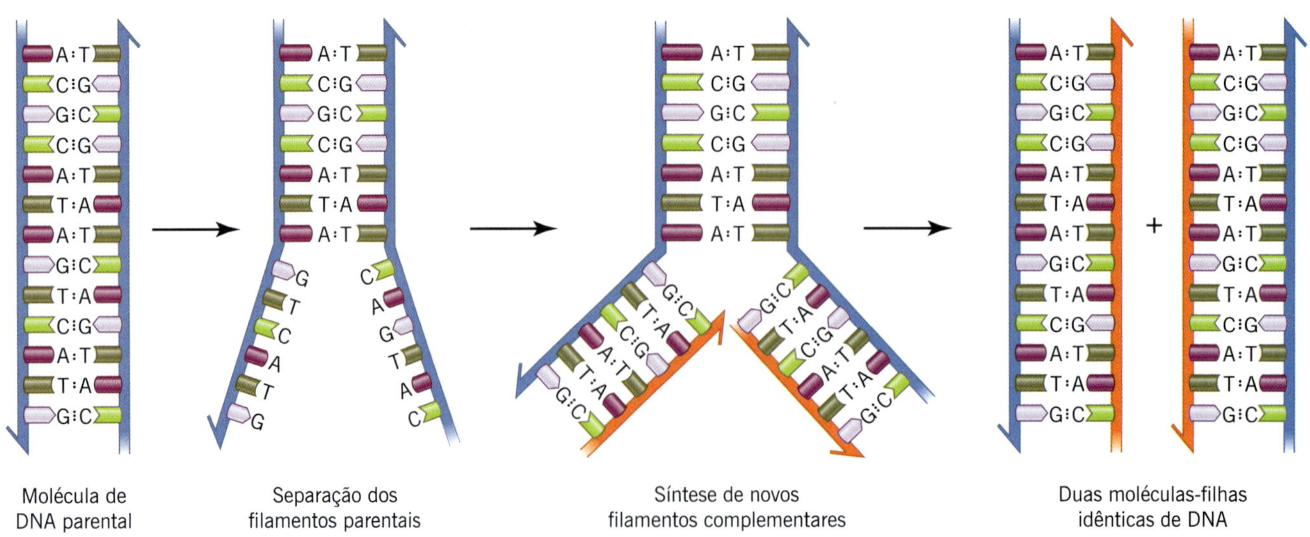

FIGURA 1.6 Replicação do DNA. Os dois filamentos da molécula parental estão orientados em sentidos opostos (*ver setas*). Esses filamentos separam-se e novos filamentos são sintetizados usando-se como molde o filamento parental. Quando a replicação é concluída, foram produzidas duas moléculas de DNA bifilamentar idênticas.

longo de uma molécula de DNA. Uma molécula de DNA específica pode conter milhares de genes diferentes. Em uma célula de *M. genitalium*, todos os genes estão situados em uma molécula de DNA – o único cromossomo desse organismo. Em um espermatozoide humano, os genes estão situados em 23 diferentes moléculas de DNA correspondentes aos 23 cromossomos da célula. A maior parte do DNA do *M. genitalium* é constituída de genes, ao contrário da maior parte do DNA de seres humanos – ou seja, a maior parte do DNA humano não é gênica. Nós investigaremos a composição dos genomas em muitas partes deste livro, sobretudo no Capítulo 15.

Como é organizada e expressa a informação em cada gene? Essa questão é central em genética, e nós a abordaremos nos Capítulos 11 e 12. Por enquanto é suficiente dizer que a maioria dos genes contém as instruções para a síntese de proteínas. Cada proteína é formada por uma ou mais cadeias de aminoácidos. Essas cadeias são denominadas **polipeptídios**. Os 20 tipos diferentes de aminoácidos encontrados na natureza podem ser associados a uma miríade de maneiras para formar polipeptídios. Cada polipeptídio tem uma sequência característica de aminoácidos. Alguns polipeptídios são curtos – apenas alguns aminoácidos de comprimento – enquanto outros são enormes – milhares de aminoácidos de comprimento.

A sequência de aminoácidos em um polipeptídio é especificada por uma sequência de unidades codificantes elementares em um gene. Essas unidades codificantes elementares, denominadas **códons**, são trinucleotídios adjacentes. Um gene típico pode conter centenas ou até mesmo milhares de códons. Cada códon especifica a incorporação de um aminoácido em um polipeptídio. Assim, as informações codificadas em um gene são usadas para orientar a síntese de um polipeptídio, que geralmente é denominado produto gênico. Às vezes, dependendo da maneira de uso das informações codificantes, um gene pode codificar vários polipeptídios; no entanto, esses polipeptídios geralmente estão todos relacionados pela existência de alguma sequência comum de aminoácidos.

A expressão de informações genéticas para produzir um polipeptídio é um processo dividido em dois estágios (**Figura 1.7**). Em primeiro lugar, as informações contidas no DNA de um gene são copiadas em uma molécula de RNA. O RNA é montado gradualmente ao longo de um dos filamentos do dúplex de DNA. Durante esse processo de montagem, A no RNA pareia com T no DNA, G no RNA pareia com C no DNA, C no RNA pareia com G no DNA, e U no RNA pareia com A no DNA. Assim, a sequência de nucleotídios do RNA é determinada pela sequência de nucleotídios de um filamento de DNA no gene. O processo que produz essa molécula de RNA é denominado **transcrição**, e o RNA propriamente dito é o **transcrito**. Por fim, o transcrito de RNA separa-se de seu molde de DNA e, em alguns organismos, é alterado por adição, deleção ou modificação de nucleotídios. A molécula pronta, denominada **RNA mensageiro**, ou apenas **mRNA**, contém todas as informações necessárias para a síntese de um polipeptídio.

O segundo estágio na expressão da informação de um gene é a **tradução**. Nesse estágio, o mRNA do gene serve de molde para a síntese de um polipeptídio. Cada códon do gene, agora presente na sequência do mRNA, especifica a incorporação de um determinado aminoácido à cadeia polipeptídica. Um aminoácido é acrescentado de cada vez. Assim, o polipeptídio é sintetizado gradualmente pela leitura ordenada dos códons. Quando o polipeptídio está pronto, dissocia-se do mRNA, dobra-se em um formato tridimensional preciso e, então, executa sua função na célula. Alguns polipeptídios são alterados pela retirada do primeiro aminoácido, geralmente a metionina, da sequência.

O conjunto de todas as diferentes proteínas de um organismo é o **proteoma**. Os seres humanos, com cerca de 20.500 genes, podem ter centenas de milhares de proteínas diferentes em seu proteoma. Uma explicação para o grande tamanho do proteoma humano é que um determinado gene pode codificar vários polipeptídios diferentes, mas relacionados, e esses polipeptídios podem associar-se de maneiras complexas para produzir diferentes proteínas. Outra razão é que as proteínas podem ser produzidas por associação de polipeptídios codificados por diferentes genes. Se o número de genes no genoma humano é grande, o número de proteínas no proteoma humano é ainda maior.

O estudo de todas as proteínas nas células – sua composição, as sequências de aminoácidos em seus polipeptídios constituintes, as interações entre esses polipeptídios e entre diferentes proteínas, e, evidentemente, as funções dessas moléculas complexas – é denominado **proteômica**. Assim como a genômica, a proteômica tornou-se possível graças a avanços nas tecnologias usadas para estudar os genes e os produtos gênicos, e pelo desenvolvimento de programas de computador para pesquisar bancos de dados e analisar sequências de aminoácidos.

A partir de todas essas considerações, está claro que a informação passa dos genes, constituídos de DNA, para os polipeptídios, compostos de aminoácidos, por meio de um intermediário, constituído de RNA (**Figura 1.8**). Assim, em um sentido amplo, o fluxo da informação segue na ordem DNA → RNA → polipeptídio, uma sequência que geralmente é chamada *dogma central da biologia molecular*. Em vários capítulos veremos as circunstâncias em que a primeira parte dessa sequência é invertida – isto é, o RNA é usado como molde para a síntese de DNA. Esse processo, denominado *transcrição reversa*, tem papel importante nas atividades de alguns tipos de vírus, inclusive do vírus causador da síndrome de imunodeficiência adquirida, ou AIDS; ele também afeta intensamente o conteúdo e a estrutura dos genomas de muitos organismos, inclusive o genoma humano. Examinaremos o impacto da transcrição reversa sobre os genomas no Capítulo 15, e no Capítulo 21, disponível *on-line*.

Já se acreditou que todos, ou quase todos, os genes codificavam polipeptídios. No entanto, pesquisas recentes mostraram que essa ideia não é correta. Muitos genes não codificam polipeptídios; em vez disso, seus produtos finais são moléculas de RNA que desempenham papéis importantes nas células. Nós analisaremos esses RNA e os genes que os produzem nos Capítulos 11, 15 e 18.

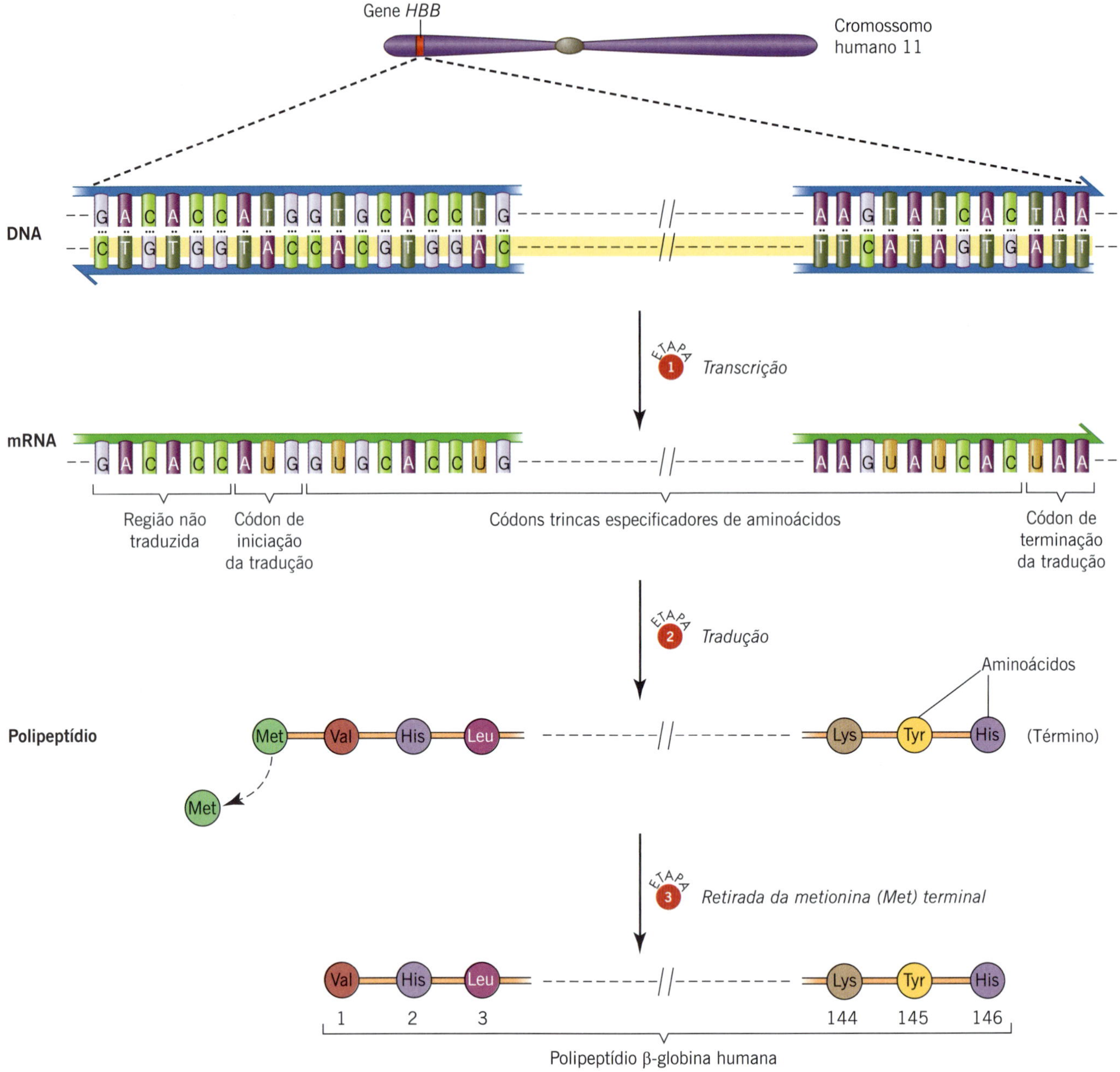

FIGURA 1.7 Expressão do gene humano *HBB* que codifica o polipeptídio β-globina da hemoglobina. Durante a transcrição (1ª etapa), um filamento do DNA do *HBB* (aqui o filamento inferior destacado) serve como molde para síntese de um filamento complementar de RNA. Depois de sofrer modificações, o mRNA (RNA mensageiro) resultante é usado como molde para sintetizar o polipeptídio β-globina. Esse processo é chamado de tradução (2ª etapa). Durante a tradução, cada códon de trinucleotídio no mRNA especifica a incorporação de um aminoácido à cadeia polipeptídica. A tradução é iniciada por um códon de iniciação, que especifica a incorporação do aminoácido metionina (Met), e concluída por um códon de terminação, que não especifica a incorporação de nenhum aminoácido. Concluída a tradução, a metionina inicial é removida (3ª etapa) para produzir o polipeptídio β-globina maduro.

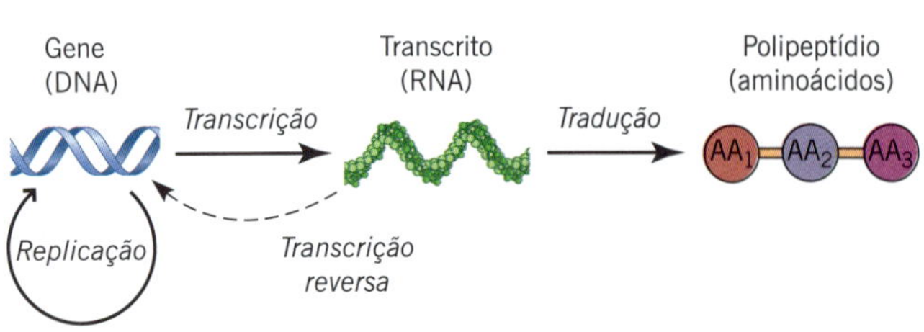

FIGURA 1.8 O dogma central da biologia molecular mostrando o mecanismo como a informação genética é propagada (por replicação do DNA) e expressa (por transcrição e tradução). Na transcrição reversa o RNA é usado como molde para a síntese de DNA.

MUTAÇÃO | MUDANÇA NA INFORMAÇÃO GENÉTICA

A replicação do DNA é um processo de extraordinária precisão, mas não é perfeito. Há uma frequência baixa, mas mensurável, de erros de incorporação dos nucleotídios às cadeias de DNA em crescimento. Essas alterações têm o potencial de alterar ou interromper as informações codificadas nos genes. Às vezes, as moléculas de DNA são danificadas por radiação eletromagnética ou por substâncias químicas. Embora a lesão induzida por esses agentes possa ser reparada, os processos de reparo geralmente deixam cicatrizes. Trechos de nucleotídios podem ser excluídos, duplicados ou rearranjados na estrutura geral da molécula de DNA. Esses tipos de alterações são chamados de **mutações**. Os genes alterados pela ocorrência de mutações são genes mutantes.

Com frequência, os genes mutantes determinam características diferentes nos organismos (**Figura 1.9**). Por exemplo, um dos genes do genoma humano codifica o polipeptídio conhecido como β-globina. Esse polipeptídio, que tem 146 aminoácidos de comprimento, é um constituinte da hemoglobina, a proteína que transporta oxigênio no sangue. Os 146 aminoácidos da β-globina correspondem a 146 códons no gene da β-globina. O sexto desses códons especifica a incorporação de ácido glutâmico ao polipeptídio. Há incontáveis gerações, na linhagem germinativa de algum indivíduo desconhecido, o par de nucleotídios no meio desse códon foi alterado de A:T para T:A, e a mutação resultante foi transmitida aos seus descendentes. Essa mutação, agora disseminada em algumas populações humanas, alterou o sexto códon, de modo que ele especifica a incorporação de valina ao polipeptídio β-globina. Essa alteração aparentemente insignificante tem efeito prejudicial sobre a estrutura das células que produzem e armazenam hemoglobina – as hemácias. Pessoas que têm duas cópias da versão mutante do gene da β-globina têm hemácias falciformes, enquanto as pessoas que têm duas cópias da versão não mutante desse gene têm hemácias discoides. As células falciformes não transportam oxigênio com eficiência no corpo. Assim sendo, as pessoas que têm hemácias falciformes desenvolvem uma doença grave, na verdade tão grave que pode levar à morte. Portanto, a doença falciforme está relacionada com uma mutação no gene da β-globina. Nós investigaremos a natureza e as causas de mutações como essa no Capítulo 13.

O processo de mutação tem outro aspecto – introduz variabilidade no material genético dos organismos. Com o tempo, os genes mutantes podem se disseminar em uma população. Por exemplo, você pode se perguntar por que o gene mutante da β-globina é relativamente comum em algumas populações humanas. Verifica-se que pessoas que têm um alelo mutante e outro não mutante desse gene são menos suscetíveis à infecção pelo parasito causador da malária, presente no sangue. Portanto, essas pessoas têm maior chance de sobrevivência nos ambientes em que há ameaça de malária. Em vista dessa maior sobrevivência, têm mais filhos que outras pessoas, e o alelo mutante consegue se disseminar. Esse exemplo indica como a constituição genética de uma população – nesse caso, a população humana – pode evoluir com o tempo.

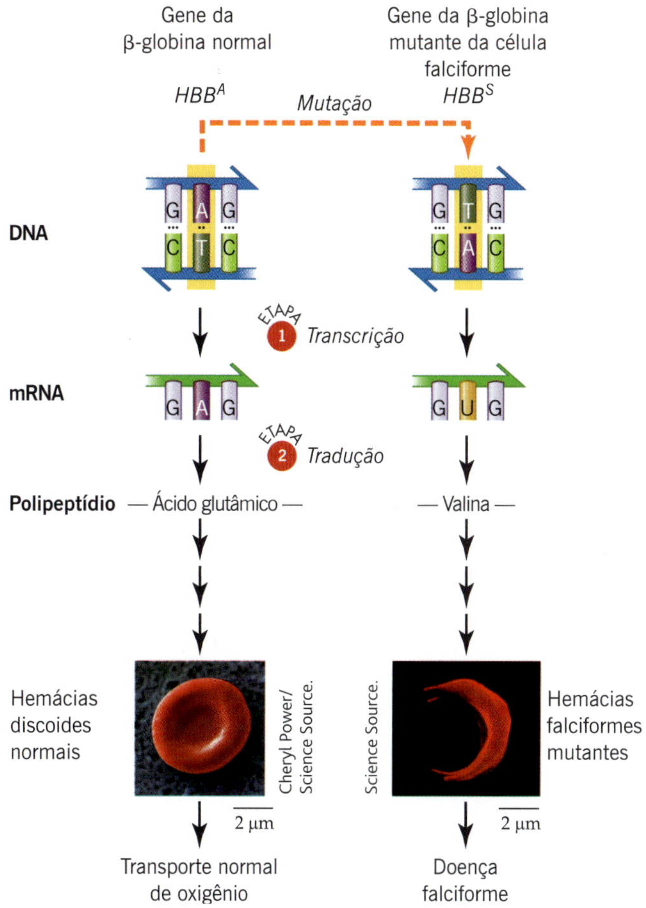

FIGURA 1.9 A natureza e a consequência de uma mutação no gene da β-globina humana. O gene mutante (HBB^S, *acima, à direita*) responsável pela doença falciforme é resultado da substituição de um único par de bases no gene da β-globina (HBB^A, *acima, à esquerda*). A transcrição e a tradução do gene mutante produzem um polipeptídio β-globina contendo o aminoácido valina (*centro, à direita*) na posição em que a β-globina normal contém ácido glutâmico (*centro, à esquerda*). Essa alteração de um único aminoácido resulta na formação de hemácias falciformes (*abaixo, à direita*) em vez das células discoides normais (*abaixo, à esquerda*). As células falciformes causam uma forma grave de anemia.

PONTOS ESSENCIAIS

- *Na replicação do DNA, cada filamento de uma molécula bifilamentar serve de molde para a síntese de um filamento complementar*
- *Na expressão da informação genética, um filamento de um dúplex de DNA do gene é usado como molde para a síntese de um filamento complementar de RNA*
- *Na maioria dos genes, a síntese de RNA (transcrição) gera uma molécula (o RNA transcrito) que se torna um RNA mensageiro (mRNA)*
- *A informação codificada em um mRNA é traduzida em uma sequência de aminoácidos em um polipeptídio*
- *As mutações são capazes de alterar a sequência de DNA de um gene*
- *A variabilidade genética criada por mutação é a base da evolução biológica.*

Genética e evolução

A genética tem muito a contribuir para o estudo científico da evolução.

À medida que as mutações se acumulam no DNA ao longo de muitas gerações, nós vemos seus efeitos como diferenças entre os organismos. As linhagens de ervilhas de Mendel tinham diferentes genes mutantes, assim como as pessoas de diferentes grupos ancestrais. Em quase todas as espécies, ao menos parte da variação observável tem base genética. Em meados do século 19, *Charles Darwin* e *Alfred Wallace*, ambos contemporâneos de Mendel, propuseram que essa variação torna possível à espécie modificar-se – isto é, evoluir – com o tempo.

As ideias de Darwin e Wallace revolucionaram o pensamento científico. Eles introduziram uma perspectiva histórica na biologia e deram credibilidade ao conceito da existência de um parentesco entre todos os seres vivos em razão da descendência de um ancestral comum. No entanto, quando essas ideias foram propostas, o trabalho de Mendel sobre hereditariedade ainda estava em curso e a ciência da genética ainda não nascera. As pesquisas sobre evolução biológica foram estimuladas quando as descobertas de Mendel vieram à tona no início do século 20, e seguiram um novo rumo quando, no fim do século, surgiram as técnicas de sequenciamento do DNA. Essas técnicas tornam possível ver semelhanças e diferenças entre os materiais genéticos de diversos organismos. Supondo-se que as sequências de nucleotídios no DNA sejam resultado de processos históricos, é possível interpretar essas semelhanças e diferenças à luz do tempo. Organismos com sequências de DNA muito semelhantes descendem de um ancestral comum recente, ao passo que organismos com sequências de DNA menos semelhantes têm um ancestral comum mais remoto. Seguindo essa lógica, os pesquisadores conseguem estabelecer as relações históricas entre os organismos (**Figura 1.10**). Chamamos essas relações de árvore filogenética, ou simplesmente **filogenia**, palavra derivada do grego e que significa "a origem das tribos".

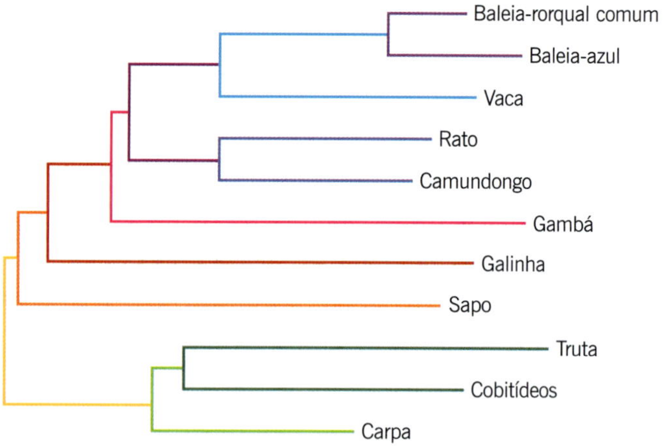

FIGURA 1.10 Árvore filogenética mostrando as relações evolutivas entre 11 vertebrados diferentes. Essa árvore foi construída comparando-se as sequências do gene para o citocromo b, uma proteína que participa do metabolismo energético. Os 11 animais diferentes foram posicionados na árvore de acordo com a semelhança das sequências do gene do citocromo b. Essa árvore é compatível com outras informações (p. ex., dados obtidos do estudo de fósseis), exceto pelas posições das três espécies de peixes. Na verdade, os cobitídeos estão mais próximos da carpa que da truta. Essa discrepância ressalta a necessidade de cuidado ao interpretar os resultados das comparações de sequências de DNA.

Hoje, a construção de árvores filogenéticas é uma parte importante do estudo da evolução. Os biólogos usam os abundantes dados dos projetos genomas e de outras pesquisas, como o programa "Tree of Life" (árvore da vida) da National Science Foundation dos EUA, combinados aos dados anatômicos obtidos em organismos vivos e fossilizados para discernir as relações evolutivas entre as espécies. Nós analisaremos a base genética da evolução no Capítulo 20, bem como no 24, disponível *on-line*.

PONTOS ESSENCIAIS

- *A evolução depende de ocorrência, transmissão e disseminação de genes mutantes em grupos de organismos*
- *Os dados da sequência de DNA tornam possível estudar o processo histórico da evolução.*

Níveis de análise genética

Os geneticistas abordam sua ciência de diferentes pontos de vista – de um gene, de uma molécula de DNA ou de uma população de organismos.

A análise genética é feita em diferentes níveis. O tipo mais antigo de análise genética segue os passos de Mendel, enfatizando como as características são herdadas quando há hibridização de diferentes linhagens de organismos. Outro tipo de análise genética segue os passos de Watson e Crick e dos inúmeros estudiosos que trabalharam nos vários projetos genomas, dando destaque à constituição molecular do material genético. Um terceiro tipo de análise genética imita Darwin e Wallace, enfocando populações inteiras de organismos. Todos esses níveis de análise genética fazem parte da rotina das pesquisas atuais; embora os encontremos em diferentes partes deste livro, descreveremo-los resumidamente aqui.

GENÉTICA CLÁSSICA

O período anterior à descoberta da estrutura do DNA geralmente é denominado era da *genética clássica*. Durante esse tempo, os geneticistas dedicaram-se a essa ciência analisando resultados de cruzamentos entre diferentes linhagens de organismos, como Mendel fizera em seu trabalho sobre ervilhas. Nesse tipo de análise, os genes são identificados pelo estudo da herança das diferenças de características – ervilhas altas e ervilhas baixas, por exemplo – na prole dos cruzamentos. As diferenças de características são determinadas por formas alternativas de genes. Às vezes, mais de um gene influencia uma característica e, em algumas ocasiões, as condições ambientais – por exemplo, temperatura e nutrição – produzem um efeito. Essas complicações podem dificultar a análise da herança.

A abordagem clássica de estudo dos genes também pode ser coordenada com estudos da estrutura e do comportamento dos cromossomos, as entidades celulares que contêm os genes. Mediante análise dos padrões de herança, os geneticistas podem localizar genes em cromossomos específicos. Análises mais detalhadas permitem localizar genes em posições específicas nos cromossomos – procedimento denominado mapeamento cromossômico. Como esses estudos enfatizam a transmissão de genes e cromossomos de uma geração para a próxima, muitas vezes são denominados exercícios de *genética de transmissão*. No entanto, a genética clássica não está limitada à análise da transmissão de genes e cromossomos. Também estuda a natureza do material genético – o mecanismo de controle de características e de mutação. Apresentamos as características essenciais da genética clássica nos Capítulos 3 a 8.

GENÉTICA MOLECULAR

Com a descoberta da estrutura do DNA, a genética entrou em uma nova fase. Passou a ser possível estudar a replicação, a expressão e a mutação de genes em nível molecular. Essa abordagem da análise genética elevou-se a um novo nível quando se tornou possível sequenciar com facilidade as moléculas de DNA. A análise genética molecular tem origem no estudo das sequências de DNA. O conhecimento de uma sequência de DNA e a comparação com outras sequências possibilitam ao geneticista definir um gene quimicamente. É possível identificar os componentes internos do gene – sequências codificantes, sequências reguladoras e sequências não codificantes – e prever a natureza do polipeptídio codificado pelo gene.

No entanto, a abordagem molecular de análise genética é muito mais que o estudo das sequências de DNA. Os geneticistas aprenderam a cortar as moléculas de DNA em locais específicos. É possível retirar genes inteiros, ou pedaços de genes, de uma molécula de DNA e inseri-los em outra. Essas moléculas de DNA "recombinantes" podem ser replicadas em células bacterianas ou até mesmo em tubos de ensaio aos quais são acrescentadas enzimas apropriadas. Em uma tarde é possível gerar miligramas de um determinado gene em laboratório. Em suma, os geneticistas aprenderam como manipular os genes mais ou menos à vontade, e essa manipulação habilidosa possibilitou aos pesquisadores estudar fenômenos genéticos com muitos detalhes. Eles aprenderam até mesmo a transferir genes de um organismo para outro. Nós apresentamos exemplos de análise genética molecular em muitos capítulos deste livro.

GENÉTICA DE POPULAÇÕES

A genética também pode ser estudada em toda população de organismos. Indivíduos de uma população podem ter alelos diferentes de um gene; talvez eles tenham alelos diferentes de muitos genes. Essas diferenças tornam as pessoas geneticamente distintas, talvez até mesmo únicas. Em outras palavras, a constituição genética dos membros de uma população varia. Os geneticistas buscam documentar essa variabilidade e compreender seu significado. A abordagem mais básica é identificar as frequências de alelos específicos em uma população e, então, verificar se essas frequências se modificam com o tempo. Em caso afirmativo, a população está evoluindo. Portanto, a avaliação da variabilidade genética em uma população é a base para o estudo da evolução biológica. Também é útil no esforço de compreender a herança de características complexas, como o tamanho do corpo ou a suscetibilidade a doenças. Muitas vezes, as características complexas são de considerável interesse por terem importância agrícola ou médica. Nós discutiremos a análise genética de populações nos Capítulos 19 e 20, e no 24, disponível *on-line*.

PONTOS ESSENCIAIS

- *Na análise genética clássica, os genes são estudados por acompanhamento da herança de características em cruzamentos entre diferentes linhagens de um organismo*
- *Na análise genética molecular, os genes são estudados por isolamento, sequenciamento e manipulação do DNA e por exame dos produtos da expressão gênica*
- *Na análise genética de populações, os genes são estudados por avaliação da variabilidade entre indivíduos de um grupo de organismos.*

Genética no mundo | Aplicações da genética nos empreendimentos humanos

A genética é relevante em muitos lugares fora do laboratório de pesquisa.

A análise genética moderna começou na clausura de um mosteiro europeu; hoje é um empreendimento mundial. O significado e o escopo internacional da genética são evidentes nas revistas científicas modernas, que apresentam o trabalho de geneticistas de muitos países. Também são evidentes na miríade de aplicações da genética na agricultura, na medicina e em muitos outros empreendimentos humanos em todo o mundo. Nós abordaremos algumas dessas aplicações nos Capítulos 14, 15, 16 e 19. Esta seção apresenta alguns destaques.

GENÉTICA NA AGRICULTURA

Por ocasião do surgimento das primeiras civilizações, os seres humanos já haviam aprendido a cultivar vegetais e a criar animais. Também já sabiam melhorar vegetais e animais por cruzamento seletivo. Essa aplicação pré-mendeliana dos fundamentos da genética teve efeitos marcantes. Depois de milhares de gerações, as espécies domesticadas de vegetais e animais tornaram-se muito diferentes de seus ancestrais selvagens. Por exemplo, a aparência e o comportamento do gado bovino foram modificados (**Figura 1.11**), e o milho, que descende de uma gramínea selvagem chamada teosinto (**Figura 1.12**), mudou tanto que não cresce mais sem ser cultivado pelo ser humano.

Os programas de reprodução seletiva – agora esclarecidos pela teoria genética – continuam a ter papel importante na agricultura. Variedades de alto rendimento de trigo, milho, arroz e muitos outros vegetais foram desenvolvidas por criadores para alimentar uma população humana cada vez maior. Técnicas de reprodução seletiva também foram aplicadas a animais como gado bovino de corte e leiteiro, suínos e ovinos, bem como à horticultura, como de árvores de sombra, grama e flores de jardim.

A partir da década de 1980, as técnicas clássicas de melhoramento de vegetais e animais foram complementadas – e, em alguns casos, suplantadas – por técnicas de genética molecular. Mapas genéticos detalhados dos cromossomos de várias espécies foram elaborados para apontar genes de interesse agrícola. A localização de genes para características como produtividade de grãos ou resistência a doenças possibilitava aos criadores elaborar estratégias para incorporar determinados alelos às variedades agrícolas. Esses projetos de mapeamento foram incessantes e culminaram no sequenciamento completo do genoma de algumas espécies. Outros projetos de sequenciamento do genoma de vegetais e animais ainda estão em curso. Todos os tipos de genes potencialmente úteis estão sendo identificados e estudados nesses projetos.

Criadores de vegetais e animais também estão empregando técnicas de genética molecular para introduzir genes de outras espécies em vegetais e animais. Esse processo de modificar a constituição genética de um organismo foi inicialmente desenvolvido com espécies de teste, como a mosca-das-frutas. Hoje é muito usado para ampliar o material genético de muitos tipos de seres vivos. Vegetais e animais alterados pela introdução de genes estranhos são denominados *OGM – organismos geneticamente modificados*. O milho BT é um exemplo. Muitas variedades de milho cultivadas atualmente nos EUA têm um gene da bactéria *Bacillus thuringiensis*. Esse gene codifica uma proteína tóxica para muitos insetos. As linhagens de milho que têm o gene para toxina BT são resistentes ao ataque da broca-do-milho, um inseto que causou enormes prejuízos no passado (**Figura 1.13**). Assim, o milho BT produz seu próprio inseticida.

O desenvolvimento e o uso de OGM têm provocado controvérsia em todo o mundo. Por exemplo, países africanos e europeus relutaram em cultivar o milho BT ou em comprar o milho BT cultivado nos EUA. A relutância é motivada por vários fatores, entre eles os conflitos de interesses de pequenos fazendeiros e grandes corporações agrícolas, bem como as preocupações com a segurança do consumo de alimentos geneticamente modificados. Também há uma preocupação de que o milho BT possa destruir espécies de insetos não daninhos, como as borboletas e as abelhas. Avanços da

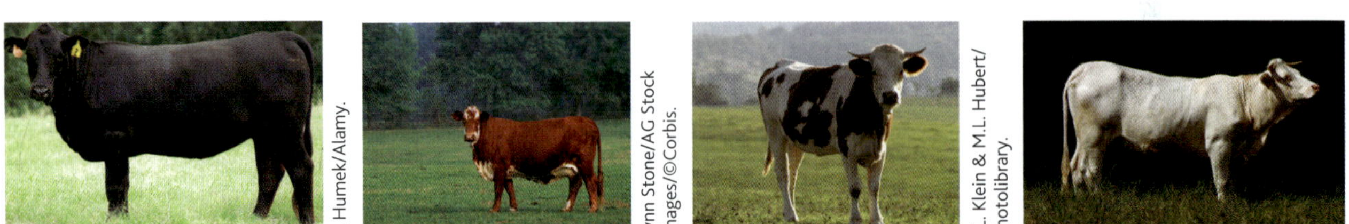

A. Humek/Alamy. Lynn Stone/AG Stock Images/©Corbis. J.L. Klein & M.L. Hubert/Photolibrary. Armin Floreth/imagebroker/Alamy

Angus | Beefmaster | Simental | Charolês

FIGURA 1.11 Raças de gado de corte.

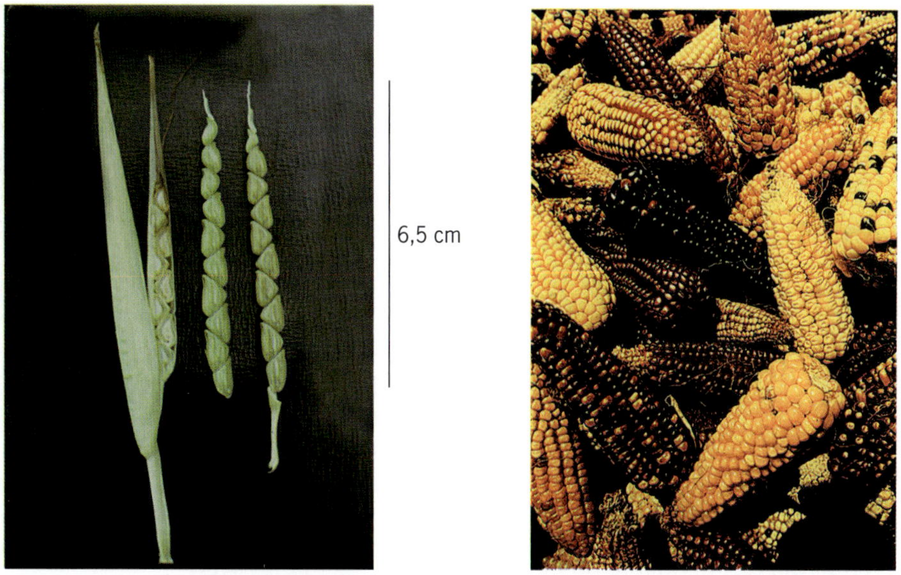

Cortesia de John Doebley, Genetics, University Wisconsin.

Cortesia do Professor Hugh Iltis, Genetics, University Wisconsin.

FIGURA 1.12 Espigas de milho (*direita*) e seu ancestral, teosinto (*esquerda*).

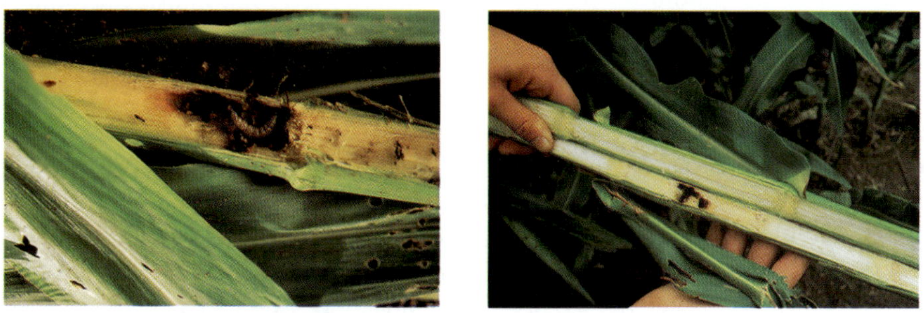

Cortesia de Mycogen.

Cortesia de Mycogen.

A. B.

FIGURA 1.13 Uso agrícola de um vegetal geneticamente modificado na agricultura. A. Broca-do-milho, *Ostrinia nubilalis*, alimentando-se do caule do milho. B. Comparação de caules de milhos resistente (*acima*) e suscetível (*abaixo*) à broca-do-milho. A planta resistente expressa um gene para uma proteína inseticida derivada do *Bacillus thuringiensis*.

genética molecular garantiram os métodos e o material para a transformação profunda da agricultura. Hoje, os estrategistas políticos estão lutando com as implicações dessas novas tecnologias.

GENÉTICA NA MEDICINA

A genética clássica apresentou aos médicos uma longa lista de doenças causadas por genes mutantes. O estudo dessas doenças começou logo após a redescoberta do trabalho de Mendel. Em 1909, Archibald Garrod, médico e bioquímico britânico, publicou um livro intitulado *Inborn Errors of Metabolism* (Erros Inatos do Metabolismo). Nesse livro, Garrod documentou como as anormalidades metabólicas podem estar associadas a alelos mutantes. A pesquisa foi produtiva, e, nas décadas seguintes, foi identificado e catalogado um grande número de distúrbios humanos hereditários. A partir desse trabalho, os médicos aprenderam a diagnosticar doenças genéticas, a rastreá-las nas famílias e a prever as chances de um determinado indivíduo herdá-las. Hoje alguns hospitais têm profissionais conhecidos como *conselheiros genéticos*, especializados em orientar as pessoas acerca dos riscos de herdar ou transmitir doenças genéticas. Discorreremos sobre alguns aspectos do aconselhamento genético no Capítulo 3.

As doenças genéticas, como as que Garrod estudou, são individualmente bastante raras na maioria das populações humanas. Por exemplo, em recém-nascidos, a incidência de fenilcetonúria, um distúrbio do metabolismo dos aminoácidos, é de apenas 1 em 10.000. No entanto, os genes mutantes também contribuem para enfermidades humanas mais prevalentes – cardiopatia e câncer, por exemplo. No Capítulo 19 exploraremos técnicas usadas para avaliar os riscos genéticos de características complexas como a suscetibilidade a cardiopatias, e no Capítulo 23, disponível *on-line*, examinaremos a base genética do câncer.

Os avanços da genética molecular estão fornecendo novos métodos de detecção de genes mutantes em indivíduos. Agora os exames diagnósticos com base na análise do DNA estão prontamente disponíveis. Por exemplo, um laboratório hospitalar pode pesquisar, em amostra de sangue ou material colhido da bochecha com *swab*, um alelo mutante do gene *BRCA1*, que causa forte predisposição de seus portadores ao câncer de mama. Uma mulher que tenha o alelo mutante pode ser aconselhada a fazer uma mastectomia para evitar o câncer de mama. Portanto, a aplicação dessas novas tecnologias de genética molecular costuma levantar questões difíceis para as pessoas envolvidas.

A genética molecular oferece ainda novos métodos para tratamento de doenças. Durante décadas, os diabéticos usaram insulina obtida de animais – geralmente de porcos. Hoje, fabrica-se insulina humana perfeita em células bacterianas que têm o gene da insulina humana. Grandes quantidades dessas células são cultivadas para produzir o polipeptídio insulina em escala industrial. O hormônio do crescimento humano, antes isolado de cadáveres, também é produzido por células bacterianas. Esse hormônio é usado para tratar crianças que não o produzem em quantidade suficiente por terem um alelo mutante do gene do hormônio do crescimento. Sem a administração do hormônio, essas crianças seriam anãs. Muitas outras proteínas importantes para a medicina são produzidas rotineiramente em células bacterianas nas quais se inseriu o gene humano adequado. A produção dessas proteínas em larga escala é uma faceta da indústria de biotecnologia em expansão. Estudaremos os modos de produção de proteínas humanas em células bacterianas no Capítulo 16.

A terapia gênica humana é outro mecanismo de uso da tecnologia de genética molecular no tratamento de doenças. A estratégia desse tipo de tratamento é inserir uma cópia ativa e saudável de determinado gene nas células de um indivíduo que tem apenas cópias mutantes desse gene. Assim, o gene inserido pode neutralizar os genes defeituosos que o indivíduo herdou. Até hoje, a terapia gênica humana teve resultados ambíguos. As tentativas de curar indivíduos com fibrose cística (FC), um distúrbio respiratório grave, introduzindo cópias do gene *CF* normal nas células pulmonares não tiveram êxito. No entanto, médicos geneticistas tiveram algum sucesso no tratamento de distúrbios do sistema imune e das células do sangue por introdução de genes normais apropriados nas células da medula óssea, que depois se diferenciaram em células imunes e células do sangue. Discutiremos sobre as tecnologias emergentes da terapia gênica humana e alguns dos riscos associados no Capítulo 16.

GENÉTICA NA SOCIEDADE

As sociedades modernas dependem muito da tecnologia originada das pesquisas em ciências básicas. Nossas indústrias e serviços são construídos sobre tecnologias para produção em massa, comunicação instantânea e processamento extraordinário de informações. Nossos estilos de vida também dependem dessas tecnologias. Em um nível mais fundamental, as sociedades modernas dependem da tecnologia para obter alimento e saúde. Já vimos como a genética está contribuindo para essas importantes necessidades. No entanto, a genética também tem outros tipos de impacto na sociedade.

Um tipo de impacto é o econômico. Descobertas de pesquisas genéticas deram origem a incontáveis empreendimentos comerciais na indústria da biotecnologia. Empresas que comercializam produtos farmacêuticos e testes diagnósticos, ou que prestam serviços como análise do perfil de DNA, contribuíram para o crescimento econômico mundial. Outro impacto é o jurídico. As sequências de DNA são diferentes em cada indivíduo, e a análise dessas diferenças possibilita a identificação das pessoas. Atualmente, essas análises fazem parte da rotina em muitas situações – testes de paternidade, comprovação de culpa e de inocência de acusados, garantia de reclamação de herança e identificação de cadáveres. Agora as provas baseadas em análise do DNA são corriqueiras em tribunais do mundo todo.

Mas o impacto da genética vai além dos aspectos material, comercial e jurídico de nossas sociedades. Ela toca o âmago de nossa existência porque, afinal, o DNA – o objeto da genética – é uma parte crucial de todos nós. As descobertas da genética levantam questões existenciais profundas, difíceis e, às vezes, perturbadoras. Quem somos nós? De onde viemos? Nossa constituição genética determina nossa natureza? Nossos talentos? Nossa capacidade de aprender? Nosso comportamento? Afeta nossos costumes? Afeta a organização de nossas sociedades? Influencia nossas atitudes em relação a outras pessoas? O conhecimento sobre os genes e a influência que têm sobre nós afetará nossas ideias de moralidade e justiça, inocência e culpa, liberdade e responsabilidade? Esse conhecimento modificará nossa opinião sobre o que significa ser humano? Queiramos ou não, essas e outras perguntas profundas aguardam-nos em um futuro não tão distante.

PONTOS ESSENCIAIS

- *As descobertas da genética estão modificando os procedimentos e as práticas na agricultura e na medicina*
- *Os avanços da genética estão suscitando questões éticas, jurídicas, políticas, sociais e filosóficas.*

Exercícios

Aplique a análise genética básica

1. Como as informações genéticas são expressas nas células?

Resposta: As informações são codificadas em sequências no DNA. A princípio, essas sequências são usadas para sintetizar RNA complementar a elas – processo denominado transcrição – e, então, o RNA é usado como molde para especificar a incorporação de aminoácidos na sequência de um polipeptídio – processo denominado tradução. Cada aminoácido no polipeptídio corresponde a uma sequência de três nucleotídios no DNA. As trincas de nucleotídios que codificam os diferentes aminoácidos são denominadas códons.

2. Qual é o significado evolutivo da mutação?

Resposta: A mutação cria variação nas sequências de DNA dos genes (e nos componentes não gênicos do genoma também). Essa variação acumula-se na população de organismos com o tempo e pode, eventualmente, produzir diferenças observáveis entre os organismos. Uma população pode passar a diferir de outra de acordo com os tipos de mutações acumuladas com o tempo. Assim, a mutação promove o estímulo para os diferentes resultados evolutivos no nível da população.

Autoavaliação

Integre diferentes conceitos e técnicas

1. Suponha que um gene contenha 10 códons. Quantos nucleotídios codificantes tem o gene? Quantos aminoácidos devem estar presentes em seu produto polipeptídico? Entre todos os genes possíveis constituídos de 10 códons, quantos polipeptídios diferentes poderiam ser produzidos?

Resposta: O gene tem 30 nucleotídios codificantes. O produto polipeptídico deve conter 10 aminoácidos, cada um deles correspondente a um códon no gene. Se cada códon pode especificar um dos 20 aminoácidos naturais, entre todas as sequências gênicas possíveis com 10 códons de comprimento, podemos imaginar um total de 20^{10} produtos polipeptídicos – um número imenso!

Avaliação adicional

Entenda melhor e desenvolva a capacidade analítica

1.1 Resuma em poucas palavras as principais ideias de Mendel sobre herança.

1.2 Tanto o DNA quanto o RNA são compostos de nucleotídios. Que moléculas se combinam para formar um nucleotídio?

1.3 Quais são as bases presentes no DNA? Quais são as bases presentes no RNA? Quais são os açúcares presentes em cada um desses ácidos nucleicos?

1.4 O que é genoma?

1.5 A sequência de um filamento de DNA é ATTGCCGTC. Se esse filamento servir de molde para a síntese de DNA, qual será a sequência do filamento recém-sintetizado?

1.6 Um gene contém 141 códons. Quantos nucleotídios estão presentes na sequência codificadora do gene? Quantos aminoácidos devem estar presentes no polipeptídio codificado por esse gene?

1.7 O filamento-molde de um gene que está sendo transcrito é CTTGCCAGT. Qual será a sequência do RNA produzido a partir desse molde?

1.8 Qual é a diferença entre transcrição e tradução?

1.9 A síntese de RNA usa como molde o DNA. Alguma vez há síntese de DNA usando o RNA como molde? Explique.

1.10 O gene da α-globina está presente em todas as espécies de vertebrados. Durante milhões de anos, a sequência de DNA desse gene foi modificada na linhagem de cada espécie. Desse modo, a sequência de aminoácidos da α-globina também se modificou nessas linhagens. Entre as 141 posições de aminoácidos nesse polipeptídio, a α-globina humana difere da α-globina do tubarão em 79 posições; difere da α-globina da carpa em 68 posições e da α-globina da vaca em 17. Esses dados sugerem uma filogenia evolutiva dessas espécies de vertebrados?

1.11 A doença falciforme é causada por mutação de um dos códons no gene da β-globina; por causa dessa mutação, o sexto aminoácido no polipeptídio β-globina é a valina em vez do ácido glutâmico. Uma doença menos grave é causada por mutação que troca esse mesmo códon por outro específico de lisina como o sexto aminoácido no polipeptídio β-globina. Que palavra é usada para descrever as duas formas mutantes desse gene? Você acredita que um indivíduo que tenha essas duas formas mutantes do gene da β-globina teria anemia? Explique.

1.12 A hemofilia é um distúrbio hereditário em que há um defeito do mecanismo da coagulação sanguínea. Por causa desse defeito, as pessoas com hemofilia podem morrer por ferimentos ou equimoses, principalmente se houver lesão de órgãos internos como o fígado, os pulmões ou os rins. Um método de tratamento é a injeção de um fator da coagulação sanguínea purificado, obtido de sangue de doadores. Esse fator é uma proteína codificada por um gene humano. Sugira um mecanismo de uso da tecnologia genética moderna para produzir esse fator em escala industrial. Existe um método para corrigir o erro inato da hemofilia por terapia gênica humana?

Genômica na Web em http://www.ncbi.nlm.nih.gov

Você pode pesquisar mais sobre o Projeto Genoma Humano no *site* do NCBI. Clique em *About the NCBI* e, depois, em *Outreach and Education*. Em seguida, clique em *Recommended Links* para chegar à página do National Human Genoma Research Institute. Nela, clique em *Education* para encontrar as informações sobre o Projeto Genoma Humano.

2

Reprodução Celular

PANORAMA

- Células e cromossomos
- Mitose
- Meiose
- Ciclos de vida de alguns organismos genéticos-modelo

Dolly

Durante séculos, os carneiros pastam na paisagem árida da Escócia. Finn Dorset e Scottish Blackface são algumas das raças criadas pelos pastores locais. A cada primavera nascem os carneiros concebidos durante o outono. Eles crescem com rapidez e tomam seus lugares nos rebanhos – ou nos açougues. No início de 1997, veio ao mundo uma ovelha diferente de todas as outras. Essa ovelha, chamada Dolly, não teve um pai, mas teve três mães; além disso, seus genes eram idênticos aos genes de uma das mães. Em uma palavra, Dolly era um clone.

Cientistas do Roslin Institute, próximo à Edimburgo, na Escócia, produziram Dolly por fusão do ovócito de uma ovelha Blackface (a mãe do ovócito) com uma célula do úbere de uma ovelha Finn Dorset (a mãe genética). O material genético no ovócito da ovelha Blackface foi retirado antes da fusão do ovócito com a célula do úbere. Em seguida, estimulou-se a divisão do ovócito doado. O embrião formado foi implantado no útero de outra ovelha Blackface (a mãe gestacional ou substituta). Esse embrião cresceu e se desenvolveu, e quando a gestação da mãe substituta chegou a termo, Dolly nasceu.

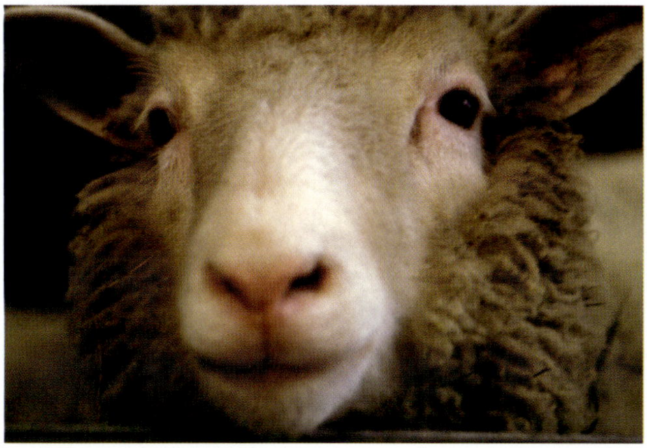

© Najlah Feanny-Hicks/© Corbis SABA.

Dolly, o primeiro mamífero clonado. A foto à direita mostra o processo de clonagem.

A tecnologia que produziu Dolly surgiu de um século de pesquisas fundamentais sobre a base celular da reprodução. No processo habitual, o ovócito de uma fêmea é fertilizado pelo espermatozoide do macho, e o zigoto resultante divide-se e produz células geneticamente idênticas. Essas células dividem-se muitas vezes e dão origem a um organismo multicelular. Nesse organismo, um grupo especial de células inicia um modo diferente de divisão para produzir células reprodutivas especializadas – ovócitos ou espermatozoides. Em seguida, um ovócito desse organismo une-se a um espermatozoide de outro organismo do mesmo tipo e produz uma nova prole. A prole cresce e o ciclo continua geração após geração. Mas Dolly, o primeiro mamífero clonado, foi criada contornando todo esse processo.

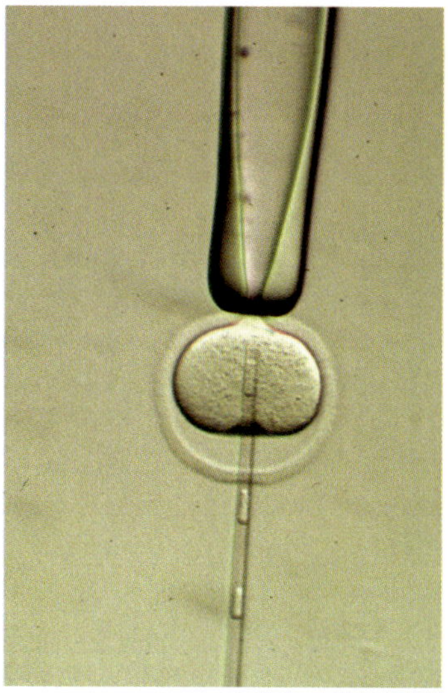

Getty Images.

Os núcleos de três células estão dentro de uma micropipeta longa e fina. O núcleo superior com seu material genético está sendo injetado em um ovócito enucleado seguro por uma pipeta mais larga.

Células e cromossomos

Tanto nas células procarióticas quanto nas eucarióticas, o material genético está organizado em cromossomos.

No início do século 19, algumas décadas antes de Gregor Mendel fazer suas experiências com ervilhas, os biólogos estabeleceram o princípio de que os seres vivos são constituídos de células. Alguns organismos consistem em uma única célula. Outros têm trilhões de células. Cada célula é um conjunto complexo de moléculas capaz de adquirir substâncias, obter e armazenar energia e pôr em prática diversas atividades, entre elas a reprodução. As formas de vida mais simples, os vírus, não são constituídos de células, embora precisem inserir-se em células para realizar suas funções. Assim sendo, a célula é a base de toda vida. Como preparo para nossa jornada pela ciência da genética, vamos rever agora a biologia das células. Também discorreremos sobre os cromossomos – as estruturas celulares nas quais residem os genes.

AMBIENTE CELULAR

As células vivas são constituídas de muitos tipos diferentes de moléculas. A mais abundante é a água. Moléculas pequenas – por exemplo, sais, açúcares, aminoácidos e algumas vitaminas – dissolvem-se com facilidade na água, e algumas moléculas maiores têm interações favoráveis com ela. Todas as substâncias desse tipo são denominadas hidrofílicas. Outros tipos de moléculas não interagem bem com a água. Elas são denominadas hidrofóbicas.

O interior de uma célula, o **citoplasma**, contém moléculas diversas em estrutura e função. **Carboidratos** como o amido e o glicogênio armazenam energia química para o trabalho dentro das células. Essas moléculas são constituídas de glicose, um açúcar simples. As subunidades de glicose unem-se umas às outras e formam cadeias longas, ou polímeros. As células obtêm energia quando as moléculas de glicose liberadas dessas cadeias são quimicamente degradadas em substâncias mais simples – basicamente, dióxido de carbono e água. As células também têm uma grande quantidade de **lipídios**. Essas moléculas são formadas por interações químicas entre glicerol, uma substância orgânica pequena, e ácidos graxos, substâncias orgânicas maiores. Os lipídios são importantes constituintes de muitas estruturas nas células. Eles também servem como fontes de energia. As **proteínas** são as moléculas mais diversificadas nas células. Cada proteína é constituída de um ou mais polipeptídios, que são cadeias de aminoácidos. Dentro das células, as proteínas são componentes de muitas estruturas diferentes. Elas também catalisam reações químicas. Essas proteínas catalisadoras são denominadas **enzimas**. As células contêm ainda **ácidos nucleicos** – DNA e RNA, que, como já foi descrito no Capítulo 1, são essenciais para a vida.

As células são envolvidas por uma camada fina, a **membrana plasmática**. Muitos tipos diferentes de moléculas constituem as membranas celulares; no entanto, os principais elementos são lipídios e proteínas. Também existem membranas dentro das células. Essas membranas internas podem dividir a célula em compartimentos ou ajudar a formar estruturas especializadas denominadas **organelas**. As membranas são fluidas e flexíveis. Muitas das moléculas de uma membrana não são mantidas em posições fixas por grandes forças químicas. Desse modo, são capazes de deslizar umas pelas outras no que se assemelha a um mar molecular em constante mudança. Alguns tipos celulares são envolvidos por paredes rígidas e resistentes, externamente à membrana. As paredes das células vegetais são constituídas de celulose, um carboidrato complexo. As paredes das bactérias são constituídas de um material diferente, denominado mureína.

As paredes e as membranas separam o conteúdo celular do ambiente externo. No entanto, não são impermeáveis. Essas estruturas são porosas a algumas substâncias e permitem a passagem seletiva de outras através de canais e portões. O transporte de substâncias no interior das paredes e membranas, e através delas, é uma atividade importante das células. As membranas celulares também contêm moléculas que interagem com substâncias no meio externo à célula. Essas moléculas fornecem à célula informações vitais sobre as condições do ambiente, além de mediarem atividades celulares importantes.

CÉLULAS PROCARIÓTICAS E EUCARIÓTICAS

Quando estudamos o mundo vivo, encontramos dois tipos básicos de células: procarióticas e eucarióticas (**Figura 2.1**). As **células procarióticas** geralmente têm menos de um milésimo de milímetro de comprimento e costumam apresentar um sistema complexo de membranas internas e organelas membranosas. O material hereditário – isto é, o DNA – não está isolado em um compartimento subcelular especial. Organismos com esse tipo de organização celular são denominados procariontes. Os exemplos incluem as bactérias, que são as formas de vida mais abundantes na Terra, e as *archaea*, encontradas em condições ambientais extremas, como lagos de água salgada, águas termais e chaminés vulcânicas em águas profundas. Todos os outros organismos – vegetais, animais, protistas e fungos – são eucariontes.

As **células eucarióticas** são, em geral, pelo menos dez vezes maiores que as células procarióticas e têm sistemas complexos de membranas internas, alguns dos quais estão associados a organelas visíveis e bem-organizadas. Por exemplo, as células eucarióticas têm tipicamente uma ou mais **mitocôndrias**, organelas elípticas destinadas a obter energia a partir dos alimentos. As células de algas e vegetais contêm outro tipo de organela de obtenção de energia denominada **cloroplasto**, que capta a energia solar e a converte em energia química. Tanto as mitocôndrias quanto os cloroplastos são delimitados por membranas.

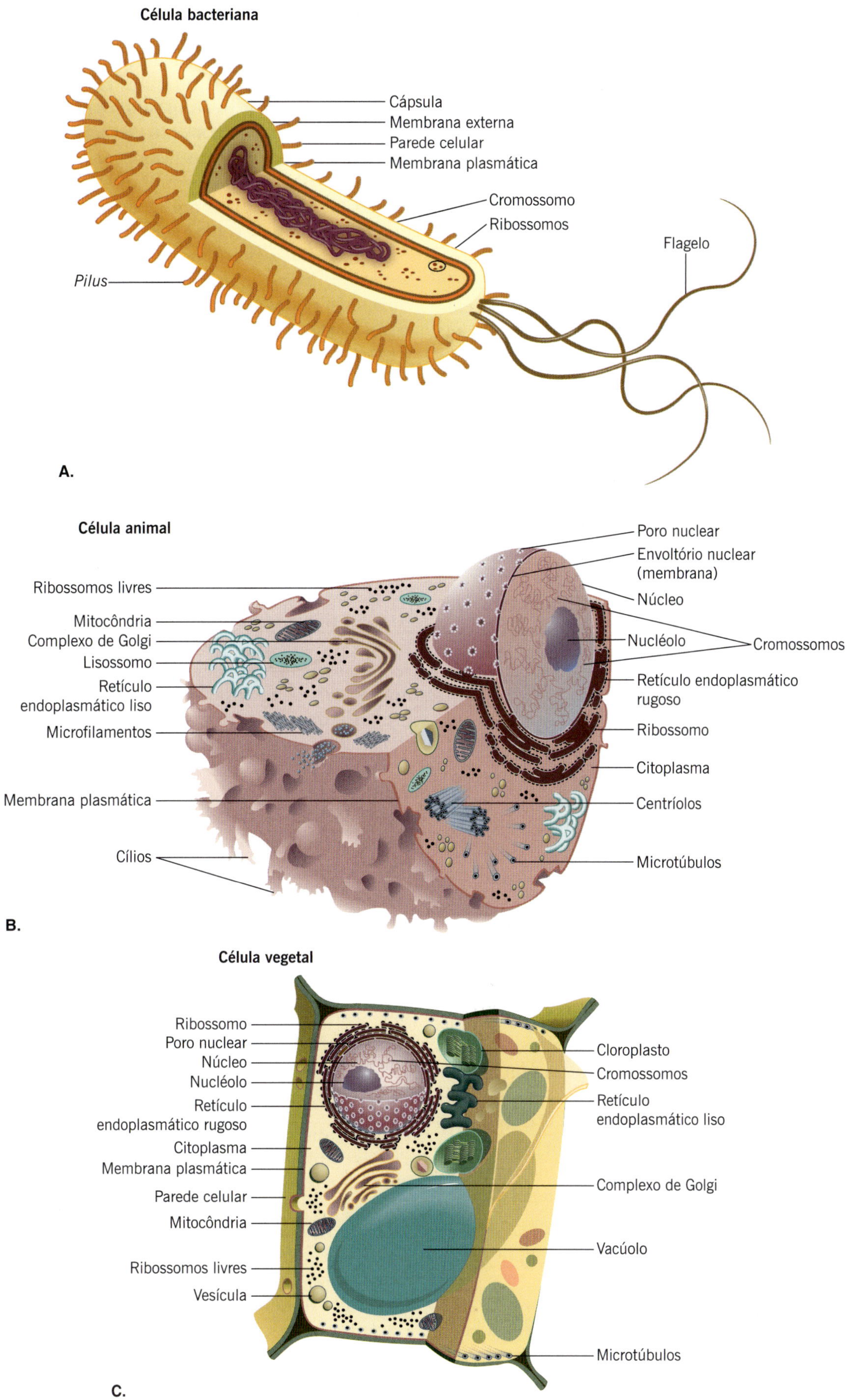

FIGURA 2.1 Estruturas das células procarióticas (A) e eucarióticas (B e C).

A característica marcante de todas as células eucarióticas é o material hereditário contido em uma grande estrutura delimitada por membrana, o **núcleo**. Os núcleos das células eucarióticas são um refúgio seguro para o DNA, que está organizado em estruturas distintas denominadas **cromossomos**. Os cromossomos são visíveis individualmente durante a divisão celular, quando estão condensados e espessados. Nas células procarióticas, o DNA geralmente não está abrigado em um núcleo bem-definido. Analisaremos os mecanismos de organização do DNA cromossômico nas células procarióticas e eucarióticas no Capítulo 9. Parte do DNA de uma célula eucariótica não está no núcleo. Esse DNA extranuclear está localizado nas mitocôndrias e nos cloroplastos. Examinaremos sua estrutura e sua função no Capítulo 15.

Tanto as células procarióticas quanto as eucarióticas têm muitos **ribossomos**, pequenas organelas que participam da síntese de proteínas, um processo que estudaremos no Capítulo 12. Os ribossomos são encontrados em todo o citoplasma. Embora os ribossomos não sejam constituídos de membranas, nas células eucarióticas eles estão frequentemente associados a um sistema de membranas, o **retículo endoplasmático**. O retículo pode estar conectado ao **complexo de Golgi**, um conjunto de bolsas e vesículas membranáceas que participam da modificação química e do transporte de substâncias dentro das células. Outras organelas pequenas, delimitadas por membrana, também podem ser encontradas em células eucarióticas. Nas células de animais, os **lisossomos** são produzidos pelo complexo de Golgi. Essas organelas contêm diferentes tipos de enzimas digestivas que danificariam a célula se fossem liberadas no citoplasma. Tanto as células vegetais quanto as células animais contêm **peroxissomos**, pequenas organelas dedicadas ao metabolismo de substâncias como gorduras e aminoácidos. As membranas internas e as organelas de células eucarióticas criam um sistema de compartimentos subcelulares em que há variação das condições químicas, como pH e teor de sal. Essa variação garante ambientes internos diferentes e adaptados aos muitos processos realizados pelas células.

Os formatos e as atividades das células eucarióticas são influenciados por um sistema de filamentos, fibras e moléculas associadas que, em conjunto, constituem o **citoesqueleto**. Esses materiais dão forma às células e tornam possível que alguns tipos de células se desloquem no seu ambiente – fenômeno denominado **motilidade** celular. O citoesqueleto mantém a posição das organelas e tem um papel importante no deslocamento de substâncias para locais específicos nas células – fenômeno denominado **tráfego**.

CROMOSSOMOS | ONDE ESTÃO LOCALIZADOS OS GENES

Cada cromossomo é constituído por uma molécula bifilamentar de DNA e por uma variedade de proteínas; o RNA também pode estar associado aos cromossomos. As células procarióticas geralmente só contêm um cromossomo, embora às vezes também tenham muitas moléculas menores de DNA chamadas **plasmídios**. A maioria das células eucarióticas contém vários cromossomos diferentes – por exemplo, os espermatozoides humanos têm 23. Em geral, os cromossomos das células eucarióticas também são maiores e mais complexos que os cromossomos das células procarióticas. As moléculas de DNA nos cromossomos e plasmídios procarióticos são circulares, assim como a maioria das moléculas de DNA nas mitocôndrias e nos cloroplastos das células eucarióticas. Já as moléculas de DNA dos cromossomos nos núcleos de células eucarióticas são lineares.

Muitas células eucarióticas têm duas cópias de cada cromossomo. Essa condição, denominada estado **diploide**, é característica das células do corpo do eucarionte, isto é, as **células somáticas**. Já as células sexuais, ou **gametas**, geralmente têm só uma cópia de cada cromossomo, condição denominada estado **haploide**. Os gametas são produzidos a partir de células diploides da **linhagem germinativa**, que é o tecido reprodutivo de um organismo. Em alguns seres vivos, como os vegetais, a linhagem germinativa produz tanto gametas masculinos quanto femininos. Em outros, como os seres humanos, produz um ou outro tipo de gameta. Quando os gametas masculino e feminino se unem na fertilização, o estado diploide é restabelecido, e o zigoto formado dá origem a um novo organismo. Durante o desenvolvimento do animal, uma pequena quantidade de células é reservada para dar origem à linhagem germinativa. Todos os gametas produzidos no futuro são derivados dessas poucas células. As demais células formam os tecidos somáticos do animal. Em vegetais, o desenvolvimento é menos estrito. Os tecidos retirados de uma parte do vegetal, como do caule ou de uma folha, podem ser usados para produzir um vegetal inteiro, inclusive os órgãos reprodutivos. Assim, nos vegetais, a distinção entre tecidos somáticos e tecidos germinativos não é tão bem-definida quanto nos animais.

Os cromossomos podem ser examinados ao microscópio. Os cromossomos procarióticos só podem ser observados por técnicas de microscopia eletrônica, enquanto os cromossomos eucarióticos podem ser vistos ao microscópio óptico (**Figura 2.2**). Alguns cromossomos eucarióticos são suficientemente grandes para serem vistos com pequeno aumento (20×); outros necessitam de aumento bem maior (> 500×).

Os cromossomos eucarióticos são observados com mais clareza durante a divisão celular quando cada cromossomo se condensa em um volume menor. Nesse momento, a maior densidade dos cromossomos torna possível discernir algumas características estruturais. Por exemplo, cada cromossomo pode parecer consistir em dois bastões paralelos unidos por um ponto comum (**Figura 2.2 B**). Cada bastão é uma cópia idêntica do cromossomo criado durante um processo de duplicação que precede a condensação, e o ponto comum, denominado **centrômero**, está associado a um fuso que move os cromossomos durante a divisão celular. Nós analisaremos as estruturas dos cromossomos eucarióticos observadas por microscopia óptica no Capítulo 6.

A descoberta de que os genes estão localizados em cromossomos foi feita na primeira década do século 20. No Capítulo 5, examinaremos os dados experimentais

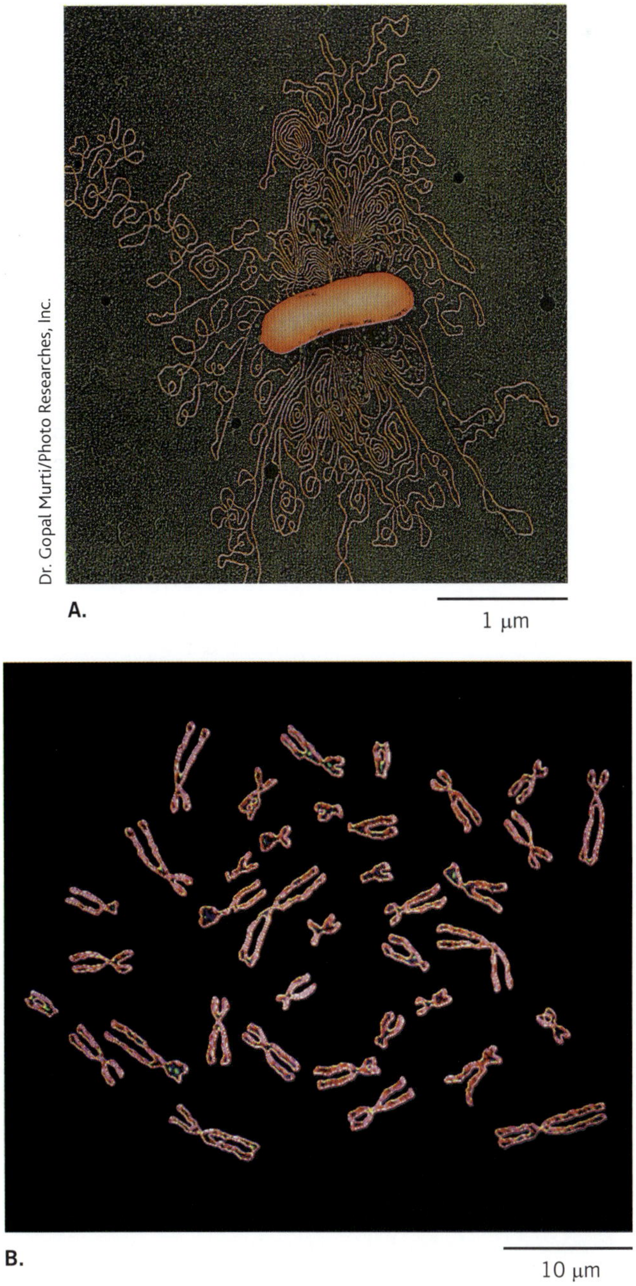

FIGURA 2.2 A. Micrografia eletrônica mostrando um cromossomo bacteriano retirado de uma célula. B. Micrografia óptica de cromossomos humanos durante a divisão celular. A constrição em cada cromossomo duplicado é o centrômero, o ponto em que as fibras do fuso se fixam para deslocar o cromossomo durante a divisão celular.

para essa descoberta, e nos Capítulos 7 e 8 estudaremos algumas das técnicas de localização dos genes nos cromossomos.

DIVISÃO CELULAR

Entre as muitas atividades realizadas por células vivas, a divisão é a mais surpreendente. Uma célula pode dividir-se em duas, que também podem dividir-se em duas e assim por diante até criar uma população de células, denominada **clone**. Com exceção dos erros, todas as células de um clone são geneticamente idênticas. A divisão celular faz parte do crescimento de organismos multicelulares e também é a base da reprodução.

Uma célula prestes a se dividir é denominada **célula-mãe**, e os produtos da divisão são as **células-filhas**. Quando as células procarióticas se dividem, o conteúdo da célula-mãe é dividido mais ou menos igualmente entre as duas células-filhas. Esse processo é denominado **fissão**. O cromossomo da célula-mãe é duplicado antes da fissão, e uma cópia é introduzida em cada uma das células-filhas. Em condições ideais, um procarionte como a bactéria intestinal *Escherichia coli* divide-se a cada 20 a 30 minutos. Nessa frequência, uma só *E. coli* poderia dar origem a um clone de aproximadamente 2^{50} células – mais de um quatrilhão – em apenas um dia. Na realidade, é claro, as células de *E. coli* não mantêm essa alta frequência de divisão. À medida que as células se acumulam, a frequência de divisão cai, em virtude da exaustão de nutrientes e do acúmulo de resíduos. Todavia, uma única *E. coli* pode multiplicar-se o suficiente em um só dia para formar massa visível a olho nu. Essa massa de células é denominada **colônia**.

A divisão das células eucarióticas é um processo mais elaborado que a divisão das células procarióticas. Em regra, é preciso que muitos cromossomos sejam duplicados e distribuídos igual e exatamente entre as células-filhas. As organelas – mitocôndrias, cloroplastos, retículo endoplasmático, complexo de Golgi e assim por diante – também precisam ser distribuídas entre as células-filhas. No entanto, a distribuição dessas estruturas não é igual nem exata. As mitocôndrias e os cloroplastos são distribuídos aleatoriamente entre as células-filhas. O retículo endoplasmático e o complexo de Golgi são fragmentados por ocasião de divisão e, mais tarde, reconstituídos nas células-filhas.

Toda vez que uma célula eucariótica se divide, passa por uma série de fases que, juntas, constituem o **ciclo celular** (Figura 2.3). A sequência das fases é $G_1 \rightarrow S \rightarrow G_2 \rightarrow M$. Nessa sequência, S é o período em que há duplicação dos cromossomos, processo que requer *síntese* de DNA, à qual se refere à letra "S". A fase M do ciclo celular é o período em que há, de fato, divisão da célula-mãe. Essa fase geralmente tem dois componentes: (1) **mitose**, que é o processo de distribuição igual e exata dos cromossomos duplicados entre as células-filhas, e (2) **citocinese**, que é o processo de separação física das células-filhas. A letra "M" refere-se a *mitose*, palavra de origem grega que significa filamento; durante a mitose, os cromossomos apresentam-se como corpos filiformes dentro das células. As fases G_1 e G_2 são "intervalos" (*gaps*) entre as fases S e M.

A duração do ciclo celular varia em diferentes tipos de células. Em embriões, cujo crescimento é rápido, o ciclo pode durar apenas 30 minutos. Nos tecidos de crescimento lento de adultos, pode durar vários meses. Algumas células, como as dos tecidos nervosos e musculares, não se dividem mais depois que adquirem suas funções especializadas. A progressão das células eucarióticas no ciclo é rigorosamente controlada por diferentes tipos de proteínas. A perturbação da atividade dessas proteínas acarreta a perda do controle da divisão celular. Esse descontrole pode causar câncer, importante causa de morte nos dias atuais. No Capítulo 23, disponível *on-line*, investigaremos a base genética do câncer.

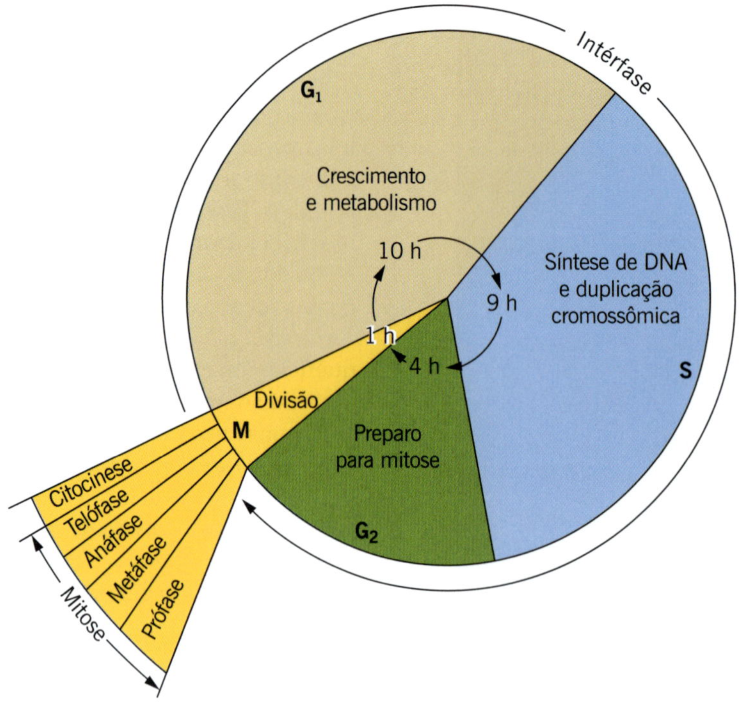

FIGURA 2.3 O ciclo de uma célula animal. Este ciclo tem 24 h. A duração do ciclo varia em diferentes tipos de células eucarióticas.

PONTOS ESSENCIAIS

- *As células, unidades básicas de todos os seres vivos, são delimitadas por membranas*
- *Os cromossomos, estruturas celulares que contêm os genes, são constituídos de DNA, RNA e proteína*
- *Nos eucariontes, os cromossomos estão contidos em um núcleo delimitado por membrana; nos procariontes, não*
- *As células eucarióticas têm sistemas complexos de membranas internas, bem como organelas membranosas como mitocôndrias, cloroplastos e retículo endoplasmático*
- *As células eucarióticas haploides têm uma cópia de cada cromossomo; as células diploides têm duas cópias*
- *As células procarióticas dividem-se por fissão; as células eucarióticas dividem-se por mitose e citocinese*
- *Os cromossomos eucarióticos duplicam-se quando o DNA de uma célula é sintetizado; esse evento, que precede a mitose, é característico da fase S do ciclo celular.*

Mitose

Ao se dividirem, as células eucarióticas distribuem seu material genético igual e exatamente entre as células-filhas.

A distribuição organizada de cromossomos duplicados na célula-mãe para as células-filhas é a essência da mitose. Cada cromossomo da célula-mãe é duplicado antes do início da mitose, especificamente durante a fase S. Nesse momento, não é possível identificar individualmente os cromossomos porque estão muito estendidos e finos. A rede de filamentos finos formada por todos os cromossomos no núcleo é denominada **cromatina**. Durante a mitose, há encurtamento e espessamento dos cromossomos – isto é, "condensação" da rede de cromatina – e torna-se possível reconhecer cromossomos individuais. Depois da mitose, os cromossomos "descondensam-se" e a rede de cromatina é reconstituída. Os biólogos costumam denominar **intérfase** o período em que não é possível ver os cromossomos individuais. Esse período, que pode ser muito longo, é o tempo decorrido entre mitoses sucessivas.

Quando a mitose começa, já houve duplicação de todos os cromossomos. Os filamentos duplos, denominados **cromátides-irmãs**, permanecem intimamente associados uns aos outros e estão unidos pelo centrômero do cromossomo. O termo *irmã* é um tanto errado, porque essas cromátides são cópias do cromossomo original e, portanto, têm uma relação mais próxima que a de irmãs. Talvez a palavra "gêmea" descreva melhor a situação. No entanto, o termo "irmã" é comum, e nós o usaremos aqui.

A distribuição de cromossomos duplicados entre as células-filhas é organizada e executada por **microtúbulos**, que são componentes do citoesqueleto. Essas fibras, constituídas de proteínas denominadas tubulinas, fixam-se nos cromossomos e os deslocam dentro da célula-mãe em divisão. Durante a mitose os microtúbulos reúnem-se em um arranjo complexo denominado **fuso** (**Figura 2.4 A**). A formação do fuso está associada aos **centros organizadores de microtúbulos (MTOC)**, presentes no citoplasma de células eucarióticas, geralmente perto do núcleo. Em células animais, os MTOC são diferenciados em pequenas organelas denominadas **centrossomos**; essas organelas não estão presentes nas células vegetais. Cada centrossomo contém dois **centríolos** em forma de barril, perpendiculares um ao outro (**Figura 2.4 B**). Os centríolos são circundados por matriz difusa denominada material pericentriolar, que inicia a formação dos microtúbulos constituintes do fuso mitótico. O centrossomo único existente em uma célula animal é duplicado durante a intérfase. Quando se inicia a mitose, microtúbulos radiais surgem em torno de cada um desses centrossomos e formam um padrão denominado **áster**. Esses centrossomos movem-se ao redor do núcleo até posições opostas na célula, onde estabelecem o eixo da divisão mitótica iminente. As posições finais dos centrossomos definem os polos da célula-mãe em divisão. Em células vegetais, os MTOC que não têm centrossomos distintos definem esses polos e criam o fuso mitótico.

O início da formação do fuso e a condensação de cromossomos duplicados a partir da rede difusa de cromatina são características marcantes do primeiro estágio da mitose, a **prófase** (**Figura 2.5**). A formação do fuso é acompanhada de fragmentação de muitas organelas intracelulares, por exemplo, o retículo endoplasmático e o complexo de Golgi. O **nucléolo**, um corpo denso que participa da síntese de RNA no núcleo, também desaparece; no entanto, outros tipos de organelas, como as mitocôndrias e os cloroplastos, continuam intactos. Concomitantemente à fragmentação do retículo endoplasmático, a membrana nuclear (também conhecida como envoltório nuclear) divide-se em muitas vesículas pequenas, e microtúbulos formados no citoplasma invadem o espaço nuclear. Alguns desses microtúbulos fixam-se nos **cinetócoros**, estruturas proteicas associadas aos centrômeros dos cromossomos duplicados. A fixação dos microtúbulos do fuso nos cinetócoros indica o início da **metáfase** da mitose.

Durante a metáfase, os cromossomos duplicados deslocam-se até posições a meio caminho entre os polos do fuso. Esse movimento é influenciado por alterações no comprimento dos microtúbulos do fuso e pela ação de proteínas motoras geradoras de energia que atuam perto dos cinetócoros. O fuso mitótico também contém microtúbulos que não estão fixados aos cinetócoros. Esses microtúbulos adicionais parecem estabilizar o fuso. A operação do fuso leva ao deslocamento dos cromossomos duplicados para um plano único no meio da célula. Esse plano equatorial é denominado **placa metafásica**. Nesse estágio, cada cromátide-irmã de um cromossomo duplicado é conectada a um polo diferente por microtúbulos fixados em seu cinetócoro. O alinhamento polar das cromátides-irmãs é crucial para a distribuição igual e exata do material genético entre as células-filhas.

As cromátides-irmãs de cromossomos duplicados separam-se durante a **anáfase** da mitose. A separação ocorre por encurtamento dos microtúbulos fixados nos cinetócoros e por degradação das substâncias que mantêm unidas as cromátides-irmãs. Quando os microtúbulos se encurtam, as cromátides-irmãs são puxadas em direção a polos opostos da célula. As cromátides-irmãs separadas passam a ser denominadas cromossomos. Ao mesmo tempo que os cromossomos se deslocam para os polos, os próprios polos começam a se afastar. Esse movimento duplo separa claramente os dois grupos de cromossomos em espaços distintos na célula em divisão. Uma vez separados, os cromossomos descondensam-se em uma rede de fibras de cromatina, e as organelas perdidas no início da mitose se reconstituem. Cada conjunto de cromossomos é envolvido por uma membrana nuclear. A descondensação dos

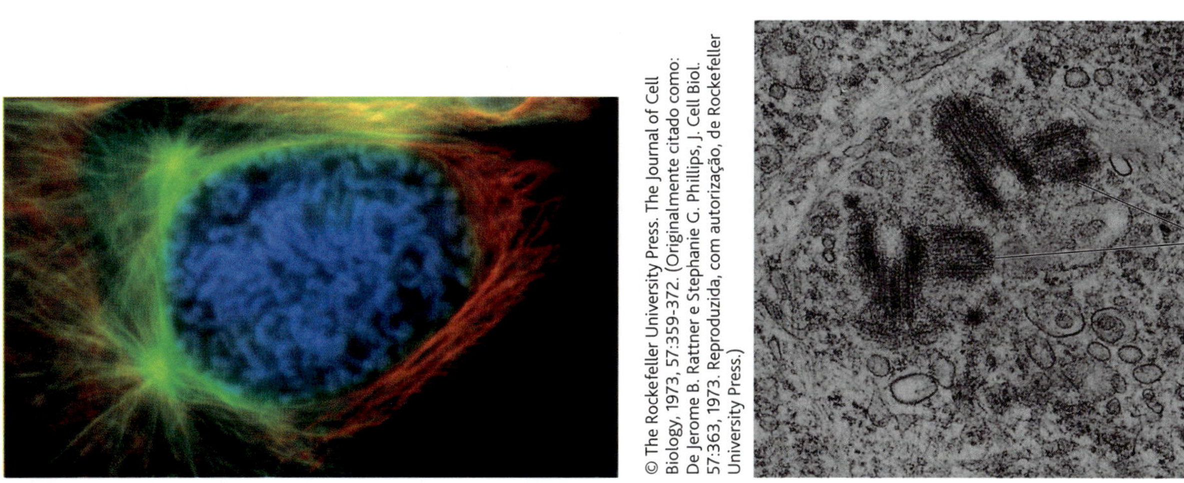

A. **B.**

FIGURA 2.4 A. Fuso mitótico em uma célula animal em cultura, corada para mostrar os microtúbulos (*verdes*) que saem dos dois ásteres. B. Micrografia eletrônica mostrando dois pares de centríolos.

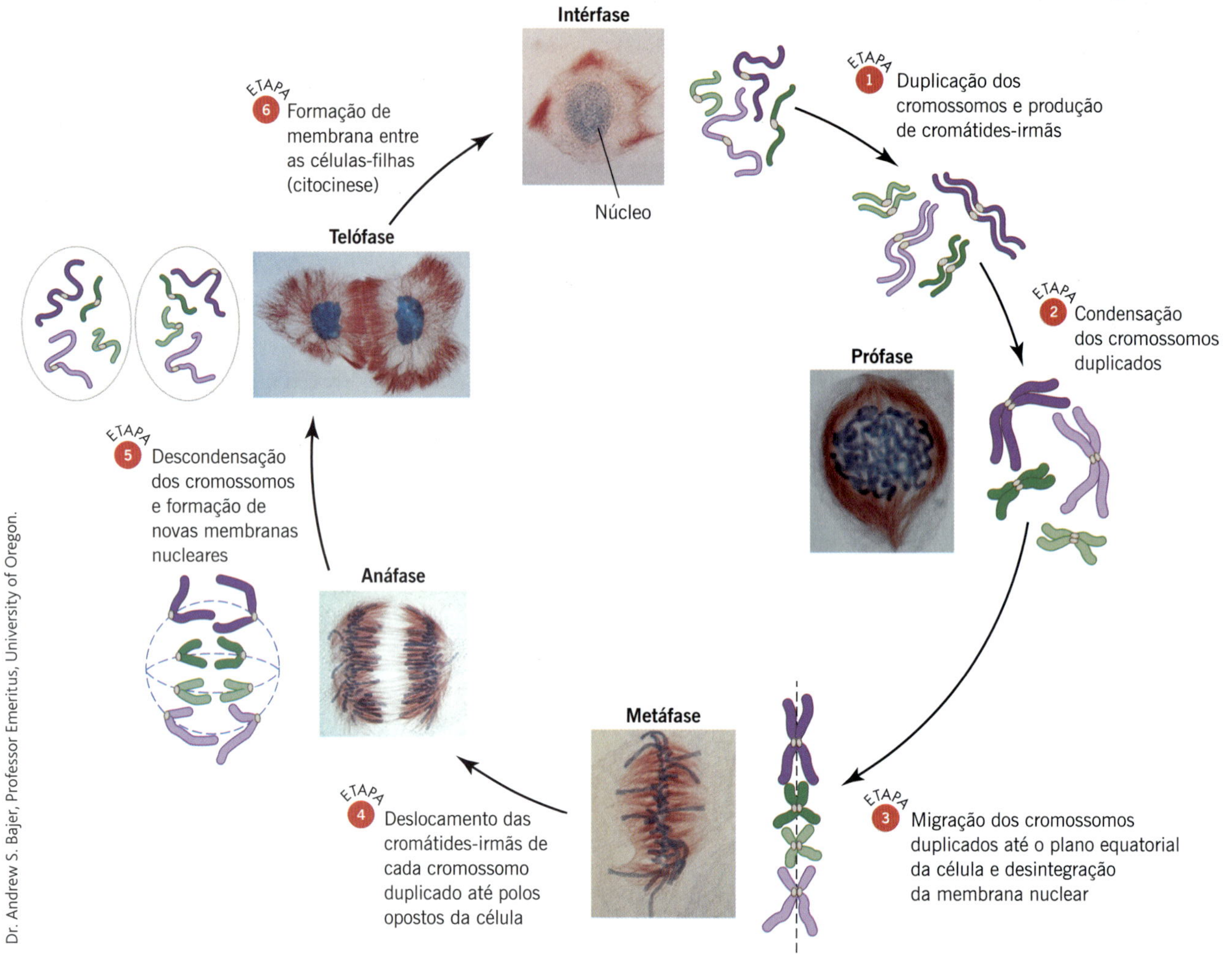

FIGURA 2.5 Mitose no lírio *Haemanthus*.

cromossomos e a restauração das organelas internas são características da **telófase** da mitose. Quando a mitose termina, as duas células-filhas são separadas pela formação de membranas entre elas. Em vegetais, também há deposição de uma parede entre as células-filhas. A separação física das células-filhas é denominada citocinese (**Figura 2.6**).

As células-filhas produzidas pela divisão de uma célula-mãe são geneticamente idênticas. Cada célula-filha tem um conjunto completo de cromossomos produzidos por duplicação dos cromossomos originais da célula-mãe. Portanto, a transmissão do material genético da célula-mãe para as células-filhas é completa e fiel. Às vezes,

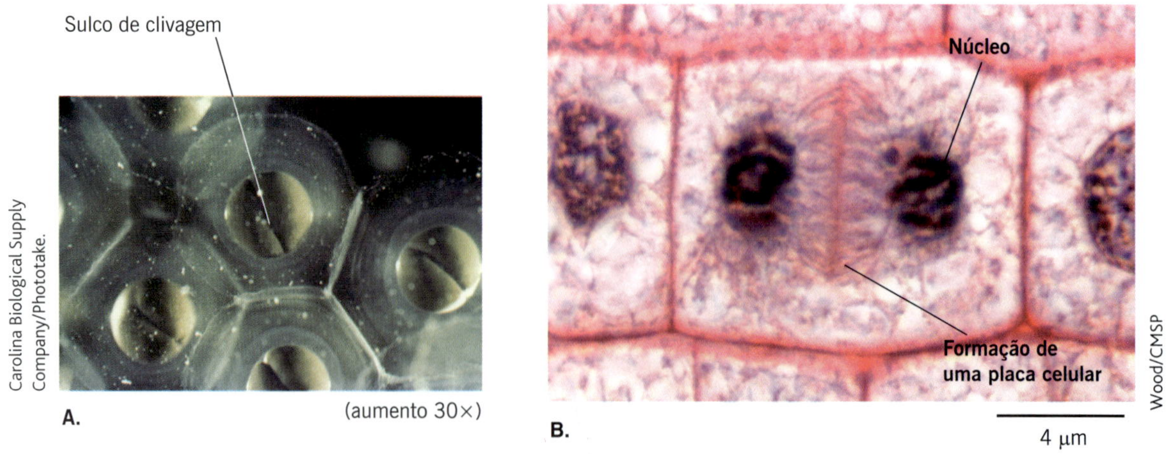

FIGURA 2.6 Citocinese em células animal (A) e vegetal (B). A célula animal mostra ovócitos fertilizados, que estão se dividindo pela primeira vez. A citocinese é realizada por constrição no meio da célula em divisão. Essa constrição cria um sulco de clivagem, observado aqui em um lado da célula em divisão. Nas células vegetais, a citocinese ocorre pela formação de uma placa celular membranácea entre as células-filhas; por fim, formam-se paredes de celulose de cada lado da placa celular.

porém, ocorrem erros durante a mitose. Uma cromátide pode separar-se do fuso mitótico e não ser incorporada a uma das células-filhas, ou as cromátides podem entrelaçar-se, levando a quebra e subsequente perda de partes da cromátide. Esses tipos de eventos causam diferenças genéticas entre as células-filhas. Nós abordaremos algumas de suas consequências no Capítulo 6 e, mais uma vez, no Capítulo 23, disponível *on-line*.

PONTOS ESSENCIAIS

- *Quando uma célula entra em mitose, os cromossomos duplicados condensam-se em corpos cilíndricos (prófase)*
- *À medida que a mitose avança, os cromossomos migram para o plano equatorial da célula (metáfase)*
- *Em uma fase adiantada da mitose, há divisão do centrômero que une as cromátides-irmãs de um cromossomo duplicado e separação (ou disjunção) das cromátides-irmãs (anáfase)*
- *Quando a mitose chega ao fim, há descondensação dos cromossomos e reconstituição da membrana nuclear ao seu redor (telófase)*
- *As células-filhas produzidas por mitose e citocinese têm conjuntos iguais de cromossomos e, portanto, são geneticamente idênticas.*

Meiose

A reprodução sexuada está associada a um mecanismo que reduz pela metade o número de cromossomos.

MEIOSE | UMA VISÃO GERAL

Se designarmos o número de cromossomos em um gameta pela letra *n*, o zigoto produzido pela união de dois gametas tem 2*n* cromossomos. Referimo-nos aos *n* cromossomos de um gameta como o estado haploide, e aos 2*n* cromossomos do zigoto como o estado diploide. A **meiose** – palavra derivada do grego que significa "diminuição" – é o processo que reduz o estado diploide para o estado haploide, isto é, reduz pela metade o número de cromossomos de uma célula. As células haploides resultantes podem tornar-se gametas diretamente ou se dividir e produzir células que mais tarde se tornem gametas. Portanto, a meiose tem papel fundamental em eucariontes. Sem ela, o número de cromossomos dos organismos seria duplicado a cada geração, situação que logo se tornaria insustentável em face das óbvias limitações de tamanho e capacidade metabólica das células.

Se analisarmos os cromossomos de uma célula diploide, constatamos que se apresentam em pares (**Figura 2.7**). Por exemplo, as células somáticas humanas têm 23 pares de cromossomos. Cada par é diferente do outro e diferentes pares de cromossomos têm diferentes conjuntos de genes. Os membros de um par são denominados cromossomos **homólogos**, palavra de origem grega que significa "em acordo com". Os cromossomos homólogos têm conjuntos iguais de genes, embora, como veremos no Capítulo 5, possam ter diferentes alelos desses genes. Os cromossomos de pares diferentes são denominados **heterólogos**. Durante a meiose, os cromossomos homólogos associam-se. Essa associação é a base de um processo organizado que acaba por reduzir o número de cromossomos ao estado haploide. A diminuição do número de cromossomos ocorre de maneira que cada uma das células haploides formadas recebe exatamente um membro de cada par de cromossomos.

O processo de meiose conta com duas divisões celulares (**Figura 2.8**). A duplicação cromossômica, associada à síntese de DNA, ocorre antes da primeira divisão. Não ocorre entre as duas divisões. Assim, a sequência de eventos é: duplicação cromossômica → divisão meiótica I → divisão meiótica II. Se representarmos a quantidade haploide de DNA pela letra *c*, esses eventos duplicam a quantidade de DNA (de 2*c* para 4*c*), reduzem pela metade (de 4*c* para 2*c*) e, por fim, dividem ao meio mais uma vez (de 2*c* para *c*). O efeito geral é a redução do número

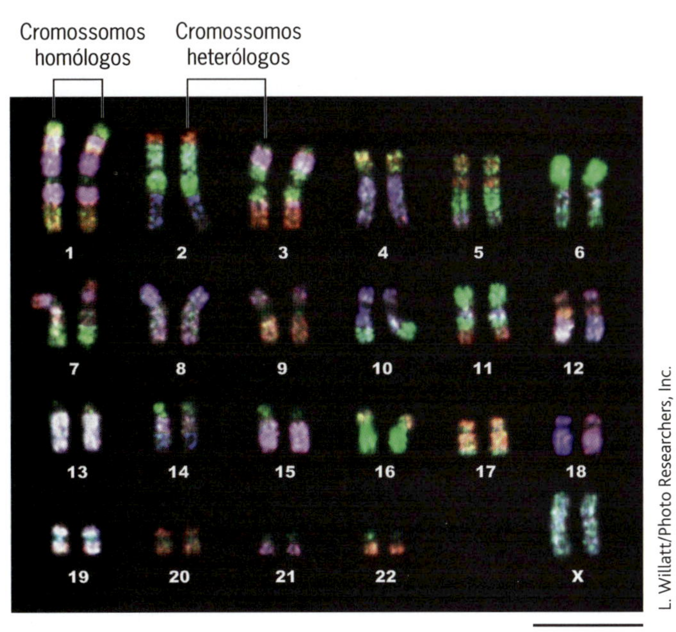

FIGURA 2.7 Os 23 pares de cromossomos homólogos presentes nas células humanas.

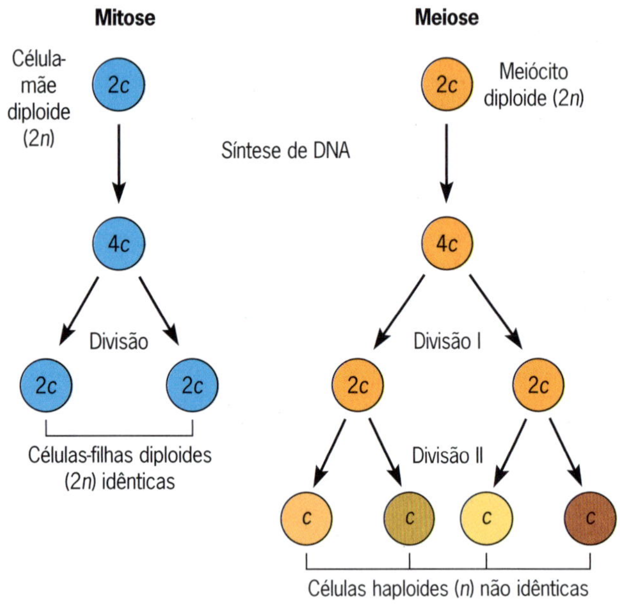

FIGURA 2.8 Comparação entre mitose e meiose; c é a quantidade haploide de DNA no genoma.

diploide de cromossomos ($2n$) para o número haploide (n). Verifique se entendeu esse processo geral solucionando o problema do boxe Resolva | Qual é a quantidade de DNA nas células meióticas humanas?

MEIOSE I

Os processos nas duas divisões meióticas são ilustrados na **Figura 2.9**. A primeira divisão meiótica é complexa e demorada. Quando começa, os cromossomos já foram duplicados; consequentemente, cada um deles tem duas cromátides-irmãs. A prófase da meiose I – ou **prófase I** – é dividida em cinco estágios, cada um deles designado por um termo grego. Esses termos indicam as principais características relativas à aparência ou ao comportamento dos cromossomos.

Leptóteno, palavra derivada do grego que significa "filamentos delgados", é o primeiro estágio da prófase I. Durante o leptóteno (também denominado leptonema), há condensação dos cromossomos duplicados fora da rede de cromatina difusa. Ao microscópio óptico, é difícil ver os cromossomos individuais, mas ao exame com microscópio eletrônico, percebe-se que cada cromossomo é constituído de duas cromátides-irmãs. À medida que continua a condensação cromossômica, a célula passa ao **zigóteno** (do grego, "filamentos emparelhados"). Durante o zigóteno (também chamado de zigonema), os cromossomos homólogos aproximam-se muito. Esse processo de pareamento entre homólogos é denominado **sinapse**. Em algumas espécies, a sinapse começa nas extremidades dos cromossomos e estende-se em direção às regiões médias. Em geral, a sinapse é acompanhada da formação de uma estrutura proteica entre os cromossomos pareados (**Figura 2.10**). Essa estrutura, o **complexo sinaptonêmico**, é formada por três cilindros paralelos – um associado a cada cromossomo (os elementos laterais) e um a meio caminho entre eles (o elemento central) – e numerosos elementos transversais, semelhantes a degraus, que unem os elementos laterais ao elemento central. Não se conhece totalmente o papel do complexo sinaptonêmico no pareamento dos cromossomos e nos eventos meióticos subsequentes. Ele sequer aparece em alguns tipos de células meióticas. Assim, ele pode não ser absolutamente essencial para o pareamento durante a prófase I. O processo pelo qual os homólogos se encontram na prófase I também não é bem-compreendido. Estudos recentes sugerem que os homólogos podem, na verdade, começar a formar pares no início da meiose I, durante o leptóteno. Esse pareamento pode ser facilitado por uma tendência dos cromossomos homólogos a permanecerem na mesma região do núcleo durante a intérfase. Assim, os homólogos podem não ter que se deslocar muito até se encontrarem.

À medida que a sinapse avança, os cromossomos duplicados continuam a se condensar em volumes menores. Os cromossomos espessos resultantes desse processo são característicos do **paquíteno** (do grego, "filamentos espessos"). No paquíteno (também chamado paquinema), é fácil ver os cromossomos pareados ao microscópio óptico. Cada par é constituído de dois homólogos duplicados, cada um deles formado por duas cromátides-irmãs. Se contarmos os homólogos, o par é denominado um **bivalente** de cromossomos, mas se contarmos os filamentos, é chamado de **tétrade** de cromátides. Durante o paquíteno, ou talvez um pouco antes ou depois, os cromossomos pareados podem trocar material (**Figura 2.11**). Nós analisaremos esse fenômeno, denominado ***crossing over***, e suas consequências no Capítulo 7. Aqui é suficiente dizer que cada cromátide-irmã pode ser quebrada durante o paquíteno, e os fragmentos podem ser trocados entre as cromátides de uma tétrade. Portanto, a quebra e a reunião ocorridas durante o *crossing over* podem levar à recombinação de material genético entre os cromossomos pareados. A ocorrência desses tipos de troca pode ser observada quando a célula passa para o próximo estágio da meiose I, o **diplóteno** (do grego, "dois filamentos"). Durante o diplóteno (também chamado de diplonema), os cromossomos pareados separam-se um pouco. No entanto, a região onde houve *crossing over* continua em estreito

> **Resolva!**
>
> **Qual é a quantidade de DNA nas células meióticas humanas?**
>
> Se um espermatozoide humano contém 3,2 bilhões de pares de bases de DNA, quantos pares de bases há em (a) uma célula diploide que duplicou seu DNA ao se preparar para entrar em meiose, (b) uma célula que termina a primeira divisão meiótica e (c) uma célula que termina a segunda divisão meiótica?
>
> ▶ *Leia a resposta do problema no material disponível* on-line.

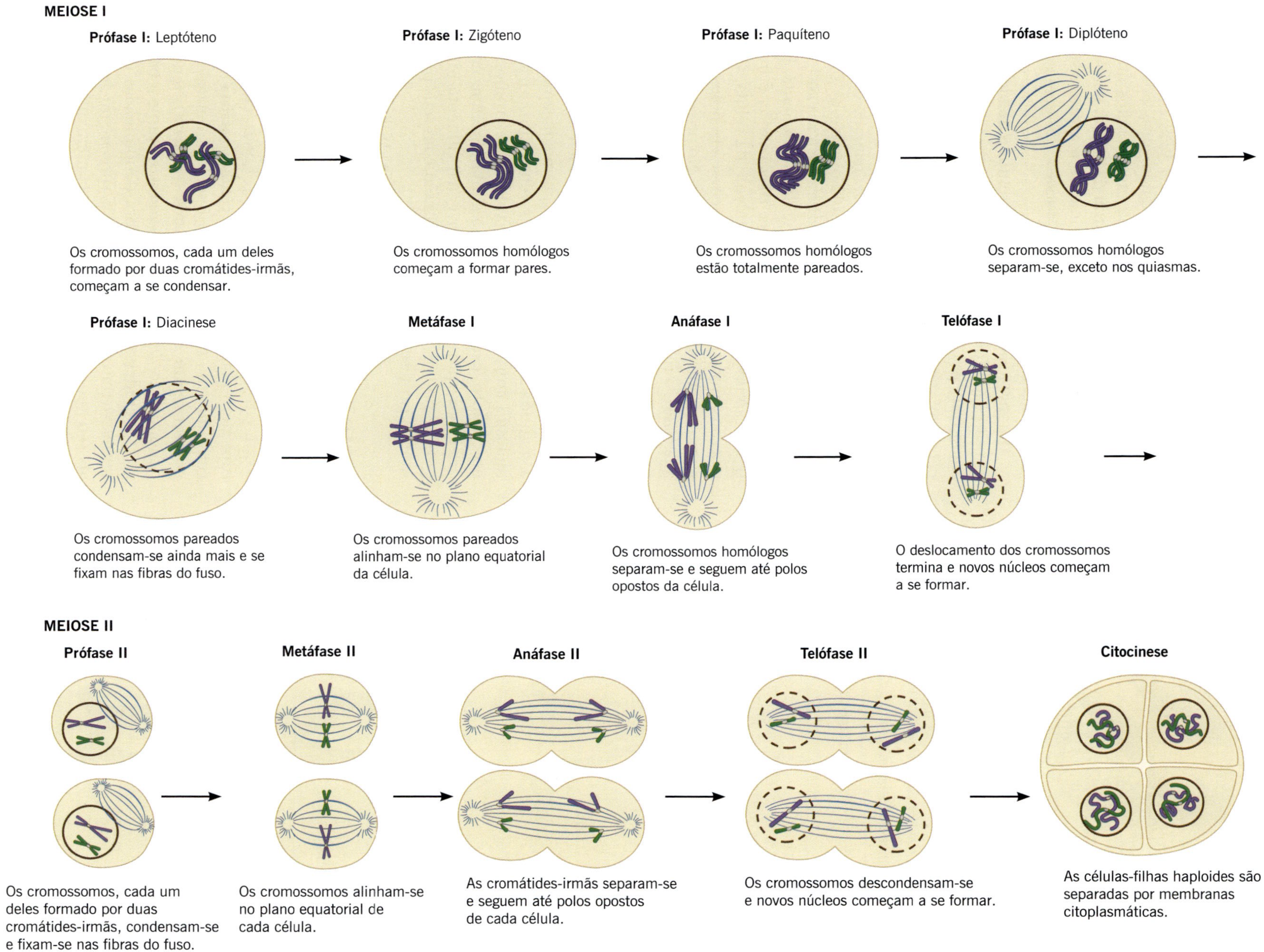

FIGURA 2.9 Meiose na planta *Lilium longiflorum*.

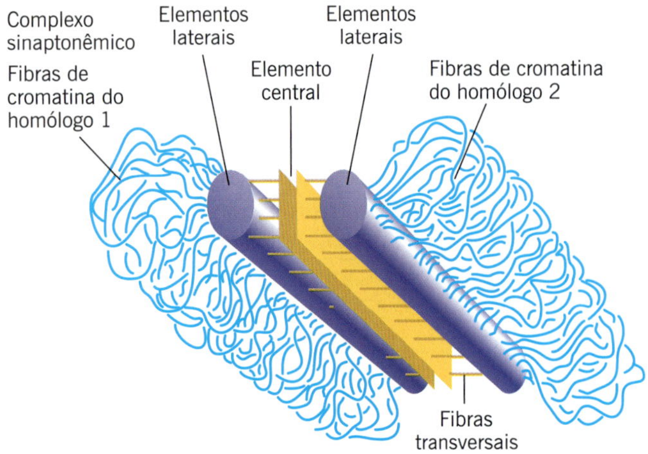

FIGURA 2.10 Diagrama mostrando a estrutura do complexo sinaptonêmico que se forma entre cromossomos homólogos durante a prófase I da meiose.

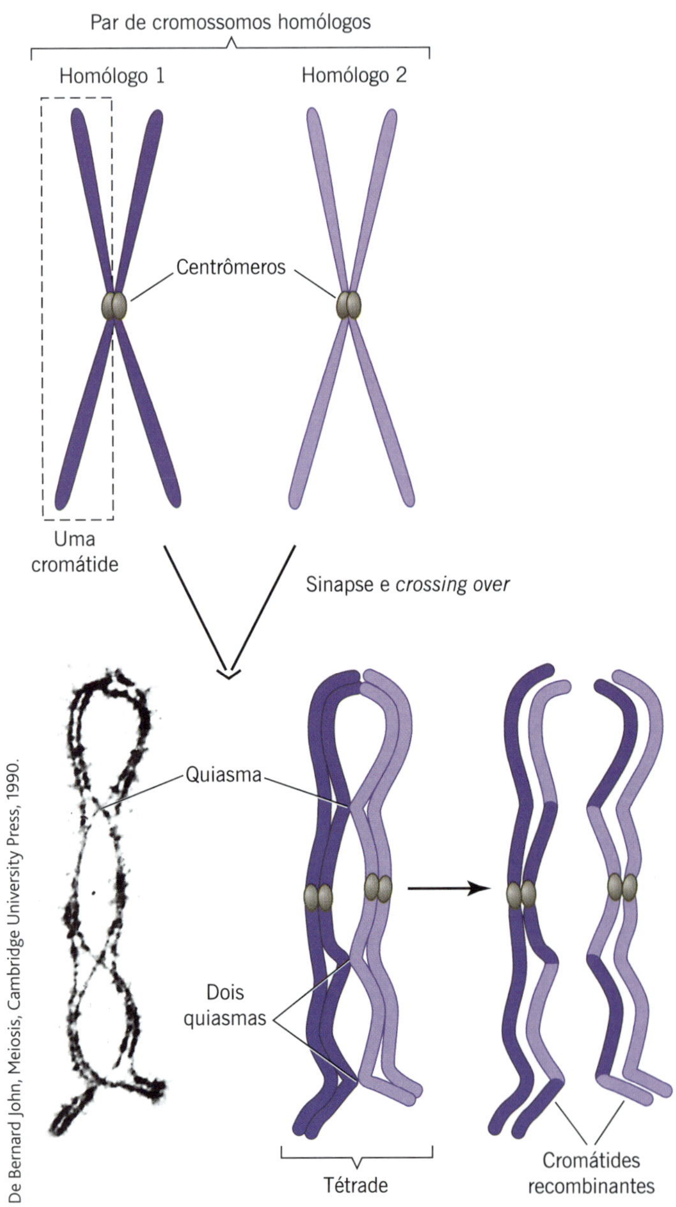

FIGURA 2.11 Quiasmas em um bivalente de cromossomos homólogos durante o estágio diplóteno da prófase I da meiose.

contato. Esses pontos de contato são os **quiasmas** (do grego, "cruz"). O exame atento dos quiasmas indica que cada um deles inclui apenas duas das quatro cromátides da tétrade. O diplóteno pode ser muito longo. Nas mulheres, por exemplo, pode persistir por mais de 40 anos.

Perto do fim da prófase I, os cromossomos condensam-se ainda mais, a membrana nuclear se rompe e um fuso se forma. Os microtúbulos do fuso penetram no espaço nuclear e se fixam nos cinetócoros dos cromossomos. Os cromossomos, ainda unidos pelos quiasmas, então seguem até o plano central da célula, perpendicular ao eixo do fuso. Esse movimento é característico do último estágio da prófase I, a **diacinese** (do grego, "movimento através de").

Durante a **metáfase I**, os cromossomos pareados seguem em direção a polos opostos do fuso. Essa orientação garante que, por ocasião da divisão celular, cada polo receba um membro de cada par. No fim da prófase I e durante a metáfase I, os quiasmas que unem os bivalentes deslizam dos centrômeros em direção às extremidades dos cromossomos. Esse fenômeno, chamado de terminalização, reflete a crescente repulsão entre os membros de cada par de cromossomos. Durante a **anáfase I**, os cromossomos pareados separam-se definitivamente. Essa separação, denominada *disjunção cromossômica*, é mediada pela ação do fuso em cada bivalente da célula. Quando os cromossomos separados reúnem-se em polos opostos, a primeira divisão meiótica termina. No próximo estágio, a **telófase I**, o fuso se desfaz, as células-filhas são separadas por membranas, os cromossomos são descondensados e um núcleo se forma ao redor dos cromossomos de cada célula-filha. Em algumas espécies, a descondensação dos cromossomos é incompleta, os núcleos-filhos não se formam e as células-filhas avançam imediatamente para a segunda divisão meiótica. As células produzidas por meiose I contêm o número haploide de cromossomos; no entanto, cada cromossomo ainda tem duas cromátides-irmãs, que podem não ser geneticamente idênticas porque podem ter trocado material com seus pares durante a prófase I.

MEIOSE II E OS RESULTADOS DA MEIOSE

Durante a meiose II, os cromossomos se condensam e se fixam em um novo fuso (**prófase II**). Então, eles se deslocam até o plano equatorial da célula (**metáfase II**) e seus centrômeros dividem-se para que as cromátides-irmãs possam seguir até polos opostos (**anáfase II**), fenômeno denominado *disjunção das cromátides*. Durante a **telófase II**, as cromátides separadas – agora denominadas cromossomos – reúnem-se nos polos e surgem núcleos-filhos ao seu redor. Cada núcleo-filho contém um conjunto haploide de cromossomos. Portanto, do ponto de vista mecânico, a meiose II é muito semelhante à mitose. No entanto, seus produtos são haploides e, ao contrário dos produtos da mitose, as células produzidas na meiose II não são geneticamente idênticas.

Resolva!

Quantas combinações de cromossomos são possíveis no espermatozoide?

A mosca-das-frutas, *Drosophila melanogaster*, tem quatro pares de cromossomos nas células somáticas. Na fêmea, há *crossing over* entre homólogos de origem materna e paterna durante a prófase I da meiose. No macho, não há *crossing over*. Ante esse fato, quantos tipos de espermatozoides com cromossomos diferentes pode produzir um macho da mosca-das-frutas?

▶ *Leia a resposta do problema no material disponível* on-line.

Uma explicação para a diferença entre essas células é o pareamento e a separação dos cromossomos homólogos durante a meiose I. Em cada par de cromossomos, um homólogo foi herdado da mãe e o outro, do pai. Durante a meiose I, os homólogos de origem materna e paterna aproximam-se e unem-se por sinapse. Eles são posicionados no fuso meiótico e orientados aleatoriamente em relação aos polos do fuso. Em seguida, eles se separam. Para cada par de cromossomos, metade das células-filhas resultantes da primeira divisão meiótica recebe o homólogo de origem materna, e a outra metade recebe o homólogo de origem paterna. Assim, ao fim da primeira divisão meiótica, os produtos da meiose estão destinados a ser diferentes. Essas diferenças são definidas pelo número de pares de cromossomos que se separam durante a meiose I. A separação ou disjunção de cada par é independente. Assim, se houver 23 pares de cromossomos, como nos seres humanos, a meiose I é capaz de produzir 2^{23} células-filhas cromossomicamente diferentes – isto é, mais de 8 milhões de possibilidades. Teste seu conhecimento sobre esse conceito no boxe Resolva | Quantas combinações de cromossomos são possíveis no espermatozoide?

Outra razão da diferença entre as células produzidas por meiose é que durante a meiose I, cromossomos homólogos trocam material por *crossing over*. Esse processo é capaz de criar incontáveis combinações diferentes de genes. Quando superpomos a variabilidade criada por *crossing over* e a variabilidade criada pela disjunção aleatória de homólogos, é fácil constatar que é improvável que haja dois produtos iguais da meiose.

PONTOS ESSENCIAIS

- *As células eucarióticas diploides produzem células haploides por meiose, processo que inclui um ciclo de duplicação cromossômica seguido de duas divisões celulares (meiose I e meiose II)*
- *Durante a meiose I, os cromossomos homólogos formam pares (sinapse), trocam material* (crossing over) *e se separam (disjunção)*
- *Durante a meiose II, há disjunção das cromátides.*

Ciclos de vida de alguns organismos genéticos-modelo

Os geneticistas concentram suas pesquisas em microrganismos, vegetais e animais adequados a experimentos.

Quando a genética começou, os organismos usados para pesquisa eram os que estavam disponíveis no jardim ou no celeiro. Alguns dos primeiros geneticistas ampliaram seus estudos sobre a herança para outros tipos de organismos – mariposas e canários, por exemplo –, e à medida que a genética avançou, as pesquisas concentraram-se em organismos adequados para a realização de experimentos controlados de laboratório ou de campo. Hoje, há preferência por um grupo selecionado de microrganismos, vegetais e animais em pesquisa genética. Esses organismos, geralmente denominados **organismos-modelo**, prestam-se bem à análise genética. Na maior parte das vezes, são cultivados com facilidade em laboratório, têm ciclos de vida relativamente curtos e são geneticamente variáveis. Além disso, o trabalho de muitos anos possibilitou que os geneticistas estabelecessem grandes coleções de linhagens mutantes desses organismos. Abordaremos os organismos-modelo genéticos muitas vezes ao longo deste livro. A **Tabela 2.1** resume informações sobre vários deles; nas seções subsequentes discutiremos os ciclos de vida de três dessas espécies geneticamente importantes.

SACCHAROMYCES CEREVISIAE, FERMENTO PARA PÃO

O fermento para pão entrou na pesquisa genética na primeira metade do século 20. No entanto, muito antes de ser corriqueiro em laboratórios de genética, esse organismo era usado na cozinha como levedura para produção de pães. A levedura é um fungo unicelular, ainda que em algumas condições as células se dividam e formem longos filamentos. As células de leveduras podem ser cultivadas em meios de cultura simples no laboratório, e pode-se obter grande quantidade de células a partir de uma única célula-mãe em alguns dias. Além disso, as linhagens mutantes com diferentes características de crescimento podem ser isoladas com facilidade.

Tabela 2.1

Alguns organismos-modelo importantes em genética.

Organismo	Número haploide de cromossomos	Tamanho do genoma (em milhões de pares de bases)	Número de genes
Saccharomyces cerevisiae (levedura)	16	12	6.268
Arabidopsis thaliana (planta com flor)	5	157	27.706
Caenorhabitis elegans (verme)	5	100	21.733
Drosophila melanogaster (mosca)	4	170	17.000
Danio rerio (peixe-zebra)	25	1.600	23.524
Mus musculus (camundongo)	20	2.900	25.396

O *Saccharomyces cerevisiae* reproduz-se tanto de modo sexuado quanto assexuado (**Figura 2.12**). A reprodução assexuada ocorre por um processo de brotamento, em que há divisão mitótica do núcleo haploide. Depois dessa divisão, um núcleo-filho entra em um pequeno "broto" ou célula-filha. Por fim, o broto separa-se da célula-mãe por citocinese. A reprodução sexuada em *S. cerevisiae* ocorre quando células haploides de tipos de acasalamento opostos (designados *a* e *alfa*) se encontram – processo denominado acasalamento – e se fundem, formando uma célula diploide, que então se divide por meiose. Os quatro produtos haploides da meiose são criados em uma bolsa chamada asco, e cada um dos produtos é denominado ascosporo. Ao dissecar essa bolsa, o pesquisador consegue isolar cada produto da meiose e colocá-lo em placa de cultura para iniciar uma nova colônia de levedura.

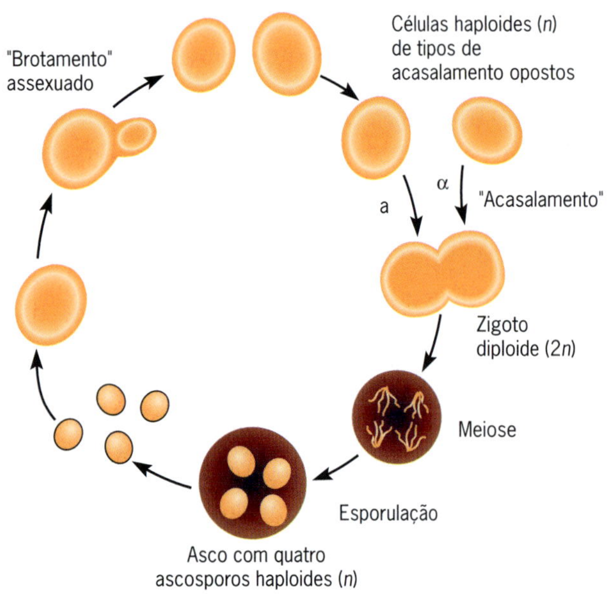

FIGURA 2.12 Ciclo de vida da levedura *Saccharomyces cerevisiae; n* representa o número haploide de cromossomos. Os produtos haploides da meiose, denominados ascosporos, estão contidos no asco, estrutura semelhante a uma bolsa.

ARABIDOPSIS THALIANA, UMA PLANTA DE CRESCIMENTO RÁPIDO

As plantas de jardim foram os primeiros organismos estudados geneticamente. Hoje os geneticistas voltam a atenção para a *Arabidopsis thaliana*, uma erva às vezes chamada de agrião "orelha-de-rato". Essa espécie de crescimento rápido tem parentesco com vegetais usados na alimentação, como rabanete, repolho e canola; no entanto, não tem valor para a agronomia nem para a horticultura.

Os órgãos reprodutivos de *Arabidopsis* estão localizados em suas flores (**Figura 2.13**). Os gametas masculinos são produzidos por meiose nas **anteras**, a parte superior dos **estames**. Os gametas femininos são produzidos por meiose no **ovário**, que está localizado no **pistilo** no centro da flor. Em vegetais como a *Arabidopsis*, esses produtos da meiose geralmente são denominados **microsporos** (meiose masculina) ou **megasporos** (meiose feminina).

Em comparação com as leveduras, a reprodução da *Arabidopsis* é complexa (**Figura 2.14**). O vegetal maduro é denominado **esporófito** porque produz microsporos e megasporos; o sufixo "fito" é derivado do grego e significa vegetal. Na parte masculina da reprodução da *Arabidopsis*, cada célula-mãe de microsporo diploide – infelizmente, esse tipo de célula não é chamado de célula-pai de microsporo como se poderia supor – divide-se por meiose e

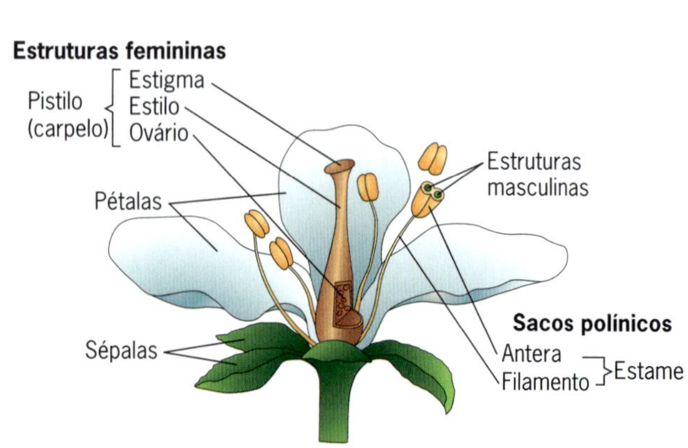

FIGURA 2.13 Órgãos reprodutivos masculino e feminino de uma flor típica.

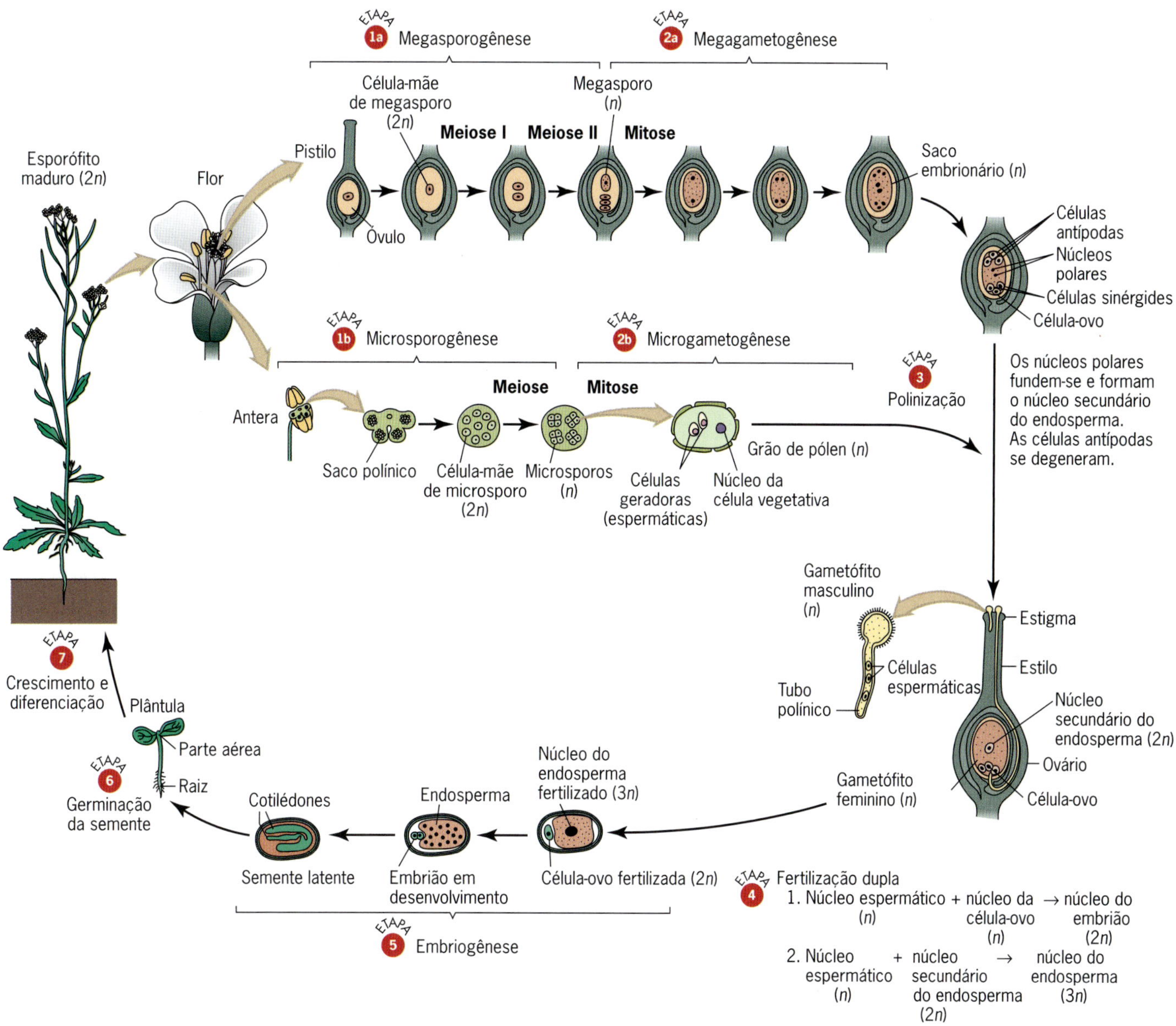

FIGURA 2.14 Ciclo de vida do vegetal-modelo, *Arabidopsis thaliana*.

produz quatro microsporos haploides. Então, cada microsporo divide-se por mitose e produz um **grão de pólen**, que contém duas células geradoras ou espermáticas dentro de uma célula vegetativa; os núcleos das células espermáticas e da célula vegetativa são haploides e idênticos uns aos outros. O trio de núcleos no grão de pólen constitui o **gametófito masculino** de *Arabidopsis*. O termo botânico "gametófito" deve-se ao fato de que o pólen é, na verdade, um vegetal minúsculo que contém os gametas masculinos.

Na parte feminina da reprodução da *Arabidopsis*, cada célula-mãe de megasporo diploide divide-se por meiose e produz quatro células haploides; no entanto, três dessas células degeneram-se em seguida, deixando apenas um produto meiótico ativo, que se torna um megasporo. O núcleo haploide no megasporo sofre três divisões mitóticas e produz um total de oito núcleos haploides idênticos em uma estrutura denominada **saco embrionário**. Quando a citocinese ocorre, seis desses oito núcleos são separados uns dos outros por membranas celulares. Três das células resultantes deslocam-se para o topo do saco embrionário e três, para a base. Uma das células na base dá origem à célula-ovo e as outras duas tornam-se células sinérgides, nome derivado do grego que significa "atuar junto", porque essas células continuam ao lado da oosfera. As três células no topo do saco embrionário são as células antípodas, que em grego significa "no lado oposto de". Elas logo se degeneram. Os dois núcleos que não foram envolvidos por membranas celulares permanecem no centro do saco embrionário. Em seguida, esses núcleos polares se fundem e formam um núcleo diploide, o núcleo secundário do endosperma, que mais tarde terá papel essencial no desenvolvimento do tecido nutritivo na semente. As células e os núcleos no saco embrionário constituem o **gametófito feminino** da *Arabidopsis*.

Quando um grão de pólen maduro aterrissa no estigma na parte superior do pistilo, um tubo polínico cresce através do estilo até uma célula-ovo no ovário. Em vegetais como a *Arabidopsis*, a fertilização abrange dois processos. (1) Uma célula espermática no tubo polínico funde-se à oosfera no gametófito feminino e forma o *zigoto diploide*, que depois dá origem ao embrião. (2) O outro núcleo da célula espermática associa-se ao núcleo secundário do endosperma diploide no gametófito feminino e forma o *núcleo triploide do endosperma*, que depois guia o desenvolvimento do tecido nutritivo (endosperma) para alimentar o embrião quando a semente que o envolve germina. A *Arabidopsis* leva cerca de 5 semanas para alcançar a maturidade, um tempo curto em comparação com outras angiospermas. Portanto, os cientistas que trabalham com *Arabidopsis* podem ter progresso muito rápido em seus projetos de pesquisa.

MUS MUSCULUS, O CAMUNDONGO

O camundongo tem sido muito importante em pesquisa biomédica. Os camundongos são objeto de inúmeros projetos para avaliar os efeitos de fármacos, substâncias químicas, alimentos e outras substâncias relevantes para a saúde humana. A análise genética do camundongo começou no início do século 20 com estudos sobre a herança da cor da pelagem e desde essa época tornou-se um empreendimento impressionante.

Os camundongos, assim como os seres humanos, têm sexos separados. A formação de gametas, processo chamado **gametogênese**, ocorre nas gônadas de cada sexo. A oogênese, a produção de ovócitos, ocorre nos ovários, que são as gônadas femininas, e a espermatogênese, a produção de espermatozoides, ocorre nos testículos, que são as gônadas masculinas. Esses processos começam quando as células diploides indiferenciadas, denominadas ovogônias ou espermatogônias, dividem-se por meiose e produzem células haploides. As células haploides diferenciam-se em gametas maduros (**Figura 2.15**). Em geral, apenas uma das quatro células haploides originadas

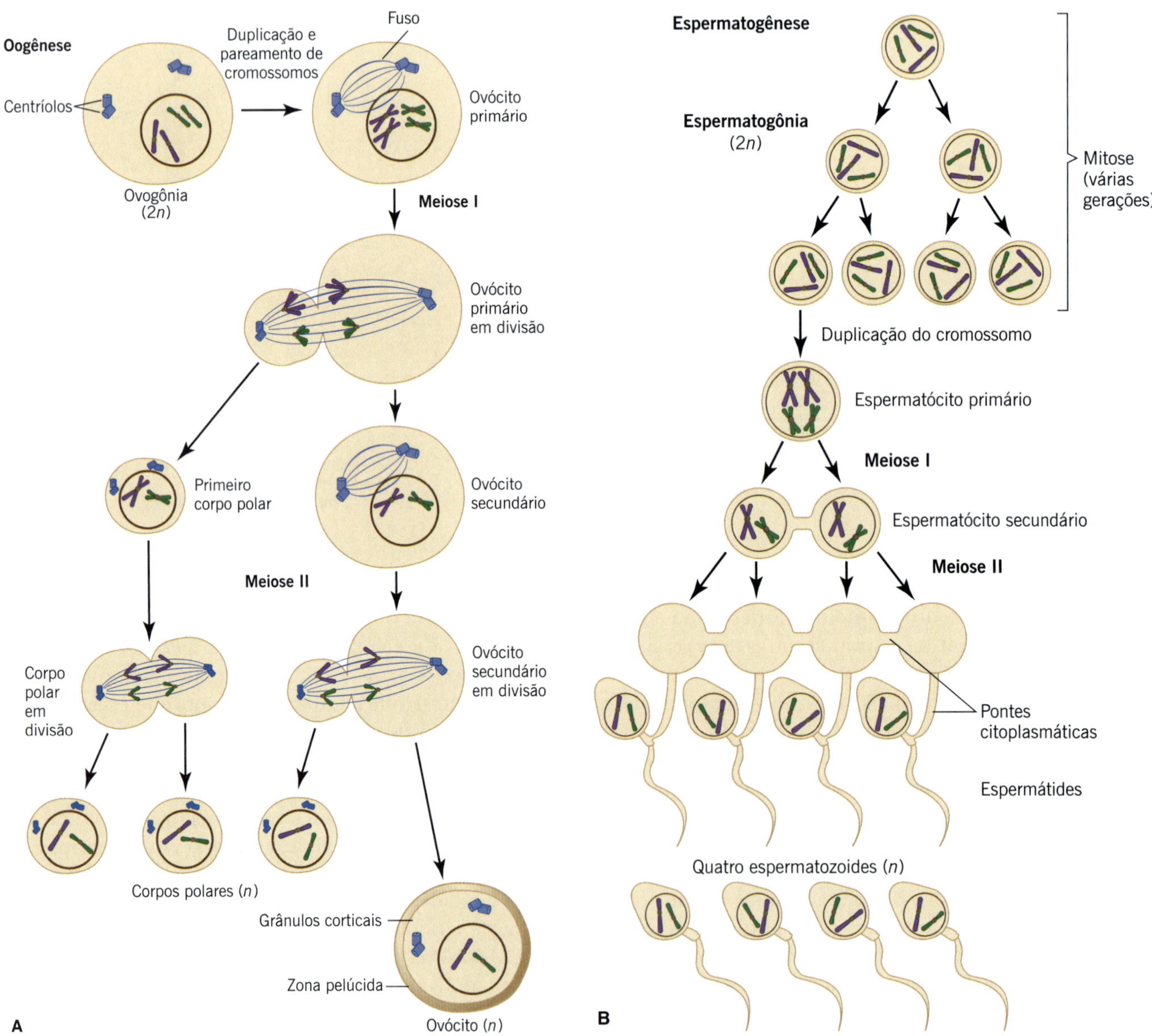

FIGURA 2.15 Gametogênese em mamíferos. A. A oogênese na fêmea produz um ovócito e três corpos polares. Em alguns organismos, o primeiro corpo polar não se pode dividir. B. A espermatogênese no macho produz quatro espermatozoides, que se mantêm unidos por pontes citoplasmáticas até amadurecerem.

na meiose feminina torna-se um ovócito, ou óvulo; as outras três células, denominadas corpos polares, degeneram-se. Em contraposição, todas as quatro células haploides originadas na meiose masculina transformam-se em espermatozoides. O processo de gametogênese é semelhante em outros mamíferos. Para avaliar seu conhecimento sobre a diminuição do número de cromossomos durante esse processo, leia o boxe Problema resolvido | Contagem de cromossomos e cromátides.

Os camundongos alcançam a maturidade sexual por volta de 7 a 8 semanas de vida. Algumas instituições de pesquisa mantêm grandes colônias reprodutivas para fornecer animais para vários projetos. Como você pode imaginar, as pesquisas com camundongos são bem mais demoradas e caras que as pesquisas com outros organismos-modelo. No entanto, como o camundongo é o modelo mais próximo dos seres humanos, as pesquisas com camundongos oferecem informações importantes sobre questões de saúde e doença humana.

Ao contrário das leveduras, da *Arabidopsis* ou dos camundongos, nossa espécie não pode ser submetida a experimentos genéticos. Em rigor, portanto, o *Homo sapiens* não é um organismo-modelo. No entanto, aprendemos a cultivar células humanas, e esse avanço tornou possível estudar o material genético humano em laboratório.

PONTOS ESSENCIAIS

- *Em leveduras, células haploides com tipos de acasalamento opostos fundem-se e formam um zigoto diploide, que se divide por meiose e produz quatro células haploides*
- *A meiose nos órgãos reprodutivos de* Arabidopsis *produz micrósporos e megásporos que, em seguida, desenvolvem-se em gametófitos masculino e feminino*
- *A fertilização dupla que ocorre durante a reprodução de* Arabidopsis *cria um zigoto diploide, que dá origem a um embrião, e um endosperma triploide, que dá origem ao tecido nutritivo na semente*
- *Em camundongos e outros mamíferos, uma célula produzida por meiose feminina torna-se o ovócito, enquanto todas as quatro células da meiose masculina tornam-se espermatozoides.*

PROBLEMA RESOLVIDO

Contagem de cromossomos e cromátides

PROBLEMA

O gato (*Felis domesticus*) tem 36 pares de cromossomos em suas células somáticas. (a) Quantos cromossomos existem nos espermatozoides maduros do gato? (b) Quantas cromátides-irmãs existem em uma célula que está entrando na primeira divisão meiótica? (c) E em uma célula que está entrando na segunda divisão meiótica?

FATOS E CONCEITOS

1. Os cromossomos existem em pares, isto é, há *dois* cromossomos homólogos em cada par.
2. A duplicação do cromossomo produz *duas* cromátides-irmãs para cada cromossomo na célula.
3. A primeira divisão meiótica reduz o número de cromossomos duplicados (e o número de cromátides-irmãs) pela *metade*.
4. A segunda divisão meiótica reduz novamente o número de cromátides-irmãs pela *metade*.

ANÁLISE E SOLUÇÃO

a. Se o gato tem 36 pares de cromossomos nas células somáticas diploides – isto é, $2 \times 36 = 72$ cromossomos ao todo –, um espermatozoide haploide, que é o produto final da meiose, deve ter metade do número de cromossomos – isto é, $72/2 = 36$, ou um cromossomo de cada par de homólogos.

b. Uma célula que está entrando na primeira divisão meiótica acabou de duplicar seus 72 cromossomos. Como agora cada cromossomo tem duas cromátides-irmãs, há no total $72 \times 2 = 144$ cromátides-irmãs nessa célula.

c. Uma célula que está entrando na segunda divisão meiótica tem um homólogo de cada um dos 36 pares de cromossomos homólogos, e cada homólogo tem duas cromátides-irmãs. Consequentemente, essa célula tem $36 \times 2 = 72$ cromátides-irmãs.

Exercícios

Aplique a análise genética básica

1. Identifique os estágios da mitose nos desenhos.

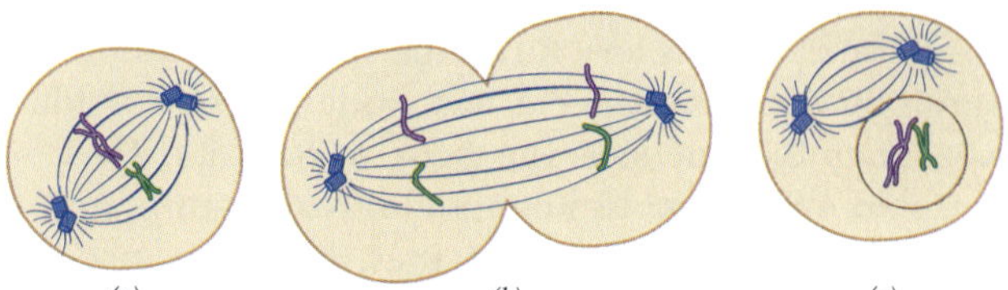

(a) (b) (c)

Resposta: (*a*) metáfase; (*b*) anáfase; (*c*) prófase

2. Por que uma célula-mãe diploide que se divide por meiose produz quatro células haploides?

Resposta: Durante a meiose, a duplicação do cromossomo precede dois eventos de divisão. Se o número de cromossomos na célula-mãe diploide é $2n$, depois da duplicação, a célula contém $4n$ cromátides. Durante a primeira divisão meiótica, há pareamento dos cromossomos homólogos seguido por separação em diferentes células-filhas, que recebem $2n$ cromátides cada uma. Durante a segunda divisão meiótica, o centrômero que mantém unidas as duas cromátides de cada cromossomo se divide, e as cromátides são separadas em células-filhas diferentes. Portanto, cada uma das quatro células resultantes dessas divisões meióticas sucessivas contém n cromátides (agora denominadas cromossomos). Assim, o estado diploide da célula-mãe é reduzido para o estado haploide nas quatro células produzidas por meiose.

3. Identifique os estágios da prófase I da meiose nos desenhos.

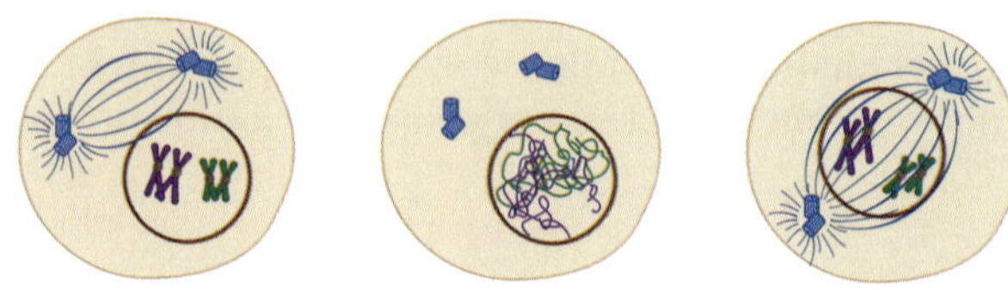

(a) (b) (c)

Resposta: (*a*) diplóteno; (*b*) leptóteno; (*c*) diacinese

4. As células somáticas do camundongo têm 20 pares de cromossomos. Quantas cromátides-irmãs existem em (a) um ovócito primário, (b) um espermatócito secundário e (c) um espermatozoide maduro?

Resposta: (a) 80, porque cada um dos 40 cromossomos (20 pares × 2 cromossomos/par) foi duplicado antes do início da meiose I; (b) 40, porque cromossomos homólogos (cada um deles ainda constituído de duas cromátides-irmãs) foram distribuídos entre células diferentes durante a primeira divisão meiótica; (c) 20, o número haploide de cromossomos.

Autoavaliação

Integre diferentes conceitos e técnicas

1. Quais são as principais diferenças entre mitose e meiose?

Resposta: Na mitose, uma divisão sucede um ciclo de duplicação dos cromossomos. Na meiose, duas divisões sucedem um ciclo de duplicação dos cromossomos. Além disso, durante a primeira divisão meiótica, há pareamento dos cromossomos homólogos. Esse pareamento de homólogos normalmente não ocorre durante a mitose. As duas células produzidas por divisão mitótica são idênticas entre si e à célula-mãe da qual elas foram derivadas. As quatro células produzidas pelas duas divisões meióticas sucessivas não são idênticas entre si e nem à célula-mãe. Na mitose de uma célula diploide, as duas células produzidas também são diploides. Na meiose de uma célula diploide, as quatro células produzidas são haploides.

2. O *Caenorhabditis elegans*, um pequeno verme não parasito, é usado em pesquisa genética. Alguns desses vermes são hermafroditas capazes de produzir tanto ovócitos quanto espermatozoides. Os *C. elegans* hermafroditas têm 5 pares de cromossomos. Quantos cromossomos tem (a) o espermatozoide de um hermafrodita? (b) o ovócito fertilizado de um hermafrodita? Quantas cromátides-irmãs existem em uma célula hermafrodita que (c) está entrando na primeira divisão meiótica? (d) está entrando na segunda divisão meiótica? (e) concluiu a segunda divisão meiótica?

Resposta: (a) Cinco, porque os espermatozoides são haploides. (b) 10, porque um ovócito fertilizado contém cromossomos do ovócito e do espermatozoide que o fertilizou. (c) 20, porque cada um dos dez cromossomos da célula que entra na meiose I foi duplicado para produzir duas cromátides-irmãs. (d) 10, porque os cromossomos homólogos foram distribuídos entre células diferentes durante a primeira divisão meiótica; entretanto, as cromátides-irmãs de cada homólogo ainda estão unidas por um centrômero comum. (e) 5, porque os produtos finais da meiose são haploides.

3. O espermatozoide humano contém aproximadamente $3{,}2 \times 10^9$ pares de nucleotídios de DNA. Qual é a quantidade DNA existente em: (a) um espermatócito primário humano; (b) um espermatócito secundário humano; (c) o primeiro corpo polar produzido por divisão de um ovócito primário?

Resposta: (a) $4 \times 3{,}2 \times 10^9 = 12{,}8 \times 10^9$ pares de nucleotídios, porque um espermatócito primário contém quantidade $4c$ de DNA; (b) $2 \times 3{,}2 \times 10^9 = 6{,}4 \times 10^9$ pares de nucleotídios, porque um espermatócito secundário contém quantidade $2c$ de DNA; (c) $2 \times 3{,}2 \times 10^9 = 6{,}4 \times 10^9$ pares de nucleotídios, porque um primeiro corpo polar contém quantidade $2c$ de DNA.

Avaliação adicional

Entenda melhor e desenvolva a capacidade analítica

2.1 Carboidratos e proteínas são polímeros lineares. Que tipos de moléculas se combinam para formar esses polímeros?

2.2 As células são envolvidas por uma membrana; algumas células são envolvidas por uma parede. Quais são as diferenças entre as membranas celulares e as paredes celulares?

2.3 Quais são as principais diferenças entre células procarióticas e eucarióticas?

2.4 Distinga os estados haploide e diploide. Que tipos de células são haploides? Que tipos de células são diploides?

2.5 Compare os tamanhos e as estruturas de cromossomos procarióticos e eucarióticos.

2.6 Considerando-se os cromossomos, quais são os principais eventos durante a intérfase e a fase M no ciclo da célula eucariótica?

2.7 Qual é a fase habitualmente mais demorada, a intérfase ou a fase M? Você sabe explicar por que uma dessas fases dura mais que a outra?

2.8 Qual é a diferença entre os centros organizadores de microtúbulos das células vegetais e animais?

2.9 Correlacione os estágios da mitose com os processos que abrangem. **Estágios:** (1) anáfase, (2) metáfase, (3) prófase, (4) telófase. **Processos:** (a) reconstituição do nucléolo, (b) desaparecimento da membrana nuclear, (c) condensação dos cromossomos, (d) formação do fuso mitótico, (e) deslocamento dos cromossomos até o plano equatorial, (f) deslocamento dos cromossomos até os polos, (g) descondensação dos cromossomos, (h) divisão do centrômero, (i) fixação dos microtúbulos no cinetócoro.

2.10 Organize os processos a seguir na sequência temporal correta durante a divisão da célula eucariótica a partir da que ocorre primeiro: (a) condensação dos cromossomos, (b) deslocamento dos cromossomos até os polos, (c) duplicação dos cromossomos, (d) formação da membrana nuclear, (e) fixação dos microtúbulos nos cinetócoros, (f) migração dos centrossomos para lados opostos do núcleo.

2.11 Em seres humanos, o gene da β-globina está localizado no cromossomo 11, e o gene da α-globina, que é outro componente da proteína hemoglobina, está localizado no cromossomo 16. Seria de se esperar o pareamento desses dois cromossomos um com o outro durante a meiose? Justifique.

2.12 O espermatozoide da mosca-das-frutas *Drosophila melanogaster* tem quatro cromossomos. Quantos *cromossomos* existem em uma espermatogônia prestes a iniciar a meiose? Quantas *cromátides* existem em uma espermatogônia na metáfase I da meiose? Quantas existem na metáfase II?

2.13 O *crossing over* ocorre antes ou depois da duplicação dos cromossomos em células em meiose?

2.14 Que características visíveis dos cromossomos indicam a ocorrência de *crossing over* durante a meiose?

2.15 Durante a meiose, quando ocorre a disjunção dos *cromossomos*? Quando ocorre a disjunção das *cromátides*?

2.16 Em *Arabidopsis*, o tecido da folha é haploide ou diploide? Quantos núcleos tem o gametófito feminino? Quantos núcleos tem o gametófito masculino? Esses núcleos são haploides ou diploides?

2.17 A partir das informações apresentadas na Tabela 2.1, deste capítulo, existe relação entre o tamanho do genoma (medido em pares de bases de DNA) e o número de genes? Explique.

2.18 As células sinérgides em gametófito feminino de *Arabidopsis* são geneticamente idênticas à oosfera alojada entre elas?

2.19 Uma célula da bactéria *Escherichia coli*, um procarionte, contém um cromossomo com cerca de 4,6 milhões de pares de bases de DNA que constituem 4.288 genes codificantes de proteínas. Uma célula da levedura *Saccharomyces cerevisiae*, um eucarionte, contém cerca de 12 milhões de pares de bases de DNA que constituem 5.288 genes, e esse DNA é distribuído por 16 cromossomos distintos. Você ficou surpreso em saber que o cromossomo de um procarionte é maior que alguns cromossomos de um eucarionte? Justifique.

2.20 Em face do comportamento dos cromossomos durante a meiose, constitui alguma vantagem para um organismo ter um número par de pares de cromossomos (como a mosca-das-frutas *Drosophila*) em vez de um número ímpar (como os seres humanos)?

2.21 Nas angiospermas, dois núcleos do grão de pólen participam dos processos de fertilização. Com que núcleos do gametófito feminino esses núcleos se combinam? Que tecidos são formados nos processos de fertilização?

2.22 O genoma haploide do camundongo contém aproximadamente $2{,}9 \times 10^9$ pares de nucleotídios de DNA. Quantos pares de nucleotídios de DNA há em cada uma das seguintes células de camundongo: (a) célula somática, (b) espermatozoide, (c) ovócito fertilizado, (d) ovócito primário, (e) primeiro corpo polar, (f) espermatócito secundário?

2.23 As plantas *Arabidopsis* têm 10 cromossomos (5 pares) nas células somáticas. Quantos cromossomos existem em: (a) núcleo da oosfera no gametófito feminino, (b) núcleo da célula geradora em um grão de pólen, (c) núcleo fertilizado do endosperma, (d) núcleo fertilizado do ovócito?

Genômica na Web em http://www.ncbi.nlm.nih.gov

1. Aprenda mais sobre os organismos-modelo mencionados neste capítulo no *site* do NCBI: clique em *About the NCBI* e, depois, em *Model Organisms Guide*. Então, explore organismos-modelo mamíferos, não mamíferos e outros.
2. A partir dos *links* no *site* do NCBI acesse outros *sites* dedicados a cada organismo-modelo eucariótico citado neste capítulo: SGD (*Saccharomyces* Genome Database), Flybase, WormBase, ZIRC (Zebrafish International Resource Center), MGI (Mouse Genomic Informatics) e TAIR (The *Arabidopsis* Information Resource).

3

Mendelismo | Princípios Básicos da Herança

PANORAMA

- Estudos de Mendel sobre a hereditariedade
- Aplicações dos princípios de Mendel
- Teste das hipóteses genéticas
- Princípios mendelianos em genética humana

O nascimento da genética | Uma revolução científica

A ciência é um empreendimento complexo que requer observação cuidadosa de fenômenos naturais, reflexão sobre esses fenômenos e formulação de ideias testáveis sobre suas causas e seus efeitos. Com frequência, o avanço da ciência depende do trabalho de um único indivíduo perspicaz. Pense, por exemplo, no impacto causado por Nicolau Copérnico na astronomia, Isaac Newton na física ou Charles Darwin na biologia. Todos eles modificaram o curso de sua especialidade científica por meio da introdução de ideias radicalmente novas. Na verdade, eles iniciaram revoluções científicas.

Em meados do século 19, o monge austríaco Gregor Mendel, contemporâneo de Darwin, criou o alicerce de outra revolução na biologia, que acabou por dar origem a uma ciência totalmente nova – a genética. As ideias de Mendel, publicadas em 1866 sob o título "Experimentos na hibridização de plantas", tentavam explicar o mecanismo de herança das características dos organismos. Muitas pessoas tentaram explicar isso antes, mas sem grande sucesso. Na verdade, Mendel comentou esses fracassos nos parágrafos introdutórios de seu artigo:

> *Sobre este tema, muitos observadores meticulosos, como Kölreuter, Gärtner, Herbert, Lecoq, Wichura e outros, dedicaram parte de suas vidas, com inesgotável perseverança [...]*
>
> *[Apesar disso,] Aqueles que avaliarem o trabalho nessa área terão a certeza de que, entre todos os muitos experimentos realizados, nenhum foi implementado em tamanha extensão e de maneira a tornar possível identificar quantas diferentes formas a prole dos híbridos apresentou, ou a organizar acertadamente essas formas de acordo com suas diferentes gerações, ou a identificar definidamente suas relações estatísticas.*[1]

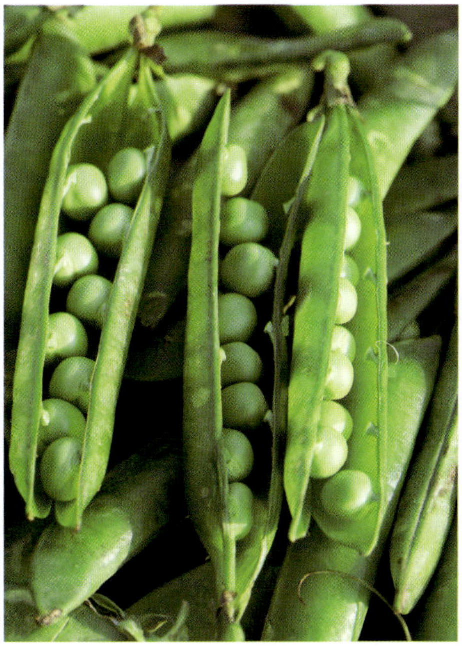

Melanie Acevedo/Botanica/Getty Images, Inc.

Pisum sativum, objeto dos experimentos de Gregor Mendel.

Em seguida, descreveu os próprios esforços para esclarecer o mecanismo de hereditariedade:

> *Na verdade, é necessário um tanto de coragem para realizar um trabalho de alcance tão extenso; esse parece, porém, ser o único método correto para que finalmente encontremos a solução de uma questão cuja importância não deva ser subestimada quanto à conexão com a história da evolução de formas orgânicas.*
>
> *O artigo ora apresentado registra os resultados desse experimento tão detalhado. O experimento foi apropriadamente limitado a um pequeno grupo de plantas e agora, depois de 8 anos de atividade, está concluído em todos os aspectos essenciais. Deixo a cargo do generoso leitor decidir se o planejamento da organização e a realização dos experimentos especificados foram os mais adequados para alcançar o resultado desejado.*[2]

[1,2]Peters, J. A., ed. 1959. *Classic Papers in Genetics*. Prentice-Hall, Englewood Cliffs, NJ.

Estudos de Mendel sobre a hereditariedade

Os experimentos de Gregor Mendel com ervilhas elucidaram como as características são herdadas.

A vida de Gregor Johann Mendel (1822-1884) atravessou o século 19. Seus pais eram fazendeiros na Morávia, então parte do Império dos Habsburgo na Europa Central. A educação rural ensinou-lhe o cultivo de plantas e a criação de animais e inspirou o interesse na natureza. Aos 21 anos, Mendel deixou a fazenda e ingressou em um mosteiro católico na cidade de Brünn (hoje Brno, na República Tcheca). Em 1847, ordenou-se padre, adotando Gregor como nome religioso. Mais tarde, deu aulas na escola secundária local, licenciando-se entre 1851 e 1853 para estudar na Universität Wien (Universidade de Viena). De volta a Brno, retomou a vida como monge professor e iniciou os experimentos genéticos que acabaram por torná-lo famoso.

Mendel fez experimentos com várias espécies de plantas de jardim e até tentou alguns experimentos com abelhas. Obteve maior sucesso, porém, com as ervilhas. Ele concluiu os experimentos com ervilhas em 1864. Em 1865, Mendel apresentou os resultados à Natural History Society local e no ano seguinte publicou um relatório detalhado nos anais da sociedade. Infelizmente, esse artigo permaneceu na obscuridade até 1900, quando foi redescoberto por três botânicos – Hugo DeVries, na Holanda, Carl Correns, na Alemanha, e Eric von Tschermak-Seysenegg, na Áustria. Ao pesquisarem na literatura científica dados que respaldassem suas próprias teorias de hereditariedade, todos eles constataram que Mendel realizara uma análise detalhada e meticulosa 35 anos antes. Rapidamente, as ideias de Mendel tiveram aceitação, sobretudo graças aos esforços de promoção de um biólogo britânico, William Bateson. Esse defensor das descobertas de Mendel cunhou um novo termo para descrever o estudo da hereditariedade: genética, derivada da palavra grega que significa "gerar".

ORGANISMO EXPERIMENTAL DE MENDEL, A ERVILHA

Uma razão para o sucesso de Mendel foi a escolha perspicaz do objeto experimental. A ervilha, *Pisum sativum*, é facilmente cultivada em hortas experimentais ou em vasos na estufa. As flores têm órgãos masculino e feminino. As anteras, os órgãos masculinos, produzem pólen contendo células espermáticas, e o ovário, o órgão feminino, produz oosferas.

Uma peculiaridade da reprodução de ervilhas é que as pétalas da flor fecham-se com firmeza, impedindo a entrada ou a saída dos grãos de pólen. Isso impõe um sistema de autofertilização, no qual os gametas masculino e feminino da mesma flor se unem e produzem sementes. Assim, há elevada endogamia em cada linhagem de ervilha, com variação genética mínima ou nula de uma geração para a outra. Em vista da uniformidade, dizemos que essas linhagens são *geneticamente puras*.

No início, Mendel obteve muitas diferentes variedades geneticamente puras de ervilhas, cada uma delas distinguida por uma característica particular. As plantas de uma linhagem tinham 2 metros de altura, enquanto as de outra mediam apenas meio metro. Uma variedade produzia sementes verdes e outra, sementes amarelas. Mendel tirou vantagem dessas características contrastantes para identificar o mecanismo de herança das características das ervilhas. A atenção a essas diferenças singulares entre linhagens de ervilha permitiu que estudasse a herança de uma característica de cada vez – por exemplo, a altura da planta. Outros biólogos tentaram acompanhar a herança de muitas características simultaneamente, mas como os resultados desses experimentos foram complexos, não conseguiram descobrir nenhum princípio fundamental da hereditariedade. Mendel triunfou onde esses biólogos falharam porque se concentrou em comparar diferenças entre plantas iguais nos demais aspectos – plantas altas *versus* baixas, sementes verdes *versus* amarelas e assim por diante. Além disso, fez um registro meticuloso dos experimentos que ele realizou.

CRUZAMENTOS MONO-HÍBRIDOS | OS PRINCÍPIOS DA DOMINÂNCIA E DA SEGREGAÇÃO

Em um experimento, Mendel promoveu a **fertilização cruzada** – ou, simplesmente, cruzamento – de ervilhas altas e anãs para investigar a herança da altura (**Figura 3.1**). Com cuidado, ele retirou as anteras de uma variedade antes que seu pólen amadurecesse e depositou pólen da outra variedade sobre seu estigma, órgão de superfície viscosa na parte superior do pistilo que conduz ao ovário. As sementes produzidas por essas fertilizações cruzadas foram cultivadas no ano seguinte, produzindo híbridos uniformemente altos. Mendel obteve plantas altas com qualquer modo de cruzamento (planta alta do sexo masculino com planta anã do sexo feminino ou planta anã do sexo masculino com planta alta do sexo feminino); assim, os dois cruzamentos recíprocos forneceram resultados iguais. Mais importante ainda foi que Mendel observou o aparente desaparecimento da característica anã na prole do cruzamento, já que todas as plantas híbridas eram altas. A fim de analisar a constituição hereditária desses híbridos altos, Mendel permitiu a autofertilização – o curso natural em ervilhas. Ao examinar a prole, constatou a presença de plantas altas e anãs. Na verdade, das 1.064 ervilhas da prole que Mendel cultivou, 787 eram altas e 277 eram anãs, uma razão aproximada de 3:1.

Mendel foi surpreendido pelo reaparecimento da característica anã. Sem dúvida, as plantas híbridas produzidas no cruzamento das variedades alta e anã eram capazes de produzir plantas anãs, ainda que fossem altas.

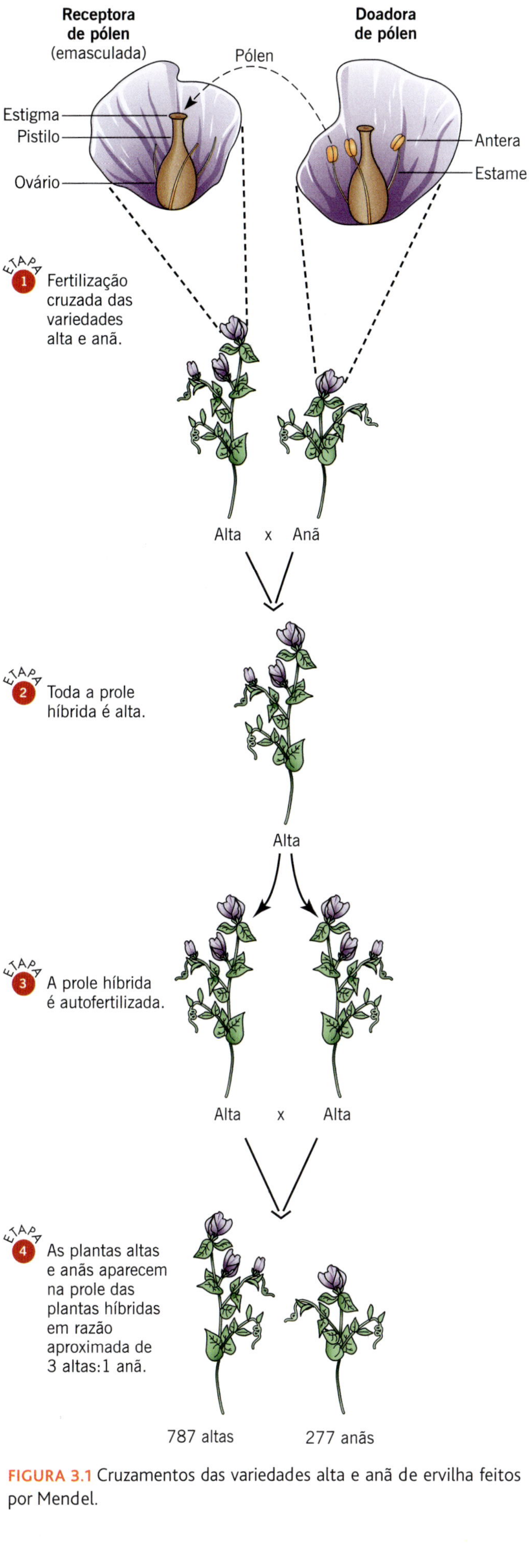

FIGURA 3.1 Cruzamentos das variedades alta e anã de ervilha feitos por Mendel.

Mendel deduziu que esses híbridos tinham um fator genético latente para nanismo, mascarado pela expressão de outro fator para a altura elevada. Ele afirmou que o fator latente era **recessivo** e que o fator expresso era **dominante**. Também inferiu que esses fatores recessivo e dominante separaram-se quando as plantas híbridas se reproduziram. Isso tornou possível que explicasse o reaparecimento da característica anã na geração seguinte.

Mendel fez experimentos semelhantes para estudar a herança de seis outras características: textura da semente, cor da semente, formato da vagem, cor da vagem, cor da flor e posição da flor (**Tabela 3.1**). Em cada experimento – denominado **cruzamento mono-híbrido**, porque estava sendo estudada uma única característica –, Mendel observou que apenas uma das duas características contrastantes aparecia nos híbridos e que a autofertilização desses híbridos produzia dois tipos de prole, cada um deles semelhante a uma das plantas dos cruzamentos originais. Além disso, ele constatou que essa prole sempre aparecia em uma razão de 3:1. Assim, cada característica estudada por Mendel parecia ser controlada por um fator hereditário existente em duas formas, uma dominante e outra recessiva. Esses fatores agora são denominados **genes**, termo cunhado pelo melhorista vegetal dinamarquês Wilhelm Johannsen em 1909; as formas dominante e recessiva são denominadas **alelos**, palavra derivada do grego que significa "um do outro". Os alelos são formas alternativas de um gene.

As relações numéricas regulares observadas por Mendel nesses cruzamentos o levaram a outra conclusão importante: que os genes existem em pares. Mendel propôs que cada linhagem parental usada em seus experimentos tinha duas cópias idênticas de um gene – na terminologia moderna, elas são diploides e **homozigotas**. No entanto, durante a produção de gametas, Mendel propôs que essas duas cópias são reduzidas a uma; isso é, os gametas que emergem da meiose têm uma só cópia de um gene – na terminologia moderna, eles são haploides.

Mendel reconheceu que o número diploide de genes seria restaurado quando da união da célula espermática com a oosfera para formar um zigoto. Além disso, compreendeu que, se a célula espermática e a oosfera viessem de plantas geneticamente diferentes – como nos cruzamentos que fez –, o zigoto híbrido herdaria dois alelos diferentes, um da mãe e outro do pai. Diz-se que essa prole é **heterozigota**. Mendel percebeu que os diferentes alelos presentes em um heterozigoto devem coexistir, ainda que um seja dominante e o outro recessivo, e que cada um desses alelos tem chances iguais de entrar em um gameta quando o heterozigoto se reproduz. Ele constatou ainda que fertilizações aleatórias com uma população mista de gametas – metade com o alelo dominante e metade com o alelo recessivo – produziriam alguns zigotos com ambos os alelos recessivos. Assim, ele pôde explicar o reaparecimento da característica recessiva na prole das plantas híbridas.

Mendel usou símbolos para representar os fatores hereditários que propôs – uma inovação metodológica. Com símbolos, podia descrever com clareza e concisamente os

Tabela 3.1

Resultados dos cruzamentos mono-híbridos de Mendel.

Linhagens parentais	Prole F_2	Razão
Plantas altas × plantas anãs	787 altas, 277 anãs	2,84:1
Sementes lisas × sementes rugosas	5.474 lisas, 1.850 rugosas	2,96:1
Sementes amarelas × sementes verdes	6.022 amarelas, 2.001 verdes	3,01:1
Flores roxas × flores brancas	705 roxas, 224 brancas	3,15:1
Vagens infladas × vagens achatadas	882 infladas, 299 achatadas	2,95:1
Vagens verdes × vagens amarelas	428 verdes, 152 amarelas	2,82:1
Flores axiais × flores terminais	651 axiais, 207 terminais	3,14:1

fenômenos hereditários e analisar matematicamente os resultados dos cruzamentos. Ele podia até prever o resultado de cruzamentos futuros. Embora a prática de usar símbolos para analisar problemas genéticos tenha sido muito aperfeiçoada desde a época de Mendel, os princípios básicos são os mesmos. Os símbolos designam os genes (ou, mais exatamente, seus alelos) e são manipulados de acordo com as regras da herança descobertas por Mendel. Essas manipulações são a essência da análise genética formal. Como introdução ao tema, vamos examinar a representação simbólica do cruzamento entre ervilhas altas e anãs (**Figura 3.2**).

As duas variedades geneticamente puras, alta e anã, são homozigotas para diferentes alelos de um gene que controla a altura da planta. O alelo para o nanismo,

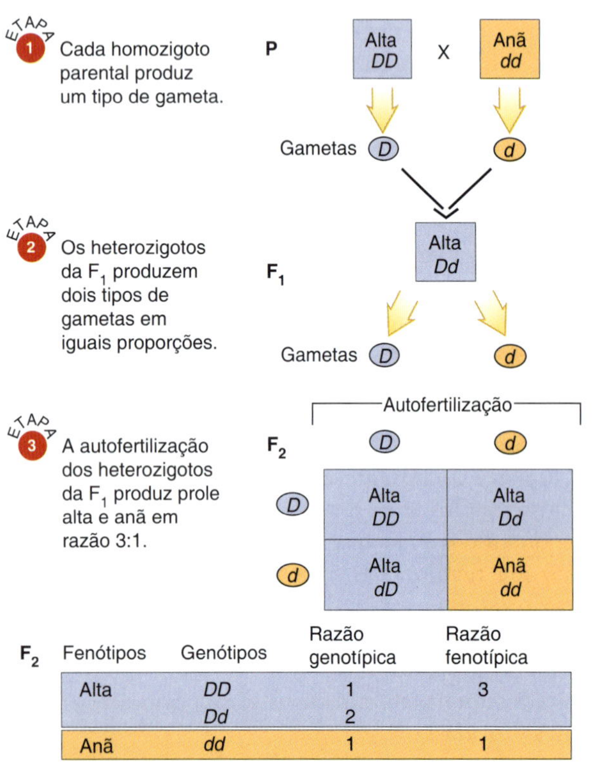

FIGURA 3.2 Representação simbólica do cruzamento entre ervilhas altas e anãs.

sendo recessivo, é simbolizado por uma letra minúscula *d*; o alelo para a altura elevada, sendo dominante, é simbolizado pela letra maiúscula correspondente *D*. Em genética, a letra escolhida para designar os alelos de um gene geralmente é tirada da palavra que descreve a característica recessiva (*d*, de *d*warfness [nanismo]). Assim, as linhagens de ervilhas alta e anã são simbolizadas por *DD* e *dd*, respectivamente. A constituição alélica de cada linhagem é seu **genótipo**. Por outro lado, a aparência física de cada linhagem – a característica alta ou anã – é seu **fenótipo**.

Como as linhagens **parentais**, as ervilhas alta e anã constituem a geração **P** do experimento. A prole híbrida é denominada primeira geração **filial**, ou $\mathbf{F_1}$, derivada da palavra latina que significa "filho" ou "filha". Como cada genitor contribui igualmente para a prole, o genótipo das plantas da F_1 tem de ser *Dd*; isso é, elas são heterozigotas para os alelos do gene que controla a altura. O fenótipo, porém, é igual ao da linhagem parental *DD*, porque *D* é dominante em relação a *d*. Durante a meiose, essas plantas da F_1 produzem dois tipos de gametas, *D* e *d*, em iguais proporções. Nenhum alelo é modificado por ter coexistido com o outro em um genótipo heterozigoto; em vez disso, separam-se, ou **segregam-se**, durante a formação dos gametas. Esse processo de segregação de alelos talvez seja a descoberta mais importante de Mendel.

Depois da autofertilização, os dois tipos de gametas produzidos por heterozigotos podem se unir de todas as maneiras possíveis. Assim, eles produzem quatro tipos de zigotos (escrevemos primeiro a contribuição da oosfera): *DD*, *Dd*, *dD* e *dd*. No entanto, por causa da dominância, três desses genótipos têm o mesmo fenótipo. Assim, na geração seguinte, denominada $\mathbf{F_2}$, as plantas são altas ou anãs, em uma razão de 3:1.

Mendel avançou mais um passo nessa análise. As plantas da F_2 foram autofertilizadas para produzir uma F_3. Todas as plantas anãs da F_2 produziram apenas prole anã, mostrando que eram homozigotas para o alelo *d*, mas as plantas altas da F_2 constituem duas categorias. Aproximadamente um terço delas produziu apenas prole alta, enquanto os outros dois terços produziram uma mistura de prole alta e anã. Mendel concluiu que o terço geneticamente puro era constituído de homozigotos *DD* e que os dois terços em que houve segregação eram heterozigotos *Dd*. Essas proporções, 1/3 e 2/3, eram exatamente o que sua análise previa porque, entre as plantas altas da F_2, os genótipos *DD* e *Dd* ocorrem em uma razão de 1:2.

Nós resumimos a análise feita por Mendel desse e de outros cruzamentos mono-híbridos apresentando dois princípios essenciais que ele descobriu:

1. **O princípio da dominância:** *em um heterozigoto, um alelo pode ocultar a presença de outro.* Esse princípio é uma afirmação sobre a função genética. Alguns alelos controlam claramente o fenótipo mesmo quando estão presentes em uma única cópia. Apresentamos a explicação fisiológica desse fenômeno nos capítulos posteriores.
2. **O princípio da segregação:** *em um heterozigoto, dois alelos diferentes segregam-se um do outro durante a formação dos gametas.* Esse princípio é uma afirmação sobre a transmissão genética. Um alelo é transmitido fielmente à próxima geração, mesmo que esteja presente com um alelo diferente em um heterozigoto. A base biológica desse fenômeno é o pareamento e a subsequente separação de cromossomos homólogos durante a meiose, um processo que discutimos no Capítulo 2. Abordaremos os experimentos que levaram a essa teoria cromossômica da hereditariedade no Capítulo 5.

CRUZAMENTOS DI-HÍBRIDOS | O PRINCÍPIO DA DISTRIBUIÇÃO INDEPENDENTE

Mendel também fez experimentos com plantas que diferiam em duas características (**Figura 3.3**). Ele cruzou plantas que produziam sementes amarelas e lisas com plantas que produziam sementes verdes e rugosas. O objetivo desses experimentos era verificar se a herança das duas características da semente, cor e textura, era independente. Como as sementes da F_1 eram todas amarelas e lisas, os alelos para essas duas características eram dominantes. Mendel cultivou plantas a partir dessas sementes

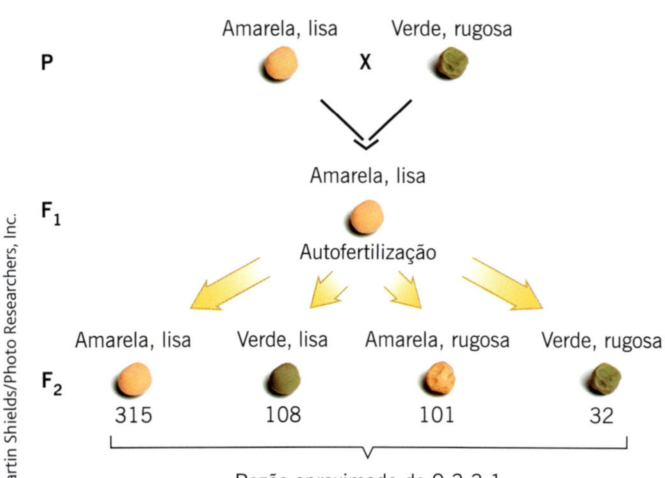

FIGURA 3.3 Cruzamentos entre ervilhas de sementes amarelas e lisas e ervilhas de sementes verdes e rugosas realizados por Mendel.

e permitiu a autofertilização. Em seguida, classificou as sementes da F_2 e contou-as segundo o fenótipo.

As quatro classes fenotípicas na F_2 representavam todas as combinações possíveis das características de cor e textura. Duas classes – sementes amarelas e lisas e sementes verdes e rugosas – assemelhavam-se às linhagens parentais. As outras duas – sementes verdes e lisas e sementes amarelas e rugosas – apresentam novas combinações de características. As quatro classes têm uma razão aproximada de 9 amarelas e lisas:3 verdes e lisas:3 amarelas e rugosas:1 verde e rugosa (Figura 3.3). Para a mente perspicaz de Mendel, essas relações numéricas sugeriam uma explicação simples: cada característica era controlada por um gene diferente com dois alelos, e os dois genes tinham herança independente.

Vamos analisar os resultados desse **cruzamento di-híbrido**, ou de dois fatores, usando os métodos de Mendel. Designamos cada gene por uma letra, minúscula para o alelo recessivo e maiúscula para o dominante (**Figura 3.4**). Os dois alelos do gene da cor da semente são *g* (*g*, de *g*reen [verde]) e *G* (amarela), e os alelos do gene da textura da semente são *w* (*w*, de *w*rinkled [rugosa]) e *W* (lisa). As linhagens parentais, que são geneticamente puras, devem ser duplamente homozigotas; as plantas com sementes amarelas e lisas eram *GG WW* e as plantas com sementes verdes e rugosas eram *gg ww*. Geralmente representam-se esses genótipos com dois genes separando-se os pares de alelos com um espaço.

Os gametas haploides produzidos por uma planta diploide contêm uma cópia de cada gene. Portanto, os gametas de plantas *GG WW* contêm uma cópia do gene da cor da semente (o alelo *G*) e uma cópia do gene da textura da semente (o alelo *W*). Esses gametas são simbolizados por *G W*. Da mesma maneira, os gametas de plantas *gg ww* são escritos *g w*. A fertilização cruzada desses dois tipos de gametas produz híbridos F_1 duplamente heterozigotos, simbolizados por *Gg Ww*, e o fenótipo de sementes amarelas e lisas indica que os alelos *G* e *W* são dominantes.

O princípio da segregação prevê que os híbridos da F_1 irão produzir quatro genótipos gaméticos diferentes: (1) *G W*, (2) *G w*, (3) *g W* e (4) *g w*. Se a segregação dos alelos de cada gene for independente, esses quatro tipos terão frequências iguais; isso é, cada um corresponderá a 25% do total. Partindo desse pressuposto, a autofertilização na F_1 produz um conjunto de 16 genótipos zigóticos com frequências iguais. Nós obtemos a série zigótica por combinação sistemática dos gametas, como mostra a Figura 3.4. Então, verificamos os fenótipos desses genótipos F_2 observando que *G* e *W* são os alelos dominantes. Ao todo, há quatro fenótipos distinguíveis, com frequências relativas indicadas pelo número de posições ocupadas na série. Para calcular as frequências absolutas, dividimos cada número pelo total, 16:

sementes amarelas e lisas	9/16
sementes amarelas e rugosas	3/16
sementes verdes e lisas	3/16
sementes verdes e rugosas	1/16

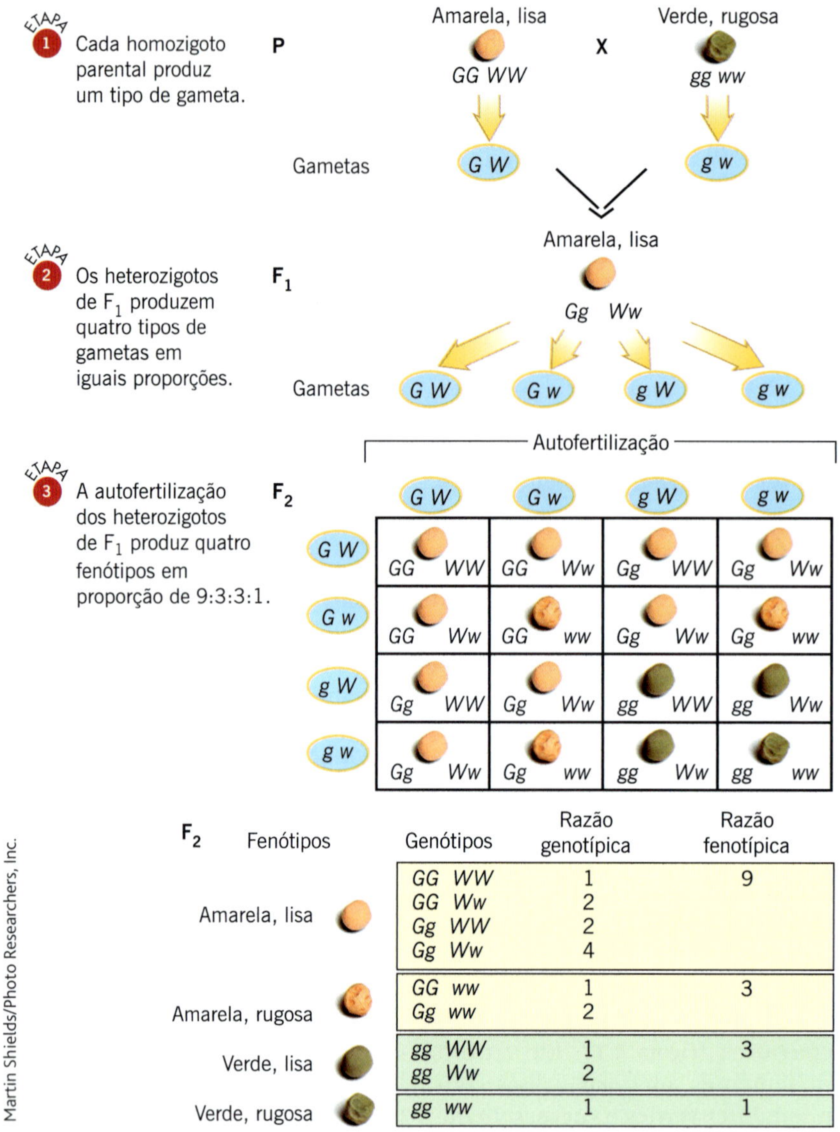

Martin Shields/Photo Researchers, Inc.

FIGURA 3.4 Representação simbólica do cruzamento di-híbrido de Mendel.

Essa análise é baseada em duas premissas: (1) que cada gene tem seus alelos segregados e (2) que essas segregações independem uma da outra. A segunda premissa implica a inexistência de conexão ou ligação entre os eventos de segregação dos dois genes. Por exemplo, um gameta que recebe *W* por segregação do gene da textura tem a mesma probabilidade de receber *G* ou *g* por segregação do gene da cor.

Os dados experimentais condizem com as previsões de nossa análise? A **Figura 3.5** compara as frequências previstas e observadas dos quatro fenótipos da F_2 de duas maneiras: por proporções e por frequências numéricas. Para as frequências numéricas, calculamos os números previstos multiplicando a proporção prevista pelo número total de sementes examinadas da F_2. Nos dois métodos há, obviamente, boa concordância entre as observações e as previsões. Assim, as premissas sobre as quais construímos nossa análise – segregação independente dos genes da cor da semente e da textura da semente – são compatíveis com os dados observados.

Mendel fez experimentos semelhantes com outras combinações de características e em cada caso observou a segregação independente dos genes. Os resultados desses experimentos levaram-no a um terceiro princípio essencial:

	Observado		Esperado	
Fenótipos da F_2	Número	Proporção	Número	Proporção
Amarela e lisa	315	0,567	313	0,563
Verde e lisa	108	0,194	104	0,187
Amarela e rugosa	101	0,182	104	0,187
Verde e rugosa	32	0,057	35	0,063
Total	**556**	**1,000**	**556**	**1,000**

Martin Shields/Photo Researchers, Inc.

FIGURA 3.5 Comparação entre os resultados observados e esperados do cruzamento di-híbrido de Mendel.

3. **O princípio da distribuição independente:** *os alelos de diferentes genes são segregados, ou, como dizemos às vezes, distribuídos, de maneira independente uns dos outros.* Esse princípio é outra regra da transmissão genética, com base, como veremos no Capítulo 5, no comportamento de diferentes pares de cromossomos durante a meiose. No entanto, nem todos os genes obedecem ao princípio da distribuição independente. No Capítulo 7, abordamos algumas exceções importantes.

PONTOS ESSENCIAIS

- *Mendel estudou a herança de sete características diferentes em ervilhas, cada característica controlada por um gene diferente*
- *A pesquisa de Mendel o levou a formular três princípios de herança: (1) os alelos de um gene são dominantes ou recessivos, (2) alelos diferentes de um gene segregam-se durante a formação dos gametas e (3) os alelos de diferentes genes são distribuídos de modo independente.*

Aplicações dos princípios de Mendel

Os princípios de Mendel podem ser usados para prever os resultados de cruzamentos entre diferentes linhagens de organismos.

Caso se conheça a base genética de uma característica, pode-se usar os princípios de Mendel para prever os resultados dos cruzamentos. Há três procedimentos gerais, dois deles com base na enumeração sistemática de todos os genótipos zigóticos ou fenótipos e um com base no conhecimento matemático.

MÉTODO DO QUADRADO DE PUNNETT

Nas situações em que há participação de um ou dois genes, é possível anotar todos os gametas e combiná-los sistematicamente para gerar arranjos de genótipos zigóticos. Feito isso, pode-se usar o Princípio da Dominância para determinar os fenótipos associados. Esse procedimento, chamado de *método do quadrado de Punnett*, em homenagem ao geneticista britânico R. C. Punnett, é um método direto de prever o resultado dos cruzamentos. Nós o usamos para analisar o resultado zigótico do cruzamento com híbridos da F_1 de sementes amarelas e lisas de Mendel, um tipo de cruzamento geralmente denominado **intercruzamento** (Figura 3.4). No entanto, em situações mais complicadas, como as que contam com a participação de mais de dois genes, torna-se difícil usar o método do quadrado de Punnett.

MÉTODO DA LINHA BIFURCADA

Outra técnica para prever o resultado de um cruzamento com participação de dois ou mais genes é o *método da linha bifurcada*. No entanto, em vez de enumerar a prole em um quadrado por combinação sistemática dos gametas, calculamos em um diagrama de linhas ramificadas. A título de exemplo, vamos considerar um intercruzamento de ervilhas heterozigotas para três genes de distribuição independente, um que controla a altura da planta, outro que controla a cor da semente e um terceiro que controla a textura da semente. Esse é um cruzamento tri-híbrido – *Dd Gg Ww* × *Dd Gg Ww* – que pode ser dividido em três cruzamentos mono-híbridos – *Dd* × *Dd*, *Gg* × *Gg* e *Ww* × *Ww* – porque todos os genes têm distribuição independente. Para cada gene, esperamos que os fenótipos apareçam na proporção de 3:1. Assim, por exemplo, *Dd* × *Dd* produzirá uma proporção de 3 plantas altas:1 planta anã. Usando o método da linha bifurcada (**Figura 3.6**), conseguimos combinar essas razões separadas em uma razão fenotípica geral para a prole do cruzamento.

Também podemos usar esse método para analisar os resultados de um cruzamento entre indivíduos heterozigotos para várias características e indivíduos homozigotos para várias características. Por exemplo, se ervilhas *Dd Gg Ww* forem cruzadas com ervilhas *dd gg ww*, podemos prever os fenótipos da prole notando que cada um dos três genes na planta heterozigota de origem segrega alelos recessivos e dominantes em uma razão 1:1, e que a planta homozigota de origem transmite apenas os alelos recessivos desses genes. Assim, os genótipos – e consequentemente os fenótipos – da prole dependem de que alelo os heterozigotos transmitem (**Figura 3.7**). Um cruzamento no qual um genitor é homozigoto para os alelos recessivos dos genes estudados e o outro é – ou pode ser – heterozigoto para esses genes é denominado **cruzamento-teste**. A prole de um cruzamento como esse permite a identificação dos tipos de gametas que são produzidos pelo outro genitor e em que proporções. Assim, um cruzamento-teste permite deduzir o genótipo do outro genitor, caso não seja conhecido.

MÉTODO DA PROBABILIDADE

Um método alternativo e mais rápido que os métodos do quadrado de Punnett e da linha bifurcada baseia-se no princípio da **probabilidade**. A segregação de Mendel é como um jogo de cara ou coroa; quando um heterozigoto produz gametas, metade contém um alelo e metade, o outro. Portanto, a probabilidade de que determinado gameta contenha o alelo dominante é de 1/2, e a probabilidade

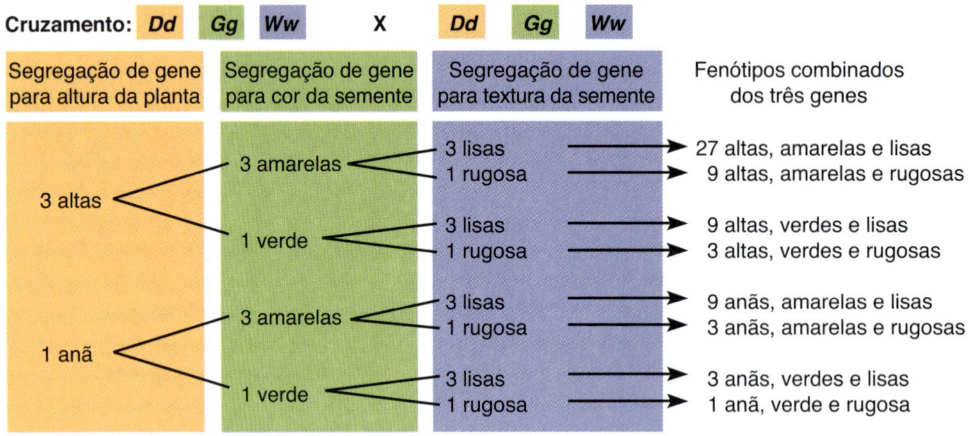

FIGURA 3.6 O método da linha bifurcada para prever o resultado de um intercruzamento com três genes de distribuição independente em ervilhas.

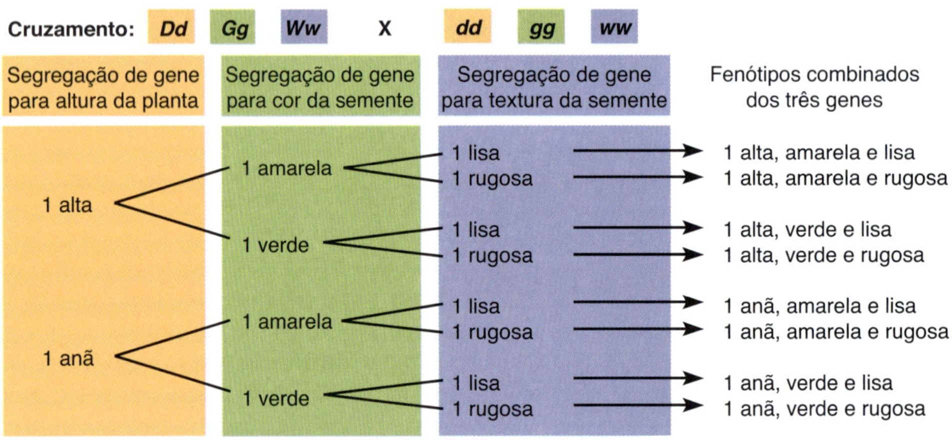

FIGURA 3.7 O método da linha bifurcada para prever o resultado de um cruzamento-teste com três genes de distribuição independente em ervilhas.

de que contenha o alelo recessivo também é de 1/2. Essas probabilidades são as frequências dos dois tipos de gametas produzidos pelo heterozigoto. Podemos usar essas frequências para prever o resultado do cruzamento de dois heterozigotos? Nesse cruzamento, os gametas serão combinados aleatoriamente para produzir a geração seguinte. Suponhamos que o cruzamento seja *Aa* × *Aa* (**Figura 3.8**). A chance de que o zigoto seja *AA* é simplesmente a probabilidade de que cada um dos gametas que se unem contenha *A*, ou (1/2) × (1/2) = (1/4), já que a produção dos dois gametas é independente. A chance de um homozigoto *aa* também é de 1/4. No entanto, a chance de um heterozigoto *Aa* é de 1/2 porque existem dois modos de produzir um heterozigoto – *A* pode vir do gameta feminino e *a*, do gameta masculino, ou vice-versa. Como a chance de ocorrência de cada um desses eventos é de um quarto, a probabilidade total de que um filho seja heterozigoto é (1/4) × (1/4) = (1/2). Assim, obtemos a seguinte *distribuição de probabilidade* dos genótipos obtidos por cruzamento de *Aa* × *Aa*:

AA	1/4
Aa	1/2
aa	1/4

Aplicando o Princípio da Dominância, concluímos que (1/4) + (1/2) = (3/4) da prole terão o fenótipo dominante e 1/4 terá o fenótipo recessivo.

Em uma situação tão simples, o uso do método da probabilidade para prever o resultado de um cruzamento pode parecer desnecessário. No entanto, em situações mais complexas, é claramente o método mais prático. Suponha, por exemplo, um cruzamento entre plantas heterozigotas para quatro genes diferentes, todos com distribuição independente. Que fração da prole será homozigota para os quatro alelos recessivos? Para responder a essa pergunta, tomamos um gene por vez. Para o primeiro gene, a fração da prole de homozigotos recessivos é de 1/4, assim como para o segundo, o terceiro e o quarto genes. Portanto, pelo princípio de distribuição independente, a fração de homozigotos recessivos quádruplos será de (1/4) × (1/4) × (1/4) × (1/4) = (1/256). Sem dúvida, é melhor usar o método da probabilidade que fazer um quadrado de Punnett com 256 entradas!

Agora, vamos a uma questão ainda mais difícil. Que fração da prole será homozigota para os quatro genes? Antes de calcular as probabilidades, precisamos decidir

Cruzamento: *Aa* X *Aa*

		Gametas masculinos ♂ *A* (1/2)	*a* (1/2)
Gametas femininos ♀	*A* (1/2)	*AA* (1/4)	*Aa* (1/4)
	a (1/2)	*aA* (1/4)	*aa* (1/4)

Prole:

Genótipo	Frequência	Fenótipo	Frequência
AA	1/4	Dominante	3/4
Aa	1/2		
aa	1/4	Recessivo	1/4

FIGURA 3.8 Intercruzamento mostrando o método da probabilidade no contexto de um quadrado de Punnett. A frequência de cada genótipo do cruzamento é obtida a partir das frequências no quadrado de Punnett, que, por sua vez, são obtidas por multiplicação das frequências dos dois tipos de gametas produzidos pelos genitores heterozigotos.

que genótipos satisfazem à questão. Há dois tipos de homozigotos para cada gene, o dominante e o recessivo, e juntos eles constituem metade da prole. Portanto, a fração da prole que será homozigota para os quatro genes será de (1/2) × (1/2) × (1/2) × (1/2) = (1/16).

Para avaliar a capacidade do método de probabilidade, precisamos levar em conta mais uma questão. Suponha que o cruzamento seja *Aa Bb* × *Aa Bb* e queiramos saber que fração da prole terá o fenótipo recessivo para pelo menos um gene (**Figura 3.9**). Três tipos de genótipos satisfariam a essa condição: (1) *A- bb* (o traço indica *A* ou *a*), (2) *aa B-* (o traço indica tanto *B* quanto *b*)e (3) *aa bb*. Portanto, a resposta dessa questão deve ser a soma das probabilidades correspondentes de cada um desses genótipos. A probabilidade de *A- bb é* (3/4) × (1/4) = (3/16), de *aa B- é* (1/4) × (3/4) = (3/16), e de *aa bb* é (1/4) × (1/4) = (1/16). O somatório de todas é a resposta, 7/16. Para conhecer melhor esse método de análise dos problemas genéticos, estude o Apêndice A, "Regras da Probabilidade", disponível *on-line*. Lá você encontra duas regras simples – a regra da multiplicação e a regra da adição – e alguns exemplos úteis. Depois, tente responder às questões do boxe Resolva | Uso das probabilidades em um problema genético.

Cruzamento: *Aa Bb* X *Aa Bb*

		Segregação do gene *A*: *A-* (3/4)	*aa* (1/4)
Segregação do gene *B*	*B-* (3/4)	*A- B-* (3/4) x (3/4) = 9/16	*aa B-* (1/4) x (3/4) = 3/16
	bb (1/4)	*A- bb* (3/4) x (1/4) = 3/16	*aa bb* (1/4) x (1/4) = 1/16

Prole:

Genótipo	Frequência	Fenótipo	Frequência
A- B-	9/16	Dominante para os dois genes	9/16
aa B-	3/16	Recessivo para no mínimo um gene	7/16
A- bb	3/16		
aa bb	1/16		

FIGURA 3.9 Aplicação do método de probabilidade a um intercruzamento com participação de dois genes. Nesse cruzamento, cada gene codifica fenótipos dominante e recessivo, com probabilidades de 3/4 e 1/4, respectivamente. Como as segregações são independentes, as frequências dos fenótipos combinados no quadrado são obtidas por multiplicação das probabilidades marginais. A frequência da prole que tem o fenótipo recessivo para no mínimo um dos genes é calculada pela soma das frequências nas células relevantes (*laranja*).

Resolva!

Uso das probabilidades em um problema genético

Mendel constatou que três traços das ervilhas – altura, cor das flores e formato da vagem – são determinados por diferentes genes e que a distribuição desses genes é independente. Suponha que haja cruzamento de plantas altas de flores roxas e vagens infladas com plantas anãs de flores brancas e vagens achatadas, e que todas as plantas de F_1 sejam altas de flores roxas e vagens infladas. Se essas plantas de F_1 forem autofertilizadas, que fração da prole deve (a) apresentar os três fenótipos dominantes; (b) ser alta, com flores brancas e vagens achatadas; (c) ser heterozigota para os três genes; e (d) ter ao menos um alelo dominante de cada gene no genótipo?

▶ *Leia a resposta do problema no material disponível* on-line.

PONTOS ESSENCIAIS

- *É possível prever o resultado de um cruzamento pela enumeração sistemática dos genótipos usando o quadrado de Punnett*
- *Quando há participação de mais de dois genes, usam-se os métodos da linha bifurcada ou da probabilidade para prever o resultado de um cruzamento.*

Teste das hipóteses genéticas

O teste do qui-quadrado é um método simples para verificar se as previsões de uma hipótese genética concordam com os dados de um experimento.

A investigação científica sempre começa com observações de um fenômeno natural. As observações levam a ideias ou questionamentos sobre o fenômeno, que são explorados em maior profundidade por meio de outras observações ou pela realização de experimentos. Uma ideia científica bem-formulada é uma **hipótese**. Dados colhidos a partir de observações ou experimentos possibilitam que os cientistas testem hipóteses, ou seja, que determinem se dada hipótese deve ser aceita ou rejeitada.

DOIS EXEMPLOS | DADOS DE MENDEL E DE DEVRIES

Em genética, geralmente temos interesse em verificar se os resultados de um cruzamento são ou não compatíveis com uma hipótese. Como exemplo, vamos considerar os dados que Mendel obteve no cruzamento di-híbrido relativo à cor e à textura das ervilhas. Na F_2, 556 ervilhas foram examinadas e divididas em quatro classes fenotípicas (Figura 3.3). A partir dos dados, Mendel propôs que a cor e a textura das ervilhas eram controladas por diferentes genes, que cada gene tinha dois alelos – um dominante, outro recessivo – e que os dois genes tinham distribuição independente. Os dados do experimento são realmente compatíveis com essa hipótese? Para responder a essa pergunta, precisamos comparar os resultados do experimento com as previsões da hipótese. A comparação apresentada na Figura 3.5 sugere que os resultados experimentais são, de fato, compatíveis com a hipótese. Nas quatro classes fenotípicas, as discrepâncias entre os números observados e esperados são pequenas, na verdade tão pequenas que nos sentimos à vontade para atribuí-las ao acaso. Portanto, a hipótese concebida por Mendel para explicar seus dados ajusta-se bem aos resultados de seu cruzamento di-híbrido. Se assim não fosse, teríamos reservas em aceitar a hipótese e toda a teoria do mendelismo seria questionada. Consideramos outra possibilidade – que os dados de Mendel ajustam-se bem demais à sua hipótese – em Marcos da genética | O artigo de 1866 de Mendel, no material disponível *on-line*.

Nem sempre os resultados de um experimento genético concordam tão claramente com as previsões de uma hipótese como aconteceu com Mendel. Veja, por exemplo, os dados obtidos por Hugo DeVries, um dos redescobridores do trabalho de Mendel. DeVries cruzou diferentes variedades de lícnis, planta cultivada em seu jardim experimental. Uma variedade tinha flores vermelhas e folhas pilosas; a outra tinha flores brancas e folhas lisas. Todas as plantas da F_1 tinham flores vermelhas e folhas pilosas e, quando intercruzadas, produziram plantas F_2 de quatro classes fenotípicas (**Figura 3.10**). Para explicar os resultados desses cruzamentos, DeVries propôs que a cor da flor e o tipo de folha eram controlados por dois genes diferentes, que cada gene tinha dois alelos segregados – um dominante, outro recessivo – e que a distribuição dos dois genes era independente; ou seja, ele simplesmente aplicou a hipótese de Mendel à lícnis. No entanto, quando comparamos os dados de DeVries às previsões da hipótese de Mendel, constatamos algumas discrepâncias inquietantes. Essas discrepâncias são suficientes para levantar dúvidas sobre o experimento ou a hipótese?

TESTE DO QUI-QUADRADO

Com os dados de DeVries, e também com outros dados genéticos, precisamos de um procedimento objetivo para comparar os resultados do experimento com as previsões da hipótese. Esse procedimento tem de levar em conta a possível influência do acaso no resultado do experimento. Ainda que a hipótese esteja correta, não esperamos que os resultados do experimento sejam exatamente iguais às previsões da hipótese. No caso de um pequeno desvio, como ocorreu com os dados de Mendel, esse é atribuído a variações casuais no resultado do experimento. No entanto, se o desvio for grande, suspeitamos de algum erro. O experimento pode ter sido mal executado – por exemplo, os cruzamentos podem ter sido impróprios ou o registro dos dados pode ter sido incorreto – ou, talvez, simplesmente a hipótese esteja errada. Obviamente, as possíveis discrepâncias entre observações e expectativas variam de pequenas a grandes, e precisamos decidir qual é o nível necessário para levantar dúvidas sobre a execução do experimento ou a aceitabilidade da hipótese.

Um procedimento para avaliação dessas discrepâncias usa uma estatística chamada **qui-quadrado** (χ^2). Uma *estatística* é um número calculado a partir de dados, por exemplo, a média de um conjunto de pontos de um exame. O método do χ^2 possibilita ao pesquisador comparar os dados, como os números obtidos em um experimento de reprodução, aos valores previstos. Se os dados não estiverem alinhados com os valores previstos, o χ^2 será maior que um número crítico e decidiremos entre reavaliar o experimento – ou seja, procurar um erro de técnica – e rejeitar a hipótese. Se o χ^2 estiver abaixo desse número, concluímos provisoriamente que os resultados do experimento são compatíveis com as previsões da hipótese. Portanto, o método do χ^2 transforma o teste da hipótese em um procedimento simples e objetivo.

Vamos usar como exemplo os dados dos experimentos de Mendel e DeVries. Os dados da F_2 de Mendel pareciam compatíveis com a hipótese, enquanto os dados da F_2 de DeVries mostravam algumas discrepâncias inquietantes. A **Figura 3.11** mostra os cálculos.

Para cada classe fenotípica da F_2, calculamos a diferença entre os números observados e esperados da prole

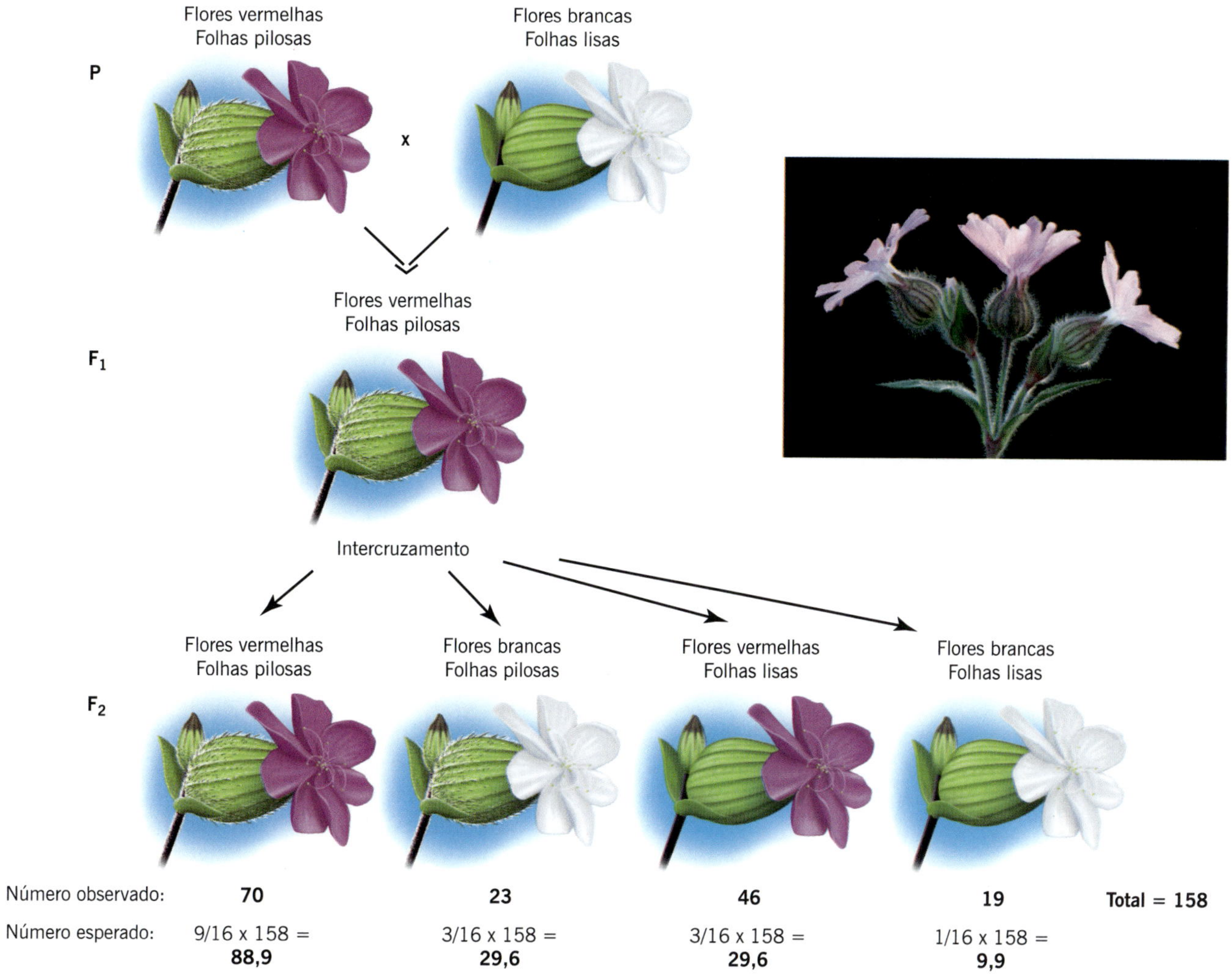

FIGURA 3.10 Experimento de DeVries com a cor das flores e o tipo de folha em variedades de lícnis. O detalhe mostra a variedade de flores vermelhas e folhas pilosas.

e elevamos o resultado ao quadrado. A operação de potenciação elimina os efeitos de anulação dos valores positivos e negativos entre as quatro classes fenotípicas. A seguir, dividimos o quadrado de cada diferença pelo número esperado de prole correspondente. Essa operação dimensiona cada quadrado da diferença de acordo com o número esperado. Se os quadrados da diferença de duas classes forem iguais, aquela que tem o menor número esperado dá uma contribuição relativamente maior para o cálculo. Por fim, somamos todos os termos e calculamos o χ^2. O χ^2 dos dados de Mendel é de 0,51 e o dos dados de DeVries é de 22,94. Essas estatísticas resumem as discrepâncias entre os números observados e esperados nas quatro classes fenotípicas em cada experimento. Se houver concordância básica entre os números observados e esperados, o χ^2 será pequeno, como ocorre com os dados de Mendel. Se houver grande discordância, será maior, como acontece com os dados de DeVries. Sem dúvida, precisamos decidir que valor de χ^2 na escala contínua entre valores baixos e altos lança dúvida sobre o experimento ou a hipótese. Esse **valor crítico** é aquele em que as discrepâncias entre os números observados e esperados provavelmente não se devem ao acaso.

Para determinar o valor crítico, precisamos saber como o acaso afeta o χ^2. Suponha por um instante que a hipótese genética seja verdadeira. Agora imagine que esse experimento seja realizado – de modo cuidadoso e correto – muitas vezes, calculando o χ^2 a cada vez. Todos esses dados estatísticos podem ser reunidos em um gráfico que mostra a frequência de cada valor. Esse gráfico é chamado *distribuição de frequência*. Felizmente, a distribuição de frequência do χ^2 é conhecida da teoria estatística (**Figura 3.12**) – portanto, não precisamos fazer muitas repetições do experimento para calculá-la. O valor crítico é o ponto que exclui os 5% superiores da distribuição. Em apenas 5% das vezes o χ^2 ultrapassa esse valor em razão do acaso. Assim, se realizarmos um experimento uma vez, calcularmos o χ^2 e constatarmos que é maior que o valor crítico, ou observamos um conjunto de resultados bastante improvável – algo que acontece em menos de 5% das vezes – ou há um problema com a execução do experimento ou com a adequação da hipótese. Supondo-se que o experimento tenha sido realizado corretamente, tendemos a rejeitar a hipótese. Evidentemente, precisamos compreender que com esse procedimento rejeitaremos uma hipótese verdadeira em 5% dos casos.

	Fenótipo da F_2	Número observado	Número esperado	$\frac{(\text{Observado} - \text{Esperado})^2}{\text{Esperado}}$
Cruzamento di-híbrido de Mendel	Amarela e lisa	315	313	0,01
	Verde e lisa	108	104	0,15
	Amarela e rugosa	101	104	0,09
	Verde e rugosa	32	35	0,26
	Total:	**556**	**556**	**0,51** = χ^2

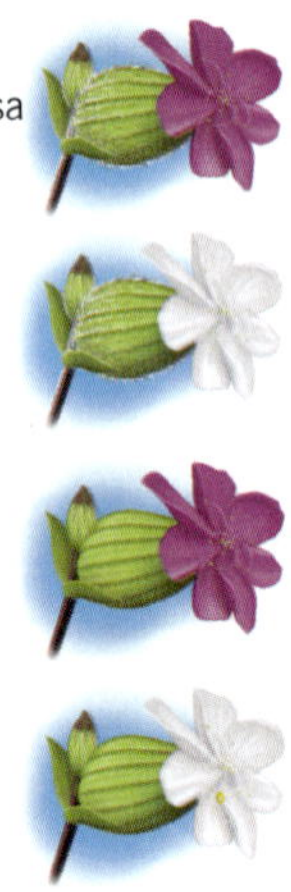

	Fenótipo da F_2	Número observado	Número esperado	$\frac{(\text{Observado} - \text{Esperado})^2}{\text{Esperado}}$
Cruzamento di-híbrido de DeVries	Vermelha e pilosa	70	88,9	4,02
	Branca e pilosa	23	29,6	1,47
	Vermelha e lisa	46	29,6	9,09
	Branca e lisa	19	9,9	8,36
	Total:	**158**	**158**	**22,94** = χ^2

Martin Shields/Photo Researchers, Inc.

Fórmula do método do qui-quadrado para testar a concordância entre os números observados e esperados:

$$\chi^2 = \sum \frac{(\text{Observado} - \text{Esperado})^2}{\text{Esperado}}$$

FIGURA 3.11 Cálculo do χ^2 dos dados das F_2 de Mendel e DeVries.

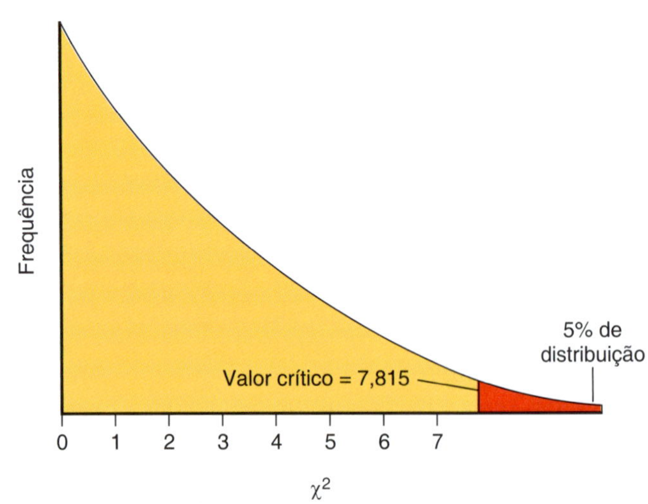

FIGURA 3.12 Distribuição de frequência de χ^2 com três graus de liberdade.

Assim, desde que conheçamos o valor crítico, o teste do χ^2 leva-nos a uma decisão sobre o destino da hipótese. No entanto, esse valor crítico – e o formato da distribuição de frequência associada – depende do número de classes fenotípicas no experimento. Os estatísticos tabularam valores críticos de acordo com os **graus de liberdade** associados ao χ^2 (**Tabela 3.2**). Esse índice do conjunto das distribuições do χ^2 é determinado subtraindo-se um do número de classes fenotípicas. Em cada um dos nossos exemplos há 4 – 1 = 3 graus de liberdade. O valor crítico para a distribuição do χ^2 com 3 graus de liberdade é 7,815. O χ^2 calculado para os dados de Mendel é 0,51, número que está muito abaixo do valor crítico e, portanto, não ameaça a hipótese testada. No entanto, o χ^2 calculado para os dados de DeVries é 22,94, muito acima do valor crítico. Assim, os dados observados não se enquadram na hipótese genética. Ironicamente, quando DeVries apresentou esses dados, em 1905, considerou-os compatíveis com a hipótese

Tabela 3.2

Tabela de valores críticos de 5% do qui-quadrado (χ^2).[a]

Graus de liberdade	Valor crítico de 5%
1	3,841
2	5,991
3	7,815
4	9,488
5	11,070
6	12,592
7	14,067
8	15,507
9	16,919
10	18,307
15	24,996
20	31,410
25	37,652
30	43,773

[a]Dados selecionados de R. A. Fisher and Yates, 1943, *Statistical Tables for Biological, Agricultural, and Medical Research*. Oliver and Boyd, London.

Resolva!

Uso do teste do qui-quadrado

Quando tomateiros geneticamente puros de frutos esféricos foram cruzados com outros geneticamente puros de frutos ovais, todas as plantas da F_1 tinham frutos esféricos. Em seguida, essas plantas da F_1 foram intercruzadas para produzir uma geração F_2 constituída de 73 plantas de frutos esféricos e 11 de frutos ovais. Esses resultados são compatíveis com a hipótese de que o formato dos frutos em tomates é controlado por um único gene?

▸ *Leia a resposta do problema no material disponível* on-line.

genética. Infelizmente, ele não usou o teste do χ^2. DeVries também afirmou que seus dados ofereciam outras provas da correção e da ampla aplicabilidade das ideias de Mendel – não foi a primeira vez em que um cientista chegou à conclusão certa pelo motivo errado. Para consolidar sua compreensão do teste do χ^2, responda a questão do boxe Resolva | Uso do teste do qui-quadrado.

PONTOS ESSENCIAIS

- *O qui-quadrado é calculado por $\chi^2 = \sum$ (número observado – número esperado)^2/número esperado, com a soma de todas as categorias constituindo os dados*
- *Cada valor do qui-quadrado está associado a um índice, os graus de liberdade, os quais são iguais ao número de categorias de dados menos um.*

Princípios mendelianos em genética humana

Os princípios de Mendel podem ser aplicados ao estudo da herança de características em seres humanos.

A aplicação dos princípios de Mendel à genética humana começou logo depois da redescoberta de seu artigo em 1900. No entanto, como não é possível fazer cruzamentos controlados com seres humanos, o progresso foi obviamente lento. A análise da hereditariedade humana depende de registros familiares que, muitas vezes, são incompletos. Além disso, a prole dos seres humanos – ao contrário da prole de organismos experimentais – não é grande, o que dificulta o discernimento das razões mendelianas, e os seres humanos não são mantidos e observados em ambiente controlado. Por essas e outras razões, a análise genética humana foi um empreendimento difícil. Todavia, a motivação para compreender a hereditariedade humana foi muito forte, e hoje, a despeito de todos os obstáculos, conhecemos milhares de genes humanos. A **Tabela 3.3** lista alguns dos distúrbios que eles controlam. Discutiremos sobre muitos desses distúrbios em capítulos posteriores deste livro.

HEREDOGRAMAS

Os **heredogramas** são diagramas que mostram as relações entre os membros de uma família (**Figura 3.13 A**). É costume usar quadrados para representar o sexo masculino e círculos, para o sexo feminino. Uma linha horizontal que une um círculo e um quadrado representa o cruzamento. A prole é mostrada abaixo dos pais, começando com o primeiro a nascer à esquerda e seguindo para a direita conforme a ordem de nascimento. Os indivíduos que têm distúrbio genético são indicados por cor ou sombreado. As gerações geralmente são indicadas por algarismos romanos, e indivíduos específicos de uma geração são designados por algarismos arábicos após o algarismo romano.

É mais fácil identificar as características causadas por alelos dominantes. Em geral, todo indivíduo que tem o alelo dominante manifesta a característica, tornando possível acompanhar a transmissão desse alelo no heredograma (**Figura 3.13 B**). Espera-se que todo indivíduo afetado tenha no mínimo um dos genitores afetado, exceto, é claro, se o alelo dominante tiver acabado de aparecer na família por uma nova mutação – uma

Tabela 3.3

Distúrbios hereditários em seres humanos.

Características dominantes
Acondroplasia (nanismo)
Braquidactilia (dedos curtos)
Cegueira noturna congênita
Síndrome de Ehler-Danlos (distúrbio do tecido conjuntivo)
Doença de Huntington (distúrbio neurológico)
Síndrome de Marfan (indivíduo magro e alto)
Neurofibromatose (tumorações no corpo)
Sensibilidade gustativa à feniltiocarbamida (PTC)
Bico de viúva
Cabelo lanoso
Traços recessivos
Albinismo (ausência de pigmento)
Alcaptonúria (distúrbio do metabolismo de aminoácidos)
Ataxia telangiectasia (distúrbio neurológico)
Fibrose cística (distúrbio respiratório)
Distrofia muscular de Duchenne
Galactosemia (distúrbio do metabolismo de carboidratos)
Doença por depósito de glicogênio
Fenilcetonúria (distúrbio do metabolismo de aminoácidos)
Doença falciforme (distúrbio da hemoglobina)
Doença de Tay-Sachs (distúrbio por depósito de lipídios)

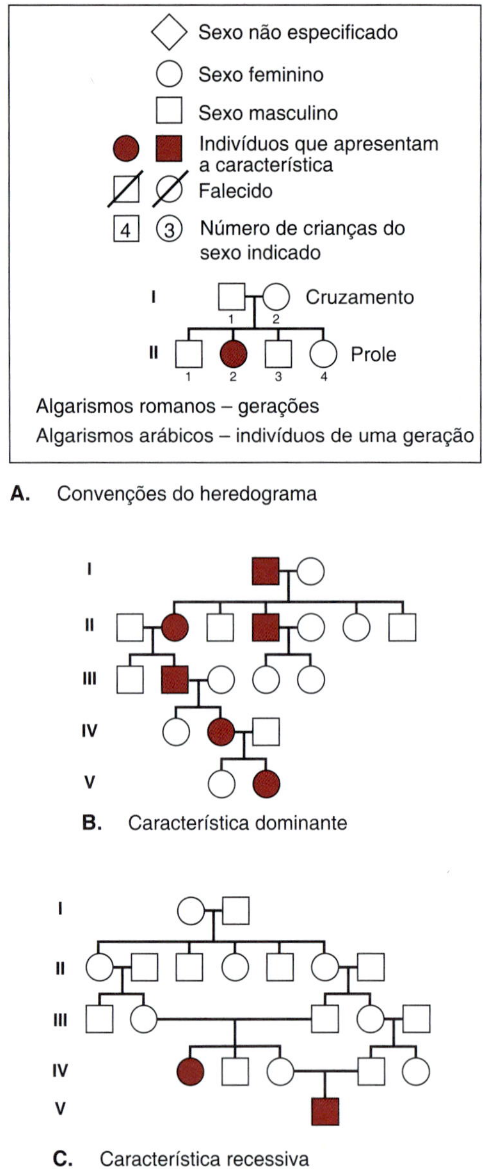

FIGURA 3.13 Herança mendeliana em heredogramas humanos. A. Convenções do heredograma. B. Herança de uma característica dominante. A característica aparece em todas as gerações. C. Herança de uma característica recessiva. Os dois indivíduos afetados são filhos de parentes.

alteração do próprio gene. No entanto, a frequência da maioria das novas mutações é muito baixa – da ordem de uma em um milhão; consequentemente, o surgimento espontâneo de uma condição dominante é raríssimo. Os traços dominantes associados à redução da viabilidade ou fertilidade nunca se tornam frequentes em uma população. Assim, a maioria das pessoas que têm essas características é heterozigota para o alelo dominante. Caso os cônjuges não tenham a característica, metade dos filhos deve herdar o distúrbio.

Não é tão fácil identificar as características recessivas porque elas podem ocorrer em indivíduos cujos genitores não são afetados. Às vezes são necessários os dados de várias gerações no heredograma para acompanhar a transmissão de um alelo recessivo (**Figura 3.13 C**). Todavia, observou-se um grande número de características recessivas em seres humanos – na última contagem, mais de 4.000. A probabilidade de que características recessivas raras apareçam em um heredograma é maior quando há parentesco entre os cônjuges – por exemplo, primos em primeiro grau. Essa maior incidência ocorre porque os parentes têm alelos em comum em razão do ancestral comum. Irmãos têm em comum metade de seus alelos; meios-irmãos, um quarto; e primos em primeiro grau, um oitavo. Assim, é maior a chance de nascimento de uma criança homozigota para determinado alelo recessivo quando os pais têm esse tipo de parentesco. Muitos dos estudos clássicos de genética humana se valeram da análise de casamentos entre parentes, principalmente de primos em primeiro grau. Abordaremos esse assunto com mais detalhes no Capítulo 4.

SEGREGAÇÃO MENDELIANA EM FAMÍLIAS HUMANAS

Nos seres humanos, o número de filhos de um casal geralmente é pequeno. A média atual nos EUA é de dois. Nos países em desenvolvimento, é de seis a sete. Esses números estão longe do poder estatístico obtido por Mendel nos experimentos com ervilhas. Desse modo, as razões fenotípicas em famílias humanas costumam se desviar bastante das expectativas mendelianas.

Vamos tomar como exemplo um casal em que ambos sejam heterozigotos para um alelo recessivo que, em condição homozigota, causa fibrose cística, uma doença grave em que há comprometimento da respiração pelo acúmulo de muco nos pulmões e nas vias respiratórias.

Se o casal tivesse quatro filhos, esperaríamos encontrar *exatamente* três não afetados e um afetado pela fibrose cística? A resposta é não. Embora esse seja um resultado possível, não é o único. Há, na verdade, cinco possibilidades:

1. Quatro sem a doença e nenhum doente.
2. Três sem a doença e um doente.
3. Dois sem a doença e dois doentes.
4. Um sem a doença e três doentes.
5. Nenhum sem a doença e quatro doentes.

Intuitivamente, o segundo resultado seria o mais provável, já que está de acordo com a razão de 3:1 de Mendel. Podemos calcular a probabilidade desse resultado, e de todos os outros, usando os princípios de Mendel e tratando cada nascimento como uma ocorrência independente (**Figura 3.14**).

Em cada nascimento, a chance de que a criança não tenha a doença é de 3/4. Portanto, a probabilidade de que as quatro crianças não tenham a doença é de (3/4) × (3/4) × (3/4) × (3/4) = $(3/4)^4$ = 81/256. Do mesmo modo, a chance de que determinada criança tenha a doença é 1/4; assim, a probabilidade de que as quatro tenham a doença é de $(1/4)^4$ = 1/256. Para encontrar as probabilidades dos três outros resultados, precisamos reconhecer que cada um deles representa um conjunto de eventos distintos. O resultado de três crianças sem a doença e uma criança doente, por exemplo, abrange quatro eventos distintos; se usarmos a letra U para simbolizar uma criança sem a doença e a letra A para indicar uma criança doente, e se registrarmos as crianças em ordem de nascimento, podemos representar esses eventos assim:

UUUA, UUAU, UAUU e AUUU

Como a probabilidade de cada uma é $(3/4)^3 \times (1/4)$, a probabilidade total de três crianças sem a doença e uma doente, qualquer que seja a ordem de nascimento, é $4 \times (3/4)^3 \times (1/4)$. O coeficiente 4 é o número de maneiras em que poderia haver três crianças sem a doença e uma criança doente em uma família de quatro crianças. Da mesma maneira, a probabilidade de duas crianças sem a doença e duas doentes é de $6 \times (3/4)^2 \times (1/4)^2$, já que nesse caso há seis eventos distintos. A probabilidade de uma criança sem a doença e três doentes é de $4 \times (3/4) \times (1/4)^3$, já que nesse caso há quatro eventos distintos. A Figura 3.14 resume os cálculos na forma de uma distribuição de probabilidade. Como era de se esperar, três crianças sem a doença e uma criança doente é o resultado mais provável (probabilidade de 108/256).

Nesse exemplo as crianças são divididas em duas classes fenotípicas possíveis. Como há apenas duas classes, as probabilidades associadas aos vários resultados são denominadas **probabilidades binomiais**. O Apêndice B, "Probabilidades binomiais", disponível *on-line*, generaliza o método de análise desse exemplo de modo que se possa aplicá-lo a outras situações com duas classes fenotípicas.

Genitores *Cc* X *Cc*

4 filhos

Quantos não afetados?
Quantos afetados?

Número de filhos que são:

Não afetados	Afetados	Probabilidade
4	0	1 x (3/4) x (3/4) x (3/4) x (3/4) = 81/256
3	1	4 x (3/4) x (3/4) x (3/4) x (1/4) = 108/256
2	2	6 x (3/4) x (3/4) x (1/4) x (1/4) = 54/256
1	3	4 x (3/4) x (1/4) x (1/4) x (1/4) = 12/256
0	4	1 x (1/4) x (1/4) x (1/4) x (1/4) = 1/256

Distribuição de probabilidade:

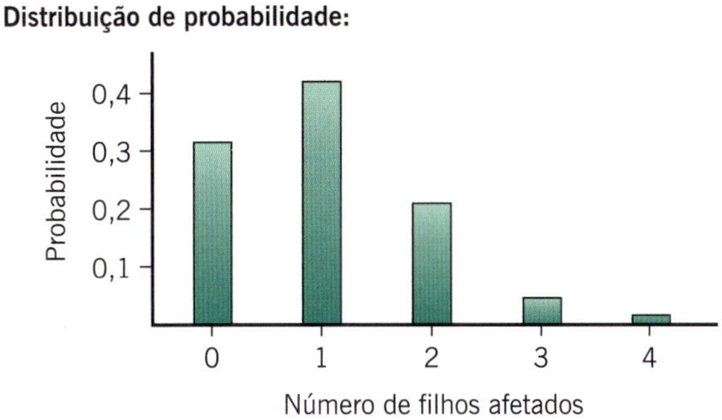

FIGURA 3.14 Distribuição de probabilidade em famílias com quatro filhos e segregação de um traço recessivo.

ACONSELHAMENTO GENÉTICO

O diagnóstico de doenças genéticas costuma ser um processo difícil. Na maioria dos casos é feito por médicos especializados em genética. O estudo desses distúrbios requer avaliação meticulosa, que inclui o exame dos pacientes, a entrevista de parentes e a análise minuciosa de estatísticas vitais sobre nascimentos, mortes e casamentos. Os dados acumulados respaldam a definição clínica do distúrbio e a determinação de seu mecanismo de herança.

Os pais podem desejar saber qual é o risco de que os filhos herdem determinado distúrbio, principalmente se houver outros parentes afetados. É responsabilidade do *conselheiro genético* avaliar esses riscos e explicá-los aos futuros pais. A avaliação do risco requer bom conhecimento de probabilidade e estatística, além do amplo conhecimento de genética.

Usemos como exemplo um heredograma que mostra a herança de **câncer colorretal não polipoide hereditário** (**Figura 3.15**). Essa doença é um dos vários tipos hereditários de câncer. Ela é causada por mutação dominante que afeta cerca de 1 em 500 indivíduos da população em geral. A idade média de surgimento do câncer colorretal não polipoide hereditário em uma pessoa portadora da mutação é aos 42 anos. No heredograma, vemos que o câncer se manifesta em, no mínimo, um indivíduo de cada geração e que todos os afetados têm pai ou mãe com a doença. Esses fatos são compatíveis com o modo dominante de herança da doença.

A questão do aconselhamento surge na geração V. Entre os nove indivíduos mostrados, dois são afetados e sete,

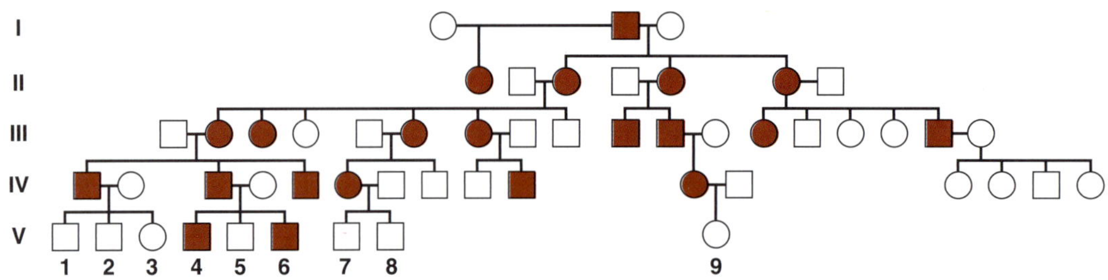

H.T. Lynch, R. Fusaro, and J.F. Lynch. 1997. Cancer genetics in the new era of molecular biology. *NY Acad. Sci.* 833:1.

FIGURA 3.15 Heredograma que mostra a herança de câncer colorretal não polipoide hereditário.

não. Mas todos os sete indivíduos não afetados tinham pai ou mãe com a doença, que era obrigatoriamente heterozigoto para a mutação causadora do câncer. Portanto, alguns desses sete indivíduos não afetados podem ter herdado a mutação e estão sob risco de ter câncer colorretal não polipoide mais tarde. Só o tempo dirá. À medida que os indivíduos não afetados envelhecem, os portadores da mutação estão sob maior risco de desenvolver a doença. Assim, quanto mais tempo eles permanecerem sem desenvolvê-la, maior é a probabilidade de que realmente não sejam portadores. Nessa situação, o risco é uma função da idade e é preciso determiná-lo empiricamente a partir dos dados sobre a idade de início da doença em indivíduos da mesma população, se possível da mesma família. Todos os sete indivíduos não afetados terão de conviver com a ansiedade de ser um possível portador da mutação causadora do câncer. Além disso, em algum momento terão de decidir se desejam ter filhos e correr o risco de transmitir a eles a mutação.

Outro exemplo é a situação mostrada na **Figura 3.16**. Um casal, indicado por R e S na Figura 3.16 A, está preocupado com a possibilidade de ter um filho (T) com **albinismo**, distúrbio recessivo caracterizado por ausência total do pigmento melanina na pele, nos olhos e nos pelos. S, a futura mãe, tem albinismo, e R, o futuro pai, tem dois irmãos com albinismo. Portanto, aparentemente há um risco de que a criança nasça com albinismo.

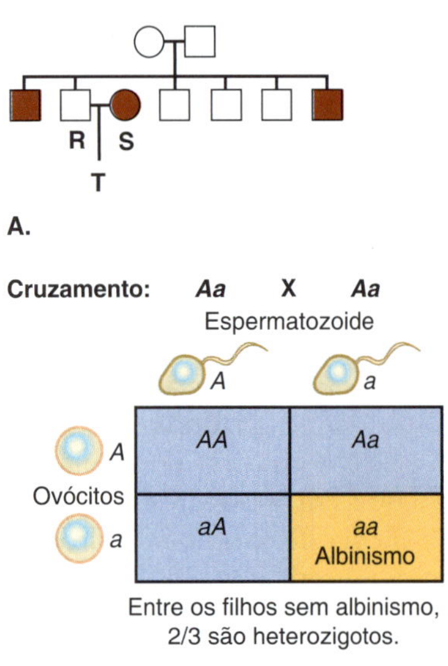

FIGURA 3.16 Aconselhamento genético de uma família com albinismo. A. O heredograma mostra a herança do albinismo. B. O quadrado de Punnett mostra que, na prole sem albinismo, a frequência de heterozigotos é 2/3.

Esse risco depende de dois fatores: (1) a probabilidade de que R seja um portador heterozigoto do alelo do albinismo (*a*) e (2) a probabilidade de que transmita esse alelo para T, se realmente for portador. S, que evidentemente é homozigota para o alelo do albinismo, transmitirá esse alelo para os filhos.

Para determinar a primeira probabilidade, é preciso considerar os possíveis genótipos de R. Um deles, que ele seja homozigoto para o alelo recessivo (*aa*), é excluído porque sabemos que ele não tem albinismo. No entanto, os dois outros genótipos, *AA* e *Aa*, são possibilidades. Para calcular as probabilidades associadas a cada um deles, notamos que tanto o pai quanto a mãe de R são heterozigotos, pois têm dois filhos com albinismo. Portanto, o casamento que gerou R foi *Aa* × *Aa*, e desse casamento esperaríamos que 2/3 da prole sem albinismo fosse *Aa* e 1/3 fosse *AA* (**Figura 3.16 B**). Desse modo, a probabilidade de que R seja um portador heterozigoto do alelo do albinismo é de 2/3. Para calcular a probabilidade de que ele transmita esse alelo para o filho, basta notar que *a* está presente em metade de seus gametas.

Em resumo, o risco de que T seja *aa*:

= [Probabilidade de que R seja *Aa*] × [Probabilidade de que R transmita *a*, supondo que seja *Aa*]
= $(2/3) \times (1/2) = 1/3$

O exemplo da Figura 3.16 ilustra uma situação simples de aconselhamento na qual é possível determinar o risco com precisão. De modo geral, as circunstâncias são muito mais complexas, dificultando bastante a avaliação do risco. A responsabilidade do conselheiro genético é analisar as informações do heredograma e determinar o risco com a maior precisão possível. Pratique o cálculo de riscos genéticos analisando o exemplo apresentado em Problema resolvido | Previsão a partir de heredogramas.

Hoje, o aconselhamento genético é uma profissão consolidada. Nos EUA, todo conselheiro genético tem mestrado e certificação da American Board of Genetic Counseling, organização de controle que também é responsável pelo reconhecimento de programas de especialização em aconselhamento genético. Há aproximadamente 3.800 conselheiros genéticos certificados nos EUA. Eles são treinados para obter e avaliar a história familiar a fim de identificar o risco de doença genética.

PROBLEMA RESOLVIDO

Previsão a partir de heredogramas

PROBLEMA

Este heredograma mostra a herança de uma característica recessiva em seres humanos. Os indivíduos que têm a característica são homozigotos para um alelo recessivo *a*. Caso H e I, que são primos em primeiro grau, se casem e tenham um filho, qual é a chance de que a criança tenha a característica recessiva?

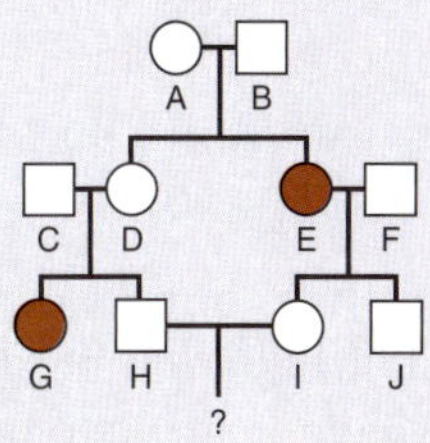

FATOS E CONCEITOS

1. A criança só terá uma característica recessiva se tanto o pai quanto a mãe tiverem o alelo recessivo.
2. O pai (H) tem uma irmã (G) com a característica.
3. A mãe (I) tem a mãe (E) com a característica.
4. A chance de que um heterozigoto transmita um alelo recessivo para o filho é de 1/2.
5. No casamento entre dois heterozigotos, espera-se que 2/3 dos filhos sem a característica sejam heterozigotos (Figura 3.16 B).

ANÁLISE E SOLUÇÃO

I é obrigatoriamente portadora heterozigota do alelo recessivo porque sua mãe, E, é homozigota para esse alelo, mas a própria I não tem a característica. Portanto, a chance de que I transmita o alelo recessivo para o filho é de 1/2. Como a irmã de H tem a característica, seu pai e sua mãe são obrigatoriamente heterozigotos. Portanto, H, que não tem o traço, tem uma chance de 2/3 de ser heterozigoto, e caso seja, há uma chance de 1/2 de que transmita o alelo recessivo para o filho. Reunindo todos esses fatores, calculamos a chance de que o filho de H e I tenha o traço como 1/2 (a chance de I transmitir o alelo recessivo) × 2/3 (a chance de H ser heterozigoto) × 1/2 (a chance de H transmitir o alelo recessivo caso seja heterozigoto) = 1/6, um risco bastante alto.

Também são treinados para educar as pessoas acerca de doenças genéticas e orientar sobre medidas de prevenção ou de adaptação a essas doenças. Os conselheiros genéticos fazem parte da equipe de saúde, e geralmente sua experiência é valorizada por outros profissionais de saúde, que podem não conhecer tão bem as causas genéticas da doença. Os conselheiros genéticos precisam conhecer as ramificações éticas e legais de seu trabalho, e devem ser sensíveis às necessidades psicológicas, sociais, culturais e religiosas de seus pacientes. Também é essencial que tenham boa capacidade de comunicação. Faz parte do seu trabalho explicar questões complexas aos pacientes, que podem não saber muito sobre os princípios da herança ou não ter conhecimentos de matemática para compreender o cálculo dos riscos genéticos. No futuro, o fundo de informações genéticas, que está em expansão permanente, sendo grande parte das informações oriundas do Projeto Genoma Humano, provavelmente tornará ainda mais desafiador o trabalho dos conselheiros genéticos.

PONTOS ESSENCIAIS

- *Os heredogramas são usados para identificar características dominantes e recessivas em famílias humanas*
- *A análise do heredograma possibilita que os conselheiros genéticos avaliem o risco de herança de uma característica específica por um indivíduo.*

Exercícios

Aplique a análise genética básica

1. Duas linhagens de camundongos altamente endogâmicas, uma com pelagem negra e a outra com pelagem cinza, foram cruzadas, e toda a prole teve pelagem negra. Qual é o resultado previsto do intercruzamento da prole?

Resposta: Sem dúvida, as duas linhagens de camundongos são homozigotas para diferentes alelos de um gene que controla a cor da pelagem: *G* para pelagem negra e *g* para pelagem cinza; o alelo *G* é dominante, porque todos os animais F_1 são negros. Quando esses camundongos, de genótipo *Gg*, são intercruzados, os alelos *G* e *g* segregam-se e produzem uma população F_2 constituída de três genótipos, *GG*, *Gg* e *gg*, na razão 1:2:1. Entretanto, em vista da dominância do alelo *G*, os genótipos *GG* e *Gg* terão o mesmo fenótipo (pelagem negra); assim, a razão fenotípica na F_2 será 3 camundongos negros:1 cinza.

2. Uma planta heterozigota para três genes de distribuição independente, *Aa Bb Cc*, é autofertilizada. Qual é a frequência prevista na prole de (a) indivíduos *AA BB CC*; (b) indivíduos *aa bb cc*; (c) indivíduos *AA BB CC* ou *aa bb cc*; (d) indivíduos *Aa Bb Cc*; e (e) indivíduos que não sejam heterozigotos para os três genes.

Resposta: Como a distribuição dos genes é independente, podemos analisar um de cada vez para obter as respostas a cada uma das questões. (a) Quando os indivíduos *Aa* são cruzados entre si, 1/4 da prole será *AA*; o mesmo ocorre com os genes *B* e *C*, 1/4 dos indivíduos será *BB* e 1/4, *CC*. Assim, podemos calcular a frequência (*i. e.*, a probabilidade) de prole *AA BB CC* como $(1/4) \times (1/4) \times (1/4) = 1/64$. (b) A frequência de indivíduos *aa bb cc* é calculada por raciocínio semelhante. Para cada gene, a frequência de homozigotos recessivos na prole é de 1/4. Assim, a frequência de homozigotos recessivos triplos é de $(1/4) \times (1/4) \times (1/4) = 1/64$. (c) Para calcular a frequência da prole de homozigotos dominantes triplos ou homozigotos recessivos triplos – ocorrências mutuamente exclusivas – somamos os resultados de (a) e (b): $1/64 + 1/64 = 2/64 = 1/32$. (d) Para calcular a frequência da prole de heterozigotos triplos, multiplicamos mais uma vez as probabilidades. Para cada gene, a frequência de prole heterozigota é de 1/2; assim, a frequência de heterozigotos triplos deve ser $(1/2) \times (1/2) \times (1/2) = 1/8$. (e) A prole não heterozigota para os três genes ocorre com uma frequência igual a um menos a frequência calculada em (d). Assim, a resposta é $1 - 1/8 = 7/8$.

3. Duas linhagens geneticamente puras de ervilhas, uma com plantas altas e flores roxas e a outra com plantas anãs e flores brancas, foram cruzadas. Todas as plantas da F_1 eram altas e produziam flores roxas. O retrocruzamento dessas plantas com a linhagem parental anã de flores brancas produziu a seguinte prole: 53 plantas altas de flores roxas; 48 plantas altas de flores brancas; 47 plantas anãs de flores roxas; 52 plantas anãs de flores brancas. A distribuição de genes que controlam o comprimento da planta e a cor das flores é independente?

Resposta: A hipótese da distribuição independente dos genes que determinam o comprimento da planta e a cor das flores tem de ser avaliada pelo teste do qui-quadrado dos resultados experimentais. Para obter esse dado, é preciso comparar os resultados às previsões da hipótese genética. Com base na premissa de que há distribuição independente dos dois genes, as quatro classes fenotípicas na F_2 devem ser de 25% do total cada uma (200); isto é, cada uma deve ter 50 indivíduos. Para calcular o qui-quadrado, é preciso calcular a diferença entre cada observação e o valor previsto, elevar ao quadrado, dividir cada resultado pelo valor previsto e, depois, somar os resultados:

$$\chi^2 = (53 - 50)^2/50 + (48 - 50)^2/50 + (47 - 50)^2/50 + (52 - 50)^2/50 = 0{,}52$$

Esse valor deve ser comparado ao valor crítico da distribuição de frequência do qui-quadrado para 3 graus de liberdade (calculado pelo número de classes fenotípicas menos um). Como o valor calculado do qui-quadrado (0,52) é muito menor que o valor crítico (7,815; ver Tabela 3.2), não há dados para rejeitar a hipótese de distribuição independente dos genes de comprimento da planta e cor das flores. Assim, podemos aceitar provisoriamente a ideia de distribuição independente desses genes.

4. A característica segregada no heredograma adiante é causada por um alelo dominante ou recessivo?

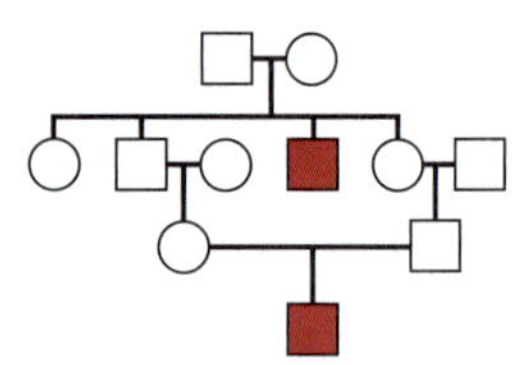

Resposta: Os dois indivíduos afetados têm pais não afetados, o que é incompatível com a hipótese da característica causada pelo alelo dominante. Assim, a característica parece ser causada por alelo recessivo.

5. Em uma família com três filhos, qual é a probabilidade de que dois sejam homens e um seja mulher?

Resposta: Para responder a esta pergunta, precisamos aplicar a teoria de probabilidades binomiais. A probabilidade de qualquer criança ser homem é 1/2 e de ser mulher é 1/2. A geração de cada criança é independente. Assim, a probabilidade de dois homens e uma mulher é $(1/2)^3$ multiplicado pelo número de maneiras em que podem aparecer dois homens e uma mulher na ordem de nascimento. Enumerando todas as ordens de nascimento possíveis – HHM, HMH e MHH – constatamos que são três as maneiras. Assim, a resposta final é $3 \times (1/2)^3 = 3/8$.

Autoavaliação

Integre diferentes conceitos e técnicas

1. A fenilcetonúria, uma doença metabólica de seres humanos, é causada por um alelo recessivo, *k*. Se dois portadores heterozigotos do alelo se casam e planejam ter cinco filhos: (a) Qual é a chance de que nenhuma criança tenha a doença? (b) Qual é a chance de que quatro crianças não tenham a doença e uma criança tenha fenilcetonúria? (c) Qual é a chance de que pelo menos três crianças não tenham a doença? (d) Qual é a chance de que a primeira criança seja uma menina sem a doença?

Resposta: Antes de responder às questões, observe que no casamento entre dois heterozigotos, a probabilidade de que uma criança específica não tenha a doença é de 3/4, e a probabilidade de que uma criança específica seja afetada é de 1/4. Além disso, a chance de qualquer criança nascida ser homem é 1/2 e de ser mulher é 1/2.

(a) Para calcular a chance de que as cinco crianças não tenham a doença, use a Regra Multiplicativa de Probabilidades (Apêndice A). A chance de cada criança não ter a doença é de 3/4, e as cinco crianças são independentes. Consequentemente, a probabilidade de cinco crianças não afetadas é $(3/4)^5 = 0,237$. Esse é o primeiro termo da distribuição de probabilidade binomial (ver Apêndice B) com $p = 3/4$ e $q = 1/4$.

(b) Para calcular a chance de que quatro crianças não tenham a doença e que uma criança seja afetada, calcule o segundo termo da distribuição binomial usando a fórmula do Apêndice B:

$$= [5!/(4!\,1!)] \times (3/4)^4 \times (1/4)^1 = 5 \times (81/1.024) = 0,399$$

(c) Para determinar a probabilidade de que no mínimo três crianças não sejam afetadas, calcule o terceiro termo da distribuição binomial e some ao primeiro e ao segundo termos:

Evento	Fórmula binomial	Probabilidade
5 sem doença, 0 doente	$[(5!)/(5!\,0!)] \times (3/4)^5\,(1/4)^0 =$	0,237
4 sem a doença, 1 doente	$[(5!)/(4!\,1!)] \times (3/4)^4\,(1/4)^1 =$	0,399
3 sem a doença, 2 doentes	$[(5!)/(3!\,2!)] \times (3/4)^3\,(1/4)^2 =$	0,264
	Total	0,900

(d) Para determinar a probabilidade de que o primeiro filho seja uma menina sem a doença, use a Regra da Multiplicação: P (criança não afetada e menina) = P (criança não afetada) × P (menina) = (3/4) × (1/2) = (3/8).

2. Em geral, os camundongos de populações selvagens têm pelagem cinza-acastanhada (ou *agouti*), mas em uma linhagem laboratorial, alguns camundongos têm pelagem amarela. Um mesmo macho amarelo cruza com várias fêmeas agouti. No total, nascem 40 filhotes, 22 com pelagem agouti e 18 com pelagem amarela. O intercruzamento dos animais agouti da F_1 produz uma F_2, na qual todos são agouti. Da mesma maneira, há intercruzamento dos animais amarelos da F_1, mas a prole F_2 se divide em duas classes; 30 são agouti e 54 são amarelos. Os cruzamentos subsequentes entre animais amarelos da F_2 também produzem prole amarela e agouti. Qual é a base genética dessas diferenças na cor da pelagem?

Resposta: Observamos que o cruzamento agouti × agouti produz apenas animais agouti e que o cruzamento amarelo × amarelo produz uma mistura de amarelo e agouti. Assim, uma hipótese razoável é que a pelagem amarela é causada por um alelo dominante, *A*, e que a pelagem agouti é causada por um alelo recessivo, *a*. De acordo com essa hipótese, as fêmeas agouti usadas no cruzamento inicial seriam *aa* e os machos amarelos seriam *Aa*. Presumimos que o macho era heterozigoto porque ele produziu números aproximadamente iguais de animais da F_1 de pelagem agouti e amarela. Entre eles, os animais agouti devem ser *aa* e os animais amarelos *Aa*. Essas atribuições de genótipo são confirmadas pelos dados da F_2, que mostram que os camundongos agouti da F_1 eram geneticamente puros e que houve segregação nos camundongos amarelos da F_1. No entanto, a razão de segregação entre amarelo e agouti (54:30) parece não concordar com a expectativa mendeliana de 3:1. Essa discordância é suficiente para rejeitar a hipótese?

Podemos usar o teste do χ^2 para testar a discordância entre os dados e as previsões da hipótese. De acordo com a hipótese, 3/4 da prole F_2 do intercruzamento amarelo × amarelo deve ser de animais de pelagem amarela e 1/4 deve ser agouti. Usando essas proporções, calculamos os números esperados da prole em cada classe e depois calculamos o χ^2 com 2 – 1 = 1 grau de liberdade.

Fenótipo da F_2	Obs.	Esp.	(Obs. – Esp.)²/Esp.
Amarelo (*AA* e *Aa*)	54	(3/4) × 84 = 63	1,286
Agouti (*aa*)	30	(1/4) × 84 = 21	3,857
Total	84	84	5,143

O χ^2 (5,143) é muito maior que o valor crítico (3,841) para uma distribuição do χ^2 com 1 grau de liberdade. Desse modo, rejeitamos a hipótese de segregação da cor da pelagem na razão mendeliana de 3:1.

O que poderia ser responsável pela não segregação da cor da pelagem como se supunha? Obtemos uma pista notando que os cruzamentos amarelo × amarelo subsequentes não criaram uma linhagem amarela geneticamente pura. Isso sugere que todos os animais amarelos são heterozigotos *Aa* e que os homozigotos *AA* produzidos por cruzamento dos heterozigotos não sobrevivem ao estágio adulto. A morte embrionária é, na verdade, o motivo pelo qual os camundongos amarelos são sub-representados nos dados da F_2. O exame uterino das fêmeas grávidas mostra que cerca de 1/4 dos embriões morrem. Esses embriões mortos têm obrigatoriamente o genótipo *AA*. Assim, uma única cópia do alelo *A* produz um efeito fenotípico visível (pelagem amarela), mas duas cópias causam morte. Levando em conta essa mortalidade embrionária, podemos modificar a hipótese e prever que 2/3 da prole F_2 nascida viva deve ser amarela (*Aa*) e 1/3 deve ser agouti (*aa*). Então, podemos usar o χ^2 para testar a coerência dos dados dessa hipótese modificada.

Fenótipo da F_2	**Obs.**	**Esp.**	**(Obs. – Esp.)²/ Esp.**
Amarelo (*Aa*)	54	(2/3) × 84 = 56	0,071
Agouti (*aa*)	30	(1/3) × 84 = 28	0,143
Total	84	84	0,214

Esse χ^2 é menor que o valor crítico para uma distribuição do χ^2 com 1 grau de liberdade. Assim, os dados estão de acordo com as previsões da hipótese modificada.

Avaliação adicional

Entenda melhor e desenvolva a capacidade analítica

3.1 De acordo com as observações de Mendel, qual é a previsão dos seguintes cruzamentos de ervilhas:

(a) Cruzamento de uma variedade alta (dominante e homozigota) com uma variedade anã.
(b) Prole da autofertilização de (a).
(c) Cruzamento da prole de (a) com a planta alta original.
(d) Cruzamento da prole de (a) com a planta anã original.

3.2 Mendel cruzou ervilhas que produziam sementes lisas com ervilhas que produziam sementes rugosas e promoveu a autofertilização da prole. Na geração F_2, ele observou 5.474 sementes lisas e 1.850 sementes rugosas. Usando as letras *W* e *w* para designar os alelos de textura da semente, represente em diagrama os cruzamentos de Mendel, mostrando os genótipos das plantas em cada geração. Os resultados são compatíveis com o Princípio da Segregação?

3.3 Um geneticista cruzou camundongos selvagens de cor cinza com camundongos brancos (albinos). Toda a prole foi cinza. O intercruzamento dessa prole produziu uma F_2 constituída de 198 camundongos cinza e 72 camundongos brancos. Proponha uma hipótese para explicar esses resultados, represente os cruzamentos em diagrama e compare os resultados com as previsões da hipótese.

3.4 Uma mulher tem ptose, anormalidade palpebral rara que impede a abertura total dos olhos. Esse distúrbio é causado por um alelo dominante, *P*. O pai da mulher tinha ptose, mas a mãe tinha pálpebras normais. A avó paterna tinha pálpebras normais.

(a) Quais são os genótipos da mulher, do pai e da mãe?
(b) Que proporção dos filhos dessa mulher terá ptose se ela casar com um homem que tenha pálpebras normais?

3.5 Em pombos, um alelo dominante *C* causa um padrão quadriculado nas penas; o alelo recessivo *c* causa um padrão liso. A cor das penas é controlada por um gene de distribuição independente; o alelo dominante *B* produz penas vermelhas, e o alelo recessivo *b* produz penas castanhas. As aves de uma variedade vermelha, quadriculada e geneticamente pura são cruzadas com aves da variedade castanha, lisa e geneticamente pura.

(a) Qual deve ser o fenótipo da prole?
(b) Que fenótipos aparecerão na F_2 do intercruzamento dessa prole e em que proporções?

3.6 Em camundongos, o alelo *C* para pelagem colorida é dominante em relação ao alelo *c* para pelagem branca, e o alelo *V* para comportamento normal é dominante em relação ao alelo *v* para comportamento com marcha valsante, um tipo de perda da coordenação. Determine os genótipos dos pais em cada um destes cruzamentos:

(a) Camundongos coloridos normais com camundongos brancos normais produziram 29 filhotes coloridos normais e 10 filhotes coloridos com marcha valsante.
(b) Camundongos coloridos normais com camundongos coloridos normais produziram 38 filhotes coloridos normais, 15 filhotes coloridos com marcha valsante, 11 filhotes brancos normais e 4 filhotes brancos com marcha valsante.

(c) Camundongos coloridos normais com camundongos brancos com marcha valsante produziram 8 filhotes coloridos normais, 7 filhotes coloridos com marcha valsante, 9 filhotes brancos normais e 6 filhotes brancos com marcha valsante.

3.7 Em coelhos, o alelo dominante *B* causa pelagem preta e o alelo recessivo *b* causa pelagem castanha; em um gene de distribuição independente, o alelo dominante *R* causa pelagem longa e o alelo recessivo *r* (de *rex*) causa pelagem curta. Um coelho homozigoto de pelagem preta e longa é cruzado com um coelho de pelagem castanha e curta, e a prole é intercruzada. Na F_2, que proporção dos coelhos com pelagem preta e longa será homozigota para ambos os genes?

3.8 Na raça bovina Shorthorn, o genótipo *RR* causa pelagem vermelha, o genótipo *rr* produz pelagem branca e o genótipo *Rr*, pelagem ruã. Um melhorista tem vacas e touros vermelhos, brancos e ruãos. Que fenótipos poderiam ser esperados nos seguintes cruzamentos e em que proporções?

(a) vermelho × vermelho;
(b) vermelho × ruão;
(c) vermelho × branco;
(d) ruão × ruão.

3.9 Quantos tipos diferentes de gametas F_1, genótipos F_2 e fenótipos F_2 seriam esperados dos seguintes cruzamentos:

(a) *AA* × *aa;*
(b) *AA BB* × *aa bb;*
(c) *AA BB CC* × *aa bb cc?*
(d) Que fórmulas gerais sugerem essas respostas?

3.10 Um pesquisador estudou seis genes de distribuição independente em uma planta. Cada gene tem um alelo dominante e um alelo recessivo: *R*, caule preto; *r*, caule vermelho; *D*, planta alta; *d*, planta anã; *C*, vagens infladas; *c*, vagens achatadas; *O*, frutos redondos; *o*, frutos ovais; *H*, folhas lisas; *h*, folhas pilosas; *W*, flores roxas; *w*, flores brancas. A partir do cruzamento (P1) *Rr Dd cc Oo Hh Ww* × (P2) *Rr dd Cc oo Hh ww*,

(a) Quantos tipos de gametas podem ser formados por P1?
(b) Quantos genótipos são possíveis na prole desse cruzamento?
(c) Quantos fenótipos são possíveis na prole?
(d) Qual é a probabilidade de obter o genótipo *Rr Dd cc Oo hh ww* na prole?
(e) Qual é a probabilidade de obter um fenótipo de planta com caule preto, anã, vagem achatada, fruto oval, folha pilosa e flor roxa na prole?

3.11 Em cada uma das situações a seguir, determine os graus de liberdade associados ao teste do χ^2 e decida se o valor de χ^2 observado indica ou não aceitação ou rejeição da razão genética da hipótese.

	Razão da hipótese	χ^2 observado
(a)	3:1	7,0
(b)	1:2:1	7,0
(c)	1:1:1:1	7,0
(d)	9:3:3:1	5,0

3.12 Mendel fez um cruzamento-teste de ervilhas cultivadas a partir de sementes de F_1 amarelas e lisas com plantas cultivadas de sementes verdes e rugosas e obteve os seguintes resultados: 31 de sementes amarelas e lisas; 26 de sementes verdes e lisas; 27 de sementes amarelas e rugosas; e 26 de sementes verdes e rugosas. Esses resultados são compatíveis com a hipótese de que a cor e a textura da semente são controladas por genes de distribuição independente, cada um deles com dois alelos?

3.13 Realize um teste do qui-quadrado para verificar se a proporção observada de 30 ervilhas altas: 20 ervilhas anãs é compatível com a razão esperada de 1:1 do cruzamento *Dd* × *dd*.

3.14 As cápsulas da semente da bolsa-de-pastor são triangulares ou ovais. O cruzamento entre uma planta de sementes com cápsulas triangulares e uma planta de sementes com cápsulas ovais produziu F_1 híbrida com cápsulas triangulares. O intercruzamento desses híbridos da F_1 produziu 80 plantas F_2, 72 delas com cápsula triangular e 8 com cápsula oval. Esses resultados são compatíveis com a hipótese de que o formato da cápsula da semente é determinado por um único gene com dois alelos?

3.15 O albinismo em seres humanos é causado por um alelo recessivo, *a*. No casamento entre portadores conhecidos (*Aa*) e pessoas com albinismo (*aa*), que proporção dos filhos deve ter albinismo? Considerando-se três crianças, qual é a chance de nascimento de uma sem albinismo e duas com albinismo?

3.16 Se o marido e a mulher forem portadores conhecidos do alelo para albinismo, qual é a chance das seguintes combinações em uma família com quatro filhos: (a) nenhum dos quatro afetados; (b) três não afetados e um afetado; (c) dois não afetados e dois afetados; (d) um não afetado e três afetados?

3.17 Em seres humanos, a catarata e a fragilidade óssea são causadas por alelos dominantes com distribuição independente. Um homem que tem catarata e ossos normais casa com uma mulher sem catarata, mas com ossos frágeis. O pai do homem tinha olhos normais, e o pai da mulher tinha ossos normais. Qual é a probabilidade de que o primeiro filho desse casal (a) não tenha nenhuma dessas anormalidades, (b) tenha catarata, mas não ossos frágeis; (c) tenha ossos frágeis, mas não catarata; (d) tenha catarata e ossos frágeis?

3.18 Na geração V do heredograma na Figura 3.15, qual é a probabilidade de encontrar sete crianças sem a mutação causadora de câncer e duas crianças com essa mutação em um total de nove crianças?

3.19 Se um homem e uma mulher heterozigotos para um gene têm três filhos, qual é a chance de que os três também sejam heterozigotos?

3.20 Se quatro bebês nascem em determinado dia:

(a) Qual é a chance de que sejam dois meninos e duas meninas?
(b) Qual é a chance de que sejam quatro meninas?
(c) Qual é a combinação mais provável de meninos e meninas nos quatro bebês?
(d) Qual é a chance de que pelo menos um bebê seja menina?

3.21 Em uma família com seis filhos, qual é a chance de que pelo menos três sejam meninas?

3.22 O heredograma a seguir mostra a herança de uma característica dominante. Qual é a chance de que a prole dos seguintes casamentos tenha a característica: (a) III-1 × III-3; (b) III-2 × III-4?

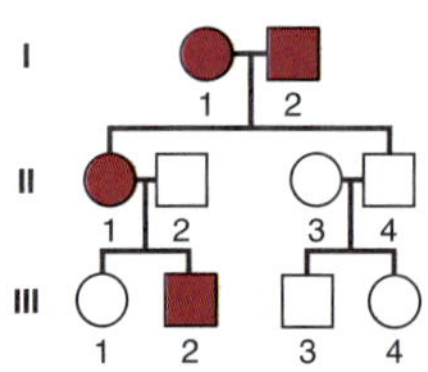

3.23 O heredograma a seguir mostra a herança de uma característica recessiva. Exceto se houver prova contrária, considere que os indivíduos que se casaram na família não têm o alelo recessivo. Qual é a chance de que as proles dos seguintes casamentos tenham a característica: (a) III-1 × III-12; (b) III-4 × III-14; (c) III-6 × III-13; (D) IV-1 × IV-2?

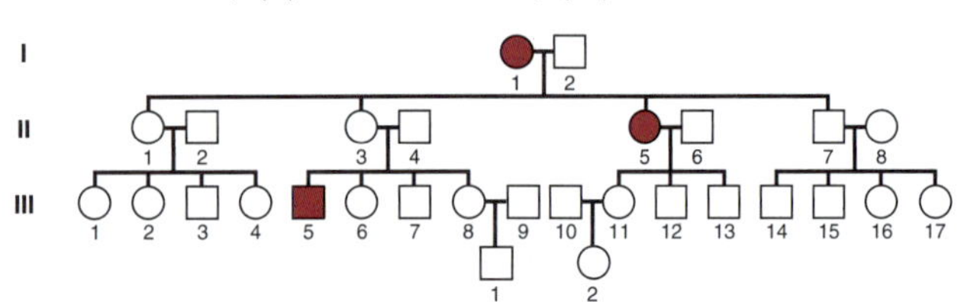

3.24 Nos heredogramas a seguir, determine se é mais provável que a característica seja causada por um alelo dominante ou por um alelo recessivo. Suponha que a característica seja rara na população.

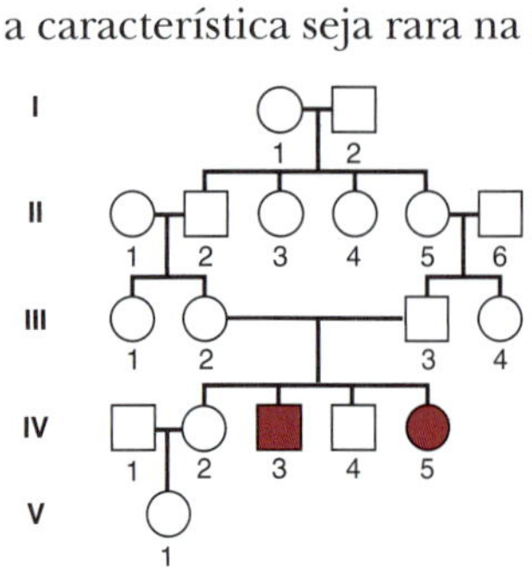

(a)

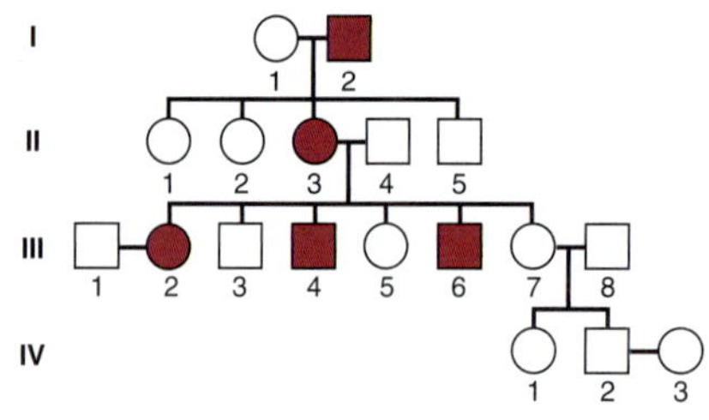

(b)

3.25 No heredograma (*b*) do Problema 3.24, qual é a chance de que o casal III-1 e III-2 tenha um filho afetado? Qual é a chance de que o casal IV-2 e IV-3 tenha um filho afetado?

3.26 Ervilhas heterozigotas para três genes de distribuição independente foram intercruzadas.

(a) Que proporção da prole será homozigota para os três alelos recessivos?
(b) Que proporção da prole será homozigota para os três genes?
(c) Que proporção da prole será homozigota para um gene e heterozigota para os outros dois?
(d) Que proporção da prole será homozigota para o alelo recessivo de no mínimo um gene?

3.27 O heredograma a seguir mostra a herança de uma característica recessiva. Qual é a chance de que o casal III-3 e III-4 tenha um filho afetado?

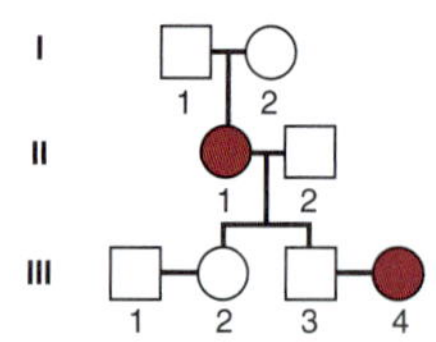

3.28 Um geneticista cruza ervilhas altas e baixas. Todas as plantas de F_1 são altas. Em seguida, permite-se a autofertilização das plantas de F_1, e as plantas da F_2 são classificadas por altura: 62 altas e 26 baixas. A partir desses resultados, o geneticista conclui que a baixa estatura em ervilhas é determinada por um alelo recessivo (*s*) e que a estatura elevada é causada por um alelo dominante (*S*). Com base nessa hipótese, 2/3 das plantas altas da F_2 devem ser heterozigotas. Para testar essa previsão, o geneticista usa pólen de cada uma das 62 plantas altas para fertilizar os óvulos de flores emasculadas em plantas baixas. No ano seguinte, três sementes de cada um dos 62 cruzamentos são cultivadas no jardim até a maturidade das plantas. Se nenhuma das três plantas de um cruzamento for baixa, o genitor de sexo masculino é classificado como homozigoto *SS*; se pelo menos uma das três plantas de um cruzamento for baixa, o genitor do sexo masculino é classificado como heterozigoto *Ss*. Usando esse sistema de teste da prole, o geneticista conclui que 29 das 62 plantas da F_2 altas eram homozigotas *SS* e que 33 dessas plantas eram heterozigotas *Ss*.

(a) Usando o teste do qui-quadrado, avalie a medida do ajustamento desses resultados à previsão de que 2/3 das plantas altas da F_2 devem ser heterozigotas.
(b) Explique por que o procedimento do geneticista para classificar as plantas altas da F_2 segundo o genótipo não é definitivo.
(c) Faça o ajuste para incerteza no método de classificação do geneticista e calcule as frequências esperadas de homozigotos e heterozigotos entre as plantas altas da F_2.
(d) Avalie as previsões obtidas em (c) usando o teste do qui-quadrado.

3.29 Um pesquisador que estuda o albinismo identificou um grande grupo de famílias com quatro filhos em que ao menos uma criança tem albinismo. Nenhum dos pais nesse grupo de famílias tem albinismo. A razão entre crianças sem albinismo e com albinismo é de 1,7:1. O pesquisador está surpreso com o resultado, porque esperava uma razão de 3:1, de acordo com o princípio da segregação de Mendel. Você é capaz de explicar a proporção de segregação aparentemente não mendeliana nos dados do pesquisador?

Genômica na Web em http://www.ncbi.nlm.nih.gov

1. Gregor Mendel definiu as regras de herança por meio de experimentos com ervilhas (*Pisum sativum*). O genoma desse organismo já foi sequenciado, ou está sendo sequenciado atualmente?
2. Quais os genomas de plantas que já foram completamente sequenciados?
3. Qual é a importância científica ou agrícola das plantas cujos genomas foram completamente sequenciados?

Dica: No *site*, clique em *Genomes and Maps*, depois em *Genome Project* e, por fim, em *Plant Genomes*.

4

Extensões do Mendelismo

PANORAMA

- Variação alélica e função gênica
- Ação gênica | Do genótipo ao fenótipo
- Endogamia | Outro olhar nos heredogramas

A genética cresce além da horta do mosteiro de Mendel

Em 1902, entusiasmado pelo que lera no artigo de Mendel, o biólogo britânico William Bateson publicou a tradução em inglês do texto alemão de Mendel e anexou a ela um breve relato intitulado *Mendelism – the Principles of Dominance, Segregation, and Independent Assortment* (Mendelismo – os princípios da dominância, da segregação e da distribuição independente). Mais tarde, em 1909, ele publicou *Mendel's Principles of Heredity* (Princípios de Mendel da hereditariedade), em que resumia todos os dados existentes até então que respaldavam os achados de Mendel. Esse livro foi extraordinário por dois motivos. Primeiramente, examinou os resultados de experimentos de cruzamento com muitas plantas e muitos animais diferentes e demonstrou a validade dos princípios de Mendel em cada caso. Em segundo lugar, considerou as implicações desses experimentos e levantou questões sobre a natureza fundamental dos genes, ou, como Bateson os denominou, "características unitárias". Na época da publicação do livro de Bateson, a palavra "gene" ainda não havia sido inventada.

O livro de Bateson teve papel crucial na divulgação dos princípios do mendelismo para o mundo científico. Botânicos, zoólogos, naturalistas, horticultores e melhoristas de animais compreenderam a mensagem em linguagem clara e direta: os princípios de Mendel – testados em experimentos com ervilha, feijão, girassol, algodão, trigo, cevada, tomate, milho e diversas plantas ornamentais, além de bois, carneiros, gatos, camundongos, coelhos, porquinhos-da-índia, galinhas, pombos, canários e mariposas – eram universais. No prefácio desse livro, Bateson declarou: "Assim, o estudo da hereditariedade torna-se um ramo organizado da ciência fisiológica, já abundante em resultados e sem igual em promessas."[1]

[1]Bateson, W. 1909. *Mendel's Principles of Heredity*. University Press, Cambridge, Inglaterra.

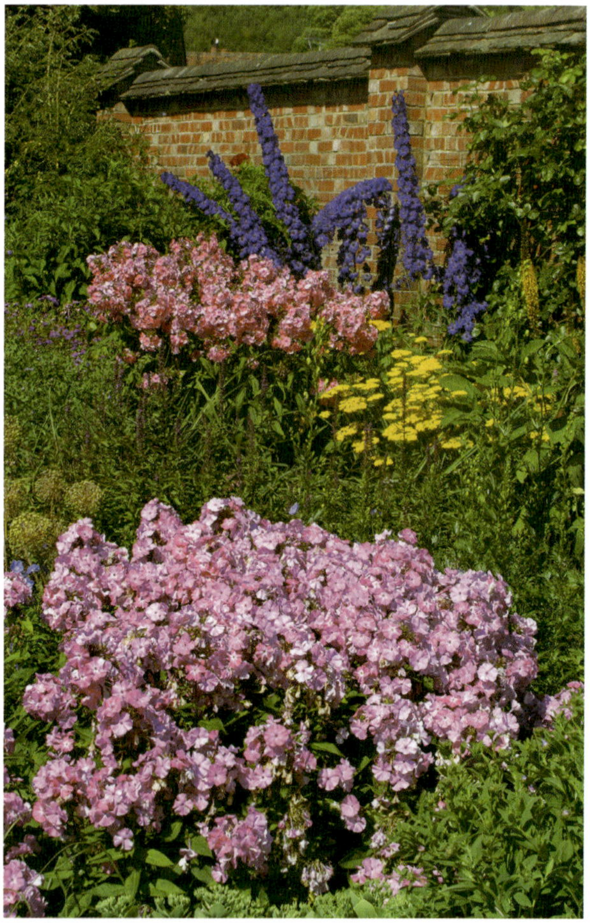

Brian Maudsley/Shutterstock.

Diversas espécies de plantas cultivadas. Experimentos com muitas plantas diferentes ampliaram os princípios de Mendel de dominância, segregação e distribuição independente.

Variação alélica e função gênica

Os diversos tipos de alelos dos genes afetam os fenótipos de maneiras diferentes.

Os experimentos de Mendel estabeleceram que os genes podem existir em formas alternativas. Para cada um dos sete traços que estudou – cor da semente, textura da semente, altura da planta, cor das flores, posição das flores, formato da vagem e cor da vagem – Mendel identificou dois alelos, um dominante e outro recessivo. Essa descoberta sugeriu uma dicotomia funcional simples entre alelos, como se um alelo fosse inativo e o outro, o único responsável pelo fenótipo. No entanto, pesquisas no início do século 20 mostraram que essa é uma simplificação excessiva. Os genes podem existir em mais de dois estados alélicos, e cada alelo pode ter um efeito diferente no fenótipo.

DOMINÂNCIA INCOMPLETA E CODOMINÂNCIA

Um alelo é dominante se tiver o mesmo efeito fenotípico em heterozigotos e homozigotos – isso é, os genótipos *Aa* e *AA* produzem fenótipos iguais. Às vezes, porém, o heterozigoto tem fenótipo diferente dos dois homozigotos associados a ele. A cor da flor boca-de-leão, *Antirrhinum majus*, é um exemplo. As variedades branca e vermelha são homozigotas para diferentes alelos de um gene determinante da cor; quando cruzadas, produzem heterozigotos com flores cor-de-rosa. Portanto, diz-se que o alelo para cor vermelha (*W*) tem **dominância incompleta**, ou **parcial**, em relação ao alelo para cor branca (*w*). A explicação mais provável é que a intensidade da pigmentação nessa espécie depende da quantidade de um produto especificado pelo gene da cor (**Figura 4.1**). Se o alelo *W* especifica esse produto e o alelo *w* não, homozigotos *WW* terão o dobro do produto em relação a heterozigotos *Ww* e, portanto, cor mais intensa. Quando o fenótipo do heterozigoto é intermediário entre os fenótipos dos dois homozigotos, como aqui, às vezes se diz que o alelo parcialmente dominante é **semidominante**.

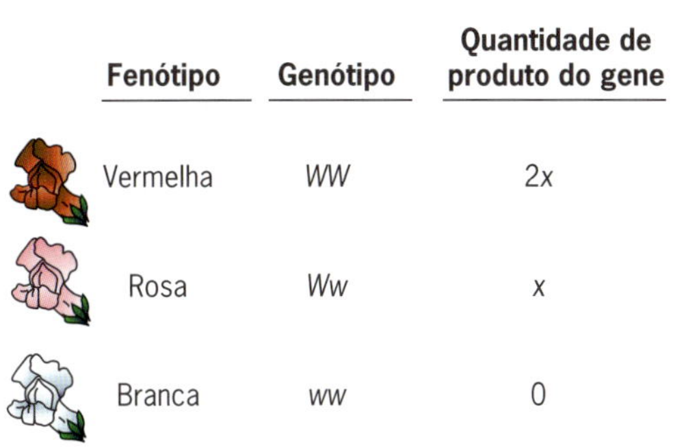

FIGURA 4.1 Base genética da cor da flor boca-de-leão. O alelo *W* é incompletamente dominante em relação a *w*. As diferenças entre os fenótipos poderiam ser causadas por diferenças na quantidade do produto especificado pelo alelo *W*.

Outra exceção ao princípio da dominância simples surge quando um heterozigoto tem características observadas nos dois homozigotos associados. Isso ocorre com os tipos sanguíneos humanos, identificados por testes de pesquisa de produtos celulares especiais chamados *antígenos*. Um antígeno é detectado pela capacidade de reagir com fatores obtidos do soro sanguíneo. Esses fatores, produzidos pelo sistema imune, reconhecem antígenos específicos. Assim, por exemplo, o soro anti-M reconhece apenas o antígeno M em células sanguíneas humanas; o soro anti-N reconhece apenas o antígeno N nessas células (**Figura 4.2**). Quando um desses soros detecta seu antígeno específico no teste de tipagem sanguínea, as células aglomeram-se em uma reação chamada *aglutinação*. Assim, a análise de aglutinação das células com diferentes soros possibilita ao profissional da área médica identificar os antígenos presentes e, portanto, o tipo sanguíneo.

A capacidade de produzir os antígenos M e N é determinada por um gene com dois alelos. Um alelo determina a produção do antígeno M e o outro, do antígeno N. Homozigotos para o alelo M produzem apenas o antígeno M e homozigotos para o alelo N, apenas o antígeno N. No entanto, heterozigotos para esses dois alelos produzem os dois tipos de antígenos. Como os dois alelos parecem contribuir de maneira independente para o fenótipo dos heterozigotos, diz-se que são **codominantes**. A codominância implica independência de função do alelo. Nenhum alelo é dominante, nem mesmo parcialmente dominante, em relação ao outro. Portanto, seria impróprio distinguir os alelos por letras maiúscula e minúscula, como fizemos nos exemplos anteriores. Em vez disso, os alelos codominantes são representados por sobrescritos no símbolo do gene, nesse caso a letra *L* – uma homenagem a Karl Landsteiner, o descobridor da tipagem sanguínea. Assim, o alelo M é L^M e o alelo N é L^N. A Figura 4.2 mostra os três genótipos possíveis formados pelos alelos L^M e L^N e os fenótipos associados.

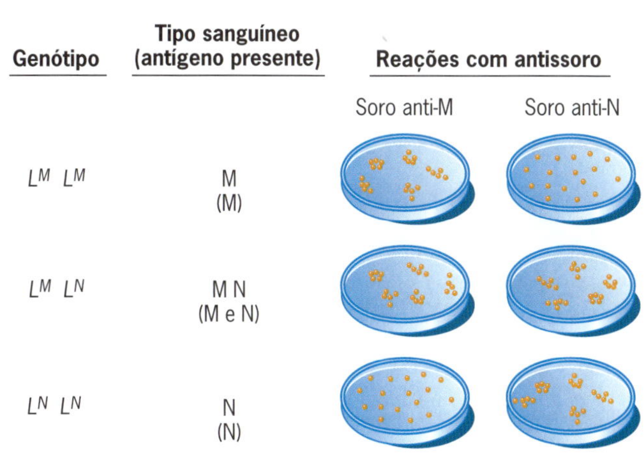

FIGURA 4.2 Detecção dos antígenos M e N em células do sangue por aglutinação com antissoro específico. É possível identificar três tipos sanguíneos com os soros anti-M e anti-N.

ALELOS MÚLTIPLOS

O conceito mendeliano de que só existem dois estados alélicos dos genes teve de ser modificado quando se descobriram genes com três, quatro ou mais alelos. Um exemplo clássico de um gene com **alelos múltiplos** é o que controla a cor da pelagem em coelhos (Figura 4.3). O gene determinante da cor, designado pela letra *c* minúscula, tem quatro alelos, três deles indicados por sobrescrito: *c* (*albino*), c^h (*himalaio*), c^{ch} (*chinchila*) e c^+ (tipo selvagem). Na condição homozigota cada alelo tem um efeito característico sobre a cor da pelagem. Como a maioria dos coelhos em populações selvagens é homozigota para o alelo c^+, ele é denominado **tipo selvagem**. Em genética, é comum representar alelos selvagens por um sinal de mais sobrescrito depois da letra que indica o gene. Quando o contexto é claro, às vezes a letra é omitida e se usa apenas o sinal de mais; assim, pode-se abreviar c^+ apenas como +.

Os outros alelos do gene *c* são **mutantes** – formas alteradas do alelo selvagem que certamente surgiram em algum momento durante a evolução do coelho. Os alelos *himalaia* e *chinchila* são indicados por sobrescritos, mas o alelo *albino* é indicado apenas pela letra *c* (de *colorless* [incolor], outra palavra que designa o albino). Essa notação reflete outro costume em nomenclatura genética: normalmente os genes recebem o nome de um alelo mutante, em geral do alelo associado ao fenótipo mais anormal. A convenção de dar o nome de um alelo mutante a um gene costuma ser compatível com a convenção que apresentamos no Capítulo 3 – de denominar os genes de acordo com o alelo recessivo –, porque a maioria dos alelos mutantes é recessiva. No entanto, às vezes um alelo mutante é dominante, caso em que o gene é denominado de acordo com o fenótipo associado. Por exemplo, um gene em camundongos determina o comprimento da cauda. O primeiro alelo mutante desse gene a ser descoberto causava o encurtamento da cauda em heterozigotos. Assim, esse mutante dominante foi simbolizado por *T* (*tail-length* [comprimento da cauda]). Todos os outros alelos desse gene – e existem muitos – foram designados por uma letra maiúscula ou minúscula, quando dominantes ou recessivos; os alelos diferentes são distinguidos por sobrescritos.

	Genótipo	Fenótipo
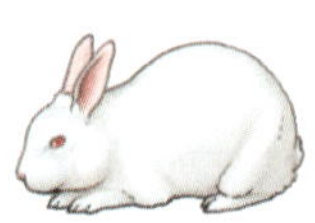 Albino	cc	Pelos brancos em todo o corpo
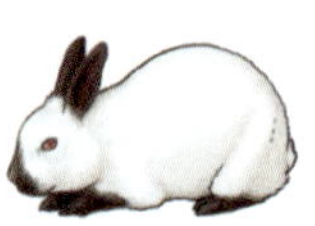 Himalaio	c^hc^h	Pelos pretos nas extremidades; pelos brancos no restante do corpo
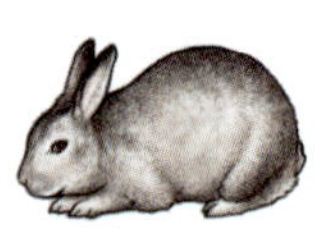 Chinchila	$c^{ch}c^{ch}$	Pelos brancos de pontas pretas no corpo
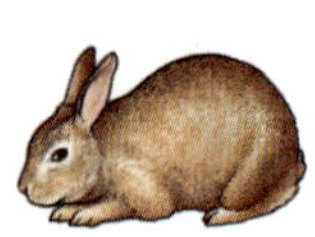 Tipo selvagem	c^+c^+	Pelos coloridos em todo o corpo

FIGURA 4.3 Cor da pelagem em coelhos. Os diferentes fenótipos são causados por quatro alelos diferentes do gene *c*.

Outro exemplo de alelos múltiplos vem do estudo dos tipos sanguíneos humanos. Os tipos A, B, AB e 0, como os tipos M, N e MN já discutidos, são identificados pelo teste de uma amostra de sangue com diferentes soros. Um soro detecta o antígeno A e outro, o antígeno B. Quando as células têm apenas o antígeno A, o sangue é tipo A; quando têm apenas o antígeno B, o sangue é tipo B. Quando os dois antígenos estão presentes, o sangue é tipo AB, e quando não há antígeno, é tipo 0. A tipagem em relação aos antígenos A e B é totalmente independente da tipagem em relação aos antígenos M e N.

O gene responsável pela produção dos antígenos A e B é designado pela letra *I*. Ele tem três alelos: I^A, I^B e *i*. O alelo I^A especifica a produção do antígeno A e o alelo I^B, a produção do antígeno B. No entanto, o alelo *i* não especifica antígeno. Entre os seis genótipos possíveis, há quatro fenótipos – os tipos sanguíneos A, B, AB e 0 (Tabela 4.1). Nesse sistema, os alelos I^A e I^B são codominantes, pois ambos são expressos igualmente nos heterozigotos I^A I^B, e o alelo *i* é recessivo em relação os dois alelos, I^A e I^B. Os três alelos são encontrados em frequências consideráveis nas populações humanas; assim, diz-se que o gene *I* é **polimórfico**, termo derivado do grego que significa "que tem muitas formas". Analisaremos o significado populacional e evolutivo dos polimorfismos genéticos no Capítulo 20.

SÉRIE ALÉLICA

É possível estudar as relações funcionais entre os membros de uma série de alelos múltiplos fazendo combinações de heterozigotos por cruzamentos entre homozigotos. Por exemplo, os quatro alelos do gene *c* em coelhos podem ser combinados entre si para produzir seis tipos diferentes de heterozigotos: c^h c, c^{ch} c, c^+ c, c^{ch} c^h, c^+ c^h e c^+ c^{ch}. Esses heterozigotos tornam possível estudar as relações de dominância entre os alelos (Figura 4.4). O alelo selvagem é totalmente dominante em relação a todos os outros alelos na série; o alelo *chinchila* é parcialmente dominante em relação aos alelos *himalaia* e *albino*, e o alelo *himalaia* é totalmente dominante em relação ao alelo *albino*. Essas relações de dominância são resumidas como $c^+ > c^{ch} > c^h > c$.

Note que a hierarquia de dominância acompanha os efeitos dos alelos sobre a cor da pelagem. Uma explicação plausível é que o gene *c* controla uma etapa na formação do pigmento preto na pelagem. O alelo tipo selvagem é totalmente ativo nesse processo, produzindo pelos coloridos em todo o corpo. Os alelos *chinchila* e *himalaia* têm atividade apenas parcial, produzindo alguns

Tabela 4.1

Genótipos, fenótipos e frequências no sistema AB0 de tipos sanguíneos.

Genótipo	Tipo sanguíneo	Presença de antígeno A	Presença de antígeno B	Frequência na população branca dos EUA (%)
I^AI^A ou I^Ai	A	+	–	41
I^BI^B ou I^Bi	B	–	+	11
I^AI^B	AB	+	+	4
ii	0	–	–	44

pelos coloridos, e o alelo *albino* é totalmente inativo. Alelos inativos são chamados **nulos** ou **amórficos** (do grego, "sem forma"); quase sempre são totalmente recessivos. Alelos parcialmente ativos são chamados **hipomórficos** (do grego, "abaixo da forma"); são recessivos em relação a alelos mais ativos, entre eles (geralmente) o alelo selvagem. Adiante neste capítulo, avaliaremos a base bioquímica dessas diferenças.

TESTE DE MUTAÇÕES GÊNICAS PARA ALELISMO

Um alelo mutante é criado quando um alelo existente passa a um novo estado genético – processo denominado **mutação**. Esse processo sempre implica uma alteração da composição física do gene (ver Capítulo 13) e, às vezes, produz um alelo que tem efeito fenotípico detectável. Se, por exemplo, houvesse mutação do alelo c^+ para um alelo nulo, o coelho homozigoto para essa mutação teria o fenótipo albino. No entanto, nem sempre é possível atribuir uma nova mutação a um gene com base em seu efeito fenotípico. Em coelhos, por exemplo, vários genes determinam a cor da pelagem, e a mutação de qualquer um deles poderia reduzir, alterar ou extinguir a pigmentação dos pelos. Assim, se uma nova cor de pelagem surgir em uma população de coelhos, não se notará imediatamente qual é o gene mutante.

Pode-se usar um teste simples para verificar a identidade alélica de uma nova mutação, desde que seja recessiva. O procedimento requer cruzamentos para combinar a nova mutação recessiva com mutações recessivas de genes conhecidos (**Figura 4.5**). Se a prole híbrida tiver fenótipo mutante, a nova mutação e a mutação testadora *são* alelos do mesmo gene. Se a prole híbrida tiver fenótipo selvagem, a nova mutação e a mutação testadora *não são* alelos do mesmo gene. Esse teste baseia-se no princípio de que as mutações do mesmo gene comprometem a mesma função genética. Se essas duas mutações forem combinadas, o organismo será anormal para essa função e terá fenótipo mutante, ainda que as duas mutações tenham origem independente.

É importante lembrar que esse teste só se aplica a mutações recessivas. Não é possível testar as mutações dominantes dessa maneira porque elas exercem efeitos mesmo que haja uma cópia selvagem do gene.

Vamos tomar como exemplo a análise de duas mutações recessivas que afetam a cor dos olhos na mosca-das-frutas, *Drosophila melanogaster* (**Figura 4.6**). Esse organismo foi estudado por geneticistas durante um século, e foram identificadas muitas mutações diferentes. Duas mutações recessivas isoladas independentes, chamadas *cinnabar* (cinabre) e *scarlet* (escarlate), são fenotipicamente indistinguíveis, pois ambas causam olhos vermelho-brilhantes. Nas moscas

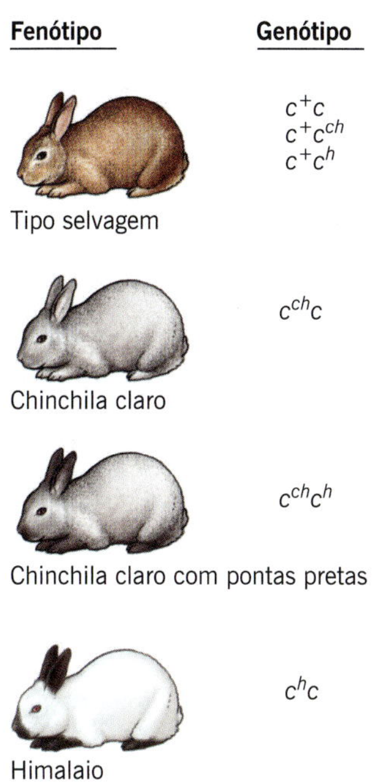

FIGURA 4.4 Fenótipo de diferentes combinações de alelos c em coelhos. Os alelos constituem uma série, com o alelo tipo selvagem, c^+, dominante em relação a todos os outros alelos, e o alelo nulo, c (*albino*), recessivo em relação a todos os outros alelos; um alelo hipomórfico, c^{ch} (*chinchila*), é parcialmente dominante em relação ao outro, c^h (*himalaia*).

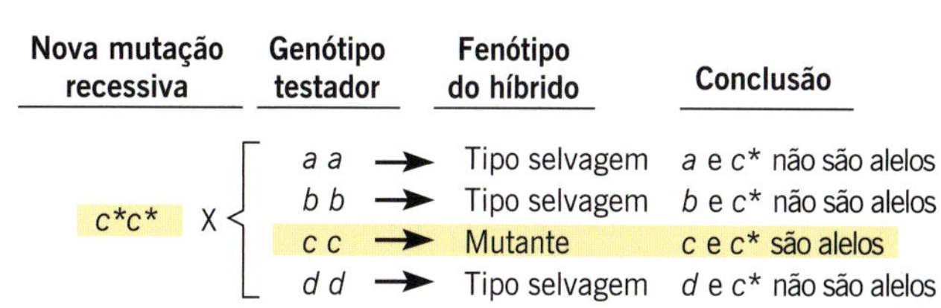

FIGURA 4.5 Esquema geral para testar o alelismo de mutações recessivas. Duas mutações são alelos se um híbrido que contém as duas tem o fenótipo mutante.

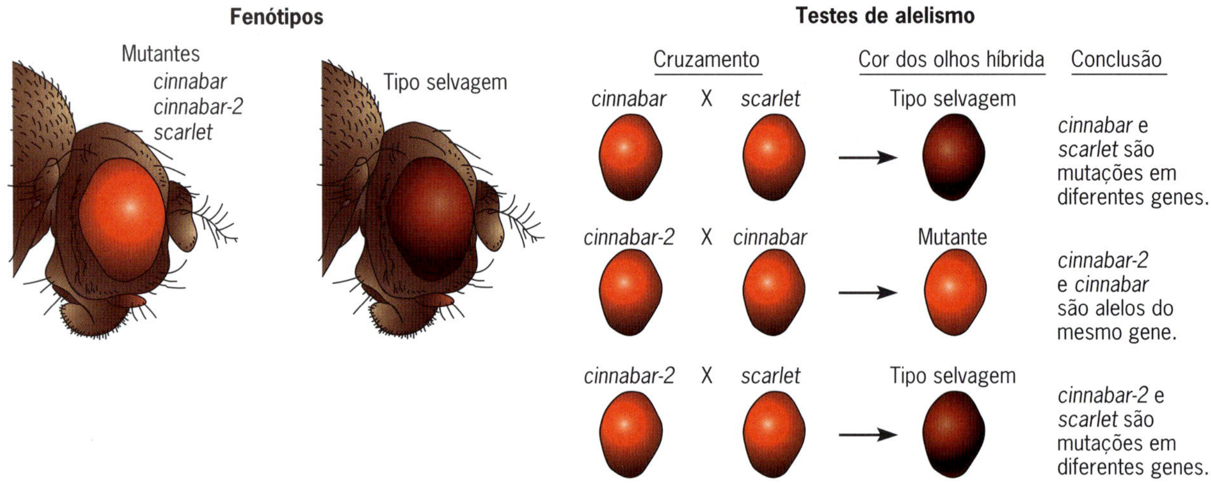

FIGURA 4.6 Teste do alelismo de mutações recessivas relativas à cor dos olhos em *Drosophila*. Testa-se o alelismo de três mutações com fenótipos idênticos, *cinnabar*, *scarlet* e *cinnabar-2*, por meio de cruzamentos entre pares de moscas homozigotas para diferentes mutações. Os fenótipos dos híbridos mostram que as mutações *cinnabar* e *cinnabar-2* são alelos de um único gene e que a mutação *scarlet* não é um alelo desse gene.

do tipo selvagem, os olhos são vermelho-escuros. Queremos saber se as mutações *cinnabar* e *scarlet* são alelos de um único gene determinante da cor ou se são mutações em dois genes diferentes. Para encontrar a resposta, precisamos cruzar as linhagens mutantes homozigotas entre si e produzir uma prole híbrida. Se os híbridos tiverem olhos vermelho-brilhantes, concluiremos que *cinnabar* e *scarlet* são alelos do mesmo gene. Se tiverem olhos vermelho-escuros, concluiremos que são mutações em genes diferentes.

A prole híbrida tem olhos vermelho-escuros; ou seja, é do tipo selvagem e não mutante. Assim, *cinnabar* e *scarlet* não são alelos do mesmo gene, mas sim mutações em dois genes diferentes, ambos aparentemente implicados no controle da pigmentação do olho. Quando testamos o alelismo de uma terceira mutação, *cinnabar-2*, com as mutações *cinnabar* e *scarlet*, constatamos que a combinação híbrida de *cinnabar-2* e *cinnabar* tem o fenótipo mutante (olhos vermelho-brilhantes) e que a combinação híbrida de *cinnabar-2* e *scarlet* tem o fenótipo selvagem (olhos vermelho-escuros). Esses resultados mostram que as mutações *cinnabar* e *cinnabar-2* são alelos de um gene determinante da cor e que a mutação *scarlet* não é um alelo desse gene. A mutação *scarlet* define outro gene determinante da cor.

O teste para verificar se as mutações são alelos de determinado gene é baseado no efeito fenotípico da combinação das mutações no mesmo indivíduo. Se a combinação híbrida for mutante, concluímos que as mutações são alelos; se for selvagem, concluímos que não são alelos. O Capítulo 13 explica como esse teste – denominado *teste de complementação* na terminologia moderna – possibilita aos geneticistas definir as funções de genes individuais. Para consolidar a compreensão dos conceitos expostos aqui, tente resolver o problema do boxe Resolva | Teste de alelismo.

Resolva!

Teste de alelismo

Dois pesquisadores, em trabalhos independentes, descobriram um camundongo albino em suas grandes colônias reprodutivas de animais selvagens. O teste genético indica que os dois camundongos são homozigotos para uma mutação recessiva que impede a produção de pigmento. Um camundongo albino de uma colônia é cruzado com um camundongo albino da outra colônia, e toda a prole tem a cor do corpo tipo selvagem. As duas mutações albinas são alélicas?

▶ *Leia a resposta do problema no material disponível* on-line.

VARIAÇÃO ENTRE OS EFEITOS DAS MUTAÇÕES

Os genes são identificados por mutações que alteram o fenótipo de modo visível. Por exemplo, uma mutação pode alterar a cor ou o formato dos olhos, modificar um comportamento, causar esterilidade ou até mesmo a morte. A enorme variação entre os efeitos de mutações individuais sugere que cada organismo tem muitos tipos diferentes de genes e que cada um deles pode sofrer mutações de diferentes maneiras. Na natureza, as mutações são a matéria-prima da evolução (ver Capítulo 24, disponível *on-line*).

As mutações que alteram algum aspecto da morfologia, como a textura ou a cor das sementes, são denominadas *mutações visíveis*. A maioria das mutações visíveis é recessiva, mas um pequeno número delas é dominante. Os geneticistas aprenderam muito sobre os genes por análise das propriedades dessas mutações. Encontraremos muitos exemplos dessa análise ao longo deste livro. As mutações que limitam a reprodução são denominadas *mutações estéreis*. Algumas mutações estéreis afetam ambos os sexos, mas a maioria afeta o sexo masculino *ou* feminino.

As mutações que interferem nas funções vitais são denominadas *mutações letais*. O efeito fenotípico é a morte. Sabemos que muitos genes são capazes de sofrer mutação para o estado letal. Assim, cada um desses genes é absolutamente essencial para a vida. As mutações letais dominantes que atuam no início da vida são perdidas uma geração depois que ocorrem, porque os portadores morrem; no entanto, as mutações letais dominantes que atuam mais tarde, após a reprodução, podem ser transmitidas para a próxima geração. As mutações letais recessivas podem persistir durante muito tempo em uma população, porque podem ser ocultas na condição heterozigota por um alelo selvagem. As mutações letais recessivas são detectadas por observação de razões incomuns de segregação na prole de portadores heterozigotos. Um exemplo é a mutação *yellow-lethal* (letal amarela), A^Y, no camundongo (**Figura 4.7**). Essa mutação é dominante e visível, produzindo pelagem amarela em vez de cinza-acastanhada (a cor do tipo selvagem, também conhecida como agouti, determinada pelo alelo A^+). Além disso, a mutação A^Y é letal recessiva, que mata homozigotos $A^Y A^Y$ no início do desenvolvimento. Um cruzamento entre heterozigotos $A^Y A^+$ produz dois tipos de prole viável, amarela ($A^Y A^+$) e cinza-acastanhada ($A^+ A^+$), na razão de 2:1. Os homozigotos $A^Y A^Y$ morrem durante o desenvolvimento embrionário.

Os geneticistas usaram diferentes convenções para simbolizar os genes e suas mutações. Mendel iniciou a prática usando letras para designar os genes. No entanto, começou simplesmente com a letra *A* e seguiu o alfabeto à medida que necessitava de símbolos para representar genes em seus cruzamentos. William Bateson foi o primeiro a usar letras mnemônicas para simbolizar os genes. Para o símbolo, Bateson escolheu a primeira letra da palavra que descrevia o efeito fenotípico do gene – assim, *B* para um gene produtor de flores azuis (*blue*), *L* para um gene causador de grãos de pólen *l*ongos. À medida que o número de genes conhecidos cresceu, tornou-se necessário usar duas letras ou mais para representar novos genes descobertos. Infelizmente, os geneticistas nem sempre seguem as mesmas convenções quando representam genes e alelos. Algumas de suas práticas são discutidas no quadro Em foco | Símbolos genéticos, disponível *on-line*.

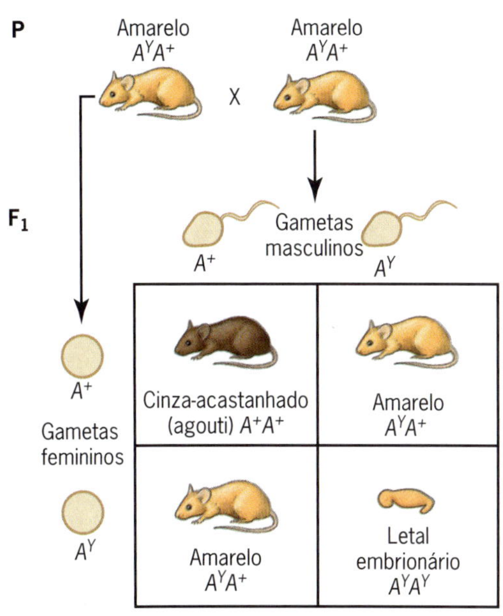

FIGURA 4.7 A^Y, a mutação *yellow-lethal* em camundongos: um dominante visível que também é recessivo letal. Um cruzamento entre portadores dessa mutação produz heterozigotos amarelos e homozigotos cinza-acastanhados (agouti) em uma razão de 2:1. Os homozigotos amarelos morrem na vida embrionária.

FUNÇÕES DOS GENES NA PRODUÇÃO DE POLIPEPTÍDIOS

A ampla variação revelada pelas mutações indica que os organismos contêm muitos genes diferentes e que esses genes podem existir em múltiplos estados alélicos. No entanto, isso não nos mostra como os genes realmente afetam o fenótipo. O que tem um gene que possibilita a ele influenciar um traço como cor dos olhos, textura da semente ou altura da planta?

Os primeiros geneticistas não tinham resposta para essa pergunta. Hoje, porém, está claro que a maioria dos genes especifica um produto que, em seguida, afeta o fenótipo. A ideia, que foi discutida no livro de Bateson e apoiada pela pesquisa de muitos cientistas, principalmente do médico britânico *sir* Archibald Garrod (ver Marcos da genética | Os erros inatos do metabolismo, segundo Garrod), foi fortemente divulgada em meados do século 19 quando George Beadle e Edward Tatum descobriram que os produtos dos genes são *polipeptídios* (**Figura 4.8**).

Polipeptídios são macromoléculas constituídas de uma cadeia linear de *aminoácidos*. Todo organismo produz milhares de polipeptídios diferentes, cada um deles caracterizado por uma sequência específica de aminoácidos. Esses polipeptídios são os constituintes fundamentais das *proteínas*. Dois ou mais polipeptídios podem se combinar para formar uma proteína. Algumas proteínas, chamadas *enzimas*, atuam como

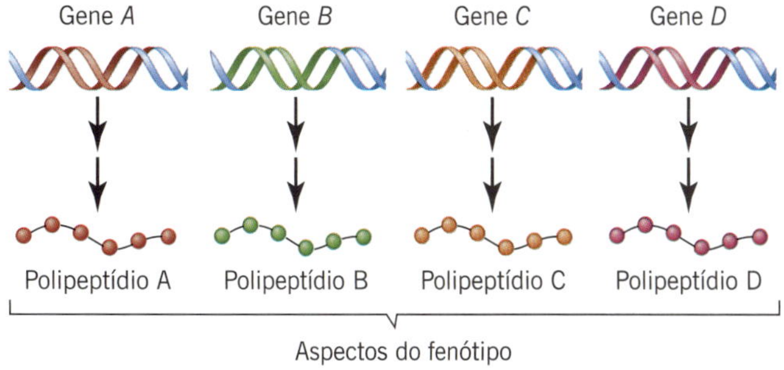

FIGURA 4.8 Relação entre genes e polipeptídios. Cada gene especifica um polipeptídio diferente que, então, influencia o fenótipo do organismo.

catalisadores em reações bioquímicas; outras formam os componentes estruturais das células; e ainda outras são responsáveis pelo transporte de substâncias dentro das células e entre elas. Beadle e Tatum propuseram que cada gene é responsável pela síntese de determinado polipeptídio. Quando um gene sofre mutação, o produto polipeptídico não é produzido ou é alterado de tal maneira que seu papel no organismo é modificado. As mutações que eliminam ou alteram um polipeptídio geralmente estão associadas a um efeito fenotípico. O caráter dominante ou recessivo desse efeito depende da natureza da mutação. No Capítulo 12 abordaremos os detalhes da produção de polipeptídios pelos genes e, no Capítulo 13, discorreremos sobre a base molecular da mutação.

POR QUE ALGUMAS MUTAÇÕES SÃO DOMINANTES E OUTRAS RECESSIVAS?

A descoberta de que os genes especificam polipeptídios possibilita compreender a natureza de mutações dominantes e recessivas. As mutações dominantes têm efeitos fenotípicos em heterozigotos e em homozigotos, enquanto as mutações recessivas têm esses efeitos apenas em homozigotos. O que explica essa diferença surpreendente na expressão?

Mutações recessivas frequentemente implicam a perda de função de um gene, ou seja, o gene não especifica mais um polipeptídio ou especifica um polipeptídio inativo ou hipoativo (Figura 4.9). Portanto, as mutações recessivas típicas são alelos com **perda de função.** Esses alelos têm efeito mínimo ou não têm efeito discernível na condição heterozigota com um alelo selvagem, porque o alelo selvagem especifica um polipeptídio ativo que realizará seu papel normal no organismo. Portanto, o fenótipo de um heterozigoto mutante/selvagem será igual, ou praticamente igual, ao de um homozigoto do tipo selvagem. A mutação *cinnabar* em *Drosophila* é um exemplo de alelo recessivo com perda de função. O alelo selvagem do gene *cinnabar* produz um polipeptídio que age como enzima na síntese do pigmento castanho depositado nos olhos de *Drosophila.* As moscas homozigotas para uma mutação

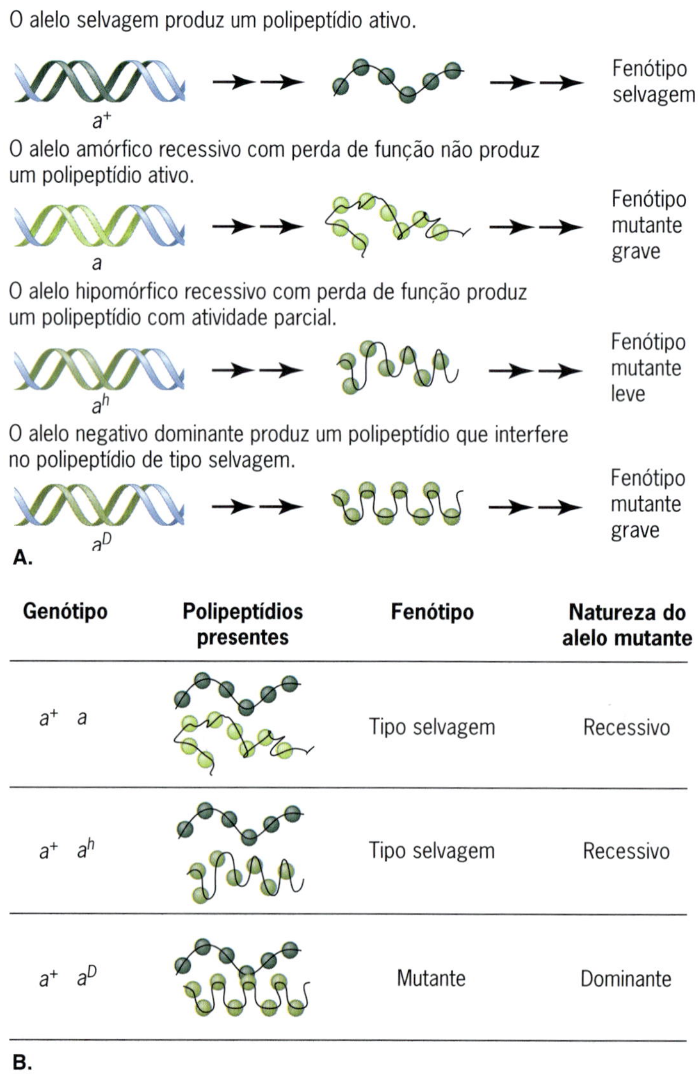

FIGURA 4.9 Diferenças entre mutações recessivas com perda de função e mutações dominantes com ganho de função. A. Produtos polipeptídicos de mutações recessivas e dominantes. B. Fenótipos de heterozigotos com um alelo selvagem e diferentes tipos de alelos mutantes.

com perda de função no gene *cinnabar* não conseguem produzir essa enzima e, consequentemente, não sintetizam pigmento castanho nos olhos. O fenótipo de mutantes *cinnabar* homozigotos é vermelho-brilhante – a cor do mineral cinábrio, que dá nome ao gene. No entanto, as moscas heterozigotas para a mutação *cinnabar* e seu alelo selvagem têm olhos vermelho-escuros; ou seja, têm fenótipo idêntico ao do tipo selvagem. Nessas moscas, o alelo com perda de função é recessivo em relação ao alelo selvagem, porque ele produz enzima suficiente para sintetizar quantidades normais de pigmento castanho. A mutação *scarlet* já citada neste capítulo também é um exemplo de alelo recessivo com perda de função. O alelo selvagem do gene *scarlet* produz uma enzima diferente da produzida pelo alelo selvagem do gene *cinnabar*. As duas enzimas – e, portanto, os dois alelos selvagens – são necessárias para a síntese do pigmento castanho em olhos de *Drosophila*. Na ausência de uma dessas enzimas, os olhos são vermelho-brilhantes em vez de castanho-avermelhados em razão da ausência do pigmento castanho.

Algumas mutações recessivas causam perda parcial da função do gene. Por exemplo, o alelo *himalaia* do gene da cor da pelagem em mamíferos como coelhos e gatos especifica um polipeptídio ativo apenas nas partes do corpo em que a temperatura é menor. Essa perda de função parcial explica por que animais homozigotos para o alelo *himalaia* têm pelos pigmentados nas extremidades do corpo – cauda, patas, orelhas e ponta do nariz –, mas não no restante do corpo. O polipeptídio especificado por esse alelo é ativo nas extremidades, mas não no restante do corpo. Portanto, a expressão do alelo *himalaia* é termossensível.

Algumas mutações dominantes também podem implicar perda de função do gene. Se o fenótipo controlado por um gene for sensível à quantidade de produto do gene, a mutação com perda de função pode provocar um fenótipo mutante em condição heterozigota com um alelo selvagem. Nesses casos, o próprio alelo selvagem não é capaz de garantir produto gênico suficiente para assegurar a atividade plena normal. Na verdade, a mutação com perda de função reduz o nível de produto gênico abaixo do nível necessário para o fenótipo selvagem.

Outras mutações dominantes realmente interferem na função do alelo selvagem por especificação de polipeptídios que inibem, antagonizam ou limitam a atividade do polipeptídio de tipo selvagem (Figura 4.9). Essas mutações são denominadas **mutações negativas dominantes**. Algumas mutações do gene *T* no camundongo são exemplos de mutações negativas dominantes. Já vimos que, na condição heterozigota, essas mutações causam encurtamento da cauda. Na condição homozigota, elas são letais. Portanto, o alelo selvagem do gene *T* é essencial para a vida. No nível celular, o produto polipeptídico desse alelo regula processos importantes durante o desenvolvimento embriológico. Os alelos *T* dominantes negativos produzem polipeptídios um pouco mais curtos que o alelo *T* selvagem. Em heterozigotos, esses polipeptídios mais curtos interferem na função do polipeptídio de tipo selvagem. O resultado é um camundongo totalmente sem cauda.

Algumas mutações dominantes causam um fenótipo mutante na condição heterozigota com um alelo selvagem porque promovem a função do produto gênico. A função estimulada pode surgir porque a mutação especifica um novo polipeptídio ou porque leva à produção do polipeptídio de tipo selvagem onde ou quando não deveria ocorrer. As mutações dominantes desse tipo são denominadas **mutações com ganho de função**. Em *Drosophila*, a mutação conhecida como *Antennapedia* (*Antp*) é uma mutação dominante com ganho de função. Na condição heterozigota com um alelo selvagem, *Antp* causa o desenvolvimento de patas na cabeça da mosca, no lugar das antenas. A razão dessa transformação anatômica bizarra é que a mutação *Antp* faz com que o produto polipeptídico do gene *Antennapedia* seja sintetizado na cabeça, onde não é normalmente produzido; portanto, o produto do gene *Antennapedia* expandiu o domínio de sua função.

Há que se notar que nem todos os genes produzem polipeptídios, como indicou o trabalho de Beadle e Tatum. Pesquisas modernas identificaram muitos genes cujos produtos finais são moléculas de RNA em vez de polipeptídios. Exploraremos esses tipos de genes adiante neste livro.

PONTOS ESSENCIAIS

- *Com frequência, os genes têm múltiplos alelos*
- *Alelos mutantes podem ser dominantes, recessivos, dominantes incompletos ou codominantes*
- *Se um híbrido que herdou uma mutação recessiva de cada um dos pais tiver um fenótipo mutante, as mutações recessivas são alelos do mesmo gene; se o híbrido tiver um fenótipo selvagem, as mutações recessivas são alelos de diferentes genes*
- *A maioria dos genes codifica polipeptídios*
- *Na condição homozigota, as mutações recessivas costumam abolir ou diminuir a atividade do polipeptídio*
- *Algumas mutações dominantes produzem um polipeptídio que interfere na atividade do polipeptídio codificado pelo alelo selvagem de um gene.*

Ação gênica | Do genótipo ao fenótipo

Os fenótipos dependem tanto de fatores ambientais quanto genéticos.

No início do século 20, os geneticistas tinham ideias imprecisas sobre o mecanismo como os genes produzem fenótipos específicos. Eles não sabiam nada sobre a química da estrutura ou função do gene, nem haviam desenvolvido técnicas para estudá-la. Tudo que propunham sobre a natureza da ação gênica era inferido a partir da análise dos fenótipos. Essas análises mostraram que os genes não têm ação isolada. Na verdade, eles atuam no contexto de um ambiente e em conjunto com outros genes. Essas análises também mostraram que determinado gene pode influenciar muitas características diferentes.

INFLUÊNCIA DO AMBIENTE

Um gene tem de funcionar no contexto de um ambiente biológico e físico. É mais fácil estudar os fatores no ambiente físico, pois determinados genótipos podem ser criados no laboratório em condições controladas, permitindo a avaliação dos efeitos de temperatura, luminosidade, nutrição e umidade. Vamos usar como exemplo a mutação em *Drosophila* conhecida como *shibire*. Na temperatura de criação normal, 25°C, as moscas *shibire* são viáveis e férteis, mas extremamente sensíveis a um choque súbito. Quando a criação de *shibire* é agitada, as moscas – temporariamente paralisadas – caem no fundo. Na verdade, *shibire* significa "paralisia" em japonês. No entanto, se a criação de moscas *shibire* for posta em temperatura um pouco maior, 29°C, todas as moscas cairão no fundo e morrerão, mesmo sem choque. Portanto, o fenótipo da mutação *shibire* é termossensível. A 25°C, a mutação é viável, mas a 29°C é letal. Uma explicação plausível é que, a 25°C, o gene mutante produz uma proteína com atividade parcial, mas, a 29°C, essa proteína é totalmente inativa.

EFEITOS AMBIENTAIS SOBRE A EXPRESSÃO DE GENES HUMANOS

As pesquisas genéticas humanas oferecem um exemplo da influência do ambiente físico no fenótipo. A **fenilcetonúria** (PKU) é um distúrbio recessivo do metabolismo dos aminoácidos. Lactentes homozigotos para o alelo mutante acumulam no encéfalo substâncias tóxicas que podem afetar o desenvolvimento encefálico e assim comprometer a capacidade mental. As características prejudiciais da PKU estão relacionadas com um aminoácido específico, a fenilalanina, ingerida na alimentação. Embora não seja tóxica, a fenilalanina é metabolizada em outras substâncias tóxicas. Lactentes com PKU alimentados com dieta normal ingerem fenilalanina suficiente para provocar as manifestações mais graves da doença. No entanto, lactentes que seguem dietas com restrição de fenilalanina geralmente crescem sem comprometimento mental grave. Como a PKU pode ser diagnosticada em recém-nascidos, é possível reduzir seu impacto clínico se for instituída dieta com restrição de fenilalanina para lactentes homozigotos para PKU logo depois do nascimento. Esse exemplo ilustra como se pode manipular um fator ambiental – a dieta – para modificar um fenótipo que, não fosse isso, provocaria uma tragédia pessoal.

O ambiente biológico também pode influenciar a expressão fenotípica dos genes. A **calvície** em seres humanos é um exemplo bem-conhecido. Nesse caso, o fator biológico relevante é o sexo. A calvície prematura é causada por um alelo com expressão diferente nos dois sexos. Tanto os homens homozigotos quanto heterozigotos para esse alelo desenvolvem áreas de calvície, mas somente as mulheres homozigotas têm tendência à calvície, que geralmente é limitada a uma rarefação geral dos fios. A expressão desse alelo provavelmente é desencadeada pelo hormônio masculino **testosterona**. As mulheres produzem quantidade muito menor desse hormônio e, portanto, raramente correm o risco de desenvolver áreas calvas. A natureza da calvície influenciada pelo sexo mostra que fatores biológicos podem controlar a expressão dos genes.

PENETRÂNCIA E EXPRESSIVIDADE

Quando os indivíduos não apresentam uma característica embora tenham o genótipo apropriado, diz-se que o traço tem *penetrância incompleta*. Um exemplo de penetrância incompleta em seres humanos é a **polidactilia** – a presença de dedos extranumerários nas mãos e nos pés (**Figura 4.10 A**). Esse distúrbio é causado por uma mutação dominante, *P*, que se manifesta em alguns de seus portadores. No heredograma da **Figura 4.10 B**, o indivíduo III-2 é obrigatoriamente um portador embora não tenha dedos extranumerários. A explicação é que sua mãe e três de seus filhos têm polidactilia – uma indicação da transmissão da mutação por meio de III-2. A penetrância incompleta pode ser um problema grave na análise do heredograma, pois pode levar à atribuição errada dos genótipos.

O termo *expressividade* é usado quando a manifestação de uma característica não é uniforme entre os indivíduos que o apresentam. A mutação dominante *Lobe* associada ao olho (**Figura 4.11**) em *Drosophila* é um exemplo. O fenótipo associado a essa mutação é variadíssimo. Algumas moscas heterozigotas têm olhos compostos diminutos, enquanto outras têm olhos grandes e lobulados; entre esses extremos, há toda uma gama de fenótipos. Portanto, diz-se que a mutação *Lobe* tem *expressividade variável*.

A penetrância incompleta e a expressividade variável indicam que a via entre um genótipo e seus fenótipos está sujeita a considerável modulação. Os geneticistas sabem

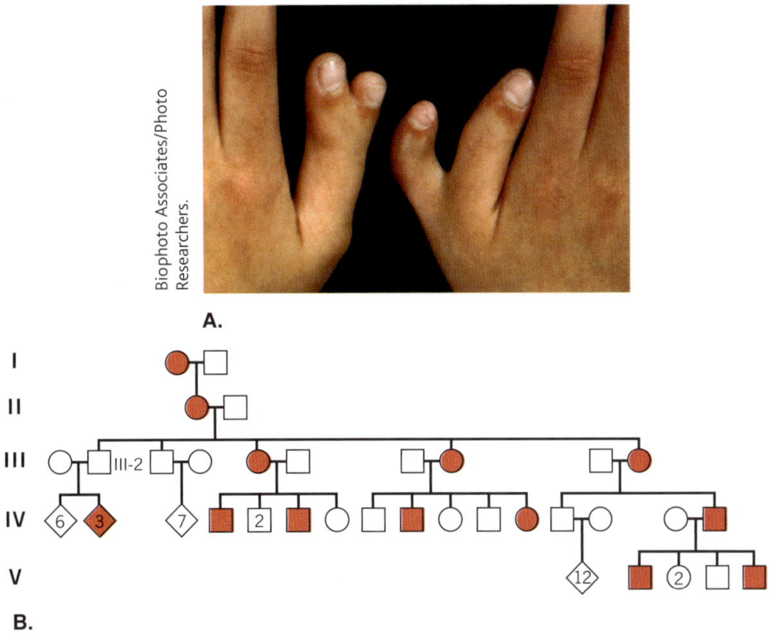

FIGURA 4.10 Polidactilia em seres humanos. A. Fenótipo com dedos extranumerários. B. O heredograma mostra a herança dessa característica dominante com penetrância incompleta. *Principles of Human Genetics, 3/e* by Curt Stern, © 1973 by W. H. Freeman and Company. Reproduzida com autorização.

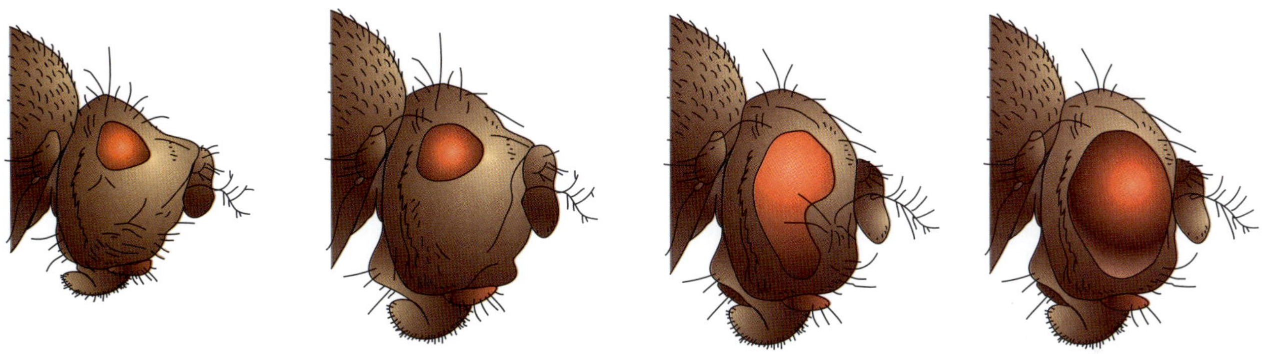

FIGURA 4.11 Expressividade variável da mutação *Lobe* em *Drosophila*. Todas as moscas são heterozigotas para essa mutação dominante; no entanto, os fenótipos variam da ausência total do olho até quase o olho de tipo selvagem.

que parte dessa modulação deve-se a fatores ambientais, mas parte também se deve a fatores genéticos. A comprovação definitiva desses fatores vem dos experimentos de reprodução que mostram que dois genes ou mais podem afetar determinada característica.

INTERAÇÕES GÊNICAS

Algumas das primeiras indicações de que uma característica pode ser influenciada por mais de um gene foram obtidas por Bateson e Punnett em experimentos de reprodução de galinhas. Esse trabalho foi levado a cabo logo depois da redescoberta do artigo de Mendel. As raças domésticas têm diferentes formatos de crista (**Figura 4.12**): a raça Wyandotte tem crista "rosa", a Brahma tem crista "ervilha" e a Leghorn tem crista "simples". Cruzamentos entre as raças Wyandotte e Brahma produzem animais com outro tipo de crista, chamada "noz". Bateson e Punnett descobriram que o tipo de crista é determinado por dois genes de distribuição independente, *R* e *P*, ambos com dois alelos (**Figura 4.13**). A raça Wyandotte (crista rosa) tem o genótipo *RR pp* e a raça Brahma (crista ervilha), *rr PP*. Portanto, os híbridos dessas duas variedades na F_1 são *Rr Pp* e o fenótipo é de crista noz. O intercruzamento desses híbridos leva ao surgimento dos quatro tipos de crista na prole: noz em 9/16 (*R- P-*), rosa em 3/16 (*R- pp*), ervilha em 3/16 (*rr P-*) e simples em 1/16 (*rr pp*). Portanto, a raça Leghorn, que tem a crista simples, é obrigatoriamente homozigota para os dois alelos recessivos.

O trabalho de Bateson e Punnett mostrou que dois genes de distribuição independente podem afetar um traço. Diferentes associações de alelos dos dois genes produziram diferentes fenótipos, provavelmente por causa das interações bioquímicas ou celulares de seus produtos.

EPISTASIA

Quando dois genes ou mais influenciam uma característica, um alelo de um deles pode prevalecer no fenótipo. Quando um alelo tem esse efeito prevalente, diz-se que

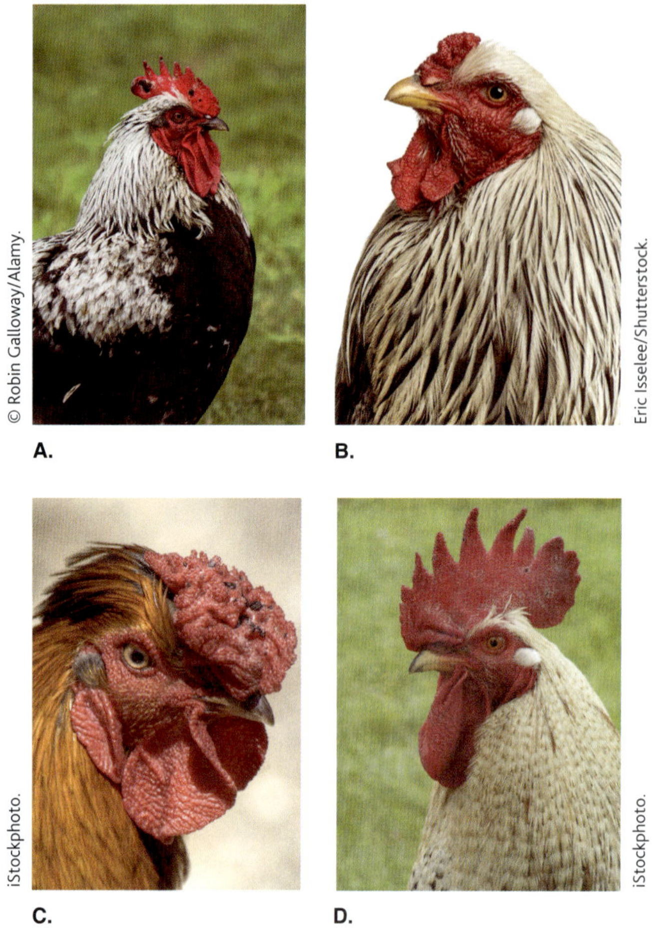

FIGURA 4.12 Formatos de crista em galos de diferentes raças. A. Rosa, Wyandotte; B. ervilha, Brahma; C. noz, híbrido de cruzamento entre galos de crista rosa e ervilha; D. simples, Leghorn.

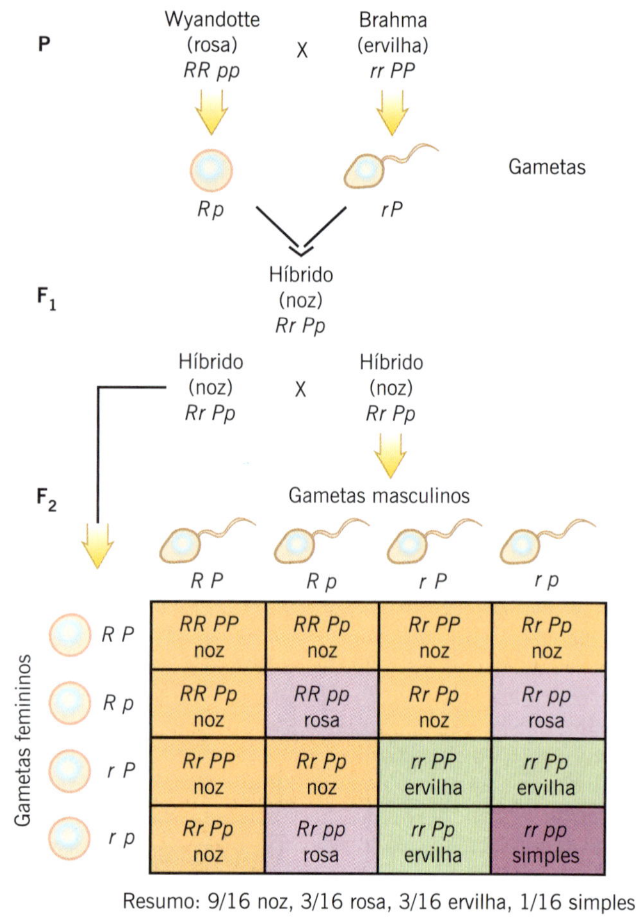

FIGURA 4.13 Experimento de Bateson e Punnett para estudar o formato da crista em galos. O intercruzamento da F_1 produz quatro fenótipos, cada um deles destacado por uma cor diferente no quadrado de Punnett, em uma razão 9:3:3:1.

é *epistático* em relação aos outros genes participantes; o termo **epistasia** vem do grego e significa "estar acima". Por exemplo, sabemos que muitos genes participam da pigmentação do olho em *Drosophila.* Se uma mosca é homozigota para um alelo nulo em um desses genes, a via de síntese do pigmento pode ser bloqueada, causando anormalidade da cor do olho. Em essência, esse alelo anula a ação de todos os outros genes, mascarando suas contribuições para o fenótipo.

Um alelo mutante de um gene é epistático em relação a um alelo mutante de outro gene se ocultar a presença do segundo mutante no genótipo. Já observamos que uma mutação recessiva no gene *cinnabar* de *Drosophila* torna vermelho-brilhantes os olhos da mosca. Uma mutação recessiva em outro gene deixa os olhos brancos. Quando há homozigosidade para essas duas mutações na mesma mosca, a cor dos olhos é branca. Assim, a mutação *white* (branco) é epistática em relação à mutação *cinnabar.*

Que mecanismo fisiológico torna a mutação *white* epistática em relação à mutação *cinnabar?* O produto polipeptídico do alelo selvagem do gene *white* transporta pigmento para o olho da *Drosophila.* Quando há mutação desse gene, não há produção do polipeptídio transportador. As moscas homozigotas para a mutação *cinnabar* não sintetizam pigmento castanho, mas sintetizam pigmento vermelho. Quando essas moscas também são homozigotas para a mutação *white,* não é possível transportar o pigmento vermelho para os olhos. Assim, as moscas homozigotas para as duas mutações, *cinnabar* e *white,* têm olhos brancos.

EPISTASIA E VIAS GENÉTICAS

A análise de relações epistáticas, como a existente entre *cinnabar* e *white,* pode sugerir os mecanismos usados por genes para controlar um fenótipo. Um exemplo clássico dessa análise é, mais uma vez, retirado do trabalho de Bateson e Punnett, que estudaram o controle genético da cor das flores na ervilha-de-cheiro, *Lathyrus odoratus* (**Figura 4.14 A**). As flores dessa planta são roxas ou brancas – roxas quando têm o pigmento antocianina e brancas quando não têm. Bateson e Punnett cruzaram duas variedades diferentes de flores brancas para obter híbridos da F_1, todos de flores roxas. Ao intercruzarem esses híbridos, obtiveram uma razão de 9 plantas de flores roxas:7 plantas de flores brancas na F_2. Eles explicaram os resultados propondo que dois genes de distribuição independente,

C e *P*, participam da síntese de antocianina e que cada gene tem um alelo recessivo que impede a produção de pigmento (**Figura 4.14 B**).

Dada essa hipótese, as variedades parentais tinham obrigatoriamente genótipos complementares: *cc PP* e *CC pp*. O cruzamento das duas variedades produziu heterozigotos duplos *Cc Pp* com flores roxas. Nesse sistema, é necessário um alelo dominante de cada gene para a síntese do pigmento antocianina. Na F_2, 9/16 das plantas são *C- P-* e têm flores roxas; os demais 7/16 são homozigotos para no mínimo um dos alelos recessivos e têm flores brancas. Note que os homozigotos recessivos duplos, *cc pp*, não têm fenótipo diferente dos homozigotos recessivos para um gene. O trabalho de Bateson e Punnett estabeleceu que cada alelo recessivo é epistático em relação ao alelo dominante do outro gene. Uma explicação plausível é que cada alelo dominante produz uma enzima que controla uma etapa da síntese de antocianina a partir de um precursor bioquímico. Se o alelo dominante não estiver presente, sua etapa na via de biossíntese é bloqueada e não há produção de antocianina:

Gene	Precursor	*C* → Intermediário	*P* → Antocianina
Genótipo			
C– P–	+	+	+
cc P–	+	–	–
C– pp	+	+	–
cc pp	+	–	–

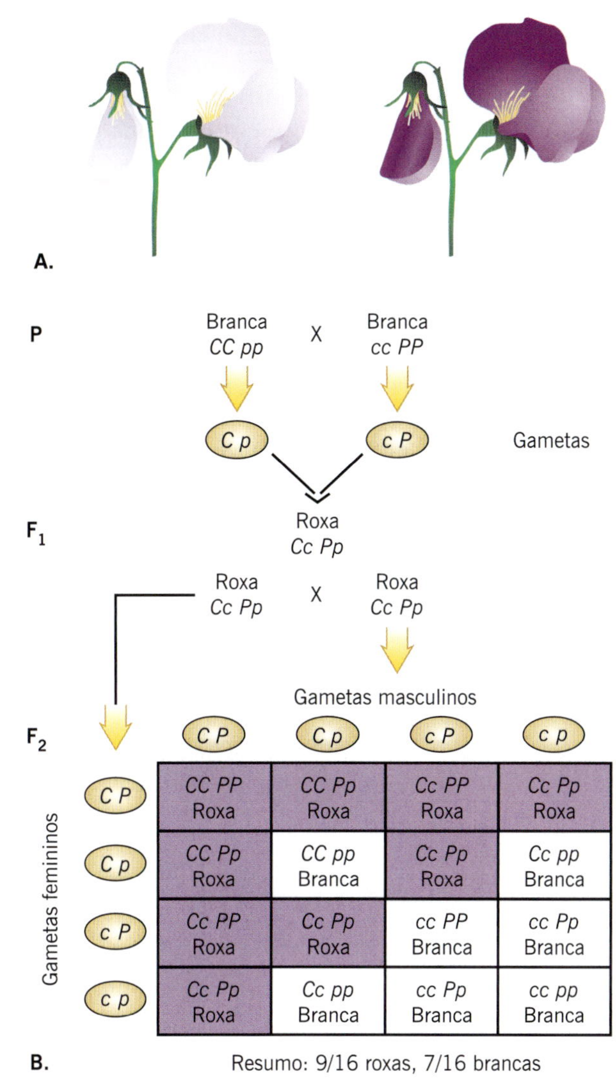

FIGURA 4.14 Herança da cor das flores em ervilhas-de-cheiro. A. Flores brancas e roxas da ervilha-de-cheiro. B. Experimento de Bateson e Punnett sobre o controle genético da cor das flores em ervilhas-de-cheiro.

Note que o primeiro cruzamento de Bateson e Punnett foi um teste do alelismo entre duas linhagens de flores brancas da ervilha-de-cheiro. Cada linhagem era homozigota para uma mutação recessiva em um gene participante da produção de pigmento roxo. O cruzamento de duas linhagens brancas produziu plantas F_1 de flores roxas. Esse resultado nos diz que as linhagens brancas são homozigotas para mutações em diferentes genes que participam da síntese do pigmento roxo.

Outro estudo clássico de epistasia foi realizado por George Shull usando uma erva daninha chamada bolsa-de-pastor, *Bursa bursa-pastoris* (**Figura 4.15 A**). As cápsulas da semente dessa planta são triangulares ou ovais. As cápsulas ovais só são produzidas quando a planta é homozigota para os alelos recessivos de dois genes, isso é, tem o genótipo *aa bb*. Na presença do alelo dominante de um desses genes, a planta produz cápsulas triangulares. Os dados para essa conclusão provêm de cruzamentos entre plantas duplamente heterozigotas (**Figura 4.15 B**). Esses cruzamentos geram prole em uma razão de 15 triangulares:1 oval, indicando que o alelo dominante de um gene é epistático em relação ao alelo recessivo do outro. Os dados sugerem que o formato da cápsula é determinado por duas vias de desenvolvimento, e ambas podem produzir cápsula triangular. De uma via participa o alelo dominante do gene *A* e da outra, o alelo dominante do gene *B*. Uma substância precursora pode ser convertida em um produto que leva a uma cápsula de semente triangular ao longo dessas vias. Somente quando as duas vias são bloqueadas por alelos recessivos homozigotos há supressão do fenótipo triangular e produção de cápsulas ovais:

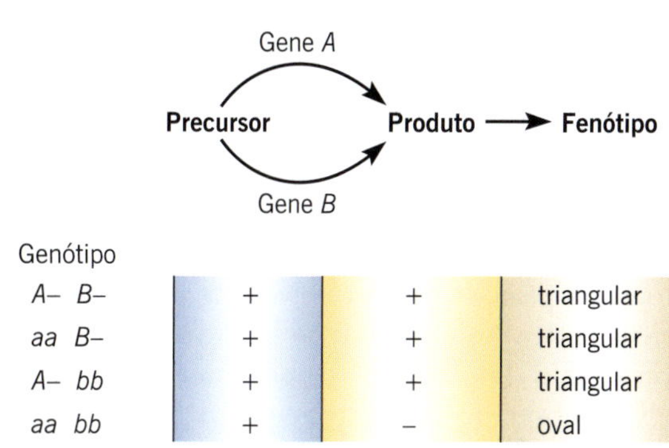

Em outros casos de epistasia, o produto de um gene pode inibir a expressão de outro gene. Considere, por exemplo, a herança da cor dos frutos em aboboreiras. As plantas que têm o alelo dominante *C* produzem fruto branco, enquanto as plantas homozigotas para o alelo recessivo *c* produzem fruto colorido. Se a abóbora também for

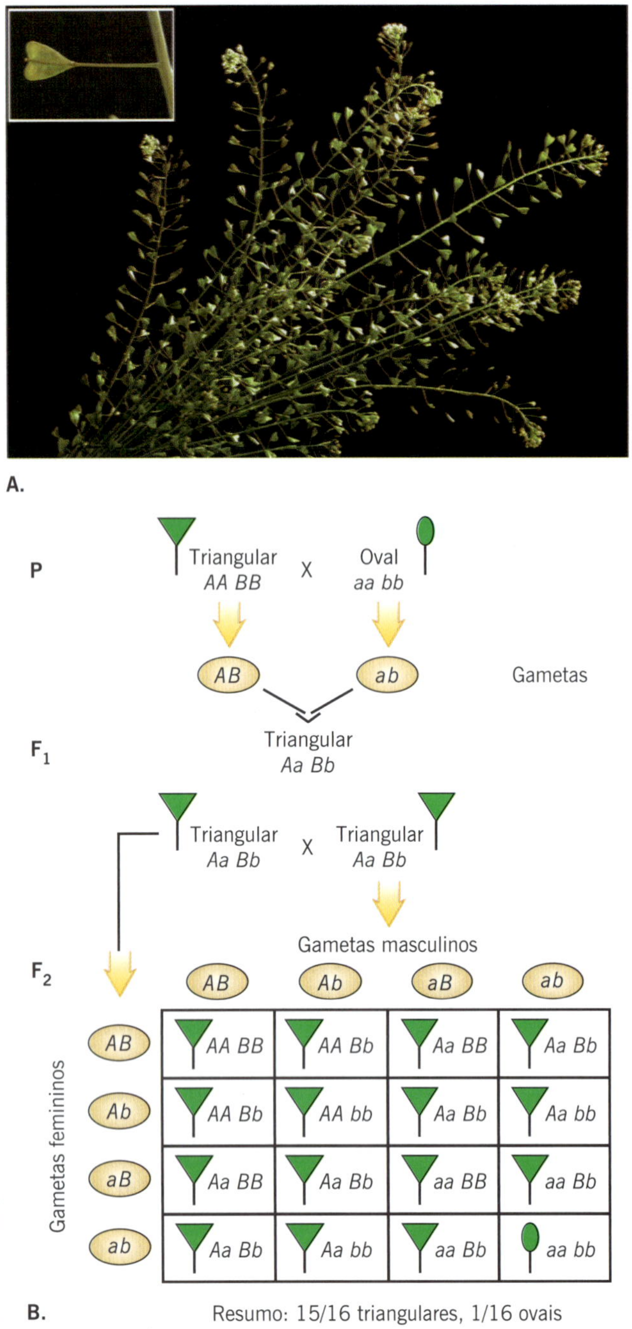

FIGURA 4.15 Herança do formato da cápsula da semente na bolsa-de-pastor. A. A bolsa-de-pastor, *Bursa bursa-pastoris*. O detalhe no *canto superior esquerdo* mostra a cápsula da semente, com formato triangular. B. Cruzamentos mostrando o duplo controle gênico do formato da cápsula da semente na bolsa-de-pastor.

homozigota para o alelo recessivo *g* de um gene com distribuição independente, o fruto será verde. No entanto, se tiver o alelo dominante *G* desse gene, o fruto será amarelo. Essas observações sugerem que os dois genes controlam as etapas na síntese do pigmento verde. A primeira etapa converte um precursor incolor em pigmento amarelo, e a segunda etapa converte esse pigmento amarelo em pigmento verde. Se a primeira etapa for bloqueada (pela presença do alelo *C*), nenhum dos pigmentos será produzido e o fruto será branco. Se apenas a segunda etapa for bloqueada (pela presença do alelo *G*), o pigmento amarelo não poderá ser convertido em pigmento verde e o fruto será amarelo. Podemos resumir essas ideias em um diagrama que mostra o controle genético da síntese do pigmento nessa via bioquímica:

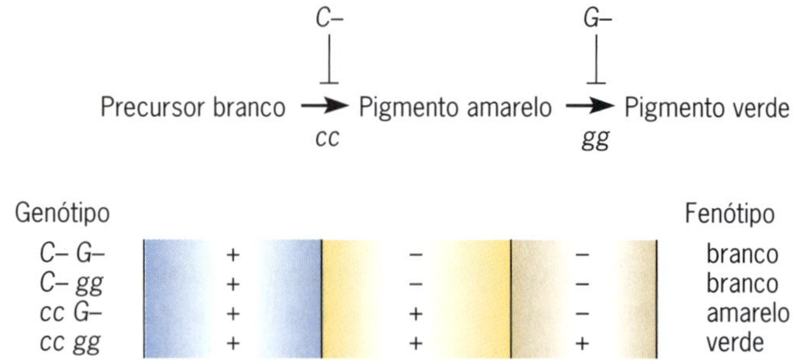

As setas no diagrama mostram as etapas da via. O genótipo abaixo de uma seta permite a ocorrência daquela etapa, enquanto o genótipo acima de uma seta inibe aquela etapa. Em genética, é costume simbolizar o efeito inibitório de um genótipo desenhando uma seta sem ponta (⊣) que vai do genótipo até a etapa relevante na via. Nesse exemplo, o alelo *C* inibe a primeira etapa e o alelo *G* inibe a segunda etapa. Tendo em vista seu papel como inibidor da primeira etapa, o alelo *C* é epistático em relação aos dois alelos do outro gene. Qualquer que seja o alelo desse outro gene presente em uma planta, o alelo *C* leva a planta a produzir frutos brancos.

A **Figura 4.16** mostra o resultado de um cruzamento entre plantas heterozigotas para os dois genes determinantes da cor do fruto. O intercruzamento das plantas *Cc Gg* gera prole de três classes fenotípicas: frutos brancos, amarelos e verdes. A prole de frutos verdes é homozigota para os alelos recessivos dos dois genes; ou seja, é *cc gg*, e sua frequência é de 1/16. A prole de frutos amarelos é homozigota para *c*, e tem ao menos uma cópia de *G*; sua frequência é de 3/16. A prole de frutos brancos tem pelo menos uma cópia de *C*; o restante do genótipo não importa. A frequência de plantas com frutos brancos é de 12/16. Teste sua capacidade de fazer previsões

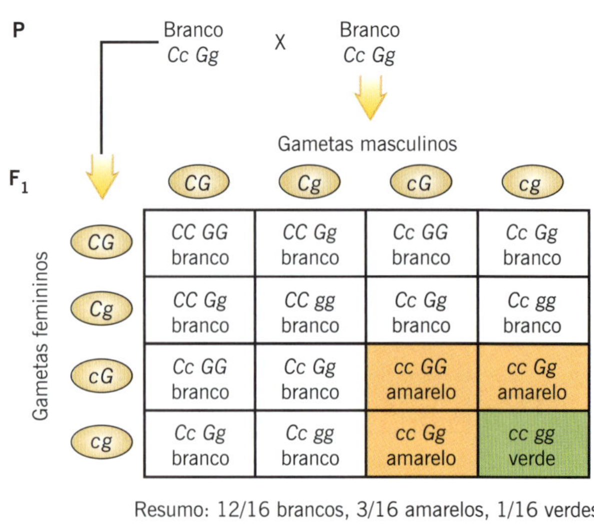

FIGURA 4.16 Segregação na prole de um cruzamento de aboboreiras heterozigotas para dois genes controladores da cor dos frutos.

genéticas a partir de uma via bioquímica acompanhando a solução do Problema resolvido | Das vias às razões fenotípicas.

Esses exemplos indicam que determinado fenótipo geralmente é consequência de um processo controlado por mais de um gene. Cada gene governa uma etapa de uma via que é parte do processo. A mutação de um gene para um estado inativo ou parcialmente ativo pode interromper o processo e acarretar um fenótipo mutante. Grande parte da análise genética moderna dedica-se à investigação das vias implicadas em importantes processos biológicos, como o metabolismo e o desenvolvimento. O estudo das relações epistáticas entre os genes pode ajudar a esmiuçar o papel de cada gene nesses processos.

PLEIOTROPIA

Não só é verdade que um fenótipo pode ser influenciado por muitos genes, como também que um gene pode influenciar muitos fenótipos. Quando um gene influencia muitos aspectos do fenótipo, diz-se que é **pleiotrópico**, termo derivado do grego que significa "dar muitas voltas". O gene da fenilcetonúria em seres humanos é um exemplo. O efeito primário de mutações recessivas nesse gene é causar o acúmulo de substâncias tóxicas no encéfalo, com comprometimento mental. No entanto, essas mutações também interferem na síntese do pigmento melanina, clareando os pelos; portanto, indivíduos com PKU geralmente têm cabelo castanho-claro ou louro. Os exames bioquímicos mostram ainda que o sangue e a urina de pacientes com PKU contêm substâncias raras ou ausentes em indivíduos normais. Essa série de efeitos fenotípicos é típica da maioria dos genes e consequência de interconexões entre as vias bioquímicas e celulares que eles controlam.

Outro exemplo de pleiotropia vem do estudo de mutações que afetam a formação das cerdas em *Drosophila*. As moscas do tipo selvagem têm cerdas longas e suavemente curvas na cabeça e no tórax. As moscas homozigotas para a mutação *singed* das cerdas têm cerdas curtas

PROBLEMA RESOLVIDO

Das vias às razões fenotípicas

PROBLEMA

A cor das flores em um vegetal é determinada por dois genes de distribuição independente, *B* e *D*. O alelo dominante *B* possibilita a conversão de um precursor em pigmento azul. Na condição homozigota, o alelo recessivo desse gene, *b*, bloqueia essa conversão e, sem o pigmento azul, as flores são brancas. O alelo dominante do outro gene, *D*, causa degradação do pigmento azul, ao passo que o alelo recessivo desse gene, *d*, não tem efeito. As linhagens geneticamente puras azul e branca da planta foram cruzadas, e todas as plantas da F_1 tiveram flores brancas. (*a*) Qual era o fenótipo das plantas da F_1? (*b*) Quais eram os genótipos das plantas usadas no cruzamento inicial? (*c*) Se as plantas da F_1 forem autofertilizadas, que fenótipos aparecerão na F_2? Em que proporções?

FATOS E CONCEITOS

1. O alelo dominante (*D*) de um gene é epistático em relação aos dois alelos (*B* e *b*) do outro gene.
2. As plantas com flores azuis precisam ter ao menos um alelo *B*, mas não podem ter nenhum alelo *D*.
3. As plantas com flores brancas podem ser *bb*, *BB* ou *Bb* desde que tenham pelo menos um alelo *D*.
4. As linhagens geneticamente puras são homozigotas para seus genes.
5. Quando há distribuição independente dos genes, multiplicamos as probabilidades associadas aos componentes do genótipo completo.

ANÁLISE E SOLUÇÃO

Um bom ponto de partida na análise é fazer o diagrama da via bioquímica – isto é, transformar o "problema escrito" em um diagrama que guiará a busca da solução.

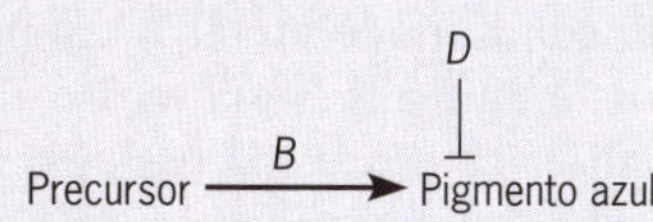

A ação positiva do alelo *B* é necessária para a síntese do pigmento azul. A ação negativa do alelo dominante *D* é indicada por uma seta sem ponta em direção a esse pigmento. Agora podemos resolver as questões do problema.

a. A observação principal é que as flores das plantas da F_1 são brancas. Como tinham um genitor geneticamente puro de flores azuis, essas plantas têm obrigatoriamente o alelo *B*, mas o pigmento azul produzido pela ação desse alelo é degradado. Portanto, as plantas da F_1 também têm obrigatoriamente o alelo *D*. No entanto, não podem ser homozigotas para o alelo *D* porque o genitor de flores azuis não poderia ter esse alelo. Assim, as plantas da F_1 são obrigatoriamente heterozigotas para o alelo *D*. Seu genótipo é *BB Dd* ou *Bb Dd*. Não é possível distinguir essas duas possibilidades a partir das informações oferecidas pelo problema.

b. As plantas de flores azuis usadas no cruzamento eram obrigatoriamente *BB dd*. As plantas de flores brancas poderiam ter sido *BB DD* ou *bb DD* – não é possível dizer ao certo qual desses genótipos.

c. Se as plantas da F_1 forem *BB Dd*, apenas os alelos *D* e *d* serão segregados quando forem autopolinizadas, e 1/4 da prole terá flores azuis (*BB dd*) e 3/4 terá flores brancas (*BB DD* ou *BB Dd*). Se as plantas da F_1 forem *Bb Dd*, haverá segregação de alelos dominante e recessivo dos dois genes na autopolinização. As plantas da prole que forem *BB dd* ou *Bb dd* terão flores azuis. Essa classe fenotípica constituirá $(3/4) \times (1/4) = 3/16$ do total. Todo o restante da prole, $1 - 3/16 = 13/16$ do total, terá flores brancas.

e retorcidas nessas partes do corpo – como se tivessem sido chamuscadas. Assim, o produto tipo selvagem do gene *singed* é necessário para a formação apropriada das cerdas. Também é necessário para a produção de ovos férteis e saudáveis. Sabemos disso porque as fêmeas homozigotas para determinadas mutações *singed* são totalmente estéreis; elas põem ovos frágeis e malformados que nunca eclodem. No entanto, essas mutações não têm efeito adverso sobre a fertilidade masculina. Desse modo, o gene *singed* controla de modo pleiotrópico a formação das cerdas e dos ovos nas fêmeas e a formação das cerdas nos machos.

PONTOS ESSENCIAIS

- *A ação gênica é afetada por fatores biológicos e físicos no ambiente*
- *Dois ou mais genes podem influenciar uma característica*
- *Um alelo mutante de um gene será epistático em relação a um alelo mutante de outro gene se prevalecer no fenótipo*
- *Um gene é pleiotrópico quando influencia muitos fenótipos diferentes.*

Endogamia | Outro olhar nos heredogramas

Os geneticistas usam um dado estatístico simples, o coeficiente de endogamia, para analisar o efeito de cruzamentos entre parentes.

Os geneticistas sempre estiveram interessados no fenômeno da endogamia, seja para produzir linhagens geneticamente puras, seja para revelar os efeitos homozigotos dos alelos recessivos. Além disso, quando ocorre na natureza, a endogamia pode afetar o caráter de populações de vegetais e animais. Nesta seção, abordamos as maneiras de analisar os efeitos da endogamia. Também apresentamos as técnicas necessárias para o estudo de ancestralidade comum em heredogramas.

EFEITOS DA ENDOGAMIA

A endogamia ocorre quando há cruzamento de indivíduos aparentados em virtude de um ancestral comum. O cruzamento entre parentes geralmente é denominado **cruzamento consanguíneo**, termo derivado do latim que significa "do mesmo sangue." Esses tipos de reprodução são raros em populações humanas, e a incidência depende de tradições culturais e étnicas, além da geografia. Em muitas culturas, o casamento entre parentes próximos – por exemplo, irmãos ou meios-irmãos – é expressamente proibido, e o casamento entre parentes mais distantes, embora permitido, tem de ser previamente aprovado por autoridades civis ou religiosas. Essas restrições existem porque a endogamia tende a produzir mais crianças doentes e debilitadas que o casamento de indivíduos sem parentesco. Essa tendência, como sabemos, deve-se à maior chance de que filhos de um casamento consanguíneo sejam homozigotos para um alelo recessivo prejudicial. Em algumas culturas, porém, os casamentos consanguíneos foram aceitos e até mesmo incentivados. No Egito antigo, por exemplo, a linhagem real era perpetuada por casamentos entre irmãos, provavelmente para preservar a "pureza" do sangue real. Práticas semelhantes ocorriam na Polinésia até tempos relativamente recentes.

A ocorrência de casamentos consanguíneos em populações humanas auxiliou a análise de distúrbios genéticos causados por alelos recessivos. Na verdade, o primeiro gene identificado em seres humanos veio à tona pela observação de uma maior frequência de homozigotos recessivos em filhos de primos em primeiro grau. Muitos estudos clássicos em genética humana foram baseados na análise de casamentos consanguíneos em grupos socialmente fechados, por exemplo, a comunidade Amish, uma seita religiosa espalhada em pequenas comunidades nas regiões leste e centro-oeste dos EUA. A **Figura 4.17** mostra um heredograma Amish no qual 10 indivíduos têm albinismo. Todos os indivíduos afetados são descendentes de duas pessoas (I-1 e I-2) que imigraram da Europa. Os casamentos consanguíneos no heredograma são indicados por linhas duplas que unem os cônjuges. Todos os indivíduos afetados são filhos desses casamentos. Assim, esse heredograma mostra como a endogamia revela um distúrbio recessivo, que os geneticistas, então, analisam.

Os efeitos da endogamia também são evidentes em espécies experimentais, nas quais é possível promover o cruzamento de parentes. Por exemplo, pode-se fazer o cruzamento entre irmãos em animais como ratos, camundongos e cobaias, geração após geração, para criar uma **linhagem endogâmica**. Embora essas linhagens sejam bastante puras geneticamente – isso é, não há segregação dos alelos de determinados genes –, muitas vezes são menos vigorosas que as linhagens mantidas por cruzamento de indivíduos sem parentesco. Essa perda de vigor é denominada **depressão endogâmica**. Nas plantas em que a autofertilização é possível, podem-se criar linhagens altamente endogâmicas por autofertilização repetida por várias gerações. Espera-se que cada linhagem seja homozigota para diferentes alelos presentes na população fundadora das plantas. A **Figura 4.18** mostra o resultado desse processo no milho. As plantas endogâmicas são baixas e produzem espigas pequenas com poucos grãos. Já as plantas geradas por cruzamento das duas linhagens endogâmicas são altas e produzem

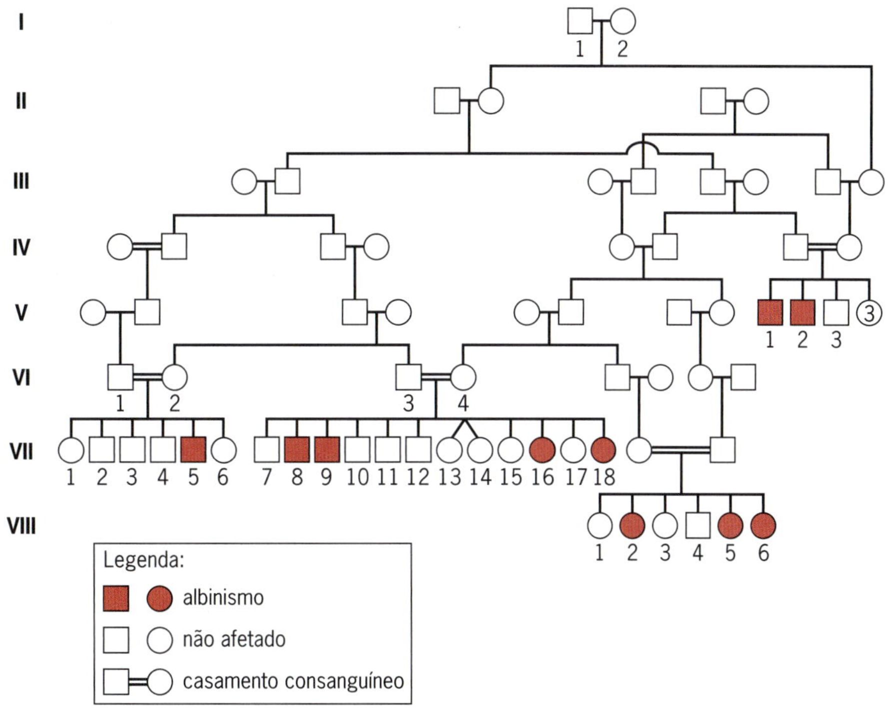

FIGURA 4.17 Albinismo na prole de casamentos consanguíneos em uma comunidade Amish da região centro-oeste dos EUA. Os casamentos consanguíneos são indicados por linhas duplas entre os cônjuges. Todos os indivíduos com albinismo, homozigotos para um alelo recessivo, são gerados por casamentos consanguíneos. Nance, W. E., Jackson, C. E., and Witkop, C. J., Jr. 1970. *American Journal of Human Genetics* 22:579–586. Reproduzida, com autorização, de University of Chicago Press.

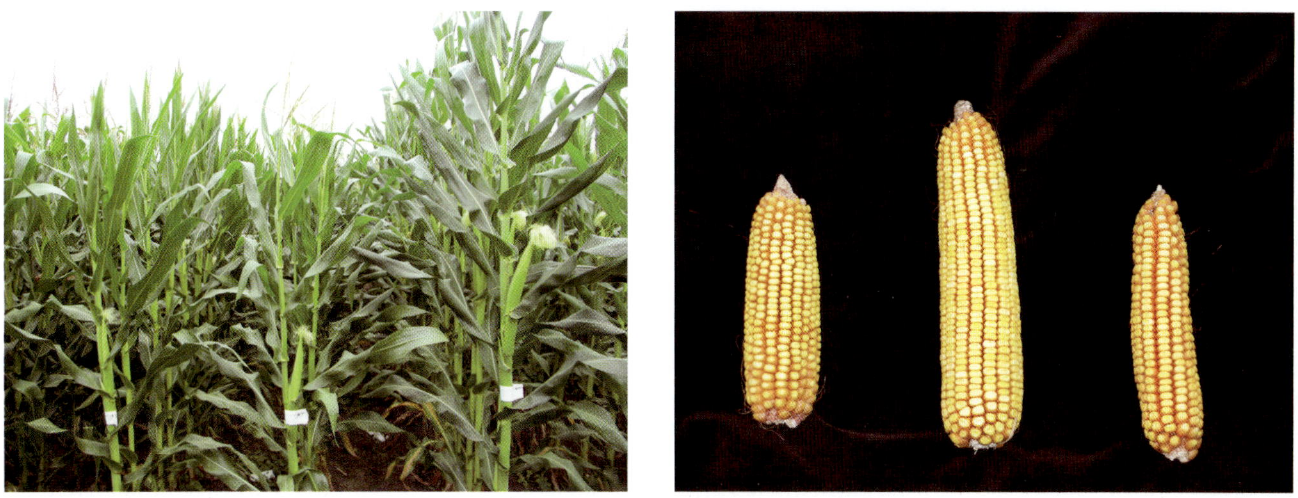

FIGURA 4.18 A. Variedades endogâmicas de milho e o híbrido produzido por seu cruzamento. As plantas endogâmicas são mais baixas e menos robustas que a planta híbrida. B. As espigas das plantas endogâmicas são bem menores que as das plantas híbridas.

espigas grandes com muitos grãos. Espera-se que essas plantas sejam heterozigotas para muitos genes. Sua robustez é um fenômeno denominado vigor híbrido, ou **heterose**. Esse termo foi introduzido em 1914 por George Shull, melhorista vegetal pioneiro que iniciou a prática de cruzamento de linhagens endogâmicas para produzir prole heterozigota de alto rendimento. Desde então, a técnica de Shull tornou-se padrão na indústria de melhoramento vegetal.

ANÁLISE GENÉTICA DA ENDOGAMIA

Casamentos entre irmãos, meios-irmãos e primos em primeiro grau são exemplos de endogamia. Quando esses casamentos ocorrem, dizemos que a prole é *endogâmica*. Os indivíduos endogâmicos têm duas diferenças importantes em relação à prole de genitores sem parentesco: as duas cópias de um gene podem ser idênticas em virtude da ascendência comum, isto é, porque os genes descenderam de um gene presente em um ancestral do indivíduo endogâmico. Para compreender esse conceito, vamos analisar um heredograma simples que ilustra um casamento entre meios-irmãos.

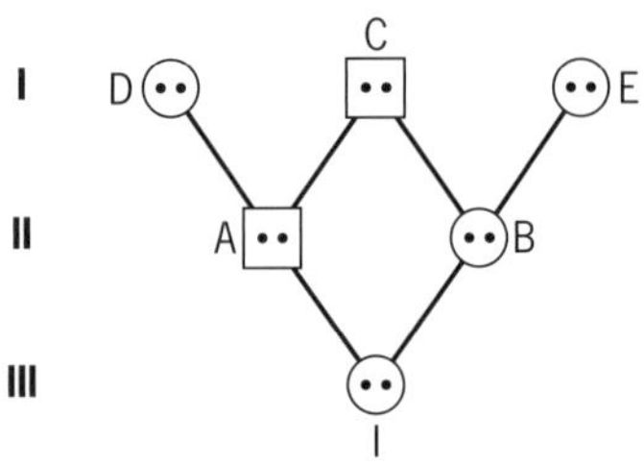

Os dois pontos em cada indivíduo representam as duas cópias de determinado gene, e as linhas que unem os indivíduos mostram como os genes passaram dos pais para os filhos. Essa maneira de desenhar o heredograma é diferente da que usamos antes. Ela mostra como cada genitor transfere genes para os filhos e torna possível acompanhar a descendência de determinado gene em várias gerações.

Os dois indivíduos da geração II, designados A e B, são meios-irmãos. Esses indivíduos tinham o mesmo pai, C, mas mães diferentes (D e E). O casamento entre A e B produziu uma prole, I, endogâmica. Note que I herda uma cópia do gene de A e outra de B. No entanto, essas duas cópias podem ser originárias de C, o pai de A e B. Assim, as duas cópias do gene em I podem ser idênticas entre si por descendência de uma das cópias do gene presentes em C. Essa possibilidade de *identidade por descendência* é a consequência importante da endogamia. Todos os indivíduos cujas cópias do gene são idênticas por descendência são obrigatoriamente homozigotos para um alelo específico daquele gene. Assim, espera-se que casamentos consanguíneos produzam uma quantidade de homozigotos relativamente maior que casamentos entre indivíduos sem parentesco, o que, como já vimos, é um dos efeitos visíveis da endogamia.

No heredograma em questão, C é o *ancestral comum* de I, porque duas linhas de descendência de C convergem em I, o indivíduo endogâmico. As duas linhas são C → A → I e C → B → I, e juntas formam o que os geneticistas chamam de *alça endogâmica*. Essa alça mostra como determinada cópia do gene em C pode ser transmitida aos dois lados do heredograma e produzir duas cópias idênticas do gene em I.

A determinação fundamental em qualquer análise de endogamia é calcular a probabilidade de que as duas cópias do gene em um indivíduo sejam idênticas por descendência. Intuitivamente, essa probabilidade deve aumentar com o grau de endogamia. Assim, é maior a probabilidade de identidade por descendência na prole do casamento entre irmãos que entre meios-irmãos. A tentativa de avaliar o grau de endogamia começou com o trabalho pioneiro do geneticista Sewall Wright, dos EUA. Em 1921, Wright descobriu uma quantidade matemática que nomeou de **coeficiente de endogamia**. As investigações de Wright – complexas demais para analisarmos aqui – implicavam uma análise das correlações entre os indivíduos em um heredograma. Nessas investigações, ele descobriu como calcular o coeficiente de endogamia e o empregou para medir o grau de endogamia. Depois, na década de 1940, Charles Cotterman, também dos EUA, mostrou que o coeficiente de endogamia de Wright era equivalente à probabilidade de identidade por descendência. Desse modo, podemos definir o coeficiente de endogamia, simbolizado pela letra F, como a probabilidade de que duas cópias de um gene em um indivíduo sejam idênticas por descendência de um ancestral comum.

Para calcular o coeficiente de endogamia, seguimos os procedimentos desenvolvidos por Wright e Cotterman. Primeiro, identificamos os ancestrais comuns do indivíduo endogâmico. Um indivíduo endogâmico está ligado a um ancestral comum pelos seus dois genitores. No heredograma que estamos analisando, I tem só um ancestral comum; no entanto, em outros tipos de heredogramas, um indivíduo endogâmico pode ter mais de um ancestral comum. Por exemplo, a prole do casamento entre irmãos tem dois ancestrais comuns:

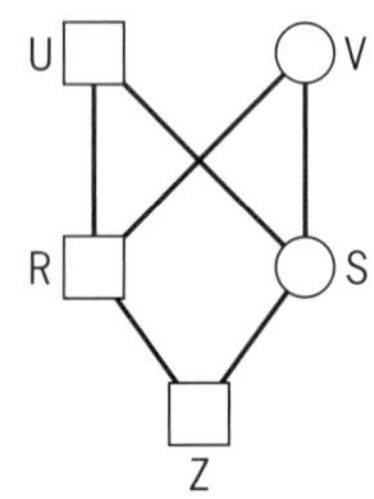

Nesse caso, os dois avós de Z (U e V) são ancestrais comuns. Duas linhas genéticas descendem de cada avô e convergem em Z. Assim, o heredograma no casamento entre irmãos tem duas alças endogâmicas:

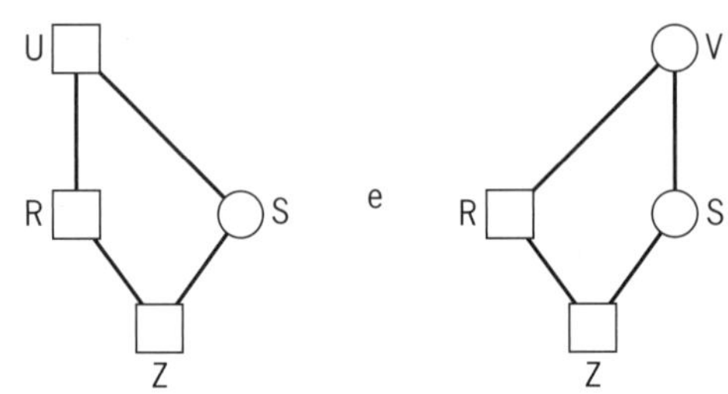

A segunda etapa no cálculo do coeficiente de endogamia é contar o número de indivíduos (n) em cada alça endogâmica definida por um ancestral comum. No heredograma de casamento entre meios-irmãos, há uma alça endogâmica, que tem três indivíduos. (Não contamos o indivíduo endogâmico.) Assim, no heredograma de casamento de meios-irmãos, $n = 3$. No heredograma de casamento entre irmãos há duas alças endogâmicas, cada uma com três indivíduos; assim, para cada alça, $n = 3$.

A terceira etapa para calcular o coeficiente de endogamia é verificar a quantidade $(1/2)^n$ em cada alça endogâmica e somar os resultados. A soma obtida é o coeficiente de endogamia, F, do indivíduo endogâmico, isso é, a probabilidade de que suas duas cópias do gene sejam idênticas por descendência de um ancestral comum. Na prole de um casamento entre meios-irmãos, obtemos $F = (1/2)^3 = 1/8$. Na prole de um casamento entre irmãos, obtemos $F = (1/2)^3 + (1/2)^3 = 1/4$. Assim, o coeficiente de endogamia da prole de irmãos é maior que o coeficiente de endogamia da prole de meios-irmãos, como seria esperado.

O fator $(1/2)^n$ que calculamos para cada alça endogâmica é a probabilidade de que *uma* das duas cópias do gene no ancestral comum daquela alça produza duas cópias idênticas do gene no indivíduo endogâmico. Para compreender essa probabilidade, vamos nos concentrar no casamento entre meios-irmãos. É preciso considerar dois casos, identificados por 1 e 2 na ilustração a seguir.

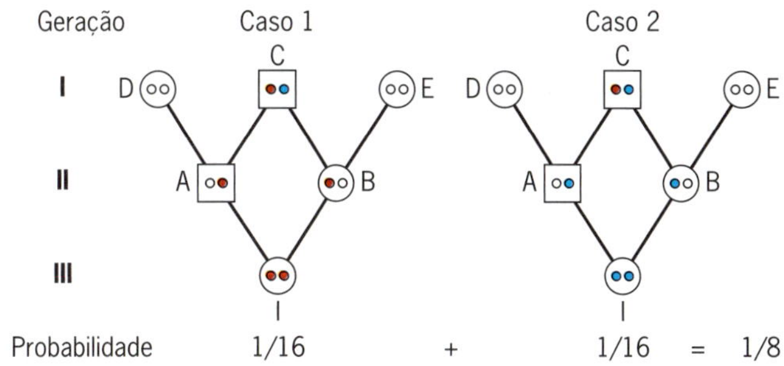

No caso 1, a chance de que a cópia do gene à esquerda (mostrada em vermelho) no ancestral comum C seja transmitida para a filha A é 1/2; uma vez em A, a chance de que essa cópia do gene seja transmitida para I é 1/2. Assim, a probabilidade de que a cópia "esquerda" do gene em C chegue a I por meio de A é de $(1/2) \times (1/2) = 1/4$. Da mesma maneira, a probabilidade de que a cópia "esquerda" do gene em C chegue a I por meio de B é de $(1/2) \times (1/2) = 1/4$. Ao todo, então, a probabilidade de que a cópia "esquerda" do gene em C produza duas cópias idênticas em I, uma transmitida por A e outra por B, é de $(1/4) \times (1/4) = 1/16$. Raciocinando da mesma maneira no caso 2, calculamos que a probabilidade de que a cópia "direita" do gene (mostrada em azul) em C produza duas cópias idênticas do gene em I é de 1/16. Assim, a probabilidade de que ou a cópia "esquerda" ou "direita" do gene em C produza duas cópias idênticas do gene em I é $(1/16) + (1/16) = 1/8$, que, como vimos, é $(1/2)^3$. Portanto, o cálculo do fator $(1/2)^n$ é um atalho para determinar a probabilidade de que uma das cópias do gene em determinado ancestral comum dê origem a duas cópias idênticas no indivíduo endogâmico.

Esse método de cálculo dos coeficientes de endogamia é eficiente na maioria dos heredogramas. Mas é preciso modificar o método quando o próprio ancestral comum é endogâmico. Multiplicamos o fator $(1/2)^n$ correspondente ao ancestral comum pelo termo $[1 + F_{CA}]$, em que F_{CA} é o coeficiente de endogamia do ancestral comum. Por exemplo, nesse heredograma, o coeficiente de endogamia de T é $F_T = (1/2)^3 \times [1 + F_{CA}]$, e como $F_{CA} = (1/2)^3 = 1/8$, concluímos que $F_T = (1/8) \times [1 + (1/8)] = 9/64$. O termo modificador $[1 + F_{CA}]$ responde pela possibilidade de que as cópias "esquerda" e "direita" do gene em CA já sejam idênticas por descendência. Teste sua capacidade de aplicar essa teoria no boxe Resolva | Endogamia composta.

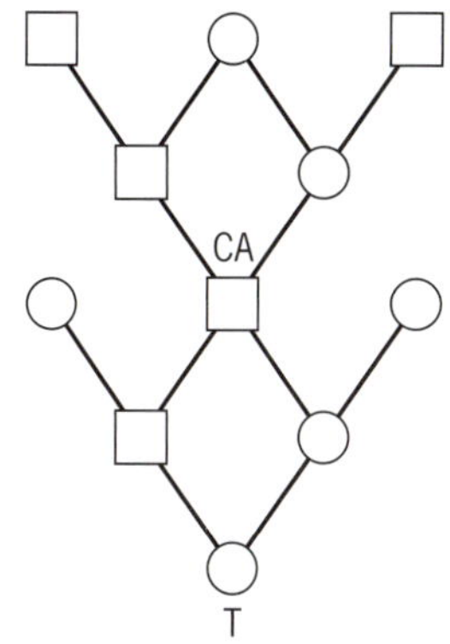

Wright e Cotterman definiram o coeficiente de endogamia como uma medida precisa do grau de endogamia. A **Figura 4.19** apresenta os valores desse coeficiente para a prole de diferentes tipos de casamentos consanguíneos.

USOS DO COEFICIENTE DE ENDOGAMIA

Uma utilidade do coeficiente de endogamia é explicar a frequência aumentada de distúrbios recessivos na prole de casamentos consanguíneos. Na população humana, por exemplo, a incidência de fenilcetonúria (PKU) na prole de indivíduos sem parentesco é de aproximadamente 1/10.000; na prole de casamentos entre primos em primeiro grau, é de cerca de 7/10.000. A diferença entre essas frequências, 6/10.000, é o efeito da endogamia com $F = 1/16$. Para a prole de parentes mais próximos, esperaríamos uma maior diferença na frequência de PKU. Por exemplo, a prole de meios-irmãos tem um coeficiente de endogamia de 1/8, o dobro do observado na prole de primos em primeiro grau. Como o efeito da endogamia é proporcional a F, esperaríamos que a incidência de PKU na prole de meios-irmãos fosse o dobro do efeito endogâmico observado na prole de primos em primeiro grau, mais a incidência de PKU na população em geral. Assim, a frequência prevista de PKU na prole de meios-irmãos é $2 \times (0{,}0006) + 0{,}0001 = 0{,}0013$. Na prole de irmãos, a frequência prevista é $4 \times (0{,}0006) + 0{,}0001 = 0{,}0025$ (porque o coeficiente de endogamia é quatro vezes maior que na prole de primos em primeiro grau).

Resolva!

Endogamia composta

Dois indivíduos sem parentesco têm dois filhos, A e B. Esses dois filhos têm um filho, C, que se reproduz com dois indivíduos diferentes e tem um filho com cada um. Do cruzamento dessa prole nasce um indivíduo no qual o efeito endogâmico foi composto. Qual é o coeficiente de endogamia desse último indivíduo?

▶ *Leia a resposta do problema no material disponível* on-line.

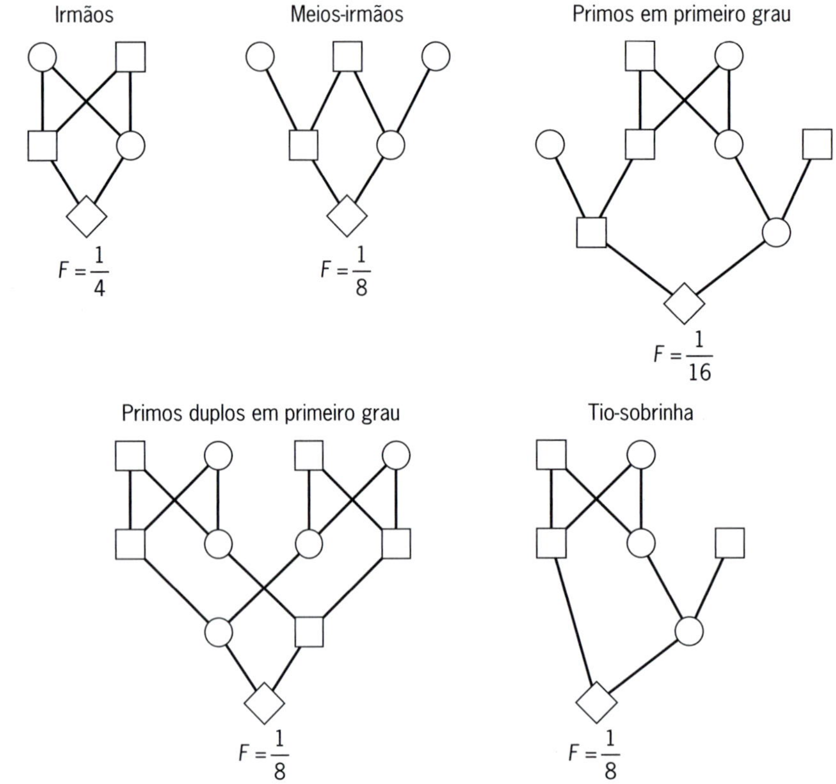

FIGURA 4.19 Valores do coeficiente de endogamia, *F*, para diferentes heredogramas.

Outro uso do coeficiente de endogamia é medir o declínio em um fenótipo complexo, como a altura da planta ou o rendimento agrícola. Esses traços são influenciados por muitos genes. A **Figura 4.20** mostra dados colhidos de linhagens endogâmicas de milho obtidas por um programa de autofertilização repetida. Sementes foram armazenadas em cada estágio do processo endogâmico e, no fim, cultivadas em parcelas experimentais para estudar duas características, altura da planta e rendimento agrícola. Como mostra a Figura 4.20, houve declínio linear das duas características em função do coeficiente de endogamia. A explicação mais simples para esse declínio linear é que os alelos recessivos de diferentes genes tornaram-se homozigotos à medida que a endogamia prosseguiu – ou seja, proporcional ao valor de *F* – e que esses homozigotos apresentaram valores menores para os traços. Assim, o aumento da incidência de homozigotos recessivos deletérios é a base da depressão endogâmica.

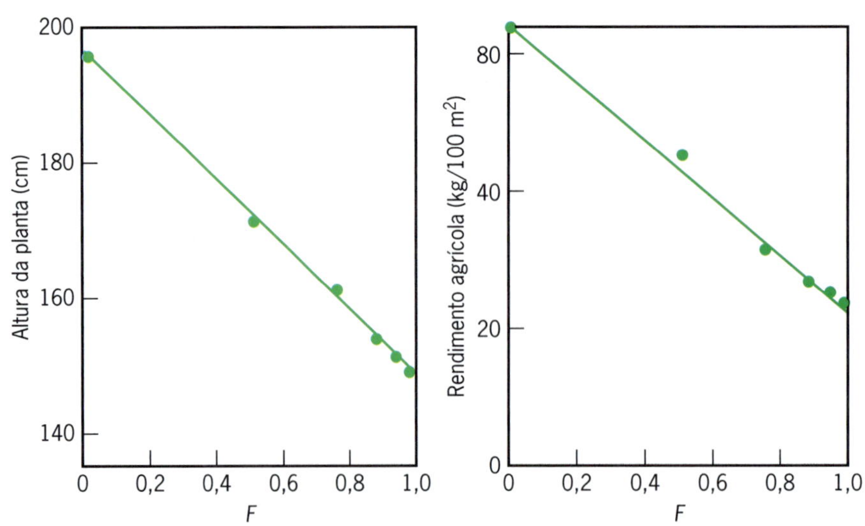

FIGURA 4.20 Declínio por endogamia na altura da planta e no rendimento agrícola do milho. A intensidade da endogamia é medida pelo coeficiente de endogamia, *F*.

MEDIDA DAS RELAÇÕES GENÉTICAS

O coeficiente de endogamia também pode ser usado para medir a proximidade das relações genéticas. Obviamente, irmãos estão mais próximos do que meios-irmãos. Um tio e uma sobrinha estão mais próximos que meios-irmãos? Meios-irmãos estão mais próximos que primos em primeiro grau? Meios-irmãos estão mais próximos que primos duplos em primeiro grau? Para responder a essas perguntas, precisamos determinar a fração de genes comuns a dois parentes decorrente da ascendência comum.

Nos parentes regulares – ou seja, parentes não endogâmicos –, é possível calcular a fração de genes em comum imaginando que os parentes se casaram e tiveram filhos. Evidentemente, como essa prole é endogâmica, é possível calcular o coeficiente de endogamia de acordo com o procedimento habitual. Então, para determinar a fração comum de genes dos dois parentes, basta multiplicar por 2 o coeficiente de endogamia da prole. O resultado é chamado de **coeficiente de parentesco**. Nos irmãos, o coeficiente de endogamia de uma prole imaginária seria 1/4; assim, o coeficiente de relação de irmãos (ou a fração de genes que têm em comum) é 2 × (1/4) = 1/2. Da mesma maneira, o coeficiente de relação de meios-irmãos é 1/4, o de primos em primeiro grau é 1/8, e o de primos duplos em primeiro grau é 1/4. No caso de tio e sobrinha, o coeficiente de relação é 1/4. Assim, meios-irmãos, primos duplos em primeiro grau e tio e sobrinha têm parentesco equivalente, porque têm em comum a mesma fração de seus genes, 1/4. Os irmãos, por comparação, têm parentesco mais próximo, porque têm metade dos genes em comum, e os primos em primeiro grau têm parentesco mais distante, já que compartilham apenas um oitavo de seus genes.

PONTOS ESSENCIAIS

- *A endogamia aumenta a frequência de homozigotos e diminui a frequência de heterozigotos*
- *Os efeitos da endogamia são proporcionais ao coeficiente de endogamia, que é a probabilidade de que duas cópias de um gene em um indivíduo sejam idênticas por descendência de um ancestral comum*
- *O coeficiente de relação é a fração de genes que dois indivíduos têm em comum em virtude de ascendência comum.*

Exercícios

Aplique a análise genética básica

1. Um pesquisador descobriu um novo sistema de tipagem sanguínea para seres humanos. O sistema conta com a participação de dois antígenos, P e Q, ambos determinados por um alelo diferente de um gene denominado *N*. Os alelos para esses antígenos têm frequência quase igual na população em geral. Se os alelos N^P e N^Q são codominantes, que antígenos devem ser detectados no sangue de heterozigotos $N^P N^Q$?

Resposta: Devem ser detectados os antígenos P e Q porque a codominância implica a expressão de ambos os alelos em heterozigotos.

2. A cor das flores em um jardim está sob o controle de um gene com alelos múltiplos. Os fenótipos dos homozigotos e heterozigotos desse gene são:

Homozigotos

WW	vermelha
ww	branca pura
w^sw^s	branca com pontilhado vermelho
w^pw^p	branca com áreas vermelhas regulares

Heterozigotos

W	com qualquer outro alelo	vermelha
w^p	com w^s ou w	branca com áreas vermelhas regulares
w^sw		branca com pontilhado vermelho

Organize os alelos em uma hierarquia de dominância.

Resposta: W é dominante em relação a todos os outros alelos, w^p é dominante em relação a w^s e w, e w^s é dominante em relação a w. Assim, a hierarquia de dominância é $W > w^p > w^s > w$.

3. Duas linhagens de camundongos descobertas de maneira independente são homozigotas para uma mutação recessiva que causa olhos pequenos; os fenótipos das duas linhagens são indistinguíveis. A mutação em uma linhagem é denominada *little eye* e na outra linhagem, *tiny eye*. Uma terceira linhagem é heterozigota para uma mutação dominante que elimina totalmente os olhos; a mutação nessa linhagem é denominada *Eyeless*. Como você verificaria se as mutações *little eye*, *tiny eye* e *Eyeless* são alelos do mesmo gene?

Resposta: O procedimento para determinar se duas mutações recessivas são alelos do mesmo gene é cruzar seus respectivos homozigotos para obter prole híbrida e então avaliar o fenótipo dos híbridos. Se o fenótipo for mutante, as mutações são alelos do mesmo gene; se for selvagem, não são alelos. Nesse caso, portanto, devemos cruzar camundongos *little eye* com camundongos *tiny eye* e observar sua prole. Se a prole tiver olhos pequenos, as duas mutações são alelos do mesmo gene; se tiverem olhos de tamanho normal, as duas mutações são alelos de genes diferentes. No caso de uma mutação dominante como *Eyeless*, não é possível fazer teste de alelismo. Assim, não podemos verificar se *Eyeless* é um alelo da mutação *little eye* ou *tiny eye*.

4. Qual é a diferença entre penetrância incompleta e expressividade variável?

Resposta: A penetrância incompleta ocorre quando um indivíduo com genótipo para uma característica não expressa essa característica. A expressividade variável ocorre quando uma característica se manifesta em diferentes graus em um grupo de indivíduos com o genótipo para essa característica.

5. Em uma espécie de mosca, a cor dos olhos do tipo selvagem é vermelha. Em uma linhagem mutante homozigota para a mutação *w*, o olho é totalmente branco; em outra linhagem mutante homozigota para a mutação *y*, o olho é amarelo. Os mutantes brancos homozigotos foram cruzados com os mutantes amarelos homozigotos, e toda a prole tinha olhos vermelhos. O intercruzamento dessa prole produziu três classes de indivíduos: 92 de olhos vermelhos, 33 de olhos amarelos e 41 de olhos brancos puros. (a) A partir dos resultados desses cruzamentos, quantos genes controlam a cor do olho? Explique. (b) Se a resposta a (a) for maior que um, algum gene mutante é epistático em relação a qualquer outro gene mutante?

Resposta: Para responder a (a), observamos que todas as moscas da F_1 tinham olhos vermelhos, ou seja, do tipo selvagem. Portanto, as mutações *w* e *y* não são alelos do mesmo gene, e concluímos que pelo menos dois genes controlam a cor dos olhos nessa espécie. Para responder a (b), notamos que, nas moscas da F_2, a razão de segregação fenotípica afasta-se da razão 9:3:3:1 esperada para dois genes com distribuição independente. A F_2 tem apenas três classes, que, além disso, aparecem na razão de 9 de olhos vermelhos:4 de olhos brancos:3 de olhos amarelos. É evidente que a condição homozigota *ww* produz olhos brancos sejam quais forem os alelos do gene *y*. Assim, o mutante *w* deve ser considerado epistático em relação ao mutante *y*.

6. Sewall Wright, o descobridor do coeficiente de endogamia, era filho de um casamento de primos em primeiro grau. Construa o heredograma da família do Dr. Wright e identifique seus ancestrais comuns e as alças endogâmicas criadas por eles. Depois, calcule o coeficiente de endogamia do Dr. Wright.

Resposta: O heredograma do casamento de primos em primeiro grau é:

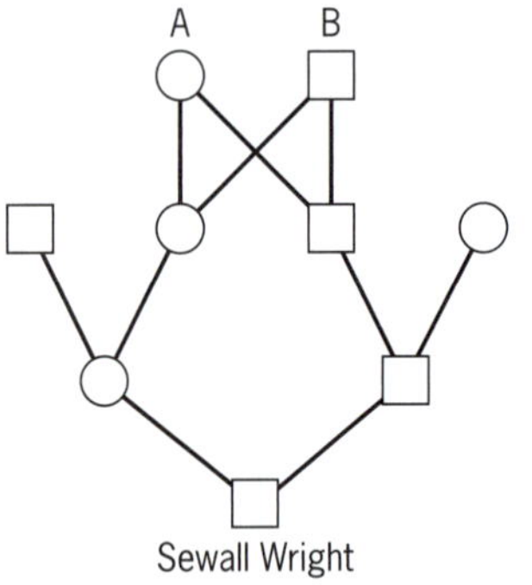

Nesse heredograma existem dois ancestrais comuns, A e B, e cada um deles define uma alça endogâmica que termina no indivíduo endogâmico. Uma alça está no lado esquerdo do heredograma e a outra, no lado direito. Sem contar o indivíduo endogâmico, cada alça tem cinco pessoas. Assim, supondo-se que os ancestrais comuns não sejam afetados por endogamia prévia, o coeficiente de endogamia da prole do casamento de primos em primeiro grau (Dr. Wright) é $(1/2)^5 + (1/2)^5 = 1/16$.

Autoavaliação

Integre diferentes conceitos e técnicas

1. Um geneticista obteve duas linhagens geneticamente puras de camundongos, cada uma delas homozigota para uma mutação recessiva descoberta em separado que impede a formação de pelos no corpo. Uma linhagem mutante é denominada *naked* (nua) e a outra, *hairless* (sem pelos). Para verificar se as duas mutações são alelos, o geneticista promove o cruzamento de camundongos *naked* e *hairless*. Toda a prole tem fenótipo selvagem; isso é, todo o corpo recoberto por pelos. Depois do intercruzamento desses camundongos da F_1, o geneticista observa 115 camundongos do tipo selvagem e 85 camundongos mutantes na F_2. As mutações *naked* e *hairless* são alelos? Como você explicaria a segregação dos camundongos de tipo selvagem e mutantes na F_2?

Resposta: As mutações *naked* e *hairless* não são alelos porque os híbridos da F_1 têm fenótipo selvagem. Assim, *naked* e *hairless* são mutações de dois genes diferentes. Para explicar a razão fenotípica na F_2, vamos primeiro adotar símbolos para essas mutações e seus alelos selvagens dominantes:

n = mutação *naked*, N = alelo selvagem
h = mutação *hairless*, H = alelo selvagem

Com esses símbolos, os genótipos das linhagens parentais geneticamente puras são *nn HH* (*naked*) e *NN hh* (*hairless*). Os híbridos da F_1 produzidos por cruzamento dessas linhagens são, portanto, *Nn Hh*. Quando há intercruzamento desses híbridos, esperamos encontrar muitos genótipos diferentes na prole. No entanto, cada alelo recessivo, quando homozigoto, impede o surgimento de pelos no corpo. Assim, apenas os camundongos com genótipo *N- H-* terão pelos; todos os demais – homozigoto *nn*, homozigoto *hh* ou homozigoto para os dois alelos recessivos – não terão pelos. É possível prever as frequências dos fenótipos selvagem e mutante se partirmos do princípio de que a distribuição dos genes *naked* e *hairless* é independente. A frequência de camundongos que serão *N- H-* é $(3/4) \times (3/4) = 9/16 = 0{,}56$ (pela Regra da Multiplicação de Probabilidades), e a frequência de camundongos que serão *nn* ou *hh* (ou ambos) é $(1/4) + (1/4) - [(1/4) \times (1/4)] = 7/16 = 0{,}44$ (pela Regra da Adição de Probabilidades). Assim, em uma amostra de 200 indivíduos da F_2, esperamos que $200 \times 0{,}56 = 112$ sejam do tipo selvagem e que $200 \times 0{,}44 = 88$ sejam mutantes. As frequências observadas de 115 do tipo selvagem e 85 mutantes estão próximas desses números esperados, sugerindo que a hipótese de dois genes de distribuição independente para pelos corporais está correta.

2. Na mosca-das-frutas uma mutação recessiva, *w*, produz olhos brancos, outra mutação recessiva, *v*, olhos vermelhão, e uma terceira mutação recessiva, *bw*, olhos castanhos. A cor dos olhos do tipo selvagem é vermelho-escura. Híbridos produzidos por cruzamento de dois mutantes homozigotos quaisquer têm olhos vermelho-escuros, e todas as combinações mutantes duplamente homozigotas têm olhos brancos. Quantos genes essas três mutações definem? Se a cor vermelho-escura dos olhos do tipo selvagem se deve ao acúmulo de dois pigmentos diferentes, um vermelho e outro castanho, que gene controla a expressão de que pigmento? Os genes podem estar organizados em uma via de acúmulo de pigmento?

Resposta: As três mutações definem três genes diferentes, porque, quando há cruzamento de duas mutações homozigotas quaisquer, a prole tem a cor dos olhos do tipo selvagem. A mutação *w* impede a expressão de todo o pigmento, porque as moscas homozigotas para ela não têm pigmento vermelho nem pigmento castanho nos olhos; a mutação *v* impede a expressão do pigmento castanho, porque as moscas homozigotas para ela têm olhos vermelhão (vermelho-brilhantes); e a mutação *bw* impede a expressão do pigmento vermelho, porque as moscas homozigotas para ela têm olhos castanhos. Assim, o gene *v* do tipo selvagem controla a expressão do pigmento castanho, o gene *bw* do tipo selvagem controla a expressão do pigmento vermelho, e o gene *w* do tipo selvagem é necessário para a expressão dos dois pigmentos. Podemos resumir esses achados propondo que cada pigmento é expresso de maneira diferente e que a função dessas vias depende do gene *w* de tipo selvagem.

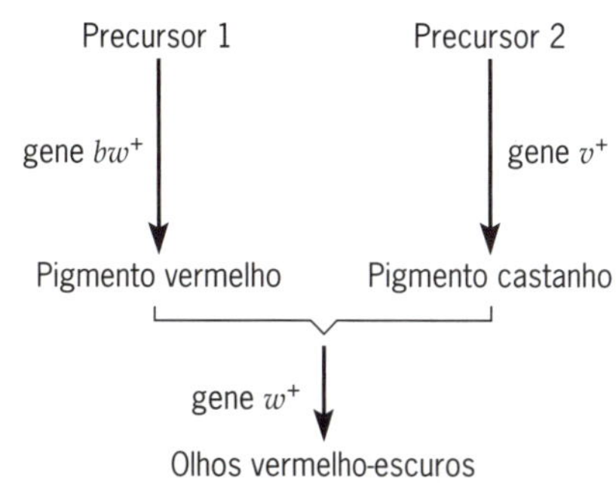

3. No heredograma a seguir, calcule o coeficiente de endogamia de M.

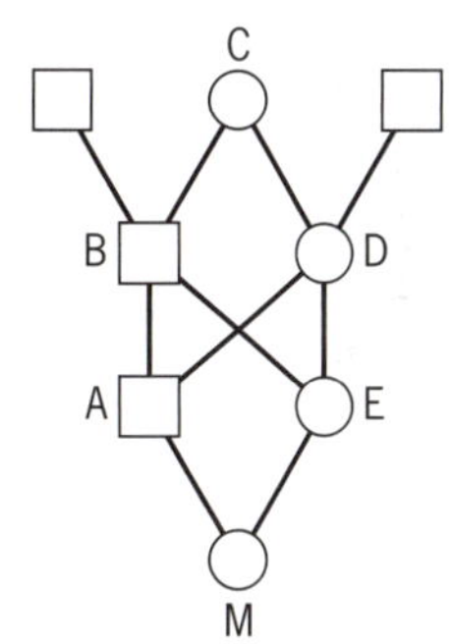

Resposta: M tem três ancestrais comuns, B, C e D, porque duas linhas de descendência de cada um desses indivíduos acabam por convergir em M. Existem quatro alças endogâmicas distintas (ancestral comum sublinhado):

(1) A B <u>C</u> D E (n = 5)
(2) A D <u>C</u> B E (n = 5)
(3) A <u>B</u> E (n = 3)
(4) A <u>D</u> E (n = 3)

Para calcular o coeficiente de endogamia de M, F_M, elevamos 1/2 à potência n para cada alça e somamos os resultados:

$$F_M = (1/2)^5 + (1/2)^5 + (1/2)^3 + (1/2)^3 = 5/16$$

Avaliação adicional

Entenda melhor e desenvolva a capacidade analítica

4.1 Que tipos sanguíneos poderiam ser observados nos filhos de uma mulher que tem tipo sanguíneo M e um homem que tem tipo sanguíneo MN?

4.2 Em coelhos, a coloração da pelagem depende de alelos do gene *c*. A partir das informações apresentadas neste capítulo, que fenótipos e proporções seriam esperados a partir dos seguintes cruzamentos: (a) $c^+c^+ \times cc$; (b) $c^+c \times c^+c$; (c) $c^+c^h \times c^+c^{ch}$; (d) $cc^{ch} \times cc$; (e) $c^+c^h \times c^+c$; (f) $c^hc \times cc$?

4.3 Em camundongos, uma série de cinco alelos determina a cor da pelagem. Na ordem de dominância, esses alelos são: A^Y, pelagem amarela, mas homozigoto letal; A^L, agouti com ventre claro; A^+, agouti (tipo selvagem); a^t, preta e castanho-amarelada; e *a*, preta. Para cada cruzamento a seguir, determine a cor da pelagem dos pais e as proporções fenotípicas esperadas na prole: (a) $A^YA^L \times A^YA^L$; (b) $A^Ya \times A^La^t$; (c) $a^ta \times A^Ya$; (d) $A^La^t \times A^LA^L$; (e) $A^LA^L \times A^YA^+$; (f) $A^+a^t \times a^ta$; (g) $a^ta \times aa$; (h) $A^YA^L \times A^+a^t$; e (i) $A^YA^L \times A^YA^+$

4.4 Em várias plantas, como o tabaco, a prímula e o trevo-vermelho, constatou-se que as combinações de alelos da oosfera e do pólen influenciam a compatibilidade reprodutiva das plantas. Combinações homozigotas, como S^1S^1, não se desenvolvem, porque o pólen S^1 é ineficaz em estigmas S^1–. No entanto, o pólen S^1 é eficaz em estigmas S^2S^3. Que prole seria esperada dos cruzamentos a seguir (o primeiro é o genótipo da planta-mãe): (a) $S^1S^2 \times S^2S^3$; (b) $S^1S^2 \times S^3S^4$; (c) $S^4S^5 \times S^4S^5$; e (d) $S^3S^4 \times S^5S^6$?

4.5 A partir das informações no capítulo sobre os tipos sanguíneos AB0, que fenótipos e proporções são esperados dos seguintes cruzamentos: (a) $I^AI^A \times I^BI^B$; (b) $I^AI^B \times ii$; (c) $I^Ai \times I^Bi$; e (d) $I^Ai \times ii$?

4.6 Mulher com sangue tipo 0 deu à luz a um bebê, também com sangue tipo 0. Segundo a mãe, o pai do bebê era um homem com sangue tipo AB. A afirmação é digna de crédito?

4.7 Outra mulher com sangue tipo AB deu à luz um bebê com sangue tipo B. Dois homens diferentes reivindicam a paternidade. Um tem sangue tipo A e o outro, sangue tipo B. Os dados genéticos podem decidir em favor de um deles?

4.8 A cor das flores de plantas em determinada população pode ser azul, roxa, azul-turquesa, azul-clara ou branca. Uma série de cruzamentos entre diferentes membros da população produziu os seguintes resultados:

Cruzamento	Genitores	Prole
1	roxa × azul	todas roxas
2	roxa × roxa	76 roxas, 25 azul-turquesa
3	azul × azul	86 azuis, 29 azul-turquesa
4	roxa × azul-turquesa	49 roxas, 52 azul-turquesa
5	roxa × roxa	69 roxas, 22 azul-turquesa
6	roxa × azul	50 roxas, 51 azuis
7	roxa × azul	54 roxas, 26 azuis, 25 azul-turquesa
8	azul-turquesa × azul-turquesa	todas azul-turquesa
9	roxa × azul	49 roxas, 25 azuis, 23 azul-claras
10	azul-clara × azul-clara	60 azul-claras, 29 azul-turquesa, 31 brancas
11	azul-turquesa × branca	todas azul-claras
12	branca × branca	todas brancas
13	roxa × branca	todas roxas

Quantos genes e alelos tomam parte na herança da cor das flores? Indique todos os genótipos possíveis para estes fenótipos: (a) flores roxas; (b) flores azuis; (c) flores azul-turquesa; (d) flores azul-claras; (e) flores brancas.

4.9 Uma mulher que tem sangue tipos 0 e M casa-se com homem que tem sangue tipos AB e MN. Se considerarmos que há distribuição independente dos genes para os sistemas AB0 e MN de tipagem sanguínea, que tipos sanguíneos podem ter os filhos desse casal e em que proporções?

4.10 Uma linhagem japonesa de camundongos tem marcha peculiar e descoordenada, denominada *waltzing* (valsante), causada por um alelo recessivo, *v*. O alelo dominante *V* causa o movimento coordenado dos camundongos. Recentemente, um geneticista estudioso de camundongos isolou outra mutação recessiva causadora de movimento descoordenado. Essa mutação, denominada *tango*, pode ser um alelo do gene *waltzing* ou a mutação de um gene totalmente diferente. Proponha um teste para verificar se as mutações *waltzing* e *tango* são alelos e, em caso afirmativo, proponha símbolos para designá-las.

4.11 A surdez congênita em seres humanos é um distúrbio hereditário recessivo. No heredograma a seguir, dois indivíduos surdos, provavelmente homozigotos para uma mutação recessiva, casaram-se e tiveram quatro filhos com audição normal. Proponha uma explicação:

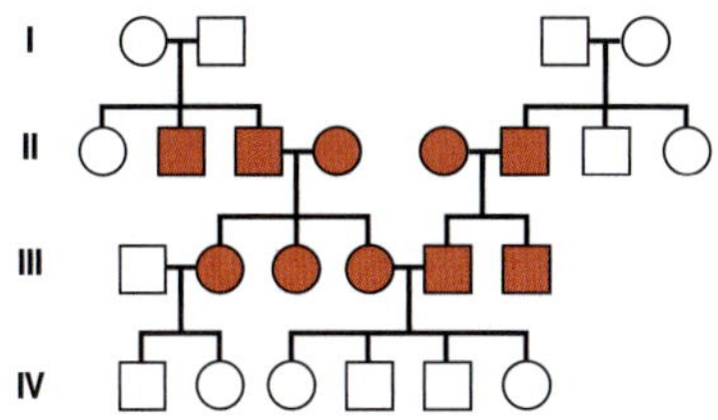

4.12 Na mosca-das-frutas, mutações recessivas em um dos dois genes de distribuição independente, *brown* e *purple*, impedem a síntese de pigmento vermelho nos olhos. Assim, homozigotos para qualquer uma dessas mutações têm olhos roxo-acastanhados. No entanto, os heterozigotos para essas duas mutações têm olhos vermelho-escuros, ou seja, do tipo selvagem. O intercruzamento desses heterozigotos duplos produzirá que tipos de prole e em que proporções?

4.13 A mutação dominante *Plum* na mosca-das-frutas também causa olhos roxo-acastanhados. É possível determinar por experimentos genéticos se *Plum* é um alelo dos genes *brown* ou *purple*?

4.14 A partir das informações apresentadas no capítulo, explique por que camundongos de pelagem amarela não são geneticamente puros.

4.15 Um casal tem quatro filhos, dois homens e duas mulheres. Nem o pai nem a mãe têm calvície; um dos filhos homens é calvo, mas nenhuma das filhas tem calvície.

(a) Se uma das filhas casar com um homem não calvo e eles tiverem um filho, qual é a chance de que o filho tenha calvície na vida adulta?

(b) Se o casal tiver uma filha, qual é a chance de que tenha calvície na vida adulta?

4.16 O heredograma a seguir mostra a herança da ataxia, um distúrbio neurológico raro caracterizado por movimentos descoordenados. A ataxia é causada por um alelo dominante ou recessivo? Explique.

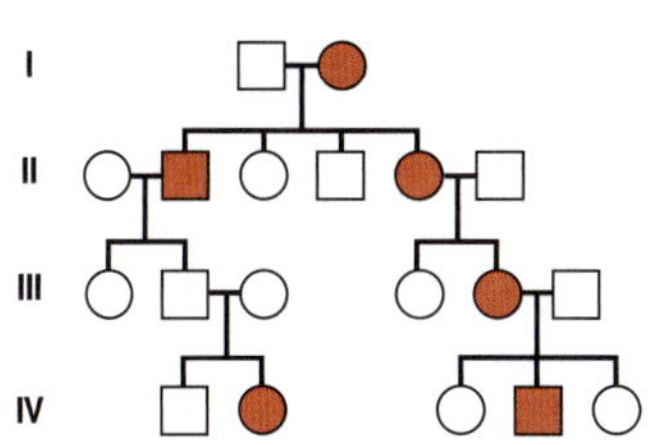

4.17 Os galos que têm os alelos para crista rosa (*R*) e crista ervilha (*P*) apresentam crista noz, enquanto os que não têm esses dois alelos (*i. e.*, têm genótipo *rr pp*) têm crista simples. A partir das informações sobre as interações entre esses dois genes apresentadas no capítulo, determine os fenótipos esperados nos cruzamentos a seguir e suas proporções:

(a) *RR Pp* × *rr Pp*
(b) *rr PP* × *Rr Pp*
(c) *Rr Pp* × *Rr pp*
(d) *Rr pp* × *rr pp*

4.18 O cruzamento de galináceos de crista rosa com crista noz produziu 15 pintos de crista noz, 14 de crista rosa, 5 de crista ervilha e 6 de crista simples. Determine os genótipos dos pais.

4.19 Aboboreiras que têm o alelo dominante *C* produzem fruto branco, enquanto as plantas homozigotas para o alelo recessivo *c* produzem fruto colorido. Quando o fruto é colorido, o alelo dominante *G* determina a cor amarela; na ausência desse alelo (*i. e.*, no genótipo *gg*), a cor do fruto é verde. Quais são os fenótipos da F_2 e as proporções esperadas no intercruzamento da prole de *CC GG* e *cc gg*? Considere a distribuição independente dos genes *C* e *G*.

4.20 A raça Leghorn branca de galinhas é homozigota para o alelo dominante *C*, que produz penas coloridas. No entanto, também é homozigota para o alelo dominante *I* de um gene de distribuição independente que inibe a coloração das penas. Por isso, as galinhas Leghorn têm penas brancas. A raça Wyandotte branca de galinhas não tem alelo para cor nem inibidor da cor; portanto, o genótipo é *cc ii*. Quais são os fenótipos da F_2 e as proporções esperadas no intercruzamento da prole de uma galinha Leghorn branca com um galo Wyandotte branco?

4.21 As moscas-das-frutas homozigotas para a mutação recessiva *scarlet* têm olhos vermelho-brilhantes porque não sintetizam pigmento castanho. As moscas-das-frutas homozigotas para a mutação recessiva *brown* têm olhos roxo-acastanhados porque não sintetizam pigmento vermelho. As moscas-das-frutas homozigotas para essas duas mutações têm olhos brancos porque não sintetizam nenhum tipo de pigmento. As mutações *brown* e *scarlet* têm distribuição independente. Quais serão os tipos de prole do intercruzamento de moscas-das-frutas heterozigotas para essas duas mutações? Em que proporções?

4.22 Considere o seguinte esquema hipotético de determinação da cor da pelagem em um mamífero. O gene *A* controla a conversão de um pigmento branco P_0 em um pigmento cinza P_1; o alelo dominante *A* produz a enzima necessária para essa conversão, e o alelo recessivo *a* produz uma enzima sem atividade bioquímica. O gene *B* controla a conversão do pigmento cinza P_1 em um pigmento preto P_2; o alelo dominante *B* produz a enzima ativa para essa conversão, e o alelo recessivo *b* produz uma enzima inativa. O alelo dominante *C* de um terceiro gene produz um polipeptídio que inibe totalmente a atividade da enzima produzida pelo gene *A*; isso é, impede a reação $P_0 \rightarrow P_1$. O alelo *c* desse gene produz um polipeptídio defeituoso que não inibe a reação $P_0 \rightarrow P_1$. Os genes *A*, *B* e *C* têm distribuição independente e não há participação de outros genes. Na F_2 do cruzamento *AA bb CC* × *aa BB cc*, qual é a razão da segregação fenotípica esperada?

4.23 Que proporção de segregação fenotípica da F_2 seria esperada no cruzamento descrito no problema anterior se o alelo dominante, *C*, do terceiro gene determinasse um produto que inibisse totalmente a atividade da enzima produzida pelo gene *B*, isso é, impedisse a reação $P_1 \rightarrow P_2$ em vez de inibir a atividade da enzima produzida pelo gene *A*?

4.24 O martim-pescador da Micronésia, *Halcyon cinnamomina*, tem a face cor de canela. Em algumas aves, a cor vai até o peito, produzindo um desses três desenhos: círculo, escudo ou triângulo; outras vezes não há cor no peito. Um macho com um triângulo colorido foi cruzado com uma fêmea sem cor no peito, e toda a prole tinha um escudo colorido no peito. O intercruzamento dessa prole produziu uma razão fenotípica da F_2 de 3 círculos:6 escudos:3 triângulos:4 sem cor. (a) Determine o mecanismo de herança dessa característica e indique os genótipos das aves nas três gerações. (b) Quando se cruzam um macho sem cor no peito e uma fêmea que tem um escudo colorido no peito e há segregação da F_1 na razão de 1 círculo:2 escudos:1 triângulo, quais são os genótipos dos pais e da prole?

4.25 Em uma espécie de árvore, a cor da semente é determinada por quatro genes de distribuição independente: *A*, *B*, *C* e *D*. Os alelos recessivos de cada um desses genes (*a*, *b*, *c* e *d*) produzem enzimas anormais que não catalisam uma reação da via de biossíntese do pigmento da semente. O diagrama dessa via é o seguinte:

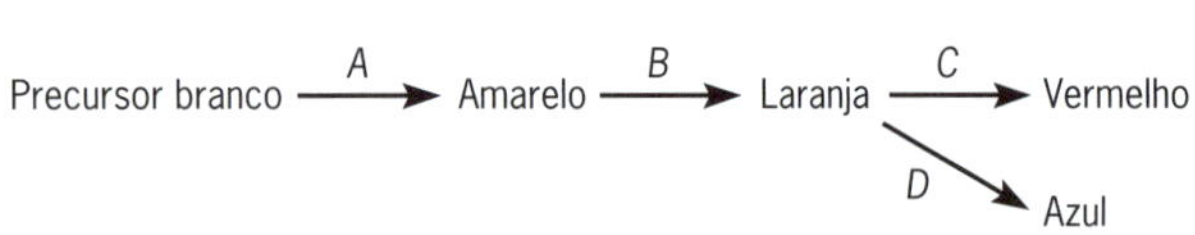

Na presença de pigmentos vermelho e azul, as sementes são roxas. Árvores com os genótipos *Aa Bb Cc Dd* e *Aa Bb Cc dd* foram cruzadas.

(a) Qual é a cor das sementes nesses dois genótipos parentais?
(b) Que proporção da prole do cruzamento terá sementes brancas?
(c) Determine as proporções relativas de prole vermelha, branca e azul do cruzamento.

4.26 Vários cruzamentos foram feitos entre linhagens geneticamente puras de cães pretos e amarelos da raça Labrador retriever. Toda a prole da F_1 foi preta. O intercruzamento dessa prole produziu uma F_2 constituída de 91 animais pretos, 39 amarelos e 30 chocolate. (a) Sugira uma explicação para a herança da cor da pelagem em cães labradores. (b) Proponha uma via bioquímica para determinação da cor da pelagem e indique como os genes relevantes controlam a cor da pelagem.

4.27 Duas plantas com flores brancas, ambas de linhagens geneticamente puras, foram cruzadas. Todas as plantas da F_1 tinham flores vermelhas. O intercruzamento dessas plantas da F_1 produziu uma F_2 constituída de 177 plantas com flores vermelhas e 142 com flores brancas. (a) Proponha uma explicação para a herança da cor das flores nessa espécie de planta. (b) Proponha uma via bioquímica para a pigmentação das flores e indique os genes e as etapas controladas por eles nessa via.

4.28 Considere a seguinte via de biossíntese de pigmentos controlada geneticamente nas flores de uma planta hipotética:

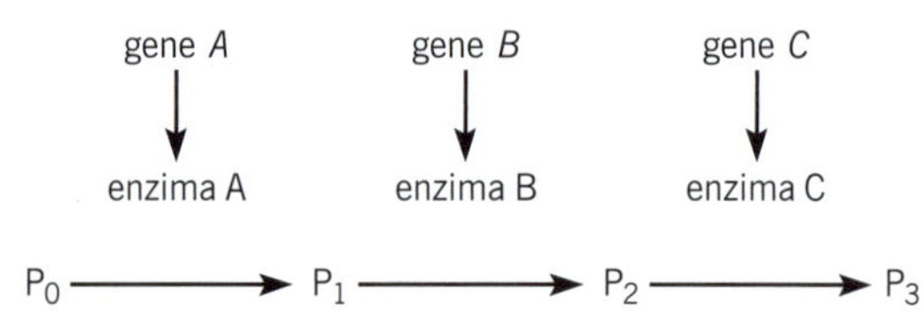

Suponha que o gene *A* controla a conversão de um pigmento branco, P_0, em outro pigmento branco, P_1; o alelo dominante *A* especifica uma enzima necessária para essa conversão, e o alelo recessivo *a* especifica uma enzima defeituosa sem atividade bioquímica. O gene *B* controla a conversão do pigmento branco, P_1, em um pigmento rosa, P_2; o alelo dominante, *B*, produz a enzima necessária para essa conversão, e o alelo recessivo, *b*, produz uma enzima defeituosa. O alelo dominante, *C*, do terceiro gene especifica uma enzima que converte o pigmento rosa, P_2, em um pigmento vermelho, P_3; seu alelo recessivo, *c*, produz uma enzima alterada incapaz de realizar essa conversão. O alelo dominante, *D*, de um quarto gene produz um polipeptídio que inibe totalmente a atividade da enzima *C*; isto é, bloqueia a reação $P_2 \rightarrow P_3$. O alelo recessivo, *d*, produz um polipeptídio defeituoso que não bloqueia essa reação. Suponha que a cor da flor seja determinada apenas por esses quatro genes e que a distribuição seja independente. Na F_2 de um cruzamento entre plantas do genótipo *AA bb CC DD* e plantas do genótipo *aa BB cc dd*, que proporção das plantas terá (a) flores vermelhas? (b) flores rosa? (c) flores brancas?

4.29 No heredograma a seguir quais são os coeficientes de endogamia de A, B e C?

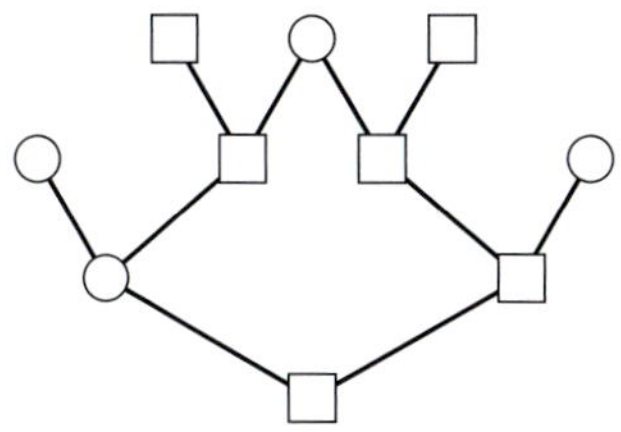

A
Prole de meios-primos em primeiro grau

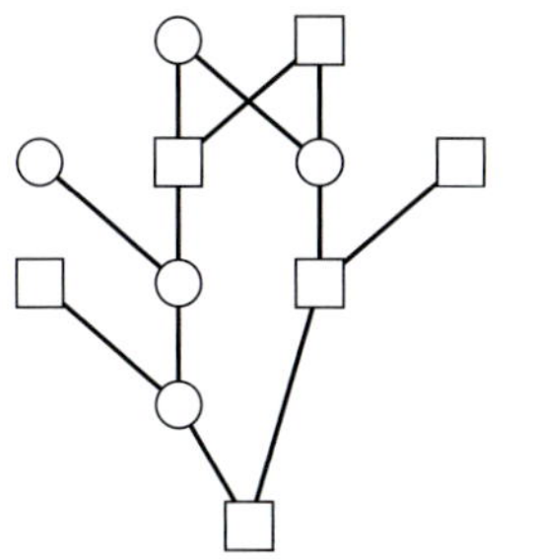

B
Prole de primos em segundo grau

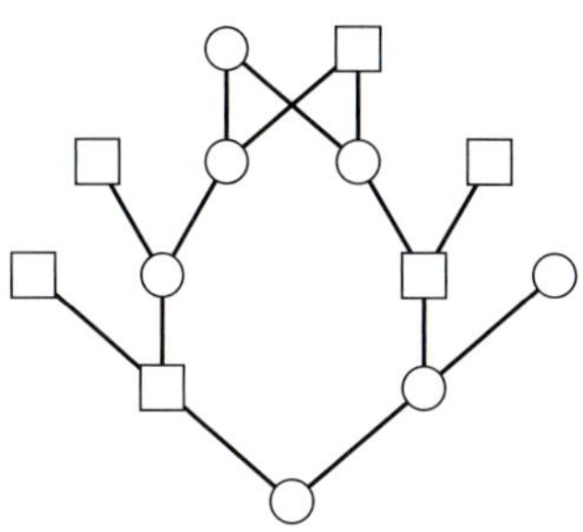

C
Prole de primos em terceiro grau

4.30 A, B e C são linhagens endogâmicas de camundongos, consideradas totalmente homozigotas. A é cruzada com B e B é cruzada com C. Depois os híbridos A × B são cruzados com C, e a prole é cruzada com os híbridos B × C. Qual é o coeficiente de endogamia da prole desse último cruzamento?

4.31 Mabel e Frank são meios-irmãos, assim como Tina e Tim. Entretanto, esses dois pares de meios-irmãos não têm ancestrais comuns. Se Mabel casar com Tim, Frank casar com Tina e cada casal tiver um filho, que fração de seus genes as crianças terão em comum em razão da ascendência comum? O parentesco entre as crianças será maior ou menor que entre primos em primeiro grau?

4.32 Suponha que o coeficiente de endogamia de I no heredograma a seguir seja de 0,25. Qual é o coeficiente de endogamia de C, o ancestral comum de I?

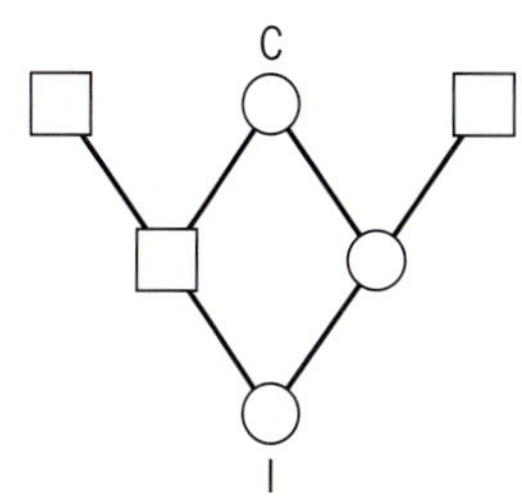

4.33 Uma linhagem polinizada aleatoriamente de milho produz espigas com comprimento médio de 24 cm. Depois de uma geração de autofertilização, o comprimento da espiga cai para 20 cm. Qual deverá ser o comprimento da espiga se a autofertilização for mantida por mais de uma geração?

Genômica na Web em http://www.ncbi.nlm.nih.gov

A cor da pelagem em mamíferos é controlada por muitos genes diferentes.

1. No camundongo, a mutação A^Y, um alelo dominante do gene *a*, torna a pelagem amarela em vez de agouti; em condição homozigota, essa mutação é letal. Encontre a descrição do gene *a* e de seu alelo A^Y no banco de dados do genoma do camundongo. Qual é o nome oficial desse gene?
2. O albinismo em camundongos é causado por mutações recessivas no gene *Tyr*, também simbolizado por *c*. Esse gene codifica a enzima tirosinase, que catalisa uma etapa na produção do pigmento melanina a partir do aminoácido tirosina. Encontre uma descrição desse gene no banco de dados do genoma do camundongo. Você suspeita da existência de uma relação evolutiva entre esse gene e o gene que, quando mutante, causa albinismo em coelhos?
3. Os seres humanos têm um gene relacionado com o gene *Tyr* dos camundongos? Caso tenham, a que distúrbio esse gene, quando mutante, poderia estar associado?

Dica: No *site*, clique em *Popular Resources*, depois em *Gene*. Depois pesquise A<Y> ou *Tyr*.

Base Cromossômica do Mendelismo

5

PANORAMA

- Cromossomos
- Teoria cromossômica da hereditariedade
- Genes ligados ao sexo em seres humanos
- Cromossomos sexuais e determinação do sexo
- Compensação de dose de genes ligados ao X

Sexo, cromossomos e genes

O que determina o desenvolvimento do sexo masculino ou feminino nos organismos? Por que existem apenas dois fenótipos sexuais? O sexo de um organismo é determinado por seus genes? Essas questões e outras relacionadas intrigaram geneticistas desde a redescoberta do trabalho de Mendel no início do século 20.

A descoberta de que os genes influenciam a determinação do sexo emergiu de uma fusão entre duas disciplinas científicas antes distintas, a genética – o estudo da hereditariedade – e a citologia – o estudo das células. No início do século 20, essas disciplinas se uniram graças à amizade entre dois notáveis cientistas americanos, Thomas Hunt Morgan e Edmund Beecher Wilson. Morgan era o geneticista e Wilson, o citologista.

Como citologista, Wilson estava interessado no comportamento dos cromossomos. Essas estruturas teriam sua importância comprovada na determinação do sexo em muitas espécies, inclusive a nossa. Wilson foi um dos primeiros a investigar diferenças nos cromossomos dos dois sexos. Graças ao estudo meticuloso, ele e seus colaboradores mostraram que essas diferenças eram limitadas a um par especial de cromossomos, chamados cromossomos sexuais. Wilson constatou que o comportamento desses cromossomos durante a meiose poderia ser responsável pela herança do sexo.

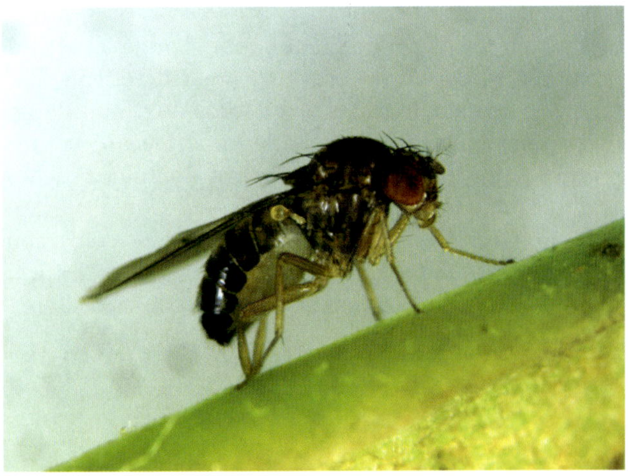

Nigel Cattlin/Photo Researchers, Inc.

A mosca-das-frutas, *Drosophila melanogaster*.

Como geneticista, Morgan estava interessado na identificação de genes. Ele concentrou a pesquisa na mosca-das-frutas, *Drosophila melanogaster*, e descobriu rapidamente um gene que produzia diferentes proporções fenotípicas em machos e fêmeas. Morgan formulou a hipótese de que esse gene estava localizado em um dos cromossomos sexuais, e um de seus alunos, Calvin Bridges, acabou provando que sua hipótese estava certa. A descoberta de Morgan de que os genes estão nos cromossomos foi um grande avanço. Os fatores genéticos abstratos postulados por Mendel foram finalmente localizados em estruturas visíveis nas células, e os geneticistas já poderiam explicar os princípios da segregação e distribuição independente pelo comportamento dos cromossomos na meiose.

A descoberta de que genes específicos determinam o sexo de um organismo ocorreu muito mais tarde, somente depois que outra disciplina científica, a biologia molecular, juntou-se à genética e à citologia. Graças aos seus esforços conjuntos, citologistas, geneticistas e biólogos moleculares identificaram genes específicos de determinação do sexo pelo estudo de indivíduos raros cujos fenótipos sexuais eram incompatíveis com os cromossomos sexuais presentes. Hoje, pesquisadores dos três campos estão empenhados em entender como esses genes controlam o desenvolvimento sexual.

Cromossomos

Cada espécie tem um conjunto característico de cromossomos.

Os cromossomos foram descobertos na segunda metade do século 19 por W. Waldeyer, citologista alemão. Investigações subsequentes com diferentes organismos verificaram que os cromossomos são característicos dos núcleos de todas as células. A observação é melhor quando se aplicam corantes às células em divisão; durante a divisão, o material de um cromossomo é condensado em um pequeno volume e assume a aparência de um cilindro firme. Durante a intérfase, entre as divisões celulares, os cromossomos não são observados com facilidade, mesmo com os melhores corantes. Os cromossomos em intérfase apresentam-se frouxamente espiralados e formam filamentos delgados distribuídos por todo o núcleo. Consequentemente, quando os corantes são aplicados, todo o núcleo é corado, e não é possível identificar cromossomos individuais. Essa rede difusa de filamentos é a **cromatina.** Algumas regiões da cromatina apresentam coloração mais escura que outras, sugerindo uma diferença da organização. As regiões claras são a **eucromatina** (do grego, "verdadeiro"), e as regiões escuras são a **heterocromatina** (do grego, "diferente"). Exploraremos o significado funcional desses diferentes tipos de cromatina no Capítulo 18.

NÚMERO DE CROMOSSOMOS

O número de cromossomos de uma espécie é quase sempre um múltiplo par de um número básico. Em seres humanos, por exemplo, o número básico é 23; ovócitos e espermatozoides maduros têm esse número de cromossomos. A maioria dos outros tipos de células humanas tem o dobro (46), embora alguns tipos, como determinadas células hepáticas, tenham o quádruplo (92) do número básico.

O número **(n)** de cromossomos **haploide**, ou básico, define um conjunto de cromossomos denominado *genoma haploide*. A maioria das células somáticas contém duas unidades de cada cromossomo desse conjunto e, portanto, é **diploide (2n)**. As células que têm quatro unidades de cada cromossomo são **tetraploides (4n)**, as que têm oito são **octaploides (8n)**, e assim por diante.

O número básico de cromossomos varia de acordo com a espécie. O número de cromossomos não está relacionado com o tamanho nem com a complexidade biológica de um organismo, e a maioria das espécies tem entre 10 e 40 cromossomos em seus genomas (**Tabela 5.1**). O muntíaco, um pequeno veado asiático, tem apenas três cromossomos no genoma, enquanto algumas espécies de samambaia têm muitas centenas.

Tabela 5.1

Número de cromossomos em diferentes organismos.

Organismo	Número haploide de cromossomos
Eucariotos simples	
Fermento de pão (*Saccharomyces cerevisiae*)	16
Bolor do pão (*Neurospora crassa*)	7
Alga verde unicelular (*Chlamydomonas reinhardtii*)	17
Vegetais	
Milho (*Zea mays*)	10
Trigo (*Triticum aestivum*)	21
Tomate (*Lycopersicon esculentum*)	12
Fava (*Vicia faba*)	6
Sequoia-gigante (*Sequoia sempervirens*)	11
Crucífera (*Arabidopsis thaliana*)	5
Animais invertebrados	
Mosca-das-frutas (*Drosophila melanogaster*)	4
Mosquito (*Anopheles culicifacies*)	3
Estrela-do-mar (*Asterias forbesi*)	18
Nematódeo (*Caenorhabditis elegans*)	6
Mexilhão (*Mytilus edulis*)	14
Animais vertebrados	
Ser humano (*Homo sapiens*)	23
Chimpanzé (*Pan troglodytes*)	24
Gato (*Felis domesticus*)	36
Camundongo (*Mus musculus*)	20
Galinha (*Gallus domesticus*)	39
Sapo (*Xenopus laevis*)	17
Peixe (*Esox lucius*)	25

CROMOSSOMOS SEXUAIS

Em algumas espécies de animais, como os gafanhotos, as fêmeas têm um cromossomo a mais que os machos (**Figura 5.1 A**). Esse cromossomo extra, originalmente observado em outros insetos, é denominado **cromossomo X**. As fêmeas dessas espécies têm dois cromossomos X e os machos, apenas um; assim, as fêmeas são citologicamente XX e os machos são XO, em que o "O" indica a ausência de um cromossomo. Durante a meiose na fêmea, há pareamento dos dois cromossomos X, que depois se separam, produzindo ovócitos que contêm um só cromossomo X. Durante a meiose no macho, o cromossomo X solitário desloca-se separadamente de todos os outros cromossomos e é incorporado à metade dos espermatozoides; a outra metade não recebe cromossomo X. Assim, a união de espermatozoides e ovócitos produz dois tipos de zigotos: XX, que dão origem a fêmeas, e XO, que dão origem a machos. Como há igual probabilidade dos dois tipos, o mecanismo reprodutivo preserva uma razão 1:1 de machos e fêmeas nessa espécie.

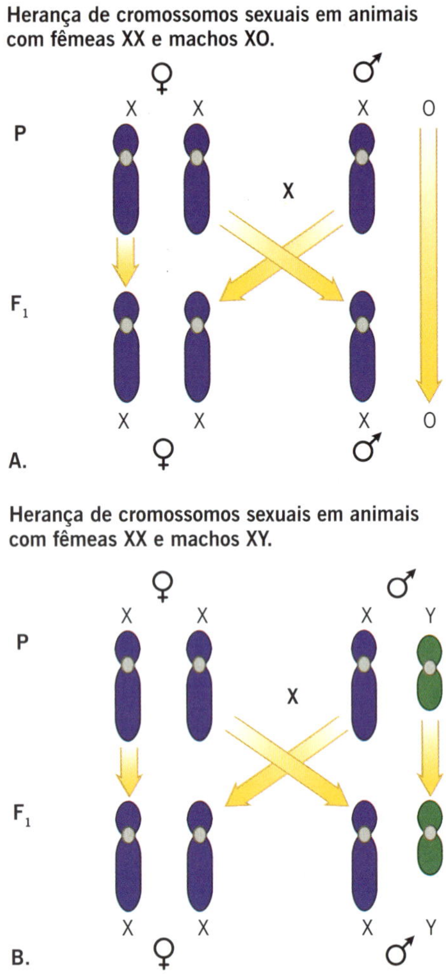

FIGURA 5.1 Herança de cromossomos sexuais em animais. A. Animais com fêmea XX/macho XO, como alguns gafanhotos. B. Animais com fêmea XX/macho XY, como seres humanos e *Drosophila*.

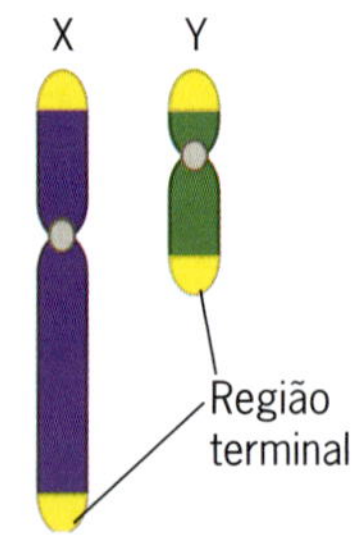

FIGURA 5.2 Cromossomos X e Y humanos. As regiões terminais são comuns aos dois cromossomos sexuais.

Em muitos outros animais, entre eles os seres humanos, o número de cromossomos é igual nos dois sexos (**Figura 5.1 B**). Essa igualdade numérica se deve à presença de um cromossomo no sexo masculino, o **cromossomo Y**, que faz par com o X durante a meiose. O cromossomo Y é morfologicamente diferente do cromossomo X. Nos seres humanos, por exemplo, o Y é muito mais curto que o X, e seu centrômero está mais perto de uma extremidade (**Figura 5.2**). O material comum aos cromossomos humanos X e Y é limitado e consiste principalmente em segmentos curtos perto das extremidades dos cromossomos. Durante a meiose no sexo masculino, os cromossomos X e Y se separam, produzindo dois tipos de espermatozoide, um que tem X e outro que tem Y, cujas frequências são aproximadamente iguais. Os indivíduos XX do sexo feminino só produzem um tipo de ovócito, com X. Se a fertilização fosse aleatória, cerca de metade dos zigotos seria XX e a outra metade, XY, levando a uma razão sexual de 1:1 na concepção. No entanto, em seres humanos, os espermatozoides Y levam vantagem na fertilização, porque são mais leves e movem-se com mais rapidez, e a razão sexual aproximada dos zigotos é de 1,3:1. Durante o desenvolvimento, o excesso de indivíduos do sexo masculino é diminuído pela diferença de viabilidade dos embriões XX e XY, e, ao nascimento, o número de homens é apenas um pouco maior que o de mulheres (razão de 1,07:1). Na idade reprodutiva, o excesso de homens já foi praticamente eliminado e a razão sexual é de quase 1:1.

Os cromossomos X e Y são **cromossomos sexuais**. Todos os demais cromossomos do genoma são **autossomos**. Os cromossomos sexuais foram descobertos nos primeiros anos do século 20 graças ao trabalho dos citologistas americanos C. E. McClung, N. M. Stevens, W. S. Sutton e E. B. Wilson. Essa descoberta coincidiu com o surgimento do mendelismo e estimulou a pesquisa sobre possíveis relações entre os princípios de Mendel e o comportamento dos cromossomos na meiose.

PONTOS ESSENCIAIS

- *Os cromossomos individuais tornam-se visíveis durante a divisão celular; entre as divisões eles constituem uma rede difusa de fibras denominada cromatina*
- *Células somáticas diploides têm o dobro do número de cromossomos dos gametas haploides*
- *Os cromossomos sexuais são diferentes entre os dois sexos, enquanto os autossomos são iguais.*

Teoria cromossômica da hereditariedade

Os estudos sobre a herança de uma característica ligada ao sexo em *Drosophila* ofereceram a primeira evidência de que o comportamento meiótico dos cromossomos é a base dos princípios de segregação e distribuição independente de Mendel.

Em 1910, muitos biólogos suspeitavam de que os genes estivessem localizados nos cromossomos, mas não tinham comprovação definitiva. Os pesquisadores precisavam encontrar um gene que pudesse ser associado inequivocamente a um cromossomo. Esse objetivo exigia que o gene fosse definido por um alelo mutante e que fosse possível fazer a distinção morfológica do cromossomo. Além disso, o padrão de transmissão do gene tinha de refletir o comportamento do cromossomo durante a reprodução. Todos esses requisitos foram atendidos quando o biólogo americano Thomas H. Morgan descobriu uma mutação específica associada à cor dos olhos na mosca-das-frutas, *Drosophila melanogaster*. Morgan iniciou os experimentos com essa espécie de mosca por volta de 1909. Ela era o objeto ideal para pesquisa genética, porque sua reprodução é rápida e prolífica e o custo da criação em laboratório é baixo. Além disso, só tem quatro pares de cromossomos, um deles de cromossomos sexuais, XX na fêmea e XY no macho. Os cromossomos X e Y são morfologicamente diferentes um do outro e de cada um dos autossomos. Por meio de experimentos meticulosos, Morgan conseguiu mostrar que a mutação relativa à cor dos olhos era herdada com o cromossomo X, sugerindo a localização física de um gene para cor dos olhos nesse cromossomo. Mais tarde, um de seus alunos, Calvin B. Bridges, obteve a comprovação definitiva dessa teoria cromossômica da hereditariedade.

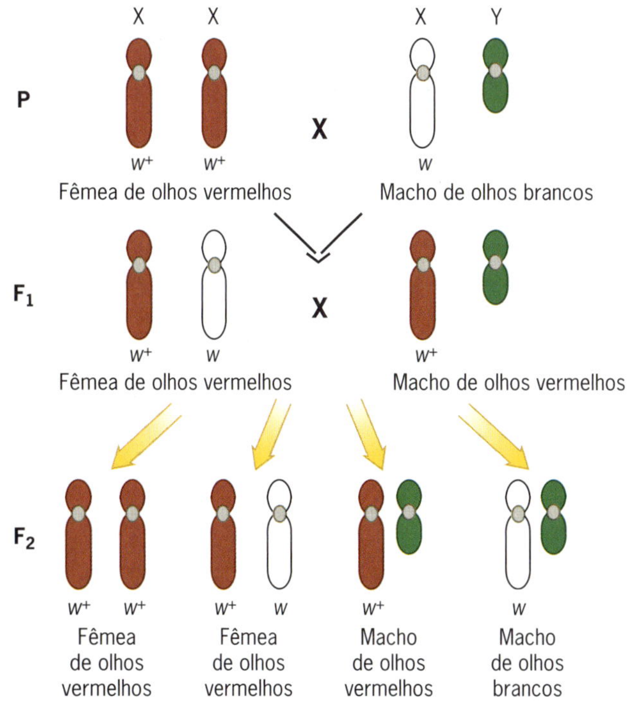

FIGURA 5.3 Experimento de Morgan para estudo da herança de olhos brancos em *Drosophila*. A transmissão da condição mutante em associação com o sexo sugeriu que o gene para cor dos olhos estava presente no cromossomo X, mas não no cromossomo Y.

EVIDÊNCIAS EXPERIMENTAIS QUE ASSOCIAM A HERANÇA DE GENES AOS CROMOSSOMOS

Experimentos de Morgan começaram com a descoberta de um macho mutante da mosca que tinha os olhos brancos, e não vermelhos como as moscas do tipo selvagem. Quando esse macho foi cruzado com fêmeas de tipo selvagem, toda a prole apresentou olhos vermelhos, indicando que o branco era recessivo em relação ao vermelho. No intercruzamento dessa prole, Morgan observou um padrão peculiar de segregação: todas as filhas, mas só metade dos filhos, tinham olhos vermelhos; a outra metade dos filhos tinha olhos brancos. Esse padrão sugeria que a herança da cor dos olhos estava associada aos cromossomos sexuais. Morgan propôs que havia um gene para cor dos olhos no cromossomo X, mas não no Y, e que os fenótipos branco e vermelho eram produzidos por dois alelos diferentes: w, alelo mutante, e w^+, alelo selvagem.

A hipótese de Morgan é ilustrada na **Figura 5.3**. As fêmeas de tipo selvagem no primeiro cruzamento são consideradas homozigotas para o alelo w^+. Presume-se que seu parceiro tenha o alelo mutante w no cromossomo X e nenhum dos alelos no cromossomo Y. Um organismo que tem apenas uma cópia de um gene é denominado **hemizigoto**. Na prole do cruzamento, os filhos de sexo masculino herdam um cromossomo X da mãe e um cromossomo Y do pai; como o X herdado da mãe tem o alelo w^+, esses filhos têm olhos vermelhos. Já as filhas herdam um cromossomo X de cada um dos pais – um X com w^+ da mãe e um X com w do pai. No entanto, como w^+ é dominante em relação a w, essas fêmeas heterozigotas da F_1 também têm olhos vermelhos.

O intercruzamento de machos e fêmeas da F_1 produz quatro classes genotípicas de prole, cada uma representando uma diferente associação de cromossomos sexuais. As moscas XX, que são fêmeas, têm olhos vermelhos porque têm pelo menos um alelo w^+. As moscas XY, do sexo masculino, têm olhos vermelhos ou brancos, dependendo do cromossomo X herdado das fêmeas heterozigotas da F_1. Portanto, a segregação dos alelos w e w^+ nessas fêmeas é a razão pela qual metade dos machos da F_2 tem olhos brancos.

Morgan fez outros experimentos para confirmar os elementos de sua hipótese. Em um deles (**Figura 5.4 A**), cruzou fêmeas da F_1 supostamente heterozigotas para o gene da cor dos olhos com machos mutantes de olhos brancos. Como ele esperava, metade da prole de cada sexo apresentou olhos brancos e a outra metade, olhos vermelhos. Em outro experimento (**Figura 5.4 B**), cruzou fêmeas de olhos brancos com machos de olhos vermelhos. Dessa vez, todas as filhas apresentaram olhos vermelhos e todos os filhos, olhos brancos. Ao intercruzar essa prole, Morgan observou a segregação esperada: metade da prole de cada sexo tinha olhos brancos, e a outra metade tinha olhos vermelhos. Assim, sua hipótese de que o gene para cor dos olhos estava ligado ao cromossomo X resistiu a outros testes experimentais.

NÃO DISJUNÇÃO COMO COMPROVAÇÃO DA TEORIA CROMOSSÔMICA

Morgan demonstrou a existência de um gene para cor dos olhos no cromossomo X de *Drosophila* por meio da correlação entre a herança desse gene e a transmissão do

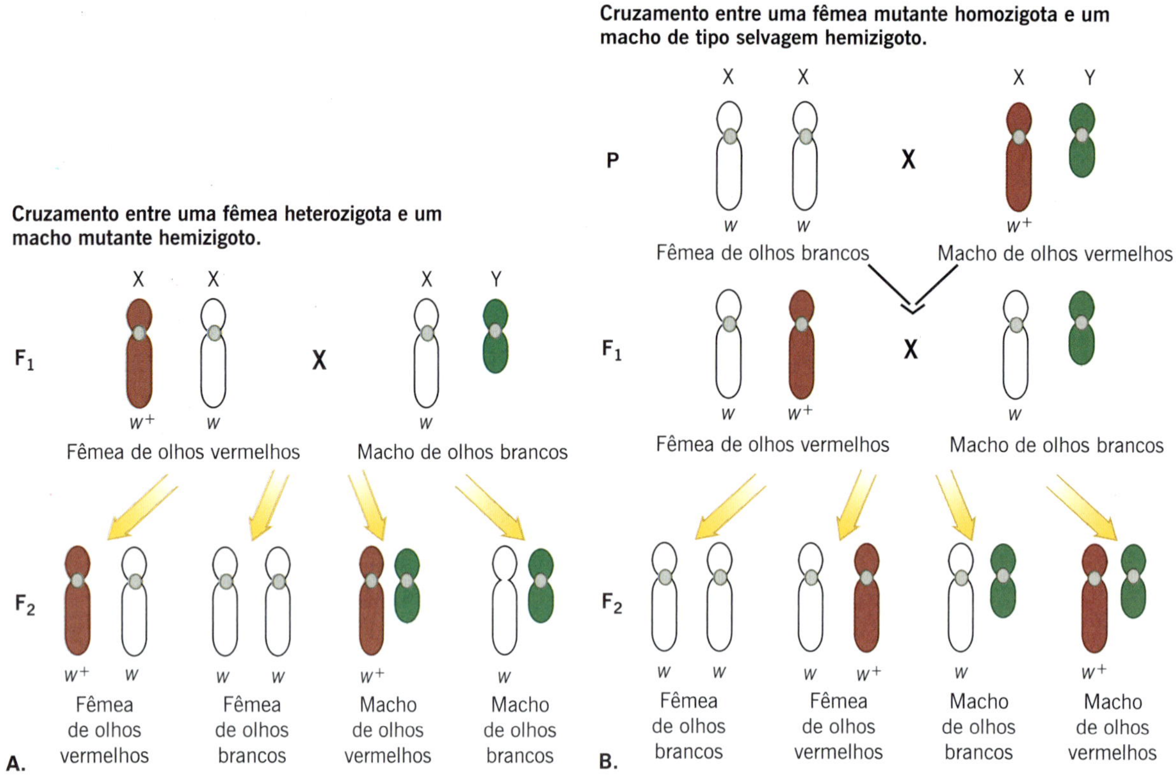

FIGURA 5.4 Testes experimentais da hipótese de Morgan de que o gene para cor dos olhos em *Drosophila* está ligado ao X. A. Experimento de cruzamento de fêmeas heterozigotas com machos de olhos brancos. B. Experimento de cruzamento de fêmeas de olhos brancos com machos de tipo selvagem.

cromossomo X durante a reprodução. No entanto, como observado antes, foi um de seus alunos, C. B. Bridges, que comprovou a teoria cromossômica, demonstrando que exceções às regras de herança também poderiam ser explicadas pelo comportamento dos cromossomos.

Bridges realizou em maior escala um dos experimentos de Morgan. Ele cruzou fêmeas de *Drosophila* de olhos brancos com machos de olhos vermelhos e examinou muitos indivíduos da F_1. Embora, como esperado, quase todas as moscas da F_1 fossem fêmeas de olhos vermelhos ou machos de olhos brancos, Bridges encontrou algumas moscas excepcionais – fêmeas de olhos brancos e machos de olhos vermelhos. Ele cruzou essas exceções para descobrir como poderiam ter surgido. Os machos excepcionais eram todos estéreis; mas as fêmeas excepcionais eram férteis e, quando cruzadas com machos de olhos vermelhos normais, produziram prole abundante que incluía grande quantidade de fêmeas de olhos brancos e machos de olhos vermelhos. Assim, as fêmeas excepcionais da F_1, ainda que raras, tendiam a ter muitos filhos excepcionais.

Bridges explicou esses resultados propondo que as moscas excepcionais da F_1 eram resultado do comportamento anormal do cromossomo X durante a meiose nas fêmeas da geração P. Normalmente, há *disjunção*, ou separação, dos cromossomos X nessas fêmeas durante a meiose. Às vezes, porém, essa separação não ocorre, com a produção de um ovócito com dois cromossomos X ou de um ovócito sem cromossomo X. A fertilização desses ovócitos anormais por espermatozoides normais produziria zigotos com número anormal de cromossomos sexuais. A **Figura 5.5** mostra as possibilidades.

Se um ovócito com dois cromossomos X (geralmente denominado ovócito duplo-X; genótipo X^wX^w) for fertilizado por um espermatozoide que tem Y, o zigoto será X^wX^wY. Como cada cromossomo X nesse zigoto tem um alelo *w* mutante, a mosca resultante terá olhos brancos. Se um ovócito sem um cromossomo X (geralmente denominado ovócito nulo-X) for fertilizado por um espermatozoide que tem X (X^+), o zigoto será X^+O. (Mais uma vez, "*O*" designa a ausência de um cromossomo.) Como o único X nesse zigoto tem um alelo w^+, o zigoto dará origem a uma mosca de olhos vermelhos. Bridges deduziu que moscas XXY eram fêmeas e que moscas XO eram machos. Portanto, as fêmeas excepcionais de olhos brancos que ele observou eram X^wX^wY, e os machos excepcionais de olhos vermelhos eram X^+O. Ele confirmou as constituições cromossômicas dessas moscas excepcionais por observação citológica direta. Como os animais XO eram machos, Bridges concluiu que, em *Drosophila*, o cromossomo Y não tem relação com a determinação do fenótipo sexual. No entanto, como os machos XO sempre foram estéreis, ele constatou que esse cromossomo tem de ser importante para a função sexual do macho.

Bridges reconheceu que a fertilização de ovócitos anormais por espermatozoides normais poderia produzir dois outros tipos de zigotos: $X^wX^wX^+$, resultado da união de um ovócito duplo-X e um espermatozoide com X, e *YO*, resultado da união de um ovócito duplo-X e um espermatozoide com Y. Os zigotos $X^wX^wX^+$ dão origem a

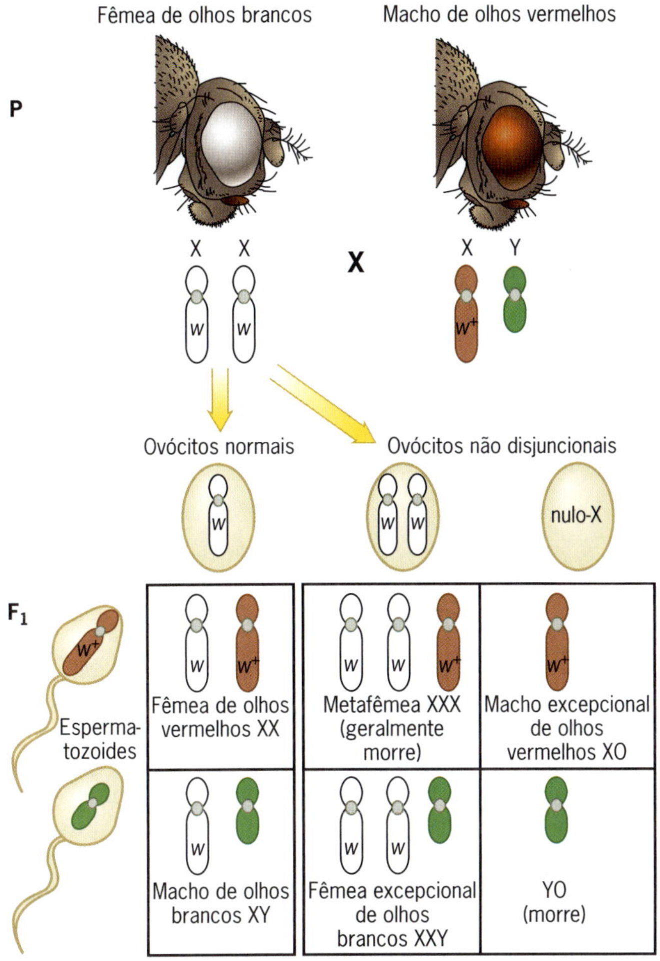

FIGURA 5.5 A não disjunção do cromossomo X é responsável pela prole excepcional observada no experimento de Bridges. Ovócitos produzidos sem disjunção, que contêm dois cromossomos X ou não contêm cromossomo X, unem-se a espermatozoides normais, que contêm um cromossomo X ou um cromossomo Y, e produzem quatro tipos de zigotos. Os zigotos XXY dão origem a fêmeas de olhos brancos, os zigotos XO, a machos estéreis de olhos vermelhos, e os zigotos YO morrem. Alguns zigotos XXX dão origem a fêmeas de olhos vermelhos e doentes, mas a maioria morre.

fêmeas que têm olhos vermelhos, mas são fracas e doentes. Essas "metafêmeas" podem ser distinguidas das fêmeas XX por uma síndrome de anormalidades anatômicas, inclusive asas irregulares e abdomes entalhados. Gerações de geneticistas denominaram-nas impropriamente de "superfêmeas", termo cunhado por Bridges, embora elas não tenham nada de "super". Os zigotos *YO* são totalmente inviáveis, ou seja, morrem. Em *Drosophila*, como na maioria dos outros organismos que têm cromossomos sexuais, é necessário ao menos um cromossomo X para que haja viabilidade.

A capacidade de Bridges de explicar a prole excepcional originada desses cruzamentos mostrou a relevância da teoria cromossômica. Todas as exceções foram consequência do comportamento anômalo dos cromossomos durante a meiose. Bridges chamou a anomalia de **não disjunção**, por ser causada por ausência da disjunção dos cromossomos durante uma das divisões meióticas. Essa falha pode ser consequência de problemas no movimento dos cromossomos, de pareamento impreciso ou incompleto ou de disfunção do centrômero. A partir dos dados de Bridges, é impossível especificar a causa exata. No entanto, Bridges notou que as fêmeas excepcionais XXY produzem uma alta frequência de prole excepcional, provavelmente porque a disjunção de seus cromossomos sexuais pode ocorrer de diferentes maneiras: pode haver disjunção dos cromossomos X ou disjunção dos dois X do Y. Nesse último caso, há produção de um ovócito duplo-X ou nulo-X porque o X que não se separa do Y está livre para se mover para qualquer polo durante a primeira divisão meiótica. Quando fertilizados por espermatozoides normais, esses ovócitos anormais produzem zigotos excepcionais.

Bridges observou os efeitos da não disjunção de cromossomos ocorrida durante a meiose nas fêmeas. Devemos notar, porém, que os efeitos da não disjunção durante a meiose em machos também podem ser estudados com experimentos apropriados. Teste seu conhecimento sobre o experimento de Bridges solucionando o problema do boxe Resolva | Não disjunção de cromossomos sexuais.

Esses estudos iniciais com *Drosophila* – principalmente o trabalho de Morgan e seus alunos (ver Marcos da genética | O laboratório de moscas de Morgan, disponível *on-line*) – fortaleceram muito a visão de que todos os genes estavam localizados nos cromossomos e que os princípios de Mendel podiam ser explicados pelas propriedades de transmissão de cromossomos durante a reprodução. Essa ideia, chamada **teoria cromossômica da hereditariedade**, figura como uma das conquistas mais importantes no campo da biologia. Desde sua formulação no início do século 20, a teoria cromossômica da hereditariedade garantiu uma estrutura unificadora para todos os estudos da herança.

BASE CROMOSSÔMICA DOS PRINCÍPIOS DE SEGREGAÇÃO E DISTRIBUIÇÃO INDEPENDENTE DE MENDEL

Mendel elaborou dois princípios de transmissão genética: (1) os alelos de um mesmo gene são segregados e (2) os alelos de dois genes diferentes são distribuídos de modo independente. A constatação de que os genes estão localizados nos cromossomos tornou possível explicar esses princípios (bem como as exceções a eles) pelo comportamento meiótico dos cromossomos.

Princípio da segregação

Durante a primeira divisão meiótica, há pareamento dos cromossomos homólogos. Um dos homólogos é herdado da mãe e o outro, do pai. Se a mãe era homozigota para um alelo, *A*, de um gene nesse cromossomo, e o pai era homozigoto para outro alelo, *a*, do mesmo gene, a prole tem de ser heterozigota, ou seja, *Aa*. Na anáfase da primeira divisão meiótica, os cromossomos pareados se separam e se deslocam para polos opostos da célula. Um leva o alelo *A* e o outro, o alelo *a*. Essa separação física dos dois cromossomos segrega os alelos; por fim, eles serão distribuídos para células-filhas diferentes. Portanto, a base do princípio da segregação de Mendel (**Figura 5.6**) é a separação de cromossomos homólogos durante a anáfase da primeira divisão meiótica.

Princípio da distribuição independente

A base do princípio da distribuição independente (**Figura 5.7**) também é a separação na anáfase. Para compreender a relação, é preciso considerar genes em dois pares diferentes de cromossomos. Suponha que um heterozigoto *Aa Bb* tenha sido produzido por cruzamento de uma fêmea *AA BB* com um macho *aa bb*; suponha também que os dois genes estejam em cromossomos diferentes. Durante a prófase da meiose I, há pareamento dos cromossomos com alelos *A* e *a* e também dos cromossomos com alelos *B* e *b*. Na metáfase, os dois pares ocupam suas posições no fuso meiótico preparando-se para a separação na anáfase iminente. Como há dois pares de cromossomos, há dois alinhamentos distinguíveis na metáfase:

$$\frac{A}{a}\ \frac{B}{b} \quad \text{ou} \quad \frac{A}{a}\ \frac{b}{B}$$

As probabilidades desses alinhamentos são iguais. O espaço separa diferentes pares de cromossomos, e o traço separa os membros homólogos de cada par. Durante a anáfase, os alelos acima dos traços vão para um polo e os alelos abaixo deles, para o outro. Quando há disjunção, há, portanto, uma chance de 50% de que os alelos *A* e *B* sigam para o mesmo polo e uma chance de 50% de que sigam para polos opostos. Da mesma maneira, há uma chance de 50% de que os alelos *a* e *b* sigam para o mesmo polo e uma chance de 50% de que sigam para polos opostos. No fim da meiose, quando o número de cromossomos é finalmente reduzido, metade dos gametas deve conter uma combinação parental de alelos (*A B* ou *a b*), e metade deve conter uma nova combinação (*A b* ou *a B*). Haverá ao todo quatro tipos de gametas, cada um deles correspondente a um quarto do

Resolva!

Não disjunção de cromossomos sexuais

Um pesquisador cruzou machos de olhos brancos e fêmeas de olhos vermelhos de duas linhagens geneticamente puras de *Drosophila*. A maioria da prole, machos e fêmeas, tinha olhos vermelhos e era normal em outros aspectos. No entanto, observaram-se algumas moscas excepcionais: (a) vários machos de olhos brancos estéreis, (b) várias fêmeas de olhos vermelhos com asas irregulares e abdomes entalhados e (c) uma fêmea de olhos brancos. Se o gene para cor dos olhos está no cromossomo X (mas não no cromossomo Y), em qual dos pais ocorreu a não disjunção do cromossomo sexual para produzir a prole excepcional?

▶ *Leia a resposta do problema no material disponível* on-line.

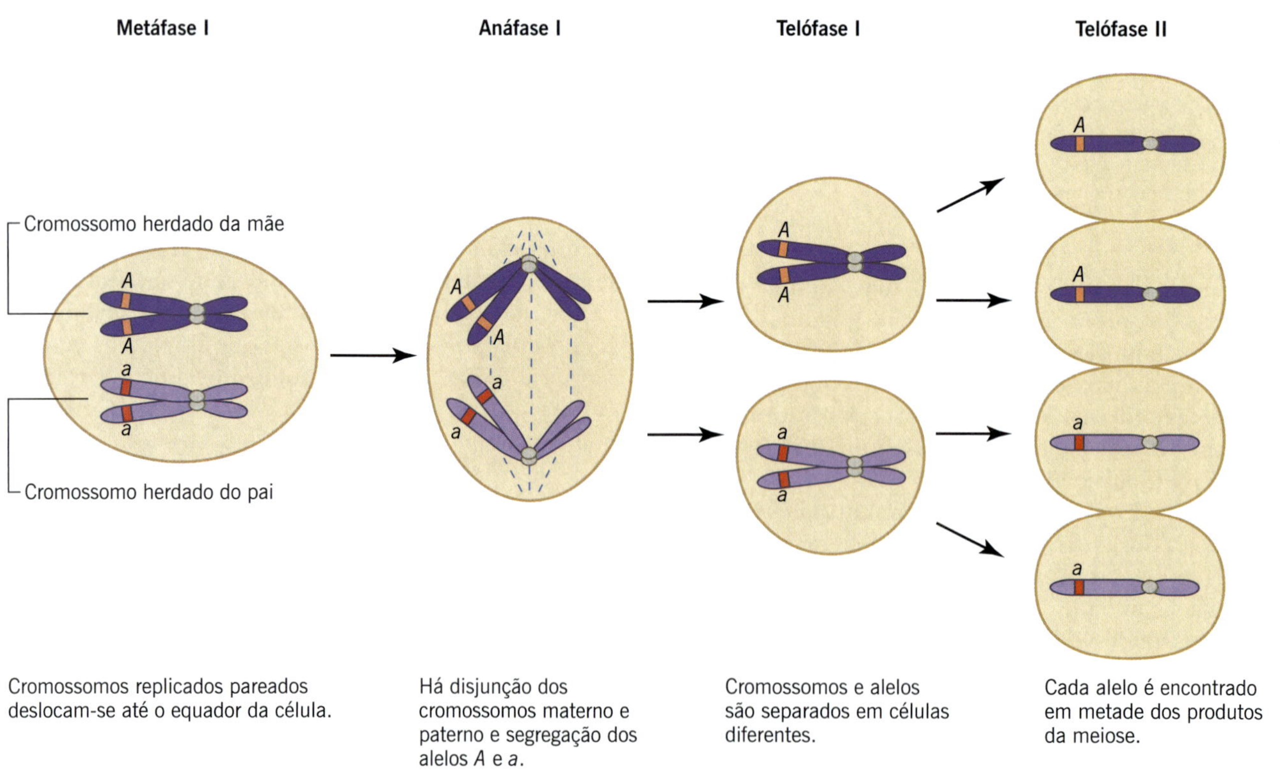

FIGURA 5.6 Princípio da segregação de Mendel e comportamento dos cromossomos durante a meiose. A segregação de alelos corresponde à disjunção dos cromossomos pareados na anáfase da primeira divisão meiótica.

total. Essa igualdade de frequências de gametas é resultado do comportamento independente dos dois pares de cromossomos durante a primeira divisão meiótica. Portanto, o princípio de distribuição independente de Mendel é o enunciado do alinhamento aleatório de diferentes pares de cromossomos na metáfase. No Capítulo 7, veremos que não há distribuição independente de genes no mesmo par de cromossomos. Ao contrário, em razão da ligação física entre eles, tendem a seguir juntos durante a meiose, violando o princípio da distribuição independente. Teste seu conhecimento sobre a base cromossômica da distribuição independente acompanhando a solução do Problema resolvido | Rastreamento da herança ligada ao X e autossômica.

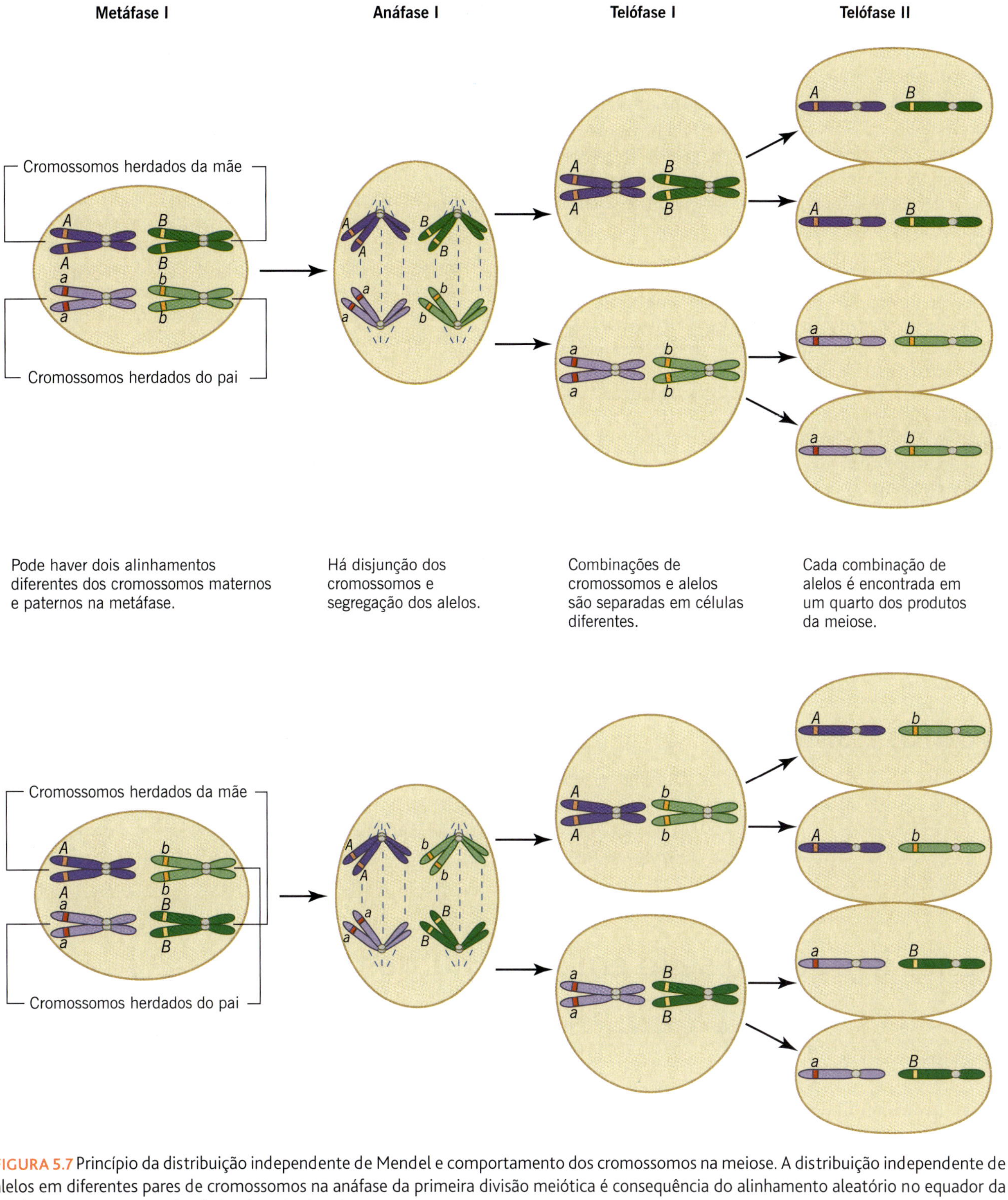

FIGURA 5.7 Princípio da distribuição independente de Mendel e comportamento dos cromossomos na meiose. A distribuição independente de alelos em diferentes pares de cromossomos na anáfase da primeira divisão meiótica é consequência do alinhamento aleatório no equador da célula dos cromossomos herdados do pai e da mãe.

PROBLEMA RESOLVIDO

Rastreamento da herança ligada ao X e autossômica

PROBLEMA

Em *Drosophila*, um dos genes que controla o comprimento da asa está localizado no cromossomo X. Um alelo mutante recessivo desse gene produz asas em miniatura, daí seu símbolo *m*; o alelo selvagem desse gene, m^+, determina asas longas. Um dos genes que controla a cor dos olhos está localizado em um autossomo. Um alelo mutante recessivo desse gene produz olhos castanhos – daí seu símbolo *bw* (de *brown*); o alelo selvagem desse gene, bw^+, determina olhos vermelhos. Fêmeas de olhos vermelhos e asas em miniatura de uma linhagem geneticamente pura foram cruzadas com machos de olhos castanhos e asas normais de outra linhagem geneticamente pura. (a) Quais devem ser os fenótipos das moscas da F_1? (b) Que fenótipos aparecerão na F_2 do intercruzamento dessas moscas e em que proporções?

FATOS E CONCEITOS

1. As proles masculina e feminina de um cruzamento podem ter fenótipos diferentes se a característica for ligada ao X.
2. O macho herda seu cromossomo X da mãe, enquanto a fêmea herda um de seus cromossomos X do pai.
3. Há distribuição independente dos genes ligados ao X e autossômicos.
4. Quando há distribuição independente dos genes, multiplicamos as probabilidades associadas aos componentes do genótipo completo.

ANÁLISE E SOLUÇÃO

a. Os pais do cruzamento inicial eram fêmeas m/m; bw^+/bw^+ e machos m^+/Y; bw/bw. Na F_1, as fêmeas serão m/m^+; bw/bw^+ e como os dois alelos mutantes são recessivos, elas terão asas longas e olhos vermelhos. Os machos da F_1 serão m/Y; bw/bw^+, e como são hemizigotos para a mutação recessiva ligada ao X, terão asas em miniatura; no entanto, como têm o alelo autossômico dominante bw^+, terão olhos vermelhos.

b. Para obter os fenótipos da F_2 e suas proporções, vamos subdividir o problema em duas partes: uma parte ligada ao X e uma parte autossômica. Para a parte ligada ao X, o cruzamento das fêmeas m/m^+ da F_1 com seus irmãos m/Y produzirá quatro classes de prole: (1) fêmeas m/m com asas em miniatura, (2) fêmeas m/m^+ com asas longas, (3) machos m/Y com asas em miniatura e (4) machos m^+/Y com asas longas, e cada classe deve representar 1/4 do total. Para a parte autossômica, o cruzamento das fêmeas da F_1 bw/bw^+ com seus irmãos bw/bw^+ produzirá três classes de prole: (1) moscas bw^+/bw^+ com olhos vermelhos, (2) moscas bw/bw^+ com olhos vermelhos e (3) *moscas bw/bw* com olhos castanhos, e a razão fenotípica será de 3 moscas com olhos vermelhos: 1 mosca com olhos castanhos. Para combinar os resultados das partes ligada ao X e autossômica do problema, construímos uma tabela 2 × 4 de frequências fenotípicas. Os dois fenótipos autossômicos e os quatro fenótipos ligados ao X definem as linhas e colunas, e os valores apresentados nas células da tabela são as frequências dos fenótipos combinados, calculados por multiplicação das frequências nas margens.

		Fenótipos ligados ao X			
		Fêmea miniatura (1/4)	**Fêmea normal (1/4)**	**Macho miniatura (1/4)**	**Macho normal (1/4)**
Fenótipos autossômicos	**Vermelho (3/4)**	3/16	3/16	3/16	3/16
	Castanho (1/4)	1/16	1/16	1/16	1/16

PONTOS ESSENCIAIS

- *Os genes estão localizados nos cromossomos*
- *A disjunção de cromossomos durante a meiose é responsável pela segregação e pela distribuição independente dos genes*
- *A não disjunção durante a meiose causa números anormais de cromossomos nos gametas e, depois, nos zigotos.*

Genes ligados ao sexo em seres humanos

Genes ligados ao X e ao Y foram estudados em seres humanos.

O desenvolvimento da teoria cromossômica baseou-se na descoberta da mutação do olho *branco* em *Drosophila*. A análise subsequente mostrou que essa mutação era um alelo recessivo de um gene ligado ao X. Embora alguns possam creditar esse episódio importante na história da genética à sorte extraordinária, a descoberta da mutação do olho *branco* por Morgan não foi tão admirável. Essas mutações estão entre as de mais fácil detecção, porque são observadas imediatamente em machos hemizigotos. Já as mutações autossômicas recessivas só são observadas depois da reunião de dois alelos mutantes em um homozigoto – um acontecimento muito mais improvável.

Em seres humanos também, os traços recessivos ligados ao X são identificados com muito mais facilidade que as características autossômicas recessivas. Basta que um homem herde um alelo recessivo para mostrar um traço ligado ao X; entretanto, a mulher precisa herdar dois, um do pai e outro da mãe. Assim, a maior parte das pessoas com características ligadas ao X é do sexo masculino.

HEMOFILIA, DISTÚRBIO DA COAGULAÇÃO SANGUÍNEA LIGADO AO X

As pessoas com **hemofilia** são incapazes de produzir um fator necessário para a coagulação sanguínea; feridas cortantes, equimoses e outros ferimentos de hemofílicos continuam a sangrar, e o sangramento, se não for interrompido por transfusão de fator da coagulação, pode levar à morte. O principal tipo de hemofilia em seres humanos é causado por uma mutação recessiva ligada ao X, e quase todas as pessoas afetadas são do sexo masculino. Esses homens herdaram a mutação das mães heterozigotas. Caso tenham filhos, transmitem a mutação para as filhas, que geralmente não têm hemofilia porque herdam um alelo selvagem das mães. Os homens afetados nunca transmitem o alelo mutante para a prole do sexo masculino. Outros distúrbios da coagulação sanguínea são encontrados em homens e mulheres porque são causados por mutações de genes autossômicos.

O caso mais famoso de hemofilia ligada ao X ocorreu na família imperial russa no início do século 20 (**Figura 5.8**). O czar Nicolau e a czarina Alexandra tiveram quatro filhas e um filho; Alexis, o filho, era hemofílico. A mutação ligada ao X responsável pela doença de Alexis foi transmitida por sua mãe, portadora heterozigota. A czarina Alexandra era neta da rainha Vitória da Grã-Bretanha, também portadora. Os registros do heredograma mostram que Vitória transmitiu o alelo mutante para três dos nove filhos: Alice, mãe de Alexandra; Beatriz, que teve dois filhos com a doença; e Leopoldo, que tinha a doença. Sem dúvida, o alelo da rainha Vitória surgiu de uma nova mutação nas suas células germinativas ou na de sua mãe, de seu pai ou de um ancestral materno mais distante.

Ao longo da história, a hemofilia foi uma doença fatal. A maioria das pessoas acometidas morreu antes dos 20 anos de idade. Hoje, em razão da existência de tratamentos eficazes e relativamente baratos, os hemofílicos têm vida longa e saudável.

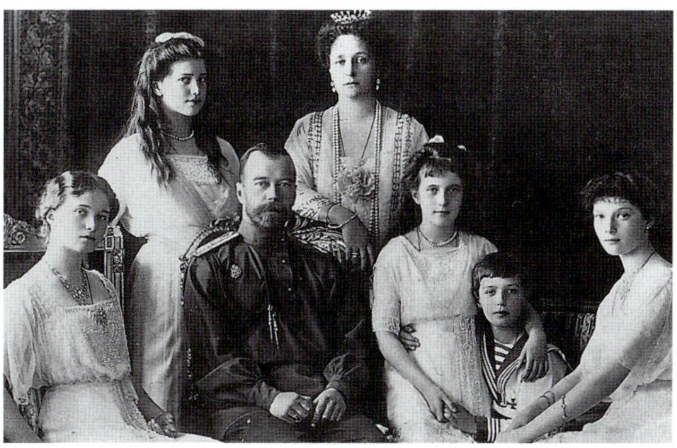

Corbis-Bettmann.

A.

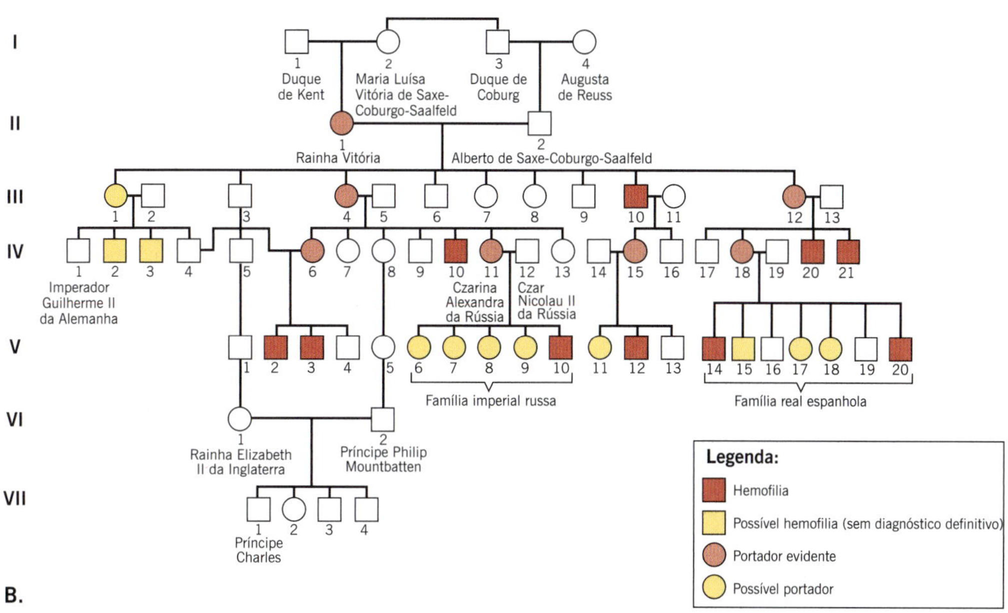

B.

FIGURA 5.8 Hemofilia na família real. A. A família imperial russa do czar Nicolau II. B. Hemofilia ligada ao X nas famílias reais da Europa. Por influência do casamento consanguíneo, o alelo mutante para hemofilia foi transmitido da família real britânica para as famílias reais alemã, russa e espanhola.

DISCROMATOPSIA, UM DISTÚRBIO DA VISÃO LIGADO AO X

Em seres humanos, a percepção das cores é mediada por proteínas que absorvem a luz nos cones, células especializadas da retina, no olho. Identificaram-se três dessas proteínas: uma que absorve a luz azul, outra que absorve a luz verde e a terceira, a luz vermelha. A discromatopsia pode ser causada pela anormalidade de uma dessas proteínas receptoras. O tipo clássico de discromatopsia, em que não há percepção da luz vermelha e verde, segue um padrão de herança ligado ao X. Cerca de 5 a 10% dos seres humanos do sexo masculino têm discromatopsia no eixo vermelho-verde; no entanto, uma fração muito menor das mulheres, menos de 1%, tem essa incapacidade, sugerindo que os alelos mutantes são recessivos. Estudos moleculares mostraram que existem dois genes distintos para percepção das cores no cromossomo X; um codifica o receptor para luz verde e o outro codifica o receptor para luz vermelha. As análises detalhadas mostraram que esses dois receptores têm estruturas muito semelhantes, provavelmente porque os genes que as codificam evoluíram a partir de um gene ancestral para receptores das cores. Um terceiro gene para percepção da cor, que codifica o receptor para luz azul, está localizado em um autossomo.

Na **Figura 5.9** a discromatopsia é usada para ilustrar os procedimentos de cálculo do risco de herdar um distúrbio recessivo ligado ao X. Um portador heterozigoto, como III-4 na figura, tem uma chance de 1/2 de transmitir o alelo recessivo para os filhos. No entanto, o risco de que determinada criança tenha discromatopsia é de apenas 1/4 já que a criança tem de ser do sexo masculino para apresentar a característica. A mulher identificada como IV-2 no heredograma poderia ser portadora do alelo mutante para discromatopsia porque sua mãe era portadora conhecida. Essa incerteza acerca do genótipo de IV-2 introduz outro fator de 1/2 no risco de ter um filho com discromatopsia; assim, o risco é de 1/4 × 1/2 = 1/8. Teste sua capacidade de fazer esse tipo de análise acompanhando o problema do boxe Resolva | Calcule o risco de hemofilia.

> **Resolva!**
>
> **Calcule o risco de hemofilia**
>
> Nesse heredograma, II-1 tem hemofilia ligada ao X. Se III-1 e III-2 tiverem um filho, qual é o risco de que a criança tenha hemofilia?
>
> 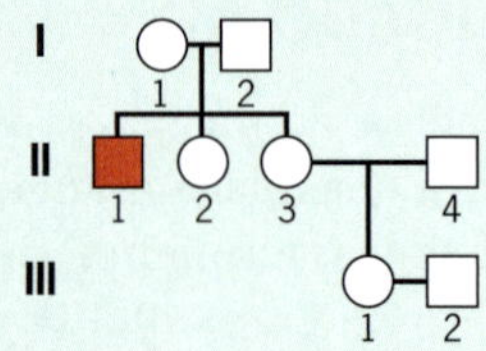
>
>
> ▸ *Leia a resposta do problema no material disponível* on-line.

GENES NO CROMOSSOMO Y HUMANO

O Projeto Genoma Humano identificou 397 possíveis genes no cromossomo Y humano, porém menos de 100 deles parecem ser ativos. Por comparação, identificou mais de 1.000 genes no cromossomo X humano. Antes do Projeto Genoma Humano, pouco se sabia sobre a constituição genética do cromossomo Y. Apenas algumas características ligadas ao Y haviam sido detectadas, embora a transmissão do pai para a prole masculina deva facilitar a identificação dessas características na análise do heredograma convencional. Os resultados do Projeto Genoma Humano ofereceram uma possível explicação para a ausência aparente de características ligadas ao Y. Vários genes no cromossomo Y humano parecem ser necessários à fertilidade masculina. Sem dúvida, a mutação de um desses genes interfere na

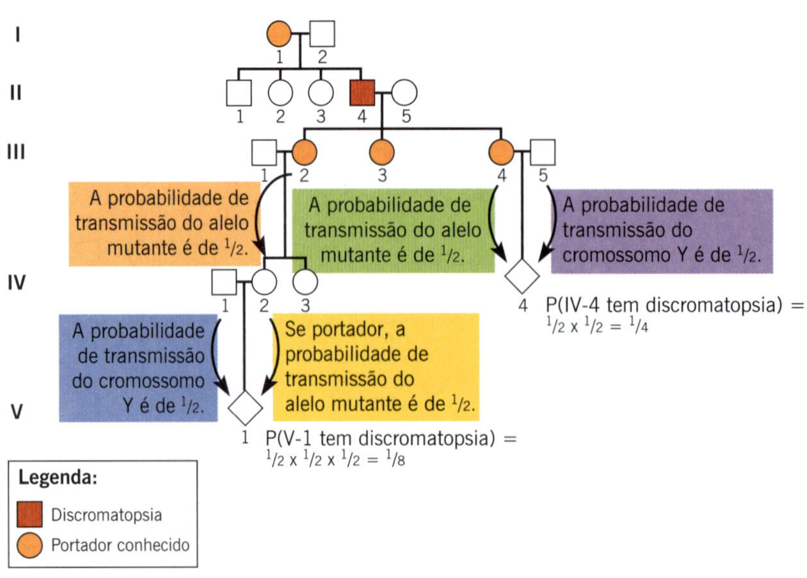

FIGURA 5.9 Análise de um heredograma mostra a segregação de discromatopsia ligada ao X.

capacidade reprodutiva do homem; assim, a chance de transmissão da mutação para a próxima geração é pequena ou nula.

GENES NOS CROMOSSOMOS X E Y

Alguns genes estão presentes tanto no cromossomo X quanto no Y, a maioria perto das extremidades dos braços curtos (Figura 5.2). Os alelos desses genes não seguem um padrão de herança ligado ao X ou Y distinto. Em vez disso, são transmitidos igualmente das mães e dos pais para a prole masculina e feminina, simulando a herança de um gene autossômico. Portanto, esses genes são denominados **genes pseudoautossômicos**. No sexo masculino, as regiões que contêm esses genes parecem mediar o pareamento entre os cromossomos X e Y.

PONTOS ESSENCIAIS

- *Distúrbios como hemofilia e discromatopsia, causados por mutações recessivas ligadas ao X, são mais comuns em homens que em mulheres*
- *Em seres humanos, o cromossomo Y tem menos genes que o cromossomo X*
- *Em seres humanos, os genes pseudoautossômicos estão localizados tanto no cromossomo X quanto no Y.*

Cromossomos sexuais e determinação do sexo

Em alguns organismos, os cromossomos – em especial, os cromossomos sexuais – determinam os fenótipos masculino e feminino.

No reino animal, o sexo talvez seja o fenótipo mais visível. Animais com macho e fêmea distintos são *sexualmente dimórficos*. Às vezes esse dimorfismo é determinado por fatores ambientais. Em uma espécie de tartaruga, por exemplo, o sexo é determinado pela temperatura. Ovos incubados acima de 30°C dão origem a fêmeas, enquanto os ovos incubados em temperatura mais baixa dão origem a machos. Em muitas outras espécies, o dimorfismo sexual é estabelecido por fatores genéticos, muitas vezes com a participação de um par de cromossomos sexuais.

DETERMINAÇÃO DO SEXO EM SERES HUMANOS

A descoberta de que as mulheres são XX e os homens, XY sugeriu que o sexo pode ser determinado pelo número de cromossomos X ou pela presença ou ausência de um cromossomo Y. Como sabemos agora, a segunda hipótese está correta. Em seres humanos e outros mamíferos placentários, o sexo masculino é determinado por um efeito dominante do cromossomo Y (**Figura 5.10**). A confirmação desse fato vem do estudo de indivíduos com número anormal de cromossomos sexuais. Animais XO desenvolvem-se como fêmeas, e animais XXY desenvolvem-se como machos. O efeito dominante do cromossomo Y manifesta-se no início do desenvolvimento, quando leva à transformação das gônadas primordiais em testículos. Uma vez formados, os testículos secretam **testosterona**, um andrógeno que estimula o desenvolvimento de características sexuais secundárias masculinas.

Pesquisadores mostraram que o **fator determinante testicular (TDF)** é o produto de um gene denominado ***SRY*** **(região do *Y* determinante do sexo)**, localizado bem perto da região pseudoautossômica no braço curto do cromossomo Y. A descoberta de *SRY* foi possível pela identificação de indivíduos atípicos cujo sexo era incompatível com a constituição cromossômica – homens XX e mulheres XY (**Figura 5.11**). Constatou-se que alguns homens XX tinham um pequeno fragmento do cromossomo Y inserido em um dos cromossomos X. Sem dúvida, esse fragmento tinha um gene responsável pelo sexo masculino. Constatou-se que algumas das mulheres XY tinham um cromossomo Y incompleto. A parte do cromossomo Y que estava ausente correspondia ao fragmento presente em homens XX; sua ausência nas mulheres XY aparentemente impediu o desenvolvimento dos testículos. Essas linhas complementares de evidências mostraram que determinado segmento do cromossomo Y era necessário para o desenvolvimento masculino. Em seguida, análises moleculares identificaram o gene *SRY* no segmento determinante do sexo masculino. Outras pesquisas mostraram a presença de um gene *SRY* no cromossomo Y do camundongo, que – como o gene *SRY* humano – estimula o desenvolvimento do sexo masculino.

Depois da formação dos testículos, a secreção de testosterona inicia o desenvolvimento de características sexuais masculinas. A testosterona é um hormônio que se liga a receptores de andrógenos em muitos tipos de células. Depois dessa ligação, o complexo hormônio-receptor transmite um sinal para o núcleo, orientando a diferenciação da célula. A diferenciação orquestrada de muitos tipos de células leva ao desenvolvimento de características nitidamente masculinas, como musculatura forte, barba e voz grave. Se o sistema de sinalização de testosterona falhar, essas características não aparecerão e o indivíduo se desenvolverá como mulher. Uma razão dessa falha é a incapacidade de produzir o receptor de testosterona (**Figura 5.12**). Indivíduos XY com essa deficiência bioquímica desenvolvem-se inicialmente como homens – há formação dos testículos e produção de testosterona. No entanto, a testosterona não tem efeito, porque não consegue transmitir o sinal de desenvolvimento dentro

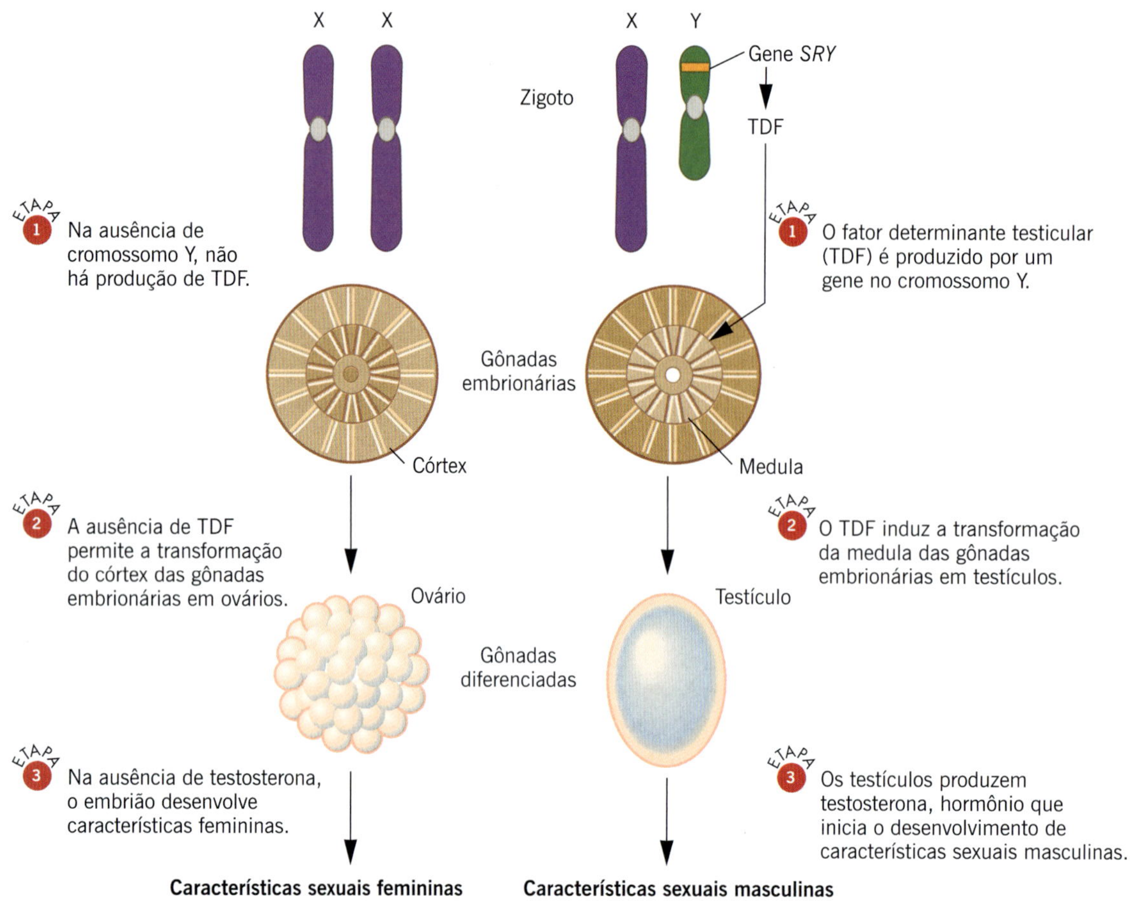

FIGURA 5.10 Processo de determinação do sexo em seres humanos. O desenvolvimento sexual masculino depende da produção do fator determinante testicular (TDF) por um gene no cromossomo Y. Na ausência desse fator, o embrião desenvolve características femininas.

das células-alvo. Portanto, os indivíduos que não têm receptor de testosterona desenvolvem características sexuais femininas. Não há, porém, formação de ovários e, portanto, eles são estéreis. Essa síndrome, chamada *insensibilidade a andrógenos*, é causada por mutação de um gene ligado ao X, *AR*, que codifica o receptor de testosterona. A mutação *ar* é transmitida das mães para a prole XY hemizigota (de fenótipo feminino) em um padrão típico ligado ao X.

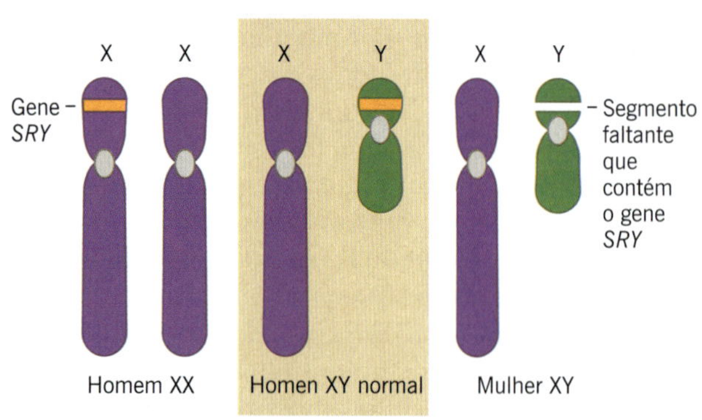

FIGURA 5.11 Evidências que localizam o gene do fator determinante testicular (TDF) no braço curto do cromossomo Y em homens normais. O TDF é o produto do gene *SRY*. Em homens XX, uma pequena região que contém esse gene foi inserida em um dos cromossomos X e, nas mulheres XY, foi retirada do cromossomo Y.

DETERMINAÇÃO DO SEXO EM DROSOPHILA

O cromossomo Y de *Drosophila*, ao contrário do humano, não influencia a determinação do sexo. Em vez disso, o sexo da mosca é determinado pela razão entre o número de cromossomos X e de autossomos. Bridges foi o primeiro a demonstrar esse mecanismo em 1921, por meio da análise de moscas com constituições cromossômicas diferentes.

As moscas diploides normais têm um par de cromossomos sexuais, XX ou XY, e três pares de autossomos, geralmente designados AA; cada A representa um conjunto haploide de autossomos. Em experimentos complexos, Bridges obteve moscas com número anormal de cromossomos (**Tabela 5.2**). Observou que, sempre que a razão entre X e A era igual a 1,0 ou maior, a mosca era fêmea, e, sempre que era igual a 0,5 ou menor, a mosca era macho. As moscas com razão X:A entre 0,5 e 1,0 desenvolviam características de ambos os sexos; por isso, Bridges denominou-as de *intersexos*. O cromossomo Y não influenciava o fenótipo sexual em nenhuma dessas moscas. Ele era, porém, necessário à fertilidade masculina.

DETERMINAÇÃO DO SEXO EM OUTROS ANIMAIS

Tanto em *Drosophila* quanto em seres humanos, os machos produzem dois tipos de gametas, os que contêm X e os que contêm Y. Por essa razão, eles são denominados de **sexo**

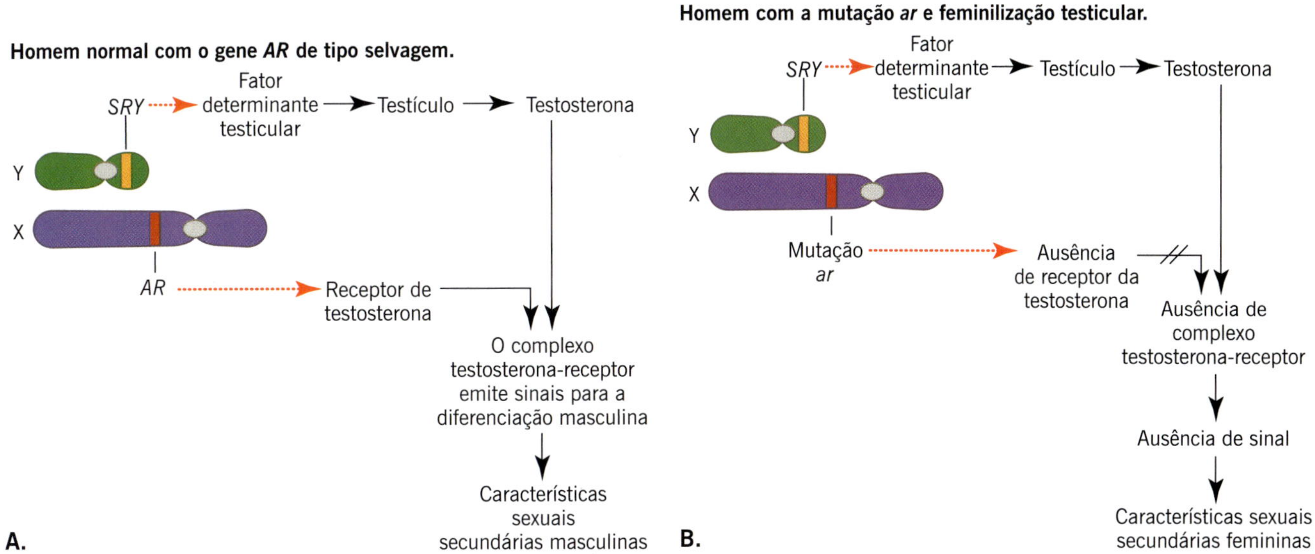

FIGURA 5.12 Feminilização testicular, distúrbio causado por mutação ligada ao X, *ar*, que impede a produção do receptor da testosterona. A. Homem normal. B. Homem feminilizado com a mutação *ar*.

heterogamético; nessas espécies, as fêmeas são o **sexo homogamético**. Em aves, borboletas e alguns répteis ocorre o inverso (**Figura 5.13**). Os machos são homogaméticos (geralmente denominados ZZ) e as fêmeas são heterogaméticas (ZW). Sabe-se pouco, porém, sobre o mecanismo de determinação do sexo no sistema de cromossomos sexuais Z-W.

Em abelhas, o sexo é determinado pela condição haploide ou diploide (**Figura 5.14**). Os embriões diploides, que se desenvolvem a partir de ovócitos fertilizados, tornam-se fêmeas; os embriões haploides, que se desenvolvem a partir de ovócitos não fertilizados, tornam-se machos. A maturação ou não de determinada fêmea na forma reprodutiva (rainha) depende da nutrição na fase de larva. Nesse sistema, a rainha controla a razão de machos e fêmeas mediante controle da proporção de ovócitos fertilizados postos. Como esse número é pequeno, a maior parte da prole é de fêmeas, embora estéreis, que se tornam trabalhadoras da colmeia. No sistema haplodiploide de determinação do sexo,

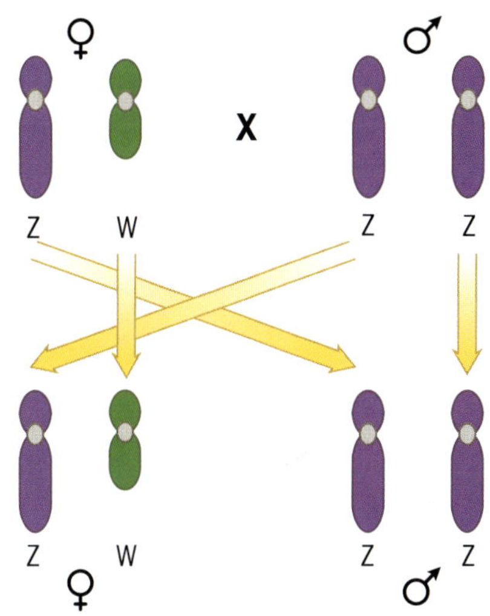

FIGURA 5.13 Determinação do sexo em aves. A fêmea é heterogamética (ZW) e o macho é homogamético (ZZ). O sexo da prole é determinado pelo cromossomo sexual, Z ou W, transmitido pela fêmea.

Tabela 5.2

Razão entre cromossomos X e autossomos e o fenótipo correspondente em *Drosophila*.

Cromossomos X (X) e conjuntos de autossomos (A)	Razão X:A	Fenótipo
1X 2A	0,5	Macho
2X 2A	1,0	Fêmea
3X 2A	1,5	Metafêmea
4X 3A	1,33	Metafêmea
4X 4A	1,0	Fêmea tetraploide
3X 3A	1,0	Fêmea triploide
3X 4A	0,75	Intersexo
2X 3A	0,67	Intersexo
2X 4A	0,5	Macho tetraploide
1X 3A	0,33	Metamacho

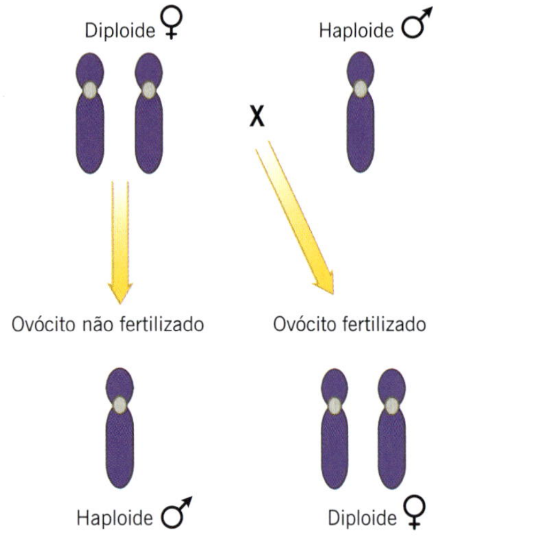

FIGURA 5.14 Determinação do sexo em abelhas. As fêmeas, derivadas de ovócitos fertilizados, são diploides, e os machos, derivados de ovócitos não fertilizados, são haploides.

os ovócitos são produzidos por meiose na rainha, e os espermatozoides são produzidos por mitose no macho. Esse sistema garante que os ovócitos fertilizados tenham o número diploide de cromossomos e que os ovócitos não fertilizados tenham o número haploide.

Alguns marimbondos também têm um método haplodiploide de determinação do sexo. Nessas espécies, às vezes são produzidos machos diploides, mas eles são sempre estéreis. A análise genética detalhada de uma espécie, *Bracon hebetor*, indicou que os machos diploides são homozigotos para um *locus* de determinação do sexo, denominado *X*; as fêmeas diploides são sempre heterozigotas para esse *locus*. Sem dúvida, o *locus* sexual em *Bracon* tem muitos alelos; portanto, os cruzamentos entre machos e fêmeas sem parentesco quase sempre produzem fêmeas diploides heterozigotas. No entanto, o cruzamento entre parentes está associado a uma chance considerável de que a prole seja homozigota para o *locus* sexual, dando origem a machos estéreis.

PONTOS ESSENCIAIS

- *O sexo no ser humano é determinado por um efeito dominante do gene SRY no cromossomo Y; o produto desse gene, o fator determinante testicular (TDF), leva ao desenvolvimento de um embrião do sexo masculino*
- *Em* Drosophila, *o sexo é determinado pela razão entre cromossomos X e conjuntos de autossomos (X:A); quando X:A ≤ 0,5, a mosca desenvolve-se como macho; quando X:A ≥ 1,0, desenvolve-se como fêmea; e quando 0,5 < X:A < 1,0, desenvolve-se como intersexo*
- *Em abelhas, o sexo é determinado pelo número de conjuntos de cromossomos; embriões haploides dão origem a machos e embriões diploides, a fêmeas.*

Compensação de dose de genes ligados ao X

Diferentes mecanismos compensam a desigualdade de dose dos genes ligados ao X em animais dos sexos masculino e feminino.

O desenvolvimento animal geralmente é sensível ao desequilíbrio do número de genes. Normalmente, cada gene está presente em duas cópias. Variações dessa condição, para mais ou para menos, podem causar fenótipos anormais e, às vezes, até a morte. Portanto, é surpreendente que tantas espécies tenham um sistema de determinação do sexo baseado em fêmeas com dois cromossomos X e machos com apenas um. Como a diferença numérica de genes ligados ao X é conciliada nessas espécies? *A priori*, três mecanismos podem compensar essa diferença: (1) cada gene ligado ao X teria atividade duplicada nos machos, (2) uma cópia de cada gene ligado ao X seria inativada nas fêmeas ou (3) cada gene ligado ao X teria metade da atividade nas fêmeas. Amplas pesquisas mostraram que os três mecanismos são usados, o primeiro em *Drosophila*, o segundo em mamíferos e o terceiro no nematódeo *Caenorhabditis elegans*. Esses mecanismos são comentados em detalhes no Capítulo 18; aqui apresentamos descrições curtas dos sistemas de compensação de dose em *Drosophila* e mamíferos.

HIPERATIVAÇÃO DE GENES LIGADOS AO X EM MACHOS DE DROSOPHILA

Em *Drosophila*, a compensação de dose de genes ligados ao X ocorre por aumento da atividade desses genes em machos. Esse fenômeno, denominado *hiperativação*, conta com a participação de um complexo de diferentes proteínas que se liga a muitos sítios no cromossomo X dos machos e estimula a duplicação da atividade gênica (Capítulo 18). Na ausência de ligação desse complexo proteico, como ocorre nas fêmeas, não há hiperativação dos genes ligados ao X. Dessa maneira, a atividade total do gene ligado ao X em machos e fêmeas é quase igual.

INATIVAÇÃO DE GENES LIGADOS AO X EM FÊMEAS DE MAMÍFEROS

Em mamíferos placentários, a compensação de dose de genes ligados ao X ocorre por *inativação* de um dos

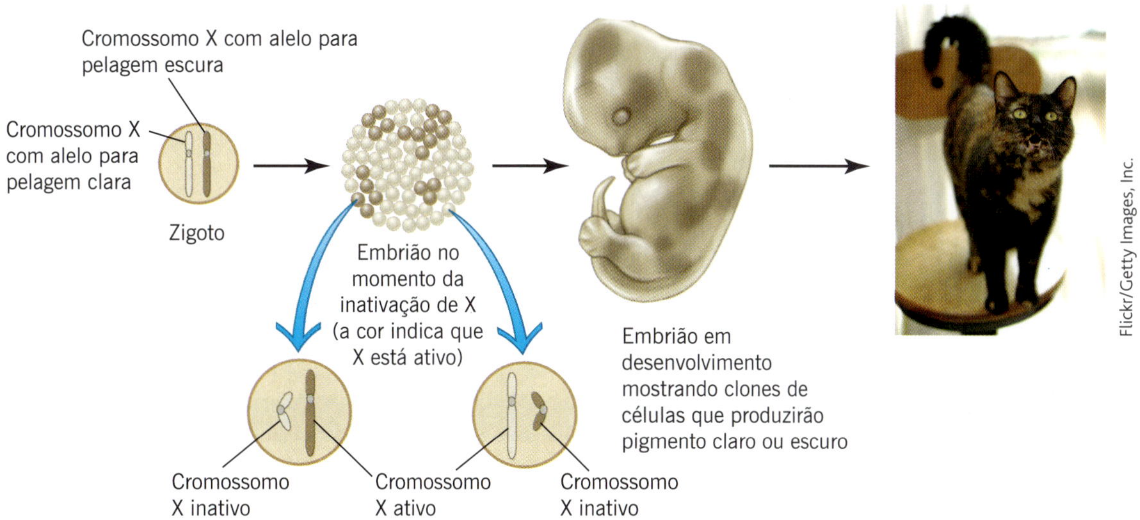

FIGURA 5.15 Mosaico colorido resultante da inativação do cromossomo X em fêmeas de mamíferos. Um cromossomo X no zigoto tem o alelo para pelagem escura, e o outro cromossomo X tem o alelo para pelagem clara. Em cada célula do embrião inicial, um dos dois cromossomos X é inativado aleatoriamente. Qualquer que seja o cromossomo X escolhido, ele permanece inativo em todas as células descendentes dessa. Assim, o embrião em desenvolvimento passa a ser constituído de clones de células que expressam apenas um dos alelos para cor da pelagem. Esse mosaicismo genético produz as áreas de pelagem clara e escura características dos gatos tartaruga.

cromossomos X da fêmea. Esse mecanismo foi proposto pela primeira vez em 1961 pela geneticista britânica Mary Lyon, que o deduziu a partir de estudos em camundongos. Pesquisas subsequentes de Lyon e de outros cientistas mostraram que o processo de inativação ocorre quando o embrião do camundongo tem alguns milhares de células. Nessa ocasião, cada célula toma uma decisão independente de silenciar um de seus cromossomos X. O cromossomo a ser inativado é escolhido ao acaso; uma vez escolhido, porém, permanece inativo em todas as células descendentes dessa célula. Assim, as fêmeas de mamíferos são *mosaicos genéticos* contendo dois tipos de linhagens celulares; em cerca de metade dessas células é inativado o cromossomo X herdado da mãe, e na outra metade é inativado o X herdado do pai. Portanto, uma fêmea heterozigota para um gene ligado ao X pode ter dois fenótipos. Um dos melhores exemplos desse mosaicismo fenotípico provém do estudo da cor da pelagem em gatos e camundongos (**Figura 5.15**). Nessas duas espécies, o cromossomo X tem um gene para pigmentação da pelagem. As fêmeas heterozigotas para diferentes alelos desse gene têm áreas claras e escuras na pelagem. As áreas claras expressam um alelo e as áreas escuras, o outro. Em gatos, nos quais um alelo produz pigmento preto e o outro, pigmento laranja, esse fenótipo malhado é chamado de tartaruga. Cada área colorida da pelagem define um clone de células produtoras de pigmento, ou melanócitos, derivadas por mitose de uma célula precursora existente por ocasião da inativação do cromossomo X.

Um cromossomo X inativado não se parece com outros cromossomos nem atua como eles. Análises químicas mostram que seu DNA é modificado pelo acréscimo de muitos grupos metila. Além disso, condensa-se em uma estrutura de coloração escura, denominada **corpúsculo de Barr** (**Figura 5.16**) em homenagem ao geneticista canadense Murray Barr, que a observou pela primeira vez. Essa estrutura está fixada à superfície interna da membrana nuclear, na qual se replica fora de sincronia com os outros cromossomos na célula. O cromossomo X inativado continua em seu estado alterado em todos os tecidos somáticos. No entanto, é reativado nos tecidos germinativos, talvez porque sejam necessárias duas cópias de alguns genes ligados ao X para a conclusão bem-sucedida da ovocitogênese. O mecanismo molecular da inativação de X é apresentado no Capítulo 18.

Estudos citológicos identificaram seres humanos com mais de dois cromossomos X (Capítulo 6). Na maioria das vezes, essas pessoas têm fenótipo feminino normal, aparentemente porque todos os cromossomos X, exceto um, são inativados. Algumas vezes, todos os cromossomos X inativados condensam-se em um único corpúsculo de Barr. Essas observações sugerem que as células podem ter quantidade limitada de algum fator necessário para evitar a inativação do cromossomo X. Depois que esse fator é usado para manter um cromossomo X ativo, todos os outros sucumbem docilmente ao processo de inativação.

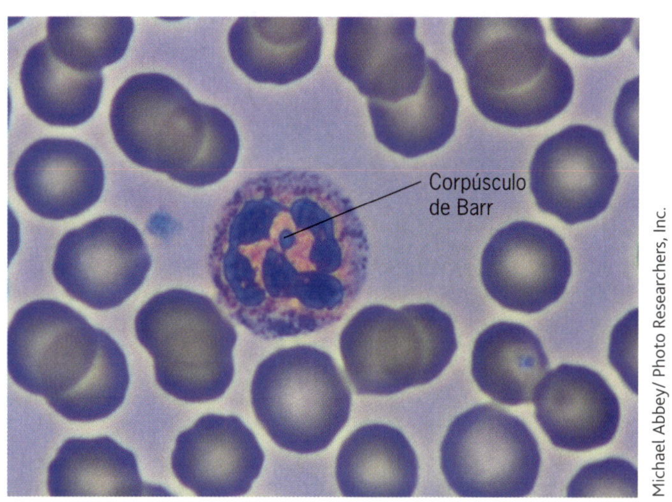

FIGURA 5.16 Corpúsculo de Barr em célula feminina humana.

PONTOS ESSENCIAIS

- *Em* Drosophila, *a compensação de dose de genes ligados ao X é obtida por hiperativação do único cromossomo X nos machos*
- *Em mamíferos, a compensação de dose de genes ligados ao X é obtida por inativação de um dos dois cromossomos X nas fêmeas.*

Exercícios

Aplique a análise genética básica

1. Um macho de *Drosophila* mutante com olhos cor de ameixa foi cruzado com uma fêmea de tipo selvagem com olhos vermelhos. Toda a prole da F_1, de ambos os sexos, apresentou olhos vermelhos. O intercruzamento dessa prole produziu três classes diferentes de moscas da F_2: fêmeas de olhos vermelhos, machos de olho vermelhos e machos de olhos cor de ameixa. A frequência de machos e fêmeas na F_2 foi igual, e, entre os machos, a frequência das duas classes de cor dos olhos foi igual. Esses resultados sugerem que a mutação *prune* (ameixa) está no cromossomo X?

Resposta: Os resultados desses cruzamentos são compatíveis com a hipótese de que a mutação *prune* está no cromossomo X. De acordo com essa hipótese, o macho do primeiro cruzamento era obrigatoriamente hemizigoto para a mutação *prune* e a fêmea era homozigota para o alelo selvagem do gene *prune*. Na F_1, as fêmeas eram obrigatoriamente heterozigotas para a mutação e o alelo selvagem, e os machos eram hemizigotos para o alelo selvagem. O intercruzamento das moscas da F_1 produziu fêmeas que herdaram o alelo selvagem dos pais – portanto, essas moscas tinham obrigatoriamente olhos vermelhos – e machos que herdaram ou o alelo mutante ou o alelo selvagem das mães, com iguais probabilidades. Assim, de acordo com a hipótese, na F_2 todas as fêmeas e metade dos machos devem ter olhos vermelhos e metade dos machos deve ter olhos ameixa, o que foi, de fato, observado.

2. O heredograma adiante mostra a herança de hemofilia em uma família humana. (a) Qual é a probabilidade de que II-2 seja portadora do alelo para hemofilia? (b) Qual é a probabilidade de que III-1 tenha hemofilia?

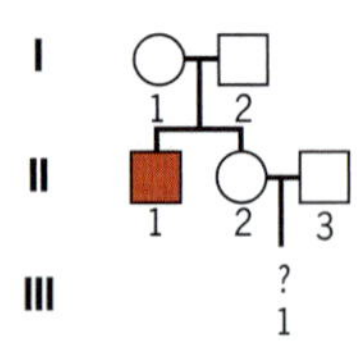

Resposta: (a) II-2 tem um irmão afetado, o que indica que a mãe era portadora. Portanto, a chance de que também seja portadora é a probabilidade de que a mãe tenha transmitido a ela o alelo mutante, que é de 1/2. (b) A chance de que III-1 tenha a doença depende de três eventos: (1) que II-2 seja portadora, (2) que II-2 transmita o alelo mutante, caso seja portadora e (3) que II-3 transmita um cromossomo Y. A probabilidade de cada um desses eventos é de 1/2. Portanto, a probabilidade de que III-1 tenha a doença é de $(1/2) \times (1/2) \times (1/2) = 1/8$.

3. Qual é a diferença dos mecanismos cromossômicos de determinação do sexo em seres humanos e *Drosophila*?

Resposta: No ser humano, o sexo é determinado por um efeito dominante do cromossomo Y. Na ausência de um cromossomo Y, há desenvolvimento de um indivíduo do sexo feminino; na sua presença, de um indivíduo do sexo masculino. Em *Drosophila*, o sexo é determinado pela razão entre cromossomos X e autossomos. Quando a razão X:A é igual a um ou maior, há desenvolvimento de uma fêmea; quando a razão X:A é igual a 0,5 ou menor, há desenvolvimento de um macho; entre esses limites, há desenvolvimento do intersexo.

4. Qual é a diferença entre os mecanismos de compensação de diferentes doses do cromossomo X em seres humanos e em *Drosophila*?

Resposta: Em seres humanos, um dos dois cromossomos X na mulher XX é inativado nas células somáticas no início do desenvolvimento. Em *Drosophila*, o único cromossomo X do macho é hiperativado de maneira que a atividade de seus genes seja igual à dose dupla de genes ligados ao X em uma fêmea XX.

Autoavaliação

Integre diferentes conceitos e técnicas

1. A síndrome de Lesch-Nyhan é um distúrbio metabólico grave que afeta cerca de um em cada 50.000 homens na população dos EUA. Moléculas da classe das purinas, precursoras bioquímicas do DNA, acumulam-se nos tecidos nervosos e nas articulações de pessoas com síndrome de Lesch-Nyhan. Essa anormalidade bioquímica é causada por deficiência da enzima hipoxantina fosforribosiltransferase (HPRT), codificada por um gene localizado no cromossomo X. Os indivíduos com deficiência dessa enzima não conseguem controlar os movimentos e apresentam comportamento autodestrutivo involuntário, como morder e arranhar a si próprios. Os homens IV-5 e IV-6 no heredograma a seguir têm a síndrome de Lesch-Nyhan. Quais são os riscos de que V-1 e V-2 herdem esse distúrbio?

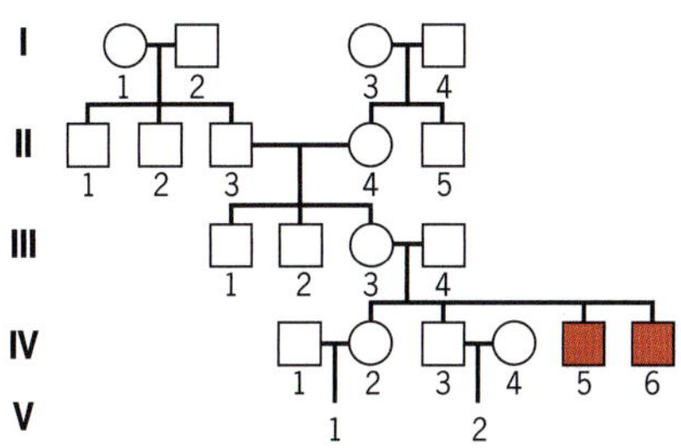

Resposta: Sabemos que III-3 é portadora heterozigota do alelo mutante (*h*) porque teve dois filhos homens afetados. No entanto, como ela própria não tem o fenótipo mutante, sabemos que seu outro cromossomo X tem de ter o alelo selvagem (*H*). Como III-3 tem genótipo *Hh*, há uma chance de 50% de que tenha transmitido o alelo mutante para a filha (IV-2). Se isso tiver acontecido, há uma chance de 50% de que IV-2 transmita esse alelo para o filho (V-1), e há uma chance de 50% de que essa criança seja do sexo masculino. Assim, o risco de que V-1 tenha a síndrome de Lesch-Nyhan é de (1/2) × (1/2) × (1/2) = 1/8. Para V-2, o risco de herdar a síndrome de Lesch-Nyhan é praticamente igual a zero. O pai dessa criança (IV-3) não tem o alelo mutante, e ainda que tivesse, não o transmitiria para um filho do sexo masculino. A mãe da criança não é da mesma família e é muito improvável que seja portadora, porque a característica é rara na população em geral. Assim, é praticamente nula a chance de que V-2 tenha a síndrome de Lesch-Nyhan.

2. Um geneticista cruzou fêmeas de *Drosophila* de olhos brancos e corpos ébano com machos de tipo selvagem, que tinham olhos vermelhos e corpos cinza. Na F_1, todas as filhas tinham olhos vermelhos e corpos cinza, e todos os filhos tinham olhos brancos e corpos cinza. O intercruzamento dessas moscas produziu a F_2, classificada em relação à cor dos olhos e do corpo e, depois, contada. Entre as 384 moscas da prole, o geneticista obteve os seguintes resultados:

Fenótipos			
Cor dos olhos	**Cor do corpo**	**Machos**	**Fêmeas**
Brancos	Ébano	20	21
Brancos	Cinza	70	73
Vermelhos	Ébano	28	25
Vermelhos	Cinza	76	71

Como você explicaria a herança da cor dos olhos e do corpo?

Resposta: Os resultados na F_1 mostram que os dois fenótipos mutantes são causados por alelos recessivos. Além disso, como machos e fêmeas têm diferentes fenótipos de cor dos olhos, sabemos que o gene que determina a cor dos olhos está ligado ao X e que o gene que determina a cor do corpo é autossômico. Na F_2, há distribuição independente dos dois genes, como esperaríamos no caso de genes localizados em cromossomos diferentes. Na tabela a seguir, mostramos os genótipos das diferentes classes de moscas nesse experimento, usando *w* para a mutação branca (*white*) e *e* para a mutação ébano; os alelos selvagens são indicados por sinais de adição. Seguindo a convenção de geneticistas estudiosos de *Drosophila*, escrevemos os cromossomos sexuais (X e Y) à esquerda e os autossomos à direita. Um ponto de interrogação em um genótipo indica que poderia haver alelos selvagens ou mutantes.

Fenótipos		Genótipos	
Cor dos olhos	**Cor do corpo**	**Machos**	**Fêmeas**
Brancos	Ébano	*w/Y e/e*	*w/w e/e*
Brancos	Cinza	*W/Y +/?*	*w/w +/?*
Vermelhos	Ébano	*+/Y e/e*	*+/w e/e*
Vermelhos	Cinza	*+/Y +/?*	*+/w +/?*

3. Em 1906, os biólogos britânicos L. Doncaster e G. H. Raynor relataram os resultados de experimentos de cruzamento com a mariposa *Abraxas*. Essa mariposa existe em duas formas coloridas na Grã-Bretanha. Uma delas, denominada *grossulariata*, tem grandes manchas pretas nas asas; a outra, denominada *lacticolor*, tem pontos pretos muito menores. Doncaster e Raynor cruzaram fêmeas *lacticolor* com machos *grossulariata* e constataram que toda a prole da F_1 era *grossulariata*. Em seguida, cruzaram as mariposas da F_1 e obtiveram uma F_2, composta de dois tipos de fêmeas (*grossulariata* e *lacticolor*) e um tipo de macho (*grossulariata*). Doncaster e Raynor também fizeram cruzamentos-teste com mariposas da F_1. As fêmeas *grossulariata* da F_1 cruzadas com machos *lacticolor* produziram fêmeas *lacticolor* e machos *grossulariata* – os primeiros machos *grossulariata* vistos; e os machos *grossulariata* da F_1 cruzados com fêmeas *lacticolor* produziram quatro tipos de prole: machos *grossulariata*, fêmeas *grossulariata*, machos *lacticolor* e fêmeas *lacticolor*. Proponha uma explicação para os resultados desses experimentos.

Resposta: A herança dos fenótipos *grossulariata* e *lacticolor* está obviamente ligada ao sexo. Em mariposas, porém, as fêmeas são heterogaméticas (ZW) e os machos são homogaméticos (ZZ). Assim, podemos supor que as fêmeas *lacticolor* são hemizigotas para um alelo recessivo (*l*) no cromossomo Z e que os machos *grossulariata* são homozigotos para um alelo dominante (*L*) nesse cromossomo. Quando os dois tipos de mariposas são cruzados, produzem fêmeas *grossulariata* hemizigotas para o alelo dominante (*L*) e machos *grossulariata* heterozigotos para os dois alelos (*Ll*). O intercruzamento entre essas mariposas da F_1 produz fêmeas *grossulariata* (*L*) e *lacticolor* (*l*), cada uma delas hemizigota para um diferente alelo, e machos *grossulariata* homozigotos *LL* ou heterozigotos *Ll*. A hipótese de que o padrão de manchas em *Abraxas* é controlado por um gene no cromossomo Z também explica os resultados dos cruzamentos-teste com os animais *grossulariata* da F_1. As fêmeas *grossulariata* da F_1, que são hemizigotas para o alelo dominante *L*, quando cruzadas com machos *lacticolor* homozigotos *ll* produzem fêmeas *lacticolor* hemizigotas *l* e machos *grossulariata* heterozigotos *Ll*. Os machos *grossulariata* da F_1, que são heterozigotos *Ll*, quando cruzados com fêmeas *lacticolor* hemizigotas *l* produzem machos *grossulariata* heterozigotos *Ll*, fêmeas *grossulariata* hemizigotas *L*, machos *lacticolor* homozigotos *ll* e fêmeas *lacticolor* hemizigotas *l*. Infelizmente, na época em que Doncaster e Raynor apresentaram seu trabalho, a constituição de cromossomos sexuais de *Abraxas* era desconhecida. Por conseguinte, eles não fizeram a vinculação conceitual entre a herança de manchas nas asas e a transmissão dos cromossomos sexuais. Se o tivessem feito, hoje a demonstração por T. H Morgan da ligação sexual em *Drosophila* poderia parecer uma ideia tardia.

Avaliação adicional

Entenda melhor e desenvolva a capacidade analítica

5.1 Quais são as diferenças genéticas entre os espermatozoides determinantes dos sexos masculino e feminino em animais com machos heterogaméticos?

5.2 Um macho com cerdas chamuscadas aparece em uma criação de *Drosophila*. Como você determinaria se esse fenótipo incomum se deve a uma mutação ligada ao X?

5.3 Em gafanhotos, a cor rosada do corpo é causada por uma mutação recessiva; a cor do corpo no tipo selvagem é verde. Se o gene para cor do corpo estiver no cromossomo X, que tipo de prole seria obtida no cruzamento de uma fêmea homozigota de corpo rosado e um macho hemizigoto de tipo selvagem? (Em gafanhotos, as fêmeas são XX e os machos, XO.)

5.4 No mosquito *Anopheles culicifacies*, o corpo dourado (*golden* [*go*]) é causado por mutação recessiva ligada ao X, e os olhos castanhos (*brown* [*bw*]) são causados por mutação autossômica recessiva. Uma fêmea homozigota XX com corpo dourado é cruzada com um macho homozigoto XY de olhos castanhos. Qual deve ser o fenótipo da prole F_1? Se houver intercruzamento da prole F_1, que tipos de prole aparecerão na F_2. Em que proporções?

5.5 Quais são os fenótipos sexuais dos genótipos a seguir em *Drosophila*: XX, XY, XXY, XXX, XO?

5.6 Em seres humanos, uma mutação recessiva ligada ao X, *g*, causa deficiência da visão da cor verde (deuteranomalia); o alelo selvagem, *G*, causa visão normal das cores. Um homem (a) e uma mulher (b), ambos com visão normal, têm três filhos, todos casados com pessoas de visão normal: um filho com discromatopsia (c), que tem uma filha com visão normal (f); uma filha com visão normal (d), que tem um filho com discromatopsia (g) e dois filhos normais (h); e uma filha com visão normal (e), que tem seis filhos normais (i). Determine os genótipos mais prováveis dos indivíduos (*a* a *i*) dessa família.

5.7 Se um pai e o filho homem têm discromatopsia, é provável que o filho tenha herdado a característica do pai?

5.8 Uma mulher normal, cujo pai tinha hemofilia, casa-se com um homem normal. Qual é a chance de que o primeiro filho tenha hemofilia?

5.9 Um homem com discromatopsia ligada ao X casa-se com uma mulher sem história de discromatopsia na família. A filha do casal casa-se com um homem normal, e sua filha também se casa com um homem normal. Qual é a chance de que esse último casal tenha um filho com discromatopsia? Se esse casal já teve um filho com discromatopsia, qual é a chance de que o próximo filho tenha discromatopsia?

5.10 Um homem que tem discromatopsia e sangue tipo 0 tem filhos com uma mulher que tem visão normal das cores e sangue tipo AB. O pai dessa mulher tinha discromatopsia. A discromatopsia é determinada por um gene ligado ao X, e o tipo sanguíneo é determinado por um gene autossômico.
(a) Quais são os genótipos do homem e da mulher?
(b) Que proporção dos filhos terá discromatopsia e sangue tipo B?
(c) Que proporção dos filhos terá discromatopsia e sangue tipo A?
(d) Que proporção dos filhos terá discromatopsia e sangue tipo AB?

5.11 Uma fêmea de *Drosophila* homozigota para uma mutação recessiva ligada ao X causadora de olhos vermelhão é cruzada com um macho tipo selvagem de olhos vermelhos. Na prole, todos os machos têm olhos vermelhão, e quase todas as fêmeas têm olhos vermelhos. No entanto, algumas fêmeas têm olhos vermelhão. Explique a sua origem.

5.12 Em *Drosophila*, a cor vermelhão dos olhos é determinada pelo alelo recessivo (*v*) localizado no cromossomo X. As asas curvas são determinadas por um alelo recessivo (*cu*) localizado em um autossomo, e o corpo ébano é determinado por um alelo recessivo (*e*) localizado em outro autossomo. Um macho de olhos vermelhão é cruzado com uma fêmea de corpo ébano e asas curvas, e os machos da F_1 têm fenótipo selvagem. No retrocruzamento desses machos com fêmeas de corpo ébano e asas curvas, que proporção da prole F_2 será de machos de tipo selvagem?

5.13 Uma fêmea de *Drosophila* heterozigota para a mutação *w* (*olhos brancos*) recessiva ligada ao X e seu alelo selvagem w^+ é cruzada com um macho de tipo selvagem de olhos vermelhos. Entre os filhos, metade tem olhos brancos e metade, olhos vermelhos. Entre as filhas, quase todas têm olhos vermelhos; algumas, porém, têm olhos brancos. Explique a origem dessas filhas de olhos brancos.

5.14 Em *Drosophila*, uma mutação recessiva chamada *chocolate* (*c*) causa pigmentação escura dos olhos. O fenótipo mutante é indistinguível do fenótipo de uma mutação autossômica recessiva denominada *brown* (castanho [*bw*]). O cruzamento de fêmeas de olhos chocolate com machos de olhos castanhos homozigotos produziu fêmeas da F_1 de tipo selvagem e machos da F_1 com pigmentação escura. Que tipos de prole são esperados do intercruzamento das moscas da F1? Em que proporções? (Suponha que a combinação mutante dupla tenha o mesmo fenótipo que os dois mutantes isolados.)

5.15 Suponha que tenha havido uma mutação no gene *SRY* no cromossomo Y humano, inibindo a capacidade de produzir o fator determinante testicular. Qual deve ser o fenótipo de um indivíduo que tenha essa mutação e um cromossomo X normal?

5.16 Uma mulher tem a mutação de insensibilidade a andrógenos (*ar*) em um dos cromossomos X; o outro X tem o alelo selvagem (*AR*). Se a mulher casar com um homem normal, que fração dos filhos terá fenótipo feminino? Desses, que fração será fértil?

5.17 Um ser humano com dois cromossomos X e um cromossomo Y seria homem ou mulher?

5.18 Em *Drosophila*, o gene para cerda *bobbed* (curtas) (alelo recessivo *bb*, cerdas *bobbed*; alelo selvagem +, cerdas normais) está no cromossomo X e em um segmento homólogo do cromossomo Y. Determine os genótipos e os fenótipos da prole destes cruzamentos:
(a) $X^{bb}X^{bb} \times X^{bb}Y^{+}$
(b) $X^{bb}X^{bb} \times X^{+}Y^{+}$
(c) $X^{+}X^{bb} \times X^{+}Y^{bb}$
(d) $X^{+}X^{bb} \times X^{bb}Y^{+}$

5.19 Determine o sexo de *Drosophila* com as seguintes composições cromossômicas (A = conjunto haploide de autossomos):
(a) 4X 4A
(b) 3X 4A
(c) 2X 3A
(d) 1X 3A
(e) 2X 2A
(f) 1X 2A

5.20 Em galinhas, a ausência de plumagem barrada é causada por alelo recessivo. Um galo barrado (carijó) foi cruzado com uma galinha não barrada, e toda a prole foi do tipo barrada. Os animais da F_1 foram intercruzados e na prole F_2 todos os machos apresentaram plumagem barrada; metade das fêmeas apresentou plumagem barrada e a outra metade, não barrada. Esses resultados são compatíveis com a hipótese de que o gene para penas barradas está localizado em um dos cromossomos sexuais?

5.21 Uma macho de *Drosophila* com uma mutação recessiva ligada ao X para corpo amarelo é cruzado com uma fêmea de tipo selvagem homozigota de corpo cinza. Todas as filhas desse acasalamento têm corpo cinza. Por que elas não têm um mosaico amarelo e cinza no corpo?

5.22 Qual é o número máximo de corpúsculos de Barr nos núcleos de células humanas com as seguintes composições cromossômicas:
(a) XY
(b) XX
(c) XXY
(d) XXX
(e) XXXX
(f) XYY

5.23 Machos de determinada espécie de veado têm dois cromossomos X não homólogos, designados X_1 e X_2, e um cromossomo Y. Cada cromossomo X tem aproximadamente metade do tamanho do cromossomo Y, e seu centrômero está localizado perto de uma das extremidades; o centrômero do cromossomo Y está no meio. As fêmeas dessa espécie têm duas cópias de cada cromossomo X e não têm um cromossomo Y. Como deve ser o pareamento e a disjunção dos cromossomos X e Y durante a espermatogênese para produzir números iguais de espermatozoides determinantes dos sexos masculino e feminino?

5.24 Um melhorista de jandaias-amarelas (um tipo de pássaro) obteve duas linhagens geneticamente puras, A e B, que têm olhos vermelhos em vez do castanho normalmente observado em populações naturais. No cruzamento 1, um macho da linhagem A foi cruzado com uma fêmea da linhagem B, e toda a prole, machos e fêmeas, apresentou olhos castanhos. No cruzamento 2, uma fêmea da linhagem A foi cruzada com um macho da linhagem B; os machos da prole tinham olhos castanhos e as fêmeas, olhos vermelhos. No cruzamento de irmãos da F_1 de cada cruzamento, o melhorista obteve os seguintes resultados:

Fenótipo	Proporção na F_2 do cruzamento 1	Proporção na F_2 do cruzamento 2
Macho de olhos castanhos	6/16	3/16
Macho de olhos vermelhos	2/16	5/16
Fêmea de olhos castanhos	3/16	3/16
Fêmea de olhos vermelhos	5/16	5/16

Apresente uma explicação genética para esses resultados.

5.25 Em 1908, F. M. Durham e D. C. E. Marryat relataram os resultados de experimentos de melhoramento genético de canários. Os canários canela têm olhos rosa quando eclodem, ao passo que os canários verdes têm olhos pretos. Durham e Marryat cruzaram fêmeas canela com machos verdes e observaram que toda a prole F_2 tinha olhos pretos, exatamente como os da linhagem verde. Quando os machos da F_1 foram cruzados com fêmeas verdes, todos os machos da prole tinham olhos pretos, enquanto todas as fêmeas da prole tinham olhos pretos ou rosa, em proporções aproximadamente iguais. Quando os machos da F_1 foram cruzados com fêmeas canela, obtiveram-se quatro classes de prole: fêmeas com olhos pretos, fêmeas com olhos rosa, machos com olhos pretos e machos com olhos rosa, todos em proporções aproximadamente iguais. Proponha uma explicação para esses achados.

Genômica na Web em http://www.ncbi.nlm.nih.gov

Tanto seres humanos quanto camundongos têm cromossomos sexuais X e Y. Nas duas espécies o Y é menor que o X e tem menos genes.

1. Quais são os tamanhos dos cromossomos X e Y humanos em pares de nucleotídios? Quantos genes contém cada um desses cromossomos?
2. Qual é a relação entre o tamanho dos cromossomos sexuais do camundongo e do ser humano?
3. O gene *SRY* responsável pela determinação do sexo em seres humanos está localizado no braço curto do cromossomo Y, perto da região pseudoautossômica, mas não nela. Encontre seu homólogo, *Sry*, no cromossomo Y do camundongo.

Dica: No *site*, clique em *Genomes and Maps*, depois em *Quick Links* para ter acesso ao recurso *Map Viewer*. Clique nas espécies cujo genoma quer ver, e então clique em um dos cromossomos sexuais. Use a busca para encontrar o gene *Sry* no cromossomo Y do camundongo.

Variação no Número e na Estrutura dos Cromossomos

6

PANORAMA

- Técnicas citológicas
- Poliploidia
- Aneuploidia
- Rearranjos da estrutura do cromossomo

Cromossomos, agricultura e civilização

O cultivo de trigo surgiu há cerca de 10.000 anos no Oriente Médio. Hoje, o trigo é o principal produto agrícola para mais de um bilhão de pessoas. É cultivado em diversos ambientes, desde a Noruega até a Argentina. Desenvolveram-se mais de 17.000 variedades, cada uma delas adaptada a uma região diferente. A produção mundial de trigo é de 60 milhões de toneladas anuais, o que representa mais de 20% das calorias consumidas por toda a população humana. Sem dúvida, o trigo é um produto agrícola importante e, segundo alguns, um sustentáculo da civilização.

O trigo cultivado atualmente, *Triticum aestivum*, é um híbrido de no mínimo três espécies diferentes. Originou-se de gramíneas de baixo rendimento que cresciam na Síria, no Irã, no Iraque e na Turquia. Aparentemente, algumas dessas gramíneas eram cultivadas por povos antigos dessas regiões. Embora não conheçamos o curso exato dos acontecimentos, parece ter havido um intercruzamento de duas dessas gramíneas, produzindo uma espécie que se destacou como planta de cultura. Graças ao cultivo humano, essa espécie híbrida passou por melhoramento seletivo e também foi intercruzada com uma terceira espécie, produzindo um híbrido triplo, ainda mais adequado para a agricultura. O trigo moderno é descendente dessas plantas híbridas triplas.

O que tornou os trigos triplos-híbridos tão superiores a seus ancestrais? Eles tinham grãos maiores, cresciam em condições mais variadas e a colheita era mais fácil. Agora compreendemos a base cromossômica desses aperfeiçoamentos. O trigo triplo-híbrido contém os cromossomos de cada progenitor. Geneticamente, é uma fusão dos genomas de três espécies diferentes.

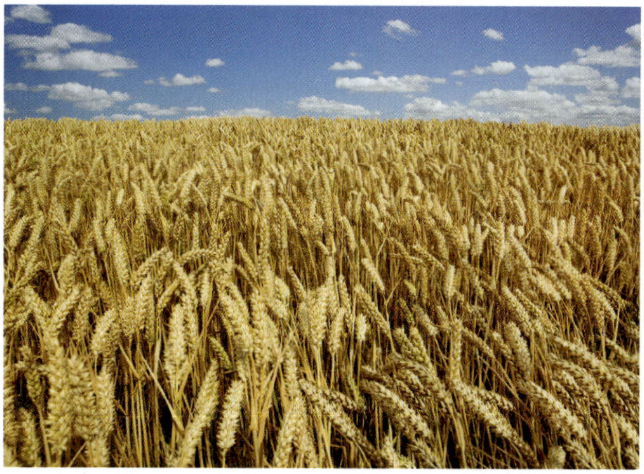

Richard Boll/Photographer's Choice/Getty Images, Inc.

Campo de trigo.

Técnicas citológicas

Os geneticistas usam corantes para identificar cromossomos específicos e analisar suas estruturas.

Os geneticistas estudam o número e a estrutura dos cromossomos por coloração das células em divisão com determinados corantes, seguida por exame microscópico. A análise de cromossomos corados é a principal atividade da especialidade chamada **citogenética**.

A citogenética originou-se da pesquisa de vários biólogos europeus do século 20 que descobriram os cromossomos e observaram seu comportamento durante a mitose, a meiose e a fertilização. Essa pesquisa prosperou durante o século 20, com o surgimento de microscópios aperfeiçoados e de melhores procedimentos de preparo e coloração dos cromossomos. A demonstração de que os genes estão localizados nos cromossomos fomentou o interesse nessa pesquisa e levou a importantes estudos sobre o número e a estrutura dos cromossomos. Hoje, há aplicação de importantes conhecimentos citogenéticos, principalmente na medicina, em que são usados para identificar a associação entre doenças e anormalidades cromossômicas.

ANÁLISE DE CROMOSSOMOS MITÓTICOS

Os pesquisadores empregam células em divisão, geralmente no meio da mitose, na maioria das análises citológicas. Para aumentar o número de células nesse estágio, costumavam usar material em crescimento, como embriões de animais e extremidades das raízes dos vegetais. O desenvolvimento de técnicas de cultura celular, porém, tornou possível estudar cromossomos em outros tipos de células (**Figura 6.1**). Por exemplo, leucócitos humanos podem ser coletados do sangue periférico, separados das hemácias – que não se dividem – e cultivados. Em seguida, estimula-se a divisão dos leucócitos por tratamento químico e, no meio da divisão, prepara-se uma amostra das células para análise citológica. O procedimento habitual é tratar as células em divisão com uma substância química que desative o fuso mitótico. Essa interferência captura os cromossomos em mitose, quando é mais fácil observá-los. As células cuja mitose foi interrompida são imersas em solução hipotônica, o que faz com que absorvam água por osmose e aumentem de volume. O conteúdo de cada célula é diluído pela água que entra, de maneira que os cromossomos se dispersam livremente quando elas são comprimidas sobre uma lâmina de microscópio. Essa técnica facilita muito a análise subsequente, sobretudo se houver grande número de cromossomos. Durante muitos anos acreditou-se erroneamente que as células humanas continham 48 cromossomos. O número correto, 46, só foi determinado depois do uso da técnica de aumento do volume celular para separar os cromossomos dentro de cada célula mitótica. Para mais detalhes, ver Marcos da genética | Tjio e Lenan contam corretamente os cromossomos humanos, disponível *on-line*.

Até o fim da década de 1960 e o início da década de 1970, as dispersões cromossômicas geralmente eram coradas com reagente de Feulgen, corante roxo que reage com as moléculas de açúcar no DNA, ou com acetocarmim, um corante vermelho-escuro. Como esses tipos de corantes tingem uniformemente os cromossomos, é impossível para o pesquisador distinguir um cromossomo do outro, a menos que os cromossomos sejam muito diferentes em tamanho ou nas posições de seus centrômeros. Atualmente, os citogeneticistas usam corantes que fazem o tingimento diferencial dos cromossomos ao longo de seus comprimentos. A *quinacrina*, substância química semelhante ao antimalárico quinina, foi um dos primeiros reagentes com maior capacidade de discriminação. Os cromossomos corados com quinacrina têm um padrão característico de faixas brilhantes sobre fundo escuro. No entanto, como a quinacrina é uma substância fluorescente, as faixas só aparecem quando os cromossomos são expostos à luz ultravioleta (UV). A irradiação ultravioleta faz com que algumas das moléculas de quinacrina inseridas no cromossomo emitam energia. Partes do cromossomo emitem brilho intenso, enquanto outras continuam escuras. Esse padrão de faixas brilhantes e escuras é altamente reproduzível e também é específico de cada cromossomo (**Figura 6.2**).

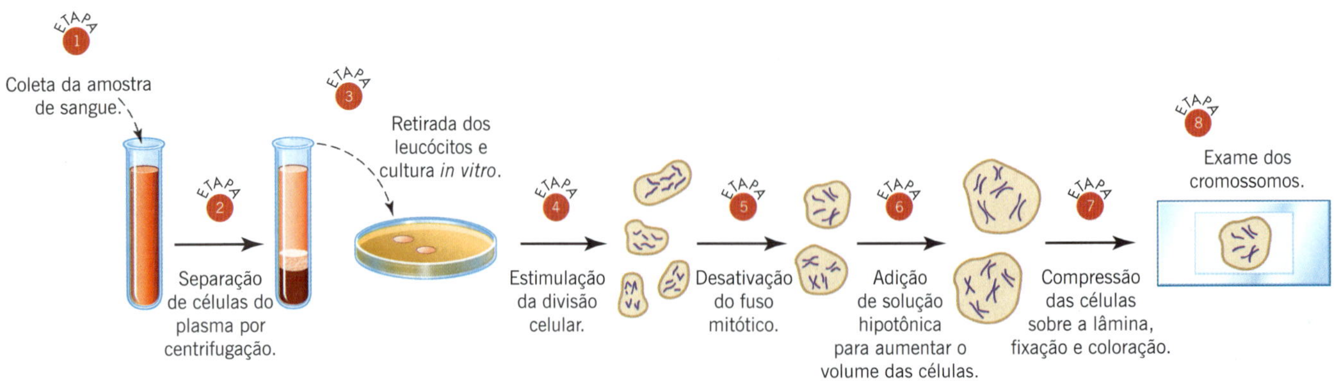

FIGURA 6.1 Preparo de células para análise citológica.

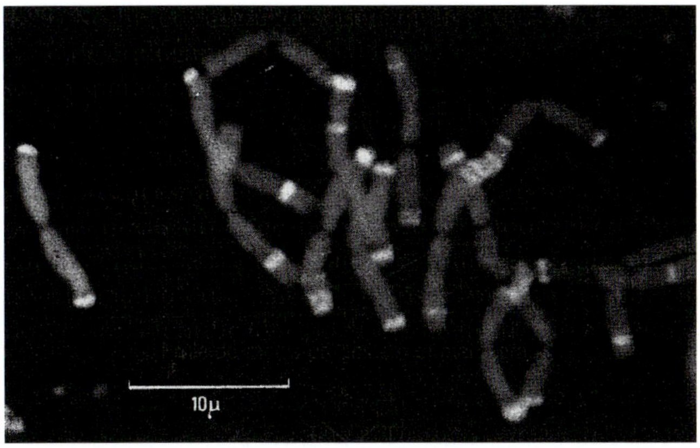

patterns of the chromosomes of *Albium carinatum*, Fig. 1, *Chromosoma* 33:382–385.

FIGURA 6.2 Cromossomos metafásicos da planta *Allium carinatum*, corados com quinacrina.

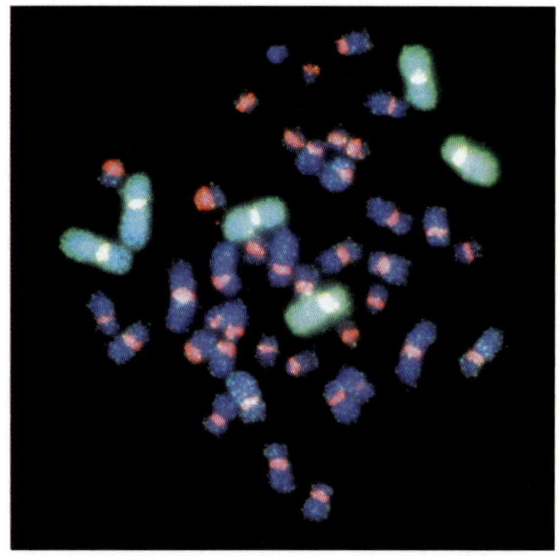

Health Protection Agency/Photo Researchers.

FIGURA 6.4 Pintura de cromossomos. Sondas de DNA humano foram aplicadas a uma dispersão de cromossomos humanos. Cada sonda foi marcada com um corante fluorescente de cor diferente (rosa ou verde brilhante) para mostrar a localização cromossômica das sequências de DNA complementares a essas sondas. O alvo da sonda rosa é o DNA no centrômero de todos os cromossomos, enquanto o alvo da sonda verde brilhante é o DNA de apenas três pares de cromossomos.

Desse modo, com o bandeamento com quinacrina, os citogeneticistas são capazes de identificar cromossomos específicos em uma célula e também de identificar anormalidades na estrutura de um cromossomo, por exemplo, a ausência de algumas bandas.

Também foram desenvolvidas excelentes técnicas de coloração não fluorescente. A mais popular usa o *Giemsa*, mistura de corantes que recebeu esse nome em homenagem ao seu inventor, Gustav Giemsa. Antes de ser corados com Giemsa, os cromossomos são tratados com tripsina, uma enzima que remove algumas proteínas associadas com os cromossomos. O corante Giemsa interage com as proteínas restantes, que se distribuem de modo característico ao longo do comprimento de cada cromossomo. O resultado é um padrão reproduzível de bandas (**Figura 6.3**).

A técnica mais avançada usada por citogeneticistas atualmente é a **pintura cromossômica**. Essa técnica cria imagens coloridas dos cromossomos pelo tratamento das dispersões cromossômicas com fragmentos de DNA, isolados e caracterizados em laboratório. Esse fragmento pode, por exemplo, pertencer a um gene específico. O fragmento do DNA é marcado quimicamente com um corante fluorescente no laboratório e, depois, aplicado aos cromossomos dispersos sobre uma lâmina de vidro. Em condições adequadas, o fragmento de DNA se liga ao DNA cromossômico cuja sequência é complementar à dele. Essa ligação, na verdade, marca o DNA cromossômico com o corante fluorescente presente no fragmento de DNA. Em vista da natureza específica da interação entre o fragmento de DNA e o DNA complementar nos cromossomos, geralmente chamamos o fragmento de DNA de *sonda*. Depois da ligação da sonda a seu DNA complementar, as dispersões cromossômicas são irradiadas com luz de comprimento de onda apropriado. As faixas ou pontos de cor observados revelam onde está localizada a sequência de DNA complementar – o alvo da sonda – nos cromossomos. A **Figura 6.4** mostra cromossomos humanos analisados por essa técnica. Os cromossomos foram pintados simultaneamente com dois fragmentos diferentes de DNA humano, cada um deles marcado com um corante fluorescente de cor diferente. Um dos fragmentos liga-se de maneira inespecífica aos centrômeros de cada cromossomo e, quando estimulado, adquire cor rosa. O outro fragmento liga-se apenas a alguns cromossomos e, quando estimulado, adquire cor verde brilhante. Dessa maneira, esses poucos cromossomos destacam-se entre todos os cromossomos na dispersão. A Figura 2.7 mostra cromossomos humanos pintados com uma série de sondas constituídas de fragmentos de DNA humano. Cada par de cromossomos tem um padrão característico de bandas. Assim, essa técnica torna possível identificar cada par.

De R.M. Patterson e J.C. Petricciani, 1973. "A Comparison of Prophase & Meta-phase G-bands in the Muntjak." *J. of Heredity* 64 (2): 80–82. Fig. 2A.

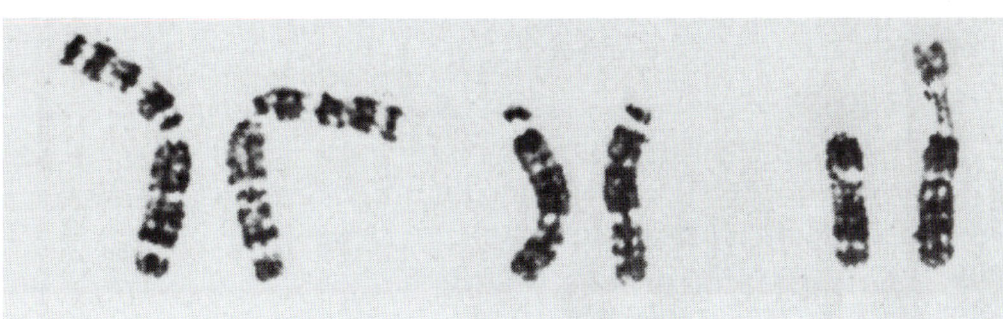

FIGURA 6.3 Cromossomos metafásicos do muntíaco asiático, animal semelhante a um veado, corados com Giemsa.

CARIÓTIPO HUMANO

As células humanas diploides contêm 46 cromossomos – 44 autossomos e dois cromossomos sexuais, que são XX no sexo feminino e XY no sexo masculino. Na metáfase mitótica, todos os 46 cromossomos são constituídos de duas cromátides-irmãs idênticas. Quando corados apropriadamente, cada cromossomo duplicado pode ser reconhecido pelo tamanho, formato e padrão de bandas. Para análise citológica, as dispersões metafásicas bem-coradas são fotografadas e, depois, a imagem de cada cromossomo é recortada, combinada com seu parceiro para formar pares homólogos, que são organizados em ordem decrescente de tamanho em um quadro (**Figura 6.5**). O maior autossomo é o número 1, e o menor é o número 21. (Por motivos históricos, o segundo menor cromossomo foi designado número 22.) O cromossomo X tem tamanho intermediário, e o cromossomo Y tem aproximadamente o mesmo tamanho do cromossomo 22. Esse quadro de cromossomos é denominado **cariótipo** (termo originado do grego que significa "núcleo", em referência ao conteúdo do núcleo). Um pesquisador experiente pode usar o cariótipo para identificar anormalidades do número e da estrutura dos cromossomos.

Antes das técnicas de bandeamento e pintura, era difícil distinguir um cromossomo humano de outro. Os citogeneticistas só poderiam organizar os cromossomos em grupos de acordo com o tamanho, classificando o maior como grupo A, o segundo maior como grupo B, e assim por diante. Embora tenham reconhecido sete grupos diferentes, era quase impossível identificar um cromossomo nesses grupos. Hoje, graças às técnicas de bandeamento e pintura, é possível fazer a identificação rotineira de cada cromossomo. As técnicas de bandeamento e pintura também tornaram possível distinguir cada braço de um cromossomo e investigar regiões específicas neles. O centrômero divide cada cromossomo em braços longo e curto. O braço curto é designado pela letra *p* (do francês *petite*, que significa "pequeno") e o braço longo, pela letra *q* (porque sucede o "p" no alfabeto). Assim, por exemplo, um citogeneticista pode se referir especificamente ao braço curto do cromossomo 5 escrevendo apenas "5p". Em cada braço, regiões específicas são designadas por números, a partir do centrômero (**Figura 6.6**). Assim, no braço longo do cromossomo 5, existem as regiões 1, 2 e 3, cada qual dividida em sub-regiões definidas por outros números. Por exemplo, 35 – lê-se "três, cinco", não trinta e cinco – é a sub-região no fim do braço longo desse cromossomo. Essa sub-região tem três bandas, cada qual indicada após um ponto: 35.1, 35.2 e 35.3. Entretanto, a região adjacente, 34, tem apenas uma banda, indicada por 34, sem número após o ponto. O padrão de bandas de um cromossomo é chamado *ideograma*. Com a coloração Giemsa de alta resolução, os citogeneticistas podem identificar cerca de 850 bandas no cariótipo humano.

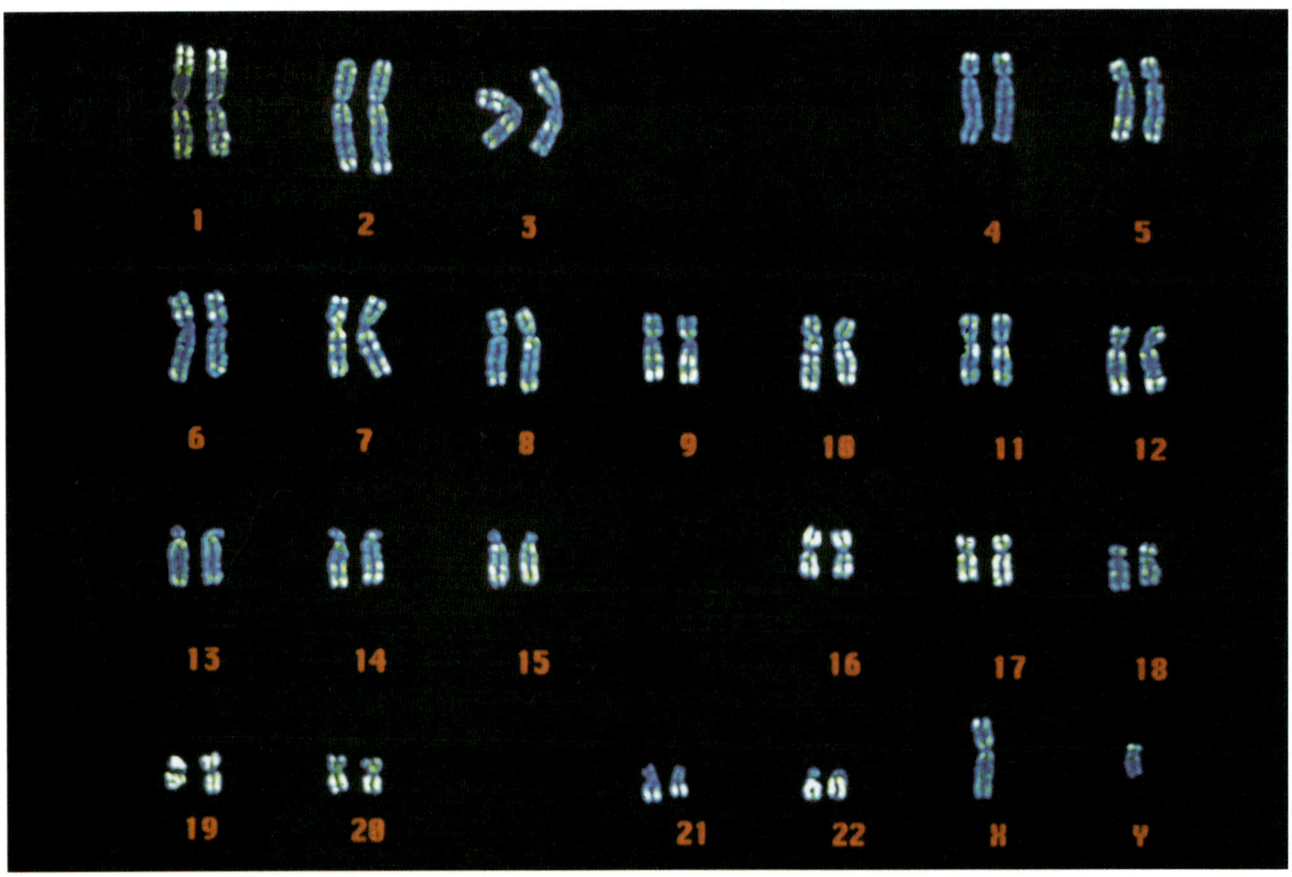

FIGURA 6.5 Cariótipo corado de um homem para mostrar as bandas de cada cromossomo. Os autossomos são numerados de 1 a 22. X e Y são os cromossomos sexuais.

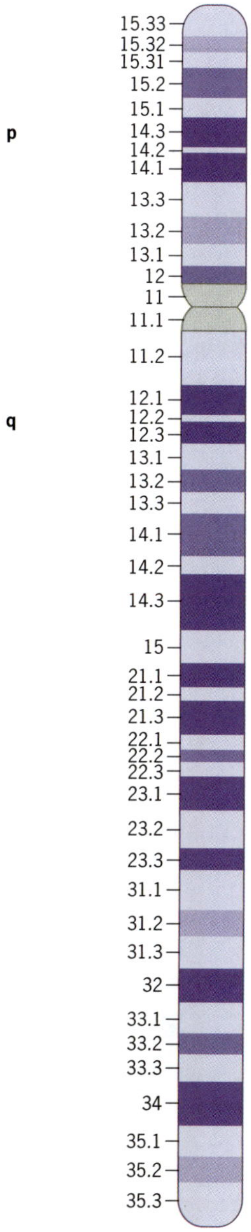

FIGURA 6.6 O ideograma do cromossomo 5 humano. As regiões de cada braço são numeradas consecutivamente a partir do centrômero. As sub-regiões e bandas de cada região são designadas por números adicionais.

VARIAÇÃO CITOGENÉTICA | CONSIDERAÇÕES GERAIS

Os fenótipos de muitos organismos são afetados por variações no número de cromossomos em suas células; às vezes, até mesmo alterações em parte de um cromossomo podem ser significativas. Essas diferenças numéricas geralmente são descritas como variações da *ploidia* do organismo (termo de origem grega que significa "vez"). Organismos com conjuntos completos, ou normais, de cromossomos são euploides (do grego, "bom" e "vez"). Organismos que têm conjuntos adicionais de cromossomos são *poliploides* (do grego, "muitas" e "vezes"), e o nível de poliploidia é descrito referindo-se a um número básico de cromossomos, geralmente designado por n. Assim, diploides, com dois conjuntos básicos de cromossomos, têm $2n$ cromossomos; os triploides, com três conjuntos, têm $3n$; os tetraploides, com quatro conjuntos, têm $4n$; e assim por diante. Os organismos nos quais há deficiência ou excesso de determinado cromossomo, ou segmento de cromossomo, são aneuploides (do grego, "não", "bom" e "vez"). Portanto, esses organismos sofrem de um desequilíbrio genético específico. Quanto à distinção entre aneuploidia e poliploidia, a aneuploidia é uma alteração numérica em parte do genoma, geralmente em um único cromossomo, enquanto a poliploidia é uma alteração numérica em um conjunto completo de cromossomos. A aneuploidia implica desequilíbrio genético, mas a poliploidia, não.

Os citogeneticistas também catalogaram vários tipos de alterações estruturais nos cromossomos dos organismos. Por exemplo, um fragmento de um cromossomo pode ser fundido a outro cromossomo, ou um segmento dentro de um cromossomo pode ser invertido em relação ao restante desse cromossomo. Essas alterações estruturais são denominadas *rearranjos*. A segregação irregular de alguns rearranjos durante a meiose torna possível associá-los à aneuploidia. Nas seções adiante, abordamos todas essas variações citogenéticas – poliploidia, aneuploidia e rearranjos cromossômicos.

PONTOS ESSENCIAIS

- *A análise citogenética geralmente tem como objeto os cromossomos das células em divisão*
- *Corantes como quinacrina e Giemsa criam padrões de bandas úteis na identificação individual dos cromossomos em uma célula*
- *O cariótipo apresenta os cromossomos duplicados de uma célula organizados para análise citogenética.*

Poliploidia

Conjuntos extras de cromossomos podem afetar a aparência e a fertilidade de um organismo.

A **poliploidia**, presença de conjuntos extras de cromossomos, é bastante comum em vegetais, mas muito rara em animais. Metade dos gêneros conhecidos de vegetais contém espécies poliploides, e cerca de dois terços das gramíneas são poliploides. Muitas dessas espécies têm reprodução assexuada. Em animais, nos quais a reprodução é basicamente sexuada, a poliploidia é rara, provavelmente porque interfere no mecanismo de determinação sexual.

Um efeito geral da poliploidia é o aumento do tamanho da célula. Com frequência, o aumento de tamanho está relacionado com o aumento geral de tamanho do organismo. As espécies poliploides tendem a ser maiores e mais robustas que as diploides correspondentes. Essas características têm um significado prático para os seres humanos, cuja alimentação depende de muitas espécies vegetais poliploides. Tais espécies tendem a produzir sementes e frutos maiores, portanto, têm maior rendimento agrícola. Trigo, café, batata, banana, morango e algodão são vegetais poliploides, assim como muitas plantas ornamentais cultivadas, entre elas rosas, crisântemos e tulipas (**Figura 6.7**).

POLIPLOIDES ESTÉREIS

Apesar da aparência física robusta, muitas espécies poliploides são estéreis. Conjuntos extras de cromossomos têm segregação irregular na meiose, com a produção de gametas muito desequilibrados (*i. e.*, aneuploides). Caso haja união desses gametas na fertilização, os zigotos produzidos quase sempre morrem. A inviabilidade dos zigotos explica por que muitas espécies poliploides têm fertilidade reduzida.

Como exemplo, vamos considerar uma espécie triploide com três conjuntos idênticos de n cromossomos. Portanto, o número total de cromossomos é $3n$. Durante a meiose, cada cromossomo tenta formar par com seu homólogo (**Figura 6.8**). Uma possibilidade é de que haja pareamento de dois homólogos ao longo de todo o comprimento, deixando o terceiro sem par; esse cromossomo solitário é denominado **univalente**. Outra possibilidade é a sinapse dos três homólogos, formando um **trivalente**, no qual há pareamento parcial de cada membro com os dois outros. Ambos os casos gerarão células aneuploides quando os cromossomos se separarem durante a anáfase da primeira divisão meiótica. Uma vez que esse problema

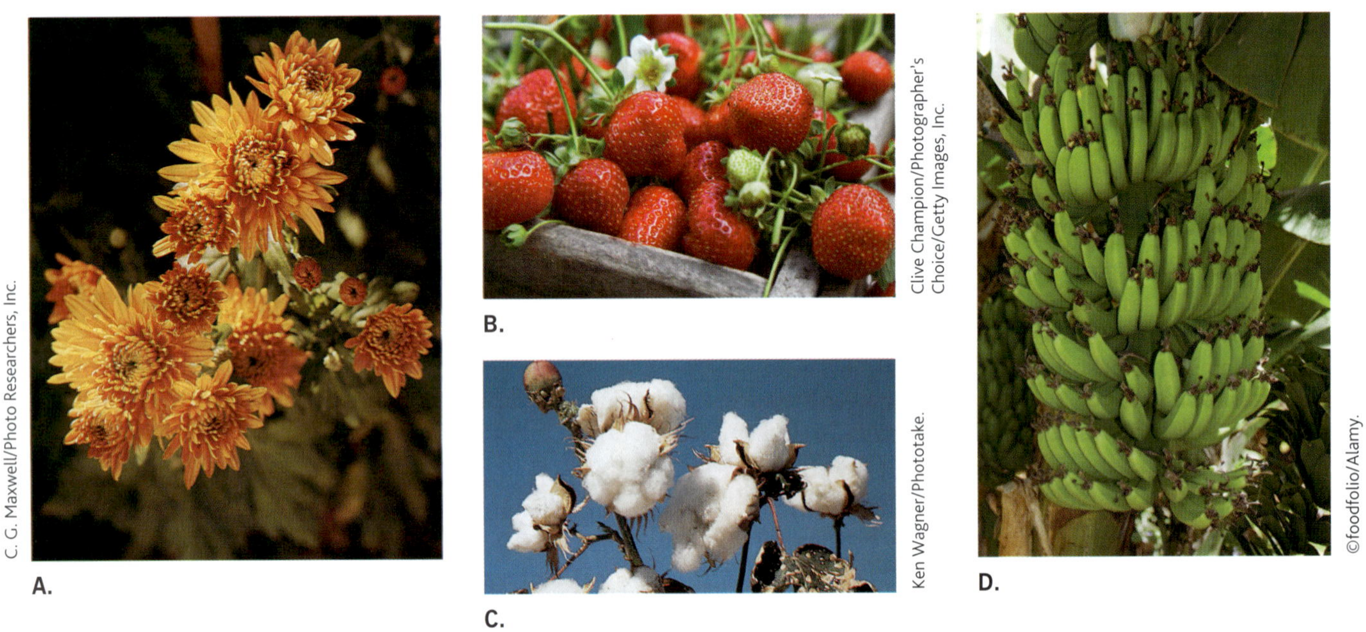

FIGURA 6.7 Vegetais poliploides de significado agrícola ou hortícola: A. crisântemo (tetraploide), B. morango (octaploide), C. algodão (tetraploide), D. banana (triploide).

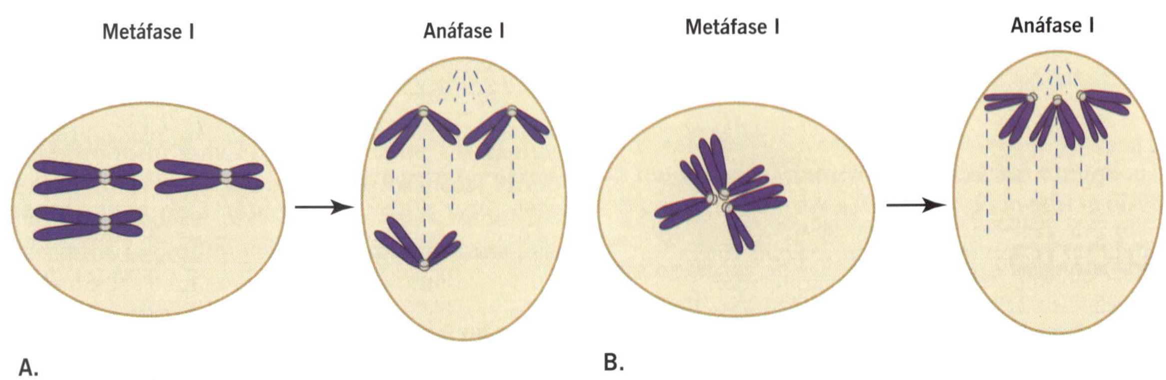

FIGURA 6.8 Meiose em organismo triploide. A. Formação univalente. Sinapse de dois dos três homólogos, deixando um univalente livre para se deslocar até um dos polos durante a anáfase. B. Formação trivalente. Sinapse dos três homólogos, formando um trivalente, que pode também levar a células aneuploides quando os cromossomos se separam durante a anáfase da meiose I.

se aplica a cada trio de cromossomos na célula, o número total de cromossomos nos gametas de uma espécie triploide será amplamente variado, sendo a maioria aneuploide.

É quase certa a morte dos zigotos formados por fertilização desses gametas; assim, a maioria dos triploides é totalmente estéril. Na agricultura e na horticultura, essa esterilidade é contornada pela propagação assexuada das espécies. Os muitos métodos de propagação assexuada incluem cultivo a partir de estacas (bananas), enxertos (maçãs Winesap, Gravenstein e Baldwin) e bulbos (tulipas). Na natureza, as plantas poliploides também podem se reproduzir de maneira assexuada. Um mecanismo é a **apomixia**, no qual há meiose modificada com produção de oosferas não reduzidas; essas oosferas formam sementes que germinam e dão origem a novas plantas. O dente-de-leão, uma planta poliploide muito produtiva, reproduz-se dessa maneira.

POLIPLOIDES FÉRTEIS

As incertezas meióticas que ocorrem em triploides também ocorrem em tetraploides, que têm quatro conjuntos idênticos de cromossomos e, portanto, também são estéreis. Alguns tetraploides, porém, são capazes de gerar prole viável. O exame atento mostra que essas espécies contêm dois conjuntos distintos de cromossomos e que cada conjunto foi duplicado. Assim, os tetraploides férteis parecem ter se originado por duplicação cromossômica em híbrido produzido pelo cruzamento de duas espécies diploides diferentes, mas aparentadas; na maioria das vezes, essas espécies têm números de cromossomos iguais ou muito semelhantes. A **Figura 6.9** mostra um mecanismo plausível para a origem desse tetraploide. Dois organismos diploides, A e B, são cruzados e produzem um híbrido que recebe um conjunto de cromossomos de cada espécie parental. Esse híbrido provavelmente será estéril porque não é possível o pareamento dos cromossomos A e B. Contudo, se houver duplicação dos cromossomos desse híbrido, a meiose prosseguirá em ordem razoável. Cada cromossomo A e B poderá formar par com um homólogo perfeito. Assim, a segregação meiótica é capaz de produzir gametas com um conjunto completo de cromossomos A e B. Na fertilização, há união desses gametas "diploides" e formação de zigotos tetraploides, que sobrevivem em razão do equilíbrio de cada conjunto parental de cromossomos.

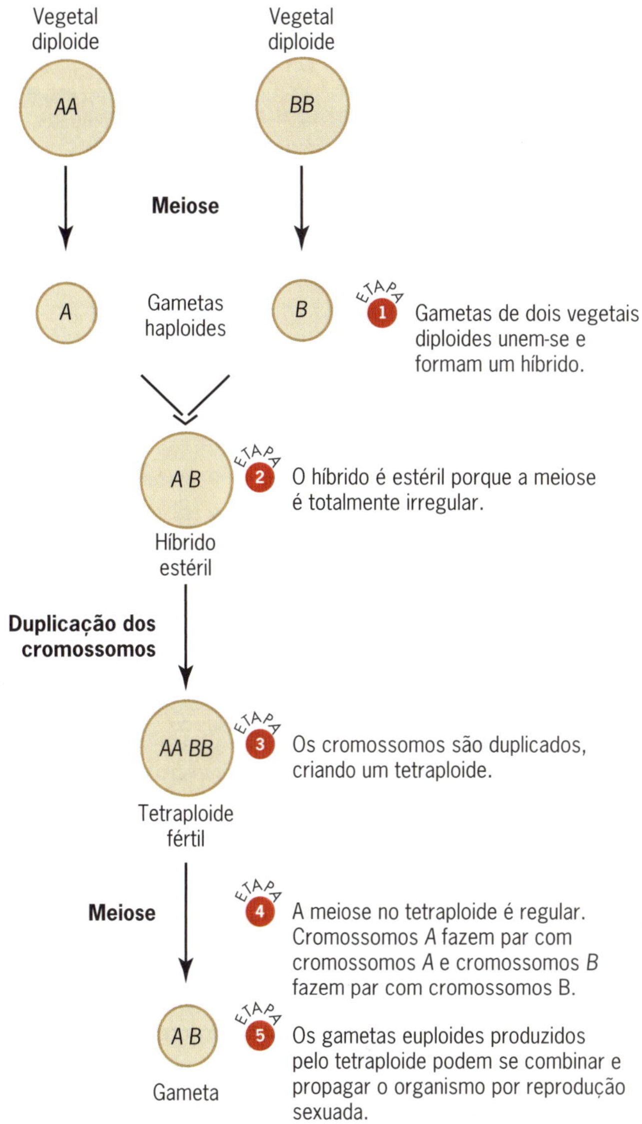

FIGURA 6.9 Origem de um tetraploide fértil por hibridização de dois organismos diploides e subsequente duplicação dos cromossomos.

Evidentemente, essa situação de hibridização entre espécies diferentes, mas relacionadas, seguida por duplicação dos cromossomos ocorreu muitas vezes durante a evolução dos vegetais. Em alguns casos, o processo ocorreu repetidas vezes, gerando poliploides complexos com diferentes conjuntos de cromossomos. Um dos melhores exemplos é o trigo moderno, *Triticum aestivum* (**Figura 6.10**). Essa importante espécie agrícola é um hexaploide que contém três diferentes conjuntos de cromossomos, todos duplicados. Cada conjunto tem sete cromossomos, com um total de 21 nos gametas e 42 nas células somáticas. Assim, como observamos no início deste capítulo, o trigo moderno parece ter sido formado por dois eventos de hibridização. O primeiro foi a combinação de duas espécies diploides com formação de um organismo tetraploide, e o segundo foi a combinação desse tetraploide com outro diploide e a formação de um hexaploide. Os citogeneticistas identificaram cereais primitivos no Oriente Médio que podem ter participado desse processo evolutivo. Em 2010, grande parte do DNA do genoma do trigo foi sequenciada. Esse genoma é muito grande, corresponde a aproximadamente o quíntuplo do tamanho do genoma humano. A análise de todas essas sequências de DNA ajudará a compreender a história evolutiva do trigo.

Por ser menor a probabilidade de que cromossomos de espécies diferentes interfiram na segregação um do outro durante a meiose, é muito maior a chance de fertilidade de poliploides originados de hibridizações entre espécies diferentes que a de poliploides originados da duplicação de cromossomos de uma única espécie. Os poliploides criados por hibridização entre diferentes espécies são denominados ***alo*poliploides** (prefixo de origem grega que significa "outro"); nesses poliploides, os

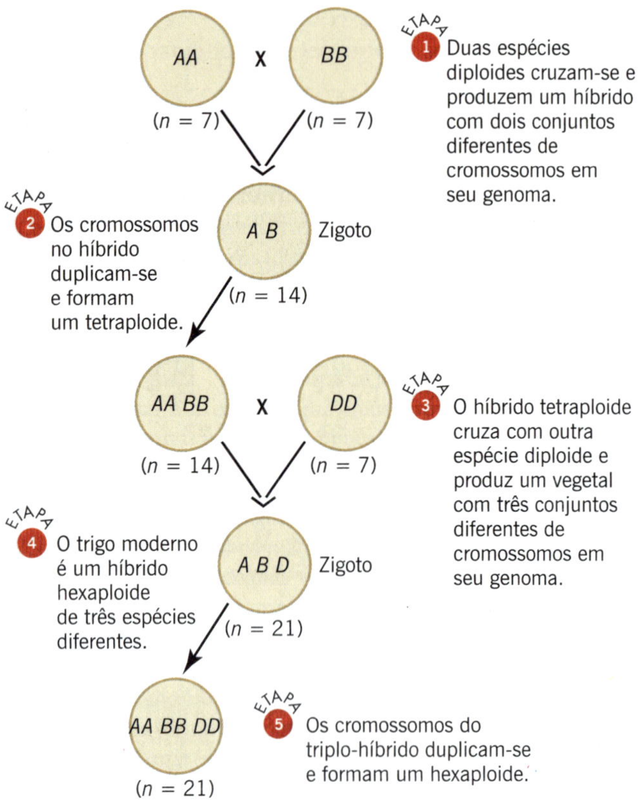

FIGURA 6.10 Origem do trigo hexaploide por hibridização sequencial de diferentes espécies. Cada hibridização é seguida por duplicação dos cromossomos. Em cada espécie e em cada híbrido, *n* é o número de cromossomos nos gametas. Em cada zigoto, *n* é o número total de cromossomos herdados dos genitores.

genomas formadores são qualitativamente diferentes. Os poliploides criados por duplicação de cromossomos na mesma espécie são denominados ***auto*poliploides** (prefixo de origem grega que significa "próprio"); nesses poliploides, houve multiplicação de um genoma para criar conjuntos extras de cromossomos.

A duplicação dos cromossomos é um processo essencial na formação de poliploides. Um possível mecanismo é a entrada da célula em mitose sem que haja citocinese. Essa célula terá o dobro do número habitual de cromossomos. Por meio de divisões subsequentes, pode originar um clone de células poliploides, que contribuiriam para a propagação assexuada do organismo ou para a formação de gametas. Em vegetais, é preciso lembrar que a linhagem germinativa não é separada no início do desenvolvimento, como ocorre em animais. Na verdade, os tecidos reprodutivos só se diferenciam depois de muitos ciclos de divisão celular. Se houve duplicação acidental dos cromossomos durante uma dessas divisões celulares, os tecidos reprodutivos desenvolvidos mais tarde podem ser poliploides. Outra possibilidade é a alteração da meiose de maneira a produzir gametas não reduzidos (com o dobro do número normal de cromossomos). Se esses gametas participarem da fertilização, os zigotos serão poliploides. Esses zigotos podem dar origem a organismos maduros que, dependendo da natureza da poliploidia, podem ser capazes de produzir gametas. Para compreender melhor essas possibilidades, solucione o problema no boxe Resolva | Pareamento de cromossomos em poliploides.

POLIPLOIDIA E POLITENIA TECIDO-ESPECÍFICA

Em alguns organismos, determinados tecidos tornam-se poliploides durante o desenvolvimento. A poliploidização provavelmente é uma resposta à necessidade de várias cópias de cada cromossomo e dos genes nele existentes. A **endomitose**, processo que produz células poliploides, requer duplicação do cromossomo, seguida por separação das cromátides-irmãs resultantes. No entanto, por não haver divisão celular associada, ocorre acúmulo de cromossomos extranumerários no núcleo. No fígado e no rim humanos, por exemplo, um ciclo de endomitose produz células tetraploides.

Às vezes, a poliploidização ocorre sem a separação das cromátides-irmãs. Nesses casos, os cromossomos duplicados acumulam-se próximo uns dos outros, formando um feixe de filamentos paralelos alinhados. Os cromossomos resultantes são denominados **politênicos**, termo derivado do grego, que significa "muitos filamentos". Os exemplos mais espetaculares de cromossomos politênicos são encontrados nas glândulas salivares de larvas de *Drosophila*. Cada cromossomo passa por nove ciclos de replicação, produzindo um total aproximado de 500 cópias em cada célula. Há pareamento compacto de todas as cópias com a formação de um feixe espesso de fibras de cromatina. Esse feixe é tão grande que pode ser visto sob pequeno aumento ao microscópio de dissecção. A diferença de espiralamento ao longo do comprimento do feixe causa

Resolva!

Pareamento de cromossomos em poliploides

Existem seis cromossomos nos gametas da espécie vegetal A e nove cromossomos nos gametas da espécie vegetal B. O cruzamento entre essas duas espécies produziu híbridos estéreis nos quais não se observou pareamento de cromossomos nas células-mães de microsporo das anteras. O genótipo híbrido A × B, porém, pôde ser propagado de maneira vegetativa por enraizamento de estacas das plantas. Uma dessas estacas deu origem a uma planta robusta e, por acaso, fértil; o exame citológico das células-mães de microsporo dessa planta mostrou 15 bivalentes. Em seguida, fez-se o retrocruzamento dessa planta fértil com a espécie A e o exame citológico das células-mães de microsporo da prole. (a) Explique a origem da planta robusta e fértil. (b) Quantos bivalentes você esperaria encontrar nas células-mães de microsporo da prole do retrocruzamento? (c) Quantos cromossomos sem par (univalentes) você esperaria ver nessa prole?

▶ *Leia a resposta do problema no material disponível* on-line.

variação na densidade da cromatina. Quando se aplicam corantes a esses cromossomos, a cor é mais intensa na cromatina mais densa, criando um padrão de faixas claras e escuras (**Figura 6.11**). Esse padrão tem alta reprodutibilidade, permitindo a análise detalhada da estrutura do cromossomo.

Os cromossomos politênicos de *Drosophila* apresentam duas outras características:

1. Pareamento de cromossomos politênicos homólogos. Normalmente, pensamos no pareamento como uma propriedade dos cromossomos meióticos; mas também há pareamento dos cromossomos somáticos em muitas espécies de insetos, provavelmente um recurso para organizar os cromossomos no núcleo. Quando há pareamento dos cromossomos politênicos de *Drosophila*, os grandes feixes de cromatina tornam-se ainda maiores. Como esse pareamento é preciso – ponto a ponto ao longo da extensão do cromossomo – o alinhamento dos dois homólogos é perfeito. Desse modo, o alinhamento exato dos padrões de bandeamento de cada um deles torna quase impossível distinguir cada membro de um par.
2. Todos os centrômeros de cromossomos politênicos de *Drosophila* condensam-se em um corpo denominado cromocentro. O material presente de cada lado dos centrômeros também é incluído nessa massa. O resultado é que os braços do cromossomo parecem sair do cromocentro. Esses braços, divididos em faixas, consistem em eucromatina, a porção do cromossomo que contém a maioria dos genes; o cromocentro é constituído de heterocromatina, material com poucos genes que circunda o centrômero. Ao contrário dos braços eucromáticos do cromossomo, essa heterocromatina cêntrica não se torna politênica. Assim, replica-se muito menos que a eucromatina.

Na década de 1930, C. B. Bridges publicou desenhos detalhados dos cromossomos politênicos (**Figura 6.12**). Ele dividiu arbitrariamente cada cromossomo em seções,

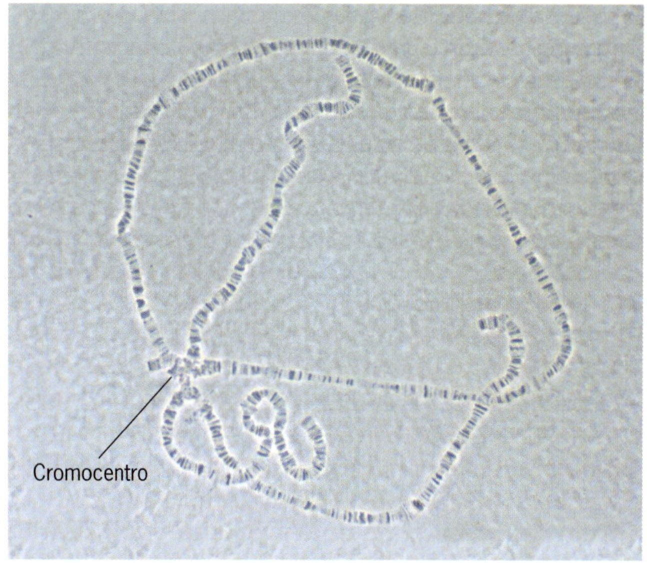

Cortesia de Todd R. Laverty, HHMI/Berkeley Drosophila Genome Project.

FIGURA 6.11 Cromossomos politênicos de *Drosophila*.

que numerou; depois, dividiu cada seção em subseções, designadas pelas letras *A* a *F*. Dentro de cada subseção, Bridges enumerou todas as faixas escuras, criando um repertório alfanumérico de sítios ao longo do comprimento de cada cromossomo. O sistema alfanumérico de Bridges ainda é usado atualmente para descrever as características desses cromossomos excepcionais.

Os cromossomos politênicos de *Drosophila* são retidos na intérfase do ciclo celular. Assim, embora a maioria das análises citológicas seja feita em cromossomos mitóticos, as análises mais completas e detalhadas são realizadas em cromossomos interfásicos politenizados. Esses cromossomos são encontrados em muitas espécies da ordem de insetos Diptera, inclusive em moscas e mosquitos. Infelizmente, os seres humanos não têm cromossomos politênicos; assim, a análise citológica de alta resolução que é possível em *Drosophila* não é possível em nossa própria espécie.

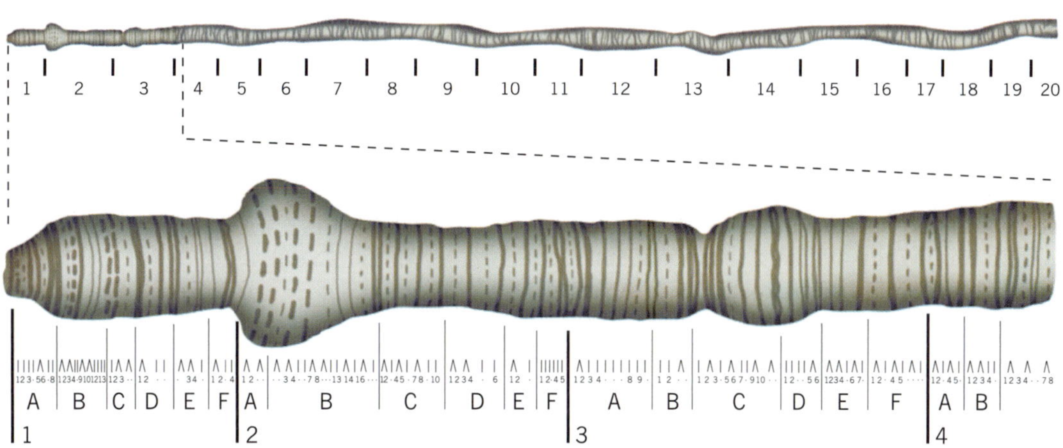

FIGURA 6.12 Mapas de cromossomo politênico de Bridges. (*Acima*) Padrão de bandeamento do cromossomo X politênico. O cromossomo é dividido em 20 seções numeradas. (*Abaixo*) Imagem detalhada da extremidade esquerda do cromossomo X politênico mostrando o sistema de Bridges para designar cada banda.

PONTOS ESSENCIAIS

- *Os poliploides contêm conjuntos extras de cromossomos*
- *Muitos poliploides são estéreis porque a segregação dos vários conjuntos de cromossomos na meiose é irregular*
- *Os poliploides produzidos por duplicação cromossômica em híbridos interespecíficos podem ser férteis caso haja segregação independente de seus genomas constituintes*
- *Em alguns tecidos somáticos – por exemplo, as glândulas salivares de larvas de* Drosophila *–, há ciclos sucessivos de replicação dos cromossomos sem divisões celulares interpostas, com a produção de grandes cromossomos politênicos que são ideais para análise citogenética.*

Aneuploidia

A representação insuficiente ou excessiva de um cromossomo ou um segmento de cromossomo pode afetar o fenótipo.

Aneuploidia é a alteração numérica de parte do genoma, geralmente a alteração na dose de um único cromossomo. Indivíduos que têm um cromossomo a mais, um cromossomo a menos ou uma combinação dessas anomalias são aneuploides. Essa definição também inclui segmentos de cromossomos. Assim, um indivíduo com deleção do braço de um cromossomo também é considerado aneuploide.

A aneuploidia foi estudada originalmente em vegetais, nos quais se demonstrou que o desequilíbrio cromossômico geralmente tem efeito fenotípico. O estudo clássico foi o de Albert Blakeslee e John Belling, que analisaram anomalias cromossômicas no estramônio, *Datura stramonium.* Essa espécie diploide tem 12 pares de cromossomos, com um total de 24 cromossomos nas células somáticas. Blakeslee colheu plantas com fenótipo alterado e descobriu que em alguns casos a herança dos fenótipos era irregular. Aparentemente, esses mutantes peculiares eram causados por fatores dominantes transmitidos principalmente pela planta do sexo feminino. Examinando os cromossomos das plantas mutantes, Belling constatou a presença de um cromossomo extranumerário em todos os casos. A análise detalhada verificou que o cromossomo extra era diferente em cada linhagem mutante. Ao todo, eram 12 mutantes diferentes, cada um deles correspondente à triplicação de um dos cromossomos de *Datura* (**Figura 6.13**). Essas triplicações são chamadas **trissomias.** As irregularidades de transmissão desses mutantes eram consequência do comportamento anômalo do cromossomo durante a meiose.

Belling também descobriu o motivo da transmissão preferencial dos fenótipos trissômicos pelo sexo feminino. Durante o crescimento do tubo polínico, o pólen aneuploide – em especial, o pólen com $n + 1$ cromossomos – não compete bem com o pólen euploide. Desse modo, vegetais trissômicos quase sempre herdam o cromossomo extra do genitor de sexo feminino. O trabalho de Belling com *Datura* demonstrou a necessidade de que cada cromossomo esteja presente na dose apropriada para o crescimento e o desenvolvimento normais.

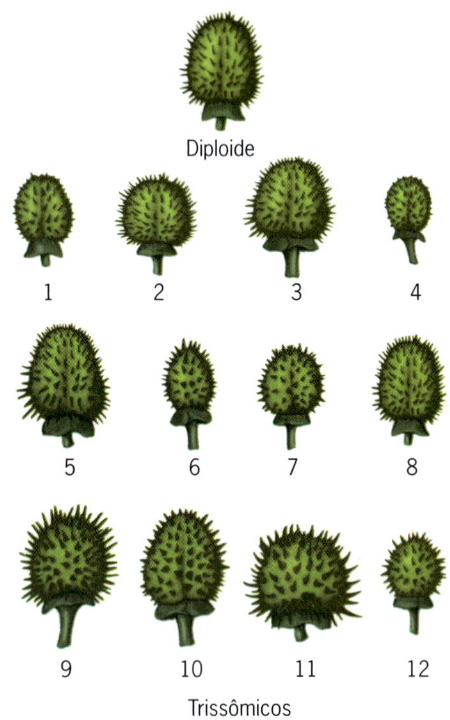

FIGURA 6.13 Cápsulas de semente de *Datura stramonium* normal e trissômico. A figura mostra todas as 12 trissomias.

Desde o trabalho de Belling, identificaram-se aneuploides em muitas espécies, inclusive a nossa. Um organismo com ausência de um cromossomo, ou um segmento de cromossomo, é ***hipo*ploide** (prefixo grego que significa "abaixo"). Um organismo com um cromossomo, ou um segmento de cromossomo, a mais é ***hiper*ploide** (prefixo grego que significa "acima"). Esses termos abrangem uma grande variedade de anormalidades.

TRISSOMIA EM SERES HUMANOS

A anormalidade cromossômica mais conhecida e mais comum em seres humanos é a **síndrome de Down**, distúrbio causado por um cromossomo 21 extranumerário (**Figura 6.14 A**). Essa síndrome foi descrita pela primeira vez em 1866, por Langdon Down, médico britânico, mas a base cromossômica só foi compreendida com

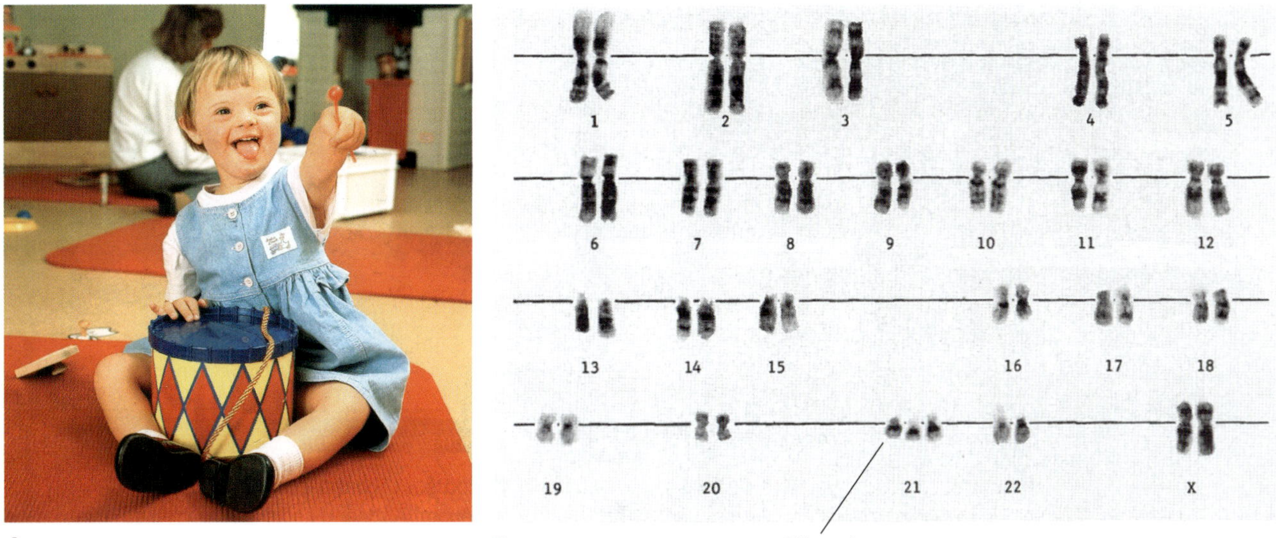

Hattie Young/Photo Researchers, Inc.

A. B.

Cortesia de Robert M. Fineman, Dean, Health and Human Services, North Seattle Community College. Page 123: Yoav Levy/Phototake.Project.

FIGURA 6.14 Síndrome de Down. A. Menina com síndrome de Down. B. Cariótipo de uma criança com síndrome de Down, mostrando trissomia do cromossomo 21 (47, XX, +21).

clareza em 1959. As pessoas com síndrome de Down geralmente são baixas e têm hipermobilidade articular, sobretudo nos tornozelos, crânio largo, narinas amplas, língua grande com sulcos característicos, mãos curtas e largas com prega palmar e comprometimento mental. A expectativa de vida das pessoas com síndrome de Down é muito menor que das outras pessoas. Além disso, quase sempre elas desenvolvem doença de Alzheimer, um tipo de demência bastante comum em idosos. As pessoas com síndrome de Down, porém, desenvolvem essa doença na quarta ou quinta década de vida, muito mais cedo que as outras pessoas.

O cromossomo 21 a mais na síndrome de Down é um exemplo de trissomia. A **Figura 6.14 B** mostra o cariótipo de uma paciente com síndrome de Down. Existem ao todo 47 cromossomos, entre eles dois cromossomos X além do cromossomo 21 extra. Portanto, o cariótipo é 47, XX, +21.

A trissomia do 21 pode ser causada por não disjunção do cromossomo em uma das divisões meióticas (**Figura 6.15**). O evento de não disjunção pode ocorrer em qualquer um dos pais, porém é mais provável no sexo feminino. Além disso, a frequência de não disjunção aumenta com a idade materna. Assim, nas mulheres com menos de 25 anos, o risco de ter um filho com síndrome de Down é de aproximadamente 1 em 1.500, enquanto nas mulheres de 40 anos, é de 1 em 100. Esse aumento do risco é causado por fatores que afetam adversamente o comportamento meiótico do cromossomo à medida que a mulher envelhece. Nas mulheres, a meiose começa na vida fetal, mas só é concluída depois da fertilização do ovócito. Durante o longo período antes da fertilização, as células meióticas permanecem na prófase da primeira divisão. Nesse estado de pausa, os cromossomos podem perder o par. Quanto maior é a duração da prófase, maior é a chance de que não haja pareamento nem disjunção subsequente do cromossomo. Portanto, as mulheres mais velhas são mais propensas a produzir ovócitos aneuploides.

Também há relato de trissomias dos cromossomos 13 e 18. No entanto, são raras, os indivíduos afetados apresentam anormalidades fenotípicas graves e vivem pouco, geralmente morrendo nas primeiras semanas de vida. Outra trissomia viável observada em seres humanos é o cariótipo triplo-X, 47, XXX. Esses indivíduos sobrevivem porque dois dos três cromossomos X são inativados, reduzindo a dose do cromossomo X, de maneira que se aproxime do nível normal de um. Os indivíduos triplo-X são do sexo feminino e têm fenótipo normal, ou quase; às vezes há leve comprometimento mental e diminuição da fertilidade.

O cariótipo 47, XXY também é uma trissomia viável em seres humanos. Esses indivíduos têm três cromossomos sexuais, dois X e um Y. Têm fenótipo masculino, mas também podem apresentar algumas características sexuais secundárias femininas e geralmente são estéreis. Em 1942, H. F. Klinefelter descreveu as anormalidades associadas a esse distúrbio, agora denominado **síndrome de Klinefelter**; inclui testículos pequenos, mamas aumentadas, membros longos, genuvalgo e menor desenvolvimento dos pelos corporais. O cariótipo XXY pode originar-se pela fertilização de um ovócito excepcional XX por um espermatozoide Y ou pela fertilização de um ovócito X por um espermatozoide excepcional XY. O cariótipo XXY representa cerca de três quartos de todos os casos de síndrome de Klinefelter. Outros casos têm cariótipos mais complexos, como XXYY, XXXY, XXXYY, XXXXY, XXXXYY e XXXXXY. Todos os indivíduos com síndrome de Klinefelter têm um ou mais corpúsculos de Barr nas células, e aqueles que têm mais de dois cromossomos X geralmente têm algum grau de comprometimento mental.

O cariótipo 47, XYY é outra trissomia viável em seres humanos. Esses indivíduos são do sexo masculino e,

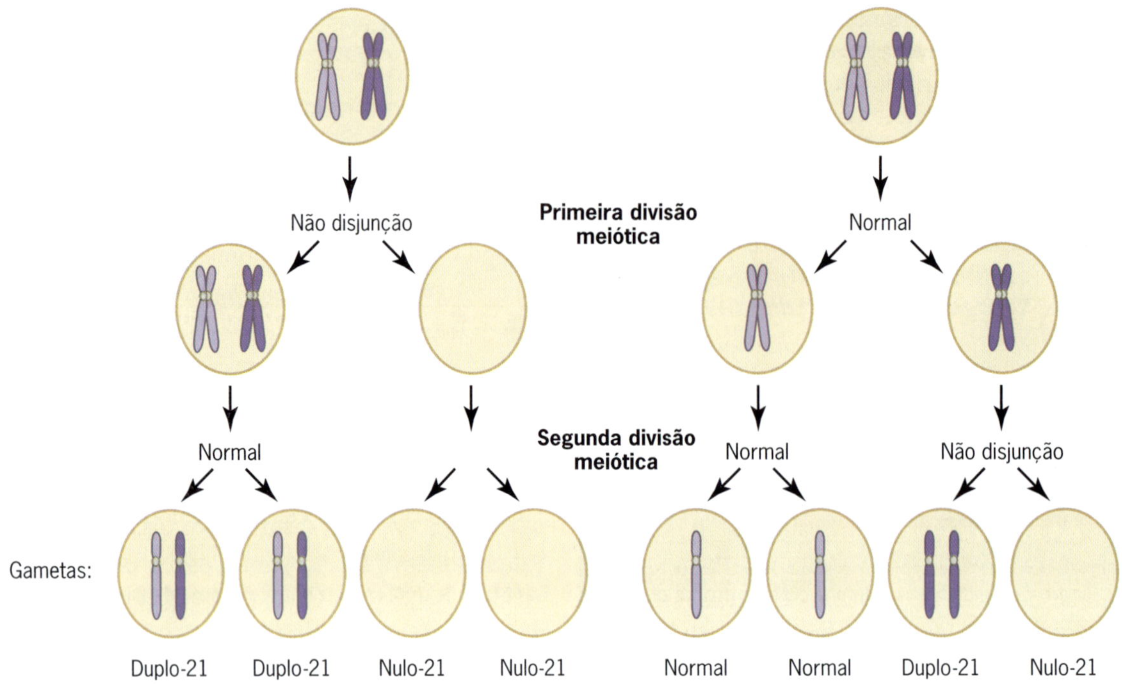

FIGURA 6.15 A não disjunção meiótica do cromossomo 21 e a origem da síndrome de Down. A não disjunção na meiose I produz gametas anormais, que ou têm duas cópias do cromossomo 21 (duplo-21) ou não têm nenhuma cópia desse cromossomo (nulo-21). A não disjunção na meiose II produz um gameta com dois cromossomos-irmãos idênticos (duplo-21) e um gameta sem cromossomo 21 (nulo-21).

exceto pela tendência a serem mais altos que os homens 46, XY, não apresentam uma síndrome constante de características. Todas as outras trissomias em seres humanos são letais no período embrionário, mostrando a importância da dose correta do gene. Ao contrário do que ocorre em *Datura*, no qual todas as trissomias possíveis são viáveis, os seres humanos não toleram muitos tipos de desequilíbrio cromossômico (**Tabela 6.1**).

MONOSSOMIA

A **monossomia** ocorre quando há ausência de um cromossomo em indivíduo diploide. Em seres humanos, só existe um monossômico viável, o cariótipo 45, X. Esses indivíduos têm um só cromossomo X e um complemento diploide de autossomos. O fenótipo é feminino, mas, por terem ovários rudimentares, são quase sempre estéreis. Os indivíduos 45, X geralmente são baixos; têm pescoço alado, deficiência auditiva e anormalidades cardiovasculares significativas. Henry H. Turner foi o primeiro a descrever o distúrbio em 1938; por isso, agora é denominado **síndrome de Turner**. Os indivíduos 45, X podem originar-se de ovócitos ou espermatozoides sem um cromossomo sexual ou da perda de um cromossomo sexual na mitose algum tempo depois da fertilização (**Figura 6.16**). Essa última possibilidade é respaldada pela constatação de que muitos indivíduos com síndrome de Turner são *mosaicos somáticos*. Essas pessoas têm dois tipos de células no corpo; algumas são 45, X e outras, 46, XX. Obviamente, esse mosaicismo do cariótipo surge quando há perda de um cromossomo X durante o desenvolvimento de um zigoto 46, XX. Todos os descendentes da célula em que houve perda são 45, X. Se a perda ocorrer no início do desenvolvimento, uma fração considerável das células do corpo será aneuploide e o indivíduo apresentará características de síndrome de Turner. Se a perda ocorrer mais tarde, a população de células aneuploides será menor, e a intensidade da síndrome tende a ser menor. Veja a análise dos procedimentos usados para detectar aneuploidia em fetos humanos no boxe Em foco | Amniocentese e biopsia de vilosidades coriônicas, disponível *on-line*.

Os mosaicos de cromossomos XX/XO também ocorrem em *Drosophila*, na qual produzem um fenótipo curioso. Como nessa espécie o sexo é determinado pela proporção entre o número de cromossomos X e de autossomos, essas moscas são, em parte, fêmeas e, em parte, machos. As células XX desenvolvem-se na direção feminina, e as células XO desenvolvem-se na direção masculina. Moscas com estruturas masculinas e femininas são **ginandromorfos** (derivado das palavras gregas que significam "mulher", "homem" e "forma").

As pessoas com cariótipo 45, X não têm corpúsculos de Barr nas células, indicando que o único cromossomo X presente não foi inativado. Por que, então, as pacientes com síndrome de Turner, que têm o mesmo número de cromossomos X ativos que as mulheres XX normais, têm anormalidades fenotípicas? A resposta provável é que um pequeno número de genes permanece ativo nos dois cromossomos X em mulheres 46, XX normais. Aparentemente, esses genes não inativados são necessários em dose dupla para o crescimento e o desenvolvimento apropriados. A constatação de que pelo menos alguns desses genes especiais ligados ao X também estão presentes no cromossomo Y explicaria por que os homens XY

Tabela 6.1

Aneuploidia resultante da não disjunção em seres humanos.

Cariótipo	Fórmula cromossômica	Síndrome clínica	Frequência estimada ao nascimento	Fenótipo
47, +21	$2n + 1$	Down	1/700	Mãos largas e curtas com prega palmar, baixa estatura, hiperflexibilidade das articulações, retardo mental, cabeça larga, face redonda, boca aberta com língua grande, prega epicântica.
47, +13	$2n + 1$	Patau	1/20.000	Deficiência mental e surdez, convulsões musculares leves, fenda labial e/ou palatina, anomalias cardíacas, calcanhar proeminente.
47, +18	$2n + 1$	Edward	1/8.000	Malformação congênita de muitos órgãos, orelhas malformadas e de implantação baixa, micrognatia, boca e nariz pequenos com aparência geral de duende, deficiência mental, rim em ferradura ou duplo, esterno curto; 90% morrem nos primeiros 6 meses depois do nascimento.
45, X	$2n - 1$	Turner	1/2.500 recém-nascidos do sexo feminino	Mulher com atraso do desenvolvimento sexual, geralmente estéril, baixa estatura, pescoço alado, anormalidades cardiovasculares, deficiência auditiva.
47, XXY	$2n + 1$	Klinefelter	1/500 recém-nascidos do sexo masculino	Homem subfértil com testículos pequenos, mamas desenvolvidas, voz aguda feminina, genuvalgo, membros longos.
48, XXXY	$2n + 2$			
48, XXYY	$2n + 2$			
49, XXXXY	$2n + 3$			
50, XXXXXY	$2n + 4$			
47, XXX	$2n + 1$	Triplo-X	1/700	Mulher com órgãos genitais geralmente normais e fertilidade limitada, retardo mental leve.

crescem e se desenvolvem normalmente. Além disso, o cromossomo X que foi inativado nas mulheres 46, XX é reativado durante a ovocitogênese.

Curiosamente, o análogo do cariótipo de Turner XO no camundongo não causa anormalidades anatômicas. Esse achado significa que os homólogos no camundongo dos genes humanos implicados na síndrome de Turner precisam estar presentes em apenas uma cópia para o crescimento e o desenvolvimento normais. Para investigar a origem do cariótipo da síndrome de Turner XO, acompanhe o exercício do boxe Problema resolvido | Detecção da não disjunção de cromossomos sexuais.

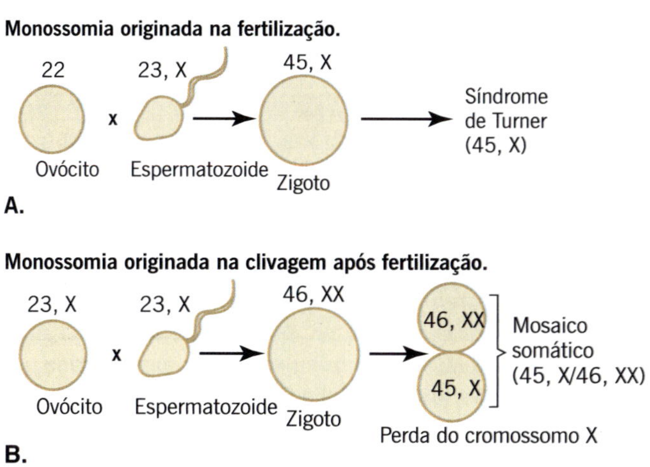

FIGURA 6.16 Origem do cariótipo da síndrome de Turner na fertilização (**A**) ou na clivagem após a fertilização (**B**).

DELEÇÕES E DUPLICAÇÕES DE SEGMENTOS CROMOSSÔMICOS

A ausência de um segmento cromossômico é denominada **deleção** ou **deficiência**. Grandes deleções podem ser detectadas citologicamente por estudo dos padrões de bandeamento em cromossomos corados, mas as pequenas, não. Em um organismo diploide, a deleção de um segmento cromossômico faz parte do genoma hipoploide. Essa hipoploidia pode estar associada a um efeito fenotípico, principalmente se a deleção for grande. Um exemplo clássico é a síndrome do miado do gato, também conhecida como **síndrome *cri-du-chat*** (do francês, "miado de gato") em seres humanos (Figura 6.17). Esse distúrbio é causado por deleção no braço curto do cromossomo 5. O tamanho da deleção varia. Indivíduos heterozigotos para a deleção e um cromossomo normal têm o cariótipo 46 del(5)(p14), no qual os termos entre parênteses indicam a ausência de bandas na região 14 do braço curto (p) de um dos cromossomos 5. Esses indivíduos podem apresentar grave comprometimento mental e físico; o choro queixoso, semelhante ao miado de gato na infância, dá nome à síndrome.

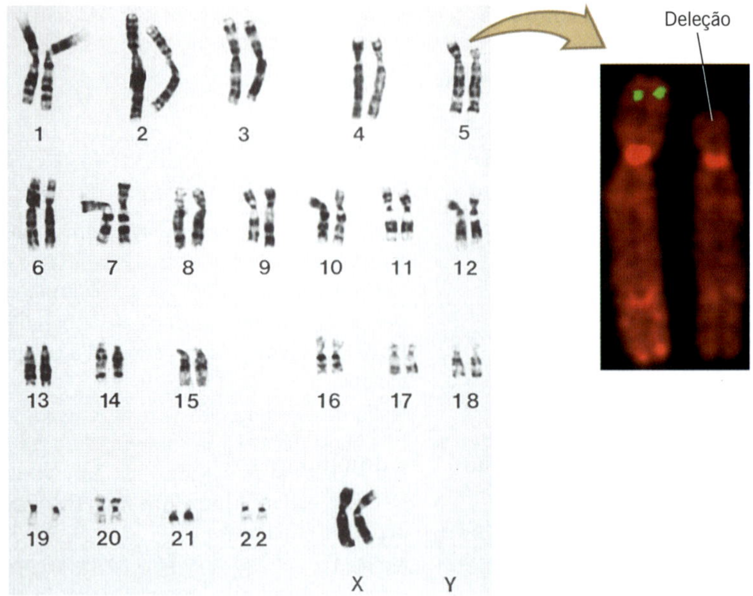

L. Willatt, East Anglian Regional Genetics Service/Photo Researchers.

Addenbrookes Hospital/Photo Researchers.

FIGURA 6.17 Cariótipo de mulher com síndrome *cri-du-chat*, 46 XX del(5)(p14). Há deleção do braço curto de um dos cromossomos 5. O detalhe mostra os dois cromossomos 5 marcados com uma sonda fluorescente gene-específica. O cromossomo à esquerda ligou-se à sonda porque tem esse gene específico, ao passo que o cromossomo à direita não se ligou à sonda porque houve deleção do gene e do material ao seu redor.

PROBLEMA RESOLVIDO

Detecção da não disjunção de cromossomos sexuais

PROBLEMA

Um homem com discromatopsia casou-se com uma mulher normal. A filha, de fenótipo normal, casou-se com um homem normal e o casal teve três filhos: um menino normal, um menino com discromatopsia e uma menina com discromatopsia e síndrome de Turner. Explique a origem da menina com discromatopsia e síndrome de Turner.

FATOS E CONCEITOS

1. A discromatopsia é causada por uma mutação recessiva ligada ao X, *cb*.
2. A síndrome de Turner é causada por monossomia do cromossomo X (genótipo XO).
3. A monossomia pode ser causada por não disjunção cromossômica durante a mitose ou a meiose.
4. A não disjunção mitótica em indivíduo XX pode criar um mosaico de células XO e XX.

ANÁLISE E SOLUÇÃO

Para iniciar a análise, vamos desenhar o heredograma e identificar todas as pessoas. Além disso, como sabemos que a discromatopsia é causada por mutação recessiva ligada ao X, podemos escrever os genótipos da maioria das pessoas no heredograma.

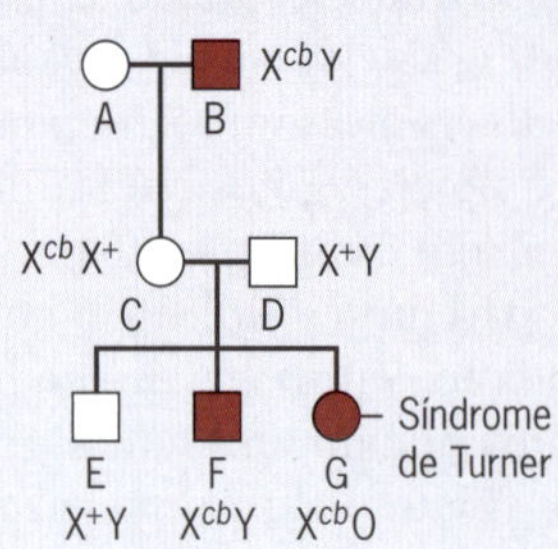

O homem com discromatopsia, B, é uma figura-chave nesse heredograma porque transmitiu obrigatoriamente um cromossomo X com a mutação *cb* para a filha C, que é a mãe da criança em questão. C não tem discromatopsia, portanto tem de ser heterozigota para o alelo mutante, ou seja, seu genótipo é $X^{cb}X^{+}$. Seu marido, D, também não tem discromatopsia, portanto tem o genótipo X^{+} Y. Os genótipos dos dois primeiros filhos do casal também são conhecidos com certeza. A última, G, tem síndrome de Turner, o que significa que tem apenas um cromossomo sexual – X. Como essa menina tem discromatopsia, o genótipo provavelmente é X^{cb} O. Esse genótipo poderia ter sido produzido pela fertilização de um ovócito contendo o cromossomo X^{cb} por um espermatozoide sem cromossomo sexual. Nessa situação, não houve disjunção dos cromossomos sexuais durante a meiose no pai de G. Outra possibilidade é que o ovócito que tem X^{cb} tenha sido fertilizado por um espermatozoide com um cromossomo X, que foi perdido durante uma das divisões iniciais do embrião. Nessa segunda hipótese, G seria um mosaico somático de células XO e XX (Figura 6.16 B). No entanto, essa explicação não condiz com a observação de que G tem discromatopsia, pois se G fosse um mosaico somático, as células XX teriam de ser $X^{cb}X^{+}$, e seria esperado que algumas dessas células tivessem formado células fotorreceptoras normais na retina, assim garantindo a visão normal das cores. O fato de G ter discromatopsia indica que ela não tem células $X^{cb}X^{+}$ na retina – ou provavelmente em nenhuma outra parte do corpo. Portanto, a não disjunção de cromossomos sexuais durante a meiose no pai de G é a explicação mais plausível para o fenótipo de discromatopsia e síndrome de Turner.

A presença de um segmento cromossômico extra é denominada **duplicação**. O segmento extra pode estar unido a um dos cromossomos ou pode constituir um novo cromossomo separado, ou seja, uma "duplicação livre". O efeito é o mesmo nos dois casos: o organismo é hiperploide em relação a parte de seu genoma. A exemplo do que ocorre nas deleções, essa hiperploidia pode estar associada a um efeito fenotípico.

As deleções e duplicações são dois tipos de aberrações na estrutura do cromossomo. As grandes aberrações podem ser detectadas por exame dos cromossomos mitóticos corados por agentes de bandeamento como quinacrina ou Giemsa. No entanto, é difícil detectar pequenas aberrações dessa forma, que geralmente são identificadas por outras técnicas genéticas e moleculares. O organismo mais adequado para estudo de deleções e duplicações é *Drosophila*, cujos cromossomos politênicos garantem uma oportunidade ímpar de análise citológica detalhada. A **Figura 6.18 B** mostra deleção em um dos dois cromossomos homólogos pareados na glândula salivar de *Drosophila*. Em vista da leve separação dos dois cromossomos, é possível perceber a ausência de uma pequena região no cromossomo inferior.

Os segmentos duplicados também podem ser reconhecidos nos cromossomos politênicos. A **Figura 6.18 C** mostra duplicação consecutiva (em *tandem*) de um segmento no meio do cromossomo X de *Drosophila*. O pareamento entre as cópias consecutivas desse segmento faz com que pareça haver um nó no meio dos cromossomos. A mutação *Bar* (barra) do olho em *Drosophila* está associada a uma duplicação consecutiva (**Figura 6.19**). Essa mutação dominante ligada ao X altera o tamanho e o formato dos olhos compostos, que deixam de ser estruturas esféricas grandes e se transformam em barras estreitas. Na década de 1930, C. B. Bridges analisou cromossomos X com a mutação *Bar* e constatou que a região 16A, que aparentemente continha um gene para formato do olho, havia passado por duplicação consecutiva. Também foram observadas triplicações consecutivas de 16A, e nesses casos o olho composto era pequeníssimo – um fenótipo denominado barra dupla. Portanto, a intensidade do fenótipo mutante do olho está relacionada com o número de cópias da região 16A – sinal claro da importância da dose do gene na determinação de um fenótipo. Muitas outras duplicações consecutivas foram encontradas em *Drosophila*, na qual a análise de cromossomos politênicos torna a detecção relativamente fácil. Hoje, as técnicas moleculares tornaram possível detectar duplicações consecutivas muito pequenas em uma grande variedade de organismos. Por exemplo, os genes que codificam as proteínas da hemoglobina passaram por duplicação consecutiva em mamíferos (Capítulo 18). As duplicações gênicas parecem ser relativamente comuns e garantem variação significativa para a evolução.

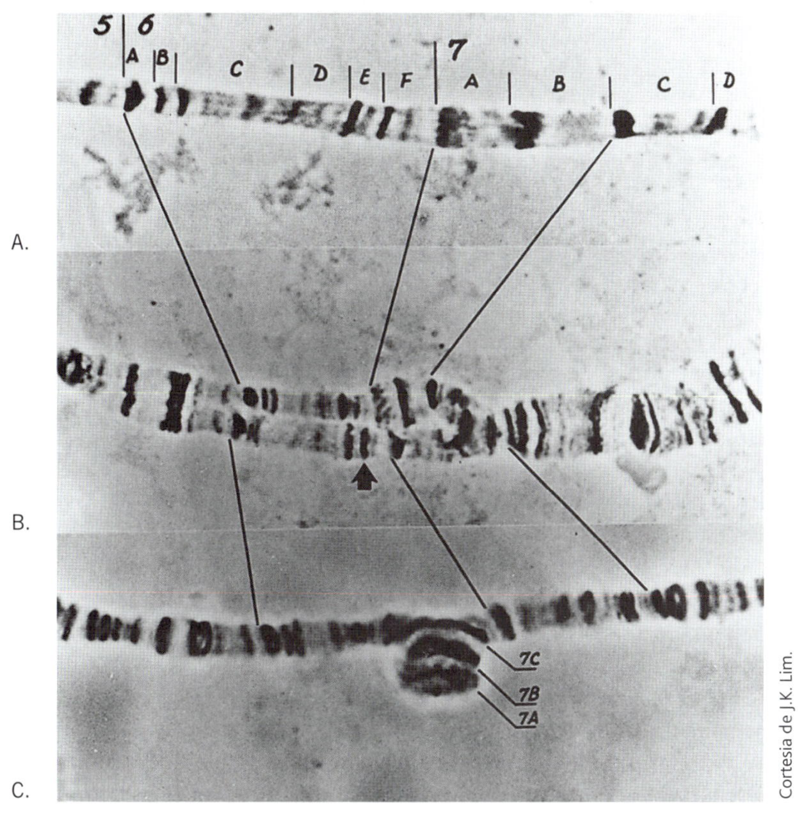

FIGURA 6.18 Cromossomos politênicos mostrando (**A**) a estrutura normal das regiões 6 e 7 no meio do cromossomo X de *Drosophila*, (**B**) heterozigoto com deleção da região 6F-7C em um dos cromossomos (*seta*) e (**C**) um cromossomo X mostrando uma duplicação consecutiva (em *tandem*) invertida da região 6F-7C. Em (**B**) as bandas proeminentes nas regiões 7A e 7C estão presentes no cromossomo superior, mas ausentes no inferior, indicando que o cromossomo inferior sofreu uma deleção. Em (**C**) a sequência duplicada é 7C, 7B, 7A, 7A, 7B, 7C da esquerda para a direita.

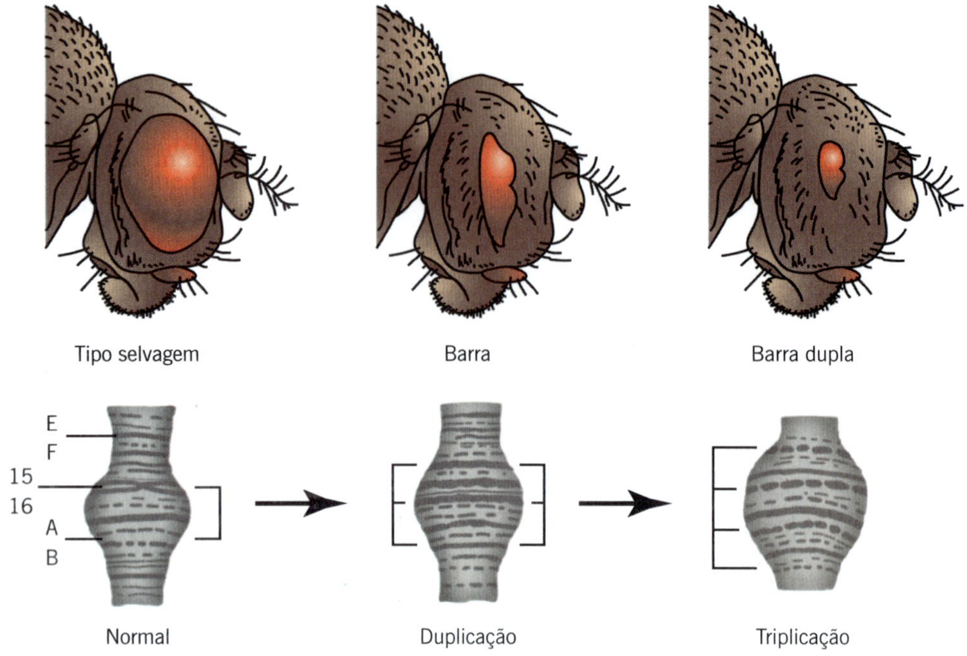

FIGURA 6.19 Efeitos das duplicações da região 16A do cromossomo X no tamanho dos olhos em *Drosophila*.

PONTOS ESSENCIAIS

- *Nas trissomias, como a síndrome de Down em seres humanos, existem três cópias de um cromossomo; nas monossomias, como a síndrome de Turner em seres humanos, existe apenas uma cópia de um cromossomo*
- *A aneuploidia pode ser causada por deleção ou duplicação de um segmento cromossômico ou de cromossomos inteiros.*

Rearranjos da estrutura do cromossomo

Um cromossomo pode sofrer rearranjo interno ou se unir a outro cromossomo.

Na natureza há considerável variação no número e na estrutura de cromossomos, mesmo entre organismos muito próximos. Por exemplo, a *Drosophila melanogaster* tem quatro pares de cromossomos, que incluem um par de cromossomos sexuais, dois pares de autossomos metacêntricos grandes – cromossomos com o centrômero no meio – e um par de pequenos autossomos puntiformes. A *Drosophila virilis*, cujo parentesco não é muito distante, tem um par de cromossomos sexuais, quatro pares de autossomos acrocêntricos – cromossomos com o centrômero perto de uma extremidade – e um par de autossomos puntiformes. Portanto, as espécies, ainda que do mesmo gênero, podem ter diferentes arranjos dos cromossomos. Essas diferenças indicam o rearranjo do genoma ao longo do processo de evolução. Na verdade, a observação de que é possível encontrar rearranjos cromossômicos como variantes em uma mesma espécie sugere que há reformulação contínua do genoma. Esses rearranjos podem modificar a posição de um segmento do cromossomo, ou podem unir segmentos de diferentes cromossomos. De uma forma ou de outra, a ordem dos genes é alterada. Os citogeneticistas identificaram muitos tipos de rearranjos cromossômicos. Aqui analisamos dois tipos: inversão, que é a mudança de orientação de um segmento em um cromossomo, e translocação, que é a fusão de segmentos de diferentes cromossomos. Em seres humanos, os rearranjos cromossômicos têm significado médico porque alguns predispõem ao desenvolvimento de certos tipos de câncer. Abordamos esses tipos de rearranjos, e sua relação com o câncer, no Capítulo 23, disponível *on-line*.

INVERSÕES

A **inversão** ocorre quando um segmento do cromossomo se desprende, gira cerca de 180° e se fixa novamente ao restante do cromossomo; logo, há uma inversão da ordem dos genes no segmento. Esses rearranjos podem ser induzidos no laboratório com raios X, que fragmentam os cromossomos. Às vezes, os fragmentos se fixam novamente, mas durante o processo um segmento gira e há uma inversão. Também há evidências de inversões naturais por atividade de elementos transponíveis – sequências de DNA capazes de mudar de posição no cromossomo (Capítulo 21, disponível *on-line*). Às vezes, durante o deslocamento, esses elementos quebram o cromossomo em fragmentos, que voltam a se unir de maneira anômala, produzindo uma inversão. As inversões também podem ser provocadas pela reunião de fragmentos do cromossomo gerados por cisalhamento mecânico, talvez em razão do entrelaçamento de cromossomos no núcleo. Ninguém sabe ao certo que fração das inversões naturais é causada por cada um desses mecanismos.

Os citogeneticistas distinguem dois tipos de inversões observando se o segmento invertido inclui ou não o centrômero do cromossomo (**Figura 6.20**). As inversões **pericêntricas** incluem o centrômero e as inversões **paracêntricas**, não. A consequência disso é que uma inversão pericêntrica pode alterar os comprimentos relativos dos dois braços do cromossomo, enquanto a inversão paracêntrica não tem esse efeito. Assim, se um cromossomo acrocêntrico sofre uma inversão com um ponto de quebra em cada braço (*i. e.*, uma inversão pericêntrica), pode ser transformado em um cromossomo metacêntrico. Mas se um cromossomo acrocêntrico sofre uma inversão em que as duas quebras estão no braço longo (*i. e.*, uma inversão paracêntrica), a morfologia do cromossomo não se altera. Desse modo, com o uso de métodos citológicos padronizados, é muito mais fácil detectar inversões pericêntricas que paracêntricas.

Um indivíduo no qual há inversão de um cromossomo, mas não de seu homólogo, é um heterozigoto para inversão. Durante a meiose, há pareamento ponto a ponto dos cromossomos invertido e não invertido ao longo de seu comprimento. Entretanto, por causa da inversão, os cromossomos precisam formar uma alça para permitir o pareamento na região em que a ordem dos genes foi invertida. A **Figura 6.21** mostra essa configuração de pareamento; apenas um cromossomo forma uma alça, e o outro se acomoda ao seu redor. Na prática, a alça para maximizar o pareamento pode surgir no cromossomo invertido ou no cromossomo não invertido. No entanto, perto das extremidades da inversão, os cromossomos são estendidos e há uma tendência à perda da sinapse. Abordamos as consequências genéticas da heterozigosidade para inversão no Capítulo 7.

TRANSLOCAÇÕES

A **translocação** ocorre quando um segmento de um cromossomo se desprende e se une a outro cromossomo (*i. e.*, não homólogo). O significado genético é a transferência dos genes de um cromossomo para outro.

A troca de fragmentos de dois cromossomos não homólogos sem perda de material genético é denominada *translocação recíproca*. A **Figura 6.22 A** mostra uma translocação recíproca entre dois grandes autossomos. Três cromossomos trocaram trechos de seus braços direitos. Durante a meiose, espera-se que haja pareamento cruciforme entre esses cromossomos com translocação e seus homólogos sem translocação (**Figura 6.22 B**). Os dois cromossomos translocados ficam de frente um para o outro no centro da cruz, e os dois cromossomos não translocados fazem o mesmo; para maximizar o pareamento, os cromossomos translocados e não translocados alternam-se, formando os braços da cruz. Essa configuração de pareamento é diagnóstica de um heterozigoto para translocação. As células em que os cromossomos translocados são homozigotos não formam um padrão cruciforme. Em vez disso, há pareamento uniforme de cada cromossomo translocado com seu par de estrutura idêntica.

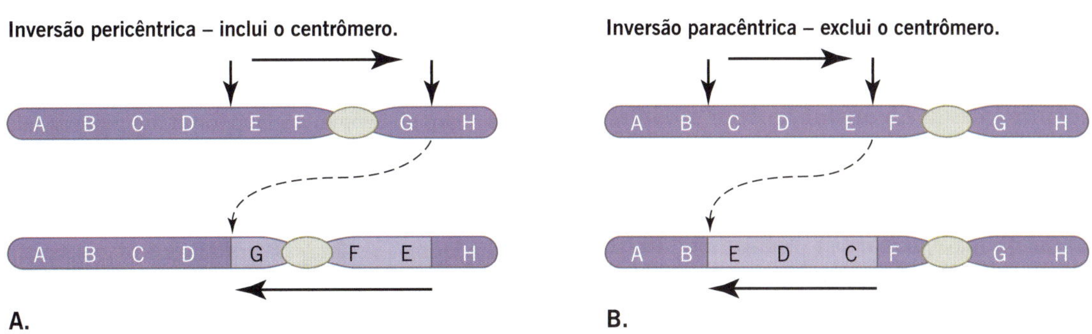

FIGURA 6.20 Inversões pericêntrica e paracêntrica. O cromossomo foi quebrado em dois pontos, e o segmento entre eles foi invertido. Uma inversão pericêntrica (A) modifica o tamanho dos braços do cromossomo, porque o centrômero está incluído na inversão. Já na inversão paracêntrica (B) isso não ocorre, porque exclui o centrômero.

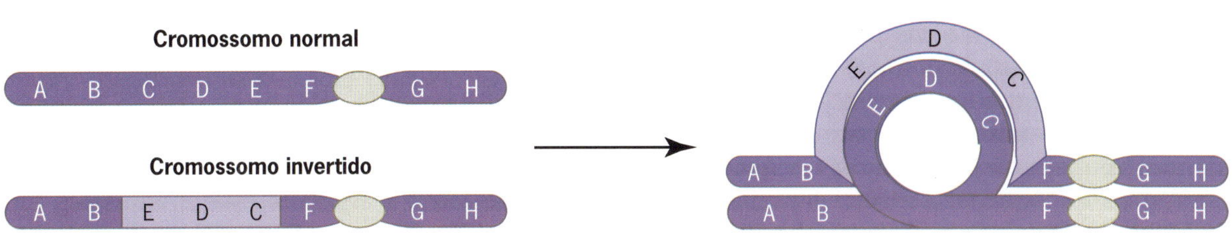

FIGURA 6.21 Pareamento de cromossomos normais e invertidos.

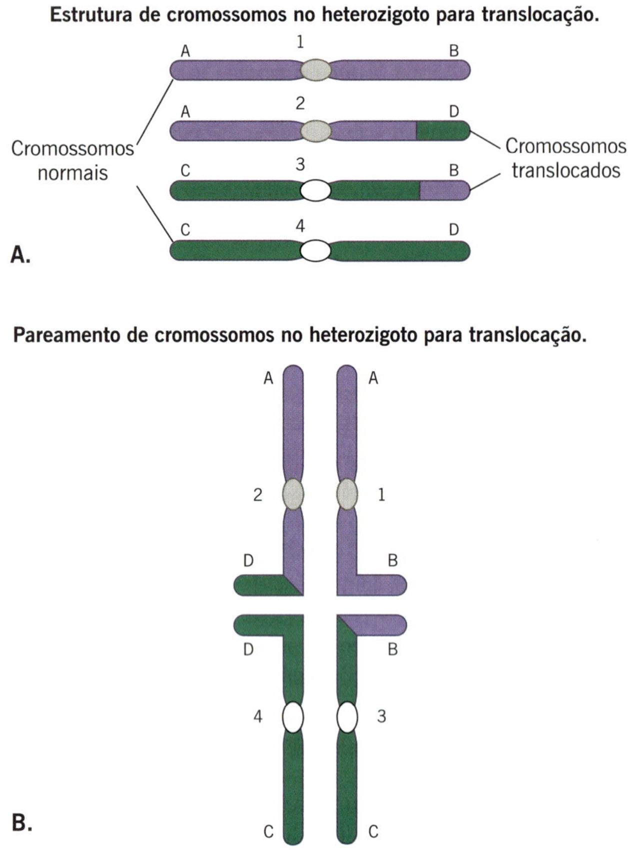

FIGURA 6.22 Estrutura e comportamento de pareamento de uma translocação recíproca entre cromossomos. Em (B) há pareamento durante a prófase da meiose I, depois da duplicação dos cromossomos.

Como participam do pareamento cruciforme quatro centrômeros, cuja distribuição coordenada para polos opostos na primeira divisão meiótica pode ou não ocorrer, a disjunção do cromossomo em heterozigotos para translocação é um processo um tanto incerto, propenso a produzir gametas aneuploides. Ao todo, há três processos de disjunção possíveis, mostrados na **Figura 6.23**. Essa figura simplificada só mostra uma das duas cromátides-irmãs de cada cromossomo. Além disso, cada centrômero é identificado para que se possa acompanhar os movimentos do cromossomo; os dois centrômeros brancos são homólogos (*i. e.*, derivados do mesmo par de cromossomos), do mesmo modo que os dois centrômeros cinza.

Se os centrômeros 2 e 4 seguem para o mesmo polo, forçando o deslocamento de 1 e 3 para o polo oposto, todos os gametas resultantes serão aneuploides, porque alguns segmentos cromossômicos terão deficiência de genes, e outros serão duplicados (**Figura 6.23 A**). Da mesma maneira, se os centrômeros 1 e 2 vão para um polo e os centrômeros 3 e 4 vão para o outro, são produzidos apenas gametas aneuploides (**Figura 6.23 B**). Todos esses casos são denominados *disjunção adjacente*, porque os centrômeros que estavam próximos uns dos outros no padrão cruciforme foram para o mesmo polo. Quando os centrômeros que vão para o mesmo polo são de cromossomos diferentes (*i. e.*, *heterólogos*), a disjunção é denominada adjacente I (Figura 6.23 A); quando os centrômeros que vão para o mesmo polo são do mesmo cromossomo (*i. e.*, *homólogos*), a disjunção é denominada adjacente II (Figura 6.23 B). Outra possibilidade é a de que os centrômeros 1 e 4 sigam para o mesmo polo, forçando o deslocamento de 2 e 3 para o polo oposto. Esse caso, denominado *disjunção alternada*, produz apenas gametas euploides, embora metade deles tenha apenas cromossomos translocados (**Figura 6.23 C**).

A produção de gametas aneuploides por disjunção adjacente explica por que os heterozigotos para translocação têm fertilidade reduzida. Quando esses gametas fertilizam um gameta euploide, o zigoto resultante é geneticamente desequilibrado e, portanto, é improvável que sobreviva. Em vegetais, muitas vezes os próprios gametas aneuploides são inviáveis, sobretudo do lado masculino, e são produzidos menos zigotos. Portanto, os heterozigotos para translocação são caracterizados por baixa fertilidade. Investigue esse efeito acompanhando o boxe Resolva | Aborto de pólen em heterozigotos para translocação.

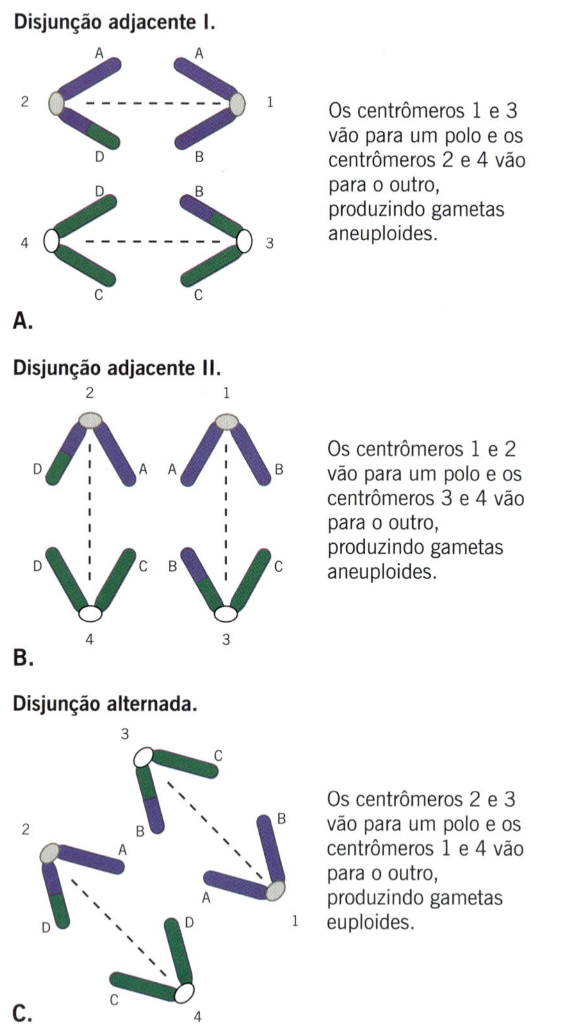

FIGURA 6.23 Tipos de disjunção em um heterozigoto para translocação durante a meiose I. Para simplificar, é mostrada apenas uma cromátide-irmã de cada cromossomo duplicado. A. Um tipo de disjunção adjacente no qual centrômeros homólogos seguem até polos opostos durante a anáfase. B. Outro tipo de disjunção adjacente no qual centrômeros homólogos seguem para o mesmo polo durante a anáfase. C. Disjunção alternada na qual centrômeros homólogos seguem até polos opostos durante a anáfase.

CROMOSSOMOS COMPOSTOS E TRANSLOCAÇÕES ROBERTSONIANAS

Às vezes, um cromossomo funde-se ao seu homólogo, ou duas cromátides-irmãs se unem, formando uma unidade genética única. Um **cromossomo composto** pode ser estável em uma célula desde que tenha apenas um centrômero ativo; se houver dois centrômeros, cada um deles pode se mover para um polo diferente durante a divisão, separando o cromossomo composto. O cromossomo composto também pode ser formado pela união de segmentos de cromossomos homólogos. Por exemplo, os braços direitos dos dois segundos cromossomos em *Drosophila* poderiam se soltar dos braços esquerdos e se fundir no centrômero, criando um meio-cromossomo composto. Às vezes a citogenética chama essa estrutura de **isocromossomo** (do prefixo grego para "igual"), porque seus dois braços são equivalentes. A diferença entre o cromossomo composto e a translocação é que o primeiro é a fusão de segmentos de cromossomos homólogos. Já a translocação é a fusão de cromossomos não homólogos.

O primeiro cromossomo composto foi descoberto em 1922 por Lillian Morgan, casada com T. H. Morgan. Esse cromossomo foi formado pela fusão de dois cromossomos X em *Drosophila*, criando um *cromossomo X ligado* ou X duplo. A descoberta foi feita por meio de experimentos genéticos, não por análise citológica. Lillian Morgan cruzou fêmeas homozigotas para uma mutação recessiva ligada ao X com machos de tipo selvagem. A partir desse cruzamento, seria de esperar que todas as fêmeas da prole fossem do tipo selvagem e os machos, mutantes. No entanto, Morgan observou exatamente o oposto: todas as fêmeas eram mutantes e todos os machos, de tipo selvagem. Outra pesquisa mostrou que os cromossomos X nas fêmeas mutantes haviam se ligado uns aos outros. A **Figura 6.24** ilustra o significado genético dessa ligação. As fêmeas com X ligado produzem dois tipos de ovócitos, duplo-X e nulo-X, e os machos produzem dois tipos de espermatozoides, os que têm X e os que têm Y. A união desses gametas de todas as maneiras possíveis produz dois tipos de prole viável: fêmeas XXY mutantes, que herdam os cromossomos X ligados da mãe e um cromossomo Y do pai; e os machos XO de fenótipo selvagem, que herdam um cromossomo X do pai

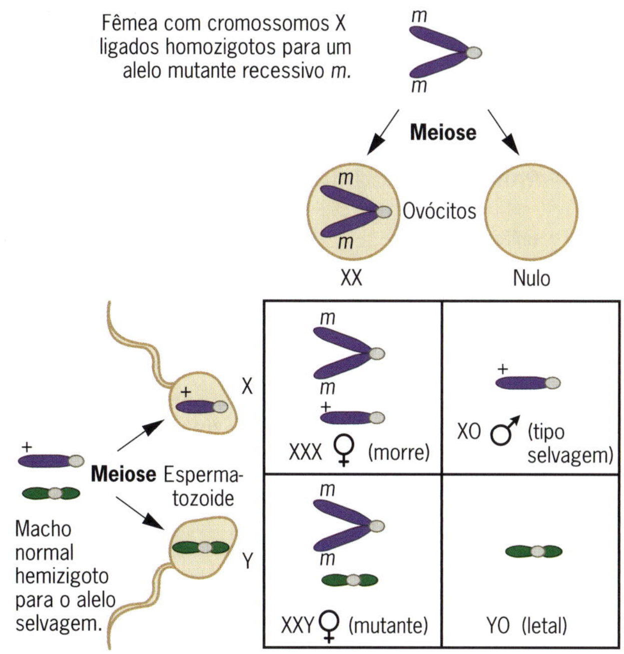

FIGURA 6.24 Resultados de um cruzamento entre um macho normal e uma fêmea com cromossomos X ligados.

e não herdam cromossomo sexual da mãe. Já que o cromossomo Y é necessário para a fertilidade, esses machos XO são estéreis. Lillian Morgan conseguiu propagar os cromossomos X ligados por retrocruzamento de fêmeas XXY com machos XY de tipo selvagem de outro estoque. Por terem herdado um cromossomo Y da mãe, os machos nascidos desse cruzamento eram férteis e puderam ser cruzados com suas irmãs XXY para criar um estoque no qual os cromossomos X ligados foram permanentemente mantidos na linhagem feminina.

Os cromossomos não homólogos também podem se fundir em seus centrômeros, com criação de uma estrutura chamada **translocação robertsoniana** (**Figura 6.25**), em homenagem ao citologista F. W. Robertson. Por exemplo, a fusão de dois cromossomos acrocêntricos produz um cromossomo metacêntrico; os diminutos braços curtos dos cromossomos participantes são perdidos nesse processo. Ao que tudo indica, essas fusões de cromossomos foram bastante frequentes durante a evolução.

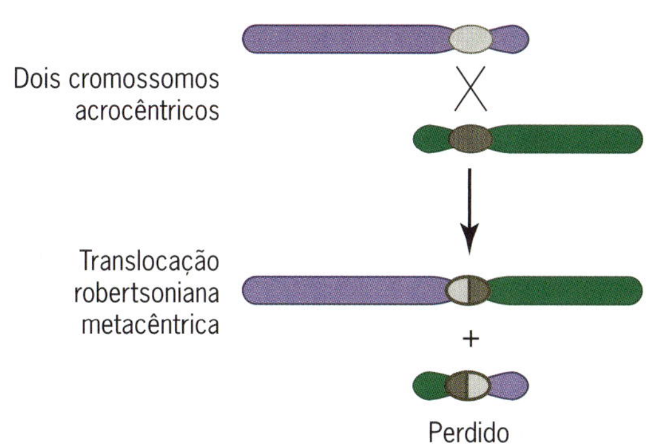

FIGURA 6.25 Formação de uma translocação robertsoniana metacêntrica por permuta entre dois cromossomos acrocêntricos não homólogos.

Resolva!

Aborto de pólen em heterozigotos para translocação

Em muitas espécies de vegetais, o pólen aneuploide é inviável. Suponha que um desses vegetais seja heterozigoto para uma translocação recíproca entre dois grandes cromossomos. Se as disjunções adjacente I, adjacente II e alternada nesse heterozigoto para translocação ocorrerem com frequências iguais, que fração do pólen você esperaria que fosse abortada?

▶ *Leia a resposta do problema no material disponível* on-line.

Também pode haver fusão terminoterminal dos cromossomos para formar uma estrutura com dois centrômeros. Se um dos centrômeros for inativado, a fusão dos cromossomos será estável. Essa fusão notavelmente ocorreu na evolução de nossa própria espécie. O cromossomo 2 humano, que é metacêntrico, tem braços que correspondem a dois cromossomos acrocêntricos nos genomas dos grandes primatas. A análise citológica detalhada mostrou que aparentemente as extremidades dos braços curtos desses dois cromossomos se fundiram para criar o cromossomo 2 humano.

PONTOS ESSENCIAIS

- *A inversão faz com que a ordem de genes em um segmento de um cromossomo seja o oposto da ordem inicial*
- *A translocação permuta segmentos entre dois cromossomos não homólogos*
- *Os cromossomos compostos são produzidos pela fusão de cromossomos homólogos ou pela fusão dos braços dos cromossomos homólogos*
- *As translocações robertsonianas resultam da fusão de cromossomos não homólogos.*

Exercícios

Aplique a análise genética básica

1. Uma espécie tem dois pares de cromossomos, um longo e outro curto. Desenhe os cromossomos na metáfase da mitose. Indique cada cromátide. Os cromossomos homólogos estão pareados?

Resposta: A metáfase mitótica nessa espécie seria semelhante à mostrada na figura. Como cada cromossomo é duplicado, ele é constituído de duas cromátides-irmãs. No entanto, como a figura mostra a mitose, e não a meiose, não há pareamento dos cromossomos homólogos.

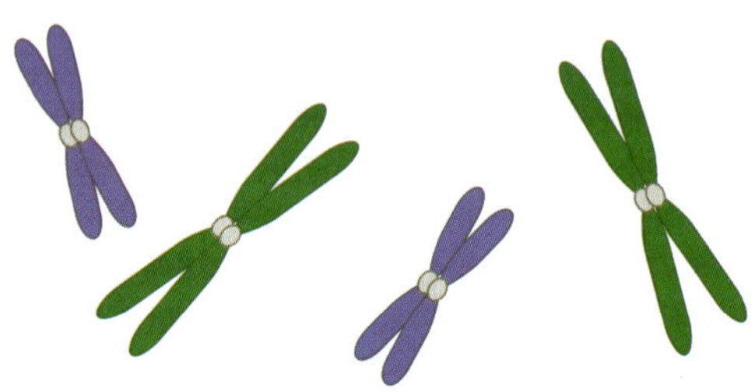

2. A espécie vegetal A apresenta 10 bivalentes de cromossomos na metáfase da meiose I; a espécie vegetal B apresenta 14 bivalentes nesse estágio. As duas espécies são cruzadas, e os cromossomos na prole são duplicados. (a) Quantos bivalentes serão observados na metáfase da meiose I na prole? (b) Espera-se que a prole seja fértil ou estéril?

Resposta: (a) A prole é uma combinação dos cromossomos dos dois pais. Na espécie A, o número básico de cromossomos é 10; na espécie B, é 14. Portanto, o número básico de cromossomos na prole é 10 + 14 = 24, e, com os cromossomos duplicados, esse é o número de bivalentes que deve ser observado na metáfase da meiose I. (b) A prole é um alotetraploide e, portanto, deve ser fértil.

3. Quais são os cariótipos de (a) uma mulher com síndrome de Down, (b) um homem com trissomia do 13, (c) uma mulher com síndrome de Turner, (d) um homem com síndrome de Klinefelter, (e) um homem com deleção no braço curto do cromossomo 11?

Resposta: (a) 47, XX, +21, (b) 47, XY, +13, (c) 45, X, (d) 47, XXY, (e) 46, XY del(11p).

4. Que tipo de configuração de pareamento seria observada na prófase da meiose I em (a) um heterozigoto para inversão, (b) um heterozigoto para translocação?

Resposta: (a) Configuração em alça, (b) configuração em cruz.

Autoavaliação

Integre diferentes conceitos e técnicas

1. Uma geneticista de *Drosophila* obteve fêmeas com cromossomos X ligados homozigotos para uma mutação recessiva (*y*) que torna o corpo amarelo em vez de cinza. Em um experimento, ela cruza algumas dessas fêmeas com machos de tipo selvagem comuns, e em outro, ela cruza essas fêmeas com machos de tipo selvagem que têm cromossomos X e Y ligados; ou seja, têm um cromossomo XY composto. Preveja os fenótipos da prole desses dois cruzamentos e indique o fenótipo estéril, se houver algum.

Resposta: Para prever os fenótipos da prole, precisamos conhecer os genótipos. A maneira mais fácil de determinar esses genótipos é criar um diagrama com os tipos de zigotos produzidos por cada cruzamento.

Primeiro, analisamos o cruzamento entre fêmeas com X ligado e corpo amarelo e machos de tipo selvagem comuns. As fêmeas produzem dois tipos de gametas, XX e nulo. Os machos também produzem dois tipos de gametas, X e Y. A combinação de todas as maneiras possíveis produz quatro tipos de zigotos; no entanto, apenas dois tipos são viáveis. Os zigotos XXY dão origem a fêmeas de corpos amarelos – como suas mães, a não ser pelo fato de terem um cromossomo Y – e os zigotos XO dão origem a machos de corpo cinza – como seus pais, exceto pela ausência de um cromossomo Y. O cromossomo Y extra nas fêmeas não tem efeito sobre a fertilidade, mas o cromossomo Y ausente nos machos causa esterilidade.

		Ovócitos	
		$\widehat{X^yX^y}$	O
Espermatozoides	X^+	$\widehat{X^yX^y}\,X^+$ (morrem)	X^+O machos cinza
	Y	$\widehat{X^yX^y}\,Y$ fêmeas amarelas	YO (morrem)

Agora consideramos o cruzamento entre fêmeas com X ligado e corpo amarelo e os machos com cromossomo XY composto. Ambos os sexos produzem dois tipos de gametas – as fêmeas produzem os mesmos tipos acima, e os machos produzem XY ou nulo. Quando esses são unidos de todas as maneiras possíveis, observamos que dois tipos de zigotos são viáveis: fêmeas de corpo amarelo com cromossomos X ligados e machos de corpo cinza com um cromossomo XY composto. Os dois tipos dessa prole viável são férteis.

		Ovócitos	
		$\widehat{X^y\,X^y}$	O
Espermatozoides	$\widehat{X^+Y}$	$\widehat{X^y\,X^y}\,\widehat{X^+Y}$ (morrem)	$\widehat{X^+Y}\,O$ machos cinza
	O	$\widehat{X^y\,X^y}\,O$ fêmeas amarelas	O O (morrem)

2. Um homem com fenótipo normal tem um cromossomo translocado que contém todo o braço longo do cromossomo 14, parte do braço curto do cromossomo 14 e a maior parte do braço longo do cromossomo 21:

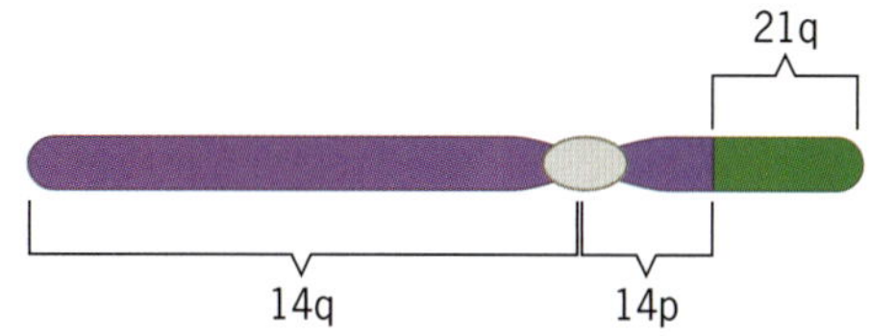

O homem também tem um cromossomo 14 normal e um cromossomo 21 normal. Se ele se casar com uma mulher normal do ponto de vista citológico (e fenotípico), há alguma chance de que o casal tenha um filho com fenótipo anormal?

Resposta: Sim, o casal poderia ter filhos com síndrome de Down em consequência da segregação meiótica no homem citologicamente anormal. Durante a meiose nesse homem, o cromossomo translocado, T(14, 21), fará sinapse com os cromossomos normais 14 e 21, formando um trivalente. A disjunção desse trivalente produz seis tipos diferentes de espermatozoides, quatro deles aneuploides.

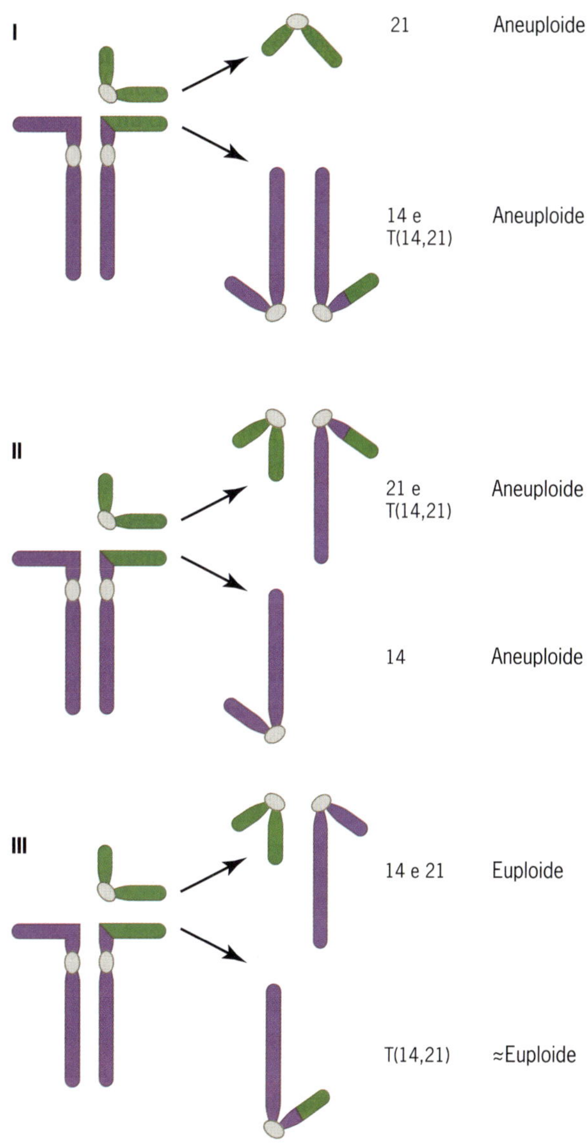

A fertilização de um ovócito contendo um cromossomo 14 e um cromossomo 21 por qualquer espermatozoide aneuploide produz um zigoto aneuploide, como mostra a tabela associada. Embora a trissomia ou monossomia do cromossomo 14 e a monossomia do cromossomo 21 sejam condições letais, a trissomia do cromossomo 21 não é. Assim, é possível que o casal tenha um filho com síndrome de Down.

Disjunção	Espermatozoide	Zigoto	Distúrbio	Resultado
I	21	14, 21, 21	monossomia do 14	morre
	14, T(14, 21)	14, 14, T(14, 21), 21	trissomia do 14	morre
II	14	14, 14, 21	monossomia do 21	morre
	T(14, 21), 21	14, T(14, 21), 21, 21	trissomia do 21	Down
III	14, 21	14, 14, 21, 21	euploide	normal
	T(14, 21)	14, T(14, 21), 21	≈euploide	normal

Avaliação adicional

Entenda melhor e desenvolva a capacidade analítica

6.1 No cariótipo humano, o cromossomo X tem aproximadamente o mesmo tamanho de sete dos autossomos (chamado grupo C de cromossomos). Que procedimento poderia ser usado para distinguir o cromossomo X dos outros membros desse grupo?

6.2 Em seres humanos, um cromossomo 22 citologicamente anormal, denominado cromossomo Philadelphia, nome da cidade em que foi descoberto, está associado à leucemia crônica. Esse cromossomo perdeu parte do braço longo. Como você indicaria o cariótipo de um indivíduo que tinha 46 cromossomos nas células somáticas, entre eles um cromossomo 22 normal e um cromossomo Philadelphia?

6.3 Durante a meiose, por que alguns tetraploides se comportam de maneira mais regular que os triploides?

6.4 A tabela a seguir apresenta dados dos cromossomos de quatro espécies de vegetais e dos híbridos da F_1:

Espécie ou híbrido da F_1	Número de cromossomos na extremidade da raiz	Metáfase da meiose I: Número de bivalentes	Metáfase da meiose I: Número de univalentes
A	20	10	0
B	20	10	0
C	10	5	0
D	10	5	0
A × B	20	0	20
A × C	15	5	5
A × D	15	5	5
C × D	10	0	10

(a) Deduza a origem cromossômica da espécie A.

(b) Quantos bivalentes e univalentes você esperaria observar na metáfase da meiose I em um híbrido das espécies C e B?

(c) Quantos bivalentes e univalentes você esperaria observar na metáfase da meiose I em um híbrido das espécies D e B?

6.5 Uma espécie de vegetal A, cujos gametas têm sete cromossomos, foi cruzada com uma espécie B aparentada, que tem nove. Os híbridos foram estéreis, e a observação microscópica das células-mães de pólen não mostrou pareamento de cromossomos. Uma parte de um dos híbridos de crescimento vigoroso foi propagada vegetativamente, com a produção de um vegetal que tinha 32 cromossomos em suas células somáticas. Essa planta era fértil. Explique.

6.6 Uma espécie de vegetal X com $n = 5$ foi cruzada com uma espécie aparentada Y com $n = 7$. O híbrido da F_1 produziu apenas alguns grãos de pólen, que foram usados para fertilizar as oosferas da espécie Y. Esse cruzamento produziu algumas plantas, todas com 19 cromossomos. Depois da autofertilização, os híbridos da F_1 produziram algumas plantas da F_2, cada uma delas com 24 cromossomos. Essas plantas tinham fenótipo diferente das duas espécies originais e eram muito férteis. Explique a sequência de ocorrências que produziu esses híbridos férteis da F_2.

6.7 Identifique os fenótipos sexuais dos seguintes genótipos em seres humanos: XX, XY, XO, XXX, XXY, XYY

6.8 Se houver não disjunção do cromossomo 21 na divisão de um ovócito secundário em uma mulher, qual é a chance de que um ovócito maduro derivado dessa divisão receba dois cromossomos 21?

6.9 Uma fêmea de *Drosophila* homozigota para uma mutação recessiva ligada ao X causadora de corpo amarelo foi cruzada com um macho de tipo selvagem. Na prole, uma mosca tinha áreas de pigmento amarelo em um corpo cinza. Essas áreas amarelas eram distintamente masculinas, enquanto as áreas cinza eram femininas. Explique o fenótipo peculiar dessa mosca.

6.10 O quarto cromossomo de *Drosophila* é tão pequeno que as moscas monossômicas ou trissômicas para ele sobrevivem e são férteis. Vários genes, entre eles o *eyeless* (*ey*), foram localizados nesse cromossomo. Se uma mosca citologicamente normal homozigota para uma mutação *eyeless* (sem olhos) recessiva for cruzada com uma mosca monossômica para um quarto cromossomo de tipo selvagem, quais serão os tipos de prole produzidos? Em que proporções?

6.11 Uma mulher com discromatopsia ligada ao X e síndrome de Turner tinha o pai com discromatopsia e a mãe normal. A não disjunção dos cromossomos sexuais ocorreu no pai ou na mãe dessa mulher?

6.12 Em seres humanos, a síndrome de Hunter é reconhecidamente uma característica ligada ao X com penetrância completa. Na família A, dois indivíduos de fenótipo normal tiveram um filho normal, uma *filha* com síndromes de Hunter e Turner, e um filho com síndrome de Hunter. Na família B, dois indivíduos de fenótipo normal tiveram duas filhas de fenótipo normal e um *filho* com síndromes de Hunter e Klinefelter. Na família C, dois indivíduos de fenótipo normal tiveram uma filha de fenótipo normal, uma *filha* com síndrome de Hunter e um filho com síndrome de Hunter. Explique, em cada família, a origem da criança indicada em itálico.

6.13 Embora homens XYY tenham fenótipo normal, seria esperado que tivessem mais filhos com anormalidades dos cromossomos sexuais que homens XY? Explique.

6.14 Em um cromossomo da glândula salivar de *Drosophila*, a sequência das bandas é 1 2 3 4 5 6 7 8. O cromossomo homólogo com o qual essa sequência faz sinapse tem sequência 1 2 3 6 5 4 7 8. Que tipo de alteração cromossômica ocorreu? Desenhe os cromossomos em sinapse.

6.15 Outros cromossomos têm as seguintes sequências: (a) 1 2 5 6 7 8; (b) 1 2 3 4 4 5 6 7 8; (c) 1 2 3 4 5 8 7 6. Que tipo de alteração cromossômica ocorreu em cada um? Ilustre o pareamento desses cromossomos com um cromossomo cuja sequência é 1 2 3 4 5 6 7 8.

6.16 Em vegetais, os organismos heterozigotos para translocação apresentam aborto de pólen de cerca de 50%. Por quê?

6.17 Um cromossomo de um vegetal tem a sequência A B C D E F e outro tem a sequência M N O P Q R. Uma translocação recíproca entre esses cromossomos produziu o seguinte arranjo: A B C P Q R em um cromossomo e M N O D E F no outro. Ilustre como seria o pareamento desses cromossomos translocados com os correspondentes normais durante a meiose em indivíduo heterozigoto.

6.18 Em *Drosophila*, os genes *bw* e *st* estão localizados nos cromossomos 2 e 3, respectivamente. Moscas homozigotas para mutações *bw* têm olhos castanhos, moscas homozigotas para mutações *st* têm olhos escarlate e moscas homozigotas para mutações *bw* e *st* têm olhos brancos. Machos duplamente heterozigotos foram cruzados individualmente com fêmeas homozigotas *bw*; *st*. Todos os cruzamentos, exceto um, produziram quatro classes de prole: tipo selvagem, olhos castanhos, olhos escarlate e olhos brancos. A única exceção produziu apenas prole de tipo selvagem e olhos brancos. Explique a natureza dessa exceção.

6.19 Um menino de fenótipo normal tem 45 cromossomos, mas sua irmã, que tem síndrome de Down, tem 46. Sugira uma explicação para esse paradoxo.

6.20 Qual é a diferença entre um cromossomo composto e uma translocação robertsoniana?

6.21 Uma fêmea de *Drosophila* de corpo amarelo com cromossomos X ligados foi cruzada com um macho de olhos brancos. Os fenótipos de ambos os pais são causados por mutações recessivas ligadas ao X. Preveja os fenótipos da prole.

6.22 Um homem tem cromossomos 21 ligados. Sua mulher é citologicamente normal. Qual é a chance de que o primeiro filho do casal tenha síndrome de Down?

6.23 A análise dos cromossomos politênicos de três populações de *Drosophila* mostrou três diferentes sequências de bandeamento em uma região do segundo cromossomo:

População	Sequência de bandeamento
P1	1 2 3 4 5 6 7 8 9 10
P2	1 2 3 9 8 7 6 5 4 10
P3	1 2 3 9 8 5 6 7 4 10

Explique as relações evolutivas entre essas populações.

6.24 Cada uma de seis populações de *Drosophila* em diferentes regiões geográficas apresentava um arranjo de bandas específico em um dos grandes autossomos:

(a) 12345678
(b) 12263478
(c) 15432678
(d) 14322678
(e) 16223478
(f) 154322678

Suponha que o arranjo (a) seja o original. Em que ordem provavelmente surgiram os outros arranjos? Que tipo de aberração cromossômica é responsável por cada alteração?

6.25 O diagrama a seguir mostra dois pares de cromossomos nos cariótipos de um homem, uma mulher e seu filho. O homem e a mulher têm fenótipo normal, mas a criança (um menino) tem uma síndrome de anormalidades, entre elas controle motor deficiente e comprometimento mental grave. Qual é a base genética do fenótipo anormal da criança? A criança é hiperploide ou hipoploide para um segmento de um de seus cromossomos?

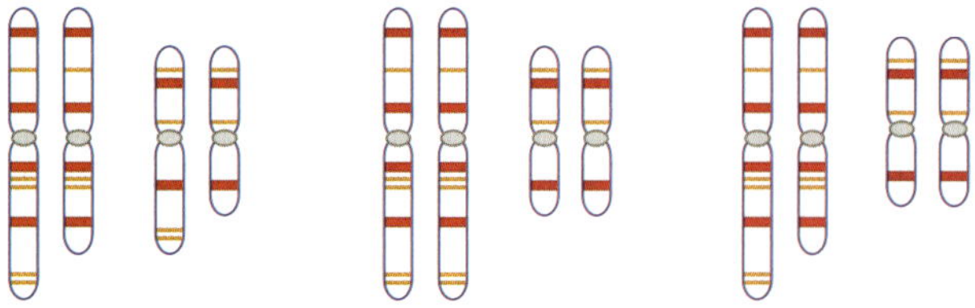

6.26 Um camundongo de sexo masculino heterozigoto para uma translocação recíproca entre o cromossomo X e um autossomo é cruzado com uma fêmea de cariótipo normal. O autossomo que sofreu translocação tem um gene responsável pela coloração da pelagem. O alelo no autossomo translocado do macho é de tipo selvagem, e o alelo no autossomo não translocado é mutante; no entanto, como o alelo selvagem é dominante em relação ao mutante, a pelagem do macho é de tipo selvagem (cor escura). A fêmea tem pelagem clara porque é homozigota para o alelo mutante do gene determinante da cor. Quando a prole do cruzamento é examinada, todos os machos têm pelagem clara e todas as fêmeas têm áreas de pelagem clara e escura. Explique esses resultados peculiares.

6.27 Em *Drosophila*, os genes autossômicos *cinnabar* (*cn*) e *castanho* (*bw*) controlam a produção dos pigmentos castanho e vermelho dos olhos, respectivamente. Moscas homozigotas para mutações *cinnabar* têm olhos vermelhos brilhantes, moscas homozigotas para mutações *brown* têm olhos castanhos e moscas homozigotas para mutações nesses dois genes têm olhos brancos. Um macho homozigoto para mutações nos genes *cn* e *bw* tem olhos vermelhos brilhantes porque uma pequena duplicação que tem o alelo selvagem de *bw* (bw^+) é fixada ao cromossomo Y. Se esse macho for cruzado com uma fêmea de cariótipo normal homozigota para as mutações *cn* e *bw*, que tipos de prole serão produzidos?

6.28 Em *Drosophila*, as mutações de asas vestigiais (*vg*), corpo piloso (*h*) e ausência de olhos (*ey*) são recessivas nos cromossomos 2, 3, e 4, respectivamente. Os machos de tipo selvagem tratados com raios X foram cruzados com fêmeas triplamente homozigotas recessivas. Os machos da F_1 (todos com fenótipo selvagem) foram submetidos a cruzamento-teste com fêmeas homozigotas recessivas. A maioria dos machos da F_1 produziu oito classes de prole em proporções aproximadamente iguais, como seria esperado se houvesse distribuição independente dos genes *vg, h* e *ey*. No entanto, um macho da F_1 só produziu quatro classes de prole, cada uma delas representando cerca de um quarto do total: (1) tipo selvagem, (2) sem olhos, (3) asas vestigiais, corpo piloso e (4) asas vestigiais, corpo piloso, sem olhos. Que tipo de aberração cromossômica tem o macho excepcional da F_1 e que cromossomos foram implicados?

6.29 O exame citológico dos cromossomos sexuais de um homem mostrou que ele tem uma translocação para inserção. Um pequeno segmento foi deletado do cromossomo Y e inserido no braço curto do cromossomo X; esse segmento contém o gene responsável pela diferenciação do macho (*SRY*). Se esse homem casar com uma mulher de cariótipo normal, que tipos de prole terá o casal?

Genômica na Web em http://www.ncbi.nlm.nih.gov

1. Muitas plantas agrícolas são poliploides. Qual foi o progresso no sequenciamento dos genomas poliploides da soja (*Glycine max*), trigo (*Triticum aestivum*) e batata (*Solanum tuberosum*)?

Dica: No *site*, clique em *Genomes and Maps*, depois em *Genome Project* e, por fim, em *Plant Genomes*. Encontre cada espécie e leia sobre as tentativas permanentes de sequenciamento do DNA.

2. Quando triplicado, o cromossomo 21, o menor dos autossomos no genoma humano, causa a síndrome de Down. Quantos pares de nucleotídios estão presentes nesse cromossomo? Quantos genes ele contém?

Dica: Use o *Map Viewer* para encontrar o cromossomo 21 e determinar seu tamanho e conteúdo gênico.

3. O gene da proteína precursora de amiloide, APP, está localizado no cromossomo humano 21. Essa proteína parece ter um papel importante na etiologia da doença de Alzheimer. Localize o gene *APP* no ideograma do cromossomo 21 humano. Em que banda ele está localizado?

Dica: Pesquise o APP usando a função “Find in This View”. Clique no gene destacado para descobrir mais informações sobre ele.

4. O cromossomo 21, assim como alguns outros cromossomos no genoma humano, tem constrições secundárias e uma constrição primária, situada no centrômero. O material distal à constrição secundária – ou seja, afastado do centrômero em direção à extremidade mais próxima do cromossomo – é denominado satélite. Encontre a constrição secundária e o satélite no ideograma do cromossomo 21.

5. As constrições secundárias em alguns cromossomos contêm genes para o RNA ribossômico. Isso ocorre no cromossomo 21 humano?

Dica: Use a função *Map Viewer* para examinar o ideograma do cromossomo 21. Pesquise os genes de RNA ribossômicos usando a função “Find in This View”.

Ligação, Crossing Over e Mapeamento Cromossômico em Eucariotos

7

PANORAMA

- Ligação, recombinação e *crossing over*
- Mapeamento cromossômico
- Mapeamento citogenético
- Análise de ligação em seres humanos
- Recombinação e evolução

Primeiro mapa cromossômico do mundo

A imagem moderna da organização dos cromossomos surgiu de uma combinação de estudos genéticos e citológicos. T. H. Morgan alicerçou tais estudos ao demonstrar que o gene para os olhos *brancos* em *Drosophila* localizava-se no cromossomo X. Pouco depois, alunos de Morgan demonstraram que outros genes eram ligados ao X e conseguiram, por fim, localizar cada um desses genes em um mapa do cromossomo. Esse mapa era uma linha reta, na qual cada gene estava situado em determinado ponto, ou *locus* (Figura 7.1). Portanto, a estrutura do mapa indicava que um cromossomo era um simples arranjo linear de genes.

O método de mapeamento dos cromossomos foi inventado por Alfred H. Sturtevant, aluno de graduação que trabalhava no laboratório de Morgan. Uma noite, em 1911, Sturtevant pôs de lado o dever de álgebra para avaliar alguns dados experimentais. Antes que o sol nascesse no dia seguinte, ele havia construído o primeiro mapa cromossômico do mundo. Como Sturtevant conseguiu determinar as localizações de cada gene no mapa? Nenhum microscópio era potente o suficiente para ver os genes, nem havia aparelho acurado o bastante para medir as distâncias entre eles. Na verdade, Sturtevant não utilizou instrumentos sofisticados em seu trabalho. Em vez disso, contou completamente com análises dos dados de cruzamentos experimentais em *Drosophila*. Seu método foi simples e refinado, e ele explorou um fenômeno que ocorre com regularidade durante a meiose. Essa metodologia criou as condições para todas as tentativas subsequentes de estudar a organização de genes em cromossomos.

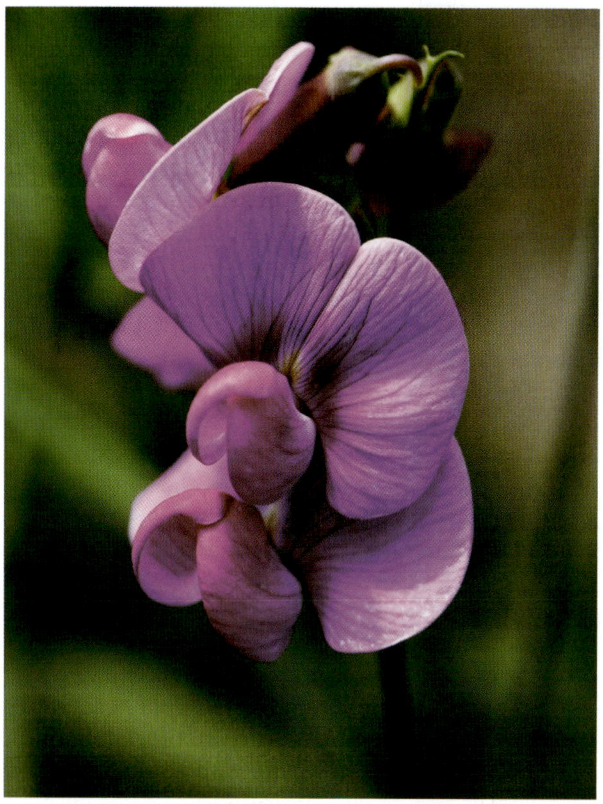

Kevin Summers/Photographer's Choice/Getty Images, Inc.

A ligação (*linkage*) entre genes foi descoberta em experimentos com ervilhas-de-cheiro.

Ligação, recombinação e crossing over

Os genes que estão no mesmo cromossomo seguem juntos na meiose; no entanto, os alelos de genes cromossomicamente ligados podem ser recombinados por *crossing over*.

O procedimento de mapeamento de Sturtevant possibilitou que os primeiros geneticistas elaborassem um mapa detalhado dos genes sabidamente localizados no cromossomo X de *Drosophila* (**Figura 7.1**). Esse método de mapeamento foi baseado no princípio de que genes situados no mesmo cromossomo devem ser herdados juntos. Como esses genes estão fisicamente ligados à mesma estrutura, devem seguir unidos durante a meiose. Esse fenômeno é denominado **ligação (*linkage*)**. Os primeiros geneticistas não tinham certeza sobre a natureza da ligação, mas alguns deles, inclusive Morgan e seus alunos, acreditavam que os genes estivessem ligados uns aos outros como as contas de um colar. Assim, é lógico que esses pesquisadores tinham em mente um modelo linear de organização dos cromossomos.

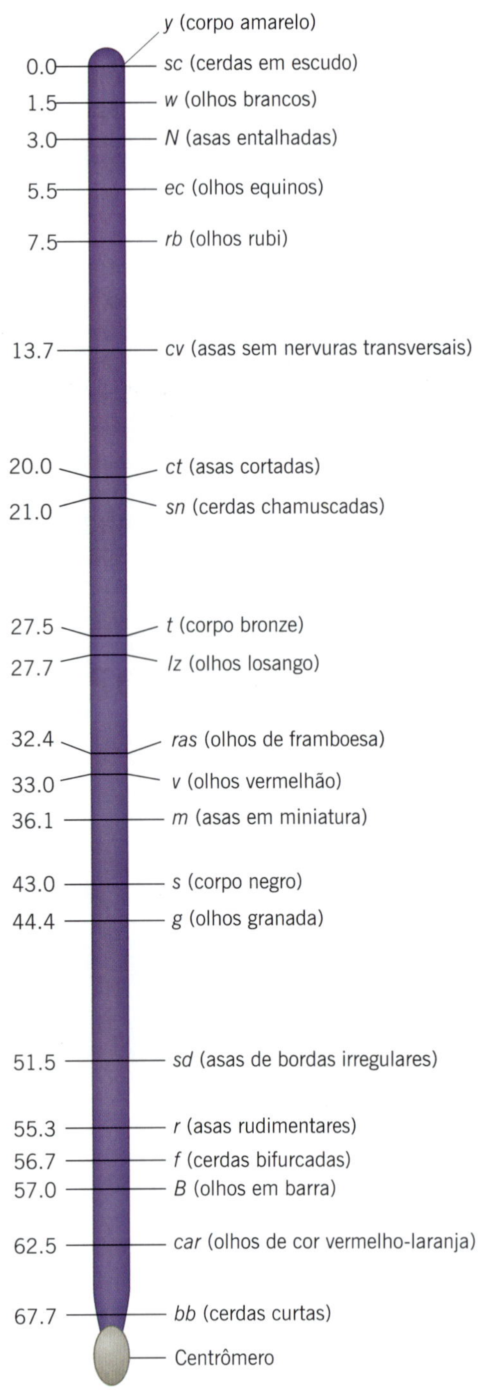

FIGURA 7.1 Mapa de genes no cromossomo X de *Drosophila melanogaster*.

Os primeiros geneticistas também sabiam que a ligação não era absoluta. Seus dados experimentais mostravam que genes no mesmo cromossomo poderiam ser separados durante a meiose e que novas combinações de genes poderiam surgir. Contudo, era difícil explicar esse fenômeno, denominado **recombinação**, pela teoria genética simples.

Uma hipótese afirmava que, durante a meiose, quando havia pareamento dos cromossomos homólogos, uma troca física de material separava e recombinava os genes. Essa ideia foi inspirada pela observação citológica de que era possível ver os cromossomos em configurações de pareamento que sugeriam a permuta de fragmentos entre eles. Nos pontos de permuta, os dois homólogos eram cruzados, como se cada um deles tivesse sido rompido e, depois, fixado ao outro. Um ponto de cruzamento foi denominado **quiasma**, palavra derivada do grego que significa "disposição em X". Os geneticistas começaram a usar o termo *crossing over* para descrever o processo que criava os quiasmas – ou seja, o processo real de troca entre cromossomos pareados. Eles concluíram que a recombinação – a separação de genes ligados e a formação de novas combinações gênicas – era consequência do processo físico de *crossing over*.

EVIDÊNCIAS INICIAIS DE LIGAÇÃO E RECOMBINAÇÃO

Algumas das primeiras evidências acerca da ligação foram advindas de experiências realizadas por W. Bateson e R. C. Punnett (**Figura 7.2**). Esses pesquisadores cruzaram variedades de ervilhas-de-cheiro com duas características diferentes, cor das flores e comprimento do pólen. Plantas de flores vermelhas e grãos de pólen longos foram cruzadas com plantas de flores brancas e grãos de pólen curtos. Todas as plantas da F_1 tiveram flores vermelhas e grãos de pólen longos, indicando que os alelos para esses dois fenótipos eram dominantes. Quando as plantas da F_1 foram autofertilizadas, Bateson e Punnett observaram uma distribuição peculiar de fenótipos na prole. Em vez da razão 9:3:3:1 esperada para dois genes de distribuição independente, obtiveram uma razão de 24,3:1,1:1:7,1. Podemos ver o grau de discordância entre os resultados observados e os resultados esperados na parte inferior

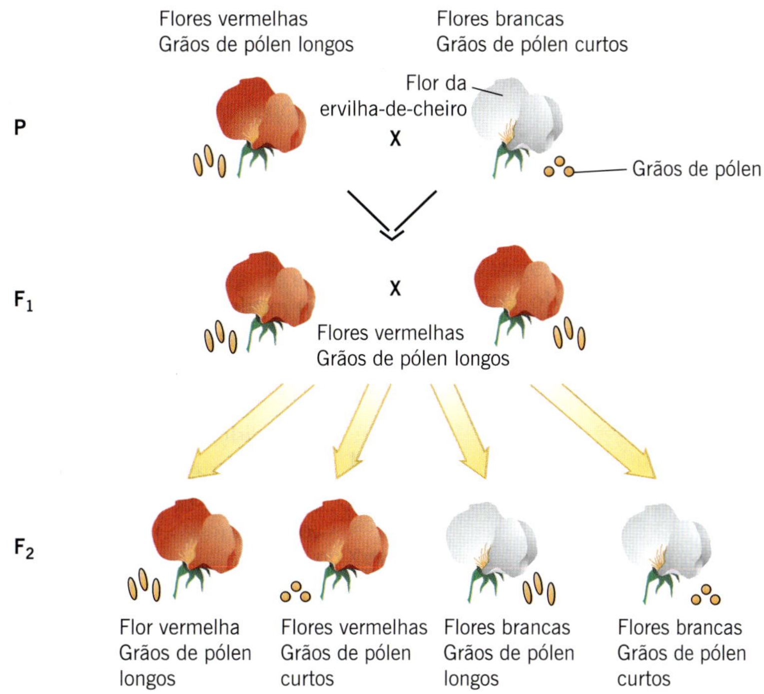

	(Parentais)	(Não parentais)	(Não parentais)	(Parentais)
Observados	583	26	24	170
Esperados	451,6	150,6	150,6	50,2

$$\chi^2 = \sum \frac{(\text{Obs.}-\text{Esp.})^2}{\text{Esp.}} = 38{,}2 + 103{,}1 + 106{,}4 + 285{,}9$$
$$= 533{,}6$$

FIGURA 7.2 Experimento de Bateson e Punnett com ervilhas-de-cheiro. Os resultados na F_2 indicam que não há distribuição independente dos genes para cor das flores e comprimento do grão de pólen.

da Figura 7.2. Entre as 803 plantas da F_2 examinadas, as classes semelhantes aos genitores originais (classes parentais) são super-representadas e as duas outras classes (não parentais) são sub-representadas. Em vista dessas discrepâncias óbvias, é quase desnecessário calcular o qui-quadrado para testar a hipótese de distribuição independente das duas características, cor das flores e comprimento do grão de pólen. Evidentemente, eles não fizeram isso. Todavia, incluímos o cálculo do qui-quadrado na Figura 7.2 apenas para mostrar o quanto os resultados observados discordam dos resultados esperados. O valor do qui-quadrado é enorme – muito acima de 7,8, que é o valor crítico para uma distribuição de qui-quadrado com três graus de liberdade (ver Tabela 3.2). Consequentemente, precisamos rejeitar a hipótese de distribuição independente dos genes que determinam a cor das flores e o comprimento do grão de pólen.

Bateson e Punnett elaboraram uma explicação complexa para seus resultados, mas que se mostrou errada. A explicação correta para a ausência de distribuição independente nos dados é que os genes para cor das flores e comprimento do pólen estão localizados no mesmo cromossomo, ou seja, estão ligados. Essa explicação é apresentada no diagrama da **Figura 7.3**. Os alelos dos genes da cor das flores são *R* (vermelha) e *r* (branca), e os alelos do gene do comprimento do pólen são *L* (longo) e *l* (curto); os alelos *R* e *L* são dominantes. (Observe que, por motivos históricos, os símbolos dos alelos são derivados dos fenótipos dominantes, não dos recessivos.) Uma vez que a cor e o comprimento dos genes do pólen estão ligados, espera-se que as plantas F_1 duplamente heterozigotas produzam dois tipos de gametas, *R L* e *r l*. Como os genes que determinam a cor das flores e o comprimento do pólen estão ligados, esperamos que as plantas da F_1 produzam dois tipos de gametas, *R L* e *r l*. No entanto, às vezes há *crossing over* entre os dois genes e seus alelos serão recombinados, produzindo dois outros tipos de gametas, *R l* e *r L*. É claro que a frequência desses dois tipos de gametas recombinantes depende da frequência de *crossing over* entre os dois genes.

Bateson e Punnett poderiam ter proposto essa explicação se tivessem realizado um cruzamento-teste em vez de um intercruzamento na F_1. Com um cruzamento-teste, a prole revelaria diretamente os tipos de gametas produzidos por plantas da F_1 duplamente heterozigotas. A **Figura 7.4** apresenta a análise desse cruzamento-teste. Ervilhas-de-cheiro da F_1 duplamente heterozigotas foram cruzadas com plantas homozigotas para os alelos recessivos de ambos os genes. Entre os 1.000 organismos da prole, 920 assemelham-se a uma das linhagens parentais e os outros 80 são recombinantes. Portanto, a frequência da prole recombinante produzida pelas plantas heterozigotas da F_1

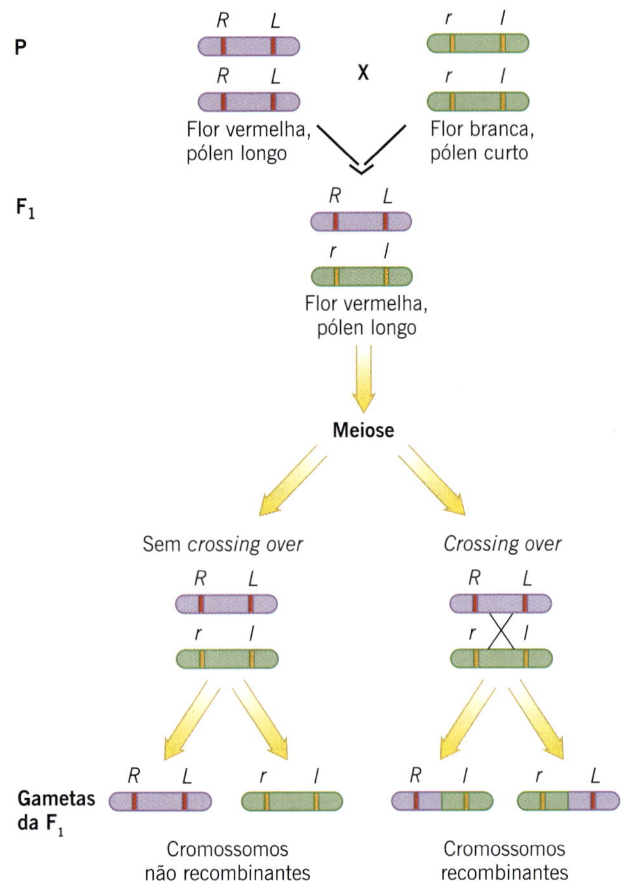

FIGURA 7.3 Hipótese de ligação entre os genes para cor das flores e comprimento do pólen em ervilhas-de-cheiro. Nas plantas da F_1, os dois alelos dominantes, *R* e *L*, dos genes estão situados no mesmo cromossomo; seus alelos recessivos, *r* e *l*, estão situados no cromossomo homólogo.

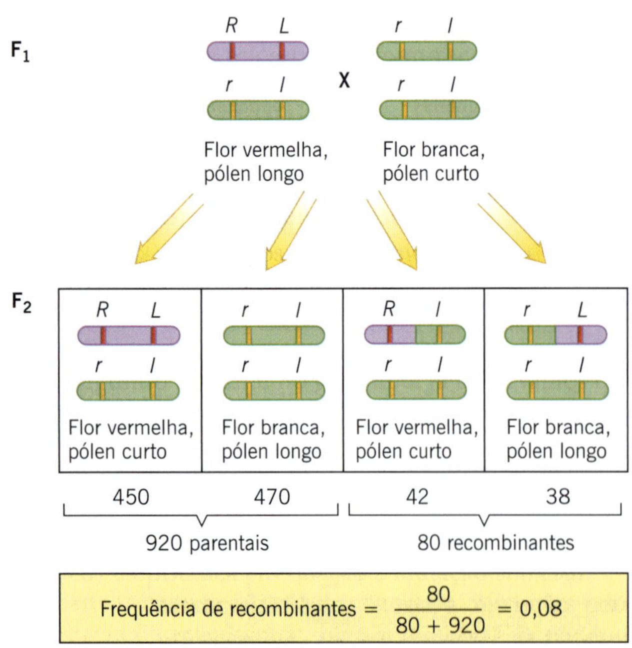

FIGURA 7.4 Cruzamento-teste da ligação entre genes em ervilhas-de-cheiro. Como a prole recombinante na F_2 representa 8% do total, há ligação razoavelmente firme entre os genes que determinam a cor das flores e o comprimento do pólen.

é de 80/1.000 = 0,08. Como esse é um cruzamento-teste, 0,08 também é a frequência de gametas recombinantes produzidos pelas plantas heterozigotas da F_1. Podemos usar essa frequência, geralmente denominada *frequência de recombinação*, para medir a intensidade de ligação entre genes. Os genes com ligação firme raramente se recombinam, enquanto os genes com ligação frouxa recombinam-se com frequência. Aqui a frequência de recombinação é bastante baixa. Isso significa que *crossing over* entre os dois genes é um evento algo raro.

A frequência de recombinação de dois genes quaisquer nunca é maior que 50%. Esse limite máximo é alcançado quando os genes estão em cromossomos diferentes; a recombinação de 50% é, na verdade, o que ocorre quando dizemos que há distribuição independente dos genes. Por exemplo, suponhamos que os genes *A* e *B* estejam em cromossomos diferentes e que um indivíduo *AA BB* seja cruzado com um indivíduo *aa bb*. Depois, faz-se o cruzamento-teste da prole *Aa Bb* desse cruzamento com o genitor recessivo duplo. Por causa da distribuição independente dos genes *A* e *B*, a F_2 será composta de duas classes (*Aa Bb* e *aa bb*), cujos fenótipos são iguais aos dos pais no cruzamento original, e de duas classes (*Aa bb* e *aa Bb*), com fenótipo recombinante. Além disso, cada classe da F_2 ocorrerá com uma frequência de 25% (ver Figura 5.7). Assim, a frequência total de prole recombinante de um cruzamento-teste de dois genes em cromossomos diferentes será de 50%. Uma frequência de recombinação inferior a 50% significa que os genes estão ligados no mesmo cromossomo.

Cruzamentos que envolvam genes ligados são, em geral, diagramados de maneira a mostrar a **fase de ligação** – o modo pelo qual os alelos são organizados nos indivíduos heterozigotos (**Figura 7.5**). No experimento de Bateson e Punnett com ervilhas-de-cheiro, as plantas heterozigotas da F_1 receberam dois alelos dominantes, *R* e *L*, de um genitor e dois alelos recessivos, *r* e *l*, do outro. Assim, escrevemos o genótipo dessas plantas *R L*/*r l*, em que a barra (/) separa os alelos herdados de cada genitor. Outra maneira de interpretar essa simbolização é dizer que os alelos à esquerda e à direita da barra entraram no genótipo em diferentes cromossomos homólogos, um de cada genitor. Sempre que todos os alelos dominantes estão de um lado da barra, como nesse exemplo, o genótipo tem a fase de *acoplamento* da ligação. Quando há alelos dominantes e recessivos dos dois lados da barra, como em *R l*/*r L*, o genótipo tem a fase de *repulsão* da ligação. Esses termos possibilitam distinguir os dois tipos de heterozigotos duplos.

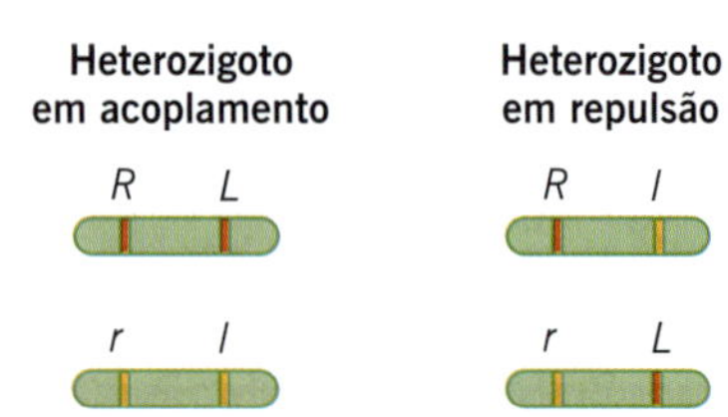

FIGURA 7.5 Fases de acoplamento e repulsão da ligação em heterozigotos duplos.

CROSSING OVER COMO BASE FÍSICA DA RECOMBINAÇÃO

Os gametas recombinantes são produzidos em consequência do *crossing over* entre cromossomos homólogos. Nesse processo há permuta física entre os cromossomos, como mostra a **Figura 7.6**. A permuta ocorre durante a prófase da primeira divisão meiótica, depois do pareamento dos cromossomos duplicados. Embora haja quatro cromátides homólogas, formando uma **tétrade**, apenas duas participam do *crossing over* em determinado ponto. Cada uma dessas cromátides é quebrada no local do *crossing over*, e os fragmentos se fixam novamente, produzindo os recombinantes. As outras duas cromátides não são recombinantes nesse local. Portanto, cada *crossing over* produz duas cromátides recombinantes de um total de quatro.

Observe que apenas duas cromátides participam da permuta em determinado ponto. Mas pode haver *crossing over* das outras duas cromátides em outro ponto. Assim, existe a possibilidade de múltiplas permutas em uma tétrade de cromátides (**Figura 7.7**). Por exemplo, pode haver duas, três ou até quatro permutas separadas, habitualmente denominadas *crossing overs* duplo, triplo ou quádruplo. (Iremos comentar a importância genética dessas permutas

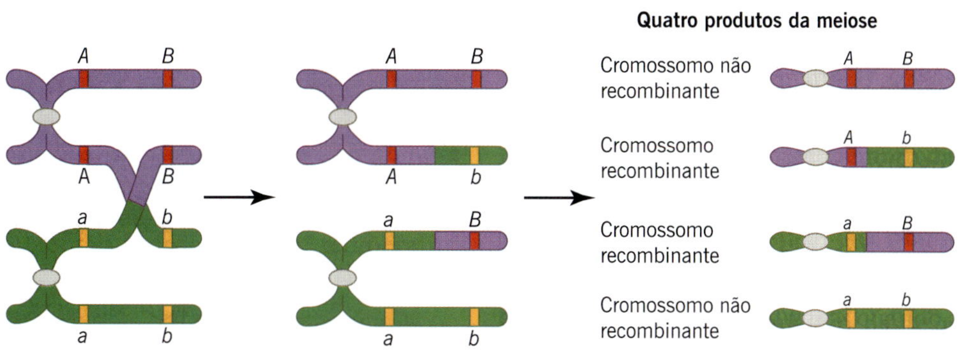

FIGURA 7.6 *Crossing over* como base da recombinação entre genes. Uma permuta entre cromossomos pareados durante a meiose produz cromossomos recombinantes no fim da meiose.

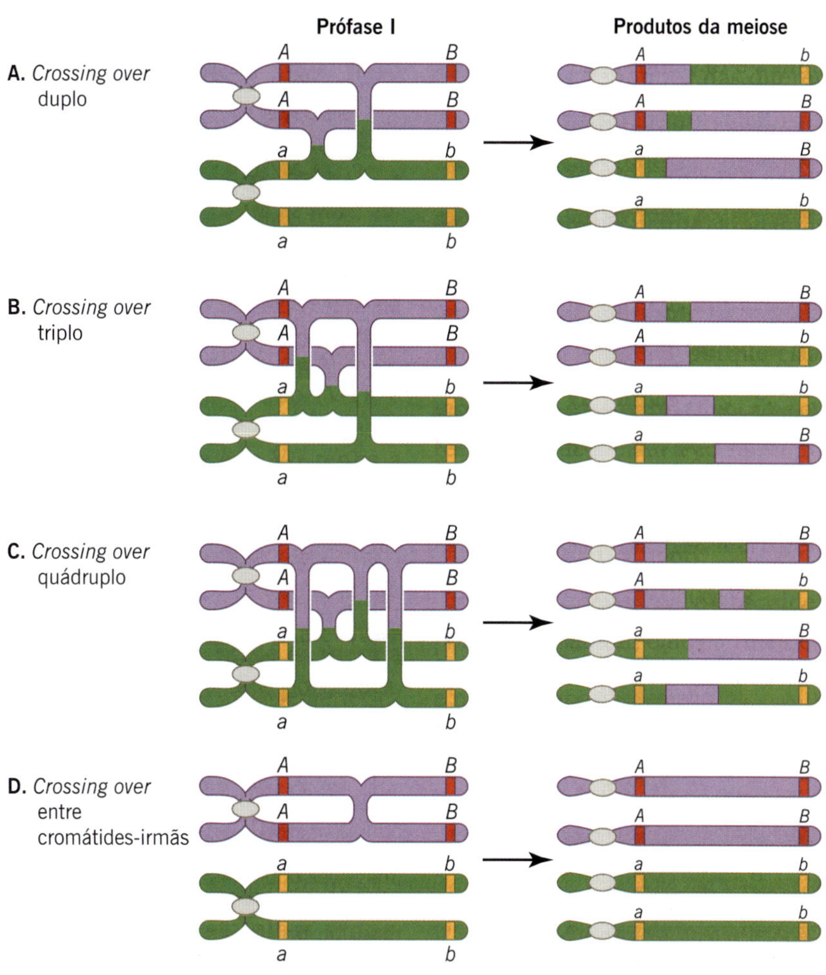

FIGURA 7.7 Consequências de múltiplas permutas entre cromossomos e da permuta entre cromátides-irmãs durante a prófase I da meiose.

adiante neste capítulo.) Observe, porém, que uma permuta entre cromátides-irmãs não produz recombinantes genéticos porque as cromátides-irmãs são idênticas.

Qual é o responsável pela quebra de cromátides durante o *crossing over*? As quebras são causadas por enzimas que atuam no DNA das cromátides. As enzimas também são responsáveis pelo reparo dessas quebras, ou seja, pela refixação dos fragmentos à outra cromátide. Apresentaremos os detalhes moleculares desse processo no Capítulo 13.

EVIDÊNCIAS DE QUE O CROSSING OVER CAUSA RECOMBINAÇÃO

Em 1931, Harriet Creighton e Barbara McClintock obtiveram evidências de que a recombinação genética estava associada à troca de material entre cromossomos. Creighton e McClintock estudaram cromossomos homólogos morfologicamente distinguíveis em milho. O objetivo era determinar se havia correlação entre a permuta física entre esses homólogos e a recombinação entre alguns dos genes presentes neles.

Havia duas formas de cromossomo 9 disponíveis para análise; uma era normal, e a outra tinha aberrações citológicas em cada extremidade – um *knob* heterocromático em uma extremidade e um trecho de um cromossomo diferente na outra (**Figura 7.8**). Essas duas formas de cromossomo 9 também foram marcadas geneticamente para detectar a recombinação. Um gene marcador controlava a cor do grão (*C*, colorido; *c*, incolor), e o outro controlava a textura do grão (*Wx*, amiláceo; *wx*, céreo). Creighton e McClintock realizaram o seguinte cruzamento-teste:

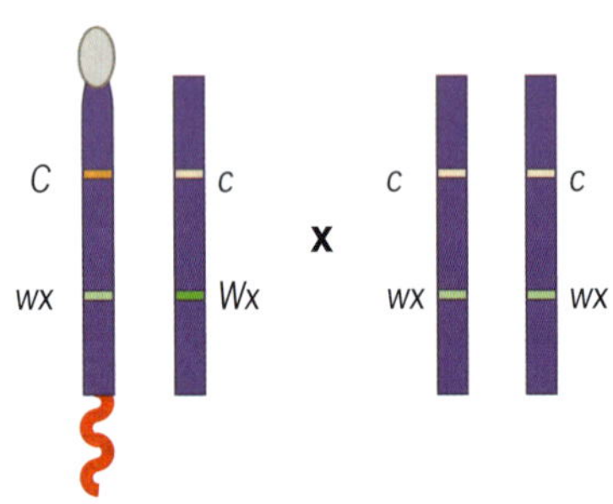

Depois, examinaram a prole recombinante para pesquisar indícios de permuta entre as duas formas diferentes de cromossomo 9. Os resultados mostraram que os recombinantes *C Wx* e *c wx* tinham um cromossomo com apenas um dos marcadores citológicos anormais; o outro marcador anormal havia sido evidentemente perdido por permuta com o cromossomo 9 normal na geração anterior:

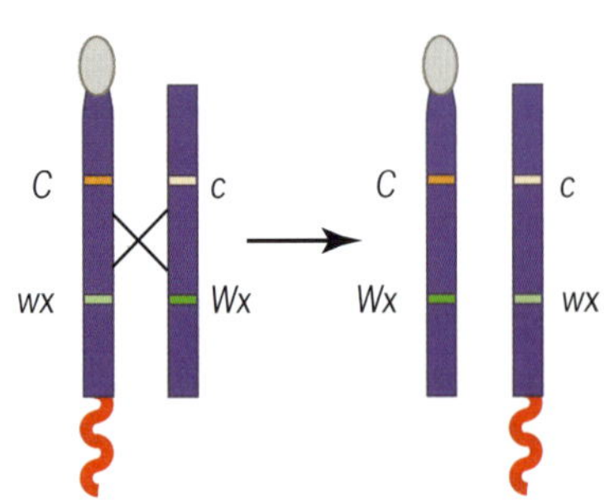

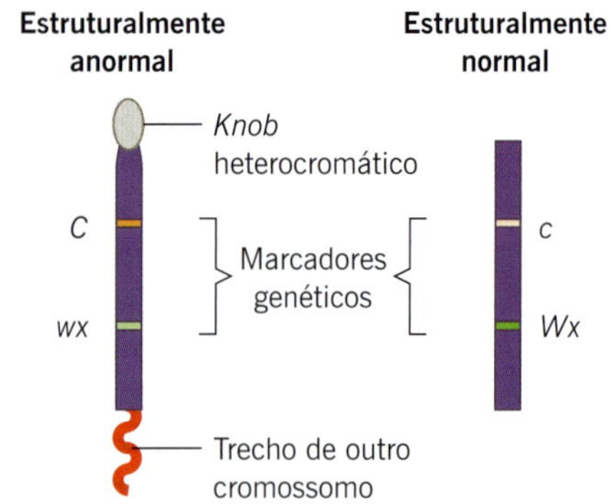

FIGURA 7.8 Duas formas de cromossomo 9 no milho usadas nos experimentos de Creighton e McClintock.

Esses achados eram um forte indício de que a causa da recombinação era uma permuta física entre cromossomos pareados.

QUIASMAS E TEMPO DE CROSSING OVER

As evidências citológicas do *crossing over* são observadas ao fim da prófase da primeira divisão meiótica, quando é possível ver claramente os quiasmas. Nesse momento, os cromossomos pareados repelem-se ligeiramente, mantendo contato próximo apenas no centrômero e em cada quiasma (**Figura 7.9**). Essa separação parcial torna possível contar com acurácia os quiasmas. Como seria de se esperar, os cromossomos grandes têm, tipicamente, mais quiasmas que os cromossomos pequenos. Assim, o número de quiasmas é aproximadamente proporcional ao comprimento do cromossomo.

O surgimento de quiasmas no fim da primeira prófase meiótica poderia significar que é nesse momento que ocorre o *crossing over*. No entanto, dados de diferentes experimentos sugerem que o *crossing over* ocorre antes. Alguns desses experimentos usaram choque térmico para alterar a frequência de recombinação. Quando os choques térmicos foram administrados no fim da prófase, o efeito foi mínimo, mas quando administrados mais cedo, a frequência de recombinação foi modificada. Assim, o processo responsável pela recombinação, o *crossing over*, ocorre no início da prófase meiótica. Outros dados provêm de estudos moleculares sobre o momento da síntese de DNA. Embora quase todo o DNA seja sintetizado durante a intérfase que precede o início da meiose, uma pequena quantidade é produzida durante a primeira prófase meiótica. Essa síntese limitada de DNA foi interpretada como parte de um processo de reparo das cromátides fraturadas, que, como já comentamos, parece estar associado ao *crossing over*. Experimentos com controle rigoroso dos estágios mostraram que essa síntese de DNA ocorre do início ao meio da prófase, nunca depois disso. Portanto, os dados acumulados sugerem que o *crossing over* ocorre do início ao meio da prófase, muito antes que se possam ver os quiasmas.

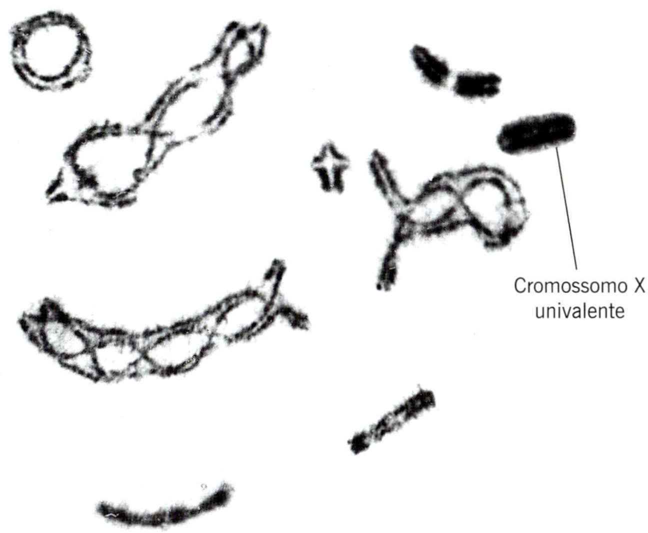

FIGURA 7.9 Diplóteno da meiose no macho do gafanhoto *Chorthippus parallelus*. Há 8 autossomos bivalentes e um cromossomo X univalente. Cada um dos 4 bivalentes menores tem um quiasma. Os demais bivalentes têm 2 a 5 quiasmas.

O que, então, são os quiasmas e o que significam? A maioria dos geneticistas acredita que os quiasmas sejam apenas vestígios do processo real de permuta. As cromátides em que houve permuta provavelmente permanecem enoveladas durante a maior parte da prófase. Por fim, esses novelos se desfazem, as cromátides separam-se pelo fuso mitótico e vão para polos opostos da célula. Portanto, cada quiasma provavelmente representa um entrelaçado criado por um processo de *crossing over* mais cedo na prófase.

Mas por que existem esses enovelados? Muitos geneticistas acreditam que os enovelados criados pelo *crossing over* são uma maneira de manter unidos os membros de um bivalente durante a prófase I. A prófase I é prolongada em alguns organismos. Nas mulheres, por exemplo, pode durar até 40 anos. Sem *crossing overs*, os homólogos pareados poderiam separar-se acidentalmente durante esse longo período, o que interferiria na disjunção durante a anáfase subsequente. Erros na disjunção dos cromossomos durante a primeira divisão meiótica acabariam por produzir gametas aneuploides. Portanto, o *crossing over* parece ser um mecanismo para manter unidos os homólogos pareados de modo que, quando houver divisão, os homólogos sejam distribuídos corretamente entre as células-filhas. Assim, a possibilidade de não disjunção é reduzida ao mínimo e evita-se a aneuploidia nos gametas.

Em alguns organismos – por exemplo, nos machos de *Drosophila* –, quiasmas nunca são observados na fase tardia da prófase da meiose I. Além disso, esses organismos não produzem gametas recombinantes. Assim, as evidências citológicas e genéticas indicam que, nesses organismos, cromossomos homólogos pareados não apresentam *crossing over*. Esse achado implica que outros mecanismos conseguem manter homólogos pareados durante a prófase I de modo que se separem adequadamente durante a anáfase I. Em outra situação, esses organismos produziriam uma frequência inaceitavelmente alta de gametas aneuploides.

PONTOS ESSENCIAIS

- *A ligação entre genes é detectada como desvio das expectativas de acordo com o princípio de distribuição independente de Mendel*
- *A frequência de recombinação mede a intensidade da ligação gênica. Na ausência de ligação, essa frequência é de 50%; na ligação muito forte, é de quase zero*
- *A recombinação é causada por permuta física entre cromossomos homólogos pareados no início da prófase da primeira divisão meiótica, depois da duplicação dos cromossomos*
- *Em um ponto qualquer ao longo de um cromossomo, só participam do processo de permuta* (crossing over) *duas das quatro cromátides de uma tétrade meiótica*
- *Na fase tardia da prófase I, os* crossing overs *tornam-se visíveis como quiasmas.*

Mapeamento cromossômico

É possível mapear genes ligados em um cromossomo pelo estudo da frequência de recombinação de seus alelos.

O *crossing over* durante a prófase da primeira divisão meiótica tem dois desfechos observáveis:

1. Formação de quiasmas na fase tardia da prófase.
2. Recombinação entre genes em lados opostos do ponto de *crossing over*.

O segundo desfecho, porém, só é visto na geração seguinte, quando são expressos os genes nos cromossomos recombinantes.

Os geneticistas constroem mapas cromossômicos por meio de contagem do número de *crossing overs* que ocorrem durante a meiose. No entanto, como é impossível ver o número real de *crossing overs*, não é possível contá-los diretamente. Em vez disso, é preciso estimar o número de *crossing overs* pela contagem dos quiasmas ou dos cromossomos recombinantes. Os quiasmas são contados por análise citológica, enquanto os cromossomos recombinantes são contados por análise genética. Antes de prosseguirmos, é essencial definir o que é distância em um mapa cromossômico.

CROSSING OVER COMO MEDIDA DE DISTÂNCIA GENÉTICA

O *insight* fundamental de Sturtevant foi estimar a distância entre pontos em um cromossomo pela contagem do número de *crossing overs* entre eles. Deve haver mais *crossing overs* entre pontos distantes que entre pontos próximos. Todavia, o número de *crossing overs* precisa ser compreendido do ponto de vista estatístico. A chance de *crossing over* entre dois pontos em determinada célula é baixa, mas em uma grande população de células, é provável que esse *crossing over* ocorra várias vezes simplesmente porque há muitas oportunidades independentes. Assim, o que realmente precisamos medir é o número *médio* de *crossing overs* em determinada região cromossômica. As distâncias no mapa genético são, na verdade, baseadas nessas médias. Portanto, podemos definir a distância entre dois pontos no mapa genético de um cromossomo como o número médio de *crossing overs* entre eles.

Uma maneira de compreendermos essa definição é considerar 100 ovogônias (oogônias) em meiose (**Figura 7.10**). Em algumas células, não haverá *crossing overs* entre os locais *A* e *B*; em outras, haverá um, dois ou mais *crossing overs* entre esses *loci*. No fim da meiose, haverá 100 gametas, cada um deles contendo um cromossomo com zero, um, dois ou mais *crossing overs* entre *A* e *B*. Estimamos a distância no mapa genético entre esses *loci* calculando o número médio de *crossing overs* nessa amostra de cromossomos. O resultado desses dados na Figura 7.10 é 0,42.

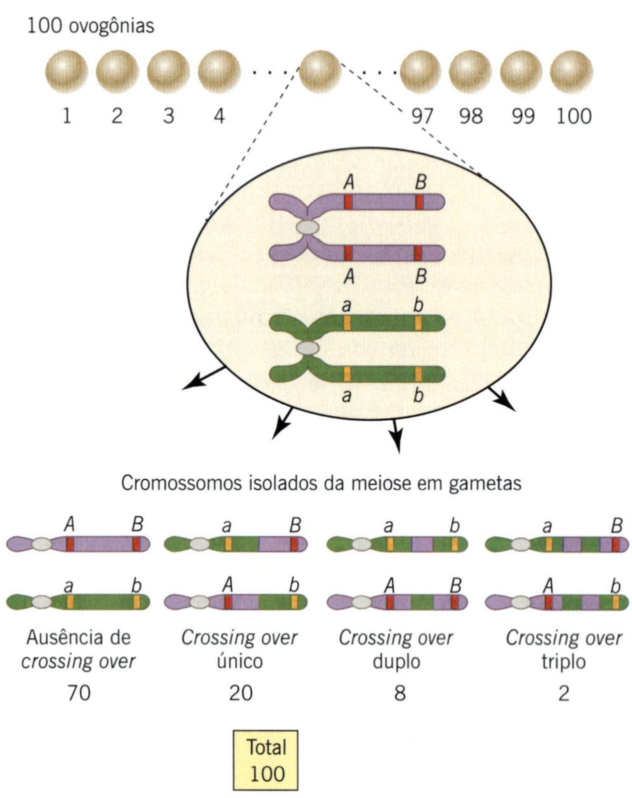

Número médio de *crossing overs* entre *A* e *B* =

$$0 \times \left(\frac{70}{100}\right) + 1 \times \left(\frac{20}{100}\right) + 2 \times \left(\frac{8}{100}\right) + 3 \times \left(\frac{2}{100}\right) = 0{,}42$$

FIGURA 7.10 Cálculo do número médio de *crossing overs* entre genes nos cromossomos recuperados da meiose.

Na prática, não é possível "ver" cada ponto de permuta nos cromossomos que saem da meiose. Em vez disso, deduzimos sua existência observando a recombinação dos alelos ao seu lado. Um cromossomo no qual houve recombinação de alelos surgiu obrigatoriamente por *crossing over*. Portanto, a contagem de cromossomos recombinantes é uma maneira de contar os pontos de *crossing over*.

MAPA DE RECOMBINAÇÃO COM CRUZAMENTO-TESTE DE DOIS PONTOS

Para ilustrar a técnica de mapeamento, consideremos o cruzamento-teste de dois pontos na **Figura 7.11**. As fêmeas de *Drosophila* de tipo selvagem foram cruzadas com machos homozigotos para duas mutações autossômicas – *vestigial* (*vg*), que produz asas curtas, e *black* (*b*), que produz corpo preto. Todas as moscas da F_1 tinham asas longas e corpos cinza; assim, os alelos selvagens (vg^+ e b^+) são dominantes. Em seguida, fez-se o cruzamento-teste das fêmeas da F_1 com machos de corpo preto e asas curtas, e a prole da F_2 foi classificada por fenótipo e contada. Como mostram os dados, há quatro classes fenotípicas, duas abundantes e duas raras. As classes abundantes tinham o mesmo fenótipo que os pais originais, e as classes raras tinham fenótipo recombinante. Sabemos que os genes *vestigial* e *black* estão ligados porque os recombinantes são muito menos de 50% da prole total. Portanto, é obrigatório que esses genes estejam no mesmo cromossomo. Para determinar a distância entre eles, é preciso estimar o número médio de *crossing overs* nos gametas das fêmeas heterozigotas duplas da F_1. Podemos fazer isso calculando a frequência de moscas recombinantes na F_2 e observando que cada mosca desse tipo herdou um cromossomo em que houve um *crossing over* entre *vg* e *b*.

$$\begin{array}{ccc} \text{Não recombinantes} & + & \text{recombinantes} \\ (0) \times 0{,}82 & & (1) \times 0{,}18 = 0.18 \end{array}$$

Nessa expressão, o número de *crossing overs* em cada classe de moscas está entre parênteses; o outro número é a frequência dessa classe. Obviamente, a prole não recombinante não acrescenta cromossomos em *crossing over* aos dados, mas nós a incluímos no cálculo para enfatizar que é preciso calcular o número médio de *crossing overs* usando todos os dados, não só os dados dos recombinantes.

Essa análise simples indica que, em média, 18 de 100 cromossomos isolados da meiose tinham um *crossing over* entre *vg* e *b*. Às vezes, os geneticistas chamam a unidade de mapa de **centiMorgan**, abreviado como cM, em homenagem a T. H. Morgan; 100 centiMorgans correspondem a um Morgan (M). Portanto, podemos dizer que *vg* e *b* estão distantes 18 cM (ou 0,18 M). Note que a distância no mapa é igual à frequência de recombinação, escrita na

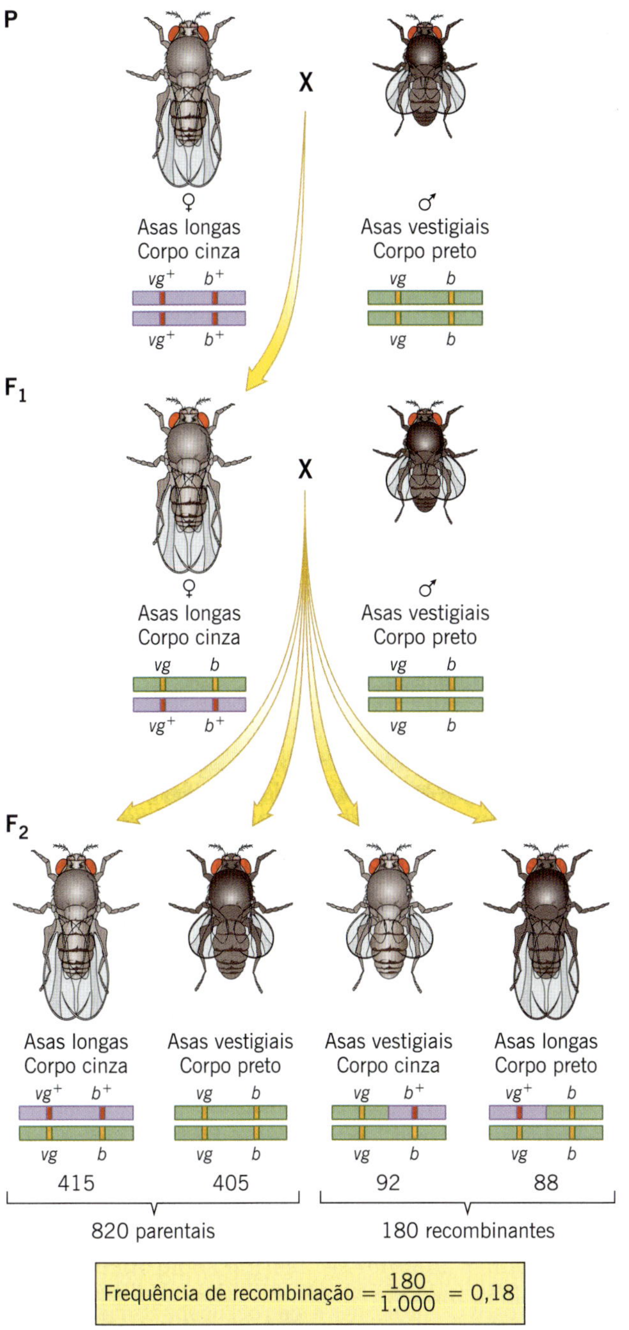

FIGURA 7.11 Experimento com dois genes ligados, *vg* (asas vestigiais) e *b* (corpo preto), em *Drosophila*.

forma de porcentagem. Mais tarde, veremos que, quando se aproxima de 0,5, a frequência de recombinação subestima a distância no mapa. Teste sua compreensão dos princípios do mapeamento de recombinação acompanhando o exercício de Resolva | Mapeamento de dois genes com dados do cruzamento-teste.

MAPA DE RECOMBINAÇÃO COM CRUZAMENTO-TESTE DE TRÊS PONTOS

Também podemos usar o mapeamento de recombinação com dados dos cruzamentos-teste com participação de mais de dois genes. A **Figura 7.12** ilustra um experimento de C. B. Bridges e T. M. Olbrycht, que cruzaram machos de *Drosophila* de tipo selvagem com fêmeas homozigotas para três mutações recessivas ligadas ao X – cerdas *scute* (em escudo [*sc*]), olhos *echinus* (equinos [*ec*]) e asas *crossveinless* (sem nervuras transversais [*cv*]). Em seguida, intercruzaram a prole da F_1 para produzir moscas F_2, que classificaram e contaram. Observamos que as fêmeas da F_1 nesse intercruzamento carrearam as três mutações recessivas em um de seus cromossomos X e os alelos do tipo selvagem dessas mutações no outro cromossomo X. Além disso, os machos da F_1 carrearam as três mutações recessivas em seu único cromossomo X. Assim, esse intercruzamento foi equivalente a um cruzamento-teste com todos os três genes nas fêmeas da F_1 presentes na configuração em acoplamento.

As moscas da F_2 do intercruzamento eram de oito classes fenotípicas, duas parentais e seis recombinantes. As classes parentais eram, sem dúvida, as mais numerosas. As classes recombinantes, menos numerosas, representavam diferentes tipos de cromossomos produzidos por *crossing over*. Para identificar os *crossing overs* que produziram cada tipo de recombinante, precisamos primeiro determinar a ordem dos genes no cromossomo.

Determinação da ordem dos genes

Existem três ordens de genes possíveis:

1. *sc–ec–cv*
2. *ec–sc–cv*
3. *ec–cv–sc*

Outras possibilidades, como *cv–ec–sc*, são iguais a uma dessas, porque não há distinção entre as extremidades esquerda e direita do cromossomo. Qual das ordens é a certa?

Para responder a essa pergunta, precisamos analisar meticulosamente as seis classes recombinantes. Quatro delas foram produzidas obrigatoriamente por um *crossing over* simples em uma das duas regiões delimitadas pelos genes. As outras duas foram produzidas obrigatoriamente por *crossing over* duplo – uma permuta em cada uma das duas regiões. Como um *crossing over* duplo altera o gene do meio em relação aos marcadores genéticos de cada lado dele, temos, em princípio, um método para determinar a ordem dos genes. Intuitivamente, também sabemos que um *crossing over* duplo deve ser muito menos frequente que um *crossing over* simples. Consequentemente, entre as seis classes recombinantes, as duas raras têm de representar os cromossomos com *crossing over* duplo.

Em nossos dados, as classes de *crossing over* duplo, raras, são 7 (*sc* ec^+ *cv*) e 8 (sc^+ *ec* cv^+), cada uma delas com apenas uma mosca (Figura 7.12). Comparando essas classes com as classes parentais 1 (*sc ec cv*) e 2 (sc^+ ec^+ cv^+), verificamos que o alelo *echinus* foi trocado em relação a *scute* e *crossveinless*. Consequentemente, o gene *echinus* tem de estar localizado entre os outros dois. Assim, a ordem correta dos genes é (**1**) *sc–ec–cv*.

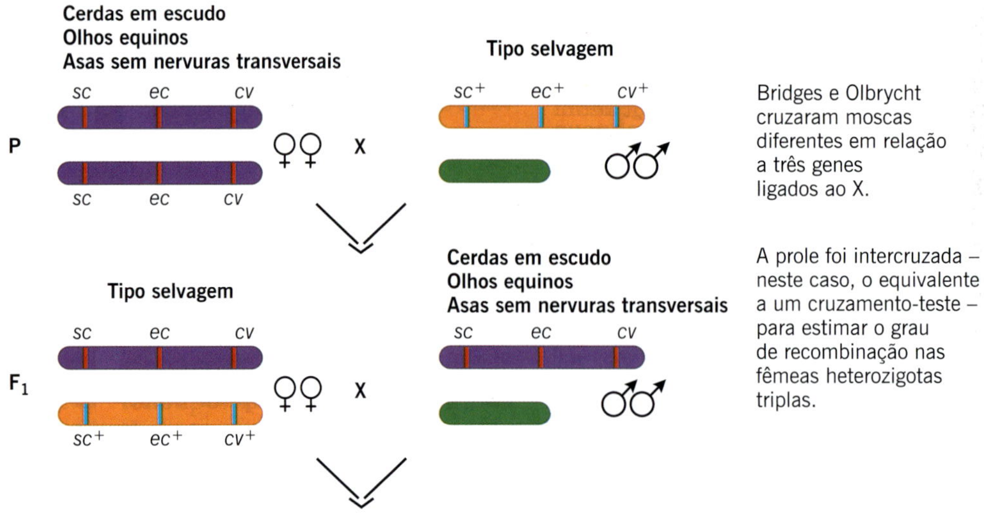

F_2

Classe	*Fenótipo*	*Genótipo do cromossomo X de herança materna*			*Número observado*
1	Cerdas em escudo, olhos equinos, asas sem nervuras transversais	*sc*	*ec*	*cv*	1.158
2	Tipo selvagem	sc^+	ec^+	cv^+	1.455
3	Cerdas em escudo	*sc*	ec^+	cv^+	163
4	Cerdas em escudo, asas sem nervuras transversais	sc^+	*ec*	*cv*	130
5	Cerdas em escudo, olhos equinos	*sc*	*ec*	cv^+	192
6	Asas sem nervuras transversais	sc^+	ec^+	*cv*	148
7	Cerdas em escudo, asas sem nervuras transversais	*sc*	ec^+	*cv*	1
8	Olhos equinos	sc^+	*ec*	cv^+	1
				Total:	3.248

FIGURA 7.12 Cruzamento de três pontos de Bridges e Olbrycht com os genes ligados ao X *sc* (cerdas em escudo), *ec* (olhos equinos) e *cv* (asas sem nervuras transversais) em *Drosophila*. Dados retirados de Bridges, C. B. e Olbrycht, T. M., 1926. *Genetics* 11:41.

Resolva!

Mapeamento de dois genes com dados do cruzamento-teste

No milho, o gene para cor da folha tem dois alelos, *g* recessivo para folhas verdes e *G* dominante para folhas roxas, e o gene para altura do caule tem dois alelos, *s* recessivo para caule baixo e *S* dominante para caule alto. Uma planta de folhas verdes e caule baixo foi cruzada com outra de folhas roxas e caule alto. Todas as plantas da F_1 desse cruzamento apresentaram folhas roxas e caules altos. Quando retrocruzadas com plantas de folhas verdes e caules baixos, produziram uma F_2 na qual, em um total de 200 plantas, observaram-se quatro classes fenotípicas: (1) folhas verdes, caules baixos, 75; (2) folhas roxas, caules altos, 79; (3) folhas verdes, caules altos, 24; e (4) folhas roxas, caules baixos, 22. (a) Qual é a evidência da ligação entre os genes para cor das folhas e altura do caule? (b) Qual é a fase de ligação dos alelos dominante e recessivo desses dois genes nas plantas da F_1? (c) Entre as plantas da F_2, qual é a frequência de recombinação? (d) Qual é a distância em centiMorgans entre os genes para cor das folhas e para altura do caule?

▶ *Leia a resposta do problema no material disponível* on-line.

Cálculo das distâncias entre genes

Após estabelecer a ordem dos genes, podemos determinar as distâncias entre genes adjacentes. Mais uma vez, o método é calcular o número médio de *crossing overs* em cada região cromossômica (**Figura 7.13**).

Podemos obter o comprimento da região entre *sc* e *ec* identificando as classes recombinantes em que havia *crossing over* entre esses genes. Existem quatro dessas classes: 3 ($sc\ ec^+\ cv^+$), 4 ($sc^+\ ec\ cv$), 7 ($sc\ ec^+\ cv$) e 8 ($sc^+\ ec\ cv^+$). As classes 3 e 4 tiveram um *crossing over* simples entre *sc* e *ec*, e as classes 7 e 8 tiveram dois *crossing overs*, um entre *sc* e *ec* e outro entre *ec* e *cv*. Portanto, podemos usar as frequências dessas quatro classes para estimar o número médio de *crossing overs* entre *sc* e *ec*:

$$\frac{\overset{\text{Classe 3}}{163} + \overset{\text{Classe 4}}{130} + \overset{\text{Classe 7}}{1} + \overset{\text{Classe 8}}{1}}{\text{Total}} = \frac{295}{3.248} = 0{,}091$$

Assim, a cada 100 cromossomos originados da meiose nas fêmeas da F_1, 9,1 tinham um *crossing over* entre *sc* e *ec*. Portanto, a distância entre esses genes é de 9,1 unidades de mapa (ou, se preferir, 9,1 centiMorgans).

Da mesma maneira, podemos calcular a distância entre *ec* e *cv*. Quatro classes recombinantes apresentavam

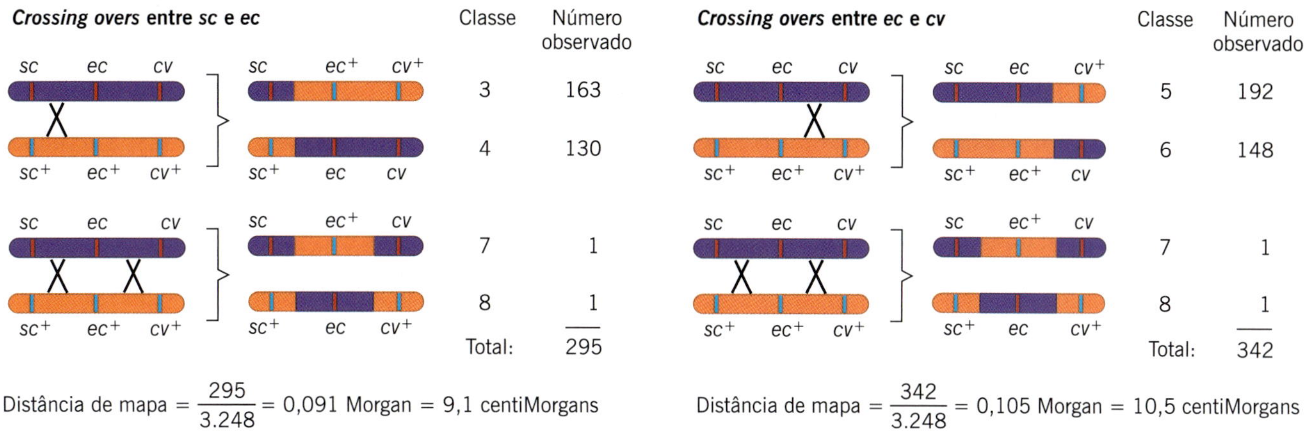

FIGURA 7.13 Cálculo de distâncias de mapa genético a partir dos dados de Bridges e Olbrycht. A distância entre cada par de genes é obtida por estimativa do número médio de *crossing overs*.

um *crossing over* nessa região: 5 ($sc\ ec\ cv^+$), 6 ($sc^+\ ec^+\ cv$), 7 e 8. Os recombinantes duplos também estão incluídos aqui porque um dos dois *crossing overs* ocorreu entre *ec* e *cv*. A frequência total dessas quatro classes é:

$$\frac{\overset{\text{Classe 5}}{192} + \overset{\text{Classe 6}}{148} + \overset{\text{Classe 7}}{1} + \overset{\text{Classe 8}}{1}}{\text{Total}} = \frac{342}{3.248} = 0{,}105$$

Consequentemente, *ec* e *cv* estão distantes 10,5 unidades de mapa.

Combinando os dados acerca das duas regiões, obtemos o mapa:

$$sc\text{–}9{,}1\text{–}ec\text{–}10{,}5\text{–}cv$$

As distâncias de mapa calculadas dessas formas são aditivas. Assim, é possível estimar a distância entre *sc* e *cv* somando os comprimentos dos dois intervalos entre eles no mapa:

$$9{,}1\ \text{cM} + 10{,}5\ \text{cM} = 19{,}6\ \text{cM}$$

Também podemos fazer essa estimativa calculando diretamente o número médio de *crossing overs* entre esses genes:

Classes sem *crossover* 1 e 2		Classes com *crossover* único 3, 4, 5 e 6		Classes com *crossover* duplo 7 e 8		
(0) × 0,805	+	(1) × 0,195	+	(2) × 0,0006	=	0,196

Aqui o número de *crossing overs* é apresentado entre parênteses, e seu multiplicador é a frequência combinada das classes com esse número de *crossing overs*. Em outras palavras, cada classe recombinante contribui para a distância de mapa de acordo com o produto de sua frequência e o número de *crossing overs* que representa.

Bridges e Olbrycht estudaram sete genes ligados ao X em seu experimento de recombinação: *sc*, *ec*, *cv*, *ct* (asas cortadas [*cut*]), *v* (olhos vermelhão [*vermilion*]), *g* (olhos granada [*garnet*]) e *f* (cerdas bifurcadas [*forked*]). Calculando as frequências de recombinação entre cada par de genes adjacentes, eles construíram um mapa de um grande segmento do cromossomo X (Figura 7.14); *sc* estava em uma extremidade, e *f* na outra. Cada um dos sete genes que Bridges e Olbrycht estudaram era, com efeito,

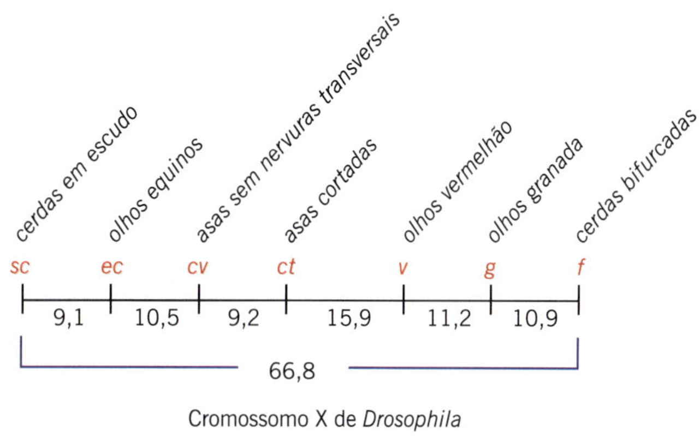

FIGURA 7.14 Mapa de Bridges e Olbrycht de sete genes ligados ao X em *Drosophila*. As distâncias são apresentadas em centiMorgans.

marcador de um sítio específico no cromossomo X. Somando todos os intervalos de mapa entre esses marcadores, os estudiosos estimaram que o comprimento total do seguimento mapeado seria 66,8 cM. Assim, o número médio de *crossing overs* nesse segmento era 0,668.

Interferência e coeficiente de coincidência

Cruzamentos de três pontos têm uma vantagem importante sobre os de dois pontos: Permitem a detecção de *crossovers* duplos, possibilitando determinar se as trocas em regiões adjacentes são independentes umas das outras. Por exemplo, um *crossing over* na região entre *sc* e *ec* (região I no mapa do cromossomo X) é independente de um *crossing over* na região entre *ec* e *cv* (região II)? Ou um *crossing over* inibe a ocorrência de outro próximo dele?

Para responder essas perguntas, é preciso calcular a frequência esperada de *crossing overs* duplos, com base no conceito de independência. Podemos fazer isso multiplicando as frequências de *crossing over* para duas regiões cromossômicas adjacentes. Por exemplo, na região I do mapa de Bridges e Olbrycht, a frequência do *crossover* era (163 + 130 + 1 + 1)/3.248 = 0,091, e na região II, era (192 + 148 + 1 + 1)/3.248 = 0,105. Na hipótese da independência, a frequência esperada de *crossing overs* duplos no intervalo entre *sc* e *cv* seria, portanto, 0,091 × 0,105 = 0,0095. Agora podemos comparar essa frequência à frequência observada, que foi de 2/3.248 = 0,0006. *Crossing overs* duplos entre *sc* e *cv* eram muito menos frequentes que o esperado. Esse resultado sugere que um *crossing over* inibia a ocorrência de outro próximo, um fenômeno denominado **interferência**. O grau de interferência é medido habitualmente pelo **coeficiente de coincidência**, *c*, que é a razão entre a frequência observada e a frequência esperada de *crossing overs* duplos:

$$c = \frac{\text{frequência observada de } \textit{crossing overs} \text{ duplos}}{\text{frequência esperada de } \textit{crossing overs} \text{ duplos}}$$

$$= \frac{0{,}0006}{0{,}0095} = 0{,}063$$

O nível de interferência, cujo símbolo é I, é calculado por I = 1 – *c* = 0,937.

Como nesse exemplo o coeficiente de coincidência é próximo de zero, o valor mínimo possível, a interferência era muito forte (I está próximo de 1). No outro extremo, um coeficiente de coincidência igual a um implicaria ausência de interferência; ou seja, significaria que os *crossing overs* foram independentes.

Muitos estudos mostraram que a interferência é forte quando as distâncias no mapa são menores que 20 cM; assim, raramente há *crossing overs* duplos em regiões cromossômicas curtas. No entanto, em regiões longas, a interferência enfraquece até o ponto em que os *crossing overs* ocorrem de maneira mais ou menos independente. Portanto, o grau de interferência é uma função da distância no mapa.

Uma vez construído o mapa genético, é possível usá-lo para prever os resultados dos experimentos. Veja como são feitas as previsões baseadas em mapa acompanhando o Problema resolvido | Uso do mapa genético para prever o desfecho de um cruzamento.

FREQUÊNCIA DE RECOMBINAÇÃO E DISTÂNCIA NO MAPA GENÉTICO

Nas seções anteriores, abordamos a construção de mapas cromossômicos a partir de dados sobre a recombinação de marcadores genéticos. Esses dados tornam possível deduzir onde ocorreram os *crossing overs* em uma amostra de cromossomos. Localizando e contando esses *crossing overs*, é possível estimar as distâncias entre os genes e representá-los em um mapa cromossômico.

Esse método é eficaz desde que os genes estejam bem próximos. Quando estão afastados, porém, a frequência de recombinação pode não refletir a verdadeira distância no mapa (**Figura 7.15**). Consideremos, por exemplo, os genes nas extremidades do mapa do cromossomo X feito por Bridges e Olbrycht; *sc*, na extremidade esquerda, estava 66,8 cM distante de *f*, na extremidade direita. No entanto, a frequência de recombinação entre *sc* e *f* era de 50%, o valor máximo possível. Usando essa frequência para estimar a distância no mapa, concluiríamos que *sc* e *f* estavam distantes 50 unidades de mapa. É claro que

PROBLEMA RESOLVIDO

Uso do mapa genético para prever o desfecho de um cruzamento

PROBLEMA

Os genes *r*, *s* e *t* estão no meio do cromossomo X de *Drosophila*; *r* está 15 cM à esquerda de *s*, e *t* está 20 cM à direita de *s*. Nessa região, o coeficiente de coincidência (c) é 0,2. Um geneticista quer criar um cromossomo X que tenha os alelos mutantes recessivos dos três genes. Um estoque é homozigoto para *r* e *t*, e o outro é homozigoto para *s*. Cruzando os dois estoques, o geneticista obtém fêmeas que são heterozigotos triplos, $r\,s^+\,t/r^+\,s\,t^+$. Essas fêmeas são, então, cruzadas com machos de tipo selvagem. Se o geneticista examinar 10.000 filhos machos dessas fêmeas, quantos deles serão mutantes triplos, *r s t*?

FATOS E CONCEITOS

1. Quando os intervalos no mapa são pequenos (< 20 cM), a distância no mapa é igual à frequência de um *crossing over* simples no intervalo.
2. O coeficiente de coincidência é igual à razão frequência observada/frequência esperada de *crossing overs* duplos.
3. A frequência esperada de *crossing overs* duplos é calculada com base na suposição de que os dois *crossing overs* ocorrem de modo independente.
4. Os machos herdam o cromossomo X das mães.

ANÁLISE E SOLUÇÃO

Os machos mutantes triplos só são produzidos se houver um *crossing over* duplo nas fêmeas $r\,s^+\,t/r^+\,s\,t^+$ cruzadas com machos de tipo selvagem. A frequência desses *crossing overs* duplos depende das duas distâncias no mapa (15 cM e 20 cM) e do nível de interferência, medido pelo coeficiente de coincidência (aqui c = 0,2). Como c = frequência observada/frequência esperada de *crossing overs* duplos, podemos calcular a frequência observada de *crossing overs* duplos depois de uma reorganização algébrica simples: frequência observada de *crossing overs* duplos = c × frequência esperada de *crossing overs* duplos. A frequência esperada de *crossing overs* duplos é calculada a partir das distâncias no mapa, supondo-se que os *crossing overs* nos intervalos adjacentes do mapa sejam independentes: 0,15 × 0,20 = 0,03 Assim, em 10.000 filhos machos, 0,2 × 3% devem ter um cromossomo X que teve um *crossing over* entre os genes *r* e *s* e outro *crossing over* entre os genes *s* e *t*. No entanto, apenas metade desses 60 filhos – ou seja, 30 – terão o cromossomo X mutante triplo; os outros 30 terão o tipo selvagem triplo.

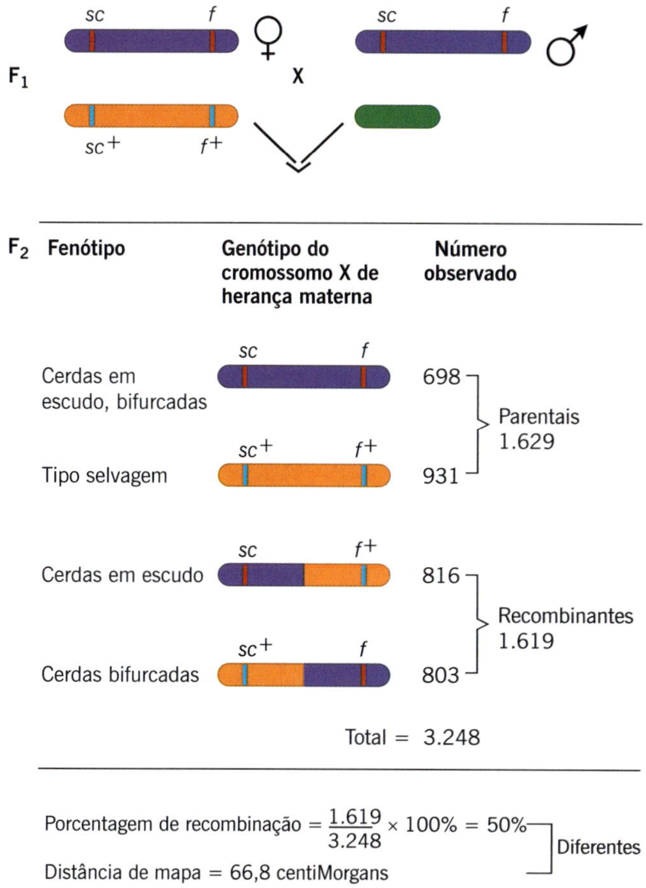

FIGURA 7.15 Discrepância entre a distância do mapa e a porcentagem de recombinação. A distância de mapa entre os genes *sc* e *f* é maior que o porcentual observado de recombinação entre eles.

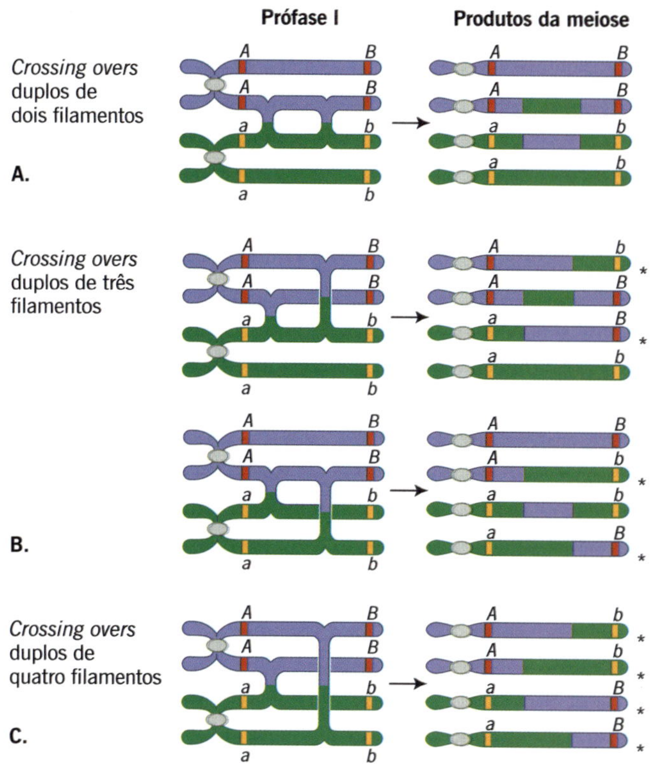

FIGURA 7.16 Consequências do *crossing over* duplo entre dois *loci*. Os cromossomos recombinantes são indicados por um asterisco. A. Os *crossing overs* duplos de dois filamentos produzem apenas cromossomos não recombinantes. B. *Crossing overs* duplos de três filamentos produzem metade dos cromossomos recombinantes e metade não recombinantes. C. Os *crossing overs* duplos de quatro filamentos produzem apenas cromossomos recombinantes.

a distância calculada pela soma dos comprimentos das regiões interpostas no mapa, 66,8 cM, é muito maior.

Esse exemplo mostra que a verdadeira distância genética, que depende do número médio de *crossing overs* em um cromossomo, pode ser muito maior que a frequência de recombinação observada. Pode haver múltiplos *crossing overs* entre genes muito afastados, e alguns deles podem não produzir cromossomos geneticamente recombinantes (Figura 7.16). Para verificar isso, vamos supor que haja um *crossing over* simples entre duas cromátides em uma tétrade, causando a recombinação dos marcadores genéticos flanqueadores. Se houver outro *crossing over* entre essas mesmas duas cromátides, os marcadores flanqueadores voltarão à configuração original; na prática, o segundo *crossing over* anula o efeito do primeiro, reconvertendo as cromátides recombinantes em não recombinantes. Assim, ainda que tenha havido dois *crossing overs* nessa tétrade, nenhuma das cromátides dela será recombinante para os marcadores flanqueadores.

Esse segundo exemplo mostra que um *crossing over* duplo não pode contribuir para a frequência de recombinação, embora contribua para o número médio de permutas em um cromossomo. Um *crossing over* quádruplo teria o mesmo efeito. Essas e outras permutas múltiplas são responsáveis pela discrepância entre a frequência de recombinação e a distância no mapa genético. Na prática, essa discrepância é pequena quando a distância é inferior a 20 cM. Nessas distâncias, a interferência é grande o suficiente para inibir quase todas as permutas múltiplas, e a frequência de recombinação é uma boa estimativa da verdadeira distância genética. Quando a distância é maior que 20 cM, essas duas quantidades divergem, principalmente porque se torna muito mais provável a ocorrência de permutas múltiplas. A Figura 7.17 mostra a relação matemática entre a frequência de recombinação e a distância no mapa genético.

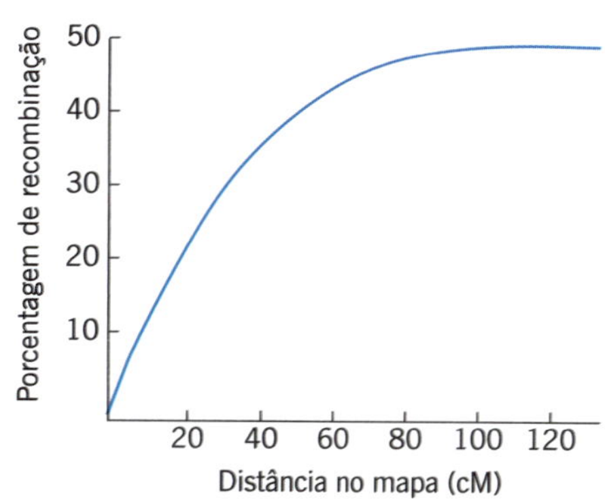

FIGURA 7.17 Relação entre a frequência de recombinação e a distância no mapa genético. Abaixo de 20 cM, há uma relação aproximadamente linear entre a porcentagem de recombinação e a distância no mapa; acima de 20 cM, a porcentagem de recombinação subestima a distância no mapa.

PONTOS ESSENCIAIS

- *Os mapas genéticos de cromossomos são baseados no número médio de* crossing overs *ocorridos durante a meiose*
- *As distâncias no mapa genético são estimadas pelo cálculo da frequência de recombinação entre genes em cruzamentos experimentais*
- *Frequências de recombinação menores que 20% permitem estimar a distância de mapa diretamente, enquanto frequências de recombinação maiores que 20% subestimam as distâncias de mapa porque eventos múltiplos de* crossover *nem sempre produzem cromossomos recombinantes.*

Mapeamento citogenético

Os geneticistas desenvolveram técnicas de localização dos genes nos mapas citológicos dos cromossomos.

O mapeamento da recombinação torna possível identificar as posições relativas dos genes usando a frequência de *crossing over* como medida de distância. No entanto, não possibilita a localização de genes em relação a pontos de referência citológicos, como bandas, nos cromossomos. Esse tipo de localização requer outro procedimento, com estudo dos efeitos fenotípicos de rearranjos cromossômicos, como deleções e duplicações. Como é possível reconhecer citologicamente esses tipos de rearranjos, pode-se correlacionar seus efeitos fenotípicos a determinadas regiões ao longo de um cromossomo. Se for possível associar esses efeitos fenotípicos a genes já posicionados em um mapa de recombinação, podem-se vincular as posições desses genes no mapa a locais no mapa citológico de um cromossomo. Esse processo de mapeamento citogenético foi totalmente desenvolvido no estudo genético de *Drosophila*, cujos grandes cromossomos politênicos com bandas oferecem aos pesquisadores mapas citológicos com detalhes extraordinários.

LOCALIZAÇÃO DOS GENES POR MEIO DE DELEÇÕES E DUPLICAÇÕES

Como exemplo de mapeamento citogenético, consideremos as técnicas de localização do gene *white* ligado ao X de *Drosophila*, uma cópia de tipo selvagem necessária para pigmentação dos olhos. Esse gene situa-se na posição 1,5 do mapa, próximo a uma das extremidades do cromossomo X. Entretanto, de qual das duas extremidades ele é próximo, e quão distante se encontra dela, em termos citológicos? Para responder a essas perguntas, precisamos encontrar a posição do gene *white* no mapa citológico do cromossomo X politênico.

Um método é produzir moscas heterozigotas para uma mutação nula recessiva do gene *white* (*w*) e uma deleção (ou deficiência, geralmente simbolizada por *Df*) citologicamente definida em parte do cromossomo X (**Figura 7.18**). Esses heterozigotos *w/Df* servem como teste funcional para localizar o gene *white* em relação à deficiência. Se o gene *white* tiver sido deletado do cromossomo *Df*, então os heterozigotos *w/Df* não serão capazes de produzir o pigmento do olho porque não terão uma cópia ativa do gene *white* em nenhum dos cromossomos X. Os olhos dos heterozigotos *w/Df* serão, portanto, brancos (fenótipo mutante). Se, porém, o gene *white* não tiver sido deletado do cromossomo *Df*, os heterozigotos *w/Df* terão um gene *white* ativo em algum lugar desse cromossomo, e seus olhos serão vermelhos (o fenótipo selvagem). Portanto, o exame dos olhos dos heterozigotos *w/Df* torna possível determinar se uma deficiência específica deletou o gene *white*. Caso isso tenha acontecido, é preciso localizar o gene *white* dentro dos limites dessa deficiência.

Diferentes deficiências do cromossomo X possibilitaram que os pesquisadores localizassem o gene *white* perto da extremidade esquerda do cromossomo X (**Figura 7.19**). Cada deficiência foi combinada a uma mutação *white* recessiva, mas só uma das deficiências, $Df(1)w^{rJ1}$, produziu olhos brancos. Como essa deficiência "revela" a mutação *white*, sabemos que o gene *white* está obrigatoriamente localizado no segmento do cromossomo que ela deleta, ou seja, entre as bandas 3A1 e 3C2 do cromossomo politênico. Em deficiências menores, o gene *white* foi localizado na banda 3C2 do cromossomo politênico, perto do limite direito de $Df(1)w^{rJ1}$.

Também podemos usar duplicações para identificar a localização citológica dos genes. O procedimento é semelhante ao que emprega deleções, exceto por pesquisarmos uma duplicação que mascara o fenótipo de uma mutação recessiva. A **Figura 7.20** mostra um exemplo de uso de duplicações de pequenos segmentos do cromossomo X que foram translocados para outro cromossomo. Apenas uma dessas duplicações, *Dp2*, mascara – ou, como

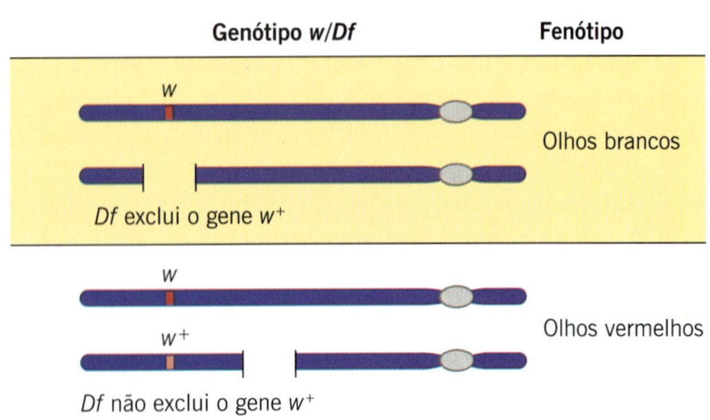

FIGURA 7.18 Princípios de mapeamento de deleção para localizar um gene em cromossomo de *Drosophila*. O gene *white* no cromossomo X, definido pela mutação recessiva *w* que causa olhos brancos, é usado como exemplo.

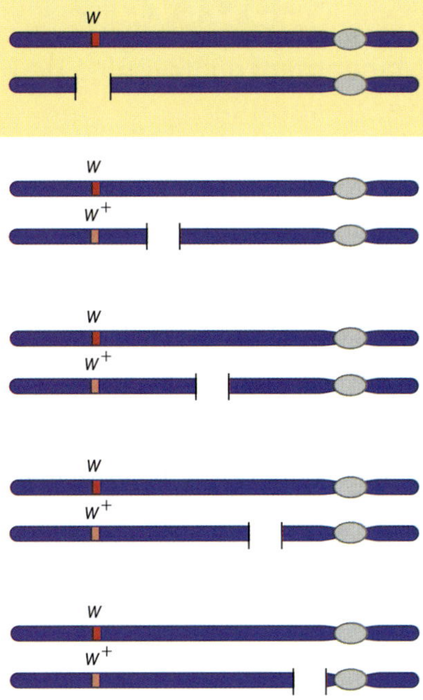

Heterozigotos *w/Df*	Deficiência	Pontos de quebra	Fenótipo
	$Df(1)w^{rJ1}$	3A1; 3C2	Olhos brancos
	$Df(1)ct^{78}$	6F1-2; 7CI-2	Olhos vermelhos
	$Df(1)m^{259\text{-}4}$	10C1-2; 10E1-2	Olhos vermelhos
	$Df(1)r^{+75c}$	14B13; 15A9	Olhos vermelhos
	$Df(1)mal^{3}$	19A1-2; 20A	Olhos vermelhos

A cor mutante dos olhos observada em $Df(1)w^{rJ1}$ indica que o gene *white* está entre os pontos de quebra da deficiência nas bandas 3A1 e 3C2 no cromossomo X.

FIGURA 7.19 Localização do gene *white* no cromossomo X de *Drosophila* por mapeamento de deleção. Os pontos de quebra de deficiência são apresentados usando as coordenadas do mapa citológico de Bridges do cromossomo X politênico.

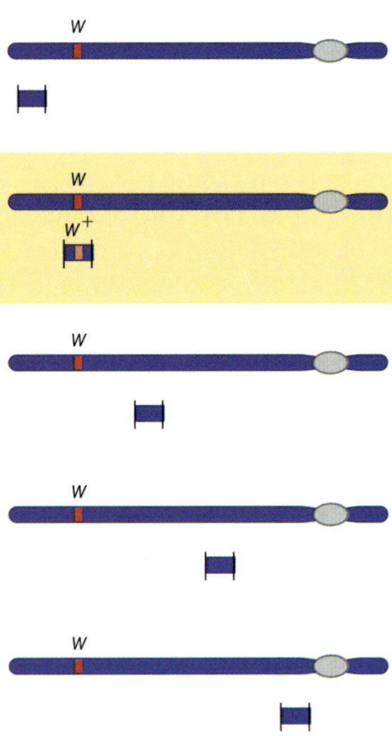

Combinações *w/Dp*	Duplicação	Pontos de quebra	Fenótipo
	Dp1	tip; 1E2-4	Olhos brancos
	Dp2	2D; 3D	Olhos vermelhos
	Dp3	6E2; 7C4-6	Olhos brancos
	Dp4	9F3; 10E3-4	Olhos brancos
	Dp5	14B13; 15A9	Olhos brancos

A cor dos olhos de tipo selvagem observada em *Dp2* indica que o gene *white* está localizado entre os pontos de quebra da duplicação nas regiões 2D e 3D no cromossomo X.

FIGURA 7.20 Localização do gene *white* no cromossomo X de *Drosophila* por mapeamento de duplicação. Cada duplicação é um segmento do cromossomo X que foi translocado para outro cromossomo. Para simplificar, porém, o outro cromossomo não é mostrado. Os pontos de quebra da duplicação são apresentados por meio das coordenadas do mapa citológico de Bridges do cromossomo X politênico.

gostam de dizer os geneticistas, "cobre" – a mutação *white*; assim, ele tem obrigatoriamente uma cópia de tipo selvagem de *white*. Isso localiza o gene *white* entre as seções 2D e 3D no cromossomo X politênico, o que é compatível com os resultados dos testes de deleção já expostos.

Deleções e duplicações foram extraordinariamente úteis para a localização dos genes nos mapas citológicos dos cromossomos de *Drosophila*. O princípio básico no *mapeamento da deleção* é que uma deleção que revela uma mutação recessiva não tem uma cópia de tipo selvagem do gene mutante. Esse fato localiza esse gene dentro dos limites da deleção. O princípio básico no mapeamento da duplicação é que uma duplicação que cobre uma mutação recessiva contém obrigatoriamente uma cópia de tipo selvagem do gene mutante. Esse fato localiza esse gene dentro dos limites da duplicação. Teste sua capacidade de localizar genes com base em deficiências e duplicações acompanhando o exercício de Resolva | Mapeamento citológico de um gene de *Drosophila*.

Resolva!

Mapeamento citológico de um gene de Drosophila

Uma mutação recessiva ligada ao X produz olhos castanhos em *Drosophila* hemizigota ou homozigota para ele; os olhos das moscas de tipo selvagem são vermelhos. Um geneticista produziu fêmeas que tinham essa mutação recessiva em um de seus cromossomos X; o outro cromossomo X tinha uma deleção citologicamente definida. O geneticista produziu também machos que carreavam a mutação de olhos castanhos em seu cromossomo X; o cromossomo Y desses machos carreava uma duplicação citologicamente definida de um pequeno segmento do cromossomo X. A extensão de cada deleção e de cada duplicação é mostrada a seguir em referência a um mapa com 14 bandas dentro de um cromossomo X politênico. Todas as fêmeas com mutação/deleção e todos os machos com mutação/duplicação foram classificados de acordo com a cor dos olhos. A partir dos resultados, localize o gene da cor do olho no menor intervalo possível no mapa citológico.

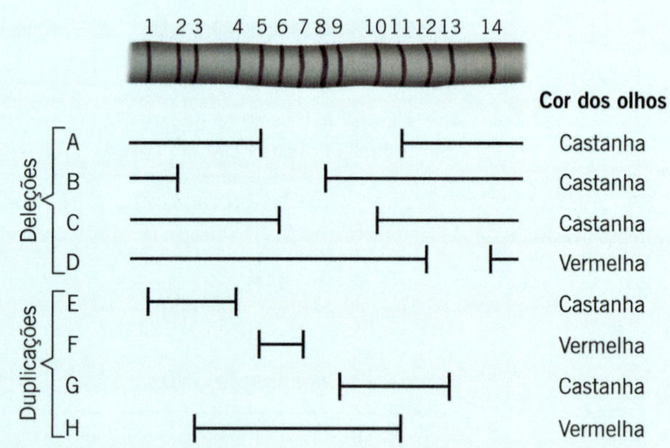

▶ *Leia a resposta do problema no material disponível* on-line.

DISTÂNCIA GENÉTICA E DISTÂNCIA FÍSICA

Os procedimentos para medida da distância genética e construção de mapas de recombinação são baseados na incidência de *crossing over* entre cromossomos pareados. Intuitivamente, espera-se que os cromossomos longos tenham mais *crossing overs* que os curtos e que essa relação seja refletida no comprimento de seus mapas genéticos. Na maioria das vezes, nossa hipótese é verdadeira; no entanto, algumas regiões de um cromossomo são mais propensas ao *crossing over* que outras. Assim, as distâncias no mapa genético não correspondem exatamente às distâncias físicas no mapa citológico do cromossomo (**Figura 7.21**). É menos provável que o *crossing over* ocorra perto das extremidades de um cromossomo e também próximo do centrômero; por isso, essas regiões estão condensadas no mapa genético. Outras regiões, nas quais os *crossing overs* são mais frequentes, estão expandidas.

Embora não haja relação uniforme entre distância física e genética, os mapas genéticos e citológicos de um cromossomo são colineares; isto é, locais específicos têm a mesma ordem. Portanto, o mapeamento de recombinação revela a verdadeira ordem dos genes ao longo de um cromossomo. No entanto, não mostra as distâncias físicas reais entre eles.

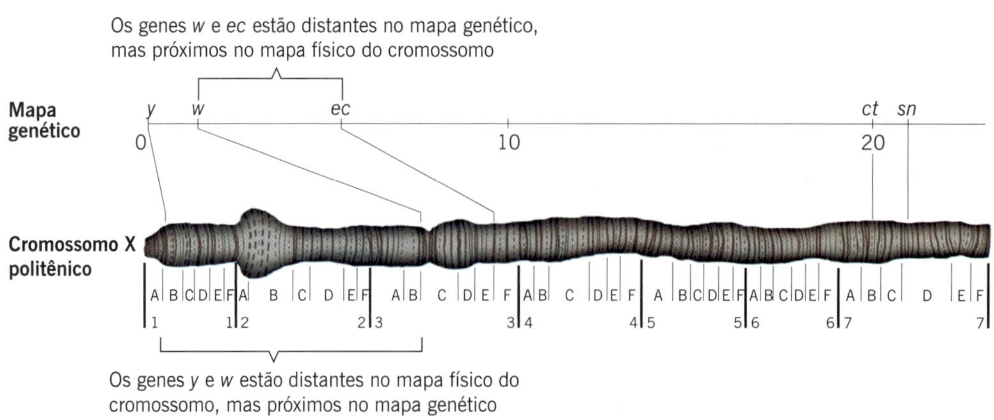

FIGURA 7.21 Extremidade esquerda do cromossomo X politênico de *Drosophila* e a porção correspondente do mapa genético mostrando os genes para corpo amarelo (*yellow*; *y*), olhos brancos (*white*; *w*), olhos equinos (*echinus*; *ec*), asas cortadas (*cut*; *ct*) e cerdas chamuscadas (*singed*; *sn*).

PONTOS ESSENCIAIS

- *Em* Drosophila, *os genes podem ser localizados em mapas dos cromossomos politênicos por combinação de mutações recessivas com deleções e duplicações citologicamente definidas*
- *Uma deleção revela o fenótipo de uma mutação recessiva localizada entre seus limites, ao passo que uma duplicação oculta o fenótipo mutante*
- *Os mapas genéticos e citológicos são colineares; entretanto, as distâncias genéticas não são proporcionais às distâncias citológicas.*

Análise de ligação em seres humanos

A análise do heredograma torna possível localizar genes nos cromossomos humanos.

Para detectar e analisar a ligação gênica em seres humanos, os geneticistas precisam colher dados de heredogramas. Muitas vezes esses dados são limitados ou incompletos, ou oferecem informações ambíguas. Portanto, a tarefa de elaborar mapas de ligação humana cria muitos desafios para os pesquisadores. Estudos clássicos de ligação em seres humanos concentraram-se em heredogramas nos quais era possível acompanhar simultaneamente a herança de dois genes ou mais. Hoje, graças aos métodos moleculares modernos, os pesquisadores podem analisar a herança de dezenas de marcadores diferentes no mesmo conjunto de heredogramas. Essa análise *multilocus* aumentou muito a capacidade de detectar a ligação e de elaborar mapas cromossômicos detalhados. As relações de ligação gênica mais fáceis de estudar em seres humanos são aquelas entre genes no cromossomo X. Esses genes seguem um padrão de herança prontamente identificado. Tais genes seguem um padrão de herdabilidade prontamente identificado. Se dois genes tiverem esse padrão, eles estão ligados. É muito mais difícil identificar a ligação entre genes autossômicos. O genoma humano tem 22 autossomos diferentes, e um gene não ligado ao X poderia estar em qualquer um deles. Em que autossomo está o gene? Que outros genes estão ligados a ele? Quais são as posições desses genes no mapa? Essas são questões que desafiam o pesquisador em genética humana.

EXEMPLO | LIGAÇÃO ENTRE OS GRUPOS SANGUÍNEOS E A SÍNDROME UNHA–PATELA

Para saber como a ligação gênica é detectada em heredogramas humanos, examinemos parte do trabalho de J. H. Renwick e S. D. Lawler. Em 1955 esses pesquisadores relataram evidências de ligação entre o gene controlador do grupo sanguíneo do sistema AB0 (Capítulo 4) e uma mutação dominante responsável por um distúrbio autossômico raro denominado síndrome unha–patela. As pessoas com essa síndrome têm anormalidade das unhas e das patelas. A **Figura 7.22 A** mostra parte de um dos heredogramas estudados por Renwick e Lawler. Todos os indivíduos nesse heredograma foram caracterizados quanto a presença ou ausência da mutação da síndrome unha–patela, designada *NPS1*; além disso, determinou-se o tipo sanguíneo AB0 da maioria dos indivíduos.

A mulher da geração II representa uma nova ocorrência da mutação *NPS1*. Nenhum de seus pais nem de seus 11 irmãos tinha o fenótipo da síndrome unha–patela. Entre os cinco indivíduos que tinham a síndrome unha–patela nesse heredograma, todos eles, exceto um (III-6), tinham sangue tipo B. Essa observação sugere que a mutação *NPS1* está ligada geneticamente ao alelo B do *locus* do grupo sanguíneo AB0. Se presumirmos que essa inferência está correta, a mulher na geração II tem o genótipo *NPS1* B/+0; ou seja, ela é um heterozigoto em repulsão. Sem dúvida, o genótipo de seu marido é +0/+0.

A **Figura 7.22 B** ilustra os fenômenos genéticos desse heredograma e sugere uma estratégia para estimar, ainda que, *grosso modo*, a distância entre os *loci NPS1* e *AB0*. O casamento indicado na Figura 7.22 B é praticamente um cruzamento-teste. A mulher II-1 pode produzir quatro tipos diferentes de gametas, dois com cromossomos recombinantes e dois com cromossomos não recombinantes. A combinação desses gametas com o tipo simples de gameta (+0) produzido pelo homem II-2 produz quatro genótipos diferentes. Como mostra o heredograma na Figura 7.22 A, II-1 e II-2 tiveram todos os quatro tipos de filhos. Entretanto, apenas 3 (III-3, III-6 e III-12, indicados por asteriscos na Figura 7.22 A) de seus 10 filhos eram recombinantes; os outros 7 não eram recombinantes. Assim, podemos estimar a frequência de recombinação entre os *loci NPS1* e *AB0* como 3/10 = 30%. No entanto, essa estimativa não usa todas as informações do heredograma. Para aprimorá-la, podemos incorporar as informações dos três netos dos casais, dos quais apenas um (IV-1) era recombinante. Ao todo, então, 3 + 1 = 4 dos 10 + 3 = 13 indivíduos da prole no heredograma eram recombinantes. Assim, concluímos que a frequência de recombinação entre os *loci NPS1* e *AB0* é de 4/13 = 31%. Em termos de um mapa de ligação, estimamos que a distância entre esses genes é de aproximadamente 31 cM. Renwick e Lawler analisaram a ligação entre os genes *NPS1* e *AB0* em outros heredogramas. Combinando todos os dados, eles estimaram que a frequência de recombinação é de aproximadamente 10%. Assim, a distância entre os genes *NPS1* e *AB0* é de aproximadamente 10 cM.

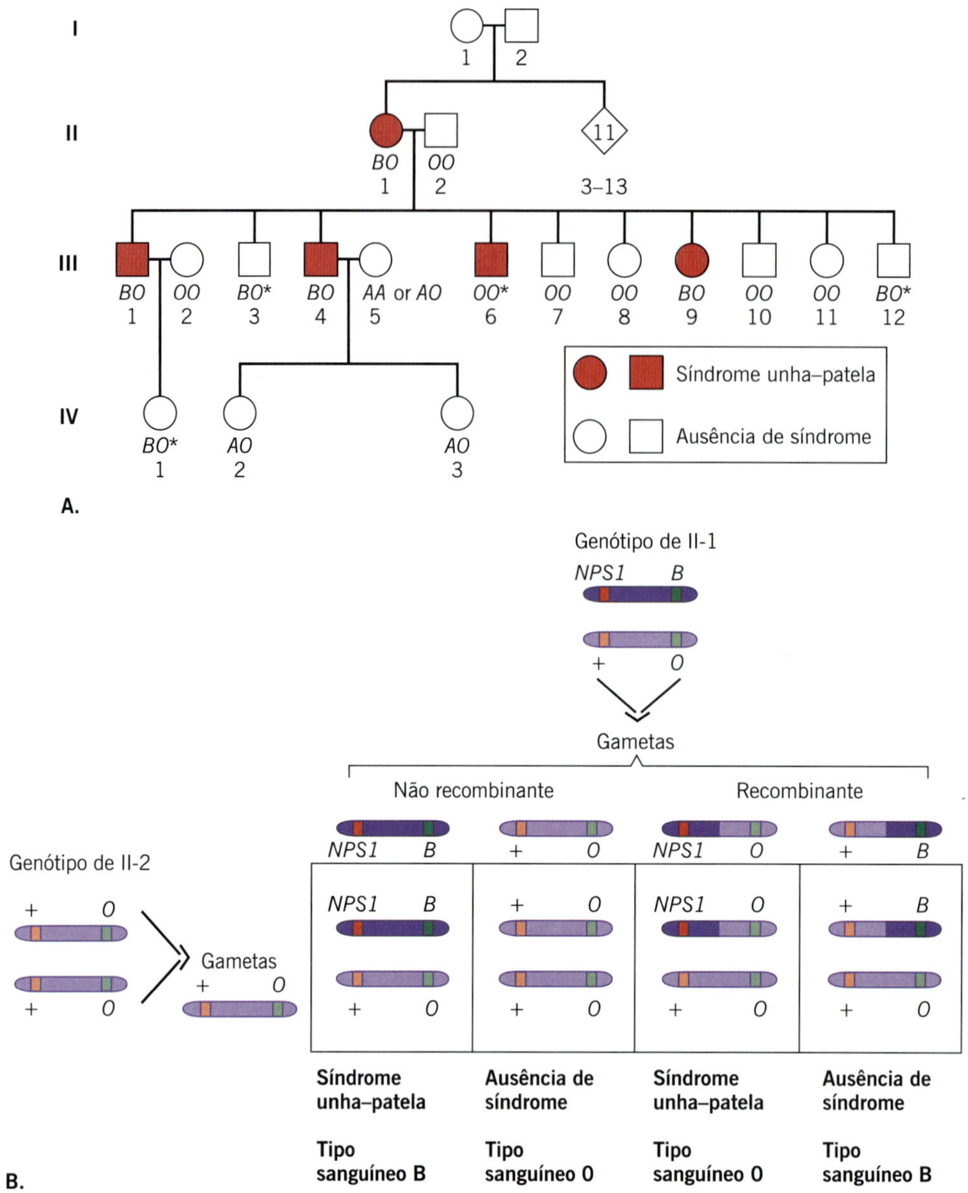

FIGURA 7.22 Análise da ligação gênica em heredograma humano. A. Parte de um heredograma mostrando a ligação entre os *loci* do sistema *AB0* e da síndrome unha–patela. Os indivíduos afetados pela síndrome unha–patela são indicados por símbolos vermelhos. Quando conhecido, o genótipo do *locus AB0* é apresentado abaixo de cada símbolo. Os asteriscos indicam os recombinantes. B. Quadrado de Punnett mostrando os genótipos produzidos pelo casal na geração II.

O estudo de Renwick e Lawler dos *loci NPS1* e *AB0* estabeleceu que esses dois genes estão ligados, mas não identificou o autossomo específico em que estão localizados. A primeira localização de um gene em um autossomo humano específico ocorreu em 1968, quando R. P. Donahue e colaboradores mostraram que o *locus* do grupo sanguíneo Duffy, designado *FY*, está no cromossomo 1. Essa demonstração baseou-se na descoberta de uma variante do cromossomo 1 que era mais longa que o normal. A análise do heredograma mostrou que, em determinada família, esse cromossomo longo era segregado com alelos FY específicos. Assim, o *locus FY* foi localizado no cromossomo 1. A pesquisa subsequente localizou esse *locus* na região 1 p31 desse cromossomo. Usando técnicas diferentes, os *loci NPS1* e *AB0* foram situados perto da extremidade do braço longo do cromossomo 9.

DETECÇÃO DA LIGAÇÃO COM OS MARCADORES MOLECULARES

Até o início da década de 1980, o avanço no mapeamento gênico humano foi lentíssimo porque era difícil encontrar heredogramas com segregação de marcadores ligados, como duas doenças genéticas diferentes. Na década de 1980, porém, tornou-se possível identificar variantes genéticas no próprio DNA. Essas variantes resultam de diferenças na sequência de DNA em partes dos cromossomos. Por exemplo, em um indivíduo, determinada sequência poderia ser GAATTC em um dos filamentos de DNA, e, em outro indivíduo, a sequência de DNA correspondente poderia ser GATTTC, uma diferença de apenas um nucleotídio. Embora precisemos adiar para os capítulos posteriores a discussão das técnicas usadas para revelar essas diferenças moleculares, aqui podemos analisar como elas ajudaram a mapear os genes humanos, muitos deles implicados em doenças hereditárias graves. Se, além da análise fenotípica habitual, os membros de um heredograma são analisados quanto a presença ou ausência de marcadores moleculares no DNA, um pesquisador pode procurar a ligação entre cada marcador e o gene em estudo. Então, com técnicas estatísticas apropriadas, pode estimar as distâncias entre o gene e os marcadores ligados a ele.

Esse método permitiu que os geneticistas mapeassem um grande número de genes implicados em doenças humanas. Um dos exemplos mais expressivos é a pesquisa que localizou no cromossomo 4 o gene da doença de Huntington (*HD*), um distúrbio neurológico debilitante e, por fim, fatal. Nessa pesquisa, discutida em Marcos da genética | Mapeamento do gene da doença de Huntington, disponível *on-line*, analisou-se a ligação entre o gene *HD* e um conjunto de marcadores moleculares em grandes heredogramas. À custa de trabalho meticuloso, o gene *HD* foi mapeado a 4 cM de um desses marcadores. Essa localização precisa estabeleceu os alicerces para o isolamento e a caracterização molecular do próprio gene *HD*.

Os marcadores moleculares também tornaram possível criar mapas de cromossomos humanos a partir de análises totalmente independentes. Mostrou-se que o gene *A* era ligado com o marcador *x* em um grupo de heredogramas, e que o gene *B* era ligado a esse marcador em outro grupo, então *A* e *B* são obviamente ligados um ao outro. Assim, a análise desses marcadores permite que os geneticistas que estudam seres humanos determinem as relações de ligação entre genes que não estão se segregando nos mesmos heredogramas.

A análise de dados de recombinação dos heredogramas possibilita que os geneticistas elaborem mapas de ligação gênica dos cromossomos. Contudo, exceto no caso de ligação ao X, essa análise não nos diz que cromossomo está sendo mapeado, ou onde está determinado gene na imagem física desse cromossomo. Esses desafios foram enfrentados pelo desenvolvimento de técnicas citológicas como bandeamento cromossômico e pintura cromossômica (Capítulo 6).

PONTOS ESSENCIAIS

- *A ligação entre genes humanos pode ser detectada por análise dos heredogramas*
- *A análise do heredograma também possibilita estimar as frequências de recombinação para mapear genes nos cromossomos humanos.*

Recombinação e evolução

A recombinação – ou sua ausência – é essencial na evolução.

A recombinação é uma característica essencial da reprodução sexuada. Durante a meiose, quando os cromossomos se aproximam e ocorre *crossing over*, há uma oportunidade de criar novas combinações de alelos. Algumas delas podem beneficiar o organismo por aumento da sobrevivência ou da capacidade reprodutiva. Com o tempo, o esperado é que essas combinações benéficas se disseminem na população e se tornem características usuais da constituição genética da espécie. Portanto, a recombinação meiótica é uma maneira de embaralhar a variação genética para potencializar as mudanças evolutivas.

IMPORTÂNCIA EVOLUTIVA DA RECOMBINAÇÃO

Podemos perceber a vantagem evolucionária da recombinação por meio da comparação de duas espécies, uma capaz de reproduzir-se de maneira sexuada e outra não. Suponhamos que tenha surgido uma mutação benéfica em cada espécie. Ao longo do tempo, o esperado seria a disseminação dessas mutações. Suponhamos também que, enquanto elas estão se disseminando, ocorra outra mutação benéfica em um indivíduo não mutante de cada espécie. No organismo assexuado, não há possibilidade de que essa segunda mutação seja recombinada com a primeira, mas, no organismo sexuado, as duas mutações podem ser recombinadas com a produção de uma linhagem melhor que qualquer um dos mutantes isolados. Essa linhagem recombinante será capaz de se disseminar por toda a população da espécie. Em termos evolutivos, a recombinação pode permitir a reunião de alelos favoráveis de diferentes genes no mesmo organismo.

SUPRESSÃO DA RECOMBINAÇÃO POR INVERSÕES

O efeito de mistura de genes na recombinação pode ser impedido por rearranjos do cromossomo. O *crossing over* geralmente é inibido perto dos pontos de quebra de um rearranjo em condição heterozigota, provavelmente porque o rearranjo desorganiza o pareamento dos cromossomos. Portanto, muitos rearranjos estão associados à redução na frequência de recombinação. Esse efeito é mais acentuado em heterozigotos por inversão porque a inibição do *crossing over* que ocorre perto dos pontos de quebra da inversão é complicada pela perda seletiva de cromossomos que tiveram *crossing over* na região invertida.

Para analisar esse efeito de supressão da recombinação, consideremos uma inversão no braço longo de um cromossomo (**Figura 7.23**). O *crossing over* entre cromátides

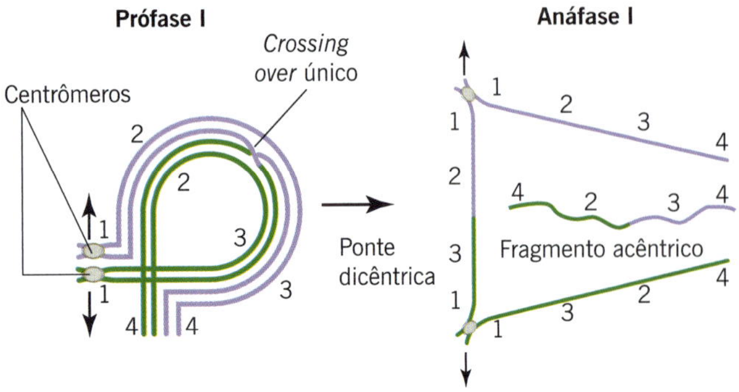

FIGURA 7.23 Supressão da recombinação em heterozigoto para inversão. Os cromossomos dicêntricos (1 2 3 1) e acêntricos (4 3 2 4) formados a partir das cromátides que tiveram *crossing over* são aneuploides e causam inviabilidade da geração subsequente. Consequentemente, os produtos do *crossing over* entre os cromossomos invertidos e não invertidos não são obtidos.

invertidas e não invertidas na tétrade produz duas cromátides recombinantes, mas provavelmente as duas cromátides serão perdidas durante a meiose ou depois dela. Uma das cromátides não tem centrômero – é um fragmento *acêntrico* – e, portanto, é incapaz de se deslocar até a devida posição durante a anáfase da primeira divisão meiótica. A outra cromátide tem dois centrômeros e, portanto, será puxada em sentidos opostos, formando uma *ponte de cromátide dicêntrica.* Essa ponte acaba se rompendo e fragmenta a cromátide. Mesmo se as cromátides acêntrica e dicêntrica produzidas por *crossing over* na inversão sobreviverem à meiose, é improvável que formem zigotos viáveis. As duas cromátides são aneuploides – com duplicação de alguns genes e deficiência de outros – e a aneuploidia geralmente é letal. Portanto, essas cromátides serão eliminadas por seleção natural na próxima geração. O efeito final dessa perda de cromátides é a supressão da recombinação entre cromossomos invertidos e não invertidos em heterozigotos.

Os geneticistas exploraram as propriedades de supressão da recombinação pelas inversões para manter alelos de diferentes genes juntos no mesmo cromossomo. Suponhamos, por exemplo, que um cromossomo cuja estrutura é normal tenha os alelos recessivos *a*, *b*, *c*, *d* e *e*. Se houver pareamento desse cromossomo com outro de estrutura normal que tenha os alelos selvagens correspondentes a^+, b^+, c^+, d^+ e e^+, os alelos recessivos e selvagens serão misturados por recombinação. Para evitar essa mistura, o cromossomo com os alelos recessivos pode ser pareado com o cromossomo de tipo selvagem que tem uma inversão. A menos que haja *crossing overs* duplos na região invertida, essa heterozigosidade estrutural suprimirá a recombinação. O cromossomo mutante multiplicado então pode ser transmitido para a prole na forma de uma unidade genética intacta.

Muitas vezes, essa técnica de supressão da recombinação foi usada em experimentos com *Drosophila*, na qual o cromossomo invertido geralmente tem uma mutação dominante que permite seu acompanhamento durante uma série de cruzamentos sem exames citológicos. Esse cromossomo marcado por inversão é denominado **balanceador**, pois permite manter um cromossomo de interesse em condição heterozigota sem quebra e recombinação.

A supressão da recombinação por inversão parece ter sido importante na evolução dos cromossomos sexuais em mamíferos. As evidências provêm de análises feitas por Bruce Lahn e David Page, que estudaram 19 genes encontrados nos cromossomos X e Y humano. Esses genes compartilhados ocupam posições diferentes nos cromossomos X e Y – um achado indicando que foram rearranjados por inversões durante a evolução. Além disso, as sequências de DNA das cópias ligadas ao X e ao Y desses genes compartilhados divergiram em diferentes graus. Pela análise da variação no grau de divergência, Lahn e Page distinguiram quatro "níveis evolutivos" nos cromossomos sexuais humanos – regiões nas quais a recombinação foi suprimida por diferentes períodos durante a evolução. Lahn e Page presumem que os cromossomos X e Y se originaram de um par de autossomos algum tempo depois que a linha evolutiva dos mamíferos divergiu da linha de antigos répteis que levou ao surgimento dos dinossauros, crocodilos e aves. Entre 240 e 320 milhões de anos atrás, uma inversão no que se tornaria o cromossomo Y causou a supressão regional da recombinação entre X e Y. Na linhagem que originou os seres humanos, houve no mínimo três outras inversões, duas delas em algum momento entre 80 e 130 milhões de anos atrás e uma delas entre 30 e 50 milhões de anos atrás. O efeito final dessas inversões foi suprimir a recombinação entre a maioria das regiões nos cromossomos X e Y. Por força da seleção natural, genes ativos foram preservados no cromossomo X, mas no cromossomo Y houve degeneração da maioria dos genes pelo acúmulo de mutações aleatórias. Assim, hoje o cromossomo Y tem muito menos genes ativos que o cromossomo X, e os genes remanescentes estão arranjados em outra ordem (**Figura 7.24**).

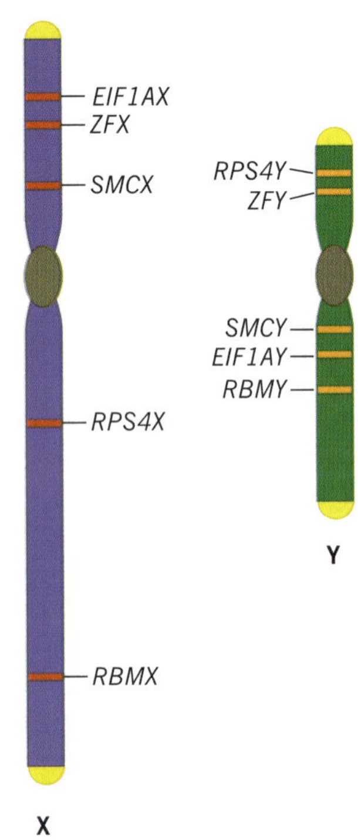

FIGURA 7.24 Ordem de genes compartilhados fora das regiões pseudoautossômicas nos cromossomos X e Y humanos.

PONTOS ESSENCIAIS

- *A recombinação pode reunir mutações favoráveis*
- *Os rearranjos cromossômicos, sobretudo as inversões, podem suprimir a recombinação.*

Exercícios

Aplique a análise genética básica

1. Uma linhagem endogâmica de boca-de-leão de flores roxas e folhas foscas foi cruzada com outra linhagem endogâmica de flores brancas e folhas brilhantes. As plantas da F_1, todas com flores roxas e folhas foscas, foram retrocruzadas com a linhagem de flores brancas e folhas brilhantes, e obtiveram-se as seguintes plantas da F_2: 50 com flores roxas e folhas foscas; 46 com flores brancas e folhas brilhantes; 12 com flores roxas e folhas brilhantes e 10 com flores brancas e folhas foscas. (a) Quais das quatro classes da F_2 são recombinantes? (b) Qual é a evidência da ligação entre os genes para cor das flores e textura das folhas? (c) Faça o diagrama dos cruzamentos desse experimento. (d) Qual é a frequência de recombinação entre os genes que determinam a cor das flores e a textura das folhas? (e) Qual é a distância de mapa genético entre esses genes?

Resposta: (a) As duas últimas classes – flores roxas com folhas brilhantes e flores brancas com folhas foscas – na F_2 são recombinantes. Nenhuma dessas combinações de fenótipos existia nas linhagens usadas no cruzamento inicial. (b) Os recombinantes representam 18,6% das plantas da F_2 – muito menos que os 50% esperados caso os genes da cor da flor e da textura da folha não fossem ligados. Portanto, esses genes estão ligados no mesmo cromossomo no genoma da boca-de-leão. (c) Para representar os cruzamentos, primeiro é preciso atribuir símbolos aos alelos dos genes da cor das flores e da textura das folhas: W = roxa, w = branca; S = fosca, s = brilhante; a letra maiúscula indica que o alelo é dominante. O primeiro cruzamento é $W\ S/W\ S \times w\ s/w\ s$, produzindo plantas da F_1 com o genótipo $W\ S/w\ s$. O retrocruzamento é $W\ S/w\ s \times w\ s/w\ s$, produzindo quatro classes de prole: (1) $W\ S/w\ s$, (2) $w\ s/w\ s$, (3) $W s/w\ s$ e (4) $w\ S/w\ s$. As classes 1 e 2 são tipos parentais, e as classes 3 e 4 são recombinantes. (d) A frequência de recombinação é 18,6%. (e) A distância de mapa genético é estimada pela frequência de recombinação como 18,6 centiMorgans.

2. Qual é a indicação citológica de que houve *crossing over*? Quando e onde você procuraria por ele?

Resposta: É provável que o *crossing over* ocorra do início ao meio da prófase da meiose I. Não é fácil, porém, analisar os cromossomos nesses estágios, e é difícil, se não impossível, identificar as permutas por métodos citológicos. A melhor evidência citológica de que houve *crossing over* é obtida das células perto do fim da prófase da meiose I. Nesse estágio, os homólogos pareados repelem-se levemente, e as permutas entre eles são observadas como quiasmas.

3. Um geneticista estimou o número de permutas ocorridas durante a meiose em cada uma das 100 cromátides distinguidas em gametas. Os dados são:

Número de permutas	Frequência
0	18
1	20
2	40
3	16
4	6

Qual é o comprimento genético, em centiMorgans, do cromossomo analisado nesse estudo?

Resposta: O comprimento genético de um cromossomo é o número médio de permutas em uma cromátide no fim da meiose. Pelos dados disponíveis, a média é $0 \times (18/100) + 1 \times (20/100) + 2 \times (40/100) + 3 \times (16/100) + 4 \times (6/100) = 1{,}72$ M ou 172 cM.

4. Fêmeas de Drosophila heterozigotas para três marcadores recessivos ligados ao X, *y* (corpo amarelo [*yellow*]), *ct* (asas cortadas [*cut*]) e *m* (asas em miniatura [*miniature*]), e seus alelos selvagens foram cruzadas com machos *y ct m*. Obteve-se a seguinte prole:

Classe fenotípica	Número
1. corpo amarelo, asas cortadas e em miniatura	30
2. tipo selvagem	33
3. corpo amarelo	10
4. asas cortadas e em miniatura	12
5. asas em miniatura	8
6. corpo amarelo, asas cortadas	5
7. corpo amarelo, asas em miniatura	1
8. asas cortadas	1
	Total: 100

(a) Que classes são tipos parentais? (b) Que classes representam *crossing overs* duplos? (c) Que gene está no meio dos outros dois? (d) Qual era o genótipo das fêmeas heterozigotas usadas no cruzamento? (Indique a fase de ligação correta, bem como a ordem correta dos marcadores ao longo do cromossomo.)

Resposta: (a) As classes parentais são as mais numerosas; portanto, nesses dados, as classes 1 e 2 são tipos parentais. (b) As classes com *crossing over* duplo são as menos numerosas; portanto, nesses dados, as classes 7 e 8 são as classes com *crossing over* duplo. (c) As classes parentais mostram que os três alelos mutantes entraram nas fêmeas heterozigotas no mesmo cromossomo X; o outro cromossomo X nessas fêmeas tinha, obrigatoriamente, os três alelos selvagens. As classes de *crossing over* duplo informam qual dos três genes está no meio porque o marcador intermediário é separado dos marcadores flanqueadores pelo processo de permuta dupla. Nesses dados, o alelo *ct* está separado de *y* e *m* nas classes de *crossing over* duplo; portanto, o gene *ct* tem de estar entre os genes *y* e *m*. (d) O genótipo das fêmeas heterozigotas usadas no cruzamento era, obrigatoriamente, *y ct m*/+ + +.

5. Um geneticista de *Drosophila* fez experimentos para localizar o gene das cerdas chamuscadas (*singed* [*sn*]) no mapa citológico do cromossomo X. Machos hemizigotos para uma mutação *sn* recessiva foram cruzados com fêmeas que tinham várias deficiências (indicadas por *Df*) no cromossomo X balanceadas em relação a um cromossomo X com múltiplas inversões marcado pela mutação semidominante para olhos em barra (*Bar* [*B*]). Assim, o esquema de cruzamento era machos *sn*/*Y* × fêmeas *Df*/*B*. Os resultados dos cruzamentos com quatro deficiências diferentes são:

Deficiência	Pontos de quebra	Fenótipo das filhas sem olhos em barra
1	2F; 3C	tipo selvagem
2	4D; 5C	tipo selvagem
3	6F; 7E	cerdas chamuscadas
4	7C; 8C	cerdas chamuscadas

O mapa citológico do cromossomo X é dividido em 20 seções numeradas, cada uma delas subdividida em subseções A a F. Onde está o gene *singed* (cerdas chamuscadas) neste mapa citológico?

Resposta: As filhas sem olhos em barra examinadas à procura do fenótipo cerdas chamuscadas tinham genótipo *Df*/*sn*. A mutação de cerdas chamuscadas foi descoberta por meio de duas deficiências, 3 e 4; assim, deve localizar-se na região deletada do cromossomo X que é comum a ambos – ou seja, na região 7C-7E.

6. O heredograma a seguir mostra quatro gerações de uma família descrita em 1928 por M. Madlener. O bisavô, I-1, tem discromatopsia (daltonismo) e hemofilia. Considerando que *c* representa o alelo para discromatopsia e *h*, o alelo para hemofilia, quais são os genótipos dos cinco netos desse homem? Algum indivíduo no heredograma apresenta evidências de recombinação entre os genes para discromatopsia e hemofilia?

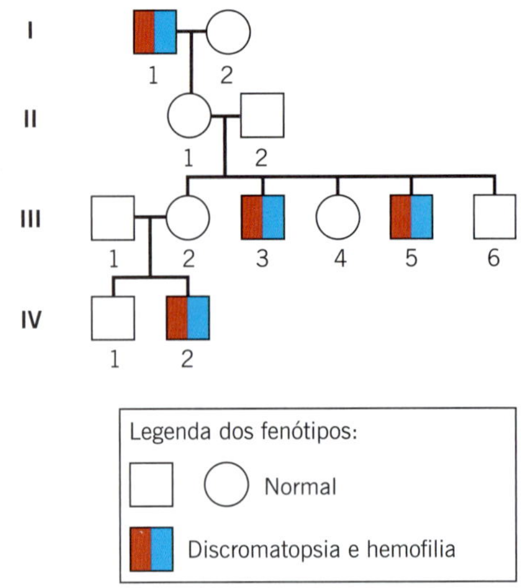

Resposta: Os genes para discromatopsia e para hemofilia são ligados ao X. Como I-1 tem tanto discromatopsia quanto hemofilia, seu genótipo é necessariamente *ch*. Sua filha, II-1, é fenotipicamente normal e, portanto, necessariamente carreia os alelos não mutantes, *C* e *H*, desses dois genes ligados ao X. Além do mais, uma vez que II-1 herdou tanto *c* quanto *h* de seu pai, os dois alelos não mutantes carreados por ela necessariamente encontram-se no cromossomo X que ela herdou da mãe. Portanto, o genótipo de II-1 é *C H*/*c h*, ou seja, ela é um heterozigoto em acoplamento para os dois *loci*. III-2, a primeira neta de I-1, também é um heterozigoto em acoplamento. Inferimos que ela tem esse genótipo porque seu filho tem discromatopsia e hemofilia (*c h*) e seu pai tem fenótipo normal (*C H*). Evidentemente, III-2 herdou o cromossomo *ch* de sua mãe. Entre os netos de sexo masculino de I-1, dois (III-3 e III-5) têm tanto hemofilia quanto discromatopsia; assim, esses netos têm genótipo *c h*. O outro neto de sexo masculino (III-6) não tem discromatopsia nem hemofilia; portanto, seu genótipo é *C H*. O genótipo da neta remanescente (III-4) é incerto. Ela herdou um cromossomo *C H* do pai, mas o cromossomo herdado da mãe pode ser *C H*, *c h*, *C h* ou *c H*. Não é possível determinar pelo heredograma qual desses cromossomos ela recebeu. O máximo que podemos dizer acerca do genótipo de III-4 é que ela carreia um cromossomo com os alelos *C* e *H*.

Nenhum dos quatro netos aos quais podemos atribuir genótipos apresenta evidências de recombinação entre os genes para discromatopsia e hemofilia, assim como nenhum dos dois bisnetos da geração IV. Um desses bisnetos tem genótipo *C H*; o outro, *c h*. Assim, no heredograma como um todo não há evidências de recombinação entre os genes *C* e *H*.

Autoavaliação

Integre diferentes conceitos e técnicas

1. R. K. Sakai, K. Akhtar e C. J. Dubash (1985, *J. Hered.* 76:140-141) apresentaram dados de um grupo de cruzamentos-teste com o mosquito *Anopheles culicifacies*, um vetor da malária no sul da Ásia. Os dados apontavam três mutações: *bw* (olhos castanhos [*brown*]), *c* (olhos incolores [*colorless*]) e *Blk* (corpo preto [*black*]). Em cada cruzamento, heterozigotos para repulsão foram cruzados com mosquitos homozigotos para os alelos recessivos dos genes, e a prole foi classificada em genótipo parental ou recombinante. Há alguma ligação entre esses três genes estudados nos cruzamentos? Em caso afirmativo, elabore um mapa das relações de ligação.

Cruzamento	Heterozigoto para repulsão	Progênie: Genitores	Progênie: Recombinante	Porcentagem de recombinação
1	*bw* +/+ *c*	850	503	37,2
2	*bw* +/+ *Blk*	750	237	24,0
3	*c* +/+ *Blk*	629	183	22,5

Resposta: Em cada cruzamento, a frequência de recombinação é inferior a 50%, portanto os três *loci* estão ligados. Para representá-los em um mapa de ligação, estimamos as distâncias entre cada par de genes a partir das frequências de recombinação observadas:

$$\underbrace{bw\text{—}24{,}0\text{—}Blk\text{—}22{,}5\text{—}c}_{37{,}2}$$

Observe que a frequência de recombinação entre *bw* e c (37,2%, do cruzamento 1) é bem menor que a distância real entre esses genes (46,5). Isso mostra que, no caso de genes muito separados, a frequência de recombinação subestima a verdadeira distância de mapa.

2. Cerdas chamuscadas (*sn*), asas sem nervuras transversais (*cv*) e cor vermelhão dos olhos (*v*) são causadas por alelos mutantes recessivos de três genes ligados ao X em *Drosophila melanogaster*. No cruzamento-teste de uma fêmea heterozigota para todos esses três genes com um macho de cerdas chamuscadas, asas sem nervuras transversais e olhos vermelhão, obteve-se a seguinte prole:

Classe	Fenótipo	Número
1	cerdas chamuscadas, asas sem nervuras transversais, olhos vermelhão	3
2	asas sem nervuras transversais, olhos vermelhão	392
3	olhos vermelhão	34
4	asas sem nervuras transversais	61
5	cerdas chamuscadas, asas sem nervuras transversais	32
6	cerdas chamuscadas, olhos vermelhão	65
7	cerdas chamuscadas	410
8	tipo selvagem	3
		Total: 1.000

Qual é a ordem correta desses três genes no cromossomo X? Quais são as distâncias de mapa genético entre *sn* e *cv*, *sn* e *v*, e *cv* e *v*? Qual é o coeficiente de coincidência?

Resposta: Antes de tentar analisar esses dados, é preciso determinar o genótipo da fêmea heterozigota que produziu as oito classes de prole. Para fazer isso, identificamos as duas classes parentais (2 e 7), que são as mais numerosas. Essas classes informam que a fêmea heterozigota tinha as mutações *cv* e *v* em um dos cromossomos X e a mutação *sn* no outro. Portanto, o genótipo era (*cv* + *v*)/(+ *sn* +), escritos entre parênteses para indicar incerteza acerca da ordem dos genes.

Para determinar a ordem dos genes, é preciso identificar as classes com *crossing over* duplo entre os seis tipos de prole recombinante. Essas são as classes 1 e 8, as menos numerosas. Elas mostram que o gene *singed* está entre os genes *crossveinless* e *vermilion*. Podemos verificar isso investigando o efeito de um *crossing over* duplo em uma fêmea que tem o genótipo.

$$\frac{cv + v}{+ sn +}$$

Duas permutas nesse genótipo produzem gametas *cv sn v* ou + + +, que correspondem às classes 1 e 8, os *crossing overs* duplos observados. Assim, a ordem proposta dos genes – *cv sn v* – está correta.

Estabelecida a ordem dos genes, agora é possível identificar quais classes recombinantes representam *crossing overs* entre *cv* e *sn*, e quais representam *crossing overs* entre *sn* e *v*.

Crossing overs entre *cv* e *sn*:

Classe:	3		5		1		8		
Número:	34	+	32	+	3	+	3	=	72

Crossing overs entre *sn* e *v*:

Classe:	4		6		1		8		
Número:	61	+	65	+	3	+	3	=	132

Determinamos as distâncias entre esses pares de genes calculando o número médio de *crossing overs*. Entre *cv* e *sn*, a distância é 72/1.000 = 7,2 cM, e entre *sn* e *v* é 132/1.000 = 13,2 cM. Podemos estimar a distância entre *cv* e *v* como a soma desses valores: 7,2 + 13,2 = 20,4 cM. Portanto, o mapa de ligação desses três genes é:

cv–7,2–*sn*–13,2–*v*

Para calcular o coeficiente de coincidência, usamos as frequências observada e esperada de *crossing overs* duplos:

$$c = \frac{\text{frequência observada de } \textit{crossing overs} \text{ duplos}}{\text{frequência esperada de } \textit{crossing overs} \text{ duplos}} = \frac{0{,}006}{0{,}072 \times 0{,}132} = 0{,}63$$

que indicam apenas interferência moderada.

3. Uma geneticista de *Drosophila* está estudando uma mutação recessiva letal, *I(1)r13*, localizada no cromossomo X. Essa mutação é mantida em um estoque com um cromossomo X balanceador marcado com uma mutação semidominante para olhos em barra (*B*). Em condição homozigota e hemizigota, a mutação *B* reduz os olhos a barras estreitas. Na condição heterozigota, causa olhos reniformes. As moscas homozigotas ou hemizigotas para o alelo selvagem de *B* têm olhos grandes e esféricos. Para manter a mutação *l(1)r13*, a cada geração a geneticista cruza machos *B* com fêmeas *l(1)r13/B* e seleciona as filhas de olhos reniformes para cruzamento com seus irmãos de olhos em barra. O objetivo da geneticista é determinar a localização citológica de *l(1)r13*. Para isso, ela cruza fêmeas *l(1)r13/B* com vários machos que têm duplicações de segmentos curtos do cromossomo X em seus genomas. Todas as duplicações estão vinculadas ao cromossomo Y. Assim, o genótipo dos machos usados nesses cruzamentos pode ser representado como *X/Y-Dp*. A geneticista examina a prole de cada cruzamento à procura de machos sem olhos em barra. A partir dos resultados apresentados na tabela a seguir, determine a localização citológica de *l(1)r13*.

Nome *Dp*	Segmento *Dp**	Existência de machos sem olhos em barra
1	2D–3D	Sim
2	3A–3E	Sim
3	3D–4A	Não
4	4A–4D	Não
5	4B–4E	Não

*O braço longo do cromossomo X é dividido em 20 seções numeradas, começando com a seção 1 na extremidade e terminando com a seção 20 perto do centrômero. Cada seção é subdividida em seis subseções, ordenadas alfabeticamente de A a F. A subseção A está na parte superior de cada seção numerada.

Resposta: O cruzamento para conservar a mutação letal é de machos *B/Y* × fêmeas *l(1)r13/B* → machos *B/Y* (olhos em barra), machos *l(1)r13/Y* (morrem), fêmeas *l(1)r13/B* (olhos reniformes) e fêmeas *B/B* (olhos em barra). A cada geração, os machos *B/Y* e as fêmeas *l(1)r13/B* são selecionados para cruzamentos a fim de perpetuar a mutação letal. Um cruzamento para determinar a localização citológica da mutação letal pode ser representado como fêmeas *l(1)r13/B* × machos *X/Y-Dp* → machos *l(1) r13/Y-Dp* (se viáveis, sem olhos em barra), machos *B/Y-Dp* (olhos em barra), fêmeas *l(1)r13/X* (sem olhos em barra) e fêmeas *B/X* (olhos reniformes). A primeira classe de moscas – machos sem olhos em barra – informa se uma duplicação específica "cobre" ou não a mutação letal. Se isso acontecer, esses machos aparecerão na prole. Caso contrário, eles não aparecerão. A partir desses dados, verificamos que duas duplicações, *Dp 1* e *Dp 2*, cobrem a mutação letal. Assim, a mutação tem de estar dentro dos limites dessas duplicações – ou seja, entre 2D e 3E. Podemos refinar a localização da mutação letal observando que há superposição das duas duplicações desde a subseção 3A até a subseção 3D. Portanto, a mutação está obrigatoriamente na região 3A-3D do cromossomo X.

4. Uma mulher tem duas características dominantes, cada uma delas causada por uma mutação em um gene diferente: catarata (uma anormalidade oftálmica), por herança paterna, e polidactilia (um dedo extranumerário), por herança materna. O marido não tem essas características. Se os genes dessas duas características estiverem 15 cM distantes no mesmo cromossomo, qual é a chance de que o primeiro filho desse casal tenha catarata e polidactilia?

Resposta: Para calcular a chance de que a criança tenha as duas características, primeiro é preciso determinar a fase de ligação dos alelos mutantes no genótipo da mulher. Como ela herdou a mutação para catarata do pai e a mutação para polidactilia da mãe, os alelos mutantes têm de estar em cromossomos opostos, ou seja, na fase de repulsão da ligação:

$$\frac{C\,+}{+\,P}$$

Para que uma criança herde os dois alelos mutantes, a mulher precisaria produzir um ovócito com um cromossomo recombinante, *C P*. É possível estimar a probabilidade desse evento a partir da distância entre os dois genes, 15 cM, que, por causa da interferência, deve ser equivalente à recombinação de 15%. No entanto, apenas metade dos recombinantes será *C P*. Assim, a chance de que a criança herde os dois alelos mutantes é de (15/2)% = 7,5%.

Avaliação adicional

Entenda melhor e desenvolva a capacidade analítica

7.1 Mendel desconhecia a existência de cromossomos. Caso conhecesse, que modificação poderia ter feito no princípio da distribuição independente?

7.2 De um cruzamento entre indivíduos com os genótipos *Cc Dd Ee* × *cc dd ee*, adveio uma prole de 1.000 indivíduos. A classe $C^- D^-$ *ee* tinha 351 indivíduos. Os genes *c*, *d* e *e* estão no mesmo cromossomo ou em diferentes cromossomos? Explique.

7.3 Se *a* está ligado a *b*, e *b* a *c*, e *c* a *d*, um experimento de recombinação detectaria ligação gênica entre *a* e *d*? Explique.

7.4 Os camundongos têm 19 autossomos no genoma, todos com quase o mesmo tamanho. Qual é a chance de que dois genes autossômicos escolhidos aleatoriamente estejam no mesmo cromossomo?

7.5 Genes em cromossomos diferentes recombinam-se com uma frequência de 50%. É possível que dois genes no mesmo cromossomo se recombinem com essa frequência?

7.6 Se dois *loci* estiverem distantes 10 cM, que proporção das células na prófase da primeira divisão meiótica conterá um *crossing over* simples na região entre eles?

7.7 Os genes *a* e *b* estão distantes 20 cM. Um indivíduo $a^+ b^+ / a^+ b^+$ foi cruzado com outro *a b*/ *a b*.

(a) Represente o cruzamento em um diagrama e mostre os gametas produzidos por cada genitor e o genótipo da F_1.
(b) Que gametas os indivíduos da F_1 podem produzir? Em que proporções?
(c) Qual seria a prole esperada do cruzamento da F_1 com indivíduos *ab*/ *ab*? Em que proporções?
(d) Esse é um exemplo da fase de ligação de acoplamento ou repulsão?
(e) Qual seria a prole esperada do intercruzamento da F_1? Em que proporções?

7.8 Responda às perguntas (a) a (e) do problema anterior supondo que o cruzamento original tenha sido $a^+ b / a^+ b \times a\, b^+ / a\, b^+$.

7.9 Se a frequência de recombinação nos dois problemas anteriores fosse de 40% em vez de 20%, que alteração ocorreria na proporção de gametas e da prole do cruzamento-teste?

7.10 Uma variedade homozigota de milho de folhas vermelhas e sementes normais foi cruzada com outra variedade homozigota de folhas verdes e sementes no pendão. Em seguida, os híbridos foram retrocruzados com a variedade de folhas verdes e sementes no pendão, e obteve-se a seguinte prole: 124 de folhas vermelhas e sementes normais; 126 de folhas vermelhas e sementes no pendão; 125 de folhas verdes e sementes normais; 123 de folhas verdes e sementes no pendão. Há ligação entre os genes que determinam a cor da planta e o tipo de semente? Explique.

7.11 Uma fêmea de tipo selvagem da mosca-das-frutas heterozigota para genes que controlam a cor do corpo e o comprimento das asas foi cruzada com um macho mutante homozigoto de corpo preto (alelo *b*) e asas vestigiais (alelo *vg*). O cruzamento produziu a seguinte prole: 126 de corpo cinza e asas normais; 24 de corpo cinza e asas vestigiais; 26 de corpo preto e asas normais; 124 de corpo preto e asas vestigiais. Esses dados indicam ligação entre os genes para cor do corpo e comprimento da asa? Qual é a frequência de recombinação? Represente o cruzamento, mostrando o arranjo dos marcadores genéticos nos cromossomos.

7.12 Outra fêmea de mosca-das-frutas com fenótipo selvagem heterozigota para os dois genes mencionados no problema anterior foi cruzada com um macho homozigoto de corpo preto e asas vestigiais. O cruzamento produziu a seguinte prole: 23 de corpo cinza e asas normais; 127 de corpo cinza e asas vestigiais; 124 de corpo preto e asas normais; 26 de corpo preto e asas vestigiais. Esses dados indicam ligação? Qual é a frequência de recombinação? Represente o cruzamento, mostrando o arranjo dos marcadores genéticos nos cromossomos.

7.13 Em coelhos, o alelo dominante *C* é necessário para pelagem colorida; o alelo recessivo *c* produz pelagem incolor (albino). Na presença de no mínimo um alelo *C*, outro gene determina se a pelagem é preta (*B*, dominante) ou castanha (*b*, recessivo). Uma linhagem homozigota de coelhos com pelagem castanha foi cruzada com uma linhagem homozigota de albinos. Em seguida, a F_1 foi cruzada com coelhos homozigotos duplos recessivos, produzindo os seguintes resultados: 34 de pelagem preta; 66 de pelagem castanha; 100 de pelagem albina. Há ligação entre os genes *b* e *c*? Qual é a frequência de recombinação? Represente o cruzamento, mostrando o arranjo dos marcadores genéticos nos cromossomos.

7.14 Em tomateiros, a planta alta (*D*) é dominante em relação à planta anã (*d*) e o fruto esférico (*P*) é dominante em relação ao fruto piriforme (*p*). Os genes para altura da planta e formato do fruto são ligados com recombinação de 20% entre eles. Uma planta alta (I) com fruto esférico foi cruzada com uma planta anã de fruto piriforme. O resultado foi: 81 plantas altas com fruto esférico; 79 plantas anãs com fruto piriforme; 22 plantas altas com fruto piriforme; 17 plantas anãs com fruto esférico. Outra planta alta de fruto esférico (II) foi cruzada com a planta anã de fruto piriforme, com o seguinte resultado: 21 plantas altas com fruto piriforme; 18 plantas anãs com fruto esférico; 5 plantas altas com fruto esférico; 4 plantas anãs com fruto piriforme. Componha um diagrama desses dois cruzamentos, mostrando os marcadores genéticos nos cromossomos. Se duas plantas altas com frutos esféricos fossem cruzadas uma com a outra, ou seja I × II, que classes fenotípicas seriam esperadas desse cruzamento? Em que proporções?

7.15 Em *Drosophila*, os genes *sr* (tórax listrado [*stripe*]) e *e* (corpo ébano [*ebony*]) estão localizados a 62 e 70 cM, respectivamente, da extremidade esquerda do cromossomo 3. Uma fêmea listrada homozigota para e^+ foi cruzada com um macho de corpo ébano homozigoto para sr^+. Toda a prole apresentou fenótipo selvagem (corpo cinza e sem listras).

(a) Que tipos de gametas serão produzidos pelas fêmeas da F_1? Em que proporções?
(b) Que tipos de gametas serão produzidos pelos machos da F_1? Em que proporções?
(c) Qual é a prole esperada do cruzamento de fêmeas da F_1 com machos de corpo ébano e listrado? Em que proporções?
(d) Qual seria a prole esperada do intercruzamento de machos e fêmeas da F_1? Em que proporções?

7.16 Em *Drosophila*, os genes *a* e *b* estão nas posições 22,0 e 42,0 no cromossomo 2, e os genes *c* e *d* estão nas posições 10,0 e 25,0 no cromossomo 3. Uma mosca homozigota para os alelos selvagens desses quatro genes foi cruzada com uma mosca homozigota para os alelos recessivos, e as fêmeas da F_1 foram retrocruzadas com os pais recessivos quádruplos. Qual seria a prole esperada desse retrocruzamento? Em que proporções?

7.17 Os genes de *Drosophila vg* (asas vestigiais) e *cn* (olhos cinabre) estão localizados em 67,0 e 57,0, respectivamente, no cromossomo 2. Uma fêmea de uma linhagem homozigota de moscas com asas vestigiais foi cruzada com um macho de uma linhagem homozigota de moscas com olhos cinabre. Os híbridos da F_1 tinham fenótipo selvagem (asas longas e olhos vermelho-escuros).

(a) Quantos tipos diferentes de gametas poderiam produzir as fêmeas da F_1? Em que proporções?
(b) Que tipo de prole seria esperado do cruzamento dessas fêmeas com machos de olhos cinabre e asas vestigiais? Em que proporções?

7.18 Em *Drosophila*, os genes *st* (olhos escarlate [*scarlet*]), *ss* (ausência de cerdas [*spineless*]) e *e* (corpo ébano [*ebony*]) estão localizados no cromossomo 3, e as posições de mapa são:

st	*ss*	*e*
44	58	70

Todas essas mutações são recessivas em relação ao alelo selvagem (st^+, olhos vermelho-escuros; ss^+, cerdas lisas; e^+, corpo cinza). Fêmeas com fenótipo selvagem e genótipo $st\ ss\ e^+/st^+\ ss^+\ e$ foram cruzadas com machos triplamente recessivos. Preveja os fenótipos da prole e as frequências com que ocorrem supondo que (a) não haja interferência e (b) haja interferência completa.

7.19 No milho, os genes *Pl* para folhas roxas (*purple*) (dominante em relação a *pl*, para folhas verdes), *sm* para estilo-estigma salmão (*salmon*) (recessivo em relação a *Sm*, para estilo-estigma amarelo) e *py* para vegetal pigmeu (*pigmy*) (recessivo em relação a *Py*, para vegetal de tamanho normal) estão no cromossomo 6, com as seguintes posições de mapa:

pl	*sm*	*py*
45	55	65

Híbridos do cruzamento *Pl sm py/Pl sm py* × *pl Sm Py/pl Sm Py* foram submetidos a cruzamento-teste com plantas *pl sm py/pl sm py*. Preveja os fenótipos da prole e as frequências com que ocorrem supondo que (a) não haja interferência e (b) haja interferência completa.

7.20 No milho, os genes *Tu*, *j2* e *gl3* estão localizados no cromossomo 4 nas posições de mapa 101, 106 e 112, respectivamente. Se plantas homozigotas para os alelos recessivos desses genes forem cruzadas com plantas homozigotas para os alelos dominantes, e for realizado cruzamento-teste das plantas da F_1 com plantas recessivas triplas, que genótipos você espera encontrar? Em que proporções? Considere que a interferência é completa nesse intervalo de mapa.

7.21 Um geneticista de *Drosophila* fez um cruzamento entre fêmeas homozigotas para as três mutações recessivas ligadas ao X (*y*, corpo amarelo [*yellow*]; *ec*, formato de olhos equino [*echinus*]; *w*, cor dos olhos branca [*white*]) e machos de tipo selvagem. Em seguida, cruzou as fêmeas da F_1 com machos mutantes triplos e obteve os seguintes resultados:

Fêmeas	Machos	Número
+ + +/*y ec w*	+ + +	475
y ec w/*y ec w*	*y ec w*	469
y + +/*y ec w*	*y* + +	8
+ *ec w*/*y ec w*	+ *ec w*	7
y + *w*/*y ec w*	*y* + *w*	18
+ *ec* +/*y ec w*	+ *ec* +	23
+ + *w*/*y ec w*	+ + *w*	0
y ec +/*y ec w*	*y ec* +	0

Determine a ordem dos três *loci y*, *ec* e *w* e estime as distâncias entre eles no mapa de ligação do cromossomo X.

7.22 Um geneticista de *Drosophila* fez um cruzamento entre fêmeas homozigotas para as três mutações ligadas ao X (*y*, corpo amarelo [*yellow*]; *B*, formato de olhos em barra [*bar*]; *v*, cor vermelhão dos olhos [*vermilion*]) e machos de tipo selvagem. As fêmeas da F_1, que tinham corpo cinza e olhos em barra com pigmento vermelho-escuro, foram cruzadas com machos $y\ B^+\ v$, com o seguinte resultado:

Fenótipo	Número
corpo amarelo, olhos em barra, vermelhão, tipo selvagem	546
corpo amarelo, olhos em barra, vermelhão	244
corpo amarelo, olhos vermelhão, olhos em barra	160
corpo amarelo olhos em barra, olhos vermelhão	50

Determine a ordem desses três *loci* no cromossomo X e estime as distâncias entre eles.

7.23 O cruzamento-teste de fêmeas de *Drosophila* heterozigotas para três mutações recessivas *e* (corpo ébano [*ebony*]), *st* (olhos escarlate [*scarlet*]) e *ss* (ausência de cerdas [*spineless*]) obteve a seguinte prole:

Fenótipo	Número
tipo selvagem	67
corpo ébano	8
corpo ébano, olhos escarlate	68
corpo ébano, ausência de cerdas	347
corpo ébano, olhos escarlate, ausência de cerdas	78
olhos escarlate	368
olhos escarlate, ausência de cerdas	10
ausência de cerdas	54

(a) O que indica que os genes estão ligados?
(b) Qual era o genótipo das fêmeas heterozigotas originais?
(c) Qual é a ordem dos genes?
(d) Qual é a distância de mapa entre *e* e *st*?
(e) Qual é a distância de mapa entre *e* e *ss*?
(f) Qual é o coeficiente de coincidência?
(g) Faça o diagrama dos cruzamentos desse experimento.

7.24 Considere uma fêmea de *Drosophila* com o seguinte genótipo do cromossomo X:

$$\frac{w \quad dor^+}{w^+ \quad dor}$$

Os alelos recessivos *w* e *dor* causam cores dos olhos mutantes (branca e laranja-escuro, respectivamente). No entanto, *w* é epistático em relação a *dor*, ou seja, os genótipos *w dor/Y* e *w dor/w* produzem olhos brancos. Se houver recombinação de 40% entre *w* e *dor*, que proporção dos filhos machos dessa fêmea heterozigota terá fenótipo mutante? Que proporção terá olhos vermelhos ou laranja-escuro?

7.25 Em *Drosophila*, as mutações recessivas ligadas ao X *prune* (*pn*) e *garnet* (*g*) recombinam-se com frequência de 0,4. Essas duas mutações tornam os olhos castanhos em vez de vermelho-escuros. Fêmeas homozigotas para a mutação *pn* foram cruzadas com machos hemizigotos para a mutação *g*, e as filhas da F_1, todas com olhos vermelho-escuros, foram cruzadas com os irmãos de olhos castanhos. Preveja a frequência de filhos machos que terão olhos vermelho-escuros nesse último cruzamento.

7.26 Suponha que haja em *Drosophila* três genes ligados ao X, *x*, *y* e *z*, e que cada alelo mutante seja recessivo em relação ao alelo selvagem. O cruzamento entre fêmeas heterozigotas para esses três *loci* e machos de tipo selvagem produziu a seguinte prole:

Fêmeas	+ + +	1.010
Machos	+ + +	39
	+ + *z*	430
	+ *y z*	32
	x + +	27
	x y +	441
	x y z	31
		Total: 2.010

Usando esses dados, construa um mapa de ligação gênica dos três genes e calcule o coeficiente de coincidência.

7.27 No nematódeo *Caenorhabditis elegans*, os genes ligados *dpy* (corpo troncudo [*dumpy*]) e *unc* (comportamento descoordenado [*uncoordinated*]) recombinam-se com uma frequência *P*. Se um heterozigoto para repulsão com mutações recessivas nesses genes for autofertilizado, que fração da prole terá corpo troncudo e movimentos descoordenados simultaneamente?

7.28 No cruzamento-teste a seguir, os genes *a* e *b* estão distantes 20 cM, e os genes *b* e *c* estão distantes 10 cM: *a* + *c*/+ *b* + × *a b c*/*a b c*. Se o coeficiente de coincidência for 0,5 nesse intervalo no mapa de ligação, quantos indivíduos homozigotos recessivos triplos são esperados na prole de 1.000 indivíduos?

7.29 Fêmeas de *Drosophila* heterozigotas para três mutações recessivas, *a*, *b* e *c*, foram cruzadas com machos homozigotos para as três mutações. O resultado do cruzamento foi:

Fenótipo	Número
+ + +	75
+ + *c*	348
+ *b c*	96
a + +	110
a b +	306
a b c	65

Faça um mapa de ligação mostrando a ordem correta desses três genes e estime as distâncias entre eles.

7.30 Um segundo cromossomo de *Drosophila* que tinha uma mutação letal recessiva, *l(2)g14*, foi perpetuado com um cromossomo balanceador marcado por uma mutação dominante para asas recurvadas (*curly*). Essa última mutação, designada *Cy*, também está associada a um efeito letal recessivo, mas esse efeito é diferente do efeito de *l(2)gl4*. Assim, as moscas *l(2)gl4/Cy* sobrevivem e têm asas recurvadas. Moscas sem a mutação *Cy* têm asas retas. Um pesquisador cruzou fêmeas *l(2)gl4/ Cy* com machos que tinham os segundos cromossomos com diferentes deleções (todos homozigotos letais) balanceados em relação ao cromossomo *Cy* (genótipo *Df/ Cy*). Cada cruzamento foi classificado quanto à presença ou ausência de prole com asas retas.

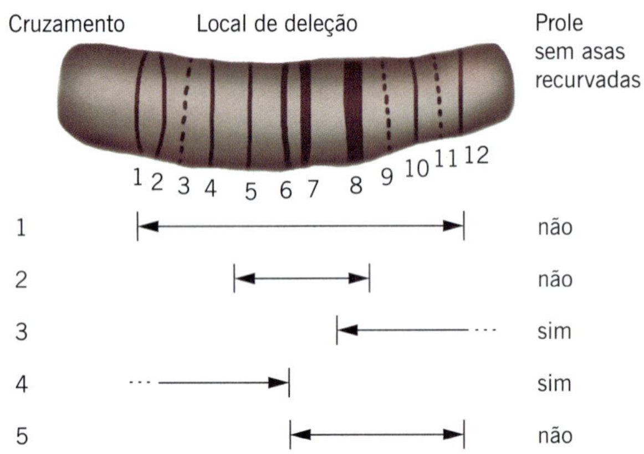

Em que banda está localizada a mutação letal *l(2)gl4*?

7.31 O heredograma a seguir, apresentado em 1937 por C. L. Birch, mostra a herança de discromatopsia e hemofilia ligadas ao X em uma família. Qual é o genótipo de II-2? Algum de seus filhos proporciona evidência de recombinação entre os genes da discromatopsia e da hemofilia?

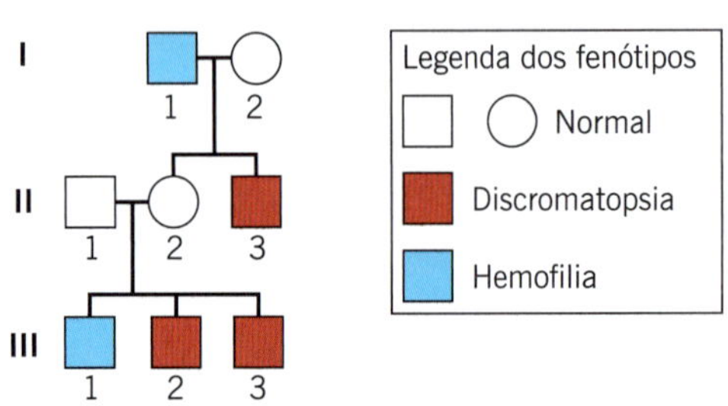

7.32 O heredograma a seguir, apresentado em 1938 por B. Rath, mostra a herança de discromatopsia e hemofilia ligadas ao X em uma família. Quais são os possíveis genótipos de II-1? Para cada genótipo possível, avalie se os filhos de II-1 têm evidências de recombinação entre os genes para discromatopsia e hemofilia.

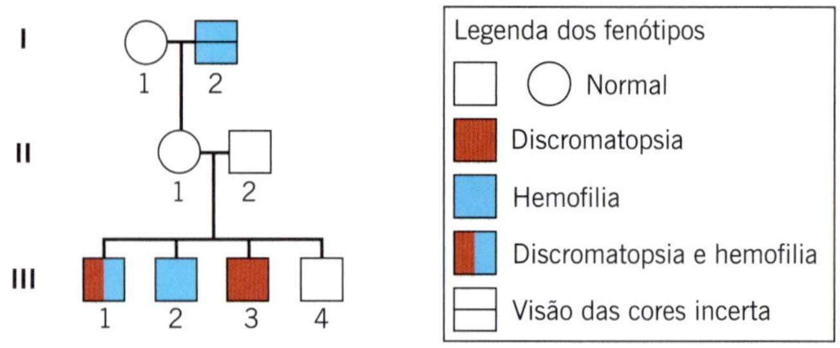

7.33 Uma mulher normal, cujo pai tinha discromatopsia, casou-se com um homem normal, e seu primeiro filho, um menino, é hemofílico. Tanto a discromatopsia quanto a hemofilia são causadas por mutações recessivas ligadas ao X, e os genes em questão são separados por 10 cM. Esse casal pretende ter outro filho. Qual é a probabilidade de que ele tenha hemofilia? E para a discromatopsia? Qual a probabilidade de ter ambas as condições? E nenhuma delas?

7.34 Duas linhagens de milho, M1 e M2, são homozigotas para quatro mutações recessivas, *a*, *b*, *c* e *d*, em um dos grandes cromossomos no genoma. A linhagem W1 é homozigota para os alelos dominantes dessas mutações. Os híbridos produzidos pelo cruzamento de M1 e W1 apresentam muitas classes diferentes de recombinantes, enquanto os híbridos produzidos pelo cruzamento de M2 e W1 não têm recombinantes. Qual é a diferença entre M1 e M2?

7.35 Um geneticista estudioso de *Drosophila* identificou uma linhagem de moscas com uma grande inversão no braço esquerdo do cromossomo 3. Essa inversão inclui duas mutações, *e* (corpo ébano [*ebony*]) e *cd* (olhos vermelho-vivo [*cardinal*]), e é ladeada por duas outras mutações, *sr* (tórax listrado [*stripe*]) à direita e *ro* (olhos rugosos [*rough*]) à esquerda. O geneticista quer substituir as mutações *e* e *cd* dentro da inversão por seus alelos selvagens e pretende fazer isso recombinando o cromossomo invertido, mutante múltiplo, com um cromossomo sem inversão, de tipo selvagem. Com que evento o geneticista está contando para alcançar seu objetivo? Explique.

Genômica na Web em http://www.ncbi.nlm.nih.gov

Os mapas cromossômicos foram elaborados pela primeira vez por T. H. Morgan e seus alunos, que usaram *Drosophila* como organismo experimental.

1. Encontre no mapa genético as posições dos genes *w* (olhos brancos), *m* (asas em miniatura) e *f* (cerdas bifurcadas) no cromossomo X (também designado cromossomo 1) de *Drosophila melanogaster*.

2. Encontre as posições desses três genes no mapa citogenético do cromossomo X de *D. melanogaster*.

Dica: No *site*, clique em *Genomes* e, depois, busque as informações sobre *Drosophila* utilizando a ferramenta *External Resources*, a fim de acessar o *Flybase*, a base de dados com as informações genômicas de *Drosophila*. Na página principal de *Flybase*, procure por um dos três genes para encontrar as localizações genéticas e citológicas.

3. Use a função *Map Viewer* no *site* para localizar *w*, *m* e *f* no ideograma do cromossomo X.

4. Genes homólogos são genes derivados de um ancestral comum. O gene *SRY* responsável pela determinação do sexo em seres humanos está localizado no cromossomo Y. Um homólogo desse gene, chamado *SOX3*, localiza-se no cromossomo X. Encontre esses dois genes nos ideogramas dos cromossomos sexuais humanos. Em que bandas estão localizados?

5. *RBMX* e *RBMY* são outro par de genes homólogos nos cromossomos X e Y humanos. Localize esses dois genes em relação a *SOX3* e *SRY*. À luz da história evolutiva dos cromossomos X e Y, qual poderia ser o responsável pelas posições desses dois pares de genes nos cromossomos sexuais?

Dica: Pesquise usando a função *Find in This View* na página *Map Viewer* do *site*.

8

Genética de Bactérias e seus Vírus

PANORAMA

- Vírus e bactérias em genética
- Genética dos vírus
- Genética das bactérias
- Mecanismos de troca genética em bactérias

Bactérias multidrogarresistentes (MDR) | Uma bomba-relógio?

Oscar Peterson, filho de noruegueses que imigraram para a fronteira de Minnesota no fim do século 19, era uma criança feliz. Mas essa infância feliz durou pouco. Logo, sua mãe adoeceu, com tosse incessante, dor torácica e febre alta. Sua mãe tinha tuberculose (TB), uma doença temida, causada pela bactéria *Mycobacterium tuberculosis*. A TB é altamente contagiosa porque o *M. tuberculosis* é transmitido por gotículas em aerossol produzidas quando uma pessoa infectada tosse ou espirra. Muitas vezes era fatal, porque não existia tratamento eficaz na época. Prescrevia-se ar fresco e, por isso, a família Peterson dormia com as janelas abertas, mesmo durante os meses de inverno. A mãe de Oscar morreu quando ele tinha 14 anos, e sua vida imediatamente mudou. Ele abandonou a escola para cuidar dos irmãos mais novos enquanto o pai trabalhava.

Milhares de famílias pioneiras como os Petersons lutaram para sobreviver ao flagelo da tuberculose na primeira parte do século 20. Depois, antibióticos foram descobertos e houve uma revolução no tratamento das doenças bacterianas. Durante as décadas de 1940 e 1950, os cientistas descobriram um arsenal de antibióticos muito efetivos e a incidência de TB caiu substancialmente. Na verdade, muitos médicos acreditavam que a TB poderia ser totalmente erradicada. Infelizmente, estavam errados!

Hoje, muitas cepas de *M. tuberculosis* são resistentes a inúmeros fármacos e antibióticos. Essas cepas resistentes são de dois tipos: cepas multidrogarresistentes (MDR), que resistem à maioria dos antibióticos habitualmente prescritos, e cepas extremamente resistentes (XDR), resistentes também aos antibióticos usados no tratamento da TB MDR. As cepas MDR e XDR do *M. tuberculosis* são encontradas no mundo inteiro.

Qual é a gravidade da ameaça que o surgimento de bactérias MDR e XDR representa para a saúde humana? Dr. Lee Reichman, um dos grandes especialistas mundiais em tuberculose, definiu *M. tuberculosis* MDR como uma "bomba-relógio". Talvez devamos começar a tomar providências no tocante a combater a crise da tuberculose MDR e XDR agora – antes que a "bomba" exploda.

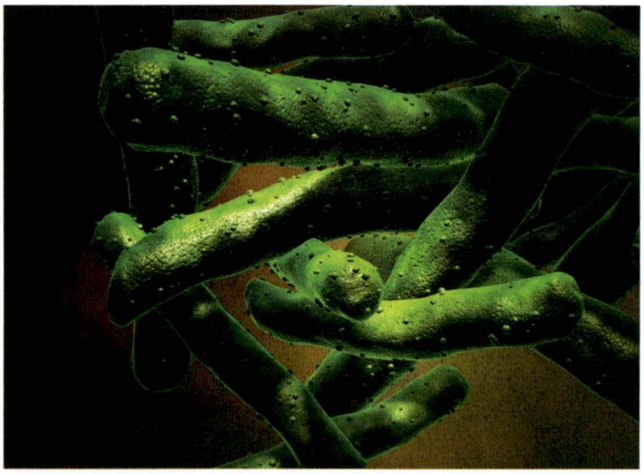

Medical RF/Phototake.

Mycobacterium tuberculosis, a bactéria causadora da tuberculose em seres humanos.

Vírus e bactérias em genética

Bactérias e vírus fizeram contribuições importantes para a ciência da genética.

Vivemos em um mundo com incontáveis bactérias e vírus. Algumas bactérias, como *M. tuberculosis*, são prejudiciais; outras, como as que usamos para produzir iogurte, são úteis. As bactérias são importantes nos ecossistemas do planeta. Elas erodem as rochas, capturam energia das substâncias no ambiente, fixam o nitrogênio atmosférico em substâncias que podem ser usadas por outros organismos e decompõem o corpo de organismos mortos. Se as bactérias não desempenhassem essas funções, não existiria vida como a conhecemos. Esses microrganismos possibilitam a sobrevivência de grandes organismos multicelulares como nós.

Os geneticistas começaram a estudar as bactérias e seus vírus em meados do século 20, anos depois da consolidação dos princípios de Mendel e da teoria cromossômica da hereditariedade. Para os primeiros geneticistas bacterianos e virais, esses microrganismos pareciam oferecer a possibilidade de ampliar a análise genética até um nível bioquímico mais profundo – na verdade, até as moléculas que constituem os genes e os cromossomos. Como veremos neste capítulo e nos subsequentes, essa perspectiva empolgante foi concretizada. A análise genética de bactérias e vírus possibilitou que pesquisadores sondassem a natureza química dos genes e seus produtos. Tudo que agora chamamos de biologia molecular se baseia no estudo de bactérias e vírus.

Para um pesquisador, as bactérias e os vírus têm diversas vantagens em comparação com organismos como milho ou *Drosophila*. A primeira é que são pequenos, reproduzem-se com rapidez e formam grandes populações em questão de dias. Um estudioso consegue cultivar 10^{10} bactérias em um pequeno tubo de cultura; 10^{10} *Drosophila*, por sua vez, encheriam um cômodo de 4,3 m × 4,3 m × 4,3 m. A segunda vantagem é que bactérias e vírus conseguem crescer em meios de cultura bioquimicamente definidos. Como os constituintes do meio de cultura podem ser modificados à vontade, um pesquisador é capaz de identificar as necessidades químicas do organismo e investigar como ele processa essas substâncias durante seu metabolismo. Também é possível acrescentar fármacos como antibióticos ao meio para destruir as bactérias seletivamente. Esse tipo de tratamento possibilita ao pesquisador identificar cepas resistentes e sensíveis de uma espécie de bactérias – por exemplo, para verificar se *M. tuberculosis* cultivado em material colhido de um paciente é resistente a determinado antibiótico. A terceira vantagem é que bactérias e vírus têm estruturas e fisiologia relativamente simples. Portanto, são ideais para o estudo de processos biológicos fundamentais. Por fim, é fácil detectar a variabilidade genética entre esses microrganismos. Ao examinarmos bactérias ou vírus, quase sempre constatamos que têm fenótipos diversos e que essas diferenças são herdáveis. Por exemplo, algumas cepas de uma espécie bacteriana conseguem crescer em um meio definido bioquimicamente cuja única fonte de energia é a lactose, mas outras não. As cepas que não conseguem crescer nesse tipo de meio são mutantes em relação ao metabolismo da lactose. A capacidade de obter cepas mutantes de bactérias e vírus possibilitou que os geneticistas analisassem fenômenos complexos como o recrutamento de energia, a síntese proteica e a divisão celular em nível molecular.

Os avanços da biologia molecular durante as últimas décadas garantiram muitas informações sobre os genomas de muitos vírus e bactérias. Hoje, conhecemos as sequências nucleotídicas completas dos genomas de numerosos vírus e bactérias. Essas sequências oferecem informações detalhadas sobre o controle genético do metabolismo em diversas espécies de micróbios e, principalmente, sobre suas relações evolutivas. Examinaremos algumas dessas informações no Capítulo 15.

Neste capítulo nos concentraremos em alguns vírus e bactérias que tiveram participações importantes na análise genética. Esses microrganismos incluem a bactéria *Escherichia coli* e dois vírus que a infectam. Iniciaremos tratando dos vírus.

PONTOS ESSENCIAIS

- *O tamanho pequeno, o tempo de geração curto e as estruturas simples tornaram bactérias e vírus sistemas-modelo úteis para estudos genéticos*
- *Muitos conceitos básicos de genética são oriundos de estudos de bactérias e vírus.*

Genética dos vírus

Os vírus só conseguem se reproduzir ao infectarem células hospedeiras vivas. Os bacteriófagos são vírus que infectam bactérias. Vários conceitos genéticos importantes foram descobertos graças aos estudos de bacteriófagos.

Os vírus situam-se na fronteira entre seres vivos e não vivos. Considere, por exemplo, um vírus que produz manchas nas folhas do tabaco, uma condição denominada doença do mosaico do tabaco. O vírus do mosaico do tabaco (TMV) pode ser cristalizado e armazenado durante anos. Nesse estado, não apresenta as propriedades normalmente associadas aos sistemas vivos: não se reproduz, não cresce nem se desenvolve; não usa energia e não responde a estímulos ambientais. No entanto, se uma suspensão líquida contendo o TMV for esfregada em uma folha do tabaco, os vírus em suspensão infectarão as células, se reproduzirão, usarão a energia fornecida pelas células vegetais e responderão a sinais celulares. Sem dúvida, eles apresentam propriedades de sistemas vivos.

Na verdade, é a simplicidade dos vírus que os torna recursos de pesquisa ideais para análise genética. Muitas questões difíceis de responder quando se usavam sistemas eucarióticos mais complexos foram resolvidas pelo uso de vírus. No Capítulo 9, discutiremos experimentos que usaram vírus para mostrar que as informações genéticas são armazenadas no DNA e no RNA. Nos Capítulos 10, 11 e 12 discutiremos experimentos com uso de vírus para esclarecer os mecanismos de duplicação, transcrição e tradução do DNA. Neste capítulo, focaremos nos vírus que infectam bactérias. Serão descritos a organização genômica de tais vírus e os métodos de análise elaborados pelos geneticistas.

Os vírus que infectam bactérias são denominados **bacteriófagos** (do grego, "comer bactérias"). Essa palavra é, com frequência, encurtada para *fagos*. Em laboratório, os fagos são propagados em culturas de bactérias suscetíveis a infecções. Essas bactérias podem ser cultivadas em tubos de cultura que contenham um meio líquido nutriente, chamado caldo, ou na superfície de um meio semissólido em placas de Petri. Quando um grande número de bactérias é aplicado à superfície desse meio, elas crescerão até finalmente cobri-la inteiramente, e ocorrer confluência das colônias. Suspensões de fagos nessa confluência de células bacterianas resultam em infecção e produção de progênie, que, por sua vez, infectará as bactérias próximas, e assim por diante, até a morte de todas as bactérias na vizinhança. Essa destruição localizada cria um " orifício" na camada confluente de bactérias, chamado *placa*. Bacteriófagos podem ser isolados das placas ou do caldo de cultura nos tubos de ensaio.

Entre os muitos bacteriófagos identificados, dois tiveram papéis especialmente importantes na elucidação de conceitos genéticos. Ambos infectam o bacilo colônico, *Escherichia coli*, sendo, por consequência, chamados colífagos. Os bacteriófagos são classificados em dois tipos – virulentos e temperados – de acordo com o estilo de vida nas células infectadas. O bacteriófago T4 (fago T4) é do tipo virulento; usa o maquinário metabólico da célula hospedeira para se multiplicar e destrói a célula durante esse processo. O bacteriófago lambda (λ), do tipo temperado, pode destruir a célula hospedeira ou fazer uma associação especial com o hospedeiro e replicar seu genoma junto com o genoma da célula hospedeira a cada duplicação celular. Os resultados de estudos realizados com bacteriófagos T4 e lambda estabeleceram paradigmas genéticos relevantes para compreender outros tipos de vírus, como o vírus da imunodeficiência humana, HIV, discutido no Capítulo 21, disponível *on-line*.

BACTERIÓFAGO T4

O bacteriófago T4 é um vírus grande cujas informações genéticas são armazenadas em uma molécula de DNA bifilamentar acondicionada em um capsídeo, ou cabeça proteica (**Figura 8.1 A**). Esse vírus é composto quase inteiramente de proteína e DNA – cerca de 50% de cada por peso (**Figura 8.1 B**). O cromossomo do fago T4 tem aproximadamente 168.800 pares de bases e contém cerca de 150 genes caracterizados e um número igual de sequências não caracterizadas que supostamente são genes. A cauda do vírus tem vários componentes importantes. Seu cerne oco é um canal usado para injetar o DNA do fago na bactéria. A bainha contrátil da

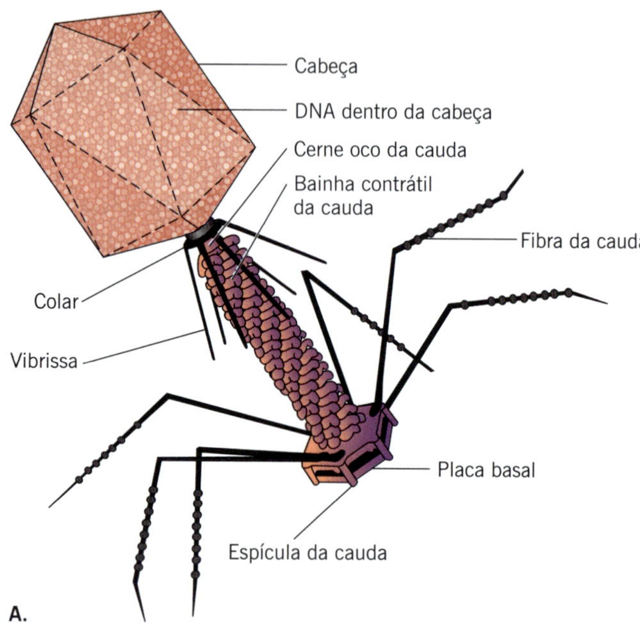

A.

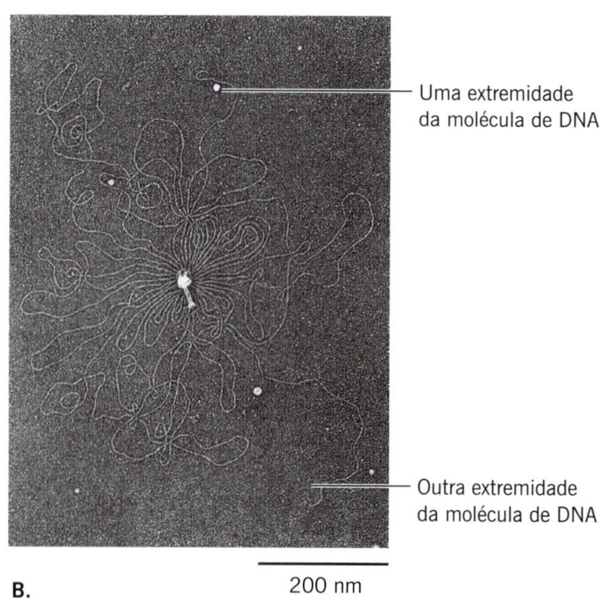

A. K. Kleinschmidt, *Biophys. Acta.* 61, 1962, p. 861, Fig. 1, Elsevier Publishing Company.

B.

FIGURA 8.1 Bacteriófago T4. A. Diagrama mostrando a estrutura do bacteriófago T4. B. Microfotografia eletrônica de um bacteriófago T4 (*centro*) cujo DNA foi liberado por choque osmótico. É possível ver as duas extremidades da molécula linear de DNA.

cauda atua como um pequeno músculo que se contrai e impele o cerne da cauda através da parede da bactéria. As seis fibras da cauda são usadas para localizar receptores na célula hospedeira, e as espículas da cauda na placa basal ligam-se com firmeza a esses receptores. O funcionamento correto de todos esses componentes é imprescindível à infecção bem-sucedida de *E. coli* pelo fago.

O bacteriófago T4 é um **fago lítico**; quando infecta uma bactéria, replica-se e destrói a célula hospedeira, produzindo cerca de 300 vírus por célula infectada (**Figura 8.2**). Depois que é injetado na bactéria hospedeira, o DNA do fago comanda com rapidez (dentro de 2 minutos) a síntese de proteínas que bloqueiam a transcrição, a tradução e a replicação de genes bacterianos, permitindo que o vírus assuma o controle do maquinário metabólico do hospedeiro. Alguns genes do fago codificam enzimas denominadas nucleases que decompõem o DNA do hospedeiro. Outras proteínas do fago iniciam a replicação do DNA do fago. Um pouco mais tarde, são expressos os genes que codificam os componentes estruturais do vírus. Em seguida, começa a montagem da prole viral; a prole infecciosa começa a se acumular na célula hospedeira aproximadamente 17 minutos após a infecção. Por volta de 25 minutos depois da infecção, uma enzima codificada pelo fago, denominada *lisozima*, decompõe a parede celular bacteriana e rompe a bactéria hospedeira, liberando cerca de 300 fagos por célula infectada.

Como já mencionado, o fago T4 codifica nucleases que degradam o DNA do hospedeiro. Os produtos dessa degradação são usados na síntese de DNA do fago. Mas como essas enzimas degradam o DNA do hospedeiro sem destruir o DNA do vírus? A resposta é que o DNA de T4 tem uma base incomum – 5-hidroximetilcitosina (HMC; citosina com um grupo $-CH_2OH$ ligado a um dos átomos na molécula de citosina) – em vez de citosina. Além disso, existem derivados das moléculas de glicose ligados à HMC. Essas modificações protegem o DNA do fago T4 da decomposição pelas nucleases que decompõem o DNA da célula hospedeira.

Existem muitos tipos diferentes de alelos mutantes no fago T4. As mutações termossensíveis (*ts*) estão entre as mais úteis. O fago T4 de tipo selvagem consegue crescer em temperaturas que variam de aproximadamente 25°C a 42°C, enquanto os mutantes termossensíveis crescem a 25°C, mas não a 42°C. Assim, é possível distinguir os mutantes *ts* do fago de tipo selvagem por cultura do fago em baixa e alta temperaturas. Outros tipos de mutações alteram o tamanho e o formato das placas formadas pelos fagos na camada confluente de *E. coli*. As placas podem ser grandes ou pequenas, podem ter bordas bem- ou maldefinidas, e assim por diante.

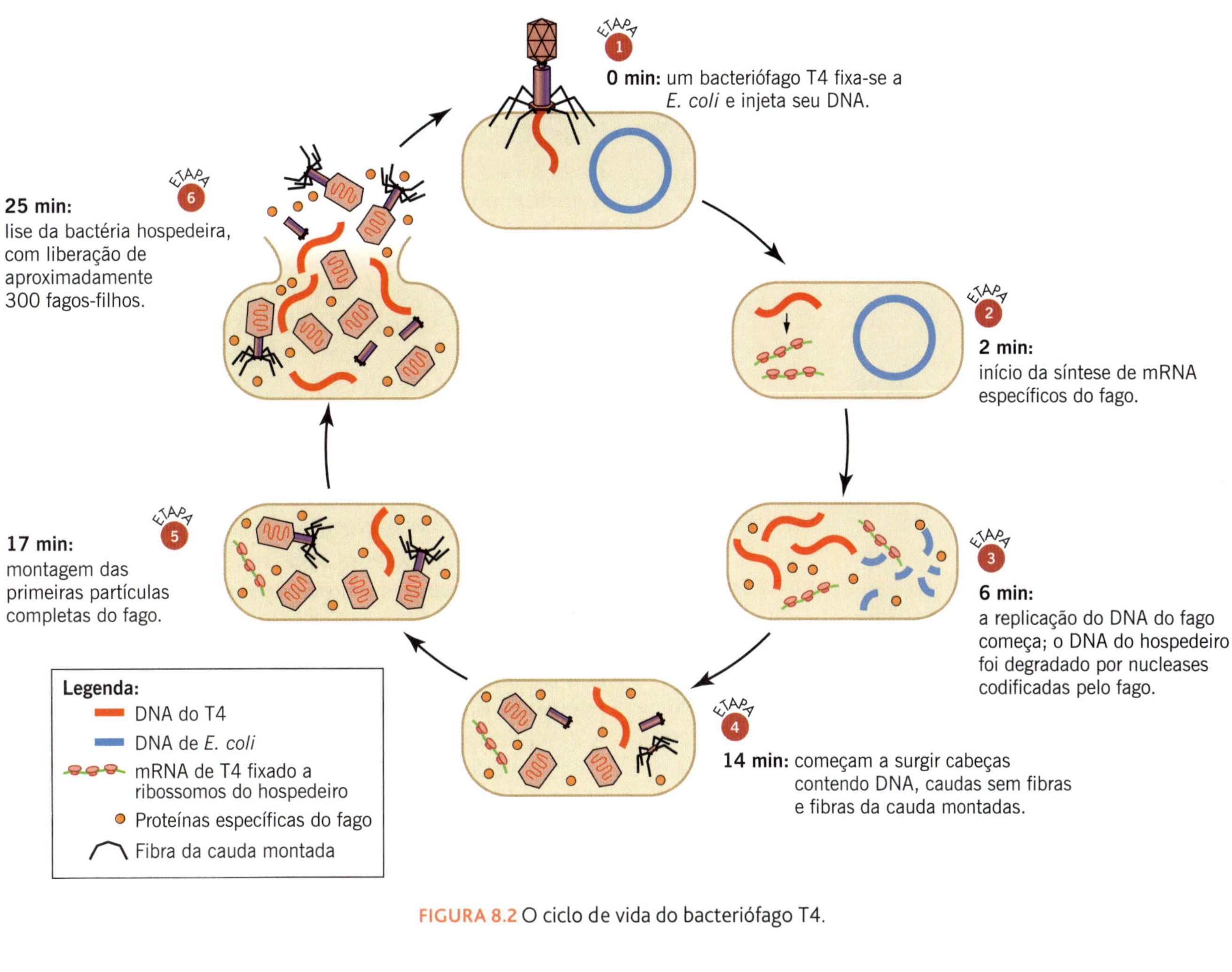

FIGURA 8.2 O ciclo de vida do bacteriófago T4.

Duas cepas diferentes de bacteriófagos podem ser "cruzadas" por meio de infecção simultânea de *E. coli.* Nessas infecções mistas, os cromossomos replicados dos dois tipos de fagos se recombinam e produzem novos genótipos. Por exemplo, se um dos fagos inserido tiver o genótipo *a* b^+ e o outro tiver o genótipo a^+ *b*, a recombinação consegue produzir os genótipos *a b* e a^+ b^+. Experiências com infecções mistas vêm permitindo aos pesquisadores o mapeamento de genes nos cromossomos dos fagos. Elas também proporcionam descobertas importantes quanto ao mecanismo molecular da recombinação (ver Capítulo 13).

BACTERIÓFAGO LAMBDA

O bacteriófago lambda (λ) é outro colífago que fez grandes contribuições à genética. Ele é menor que o fago T4; mas seu ciclo de vida é mais complexo. O genoma do fago lambda contém cerca de 50 genes em uma molécula de DNA bifilamentar com 48.502 pares de bases de comprimento. Essa molécula linear de DNA está acondicionada na cabeça do fago λ (**Figura 8.3**). Logo após ser injetado em *E. coli,* o DNA do fago λ é convertido em uma forma circular, que participa de todos os eventos intracelulares posteriores.

Dentro da célula, o cromossomo circular do fago λ pode seguir por duas vias (**Figura 8.4**). Pode entrar em um ciclo lítico, durante o qual se reproduz e codifica enzimas que lisam a célula hospedeira, assim como o fago T4. Ou pode entrar em uma via **lisogênica**, na qual é inserido no cromossomo da bactéria hospedeira e, depois, é replicado junto com esse cromossomo. Nesse estado integrado, o cromossomo do fago λ é denominado **prófago.** Para que esse estado persista, é crucial que os genes do prófago que codificam produtos participantes da via lítica – por exemplo, enzimas que participam da replicação do DNA

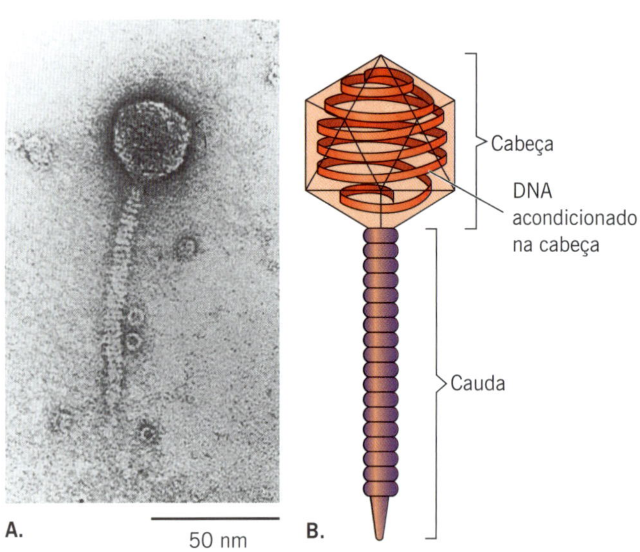

Cortesia de A. F. Howatson, From "Gene Expression, Vol. 3, John Wiley & Sons, 1977.

FIGURA 8.3 Bacteriófago T4. Microfotografia eletrônica (A) e diagrama (B) mostrando a estrutura do bacteriófago λ. Baseada em *A Genetic Switch* 2e. Cell and BSP Press. Blackwell.

do fago, proteínas estruturais necessárias para a morfogênese do fago e a lisozima que catalisa a lise celular – não sejam expressos.

A integração do cromossomo do fago λ ocorre por um evento de recombinação local-específico entre o DNA circular do fago λ e o cromossomo circular de *E. coli* (**Figura 8.5**). Essa recombinação ocorre em locais de ligação específicos – *attP* no cromossomo do fago λ e *attB* no cromossomo bacteriano – e é mediada pelo produto do gene *int* do fago λ, a integrase do fago λ. A integrase faz a inserção covalente do DNA do fago λ no cromossomo da célula hospedeira. Essa proteína insere de modo covalente o DNA do fago λ no cromossomo da célula hospedeira. A recombinação local-específica ocorre na região central dos locais de ligação, onde *attP* e *attB* têm a mesma sequência de 15 pares de nucleotídios:

GCTTTTTTATACTAA
CGAAAAAATATGATT

Com exceção dessa sequência central, *attP* e *attB* têm sequências muito diferentes. Como a recombinação ocorre nessa sequência central durante a integração, os locais *attB/P* e *attP/B* resultantes que flanqueiam o prófago integrado também contêm a sequência de 15 pares de nucleotídios. Essas estruturas são importantes porque facilitam a excisão do prófago por um processo de recombinação local-específico muito semelhante.

Cerca de uma vez em cada 10^5 divisões celulares, o prófago λ é excisado espontaneamente do cromossomo do hospedeiro e entra na via lítica. Esse fenômeno explica por que se diz que o prófago está em estado *lisogênico,* ou seja, capaz de causar lise, ainda que com baixa frequência. A excisão do prófago λ também pode ser induzida, por exemplo, por irradiação com luz ultravioleta. O processo de excisão geralmente é preciso, com recombinação local-específica entre as sequências centrais em *attB/P* e *attP/B.* Produz um cromossomo do fago λ autônomo que tem a forma pré-integração original. A excisão exige λ integrase e o produto do gene *xis* do fago λ, uma proteína chamada λ excisase. Essas duas enzimas medeiam um evento de recombinação local-específico que é essencialmente o reverso do evento de integração. Às vezes, a excisão é anômala e o DNA bacteriano é excisado junto com o DNA do fago. Quando isso ocorre, o vírus resultante consegue transferir genes bacterianos de uma bactéria hospedeira para outra. Discutiremos esse processo adiante (ver Mecanismos de troca genética em bactérias).

Estudos com o fago λ contribuíram muito para nosso conhecimento sobre os fenômenos genéticos. Analisaremos a replicação do cromossomo do l no Capítulo 9. A descoberta do prófago λ (graças à qual André Lwoff foi um dos laureados com o Prêmio Nobel de Fisiologia ou Medicina em 1965) criou o paradigma para os estados provirais do vírus da imunodeficiência humana (HIV) (Capítulo 21, disponível *on-line*) e de vários vírus tumorais de RNA de vertebrados (Capítulo 23, disponível *on-line*).

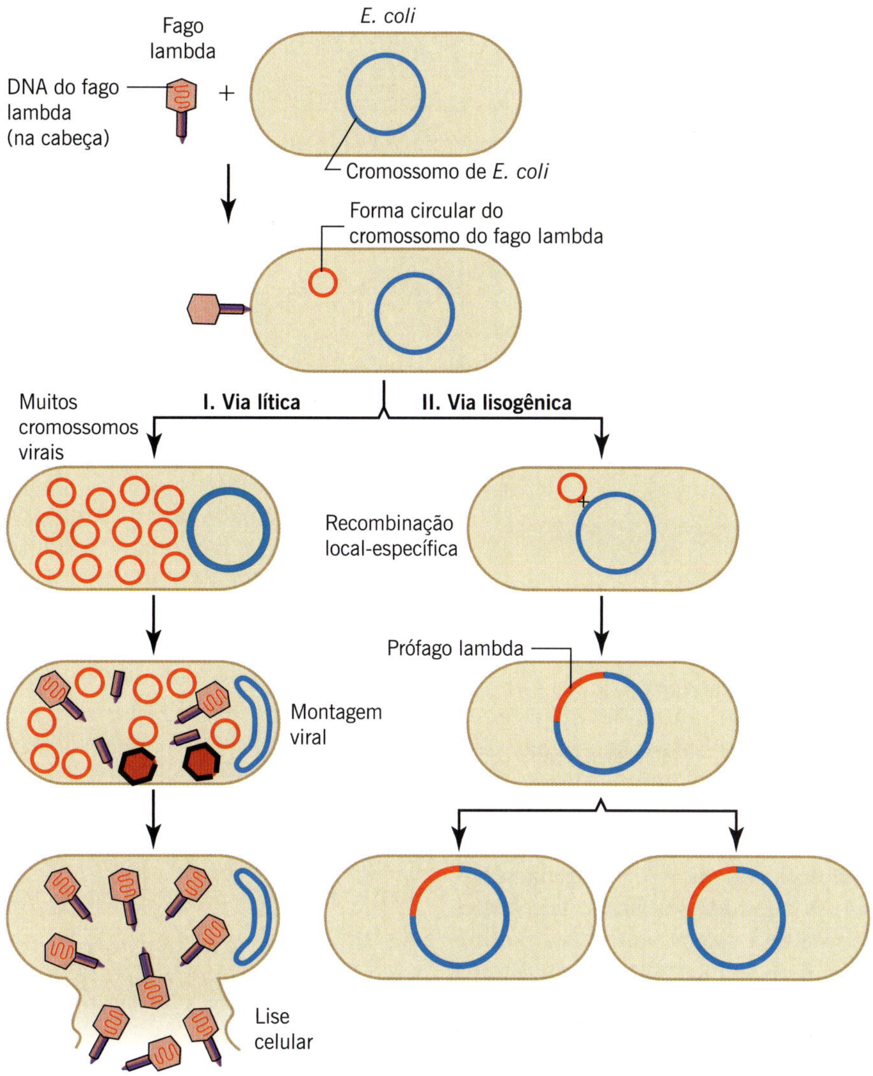

FIGURA 8.4 O ciclo de vida do bacteriófago T4. Duas etapas intracelulares do bacteriófago lambda: crescimento lítico e lisogenia.

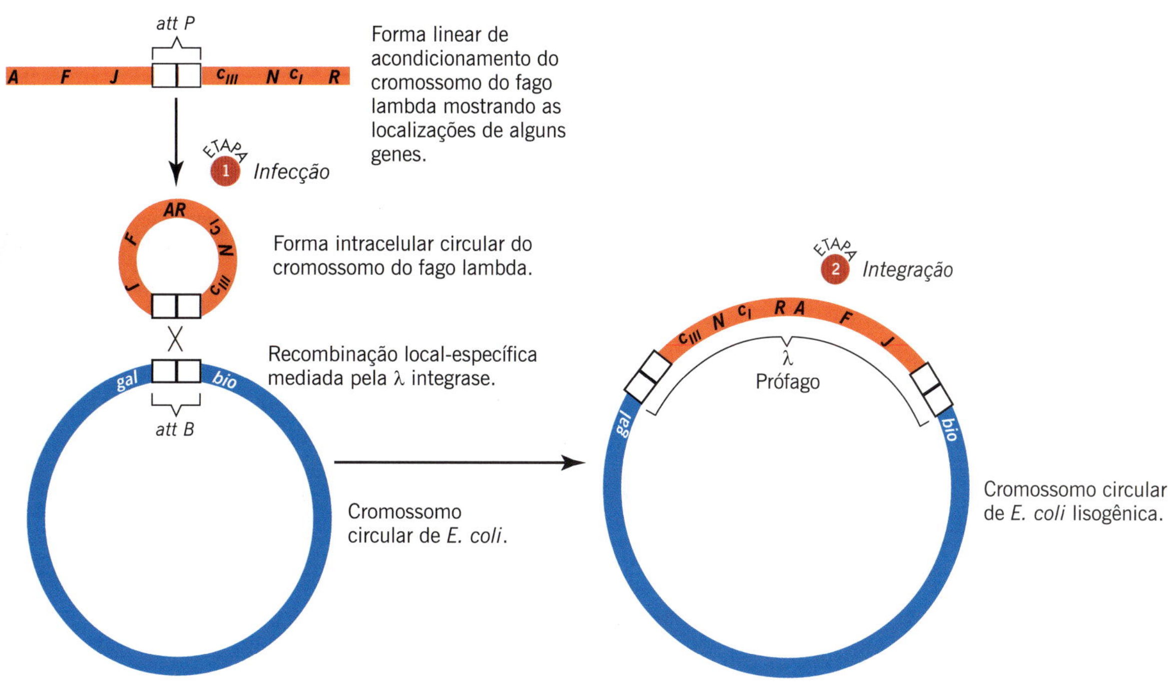

FIGURA 8.5 Integração da molécula de DNA do fago lambda ao cromossomo de *E. coli*.

PONTOS ESSENCIAIS

- *Os vírus são parasitas obrigatórios que só conseguem se reproduzir ao infectarem células hospedeiras vivas*
- *Bacteriófagos são vírus que infectam bactérias*
- *O bacteriófago T4 é lítico e infecta* E. coli, *reproduzindo-se e lisando a célula hospedeira*
- *O bacteriófago lambda (λ) pode entrar em uma via lítica, como o fago T4, ou em uma via lisogênica, na qual seu cromossomo é inserido no cromossomo da bactéria*
- *Em seu estado integrado, o cromossomo do fago λ é denominado prófago, e seus genes líticos mantêm-se inativos.*

Genética das bactérias

As bactérias contêm genes que sofrem mutação e produzem fenótipos alterados. A transferência gênica em bactérias é unidirecional – das células doadoras para as receptoras.

As informações genéticas da maioria das bactérias estão armazenadas em um único cromossomo principal, carregador de alguns milhares de genes. Ao contrário dos cromossomos eucarióticos, os cromossomos bacterianos são circulares. Eles consistem em alguns milhões de pares de bases de DNA bifilamentar. As células bacterianas também contêm um número variável de "minicromossomos" chamados plasmídios e epissomos. Os plasmídios são moléculas de DNA circulares de replicação autônoma que têm de três a várias centenas de genes. Algumas bactérias contêm até 11 diferentes plasmídios além do cromossomo principal. Os epissomos são semelhantes aos plasmídios, mas a replicação dos epissomos pode ser autônoma ou ocorrer como parte do cromossomo principal – em um estado integrado como o prófago λ.

A reprodução das bactérias é assexuada por fissão simples, e cada célula-filha recebe uma cópia do cromossomo. Elas são monoploides, mas "multinucleadas", ou seja, a célula geralmente contém duas ou mais cópias idênticas do cromossomo. Os cromossomos de bactérias não passam pelos ciclos de condensação mitótica e meiótica que ocorrem durante a divisão celular e a gametogênese em eucariotos. Portanto, os processos de recombinação – distribuição independente e *crossing over* meiótico – que ocorrem durante a reprodução sexuada em eucariotos não ocorrem em bactérias.

Todavia, a recombinação foi tão importante na evolução de bactérias quanto na evolução de eucariotos. Na verdade, processos semelhantes à reprodução sexuada – processos *parassexuados* – ocorrem em bactérias. Abordaremos esses processos depois de analisar alguns tipos de mutantes usados em genética bacteriana e a natureza unidirecional da transferência de genes entre bactérias.

GENES MUTANTES EM BACTÉRIAS

As bactérias crescem em meio líquido, com frequência exigindo aeração, ou na superfície de um meio semissólido contendo ágar. Se for cultivada em meio semissólido, cada bactéria divide-se e cresce de maneira exponencial, produzindo uma colônia visível na superfície do meio de cultura. O número de colônias surgidas em uma placa de cultura pode ser usado para estimar o número de bactérias existentes originalmente na suspensão aplicada à placa.

Cada espécie bacteriana produz colônias com cor e morfologia específicas. *Serratia marcescens*, por exemplo, produz um pigmento vermelho, com formação de colônias vermelhas distintas (**Figura 8.6**). Mutações nos genes das bactérias podem modificar tanto a cor quanto a morfologia da colônia. Além disso, qualquer mutação que reduza a velocidade de multiplicação da bactéria leva à produção de colônias pequenas ou *petites*. Algumas mutações alteram a morfologia da bactéria sem modificar a morfologia da colônia. Além desses mutantes para cor e morfologia da colônia, outros tipos de mutantes foram úteis em estudos genéticos de bactérias.

Mutantes com bloqueio da capacidade de utilizar fontes específicas de energia

E. coli de tipo selvagem consegue usar praticamente qualquer açúcar como fonte de energia. No entanto, alguns mutantes não conseguem crescer no açúcar do leite, a lactose. Outros mutantes não conseguem metabolizar galactose e outros, a arabinose. A nomenclatura-padrão para descrever esses e outros tipos de bactérias mutantes usa abreviaturas de três letras com sobrescritos correspondentes. Nos fenótipos, a primeira letra é maiúscula; nos genótipos, as três letras são minúsculas e em itálico.

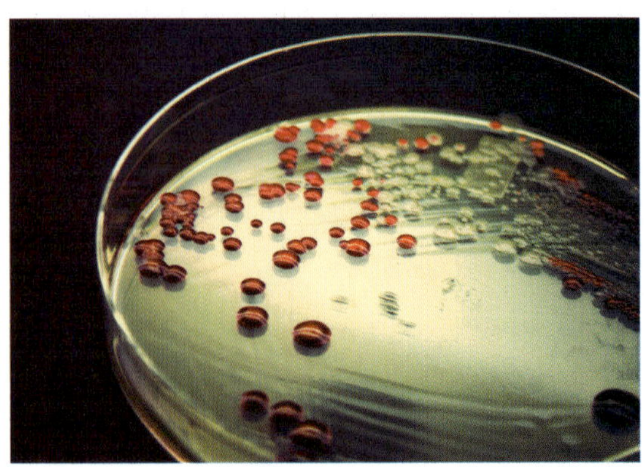

MN Tremblay/Flickr/Getty Images, Inc.

FIGURA 8.6 Colônias bacterianas. Fotografia mostra colônias da bactéria *Serratia marcescens* que cresce em meio contendo ágar. A cor que distingue as colônias é consequência do pigmento vermelho produzido por essa espécie.

Portanto, *E. coli* de tipo selvagem é fenotipicamente Lac^+ (capaz de usar lactose como fonte de energia) e genotipicamente lac^+. Os mutantes incapazes de usar lactose como fonte de energia são fenotipicamente Lac^- e genotipicamente lac^- (às vezes, apenas *lac*).

Mutantes incapazes de sintetizar um metabólito essencial

E. coli de tipo selvagem consegue crescer em meio (meio mínimo) contendo uma fonte de energia e alguns sais inorgânicos. Essas bactérias conseguem sintetizar todos os metabólitos necessários – aminoácidos, vitaminas, purinas, pirimidinas etc. – a partir dessas substâncias. As bactérias de tipo selvagem são denominadas **prototróficas**. Quando ocorre uma mutação em um gene que codifica uma enzima necessária para a síntese de um metabólito essencial, a bactéria mutante passa a ter uma nova exigência para se multiplicar. Ela se desenvolve se o metabólito for acrescentado ao meio de cultura, mas não se multiplica na ausência dele. Esses mutantes são denominados **auxotróficos**; necessitam de nutrientes auxiliares para seu crescimento. Como exemplo, *E. coli* de tipo selvagem é capaz sintetizar triptofano *de novo*; essas bactérias são fenotipicamente Trp^+ e genotipicamente trp^+. Os auxotróficos para triptofano são Trp^- e trp^-.

Mutantes resistentes a fármacos e antibióticos

E. coli de tipo selvagem são destruídas por antibióticos como ampicilina e tetraciclina. Fenotipicamente são Amp^s e Tet^s. Os alelos mutantes que tornam *E. coli* resistente a esses antibióticos são designados amp^r e tet^r, respectivamente. As bactérias que têm esses alelos mutantes conseguem crescer em meio contendo os antibióticos, mas as bactérias de tipo selvagem, não. Assim, os antibióticos podem ser usados para selecionar bactérias carreadoras de genes para resistência. Os genes de resistência atuam como marcadores selecionáveis dominantes.

TRANSFERÊNCIA GÊNICA UNIDIRECIONAL EM BACTÉRIAS

Os processos de recombinação em bactérias implicam a transferência de genes de uma bactéria para outra, e não as trocas recíprocas de genes que ocorrem durante a meiose em eucariotos. Assim, a transferência gênica é *unidirecional*. A recombinação em bactérias geralmente ocorre entre um fragmento de um cromossomo (da **célula doadora**) e um cromossomo completo (na **célula receptora**), e não entre dois cromossomos completos como em eucariotos. Com raras exceções, as células receptoras tornam-se diploides parciais, contendo um trecho linear do cromossomo da doadora e um cromossomo circular completo da receptora. Desse modo, *oscrossing overs têm de ocorrer em número par* e inserir um segmento do cromossomo da célula doadora no cromossomo da receptora (**Figura 8.7 A**). Um *crossing over* único (ou qualquer número ímpar de *crossing overs*) destruirá a integridade do cromossomo da célula receptora, produzindo uma molécula de DNA linear inviável (**Figura 8.7 B**).

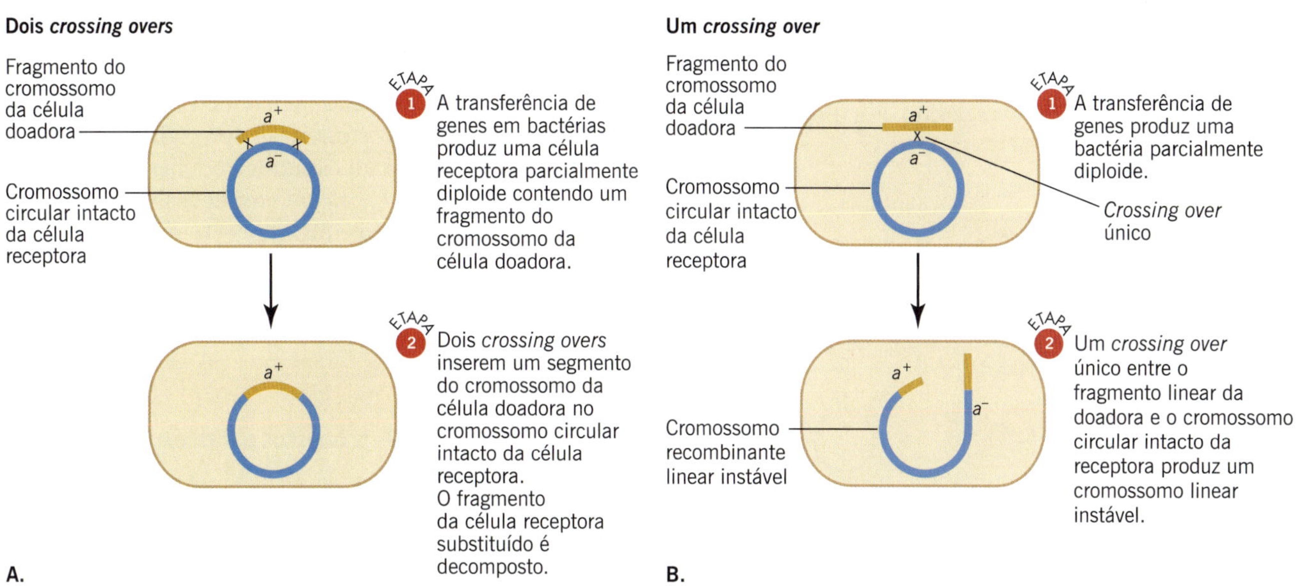

FIGURA 8.7 Recombinação em bactérias. Os processos parassexuados que ocorrem em bactérias produzem diploides parciais que contêm fragmentos lineares do cromossomo das células doadoras e cromossomos circulares intactos das células receptoras. A. Para manter a integridade dos cromossomos circulares, os *crossing overs* têm de ocorrer em número par, inserindo segmentos dos cromossomos da célula doadora nos cromossomos da receptora. B. Um único *crossing over* entre um fragmento de um cromossomo da célula doadora e um cromossomo circular da receptora destrói a integridade do cromossomo circular, produzindo uma molécula de DNA linear incapaz de se replicar, que, depois, é decomposta.

PONTOS ESSENCIAIS

- *As bactérias geralmente contêm um cromossomo principal*
- *As bactérias de tipo selvagem são prototróficas; conseguem sintetizar tudo de que necessitam para se multiplicar e se reproduzir quando têm uma fonte de energia e algumas moléculas inorgânicas*
- *As bactérias mutantes auxotróficas necessitam de outros metabólitos para seu desenvolvimento*
- *A transferência gênica em bactérias é unidirecional – das células doadoras para as receptoras, sem transferência das receptoras para as doadoras.*

Mecanismos de troca genética em bactérias

As bactérias trocam material genético por três processos parassexuados diferentes.

Três processos parassexuados ocorrem em bactérias. Eles diferem no modo como o DNA é transferido de uma bactéria para outra (**Figura 8.8**). A **transformação** é a captação de moléculas livres de DNA liberadas de uma bactéria (a célula doadora) por outra bactéria (a célula receptora). A **conjugação** é a transferência direta de DNA de uma célula doadora para uma célula receptora. A **transdução** envolve a transferência de genes de uma célula doadora bacteriana para uma receptora com o auxílio de um bacteriófago; os genes transferidos são carreados pelo fago.

Os três processos parassexuados de transferência gênica – transformação, conjugação e transdução – em bactérias podem ser distinguidos por dois critérios simples (**Tabela 8.1**). (1) O processo é sensível à desoxirribonuclease (DNase), enzima que degrada DNA? (2) O processo requer contato celular? O teste experimental desses dois critérios é muito fácil. A sensibilidade à DNase é determinada pelo simples acréscimo da enzima ao meio de crescimento das bactérias. Se não houver mais transferência de genes, o processo é a transformação.

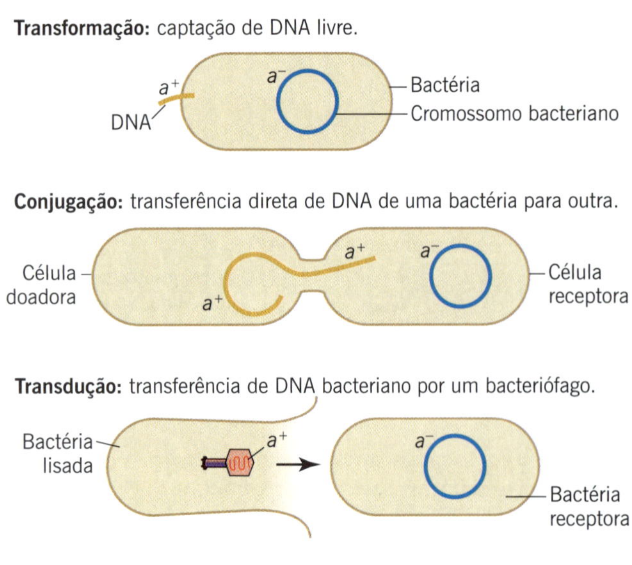

FIGURA 8.8 Os três tipos de transferência gênica em bactérias.

As cápsulas proteicas dos bacteriófagos e as paredes e membranas das bactérias protegem o DNA do doador contra a degradação por DNase durante a transdução e a conjugação, respectivamente.

Um experimento simples pode determinar se o contato celular é ou não necessário para a transferência gênica bacteriana. Nesse experimento, bactérias com diferentes genótipos são postas em braços opostos de um tubo de cultura em U (**Figura 8.9**). Os dois braços são separados por um filtro de vidro que tem poros suficientemente grandes para permitir a passagem de moléculas de DNA e vírus, mas não de bactérias. Se houver transferência gênica entre as bactérias cultivadas em braços opostos do tubo U, o processo não pode ser a conjugação, que requer contato direto entre células doadoras e receptoras. Se a transferência gênica observada ocorrer na presença de DNase e na ausência de contato celular, o processo é de transdução.

Os três processos parassexuados não ocorrem em todas as espécies de bactérias; na verdade, a transdução provavelmente é o único que ocorre em todas as bactérias. A ocorrência ou não de transformação ou conjugação em uma espécie depende do surgimento dos genes necessários e do mecanismo metabólico nessa espécie. *E. coli*, por exemplo, não contém genes codificadores das proteínas necessárias para captar o DNA livre. Assim, não há transformação em *E. coli* em condições naturais. Apenas a conjugação e a transdução ocorrem nas células de *E. coli* em hábitats naturais. Entretanto, cientistas descobriram como tornar *E. coli* suscetível à transformação em

Tabela 8.1

Distinção entre os três processos parassexuados em bactérias.

	Critério	
Processo de recombinação	**Necessidade de contato celular?**	**Sensível à DNase?**
Transformação	Não	Sim
Conjugação	Sim	Não
Transdução	Não	Não

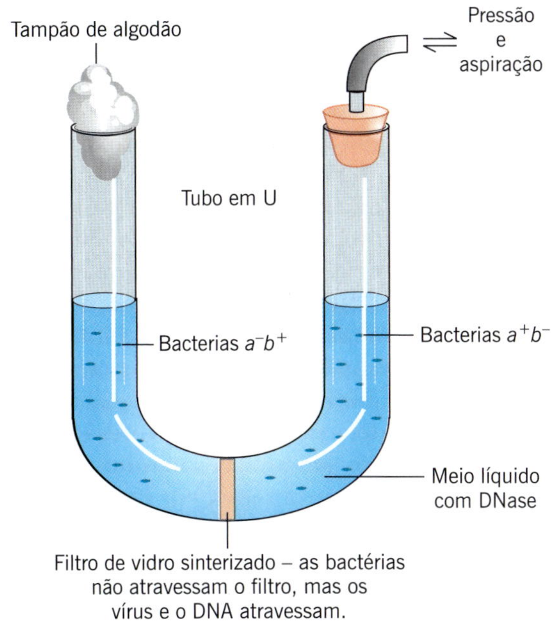

FIGURA 8.9 O experimento com tubo em U com bactérias. O tubo em U é usado para verificar se a recombinação exige ou não contato celular. Bactérias de diferentes genótipos são colocadas em cada ramo do tubo, separadas por um filtro de vidro que impede o contato entre elas. Se houver recombinação, não pode ser consequente a conjugação.

laboratório. No Capítulo 14, discorreremos sobre o uso de métodos de transformação para "clonar" (produzir muitas cópias de) genes estranhos em *E. coli*.

TRANSFORMAÇÃO

Frederick Griffith descobriu a transformação em *Streptococcus pneumoniae* (pneumococo) em 1928. Os pneumococos, como todos os outros seres vivos, exibem variabilidade genética que pode ser reconhecida pela existência de diferentes fenótipos (**Tabela 8.2**). As duas características fenotípicas importantes na demonstração da transformação por Griffith são (1) a existência ou não de uma cápsula polissacarídica (polímero de açúcar complexo) ao redor das células bacterianas e (2) o tipo de cápsula, ou seja, a composição molecular específica dos polissacarídios existentes na cápsula. Quando cultivados em ágar-sangue em placas de Petri, pneumococos com cápsulas formam grandes colônias lisas (**Figura 8.10**) e são designados tipo S (do inglês, *smooth*, liso). Os pneumococos encapsulados são virulentos (patogênicos), causando pneumonia em mamíferos como camundongos e seres humanos. Os pneumococos do tipo S virulentos sofrem mutação para uma forma avirulenta (não patogênica), sem cápsula polissacarídica, com frequência aproximada de 1 por 10^7 células. Quando cultivados em meio ágar-sangue, esses pneumococos avirulentos e não encapsulados produzem pequenas colônias de superfície rugosa (Figura 8.10) e são, portanto, designados tipo R (do inglês, *rough*, rugoso). A cápsula polissacarídica é necessária para a virulência, porque protege a bactéria contra a destruição por leucócitos. Quando existente, a cápsula pode ser de vários tipos antigênicos diferentes (tipo I, II, III etc.), o que depende da composição molecular específica dos polissacarídios e, é claro, em última análise, do genótipo da célula.

Os diferentes tipos de cápsula podem ser identificados imunologicamente. A injeção de células do tipo II na corrente sanguínea de coelhos leva o sistema imune dos coelhos a produzir anticorpos que reagem especificamente com as células do tipo II. Esses anticorpos do tipo II aglutinam os pneumococos do tipo II, mas não os do tipo I nem do tipo III.

A descoberta inesperada de Griffith foi que, se ele injetasse em camundongos pneumococos do tipo IIIS destruídos pelo calor (virulentos quando vivos) mais pneumococos do tipo IIR vivos (avirulentos), muitos dos camundongos sucumbiriam à pneumonia, e seriam encontradas células do tipo IIIS vivas nos corpos (**Figura 8.11**). Quando se injetavam apenas pneumococos do tipo IIIS destruídos pelo calor, nenhum dos camundongos morria. Portanto, a virulência observada não era causada por alguns pneumococos do tipo IIIS que sobreviveram ao tratamento pelo calor. Os pneumococos patogênicos vivos isolados dos corpos tinham cápsulas polissacarídicas

Tabela 8.2

Características de cepas de *Streptococcus pneumoniae* quando cultivadas em meio ágar-sangue.

Tipo	Morfologia da colônia: Aspecto	Morfologia da colônia: Tamanho	Cápsula	Virulência	Reação com antissoro preparado contra: Tipo IIS	Reação com antissoro preparado contra: Tipo IIIS
IIR[a]	Rugosa	Pequeno	Ausente	Não virulento	Não	Não
IIS	Lisa	Grande	Presente	Virulento	Aglutinação	Não
IIIR[a]	Rugosa	Pequeno	Ausente	Não virulento	Não	Não
IIIS	Lisa	Grande	Presente	Virulento	Não	Aglutinação

[a]Embora os pneumococos do tipo R não sejam encapsulados, carreiam apenas genes que direcionam a síntese de um tipo específico (tipos antigênicos II e III) de cápsula se não houver bloqueio na formação de cápsula. Quando os pneumococos do tipo R sofrem mutação retrógrada e tornam-se encapsulados do tipo S, o tipo da cápsula (II ou III) é determinado por esses genes. Assim, pneumococos R derivados do tipo IIS são denominados tipo IIR. Quando esses pneumococos do tipo IIR sofrem mutação e tornam-se pneumococos encapsulados do tipo S, as cápsulas são do tipo II.

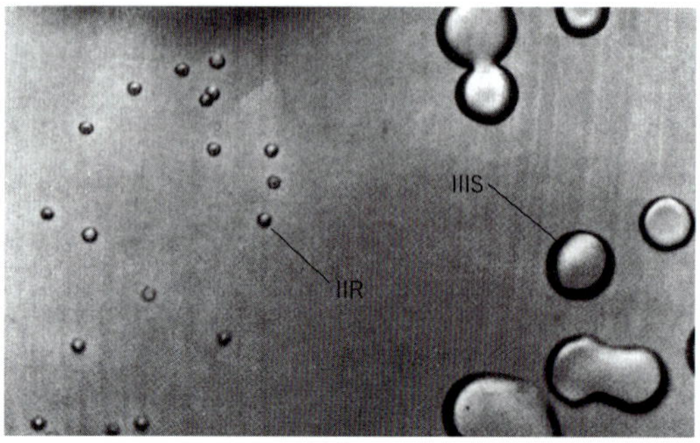

FIGURA 8.10 Fenótipos de colônias das duas cepas de *Streptococcus pneumoniae* estudadas por Griffith em 1928.

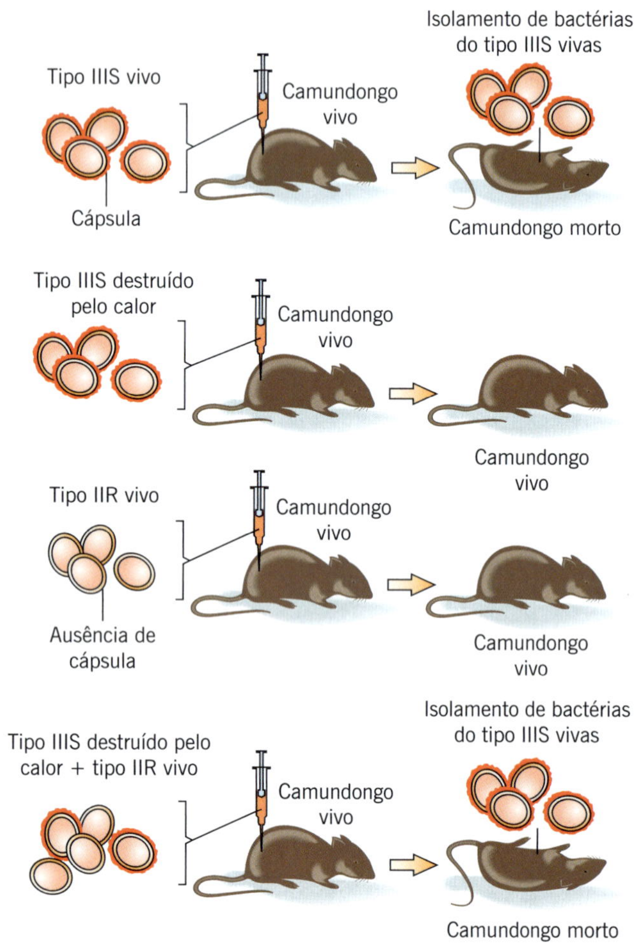

FIGURA 8.11 Descoberta da transformação em *Streptococcus pneumoniae* por Griffith.

do tipo III. Esse resultado é importante porque os pneumococos do tipo R não encapsulados podem sofrer mutação de volta ao tipo S encapsulado. Contudo, quando essa mutação ocorre em pneumococos do tipo IIR, os pneumococos resultantes tornam-se IIS, em vez de IIIS. Assim, a transformação de pneumococos do tipo IIR avirulentos em pneumococos do tipo IIIS virulentos não pode ser explicada por mutação. Na verdade, alguns componentes dos pneumococos do tipo IIIS mortos (o "princípio transformador") converteram pneumococos do tipo IIR vivos em pneumococos do tipo IIIS.

Em 1931, experimentos subsequentes realizados por Richard Sia e Martin Dawson mostraram que o fenômeno descrito por Griffith, agora denominado transformação, não era mediado por um hospedeiro vivo. O mesmo fenômeno ocorreu em tubo de cultura quando se cultivaram pneumococos do tipo IIR vivos na presença de pneumococos do tipo IIIS destruídos pelo calor. Como os experimentos de Griffith mostraram que o fenótipo do tipo IIIS dos pneumococos transformados era transmitido para a progênie – ou seja, era causado por alteração hereditária permanente no genótipo dos pneumococos – a demonstração de transformação preparou o terreno para determinar a base química da hereditariedade em pneumococos. Na verdade, a primeira comprovação de que as informações genéticas são armazenadas no DNA, e não nas proteínas, foi a demonstração, em 1944, por Oswald Avery, Colin MacLeod e Maclyn McCarty, de que o DNA era responsável pela transformação em pneumococos. Em vista de seu papel imprescindível no estabelecimento do DNA como o material genético, comentaremos essa demonstração no Capítulo 9.

O mecanismo de transformação foi estudado em muitos detalhes em *S. pneumoniae*, *Bacillus subtilis*, *Haemophilus influenzae* e *Neisseria gonorrhoeae*. O processo básico é semelhante nas quatro espécies; no entanto, há variações de mecanismo em cada uma. *S. pneumoniae* e *B. subtilis* captam DNA de qualquer origem, enquanto *H. influenzae* e *N. gonorrhoeae* captam apenas seu próprio DNA ou o DNA de espécies bastante próximas. *H. influenzae* e *N. gonorrhoeae* só captam o DNA que contém uma sequência curta especial de pares de nucleotídios (11 pares de bases em *Haemophilus*; 10 em *Neisseria*) existente em cerca de 600 cópias em seus respectivos genomas.

MECANISMO DE TRANSFORMAÇÃO

Mesmo nas espécies bacterianas que têm a capacidade de captar DNA do ambiente, nem todas as bactérias conseguem fazê-lo. Na verdade, somente aquelas que expressam os genes codificadores das proteínas necessárias ao processo são capazes de captar DNA. Essas bactérias são ditas **competentes**, e as proteínas que medeiam o processo de transformação são **proteínas de competência (Com)**. As bactérias desenvolvem competência na fase avançada de seu ciclo de crescimento – quando a densidade celular é alta, mas antes de terminar a divisão celular. O processo pelo qual as bactérias se tornam competentes é mais bem-compreendido em *B. subtilis*, pequenos peptídios denominados feromônios de competência são secretados pelas bactérias e se acumulam em alta densidade celular. Altas concentrações dos feromônios induzem a expressão dos genes codificadores de proteínas necessárias à transformação.

Concentremo-nos no mecanismo de transformação em *B. subtilis* (**Figura 8.12**). Os genes de competência estão localizados em grupos, e cada grupo é designado por uma letra – por exemplo, *A*, *B*, *C*. O primeiro gene em cada grupo é designado *A*, o segundo, *B*, e assim por diante.

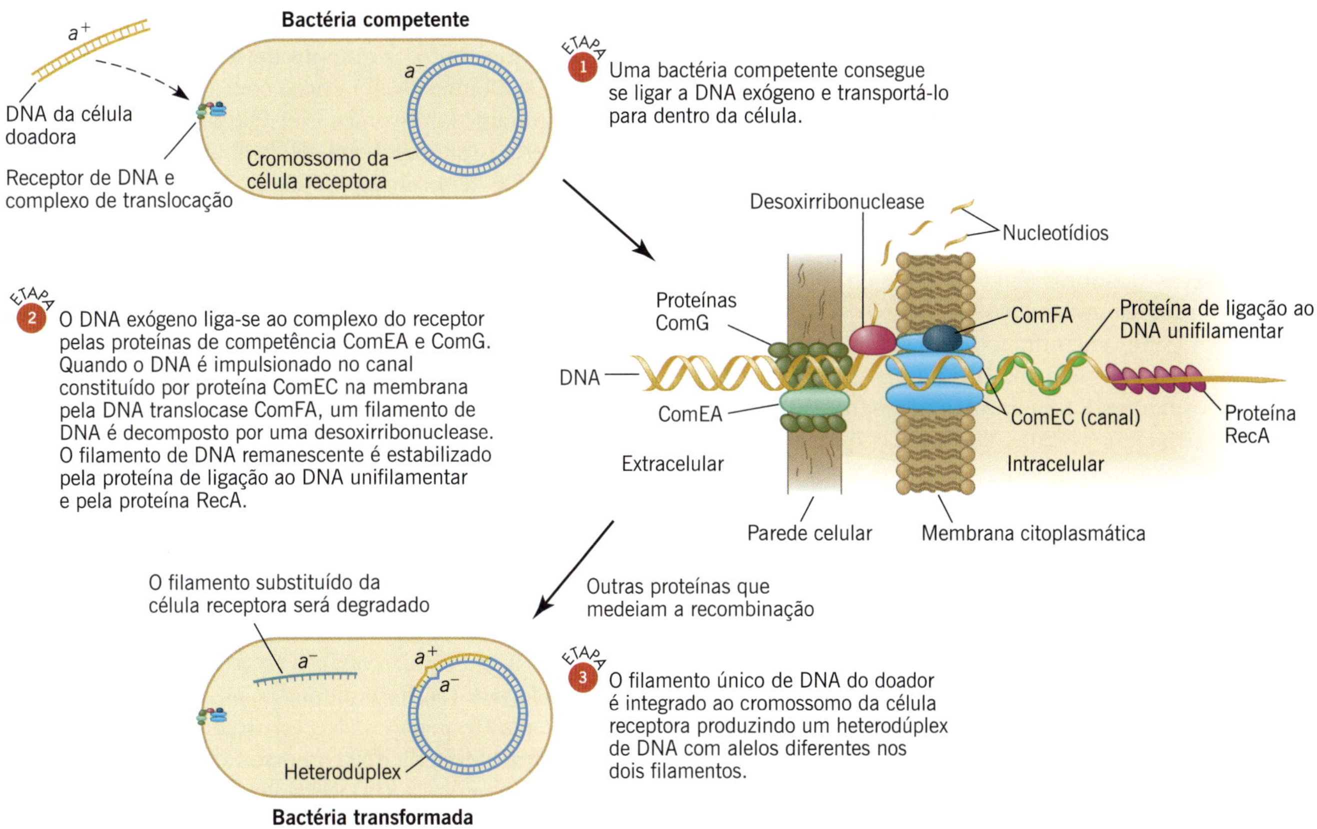

FIGURA 8.12 Mecanismo de transformação em *Bacillus subtilis*. Uma bactéria competente contém um receptor de DNA/complexo de translocação que consegue se ligar ao DNA exógeno e transporta-o para dentro da célula, onde consegue se recombinar com o DNA cromossômico da célula receptora. ComEA, EC, FA e G são proteínas de competência; só são sintetizadas em células competentes. Ver outros detalhes no texto.

Desse modo, a proteína codificada pelo primeiro gene do quinto grupo é designada ComEA. As proteínas ComEA e ComG ligam o DNA bifilamentar às superfícies de células competentes. Quando o DNA ligado é puxado para o interior da célula pela DNA translocase ComFA (enzima que move ou "transloca" o DNA), um filamento de DNA é decomposto por uma desoxirribonuclease (enzima que degrada o DNA), e o outro filamento é protegido contra a degradação por um revestimento de proteína de ligação ao DNA unifilamentar e proteína RecA (proteína necessária para recombinação). Com o auxílio da RecA e de outras proteínas mediadoras da recombinação, o filamento único de DNA transformador invade o cromossomo da célula receptora, pareando-se com o filamento complementar de DNA e substituindo o filamento equivalente. Em seguida, o filamento substituído da célula receptora é decomposto. Se as células doadora e receptora tiverem alelos diferentes de um gene, a dupla-hélice recombinante formada terá um alelo em um filamento e outro alelo no segundo filamento. Uma dupla-hélice de DNA desse tipo é denominada **heterodúplex** (uma dupla-hélice "heterozigota"); é dividida em dois homodúplex ao se replicar.

As moléculas de DNA captadas por células competentes durante a transformação geralmente correspondem a apenas 0,2 a 0,5% do cromossomo completo. Portanto, exceto se dois genes estiverem muito próximos, nunca estarão na mesma molécula do DNA transformador. Os transformantes duplos para dois genes (p. ex., a em a^+ e b em b^+, usando uma célula doadora $a^+ b^+$ e uma receptora a b) necessitarão de dois eventos independentes de transformação (captação e integração de uma molécula de DNA com a^+ e de outra molécula com b^+). A probabilidade de que esses dois eventos independentes ocorram juntos é igual ao produto da probabilidade de cada evento isolado. Por outro lado, dois genes próximos podem estar na mesma molécula de DNA transformador, com o surgimento de transformantes duplos com alta frequência. Portanto, pode-se usar a frequência de cotransformação de dois marcadores genéticos para estimar a distância entre eles no cromossomo do hospedeiro.

CONJUGAÇÃO

A transformação não ocorre em *E. coli* – a espécie bacteriana mais estudada – em condições naturais. Assim, poderíamos perguntar se existe algum tipo de transferência gênica entre células de *E. coli*. A resposta a essa pergunta é "sim". Em 1946, Joshua Lederberg e Edward Tatum descobriram que *E. coli* transferem genes por conjugação. Essa importante descoberta é aprofundada em Marcos da genética | Conjugação em *Escherichia coli*, disponível *on-line*. A conjugação mostrou-se um importante método de mapeamento genético nas espécies de bactérias em que ocorre, e é inestimável em pesquisa genética.

Durante a conjugação, o DNA é transferido de uma célula doadora para uma célula receptora através de um canal de conjugação intracelular especializado que se forma entre elas (**Figura 8.13**). Observe que há contato direto entre as células doadoras e receptoras durante a conjugação; a separação observada na Figura 8.13 foi provocada por forças de estiramento durante o preparo para microscopia.

As bactérias doadoras têm apêndices em sua superfície chamados *pili* F (singular, *pilus* F). A síntese dos *pili* F é controlada por genes encontrados em uma pequena molécula circular de DNA chamada **fator F** (*fator de fertilidade*). A maioria dos fatores F tem aproximadamente 10^5 pares de nucleotídios (Figura 8.20). As bactérias que contêm um fator F conseguem transferir genes para outras bactérias. Os *pili* F de uma bactéria doadora fazem contato com uma bactéria receptora que não tem fator F e se ligam à mesma, de maneira que as duas bactérias são postas em contato íntimo. Os *pili* F só participam do estabelecimento de contato, não da transferência de DNA. Depois que os *pili* aproximam a bactéria doadora da receptora, forma-se um canal de conjugação entre as mesmas, e o DNA é transferido da bactéria doadora para a bactéria receptora através dele.

O fator F existe em dois estados: (1) o *estado autônomo*, no qual sua replicação é independente do cromossomo bacteriano, e (2) o *estado integrado*, no qual é inserido de maneira covalente no cromossomo bacteriano e replica-se como qualquer outro segmento desse cromossomo (**Figura 8.14**). Os elementos genéticos com essas propriedades são denominados epissomos (ver Plasmídios e epissomos, adiante neste capítulo). Uma célula doadora que tem fator F autônomo é denominada célula F^+. Uma célula doadora que tem fator F autônomo é denominada **célula F^+**. Quando uma célula F^+ se conjuga (ou "cruza") com uma célula receptora F^-, somente o fator F é transferido. As duas células (doadora e receptora) tornam-se células F^+ porque o fator F é replicado durante a transferência, e cada célula recebe uma cópia. Assim, se uma população de células F^+ for misturada a uma população de células F^-, praticamente todas as células adquirem um fator F.

O fator F pode integrar-se ao cromossomo bacteriano por eventos de recombinação local-específicos (**Figura 8.15**). A integração do fator F é mediada por sequências curtas de DNA que estão presentes em múltiplas cópias tanto no fator F quanto no cromossomo bacteriano. Assim, um fator F pode integrar-se a muitos locais diferentes no cromossomo bacteriano. Uma célula com um fator F integrado é denominada **célula Hfr** (*h*igh-*f*requency *r*ecombination, recombinação de alta frequência). No estado integrado, o fator F medeia a transferência do cromossomo da célula Hfr para uma célula receptora (F^-) durante a conjugação (cruzamento Hfr × F^-). Em geral, as células se separam antes que a transferência do cromossomo esteja completa; assim, raramente há transferência de um cromossomo inteiro de uma célula Hfr para uma célula receptora.

O mecanismo de transferência de DNA de uma célula doadora para uma célula receptora durante a conjugação parece ser o mesmo se for transferido apenas o fator F, como nos cruzamentos $F^+ \times F^-$, ou se for transferido o cromossomo bacteriano, como nos cruzamentos Hfr × F^-. A transferência é iniciada em um local especial denominado *oriT* – a origem da transferência –, um dos três locais no fator F em que a replicação do DNA pode ser iniciada. Os outros dois locais – *oriV* e *oriS* – são usados para iniciar a replicação durante a divisão celular, não durante a conjugação. *oriV* é a origem de replicação primária durante a divisão celular; *oriS* é uma origem secundária que realiza essa função quando *oriV* está ausente ou inativo.

Durante a conjugação, um filamento da molécula circular de DNA é cortado em *oriT* por uma enzima, e uma extremidade é transferida para a célula receptora através do canal que se forma entre as células em conjugação

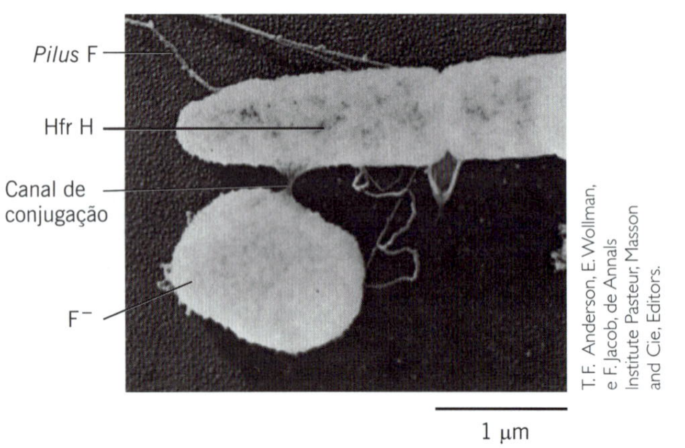

FIGURA 8.13 Conjugação em *E. coli*. Essa microfotografia eletrônica realizada por Thomas F. Anderson mostra a conjugação entre uma *E. coli* Hfr H e uma *E. coli* F^-. Na verdade, há justaposição próxima das células doadora e receptora durante a conjugação. O canal de conjugação mostrado foi distendido durante o preparo para microscopia.

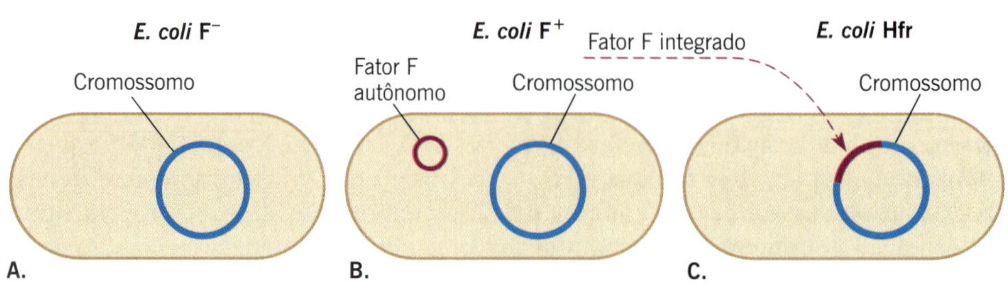

FIGURA 8.14 Fator F em *E. coli*: *E. coli* F^-, F^+ e Hfr. A. *E. coli* F^- não tem fator F. B. *E. coli* F^+ tem um fator F cuja replicação é independente do cromossomo. C. *E. coli* Hfr tem um fator F que é integrado ao cromossomo (inserido de maneira covalente).

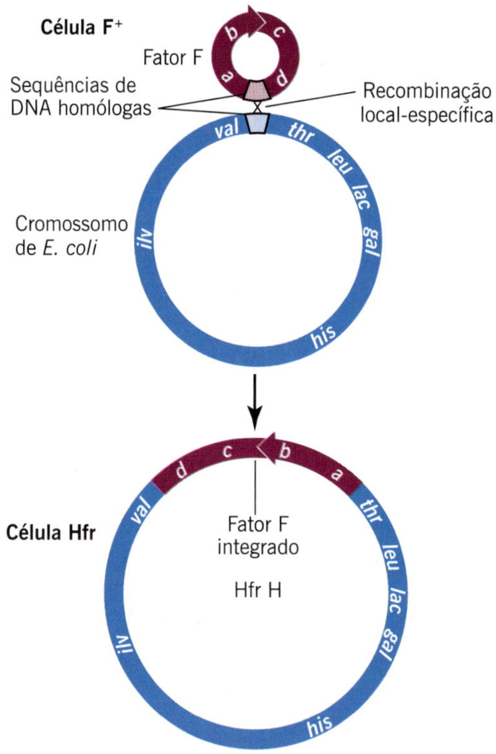

FIGURA 8.15 A formação de uma célula Hfr pela integração de um fator F autônomo. O fator F é inserido de maneira covalente no cromossomo por recombinação local-específica entre sequências de DNA homólogas no fator F e no cromossomo.

(**Figura 8.16**). O fator F, ou o cromossomo Hfr que contém o fator F, replica-se durante a transferência por um mecanismo chamado de *replicação por círculo rolante*, porque a molécula circular de DNA "rola" durante a replicação (Capítulo 10). Durante a conjugação, há síntese de uma cópia do cromossomo na célula doadora, e o filamento de DNA da célula doadora transferido é replicado na célula receptora.

Como a transferência é iniciada no fator F integrado, parte do fator F é transferida antes da transferência de genes cromossômicos em conjugações Hfr × F^-. O restante do fator F é transferido depois dos genes cromossômicos. Assim, a célula receptora adquire um fator F completo e só é convertida em célula Hfr em casos raros, quando há transferência de um cromossomo Hfr inteiro.

UTILIZAÇÃO DA CONJUGAÇÃO NO MAPEAMENTO DE GENES DE E. COLI

A conjugação entre células Hfr e F^- é utilizada para mapear os genes do cromossomo de *E. coli*. Para compreendermos como isso é possível, examinemos um experimento clássico usando uma cepa específica de Hfr denominada Hfr H (em homenagem a William Hayes, geneticista microbiano inglês, que a isolou). Nessa cepa, o fator F é integrado perto dos *loci thr* (treonina) e *leu* (leucina), como mostra a Figura 8.15. Em 1957, Elie Wollman e François Jacob, trabalhando no Instituto Pasteur, em Paris, trouxeram uma nova perspectiva ao processo de conjugação por cruzamento de células Hfr H de genótipo thr^+ leu^+ azi^s ton^s lac^+ gal^+ str^s com células F^- de genótipo thr^- leu^- azi^r ton^r lac^- gal^- str^r. O gene *thr* e o gene *leu* são responsáveis pela síntese dos aminoácidos treonina e leucina, respectivamente. Os pares de alelos azi^s/azi^r, ton^s/ton^r e str^s/str^r controlam a sensibilidade (*s*) ou a resistência (*r*) à azida de sódio, ao bacteriófago T1 e à estreptomicina, respectivamente. Os alelos lac^+ e lac^- e os alelos gal^+ e gal^- determinam a capacidade (+) ou incapacidade (–) de usar lactose e galactose, respectivamente, como fontes de energia.

Em momentos diferentes depois que as células Hfr H e F^- foram misturadas para iniciar o cruzamento, as amostras foram retiradas e agitadas vigorosamente em agitador para quebrar as pontes de conjugação e separar as células em conjugação. Essas células, cujo cruzamento havia sido interrompido com tanta indelicadeza, foram plaqueadas em meio que continha o antibiótico estreptomicina, mas não tinha os aminoácidos treonina e leucina. Apenas as células recombinantes que têm os genes thr^+ e leu^+ do genitor Hfr H e o gene str^r do genitor F^- poderiam crescer nesse *meio seletivo*. As células doadoras Hfr H seriam destruídas pela estreptomicina, e as células receptoras F^- não cresceriam sem treonina e leucina.

As colônias produzidas pelos recombinantes thr^+ leu^+ str^r foram transferidas para uma série de placas contendo diferentes meios seletivos para determinar quais dos outros marcadores da célula doadora estavam presentes. A série de placas incluía meios contendo suplementos específicos que possibilitaram a Wollman e Jacob determinar se os recombinantes tinham alelos da célula doadora ou receptora de cada gene. O meio contendo azida de sódio foi usado para distinguir células azi^s e azi^r. O meio contendo o bacteriófago T1 foi usado para classificar bactérias recombinantes como ton^s ou ton^r. O meio contendo lactose como única fonte de carbono foi usado para determinar se os recombinantes eram lac^+ ou lac^-, e o meio contendo galactose como única fonte de carbono foi usado para identificar recombinantes gal^+ e gal^-.

Quando a conjugação foi interrompida antes de 8 minutos após a mistura das células Hfr H e F^-, não foram detectados recombinantes thr^+ leu^+ str^r. Os recombinantes (thr^+ leu^+ str^r) surgiram cerca de 8,5 minutos depois da mistura de células Hfr H e F^- e acumularam-se até alcançar uma frequência máxima em alguns minutos. Quando se analisou a presença dos marcadores da célula doadora em intervalos variados depois da mistura de células doadoras e receptoras, os alelos das doadoras foram transferidos para células receptoras em uma sequência temporal específica (**Figura 8.17**). O gene azi^s de Hfr H surgiu pela primeira vez em recombinantes cerca de 9 minutos depois da mistura das bactérias Hfr e F^-. Os marcadores ton^s, lac^+ e gal^+ surgiram pela primeira vez depois de 11, 18 e 25 minutos de cruzamento, respectivamente. Esses resultados indicaram que os genes de Hfr H estavam sendo transferidos para as células F^- em uma ordem temporal específica, refletindo a ordem dos genes no cromossomo (**Figura 8.18**).

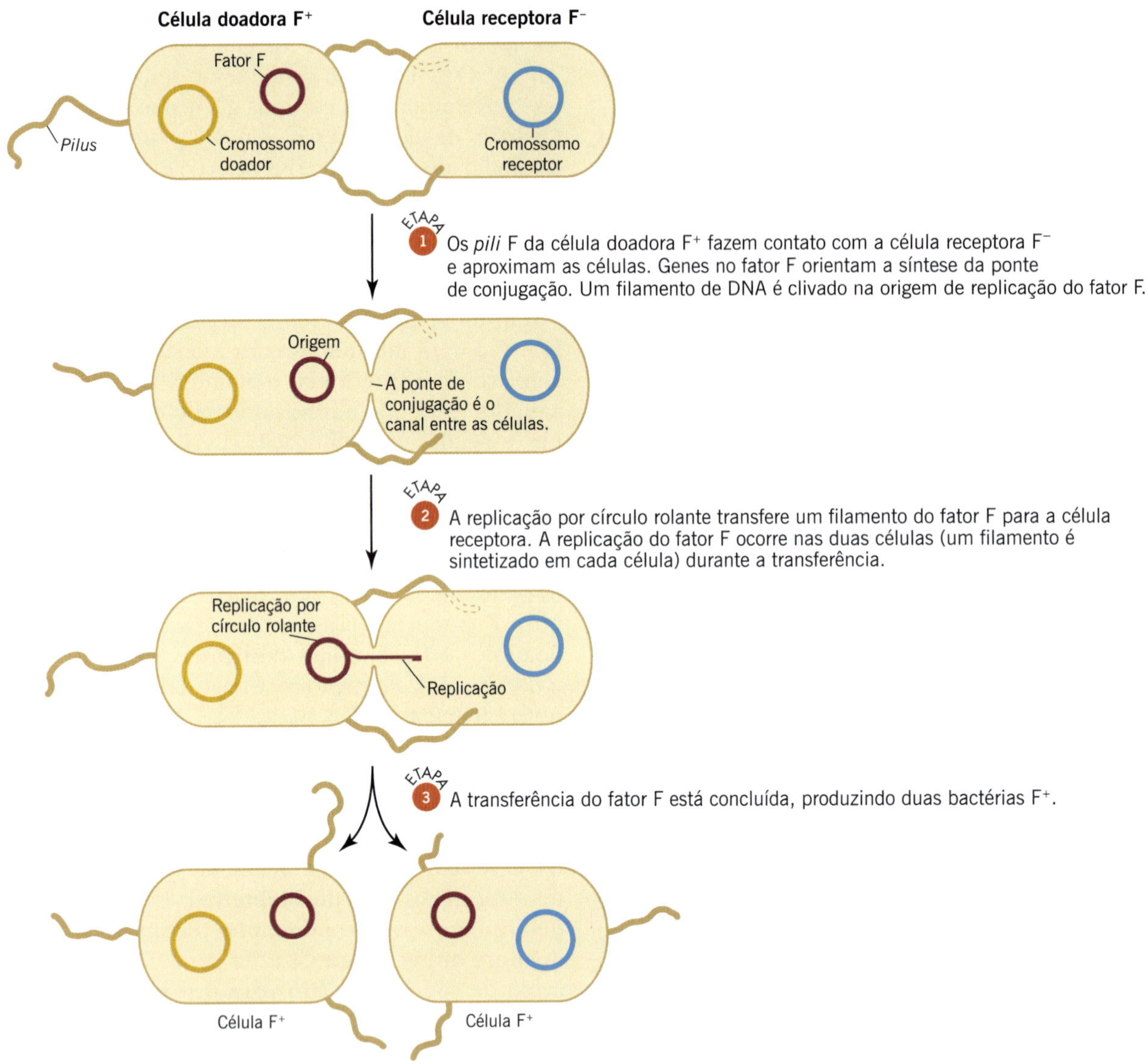

FIGURA 8.16 Cruzamento entre células F⁺ e F⁻. O fator F da célula doadora é replicado durante a transferência de uma célula F⁺ para uma célula F⁻. Quando o processo termina, cada célula tem uma cópia do fator F.

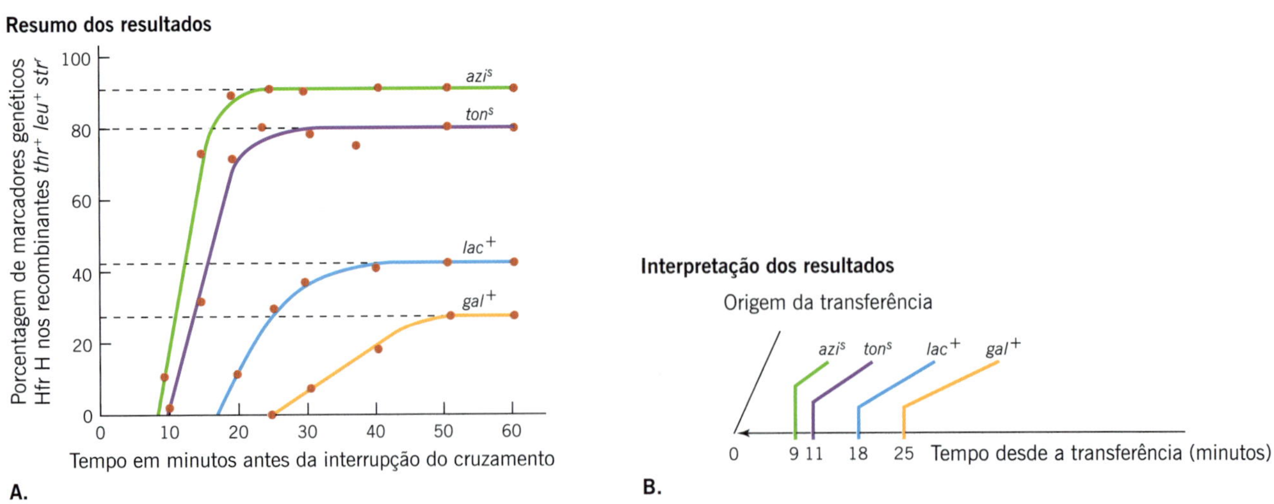

FIGURA 8.17 Experimento de cruzamento interrompido clássico de Wollman e Jacob. A. As frequências dos alelos da célula doadora não selecionados encontrados em recombinantes *thr⁺ leu⁺ strʳ* são apresentadas em função do momento em que foi interrompido o cruzamento. B. Interpretação dos resultados com base na transferência linear de genes da célula Hfr para a célula F⁻. A transferência é iniciada na origem no fator F, e o momento em que um gene é transferido para a célula F⁻ depende da distância entre ele e o fator F. A *seta* indica o sentido e a ordem de transferência dos genes do cromossomo doador para a célula receptora.

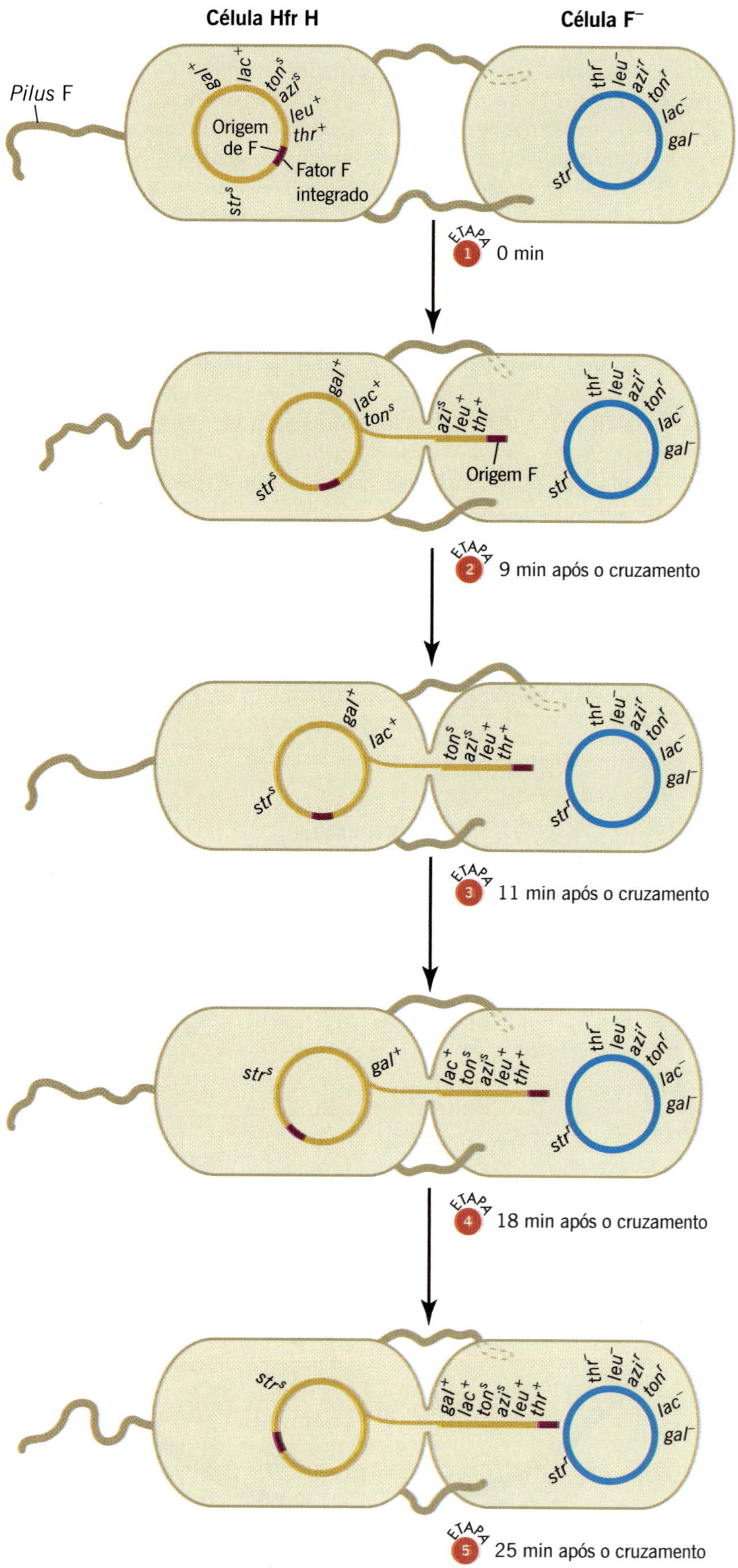

FIGURA 8.18 Interpretação do experimento de cruzamento interrompido de Wollman e Jacob. Há transferência linear de genes da célula doadora (Hfr H) para a célula receptora (F^-). A transferência começa na origem da replicação no fator F integrado e prossegue com a transferência sequencial de genes de acordo com sua localização no cromossomo. O cromossomo replica-se durante o processo de transferência, de maneira que as células Hfr e F^- terminam com uma cópia do DNA transferido.

Estudos subsequentes com diferentes cepas de Hfr mostraram que a transferência gênica poderia ser iniciada em diferentes locais no cromossomo. Agora sabemos que o fator F pode integrar-se a muitos locais diferentes no cromossomo da *E. coli* e que o local de integração determina onde é iniciada a transferência gênica em cada cepa de Hfr. Além disso, a orientação da integração do fator F⁻ – seja *d c b a* em sentido horário, seja *a b c d* em sentido horário (Figura 8.15) – determina se a transferência de genes ocorre em sentido horário em relação ao mapa de ligação de *E. coli* ou em sentido anti-horário (**Figura 8.19**).

A transferência de um cromossomo completo de uma célula Hfr para uma célula F⁻ leva cerca de 100 minutos, e a velocidade da transferência parece ser razoavelmente constante. Assim, o tempo necessário para a transferência de genes durante a conjugação pode ser usado para mapear genes em cromossomos bacterianos. A distância de mapa de 1 minuto corresponde à extensão de um segmento cromossômico transferido em 1 minuto de conjugação em condições padronizadas. Portanto, o mapa de ligação de *E. coli* é dividido em 100 intervalos de 1 minuto (Figura 8.19). A coordenada zero desse mapa circular foi arbitrariamente definida no gene *thrA*. Quando se identifica uma nova mutação em *E. coli*, sua localização no cromossomo é determinada primeiro por mapeamento de conjugação. Em seguida, pode-se usar a transformação ou a transdução para fazer o mapeamento mais preciso. Para testar seu conhecimento sobre o mapeamento da conjugação, deduza as localizações cromossômicas dos genes analisados no Problema resolvido | Mapeamento de genes com o auxílio de dados de conjugação.

PLASMÍDIOS E EPISSOMOS

Como já citado, o material genético de uma bactéria está em um cromossomo principal e em uma a várias moléculas de DNA extracromossômico chamadas plasmídios. Por definição, um **plasmídio** é um elemento genético com capacidade de replicação independente do cromossomo principal em um estado extracromossômico. A maioria dos plasmídios é dispensável ao hospedeiro; ou seja, não é necessária para a sobrevivência da célula em que residem. No entanto, em determinadas condições ambientais, como na presença de um antibiótico, eles podem ser essenciais se tiverem um gene para resistência ao antibiótico.

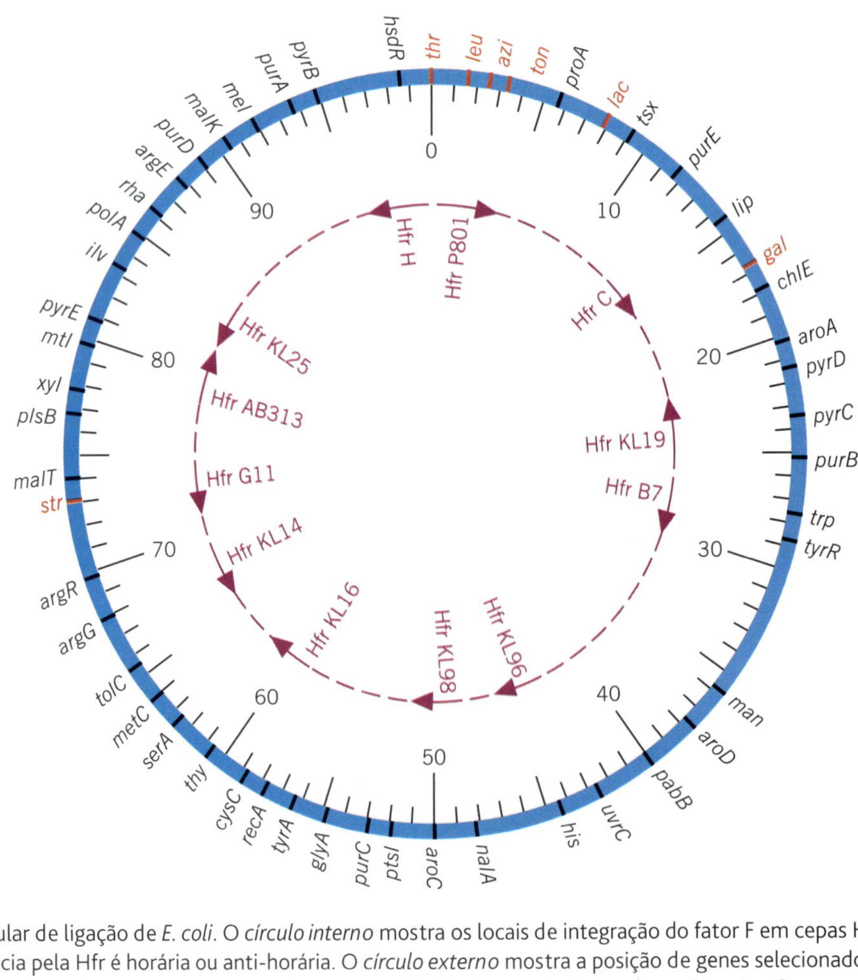

FIGURA 8.19 Mapa circular de ligação de *E. coli*. O *círculo interno* mostra os locais de integração do fator F em cepas Hfr selecionadas. As *setas* indicam se a transferência pela Hfr é horária ou anti-horária. O *círculo externo* mostra a posição de genes selecionados. O mapa é dividido em 100 unidades, em que cada unidade é o comprimento de DNA transferido durante 1 minuto de conjugação. Os genes mostrados em *vermelho* foram usados no famoso experimento de cruzamento interrompido de Wollman e Jacob (ver Figuras 8.17 e 8.18).

PROBLEMA RESOLVIDO

Mapeamento de genes com o auxílio de dados de conjugação

PROBLEMA

Você identificou uma cepa mutante de *E. coli* que não sintetiza o aminoácido triptofano (Trp⁻). Com o objetivo de determinar a localização da mutação *trp*⁻ no cromossomo da *E. coli*, fez experimentos de cruzamento interrompido com quatro cepas diferentes de Hfr. Em todos os casos, as cepas de Hfr tinham os alelos selvagens dominantes dos genes marcadores, e a cepa F⁻ tinha os alelos mutantes recessivos desses genes. O diagrama a seguir mostra o momento de entrada em minutos (entre parênteses) dos alelos selvagens dos genes marcadores na cepa Trp⁻ de F⁻. Os genes marcadores são *thr*⁺, *aro*⁺, *his*⁺, *tyr*⁺, *met*⁺, *arg*⁺ e *ilv*⁺ (que codificam enzimas necessárias para a síntese dos aminoácidos treonina, dos aminoácidos aromáticos fenilalanina, tirosina e triptofano, histidina, tirosina, metionina, arginina e isoleucina mais valina, respectivamente) e *man*⁺, *gal*⁺, *lac*⁺ e *xyl*⁺ (necessários para a capacidade de catabolizar os açúcares manose, galactose, lactose e xilose, respectivamente, e usá-los como fontes de energia).

Hfr A – *man*⁺(1)	*trp*⁺(9)	*aro*⁺(17)	*gal*⁺(20)	*lac*⁺(29)	*thr*⁺(37)
Hfr B – *trp*⁺(6)	*man*⁺(14)	*his*⁺(22)	*tyr*⁺(34)	*met*⁺(42)	*arg*⁺(48)
Hfr C – *thr*⁺(3)	*ilv*⁺(20)	*xyl*⁺(25)	*arg*⁺(33)	*met*⁺(39)	*tyr*⁺(47)
Hfr D – *met*⁺(2)	*arg*⁺(8)	*xyl*⁺(16)	*ilv*⁺(21)	*thr*⁺(38)	*lac*⁺(46)

No mapa do cromossomo da *E. coli* circular apresentado, indique (1) a localização relativa de cada gene, (2) a posição em que o fator F é integrado a cada uma das quatro células Hfr e (3) a direção da transferência de cromossomo para cada Hfr (sentido horário ou anti-horário; indique a direção com uma *seta*).

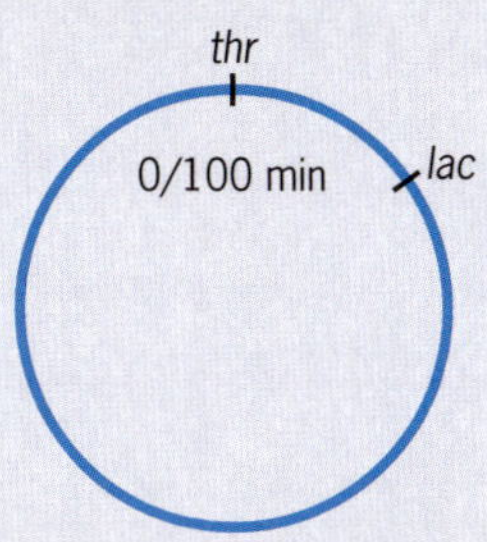

FATOS E CONCEITOS

1. O cromossomo da *E. coli* contém uma molécula circular de DNA.
2. O DNA cromossômico é transferido de células doadoras Hfr para células receptoras F⁻ por replicação por círculo rolante.
3. A replicação por círculo rolante e, portanto, a transferência de genes cromossômicos, inicia-se na origem de replicação no fator F integrado.
4. A direção da transferência (horária ou anti-horária) depende da orientação do fator F no cromossomo de Hfr.
5. O fator F consegue integrar-se a muitos locais diferentes no cromossomo da *E. coli* e em qualquer orientação (horária ou anti-horária).
6. O mapa genético do cromossomo da *E. coli* é dividido em minutos, e 1 minuto é o comprimento do DNA transferido de uma cepa de Hfr para uma cepa de F⁻ durante 1 minuto de conjugação.
7. A transferência de todo o cromossomo de uma célula Hfr para uma célula F⁻ leva 100 minutos; portanto, o mapa de ligação gênica do cromossomo circular completo tem 100 minutos.
8. Atribuiu-se arbitrariamente ao *locus thr* a posição "0" no mapa do cromossomo de *E. coli*, com aumento da distância de ligação de 0 a 100 minutos em sentido horário a partir de *thr*.

ANÁLISE E SOLUÇÃO

Se examinarmos a sequência de transferência dos genes de cada cepa de Hfr para a cepa de F⁻, observaremos uma sequência linear em todos os casos.

Observe também que, seja qual for a sequência de transferência dos genes por diferentes cepas de Hfr, a distância entre genes adjacentes continua igual. A distância entre *man* e *trp* é de 8 minutos, por exemplo, sem levar em conta o uso da cepa A ou B de Hfr no experimento. Na verdade, se combinarmos os resultados obtidos usando as quatro cepas de Hfr e pusermos *thr* na posição 0, os dados produzirão o mapa genético circular a seguir. O mapa circular é um resultado satisfatório já que sabemos que o DNA cromossômico da *E. coli* também é circular.

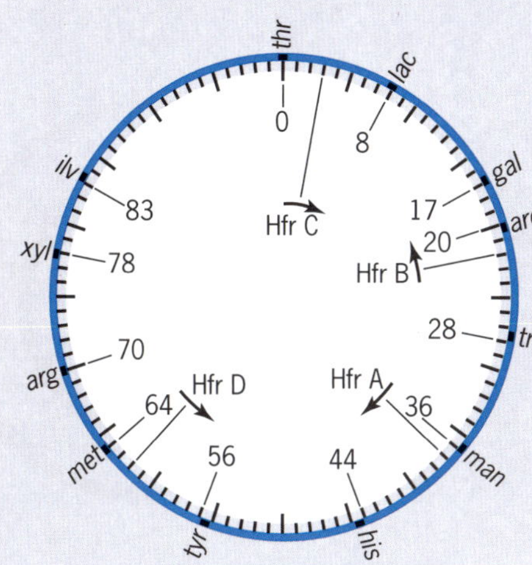

Há três tipos principais de plasmídios em *E. coli*: os fatores F, os plasmídios R e os plasmídios Col. Os fatores de fertilidade (F) foram discutidos anteriormente (ver Conjugação). Os plasmídios R (plasmídios de resistência) têm genes que tornam as células hospedeiras resistentes aos antibióticos e a outros fármacos antibacterianos. Os plasmídios Col (antes denominados fatores colicinogênicos) codificam proteínas que destroem *E. coli* sensíveis. Existem muitos plasmídios Col diferentes, mas eles não serão discutidos com mais detalhes aqui.

Alguns plasmídios conferem às células hospedeiras a capacidade de conjugação. Todos os plasmídios F⁺, muitos plasmídios R e alguns plasmídios Col têm essa propriedade; são os chamados plasmídios conjugativos. Outros plasmídios R e Col não conferem às células a capacidade de conjugação; dizemos que são não conjugativos. A natureza conjugativa de muitos plasmídios R é importante na rápida disseminação de genes de resistência a antibióticos e fármacos nas populações de bactérias patogênicas. A evolução de plasmídios R que tornam as bactérias hospedeiras resistentes a múltiplos antibióticos tornou-se um problema médico grave, e o uso de antibióticos para fins não terapêuticos contribuiu para o rápido desenvolvimento de bactérias multidrogarresistentes (ver Em foco | Bactérias resistentes a antibióticos, disponível *on-line*).

Em 1958, François Jacob e Elie Wollman reconheceram que o fator F e alguns outros elementos genéticos tinham propriedades únicas. Eles chamaram essa classe de elementos de epissomos. Segundo Jacob e Wollman, um **epissomo** é um elemento genético não essencial para o hospedeiro, cuja replicação pode ser autônoma ou integrada (por inserção covalente) ao cromossomo da bactéria hospedeira. Os termos *plasmídio* e *epissomo* não são sinônimos. Muitos plasmídios não existem em estados integrados e, portanto, não são epissomos. Da mesma maneira, muitos cromossomos de fagos lisogênicos, como o genoma do fago λ, são epissomos, mas não plasmídios.

A capacidade dos epissomos de se inserirem nos cromossomos depende da existência de sequências curtas de DNA chamadas sequências de inserção (ou elementos IS [*insertion sequences*]). Os elementos IS são encontrados tanto nos epissomos quanto nos cromossomos bacterianos. Essas sequências curtas (cujo comprimento varia de cerca de 800 a 1.400 pares de nucleotídios) são transponíveis; ou seja, podem passar de um cromossomo para outro (ver Capítulo 21, disponível *on-line*). Além disso, os elementos IS medeiam a recombinação entre elementos genéticos não homólogos no tocante aos demais aspectos. O papel dos elementos IS na mediação da integração de epissomos é bem-documentado no caso do fator F em *E. coli*. O *crossing over* entre elementos IS no fator F e o cromossomo bacteriano produz Hfr com diferentes origens e direções de transferência durante a conjugação (**Figura 8.20**).

FATORES F⁺ E SEXODUÇÃO

Como discutido na seção anterior, uma cepa Hfr é produzida pela integração de um fator F ao cromossomo por recombinação entre elementos IS no cromossomo e elementos IS no fator F (Figura 8.20). Você acredita que esse processo de recombinação possa ser reversível? Na verdade, há raras células F^+ em culturas de Hfr, indicando que há excisão do fator F (por um processo que é basicamente o inverso do evento de integração mostrado na Figura 8.20 B). Além disso, eventos anômalos de excisão como o mostrado na **Figura 8.21** produzem fatores F autônomos carreadores de genes do cromossomo bacteriano. Esses fatores F modificados, denominados F' ("F linha"), foram identificados pela primeira vez por Edward Adelberg e Sarah Burns em 1959. O tamanho dos fatores F' varia de um gene bacteriano até metade do cromossomo bacteriano (**Figura 8.22**).

A transferência de fatores F' para as células receptoras (F^-) é chamada sexodução; ela ocorre por meio do mesmo mecanismo da transferência do fator F em cruzamentos $F^+ \times F^-$ (ver Figura 8.16) – com uma importante diferença: genes bacterianos incorporados aos fatores F' são

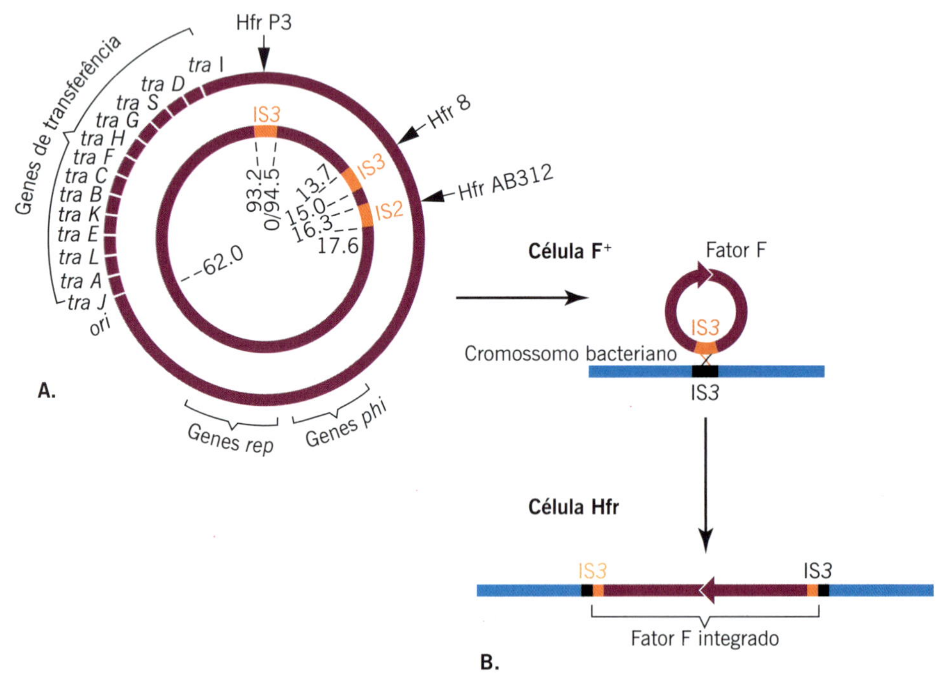

FIGURA 8.20 Elementos IS medeiam o fago de integração do fator F. A. Mapa abreviado da estrutura do fator F em cepa K12 de *E. coli*, com distâncias em quilobases (1.000 pares de nucleotídios). As localizações dos genes necessários para transferência conjugada (genes *tra*), replicação (genes *rep*) e inibição do crescimento do fago (genes *phi*) são mostradas junto com as posições de três elementos IS. As *setas* indicam o elemento IS específico que mediou a integração do fator F durante a formação das cepas Hfr indicadas. B. A recombinação entre elementos IS insere o fator F no cromossomo bacteriano, produzindo uma célula Hfr.

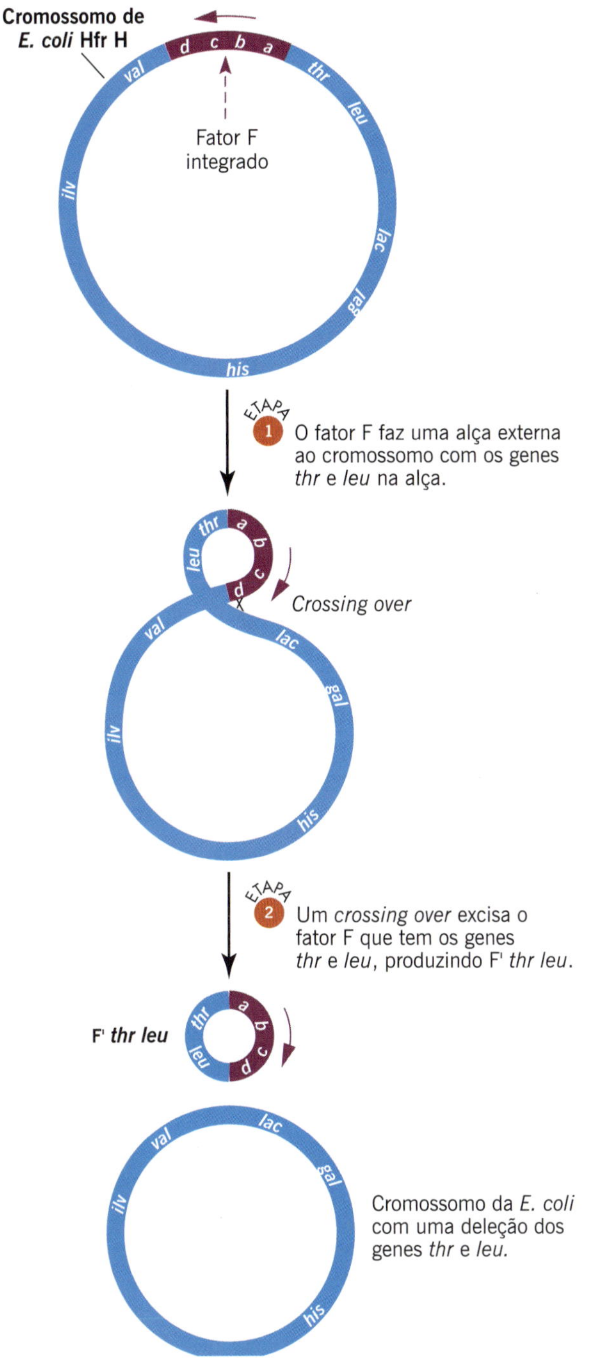

FIGURA 8.21 Formação de um F^{+}. A excisão anômala do fator F de um cromossomo Hfr produz um fator F F' *thr leu*, que carreia os genes cromossômicos *thr* e *leu*.

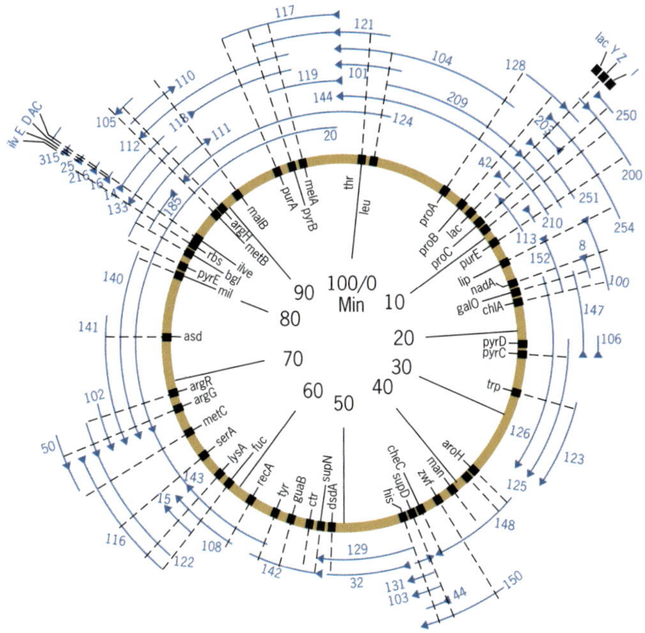

FIGURA 8.22 Fator F' em *E. coli*. Mapa do cromossomo de *E. coli* K12 mostrando os genes encontrados em F' representativos. Os fatores F' são desenhados como estruturas lineares para alinhá-los com os segmentos cromossômicos que contêm. Na realidade, são moléculas circulares de DNA – as estruturas formadas pela união das duas extremidades de cada fator F'.

transferidos para células receptoras com uma frequência muito maior. Os fatores F' são ferramentas valiosas para os estudos genéticos; podem ser utilizados para produzir diploides parciais que carreiem duas cópias de qualquer gene ou conjunto de genes ligados. Portanto, a sexodução pode ser usada para determinar as relações de dominância entre alelos e fazer outros testes genéticos que exigem duas cópias de um gene na mesma célula.

Considere um fator F' thr^{+} leu^{+} gerado por excisão anômala do fator F de Hfr H, como mostra a Figura 8.21. Os cruzamentos entre células doadoras F' thr^{+} leu^{+} e células receptoras thr^{-} leu^{-} produzem diploides parciais thr^{-} leu^{-}/F' $thr^{+}leu^{+}$. Esses diploides parciais são instáveis porque o fator F^{+} pode ser perdido, produzindo haploides thr^{-} leu^{-}, ou pode haver recombinação entre o cromossomo e o F', produzindo recombinantes thr^{+} leu^{+} estáveis. Para analisar com mais detalhes o uso de diploides parciais em mapeamento genético, leia Resolva | Como mapear genes próximos usando diploides parciais?

TRANSDUÇÃO

A transdução – outro mecanismo de transferência gênica em bactérias – foi descoberta por Norton Zinder e Joshua Lederberg em 1952. Zinder e Lederberg estudaram cepas auxotróficas de *Salmonella typhimurium* cujo desenvolvimento exigia suplementos de aminoácidos. Uma cepa necessitava de fenilalanina, triptofano e tirosina, enquanto a outra necessitava de metionina e histidina. Nenhuma cepa conseguia se desenvolver em meio de cultura mínimo sem esses aminoácidos. No entanto, quando Zinder e Lederberg cultivaram as cepas juntas, foram produzidas raras bactérias prototróficas. Além disso, quando cultivaram as cepas em meio contendo DNAse, mas as separaram nos dois ramos do tubo em U (Figura 8.9), ainda foram produzidos recombinantes prototróficos. A insensibilidade à DNase exclui a transformação como mecanismo subjacente, e o fato de que o contato celular era dispensável para o surgimento dos prototróficos excluiu a conjugação. Experimentos subsequentes mostraram que uma das cepas foi infectada por um vírus denominado bacteriófago P22 e que esse vírus levava genes de uma célula (doadora) para outra (receptora). Portanto, os raros prototróficos detectados por Zinder e Lederberg foram produzidos por recombinação entre o DNA bacteriano levado pelo vírus e o DNA no cromossomo da célula receptora.

Estudos posteriores mostraram que existem dois tipos muito diferentes de transdução. Na **transdução generalizada**, há na cabeça do fago um fragmento aleatório ou quase aleatório do DNA bacteriano em vez do cromossomo do fago. Na **transdução especializada**, há uma recombinação entre o cromossomo do hospedeiro e o cromossomo do fago, produzindo um cromossomo do fago que contém um trecho de DNA bacteriano. As partículas do fago que contêm DNA bacteriano são denominadas *partículas transdutoras*. As partículas transdutoras generalizadas contêm apenas DNA bacteriano. As partículas transdutoras especializadas sempre contêm DNA do fago e da bactéria.

Transdução generalizada

Fagos transdutores generalizados são capazes de transportar qualquer gene de uma bactéria para outra – daí o nome transdução generalizada. Os fagos transdutores generalizados mais conhecidos são P22 em *S. typhimurium* e P1 em *E. coli*. Apenas 1 a 2% das partículas de fago produzidas por bactérias infectadas por P22 ou P1 contêm DNA bacteriano, e apenas 1 a 2% do DNA transferido são incorporados ao cromossomo da célula receptora por recombinação. Assim, o processo é bastante ineficiente; a frequência de transdução de qualquer gene bacteriano é de aproximadamente 1 por 10^6 partículas de fago.

Transdução especializada

A transdução especializada é característica de vírus que transferem apenas determinados genes entre bactérias. O bacteriófago lambda (λ) é o fago especializado em transdução mais bem-conhecido; o fago λ só consegue carrear dois conjuntos de genes de uma bactéria *E. coli* para outra: os genes *gal*, necessários para a utilização da galactose como fonte de energia, ou os genes *bio*, essenciais para a síntese da biotina. Já comentamos neste capítulo a inserção local-específica do cromossomo do fago λ no cromossomo da *E. coli* para criar um estado lisogênico (ver Bacteriófago lambda). O local de inserção está entre os genes *gal* e *bio* no cromossomo da *E. coli* (Figura 8.5). A proximidade que esses genes têm do local de inserção do fago λ explica por que eles podem ser carreados de uma bactéria para outra por meio de um bacteriófago λ.

O cromossomo de fago λ integrado – o prófago λ – em uma célula lisogênica sofre excisão espontânea raramente (cerca de uma em cada 10^5 divisões celulares), que causa sua entrada na via lítica. A excisão do prófago também pode ser induzida, por exemplo, por irradiação de células lisogênicas com luz ultravioleta. A excisão normal é basicamente o inverso do processo de integração local-específico e produz cromossomos circulares do fago e de bactérias intactos (**Figura 8.23 A**). Às vezes, a excisão é anômala, com ocorrência de *crossing over* em outro local que não o local de ligação original. Quando isso acontece, uma parte do cromossomo bacteriano é excisada com o DNA do fago e uma parte do cromossomo do fago é mantida no cromossomo do hospedeiro (**Figura 8.23 B**). Essas excisões do prófago anômalo produzem fago transdutor especializado que carreia os genes *gal* ou *bio* do hospedeiro. Os fagos de transdução são chamados λ*dgal* (do inglês, λ *d*efective phage carrying *gal* genes; fago λ defeituoso carreador de genes *gal*) e λ*dbio* (do inglês, λ *d*efective phage carrying *bio* genes; fago λ defeituoso carreador de genes *bio*), respectivamente. Eles são partículas de fago defeituosas porque um ou mais genes necessários para a reprodução lítica ou lisogênica permaneceram no cromossomo do hospedeiro.

Em vista do tamanho pequeno da cabeça do fago, apenas genes bacterianos situados próximos do prófago podem ser excisados com o DNA do fago e acondicionados na cabeça dos fagos. Outro fago transdutor especializado, Φ80, integra-se perto dos genes *trp* de *E. coli* (necessários para a síntese do aminoácido triptofano); esse fago transduz marcadores *trp*. Caso sejam formadas partículas transdutoras especializadas durante a excisão do prófago, como mostra a Figura 8.23 B, elas só devem ser produzidas quando células lisogênicas entrarem na via lítica. Na verdade, não há partículas transdutoras em lisados produzidos a partir de infecções líticas primárias. A frequência de partículas transdutoras em lisados produzidos por indução de células lisogênicas é de aproximadamente 1 em cada 10^6 partículas da prole; portanto, esses lisados são denominados *Lft* (do inglês, *l*ow-*f*requency *t*ransduction, transdução de baixa frequência).

Resolva!

Como mapear genes próximos usando diploides parciais?

Suponha que se queira determinar a ordem de dois genes (*y* e *z*) em um *locus* em relação a um marcador (*x*) em um *locus* próximo. Fazem-se os seguintes cruzamentos recíprocos:

1. célula doadora $x^+ y^+ z^-$ × célula receptora $x^- y^- z^+$ e
2. célula doadora $x^- y^- z^+$ × célula receptora $x^+ y^+ z^-$.

Observe que a ordem dos três genes (*x*, *y* e *z*) é desconhecida; eles são escritos arbitrariamente em ordem alfabética. Suponha que todos os mutantes sejam auxotróficos e que se possam preparar meios seletivos nos quais cresçam apenas recombinantes prototróficos ($x^+ y^+ z^+$). Quando quantidades iguais de prole são plaqueadas em meio seletivo, observam-se cerca de 200 recombinantes prototróficos no cruzamento 1, enquanto se detectam mais de 4.000 no cruzamento 2. Qual é a ordem dos três genes no cromossomo?

▸ *Leia a resposta do problema no material disponível* on-line.

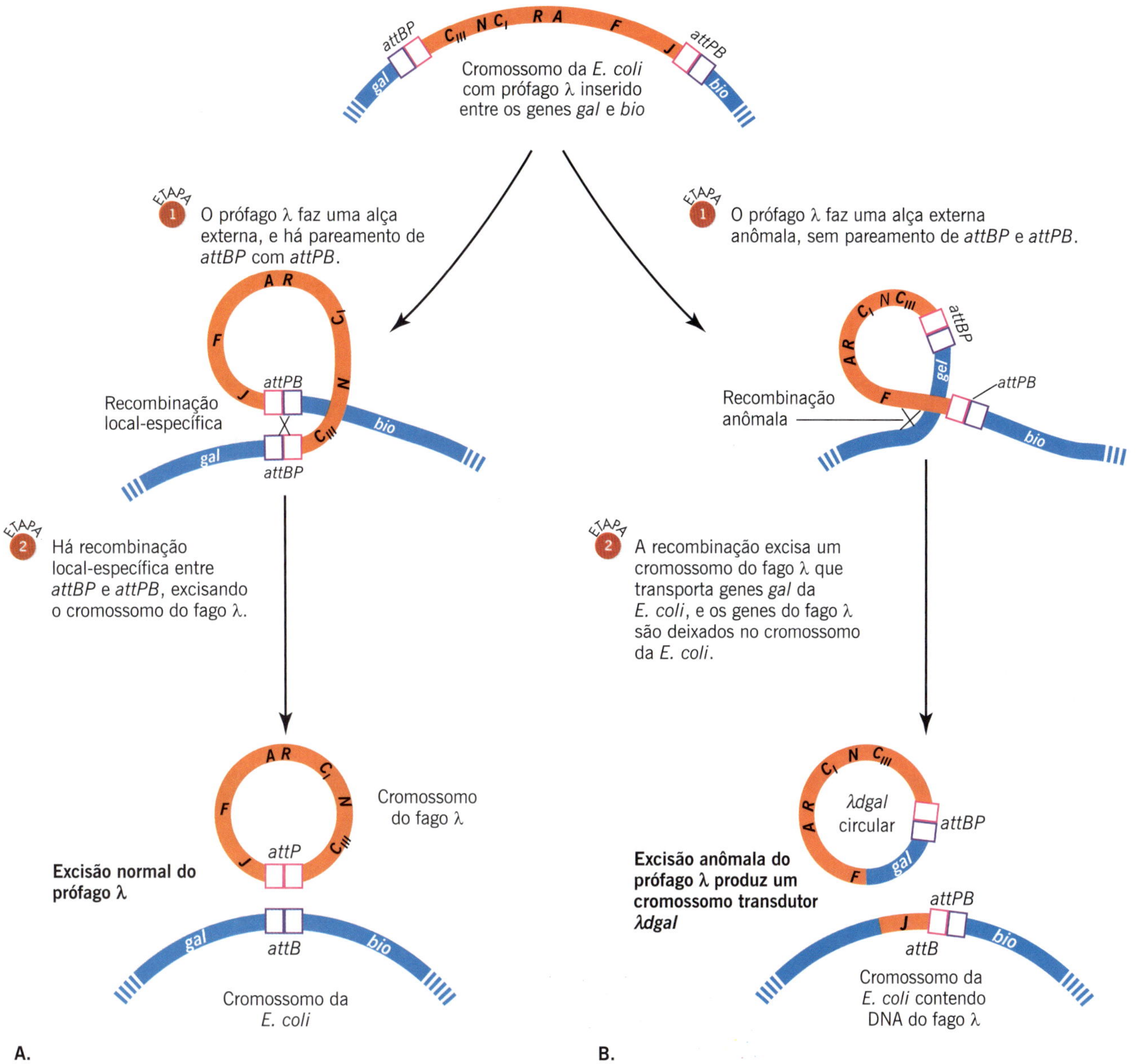

FIGURA 8.23 Excisão de prófago lambda. Comparação entre excisão normal do prófago λ (A) e excisão anômala com produção de cromossomos transdutores λ*dgal* (B).

O destino das moléculas de DNA λ*dgal* e λ*bio* depois da injeção em novas células hospedeiras depende de qual gene do fago λ não está presente. Se não houver genes para crescimento lítico, mas houver um local *att* e um gene *int* (integrase), os cromossomos defeituosos conseguirão se integrar ao cromossomo do hospedeiro. Entretanto, eles não serão capazes de se reproduzir liticamente a menos que exista um fago λ de tipo selvagem, funcionando como fago auxiliar. Se não houver o gene *int*, o cromossomo do fago defeituoso só será capaz de se integrar na presença de um auxiliar de tipo selvagem. Se um fago λ*dgal*$^+$ infectar uma célula receptora *gal*$^-$, a integração de λ*dgal*$^+$ produzirá um diploide parcial instável *gal*$^+$/*gal*$^-$ (**Figura 8.24 A**), enquanto raros eventos de recombinação entre *gal*$^+$ no DNA passando por transdução e *gal*$^-$ no cromossomo receptor produzirão transdutantes *gal*$^+$ estáveis (**Figura 8.24 B**).

Se a razão fagos/bactérias for alta, as células receptoras serão infectadas tanto pelo *fago* λ de tipo selvagem quanto por λ*dgal*$^+$; portanto, essas células serão lisogênios duplos que transportam um prófago λ de tipo selvagem e um prófago λ*dgal*. Os transdutantes produzidos serão diploides parciais *gal*$^+$/*gal*$^-$. Se os transdutantes *gal*$^+$/*gal*$^-$ forem induzidos com luz ultravioleta, os lisados conterão cerca de 50% de partículas λ*dgal* e 50% de partículas λ$^+$. Ambos os prófagos se replicarão com igual eficiência usando os produtos gênicos codificados pelo genoma λ$^+$. Esses lisados são denominados *Hft* (do inglês, *h*igh-*f*requency *t*ransduction, transdução de alta frequência). Os lisados *Hft* aumentam substancialmente a frequência dos eventos de transdução; portanto, lisados *Hft* são usados preferencialmente em experimentos de transdução.

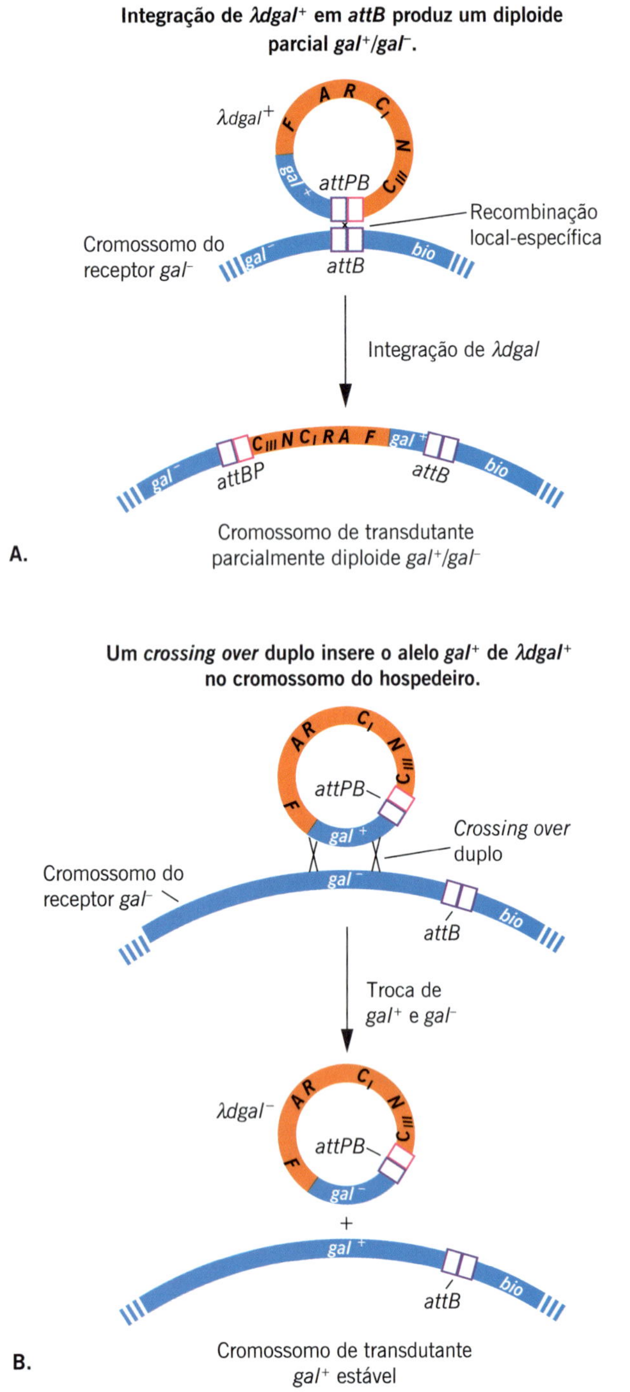

FIGURA 8.24 Recombinação em células receptoras gal^- infectadas por fago transdutor $\lambda dgal^+$. A. Integração de $\lambda dgal^+$ em *attB* produz um diploide parcial instável gal^+/gal^-. B. Um *crossover* duplo transfere o alelo gal^+ de $\lambda dgal^+$ para o cromossomo.

IMPORTÂNCIA EVOLUTIVA DA TROCA GENÉTICA EM BACTÉRIAS

Os processos parassexuais (ou parassexuados) de transformação, transdução e conjugação possibilitam a troca de genes de bactérias. Os novos genótipos resultantes de tais trocas permitem que as bactérias lidem com condições dinâmicas, como várias fontes de energia, e se adaptem aos desafios ambientais, como o uso disseminado de antibióticos. Entretanto, o que é bom para as bactérias pode ser ruim para nós. O surgimento de bactérias multidrogarresistentes (MDR) em todo o mundo é uma ameaça significativa à saúde e ao bem-estar humanos. Para mais informações sobre essa questão, ver Em foco | Bactérias resistentes a antibióticos, disponível *on-line*.

As bactérias foram as primeiras formas de vida a surgir no planeta Terra, provavelmente há mais de 3 bilhões de anos. Durante sua longa história, evoluíram e diversificaram-se de modo a explorar uma imensa gama de ambientes, desde as profundezas do oceano até os topos das montanhas de gelo. Bactérias conseguem crescer nas paredes de cavernas ou nas reentrâncias do intestino humano. Em laboratório, podemos investigar o papel desempenhado pela troca genética na contínua evolução bacteriana. Para conhecer melhor esse tipo de análise, consulte Resolva | Como evoluem os genomas bacterianos?

Resolva!

Como evoluem os genomas bacterianos?

No cruzamento (cruzamento I) entre cepas de F^+ met^+ ser^+ cys^+ str^s e F^- met^- ser^- cys^- str^r de *E. coli* toda a progênie foi F^+, sem recombinantes prototróficos met^+ ser^+ cys^+ str^r. Depois de várias gerações, fizeram-se novas culturas de cada cepa a partir de uma colônia, e o cruzamento foi repetido. Dessa vez (cruzamento II), foram produzidos recombinantes met^+ ser^+ cys^+ str^r, mas todos esses recombinantes foram F^-. Depois de várias outras gerações das cepas usadas no cruzamento II, cresceram novas culturas a partir de colônias isoladas, e o cruzamento foi repetido pela terceira vez (cruzamento III). Não foram produzidos recombinantes met^+ ser^+ cys^+ str^r no cruzamento III; em vez disso, toda a prole que sobreviveu no meio contendo estreptomicina tinha o genótipo met^+ ser^+ cys^- str^r e era fenotipicamente F^+. Usando um mapa do cromossomo da *E. coli*, explique esses resultados.

▶ *Leia a resposta do problema no material disponível* on-line.

PONTOS ESSENCIAIS

- *Três processos parassexuados – transformação, conjugação e transdução – ocorrem em bactérias. Esses processos são distinguidos por dois critérios: a inibição da transferência gênica por desoxirribonuclease e a necessidade de contato celular*
- *A transformação implica a captação de DNA livre por bactérias*
- *A conjugação ocorre quando uma célula doadora faz contato com uma célula receptora e transfere DNA para a célula receptora*
- *A transdução ocorre quando um vírus leva genes bacterianos de uma célula doadora para uma célula receptora*
- *Os plasmídios são elementos genéticos extracromossômicos autorreplicantes*
- *Os epissomos são replicados de maneira autônoma ou como componentes integrados de cromossomos bacterianos*
- *Os fatores F que contêm genes cromossômicos (fatores F′) são transferidos para células F^- por sexodução*
- *Os mecanismos parassexuados de recombinação produzem novas combinações de genes em bactérias*
- *Os mecanismos parassexuados estimulam a capacidade de adaptação das bactérias às alterações no ambiente.*

Exercícios

Aplique a análise genética básica

1. Quais as vantagens dos vírus em relação a organismos celulares e multicelulares para a pesquisa genética?

Resposta: As duas principais vantagens dos vírus em relação a organismos celulares e multicelulares para os estudos genéticos são (1) a simplicidade estrutural e (2) o ciclo de vida curto. Em geral, os vírus têm um único cromossomo, com um número relativamente pequeno de genes, e conseguem completar o ciclo de vida em um período que varia de cerca de 20 minutos a algumas horas.

2. Quais são as principais diferenças entre o *crossing over* em bactérias e eucariotos?

Resposta: O *crossing over* em bactérias geralmente ocorre entre um fragmento do cromossomo de uma célula doadora e um cromossomo circular intacto em uma célula receptora (Figura 8.7 A). Desse modo, os *crossing overs* têm de ocorrer em pares, que inserem segmentos do cromossomo da célula doadora no cromossomo da célula receptora. *Crossing over* único, ou qualquer número ímpar de *crossing overs*, destrói a integridade do cromossomo circular e deixa em seu lugar uma molécula linear de DNA (Figura 8.7 B).

3. Quando cultivadas juntas, duas cepas de *E. coli*, $a\ b^+$ e $a^+\ b$, trocam material genético, resultando na produção de recombinantes $a^+\ b^+$. No entanto, quando essas duas cepas são cultivadas em ramos opostos de um tubo em U (Figura 8.9), não há produção de recombinantes $a^+\ b^+$. Que processo parassexuado é responsável pela formação dos recombinantes $a^+\ b^+$ quando essas cepas são cultivadas juntas?

Resposta: As duas cepas de *E. coli* estão trocando informações por conjugação, o único processo parassexuado em bactérias que requer contato celular. O filtro de vidro que separa os ramos do tubo em U impede o contato entre células nesses ramos.

4. Você identificou três marcadores genéticos com ligação próxima – *a*, *b* e *c* – em *E. coli*. Os marcadores são transferidos de uma cepa Hfr para uma F^- em menos de 1 minuto e são encontrados no cromossomo na ordem *a–b–c*. Você realiza experimentos de transdução do fago P1 utilizando cepas de genótipo $a^+\ b\ c^+$ e $a\ b^+\ c$. No cruzamento 1, as células doadoras são $a^+\ b\ c^+$ e as receptoras são $a\ b^+\ c$. No cruzamento 2, as células doadoras são $a\ b^+\ c$ e as receptoras são $a^+\ b\ c^+$. Para ambos os cruzamentos, você prepara placas com meio de cultura mínimo nas quais apenas recombinantes $a^+\ b^+\ c^+$ conseguem formar colônias. Em que cruzamento você esperaria observar a maioria dos recombinantes $a^+\ b^+\ c^+$?

Resposta: Você esperaria mais recombinantes $a^+\ b^+\ c^+$ no cruzamento 2 porque a formação de um cromossomo com os três marcadores de tipo selvagem só requer dois *crossing overs* (um par de *crossing overs*) nesse cruzamento, ao passo que são necessários quatro *crossing overs* (dois pares) para produzir um cromossomo $a^+\ b^+\ c^+$ no cruzamento 1. Os *crossing overs* necessários são mostrados no diagrama a seguir.

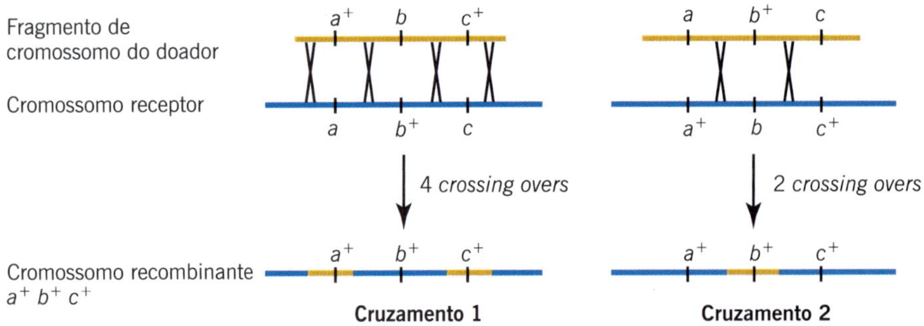

Autoavaliação

Integre diferentes conceitos e técnicas

1. Você identificou uma cepa mutante de *E. coli* que não consegue sintetizar histidina (His^-). Com o objetivo de determinar a localização da mutação his^- no cromossomo de *E. coli*, você faz experimentos de cruzamento interrompido com cinco cepas diferentes de Hfr. O quadro a seguir mostra o momento de entrada (minutos, entre parênteses) dos alelos selvagens dos cinco primeiros marcadores (genes mutantes) na cepa His^-.

Hfr A — *bio* (4)	*glu* (20)	*his* (27)	*cys* (37)	*tyr* (45)
Hfr B — *xyl* (6)	*met* (18)	*tyr* (24)	*cys* (32)	*his* (42)
Hfr C — *his* (3)	*cys* (13)	*tyr* (21)	*met* (27)	*xyl* (39)
Hfr D — *xyl* (7)	*thr* (25)	*lac* (40)	*bio* (48)	*glu* (62)
Hfr E — *his* (4)	*glu* (11)	*bio* (27)	*lac* (35)	*thr* (50)

(a) No mapa a seguir do cromossomo circular da *E. coli*, indique (1) a localização relativa de cada gene, (2) a posição em que o fator F é integrado a cada um dos cinco Hfr e (3) o sentido da transferência de cromossomo para cada Hfr (indique o sentido com uma *seta*).

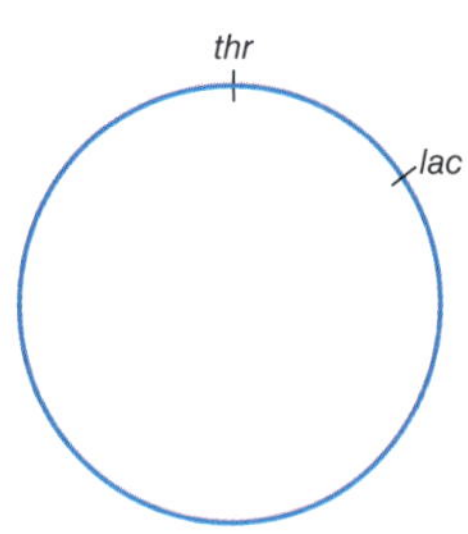

(b) Para definir melhor a localização da mutação his^- no cromossomo, você usa a cepa mutante como receptora em um experimento de transdução com bacteriófago P1. Considerando-se que o fago P1 consegue acondicionar cerca de 1% do DNA cromossômico de *E. coli*, você esperaria que houvesse cotransdução de algum dos genes mostrados na figura anterior com o alelo his^+ de seu gene mutante his^-? Em caso afirmativo, qual deles? Observe que o cromossomo de *E. coli* contém 4,6 milhões de pares de nucleotídios e que a transferência de todo o cromossomo durante a conjugação leva 100 minutos. Justifique sua resposta.

Resposta: (a) A ordem dos genes é mostrada no mapa adiante, e os locais de integração do fator F e a direção de transferência em cada Hfr são indicados pelas setas A a E.

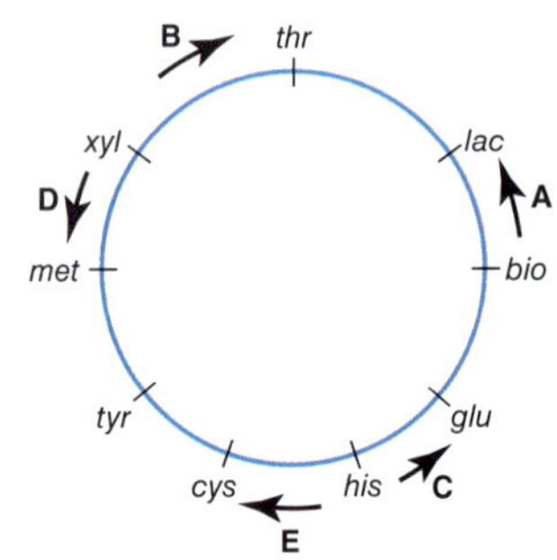

(b) Não haveria cotransdução de nenhum marcador com his^+ porque o fago P1 só comporta 1% do cromossomo de *E. coli*, e nenhum dos outros genes está dentro de 1 minuto de *his*.

2. Cruzamentos recíprocos com transdução de três pontos foram usados para determinar a ordem de duas mutações, leu_1 e leu_2, no gene *leuA* em relação ao gene ligado *thrA* da *E. coli*. Em cada cruzamento, recombinantes leu^+ foram selecionados em meio mínimo contendo treonina, mas não leucina, e testados para thr^+ ou thr^- por plaqueamento em réplica em placas sem treonina. Os resultados são apresentados na tabela a seguir:

Cruzamento			
Marcadores do doador	**Marcadores do receptor**	**Alelo *thr* em recombinantes leu^+**	**Porcentagem de thr^+**
1. thr^+ leu_1	thr^- leu_2	350 thr+: 349 thr^-	50
2. thr^+ leu_2	thr^- leu_1	60 thr^+: 300 thr^-	17

Qual é a ordem de leu_1 e leu_2 em relação ao marcador externo *thr*?

Resposta: Os diagramas dos dois cruzamentos são apresentados, mostrando as duas ordens possíveis, e as linhas vermelhas tracejadas marcam as partes dos dois cromossomos que têm de estar presentes em recombinantes thr^+-leu_1^+-leu_2^+ (+ + +). Note que se a ordem 1 estiver certa, a formação de recombinantes + + + exigirá 4 *crossing overs* (2 pares de *crossing overs*) no cruzamento 1 e apenas 2 *crossing overs* (1 par) no cruzamento 2, portanto, prevendo mais recombinantes + + + no cruzamento 2 e menos no cruzamento 1. Mas se a ordem 2 estiver certa, deve haver mais recombinantes + + + no cruzamento 1 e menos no cruzamento 2. Visto que foi observado o segundo resultado, a ordem certa é *thr*-leu_2-leu_1.

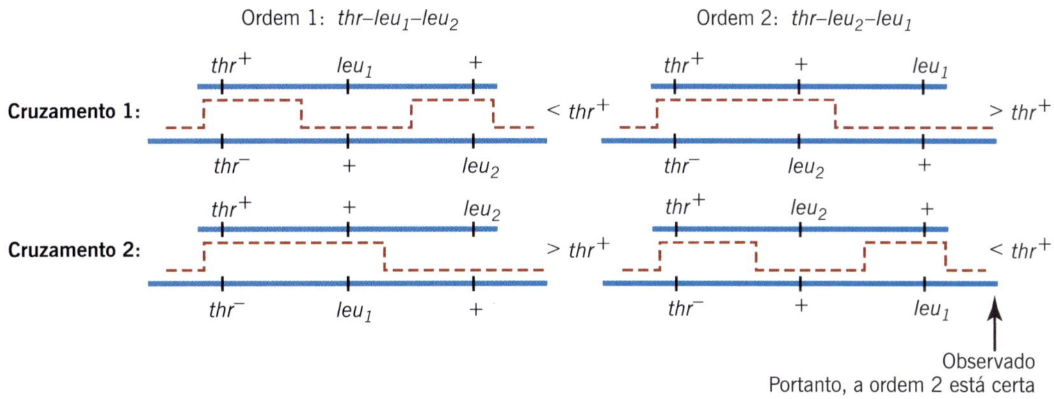

Avaliação adicional

Entenda melhor e desenvolva a capacidade analítica

8.1 Quais critérios consideram os vírus seres vivos? Não vivos?

8.2 Qual é a diferença entre bacteriófagos e outros vírus?

8.3 Quais são as diferenças entre o ciclo de vida dos bacteriófagos T4 e λ? Quais são as semelhanças?

8.4 Quais são as diferenças entre as estruturas do prófago λ e do cromossomo do fago λ acondicionado na cabeça do fago λ?

8.5 Qual é a diferença entre a integração do cromossomo do fago λ ao cromossomo do hospedeiro durante uma infecção lisogênica e o *crossing over* entre cromossomos homólogos?

8.6 Os geneticistas usaram mutações que causam fenótipos alterados como olhos brancos em *Drosophila*, flores brancas e sementes rugosas em ervilhas, e alteração da cor da pelagem em coelhos para determinar as localizações dos genes nos cromossomos desses eucariotos. Que tipos de fenótipos mutantes foram usados para mapear genes em bactérias?

8.7 Você identificou três mutações – *a*, *b* e *c* – em *Streptococcus pneumoniae*. As três são recessivas para seus alelos selvagens a^+, b^+ e c^+. Você prepara o DNA a partir de uma cepa doadora de tipo selvagem e a usa para transformar uma cepa com genótipo *abc*. Você observa transformantes a^+b^+ e transformantes a^+c^+, mas não transformantes b^+c^+. Essas mutações apresentam ligação próxima? Em caso afirmativo, qual é sua ordem no cromossomo do *Streptococcus*?

8.8 Uma cepa de *E. coli* com deficiência nutricional cresce apenas em meio contendo timina, enquanto outra cepa com deficiência nutricional cresce apenas em meio contendo leucina. Quando essas duas cepas são cultivadas juntas, alguns organismos da prole são capazes de crescer em meio mínimo que não contém timina nem leucina. Como é possível explicar esse resultado?

8.9 Suponha que você acabou de demonstrar a recombinação genética (p. ex., quando uma cepa de genótipo $a\ b^+$ está presente em uma cepa de genótipo $a^+\ b$, formam-se alguns genótipos recombinantes, $a^+\ b^+$ e *a b*) em uma espécie de bactéria não estudada antes. Como você determinaria se a recombinação observada foi resultado de transformação, conjugação ou transdução?

8.10 (a) Quais são as diferenças genotípicas entre células F^-, células F^+ e células Hfr? (b) Quais são as diferenças fenotípicas? (c) Qual é o mecanismo de conversão das células F^- em células F^+? Das células F^+ em Hfr? Das células Hfr em F^+?

8.11 (a) Qual é a utilidade dos fatores F' em análise genética? (b) Como são formados os fatores F'? (c) Qual é o mecanismo de sexodução?

8.12 Quais são as diferenças básicas entre transdução generalizada e transdução especializada?

8.13 Que função os elementos IS desempenham na integração de fatores F?

8.14 Como é possível mapear os genes bacterianos por experimentos de cruzamento interrompido?

8.15 O que é *cotransdução*? Como se podem usar as frequências de cotransdução para mapear marcadores genéticos?

8.16 Em *E. coli*, a capacidade de usar lactose como fonte de carbono exige as enzimas β-galactosidase e β-galactosídio permease. Essas enzimas são codificadas por dois genes próximos, *lacZ* e *lacY*, respectivamente. Outro gene, *proC*, controla, em parte, a capacidade das células de *E. coli* de sintetizar o aminoácido prolina. Os alelos str^r e str^s, respectivamente, controlam a resistência e a sensibilidade à estreptomicina. Sabe-se que Hfr H transfere os dois genes *lac*, *proC* e *str*, nessa ordem, durante a conjugação.

Fez-se um cruzamento entre Hfr H de genótipo $lacZ^- \, lacY^+ \, proC^+ \, str^s$ e uma cepa F^- de genótipo $lacZ^+ \, lacY^- \, proC^- \, str^r$. Depois de aproximadamente 2 horas, a mistura foi diluída e plaqueada em meio que continha estreptomicina, mas não prolina. Quando se analisou a capacidade das colônias recombinantes $proC^+ \, str^r$ de crescer em meio contendo lactose como única fonte de carbono, pouquíssimas delas conseguiam fermentar a lactose. Quando se fez o cruzamento recíproco (Hfr H $lacZ^+ \, lacY^- \, proC^+ \, str^s \times F^- \, lacZ^- \, lacY^+ \, proC^- \, str^r$), muitos dos recombinantes $proC^+ \, str^r$ conseguiam crescer em meio contendo lactose como única fonte de carbono. Qual é a ordem dos genes *lacZ* e *lacY* em relação a *proC*?

8.17 Uma cepa F^+, marcada em 10 *loci*, dá origem espontaneamente à prole Hfr sempre que o fator F é incorporado ao cromossomo da cepa F^+. O fator F pode se integrar ao cromossomo circular em muitos pontos, de maneira que as cepas Hfr resultantes transfiram os marcadores genéticos em ordens diferentes. Em qualquer cepa Hfr, a ordem de marcadores que entram em uma célula receptora pode ser determinada por experimentos de cruzamento interrompido. A partir dos dados para várias cepas Hfr derivadas da mesma cepa F^+, determine a ordem dos marcadores na cepa F^+.

Cepa Hfr	Marcadores doados em ordem
1	– Z-H-E-R →
2	– O-K-S-R →
3	– K-O-W-I →
4	– Z-T-I-W →
5	– H-Z-T-I →

8.18 Os dados da tabela adiante foram obtidos a partir de testes de transdução de três pontos feitos para determinar a ordem de locais mutantes no gene *A* que codifica a subunidade α do triptofano sintetase em *E. coli*. *Anth* é um marcador ligado não selecionado. Em cada cruzamento, recombinantes trp^+ foram selecionados e, depois, classificados em relação ao marcador *anth* ($anth^+$ ou $anth^-$). Qual é a ordem linear dos alelos *anth* e dos três alelos mutantes do gene *A* indicada pelos dados na tabela?

Cruzamento	Marcadores do doador	Marcadores do receptor	Alelo *anth* em recombinantes trp^+	Porcentagem de $anth^+$
1	$anth^+$ – *A34*	$anth^-$ – *A223*	72 $anth^+$: 332 $anth^-$	18
2	$anth^+$ – *A46*	$anth^-$ – *A223*	196 $anth^+$: 180 $anth^-$	52
3	$anth^+$ – *A223*	$anth^-$ – *A34*	380 $anth^+$: 379 $anth^-$	50
4	$anth^+$ – *A223*	$anth^-$ – *A46*	60 $anth^+$: 280 $anth^-$	20

8.19 O bacteriófago P1 medeia a transdução generalizada em *E. coli*. Um lisado transdutor de P1 foi preparado pelo cultivo do fago P1 em bactérias $pur^+ \, pro^- \, his^-$. Os genes *pur*, *pro* e *his* codificam enzimas necessárias para a síntese de purinas, prolina e histidina, respectivamente. Permitiu-se que o fago e as partículas transdutoras nesse lisado infectassem células $pur^- \, pro^+ \, his^+$. Depois de incubar as bactérias infectadas por um período suficiente para permitir que haja transdução, elas foram plaqueadas em meio mínimo suplementado com prolina e histidina, mas sem purinas para selecionar transdutantes pur^+. As colônias pur^+ foram transferidas para meio mínimo com e sem prolina e com e sem histidina para determinar as frequências de cada marcador externo. Em face dos resultados a seguir, qual é a ordem dos três genes no cromossomo de *E. coli*?

Genótipo	Número observado
$pro^+ \, his^+$	100
$pro^- \, his^+$	22
$pro^+ \, his^-$	150
$pro^- \, his^-$	1

8.20 Duas outras mutações o gene *trp A* de *E. coli*, *trp A58* e *trp A487*, foram ordenadas em relação a *trp A223* e ao marcador externo *anth* por cruzamentos com transdução de três fatores, conforme descrito no Problema 8.18. Os resultados desses cruzamentos são resumidos na tabela a seguir. Qual é a ordem linear de *anth* e dos três locais mutantes no gene *trp A*?

Cruzamento	Marcadores do doador	Marcadores do receptor	Alelo *anth* em recombinantes trp^+	Porcentagem de $anth^+$
1	$anth^+$ – *A487*	$anth^-$ – *A223*	72 $anth^+$: 332 $anth^-$	82
2	$anth^+$ – *A58*	$anth^-$ – *A223*	196 $anth^+$: 180 $anth^-$	48
3	$anth^+$ – *A223*	$anth^-$ – *A487*	380 $anth^+$: 379 $anth^-$	50
4	$anth^+$ – *A223*	$anth^-$ – *A58*	60 $anth^+$: 280 $anth^-$	80

8.21 Você identificou uma cepa mutante de *E. coli* que não sintetiza histidina (His^-). Com o objetivo de determinar a localização da mutação his^- no cromossomo de *E. coli*, você faz experimentos de cruzamento interrompido com cinco cepas diferentes de Hfr. O quadro a seguir mostra o momento de entrada (minutos, entre parênteses) dos alelos selvagens dos cinco primeiros marcadores (genes mutantes) na cepa His.

Hfr A — *his* (1)	*man* (9)	*gal* (28)	*lac* (37)	*thr* (45)
Hfr B — *man* (15)	*his* (23)	*cys* (38)	*ser* (42)	*arg* (49)
Hfr C — *thr* (3)	*lac* (11)	*gal* (20)	*man* (39)	*his* (47)
Hfr D — *cys* (3)	*his* (18)	*man* (26)	*gal* (45)	*lac* (54)
Hfr E — *thr* (4)	*rha* (18)	*arg* (36)	*ser* (43)	*cys* (47)

No mapa a seguir do cromossomo circular de *E. coli*, indique (1) a localização de cada gene em relação a *thr* (localizado em 0/100 min), (2) a posição em que o fator F é integrado a cada uma das cinco células Hfr e (3) o sentdo da transferência de cromossomo para cada Hfr (indique a direção com uma *seta*).

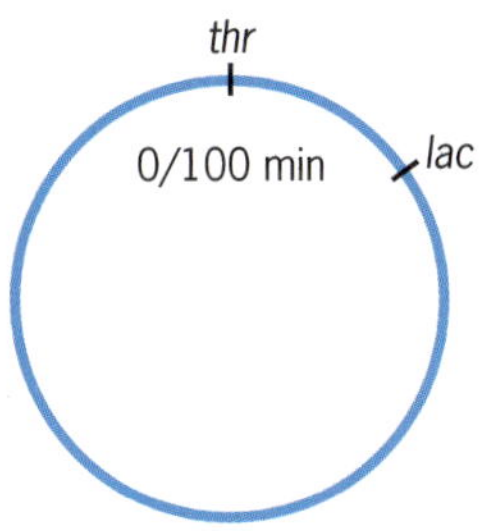

8.22 Sabe-se que as mutações *nrd* 11 (gene *nrd B*, que codifica a subunidade beta da enzima ribonucleotídio redutase), *am M*69 (gene *63*, que codifica uma proteína que auxilia a fixação da fibra da cauda) e *nd* 28 (*denA*, que codifica a enzima endonuclease II) estão localizadas entre os genes *31* e *32* no cromossomo do bacteriófago T4. As mutações *am N*54 e *am A*453 estão localizadas nos genes *31* e *32*, respectivamente. Em vista dos dados do cruzamento de três fatores na tabela a seguir, qual é a ordem linear dos cinco locais mutantes?

Dados do cruzamento de três fatores

Cruzamento	**Porcentagem de recombinação**[a]
1. *am A*453–*am M*69 × *nrd* 11	2,6
2. *am A*453–*nrd* 11 × *am M*69	4,2
3. *am A*453–*am M*69 × *nd* 28	2,5
4. *am A*453–*nd* 28 × *am M*69	3,5
5. *am A*453–*nrd* 11 × *nd* 28	2,9
6. *am A*453–*nrd* 28 × *nrd* 11	2,1
7. *am N*54–*am M*69 × *nrd* 11	3,5
8. *am N*54–*nrd* 11 × *am M*69	1,9
9. *am N*54–*nrd* 28 × *am M*69	1,7
10. *am N*54–*am M*69 × *nd* 28	2,7
11. *am N*54–*nrd* 28 × *nrd* 11	2,9
12. *am N*54–*nrd* 11 × *nd* 28	1,9

[a]Todas as frequências de recombinação são calculadas como:

$$\frac{2\ (\text{prole de tipo selvagem})}{\text{prole total}} \times 100.$$

Genômica na Web em http://www.ncbi.nlm.nih.gov

O genoma de *E. coli* foi um dos primeiros genomas bacterianos sequenciados. A sequência nucleotídica completa (4,6 milhões de pares de nucleotídios) do genoma da cepa K12 de *E. coli* foi publicada em setembro de 1997.

1. Quantas cepas diferentes de *E. coli* tiveram os genomas sequenciados desde 1997?
2. Todos esses genomas têm o mesmo tamanho aproximado? Caso não tenham, qual é a variação de tamanho observada entre os genomas de diferentes cepas de *E. coli*?
3. Algumas cepas de *E. coli*, por exemplo, 0157:H7, são mais patogênicas para seres humanos e outros mamíferos que cepas como a K12. O genoma dessas cepas é maior ou menor que o de K12? As comparações dos genes nas cepas patogênicas e não patogênicas poderiam dar pistas sobre a razão de algumas cepas serem patogênicas e outras não?

Dica: no *site* do NCBI, na aba *Popular Resources*, clique em *Genome*. Escolha, então, *Escherichia coli* no boxe de pesquisa para acessar a informação acerca dos genomas das diferentes cepas de *E. coli*.

DNA e a Estrutura Molecular dos Cromossomos

9

PANORAMA

- Comprovação de que as informações genéticas são armazenadas no DNA
- Estruturas do DNA e do RNA
- Estrutura cromossômica em vírus e procariotos
- Estrutura cromossômica em eucariotos
- Características especiais dos cromossomos eucarióticos

A descoberta da nucleína

Em 1868, Johann Friedrich Miescher, jovem suíço estudante de Medicina, ficou fascinado com uma substância ácida que isolou de piócitos obtidos em ataduras usadas em curativos de feridas humanas. Primeiro, ele separou piócitos das ataduras e dos restos celulares associados, depois tratou as células com pepsina, enzima proteolítica isolada do estômago de porcos. Depois do tratamento com pepsina, ele isolou uma substância ácida que chamou de "nucleína". A nucleína de Miescher era incomum, porque continha muito nitrogênio e fósforo, dois elementos que na época se pensava que só coexistissem em alguns tipos de gordura. Miescher escreveu um artigo descrevendo a descoberta da nucleína em piócitos humanos e o apresentou para publicação em 1869. No entanto, o editor da revista à qual enviou o artigo recebeu os resultados com ceticismo e decidiu repetir os experimentos ele próprio. Por esse motivo, o artigo de Miescher que descrevia a nucleína só foi publicado em 1871, 2 anos depois da apresentação.

Naquela época, não era possível prever a importância da substância que Miescher chamou de nucleína. A existência de cadeias polinucleotídicas, o principal componente do material ácido da nucleína de Miescher, só foi documentada na década de 1940. O papel dos ácidos nucleicos no armazenamento e na transmissão de informações genéticas só foi confirmado em 1944, e a estrutura em dupla-hélice do DNA só foi descoberta em 1953. Mesmo em 1953, muitos geneticistas relutavam em aceitar a ideia de que os ácidos nucleicos, e não as proteínas, continham as informações genéticas, porque a variabilidade estrutural dos ácidos nucleicos era menor que a das proteínas. Os ácidos nucleicos pareciam ser simples demais e seus componentes químicos pareciam demasiadamente repetitivos para que fossem o código da vida. Entretanto, os ácidos nucleicos são, de fato, a base física da hereditariedade – os elementos de formação dos genes.

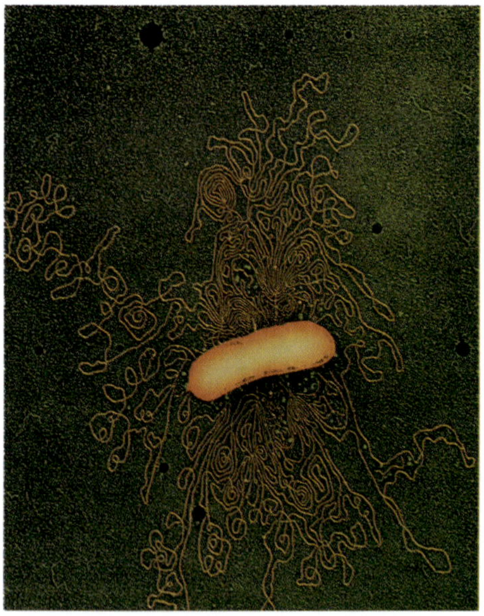

Dr. Gopal Murti/Photo Researchers, Inc.

Micrografia eletrônica de transmissão com realce de cor de uma *E. coli* rota com extrusão de grande parte de seu DNA.

Comprovação de que as informações genéticas são armazenadas no DNA

Em organismos e muitos vírus, as informações genéticas são codificadas no DNA, mas, em alguns vírus, isso se dá no RNA.

Cromossomos são compostos de dois tipos de moléculas orgânicas grandes (macromoléculas): **ácidos nucleicos** e **proteínas**. Durante a década de 1940 e o início da década de 1950 os resultados de experimentos precisos indicaram claramente que as informações genéticas são armazenadas em ácidos nucleicos, não em proteínas. Há dois tipos de ácidos nucleicos: o **ácido desoxirribonucleico (DNA)** e o **ácido ribonucleico (RNA)**. Nesta seção, examinaremos as evidências de que o DNA e o RNA são a base física da hereditariedade.

COMPROVAÇÃO DE QUE O DNA É O MEDIADOR DA TRANSFORMAÇÃO

Uma prova de que o DNA é o material genético adveio da análise da transformação na bactéria *Streptococcus pneumoniae*. Discorremos sobre como Frederick Griffith descobriu esse fenômeno no Capítulo 8. Quando ele injetou em camundongos bactérias do tipo IIIS (virulentas quando vivas) destruídas pelo calor e bactérias do tipo IIR (avirulentas) vivas, muitos camundongos tiveram pneumonia e morreram, e bactérias do tipo IIIS vivas foram isoladas de suas carcaças. Algum elemento das bactérias destruídas pelo calor – o "princípio transformador" – convertera as bactérias do tipo IIR vivas em tipo IIIS (ou seja, modificou seu material hereditário). Em 1931, Richard Sia e Martin Dawson analisaram essa transformação genética *in vitro* e mostraram que os camundongos não influenciavam essa transformação (**Figura 9.1**). O experimento de Sia e Dawson abriu as portas para uma análise mais profunda, realizada por Oswald Avery, Colin MacLeod e Maclyn McCarty, os quais mostraram que o DNA é o único componente das bactérias do tipo IIIS capazes de transformar bactérias do tipo IIR no tipo IIIS (**Figura 9.2**).

Mas como eles poderiam ter certeza de que o DNA era realmente puro? É dificílimo comprovar a pureza de qualquer extrato macromolecular. Talvez o DNA extraído de bactérias do tipo IIIS contivesse algumas

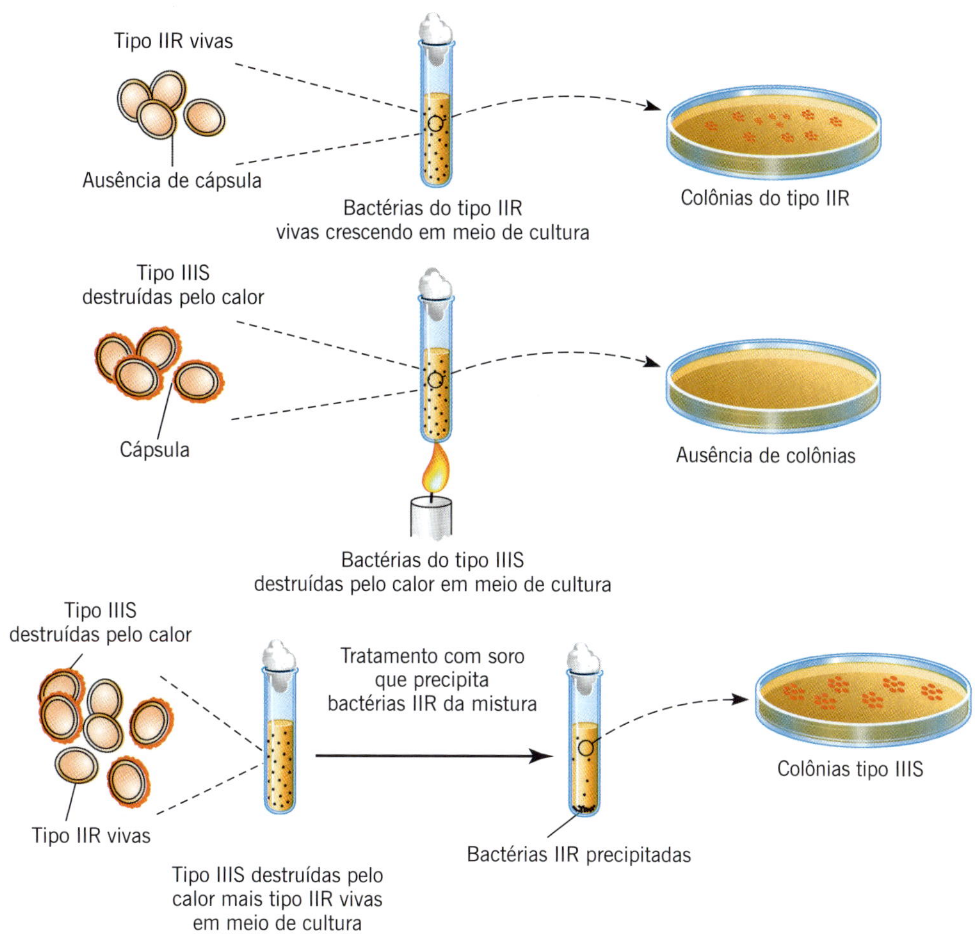

FIGURA 9.1 Demonstração da transformação em *Streptococcus pneumoniae in vitro* por Sia e Dawson.

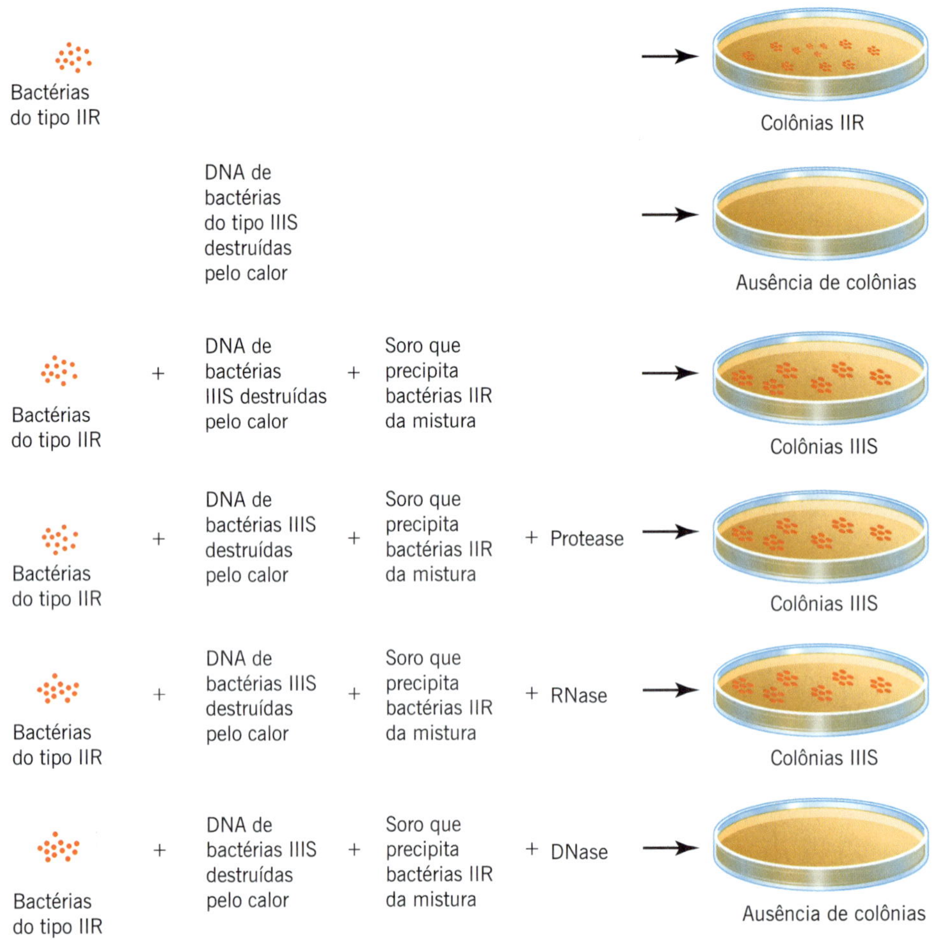

FIGURA 9.2 Comprovação por Avery, MacLeod e McCarty de que o "princípio transformador" é o DNA.

moléculas de proteína, e essas proteínas contaminantes fossem responsáveis pela transformação observada. Para desvendar essa questão, Avery, MacLeod e McCarty utilizaram enzimas específicas para degradar DNA, RNA e proteína. Em experimentos separados, o DNA purificado de bactérias do tipo IIIS foi tratado com as enzimas (1) **desoxirribonuclease (DNase)**, que decompõe o DNA, (2) **ribonuclease (RNase)**, que decompõe o RNA, ou (3) **proteases**, que decompõem proteínas; em seguida, testou-se a capacidade do DNA de transformar bactérias do tipo IIR em tipo IIIS. Apenas o tratamento com DNase surtiu efeito: eliminou por completo a atividade de transformação (Figura 9.2). Assim, o DNA era o ingrediente essencial na transformação de bactérias do tipo IIR em IIIS. Isso foi chamado "princípio transformador".

Embora o mecanismo molecular de transformação tenha continuado desconhecido durante muitos anos, os resultados obtidos por Avery e colaboradores mostraram claramente que as informações genéticas do *Streptococcus* estão no DNA. Hoje os geneticistas sabem que o segmento de DNA no cromossomo de *Streptococcus* que abriga as informações genéticas especificando as propriedades de uma bactéria do tipo III é fisicamente inserido no cromossomo da célula receptora do tipo IIR durante o processo de transformação.

COMPROVAÇÃO DE QUE O DNA CARREIA AS INFORMAÇÕES GENÉTICAS NO BACTERIÓFAGO T2

Outras evidências de que o DNA é o material genético foram publicadas em 1952 por Alfred Hershey (ganhador do Prêmio Nobel de 1969) e Martha Chase. Os resultados de seus experimentos mostraram que as informações genéticas de determinado vírus bacteriano, bacteriófago T2, estavam no DNA. Seus resultados tiveram um impacto importante na aceitação pelos cientistas de que o DNA é o material genético, sobretudo porque a abordagem empregada foi natural e simples.

O bacteriófago T2 infecta a bactéria comumente achada no cólon *E. coli* e assemelha-se ao bacteriófago T4, tratado no Capítulo 8. O fago T2 é composto por cerca de 50% de DNA e 50% de proteína (Figura 9.3). Experimentos anteriores a 1952 haviam mostrado que a reprodução de todos os bacteriófagos T2 ocorre dentro das bactérias *E. coli*. Portanto, quando Hershey e Chase mostraram que o DNA da partícula viral entrou na bactéria, enquanto a maior parte das proteínas do vírus permaneceram adsorvidas à parte externa da bactéria, a conclusão foi de que as informações genéticas necessárias para a reprodução viral estavam localizadas no DNA. A base do experimento de Hershey e Chase é a existência de fósforo, mas não de enxofre, no DNA, enquanto as proteínas contêm enxofre, mas quase nenhum fósforo. Hershey e Chase conseguiram marcar de modo específico tanto (1) o DNA do fago, por intermédio do crescimento em meio contendo um isótopo radioativo do fósforo, ^{32}P, em vez do isótopo normal, ^{31}P, quanto (2) as cápsulas proteicas do fago, por intermédio do crescimento em meio contendo enxofre radioativo, ^{35}S, em lugar do isótopo normal, ^{32}S (**Figura 9.3**).

Quando fagos T2 marcados com ^{35}S foram misturados a *E. coli* por alguns minutos e as bactérias infectadas por fagos foram submetidas a forças de cisalhamento em homogeneizador Waring, foi possível retirar a maior parte da radioatividade (portanto, as proteínas) das células sem afetar a produção de progênie do fago. Quando foram usados fagos T2 cujo DNA fora marcado com ^{32}P, porém, praticamente toda a radioatividade foi encontrada dentro das bactérias; ou seja, o DNA não foi retirado por cisalhamento em homogeneizador. As cápsulas dos fagos removidas foram separadas das bactérias infectadas por centrifugação a baixa velocidade, que causa a sedimentação das células, mas deixa as partículas de fagos suspensas. Esses resultados indicaram que o DNA dos vírus entra na célula hospedeira, enquanto a cápsula proteica permanece fora da célula. Como a prole do vírus é produzida dentro da célula, os resultados de Hershey e Chase indicaram que as informações genéticas que orientam a síntese das moléculas de DNA e dos capsídeos proteicos da prole viral necessariamente estão no DNA parental. Além disso, demonstrou-se que as partículas da prole continham parte do ^{32}P, mas não tinham o ^{35}S do fago parental.

Havia um problema com a comprovação de Hershey e Chase de que o material genético do fago T2 é DNA. Os resultados mostraram que uma quantidade significativa de ^{35}S (portanto, de proteína) foi injetada nas células hospedeiras com o DNA. Assim, seria possível afirmar que essa pequena fração das proteínas do fago continha as informações genéticas. Mais recentemente, os cientistas desenvolveram procedimentos nos quais protoplastos (células cujas paredes foram removidas) de *E. coli* podem ser infectados pelo DNA puro do fago. Nesses experimentos, chamados de experimentos de **transfecção**, há produção de prole infecciosa normal dos fagos, comprovando que o material genético desses vírus bacterianos é o DNA.

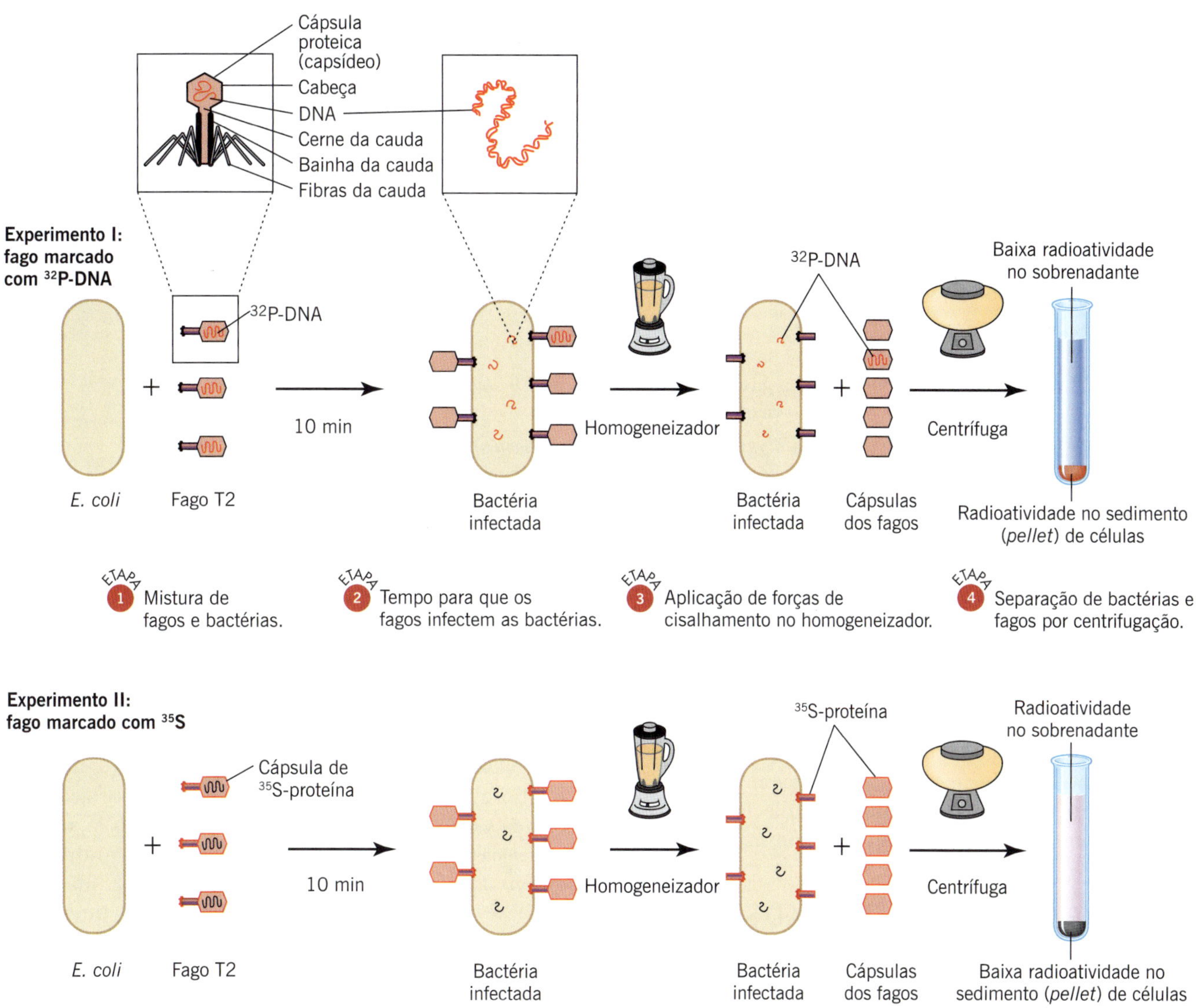

FIGURA 9.3 Demonstração por Hershey e Chase de que as informações genéticas do bacteriófago T2 estão em seu DNA.

COMPROVAÇÃO DE QUE O RNA CONTÉM A INFORMAÇÃO GENÉTICA EM ALGUNS VÍRUS

À medida que mais vírus foram identificados e estudados, tornou-se evidente que muitos deles continham RNA e proteínas, mas não DNA. Em todos os casos estudados até hoje, está claro que esses vírus de RNA, assim como todos os outros organismos, armazenam informações genéticas em ácidos nucleicos, não em proteínas, embora neles o ácido nucleico seja o RNA. Um dos primeiros experimentos que estabeleceu o RNA como material genético em vírus de RNA foi o denominado experimento de reconstituição de Heinz Fraenkel-Conrat e colaboradores, publicado em 1957. O experimento simples, mas definitivo, foi realizado com o vírus do mosaico do tabaco (TMV), um pequeno vírus constituído por uma única molécula de RNA envolvida por uma cápsula proteica. É possível identificar diferentes linhagens de TMV pelas diferenças na composição química de suas cápsulas proteicas.

Fraenkel-Conrat e colaboradores trataram partículas de TMV de duas linhagens diferentes com substâncias químicas que dissociam as cápsulas proteicas virais das moléculas de RNA e separaram as proteínas do RNA. Em seguida, misturaram as proteínas de uma linhagem com as moléculas de RNA da outra linhagem em condições que ocasionam a reconstituição de vírus infecciosos completos constituídos de proteínas de uma linhagem e RNA da outra. Quando as folhas de tabaco eram infectadas por esses vírus mistos reconstituídos, a prole viral sempre tinha fenótipo e genótipo idênticos aos da linhagem parental doadora do RNA (**Figura 9.4**). Portanto, as informações genéticas do TMV são armazenadas no RNA, e não nas proteínas.

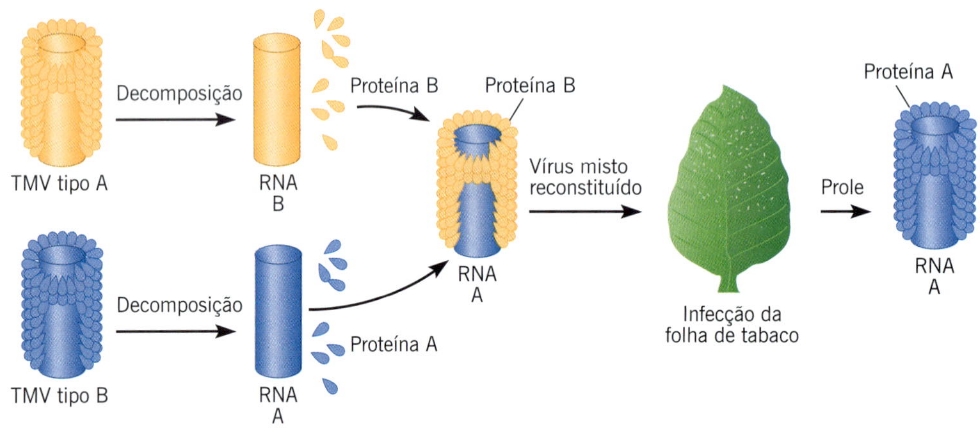

FIGURA 9.4 O material genético do vírus do mosaico do tabaco (TMV) é RNA, não proteína. O TMV não contém DNA; e constituído apenas por RNA e proteína.

PONTOS ESSENCIAIS

- *As informações genéticas da maioria dos organismos vivos são armazenadas no ácido desoxirribonucleico (DNA)*
- *Em alguns vírus, as informações genéticas estão no ácido ribonucleico (RNA).*

Estruturas do DNA e do RNA

Em geral, o DNA é bifilamentar, com pareamento de adenina com timina e de guanina com citosina. O RNA geralmente é unifilamentar e contém uracila no lugar da timina.

Para compreendermos como os ácidos nucleicos carreiam as informações genéticas, precisamos antes entender como eles se unem. O que são componentes moleculares? Como esses componentes se organizam na estrutura global?

NATUREZA DAS SUBUNIDADES QUÍMICAS NO DNA E NO RNA

Os ácidos nucleicos, principais constituintes da nucleína de Miescher, são macromoléculas constituídas por subunidades repetidas, os **nucleotídios**. Cada nucleotídio é constituído por (1) um grupo fosfato, (2) um açúcar com cinco átomos de carbono, ou pentose, e (3) um composto nitrogenado cíclico chamado base (**Figura 9.5**). No DNA, o açúcar é a 2-desoxirribose (daí o nome ácido desoxirribonucleico); no RNA, o açúcar é a ribose (daí, ácido ribonucleico). Quatro bases diferentes são comumente encontradas no DNA: **adenina (A)**, **guanina (G)**, **tiamina (T)** e **citosina (C)**. O RNA geralmente também contém adenina, guanina e citosina, mas tem uma base diferente, **uracila (U)**, no lugar da timina. A adenina e a guanina são bases de anel duplo chamadas **purinas**; a citosina, a timina e a uracila são bases de anel simples chamadas **pirimidinas**. Portanto, tanto o DNA quanto o RNA têm quatro diferentes subunidades, ou

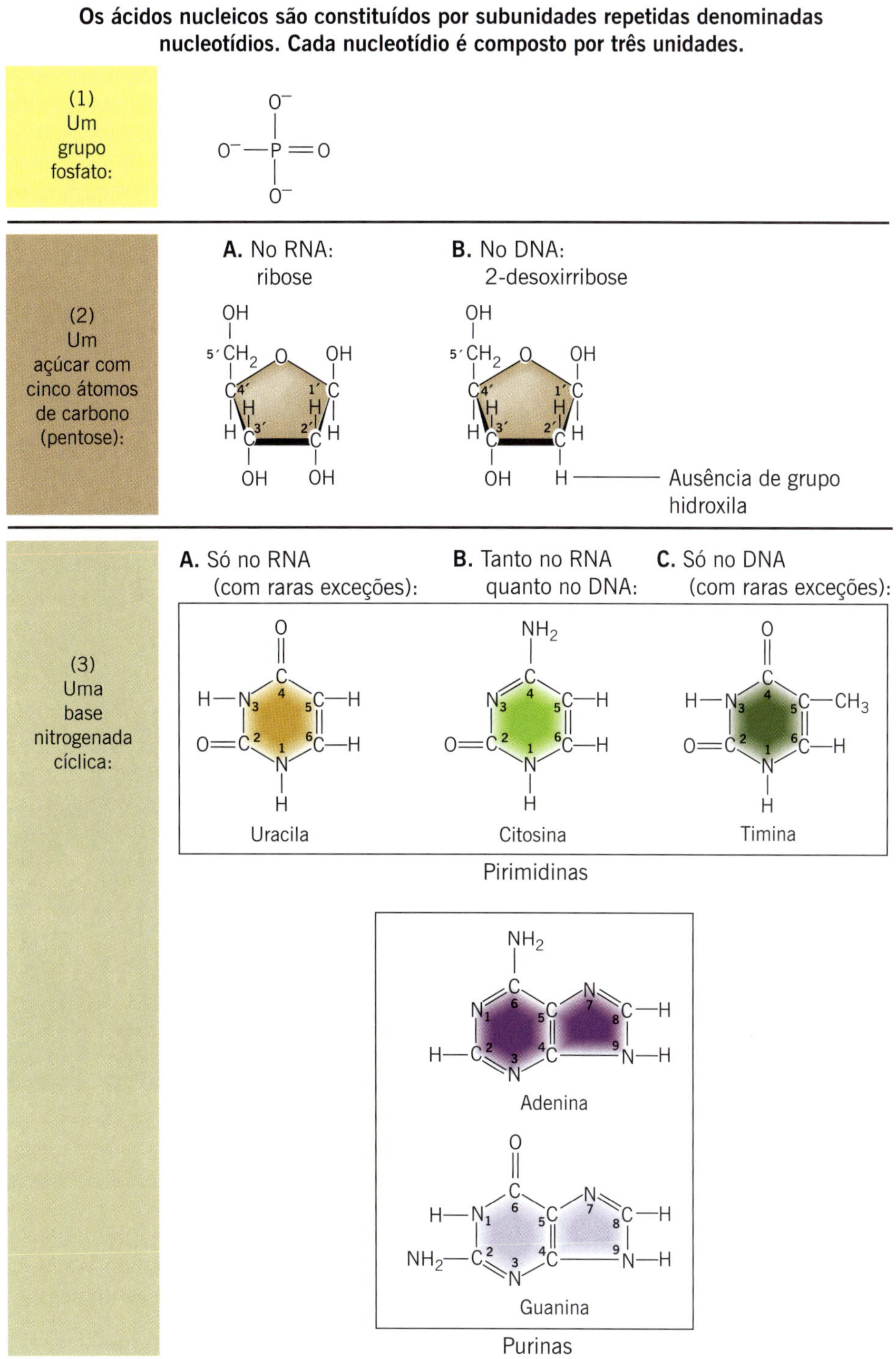

FIGURA 9.5 Componentes estruturais dos ácidos nucleicos. Os sistemas tradicionais de numeração dos átomos de carbono nas pentoses e dos átomos de carbono e nitrogênio nos anéis das bases são mostrados em (2) e (3), respectivamente. As bases com anel simples são pirimidinas, e as bases com anel duplo são purinas.

nucleotídios: dois nucleotídios purínicos e dois nucleotídios pirimidínicos (Figura 9.6). Em polinucleotídios, como o DNA e o RNA, essas subunidades são unidas em longas cadeias (Figura 9.7). O RNA geralmente é um polímero unifilamentar constituído de uma sequência longa de nucleotídios. O DNA tem um nível adicional de organização – e muito importante: geralmente é uma molécula bifilamentar.

ESTRUTURA DO DNA | DUPLA-HÉLICE

Um dos avanços mais empolgantes na história da biologia ocorreu em 1953, quando James Watson e Francis Crick (Figura 9.8) deduziram a estrutura correta do DNA. Esse modelo em dupla-hélice da molécula de DNA sugeriu imediatamente um refinado mecanismo de transmissão das informações genéticas (ver Marcos da genética |

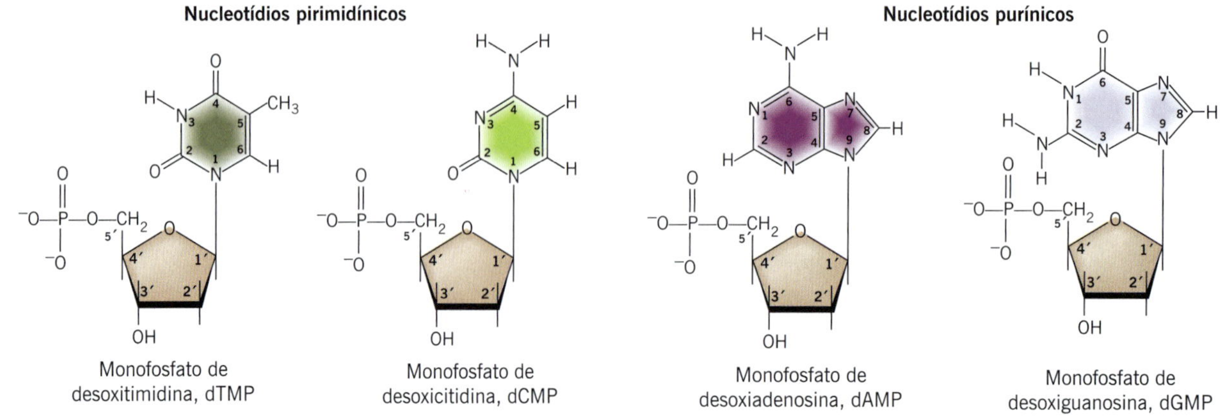

FIGURA 9.6 Estruturas dos quatro desoxirribonucleotídios comuns presentes no DNA. Os átomos de carbono e nitrogênio nos anéis das bases são numerados de 1 a 6 (pirimidinas) e de 1 a 9 (purinas). Portanto, os átomos de carbono nos açúcares dos nucleotídios são numerados de 1' a 5' para distingui-los dos átomos de carbono nas bases.

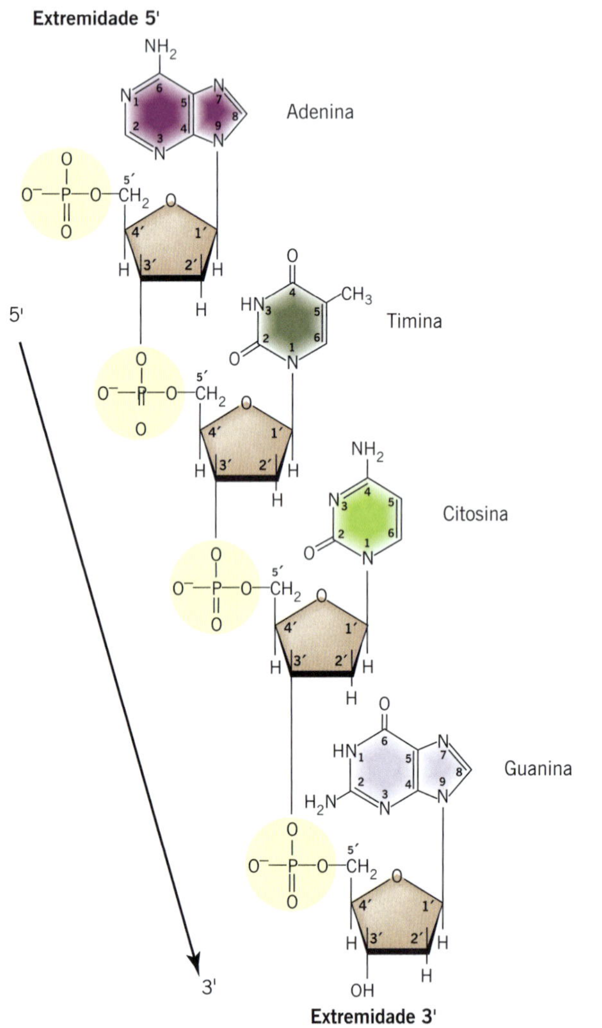

FIGURA 9.7 Estrutura de uma cadeia polinucleotídica. A cadeia de tetranucleotídios mostrada é uma cadeia de DNA que contém o açúcar 2'-desoxirribose. As cadeias de RNA contêm o açúcar ribose. Os nucleotídios em cadeias de polinucleotídios são unidos por ligações fosfodiéster (C–O–P–O–C). Note que o polinucleotídio mostrado tem polaridade quimica no sentido 5' (*acima*) para 3' (*abaixo*) porque cada ligação fosfodiéster une o carbono 5' da 2'-desoxirribose de um nucleotídio ao carbono 3' da 2'-desoxirribose do nucleotídio adjacente. Portanto, a cadeia tem uma terminação carbono 5' no topo e uma terminação carbono 3' na parte inferior.

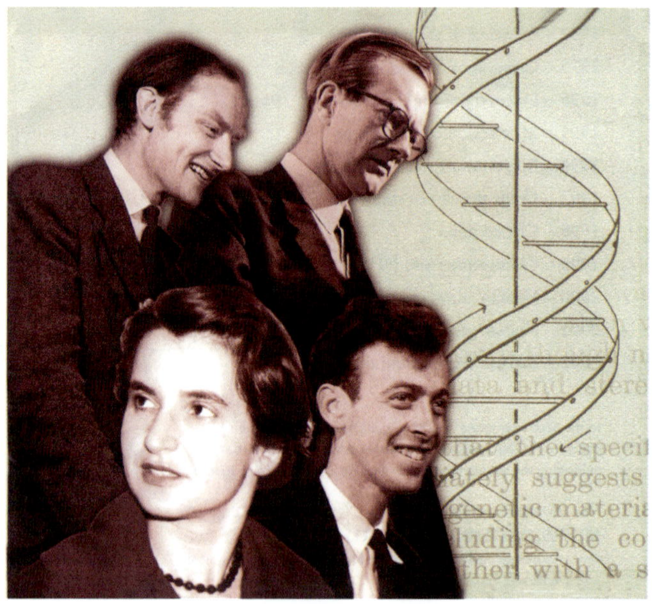

(*Acima, à esquerda*): A. Barrington Brown/Photo Researchers, Inc. (*Acima, à direita*): Corbis-Bettmann. (*Abaixo, à esquerda*): Cortesia de National Institutes of Health.

FIGURA 9.8 Os quatro protagonistas – Francis Crick, Maurice Wilkins, James Watson e Rosalind Franklin (em sentido horário a partir de cima à esquerda) – na descoberta da estrutura em dupla-hélice do DNA.

Dupla-hélice, no material suplementar disponível *on-line*). A estrutura em dupla-hélice de Watson e Crick baseou-se em dois tipos principais de evidências:

1. *Análise química*: Quando analisaram a composição do DNA de muitos organismos diferentes, Erwin Chargaff e colaboradores constataram que a concentração de timina era sempre igual à de adenina e que a concentração de citosina era sempre igual à de guanina (**Tabela 9.1**). Os resultados sugeriram fortemente que a timina e a adenina, bem como a citosina e a guanina, estavam presentes no DNA em algum tipo de inter-relação fixa. Os dados também mostraram que a concentração total de pirimidinas (timina mais citosina) era sempre igual à concentração total de purinas (adenina mais guanina; ver Tabela 9.1).
2. *Estudos de difração por raios X*: Quando são focalizados através de filamentos de moléculas purificadas, os raios X são defletidos pelos átomos das moléculas em

Tabela 9.1

Composição de bases do DNA de vários organismos.

Espécie	% de adenina	% de guanina	% de citosina	% de timina	Razões molares	
					$\frac{A+G}{T+C}$	$\frac{A+T}{G+C}$
I. Vírus						
Bacteriófago λ	26,0	23,8	24,3	25,8	0,99	1,08
Bacteriófago T2	32,6	18,1	16,6	32,6	1,03	1,88
Herpes-vírus simples	13,8	37,7	35,6	12,8	1,06	0,36
II. Bactérias						
Escherichia coli	26,0	24,9	25,2	23,9	1,04	1,00
Micrococcus lysodeikticus	14,4	37,3	34,6	13,7	1,07	0,39
Ramibacterium ramosum	35,1	14,9	15,2	34,8	1,00	2,32
III. Eucariotos						
Saccharomyces cerevisiae	31,7	18,3	17,4	32,6	1,00	1,80
Zea mays (milho)	25,6	24,5	24,6	25,3	1,00	1,04
Drosophila melanogaster	30,7	19,6	20,2	29,4	1,01	1,51
Homo sapiens (ser humano)	30,2	19,9	19,6	30,3	1,01	1,53

padrões específicos, denominados padrões de difração, que oferecem informações sobre a organização dos componentes das moléculas. Esses padrões de difração de raios X podem ser registrados em filme sensível aos raios X exatamente como os padrões de luz podem ser registrados com uma câmera e filme fotossensível. Watson e Crick usaram dados de difração de raios X sobre a estrutura do DNA (**Figura 9.9**)

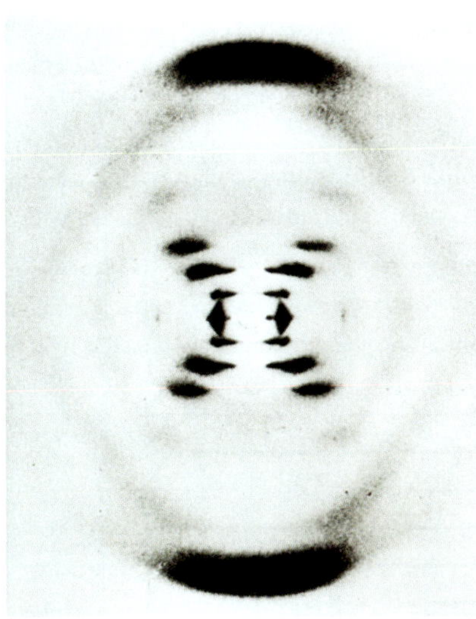

Omikron/Science Source/Photo Researchers, Inc.

FIGURA 9.9 Fotografia do padrão de difração de raios X obtido com DNA. O padrão cruciforme central indica que a molécula de DNA tem estrutura helicoidal, e as bandas escuras nas partes superior e inferior indicam que as bases estão empilhadas perpendicularmente ao eixo da molécula com periodicidade de 0,34 nm.

apresentados por Maurice Wilkins, Rosalind Franklin (Figura 9.8) e seus colaboradores. Esses dados indicaram que o DNA era uma estrutura bifilamentar, altamente organizada, com subestruturas repetidas a intervalos de 0,34 nanômetro (1 nm = 10^{-9} m) ao longo do eixo da molécula.

Com base nos dados químicos de Chargaff, nos dados de difração de raios X de Wilkins e Franklin, e nas inferências a partir da construção do modelo, Watson e Crick propuseram que o DNA é uma **dupla-hélice** dextrogira na qual as duas cadeias polinucleotídicas são espiraladas ao redor uma da outra (**Figura 9.10**). Watson, Crick e Wilkins receberam o Prêmio Nobel de Fisiologia ou Medicina de 1962 pelo modelo de dupla-hélice. Infelizmente, Franklin teve morte prematura (aos 37 anos de idade) em 1958, e não há concessão póstuma do Prêmio Nobel.

Cada uma das duas cadeias polinucleotídicas em uma dupla-hélice consiste em uma sequência de nucleotídios unidos por ligações fosfodiéster covalentes, associando subunidades de desoxirriboses (**Tabela 9.2**). Os dois filamentos polinucleotídicos são mantidos juntos em configuração helicoidal por ligações de hidrogênio (Tabela 9.2) entre bases em filamentos opostos; os pares de bases resultantes são empilhados entre as duas cadeias perpendiculares ao eixo da molécula, como os degraus de uma escada espiral (Figura 9.10). O pareamento de bases é específico: adenina sempre com timina, e guanina sempre com citosina. Assim, todos os pares de bases são constituídos de uma purina e uma pirimidina. A especificidade do pareamento de

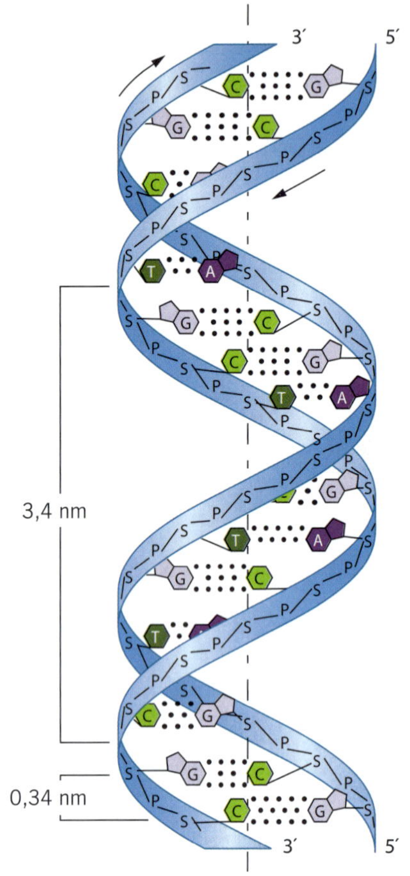

FIGURA 9.10 Diagrama da estrutura de dupla-hélice do DNA.

bases resulta da capacidade de ligação ao hidrogênio das bases em suas configurações normais (**Figura 9.11**). Em suas configurações estruturais comuns, adenina e timina formam duas ligações de hidrogênio, e guanina e citosina formam três ligações de hidrogênio. A ligação de hidrogênio não é possível entre citosina e adenina nem entre timina e guanina quando elas estão em seus estados estruturais comuns.

Quando se conhece a sequência de bases de um dos filamentos de uma dupla-hélice de DNA, também se conhece a sequência de bases do outro filamento por causa do pareamento específico de bases (ver Problema resolvido | Cálculo do conteúdo de bases no DNA). Os dois filamentos de uma dupla-hélice de DNA são, portanto, complementares. Essa propriedade, a **complementaridade** dos dois filamentos da dupla-hélice, torna o DNA excepcionalmente adequado para armazenar e transmitir informações genéticas de geração para geração (Capítulo 10).

Os pares de bases no DNA são empilhados, distantes cerca de 0,34 nm, com 10 pares de bases por volta (360°) da dupla-hélice (Figura 9.10). Os arcabouços de açúcar-fosfato dos dois filamentos complementares são *antiparalelos* (Figura 9.11). Ao longo de uma dupla-hélice de DNA, as ligações fosfodiéster de um filamento vão de um carbono 3' de um nucleotídio a um carbono 5' do nucleotídio adjacente, enquanto no filamento complementar seguem de um carbono 5' para um carbono 3'. Essa "polaridade oposta" dos filamentos complementares de

Tabela 9.2

Ligações químicas importantes na estrutura do DNA.

(*a*) *Ligações covalentes*
Ligações químicas fortes por compartilhamento de elétrons entre átomos.
(1) Em bases e açúcares

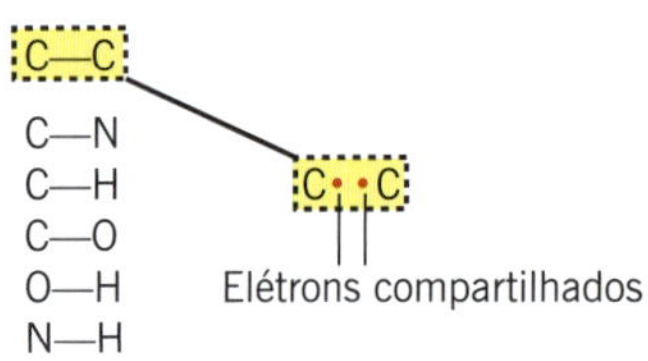

(2) Em ligações fosfodiéster

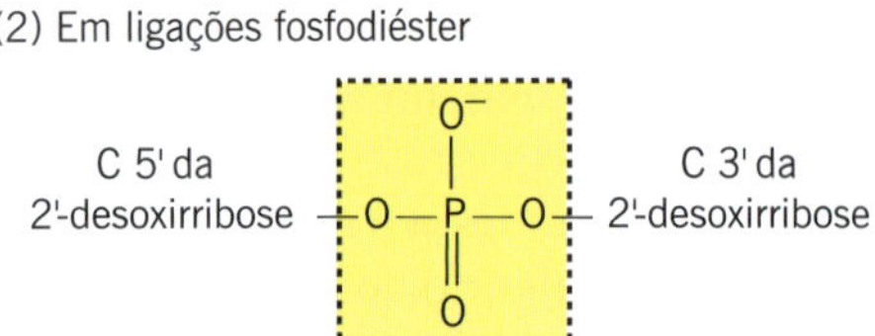

(*b*) *Ligações de hidrogênio*
Ligação fraca entre um átomo eletronegativo e um átomo de hidrogênio (eletropositivo) unido por ligação covalente a um segundo átomo eletronegativo.

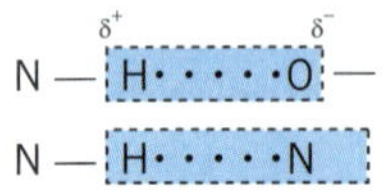

(*c*) *"Ligações hidrofóbicas"*
Associação de grupos apolares entre si quando presentes em soluções aquosas em razão da sua insolubilidade em água.

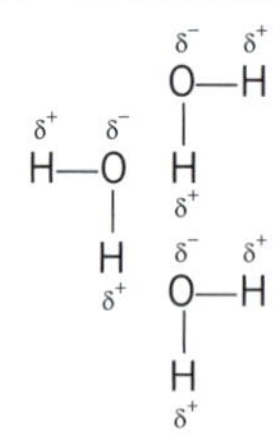

As moléculas de água são muito polares (O δ^- e H δ^+).
Substâncias também polares são muito hidrossolúveis ("hidrofílicas").
Substâncias apolares (sem grupos com carga elétrica) são muito insolúveis em água ("hidrofóbicas").

Os pares de bases empilhados formam um centro hidrofóbico.

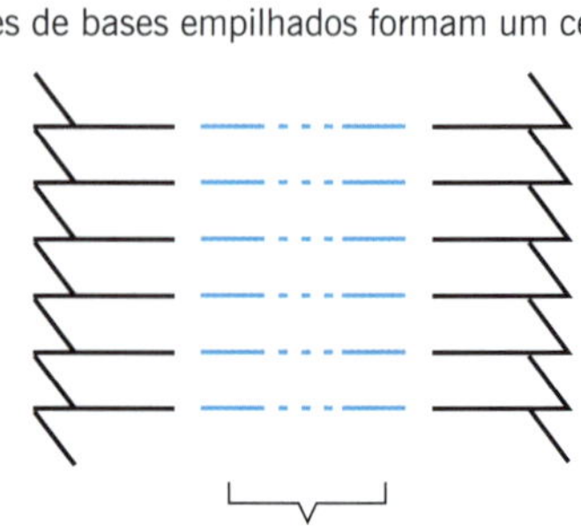

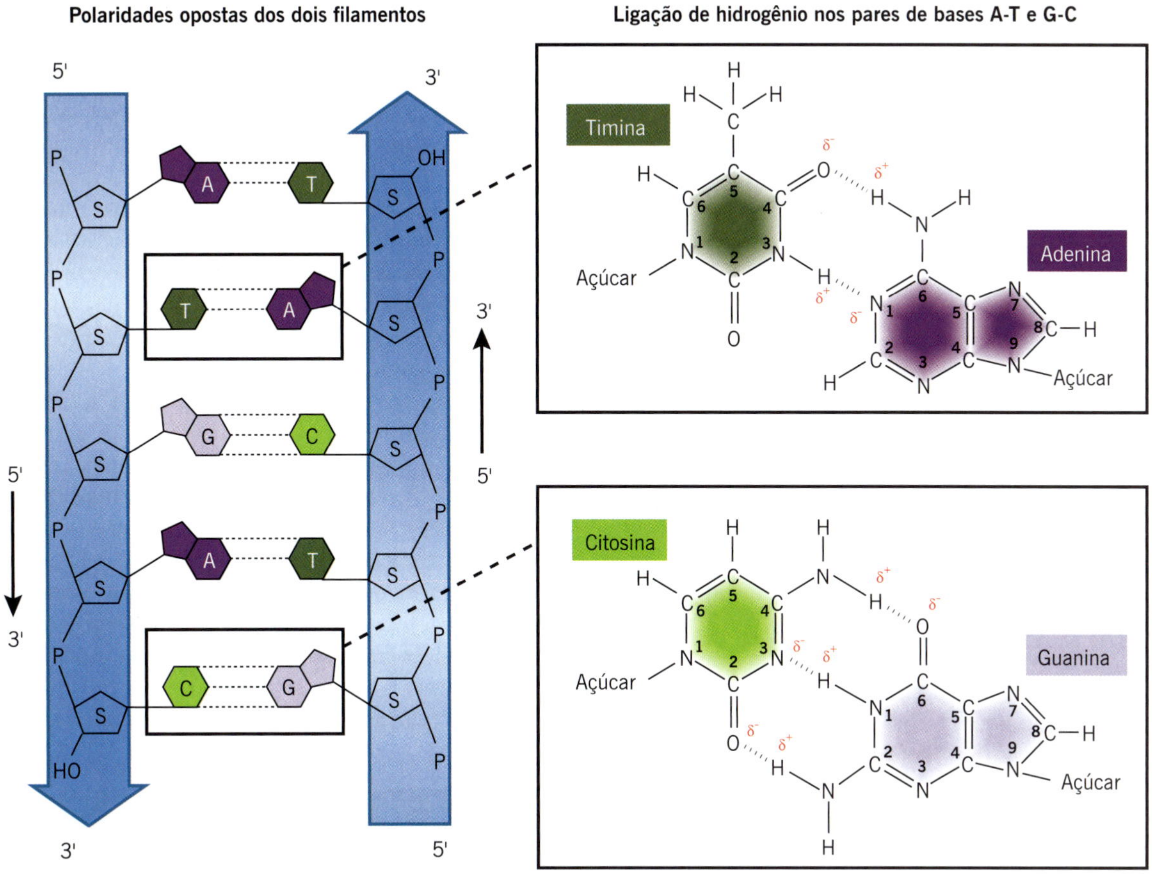

FIGURA 9.11 Ilustração de uma dupla-hélice de DNA mostrando a polaridade química oposta (ver Figura 9.7) dos dois filamentos e da ligação de hidrogênio entre timina (T) e adenina (A) e entre citosina (C) e guanina (G). O pareamento de bases no DNA, T com A e C com G, é determinado pelo potencial de ligação de hidrogênio das bases. S = açúcar 2-desoxirribose; P = um grupo fosfato.

PROBLEMA RESOLVIDO

Cálculo do conteúdo de bases no DNA

PROBLEMA

O DNA genômico bifilamentar foi isolado da bactéria *Mycobacterium tuberculosis*, e a análise química mostrou que 33% das bases no DNA eram resíduos guanina. Dada essa informação, é possível determinar que porcentagem das bases no DNA de *M. tuberculosis* correspondia a resíduos adenina?

O DNA genômico unifilamentar foi isolado do bacteriófago ΦX174, e a análise química mostrou que 22% das bases no DNA de ΦX174 eram citosinas. Com base nessa informação, é possível determinar que porcentagem das bases no DNA no fago ΦX174 correspondia a adeninas?

FATOS E CONCEITOS

1. No DNA bifilamentar, a adenina de um filamento sempre faz par com a timina no filamento complementar, e a guanina de um filamento sempre faz par com a citosina no outro filamento.
2. No DNA unifilamentar, não há real pareamento de bases. Há algum pareamento entre bases dos filamentos simples, com formação de estruturas em grampo, mas não há estrito pareamento de bases A:T e G:C como no DNA bifilamentar.

ANÁLISE E SOLUÇÃO

No DNA genômico bifilamentar de *M. tuberculosis*, cada A de um filamento está unida, por ligação de hidrogênio, a uma T no filamento complementar, e o mesmo acontece entre G e C. Assim, se 33% das bases são guaninas, 33% das bases são citosinas. Isso significa que 66% das bases são G e C e que 34% (100 – 66%) das bases são A e T. Como A sempre faz par com T, metade é A e a outra metade é T. Portanto, 17% (34% × 1/2) das bases no DNA de *M. tuberculosis* são adeninas.

No DNA unifilamentar de bacteriófago ΦX174, não há estrito pareamento de bases, apenas o pareamento esporádico entre bases no único filamento de DNA. Logo, não é possível prever a proporção de resíduos de adenina no DNA com base na proporção de citosinas. Na verdade, nem sequer é possível prever a porcentagem de adeninas com base na porcentagem de timinas no DNA unifilamentar, como o DNA no fago ΦX174.

uma dupla-hélice de DNA é importante na replicação, na transcrição e na recombinação do DNA.

A estabilidade das hélices duplas de DNA é consequência, em parte, do grande número de ligações de hidrogênio entre os pares de bases (embora cada ligação de hidrogênio isoladamente seja fraca, muito mais fraca que uma ligação covalente) e, em parte, da ligação hidrofóbica (ou forças de empilhamento) entre pares de bases adjacentes (Tabela 9.2). O empilhamento dos pares de bases é mais bem ilustrado por um modelo espacial da estrutura do DNA (**Figura 9.12**). As faces planas dos pares de bases são relativamente apolares e, portanto, tendem a ser hidrofóbicas (insolúveis em água). Em vista da insolubilidade em água, o centro hidrofóbico de pares de bases empilhados contribui bastante para a estabilidade das moléculas de DNA presentes nos protoplasmas aquosos das células vivas. O modelo espacial mostra também que os dois sulcos de uma dupla-hélice de DNA não são idênticos; um deles, o sulco maior, é muito mais largo que o outro, o sulco menor. A diferença entre o sulco maior e o sulco menor é importante quando se examinam as interações de DNA e proteínas reguladoras da expressão gênica. Algumas proteínas ligam-se ao sulco maior; outras, ao sulco menor. Teste seu conhecimento sobre a estrutura do DNA respondendo às questões presentes em Resolva | Cite algumas características importantes do DNA bifilamentar.

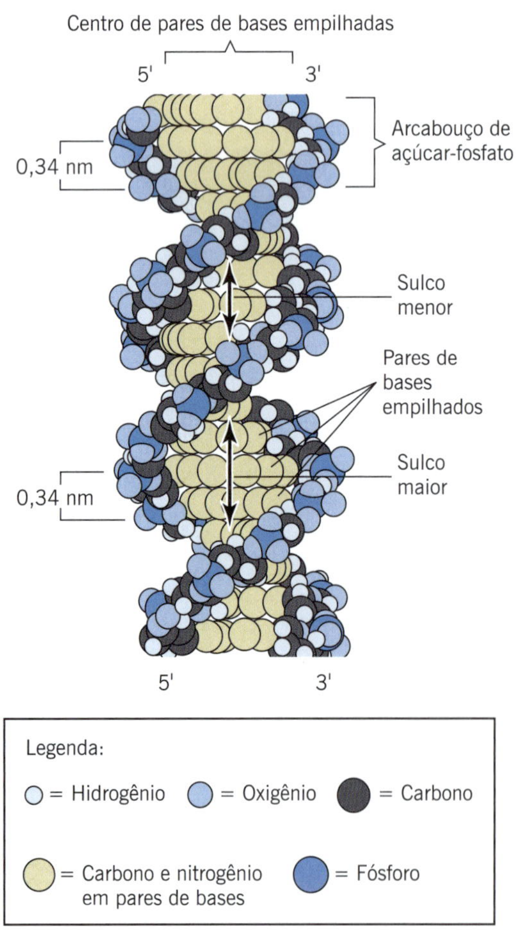

FIGURA 9.12 Modelo espacial de uma dupla-hélice de DNA.

ESTRUTURA DO DNA | FORMAS ALTERNADAS DA DUPLA-HÉLICE

A estrutura de dupla-hélice de Watson e Crick descrita é chamada **B-DNA**. B-DNA é a conformação adquirida pelo DNA em condições fisiológicas (em soluções aquosas contendo baixa concentração de sais). A grande maioria das moléculas de DNA presentes no protoplasma aquoso das células vivas existe na conformação B. O DNA, porém, não é uma molécula estática e invariável. Ao contrário, as moléculas de DNA apresentam grande flexibilidade de conformação.

As estruturas das moléculas de DNA variam em função do ambiente. A conformação exata de determinada molécula ou segmento de molécula de DNA depende da natureza das moléculas com as quais está interagindo. Na verdade, o B-DNA intracelular parece ter, em média, 10,4 pares de nucleotídios por volta, e não exatamente 10 como mostra a Figura 9.10. Em altas concentrações de sais ou em estado de desidratação parcial, o DNA existe na forma de **A-DNA**, que é uma hélice dextrogira, como o B-DNA, mas com 11 pares de nucleotídios por volta (**Tabela 9.3**). O A-DNA é uma hélice dupla mais

Tabela 9.3

Formas alternativas de DNA.

Forma da hélice	Sentido da hélice	Pares de bases por volta	Diâmetro da hélice
A	Dextrogira	11	2,3 nm
B	Dextrogira	10	1,9 nm
Z	Levógira	12	1,8 nm

Resolva!

Cite algumas características importantes do DNA bifilamentar

Um filamento de DNA na região codificante do gene *HBB* humano (que codifica a β-globina) começa com a sequência nucleotídica 5'-ATGGTGCATCTGACTCCTGAGGAGAAGTCT-3', em que 5' e 3' designam os átomos de carbono nos grupos 2-desoxirribose nas extremidades do filamento. Portanto, esse filamento de DNA tem polaridade química 5' → 3', com leitura da esquerda para a direita. Qual é a sequência nucleotídica do filamento de DNA complementar nessa região do gene *HBB*? Qual é a polaridade química do filamento complementar? Qual é o comprimento desse segmento do gene *HBB* quando presente em uma célula como DNA bifilamentar? Quantas moléculas de 2-desoxirribose existem nesse segmento de DNA? Quantas moléculas de pirimidina existem nesse segmento do gene *HBB*?

▶ *Leia a resposta do problema no material disponível* on-line.

espessa e mais curta com diâmetro de 2,3 nm. É quase certo que as moléculas de DNA nunca existem como A-DNA *in vivo.* No entanto, a conformação A-DNA é importante porque heterodúplex DNA–RNA (hélices duplas constituídas de filamento de DNA cujas bases formam pares com um filamento de RNA complementar) ou dúplex RNA-RNA existem em estrutura muito semelhante *in vivo.*

Algumas sequências de DNA existem em uma forma helicoidal dupla levógira denominada **Z-DNA** (Z por causa do zigue-zague dos arcabouços de açúcar-fosfato da estrutura). O Z-DNA foi descoberto por análise de difração de raios X de cristais formados por oligômeros de DNA contendo pares de bases G:C e C:G alternados. O Z-DNA está presente em hélices duplas que são ricas em G:C e contêm resíduos purinas e pirimidinas alternados. Além da estrutura helicoidal levógira exclusiva, o Z-DNA (Tabela 9.3) difere das conformações A e B por ter 12 pares de bases por volta, um diâmetro de 1,8 nm e um único sulco profundo. A função do Z-DNA em células vivas ainda não está clara.

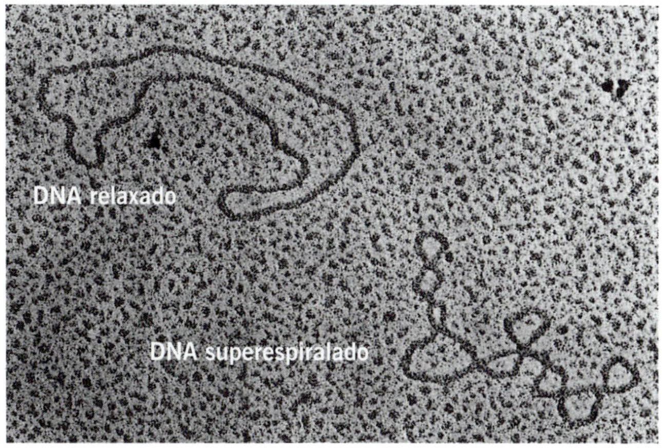

FIGURA 9.13 Comparação entre as estruturas relaxadas e negativamente superespiraladas de DNA. A estrutura relaxada é B-DNA com 10,4 pares de bases por volta da hélice. A estrutura negativamente superespiralada surge quando há subenrolamento do B-DNA, com menos de uma volta da hélice para cada 10,4 pares de bases.

ESTRUTURA DO DNA | SUPER-HÉLICES NEGATIVAS IN VIVO

Todas as moléculas de DNA ativas em células vivas apresentam outro nível muito importante de organização – a super-hélice. As **super-hélices** são introduzidas em uma molécula de DNA quando há clivagem de um de seus filamentos, ou ambos, e quando os filamentos complementares em uma extremidade são rodados ou torcidos ao redor um do outro, enquanto a outra extremidade é mantida fixa e, portanto, não gira. Essa super-helicoidização causa o colapso de uma molécula de DNA em estrutura muito espiralada, semelhante a um fio elétrico em espiral ou a um anel elástico torcido (**Figura 9.13**, embaixo, à direita). As super-hélices são introduzidas e removidas das moléculas de DNA por enzimas que têm papéis essenciais na replicação do DNA (Capítulo 10) e em outros processos.

A super-helicoidização ocorre apenas em moléculas de DNA com extremidades fixas, que não giram livremente. É claro que as extremidades das moléculas circulares de DNA (Figura 9.13) presentes na maioria dos cromossomos procarióticos e nos cromossomos de organelas eucarióticas, como as mitocôndrias, são fixas. As grandes moléculas lineares de DNA presentes em cromossomos eucarióticos também são fixadas por ligações espaçadas e nas extremidades aos componentes não DNA dos cromossomos. Essas ligações possibilitam que enzimas introduzam super-hélices nas moléculas lineares de DNA presentes em cromossomos eucarióticos, da mesma maneira que são incorporadas às moléculas circulares de DNA presentes na maioria dos cromossomos procarióticos.

Talvez seja mais fácil visualizar a super-helicoidização analisando uma molécula circular de DNA. Se clivarmos um filamento de uma dupla-hélice de DNA circular, fechada por ligação covalente, e girarmos 360° (uma volta completa) uma extremidade do filamento clivado em torno do filamento complementar, enquanto mantemos fixa a outra extremidade, introduziremos uma super-hélice na molécula (**Figura 9.14**). Se girarmos a extremidade livre na mesma direção em que é girada a dupla-hélice de DNA (para a direita), será produzida uma super-hélice (DNA superespiralado) positiva. Se girarmos a extremidade livre no sentido oposto (levógiro), será produzida uma super-hélice negativa (DNA subespiralado). Embora essa seja a maneira mais simples de definir a super-helicoidização no DNA, não é o mecanismo de produção das super-hélices no DNA *in vivo.* Esse mecanismo é discutido no Capítulo 10.

As moléculas de DNA de quase todos os organismos, desde os menores vírus até os maiores eucariotos, apresentam **super-helicoidização negativa** *in vivo*, e muitas funções biológicas dos cromossomos só podem ser realizadas quando as moléculas de DNA participantes têm super-helicoidização negativa. (O DNA de alguns vírus que infectam arqueobactérias tem super-helicoidização positiva.) Há muitos dados indicativos de que a super-helicoidização negativa participe da replicação (Capítulo 10), recombinação, expressão gênica e regulação da expressão gênica. Existem graus semelhantes de super-helicoidização negativa nas moléculas de DNA presentes em cromossomos bacterianos e eucarióticos.

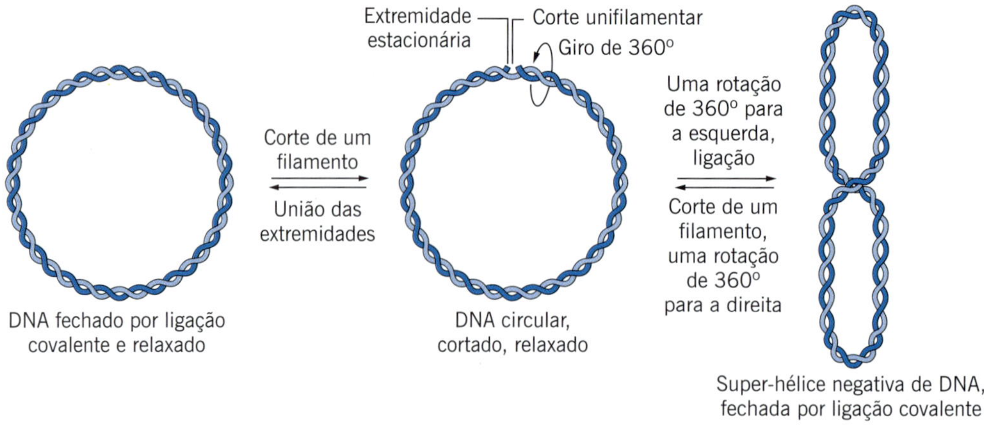

FIGURA 9.14 Definição visual de DNA superespiralado negativamente. Embora a estrutura das super-hélices de DNA seja ilustrada com mais clareza pelo mecanismo mostrado aqui, o método de sua produção *in vivo* é diferente (ver Capítulo 10).

PONTOS ESSENCIAIS

- *O DNA existe em geral como uma dupla-hélice, com dois filamentos unidos por pontes de hidrogênio entre as bases complementares: adenina pareia com timina e guanina com citosina*
- *A complementaridade dos dois filamentos de uma dupla-hélice torna o DNA excepcionalmente adequado para armazenar e transmitir informações genéticas*
- *Os dois filamentos de uma dupla-hélice de DNA têm polaridades químicas opostas, uma* $5' \rightarrow 3'$ *e a outra* $3' \leftarrow 5'$
- *O RNA geralmente é uma molécula unifilamentar que contém uracila em vez de timina*
- *As moléculas de DNA funcionais nas células apresentam super-helicoidização negativa.*

Estrutura cromossômica em vírus e procariotos

As moléculas de DNA de procariotos e vírus são organizadas em domínios com super-helicoidização negativa.

Grande parte das informações sobre a estrutura e a função do DNA foi obtida pelo estudo de vírus e procariontes, principalmente porque essas formas de vida são menos complexas, tanto do ponto de vista genético quanto bioquímico, que os eucariotos. Na maioria dos vírus e procariotos, os genes residem em um só cromossomo, que consiste em uma só molécula de ácido nucleico, seja RNA ou DNA.

Os menores vírus de RNA conhecidos têm apenas alguns genes. Por exemplo, a molécula única de RNA no genoma do bacteriófago MS2 é constituída de 3.569 nucleotídios e contém 4 genes. Os menores vírus de DNA têm apenas 9 a 11 genes. Por exemplo, o genoma do bacteriófago ΦX174 é uma molécula de DNA com 5.386 nucleotídios de comprimento que contém 11 genes. Os maiores vírus de DNA, como o bacteriófago T2 e os poxvírus animais, contêm cerca de 150 genes. Em alguns vírus de DNA, como o bacteriófago T2, o DNA é uma molécula bifilamentar com pareamento de bases de Watson e Crick entre os filamentos. Em outros, como o ΦX174, o DNA é uma molécula unifilamentar – a forma mais eficiente de economia genética.

Os genomas de procariotos são muito maiores que os dos vírus. Nesse grupo diverso de organismos, o tamanho do genoma varia de pouco menos que 2 milhões a mais de 5 milhões de pares de bases de DNA. *E. coli* K12, uma linhagem usada para análise genética em diversos laboratórios, tem 4,6 milhões de pares de base, e *E. coli* O157:H7, um patógeno conhecido, tem 5,2 milhões de pares de base em seu genoma. *Streptococcus pneumoniae*, o microrganismo que foi usado no estudo da transformação, tem um genoma de 1,8 milhão de pares de base, e *Rhizobium leguminosarum*, uma das bactérias fixadoras de nitrogênio, tem um genoma de pouco mais de 5 milhões de pares de base. Os números de genes desses organismos vão de 2.000 a 5.000. Em geral, os genes residem em um único cromossomo, mas, algumas vezes, há um segundo cromossomo – por exemplo, em *Vibrio cholerae*, microrganismo que causa a doença gastrintestinal cólera. Muitos procariotos também apresentam um ou muitos tipos de plasmídios, em geral contendo pequeno número de genes.

No passado, cromossomos procarióticos eram frequentemente denominados "moléculas nuas de DNA", em contraste com os cromossomos eucarióticos, nos quais o DNA é claramente associado a uma quantidade considerável de proteína. Essa concepção equivocada foi consequente, em parte, às maneiras como os cromossomos eram visualizados ao microscópio. A maioria das imagens publicadas de "cromossomos" procarióticos era micrografias eletrônicas de moléculas de DNA isoladas, não de cromossomos metabolicamente ativos ou funcionais, enquanto a maioria das imagens publicadas de cromossomos eucarióticos era micrografias de cromossomos meióticos ou mitóticos altamente condensados, também metabolicamente inativos. Agora se sabe que os cromossomos procarióticos ativos têm pouca semelhança com as moléculas isoladas de DNA viral e bacteriano observadas em micrografias eletrônicas, assim como os cromossomos em intérfase metabolicamente ativos de eucariotos têm pouca semelhança morfológica com cromossomos na metáfase mitótica ou meiótica.

A circunferência total da molécula circular de DNA existente no cromossomo da bactéria *Escherichia coli* é de cerca de 1.500 mm. Como cada *E. coli* tem diâmetro de apenas 1 a 2 mm, a grande molécula de DNA existente em cada bactéria precisa existir em uma configuração extremamente condensada (dobrada ou espiralada). Quando cromossomos de *E. coli* são isolados por procedimentos cuidadosos sem emprego de detergentes iônicos (usados com frequência para lise das células) e mantidos em altas concentrações de cátions como poliaminas (pequenas proteínas básicas ou de carga elétrica positiva) ou sal 1 *M* para neutralizar os grupos fosfato de carga elétrica negativa do DNA, os cromossomos se mantêm muito condensados. Essa estrutura, o **genoma dobrado**, é o estado funcional de um cromossomo bacteriano. Embora menores, os cromossomos intracelulares ativos de vírus bacterianos são muito semelhantes aos genomas dobrados de bactérias.

No genoma dobrado, a grande molécula de DNA em um cromossomo de *E. coli* é organizada em 50 a 100 *domínios* ou alças, todos com super-helicoidização negativa independente (**Figura 9.15**). RNA e proteína são componentes do genoma dobrado. O tratamento com desoxirribonuclease (DNase) ou com ribonuclease (RNase) consegue relaxar o genoma dobrado. Como a super-helicoidização de cada domínio do cromossomo é independente, a introdução de "cortes" unifilamentares no DNA por tratamento dos cromossomos com uma DNase que cliva o DNA em sítios internos só relaxa o DNA nos domínios cortados, e todas as alças não cortadas permanecem super-helicoidais. O tratamento com RNase desdobrará o genoma dobrado parcialmente, por meio da eliminação das moléculas de RNA que ligam cada uma de suas alças. No entanto, o tratamento com RNase não afeta a super-helicoidização dentro do cromossomo.

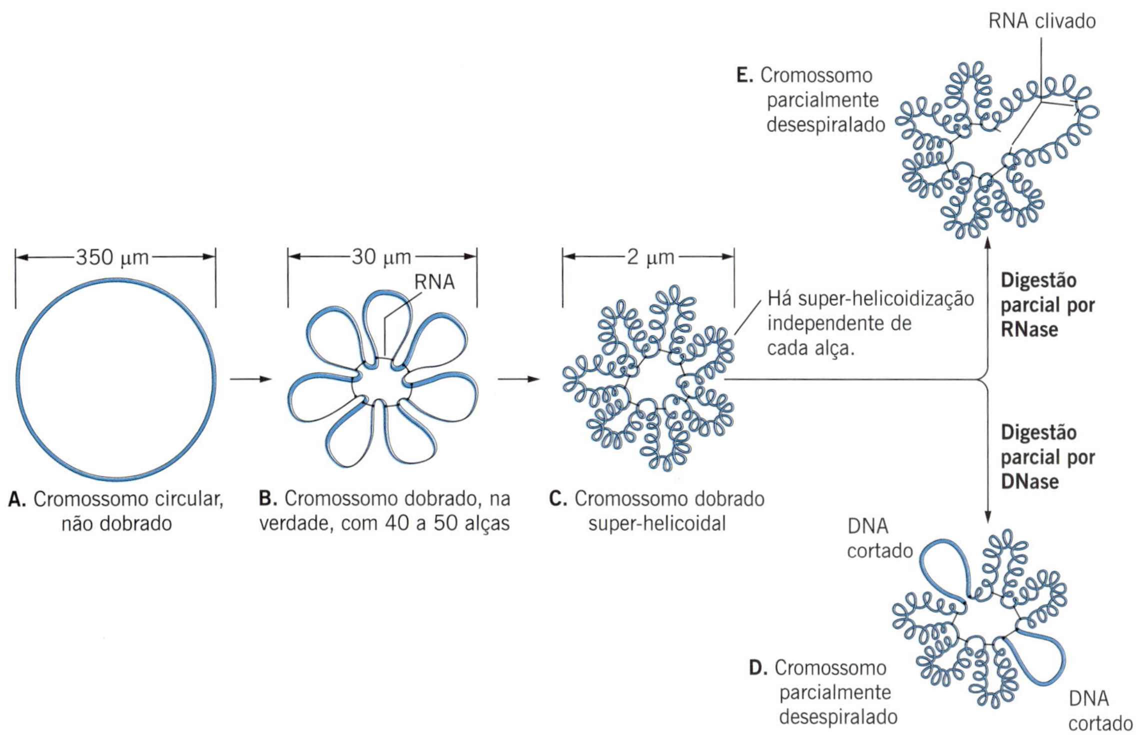

FIGURA 9.15 Diagrama da estrutura do estado ativo do cromossomo de *E. coli*.

PONTOS ESSENCIAIS

- *As moléculas de DNA nos cromossomos de procariotos e vírus são organizadas em domínios com super-helicoidização negativa*
- *Os cromossomos bacterianos contêm moléculas circulares de DNA organizadas em aproximadamente 50 domínios.*

Estrutura cromossômica em eucariotos

Os cromossomos eucarióticos contêm enormes moléculas de DNA altamente condensadas durante a mitose e a meiose.

Células eucarióticas contêm cromossomos múltiplos, cada qual com uma quantidade considerável de DNA – em geral muito mais que um cromossomo procariótico. Além disso, esse DNA está associado com uma quantidade considerável de proteína. Cromossomos eucarióticos são, portanto, mais complexos estruturalmente do que os procarióticos. São também capazes de modificar sua aparência durante o ciclo celular. Durante a intérfase, quando estão metabolicamente ativos, os cromossomos são imperceptíveis, mas durante a metáfase da meiose ou da mitose, ficam claramente visíveis como corpúsculos espessos ligados ao fuso. Essa mudança de aparência resulta da compactação de todo o material de cada cromossomo em um volume menor, processo chamado condensação. Nas seções seguintes, exploraremos a estrutura dos cromossomos eucarióticos e como são acondicionados em volumes menores durante a divisão celular.

COMPOSIÇÃO QUÍMICA DOS CROMOSSOMOS EUCARIÓTICOS

Os cromossomos interfásicos eucarióticos geralmente não são visíveis à microscopia óptica. No entanto, a análise química, a microscopia eletrônica e os estudos de difração com raios X da cromatina isolada – o complexo de DNA, proteínas e outros materiais presentes nos núcleos) proporcionaram informações úteis sobre sua estrutura.

A análise química da cromatina isolada mostra que é constituída principalmente de DNA e proteínas com menos RNA (**Figura 9.16**). As proteínas são de duas classes principais: (1) proteínas básicas (carga elétrica positiva em pH neutro) denominadas **histonas** e (2) um grupo heterogêneo de proteínas, em sua maioria ácidas (carga elétrica negativa em pH neutro), coletivamente denominadas **proteínas cromossômicas não histônicas.**

As histonas desempenham um papel estrutural importante na cromatina. Estão presentes na cromatina de todos os eucariotos em quantidade equivalente à quantidade de DNA. Essa relação sugere uma interação das histonas com o DNA que é conservada em eucariotos. Todos os vegetais e animais têm cinco tipos diferentes de histonas, chamados *H1*, *H2a*, *H2b*, *H3* e *H4*. Essas proteínas são encontradas em quase todos os tipos de células. Existem algumas exceções, sobretudo em alguns gametas masculinos, nas quais as histonas são substituídas por outra classe de proteínas básicas pequenas denominadas **protaminas**.

Os cinco tipos de histona são encontrados em razões molares de aproximadamente 1 H1:2 H2a:2 H2b:2 H3:2 H4. Quatro dos cinco tipos formam complexos específicos com o DNA e produzem as subunidades estruturais básicas da cromatina, contas elipsoides pequenas. As histonas foram muito conservadas durante a evolução – quatro dos cinco tipos de histonas são semelhantes em todos os eucariotos.

A maioria dos 20 aminoácidos nas proteínas tem carga elétrica neutra, ou seja, não tem carga elétrica em pH 7. Alguns, porém, são básicos e outros, ácidos. As histonas são básicas porque contêm 20 a 30% de arginina e lisina, dois aminoácidos de carga positiva (ver Figura 12.1). Os grupos $-NH_3^+$ expostos de arginina e lisina possibilitam a ação das histonas como policátions. Esses grupos laterais são importantes para as interações de histonas e DNA, o qual é polianiônico em virtude de seus grupos fosfato de carga elétrica negativa.

A notável constância das histonas H2a, H2b, H3 e H4 em todos os tipos celulares de um organismo e até mesmo em espécies muito divergentes é compatível com a ideia de que essas proteínas são importantes na estrutura da cromatina (empacotamento do DNA) e têm participação apenas inespecífica na regulação da expressão gênica. No entanto, como será analisado nos Capítulos 11 e 18, modificações químicas das histonas podem alterar a estrutura do cromossomo, o que, por sua vez, pode aumentar ou diminuir o nível de expressão de genes localizados na cromatina modificada.

Já a fração de proteínas não histônicas da cromatina é constituída de um grande número de muitas proteínas. Além disso, a composição dessa fração de proteínas varia muito entre os diferentes tipos celulares em um organismo. Assim, as proteínas cromossômicas não histônicas são prováveis candidatas à regulação da expressão de genes específicos.

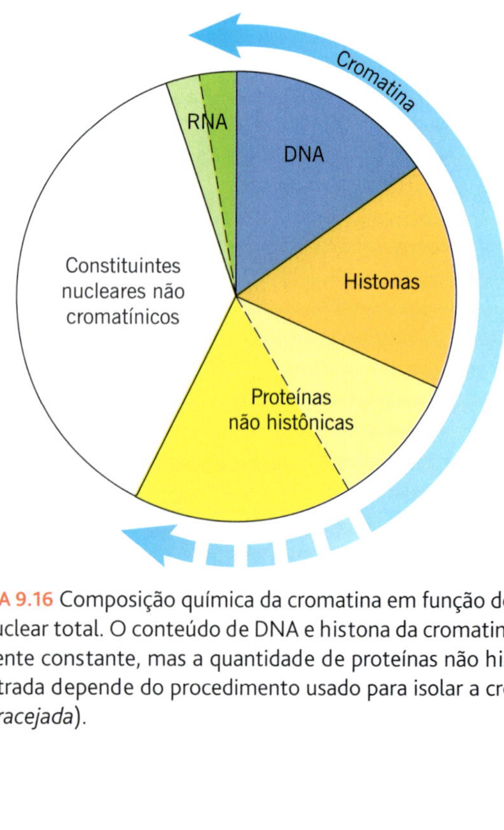

FIGURA 9.16 Composição química da cromatina em função do conteúdo nuclear total. O conteúdo de DNA e histona da cromatina é relativamente constante, mas a quantidade de proteínas não histônicas encontrada depende do procedimento usado para isolar a cromatina (*seta tracejada*).

UMA GRANDE MOLÉCULA DE DNA POR CROMOSSOMO

A quantidade de DNA em cromossomos eucarióticos varia consideravelmente (**Tabela 9.4**). Na levedura, um eucarioto simples, o menor dos 16 cromossomos no conjunto haploide contém 230.000 pares de bases de DNA e o maior, 1,5 milhão de pares de bases. Ambos os cromossomos têm menos DNA que o cromossomo de *E. coli* (entre 4 milhões e 5 milhões de pares de bases). Entretanto, os maiores cromossomos em muitos eucariotos têm muito mais DNA que o cromossomo de *E. coli*. O cromossomo 1 do camundongo, por exemplo, têm mais de 195 milhões de pares de base, mais de 40 vezes a quantidade no cromossomo de *E. coli*. Como esse DNA é organizado? O cromossomo eucariótico contém muitas moléculas de DNA separadas, que se ligam por uma espécie de cola cromossômica ou contém uma única molécula gigante de DNA dobrada e acondicionada de modo a caber perfeitamente no núcleo celular?

Os dados de sequenciamento de DNA acumulados de diversas fontes, incluindo o Human Genome Project, sugerem fortemente que cada cromossomo contém uma única molécula gigante de DNA. No caso de leveduras, por exemplo, a situação é clara. Cada molécula de DNA foi sequenciada de uma extremidade à outra, mostrando-se contínua através do centrômero. Assim, na levedura, cada cromossomo consiste em apenas uma molécula de DNA. No tocante a eucariotos mais complexos, a situação é menos bem-definida. Embora segmentos muito longos de DNA cromossômico tenham sido sequenciados, eles, na maioria dos casos, não se conectaram entre si de modo a formar uma sequência gigante de DNA. Isso se dá porque foi impossível sequenciar alguns segmentos de DNA cromossômico. Entre as lacunas mais visíveis está o centrômero, que, como veremos adiante neste capítulo, consiste em segmentos de DNA constantemente repetidos de modo a formar séries longas e complexas de difícil análise, mesmo com as mais avançadas tecnologias de sequenciamento. Lacunas na sequência do DNA de um cromossomo, portanto, não necessariamente demonstram que a molécula de DNA é descontínua e que há diversas moléculas de DNA presentes, em vez disso, refletem as limitações de nossa tecnologia atual.

Tabela 9.4

Sequência de DNA nos menores e nos maiores cromossomos dos eucariotos-modelo.

Organismo	Cromossomo	Tamanho em milhões de pares de bases
Saccharomyces cerevisiae (levedura)	I	0,23
	IV	1,53
Arabidopsis thaliana (planta herbácea)	4	18,59
	1	30,43
Caenorhabditis elegans (nematódeo)	III	13,78
	V	29,92
Drosophila melanogaster (mosca)	4	1,35
	3	60,19
Danio rerio (peixe-zebra)	25	38,50
	7	77,28
Mus musculus (camundongo)	19	61,43
	1	195,47

Apesar dessas falhas, realmente confiamos que cada cromossomo eucariótico consista em uma única molécula de DNA gigante. Nas décadas de 1960 e 1970, Ruth Kavenoff e Bruno Zimm estimaram o tamanho das maiores moléculas de DNA nas células de *Drosophila* por meio do estudo do comportamento dessas células em soluções. Quando colocadas em solução, moléculas de DNA formam hélices que, sob a aplicação de forças, esticam-se como uma mola. Quando são removidas as forças, as hélices voltam a seu estado original não esticado. O período de tempo que levam para que retornem a seu estado original depende do tamanho da molécula de DNA. Kavenoff e Zimm mediram esse tempo e, a partir dele, estimaram o tamanho da maior molécula de DNA. Ela provou-se igual à quantidade de DNA no maior cromossomo do genoma de *Drosophila* – um dado conhecido graças a outros métodos de medição. Assim, o maior cromossomo de *Drosophila* claramente contém apenas uma molécula de DNA. Kavenoff e Zimm repetiram o experimento com uma solução de DNA tratada com pronase, uma enzima que degrada proteínas. O tamanho da maior molécula de DNA não se alterou. Portanto, o DNA do cromossomo não era composto de massa de moléculas separadas que se agregavam por meio de proteínas de ligação, mas sim uma molécula de DNA contínua. Esses estudiosos também realizaram um experimento utilizando uma cepa de *Drosophila* na qual o maior cromossomo estava estruturalmente alterado – seu centrômero estava em uma posição diferente. Mais uma vez, os resultados foram os mesmos. Desse modo, a molécula de DNA cromossômico era contínua através do centrômero.

Esses resultados nos mostram que as moléculas de DNA podem ser muito grandes. O cromossomo circular de *E. coli* tem 4,6 milhões de pares de bases de DNA e cerca de 1,4 mm de circunferência. O cromossomo linear 3 de *Drosophila* tem mais de 60 milhões de pares de bases de DNA – na verdade, muito mais, dado que o DNA em volta do centrômero não foi sequenciado. Uma molécula com 60 milhões de pares de base tem 18 mm de comprimento. O cromossomo 1 do camundongo tem mais de 195 milhões de pares de base de DNA. De uma extremidade à outra, sua molécula de DNA tem mais de 60 mm de comprimento. Alguns cromossomos humanos são ainda mais longos. Na metáfase da mitose, essas moléculas enormes de alguma forma são acondicionadas em uma estrutura de cerca de 0,5 mm de diâmetro e 10 mm de comprimento – uma compressão de milhares de dobras. Como essa condensação do DNA cromossômico ocorre? Que materiais estão envolvidos? Existe um método universal de acondicionamento? Vamos investigar algumas evidências relativas a tais questões.

NUCLEOSSOMOS

O exame ao microscópio eletrônico da cromatina isolada de células em intérfase mostra que é constituída de uma série de contas elipsoides (cerca de 11 nm de diâmetro e 6,5 nm de altura) unidas por filamentos finos (**Figura 9.17 A**). Evidências adicionais de acondicionamento regular e periódico de DNA foram provenientes de estudos nos quais a cromatina foi tratada com diversas nucleases, as quais digerem (decompõem) o DNA não protegido por uma associação fechada de proteínas. A digestão parcial de cromatina por essas nucleases produz fragmentos de DNA em uma série de tamanhos distintos que são múltiplos inteiros do menor fragmento. Esses resultados são bem explicados se a cromatina tiver uma estrutura com repetições, supostamente as contas observadas por microscopia eletrônica (Figura 9.17 A), dentro das quais o DNA é acondicionado em uma forma resistente à nuclease (**Figura 9.17 B**). Essa "conta" ou subunidade de cromatina é denominada **nucleossomo**. De acordo com o conceito atual de estrutura da cromatina, os filamentos que conectam nucleossomos adjacentes são **ligadores** de DNA suscetíveis ao ataque da nuclease.

Quando a cromatina é significativamente digerida por nucleases, um segmento de DNA com 146 nucleotídios de comprimento é protegido da degradação por estar intimamente associado com as histonas em uma estrutura chamada **cerne do nucleossomo**. Nessa estrutura, essencialmente invariável em eucariotos, o segmento de DNA é associado com duas moléculas de cada uma das histonas H2a, H2b, H3 e H4. Esse octâmero de histonas protege o DNA de sofrer degradação pelas nucleases. Estudos de difração de raios X mostraram que o DNA forma uma super-hélice que gira 1,65 vez em volta do exterior do octâmero de histonas (**Figura 9.18 A**).

A subunidade de cromatina completa é composta pelo cerne do nucleossomo, pelo DNA ligador e pelas proteínas cromossômicas não histônicas associadas, todos estabilizados pela ligação de uma molécula de histona H1 à parte externa da estrutura (**Figura 9.18 B**). O tamanho do DNA ligador varia de acordo com a espécie e com o tipo celular. Há relatos de ligadores curtos, com apenas oito pares de nucleotídios, e longos, com até 114 pares de nucleotídios. Os dados sugerem que o nucleossomo completo (ao contrário do cerne do nucleossomo) contém duas voltas completas de super-hélice do DNA (um trecho de DNA com 166 pares de nucleotídios de comprimento) na superfície do octâmero de histonas.

Estudos de difração de raios X determinaram que a estrutura do cerne do nucleossomo tem 0,28 nm. O mapa de alta resolução do cerne do nucleossomo, resultante desses estudos, mostra a localização precisa das oito moléculas de histona e dos 146 pares de nucleotídios do DNA em super-hélice negativa. Alguns dos segmentos terminais das histonas passam sobre e entre as voltas da super-hélice de DNA, aumentando a estabilidade do nucleossomo. As interações das várias moléculas de histonas e com histonas com o DNA são vistas com mais clareza na estrutura de uma metade do cerne do nucleossomo (**Figura 9.19**), a qual contém apenas 73 pares de nucleotídios de DNA superespiralado. Leia Resolva | Quantos nucleossomos há em um cromossomo X humano? para avaliar seu conhecimento sobre a estrutura do nucleossomo.

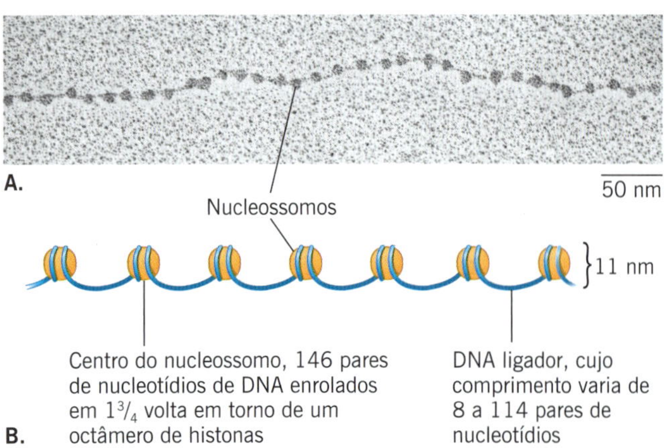

Cortesia de Victoria Foe.

FIGURA 9.17 Micrografia eletrônica (**A**) e ilustração em baixa resolução (**B**) da subestrutura de contas em um cordão dos nucleossomos na cromatina isolada de núcleos em intérfase. *In vivo*, os DNA ligadores provavelmente estão entrelaçados com os nucleossomos, formando uma fibra condensada de 11 nm.

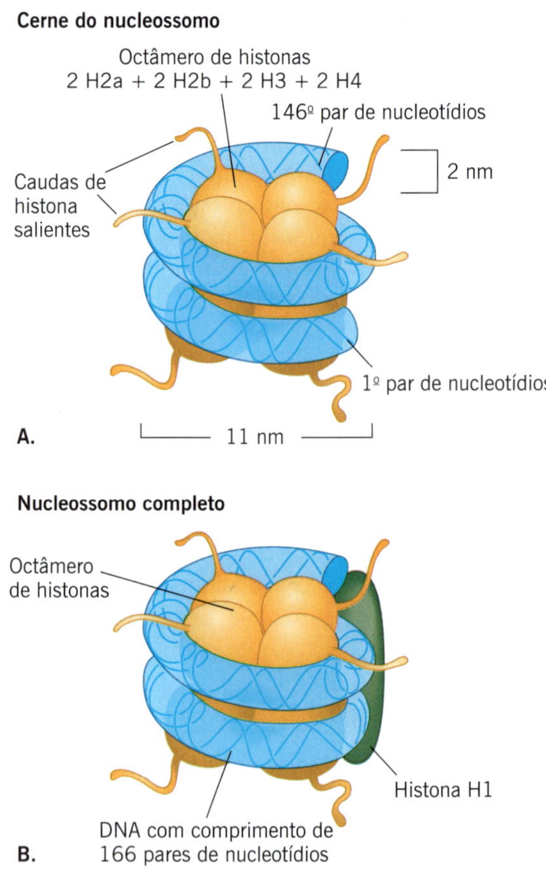

FIGURA 9.18 Ilustrações da estrutura total do (**A**) cerne do nucleossomo e do (**B**) nucleossomo completo. O cerne do nucleossomo contém 146 pares de nucleotídios enrolados em 1,65 volta de DNA em super-hélice negativa em torno de um octâmero de histonas – duas moléculas de cada histona: H2a, H2b, H3 e H4. O nucleossomo completo tem 166 pares de nucleotídios que formam quase duas voltas da super-hélice de DNA ao redor do octâmero de histona. Acredita-se que uma molécula de histona H1 estabilize todo o nucleossomo.

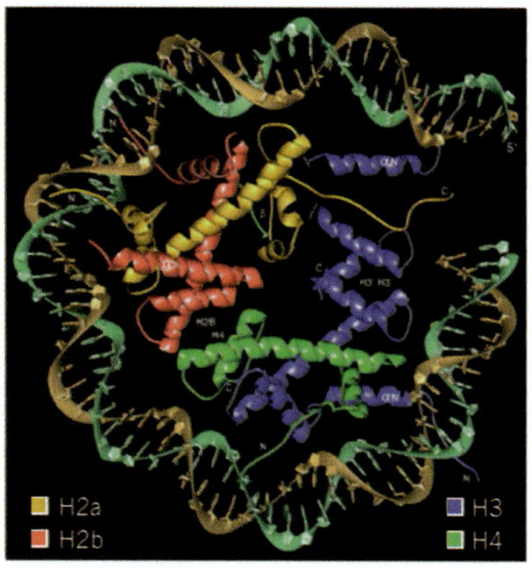

FIGURA 9.19 Estrutura do cerne do nucleossomo com base em estudos de difração de raios X com resolução de 0,28 nm. Ilustração da estrutura de meio nucleossomo, que mostra com mais clareza as posições relativas da super-hélice de DNA e das histonas. Os filamentos complementares de DNA são mostrados em *marrom* e *verde*, e as histonas H2a, H2b, H3 e H4 são mostradas em *amarelo*, *vermelho*, *azul* e *verde*, respectivamente.

Resolva!

Quantos nucleossomos há em um cromossomo X humano?

Segundo o banco de dados Genome Database do National Center for Biotechnology Information, o primeiro cromossomo X humano sequenciado continha 154.913.754 pares de nucleotídios. Se o DNA desse cromossomo for organizado em nucleossomos e o DNA ligador médio entre nucleossomos tiver 50 pares de nucleotídios, quantos nucleossomos existirão nesse cromossomo durante a intérfase? Quantas moléculas de histona H3 existirão nesse cromossomo X?

▸ *Leia a resposta do problema no material disponível* on-line.

ACONDICIONAMENTO DE CROMATINA EM CROMOSSOMOS EUCARIÓTICOS

As micrografias eletrônicas de cromossomos metafásicos isolados mostram massas de fibras irregulares densamente espiraladas ou dobradas. Essas **fibras de cromatina** têm diâmetro médio de 30 nm. Quando se comparam as estruturas observadas por microscopia óptica e eletrônica durante os estágios iniciais da meiose, fica claro que a microscopia óptica só permite ver as regiões em que essas fibras de 30 nm estão densamente acondicionadas ou condensadas. Na verdade, quando a cromatina em intérfase é isolada por meio de procedimentos muito delicados, também é constituída de fibras de 30 nm (**Figura 9.20 A**). Contudo, a estrutura dessas fibras parece muito variável e depende dos procedimentos usados. À microscopia crioeletrônica (microscopia que usa cromatina congelada rapidamente em vez de cromatina fixada quimicamente), observam-se menos estruturas em "zigue-zague" densamente acondicionadas nas fibras de 30 nm (**Figura 9.20 B**).

Os dois modelos mais populares para a estrutura dessas fibras de cromatina são o solenoide (**Figura 9.20 C**) e o em zigue-zague (**Figura 9.20 D**). *In vivo*, há clara interação

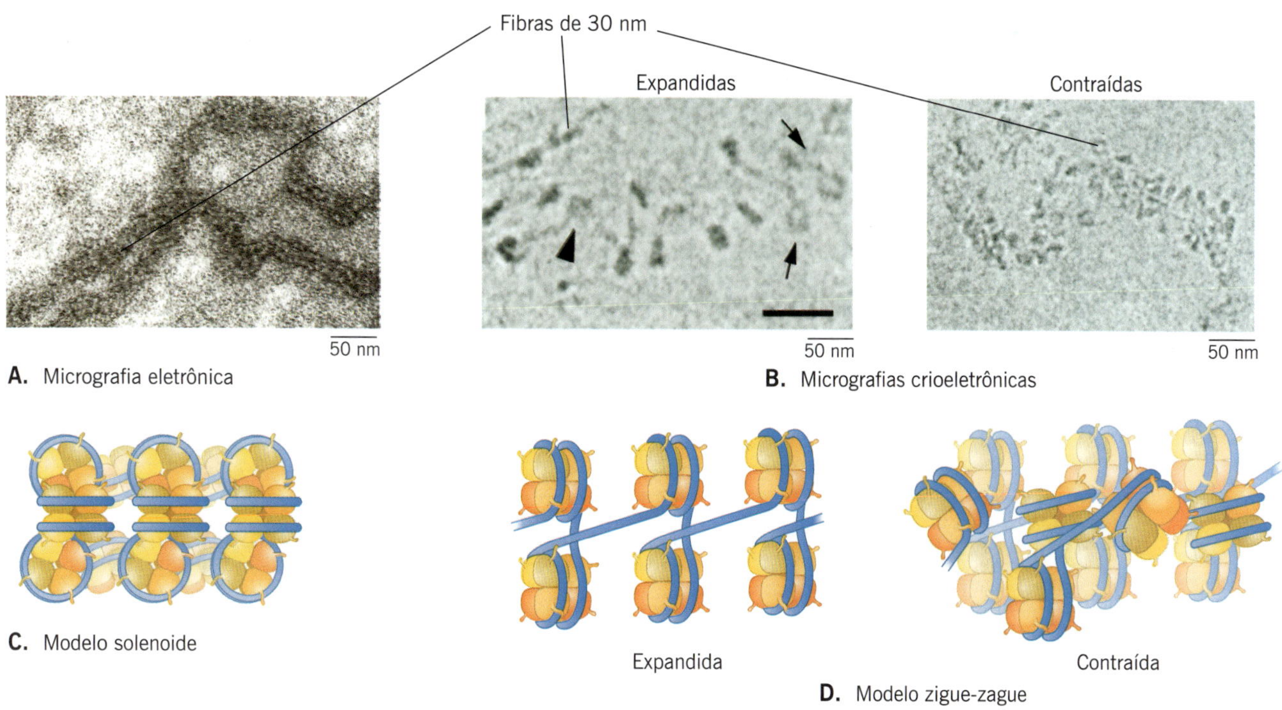

FIGURA 9.20 Micrografia eletrônica (A) e micrografias crioeletrônicas (B) de fibras de cromatina de 30 nm em cromossomos eucarióticos. A estrutura das fibras de cromatina de 30 nm parece variar de acordo com os procedimentos usados para isolá-las e fotografá-las. (C) De acordo com um modelo popular, a fibra de 30 nm é produzida por helicoidização da fibra do nucleossomo de 11 nm em uma estrutura solenoide com seis nucleossomos por volta. (D) No entanto, quando observada após criopreservação (congelamento rápido) sem fixação, a cromatina exige estrutura em zigue-zague cuja densidade – expandida *versus* contraída – varia com a força iônica e com as modificações químicas das moléculas de histona.

dos nucleossomos para condensar os nucleossomos de 11 nm em fibras de cromatina de 30 nm. Ainda não se sabe ao certo se a estrutura é solenoide, em zigue-zague ou ambas, dependendo das condições. O que é certo é que a estrutura da cromatina não é estática; a cromatina pode se expandir e contrair em resposta a modificações químicas das histonas (ver Capítulos 11 e 19).

Os cromossomos eucarióticos são condensados ao máximo na metáfase da mitose ou da meiose. O acondicionamento significativo desses cromossomos facilita sua segregação em núcleos-filhos durante a anáfase subsequente e auxilia a impedir que diferentes cromossomos se misturem, minimizando assim a possibilidade de quebra. A estrutura total desses cromossomos altamente condensados é organizada em torno do cerne central das proteínas cromossômicas não histonas. Esse cerne, chamado **esqueleto**, pode ser visto em micrografias eletrônicas de cromossomos metafásicos isolados dos quais as histonas foram removidas (Figura 9.21). O esqueleto é cercado de um enorme *pool*, ou halo, de DNA.

Em resumo, são necessários pelo menos três níveis de condensação para acondicionar os 10^3 a 10^5 μm de DNA em um cromossomo eucariótico em uma estrutura metafásica com alguns micra de comprimento (Figura 9.22).

1. O primeiro nível de condensação é o empacotamento do DNA em super-hélice negativa nos nucleossomos, produzindo uma fibra de cromatina interfásica com 11 nm de diâmetro. Evidentemente, há participação de um octâmero de moléculas de histona, duas de cada: H2a, H2b, H3 e H4.
2. O segundo nível de condensação é o dobramento ou super-helicoidização adicional da fibra do nucleossomo de 11 nm, que produz a fibra de cromatina de 30 nm. A histona H1 está envolvida nessa super-helicoidização.
3. Por fim, as proteínas cromossômicas não histônicas formam um arcabouço que participa da condensação da fibra de cromatina de 30 nm em cromossomos metafásicos densamente acondicionados. Esse terceiro nível de condensação parece incluir a separação de segmentos das moléculas gigantes de DNA existentes em cromossomos eucarióticos em domínios ou alças com super-helicoidização independente. O mecanismo desse terceiro nível de condensação é desconhecido.

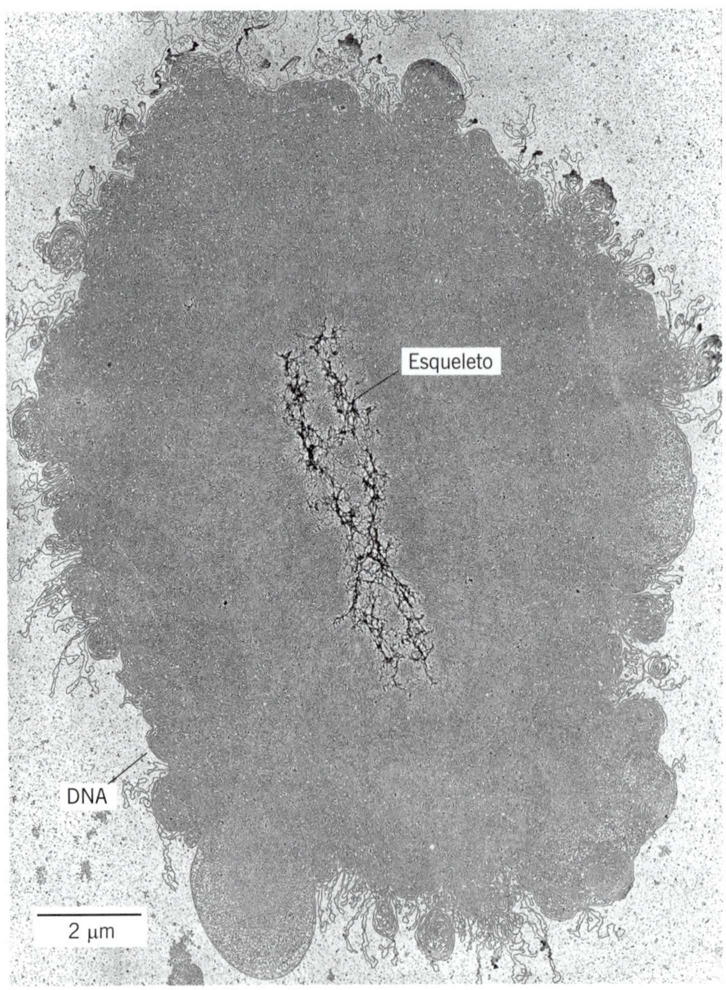

De J.R. Paulson & U.K. Laemmli, *Cell* 12: 817–828, 1977. Copyright 1977, MIT; publicada por MIT Press. A fotografia original é cortesia de U.K. Laemmli.

FIGURA 9.21 Micrografia eletrônica de um cromossomo metafásico humano do qual as histonas foram removidas. Um enorme *pool* de DNA circunda um "esqueleto" central constituído de proteínas cromossômicas não histônicas. Observe que o esqueleto tem aproximadamente o mesmo formato do cromossomo metafásico antes da retirada das histonas. Observe também que não há extremidades das moléculas de DNA no halo de DNA que circunda o esqueleto.

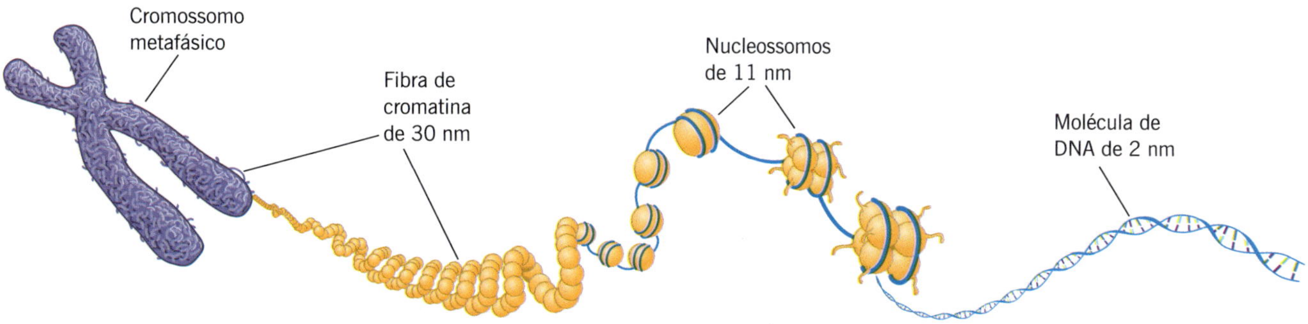

FIGURA 9.22 Ilustração mostrando os diferentes níveis do acondicionamento de DNA nos cromossomos. Primeiro, a molécula de DNA de 2 nm é condensada em nucleossomos de 11 nm, que são ainda mais condensados em fibras de cromatina de 30 nm. Em seguida, as fibras de 30 nm são segregadas em domínios ou alças super-helicoidais por meio da ligação aos esqueletos do cromossomo constituídos de proteínas cromossômicas não histônicas. Segundo a Figura 1 em The ENCODE Project Consortium. *Science* 306:636-640, Oct. 22, 2004.

PONTOS ESSENCIAIS

- *Cada cromossomo eucariótico contém uma molécula gigante de DNA empacotada em contas elipsoides de 11 nm denominadas nucleossomos*
- *Os cromossomos condensados encontrados na mitose e na meiose e os cuidadosamente isolados cromossomos interfásicos são compostos por fibras de cromatina de 30 nm*
- *Na metáfase, as fibras de 30 nm são segregadas em domínios por arcabouços constituídos por proteínas cromossômicas não histônicas.*

Características especiais dos cromossomos eucarióticos

Cromossomos eucarióticos contêm sequências que se repetem muitas vezes; essas sequências repetitivas estão concentradas nos centrômeros, que fixam as fibras do fuso aos cromossomos durante a mitose, e nos telômeros, que são estruturas especiais nas extremidades dos cromossomos.

As moléculas longas e lineares de DNA em cromossomos eucarióticos têm características não observadas em cromossomos procarióticos. Obviamente, contêm genes – muitos genes –, mas seu número não é proporcional ao tamanho do cromossomo. Além dos genes, cromossomos eucarióticos contêm segmentos de DNA não gênico – ou seja, DNA que não codifica informações para a síntese de proteínas ou RNA especializados. Muito desse DNA não gênico consiste em sequências relativamente pequenas constantemente repetidas. Esse DNA não informativo e repetitivo poderia parecer dispensável e desinteressante, mas pelo menos parte dele é importante para a estrutura e o comportamento cromossômicos.

Durante a mitose, cromossomos eucarióticos se reúnem no plano equatorial da célula e, depois disso, suas cromátides-irmãs movem-se para os polos opostos, de modo a segregar o material genético igual e exatamente em células-filhas. Esses movimentos cuidadosamente coreografados são desempenhados pelo fuso. Microtúbulos ligam-se aos centrômeros dos cromossomos, movendo os cromossomos adequadamente. Assim, os centrômeros são importantes para a distribuição apropriada do material genético para as células-filhas. Os procariotos, que segregam DNA para células-filhas durante a fissão celular, não precisam dessas estruturas especializadas.

Outras estruturas especializadas são encontradas nas extremidades de cromossomos eucarióticos. Essas estruturas, chamadas telômeros, impedem a união termino-terminal dos cromossomos e asseguram que os genes próximos às extremidades do cromossomo não se percam. Cromossomos circulares de procariotos não precisam de telômeros.

COMPLEXIDADE DO DNA NOS CROMOSSOMOS | SEQUÊNCIAS ÚNICAS E REPETITIVAS

O genoma de *E. coli* K12 consiste em um cromossomo com 4,5 milhões de pares de bases de DNA e cerca de 4.500 genes. O genoma haploide humano consiste em 23 cromossomos que, em conjunto, têm cerca de 3,2 bilhões de pares de base de DNA e 20.500 genes. Assim, o genoma humano tem 700 vezes mais DNA que o de *E. coli*, mas apenas 4,5 vezes mais genes. Esses números sugerem que os genes humanos são maiores que os de *E. coli* ou que muito do DNA humano não é encontrado nos genes. Ambas as suposições estão corretas. Os genes humanos são tipicamente maiores que os de *E. coli*, mas também muito do DNA humano não se encontra neles. O DNA não gênico já foi chamado DNA "lixo", uma vez que não parecia ter um propósito. Entretanto, sabemos hoje que esse DNA "lixo" é uma característica importante da estrutura cromossômica.

Um dos primeiros esforços a fim de compreender a complexidade das sequências de DNA em genomas eucarióticos envolveu técnicas que separam o DNA em frações com base em seu comportamento quando centrifugadas a altas velocidades em tubos com soluções altamente salinas. O Capítulo 10 traz uma descrição dessas técnicas. Após centrifugação prolongada, os fragmentos de DNA decantavam em posições características no tubo da centrífuga. Tais posições dependiam do par de bases do DNA. DNA com mais pares de base G:C do que uma sequência típica – ou seja, DNA ricos em G:C – são encontrados em posição mais baixa que as sequências típicas de DNA, uma vez que a ligação mais estreita de hidrogênio nos pares de base G:C faz com que esse tipo de DNA seja mais denso. DNA com mais pares de base A:T do que uma sequência típica – ricos em A:T – são encontrados em uma posição mais alta, uma vez que a ligação de hidrogênio mais solta faz com que a densidade seja menor. Assim, a centrifugação prolongada a altas velocidades separa a massa de fragmentos de DNA genômico em frações de acordo com o conteúdo dos pares de bases. A fração principal consiste em sequências típicas de DNA e as demais frações, em sequências de DNA ricas em pares de base G:C ou A:T. Essas outras frações são chamadas **DNA satélites**, da palavra latina *satelles*, que significa "atendente" ou "subordinado". Como exemplo, *Drosophila virilis*, parente distante de *Drosophila melanogaster*, tem três DNA satélites e a análise química desses satélites mostra que cada um deles consiste em pequenas sequências repetidas constantemente – ou seja, nesses satélites existe **DNA repetitivo**.

Sequências de DNA repetitivo são também detectadas em experimentos nos quais os filamentos constituintes de DNA dúplex são separados uns dos outros, sendo-lhes, após isso, permitido formar novamente moléculas bifilamentares. Os dois filamentos de uma dupla-hélice de DNA são unidos por numerosas pontes de hidrogênio relativamente fracas entre bases complementares. Quando moléculas de DNA em solução aquosa são aquecidas a quase 100°C, essas ligações são quebradas e os filamentos complementares de DNA se separam. Esse processo é denominado **desnaturação**. Se os filamentos únicos complementares de DNA forem resfriados lentamente, eles se encontrarão e reconstituirão as duplas-hélices com pareamento das bases. Esse processo é denominado **renaturação**.

Pesquisadores conseguem monitorar o progresso da formação de dupla-hélice em um experimento de desnaturação–renaturação. A taxa de renaturação depende da concentração de sequências renaturadas de DNA. Em uma amostra de DNA genômico de um organismo, as sequências repetitivas de DNA são relativamente mais concentradas que as sequências únicas, porque são muito mais frequentes. Consequentemente, as sequências repetitivas formam novas moléculas dúplex a uma taxa mais alta que as sequências únicas. A diferença nas taxas de renaturação permite aos pesquisadores isolar sequências repetitivas e estimar quão mais concentradas elas são em comparação com as sequências únicas. O grau de repetição é chamado *número de cópias*. Algumas sequências repetitivas, em especial as encontradas em frações de DNA satélite, são extremamente abundantes, com número de cópias de 10^3 a 10^6. Tais sequências altamente repetitivas são responsáveis por uma porcentagem substancial do DNA não gênico em genomas eucarióticos. As sequências não repetitivas, ou únicas, na fração principal do DNA genômico são responsáveis pela maior parte dos genes. Entretanto, alguns genes se repetem constantemente. Um bom exemplo é o conjunto de genes que especifica as moléculas de RNA incorporadas nos ribossomos. Como as células contêm numerosos ribossomos, é necessário que gerem altas quantidades de tipos diferentes de RNA ribossômico. Para atender essa demanda, os genes para esses RNA são extremamente redundantes; centenas ou até milhares de cópias podem ser encontrados em um genoma eucariótico.

Projetos de sequenciamento de DNA revelaram que genomas eucarióticos contêm uma mistura complexa de sequências únicas, moderadamente repetitivas e altamente repetitivas de DNA. A localização cromossômica de uma sequência específica de DNA pode ser determinada pela utilização de um procedimento que permite que um fragmento especialmente marcado de DNA unifilamentar se renature com uma sequência complementar no DNA dos cromossomos preparados para análise citológica. A sequência de DNA especialmente marcada age como uma sonda a fim de encontrar seu complemento nos cromossomos e parear com ele. O resultado disso é uma molécula dúplex na qual um filamento carreia a marcação especial, em geral uma coloração fluorescente, e o outro não. A molécula dúplex "híbrida" pode ser detectada procurando-se pela coloração nos cromossomos espalhados por uma lâmina ao microscópio. Como essa molécula híbrida é formada em um local nos cromossomos em que o complemento da sonda naturalmente se localiza, a técnica é chamada hibridização *in situ*, do latim para "em posição". Esse tipo de hibridização é a base do procedimento de coloração cromossômica descrito no Capítulo 6. Para maior compreensão sobre o assunto, ver Em foco | Hibridização *in situ*, no material suplementar disponível *on-line*.

As sequências de DNA altamente repetitivas localizam-se principalmente nas regiões em redor dos centrômeros de cromossomos eucarióticos. Outras sequências menos repetitivas são encontradas nos braços cromossômicos; algumas ordenadas em séries de *tandem*, outras dispersas em diversos sítios. Muitas das sequências dispersas de DNA repetitivo conseguem mudar de posição no genoma – ou seja, são móveis. Esses **elementos genéticos transponíveis** – ou, para simplificar, **transpósons** – são prevalentes em muitos genomas eucarióticos. Em *Drosophila melanogaster*, cerca de 15% do genoma consistem em transpósons e seus derivados. Nos seres humanos, são 44% e, no milho, 80%. Para mais informações sobre essas sequências incomuns de DNA com nomes como *pogo*, *gypsy* e *Gulliver*, ver Capítulo 21, disponível *on-line*.

CENTRÔMEROS

Como discutido no Capítulo 2, as cromátides-irmãs de um cromossomo duplicado movem-se para polos opostos da célula durante a anáfase da mitose. Esse movimento depende da ligação de microtúbulos do fuso aos quinetócoros, que são estruturas proteicas complexas associadas com os centrômeros de cada cromátide-irmã. Os centrômeros, portanto, proporcionam a base para a disjunção bem-sucedida das cromátides-irmãs durante a mitose e a meiose.

Na metáfase da mitose, o centrômero apresenta-se como uma região constrita em cada cromossomo duplicado. Ele precisa, obviamente, duplicar-se, para que cada cromátide-irmã receba uma cópia. A produção de dois centrômeros *funcionais* é etapa-chave na transição da metáfase para a anáfase. Um cromossomo ou fragmento cromossômico sem centrômero em geral é perdido durante a divisão celular.

Os centrômeros da levedura *Saccharomyces cerevisiae* consistem em um segmento de DNA com 125 pares de base de comprimento. Uma molécula de DNA que carreie tal sequência se comportará apropriadamente durante a mitose nas células de levedura. Os centrômeros de vegetais e animais multicelulares são muito mais complexos. Esses centrômeros contêm muito DNA – milhares a milhões de pares de base – e muito desse DNA consiste em sequências repetitivas, em geral organizadas em longas séries *tandem*. Outras sequências de DNA estão integradas nessas séries. Os centrômeros humanos têm de 500.000 a 1,5 milhão de pares de base de comprimento e 5.000 a 15.000 cópias de uma sequência de 171 pares de base de comprimento chamada sequência satélite alfa (**Figura 9.23**). Essas e outras sequências repetitivas constituem o motivo de ser tão difícil o sequenciamento do DNA do centrômero.

Os centrômeros e as regiões que os flanqueiam imediatamente são parte da **heterocromatina**, a qual compreende as partes dos cromossomos que ficam com cor forte

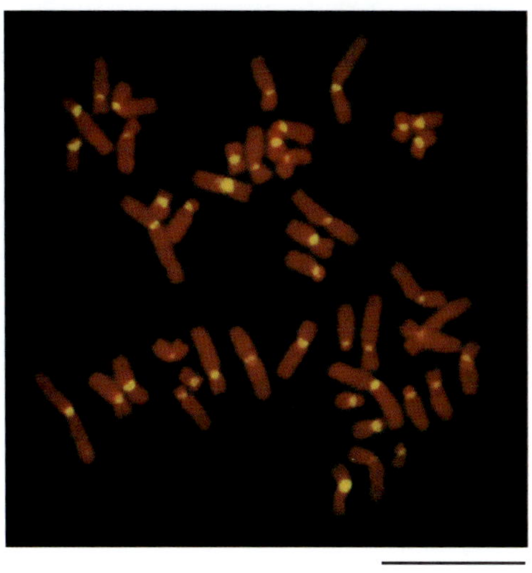

De Huntington F. Willard, *Trends Genetics* 6:414, 1990.

5 μm

FIGURA 9.23 A localização das sequências de DNA satélites alfa (*amarelas*) nos centrômeros de cromossomos humanos (*vermelhos*).

sob certas colorações. A heterocromatina é acondicionada mais densamente do que a **eucromatina**, a qual não é corada fortemente (ver Capítulo 18). A proteína variante da histona H3, chamada CENP-A, liga-se aos centrômeros dos eucariotos, mesmo aos pequenos centrômeros da levedura. Nos centrômeros mais complexos dos eucariotos multicelulares também existe uma versão metilada de H3. Muitas outras proteínas estão associadas à heterocromatina centromérica. Por exemplo, a proteína 1 da heterocromatina (HP1) pode estar envolvida no acondicionamento do DNA nessas regiões.

Embora a heterocromatina que flanqueia o centrômero – região chamada heterocromatina *pericêntrica* – consista principalmente em DNA repetitivo não gênico, também contém alguns genes, os quais podem ser encontrados em muitas cópias. Por exemplo, em *Drosophila*, um conjunto de genes para os RNA ribossômicos está localizado na heterocromatina pericêntrica do cromossomo X; outro conjunto, na heterocromatina geral do cromossomo Y. Cada conjunto contém centenas de cópias de genes do RNA ribossômico.

TELÔMEROS

As extremidades dos cromossomos são chamadas **telômeros**, das palavras gregas *telos* ("extremidade") e *meros* ("parte"). A palavra foi criada em 1938 por Hermann J. Muller, um geneticista de *Drosophila* que estudou as propriedades das extremidades cromossômicas. Os telômeros têm três funções importantes. Eles impedem que as desoxirribonucleases degradem as extremidades de DNA linear, impedem a fusão das extremidades com outras moléculas de DNA e facilitam a replicação dessas extremidades sem perda de material.

Os telômeros de cromossomos eucarióticos têm estruturas exclusivas que incluem sequências nucleotídicas curtas presentes como repetições em série. Embora as sequências variem um pouco em diferentes espécies, a unidade de repetição básica tem o padrão 5' $T_{1-4}A_{0-1}G_{1-8}$-3' em quase todas as espécies. Por exemplo, a sequência repetida em seres humanos e outros vertebrados é TTAGGG, a do protozoário *Tetrahymena thermophila* é TTGGGG, e a do vegetal *Arabidopsis thaliana* é TTTAGGG. Na maioria das espécies, há outras sequências de DNA repetitivas adjacentes aos telômeros denominadas sequências associadas a telômeros.

Em vertebrados, a repetição TTAGGG é altamente conservada; foi identificada em mais de 100 espécies, que incluem mamíferos, aves, répteis, anfíbios e peixes. O número de cópias dessa unidade de repetição básica em telômeros varia de uma espécie para outra, de um cromossomo para outro na mesma espécie, e até no mesmo cromossomo em diferentes tipos celulares. Em células somáticas humanas normais (não cancerosas), os telômeros geralmente contêm 500 a 3.000 repetições TTAGGG e encurtam aos poucos com a idade. Já os telômeros de células da linhagem germinativa e células cancerosas não encurtam com a idade (ver Comprimento do telômero e envelhecimento em seres humanos, no Capítulo 10).

Os telômeros de algumas espécies não são constituídos por repetições curtas em *tandem* do tipo descrito anteriormente. Em *D. melanogaster*, por exemplo, os telômeros são constituídos por duas sequências de DNA especializadas que conseguem se deslocar de um local para outro no genoma; ou seja, são transpósons (ver Capítulo 21, disponível *on-line*).

A maioria dos telômeros termina com uma região unifilamentar rica em G do filamento de DNA com a extremidade 3' (denominada projeção 3'). Essas projeções são curtas (12 a 16 bases) em ciliados como *Tetrahymena*, mas muito longas (50 a 500 bases) em seres humanos. As sequências repetidas ricas em guanina dos telômeros são capazes de formar estruturas ligadas por hidrogênio distintas daquelas produzidas pelo pareamento de bases no DNA de Watson e Crick. Os oligonucleotídios que contêm sequências repetidas de telômeros consecutivas formam essas estruturas especiais em solução, mas ainda não se sabe se elas existem *in vivo*.

Os telômeros de seres humanos e de algumas outras espécies formam estruturas denominadas **alças t**, nas quais o filamento único na terminação 3' invade uma repetição telomérica no sentido 5' (*upstream*) (TTAGGG em mamíferos) e faz par com o filamento complementar, deslocando o filamento equivalente (**Figura 9.24**). O DNA nessas alças t é protegido pela **shelterina**, um complexo proteico telômero-específico, que atua contra degradação e/ou modificação por processos de reparo do DNA. A shelterina é constituída por seis proteínas diferentes, e três delas se ligam especificamente às sequências repetidas do telômero. TRF1 e TRF2 (do inglês, *Telomere Repeat Factors*) ligam-se a sequências repetidas bifilamentares, e POT1 (do inglês, *Protection Of Telomeres 1*, proteção dos telômeros 1) liga-se a sequências repetidas unifilamentares. As subunidades TIN2 e TPP1 fixam POT1 a TRF1 e TRF2 ligadas ao DNA, e a proteína Rap1 associada a TRF2 ajuda a regular o comprimento dos telômeros. Na maioria das células a shelterina existe em quantidade suficiente para recobrir todas as sequências repetidas bifilamentares do telômero no complemento cromossômico.

Até hoje, identificaram-se alças t nos telômeros de vertebrados, do ciliado *Oxytricha fallax*, do protozoário *Trypanosoma brucei* e do vegetal *Pisum sativum* (ervilha). Assim, é provável que sejam componentes importantes dos telômeros da maioria das espécies.

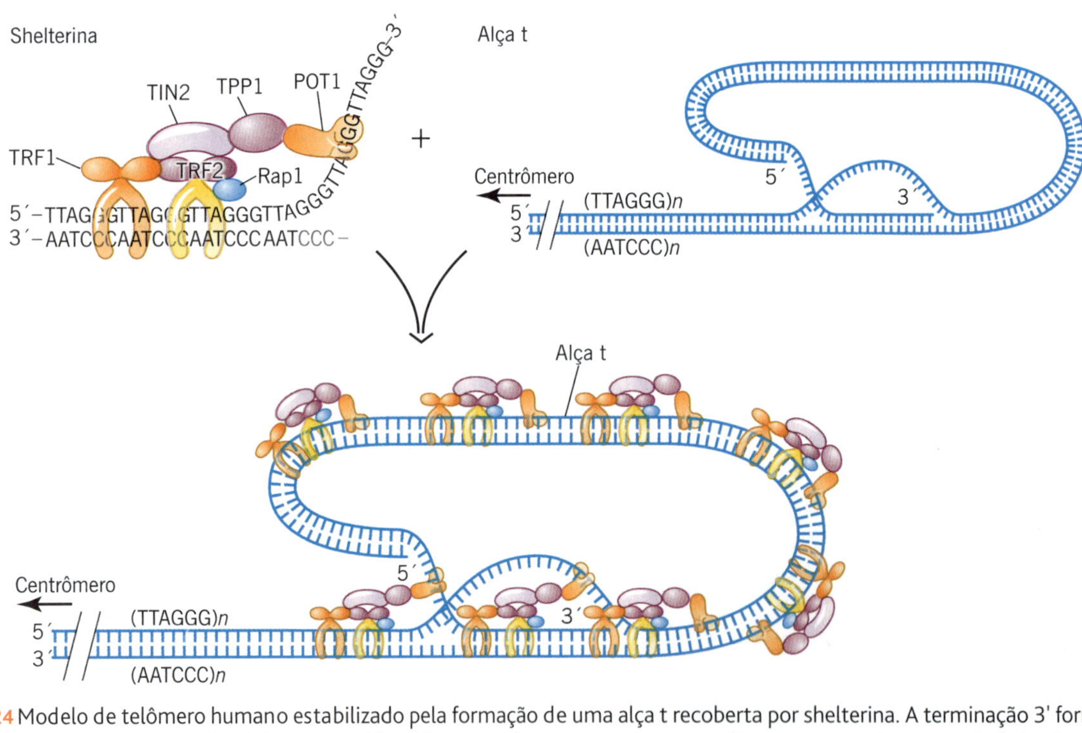

FIGURA 9.24 Modelo de telômero humano estabilizado pela formação de uma alça t recoberta por shelterina. A terminação 3' forma uma alça t por invasão de uma repetição telomérica no sentido 5' (*upstream*) e pareamento com o filamento complementar. A shelterina contém seis subunidades proteicas, com algumas proteínas associadas (não mostradas). TRF1 e TRF2 são os fatores 1 e 2 de ligação as repetições teloméricas; eles se ligam especificamente a sequências repetidas bifilamentares. A proteína POT1 liga-se especificamente a repetições TTAGGG unifilamentares deslocadas pela terminação 3' invasora do DNA telomérico. TIN2 e TPP1 fixam POT1 a TRF1 e TRF2 ligadas ao DNA, e a proteína Rap1 associada a TRF2 ajuda a regular o comprimento do telômero.

PONTOS ESSENCIAIS

- *Os genomas eucarióticos contêm sequências repetidas de DNA, e algumas sequências estão presentes um milhão de vezes ou mais*
- *Os centrômeros (regiões de fixação à fibra do fuso) e os telômeros (terminações) dos cromossomos têm estruturas exclusivas que facilitam suas funções.*

Exercícios

Aplique a análise genética básica

1. Que diferenças nas estruturas químicas do DNA e das proteínas tornam possível que os cientistas marquem uma ou outra dessas macromoléculas com um isótopo radioativo?

Resposta: O DNA contém fósforo (o isótopo comum é ^{31}P), mas não tem enxofre; o DNA pode ser marcado pela cultura de células em meio contendo o isótopo radioativo do fósforo ^{32}P. Proteínas contêm enxofre (o isótopo comum ^{32}S), mas geralmente têm pouco ou nenhum fósforo; proteínas podem ser marcadas por crescimento celular em meio de cultura contendo o isótopo radioativo do enxofre, ^{35}S.

2. Se a sequência de um filamento de uma dupla-hélice for ATCG, qual é a sequência do outro filamento?

Resposta: Como os dois filamentos de uma dupla-hélice são complementares – adenina sempre pareada com timina e guanina sempre pareada com citosina – é possível deduzir a sequência do segundo filamento a partir da sequência do primeiro. No caso de ATCG, a dupla-hélice terá a seguinte estrutura:

ATCG
TAGC

3. Como a sequência do filamento complementar na dupla-hélice do Exercício 2 deve ser escrita como filamento único de DNA?

Resposta: Lembre-se de que os dois filamentos de uma dupla-hélice de DNA têm polaridades químicas opostas; um filamento tem polaridade 5' → 3' e o outro, 3' → 5' quando ambos são lidos na mesma direção. Já que a convenção aceita é escrever as sequências a partir da terminação 5' à esquerda até a terminação 3' à direita, o filamento superior da dupla-hélice deve ser escrito 5'-ATCG-3' e o filamento complementar, 5'-CGAT-3'. A estrutura da dupla-hélice é escrita:

5'-ATCG-3'
3'-TAGC-5'

4. Se uma mistura de DNA e proteína sabidamente contém informações genéticas tais como a transformação em bactérias, como um pesquisador pode determinar se essas informações estão no DNA ou no componente proteico?

Resposta: A especificidade biológica das enzimas é uma ferramenta muito útil em muitas investigações. A enzima desoxirribonuclease (DNase) decompõe o DNA em mononucleotídios, e as proteases decompõem as proteínas em componentes menores. Se a mistura de DNA e proteínas for tratada com DNase, a destruição das informações genéticas indica que elas estão armazenadas no DNA. Se a mistura for tratada com protease, a perda das informações genéticas indica que elas estão no componente proteico da mistura.

5. Como as regiões unifilamentares de DNA nas extremidades dos cromossomos humanos são protegidas contra a decomposição por nucleases e outras enzimas?

Resposta: As projeções 3' unifilamentares nos telômeros de cromossomos humanos invadem as sequências repetidas no telômero (TTAGGG) em direção 5' em relação à terminação e formam as alças t, estruturas semelhantes a laços (Figura 9.24). As moléculas de DNA nas alças t são recobertas por shelterina, um complexo proteico específico para o telômero. Uma das proteínas (POT1) no complexo da shelterina liga-se especificamente às sequências repetidas unifilamentares nos telômeros, protegendo-as da degradação por nucleases e outras enzimas participantes do reparo do DNA lesado.

Autoavaliação

Integre diferentes conceitos e técnicas

1. A alga vermelha *Polyides rotundus* armazena suas informações genéticas no DNA bifilamentar. Quando o DNA de *P. rotundus* foi extraído e analisado, constatou-se que 32% das bases eram resíduos guanina. A partir dessas informações, é possível determinar a porcentagem de bases nesse DNA que eram resíduos timina? Em caso afirmativo, qual é a porcentagem? Caso não seja possível, por que não?

Resposta: Os dois filamentos de uma dupla-hélice de DNA são complementares, a guanina (G) de um filamento sempre faz par com a citosina (C) no outro filamento e, da mesma maneira, a adenina (A) sempre faz par com a timina (T). Assim, as concentrações de G e C são sempre iguais, bem como as de A e T. Se 32% das bases no DNA bifilamentar são resíduos G, outros 32% são resíduos C. Juntas, G e C compreendem 64% das bases do DNA de *P. rotundus*; assim sendo, 36% das bases são A e T. Uma vez que a concentração de A é necessariamente igual à de T, 18% (36% × 1/2) das bases são resíduos T.

2. O vírus ΦX174 de *E. coli* guarda suas informações genéticas em DNA unifilamentar. Ao se extrair e analisar o DNA das partículas do vírus ΦX174 constatou-se que 21% das bases eram resíduos G. A partir dessas informações, é possível determinar a porcentagem de bases nesse DNA que eram resíduos timina? Em caso afirmativo, qual é a porcentagem? Caso não seja possível, por que não?

Resposta: Não! As relações A = T e G = C só ocorrem em moléculas bifilamentares de DNA por causa dos filamentos complementares. Uma vez que o pareamento de bases não ocorre ou ocorre apenas como pareamento intrafilamentar limitado em ácidos nucleicos unifilamentares, não é possível determinar a porcentagem de qualquer uma das três outras bases por meio do conteúdo de G no DNA de ΦX174.

3. Se cada cromossomo humano no estágio G1 tiver uma única molécula de DNA, quantas moléculas de DNA haveria nos cromossomos do núcleo de (a) um ovócito humano, (b) um espermatozoide humano, (c) uma célula somática diploide humana no estágio G_1, (d) uma célula somática diploide humana no estágio G_2, (e) um ovócito primário humano?

Resposta: Uma célula haploide humana normal contém 23 cromossomos, e uma célula diploide humana normal contém 46 cromossomos, ou 23 pares de homólogos. Se antes da replicação os cromossomos tiverem uma única molécula de DNA, depois da replicação terão duas moléculas de DNA, uma em cada cromátide. Assim, ovócitos e espermatozoides humanos normais têm 23 moléculas de DNA cromossômico; as células somáticas diploides têm 46 e 92 moléculas de DNA cromossômico nos estágios G_1 e G_2, respectivamente; e um ovócito primário tem 92 dessas moléculas de DNA.

Avaliação adicional

Entenda melhor e desenvolva a capacidade analítica

9.1 (a) Qual é a diferença entre os experimentos de transformação de Griffith e de Avery e seus colaboradores? (b) Qual foi a contribuição importante de cada um deles? (c) Por que o trabalho de Griffith não indicou que o DNA era o material genético, enquanto os experimentos de Avery e colaboradores comprovaram diretamente que as informações genéticas estavam no DNA?

9.2 Prepara-se um extrato acelular a partir de pneumococos do tipo IIIS. Que efeito o tratamento desse extrato com (a) protease, (b) RNase e (c) DNase terá sobre sua capacidade subsequente de transformar células receptoras do tipo IIR em tipo IIIS? Por quê?

9.3 Como poderia ser demonstrado que o resultado da mistura de pneumococos do tipo III destruídos pelo calor e do tipo II vivos foi a transferência de material genético do tipo III para o tipo II e não a restauração da viabilidade do tipo III pelo tipo II?

9.4 Qual é a composição macromolecular de um vírus bacteriano, ou bacteriófago, como o fago T2?

9.5 (a) Qual era o objetivo do experimento realizado por Hershey e Chase? (b) Como foi alcançado o objetivo? (c) Qual é a importância desse experimento?

9.6 Como o experimento de reconstituição de Fraenkel-Conrat e seus colegas mostra que as informações genéticas do vírus do mosaico do tabaco (TMV) são armazenadas em seu RNA, não em suas proteínas?

9.7 (a) Que informações de base tinham Watson e Crick para desenvolver um modelo de DNA? (b) Que contribuição eles deram para a construção do modelo?

9.8 (a) Por que Watson e Crick escolheram uma dupla-hélice como modelo de estrutura do DNA? (b) Por que usaram ligações de hidrogênio para unir as bases no modelo?

9.9 (a) Se uma partícula viral tivesse DNA bifilamentar com 200.000 pares de bases, quantos nucleotídios haveria? (b) Quantas espirais completas haveria em cada filamento? (c) Quantos átomos de fósforo existiriam? (d) Qual seria o comprimento da configuração do DNA no vírus?

9.10 Quais são as diferenças entre DNA e RNA?

9.11 Ao se extrair o RNA do TMV (vírus do mosaico do tabaco), constatou-se que continha 20% de citosina (20% das bases eram citosinas). Dada essa informação, é possível prever a porcentagem de bases adeninas no TMV? Em caso afirmativo, qual é a porcentagem? Caso não seja possível, por que não?

9.12 DNA de *Staphylococcus afermentans* foi extraído para verificar a composição de bases. Constatou-se que 37% das bases são citosinas. Dada essa informação, é possível prever a porcentagem de adeninas? Em caso afirmativo, qual é a porcentagem? Caso não seja possível, por que não?

9.13 Se um filamento de DNA na dupla-hélice de Watson e Crick tiver uma sequência de bases 5'-GTCATGAC-3', qual é a sequência no filamento complementar?

9.14 Indique se cada uma das afirmações a seguir sobre a estrutura do DNA é verdadeira ou falsa. (Cada letra é usada para se referir à concentração daquela base no DNA.)

(a) A + T = G + C
(b) A = G; C = T
(c) A/T = C/G
(d) T/A = C/G
(e) A + G = C + T
(f) G/C = 1
(g) A = T em cada filamento.
(h) A ligação de hidrogênio proporciona estabilidade à dupla-hélice em citoplasmas aquosos.
(i) A ligação hidrofóbica proporciona estabilidade à dupla-hélice em citoplasmas aquosos.
(j) Quando separados, os dois filamentos de uma dupla-hélice são idênticos.
(k) Uma vez conhecida a sequência de bases de um filamento de uma dupla-hélice de DNA, pode-se deduzir a sequência do outro filamento.
(l) A estrutura de uma dupla-hélice de DNA é constante.
(m) Cada par de nucleotídios contém dois grupos fosfato, duas moléculas de desoxirribose e duas bases.

9.15 Os ácidos nucleicos de vários vírus foram extraídos e examinados para identificar a composição de bases. Dados os resultados a seguir, que hipótese se pode formular sobre a natureza física dos ácidos nucleicos desses vírus?

(a) 35% A, 35% T, 15% G e 15% C
(b) 35% A, 15% T, 25% G e 25% C
(c) 35% A, 30% U, 30% G e 5% C

9.16 Aponte as semelhanças e as diferenças entre as estruturas das formas A, B e Z de DNA.

9.17 A temperatura em que houve desnaturação de metade de uma molécula de DNA bifilamentar é denominada temperatura de fusão, T_m. Por que T_m depende diretamente do conteúdo de GC do DNA?

9.18 Uma planta de centeio diploide, *Secale cereale*, tem $2n = 14$ cromossomos e aproximadamente $1{,}6 \times 10^{10}$ pb de DNA. Quanto DNA se encontra no núcleo de uma célula de centeio durante (a) metáfase mitótica, (b) metáfase I meiótica, (c) telófase mitótica e (d) telófase II meiótica?

9.19 Os dados disponíveis indicam que todo cromossomo eucariótico (exceto os cromossomos politênicos) contém uma única molécula gigante de DNA. Que níveis diferentes de organização dessa molécula de DNA são observados nos cromossomos de eucariotos em vários momentos do ciclo celular?

9.20 Um núcleo diploide de *Drosophila melanogaster* contém cerca de $3{,}4 \times 10^8$ pares de nucleotídios. Suponha (1) que todo o DNA nuclear esteja acondicionado em nucleossomos e (2) que o tamanho médio de um ligador internucleossomos seja de 60 pares de nucleotídios. Quantos nucleossomos haveria em um núcleo diploide de *D. melanogaster*? Quantas moléculas de histonas H2a, H2b, H3 e H4 seriam necessárias?

9.21 A relação entre a T_m de fusão e o conteúdo de GC pode ser expressa, de maneira muito simplificada, pela fórmula $T_m = 69 + 0{,}41$ (% GC).

(a) Calcule a temperatura de fusão do DNA de *E. coli* que tem aproximadamente 50% de GC.
(b) Estime a porcentagem de GC do DNA de uma célula renal humana em que $T_m = 85°C$.

9.22 Dados experimentais indicam que a maioria das sequências de DNA altamente repetitivo nos cromossomos de eucariotos não produz RNA nem produtos proteicos. O que isso indica sobre a função do DNA altamente repetitivo?

9.23 Os DNA satélites de *Drosophila virilis* podem ser isolados, essencialmente sem a fração principal do DNA, por centrifugação em gradiente de densidade. Se esses DNA satélites forem separados em fragmentos de aproximadamente 40 pares de nucleotídios de comprimento e forem analisados em experimentos de desnaturação–renaturação, que semelhanças você esperaria encontrar entre sua cinética de hibridização e a cinética de renaturação observada usando a fração principal do DNA fragmentada em condições semelhantes? Por quê?

9.24 (a) Quais são as funções dos (1) centrômeros e (2) telômeros? (b) Os telômeros têm alguma característica estrutural peculiar? (d) Quando os cromossomos são fragmentados por exposição à radiação de alta energia, como raios X, as extremidades fragmentadas resultantes apresentam acentuada tendência a aderirem umas às outras e se fundirem. Qual seria a explicação disso?

9.25 Qual é o estágio de maior atividade metabólica dos cromossomos eucarióticos: prófase, metáfase, anáfase, telófase ou intérfase?

9.26 Os esqueletos dos cromossomos eucarióticos são constituídos de proteínas cromossômicas histônicas ou não histônicas? Como isso foi determinado experimentalmente?

9.27 (a) Que classe de proteínas cromossômicas, histônicas ou não histônicas, é a mais conservada em diferentes espécies eucarióticas? Por que essa diferença seria esperada? (b) Caso se comparem as proteínas cromossômicas histônicas e não histônicas de cromatina isoladas de diferentes tecidos ou tipos celulares de determinado organismo eucariótico, que classe de proteínas apresentará maior heterogeneidade? Por que não se espera que as duas classes de proteínas sejam homogêneas em cromossomos de diferentes tecidos ou tipos celulares?

9.28 (a) Se o genoma humano haploide contém 3×10^9 pares de nucleotídios e a massa molecular média de um par de nucleotídios é 660, quantas cópias do genoma humano há, em média, em 1 mg de DNA humano? (b) Qual é a massa de uma cópia do genoma humano? (c) Se o genoma haploide da pequena planta *Arabidopsis thaliana* contém $7{,}7 \times 10^7$ pares de nucleotídios, quantas cópias do genoma de *A. thaliana* há, em média, em 1 mg de DNA de *A. thaliana*? (d) Qual é a massa de uma cópia do genoma de *A. thaliana*? (e) Qual é a importância desse tipo de cálculo para os geneticistas?

Genômica na Web em http://www.ncbi.nlm.nih.gov

Os dados disponíveis indicam que cada cromossomo eucariótico contém uma dupla-hélice gigante de DNA que se estende de uma extremidade à outra do cromossomo, passando pelo centrômero. É claro que essas moléculas de DNA são altamente condensadas em nucleossomos, fibras de 30 nm e dobramento ou helicoidização de maior ordem. As células humanas contêm 46 cromossomos.

1. Que cromossomo humano contém a maior molécula de DNA? Qual é o seu tamanho? Quantos genes ele contém?
2. Que cromossomo humano contém a menor molécula de DNA? Quantos pares de bases ele contém? Quantos genes?
3. Que cromossomos humanos contêm genes que codificam histonas H1? Outros genes de histona? Quantos genes de histona tem o genoma humano?

Dica: No *site* do NCBI, use o *Map Viewer* para visualizar o genoma de *Homo sapiens* e clique no maior e no menor cromossomos mostrados. Use, então, a ferramenta de busca para localizar os genes de histona.

10

Replicação do DNA e dos Cromossomos

PANORAMA

- Características básicas da replicação de DNA *in vivo*
- Replicação de DNA em procariotos
- Aspectos específicos da replicação de cromossomos eucarióticos

Gêmeos monozigóticos | Eles são idênticos?

Desde que Merry e Sherry nasceram, as pessoas confundem as duas, e tem sido assim desde a sua infância e adolescência, até a vida adulta. Quando estão separadas, muitas vezes Merry é chamada de Sherry e Sherry é confundida com Merry. Até mesmo os pais têm dificuldade em distingui-las. Merry e Sherry são gêmeas monozigóticas ("idênticas"); elas se desenvolveram a partir de um único ovócito fertilizado. Em um estágio inicial da clivagem, o embrião dividiu-se em duas massas de células, e cada grupo de células deu origem a um embrião completo. Esses embriões desenvolveram-se normalmente, e, em 7 de abril de 1955, nasceram as duas meninas, uma recebeu o nome Merry e a outra, Sherry.

As pessoas costumam explicar os fenótipos quase idênticos de gêmeos monozigóticos como Merry e Sherry dizendo que "eles têm os mesmos genes". É claro que isso não é verdade. Para ser acurado, deve-se dizer que gêmeos idênticos contêm réplicas dos genes existentes na concepção. Mas esse coloquialismo simples sugere que a maioria das pessoas realmente acredita que as réplicas de um gene são idênticas. Se o genoma humano contém cerca de 20.500 genes, as réplicas de todos esses genes são exatamente iguais nos gêmeos idênticos?

A vida humana origina-se de um ovócito fecundado, uma esfera diminuta com diâmetro aproximado de 0,1 mm. Essa célula dá origem a centenas de bilhões de outras células durante o desenvolvimento fetal. Um ser humano adulto de tamanho médio tem cerca de 65 trilhões de células. Esse crescimento impressionante no número de células demanda que o conjunto diploide de genes existente por ocasião da concepção seja replicado trilhões de vezes. Embora o processo de replicação seja extraordinariamente acurado, não é à prova de falhas. Em virtude de erros de replicação, alguns genes em algumas células serão diferentes daqueles que existiam no oócito fecundado. Levando-se em consideração cada célula e cada gene, as gêmeas Merry e Sherry não são completamente idênticas. Sua semelhança impressionante, entretanto, evidencia que a maquinaria de replicação gênica comete pouquíssimos erros.

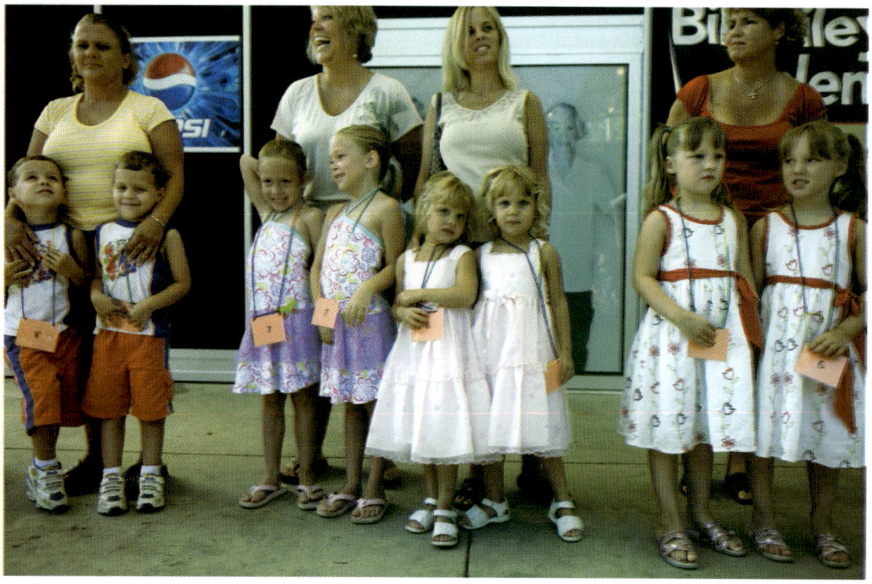

Quatro duplas de gêmeos com suas mães na Iowa State Fair.

Características básicas da replicação de DNA in vivo

A replicação de DNA é semiconservativa, inicia-se em origens fixas e geralmente é bidirecional a partir de cada origem de replicação.

Em seres humanos, a síntese de um novo filamento de DNA ocorre na velocidade aproximada de 3.000 nucleotídios por minuto. Em bactérias, cerca de 30.000 nucleotídios são acrescentados por minuto a uma cadeia de DNA nascente. Sem dúvida, é essencial que o maquinário celular responsável pela replicação de DNA seja muito rápido, mas é ainda mais importante que seja muito acurado. De fato, a fidelidade da replicação do DNA é extraordinária, com uma média de apenas um erro por bilhões de nucleotídios incorporados. Assim, a maioria dos genes de gêmeos idênticos é realmente idêntica, mas alguns são modificados por erros de replicação e outros tipos de mutações (Capítulo 13). Já se conhece a maioria das características principais do mecanismo que possibilita a replicação rápida e acurada do DNA, embora ainda haja muitos detalhes moleculares a esclarecer.

Iniciaremos nossa investigação acerca desse assunto abordando algumas características-chave da replicação do DNA.

REPLICAÇÃO SEMICONSERVATIVA DE MOLÉCULAS DE DNA

Quando Watson e Crick deduziram a estrutura em dupla-hélice do DNA com seu pareamento de bases complementares, eles imediatamente reconheceram que a especificidade do pareamento de bases poderia ser o fundamento de um mecanismo simples de duplicação do DNA. Portanto, 5 semanas depois de seu artigo sobre a estrutura em dupla-hélice do DNA, Watson e Crick publicaram um artigo descrevendo um possível mecanismo de replicação da dupla-hélice. Eles propuseram que os dois filamentos complementares da dupla-hélice se desenrolam e se separam, e que cada filamento guia a síntese de um novo filamento complementar (**Figura 10.1**). A sequência de bases em cada filamento parental é usada como molde, e as restrições de pareamento de bases na dupla-hélice determinam a sequência de bases no filamento recém-sintetizado. A adenina, por exemplo, no filamento parental serve de molde, graças a seu potencial de ligação de hidrogênio, para a incorporação de timina no filamento complementar nascente. Esse mecanismo de replicação do DNA é chamado de **replicação semiconservativa** (porque há conservação de metade da molécula parental) para distingui-lo dos mecanismos de replicação conservativos ou dispersivos (**Figura 10.2**).

Em 1958, Matthew Meselson e Franklin Stahl demonstraram que a replicação do cromossomo de *Escherichia coli* é semiconservativa. Mais tarde, em 1962, John Cairns demonstrou que o cromossomo de *E. coli* era um único dúplex de DNA. Juntos, os resultados apresentados por Cairns e por Meselson e Stahl mostraram que a replicação do DNA em *E. coli* é semiconservativa.

Meselson e Stahl cultivaram *E. coli* durante muitas gerações em um meio no qual o isótopo leve, normal, de nitrogênio, ^{14}N, fora substituído pelo isótopo pesado,

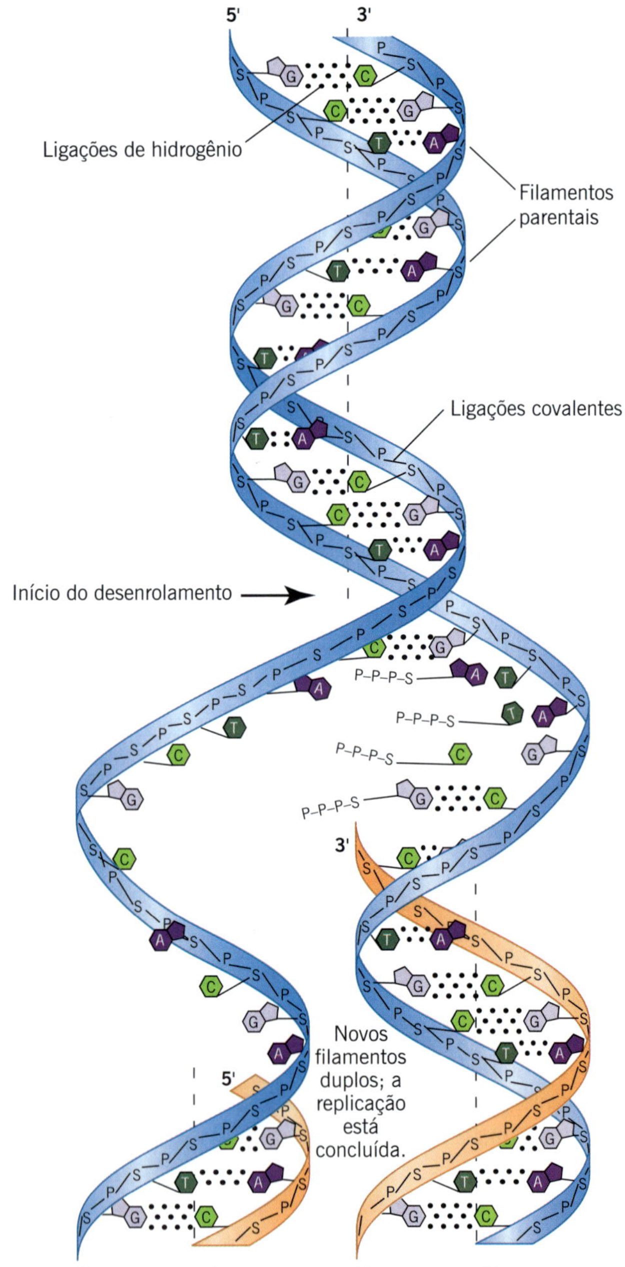

FIGURA 10.1 Replicação semiconservativa do DNA. Watson e Crick foram os primeiros a propor esse mecanismo de replicação de DNA com base no pareamento de bases complementares entre os dois filamentos da dupla-hélice. Observe que cada filamento parental é conservado e serve de molde para a síntese de um novo filamento complementar; ou seja, a sequência de bases em cada novo filamento é determinada pelos potenciais de ligação de hidrogênio das bases no filamento parental.

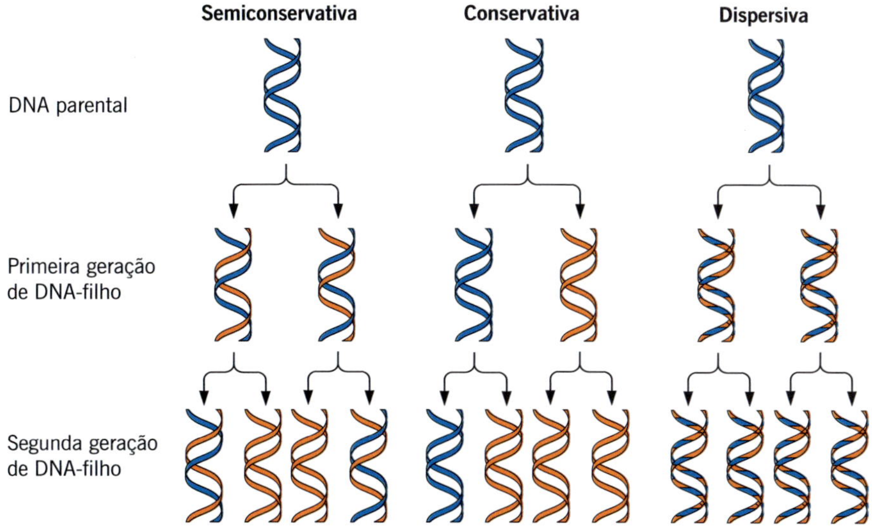

FIGURA 10.2 Os três possíveis modos de replicação de DNA: (1) semiconservativo, no qual cada filamento da dupla-hélice parental é conservado e guia a síntese de uma nova dupla-hélice complementar; (2) conservativo, no qual a dupla-hélice parental é conservada e guia a síntese de uma nova dupla-hélice-filha; (3) dispersivo, no qual segmentos de cada filamento parental são conservados e guiam a síntese de novos segmentos de filamentos complementares que, em seguida, são unidos para formar os novos filamentos-filhos.

^{15}N. As bases purinas e pirimidinas no DNA contêm nitrogênio. Portanto, o DNA de células cultivadas em meio contendo ^{15}N terá maior densidade (massa por unidade de volume) que o DNA de células cultivadas em meio contendo ^{14}N. Moléculas com densidades diferentes podem ser separadas por meio de centrifugação a altas velocidades em uma solução com o sal pesado cloreto de césio (CsCl). Usando essa técnica, chamada *centrifugação de equilíbrio por gradiente de densidade*, Meselson e Stahl conseguiram distinguir os três modos possíveis de replicação de DNA pelo acompanhamento das alterações na densidade do DNA de células cultivadas em meio com ^{15}N e transferidas para meio com ^{14}N durante períodos variados – denominados experimentos de transferência de densidade.

A densidade da maioria dos DNA é quase igual à densidade de soluções concentradas de CsCl. Por exemplo, a densidade de CsCl a *6M* é de aproximadamente 1,7 g/cm³. O DNA de *E. coli* que contém ^{14}N tem densidade de 1,710 g/cm³. A substituição de ^{14}N por ^{15}N aumenta a densidade do DNA de *E. coli* para 1,724 g/cm³. Quando uma solução de CsCl a *6M* é centrifugada a velocidade muito alta durante longos períodos, forma-se um gradiente de densidade em equilíbrio (**Figura 10.3**). Se houver DNA nesse gradiente, ele se moverá para uma posição em que a densidade da solução de CsCl é igual à sua própria densidade. Assim, se uma mistura de DNA de *E. coli* contendo o isótopo pesado de nitrogênio, ^{15}N, e o DNA de *E. coli* contendo o isótopo de nitrogênio leve normal, ^{14}N, for submetida à centrifugação de equilíbrio por gradiente de densidade, as moléculas de DNA se separarão em duas "bandas", uma constituída de DNA "pesado" (contendo ^{15}N) e a outra de DNA "leve" (contendo ^{14}N).

Meselson e Stahl retiraram células cultivadas em meio contendo ^{15}N durante várias gerações (e que, portanto, continham DNA "pesado"), lavaram-nas para retirar o meio contendo ^{15}N e transferiram-nas para meio contendo ^{14}N. Depois que as células foram cultivadas na presença de ^{14}N por períodos variáveis de tempo, o DNA foi extraído e analisado em gradientes de equilíbrio de densidade com CsCl. Os resultados de seu experimento (**Figura 10.4**) são consistentes apenas com o mecanismo semiconservativo da replicação de DNA. Todo o DNA isolado das células após uma geração de crescimento em meio contendo ^{14}N tinha densidade intermediária entre as densidades do DNA "pesado" e do DNA "leve". Essa densidade intermediária geralmente é denominada densidade "híbrida". Depois de duas gerações de cultura em meio contendo ^{14}N, metade do DNA tinha densidade híbrida e metade era leve. Esses resultados são exatamente os previstos pelo modo de replicação semiconservativa de Watson e Crick (Figura 10.2). Uma geração de replicação semiconservativa de uma dupla-hélice parental contendo ^{15}N em meio contendo apenas ^{14}N produziria duas novas duplas-hélices, ambas com ^{15}N em um filamento (o filamento "antigo") e ^{14}N no outro filamento (o "novo" filamento). Tais moléculas teriam densidade híbrida.

A replicação conservativa não produziria moléculas de DNA com densidade híbrida; depois de uma geração de replicação conservativa de DNA pesado em meio leve, metade do DNA ainda seria pesada e a outra metade, leve. Se a replicação fosse dispersiva, Meselson e Stahl teriam observado uma passagem do DNA de pesado a leve a cada geração (*i. e.*, "metade pesada" ou híbrida depois de uma geração, "um quarto pesado" depois de duas gerações, e assim por diante). Essas possibilidades são claramente incompatíveis com os resultados do experimento de Meselson e Stahl. Em seguida, demonstrou-se que a replicação de DNA era semiconservativa em vários outros microrganismos. Leia Resolva | Replicação semiconservativa do DNA e verifique se entendeu o significado dos resultados de Meselson e Stahl.

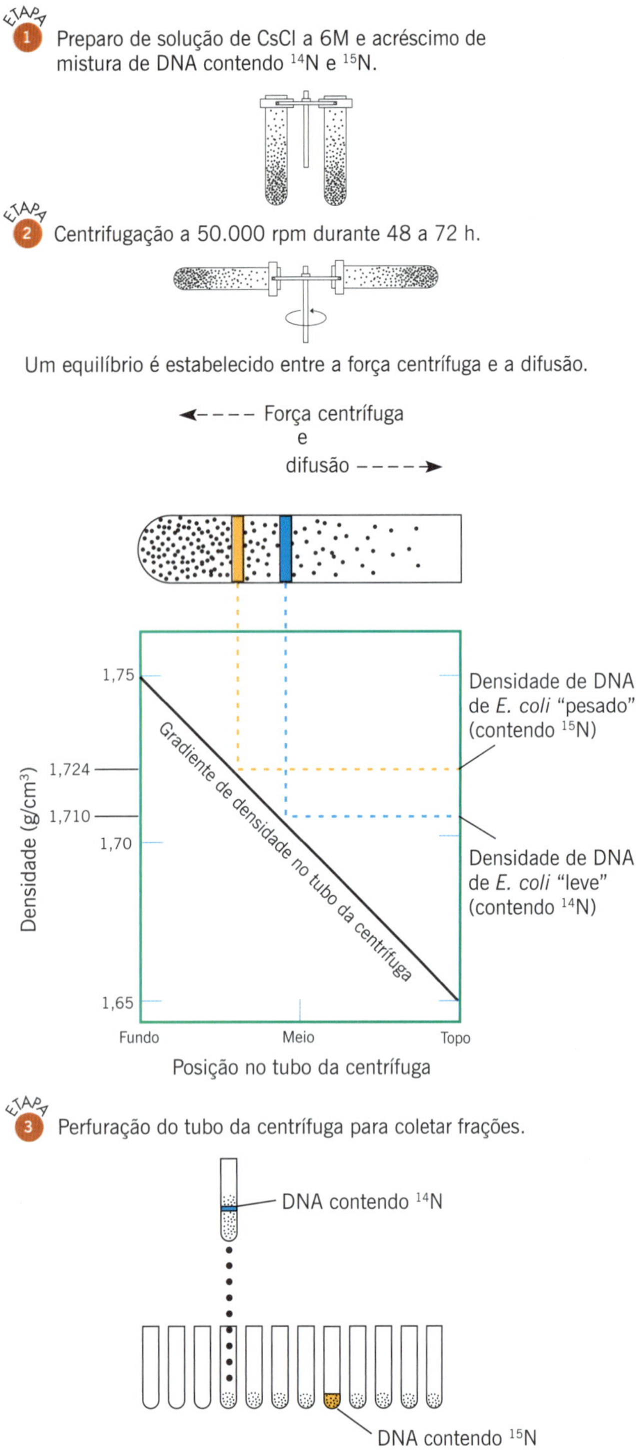

FIGURA 10.3 Centrifugação de equilíbrio por gradiente de densidade de CsCl.

REPLICAÇÃO CONSERVATIVA DE CROMOSSOMOS EUCARIÓTICOS

A replicação semiconservativa de cromossomos eucarióticos foi demonstrada pela primeira vez em 1957 pelos resultados de experimentos realizados por J. Herbert Taylor, Philip Woods e Walter Hughes em células das extremidades das raízes da fava, *Vicia faba*. Taylor e colaboradores marcaram cromossomos de *V. faba* mediante cultivo das extremidades da raiz por 8 horas (menos de uma geração celular) em meio contendo ^{3}H-timidina radioativa. Em seguida, as extremidades da raiz foram retiradas do meio radioativo, lavadas e transferidas para meio não radioativo contendo o alcaloide colchicina. Sabe-se que a colchicina se liga aos microtúbulos e impede a formação de fibras do fuso ativas. Como resultado, os cromossomos-filhos não passam por sua separação normal na anáfase. Assim, o número de cromossomos por núcleo dobrará uma vez a cada ciclo celular na presença de colchicina. Essa duplicação do número de cromossomos a cada geração celular tornou possível que Taylor e seus colaboradores determinassem o número de duplicações de DNA ocorridas em cada célula depois da incorporação da timidina radioativa. Na primeira metáfase em meio contendo colchicina (c-metáfase), os núcleos contêm 12 pares de cromátides (ainda unidas pelos centrômeros). Na segunda c-metáfase, os núcleos contêm 24 pares, e assim por diante.

Taylor e colaboradores usaram uma técnica chamada **autorradiografia** para examinar a distribuição de radioatividade nos cromossomos das células na primeira c-metáfase, na segunda c-metáfase, e assim por diante. A autorradiografia é um método para detecção e localização de isótopos radioativos em preparações citológicas ou de macromoléculas por exposição a emulsão fotográfica sensível à radiação de baixa energia. A emulsão contém haletos de prata que produzem diminutos pontos pretos – geralmente chamados de grãos de prata – quando expostos às partículas carregadas emitidas durante o decaimento dos isótopos radioativos. A autorradiografia possibilita a um pesquisador detectar radioatividade em macromoléculas, células ou tecidos, assim como a fotografia torna possível obter uma imagem do que vemos. A diferença é que o detector usado para autorradiografia é sensível à radioatividade, enquanto o detector usado na câmera é sensível à luz visível. A autorradiografia é muito útil no estudo do metabolismo do DNA em vista da possibilidade de marcação específica do DNA por cultura das células em ^{3}H-timidina, desoxirribonucleosídio de timina que contém um isótopo radioativo de hidrogênio (trítio). A timidina é incorporada quase exclusivamente ao DNA; não está presente em nenhum outro componente importante da célula.

Quando Taylor e colaboradores usaram a autorradiografia para examinar a distribuição da radioatividade nos cromossomos de *V. faba* na primeira c-metáfase, as duas cromátides de cada par eram radioativas (**Figura 10.5 A**). Na segunda c-metáfase, porém, apenas uma das cromátides de cada par era radioativa (**Figura 10.5 B**). Esses são exatamente os resultados esperados se a replicação do DNA for semiconservativa, admitindo-se uma molécula de DNA por cromossomo (**Figura 10.5 C**). Em 1957, Taylor e seus colaboradores concluíram que a segregação do DNA cromossômico em *V. faba* era semiconservativa a cada divisão celular. A conclusão de que a replicação da dupla-hélice era semiconservativa na fava teve de esperar dados subsequentes indicativos de que cada cromossomo contém uma só molécula de DNA. Experimentos análogos foram realizados com

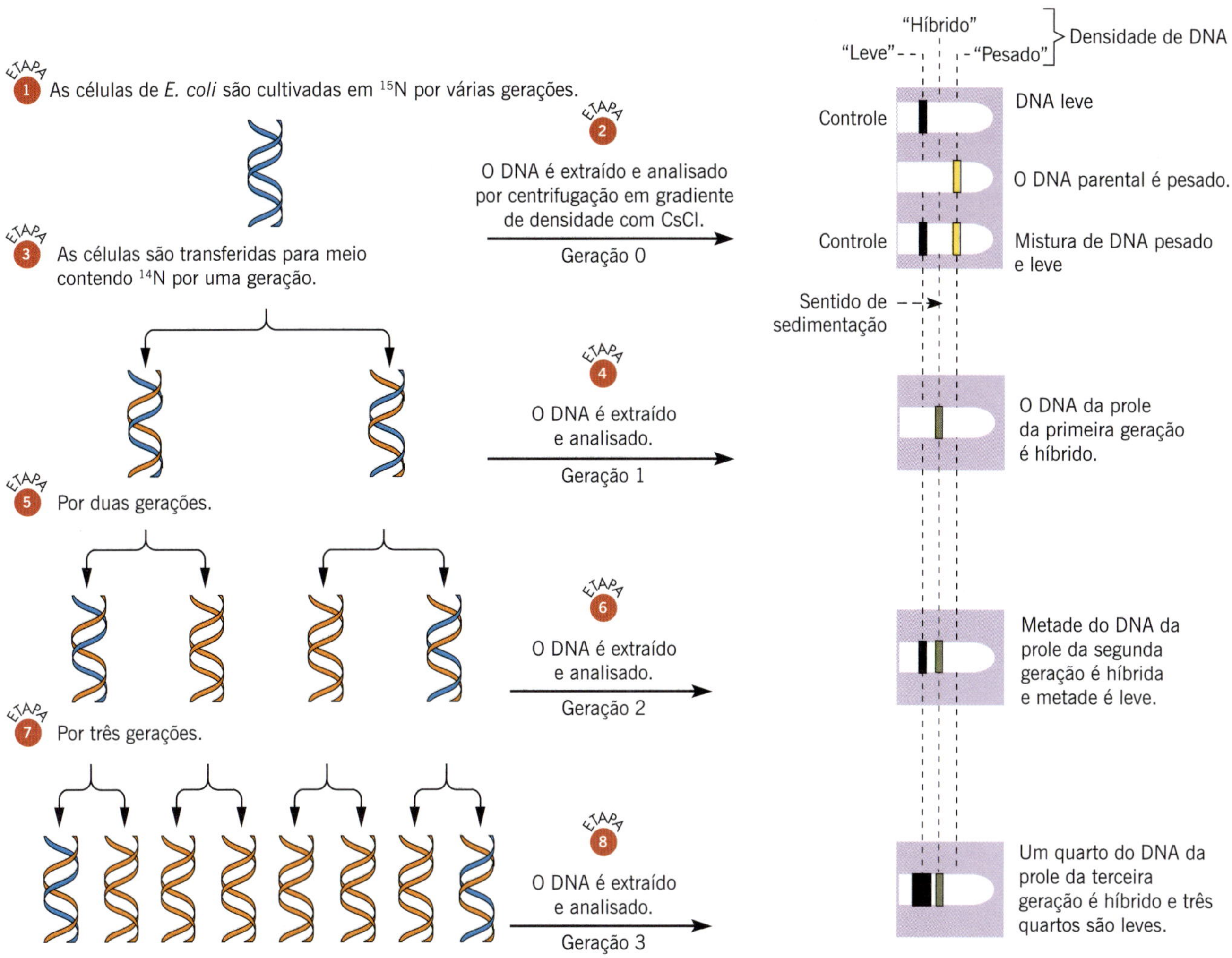

FIGURA 10.4 Demonstração por Meselson e Stahl da replicação semiconservativa de DNA em *E. coli*. A ilustração mostra que os resultados de seu experimento são os esperados na replicação semiconservativa do cromossomo de *E. coli*. Os resultados obtidos seriam diferentes se a replicação de DNA em *E. coli* fosse conservativa ou dispersiva (Figura 10.2).

vários outros eucariotos, e, em todos os casos, os resultados indicam que a replicação é semiconservativa. Teste seu conhecimento sobre a replicação de cromossomos acompanhando o Problema resolvido | Previsão dos padrões de marcação com ^{3}H em cromossomos.

Resolva!

Replicação semiconservativa do DNA

Uma cultura de bactérias é mantida por muitas gerações em um meio no qual o nitrogênio só está disponível na forma de seu isótopo pesado (^{15}N). Em seguida, a cultura é transferida para um meio que contém apenas ^{14}N por uma geração de crescimento; depois, é levada de volta para um meio contendo ^{15}N por uma geração final de crescimento. Se o DNA dessas bactérias for isolado e centrifugado até o equilíbrio em gradiente de densidade com CsCl, qual será a divisão em bandas do DNA prevista no gradiente?

▶ *Leia a resposta do problema no material disponível* on-line.

ORIGENS DA REPLICAÇÃO

John Cairns estabeleceu que a replicação do DNA se inicia em um único local no cromossomo circular de *E. coli*. Essa **origem da replicação** controla a replicação do cromossomo inteiro. Nos grandes cromossomos de eucariotos, múltiplas origens controlam coletivamente a replicação da molécula gigante de DNA de cada cromossomo. Dados atuais indicam que essas múltiplas origens de replicação em cromossomos eucarióticos localizam-se em sítios específicos. Cada origem controla a replicação de uma unidade de DNA chamada *réplicon*; assim, a maioria dos cromossomos procarióticos contém um único réplicon, ao passo que os cromossomos eucarióticos geralmente contêm muitos réplicons.

A origem única de replicação, chamada *oriC*, no cromossomo de *E. coli* foi caracterizada com bastante detalhes. *oriC* tem 245 pares de nucleotídios de comprimento e contém duas sequências repetidas conservadas diferentes (**Figura 10.6**). Há uma sequência de 13 pb presente como três repetições consecutivas. Essas três repetições são ricas em pares de bases A:T, facilitando a formação de uma região localizada de separação dos

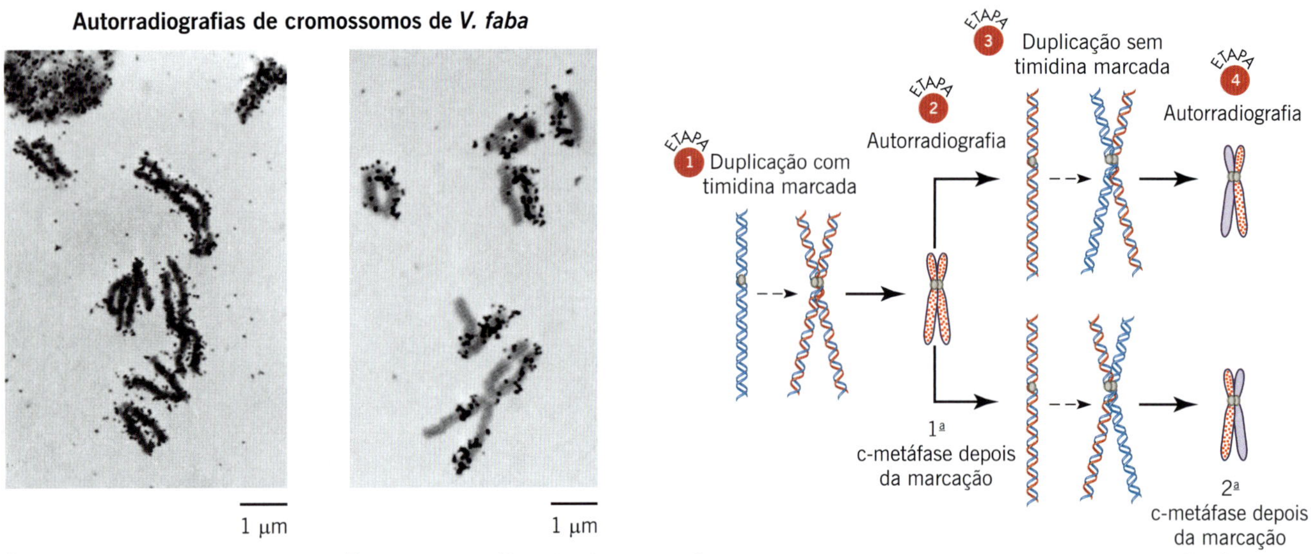

De J. H. Taylor, "The Replication and Organization of DNA in Chromosomes," Molecular Genetics, Parl, J. H. Taylor (ed), Academic Press, New York, 1963.

A. Primeira metáfase depois da replicação em ^{3}H-timidina.

B. Segunda metáfase depois de outra replicação em ^{1}H-timidina.

C. Interpretação das autorradiografias mostradas em **A** e **B** em termos de replicação semiconservativa.

FIGURA 10.5 Comprovação da replicação semiconservativa de cromossomos na fava, *V. faba*. Os resultados obtidos por Taylor, Woods e Hughes (A e B) são previstos pela replicação semiconservativa do DNA (C).

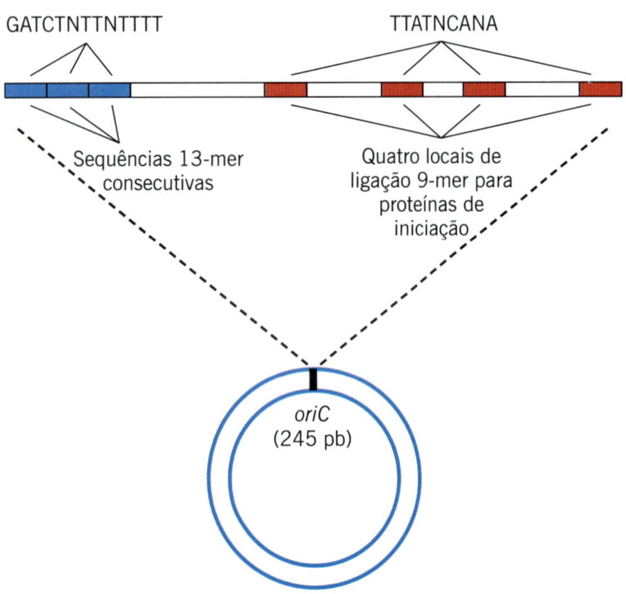

FIGURA 10.6 Estrutura de *oriC*, a origem única de replicação no cromossomo de *E. coli*.

filamentos denominada **bolha de replicação**. Lembre-se de que os pares de bases A:T são unidos por apenas duas ligações de hidrogênio, ao contrário das três ligações existentes nos pares de bases G:C (Capítulo 9). Assim, os dois filamentos de regiões ricas em A:T do DNA afastam-se com mais facilidade, ou seja, com menor gasto de energia. A formação de uma zona localizada de desnaturação é uma primeira etapa essencial na replicação de todos os DNA bifilamentares. Outro componente conservado de *oriC* é uma sequência com 9 pb repetida quatro vezes e intercalada com outras sequências. Essas quatro sequências são locais de ligação de uma proteína que participa da formação da bolha de replicação. Adiante neste capítulo comentaremos outros detalhes do processo de início da síntese de DNA nas origens e das proteínas participantes.

As múltiplas origens de replicação em cromossomos eucarióticos também parecem ser sequências de DNA específicas. Na levedura *Saccharomyces cerevisiae*, foram identificados e caracterizados segmentos de DNA cromossômico que permitem a replicação de um fragmento de DNA circularizado como unidade independente (autônoma), ou seja, como unidade autorreplicativa extracromossômica. Essas sequências são denominadas elementos ARS (de *A*utonomously *R*eplicating *S*equences, sequências de replicação autônoma). Há boa correspondência entre sua frequência no genoma da levedura e o número de origens de replicação, e demonstrou-se experimentalmente a atuação de algumas delas como origens. Os elementos ARS têm cerca de 50 pares de bases de comprimento e incluem uma sequência central rica em AT com 11 pb,

ATTTATPuTTTA
TAAATAPyAAAT

(em que Pu é qualquer uma das duas purinas e Py é qualquer uma das duas pirimidinas), e outras cópias imperfeitas dessa sequência. A capacidade dos elementos ARS de atuarem como origens de replicação é extinta por trocas de pares de bases nessa sequência central conservada.

A maioria das tentativas de caracterizar as origens de replicação em eucariotos multicelulares não teve êxito. Apesar dos indícios de que a replicação é iniciada em sequências específicas *in vivo* e da disponibilidade das sequências de genomas inteiros, os componentes de uma origem ativa continuaram indefinidos. Aparentemente essa incapacidade de identificar origens de replicação tem duas razões principais. Em primeiro lugar, os ensaios funcionais usados em leveduras – a capacidade da origem de propiciar a replicação de um plasmídio ou cromossomo artificial – não produzem resultados confiáveis em outros eucariotos. As sequências que propiciam a replicação de plasmídios em células de mamíferos, por exemplo, geralmente levam ao início da replicação em locais aleatórios ou múltiplos. A segunda razão é que atualmente há indícios consideráveis de que o início da replicação requer sequências de DNA relativamente longas – até vários milhares de pares de bases.

PROBLEMA RESOLVIDO

Previsão dos padrões de marcação com ^{3}H em cromossomos

PROBLEMA

Haplopappus gracilis é uma planta diploide com dois pares de cromossomos ($2n = 4$). Uma célula dessa planta em estágio G_1, nunca antes exposta à radioatividade, foi posta em meio de cultura contendo ^{3}H-timidina. Depois de uma geração de crescimento nesse meio, as duas células da prole foram lavadas com meio não radioativo e transferidas para meio contendo ^{1}H-timidina e colchicina. Elas cresceram nesse meio por mais uma geração celular e até a metáfase de uma segunda divisão celular. Os cromossomos de cada célula foram dispersos sobre lâmina de microscópio, corados, fotografados e expostos à emulsão sensível à radiação de baixa energia. Uma das células-filhas apresentou placa metafásica com oito cromossomos, todos com duas cromátides-filhas. Desenhe essa placa metafásica mostrando a distribuição prevista da radioatividade na autorradiografia. Considere que não haja *crossing over*!

FATOS E CONCEITOS

1. Todos os cromossomos no estágio G_1 (pré-replicação) contêm uma única dupla-hélice de DNA.
2. A replicação do DNA é semiconservativa.
3. As cromátides-filhas continuam unidas a um único centrômero na metáfase da mitose.
4. O centrômero duplica-se antes da anáfase; nesse momento cada cromátide torna-se um cromossomo-filho.
5. A colchicina liga-se às proteínas que formam as fibras do fuso responsáveis pela separação dos cromossomos-filhos para os polos do fuso durante a anáfase e impede a formação de fusos ativos. Como resultado, o número de cromossomos dobra a cada geração na presença de colchicina.

ANÁLISE E SOLUÇÃO

Os quatro cromossomos passam pelos mesmos processos de replicação. Portanto, só precisamos acompanhar um cromossomo. A primeira replicação na presença de ^{3}H-timidina, mas sem colchicina, é mostrada na ilustração a seguir com filamentos radioativos em vermelho.

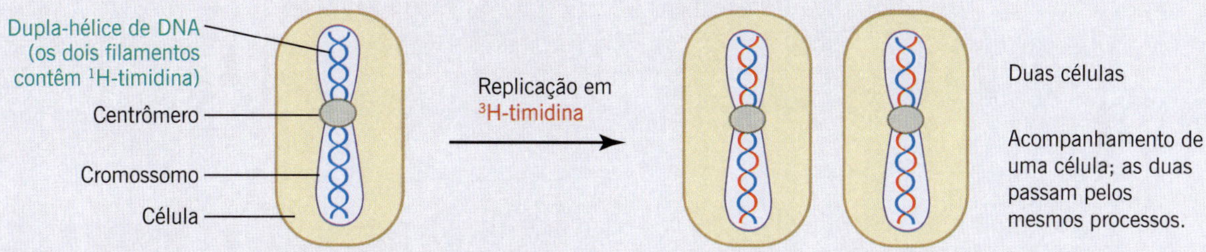

A segunda e a terceira replicações (em ^{1}H-timidina) são mostradas na ilustração a seguir.

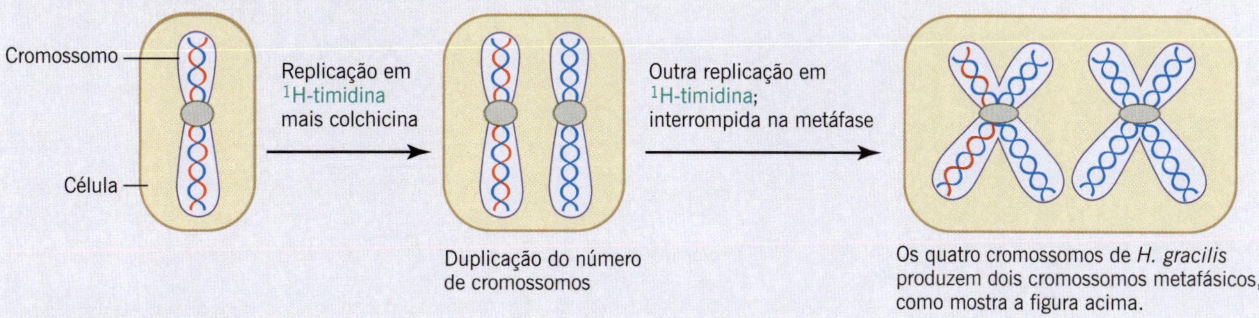

Na autorradiografia dos cromossomos metafásicos produzidos, a distribuição da radioatividade (indicada por pontos vermelhos) nos oito cromossomos será a seguinte.

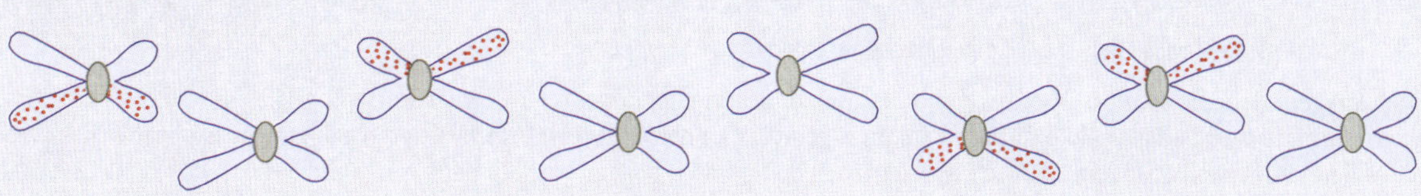

FORQUILHAS DE REPLICAÇÃO

A estrutura geral dos cromossomos bacterianos em replicação foi determinada pela primeira vez por John Cairns, em 1963, mais uma vez por autorradiografia. Cairns cultivou *E. coli* em meio contendo ^{3}H-timidina durante períodos variados, provocou a lise das células cuidadosamente para não romper os cromossomos (moléculas de DNA longas são sensíveis às forças de cisalhamento) e coletou os cromossomos em filtros de membrana. Esses filtros foram afixados a lâminas de vidro, recobertos com emulsão sensível a partículas β (os elétrons de baixa energia emitidos durante o decaimento do trítio) e armazenados no escuro por um período para que houvesse decaimento radioativo suficiente. Quando os filmes foram revelados, as autorradiografias (**Figura 10.7 A**) mostraram que os cromossomos de *E. coli* são estruturas circulares que existem como intermediários em forma de θ durante a replicação. As autorradiografias indicaram ainda que o desenrolamento dos dois filamentos parentais complementares (necessário para sua separação) e sua replicação semiconservativa é simultâneo ou está intimamente acoplado. Como é preciso que a dupla-hélice parental rode 360° para desfazer cada giro da hélice, é imprescindível que haja algum tipo de "pivô". Agora os geneticistas sabem que o pivô necessário é uma quebra unifilamentar transitória (clivagem de uma ligação fosfodiéster em um filamento da dupla-hélice) produzida pela ação de enzimas chamadas topoisomerases.

A replicação do cromossomo de *E. coli* é bidirecional a partir da origem única de replicação. Cada estrutura em forma de Y é uma **forquilha de replicação**, e as duas forquilhas movem-se em direções opostas sequencialmente em torno do cromossomo circular (**Figura 10.7 B**). Agora sabemos ser o caso.

A replicação bidirecional do cromossomo circular de *E. coli* que acabamos de comentar ocorre durante a divisão celular. Não deve ser confundida com a replicação por círculo rolante, que medeia a transferência de cromossomos das células Hfr para células F⁻ (Capítulo 8). Alguns cromossomos virais replicam-se pelo mecanismo do círculo rolante; ver seção Replicação por círculo rolante adiante neste capítulo.

REPLICAÇÃO BIDIRECIONAL

Os experimentos de Cairns sugeriram que a replicação cromossômica de *E. coli* avançou em ambos os sentidos para longe da origem de replicação. Para demonstrar que a replicação do DNA é, de fato, bidirecional, pesquisadores voltaram-se para alguns dos pequenos vírus que infectam *E. coli*. O bacteriófago lambda (fago λ) contém uma única molécula linear de DNA com 17,5 μm de comprimento. O cromossomo do fago λ é um pouco incomum porque tem uma região unifilamentar, com 12 nucleotídios de comprimento, na extremidade 5′ de

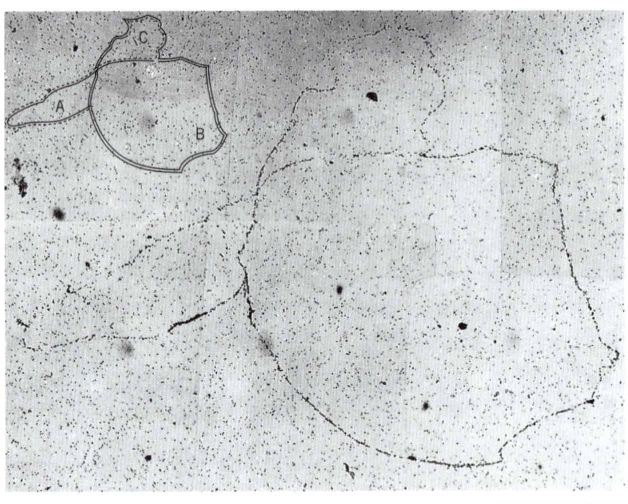

A.

J. Cairns, Imperial Cancer Research Fund, Londres, Inglaterra. Reproduzida, com autorização, de Cold Spring Harbor Sympos. *Quant Biol.* 28:43, 1963. A fotografia original é cortesia de John Cairns.

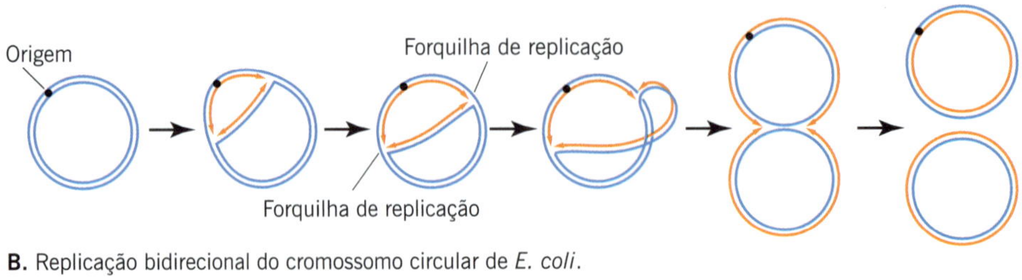

B. Replicação bidirecional do cromossomo circular de *E. coli*.

FIGURA 10.7 Imagem da replicação do cromossomo de *E. coli* por autorradiografia. **A.** Uma das autorradiografias de Cairn de cromossomo em replicação em formato de θ de uma célula cultivada por duas gerações na presença de ^{3}H-timidina, com a ilustração explicativa na parte superior esquerda. Os filamentos radioativos de DNA são apresentados como linhas sólidas e os filamentos não radioativos, como linhas tracejadas. As alças A e B concluíram uma segunda replicação na presença de ^{3}H-timidina; a seção C permanece para se replicar pela segunda vez. **B.** A ilustração mostra como os resultados de Cairns são explicados pela replicação bidirecional do cromossomo de *E. coli* iniciada na origem única de replicação.

cada filamento complementar (**Figura 10.8**). Essas extremidades unifilamentares, denominadas "coesivas", são complementares. Portanto, pode haver pareamento das bases das extremidades coesivas de um cromossomo do fago λ para formar uma estrutura circular com ligações de hidrogênio. Um dos primeiros eventos a ocorrer depois da injeção do cromossomo de um fago lambda em uma célula hospedeira é sua conversão em molécula circular fechada por ligação covalente (Figura 10.8). Essa conversão da forma circular com ligações de hidrogênio em forma circular fechada por ligação covalente é catalisada pela *DNA ligase*, enzima importante que sela quebras unifilamentares em duplas-hélices de DNA. A DNA ligase é necessária em todos os organismos para replicação do DNA, reparo do DNA e recombinação entre moléculas de DNA. Da mesma maneira que o cromossomo de *E. coli*, o cromossomo do fago λ replica-se em sua forma circular por meio de intermediários em formato de θ.

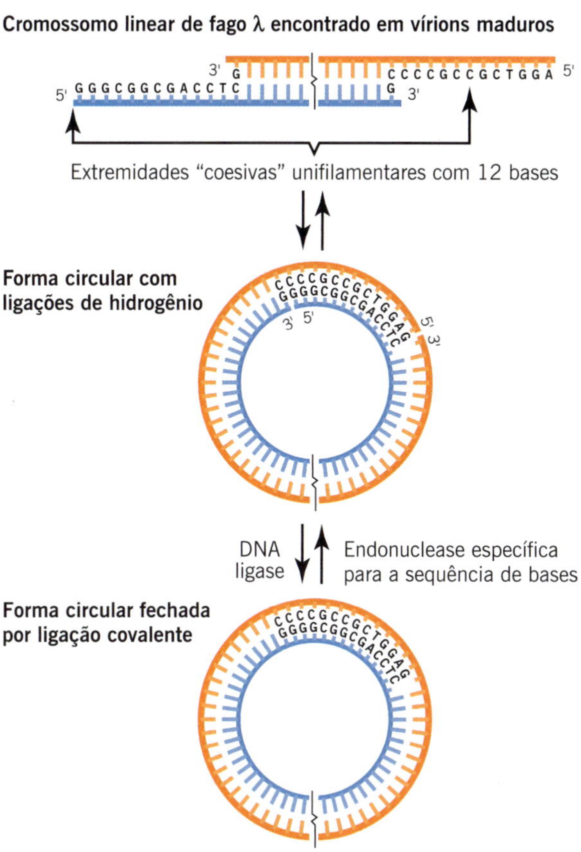

FIGURA 10.8 Três formas de cromossomo do fago lambda. A figura mostra as conversões do cromossomo linear do fago λ, com suas extremidades coesivas complementares, em cromossomo circular do fago λ com ligações de hidrogênio e, depois, em cromossomo circular do fago λ fechado por ligação covalente. A forma linear do cromossomo parece ser uma adaptação para facilitar sua injeção da cabeça do fago, através da pequena abertura na cauda do fago, para a célula hospedeira durante a infecção. Antes da replicação na célula hospedeira, o cromossomo é convertido na forma circular fechada por ligação covalente. Somente as extremidades do cromossomo do fago maduro são mostradas; a linha vertical denteada indica que a porção central do cromossomo não é mostrada. O cromossomo do fago λ tem ao todo 48.502 pares de nucleotídios de comprimento.

A característica do cromossomo do fago λ que facilitou a demonstração da replicação bidirecional é sua diferenciação em regiões que contêm alta concentração de adenina e timina (regiões ricas em AT) e regiões com grande quantidade de guanina e citosina (regiões ricas em GC). Em particular, eles têm alguns segmentos com alto conteúdo de AT (grupos ricos em AT). No fim da década de 1960, Maria Schnös e Ross Inman usaram esses grupos ricos em AT como marcadores físicos para demonstrar, por meio de uma técnica chamada mapeamento de desnaturação, que a replicação do cromossomo do fago λ tem origem única e é bidirecional.

Quando as moléculas de DNA são expostas a alta temperatura (100°C) ou a pH elevado (11,4), as ligações de hidrogênio e hidrofóbicas que unem os filamentos complementares na dupla-hélice são rompidas, e os dois filamentos se separam – um processo chamado desnaturação. Como os pares de bases AT são mantidos unidos por apenas duas ligações de hidrogênio, em comparação com três ligações de hidrogênio em pares de bases CG, as moléculas ricas em AT desnaturam-se com mais facilidade (em pH ou temperatura menores) que as moléculas ricas em GC. Quando cromossomos do fago λ são expostos a pH 11,05 por 10 minutos, os grupos ricos em AT desnaturam-se e formam regiões unifilamentares chamadas bolhas de desnaturação, detectáveis por microscopia eletrônica; as regiões ricas em GC continuam no estado dúplex (**Figura 10.9**).

Essas bolhas de desnaturação podem ser usadas como marcadores físicos esteja o cromossomo do fago λ na forma linear madura, circular ou de intermediários replicativos em formato de θ. Ao examinarem as posições dos pontos de ramificação (estruturas em Y) em relação às posições das bolhas de desnaturação em um grande número de intermediários replicativos em formato de θ, Schnös e Inman mostraram que os dois pontos de ramificação são forquilhas de replicação que se movem em sentidos opostos ao redor do cromossomo circular. A **Figura 10.10** mostra os resultados esperados no experimento de Schnös e Inman se a replicação for (**A**) unidirecional ou (**B**) bidirecional. Os resultados mostraram claramente que a replicação do cromossomo do fago λ é bidirecional.

A replicação bidirecional a partir de uma origem fixa também foi demonstrada em vários organismos com cromossomos que se replicam como estruturas lineares. A replicação do cromossomo do fago T7, outro pequeno bacteriófago, começa em um sítio único perto de uma extremidade, forma uma estrutura em "olho" (**Figura 10.11 A**) e prossegue nas duas direções até que uma forquilha chegue à extremidade mais próxima. A replicação da estrutura em forma de Y (**Figura 10.11 B**) continua até que a segunda forquilha chegue à outra extremidade da molécula, produzindo dois cromossomos-filhos.

A replicação do DNA cromossômico em eucariotos também é bidirecional nos casos em que foi estudada. No entanto, a replicação bidirecional não é universal. A replicação do cromossomo do colifago P2, que ocorre em uma estrutura em formato de θ, como o cromossomo do fago λ, é unidirecional a partir de uma origem única.

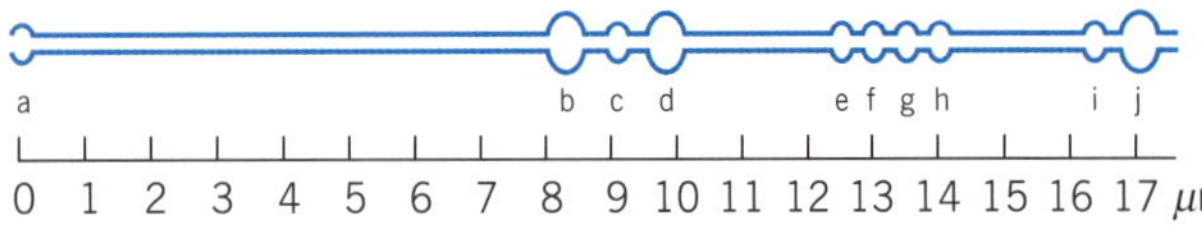

A. Locais de desnaturação ricos em AT no cromossomo linear do fago λ.

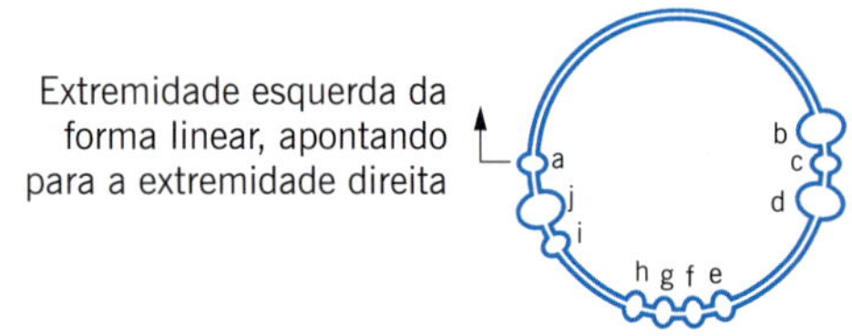

B. Locais de desnaturação ricos em AT na forma circular do cromossomo do fago λ.

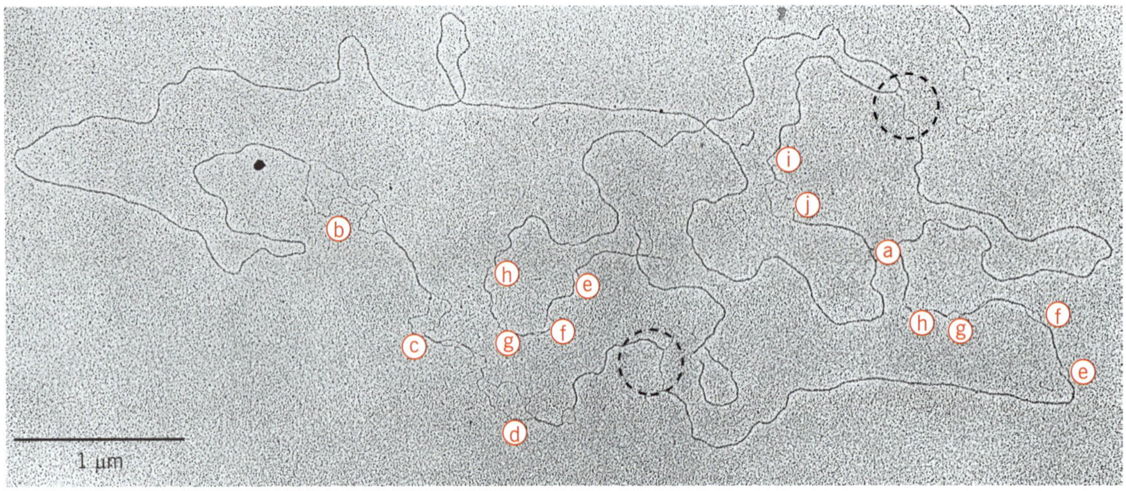

Reproduzida, com autorização, de M. Schnös e R.B. Inman, *J. Mol. Biol.* 51: 61–73, 1970. © 1970 by Academic Press, Inc. (London), Ltd./Elsevier Limited.

C. Bolhas de desnaturação ricas em AT em um cromossomo em replicação do fago λ em formato de θ.

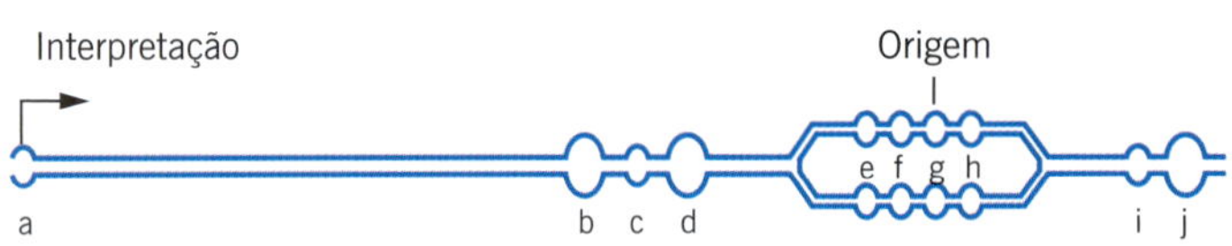

D. Ilustração na forma linear do intermediário replicativo do fago λ mostrado em **C**.

FIGURA 10.9 O uso de locais de desnaturação ricos em AT como marcadores físicos para comprovar que a replicação do cromossomo do fago λ é bidirecional, e não unidirecional. A figura mostra as posições das bolhas de desnaturação ricas em AT das formas linear (A) e circular (B) do cromossomo do fago λ. A micrografia eletrônica (C) mostra as posições das bolhas de desnaturação (identificadas como *a-j*) e das forquilhas de replicação (*circuladas*) em um cromossomo parcialmente replicado do fago λ. A estrutura do cromossomo parcialmente replicado em C é ilustrada em D.

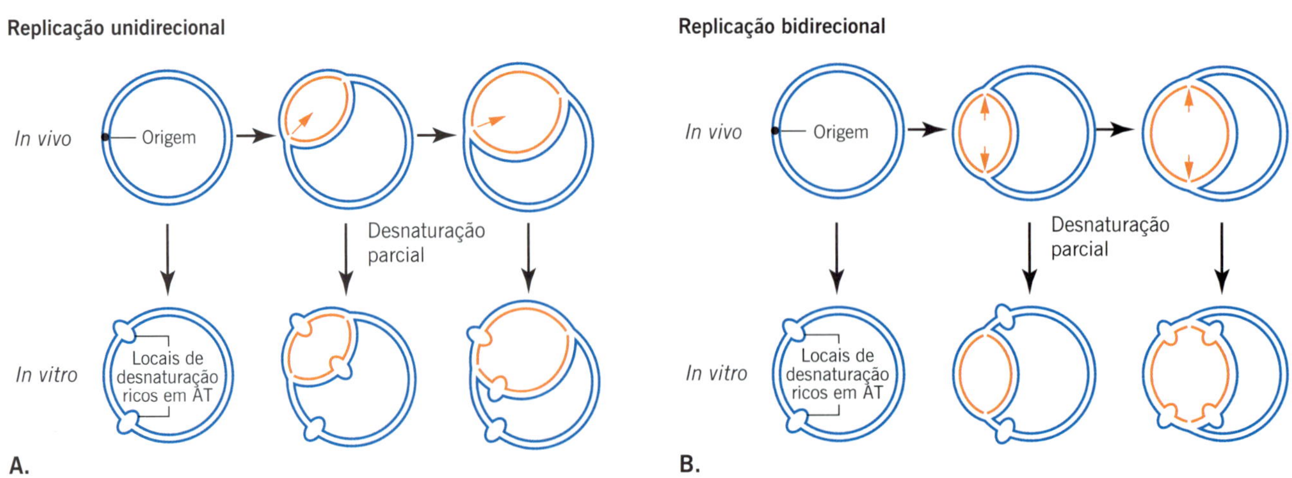

FIGURA 10.10 Princípio do processo de mapeamento da desnaturação usado por Schnös e Inman para distinguir entre os mecanismos (A) unidirecional e (B) bidirecional de replicação do cromossomo.

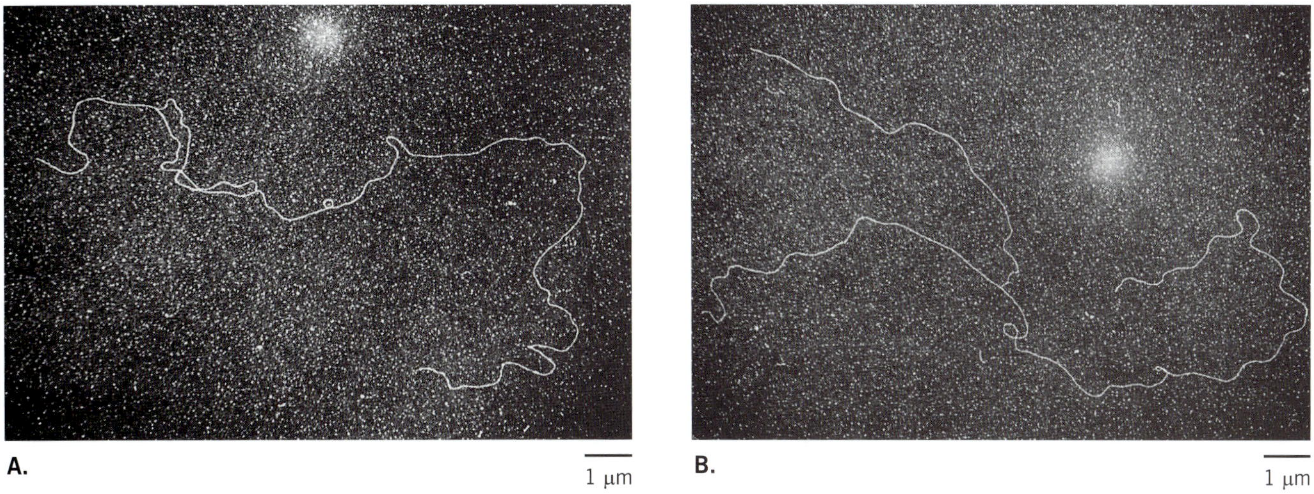

As microfotografias são cortesia de David Dressler, Harvard University.

FIGURA 10.11 Micrografias eletrônicas de cromossomos do bacteriófago T7 em replicação. Os cromossomos do fago T7, ao contrário dos cromossomos de *E. coli* e do fago λ, replicam-se como estruturas lineares. Sua origem de replicação está localizada a 17% da extremidade esquerda do cromossomo. O cromossomo em A apresenta o formato de "olho" (-◯-) característico dos estágios iniciais da replicação. A separação do filamento parental e a síntese de DNA prosseguem nas duas direções a partir da origem. Quando a forquilha que segue para o lado esquerdo alcança a extremidade esquerda do cromossomo, surge uma estrutura em forma de Y, como a mostrada em B. A replicação continua com a forquilha que segue para a direita até que sejam produzidos dois cromossomos lineares. No caso de cromossomos muito maiores que os do fago T7, como os cromossomos eucarióticos, a replicação ocorre a partir de várias origens, com o surgimento simultâneo de muitos "olhos" em crescimento.

PONTOS ESSENCIAIS

- *A replicação do DNA ocorre por mecanismo semiconservativo: à medida que os dois filamentos complementares da dupla-hélice se desenrolam e se separam, cada filamento serve de molde para a síntese de um novo filamento complementar*
- *Os potenciais de ligação de hidrogênio das bases nos filamentos-molde especificam sequências de bases complementares nos filamentos de DNA nascentes*
- *A replicação inicia-se em origens únicas e geralmente prossegue nas duas direções a partir de cada origem.*

Replicação de DNA em procariotos

A replicação de DNA é um processo complexo, que exige a ação conjunta de um grande número de proteínas.

Os detalhes moleculares de muitos fenômenos genéticos foram elucidados por meio do estudo dos procariotos. Para atingir esse objetivo, o procarioto de preferência foi a bactéria *E. coli*. Nas seções a seguir, apresentamos detalhes importantes da replicação de DNA, descobertos por meio do estudo de *E. coli* e dos vírus que a infectam.

SÍNTESE CONTÍNUA DE UM FILAMENTO E SÍNTESE DESCONTÍNUA DO OUTRO

A autorradiografia e a microscopia eletrônica indicam que os dois novos filamentos sintetizados em cada forquilha de replicação do DNA estão sendo estendidos no mesmo sentido. Como esses dois filamentos têm polaridades opostas, um é estendido em sentido 5′ → 3′ e o outro em sentido 3′ → 5′. Entretanto, as enzimas que catalisam a síntese do DNA (DNA polimerases) só conseguem adicionar nucleotídios na extremidade 3′ de um filamento de DNA – ou seja, sintetizam o DNA somente no sentido 5′ → 3′ (**Figura 10.12**). Como essa limitação pode ser harmonizada com a extensão de um dos filamentos-filhos no sentido 3′ → 5′? O que acontece é que, em cada forquilha de replicação, os dois filamentos-filhos são estendidos de modos diferentes (**Figura 10.13 A**). Um filamento, o chamado **filamento líder**, é estendido *continuamente* por meio da adição sequencial de nucleotídios à sua extremidade 3′. O outro, chamado **filamento descontínuo** (ou ***lagging***), estende-se *de modo descontínuo* pela síntese do DNA, em pulsos (**Figura 10.13 B**). O filamento descontínuo cresce pela síntese de segmentos curtos de DNA, cada qual sendo estendido pela adição de nucleotídios à sua extremidade 3′. Após isso, os muitos segmentos se juntam em uma cadeia longa e contínua. A síntese de ambos os filamentos em crescimento ocorre no entorno da forquilha de replicação. Entretanto, a atividade de síntese do filamento líder move-se em direção à forquilha, ao passo que a do filamento *lagging* afasta-se dela. À medida que a forquilha se abre, a síntese do filamento *lagging* é reiniciada no DNA molde

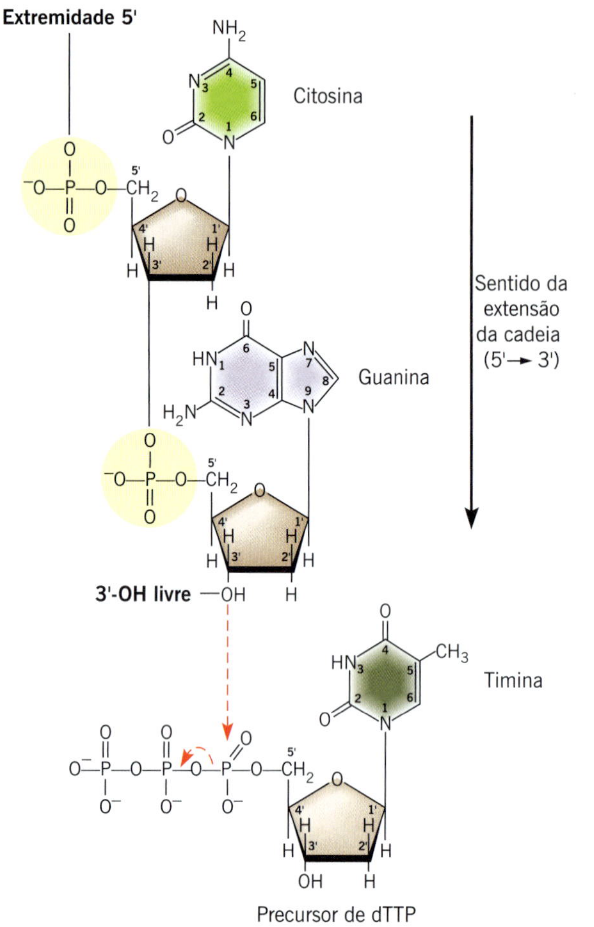

FIGURA 10.12 Mecanismo de ação das DNA polimerases: extensão covalente de um filamento iniciador de DNA no sentido 5′ → 3′. A cadeia existente termina na extremidade 3′ com o nucleotídio desoxiguanilato (5′-fosfato de desoxiguanosina). A ilustração mostra o acréscimo, catalisado por DNA polimerase, de monofosfato de desoxitimidina (a partir do precursor trifosfato de desoxitimidina, dTTP) à extremidade 3′ da cadeia, com liberação de pirofosfato (P_2O_7).

recém-exposto. O próximo segmento curto do filamento *lagging* de DNA, portanto, será criado no entorno da forquilha. Segmentos criados anteriormente localizam-se à distância do filamento *lagging* em formação.

A primeira evidência desse mecanismo descontínuo de replicação do DNA surgiu em estudos nos quais intermediários na síntese do DNA foram marcados radioativamente pela cultura de células de *E. coli* e de células de *E. coli* infectadas pelo bacteriófago T4 por períodos muito curtos em meio contendo ^{3}H-timidina; uma vez que o agente marcador está presente por pouco tempo, a técnica é chamada *pulse-labeling* (pulso e marcação). Os DNA marcados foram isolados, desnaturados e caracterizados por medida da velocidade de sedimentação em gradientes de moléculas de sacarose durante centrifugação de alta velocidade. Quando as células de *E. coli* foram marcadas durante 5, 10 ou 30 segundos, por exemplo, grande parte do marcador foi encontrada em pequenos fragmentos de DNA, com 1.000 a 2.000 nucleotídios de comprimento (**Figura 10.13 C**). Esses pequenos fragmentos de DNA foram batizados de *fragmentos de Okazaki* em homenagem a Reiji Okazaki e Tuneko Okazaki, que os descobriram no fim da década de 1960. Em eucariotos, os fragmentos de Okazaki têm apenas 100 a 200 nucleotídios de comprimento. Quando são usados períodos maiores de marcação, encontra-se maior quantidade do marcador em grandes moléculas de DNA, provavelmente do tamanho dos cromossomos de *E. coli* ou do fago T4. Se as células forem marcadas com ^{3}H-timidina por um curto período e transferidas para meio não radioativo por um longo período de crescimento (experimentos de *pulse-chase* [pulso e busca]), a timidina marcada estará presente em moléculas de DNA do tamanho do cromossomo. Os resultados desses experimentos de *pulse-chase* são importantes porque indicam que os fragmentos de Okazaki são verdadeiros intermediários na replicação de DNA, e não algum tipo de subproduto metabólico.

FECHAMENTO COVALENTE DE CORTES NO DNA POR DNA LIGASE

Se o filamento *lagging* de DNA for sintetizado de maneira descontínua, conforme descrito na seção anterior, será necessário um mecanismo para unir os fragmentos de Okazaki e produzir os grandes filamentos de DNA existentes em cromossomos maduros. Esse mecanismo é garantido pela enzima **DNA ligase**. A DNA ligase catalisa o fechamento covalente de cortes (perda de ligações fosfodiéster; sem perda de bases) nas moléculas de DNA usando a energia do dinucleotídio nicotinamida adenina (NAD) ou trifosfato de adenosina (ATP). A ligase da *E. coli* usa o NAD como cofator, mas algumas DNA ligases usam o ATP. A **Figura 10.14** mostra a reação catalisada por DNA ligase. Primeiro, o monofosfato de adenosina (AMP) do intermediário ligase AMP forma uma ligação fosfoéster com o 5′-fosfato no corte e, depois, um ataque nucleofílico pelo grupo 3′-OH no corte no átomo de fósforo proximal do DNA produz uma ligação fosfodiéster entre os nucleotídios adjacentes no sítio do corte. A DNA ligase sozinha não tem atividade em rupturas no DNA com perda de um ou mais nucleotídios – denominados falhas (*gaps*). As falhas só podem ser preenchidas e vedadas pela ação combinada de uma DNA polimerase e uma DNA ligase. A DNA ligase tem papel essencial não só na replicação de DNA, mas também no reparo e na recombinação do DNA (Capítulo 13).

INICIAÇÃO DA REPLICAÇÃO DO DNA

A replicação do cromossomo de *E. coli* começa em *oriC*, a sequência única em que é iniciada a replicação, com a formação de uma região localizada de separação de filamentos denominada bolha de replicação. Essa *bolha de replicação* é formada pela interação de *proteínas pré-iniciadoras* com *oriC* (**Figura 10.15**). A primeira etapa da pré-iniciação parece ser a ligação de quatro moléculas do produto do gene *dnaA* – proteína DnaA – às quatro repetições de 9 pares de bases (pb) em *oriC*. Em seguida, as proteínas DnaA ligam-se de maneira cooperativa

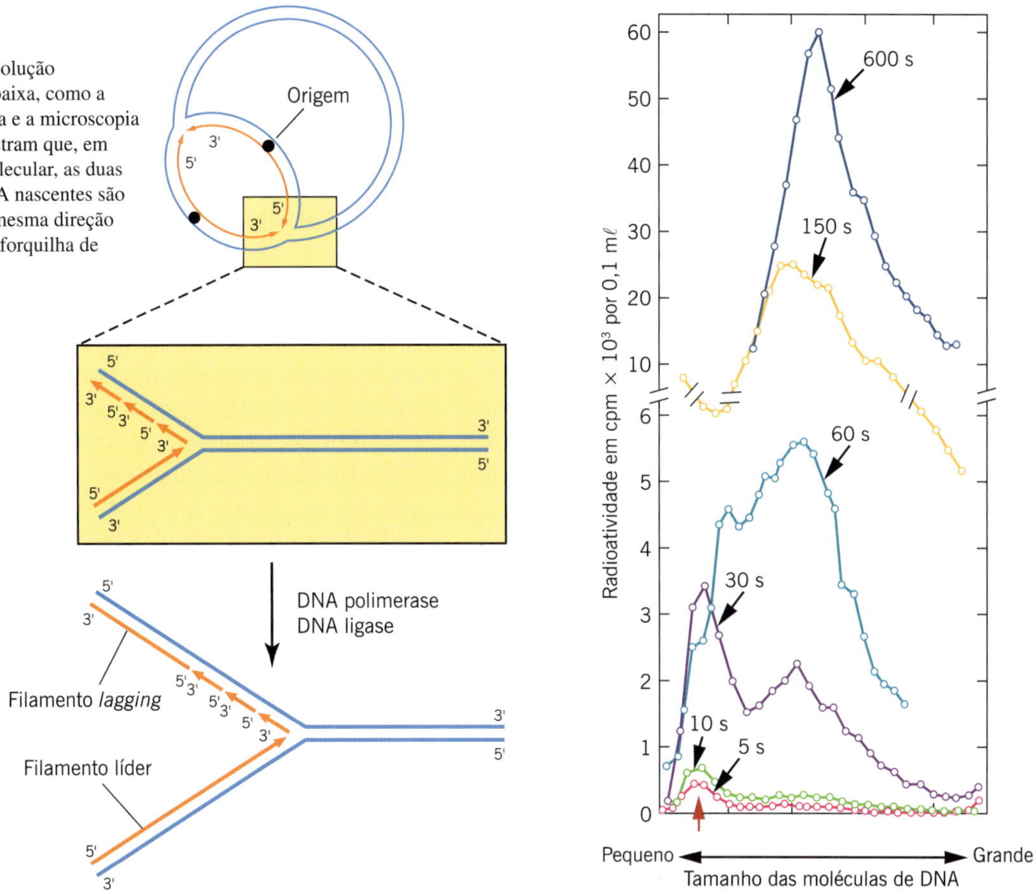

A. Técnicas de resolução relativamente baixa, como a autorradiografia e a microscopia eletrônica, mostram que, em nível macromolecular, as duas cadeias de DNA nascentes são estendidas na mesma direção geral que cada forquilha de replicação.

B. Técnicas bioquímicas de alta resolução, como *pulse-labeling* e análise por gradiente de densidade, mostram que a replicação de um filamento é descontínua – fragmentos curtos são sintetizados na direção 5' → 3' e, em seguida, unidos por DNA ligase.

C. Análise do gradiente de densidade de sacarose de DNA de *E. coli* marcado com pulsos de ^{3}H-timidina, extraído e desnaturado durante centrifugação. Os gradientes separaram moléculas de DNA de acordo com o tamanho.

FIGURA 10.13 Evidências da síntese descontínua do filamento *lagging*. A. Embora os dois filamentos nascentes de DNA sintetizados em uma forquilha de replicação pareçam ser estendidos no mesmo sentido (B), no nível molecular, eles estão sendo sintetizados em sentidos opostos. C. Os resultados de experimentos de *pulse-labeling* de Reiji e Tuneko Okazaki e colaboradores mostrando que o DNA nascente em *E. coli* existe em fragmentos curtos com 1.000 a 2.000 nucleotídios de comprimento. A seta vermelha mostra a posição dos "fragmentos de Okazaki" no gradiente.

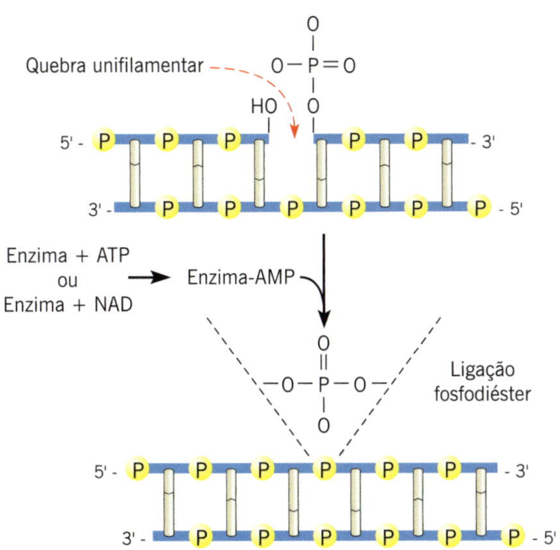

FIGURA 10.14 A DNA ligase catalisa o fechamento covalente de cortes no DNA. A energia necessária para formar a ligação éster é fornecida por trifosfato de adenosina (ATP) ou dinucleotídio de nicotinamida-adenina (NAD), dependendo da espécie.

para formar um cerne de 20 a 40 polipeptídios com DNA de *oriC* enrolado sobre a superfície do complexo proteico. A separação do filamento começa nas três repetições consecutivas de 13 pb em oriC e propaga-se até a criação da bolha de replicação. Um complexo de proteína DnaB (a DNA helicase hexamérica) e proteína DnaC (seis moléculas) une o complexo de iniciação e contribui para a formação de duas forquilhas de replicação bidirecionais. A proteína DnaT também está presente no complexo de proteína de préiniciação, mas sua função é desconhecida. Outras proteínas associadas ao complexo de iniciação em *oriC* são a proteína DnaJ, a proteína DnaK, a proteína PriA, a proteína PriB, a proteína PriC, a proteína de ligação ao DNA HU, a DNA girase e a proteína de ligação ao DNA unifilamentar (SSB). Em alguns casos, porém, não há comprovação de sua participação funcional no processo de pré-iniciação; em outros casos, sua participação é conhecida, mas o papel é ignorado. A proteína DnaA parece ser a principal responsável pela separação localizada dos filamentos em *oriC* durante o processo de iniciação.

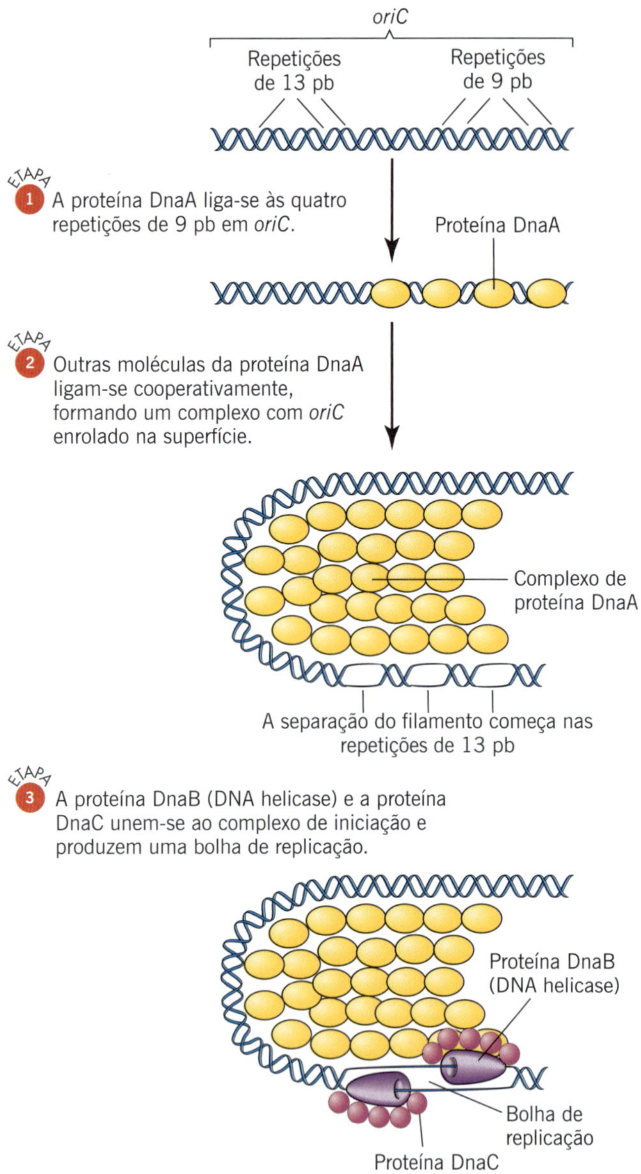

FIGURA 10.15 Pré-iniciação da replicação de DNA em *oriC* no cromossomo de *E. coli*.

INICIAÇÃO DE CADEIAS DE DNA COM INICIADORES DE RNA

Todas as DNA polimerases conhecidas têm necessidade absoluta de um grupo 3′-OH livre na extremidade do filamento de DNA estendido e um filamento-molde de DNA apropriado (especificando o filamento nascente complementar) para que sejam ativas. Nenhuma DNA polimerase conhecida é capaz de iniciar a síntese de um novo filamento de DNA sem uma extremidade 3′ para trabalhar. Portanto, é preciso que haja algum mecanismo especial para iniciar a síntese de novas cadeias de DNA, uma vez formada a bolha de replicação.

Há muito tempo se sabe que a RNA polimerase, uma enzima complexa que catalisa a síntese de moléculas de RNA a partir de moldes de DNA, é capaz de iniciar a síntese de novas cadeias de RNA em locais específicos no DNA. Quando isso ocorre, forma-se um híbrido RNA–DNA no qual o RNA nascente está ligado por hidrogênio ao molde de DNA. Como as DNA polimerases são capazes de estender cadeias de DNA ou RNA contendo um grupo 3′-OH livre, os cientistas começaram a testar a ideia de que a síntese de DNA poderia ser iniciada pelo uso de iniciadores de RNA. Os resultados comprovaram essa ideia.

Pesquisas subsequentes mostraram que cada nova cadeia de DNA é iniciada por um **iniciador (*primer*) de RNA** curto sintetizado por **DNA primase** (**Figura 10.16**). A DNA primase de *E. coli* é o produto do gene *dnaG*. Em procariotos, esses iniciadores de RNA têm 10 a 60 nucleotídios de comprimento, ao passo que em eucariotos são mais curtos, com apenas cerca de 10 nucleotídios de comprimento. Os iniciadores de RNA oferecem os grupos 3′-OH livres necessários para extensão covalente de cadeias polinucleotídicas por DNA polimerases. Em *E. coli*, a enzima que catalisa a replicação semiconservativa do cromossomo é uma polimerase denominada **DNA polimerase III** (ver seção DNA polimerases múltiplas). A DNA polimerase III catalisa o acréscimo de desoxirribonucleotídios aos iniciadores de RNA, seja de modo contínuo no filamento líder, seja de maneira descontínua pela síntese de fragmentos de Okazaki no filamento *lagging*. A DNA polimerase III para de estender um fragmento de Okazaki quando colide com o iniciador de RNA do fragmento de Okazaki precedente.

Em seguida, os iniciadores de RNA são excisados e substituídos por cadeias de DNA. Essa etapa é realizada pela DNA polimerase I em *E. coli*. Além da atividade da polimerase 5′ → 3′ mostrada na Figura 10.12, a DNA polimerase I tem duas atividades de exonuclease: *uma atividade de exonuclease* 5′ → 3′, que apara os filamentos de DNA a partir das terminações 5′, e uma *atividade de exonuclease* 3′ → 5′, que cliva nucleotídios das terminações 3′ dos filamentos de DNA. Portanto, a DNA polimerase I tem três atividades enzimáticas específicas (**Figura 10.17**), e as três são importantes na replicação do cromossomo de *E. coli*.

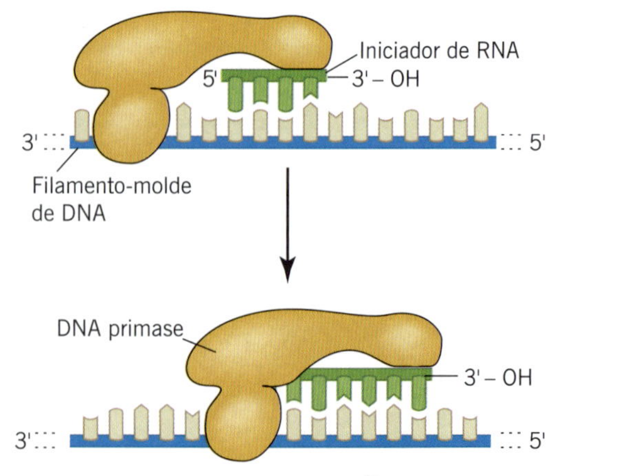

FIGURA 10.16 A iniciação de filamentos de DNA com iniciadores de RNA. A enzima DNA primase catalisa a síntese de filamentos de RNA curtos (10 a 16 nucleotídios de comprimento) que são complementares aos filamentos-molde.

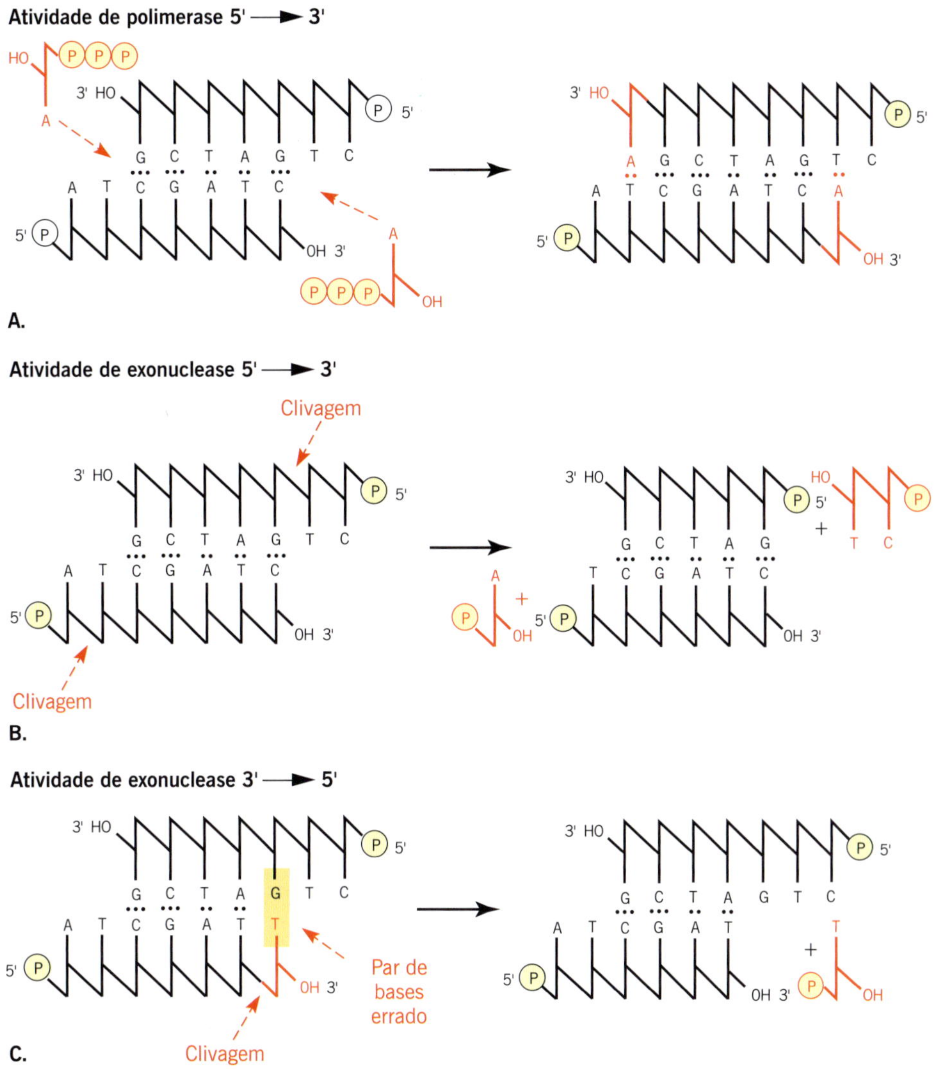

FIGURA 10.17 As três atividades da DNA polimerase I em *E. coli*. As moléculas de DNA são representadas por esquemas planificados com um filamento complementar em cima e outro embaixo. Os esquemas enfatizam bem a polaridade química oposta (5′ → 3′ e 3′ → 5′) dos filamentos complementares. Como comentado no texto, as três atividades – (**A**) atividade de polimerase 5′ → 3′, (**B**) atividade de exonuclease 5′ → 3′ e (**C**) atividade de exonuclease 3′ → 5′ – são importantes em células de *E. coli*.

A atividade de exonuclease 5′ → 3′ da DNA polimerase I excisa o iniciador de RNA e, ao mesmo tempo, a atividade de polimerase 5′ → 3′ da enzima substitui o RNA por uma cadeia de DNA usando o fragmento de Okazaki adjacente com seu grupo 3′-OH livre como iniciador. Como poderíamos esperar de acordo com esse mecanismo de substituição do iniciador, mutantes da *polA* de *E. coli* que não têm atividade de exonuclease 5′ → 3′ da DNA polimerase I falham na excisão de iniciadores de RNA e na união de fragmentos de Okazaki. Depois que a DNA polimerase I substituiu o iniciador de RNA por uma cadeia de DNA, o grupo 3′-OH de um fragmento de Okazaki está próximo do grupo 5′-fosfato do fragmento de Okazaki precedente. Esse produto é um substrato apropriado para a DNA ligase, que catalisa a formação de uma ligação fosfodiéster entre os fragmentos de Okazaki adjacentes. As etapas da síntese e substituição dos iniciadores de RNA durante a replicação descontínua do filamento *lagging* são ilustradas na **Figura 10.18**.

DESENROLAMENTO DE DNA COM HELICASES, PROTEÍNAS DE LIGAÇÃO AO DNA E TOPOISOMERASES

A replicação semiconservativa requer que os dois filamentos de uma molécula de DNA parental sejam separados durante a síntese de novos filamentos complementares. Já que uma dupla-hélice de DNA contém dois filamentos que não podem ser separados sem que sejam desenrolados, volta por volta, a replicação do DNA requer um mecanismo de desenrolamento. Considerando-se que cada giro, ou volta, tem aproximadamente 10 pares de nucleotídios de comprimento, é preciso que a molécula de DNA seja rodada 360° uma vez para cada 10 pares de bases replicados. Em *E. coli*, o DNA é replicado na proporção aproximada de 30.000 nucleotídios por minuto. Portanto, é preciso que uma molécula de DNA em replicação gire a 3.000 revoluções por minuto para facilitar o desenrolamento dos filamentos de DNA parental.

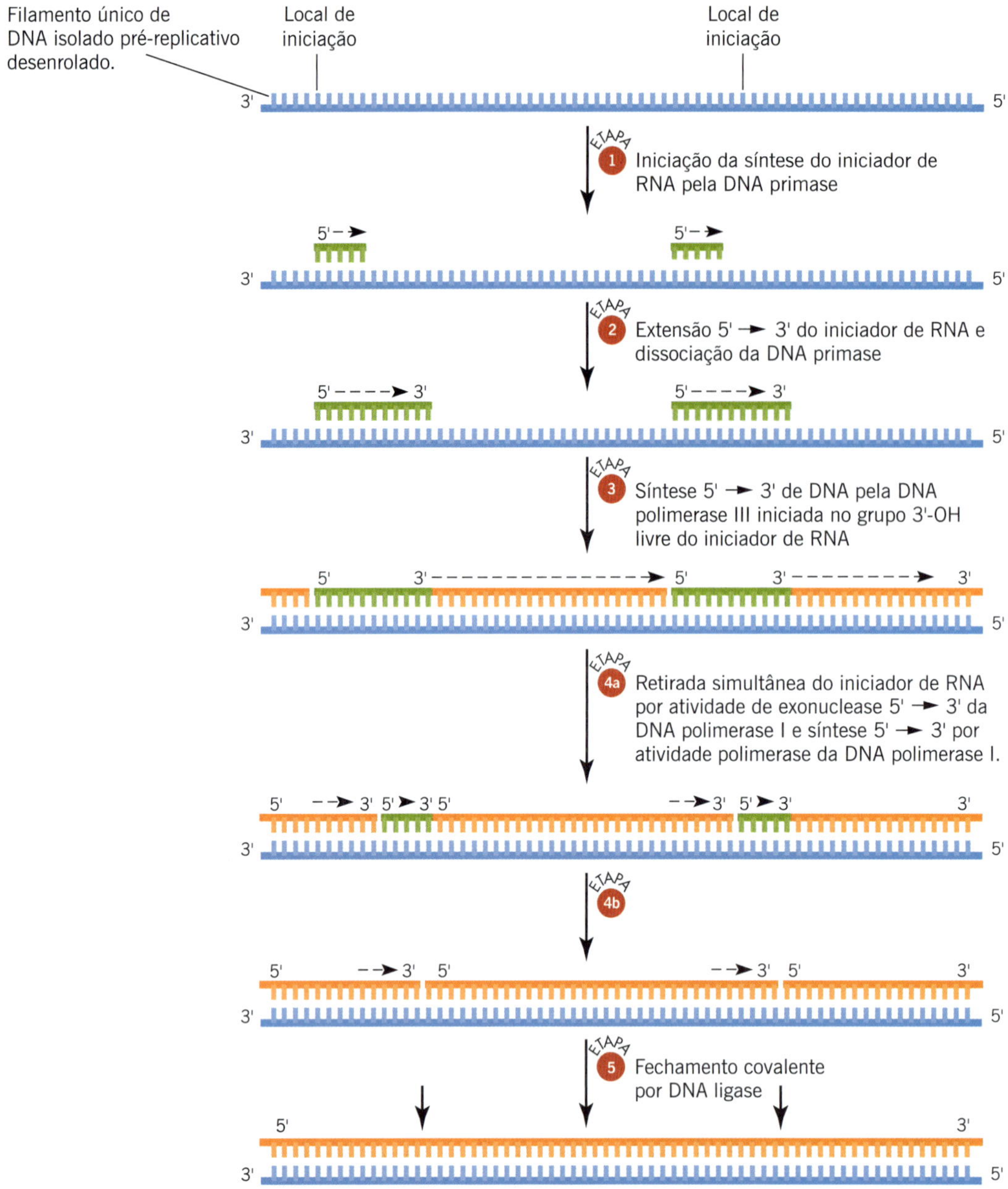

FIGURA 10.18 Síntese e substituição dos iniciadores de RNA durante a replicação do filamento *lagging* de DNA. Um filamento curto de RNA é sintetizado para prover um iniciador de 3′-OH para síntese de DNA (Figura 10.16). Em seguida, o iniciador de RNA é removido e substituído por DNA pelas atividades duplas de exonuclease 5′ → 3′ e polimerase 5′ → 3′ existentes na DNA polimerase I. Depois, a DNA ligase fecha de modo covalente a cadeia de DNA nascente, catalisando a formação de ligações fosfodiéster entre 3′-hidroxilas e 5′-fosfatos adjacentes (Figura 10.14).

O processo de desenrolamento (**Figura 10.19 A**) conta com a participação de enzimas denominadas **DNA helicases**. A principal DNA helicase replicativa em *E. coli* é o produto do gene *dnaB*. As DNA helicases desenrolam moléculas de DNA usando energia derivada do ATP.

Depois que os filamentos de DNA são desenrolados pela DNA helicase, é preciso mantê-los na forma unifilamentar estendida para replicação. Esse estado é mantido por um revestimento de **proteína de ligação ao DNA unifilamentar** (proteína SSB) (**Figura 10.19 B**). A ligação da proteína SSB ao DNA unifilamentar é cooperativa; ou seja, a ligação do primeiro monômero de SSB estimula a ligação de outros monômeros em locais contínuos na cadeia de DNA. Em vista da cooperatividade de ligação da proteína SSB, toda a região unifilamentar de DNA é rapidamente revestida por proteína SSB. Sem a cobertura de proteína SSB, poderia haver renaturação dos filamentos complementares ou formação de estruturas em grampo intrafilamentares por ligações de hidrogênio entre segmentos curtos de sequências nucleotídicas complementares ou parcialmente complementares. Essas estruturas em grampo impedem a atividade das DNA polimerases. Na *E. coli*, a proteína SSB é codificada pelo gene *ssb*.

Lembre-se de que o cromossomo de *E. coli* contém uma molécula circular de DNA. Com o DNA de *E. coli* girando a 3.000 revoluções por minuto para permitir o desenrolamento dos filamentos parentais durante a replicação (**Figura 10.20**), o que provê o pivô ou eixo de rotação que

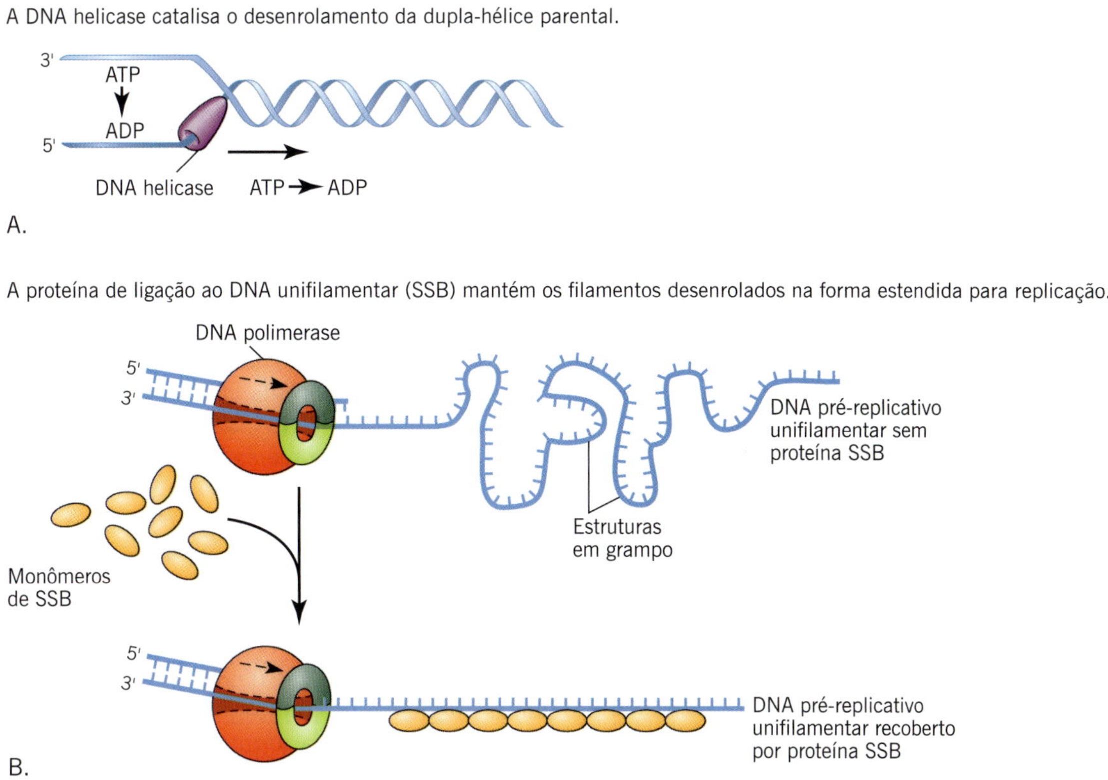

FIGURA 10.19 A formação do DNA molde funcional requer (A) DNA helicase, que desenrola a dupla-hélice parental e (B) proteína de ligação ao DNA unifilamentar (SSB) que mantém estendidos os filamentos de DNA desenrolados. Na ausência de proteína SSB, o pareamento de bases intrafilamentar do DNA pode formar estruturas em grampo (B, *topo*) que retardam ou interrompem a síntese de DNA.

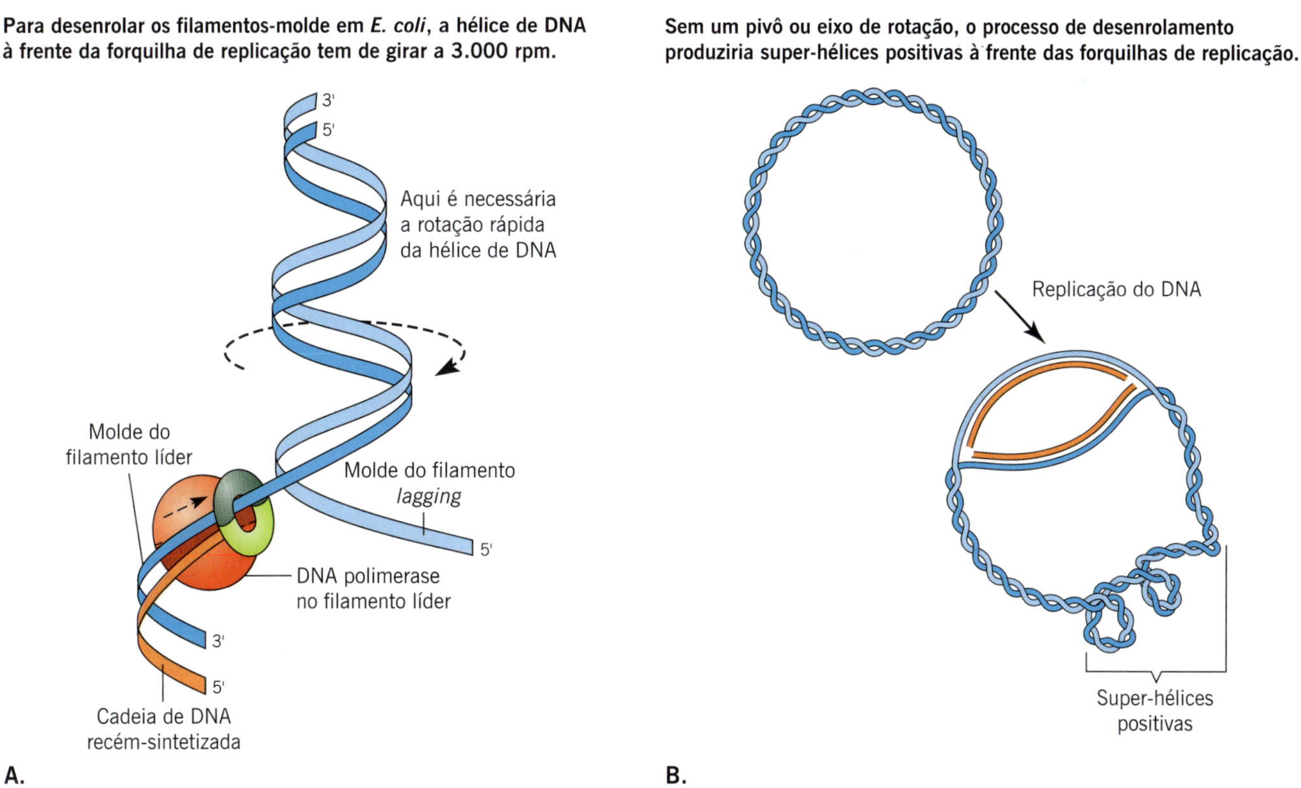

FIGURA 10.20 É necessário um pivô ou eixo de rotação durante a replicação de moléculas circulares de DNA como as dos cromossomos de *E. coli* ou do fago λ. A. Durante a replicação, o DNA à frente de uma forquilha de replicação tem de girar para permitir que os filamentos sejam desenrolados pela helicase. B. Na ausência de um eixo de rotação, o desenrolamento resulta na produção de super-hélices positivas no DNA à frente de uma forquilha de replicação.

impede o entrelaçamento (super-helicoidização positiva) do DNA antes da forquilha de replicação? Os eixos de rotação necessários durante a replicação das moléculas circulares de DNA são garantidos por enzimas chamadas **DNA topoisomerases.** As topoisomerases catalisam quebras transitórias das moléculas de DNA, mas usam ligações covalentes entre si para se fixarem nas moléculas clivadas. Há dois tipos de topoisomerases: (1) enzimas DNA topoisomerase I produzem quebras ou cortes unifilamentares temporários no DNA, e (2) as enzimas DNA topoisomerase II produzem quebras bifilamentares transitórias no DNA. Uma importante consequência dessa diferença é que as atividades da topoisomerase I desfazem uma super-hélice do DNA de cada vez, ao passo que as enzimas topoisomerases II desfazem e criam duas super-hélices por vez.

A quebra unifilamentar transitória produzida pela atividade da topoisomerase I garante um eixo de rotação que possibilita o giro independente dos segmentos de DNA em lados opostos da quebra, e a ligação fosfodiéster no filamento intacto serve de pivô (**Figura 10.21**). As enzimas topoisomerase I usam a energia de maneira eficiente. Elas conservam a energia das ligações fosfodiéster clivadas armazenando-as em ligações covalentes entre si próprias e os grupos fosfatos nos locais de clivagem; depois, reutilizam essa energia para fechar as quebras.

As enzimas DNA topoisomerases II induzem quebras bifilamentares transitórias e acrescentam super-hélices negativas ou removem super-hélices positivas, duas por vez, por um mecanismo que consome energia (ATP). Para levar a cabo esse processo, elas cortam os dois filamentos de DNA, fixam-se nas extremidades do sítio de clivagem por ligações covalentes, passam a dupla-hélice intacta através do corte e selam o ponto de quebra (**Figura 10.22**). Além de relaxarem o DNA super-helicoidal e introduzirem super-hélices negativas no DNA, as enzimas topoisomerases II podem separar moléculas circulares de DNA entrelaçadas.

A topoisomerase tipo II mais bem-caracterizada é uma enzima denominada **DNA girase** em *E. coli.* A DNA girase é um tetrâmero com duas subunidades a codificadas pelo gene *gyrA* (originalmente, *NalA*, de ácido nalidíxico) e duas subunidades β especificadas pelo gene *gyrB* (antes, *cou*, de coumermicina). O ácido nalidíxico e a coumermicina são antibióticos que bloqueiam a replicação do DNA em *E. coli* mediante inibição da atividade de DNA girase. O ácido nalidíxico e a coumermicina inibem a síntese de DNA por ligação às subunidades α e β, respectivamente, da DNA girase. Portanto, a atividade da DNA girase é necessária para que haja replicação do DNA em *E. coli.*

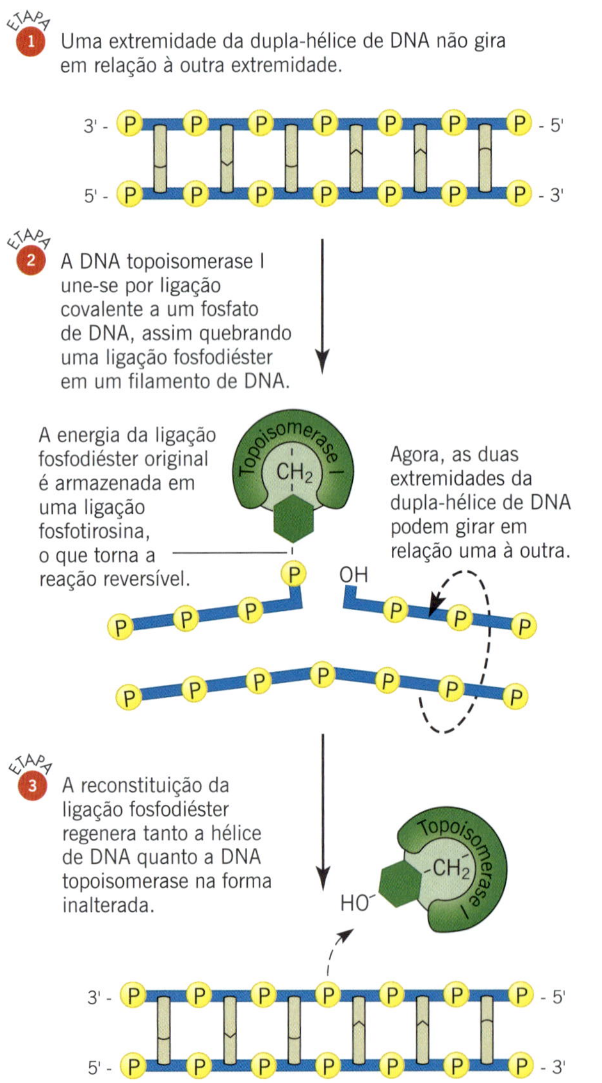

FIGURA 10.21 A DNA topoisomerase I produz quebras unifilamentares transitórias do DNA que agem como eixos de rotação ou pivôs durante a replicação do DNA.

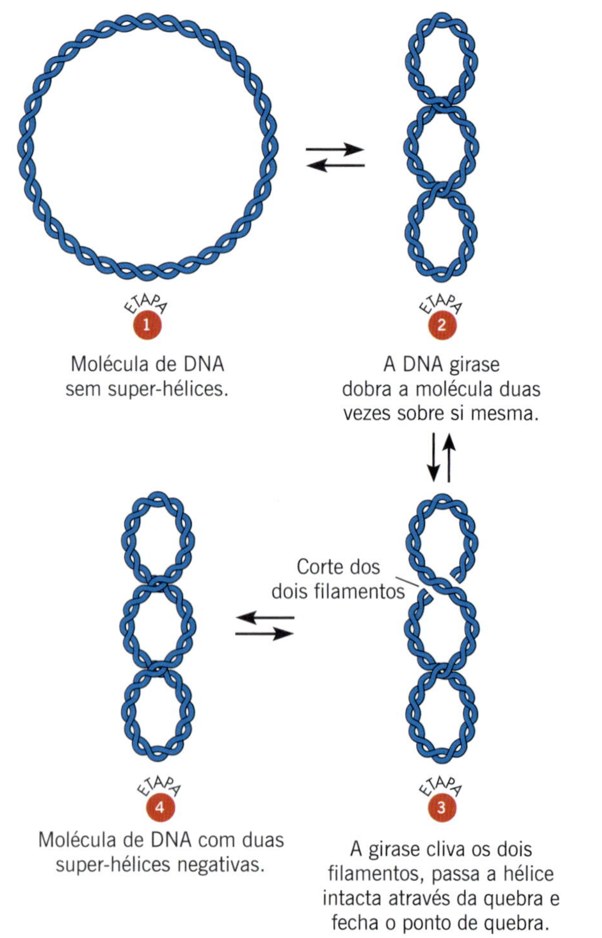

FIGURA 10.22 Mecanismo de ação da DNA girase, uma DNA topoisomerase II de *E. coli* necessária para replicação do DNA.

Lembre-se de que o DNA cromossômico apresenta super-helicoidização negativa em *E. coli* (Capítulo 9). As super-hélices negativas em cromossomos bacterianos são introduzidas pela DNA girase, com energia fornecida pelo ATP. Essa atividade da DNA girase oferece outra solução para o problema do desenrolamento. Em vez de criar super-hélices positivas à frente da forquilha de replicação por desenrolamento dos filamentos complementares de DNA relaxado, a replicação pode produzir DNA relaxado à frente da forquilha por desenrolamento do DNA com super-hélices negativas. Como a tensão super-helicoidal é reduzida durante o desenrolamento – ou seja, a separação dos filamentos é energeticamente favorecida – a super-helicoidização negativa atrás da forquilha pode guiar o processo de desenrolamento. Nesse caso, esse mecanismo explica bem por que a atividade da DNA girase é necessária para que haja replicação do DNA em bactérias. Por outro lado, a girase pode simplesmente desfazer super-hélices positivas que se formam à frente da forquilha de replicação.

DNA POLIMERASES MÚLTIPLAS

As **DNA polimerases** são enzimas processivas que catalisam a extensão covalente nas terminações 3′ das cadeias polinucleotídicas em crescimento. Todas as polimerases necessitam de DNA preexistente com dois componentes essenciais, um com função iniciadora e o outro com função de molde (**Figura 10.23**).

1. O *DNA iniciador* oferece uma terminação com 3′-OH livre à qual são acrescentados nucleotídios durante a síntese de DNA. Nenhuma DNA polimerase inicia a síntese de novas cadeias de DNA. Todas as DNA polimerases necessitam de um grupo 3′-hidroxila livre em uma cadeia polinucleotídica preexistente. Elas catalisam a formação de uma ponte fosfodiéster entre o grupo 3′-OH na extremidade da cadeia de DNA iniciadora e o 5′-fosfato do desoxirribonucleotídio recebido.
2. O *DNA molde* tem a sequência nucleotídica que especifica a sequência complementar da cadeia de DNA em crescimento. As DNA polimerases necessitam de um molde de DNA cuja sequência de bases determina, pelo seu potencial de pareamento de bases, a síntese de uma sequência de bases complementares no novo filamento.

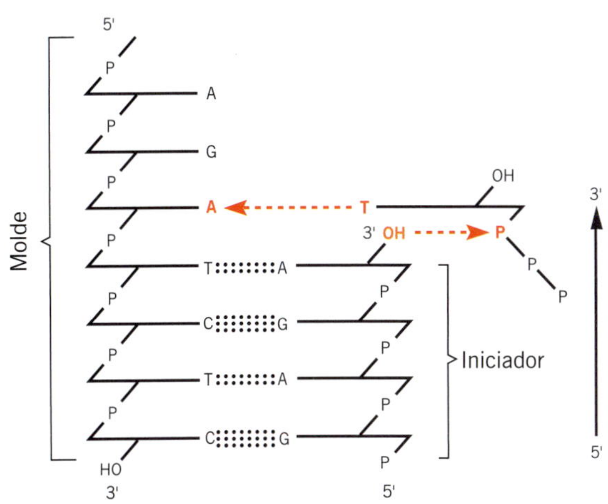

FIGURA 10.23 Necessidades de molde e iniciador das DNA polimerases. A molécula de DNA é mostrada em esquema planificado, como as ilustradas na Figura 10.17. Todas as DNA polimerases necessitam de um filamento iniciador (mostrado *à direita*) com um grupo 3′-hidroxila livre. O filamento iniciador é estendido por ligação covalente com acréscimo de nucleotídios (como dTMP, derivado do precursor DTTP mostrado). Além disso, as DNA polimerases necessitam de um filamento-molde (*à esquerda*), que determina a sequência de bases do filamento sintetizado. O novo filamento será complementar ao filamento-molde.

A reação catalisada por DNA polimerases é um ataque nucleofílico pelo grupo 3′-OH na terminação do filamento iniciador no átomo de fósforo nucleotidil ou interno do precursor do trifosfato de nucleosídio com a eliminação de pirofosfato. Esse mecanismo de reação explica a necessidade absoluta das DNA polimerases de um grupo 3′-OH livre no filamento do DNA iniciador que é estendido por ligação covalente e determina que *o sentido da síntese é sempre* 5′ → 3′ (Figura 10.12).

A *E. coli* contém no mínimo cinco DNA polimerases: DNA polimerase I, DNA polimerase II, DNA polimerase III, DNA polimerase IV e DNA polimerase V. As DNA polimerases I e II são enzimas de reparo do DNA. Ao contrário das DNA polimerases I e II, a DNA polimerase III é uma enzima complexa constituída de muitas subunidades diferentes. Do mesmo modo que a DNA polimerase I, a DNA polimerase III tem atividade de polimerase 5′ → 3′ e atividade de exonuclease 3′ → 5′; no entanto, tem uma exonuclease 5′ → 3′ ativa apenas no DNA unifilamentar. As DNA polimerases IV e V caracterizadas mais recentemente, com a polimerase II, têm papéis importantes na replicação do DNA lesado, e a polimerase usada depende do tipo de lesão (Capítulo 13).

Os organismos eucarióticos codificam ainda mais polimerases – e até hoje já foram identificadas pelo menos 15 DNA polimerases diferentes. As DNA polimerases eucarióticas foram denominadas α, β, γ, δ, ε, κ, ξ, η, θ, κ, λ, μ, σ, ϕ e Rev1. Duas ou mais DNA polimerases (α, δ e/ou ε) atuam em conjunto para levar a cabo a replicação semiconservativa do DNA nuclear. A DNA polimerase g é responsável pela replicação do DNA em mitocôndrias, e as DNA polimerases β, ε, κ, ζ, η, θ, κ, λ, μ, σ, ϕ e Rev1 são enzimas de reparo do DNA ou têm outras funções metabólicas. Algumas DNA polimerases eucarióticas não têm a atividade de exonuclease 3′ → 5′ presente na maioria das DNA polimerases procarióticas.

Todas as DNA polimerases estudadas até hoje, procarióticas e eucarióticas, catalisam a mesma reação básica: um ataque nucleofílico do grupo 3′-OH livre da terminação do filamento iniciador ao átomo de fósforo nucleotidil do trifosfato de nucleosídio precursor. Portanto, todas as DNA polimerases necessitam de um grupo 3′-hidroxila livre em um filamento iniciador preexistente. Nenhuma dessas DNA polimerases inicia a formação de novas cadeias de DNA de novo, e toda a síntese de DNA ocorre na direção 5′ → 3′.

As principais DNA polimerases replicativas são extraordinariamente precisas, com uma frequência inicial de incorporação de nucleotídios errados de 10^{-5} a 10^{-6}. (Algumas polimerases de reparo são propensas a erro – ver Capítulo 13.)

Estudos da estrutura cristalina do complexo formado por uma DNA polimerase monomérica, um precursor do trifosfato de nucleosídio e um DNA molde-iniciador contribuíram para a compreensão da alta fidelidade da síntese de DNA. Nesses estudos, publicados em 1998, Sylvie Doublié e colaboradores identificaram a estrutura da polimerase do fago T7, que é semelhante à DNA polimerase de *E. coli*, com resolução de 0,22 nm. Os resultados mostram que a polimerase tem o formato de uma pequena mão, na qual o trifosfato de nucleosídio recebido, o molde e a terminação do iniciador estão todos firmemente apreendidos entre o polegar, os outros dedos e a palma. A enzima justapõe o trifosfato de nucleosídio recebido à terminação do filamento iniciador, de modo a formar ligações de hidrogênio com a primeira base sem par no filamento-molde. Portanto, a estrutura desse complexo de polimerase é uma explicação simples para a seleção, guiada pelo molde, dos nucleotídios recebidos durante a síntese de DNA.

A DNA polimerase III, a "replicase" *em E. coli*, é uma enzima multimérica (enzima que tem muitas subunidades) com massa molecular aproximada de 900.000 dáltons em sua forma completa ou **holoenzima**. O cerne mínimo que tem atividade catalítica *in vitro* tem três subunidades: α (produto do gene *dnaE*), ε (produto de *dnaQ*) e θ (produto de *holE*). O acréscimo da subunidade τ (produto de *dnaX*) provoca dimerização do cerne catalítico e aumento da atividade. O cerne catalítico sintetiza filamentos de DNA bastante curtos em vista de sua tendência a diminuir o molde de DNA. Para sintetizar as moléculas de DNA longas presentes nos cromossomos, é preciso eliminar essa frequente dissociação da polimerase do molde. A subunidade β (produto do gene *dnaN*) da DNA polimerase III forma uma pinça dimérica que impede a polimerase de diminuir o DNA molde (**Figura 10.24**). O dímero β forma um anel que circunda a molécula de DNA em replicação e possibilita que a DNA polimerase III deslize ao longo do DNA enquanto permanece presa a ele. A holoenzima DNA polimerase III, responsável pela síntese de ambos os filamentos de DNA nascentes em uma forquilha de replicação, contém no mínimo 20 polipeptídios. A complexidade estrutural da holoenzima DNA polimerase III é ilustrada na **Figura 10.25**; o desenho mostra 16 dos polipeptídios mais bem-caracterizados codificados por sete genes diferentes. Para mais informações sobre as DNA polimerases, ver Em foco | Síntese de DNA *in vitro*, disponível *on-line*.

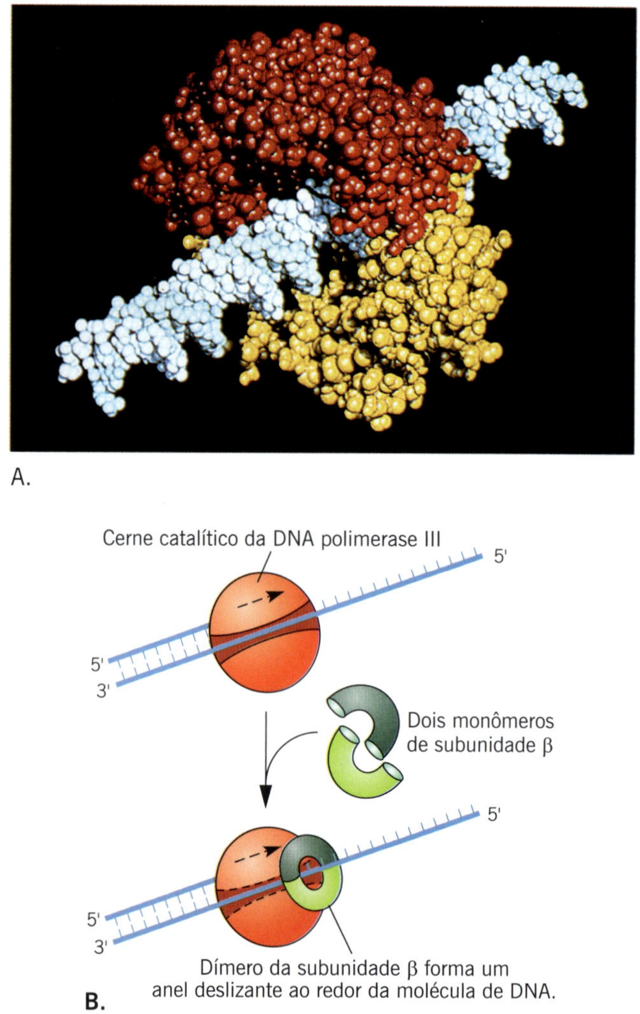

De X.P. Kong et al., *Cell* 69:425–437, 1992. © Cell Press/ Elsevier. A fotografia original é cortesia de Dr. John Kuriyan,

FIGURA 10.24 O modelo espacial (A) e o desenho (B) mostram como duas subunidades β (*verde-clara* e *verde-escura*) da DNA polimerase III prendem a enzima à molécula de DNA (*azul*).

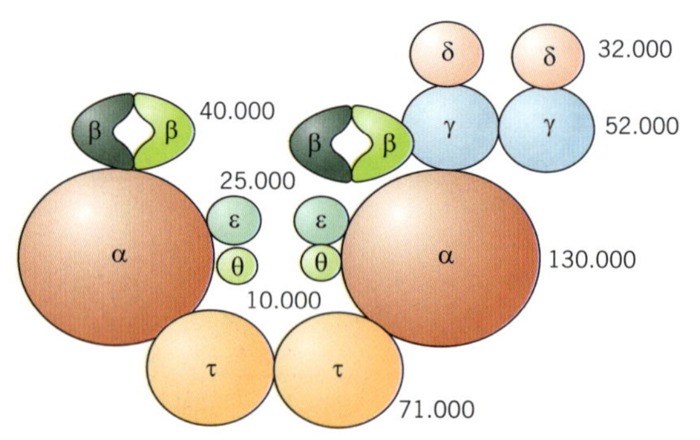

FIGURA 10.25 Estrutura da holoenzima DNA polimerase III de *E. coli*. Os números indicam as massas das subunidades em dáltons.

REVISÃO

Conforme já comentamos, a fidelidade da duplicação do DNA é incrível – com apenas um erro em cada bilhão de pares de bases logo após a síntese. Essa alta fidelidade é necessária para minimizar a ocorrência de mutações, principalmente em grandes genomas como os de mamíferos, que contêm 3×10^9 pares de nucleotídios. Na verdade, quando se levam em conta as estruturas dinâmicas dos quatro nucleotídios no DNA, a fidelidade observada da replicação de DNA é muito maior que a esperada. As alterações termodinâmicas em nucleotídios que possibilitam a formação de outros pares de bases ligados por hidrogênio além de A:T e G:C preveem taxas de erro de 10^{-5} a 10^{-4}, ou um erro por 10.000 a 100.000 nucleotídios incorporados. A taxa de erro prevista de 10.000 vezes a taxa de erro observada suscita a dúvida sobre o mecanismo para alcançar essa alta fidelidade de replicação do DNA.

Os organismos vivos desenvolveram um mecanismo de **revisão** durante a síntese da cadeia de DNA nascente para resolver o possível problema da fidelidade insuficiente durante a replicação do DNA. O processo de revisão inclui a varredura das terminações das cadeias de DNA nascente à procura de erros e sua correção. Esse processo é realizado pelas atividades de exonuclease 3′ → 5′ das DNA polimerases (**Figura 10.26**). Quando um DNA molde-iniciador tem um erro de pareamento terminal (não pareamento ou pareamento errado de uma base ou uma sequência de bases na extremidade 3′ do iniciador), a atividade de exonuclease 3′ → 5′ da DNA polimerase corta as bases não pareadas (Figura 10.26). Quando é produzida uma terminação com pareamento de bases correto, a atividade de polimerase 5′ → 3′ da enzima reinicia a síntese por acréscimo de nucleotídios à extremidade 3′ do filamento iniciador.

Enzimas monoméricas, como a DNA polimerase I de *E. coli*, têm atividade de exonuclease 3′ → 5′ intrínseca. Em enzimas multiméricas, a atividade de exonuclease de revisão 3′ → 5′ geralmente está presente em uma subunidade separada. No caso da DNA polimerase III de *E. coli*, essa função de revisão é realizada pela subunidade ε. A DNA polimerase IV de *E. coli* não tem atividade de exonuclease. Em eucariotos, as DNA polimerases γ, δ e ε têm atividades de exonuclease de revisão 3′ → 5′, mas as polimerases α e β não têm essa atividade.

Sem revisão durante a replicação de DNA, a aparência física de Merry e Sherry, as gêmeas apresentadas no início deste capítulo, seria menos semelhante. Sem revisão, as alterações teriam se acumulado em seus genes durante os bilhões de divisões celulares ocorridos desde que eram pequenos embriões até se tornarem adultas. Na verdade, a identidade dos genótipos de gêmeos idênticos depende tanto da revisão do DNA durante a replicação quanto da atividade de um arsenal de enzimas de reparo do DNA (Capítulo 13). Essas enzimas fazem a varredura contínua do DNA à procura de vários tipos de danos e executam o reparo antes que as transformações causem alterações genéticas hereditárias.

PRIMOSSOMO E REPLISSOMO

A iniciação dos fragmentos de Okazaki no filamento *lagging* é executada pelo **primossomo**, complexo proteico que contém DNA primase e DNA helicase. O primossomo move-se ao longo da molécula de DNA, impulsionado pela energia do ATP. À medida que avança, a DNA helicase desenrola a dupla-hélice parental, e a DNA primase sintetiza os iniciadores de RNA necessários para iniciar sucessivos fragmentos de Okazaki. Os iniciadores de RNA são estendidos por ligação covalente com o acréscimo de desoxirribonucleotídios pela DNA polimerase III. As DNA topoisomerases produzem quebras transitórias no DNA que servem como pivôs para o desenrolamento do DNA e mantêm o DNA desentrelaçado. A proteína de ligação ao DNA unifilamentar recobre o DNA pré-replicativo desenrolado e o mantém estendido para a DNA polimerase III. Os iniciadores de RNA são substituídos por DNA pela DNA polimerase I, e os cortes unifilamentares deixados pela polimerase I são fechados pela DNA ligase. Essa sequência de eventos que ocorre em cada forquilha de replicação durante a replicação semiconservativa do cromossomo de *E. coli* é ilustrada na **Figura 10.27**.

À medida que uma forquilha de replicação se move ao longo de uma dupla-hélice parental, dois filamentos de DNA (o filamento contínuo e o filamento descontínuo)

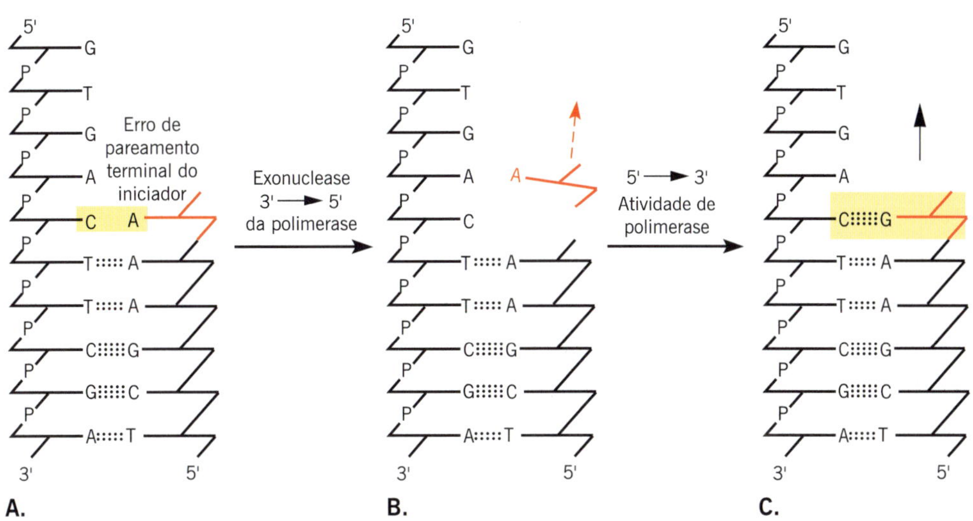

FIGURA 10.26 Revisão pela atividade de exonuclease 3′ → 5′ das DNA polimerases durante a replicação do DNA. Assim como na Figura 10.17, as moléculas de DNA são apresentadas em esquema. Ao encontrar um molde e um iniciador com erro de pareamento na terminação 3′ do iniciador (A), a DNA polimerase não catalisa a extensão covalente (polimerização). Em vez disso, a atividade de exonuclease 3′ → 5′, função intrínseca de muitas DNA polimerases, cliva o nucleotídio terminal errado (B). Então, quando o par de bases na terminação do iniciador está correto, a DNA polimerase catalisa a extensão covalente 5′ → 3′ do filamento iniciador (C).

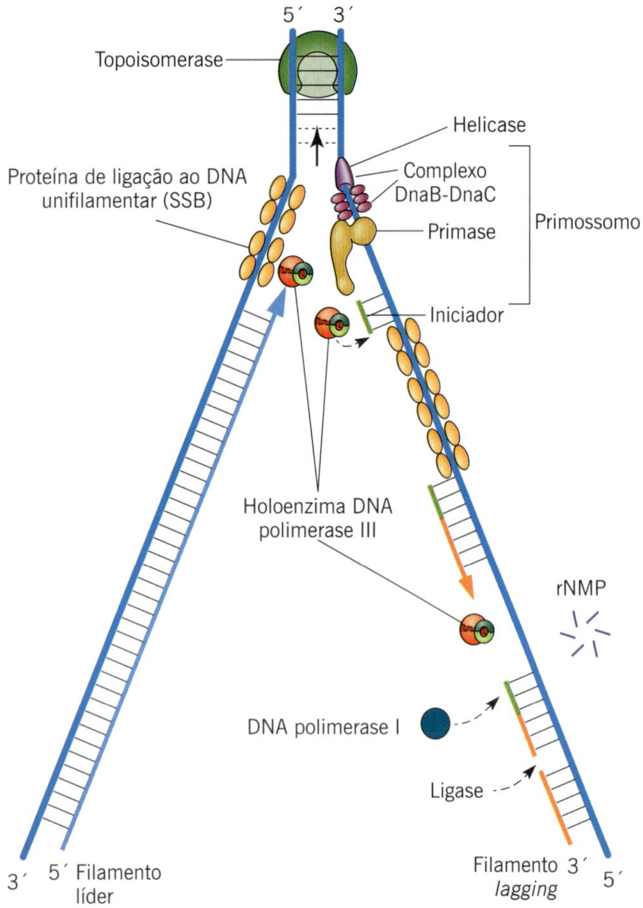

FIGURA 10.27 Diagrama de uma forquilha de replicação em *E. coli* mostrando os principais componentes do aparelho de replicação. rNMP = monofosfatos de ribonucleosídio.

são replicados na série altamente coordenada de reações já descritas. O aparelho de replicação completo que se move ao longo da molécula de DNA em uma forquilha de replicação é o **replissomo** (**Figura 10.28**). O replissomo contém a holoenzima DNA polimerase III; um centro catalítico replica o filamento contínuo, o segundo centro catalítico replica o filamento descontínuo, e o primossomo desenrola a molécula de DNA parental e sintetiza os iniciadores de RNA necessários para a síntese descontínua do filamento *lagging*. Para que os dois centros catalíticos da holoenzima polimerase III sintetizem tanto o filamento líder quanto o filamento atrasado nascentes, acredita-se que o filamento atrasado forme uma alça que se estende do primossomo até o segundo centro catalítico da DNA polimerase III (Figura 10.28).

Em *E. coli*, o término da replicação ocorre em locais variáveis nas regiões denominadas *terA* e *terB*, que bloqueiam o avanço da forquilha de replicação nos sentidos anti-horário e horário, respectivamente. Então, as DNA topoisomerases ou enzimas de recombinação especial facilitam a separação das moléculas nascentes de DNA. O DNA é condensado no nucleoide, ou genoma dobrado, de *E. coli*, em parte pela super-helicoidização negativa produzida por DNA girase.

No início deste capítulo, comentamos a extraordinária fidelidade da replicação de DNA. Agora que examinamos o mecanismo celular responsável pela replicação de DNA em organismos vivos, essa fidelidade não parece tão surpreendente. Um aparelho muito sofisticado, com proteções intrínsecas contra disfunções, se desenvolveu para garantir que as informações genéticas de *E. coli* sejam transmitidas de modo acurado de uma geração para outra.

REPLICAÇÃO POR CÍRCULO ROLANTE

Nas seções anteriores deste capítulo, nós abordamos a replicação do DNA em formato de θ, de olho e de Y. Agora examinaremos outro tipo importante de replicação do DNA denominado **replicação por círculo rolante**. A replicação por círculo rolante é usada (1) por muitos vírus para duplicar o genoma, (2) em bactérias para transferir DNA de células doadoras para células receptoras durante um tipo de troca genética (Capítulo 8) e (3) em anfíbios para amplificar DNA extracromossômicos com aglomerados de genes de RNA ribossômico durante a ovocitogênese.

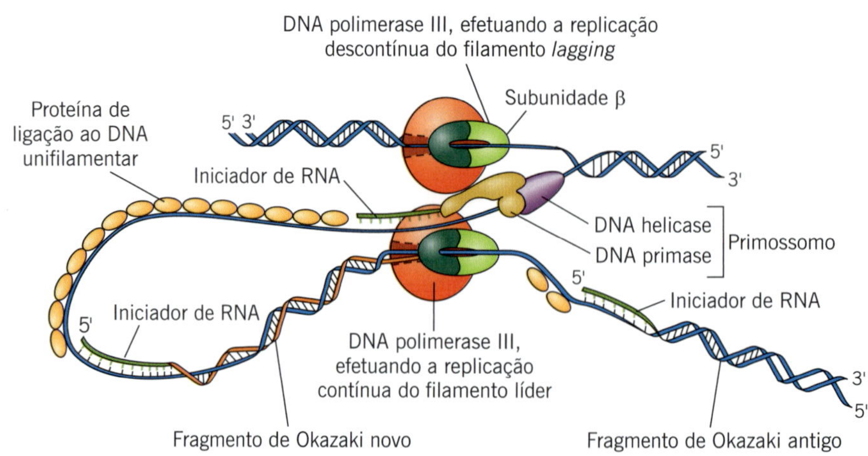

FIGURA 10.28 Diagrama do replissomo de *E. coli* que mostra os dois cernes catalíticos de DNA polimerase III replicando os filamentos líder e *lagging* e o primossomo desenrolando a dupla-hélice parental e iniciando a síntese de novas cadeias com iniciadores de RNA. Todo o replissomo move-se ao longo da dupla-hélice parental, e cada componente executa sua função de maneira orquestrada. Na verdade, o complexo de replicação provavelmente não se move. Em vez disso, o DNA é puxado através do replissomo. A replicação está ocorrendo da esquerda para a direita.

Como indica o nome, a replicação por círculo rolante é um mecanismo de replicação de moléculas circulares de DNA. O aspecto peculiar da replicação por círculo rolante é que um filamento de DNA circular parental permanece intacto e rola (daí o nome círculo rolante) ou gira, servindo como molde para a síntese de um novo filamento complementar (**Figura 10.29**). A replicação é iniciada quando uma endonuclease específica de uma sequência cliva um filamento na origem, produzindo terminações 3′-OH e 5′-fosfato. A terminação 5′ é deslocada do círculo enquanto o filamento-molde intacto gira em torno de seu eixo. Há extensão covalente no grupo 3′-OH do filamento clivado. Já que o DNA molde circular pode girar 360° muitas vezes, com a síntese de um filamento de DNA completo ou com uma unidade a cada volta, a replicação por círculo rolante gera caudas unifilamentares mais longas que o perímetro

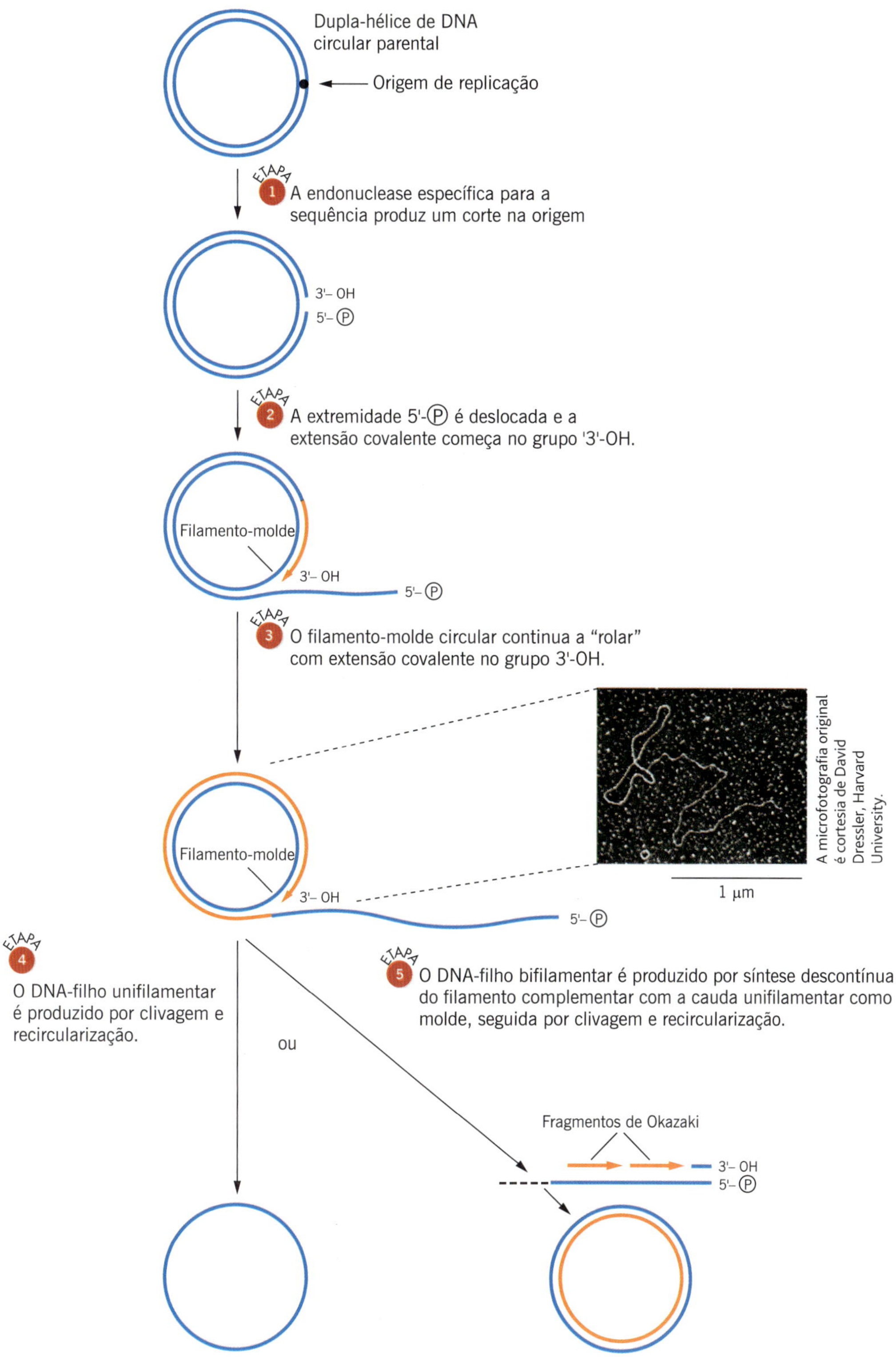

FIGURA 10.29 O mecanismo de círculo rolante da replicação de DNA. O material dos novos cromossomos (no caso, DNA unifilamentar para o vírus ϕX174) é produzido por cópia contínua de um círculo de DNA bifilamentar cortado, e o filamento intacto serve de molde.

do cromossomo circular (Figura 10.29). A replicação por círculo rolante pode produzir DNA-filhos unifilamentares ou bifilamentares. DNA-filhos unifilamentares circulares são produzidos por clivagem sítio-específica das caudas unifilamentares nas origens de replicação e recircularização das moléculas produzidas com uma unidade de comprimento. Para produzir moléculas-filhas bifilamentares, as caudas unifilamentares são usadas como molde para a síntese descontínua de filamentos complementares antes da clivagem e circularização. As enzimas participantes da replicação por círculo rolante e as reações catalisadas por essas enzimas são basicamente iguais às responsáveis pela replicação do DNA com a participação de intermediários do tipo θ.

PONTOS ESSENCIAIS

- *A replicação de DNA é complexa, exigindo a participação de um grande número de proteínas*
- *A síntese de DNA é contínua no filamento que está sendo estendido na direção geral 5′ → 3′, mas é descontínua no filamento que cresce na direção geral 3′ → 5′*
- *Novas cadeias de DNA são iniciadas por iniciadores de RNA curtos sintetizados por DNA primase*
- *A síntese de DNA é catalisada por enzimas chamadas DNA polimerases*
- *Todas as DNA polimerases necessitam de um filamento iniciador, que é estendido, e um filamento-molde, que é copiado*
- *Todas as DNA polimerases têm necessidade absoluta de um grupo 3′-OH livre no filamento iniciador, e toda a síntese de DNA ocorre na direção 5′ → 3′*
- *As atividades de exonuclease 3′ → 5′ das DNA polimerases revisam os filamentos à medida que são sintetizados, removendo nucleotídios com pareamento errado nas terminações 3′ dos filamentos iniciadores*
- *As enzimas e as proteínas de ligação ao DNA participantes da replicação reúnem-se em um replissomo em cada forquilha de replicação e atuam em conjunto à medida que a forquilha avança ao longo da molécula de DNA parental.*

Aspectos específicos da replicação de cromossomos eucarióticos

Embora as principais características da replicação de DNA sejam iguais em todos os organismos, alguns processos ocorrem apenas em eucariotos.

A maioria das informações sobre replicação de DNA resultou de estudos de *E. coli* e alguns de seus vírus. Há menos informações disponíveis sobre a replicação de DNA em organismos eucarióticos. No entanto, há informações suficientes para concluir que a maioria dos aspectos da replicação de DNA é semelhante em procariotos e eucariotos, inclusive em seres humanos. Os iniciadores de RNA e os fragmentos de Okazaki são mais curtos em eucariotos do que em procariotos, mas os filamentos líder e *lagging* replicam-se por mecanismo contínuo e descontínuo, respectivamente, nos eucariotos assim como nos procariotos. Todavia, alguns aspectos da replicação de DNA são exclusivos dos eucariotos. Por exemplo, a síntese de DNA ocorre durante uma pequena parte do ciclo celular nos eucariotos, e não continuamente como nos procariotos. A replicação das moléculas de DNA gigantes presentes em cromossomos eucarióticos seria demorada demais se cada cromossomo tivesse uma única origem. Portanto, os cromossomos eucarióticos têm múltiplas origens de replicação. Em vez de usarem dois complexos catalíticos de uma DNA polimerase para replicar os filamentos líder e descontínuo em cada forquilha de replicação, os organismos eucarióticos usam duas ou mais polimerases diferentes.

Como discutimos no Capítulo 9, o DNA eucariótico é acondicionado em nucleossomos, estruturas que contêm histonas. Esses nucleossomos impedem o movimento das forquilhas de replicação? Caso não impeçam, como o replissomo transpõe o nucleossomo? O nucleossomo é desmontado total ou parcialmente, ou a forquilha desliza de alguma maneira além do nucleossomo à medida que o replissomo duplica a molécula de DNA enquanto ainda está na superfície do nucleossomo? Por fim, os cromossomos eucarióticos contêm moléculas lineares de DNA, e a replicação descontínua das extremidades das moléculas lineares de DNA cria um problema especial. Abordaremos esses aspectos da replicação de cromatina em eucariotos nas seções finais deste capítulo.

CICLO CELULAR

Quando as bactérias estão crescendo em meios ricos, a replicação de DNA é ininterrupta durante todo o ciclo celular. Em eucariotos, porém, a replicação do DNA é restrita à fase S (de síntese; Capítulo 2). Lembre-se de que o ciclo em uma célula eucariótica normal é dividido em fase G_1 (logo após o fim da mitose; G, de *gap*, intervalo), fase S, fase G_2 (preparo para mitose) e fase M (mitose) (ver detalhes no Capítulo 2). Nas células em rápida divisão, G_1 e G_2 são muito curtas ou inexistentes. Em todas as células, as decisões de prosseguir no ciclo celular ocorrem em dois pontos: (1) entrada em fase S e (2) entrada em mitose. Esses *pontos de verificação* ajudam a garantir que só haja uma replicação do DNA a cada divisão celular.

MÚLTIPLOS RÉPLICONS POR CROMOSSOMO

As moléculas gigantes de DNA nos maiores cromossomos de *Drosophila melanogaster* contêm cerca de 6,5 × 10^7 pares de nucleotídios. A taxa de replicação do DNA em *Drosophila* é de aproximadamente 2.600 pares de nucleotídios por minuto a 25°C. Portanto, uma única forquilha de replicação levaria cerca de 17,5 dias para replicar uma dessas moléculas gigantes de DNA. Com duas forquilhas de replicação que se movem nas duas direções a partir de uma origem central, essa molécula de DNA seria replicada em apenas 8,5 dias. Entretanto, o ciclo de vida é completado em 9 dias! Obviamente, *Drosophila* precisa de um modo de acelerar a replicação de seus cromossomos. Replicação mais rápida é alcançada por meio da iniciação da síntese de DNA em muitas origens de replicação de modo mais ou menos simultâneo. A replicação mais rápida ocorre nos núcleos embrionários, que completam toda a síntese de DNA em apenas 3 a 4 minutos. Para que a replicação ocorra de modo tão rápido, os maiores cromossomos do genoma precisam ativar alguns milhares de origens de replicação ao mesmo tempo.

A primeira evidência das múltiplas origens em cromossomos eucarióticos surgiu com os experimentos de *pulse-labeling* com células de hamsters chineses em cultura. Joel Huberman e Arthur Riggs marcaram células com pulsos de ^{3}H-timidina durante alguns minutos, extraíram o DNA e analisaram por autorradiografia o DNA marcado. Eles observaram séries em *tandem* de grãos de prata expostos (**Figura 10.30 A**). A interpretação mais simples dos resultados é que cada macromolécula de DNA contém múltiplas origens de replicação. Quando o período de *pulse-labeling* foi seguido por um curto intervalo de crescimento em meio não radioativo (experimentos de *pulse-chase*), as séries continham regiões centrais de alta densidade granular com caudas de densidade granular decrescente nas *duas* extremidades (**Figura 10.30 B**). Esse resultado indica que a replicação em eucariotos é bidirecional, assim como na maioria dos procariotos. As caudas de densidade granular decrescente são resultado da diluição gradual dos acúmulos intracelulares de ^{3}H-timidina por ^{1}H-timidina à medida que as forquilhas de replicação avançam das origens centrais, nas duas direções, até as terminações de replicação (**Figura 10.30 C**).

Um segmento de DNA cuja replicação esteja sob controle de uma origem e duas terminações é denominado **réplicon**. Em procariotos, geralmente o cromossomo inteiro é um réplicon. A existência de múltiplos réplicons nos cromossomos eucarióticos foi verificada diretamente por

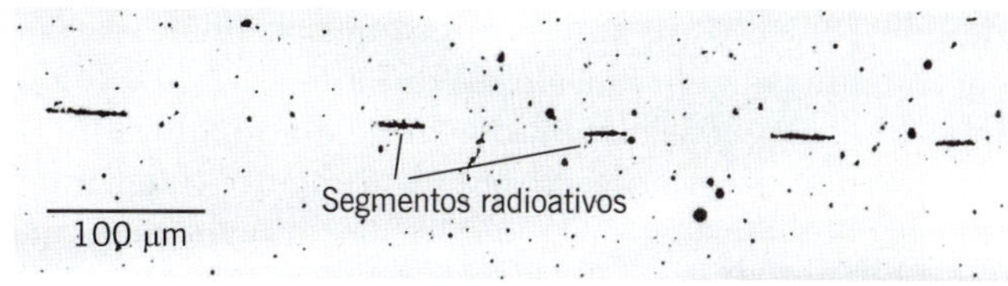

A. Autorradiografia de parte de uma molécula de DNA de uma célula de hamster chinês pulso-marcada com ^{3}H-timidina.

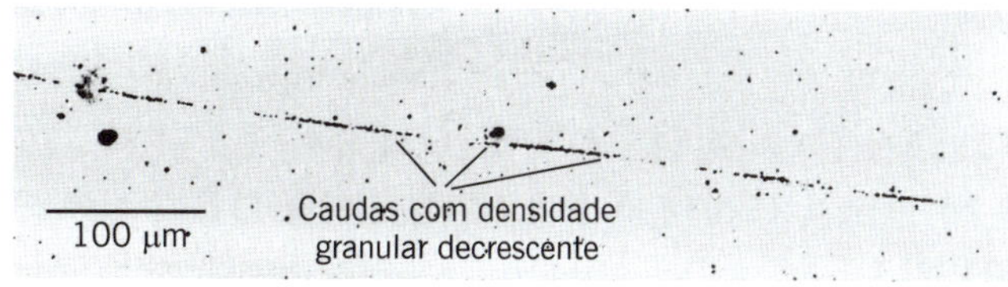

B. Autorradiografia de segmento de uma molécula de DNA de uma célula de hamster chinês marcada com pulso de ^{3}H-timidina e, depois, transferida para meio não radioativo para mais um período de crescimento.

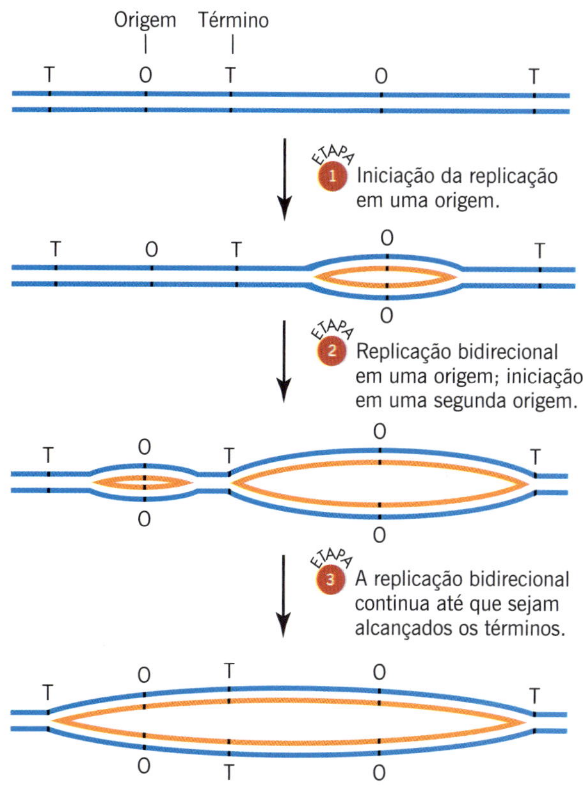

C. Diagrama de interpretação da replicação das moléculas de DNA observada em **A** e **B**.

FIGURA 10.30 Evidências de replicação bidirecional dos múltiplos réplicons nas moléculas gigantes de DNA de eucariotos. Os arranjos em série de radioatividade em (A) indicam que a replicação ocorre em múltiplas origens; as caudas com densidade granular decrescente observadas em (B) indicam que a replicação é bidirecional a partir de cada origem (C).

autorradiografia e microscopia eletrônica em várias espécies diferentes. Os genomas de seres humanos e outros mamíferos contêm aproximadamente 10.000 origens de replicação distribuídas nos cromossomos a intervalos de 30.000 a 300.000 pares de bases. Entretanto, o número de réplicons funcionais varia durante o crescimento e o desenvolvimento de um eucarioto multicelular. A replicação é iniciada em mais locais durante as divisões celulares muito rápidas da embriogênese do que durante os estágios mais avançados do desenvolvimento. Infelizmente, os geneticistas não sabem que fatores determinam as origens operacionais em determinado período ou em um tipo específico de célula. Leia Resolva | Compreenda a replicação do cromossomo X humano, para avaliar se você entendeu os conceitos apresentados aqui.

DUAS OU MAIS DNA POLIMERASES EM UMA ÚNICA FORQUILHA DE REPLICAÇÃO

Estudos com alguns dos vírus de DNA que infectam eucariotos – em particular o vírus vacuolante de símios 40 (SV40), que cresce em células de macacos – proporcionaram bastante informação acerca da replicação de DNA em eucariotos. A replicação de SV40 é quase totalmente efetuada pelo aparelho de replicação da célula do hospedeiro. Apenas uma proteína viral, o antígeno T, é necessária para a replicação do cromossomo SV40.

Como em procariotos, o desenrolamento dos filamentos de DNA parental requer uma DNA topoisomerase e uma DNA helicase. Os filamentos desenrolados são mantidos no estado estendido por uma proteína de ligação ao DNA unifilamentar denominada proteína de replicação A (Rp-A). No entanto, ao contrário do processo em procariotos, a replicação do DNA cromossômico em eucariotos requer a atividade de três diferentes DNA polimerases – polimerase α (Pol α), polimerase δ (Pol δ) e polimerase ε (Pol ε). No mínimo duas polimerases, talvez todas as três, estão presentes em cada forquilha de replicação (replissomo), e cada polimerase contém múltiplas subunidades. Além disso, enquanto o replissomo de *E. coli* contém 13 proteínas conhecidas, os replissomos de leveduras e mamíferos contêm no mínimo 27 polipeptídios diferentes.

Em eucariotos, a Pol α é necessária para o início da replicação nas origens e para iniciação dos fragmentos de Okazaki durante a síntese descontínua do filamento *lagging*. A Pol α existe em um complexo estável com a DNA primase; na verdade, elas copurificam durante o isolamento. A primase sintetiza os iniciadores de RNA, que então são estendidos com desoxirribonucleotídios pela Pol α para produzir uma cadeia de RNA-DNA com comprimento total de aproximadamente 30 nucleotídios. Então, essas cadeias iniciadoras de RNA-DNA são estendidas pela Pol δ. A Pol δ completa a replicação do filamento *lagging*, enquanto a polimerase ε catalisa a replicação do filamento líder. A Pol δ tem de interagir com proteínas PCNA (antígeno nuclear da célula em proliferação) e o fator de replicação C (Rf-C) para ser ativa (**Figura 10.31**). O PCNA é o grampo deslizante que prende a Pol δ ao DNA para possibilitar a replicação processiva (para evitar que a polimerase diminua o molde); o PCNA é equivalente à subunidade β da DNA polimerase III em *E. coli* (Figura 10.24). O Rf-C é necessário para carrear o PCNA sobre o DNA. O PCNA é uma proteína trimérica que forma um anel fechado, e Rf-C induz a mudança da conformação do PCNA que torna possível circundar o DNA, produzindo o grampo deslizante essencial.

As polimerases δ e ε contêm a atividade de exonuclease 3′ → 5′ necessária para revisão (Figura 10.26). Elas, porém, não têm atividade de exonuclease 5′ → 3′; portanto, não removem iniciadores de RNA como faz a DNA polimerase I de *E. coli*. Em vez disso, os iniciadores de

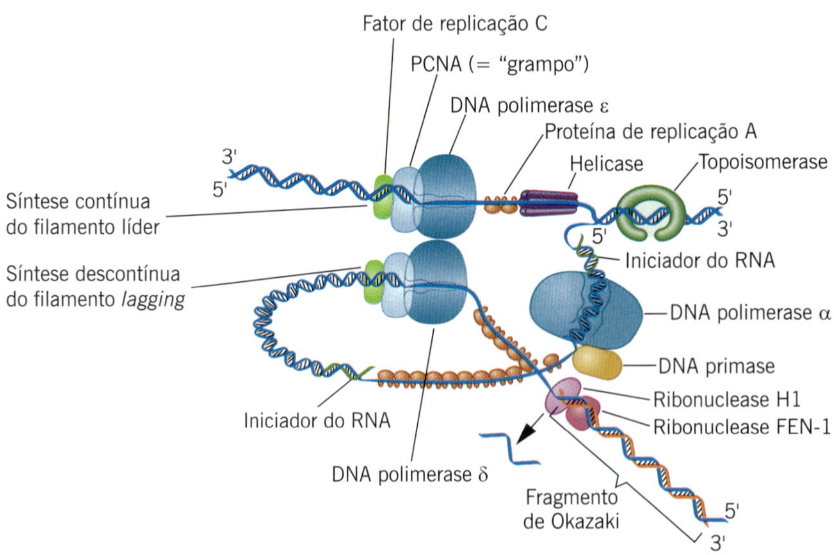

FIGURA 10.31 Alguns dos componentes importantes de um replissomo em eucariotos. Cada replissomo contém três diferentes polimerases, α, δ e ε. O complexo DNA polimerase α-DNA primase sintetiza os iniciadores de RNA e acrescenta segmentos curtos de DNA. Então, a DNA polimerase δ completa a síntese dos fragmentos de Okazaki no filamento *lagging*, e a polimerase ε catalisa a síntese contínua do filamento líder. O PCNA (de *p*roliferating *c*ell *n*uclear *a*ntigen, antígeno nuclear da célula em proliferação) equivale à subunidade β da DNA polimerase III de *E. coli*; ele prende as polimerases δ e ε à molécula de DNA, facilitando a síntese de cadeias longas de DNA. As ribonucleases H1 e FEN-1 (F1 nuclease 1) removem os iniciadores de RNA, a polimerase δ preenche a fenda, e a DNA ligase (não mostrada) fecha os cortes, assim como na *E. coli* (Figura 10.18).

RNA são excisados por duas nucleases, ribonuclease H1 (que degrada o RNA presente em dúplex RNA-DNA) e ribonuclease FEN-1 (F1 nuclease 1). A Pol δ então preenche as lacunas e a DNA ligase fecha os cortes, produzindo filamentos fechados por ligação covalente.

Como já foi mencionado, há pelo menos 15 DNA polimerases diferentes – α, β, γ, δ, ε, κ, ξ, η, θ, κ, λ, μ, σ, ϕ e Rev1 – em eucariotos. A DNA polimerase γ é responsável pela replicação do DNA em mitocôndrias, e as outras DNA polimerases têm papéis importantes no reparo do DNA e em outras vias (Capítulo 13).

DUPLICAÇÃO DE NUCLEOSSOMOS NAS FORQUILHAS DE REPLICAÇÃO

Conforme comentamos no Capítulo 9, o DNA em cromossomos interfásicos eucarióticos é acondicionado em nucleossomos. Cada nucleossomo contém 166 pares de nucleotídios de DNA enrolado em duas voltas em torno de um octâmero de histonas. As micrografias eletrônicas da cromatina em replicação em *Drosophila* mostram com clareza nucleossomos com estrutura e intervalos aproximadamente normais nos dois lados das forquilhas de replicação (**Figura 10.32 A**); ou seja, os nucleossomos parecem ter estruturas e espaçamentos iguais imediatamente atrás de uma forquilha de replicação (DNA pós-replicativo) e na frente de uma forquilha de replicação (DNA pré-replicativo). Essa observação sugere que é preciso desmontar os nucleossomos para que o replissomo possa duplicar o DNA acondicionado neles e, depois, remontá-los rapidamente; ou seja, a replicação do DNA e a montagem do nucleossomo têm de estar estreitamente acopladas.

Já que a massa de histonas nos nucleossomos equivale à de DNA, é preciso que haja síntese de grande quantidade de histonas a cada geração celular para que os nucleossomos se dupliquem. Embora a síntese de histonas ocorra durante todo o ciclo celular, há um pico de biossíntese de histonas durante a fase S que produz histonas suficientes para duplicação da cromatina. Quando se realizaram experimentos de transferência de densidade para examinar o mecanismo de duplicação dos nucleossomos, constatou-se que os nucleossomos nas duas moléculas de DNA produzidas continham complexos de histona antigos (pré-replicativos) e novos (pós-replicativos). Portanto, no nível das proteínas, a duplicação do nucleossomo parece ocorrer por mecanismo dispersivo.

Várias proteínas participam da desmontagem e montagem dos nucleossomos durante a replicação do cromossomo em eucariotos. Duas das mais importantes são a proteína 1 de montagem do nucleossomo (Nap-1, de *nu*cleosome *a*ssembly *p*rotein1) e o fator 1 de montagem da cromatina (CAF-1, de *c*hromatin *a*ssembly *f*actor1). Nap-1 transporta histonas de seu local de síntese no citoplasma até o núcleo, e CAF-1 leva-as até os locais cromossômicos de montagem do nucleossomo (**Figura 10.32 B**). CAF-1 leva as histonas até os locais de replicação do DNA por ligação ao PCNA (de *p*roliferating *c*ell *nuclear* *a*ntigen, antígeno nuclear da célula em proliferação) – o grampo que prende a DNA polimerase δ ao molde de DNA (Figura 10.31). CAF-1 é uma proteína essencial em *Drosophila*, mas não em leveduras, nas quais outras proteínas podem executar algumas de suas funções.

Resolva!

Compreenda a replicação do cromossomo X humano

Segundo o banco de dados Genome do National Center for Biotechnology Information, o primeiro cromossomo X humano sequenciado continha 154.913.754 pares de nucleotídios. Se esse cromossomo X estiver presente em uma célula somática com uma fase S do ciclo celular de 10 horas e uma taxa de replicação de 3.000 nucleotídios por minuto, qual será o número mínimo de origens de replicação necessário para sua replicação? Se o tamanho médio dos fragmentos de Okazaki formados durante a replicação desse cromossomo é de 150 nucleotídios, quantos fragmentos de Okazaki são produzidos durante sua replicação? Quantos iniciadores de RNA? Ao responder essas perguntas, considere que a sequência descrita não inclui as sequências TTAGGG repetidas teloméricas nas extremidades do cromossomo.

▶ *Leia a resposta do problema no material disponível* on-line.

TELOMERASE | REPLICAÇÃO DAS TERMINAÇÕES DO CROMOSSOMO

Apresentamos as estruturas especiais dos telômeros nas extremidades cromossômicas no Capítulo 9. Um motivo inicial para acreditar que os telômeros tenham estruturas especiais foi o fato de que as DNA polimerases não replicam o segmento de DNA terminal do filamento *lagging* de um cromossomo linear. Na extremidade da molécula de DNA replicada de maneira descontínua, não haveria filamento de DNA para oferecer um grupo 3′-OH livre (iniciador) para polimerização dos desoxirribonucleotídios depois da excisão do iniciador de RNA do fragmento de Okazaki terminal (**Figura 10.33 A**). A consequência da incapacidade de sintetizar após a retirada desse iniciador de RNA será observada na rodada seguinte de replicação cromossômica, quando o filamento agora encurtado do DNA servir como molde para a síntese de um novo filamento "parceiro". O novo DNA dúplex não terá as sequências correspondentes àquelas do iniciador de RNA da rodada de replicação anterior. Essa perda de sequências é irreparável. Pior do que isso, é cumulativa. Após rodadas sucessivas de replicação, os cromossomos "encolherão" a partir de suas extremidades. A estrutura especial dos telômeros proporciona um ótimo mecanismo para que uma enzima que contém RNA, chamada **telomerase**, previna o encurtamento das extremidades cromossômicas. Essa enzima ímpar foi descoberta em 1985 por Elizabeth Blackburn e Carol Greider. Elas compartilharam o Prêmio Nobel em Fisiologia ou Medicina de 2009 com Jack Szostak, que, com Blackburn, descobriu como as estruturas especiais dos telômeros protegiam-nos contra a decomposição.

Espaçamento de nucleossomos na cromatina em replicação.

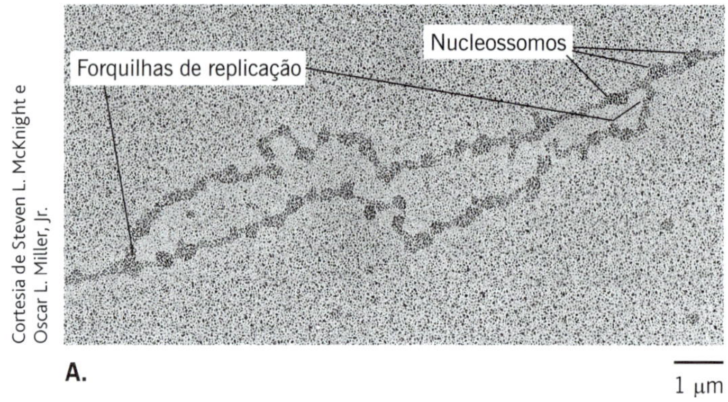

Montagem de nucleossomos durante a replicação do cromossomo.

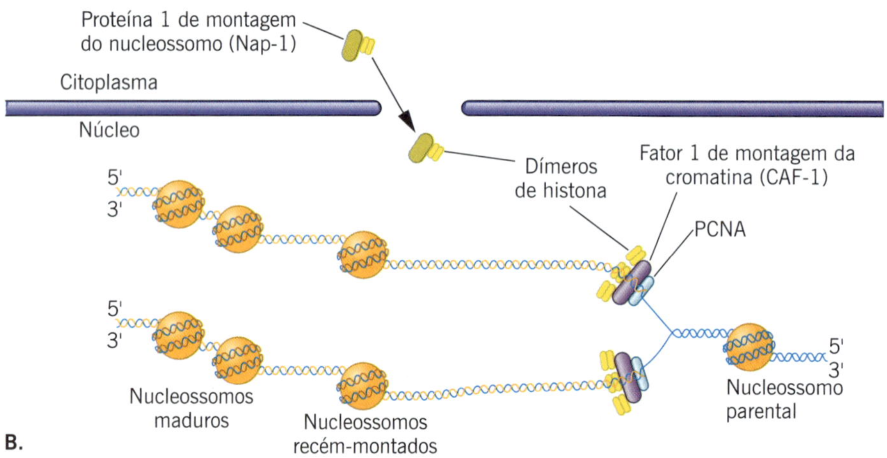

FIGURA 10.32 Desmontagem e montagem de nucleossomos durante a replicação de cromossomos em eucariotos. A. Micrografia eletrônica mostrando nucleossomos nos dois lados das duas forquilhas de replicação em *Drosophila*. Lembre-se de que a replicação do DNA é bidirecional; portanto, cada ponto de ramificação é uma forquilha de replicação. B. A montagem de novos nucleossomos durante a replicação do cromossomo requer proteínas que transportam histonas do citoplasma para o núcleo e que as concentram no local de montagem do nucleossomo. PCNA = antígeno nuclear da célula em proliferação (Figura 10.31).

Os telômeros dos seres humanos, que contêm a sequência repetida consecutiva TTAGGG, serão usados para ilustrar como a telomerase trabalha nas extremidades dos cromossomos (**Figura 10.33 B**). A telomerase reconhece a sequência de telômeros rica em G na extremidade 3′ e estende-se no sentido 5′ → 3′, uma unidade repetida por vez. A telomerase não preenche a lacuna oposta à extremidade 3′ do filamento-molde; ela apenas estende a extremidade 3′ do filamento-molde. A característica específica da telomerase é o seu molde de RNA intrínseco. Depois que a telomerase acrescenta várias unidades repetidas ao telômero, a DNA polimerase catalisa a síntese do filamento complementar. Não fosse a atividade da telomerase, haveria encurtamento progressivo dos cromossomos lineares. Se as deleções das terminações abrangessem um ou mais genes essenciais, esse encurtamento do cromossomo seria letal.

Uma alteração observada em muitas células cancerosas é a expressão dos genes codificadores da telomerase, que não são expressos na maioria das células somáticas. Portanto, uma linha de tratamento do câncer foi tentar desenvolver inibidores da telomerase de modo a promover a perda dos telômeros dos cromossomos nas células cancerosas e a morte dessas células. Contudo, outras células cancerosas não têm telomerase ativa, o que dificulta esse procedimento.

COMPRIMENTO DO TELÔMERO E ENVELHECIMENTO EM SERES HUMANOS

A maioria das células somáticas humanas não tem atividade da telomerase, ou a tem em níveis muito baixos. Células somáticas humanas em cultura dividem-se apenas um número limitado de vezes (geralmente apenas 20 a 70 gerações celulares) antes da senescência e morte. Quando o comprimento dos telômeros é medido em várias culturas de células somáticas, observa-se que há correlação entre o comprimento do telômero e o número de divisões celulares antes da senescência e morte. Células com telômeros mais longos dividem-se mais vezes que as células com telômeros mais curtos. Como seria esperado na ausência de atividade da telomerase, o comprimento do telômero diminui à medida que aumenta a idade da cultura celular.

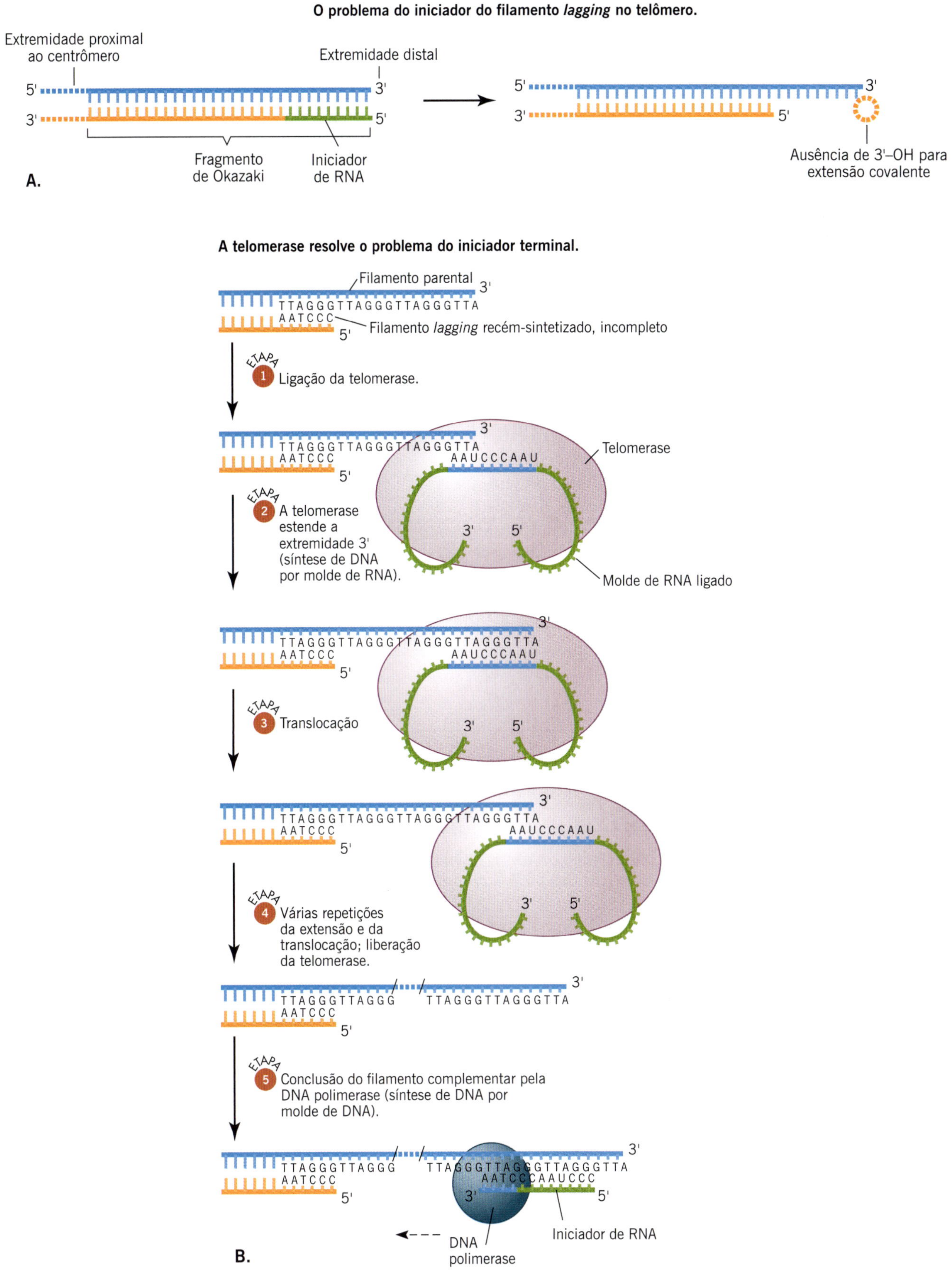

FIGURA 10.33 Replicação de telômeros do cromossomo. A. Em vista da necessidade de um grupo 3'-OH livre na extremidade do filamento iniciador, as DNA polimerases não conseguem substituir um iniciador de RNA que inicia a síntese de DNA na terminação ou perto da terminação do filamento *lagging*. B. Essas terminações dos cromossomos são replicadas pela telomerase, uma enzima especial que impede o encurtamento das extremidades dos cromossomos a cada replicação. A sequência de nucleotídios na terminação do filamento *lagging* é especificada por uma molécula curta de RNA existente como um componente essencial da telomerase. A sequência telomérica mostrada é a de seres humanos.

Outra evidência da relação entre comprimento do telômero e envelhecimento em seres humanos foi obtida em estudos de indivíduos com distúrbios denominados **progérias**, que são caracterizados por envelhecimento prematuro. Na forma mais grave de progéria, síndrome de Hutchinson-Gilford (**Figura 10.34**), a senescência – surgimento de rugas, calvície e outras manifestações do envelhecimento – começa imediatamente após o nascimento, e geralmente há morte na adolescência. Essa síndrome é causada por uma mutação dominante no gene codificador da lamina A, proteína que participa do controle do formato dos núcleos nas células. Não se sabe por que essa mutação causa envelhecimento prematuro. Em uma forma menos grave de progéria, a síndrome de Werner, a senescência começa na adolescência, e a morte geralmente sobrevém na faixa de 40 anos. A síndrome de Werner é causada por uma mutação recessiva do gene *WRN*, que codifica uma proteína participante dos processos de reparo do DNA. Entretanto, não sabemos como a perda dessa proteína causa envelhecimento prematuro. As células somáticas de indivíduos com ambas as formas de progéria têm telômeros mais curtos e exibem capacidade proliferativa diminuída quando cultivadas em cultura. Essas observações são consistentes com a hipótese de que a redução do comprimento do telômero contribui para o processo de envelhecimento.

Atualmente, a relação entre o comprimento do telômero e a senescência da célula é deduzida por correlação. Não há evidências diretas de que o encurtamento dos telômeros cause envelhecimento. Todavia, a correlação é surpreendente, e a hipótese de que o encurtamento dos telômeros contribui para o processo de envelhecimento em seres humanos justifica estudo complementar.

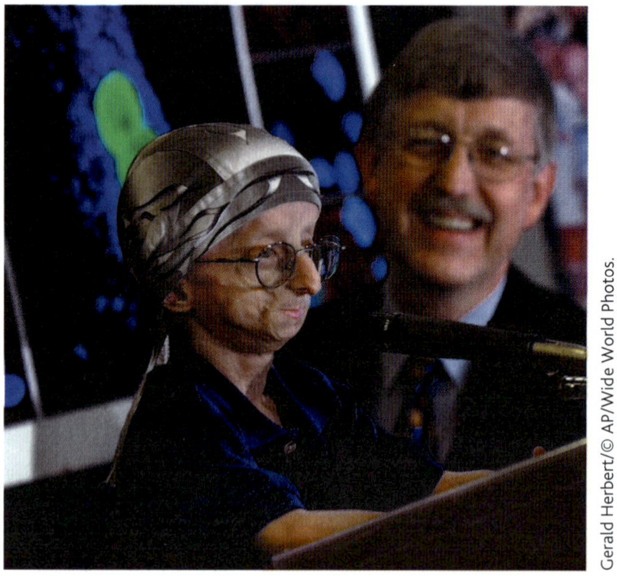

Gerald Herbert/© AP/Wide World Photos.

FIGURA 10.34 John Tacket, 15 anos, de Bay City, Michigan, fala sobre sua doença, progéria, durante uma coletiva de imprensa, convocada em Washington, em 16 de abril de 2003, para anunciar a descoberta do gene causador desse distúrbio genético raro e fatal, caracterizado por causar envelhecimento acelerado. À direita de Tacket, está o Dr. Francis S. Collins, diretor do National Institutes of Health.

PONTOS ESSENCIAIS

- *A replicação das grandes moléculas de DNA em cromossomos eucarióticos é bidirecional a partir das múltiplas origens*
- *Há três DNA polimerases (α, δ e ε) em cada forquilha de replicação em eucariotos*
- *Os telômeros, sequências especiais nas extremidades dos cromossomos, são estendidos por uma enzima específica denominada telomerase.*

Exercícios

Aplique a análise genética básica

1. *E. coli* cultivadas em meio normal contendo ^{14}N são transferidas para o meio que contém apenas o isótopo pesado de nitrogênio, ^{15}N, para uma geração de crescimento. Como será a distribuição de ^{14}N e ^{15}N no DNA dessas bactérias depois de uma geração?

Resposta: Como a replicação do DNA é semiconservativa, os filamentos parentais de DNA contendo ^{14}N serão conservados e usados como moldes para sintetizar novos filamentos complementares contendo ^{15}N. Portanto, cada dupla-hélice de DNA conterá um filamento leve e outro pesado, como mostra o esquema ao lado.

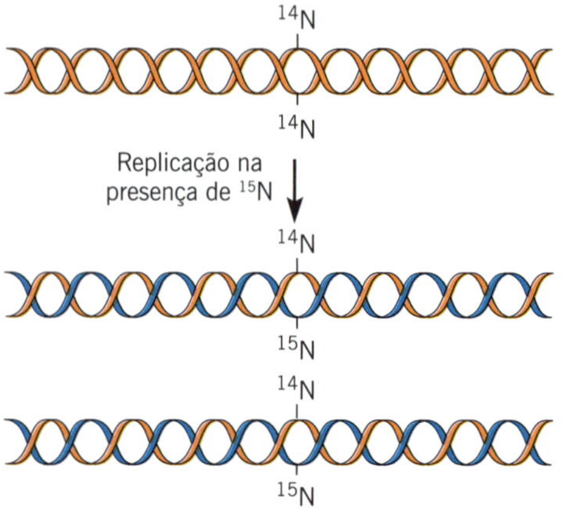

2. Acrescenta-se timidina radioativa (^{3}H) ao meio de cultura no qual está crescendo uma célula de camundongo. Essa célula nunca foi exposta à radioatividade antes. Se a célula estiver entrando na fase S no momento do acréscimo de ^{3}H-timidina, qual será a distribuição de radioatividade no DNA cromossômico na metáfase subsequente (a primeira metáfase depois do acréscimo de ^{3}H-timidina)?

Resposta: É preciso lembrar que cada cromossomo pré-replicação contém uma única molécula gigante de DNA que se estende de uma extremidade à outra do cromossomo passando pelo centrômero. A replicação dessa molécula de DNA será semiconservativa, assim como as moléculas de DNA em *E. coli* já apresentadas. Na metáfase, porém, as duas hélices duplas estarão presentes nas cromátides-irmãs ainda unidas no centrômero, como mostra o esquema a seguir.

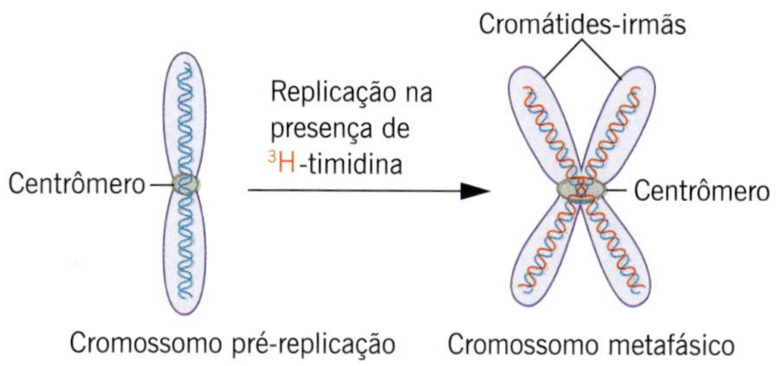

3. As DNA polimerases só são capazes de sintetizar DNA na presença simultânea de um filamento-molde e um filamento iniciador. Por quê? Quais são as funções desses dois filamentos?

Resposta: As DNA polimerases só podem estender cadeias de DNA com um grupo 3′-OH livre porque o mecanismo de extensão requer um ataque nucleofílico do grupo 3′-OH ao átomo de fósforo interno do trifosfato de desoxirribonucleosídio precursor com a eliminação do pirofosfato. O filamento com o grupo 3′-OH é o filamento iniciador; ele é estendido durante a síntese. O filamento-molde especifica a sequência de nucleotídios do filamento sintetizado; o novo filamento será complementar ao filamento molde. Essas funções são ilustradas da seguinte maneira:

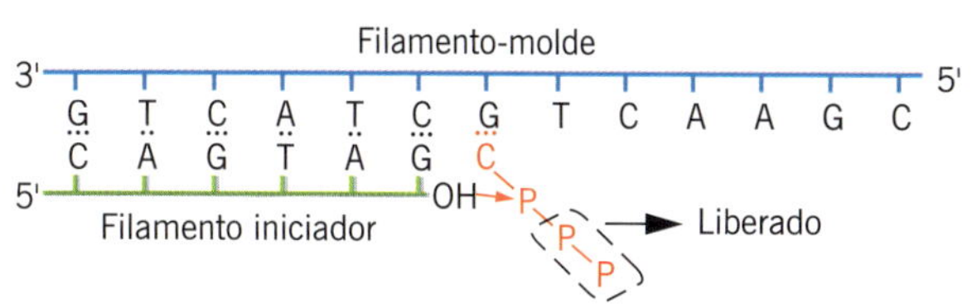

4. Como se pode usar a autorradiografia para distinguir entre replicação uni- e bidirecional do DNA?

Resposta: Caso as células sejam cultivadas em meio contendo ^{3}H-timidina por um curto período e, depois, transferidas para meio não radioativo para continuarem crescendo (experimento de *pulse-chase*), a replicação uni- e bidirecional preverá padrões de marcação diferentes, que podem ser distinguidos por autorradiografia, como é mostrado aqui:

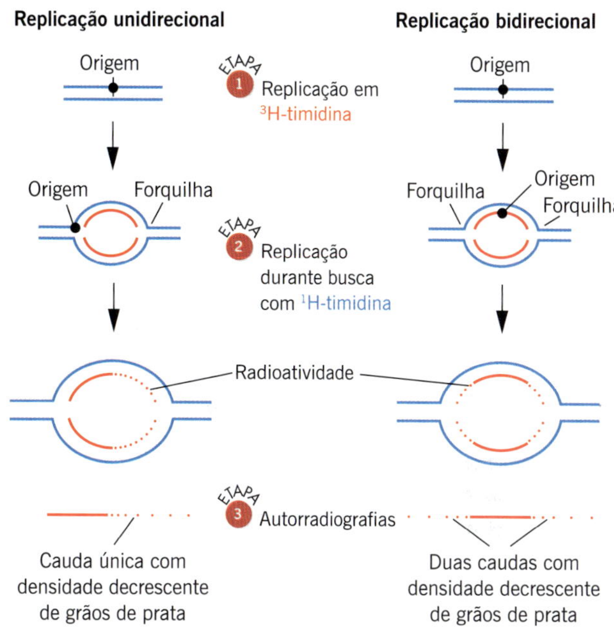

5. Por que a maioria das células somáticas deixa de se dividir depois de um número limitado de divisões celulares? O que aconteceria se elas continuassem se dividindo? Como as células cancerosas superam esse obstáculo?

Resposta: A maioria das células somáticas tem baixa ou nenhuma atividade de telomerase. Logo, os telômeros dos cromossomos tornam-se mais curtos a cada divisão celular. Se as células somáticas continuassem a se dividir na ausência de telomerase, os cromossomos perderiam os telômeros e, por fim, haveria perda de genes essenciais perto das extremidades dos cromossomos, causando morte celular. Uma das etapas essenciais na conversão de uma célula somática normal em célula cancerosa é ativar ou aumentar a síntese de telomerase de maneira que não haja perda dos telômeros durante as divisões descontroladas das células cancerosas.

Autoavaliação

Integre diferentes conceitos e técnicas

1. *Escherichia coli* foram cultivadas por muitas gerações em um meio no qual o nitrogênio só está disponível na forma de seu isótopo pesado ^{15}N. Em seguida, as células foram coletadas por centrifugação, lavadas com tampão e transferidas para um meio que continha ^{14}N (o isótopo leve normal do nitrogênio). Depois de duas gerações de cultura em meio com ^{14}N, foram transferidas de volta para o meio com ^{15}N para uma última geração de crescimento. Depois dessa geração final de crescimento em presença de ^{15}N, as células foram coletadas por centrifugação. O DNA dessas células foi extraído e analisado por centrifugação de equilíbrio por gradiente de densidade com CsCl. Qual seria a distribuição esperada desse DNA no gradiente?

Resposta: Meselson e Stahl demonstraram que a replicação de DNA em *E. coli* é semiconservativa. Seus experimentos de controle mostraram que as duplas-hélices de DNA com (1) ^{14}N nos dois filamentos, (2) ^{14}N em um filamento e ^{15}N no outro, e (3) ^{15}N nos dois filamentos separavam-se em três bandas no gradiente, chamadas (1) banda leve, (2) banda híbrida e (3) banda pesada, respectivamente. Quando se começa com uma dupla-hélice de DNA com ^{15}N nos dois filamentos e se faz a replicação semiconservativa por duas gerações na presença de ^{14}N e por uma geração na presença de ^{15}N, o resultado são oito moléculas de DNA, duas com ^{15}N nos dois filamentos e seis com ^{14}N em um filamento e ^{15}N no outro filamento, como mostra o esquema a seguir. Portanto, 75% (6/8) do DNA estarão na banda híbrida, e 25% (2/8), na banda pesada.

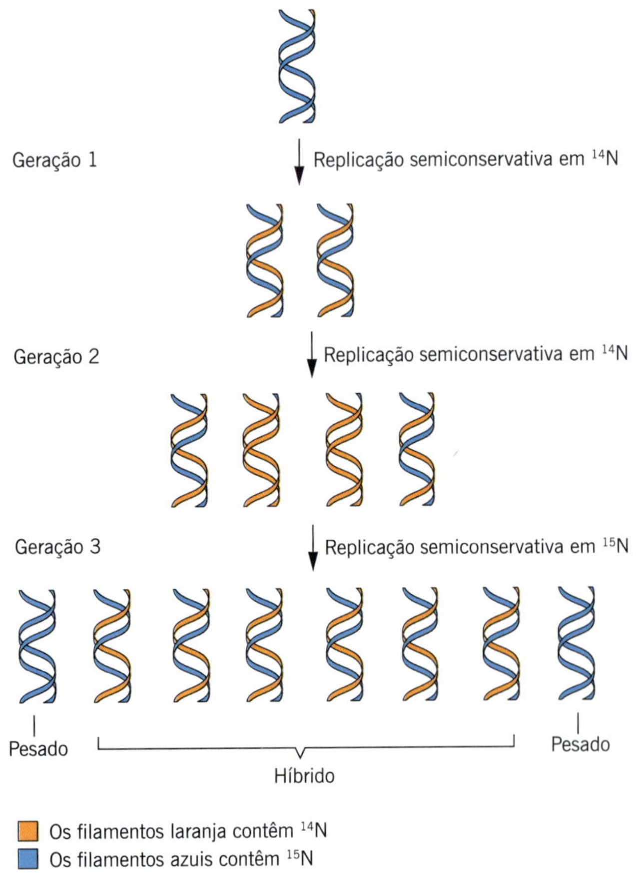

2. O cromossomo X de *Drosophila melanogaster* contém uma molécula gigante de DNA, com 22.422.827 pares de nucleotídios de comprimento. Durante os estágios iniciais de clivagem do desenvolvimento embrionário, a divisão nuclear leva apenas 10 minutos. Se cada forquilha de replicação avançar 2.600 pares de nucleotídios por minuto, quantas forquilhas serão necessárias para a replicação de todo o cromossomo X em 10 minutos? Considere que haja espaçamento uniforme dessas forquilhas de replicação ao longo da molécula de DNA.

A divisão celular é muito mais lenta nas células somáticas da mosca-das-frutas adulta. Se você estiver estudando células somáticas com um tempo de geração de 20 horas e uma fase S de 8 horas, quantas forquilhas de replicação seriam necessárias para concluir a replicação do cromossomo X durante a fase S da mitose?

Se o tamanho médio dos fragmentos de Okazaki em *Drosophila* for de 250 nucleotídios, quantos fragmentos de Okazaki serão sintetizados durante a replicação do cromossomo X? Quantos iniciadores de RNA serão necessários?

Resposta: Se uma forquilha de replicação avançar 2.600 pares de nucleotídios por minuto, atravessará 26.000 pares de nucleotídios em 10 minutos e catalisará a síntese de cadeias de DNA com 26.000 nucleotídios de comprimento em cada uma das duas duplas-hélices produzidas. Visto que existem 22.422.827 pares de nucleotídios no cromossomo X e a replicação de 26.000 pares de nucleotídios por forquilha de replicação ocorre em 10 minutos, a replicação completa do DNA nesse cromossomo durante os estágios de clivagem do desenvolvimento embrionário exigiria 862 forquilhas de replicação (22.422.827 pares de nucleotídios/26.000 pares de nucleotídios replicados por forquilha em 10 minutos) uniformemente espaçadas ao longo da molécula de DNA.

Da mesma maneira, no caso das células somáticas da mosca-das-frutas adulta com uma fase S de 8 horas, seria necessário o espaçamento regular de 18 forquilhas de replicação ao longo do DNA no cromossomo X para concluir a replicação em 8 horas. Uma forquilha de replicação replicaria 1.248.000 pares de nucleotídios em 8 horas (2.600 pares de nucleotídios por minuto × 480 minutos). Portanto, no caso de espaçamento uniforme das forquilhas de replicação, 18 delas poderiam replicar a molécula de DNA no cromossomo X em 8 horas (22.422.827 pares de nucleotídios/1.248.000 pares de nucleotídios por forquilha por 8 horas).

A replicação da molécula gigante de DNA no cromossomo X de *Drosophila* exigirá a síntese e a união subsequente de 89.691 fragmentos de Okazaki (22.422.827 pares de nucleotídios/250 nucleotídios por fragmento de Okazaki). Também exigirá a síntese de 89.691 iniciadores de RNA porque a síntese de cada fragmento de Okazaki é começada com um iniciador de RNA.

Avaliação adicional

Entenda melhor e desenvolva a capacidade analítica

10.1 A DNA polimerase I de *E. coli* é um polipeptídio único de massa molecular 103.000.
(a) Que atividades enzimáticas além da atividade de polimerase desempenha esse polipeptídio?
(b) Quais são as funções *in vivo* dessas atividades?
(c) Essas atividades são muito importantes para uma célula de *E. coli*? Por quê?

10.2 *Escherichia coli* são cultivadas por muitas gerações em um meio no qual o nitrogênio só está disponível na forma de seu isótopo pesado ^{15}N. Depois, são transferidas para meio que tem o ^{14}N como única fonte de nitrogênio.
(a) Qual seria a distribuição de ^{15}N e ^{14}N esperada nas moléculas de DNA de células cultivadas por uma geração no meio com ^{14}N, supondo que a replicação do DNA fosse (i) conservativa, (ii) semiconservativa ou (iii) dispersiva?
(b) Qual seria a distribuição esperada depois de duas gerações no meio com ^{14}N, supondo que a replicação fosse (i) conservativa, (ii) semiconservativa ou (iii) dispersiva?

10.3 Por que a banda constituída por moléculas de DNA que contêm ^{15}N ocupa posição diferente da banda de moléculas de DNA que contêm ^{14}N centrifugadas até o ponto de equilíbrio com CsCl *6M*?

10.4 Um molde de DNA e um iniciador com a estrutura

3′ P –TGCGAATTAGCGACAT– P 5′
5′ P –ATCGGTACGACGCTTAAC–OH 3′

(em que P = um grupo fosfato) é posto em um sistema de síntese de DNA *in vitro* (Mg^{2+}, um excesso dos quatro trifosfatos de desoxirribonucleosídios etc.) que contém uma forma mutante de DNA polimerase I de *E. coli* sem atividade de exonuclease 5′ → 3′. As atividades de polimerase 5′ → 3′ e de exonuclease 3′ → 5′ dessa enzima anômala são idênticas às da DNA polimerase I da *E. coli* normal. Ela não tem apenas atividade de exonuclease 5′ → 3′.
(a) Qual será a estrutura do produto final?
(b) Qual será a primeira etapa na sequência da reação?

10.5 Como seria possível distinguir experimentalmente os modos contínuo e descontínuo de replicação de DNA?

10.6 *E. coli* contêm cinco DNA polimerases diferentes – I, II, III, IV e V. Qual dessas enzimas catalisa a replicação semiconservativa do cromossomo bacteriano durante a divisão celular? Quais são as funções das outras quatro DNA polimerases em *E. coli*?

10.7 *Boston teaberry* é uma planta imaginária que tem um número diploide de cromossomos igual a 4 e células que crescem facilmente em culturas de células em suspensão. A ^3H-timidina foi acrescentada ao meio de cultura no qual crescia uma célula em estágio G_1 dessa planta. Depois de uma geração de crescimento em meio com ^3H-timidina, acrescentou-se colchicina ao meio de cultura. Agora o meio continha ^3H-timidina e colchicina. Depois de duas "gerações" de crescimento em meio contendo ^3H-timidina (a segunda "geração" na presença de colchicina também), as duas células-filhas (cada uma com oito cromossomos) foram transferidas para meio de cultura contendo timidina não radioativa (^1H-timidina) e colchicina. Observe que uma "geração" na presença de colchicina consiste em uma duplicação cromossômica do ciclo celular normal, porém sem divisão celular. As duas células-filhas continuaram a crescer, avançando no "ciclo celular", até que cada célula tivesse um conjunto de cromossomos metafásicos com a aparência mostrada a seguir.

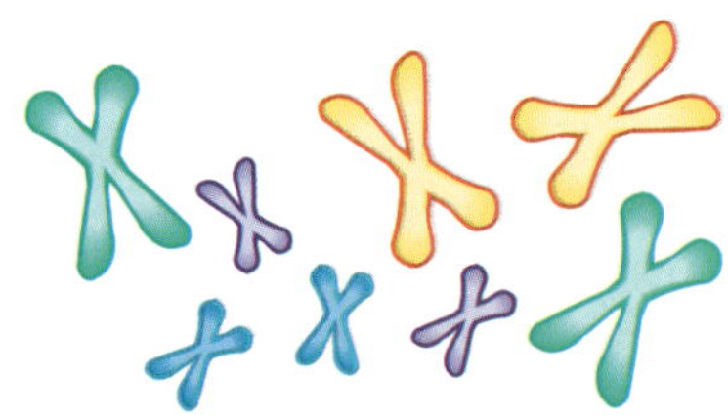

Caso se fizesse a autorradiografia desses cromossomos metafásicos (quatro grandes e quatro pequenos), qual seria o padrão de radioatividade (indicado por grãos de prata na autorradiografia) esperado? (Considere que não haja recombinação entre moléculas de DNA.)

10.8 Suponha que o experimento descrito no Problema 10.7 tenha sido novamente executado, mas dessa vez substituindo a ^3H-timidina por timidina não radioativa no momento em que foi acrescentada a colchicina (depois de uma geração de crescimento celular em meio contendo ^3H-timidina). Depois, as células foram mantidas em colchicina mais timidina não radioativa até a metáfase mostrada no Problema 10.7. Como seriam as autorradiografias desses cromossomos?

10.9 Suponha que o DNA de células (em cultura celular) de uma espécie eucariótica tenha sido marcado por um curto período pelo acréscimo de ^3H-timidina ao meio e que, em seguida, o marcador tenha sido removido e as células novamente suspensas em meio não radioativo. Depois de um curto período de crescimento em meio não radioativo, o DNA foi extraído dessas células, diluído, depositado delicadamente sobre filtros e autorradiografado. O que a observação de autorradiografias do tipo

———···· ———···· ———····

indicaria sobre a natureza da replicação de DNA nessas células? Por quê?

10.10 Organize as seguintes enzimas na ordem de ação durante a replicação do DNA em *E. coli*: (1) DNA polimerase I, (2) DNA polimerase III, (3) DNA primase, (4) DNA girase e (5) DNA helicase.

10.11 Quinze DNA polimerases diferentes – α, β, γ, δ, ε, κ, ξ, η, θ, κ, λ, μ, σ, ϕ e Rev1 – foram caracterizadas em mamíferos. Quais são as localizações e as funções intracelulares dessas polimerases?

10.12 O cromossomo de *E. coli* contém aproximadamente 4×10^6 pares de nucleotídios e replica-se como um único réplicon bidirecional em cerca de 40 minutos em diferentes condições de crescimento. O maior cromossomo de *D. melanogaster* contém cerca de 6×10^7 pares de nucleotídios. (a) Se esse cromossomo tem uma molécula gigante de DNA cuja replicação é bidirecional a partir de uma única origem, localizada precisamente no meio da molécula de DNA, quanto tempo levaria para a replicação de todo o cromossomo se a replicação em *Drosophila* ocorresse na mesma velocidade que a replicação em *E. coli*? (b) Na verdade, a replicação é mais lenta em eucariotos que em procariotos. Se cada bolha de replicação cresce 5.000 pares de nucleotídios por minuto em *Drosophila* e 100.000 pares de nucleotídios por minuto em *E. coli*, quanto tempo será necessário para replicar o maior cromossomo de *Drosophila* se ele tiver um réplicon bidirecional conforme descrito em (a)? (c) Durante as divisões de clivagem iniciais em embriões de *Drosophila*, os núcleos dividem-se a cada 9 a 10 minutos. De acordo com seus cálculos em (a) e (b), o que essas divisões nucleares rápidas indicam sobre o número de réplicons por cromossomo em *Drosophila*?

10.13 Células de *E. coli* cultivadas em ^{14}N por muitas gerações são transferidas para um meio que contém apenas ^{15}N e crescem nesse meio por quatro gerações. Em seguida, seu DNA é extraído e analisado por centrifugação de equilíbrio por gradiente de densidade com CsCl. Que proporções desse DNA ocuparão as bandas "leve," "híbrida" e "pesada" no gradiente?

10.14 O cromossomo do bacteriófago lambda tem vários segmentos ricos em AT que desnaturam quando expostos a pH 11,05 durante 10 minutos. Depois dessa desnaturação parcial, a forma acondicionada linear da molécula de DNA do fago λ tem a estrutura mostrada na Figura 10.9 A. Depois que a molécula de DNA do fago λ é injetada na *E. coli*, formam-se ligações de hidrogênio entre suas terminações unifilamentares complementares e, pela ação da DNA ligase, a molécula torna-se circular fechada por ligação covalente. Depois, replica-se como uma estrutura em formato de θ. O cromossomo do fago λ tem 17,5 μm de comprimento e origem de replicação única, localizada a 14,3 μm da extremidade esquerda da forma linear mostrada na Figura 10.9 A. Desenhe a estrutura que seria observada por microscopia eletrônica depois de (1) replicação de um segmento com aproximadamente 6 μm de comprimento da molécula de DNA cromossômico do fago λ (*in vivo*) e (2) exposição dessa molécula de DNA parcialmente replicada a pH de 11,05 por 10 minutos (*in vitro*), (a) se o avanço da replicação fosse bidirecional a partir da origem e (b) se o avanço da replicação fosse unidirecional a partir da origem.

10.15 Que atividade enzimática catalisa cada uma das seguintes etapas na replicação semiconservativa do DNA em procariotos?
(a) Formação de super-helicoidização negativa nas moléculas de DNA produzidas.
(b) Síntese de iniciadores de RNA.
(c) Retirada de iniciadores de RNA.
(d) Extensão covalente de cadeias de DNA nas terminações 3′-OH de filamentos iniciadores.
(e) Revisão dos nucleotídios nas terminações 3′-OH de filamentos iniciadores de DNA.

10.16 Uma espécie de árvore tem um genoma muito grande, constituído de $2{,}0 \times 10^{10}$ pares de bases de DNA.
(a) Se esse DNA fosse organizado em uma só molécula linear, qual seria o comprimento (em metros) dessa molécula?
(b) Se o DNA fosse distribuído uniformemente entre 10 cromossomos e cada cromossomo tivesse uma origem de replicação de DNA, quanto tempo seria necessário para concluir a fase S do ciclo celular, supondo que a DNA polimerase possa sintetizar 2×10^4 pb de DNA por minuto?
(c) Uma célula em crescimento ativo pode completar a fase S do ciclo celular em cerca de 300 minutos. Supondo-se que a distribuição das origens de replicação seja uniforme, quantas origens de replicação tem cada cromossomo?
(d) Qual é o número médio de pares de bases entre origens adjacentes de replicação?

10.17 Por que todas as moléculas de DNA gigantes em cromossomos eucarióticos contêm obrigatoriamente múltiplas origens de replicação?

10.18 Em *E. coli*, isolaram-se mutantes *polA* viáveis que sintetizam um produto gênico anômalo com atividade de polimerase 5′ → 3′ mínima ou inexistente, mas atividade de exonuclease 5′ → 3′ normal. Contudo, não foi identificado mutante *polA* com deficiência completa da atividade de exonuclease 5′ → 3′ e preservação da atividade de polimerase 5′ → 3′, da DNA polimerase I. Qual seria a explicação desses resultados?

10.19 Outros mutantes *polA* de *E. coli* não têm a atividade de exonuclease 3′ → 5′ da DNA polimerase I. A velocidade de síntese do DNA será modificada nesses mutantes? Que efeito(s) terão essas mutações *polA* sobre o fenótipo do organismo?

10.20 Muitas das origens de replicação caracterizadas contêm sequências centrais ricas em AT. Essas sequências centrais ricas em AT têm alguma importância funcional? Em caso afirmativo, qual?

10.21 (a) Por que a atividade da DNA primase não é necessária para iniciar a replicação por círculo rolante? (b) A DNA primase é necessária para a síntese descontínua do filamento *lagging*, que ocorre na cauda unifilamentar do círculo rolante. Por quê?

10.22 A DNA polimerase I é necessária para remover iniciadores de RNA durante a replicação do cromossomo em *E. coli*. No entanto, a DNA polimerase III é a verdadeira replicase em *E. coli*. Por que a DNA polimerase III não remove os iniciadores de RNA?

10.23 Em *E. coli*, são necessárias três proteínas diferentes para desenrolar a dupla-hélice parental e manter os filamentos desenrolados na forma de um molde estendido. Quais são essas proteínas, e quais são suas respectivas funções?

10.24 Qual é a semelhança entre as estruturas da DNA polimerase I e da DNA polimerase III em *E. coli*? Qual é a estrutura da holoenzima DNA polimerase III? Qual é a função do produto do gene *dnaN* em *E. coli*?

10.25 O produto do gene *dnaA* de *E. coli* é necessário para a iniciação da síntese de DNA em *oriC*. Qual é sua função? Como sabemos que a proteína DnaA é essencial para o processo de iniciação?

10.26 O que é um primossomo e quais são suas funções? Que enzimas essenciais são encontradas no primossomo? Quais são os principais componentes do replissomo de *E. coli*? Como os geneticistas podem determinar se esses componentes são necessários para a replicação do DNA?

10.27 O DNA cromossômico de eucariotos é acondicionado em nucleossomos durante a fase S do ciclo celular. Que obstáculos o tamanho e a complexidade do replissomo e do nucleossomo representam durante a replicação semiconservativa do DNA de eucariotos? Como esses obstáculos poderiam ser superados?

10.28 Duas cepas mutantes de *E. coli* têm mutação termossensível em um gene que codifica um produto necessário para duplicação do cromossomo. As duas cepas replicam o DNA e dividem-se normalmente a 25°C, mas são incapazes de replicar o DNA ou se dividir a 42°C. Quando células de uma linhagem são transferidas de cultura a 25°C para cultura a 42°C, a síntese de DNA cessa imediatamente. Quando células da outra linhagem são submetidas à mesma mudança de temperatura, a síntese de DNA continua, embora mais lentamente, durante cerca de 30 minutos. A que conclusão se pode chegar sobre as funções dos produtos desses dois genes?

10.29 Quais são as diferenças da replicação de DNA cromossômico em eucariotos e procariotos?

10.30 O (a) O cromossomo da bactéria *Salmonella typhimurium* contém cerca de 4×10^6 pares de nucleotídios. Quantos fragmentos de Okazaki aproximadamente são produzidos durante uma replicação completa do cromossomo de *S. typhimurium*? (b) O maior cromossomo de *D. melanogaster* contém cerca de 6×10^7 pares de nucleotídios. Quantos fragmentos de Okazaki aproximadamente são produzidos durante a replicação desse cromossomo?

10.31 Na levedura *S. cerevisiae*, as células haploides com uma mutação denominada *est1* (de *e*ver-shorter *t*elomeres, telômeros cada vez mais curtos) perdem as sequências teloméricas distais a cada divisão celular. Preveja o efeito fenotípico final dessa mutação na prole dessas células.

10.32 Suponha que a sequência de DNA bifilamentar mostrada no esquema adiante está localizada na extremidade de uma grande molécula de DNA em um cromossomo eucariótico.

5′-(sequência do centrômero)-GATTCCCCGGGAAGCTTGGGGGGCCCATCTTCGTACGTCTTTGCA-3′
3′-(sequência do centrômero)-CTAAGGGGCCCTTCGAACCCCCCGGGTAGAAGCATGCAGAAACGT-5′

Você reconstituiu um replissomo eucariótico que é ativo *in vitro*. No entanto, não tem atividade de telomerase. Se a molécula de DNA mostrada acima fosse isolada e replicada em seu sistema *in vitro*, que produtos seriam esperados?

Genômica na Web em http://www.ncbi.nlm.nih.gov

1. A DNA polimerase III catalisa a replicação semiconservativa do cromossomo de *E. coli*. Quantos genes codificam as proteínas estruturais de DNA polimerase III na linhagem K12 de *E. coli*? Que genes codificam que subunidades? Esses são agrupados em uma região específica do cromossomo de *E. coli*, ou são distribuídos por todo o cromossomo? Qual é o tamanho do gene que codifica a subunidade alfa da DNA polimerase III em *E. coli* K12?

2. Um único gene codifica a DNA polimerase I em *E. coli*. Qual é o nome desse gene? Qual é o tamanho desse gene? Onde está localizado o cromossomo de *E. coli*? Qual é o peso molecular da DNA polimerase I? Quantos aminoácidos ela contém?

Dica: No *site* do NCBI, na aba Popular Resources, clique em Gene. Depois, realize a pesquisa usando o nome da proteína e do organismo, quais sejam, DNA polimerase III e *Escherichia coli K12*. Nos resultados da pesquisa, clique em Primary Source "Ecogene" para obter mais informações, incluindo as coordenadas do nucleotídio e a posição do gene no mapa, o tamanho da proteína, e outras informações semelhantes.

Transcrição e Processamento do RNA

11

PANORAMA

- Transferência de informações genéticas | O dogma central
- Processo de expressão gênica
- Transcrição em procariotos
- Transcrição e processamento de RNA em eucariotos
- Genes interrompidos em eucariotos | Éxons e íntrons
- Remoção de sequências de íntrons por recomposição de RNA

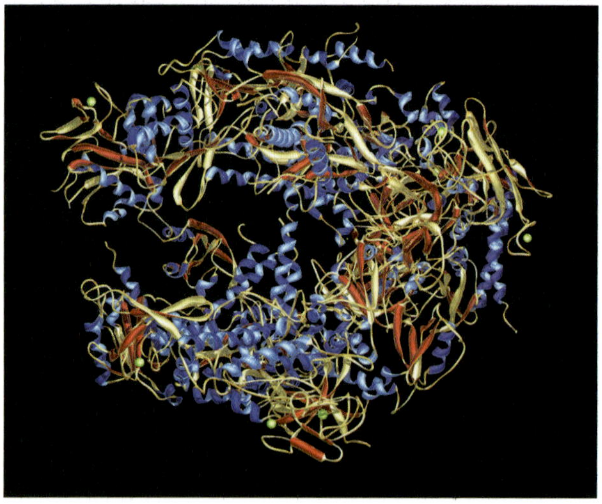

Dr. Mark J. Winter/Photo Researchers.

Modelo computadorizado da estrutura da RNA polimerase II, que catalisa a transcrição de genes nucleares nos eucariotos.

Armazenamento e transmissão de informações com códigos simples

Vivemos na era do computador, cuja presença exerce um forte impacto em praticamente todos os aspectos da vida humana, desde o simples caminho de carro até o trabalho até o fantástico testemunho, pela transmissão, da aterrissagem de naves espaciais na lua. Esses assistentes eletrônicos armazenam, encontram e analisam dados na velocidade da luz. O "cérebro" do computador é um pequeno *chip* de silício, o microprocessador, que contém um arranjo sofisticado e integrado de circuitos eletrônicos capazes de responder quase imediatamente a impulsos codificados de energia elétrica. Ao executar suas façanhas maravilhosas, o computador usa um código binário, linguagem baseada em 0 e 1. Portanto, o alfabeto usado pelos computadores consiste em apenas dois símbolos – muito diferente do alfabeto latino, que contém 26. Sem dúvida, se o computador é capaz de fazer a sua mágica com um alfabeto binário, é possível compreender como uma grande quantidade de informações é armazenada e encontrada sem a necessidade de códigos complexos nem de alfabetos enormes. Neste e no próximo capítulo, examinaremos (1) como as informações genéticas dos seres vivos são escritas em um alfabeto de apenas quatro letras, os quatro pares de bases do DNA, e (2) como essas informações genéticas são expressas em um organismo. Veremos que o RNA tem papel fundamental no processo de expressão gênica.

Transferência de informações genéticas | O dogma central

O dogma central da biologia é que as informações armazenadas no DNA são transferidas para moléculas de RNA durante a transcrição e para proteínas durante a tradução.

Segundo o dogma central da biologia molecular, as informações genéticas geralmente fluem (1) de DNA para DNA durante sua transmissão de uma geração para outra e (2) do DNA para a proteína durante a expressão fenotípica em um organismo (**Figura 11.1**). Durante a replicação dos vírus de RNA, as informações também são transmitidas de RNA para RNA. A transferência de informações genéticas do DNA para as proteínas ocorre em duas etapas: (1) **transcrição**, a transferência das informações genéticas do DNA para o RNA e (2) **tradução**, a transferência de informações do RNA para as proteínas. Além disso, as informações genéticas fluem do RNA para o DNA durante a conversão dos genomas de vírus tumorais de RNA em suas formas de DNA proviral. Portanto, às vezes, a transferência de informações genéticas do DNA para o RNA é reversível, enquanto a transferência de informações do RNA para as proteínas é sempre irreversível.

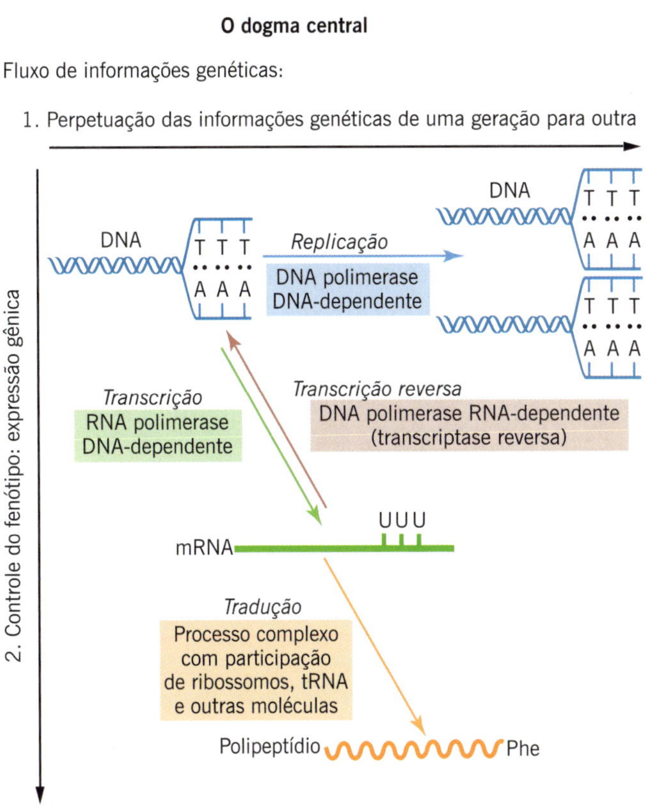

FIGURA 11.1 O fluxo de informações genéticas de acordo com o dogma central da biologia molecular. Replicação, transcrição e tradução ocorrem em todos os organismos; a transcrição reversa ocorre em células infectadas por determinados vírus de RNA. A transferência de informações de RNA para RNA durante a replicação dos vírus de RNA não é mostrada.

TRANSCRIÇÃO E TRADUÇÃO

A transcrição e a tradução são as duas etapas cruciais da expressão da informação genética (Figura 11.1). Durante a transcrição, um filamento de DNA em um gene é usado como molde para sintetizar um filamento complementar de RNA, denominado transcrito gênico. Por exemplo, na Figura 11.1, o filamento de DNA que contém a sequência AAA de nucleotídios é usado como molde para produzir a sequência complementar UUU no transcrito de RNA. Durante a tradução, a sequência de nucleotídios no transcrito de RNA é convertida na sequência de aminoácidos no produto gênico polipeptídico. Essa conversão é controlada pelo **código genético**, a especificação de aminoácidos por trinucleotídios chamados **códons** no transcrito gênico. Por exemplo, o trinucleotídio UUU no transcrito de RNA mostrado na Figura 11.1 especifica o aminoácido fenilalanina (Phe) no produto gênico polipeptídico. A tradução ocorre em aparelhos macromoleculares complexos chamados **ribossomos**, constituídos de três a cinco moléculas de RNA e de 50 a 90 proteínas diferentes. Contudo, o processo de tradução também requer a participação de muitas outras macromoléculas. Este capítulo concentra-se na transcrição; a tradução é o assunto do Capítulo 12.

As moléculas de RNA traduzidas nos ribossomos são denominadas **RNA mensageiros (mRNA)**. Em procariotos, o produto da transcrição, o **transcrito primário**, geralmente equivale à molécula de mRNA (**Figura 11.2 A**). Em eucariotos, muitas vezes é preciso processar os transcritos primários por excisão de sequências específicas e modificação de ambas as terminações antes que possam ser traduzidos (**Figura 11.2 B**). Portanto, os transcritos primários em eucariotos geralmente são precursores dos mRNA e, por isso, são denominados **pré-mRNA**. A maioria dos genes nucleares em eucariotos superiores e alguns em eucariotos inferiores contêm sequências não codificadoras, os *íntrons*, que separam as sequências expressas ou *éxons* desses genes. As sequências completas desses *genes interrompidos* são transcritas em pré-mRNA, e, em seguida, as sequências de íntrons não codificadoras são removidas por *reações de recomposição* (*splicing*) ocorridas em estruturas moleculares chamadas *espliceossomos*.

CINCO TIPOS DE MOLÉCULAS DE RNA

Cinco classes diferentes de moléculas de RNA têm papéis essenciais na expressão gênica. Já apresentamos os RNA mensageiros, intermediários que levam informações genéticas do DNA para os ribossomos, onde são sintetizadas as proteínas. Os **RNA transportadores (tRNA)** são pequenas moléculas de RNA que atuam como adaptadores entre aminoácidos e os códons no mRNA durante a tradução. Os **RNA ribossômicos (rRNA)** são componentes estruturais e catalíticos dos ribossomos, as máquinas intricadas que traduzem sequências de nucleotídios em sequências de aminoácidos dos polipeptídios. Os **pequenos RNA nucleares (snRNA)** são componentes estruturais dos espliceossomos, as organelas nucleares que excisam os íntrons dos transcritos gênicos. Os **microRNA (miRNA)** são RNA unifilamentares curtos, com 20 a 22 nucleotídios, que bloqueiam a expressão de mRNA complementares ou parcialmente complementares, causando sua degradação ou reprimindo sua tradução. Este capítulo apresentará os papéis dos mRNA e snRNA. As estruturas e as funções dos tRNA e rRNA serão discutidas em detalhes no Capítulo 12. Os mecanismos de regulação da expressão gênica pelos miRNA serão discutidos no Capítulo 18.

Os cinco tipos de RNA – mRNA, tRNA, rRNA, snRNA e miRNA – são produzidos por transcrição. Ao contrário dos mRNA, que especificam polipeptídios, os produtos finais dos genes de tRNA, rRNA, snRNA e miRNA são moléculas de RNA. As moléculas de tRNA, rRNA, snRNA e miRNA não são traduzidas. A **Figura 11.3** apresenta uma visão geral da expressão gênica em eucariotos, enfatizando a origem transcricional e as funções dos cinco tipos de moléculas de RNA. O processo é semelhante em procariotos, mas o DNA não é separado dos ribossomos por um envoltório nuclear. Além disso, raramente os genes procarióticos contêm sequências não codificadoras que são removidas durante o processamento do transcrito de RNA.

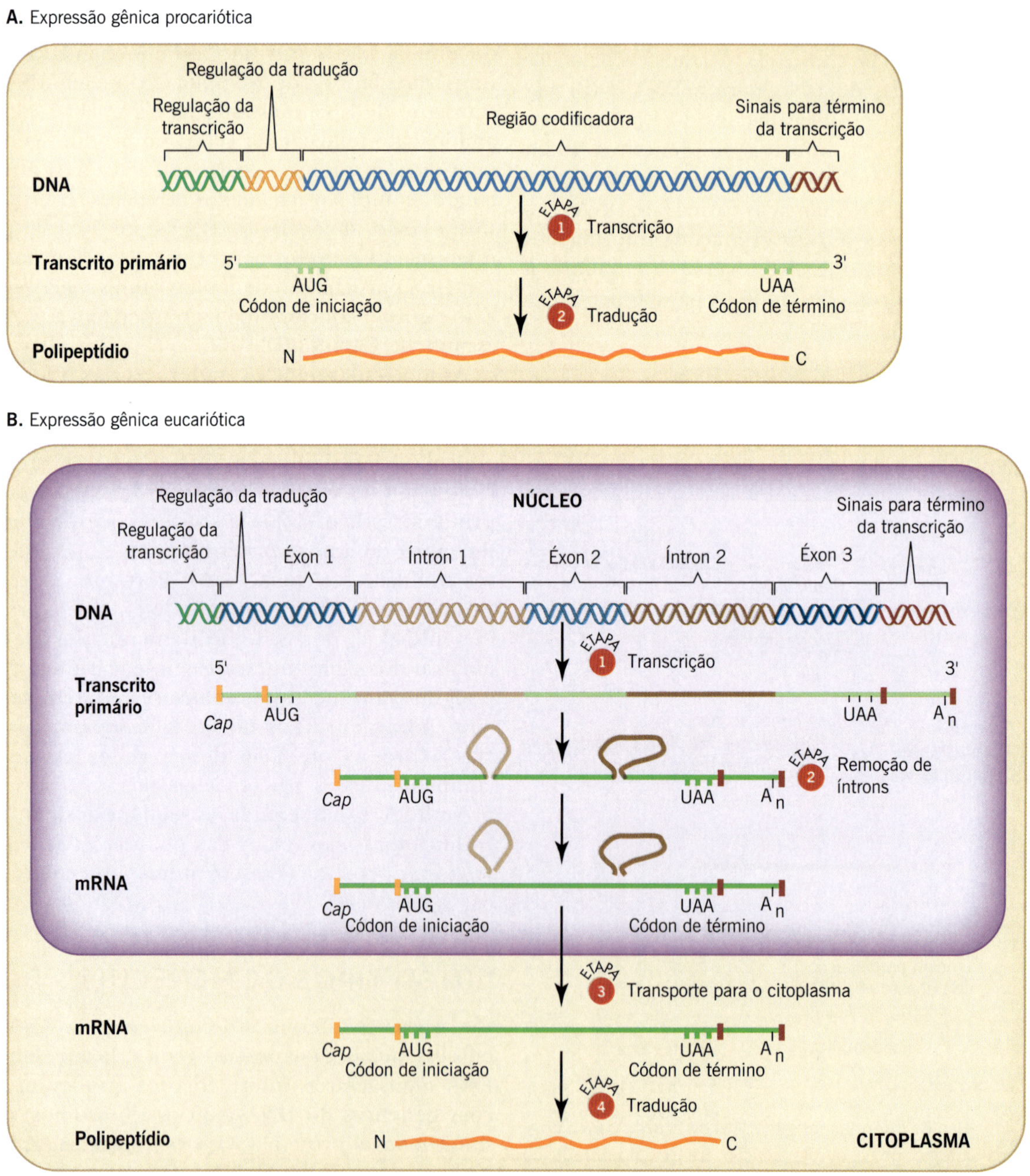

FIGURA 11.2 A expressão gênica ocorre em duas etapas: transcrição e tradução, tanto em procariotos (A) quanto em eucariotos (B). Em eucariotos, muitas vezes os transcritos primários ou pré-mRNA têm de ser processados por excisão de íntrons e acréscimo de *caps* 5′ de 7-metilguanosina e de cauda poli(A) 3′ [$(A)_n$]. Além disso, os mRNA eucarióticos têm de ser transportados do núcleo para o citoplasma, onde são traduzidos.

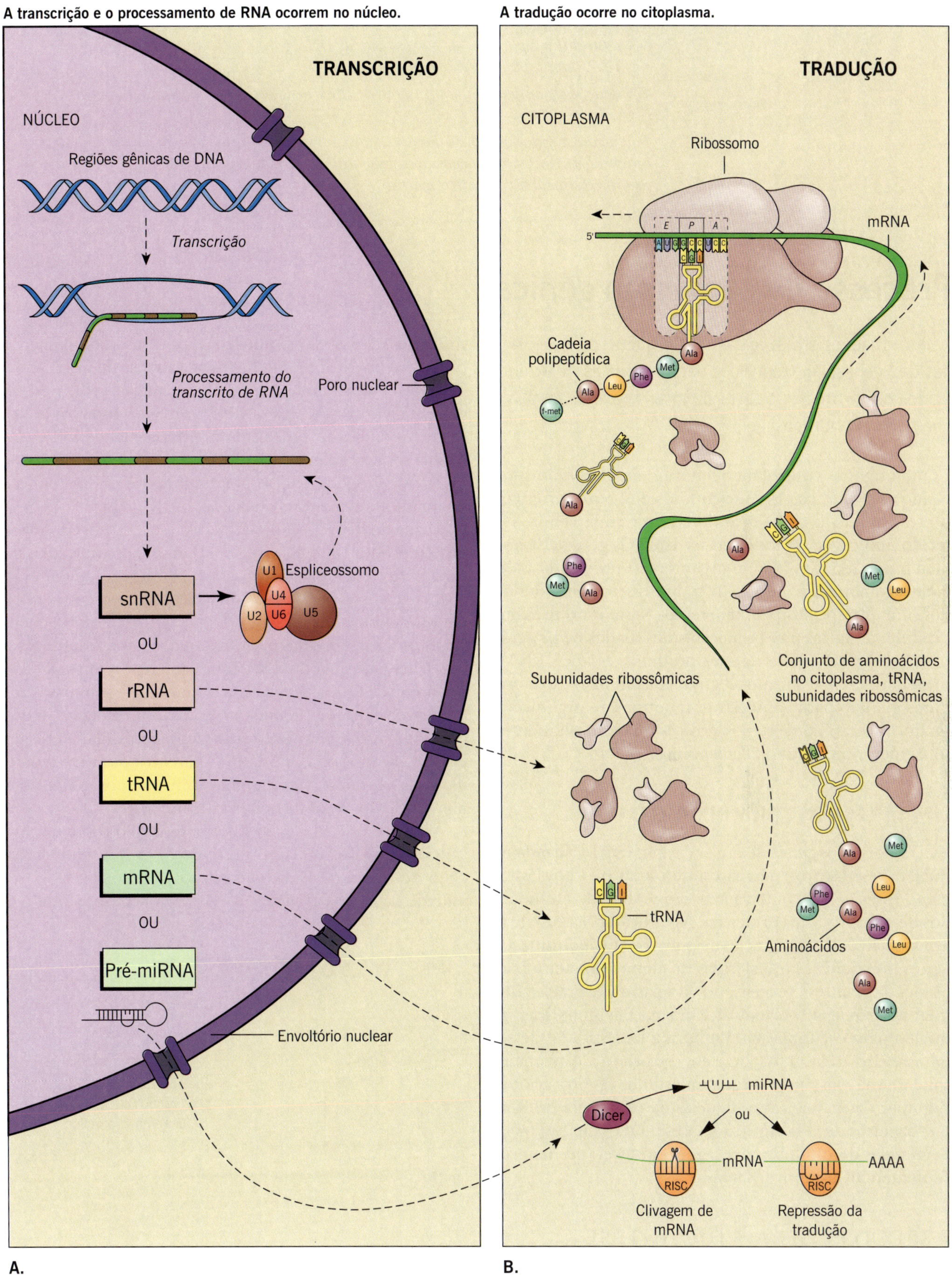

FIGURA 11.3 Visão geral da expressão gênica, enfatizando a origem transcricional de miRNA, snRNA, tRNA, rRNA e mRNA, a função de recomposição (*splicing*) de snRNA, a regulação da expressão gênica por miRNA, e os papéis de tRNA, rRNA, mRNA e ribossomos na tradução. Dicer é uma nuclease que processa o precursor de miRNA em miRNA e RISC é o complexo silenciador induzido por RNA (*RNA-induced silencing complex*).

PONTOS ESSENCIAIS

- *O dogma central da biologia molecular é que as informações genéticas fluem de DNA para DNA durante a replicação do cromossomo, do DNA para o RNA durante a transcrição, e do RNA para a proteína durante a tradução*
- *Transcrição é a síntese de um transcrito de RNA complementar a partir do filamento de DNA de um gene*
- *Tradução é a conversão das informações armazenadas na sequência de nucleotídios do transcrito de RNA na sequência de aminoácidos do produto gênico polipeptídico, de acordo com as especificações do código genético.*

Processo de expressão gênica

As informações armazenadas nas sequências nucleotídicas dos genes são traduzidas nas sequências de aminoácidos das proteínas a partir de intermediários instáveis chamados RNA mensageiros.

Como os genes controlam o fenótipo de um organismo? Como as sequências de nucleotídios dos genes orientam o crescimento e o desenvolvimento de uma célula, um tecido, um órgão ou todo um ser vivo? Os geneticistas sabem que o fenótipo de um organismo é produzido pelos efeitos combinados da ação de todos os seus genes dentro dos limites impostos pelo ambiente. Neste e no próximo capítulo, destacaremos os mecanismos usados pelos genes para orientar a síntese de seus produtos, a saber, RNA e proteínas. Os mecanismos de que lançam mão esses produtos gênicos para controlar os fenótipos de organismos maduros serão comentados nos capítulos subsequentes, sobretudo no Capítulo 22, disponível *on-line*.

UM mRNA INTERMEDIÁRIO

Se a maioria dos genes de um eucarioto está localizada no núcleo, e se as proteínas são sintetizadas no citoplasma, como esses genes controlam as sequências de aminoácidos de seus produtos proteicos? As informações genéticas armazenadas nas sequências de pares de nucleotídios nos genes precisam ser transferidas de alguma maneira para os locais de síntese proteica no citoplasma. É preciso que mensageiros transportem as informações genéticas do núcleo para o citoplasma. Embora a necessidade desses mensageiros seja mais óbvia em eucariotos, o primeiro sinal de sua existência surgiu em estudos de procariotos. Algumas das primeiras evidências da existência de RNA mensageiros de vida curta são apresentados em Em foco | Evidências de um RNA mensageiro instável, no material suplementar disponível *on-line*.

ASPECTOS GERAIS DA SÍNTESE DE RNA

A síntese de RNA ocorre por um mecanismo semelhante ao da síntese de DNA (Capítulo 10), à exceção de que (1) os precursores são *trifosfatos de ribonucleosídios* em vez de trifosfatos de desoxirribonucleosídios, (2) só um filamento de DNA é usado como molde para a síntese de uma cadeia de RNA complementar em qualquer região e (3) é possível iniciar novas cadeias de RNA sem necessidade de um filamento iniciador preexistente. A molécula de RNA produzida será complementar e antiparalela ao **filamento-molde** de DNA e idêntica, exceto por resíduos de uridina em vez de timidina, ao **filamento não molde** de DNA (**Figura 11.4**). Se a molécula de RNA for um mRNA, ela especificará aminoácidos no produto gênico proteico. Portanto, as moléculas de mRNA são filamentos codificadores de RNA. Também são chamadas de **filamentos *sense*** de RNA porque as sequências de nucleotídios "fazem sentido" já que especificam sequências de aminoácidos das proteínas que são os produtos gênicos. Uma molécula de RNA complementar a um mRNA é denominada **RNA *antisense***. Essa terminologia algumas vezes é estendida aos dois filamentos de DNA. Entretanto, o uso dos termos *sense* e *antisense* para designar os filamentos de DNA é inconsistente. Portanto, usaremos *filamento-molde* e *filamento não molde* para designar os filamentos transcrito e não transcrito, respectivamente, de um gene.

A síntese de cadeias de RNA, a exemplo da síntese de cadeias de DNA, ocorre no sentido $5' \rightarrow 3'$, com o acréscimo de ribonucleotídios ao grupo 3'-hidroxila na extremidade da cadeia (**Figura 11.5**). A reação compreende um

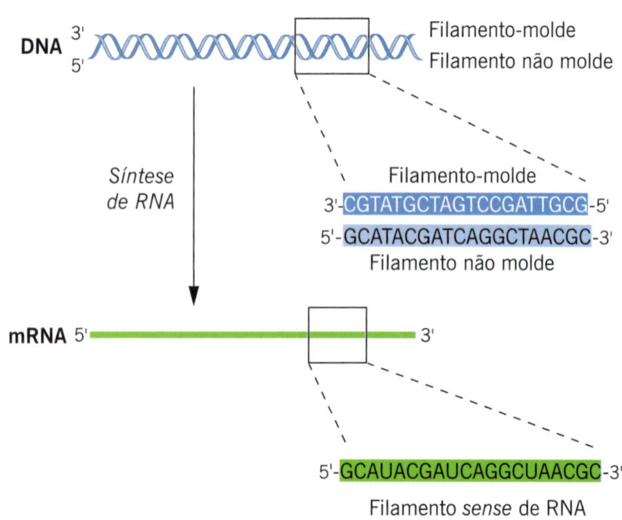

FIGURA 11.4 A síntese de RNA usa como molde apenas um filamento de DNA de um gene.

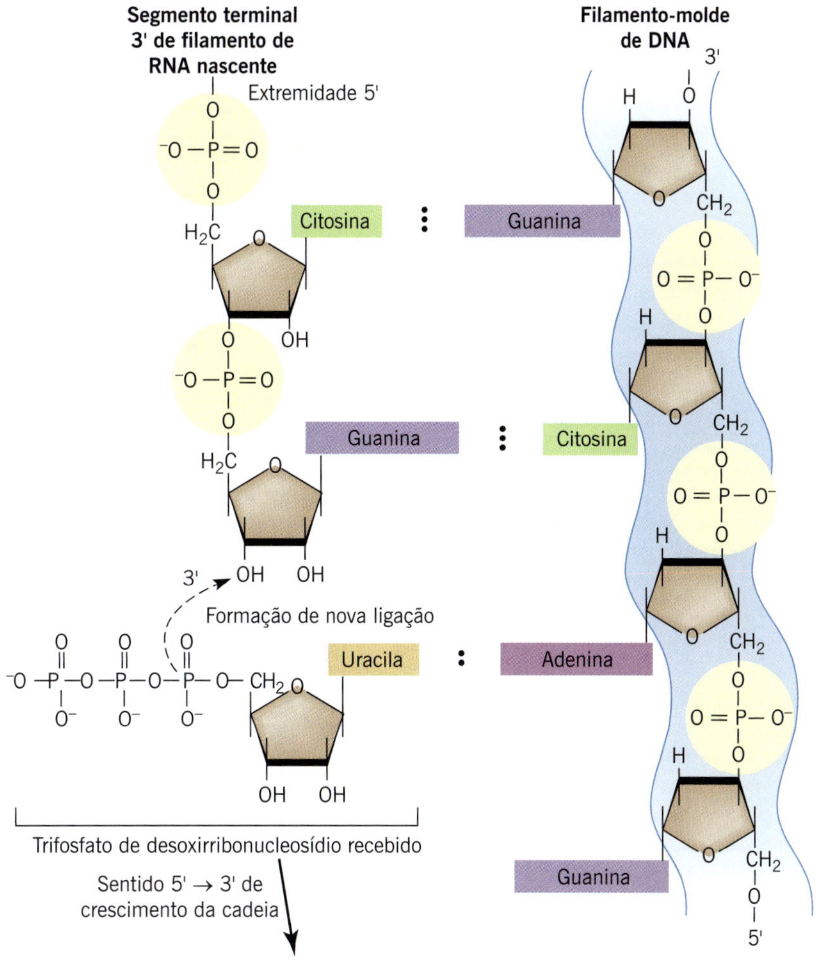

FIGURA 11.5 Reação de alongamento da cadeia de RNA catalisada por RNA polimerase.

ataque nucleofílico do grupo 3'-OH ao átomo de fósforo nucleotidil (interior) do trifosfato de ribonucleosídio precursor, com eliminação de pirofosfato, do mesmo modo que na síntese de DNA. Essa reação é catalisada por enzimas chamadas **RNA polimerases.** A reação geral é a seguinte:

$$n(\text{RTP}) \xrightarrow[\text{RNA polimerase}]{\text{DNA-molde}} (\text{RMP})_n + n(\text{PP})$$

em que n é o número de moles de trifosfato de ribonucleotídio (RTP) consumidos, monofosfato de ribonucleotídio (RMP) incorporado ao RNA e pirofosfato (PP) produzido.

As RNA polimerases ligam-se a sequências nucleotídicas específicas chamadas **promotores** e, com a ajuda de proteínas denominadas fatores de transcrição, iniciam a síntese de moléculas de RNA nos locais de início da transcrição perto dos promotores. Os promotores em eucariotos geralmente são mais complexos que em procariotos. Uma única RNA polimerase efetua toda a transcrição na maioria dos procariotos, enquanto os eucariotos têm cinco RNA polimerases diferentes, cada uma delas responsável pela síntese de uma classe de RNA. A síntese de RNA ocorre em um segmento desenrolado de DNA, às vezes denominado **bolha de transcrição**, produzido por RNA polimerase (**Figura 11.6**). A sequência nucleotídica de uma molécula de RNA é complementar à do filamento-molde de DNA, e a síntese de RNA é guiada pelas mesmas regras de pareamento de bases que a síntese de DNA, mas a uracila substitui a timina. Logo, é possível determinar a origem dos transcritos de RNA pelo estudo da sua hibridização com DNA de diferentes fontes, como o(s) cromossomo(s) da célula, vírus e outros organismos infecciosos (ver Problema resolvido | Distinção de RNA transcritos do DNA viral e do hospedeiro).

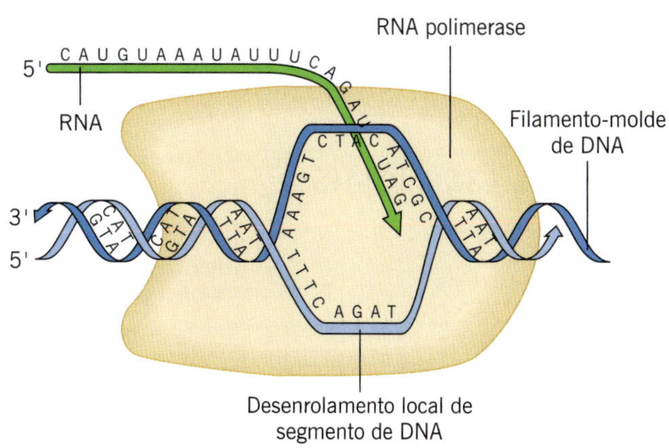

FIGURA 11.6 A síntese de RNA ocorre em um segmento desenrolado de DNA. Essa *bolha de transcrição* possibilita o pareamento de bases de alguns nucleotídios no filamento-molde com a extremidade em crescimento da cadeia de RNA. O desenrolamento e o reenrolamento da molécula de DNA são catalisados por RNA polimerase.

PROBLEMA RESOLVIDO

Distinção de RNA transcritos do DNA viral e do DNA do hospedeiro

PROBLEMA

E. coli infectadas por um vírus representam a oportunidade para que as células produzam dois tipos de transcritos de RNA: bacteriano e viral. Se o vírus for um bacteriófago lítico, como T4, são produzidos apenas transcritos virais; se for um bacteriófago não lítico, como M13, são produzidos transcritos virais e bacterianos; e se for um prófago quiescente, como lambda, são produzidos apenas transcritos bacterianos. Suponha que você acabou de identificar um novo vírus de DNA. Como identificaria os tipos de transcritos de RNA produzidos nas bactérias infectadas por esse vírus?

FATOS E CONCEITOS

1. Durante a primeira etapa da expressão gênica (transcrição), um filamento de DNA é usado como molde para síntese de um filamento complementar de RNA.
2. O RNA pode ser marcado com ^{3}H por cultura de células em meio contendo ^{3}H-uridina.
3. O DNA pode ser desnaturado – separado em seus filamentos constituintes – expondo-se a alta temperatura ou pH elevado.
4. Tanto os DNA virais quanto os DNA da célula hospedeira podem ser purificados, desnaturados e ligados a membranas para uso em experimentos de hibridização subsequentes (ver Figura 1 em Em foco | Evidências de um RNA mensageiro instável, no material suplementar disponível *on-line*).
5. Em condições apropriadas, moléculas unifilamentares complementares de RNA e DNA formam hélices duplas estáveis *in vitro*.

ANÁLISE E SOLUÇÃO

E possível identificar a origem dos transcritos de RNA sintetizados em células infectadas por vírus mediante incubação das células infectadas por um curto período em meio contendo ^{3}H-uridina, purificação do RNA dessas células e, em seguida, hibridização com DNA unifilamentar viral e bacteriano.

a. Prepara-se uma membrana ligada a DNA desnaturado viral, uma segunda membrana ligada a DNA desnaturado do hospedeiro e uma terceira membrana sem DNA para servir de controle na medida da ligação inespecífica de RNA marcado com ^{3}H.

b. Em seguida, prepara-se uma solução de hibridização apropriada e nela se põem as três membranas – uma com DNA viral, outra com DNA do hospedeiro e a última sem DNA.

c. Depois, acrescenta-se uma amostra do RNA purificado marcado com ^{3}H para hibridização com o DNA nas membranas. Por último, lavam-se bem as membranas para remover todo o RNA não hibridizado. O RNA remanescente está ligado especificamente ao DNA na membrana ou inespecificamente à própria membrana. É possível determinar o grau da ligação do RNA por meio da medida da radioatividade de cada membrana.

d. A radioatividade na membrana que não tinha DNA representa a ligação "de fundo" inespecífica do RNA à membrana. Essa radioatividade pode ser subtraída dos níveis de radioatividade nas duas outras membranas para medir a ligação específica do RNA ao DNA viral ou bacteriano. Os resultados determinarão se os transcritos marcados foram sintetizados a partir de moldes de DNA viral, DNA bacteriano ou ambos. Os resultados nas células infectadas por fago T4, células infectadas por fago M13 e células contendo prófagos lambda poderiam ser resumidos como mostrado adiante. (Os sinais positivos indicam a presença de transcritos de RNA com hibridização específica.)

	RNA hibridizado a membrana contendo	
	DNA de *E. coli*	DNA de fago
E. coli infectadas por fago T4	–	+
E. coli infectadas por fago M13	+	+
E. coli com prófagos lambda	+	–

Que padrão você observa em células infectadas pelo vírus recém-descoberto?

PONTOS ESSENCIAIS

- *Em eucariotos, os genes estão no núcleo, enquanto os polipeptídios são sintetizados no citoplasma*
- *Moléculas de RNA mensageiro atuam como intermediários que levam informações genéticas do DNA para os ribossomos, onde são sintetizadas as proteínas*
- *A síntese de RNA, catalisada por RNA polimerases, é semelhante à síntese de DNA em muitos aspectos*
- *A síntese de RNA ocorre em uma região localizada de separação do filamento, e apenas um filamento de DNA serve de molde para a síntese de RNA.*

Transcrição em procariotos

A transcrição – a primeira etapa da expressão gênica – transfere as informações genéticas armazenadas em DNA (genes) para as moléculas de RNA mensageiro que levam as informações até os ribossomos – os locais de síntese proteica – no citoplasma.

As características básicas da transcrição são iguais em procariotos e eucariotos, mas muitos detalhes – como as sequências promotoras – são diferentes. A RNA polimerase de *E. coli* foi estudada detalhadamente e será apresentada aqui. Essa enzima catalisa a síntese de RNA nessa espécie. As RNA polimerases das arqueobactérias têm estruturas muito diferentes e não serão analisadas aqui.

Um segmento de DNA transcrito para produzir uma molécula de RNA é uma **unidade de transcrição**. As unidades de transcrição podem ser equivalentes a genes individuais ou incluir vários genes contíguos. Grandes transcritos que contêm as sequências codificadoras de vários genes são comuns em bactérias. O processo de transcrição é dividido em três estágios: (1) **iniciação** de uma nova cadeia de RNA, (2) **alongamento** da cadeia e (3) **término** da transcrição e liberação da molécula de RNA nascente (**Figura 11.7**).

Ao discutirem a transcrição, os biólogos costumam usar os termos *upstream* e *downstream* para se referirem às regiões situadas em direção à extremidade 5′ e à extremidade 3′, respectivamente, do transcrito em relação a algum local na molécula de mRNA. Esses termos são fundamentados no fato de que a síntese de RNA sempre ocorre no sentido 5′ para 3′. As regiões *upstream* e *downstream* dos genes são as sequências de DNA que especificam os segmentos 5′ e 3′ correspondentes de seus transcritos em relação a um ponto de referência específico.

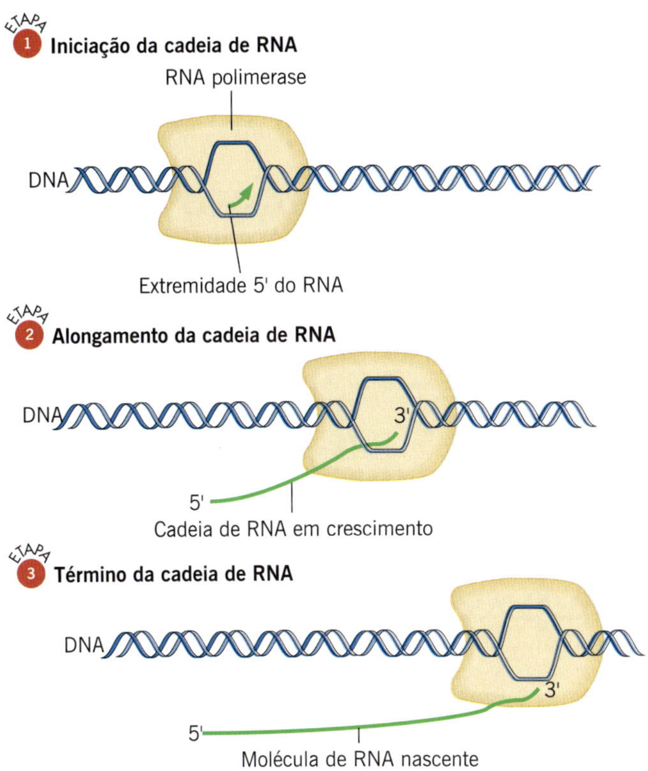

FIGURA 11.7 Os três estágios da transcrição: iniciação, alongamento e término.

RNA POLIMERASE | ENZIMAS COMPLEXAS

As RNA polimerases que catalisam a transcrição são proteínas multiméricas complexas. A RNA polimerase de *E. coli* tem massa molecular de aproximadamente 480.000 e é constituída de cinco polipeptídios. Dois deles são idênticos; portanto, a enzima contém quatro polipeptídios distintos. A composição da molécula de RNA polimerase completa, a **holoenzima**, é $\alpha_2\beta\beta'\sigma$. As subunidades a participam da montagem do *cerne tetramérico* ($\alpha_2\beta\beta'$) da RNA polimerase. A subunidade β contém o local de ligação ao trifosfato de ribonucleosídio, e a subunidade β' abriga a região de ligação ao molde de DNA.

Uma subunidade, o **fator sigma** (σ) participa apenas da iniciação da transcrição; não tem função no alongamento da cadeia. Após a iniciação da cadeia de RNA, o fator σ é liberado, e o alongamento da cadeia (Figura 11.5) é catalisado pelo cerne da enzima ($\alpha_2\beta\beta'$). A função de sigma é reconhecer e ligar a RNA polimerase aos locais de iniciação da transcrição ou promotores no DNA. O cerne da enzima (sem σ) catalisaria a síntese de RNA a partir de moldes de DNA *in vitro*, mas, assim, iniciaria cadeias de RNA em locais aleatórios nos dois filamentos de DNA. Já a holoenzima (com σ) só inicia cadeias de RNA *in vitro* em locais usados *in vivo*.

INICIAÇÃO DE CADEIAS DE RNA

A iniciação de cadeias de RNA tem três etapas: (1) ligação da holoenzima RNA polimerase a uma região promotora no DNA; (2) desenrolamento localizado dos dois filamentos de DNA pela RNA polimerase, garantindo um filamento-molde livre para pareamento de bases com os ribonucleotídios recebidos; e (3) formação de ligações fosfodiéster entre os primeiros ribonucleotídios na cadeia de RNA nascente. A holoenzima continua ligada na região promotora durante a síntese das oito ou nove primeiras ligações; então, o fator sigma é liberado, e o cerne da enzima inicia a fase de alongamento da síntese de RNA. Durante a iniciação, cadeias curtas de dois a nove ribonucleotídios são sintetizadas e liberadas. Essa síntese frustrada cessa depois que são sintetizadas cadeias de 10 ou mais ribonucleotídios e a RNA polimerase começa a avançar no sentido 3′ a partir do promotor.

Por convenção, os pares de nucleotídios ou nucleotídios nas unidades de transcrição e adjacentes a elas são numerados em relação ao local de iniciação do transcrito (designado +1) – o par de nucleotídios correspondente ao primeiro nucleotídio (5′) do transcrito de RNA. Os pares de bases que precedem o local de iniciação recebem prefixos negativos (–); aqueles que sucedem o local de iniciação (em relação ao sentido da transcrição) recebem prefixos positivos (+). As sequências nucleotídicas que precedem o local de iniciação são denominadas **sequências da região 5′**; as que sucedem o local de iniciação são **sequências da região 3′**.

Como já foi citado, a subunidade sigma da RNA polimerase medeia a ligação aos promotores no DNA. Centenas de promotores de *E. coli* foram sequenciados e, ao contrário do esperado, têm muito pouco em comum. Duas sequências curtas nesses promotores são conservadas o suficiente para serem reconhecidas, mas mesmo elas raramente são idênticas em dois promotores diferentes. Os pontos médios das duas sequências conservadas estão aproximadamente 10 e 35 pares de nucleotídios, respectivamente, antes do local de iniciação da transcrição (**Figura 11.8**). Portanto, elas são denominadas **sequência –10** e **sequência –35**, respectivamente. Embora essas sequências variem um pouco de um gene para outro, alguns nucleotídios são altamente conservados. As sequências de nucleotídios encontradas nesses elementos genéticos conservados geralmente são denominadas **sequências de consenso**. A sequência de consenso –10 no filamento não molde é TATAAT; a sequência de consenso –35 é TTGACA. Inicialmente, a subunidade sigma reconhece e se liga à sequência –35; portanto, às vezes essa sequência é denominada **sequência de reconhecimento**. A sequência –10 rica em AT facilita o desenrolamento localizado do DNA, um requisito essencial para a síntese de uma nova cadeia de RNA. A distância entre as sequências –35 e –10 é altamente conservada em promotores de *E. coli*, nunca tendo menos de 15 ou mais de 20 pares de nucleotídios de comprimento. Além disso, a primeira base ou base 5′ no RNA de *E. coli* geralmente (> 90%) é uma purina.

ALONGAMENTO DE CADEIAS DE RNA

O alongamento de cadeias de RNA é catalisado pelo cerne da enzima RNA polimerase após a liberação da subunidade σ. A extensão covalente de cadeias de RNA (Figura 11.5) ocorre na bolha de transcrição, um segmento desenrolado de DNA. A molécula de RNA polimerase tem atividade de desenrolamento e reenrolamento do DNA.

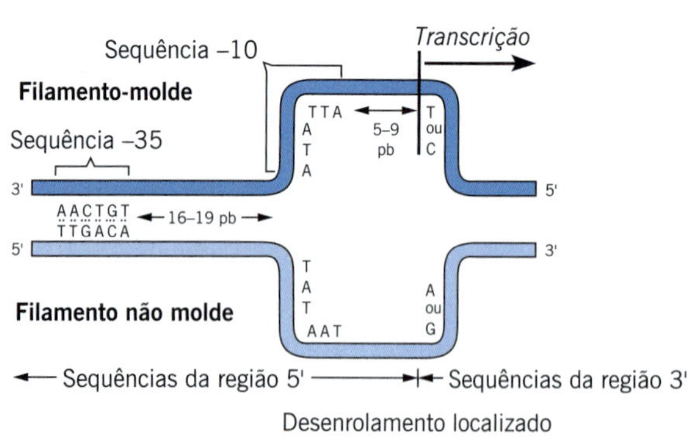

FIGURA 11.8 Estrutura de um promotor típico em *E. coli*. A RNA polimerase liga-se à sequência –35 do promotor e inicia o desenrolamento dos filamentos de DNA na sequência –10 rica em AT. A transcrição começa na bolha de transcrição em um sítio 5 a 9 pares de bases além da sequência –10.

A RNA polimerase desenrola continuamente a dupla-hélice de DNA adiante do local de polimerização e reenrola os filamentos complementares de DNA atrás do local de polimerização enquanto avança ao longo da dupla-hélice (**Figura 11.9**). Em *E. coli*, o comprimento médio de uma bolha de transcrição é de 18 pares de nucleotídios, e cerca de 40 ribonucleotídios são incorporados à cadeia de RNA em crescimento por segundo. A cadeia de RNA nascente é deslocada do filamento-molde de DNA à medida que a RNA polimerase avança ao longo da molécula de DNA. A região de pareamento de bases transitório entre a cadeia em crescimento e o filamento-molde de DNA é muito curta, talvez com apenas três pares de bases de comprimento. A estabilidade do complexo de transcrição é mantida principalmente pela ligação do DNA e da cadeia de RNA em crescimento à RNA polimerase, e não pelo pareamento de bases entre o filamento-molde do DNA e o RNA nascente.

TÉRMINO DAS CADEIAS DE RNA

O término das cadeias de RNA ocorre quando a RNA polimerase encontra um **sinal de término**. Quando isso acontece, o complexo de transcrição se dissocia, liberando a molécula de RNA nascente. Existem dois tipos de terminadores de transcrição em *E. coli*. Um tipo só leva ao término na presença de uma proteína chamada *rho* (ρ); portanto, essas sequências de término são denominadas terminadores *rho-dependentes*. O outro tipo resulta no término da transcrição sem participação de rho; essas sequências são denominadas *terminadores rho-independentes*.

Os terminadores rho-independentes contêm uma região rica em GC seguida por seis ou mais pares de bases AT, com presença de A no filamento-molde (**Figura 11.10**,

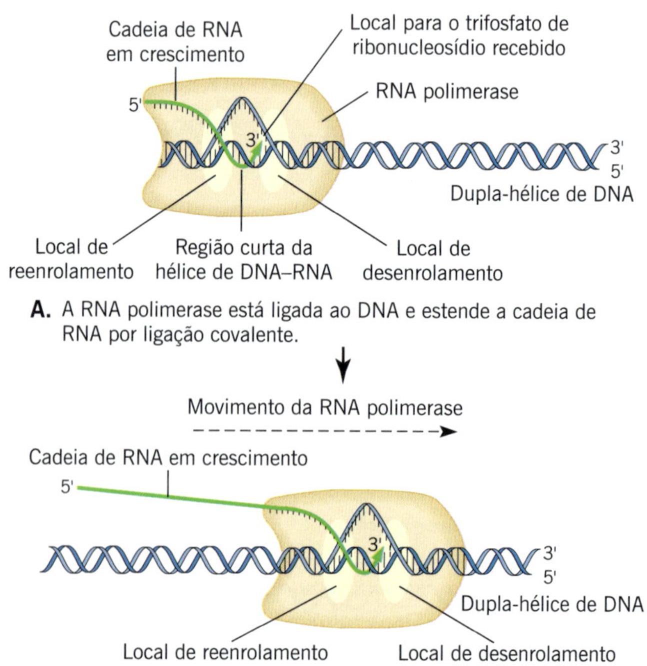

A. A RNA polimerase está ligada ao DNA e estende a cadeia de RNA por ligação covalente.

B. A RNA polimerase deslocou-se no sentido 3' a partir da posição em A, estendendo de modo progressivo a cadeia de RNA nascente.

FIGURA 11.9 Alongamento de uma cadeia de RNA catalisada por RNA polimerase em *E. coli*.

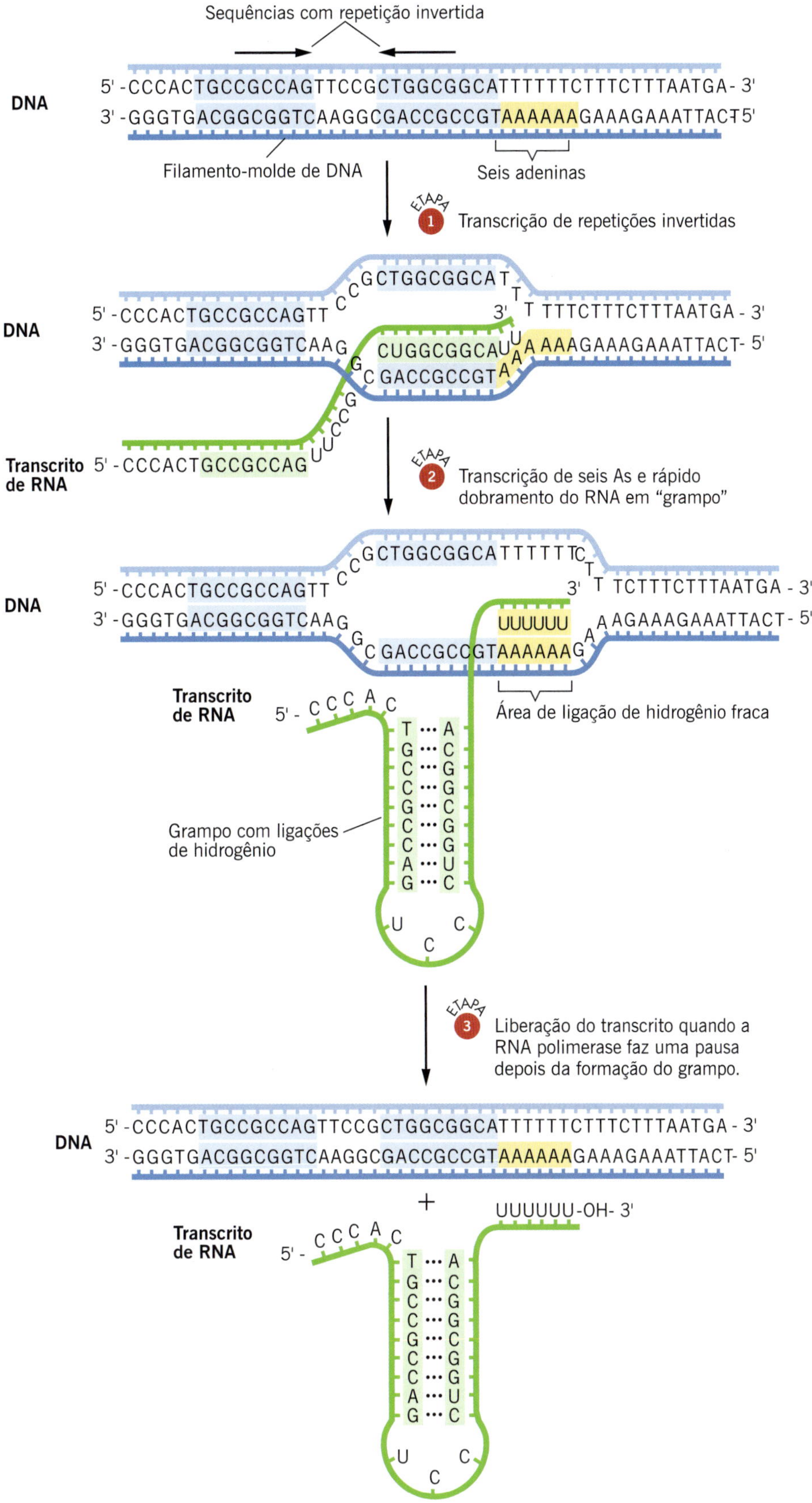

FIGURA 11.10 Mecanismo de término rho-independente da transcrição. À medida que a transcrição prossegue ao longo de um molde de DNA, encontra-se uma região de DNA que contém sequências repetidas invertidas (*sombreada*). Quando essas sequências repetidas são transcritas, o transcrito de RNA contém sequências complementares entre si. Consequentemente, formam-se ligações de hidrogênio e uma estrutura em grampo. Quando a RNA polimerase encontra esse grampo, faz uma pausa, e as fracas ligações de hidrogênio entre as AA subsequentes no filamento-molde e as UU no transcrito recém-sintetizado se rompem e o transcrito se desprende do DNA.

parte superior). A sequência nucleotídica da região rica em GC contém repetições invertidas – sequências de nucleotídios invertidas e complementares em cada filamento de DNA. Quando transcritas, essas regiões de repetição invertida produzem sequências de RNA unifilamentares que podem formar pares de bases e estruturas em grampo (Figura 11.10, *parte inferior*). As estruturas em grampo de RNA formam-se imediatamente depois da síntese das regiões que participam da cadeia de RNA e retardam o movimento das moléculas de RNA polimerase ao longo do DNA, causando pausas na extensão da cadeia. Como o pareamento de bases AU é fraco, com menor necessidade de energia para separação das bases que qualquer dos outros pares de bases tradicionais, a série de U após a região do grampo facilita que as novas cadeias de RNA sintetizadas se separem do molde de DNA quando a estrutura do grampo ocasiona uma pausa da RNA polimerase nesse local.

O mecanismo do término rho-dependente da transcrição é semelhante ao do término rho-independente, já que em ambos há formação de um grampo com ligações de hidrogênio no sentido 5′ a partir do local de término. Nos dois casos, esses grampos impedem o movimento da RNA polimerase, provocando sua pausa. No entanto, os terminadores rho-dependentes contêm duas outras sequências: uma sequência com 50 a 90 pares de nucleotídios na região 5′ em relação às sequências com repetição invertida que produz um filamento de RNA com muitas C, mas poucas G, e que, portanto, não forma grampos nem outras estruturas secundárias; e uma sequência que especifica um local de ligação à proteína rho, denominada *rut* (*rho utilization*, utilização de rho) perto da extremidade 3′ do transcrito. A proteína rho liga-se à sequência *rut* no transcrito e move-se no sentido 5′ → 3′, seguindo a RNA polimerase. Quando a polimerase encontra o grampo, faz uma pausa, o que possibilita a rho alcançá-la, transpor o grampo e usar sua atividade helicase para desenrolar o pareamento de bases do DNA/RNA no término e liberar transcrito de RNA.

TRANSCRIÇÃO, TRADUÇÃO E DEGRADAÇÃO DE mRNA CONCOMITANTES

Em procariotos, a tradução e a degradação de uma molécula de mRNA geralmente começam antes da conclusão da sua síntese (transcrição). Como as moléculas de mRNA são sintetizadas, traduzidas e degradadas no sentido 5′ → 3′, os três processos podem ocorrer simultaneamente na mesma molécula de RNA. Em procariotos, não existe um envoltório nuclear separando o aparelho de síntese de polipeptídios do local de síntese do mRNA. Portanto, uma vez sintetizada, a extremidade 5′ de um mRNA pode ser imediatamente usada como molde para síntese de polipeptídios. Na verdade, com frequência, a transcrição e a tradução estão bastante integradas em procariotos. Oscar Miller, Barbara Hamkalo e colaboradores desenvolveram técnicas para observação dessa integração entre transcrição e tradução em bactérias por microscopia eletrônica.

PONTOS ESSENCIAIS

- *A síntese de RNA é dividida em três estágios: (1) iniciação, (2) alongamento e (3) término*
- *As RNA polimerases – enzimas que catalisam a transcrição – são proteínas multiméricas complexas*
- *A extensão covalente de cadeias de RNA ocorre nos segmentos de DNA com desenrolamento local*
- *O alongamento da cadeia cessa quando a RNA polimerase encontra um sinal de término da transcrição*
- *A transcrição, a tradução e a degradação de moléculas de mRNA costumam ser simultâneas em procariotos.*

Transcrição e processamento de RNA em eucariotos

Cinco enzimas diferentes catalisam a transcrição em eucariotos, e os transcritos de RNA resultantes passam por três modificações importantes, que incluem a excisão de sequências não codificadoras chamadas íntrons. As sequências nucleotídicas de alguns transcritos de RNA são modificadas após a transcrição por edição do RNA.

Embora seja semelhante em procariotos e eucariotos, o processo geral de síntese de RNA é bem mais complexo em eucariotos. Em eucariotos, o RNA é sintetizado no núcleo, e a maior parte do RNA que codifica proteínas tem de ser transportada até o citoplasma para tradução nos ribossomos. Há indícios de que parte da tradução ocorra no núcleo; mas, sem dúvida, a maioria ocorre no citoplasma.

Com frequência, os mRNA procarióticos contêm as regiões codificadoras de dois ou mais genes; esses mRNA são ditos multigênicos. Ao contrário, muitos dos transcritos eucarióticos caracterizados contêm a região codificadora de um único gene (são monogênicos). Todavia, até um quarto das unidades de transcrição do pequeno verme *Caenorhabditis elegans* pode ser multigênico. Evidentemente, os mRNA eucarióticos podem ser monogênicos ou multigênicos.

Os eucariotos têm cinco RNA polimerases diferentes, e cada enzima catalisa a transcrição de uma classe específica de genes. Além disso, em eucariotos, a maioria dos transcritos primários de genes que codificam polipeptídios passa por três modificações importantes antes de ser transportada até o citoplasma e traduzida (**Figura 11.11**).

1. *Caps* de 7-metilguanosina são acrescentados às extremidades 5′ dos transcritos primários.
2. Caudas poli(A) são acrescentadas às extremidades 3′ dos transcritos, gerados por clivagem e não por término da extensão da cadeia.
3. Quando presentes, as sequências de íntrons são cortadas dos transcritos.

O **cap 5'** na maior parte do mRNA eucariótico é um resíduo de 7-metilguanosina unido ao nucleosídio inicial do transcrito por uma ligação de fosfato 5′–5′. A **cauda poli(A)** 3' é um trecho de poliadenosina com 20 a 200 nucleotídios de comprimento.

Em eucariotos, a população de transcritos primários em um núcleo é denominada **RNA nuclear heterogêneo (hnRNA)** em vista da grande variação nos tamanhos das moléculas de RNA presentes. As principais partes desses hnRNA são sequências de íntrons não codificadores, que são excisadas dos transcritos primários e degradadas no núcleo. Portanto, grande parte do hnRNA consiste, na verdade, em moléculas de pré-mRNA submetidas a várias etapas de processamento antes de sair do núcleo. Também, em eucariotos, os transcritos de RNA são recobertos por proteínas de ligação ao RNA durante ou imediatamente após a síntese. Essas proteínas protegem os transcritos gênicos contra a degradação por ribonucleases, enzimas que degradam moléculas de RNA, durante o processamento e o transporte até o citoplasma. A meia-vida média de um transcrito gênico em eucariotos é de aproximadamente cinco horas, em contraste com a meia-vida média inferior a cinco minutos em *E. coli*. Essa maior estabilidade de transcritos gênicos em eucariotos é consequência, ao menos em parte, de suas interações com proteínas de ligação ao RNA.

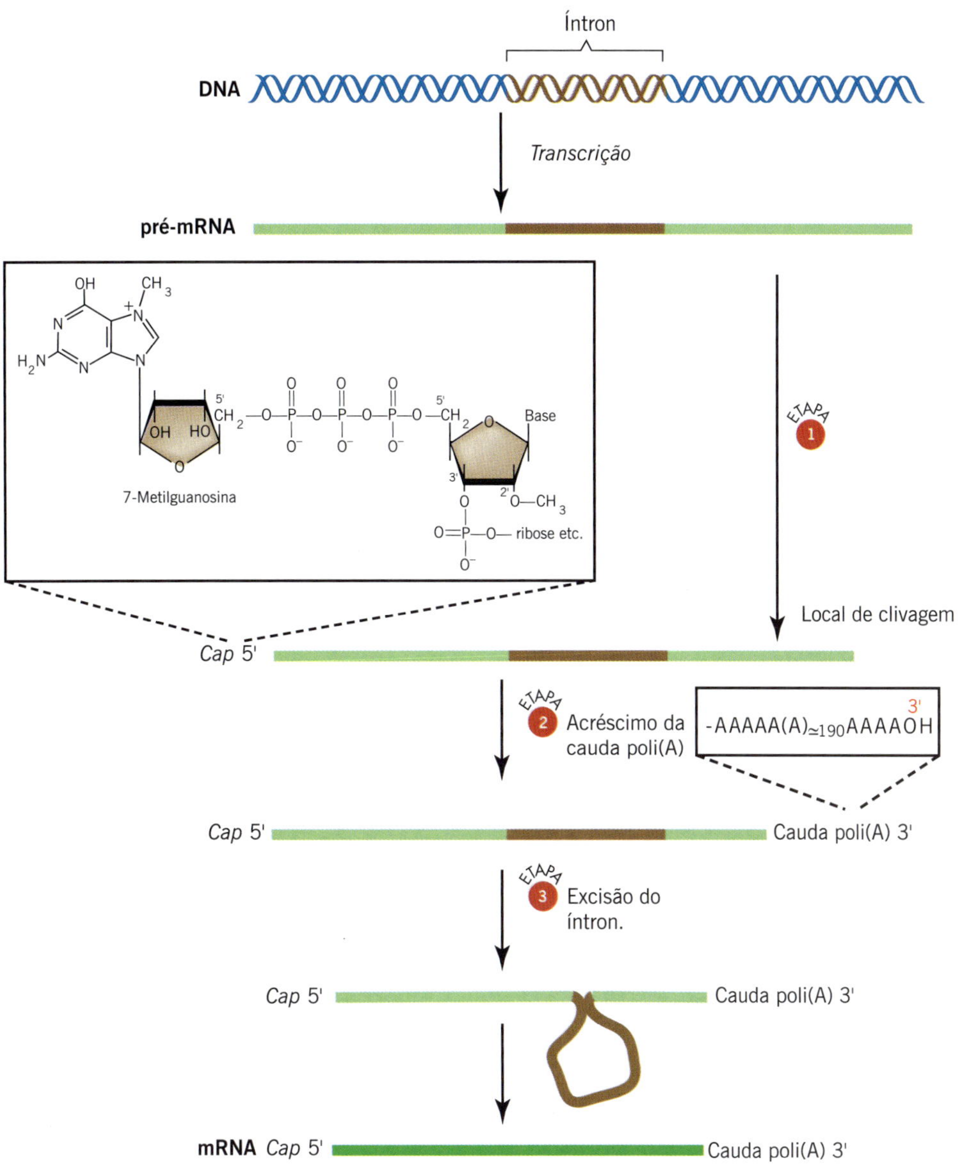

FIGURA 11.11 Em eucariotos, a maioria dos transcritos gênicos passa por três tipos diferentes de processamento póstranscricional.

CINCO RNA POLIMERASES/CINCO CONJUNTOS DE GENES

Enquanto uma única RNA polimerase catalisa toda a transcrição em *E. coli*, eucariotos cuja complexidade varia de leveduras unicelulares a seres humanos têm três a cinco RNA polimerases diferentes. Três enzimas, designadas **RNA polimerases I, II e III**, estão presentes na maioria dos eucariotos, se não em todos. Todas as três são mais complexas, com 10 ou mais subunidades, que a RNA polimerase de *E. coli*. Além disso, ao contrário da enzima de *E. coli*, todas as RNA polimerases eucarióticas necessitam da assistência de outras proteínas chamadas **fatores de transcrição** para iniciar a síntese de cadeias de RNA.

As principais características das cinco RNA polimerases eucarióticas são resumidas na Tabela 11.1. A RNA polimerase I está no nucléolo, uma região distinta do núcleo, onde rRNA são sintetizados e combinados a proteínas ribossômicas. A RNA polimerase I catalisa a síntese de todo o RNA ribossômico, exceto do pequeno rRNA 5S. A RNA polimerase II transcreve genes nucleares que codificam proteínas e talvez outros genes especificadores de hnRNA. A RNA polimerase III catalisa a síntese das moléculas de RNA transportador, das moléculas de rRNA 5S e do pequeno RNA nuclear. Até hoje, as **RNA polimerases IV e V** só foram identificadas em vegetais; porém, há indícios de que possam existir em outros eucariotos, sobretudo nos fungos.

As RNA polimerases IV e V desempenham papel importante na desativação da transcrição de genes pela modificação da estrutura dos cromossomos, processo denominado *remodelagem da cromatina* (ver Capítulo 18). A remodelagem da cromatina ocorre quando as caudas de histona em nucleossomos (ver Figura 9.18) são quimicamente modificadas e as proteínas interagem com esses grupos modificados, causando maior ou menor condensação da cromatina. A RNA polimerase IV sintetiza transcritos que são processados em RNA curtos denominados *pequenos RNA de interferência (siRNA)*, importantes reguladores da expressão gênica (Capítulo 18). Um mecanismo de ação é a interação com outras proteínas para modificar (condensar ou relaxar) a estrutura da cromatina. A RNA polimerase V sintetiza um subgrupo de siRNA e transcritos não codificadores (*antisense*) de genes regulados por siRNA. Embora os detalhes do processo ainda estejam sendo analisados, é provável que os siRNA interajam com esses transcritos não codificadores e proteínas associadas a nucleossomos – algumas bem-caracterizadas, outras desconhecidas – para condensar a cromatina em estruturas que não podem ser transcritas.

Os eucariotos também têm enzimas que utilizam uma molécula de RNA como molde para a síntese de uma molécula complementar de RNA. Essas *RNA polimerases RNA-dependentes* estão envolvidas na produção de pequenas moléculas de RNA que regulam a expressão gênica. Alguns vírus de RNA que infectam células eucarióticas usam uma RNA polimerase RNA-dependente para produzir mRNA que codifiquem proteínas virais e para replicar seus genomas. O vírus que causa *influenza* em seres humanos é um exemplo. Os vírus de RNA que infectam procariotos também necessitam de RNA polimerases RNA-dependentes para completar seus ciclos de vida. Em eucariotos, alguns dos vírus de RNA têm um sistema mais elaborado para a expressão de seus genes e para a replicação de seus genomas. Esses vírus contam com uma enzima capaz de copiar uma molécula de RNA e transformá-la em uma molécula complementar de DNA em um processo denominado **transcrição reversa** – porque reverte o fluxo de informações genéticas do DNA para o RNA. As enzimas que copiam o RNA e o transformam em DNA são *DNA polimerases RNA-dependentes*, mas com frequência são chamadas *transcriptases reversas*. O vírus da imunodeficiência humana (HIV), que causa a síndrome da imunodeficiência adquirida (AIDS), é um conhecido exemplo de vírus que usa transcriptase reversa em seu ciclo de vida. Alguns dos elementos genéticos transponíveis encontrados em genomas eucarióticos também usam transcriptases reversas. Os RNA transcritos desses elementos são copiados em moléculas de DNA, que são então inseridas em algum lugar do genoma. Assim, a transcrição reversa atua de modo importante no comportamento desses elementos. Projetos de sequenciamento de genoma revelaram que uma grande fração de muitos genomas eucarióticos consiste em sequências derivadas de transcrição reversa – em humanos, por exemplo, 44%. Para mais informações sobre o HIV e os elementos genéticos transponíveis, ver Capítulo 21, disponível *on-line*.

Tabela 11.1

Características das cinco RNA polimerases de eucariotos.

Enzima	Localização	Produtos
RNA polimerase I	Nucléolo	RNA ribossômico, exceto rRNA 5S
RNA polimerase II	Núcleo	Pré-mRNA nucleares
RNA polimerase III	Núcleo	tRNA, rRNA 5S e outros pequenos RNA nucleares
RNA polimerase IV	Núcleo (vegetal)	Pequenos RNA de interferência (siRNA)
RNA polimerase V	Núcleo (vegetal)	Alguns siRNA e transcritos não codificadores (*antisense*) de genes-alvo de siRNA

INICIAÇÃO DE CADEIAS DE RNA

Ao contrário de seus equivalentes procarióticos, as RNA polimerases eucarióticas não iniciam a transcrição sozinhas. As cinco RNA polimerases eucarióticas necessitam da assistência de fatores de transcrição proteicos para iniciar a síntese de uma cadeia de RNA. Na verdade, esses fatores de transcrição têm de estar ligados a uma região promotora no DNA e formam um complexo de iniciação apropriado antes que a RNA polimerase se ligue e inicie a transcrição. Diferentes promotores e fatores de transcrição são usados por RNA polimerases. Nesta seção, destacamos a iniciação da síntese de pré-mRNA pela RNA polimerase II, que transcreve a grande maioria dos genes eucarióticos.

Em todos os casos, a iniciação da transcrição implica o desenrolamento local de um segmento de DNA, o que garante um filamento de DNA livre para funcionar como molde para a síntese de um filamento complementar de RNA (Figura 11.6). O desenrolamento local do segmento de DNA necessário para iniciar a transcrição requer a interação de vários fatores de transcrição com sequências específicas no promotor da unidade de transcrição. Os promotores reconhecidos pela RNA polimerase II são constituídos de elementos conservados curtos, ou módulos, localizados na região 5′ em relação ao ponto de partida da transcrição. A **Figura 11.12** mostra os componentes do promotor do gene da timidinoquinase do camundongo. Outros promotores reconhecidos pela RNA polimerase II contêm apenas alguns desses componentes. O elemento conservado mais próximo do local de início da transcrição (posição +1) é chamado **sequência TATA**; ele tem a sequência de consenso TATAAAA (leitura no sentido 5′ → 3′ no filamento não molde) e está centralizado aproximadamente na posição –30. A sequência TATA tem participação importante na posição do ponto de início da transcrição. O segundo elemento conservado é a **sequência CAAT**; geralmente está perto da posição –80 e tem a sequência de consenso GGCCAATCT. Dois outros elementos conservados, a *sequência GC*, consenso GGGCGG, e a *sequência de octâmeros*, consenso ATTTGCAT, geralmente estão presentes em promotores da RNA polimerase II; eles influenciam a eficiência de um promotor na iniciação da transcrição. Leia Resolva | Iniciação da transcrição por RNA polimerase II em eucariotos, e saiba como essas sequências promotoras conservadas atuam no gene *HBB* (β-globina) humano.

A iniciação da transcrição por RNA polimerase II requer a assistência de vários **fatores de transcrição basais**. Ainda outros fatores de transcrição e sequências reguladoras denominadas *acentuadores* e *silenciadores* modulam a eficiência da iniciação (Capítulo 18). Os fatores de transcrição basais têm de interagir com promotores na sequência correta para iniciar a transcrição eficaz (**Figura 11.13**).

Resolva!

Iniciação da transcrição por RNA polimerase II em eucariotos

A sequência nucleotídica do filamento não molde de uma parte do gene *HBB* humano (β-globina) e a terminação amino de seu produto, a β-globina humana (usando o código de uma letra para aminoácidos; veja a Figura 12.1), são apresentadas a seguir. Lembre-se de que o filamento não molde tem a mesma sequência do transcrito do gene, porém com T no lugar de U.

5′-CCTGTGGAGC CACACCCTAG GGTTGGCCAA TCTACTCCCA
GGAGCAGGGA GGGCAGGAGC CAGGGCTGGG CATAAAAGTC
AGGGCAGAGC CATCTATTGC TTACATTTGC TTCTGACACA
ACTGTGTTCA CTAGCAACCT CAAACAGACA CCATGGTGCA
Terminação amino da β-globina M V H
TCTGACTCCT GAGGAGAAGT CTGCCGTTAC TGCCCTGTGG-3′
L T P E E K S A V T A L W—

Observação: Códons alternados são sublinhados na região codificadora do gene.

A sequência TATA nesse gene tem a sequência de consenso? Em caso negativo, qual é sua sequência? Esse gene contém uma sequência CAAT? Tem a sequência de consenso? Considerando-se que a transcrição de genes eucarióticos pela RNA polimerase II quase sempre começa (sítio +1) em uma A precedida por duas pirimidinas, preveja a sequência da terminação 5′ do transcrito primário desse gene.

▸ *Leia a resposta do problema no material disponível* on-line.

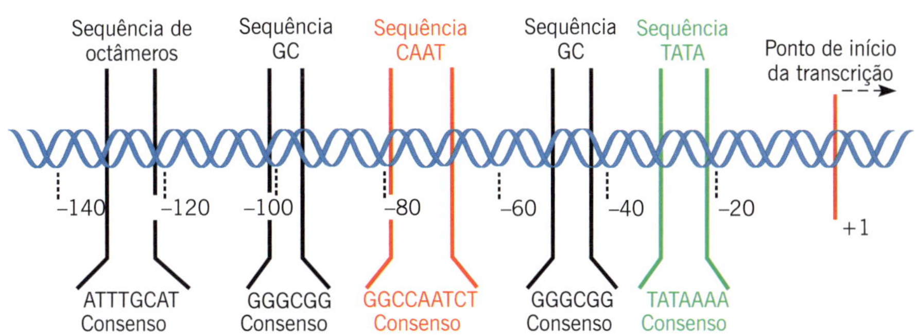

FIGURA 11.12 Estrutura de um promotor reconhecido pela RNA polimerase II. As sequências TATA e CAAT estão localizadas aproximadamente nas mesmas posições nos promotores da maioria dos genes nucleares codificadores de proteínas. As sequências GC e de octâmeros podem estar presentes ou ausentes; quando presentes, elas ocorrem em muitos locais diferentes, seja isoladamente ou em múltiplas cópias. As sequências mostradas são as sequências de consenso para cada um dos elementos promotores. Os elementos promotores conservados são mostrados em suas localizações no gene timidinoquinase de camundongo.

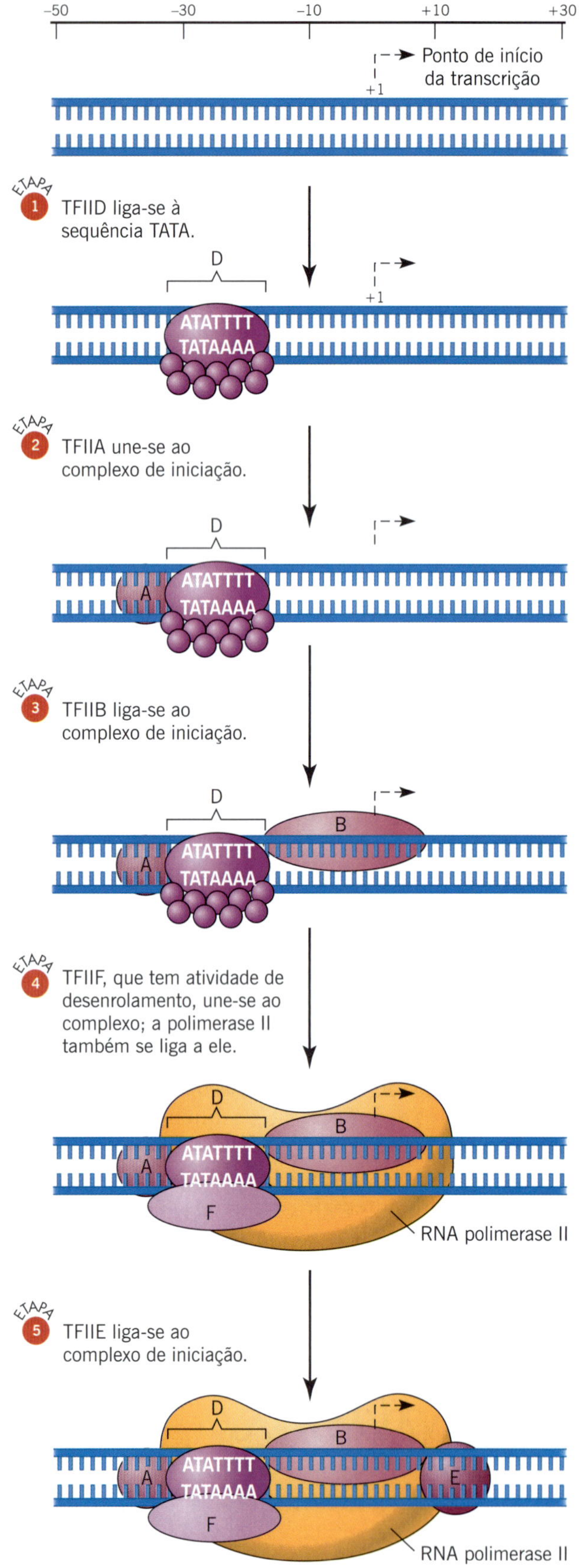

FIGURA 11.13 A iniciação da transcrição por RNA polimerase II requer a formação de um complexo de iniciação da transcrição basal na região promotora. A montagem desse complexo começa quando TFIID, que contém a proteína de ligação TATA (TBP), liga-se à sequência TATA. Os outros fatores de transcrição e a RNA polimerase II unem-se ao complexo na sequência mostrada.

Cada fator de transcrição basal é designado TFIIX (do inglês, *T*ranscription *F*actor *X* for RNA polymerase *II*, fator de transcrição X para RNA polimerase **II**, em que **X** é uma letra que identifica o fator individual).

TFIID é o primeiro fator de transcrição basal a interagir com o promotor; contém uma proteína de ligação a TATA (TBP) e várias pequenas proteínas associadas à TBP (Figura 11.13). Em seguida, TFIIA une-se ao complexo, seguido por TFIIB. Primeiro, TFIIF associa-se à RNA polimerase II, e então TFIIF e RNA polimerase II unem-se ao complexo de iniciação da transcrição. TFIIF contém duas subunidades, uma das quais tem atividade de desenrolamento do DNA. Portanto, TFIIF provavelmente catalisa o desenrolamento localizado da dupla-hélice de DNA necessário para iniciar a transcrição. TFIIE, então, une-se ao complexo de iniciação, ligando-se ao DNA na região 3′ em relação ao ponto de início da transcrição. Dois outros fatores, TFIIH e TFIIJ, unem-se ao complexo depois de TFIIE, mas suas localizações no complexo são desconhecidas. TFIIH tem atividade de helicase e segue com a RNA polimerase II durante o alongamento, desenrolando os filamentos na região de transcrição (a "bolha de transcrição").

As RNA polimerases I e III iniciam a transcrição por processos semelhantes aos da polimerase II, embora um pouco mais simples, ao passo que os processos empregados pela RNA polimerases IV e V estão sendo investigados. Os promotores de genes transcritos pelas polimerases I e III são muito diferentes dos usados pela polimerase II, embora às vezes eles contenham alguns elementos reguladores iguais. Os promotores da RNA polimerase I são bipartidos, com uma sequência central que se estende de cerca de –45 a +20 e um elemento de controle na região 5′ que se estende de –180 a aproximadamente –105. As duas regiões têm sequências semelhantes, e ambas são ricas em GC. A sequência central é suficiente para a iniciação; no entanto, a eficiência da iniciação é reforçada pela presença do elemento de controle na região 5′, também chamada *upstream*, ou seja, no sentido 5′.

É interessante notar que os promotores da maioria dos genes transcritos pela RNA polimerase III estão localizados nas unidades de transcrição, na região 3′ em relação aos pontos de início da transcrição, ou seja *downstream*, ou seja, no sentido 3′, e não na região 5′ como nas unidades transcritas pelas RNA polimerases I e II. Os promotores de outros genes transcritos pela polimerase III estão *upstream* em relação ao local de início da transcrição, assim como nas polimerases I e II. Na verdade, os promotores da polimerase III podem ser divididos em três classes, e duas delas têm promotores localizados dentro da unidade de transcrição.

ALONGAMENTO DA CADEIA DE RNA E ACRÉSCIMO DE CAPS DE METILGUANOSINA NA EXTREMIDADE 5′

Depois que são liberadas de seus complexos de iniciação, as RNA polimerases eucarióticas catalisam o alongamento da cadeia de RNA pelo mesmo mecanismo das RNA polimerases de procariotos (ver Figuras 11.5 e 11.6). Estudos sobre as estruturas cristalográficas de várias RNA polimerases mostraram com clareza as características principais dessa importante enzima. Embora as RNA polimerases de bactérias, arqueobactérias e eucariotos tenham diferentes subestruturas, as características principais e os mecanismos de ação são muito semelhantes. A **Figura 11.14** é uma representação esquemática das características estruturais de uma RNA polimerase e sua interação com o DNA e o transcrito de RNA em crescimento.

No início do processo de alongamento, as extremidades 5′ dos pré-mRNA eucarióticos são modificadas pelo acréscimo de *caps* de 7-metilguanosina (7-MG). Esses *caps* de 7-MG são acrescentados quando as cadeias de RNA em crescimento têm apenas cerca de 30 nucleotídios de comprimento (**Figura 11.15**). O *cap* de 7-MG tem uma ligação trifosfato 5′-5′ incomum (Figura 11.11) e dois ou mais grupos metila. Esses *caps* 5′ são acrescentados por cotranscrição pela via de biossíntese mostrada na Figura 11.15. Os *caps* de 7-MG são reconhecidos por fatores proteicos que participam da iniciação da tradução (Capítulo 12) e também ajudam a proteger as cadeias de RNA em crescimento contra a degradação por nucleases.

É preciso lembrar que genes eucarióticos estão presentes na cromatina organizada em nucleossomos (Capítulo 9). Como a RNA polimerase transcreve o DNA empacotado em nucleossomos? É preciso desmontar o nucleossomo antes que se possa transcrever o DNA em seu interior? Ao contrário do esperado, a RNA polimerase II é capaz de transpor os nucleossomos com a ajuda de um complexo proteico denominado FACT (do inglês, *f*acilitates *c*hromatin *t*ranscription, facilita a transcrição da cromatina), que remove os dímeros de histona H2A/H2B dos nucleossomos, deixando "hexassomos" de histona. Depois que

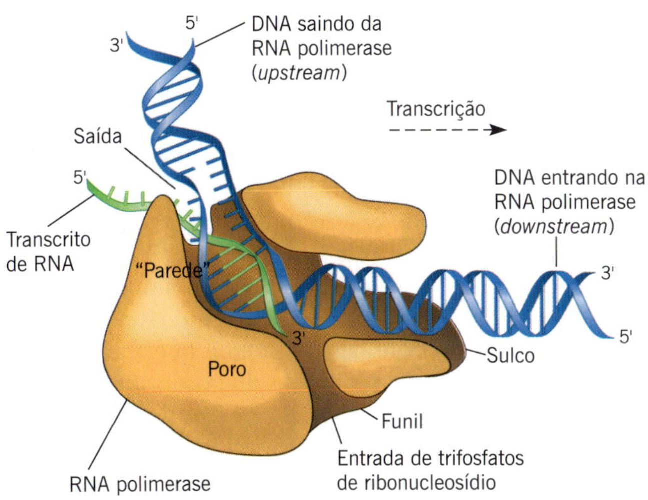

Diagrama da interação entre DNA e RNA polimerase com base nas estruturas cristalográficas e em outras análises estruturais.

FIGURA 11.14 Estrutura da RNA polimerase. Diagrama de uma RNA polimerase, mostrando sua interação com o DNA (*azul*) e a cadeia de RNA nascente (*verde*). Embora as subunidades que compõem as RNA polimerases variem entre enzimas de bactérias, arqueobactérias e de eucariotos, as características estruturais básicas são muito semelhantes em todas as espécies.

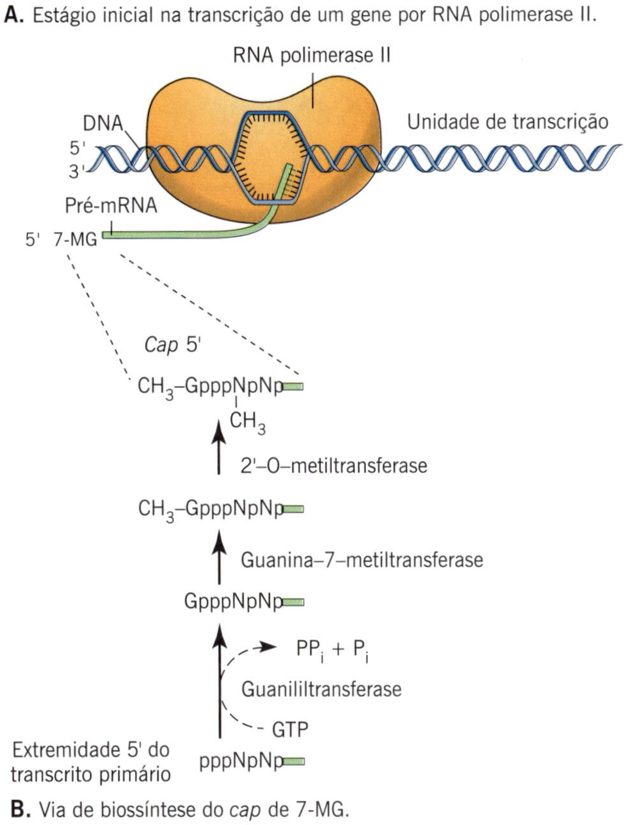

FIGURA 11.15 *Caps* de 7-metilguanosina (7-MG) são acrescentados às extremidades 5′ dos pré-mRNA logo depois do início do processo de alongamento.

a polimerase II transpõe o nucleossomo, FACT e outras proteínas acessórias ajudam a depositar novamente os dímeros de histona, restaurando a estrutura do nucleossomo. Cabe notar ainda que a estrutura da cromatina que contém genes em transcrição ativa é menos compacta que a estrutura da cromatina que contém genes inativos. A cromatina em que os genes ativos estão empacotados tende a conter histonas com grande quantidade de grupos acetila, enquanto a cromatina com genes inativos contém histonas com menos grupos acetila. Essas diferenças são apresentadas com mais detalhes no Capítulo 18.

TÉRMINO POR CLIVAGEM DA CADEIA E O ACRÉSCIMO DE CAUDAS POLI(A) 3′

As extremidades 3′ dos transcritos de RNA sintetizados por RNA polimerase II são produzidas por clivagem endonucleolítica dos transcritos primários, não pelo término da transcrição (**Figura 11.16**). Os processos de término real da transcrição costumam ocorrer em múltiplos locais 1.000 a 2.000 nucleotídios *downstream* ao local que será a extremidade 3′ do transcrito maduro. Ou seja, a transcrição ultrapassa o local que será o término 3′, e o segmento distal é retirado por clivagem endonucleolítica. A clivagem que produz a extremidade 3′ de um transcrito geralmente ocorre em um local 11 a 30 nucleotídios *downstream* a um sinal de poliadenilação conservado, consenso AAUAAA, e *upstream* a uma sequência

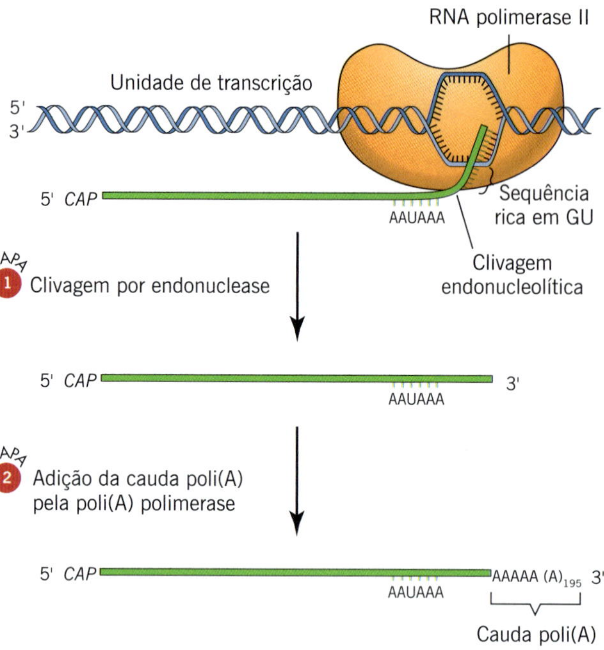

FIGURA 11.16 Caudas poli(A) são acrescentadas às extremidades 3′ dos transcritos pela enzima poli(A) polimerase. Os substratos da extremidade 3′ para a poli(A) polimerase são produzidos por clivagem endonucleolítica do transcrito *downstream* em relação a um sinal de poliadenilação, que tem a sequência de consenso AAUAAA.

Resolva!

Formação da terminação 3' de um transcrito de RNA polimerase II

A sequência nucleotídica do filamento não molde de uma parte do gene *HBB* humano (β-globina) e a terminação carboxila de seu produto, a β-globina humana (usando o código de uma letra para aminoácidos; ver Figura 12.1), são apresentadas a seguir. Lembre-se de que o filamento não molde tem a mesma sequência do transcrito do gene, porém com T no lugar de U.

```
5'–GGTGTGGCTA ATGCCCTGGC CCACAAGTAT CACTAAGCTC GCTTTCTTGC
   G  V  A   N  A  L  A   H  K  Y   H  Terminação COOH da β-globina
   TGTCCAATTT CTATTAAAGG TTCCTTTGTT CCCTAAGTCC AACTACTAAA
   CTGGGGGATA TTATGAAGGG CCTTGAGCAT CTGGATTCTG CCTAATAAAA
   AACATTTATT TTCATTGCAA TGATGTATTT AAATTATTTC TGAATATTT–3'
```

Observe que códons alternados são sublinhados na região codificadora do gene. Note também que a sequência rica em GT participante da clivagem está localizada bem mais distante na região 3′, perto do fim da unidade de transcrição, e não é mostrada. É possível prever o local exato de clivagem endonucleolítica local que produz a extremidade 3′ do transcrito? É possível prever o sítio de clivagem aproximado? A extremidade 3′ do transcrito produzido por essa clivagem sofrerá alguma modificação subsequente? Em caso afirmativo, qual?

▶ *Leia a resposta do problema no material disponível* on-line.

rica em GU perto da extremidade do transcrito. Depois da clivagem, a enzima **polimerase poli(A)** acrescenta caudas poli(A), trechos de resíduos de monofosfato de adenosina com aproximadamente 200 nucleotídios, às extremidades 3′ dos transcritos (Figura 11.16). O acréscimo de caudas poli(A) a mRNA eucarióticos é denominado **poliadenilação.** Para analisar o sinal de poliadenilação do gene *HBB* (β-globina) humano, leia Resolva | Formação da terminação 3′ de um transcrito de RNA polimerase II.

A formação de caudas poli(A) em transcritos requer um componente de especificidade que reconhece a sequência AAUAAA e se liga a ela, um fator estimulatório que se liga à sequência rica em GU, uma endonuclease e a poli(A) polimerase. Essas proteínas constituem um complexo multimérico responsável tanto pela clivagem quanto pela poliadenilação em reações estreitamente acopladas. As caudas poli(A) de mRNA eucarióticos promovem sua estabilidade e têm papel importante em seu transporte do núcleo para o citoplasma.

Ao contrário da RNA polimerase II, as RNA polimerases I e III respondem a sinais de término definidos. A RNA polimerase I termina a transcrição em resposta a uma sequência de 18 nucleotídios reconhecida por uma proteína finalizadora associada. A RNA polimerase III responde a um sinal de término semelhante ao terminador rho-independente em *E. coli* (Figura 11.10).

EDIÇÃO DE RNA | ALTERAÇÃO DAS INFORMAÇÕES CONTIDAS NAS MOLÉCULAS DE mRNA

Segundo o dogma central da biologia molecular, as informações genéticas fluem do DNA para o RNA e do RNA para as proteínas durante a expressão gênica. Normalmente, as informações genéticas não são alteradas no mRNA intermediário; no entanto, a descoberta da **edição de RNA** mostrou que há exceções. Os processos de edição de RNA alteram o conteúdo de informações dos transcritos gênicos de duas maneiras: (1) modificação das estruturas de bases individuais e (2) inserção ou deleção de resíduos monofosfato de uridina.

O primeiro tipo de edição de RNA, que causa a substituição de uma base por outra, é raro. Esse tipo foi descoberto em estudos dos genes de apolipoproteína B (*apo-B*) e mRNA em coelhos e seres humanos. As apolipoproteínas são proteínas do sangue que transportam determinados tipos de moléculas de gordura no sistema circulatório. No fígado, o mRNA de *apo-B* codifica uma grande proteína com 4.563 aminoácidos de comprimento. No intestino, o mRNA de *apo-B* direciona a síntese de uma proteína com apenas 2.153 aminoácidos de comprimento. Então, um resíduo C no pré-mRNA é convertido em U, gerando um códon UAA interno de término da tradução, que resulta na na alipoproteína truncada (**Figura 11.17**). UAA é um dos três códons que finaliza cadeias polipeptídicas durante a tradução. A produção de um códon UAA na região codificadora de um mRNA causa a interrupção prematura do polipeptídio durante

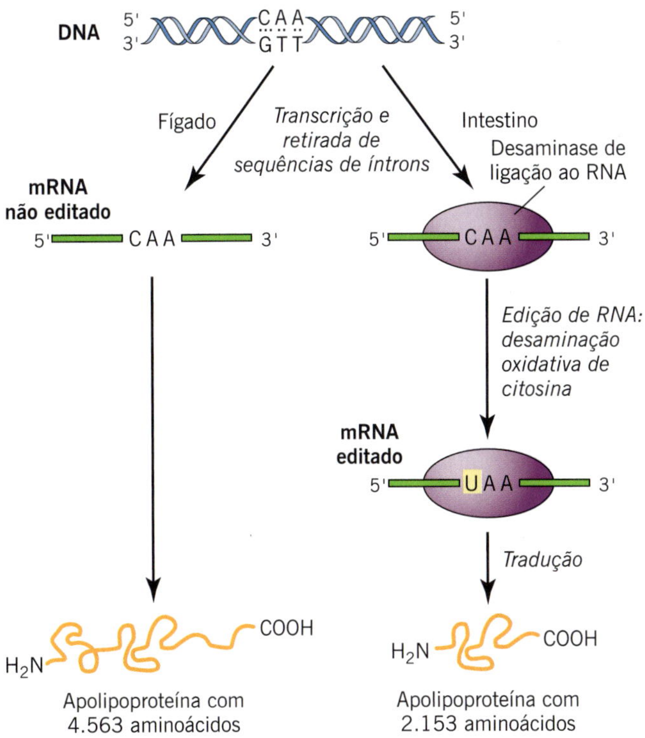

FIGURA 11.17 Edição do mRNA da apolipoproteína B no intestino de mamíferos.

a tradução, com síntese de um produto gênico incompleto. A conversão C → U é catalisada por uma proteína de ligação ao RNA sequência-específica com atividade de retirada de grupos amino dos resíduos de citosina. Um exemplo semelhante de edição de RNA foi documentado em um mRNA que especifica uma proteína (o receptor do glutamato) das células encefálicas de rato. A edição de mRNA mais extensa do tipo C → U ocorre nas mitocôndrias de vegetais, em que a maioria dos transcritos gênicos passa por algum grau de edição. As mitocôndrias têm seus próprios genomas de DNA e mecanismos de síntese proteica (Capítulo 15). Em alguns transcritos presentes em mitocôndrias de vegetais, a maior parte de C é convertida em resíduos de U.

Um segundo tipo, mais complexo, de edição de RNA ocorre nas mitocôndrias de tripanossomos (grupo de protozoários flagelados causadores da doença do sono em seres humanos). Nesse caso, os resíduos de monofosfato de uridina são inseridos em (às vezes deletados de) transcritos gênicos, causando importantes modificações nos polipeptídios especificados pelas moléculas de mRNA. Essa edição de RNA é mediada por **RNA-guias** transcritos de genes mitocondriais distintos. Os RNA-guias contêm sequências parcialmente complementares aos pré-mRNA a serem editados. O pareamento entre RNA-guias e pré-mRNA produz lacunas com resíduos A sem par no RNA-guia. Os RNA-guias servem de molde para edição, pois há inserção de U nas lacunas das moléculas de pré-mRNA diante de A nos RNA-guias.

Por que ocorrem esses processos de edição do RNA? Por que as sequências nucleotídicas finais desses mRNA não são especificadas pelas sequências dos genes mitocondriais, como ocorre na maioria dos genes nucleares? As respostas a essas perguntas interessantes ainda são puramente especulativas. Os tripanossomos são eucariotos unicelulares primitivos que divergiram de outros eucariotos no início da evolução. Alguns evolucionistas especularam que a edição de RNA era comum em células antigas, nas quais supostamente muitas reações eram catalisadas por moléculas de RNA, em vez de proteínas. Outro ponto de vista é que a edição de RNA é um mecanismo primitivo para alterar padrões de expressão gênica. Qualquer que seja a razão, a edição de RNA tem papel importante na expressão de genes nas mitocôndrias de tripanossomos e vegetais.

PONTOS ESSENCIAIS

- *Existem três a cinco RNA polimerases diferentes em eucariotos, e cada polimerase transcreve um conjunto específico de genes*
- *Os transcritos de genes eucarióticos geralmente passam por três modificações principais: (1) o acréscimo de* caps *de 7-metilguanosina às terminações 5′, (2) o acréscimo de caudas poli(A) às extremidades 3′ e (3) a excisão de sequências de íntrons não codificadores*
- *As informações contidas em alguns transcritos eucarióticos são alteradas pela edição do RNA, que modifica as sequências nucleotídicas dos transcritos antes de sua tradução.*

Genes interrompidos em eucariotos | Éxons e íntrons

A maioria dos genes eucarióticos contém sequências não codificadoras denominadas íntrons, que interrompem as sequências codificadoras ou éxons. Os íntrons são excisados dos transcritos de RNA antes do transporte para o citoplasma.

A maioria dos genes bem-caracterizados de procariotos é constituída por sequências contínuas de pares de nucleotídios, que especificam sequências colineares de aminoácidos nos produtos gênicos polipeptídicos. Em 1977, porém, as análises moleculares de três genes eucarióticos resultaram em uma grande surpresa. Estudos de genes da β-globina (uma das duas proteínas da hemoglobina) de camundongo e coelho e do gene da ovalbumina (proteína de armazenamento do ovo) de galinha mostraram que eles contêm sequências não codificadoras entre as sequências codificadoras. Sequências intervenientes foram, posteriormente, encontradas em outros genes. Os geneticistas, que têm uma queda para criar nomes chamativos, chamaram-nas de **íntrons** (sequências intervenientes). Os íntrons são excisados do pré-mRNA durante sua maturação a mRNA. As sequências remanescentes mRNA maduros (tanto codificadoras quanto não codificadoras) são chamadas **éxons** (sequências expressas).

EVIDÊNCIAS DA EXISTÊNCIA DE ÍNTRONS

Algumas das primeiras evidências de íntrons em genes da β-globina de mamíferos decorreram da observação de híbridos de DNA–mRNA genômicos por microscopia eletrônica. Uma vez que os dúplex de DNA–RNA são mais estáveis que as duplas-hélices de DNA, a incubação de duplas-hélices de DNA parcialmente desnaturadas com moléculas de RNA homólogas em condições apropriadas ocasiona a hibridização dos filamentos de RNA com os filamentos de DNA complementar, com deslocamento dos filamentos de DNA equivalentes (**Figura 11.18 A**). As estruturas híbridas de DNA–RNA resultantes contêm regiões unifilamentares de DNA denominadas **alças R**, nos locais em que as moléculas de RNA deslocaram os filamentos de DNA para produzir regiões dúplex de DNA–RNA. Essas alças R podem ser observadas diretamente por microscopia eletrônica.

Quando Shirley Tilghman, Philip Leder e colaboradores hibridizaram o mRNA da β-globina de camundongo purificado com uma molécula de DNA que continha o gene da β-globina de camundongo, observaram duas alças R separadas por uma alça de DNA bifilamentar (**Figura 11.18 B**). Os resultados obtidos demonstraram a existência de uma sequência de pares de nucleotídios no meio do gene da β-globina que não existe no mRNA da β-globina e, portanto, não codifica aminoácidos no polipeptídio da β-globina. Essa sequência, encontrada no gene, mas não no mRNA maduro, é um íntron. Quando Tilghman e colaboradores repetiram os experimentos com a alça R usando transcritos de gene da β-globina purificados isolados de núcleos e considerados transcritos gênicos primários ou pré-mRNA, em vez de mRNA da β-globina, observaram apenas uma alça R (**Figura 11.18 C**). Esse resultado indicou que o transcrito primário contém a sequência gênica estrutural completa, inclusive éxons e íntrons. Juntos, os resultados da alça R obtidos com mRNA citoplasmático e pré-mRNA nuclear mostraram que a sequência de íntron é excisada e as sequências de éxon são recompostas durante o processamento que converte o transcrito primário em mRNA maduro.

Tilghman e colaboradores confirmaram sua interpretação dos resultados da alça R comparando a sequência do gene da β-globina de camundongo com a sequência de aminoácidos prevista do polipeptídio da β-globina. Os resultados mostraram que o gene continha um íntron não codificador entre trechos de sequência codificadora. Uma pesquisa subsequente mostrou que o gene da β-globina do camundongo contém, na verdade, dois íntrons, sendo um tão pequeno que não aparece nos experimentos com as alças R. Você pode ler detalhes sobre esses estudos e outras informações sobre a descoberta dos íntrons em Marcos da genética | Íntrons, no material suplementar disponível *on-line*.

ALGUNS GENES EUCARIÓTICOS MUITO GRANDES

Os íntrons estão disseminados nos genomas de plantas, animais, fungos e protistas, os quais são todos eucariotos. Eles são encontrados também em algumas arqueobactérias, que são procariotas, e nos cromossomos de alguns vírus bacterianos. Alguns genes contêm muitos íntrons. Por exemplo, o gene de *Xenopus laevis* codificador da vitelogenina A2 (que forma a proteína da gema de ovo) contém 33 íntrons, e o gene de colágeno 1α2 da galinha contém no mínimo 50 íntrons. O gene do colágeno tem 37.000 pares de nucleotídios, mas dá origem a uma molécula de mRNA com apenas 4.600 nucleotídios. Outros genes contêm relativamente poucos íntrons, mas alguns íntrons são muito grandes. Por exemplo, o gene *Ultrabithorax* (*Ubx*) de *Drosophila* contém um íntron com aproximadamente 70.000 pares de nucleotídios de comprimento. O maior gene caracterizado até hoje é o gene *DMD* humano, que causa distrofia muscular de Duchenne quando tornado inativo por mutação. O gene *DMD* abrange 2,5 milhões de pares de nucleotídios e contém 78 íntrons.

Embora os íntrons sejam encontrados na maioria dos genes de animais e vegetais superiores, não são essenciais porque nem todos esses genes contêm íntrons. Os genes de histona do ouriço-do-mar e quatro genes de choque térmico de *Drosophila* estão entre os primeiros genes de animais cuja ausência de íntrons foi demonstrada. Agora sabemos que muitos genes de animais superiores e vegetais não têm íntrons.

ÍNTRONS | IMPORTÂNCIA BIOLÓGICA?

Atualmente, os cientistas sabem relativamente pouco sobre a importância biológica da estrutura de éxons-íntrons de genes eucarióticos. O tamanho dos íntrons varia muito, de cerca de 50 a milhares de pares de nucleotídios de comprimento. Esse fato levou à sugestão de que os íntrons podem participar da regulação da expressão gênica. Embora o mecanismo de regulação da expressão pelos íntrons não esteja claro, novas pesquisas mostraram que alguns íntrons contêm sequências capazes de regular a expressão gênica de maneira positiva ou negativa. Outros íntrons contêm promotores tecido-específicos alternativos; ainda outros contêm sequências que promovem o acúmulo de transcritos. O fato de que os íntrons acumulam novas mutações com muito mais rapidez que os éxons indica que muitas das sequências específicas de pares de nucleotídios de íntrons, com exceção das extremidades, não são muito importantes.

Em alguns casos, os diferentes éxons de genes codificam diferentes domínios funcionais dos produtos gênicos proteicos. Isso é mais evidente no caso dos

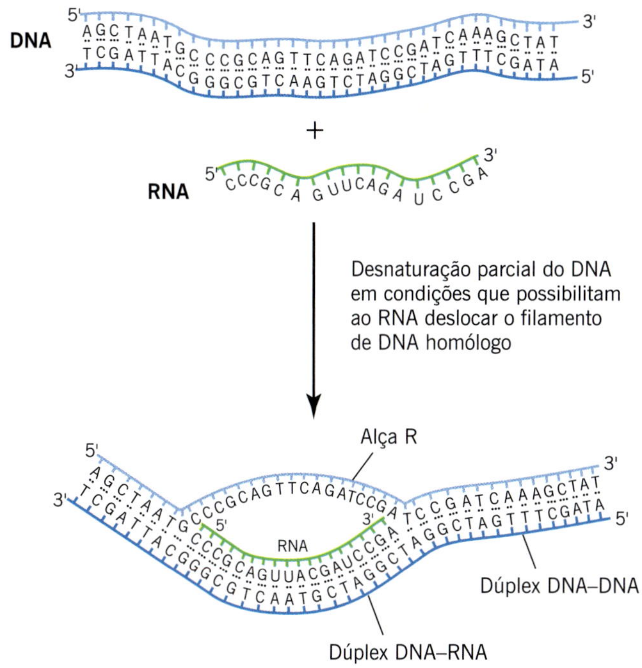

O RNA emparelha-se com o filamento complementar de DNA, forma um dúplex DNA–RNA e produz uma região unifilamentar de DNA chamada alça R.

A. A técnica de hibridização da alça R.

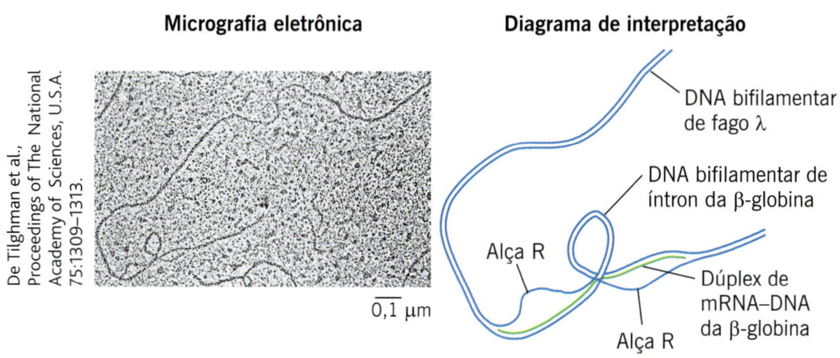

B. Alças R formadas por mRNA da β-globina.

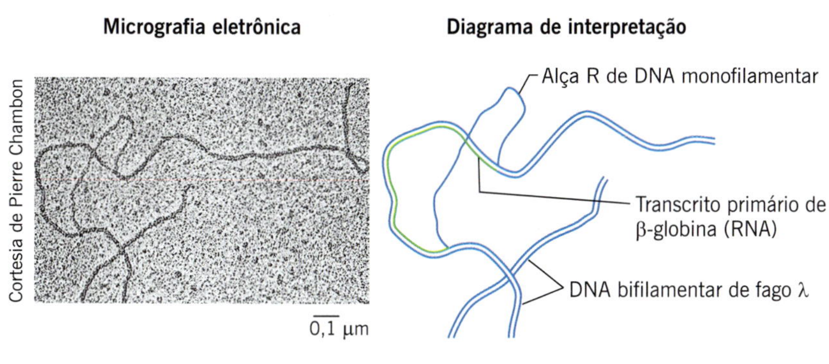

C. Alça R formada por transcrito primário de β-globina (pré-mRNA).

FIGURA 11.18 Evidências de alça R de um íntron no gene da β-globina de camundongo. A. Hibridização da alça R. B. Quando os genes da β-globina e os mRNA foram hibridizados em condições de alça R, observaram-se duas alças R nos híbridos de DNA–RNA resultantes. C. Quando se usaram transcritos primários ou pré-mRNA de genes de β-globina de camundongo nos experimentos de alça R, observou-se uma única alça R. Esses resultados demonstram que a sequência de íntrons existe no transcrito primário, mas é removida durante o processamento do transcrito primário para produzir o mRNA maduro.

genes codificadores de cadeias pesadas e leves de anticorpos (ver Capítulo 22, disponível *on-line*). No caso dos genes da globina de mamíferos, o éxon intermediário codifica o domínio de ligação ao heme da proteína. Muito se especulou que a estrutura de éxon–íntron de genes eucarióticos resulta da evolução de novos genes pela fusão de genes ancestrais ininterruptos (éxon único). Se essa hipótese estiver correta, os íntrons podem ser simples resíduos do processo evolutivo.

Os íntrons também podem conferir uma vantagem seletiva por aumento da frequência com que sequências codificadoras em diferentes éxons de um gene conseguem se recombinar, assim acelerando o processo da evolução. Em alguns casos, modos alternativos de remover íntrons dos pré-mRNA produzem mRNA que codificam polipeptídios diferentes, mas relacionados. Nesses casos, os íntrons possibilitam que o gene codifique mais de um produto (ver Capítulo 18). O potencial codificador do genoma inteiro é, portanto, aumentado.

PONTOS ESSENCIAIS

- *A maioria dos genes eucarióticos é segmentada em sequências codificadoras, chamadas éxons, e sequências não codificadoras, chamadas íntrons*
- *Alguns genes contêm íntrons muito grandes; outros abrigam numerosos pequenos íntrons*
- *A importância biológica dos íntrons ainda está em discussão.*

Remoção de sequências de íntrons por recomposição de RNA

Os íntrons não codificados são excisados dos transcritos gênicos por diversos mecanismos.

Pesquisadores mostraram que os íntrons são removidos das sequências de RNA de maneiras diferentes. As sequências restantes de RNA são, então, unidas. Todo esse processo é denominado *recomposição*. Três mecanismos de recomposição foram estudados detalhadamente:

1. Os íntrons de precursores do tRNA são excisados por clivagem endonucleotídica precisa e reações de ligação catalisadas por atividades de endonuclease e ligase de recomposição especial.
2. Os íntrons de alguns precursores de rRNA são retirados por mecanismo autocalítico em uma reação específica mediada pela própria molécula de RNA. Nenhuma atividade enzimática da proteína participa desse processo de recomposição.
3. Os íntrons de pré-mRNA nucleares (hnRNA) são removidos em reações em duas etapas efetuadas por partículas de ribonucleoproteína complexas chamadas **espliceossomos**. Essas organelas de recomposição são compostas por RNA e proteína, e são encontradas nos núcleos de células eucarióticas.

Examinaremos cada um desses mecanismos detalhadamente. No entanto, discutiremos primeiro as sequências que garantem a acurácia do processo de recomposição.

SINAIS DAS SEQUÊNCIAS PARA A RECOMPOSIÇÃO DO RNA

No caso de genes que codificam proteínas, o mecanismo de recomposição tem de ser preciso; é imprescindível que una as sequências do éxon com acurácia a um único nucleotídio para garantir a leitura correta dos códons nos éxons distais aos íntrons (**Figura 11.19**). Esse grau de acurácia parece exigir sinais precisos de recomposição, provavelmente sequências nucleotídicas nos íntrons e nas junções éxon–íntron. Contudo, nos transcritos primários de genes nucleares, as únicas sequências totalmente conservadas de diferentes íntrons são as sequências dinucleotídicas nas extremidades dos íntrons, a saber

íntron

éxon-GT..............AG-éxon

As sequências mostradas aqui correspondem ao filamento não molde de DNA (equivalente ao transcrito de RNA, mas com T em vez de U). Além disso, há sequências de consenso curtas nas junções éxon–íntron. Para os genes nucleares, as junções de consenso são

éxon — íntron — éxon

$A_{64}G_{73}G_{100}T_{100}A_{68}A_{68}G_{84}T_{63}............6Py_{74\text{-}87}N\ C_{65}A_{100}G_{100}\ N$

Os subscritos numéricos indicam as frequências percentuais das bases de consenso em cada posição; assim, um subescrito 100 indica que há sempre uma base nessa posição. N e Py indicam que qualquer um dos quatro nucleotídios padronizados ou pirimidina, respectivamente, podem estar presentes na posição indicada. As junções éxon–íntron são diferentes nos genes para tRNA e genes codificadores de proteína nas mitocôndrias e cloroplastos. Os transcritos desses genes utilizam mecanismos diferentes de recomposição de RNA. No entanto, diferentes espécies realmente apresentam alguma conservação de sequências nas junções éxon–íntron.

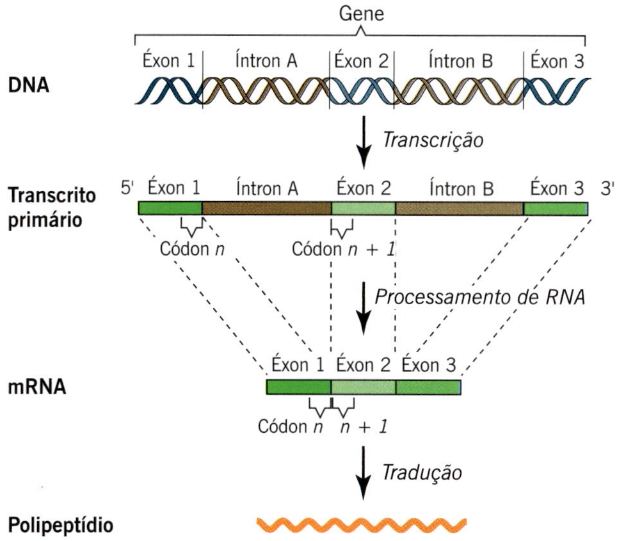

FIGURA 11.19 Excisão de sequências de íntrons dos transcritos primários por recomposição de RNA. O mecanismo de recomposição tem de ser acurado para o nucleotídio de maneira a garantir a tradução correta dos códons em éxons na região 3′ para produzir a sequência correta de aminoácidos no produto polipeptídico.

RECOMPOSIÇÃO DO PRECURSOR DE tRNA | ATIVIDADES ÚNICAS DE LIGASE E NUCLEASE

A reação de recomposição do precursor de tRNA foi analisada em detalhes na levedura *Saccharomyces cerevisiae*. Na análise do mecanismo de recomposição de tRNA em *S. cerevisiae* usaram-se tanto sistemas de recomposição *in vitro* quanto mutantes no local de recomposição termossensíveis. A excisão de íntrons dos precursores de tRNA da levedura ocorre em dois estágios. No estágio I, uma *endonuclease de recomposição* ligada à membrana nuclear faz dois cortes precisos nas extremidades do íntron. Depois, no estágio II, a *ligase de recomposição* une as duas metades do tRNA e produz a forma madura da molécula de tRNA. A especificidade dessas reações está nas características tridimensionais conservadas dos precursores de tRNA, não nas sequências nucleotídicas propriamente ditas.

RECOMPOSIÇÃO AUTOCATALÍTICA

Um tema geral em biologia é que o metabolismo ocorre por meio de sequências de reações catalisadas por enzimas. Essas enzimas importantíssimas geralmente são proteínas, às vezes são polipeptídios e, outras vezes, complexos multiméricos. Ocasionalmente, as enzimas necessitam de cofatores não proteicos para executar suas funções. Quando há alteração de ligações covalentes, geralmente se presume que a reação é catalisada por uma enzima. Portanto, houve grande surpresa quando Thomas Cech e seus colaboradores descobriram, em 1982, que o íntron no precursor do rRNA de *Tetrahymena thermophila* era excisado sem que houvesse nenhuma atividade catalítica de proteínas. Agora, porém, está claro que a atividade de recomposição que excisa o íntron desse precursor de rRNA é intrínseca da própria molécula de RNA. Na verdade, Cech e Sidney Altman compartilharam o Prêmio Nobel de Química de 1989 pela descoberta dos RNA catalíticos. Além disso, essa *autorrecomposição* ou *atividade autocatalítica* ocorre em precursores de rRNA de vários eucariotos inferiores e em grande quantidade de precursores de rRNA, tRNA e mRNA em mitocôndrias e cloroplastos de muitas espécies diferentes. No caso de muitos desses íntrons, o mecanismo de autorrecomposição é igual ou muito semelhante ao empregado pelos precursores de rRNA de *Tetrahymena* (**Figura 11.20**). Em outros, o mecanismo de autorrecomposição é semelhante ao mecanismo de recomposição observado nos precursores de mRNA nuclear, porém sem participação do espliceossomo (ver próxima seção).

A excisão autocatalítica do íntron no precursor do rRNA de *Tetrahymena* e de alguns outros íntrons não requer fonte de energia externa nem atividade catalítica de proteínas. Em vez disso, o mecanismo de recomposição conta com a participação de uma série de transferências de ligação fosfoéster, sem perda nem ganho de ligações no processo. A reação requer um nucleosídio ou nucleotídio guanina com um grupo 3′-OH livre (GTP, GDP, GMP ou guanosina) como cofator mais um cátion monovalente e um cátion divalente. A G-3′-OH é indispensável; não pode ser substituída por nenhuma outra base no cofator do nucleosídio ou nucleotídio. O íntron é excisado por duas transferências de ligação fosfoéster e, depois, o íntron excisado pode ser circularizado por meio de outra transferência de ligação fosfoéster. A Figura 11.20 ilustra essas reações.

A circularização autocatalítica do íntron excisado sugere que a autorrecomposição desses precursores de rRNA ocorre principalmente, se não totalmente, na própria estrutura do íntron. É provável que a atividade autocatalítica dependa da estrutura secundária do íntron ou, ao menos, da estrutura secundária da molécula precursora de RNA. As estruturas secundárias desses RNA que se autorrecompõem causa justaposição dos grupos reativos para possibilitar as transferências da ligação fosfoéster. Uma vez que as transferências de ligação fosfoéster para autorrecomposição são reações reversíveis, a rápida degradação dos íntrons excisados ou a exportação do rRNA recompostos para o citoplasma podem levar avante a recomposição.

Observe que as reações de recomposição autocatalítica são de natureza intramolecular e, portanto, não dependem da concentração. Além disso, os precursores de RNA são capazes de formar um centro ativo ao qual se liga o cofator guanosina 3′-OH. A recomposição autocatalítica desses precursores de rRNA demonstra que os locais catalíticos não estão restritos às proteínas; no entanto, não há atividade catalítica *trans* como nas enzimas, apenas atividade catalítica *cis*. Alguns cientistas acreditam que a recomposição autocatalítica do RNA pode ser um vestígio de um mundo inicial à base de RNA.

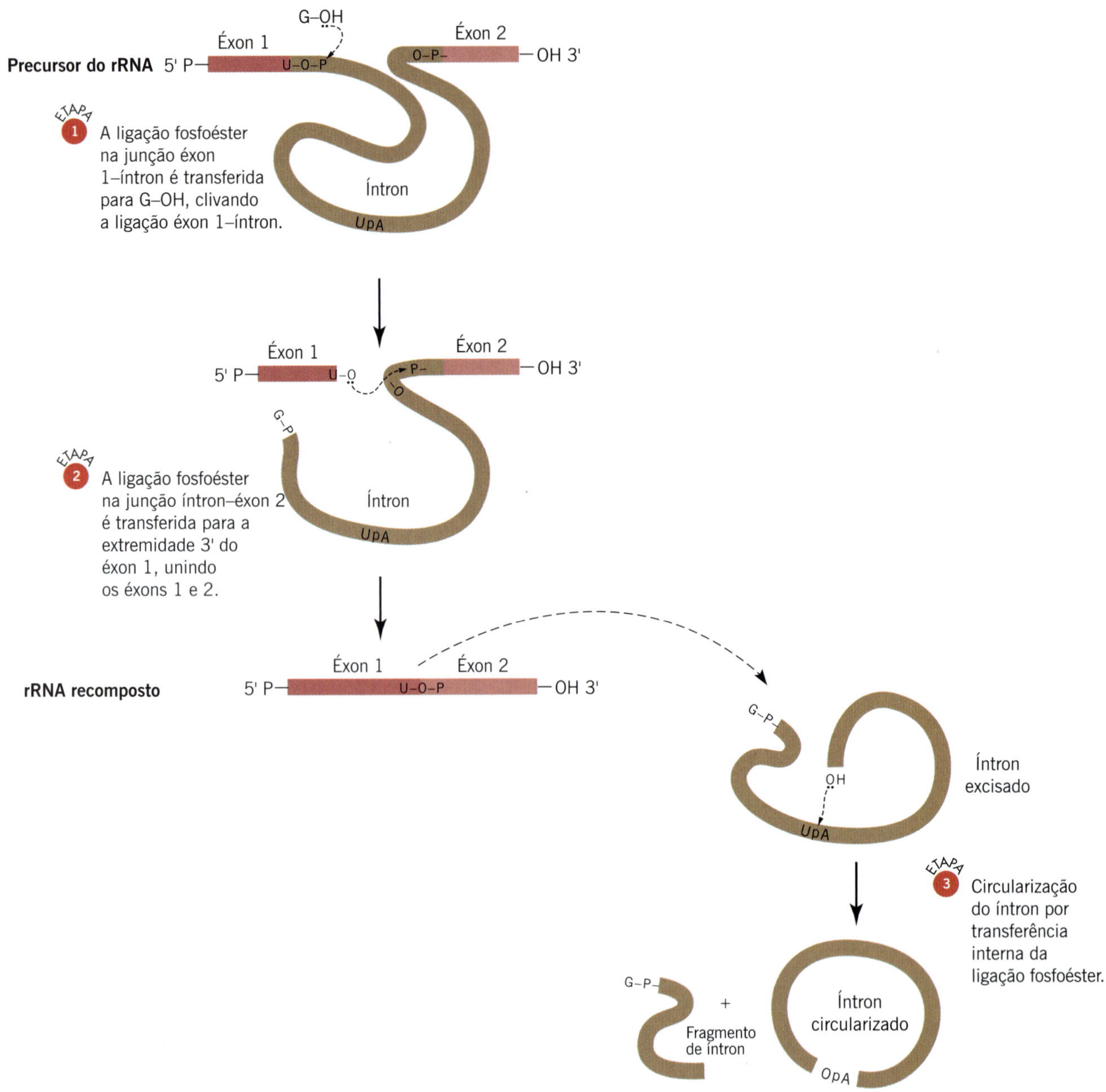

FIGURA 11.20 Diagrama do mecanismo de autorrecomposição do precursor de rRNA de *Tetrahymena thermophila* e subsequente circularização do íntron excisado.

RECOMPOSIÇÃO DE PRÉ-mRNA | snRNA, snRNP E ESPLICEOSSOMO

Os íntrons nos pré-mRNA nucleares são excisados em duas etapas, assim como os íntrons nos precursores do tRNA de leveduras e nos precursores do rRNA de *Tetrahymena* comentados nas duas seções anteriores. No entanto, os íntrons não são excisados por nucleases e ligases de recomposição simples nem por mecanismo autocalítico, e também não há necessidade de cofator guanosina. Em vez disso, a recomposição do pré-mRNA nuclear está a cargo dos **espliceossomos**, estruturas complexas de RNA-proteínas. Essas estruturas assemelham-se, em muitos aspectos, a pequenos ribossomos. Elas contêm um conjunto de pequenas moléculas de RNA denominadas snRNA (pequeno RNA nuclear) e cerca de 40 proteínas diferentes. Já se conhecem os dois estágios na recomposição do pré-mRNA nuclear (**Figura 11.21**), mas alguns detalhes do processo de recomposição ainda são incertos.

Cinco snRNA, denominados U1, U2, U4, U5 e U6, participam da recomposição do pré-mRNA nuclear como componentes do espliceossomo. (O snRNA U3 está no nucléolo e provavelmente participa da formação de ribossomos.) Em mamíferos, o tamanho desses snRNA varia de 100 (U6) a 215 nucleotídios (U3). Alguns snRNA na levedura *S. cerevisiae* são muito maiores. Esses snRNA não existem como moléculas de RNA livres. Em vez disso, estão presentes em complexos de pequeno RNA nuclear–proteína denominados **snRNP** (do inglês, *s*mall *n*uclear *r*ibonucleoproteins, pequenas ribonucleoproteínas nucleares). Os espliceossomos são montados a partir de quatro

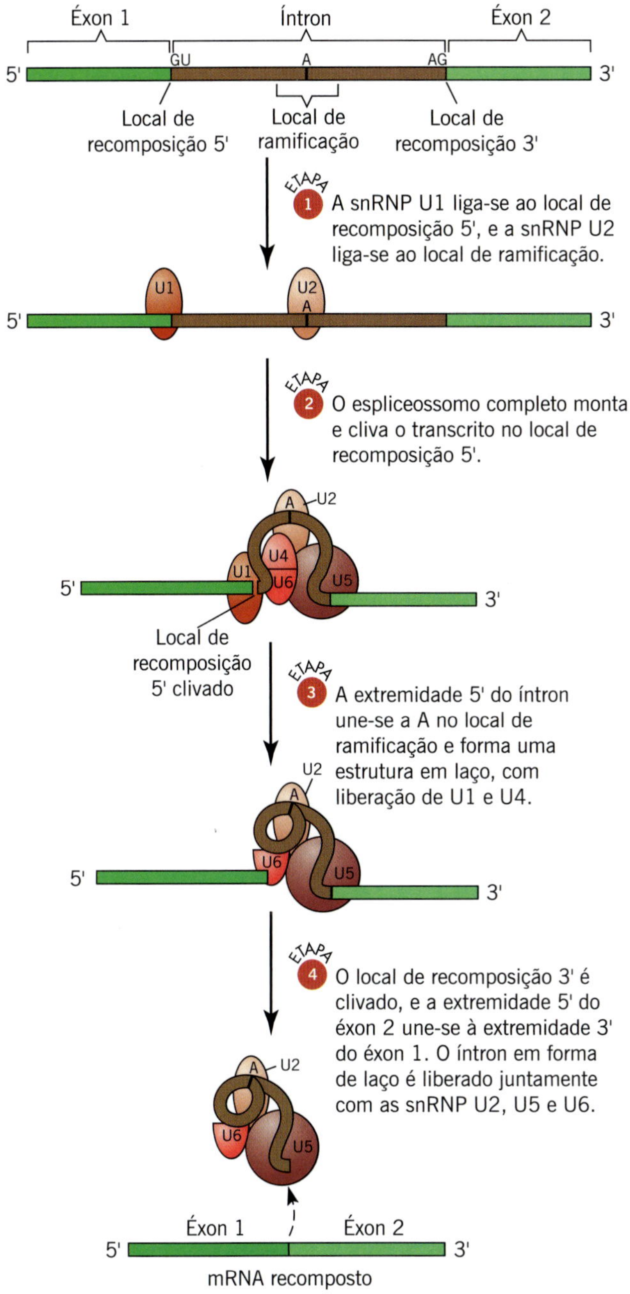

FIGURA 11.21 Supostos papéis das snRNP que contêm snRNA na recomposição do pré-mRNA nuclear.

diferentes snRNP e fatores de recomposição de proteínas durante o processo de recomposição.

Cada um dos snRNA U1, U2 e U5 está presente sozinho em uma partícula de snRNP específica. Os snRNA U4 e U6 estão presentes juntos em uma quarta snRNP; os snRNA U4 e U6 contêm duas regiões de complementaridade intermolecular que formam pares de bases na snRNP U4/U6. Cada um dos quatro tipos de partículas de snRNP contém um subgrupo de sete proteínas snRNP bem caracterizadas além de uma ou mais proteínas exclusivas do tipo específico da partícula de snRNP.

O primeiro estágio na recomposição do pré-mRNA nuclear é a clivagem no local de recomposição 5′ do íntron (↓GU-íntron) e a formação de uma ligação fosfodiéster intramolecular entre o carbono 5′ da G no local de clivagem e o carbono 2′ de um resíduo A conservado perto da extremidade 3′ do íntron. Esse estágio ocorre em espliceossomos completos (Figura 11.21) e requer a hidrólise do ATP. Há evidências de que a snRNP U1 tenha de se ligar ao local de recomposição 5′ antes da reação de clivagem inicial. O reconhecimento do local de clivagem na extremidade 5′ do íntron provavelmente implica pareamento de bases entre a sequência de consenso nesse local e uma sequência complementar perto da terminação 5′ do snRNA U1. No entanto, a especificidade da ligação de pelo menos algumas snRNP às sequências de consenso do íntron exige tanto os snRNA quanto proteínas snRNP específicas.

A segunda snRNP a ser acrescentada ao complexo de recomposição parece ser a snRNP U2; ela se liga à sequência de consenso que contém o resíduo A conservado que forma o ponto de ramificação na estrutura de laço do íntron recomposto. Em seguida, a snRNP U5 ligase ao local de recomposição 3′, e a snRNP U4/U6 é acrescentada ao complexo para produzir o espliceossomo completo (Figura 11.21). Quando o local de recomposição 5′ do íntron é clivado na 1ª etapa, a snRNA U4 se solta do espliceossomo. Na 2ª etapa da reação de recomposição, o local de recomposição 3′ do íntron é clivado, e os dois éxons são unidos por uma ligação fosfodiéster 5′ a 3′ normal (Figura 11.21). Agora o mRNA recomposto está pronto para ser exportado para o citoplasma e traduzido em ribossomos.

PONTOS ESSENCIAIS

- *As sequências de íntrons não codificadores são excisadas dos transcritos de RNA no núcleo antes de seu transporte para o citoplasma*
- *Os íntrons nos precursores do tRNA são removidos pela ação conjunta de uma endonuclease e uma ligase de recomposição, enquanto a excisão dos íntrons em alguns precursores do rRNA é autocatalítica – sem participação de proteína catalítica*
- *Os íntrons nos pré-mRNA nucleares são excisados em estruturas de ribonucleoproteínas complexas chamadas espliceossomos*
- *O processo de excisão de íntrons tem de ser preciso, com acurácia em nível de nucleotídios, para garantir que os códons nos éxons distais aos íntrons sejam lidos corretamente durante a tradução.*

Exercícios

Aplique a análise genética básica

1. Se o filamento-molde de um segmento de um gene tem a sequência nucleotídica 3′-GCTAAGC-5′, qual é a sequência nucleotídica do transcrito de RNA especificado por esse segmento de gene?

Resposta: O transcrito de RNA é complementar ao filamento-molde e tem polaridade química oposta, como na ilustração adiante:

Filamento-molde de DNA: 3′-GCTAAGC-5′
Transcrito de RNA: 5′-CGAUUCG-3′

2. Se o filamento não molde de um gene em *E. coli* tinha a sequência:

5′-TTGACA(18 bases)TATAAT(8 bases)GCCTTCCAGTG-3′

qual seria a sequência nucleotídica no transcrito de RNA desse gene?

Resposta: O gene contém sequências promotoras –35 e –10 perfeitas. A transcrição deve ser iniciada em um local de cinco a nove bases *downstream* à sequência –10 TATAAT, e a terminação 5′ do transcrito deve conter uma purina. O filamento-molde e a extremidade 5′ do transcrito devem ter a seguinte estrutura:

Filamento-molde de DNA:
(sequência –35) (sequência –10)
3′-AACTGT-(18 bases)-ATATTA-(8 bases)-CGGAAGGTCAC-5′
Transcrito de RNA: 5′-GCCUUCCAGUG-3′

3. Se o filamento não molde mostrado no Exercício 2 fosse parte de um gene de *Drosophila* em vez de *E. coli*, o transcrito produzido seria igual?

Resposta: Não, porque as sequências promotoras que controlam a transcrição em eucariotos como *Drosophila* são diferentes dos promotores em procariotos como a *E. coli*. Portanto, o gene de *E. coli* provavelmente não seria transcrito se presente em *Drosophila*.

4. O transcrito primário ou pré-mRNA de um gene nuclear em chimpanzé tem a sequência:

5′-G–éxon 1–AGGUAAGC–íntron–CAGUC–éxon 2–A-3′

Depois da excisão do íntron, qual é a sequência mais provável do mRNA?

Resposta: Os íntrons contêm terminações dinucleotídicas altamente conservadas: 5′-GT–AG-3′ no filamento não molde de DNA ou 5′-GU–AG-3′ no transcrito de RNA. Portanto, é quase certo que a sequência do íntron seja 5′-GUUAAGC–íntron–CAG-3′. Com a excisão precisa do íntron, a sequência do mRNA será:

5′-G–éxon 1–AGUC–éxon 2–A-3′

Autoavaliação

Integre diferentes conceitos e técnicas

1. Algumas proteínas humanas de importância clínica, como a insulina e o hormônio do crescimento, estão sendo produzidas em bactérias. Com o auxílio da engenharia genética, as sequências de DNA que codificam essas proteínas foram introduzidas em bactérias. Você deseja introduzir um gene humano em *E. coli* e quer que esse gene produza grande quantidade do produto gênico humano nas bactérias. Supondo-se que seja possível isolar o gene humano de interesse e introduzi-lo em *E. coli*, que problemas encontraria na tentativa de alcançar seu objetivo?

Resposta: As sequências promotoras necessárias para iniciar a transcrição são muito diferentes em mamíferos e bactérias. Portanto, o gene só será expresso em *E. coli* se você primeiro fundir sua região codificadora a um promotor bacteriano. Além disso, seu gene humano provavelmente conterá íntrons. Como as células de *E. coli* não contêm spliceossomos ou mecanismo equivalente de excisão de íntrons dos transcritos de RNA, a expressão do gene humano não será correta se ele contiver íntrons. Como podemos ver, a expressão de genes eucarióticos em células procarióticas não é uma tarefa trivial.

2. Um gene de β-globina humana foi purificado e inserido em um cromossomo linear de bacteriófago lambda, produzindo a seguinte molécula de DNA:

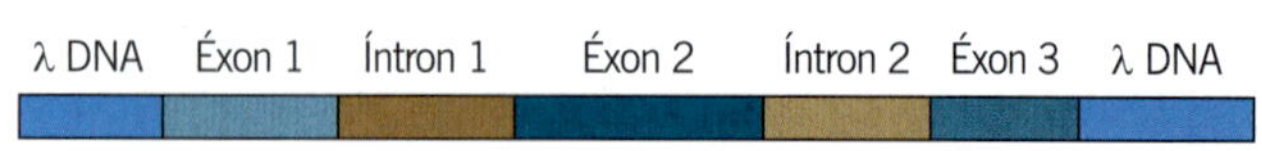

Se essa molécula de DNA for hibridizada com o mRNA da β-globina humana em condições que favoreçam dúplex de DNA–RNA em detrimento dos dúplex de DNA–DNA (condições de mapeamento de alça R) e o produto for observado ao microscópio eletrônico, que estrutura de ácido nucleico você espera ver?

Resposta: O transcrito primário desse gene da β-globina humana conterá ambos os íntrons e todos os três éxons. No entanto, antes de sua exportação para o citoplasma, as sequências de íntrons serão excisadas do transcrito. Portanto, a molécula de mRNA madura conterá as três sequências de éxons recompostas sem sequências de íntrons. Em condições de alça R, o mRNA será hibridizado com o filamento complementar de DNA, deslocando o filamento de DNA equivalente. Contudo, como o mRNA não contém sequências de íntrons, os íntrons permanecem como regiões de DNA bifilamentar, como mostra o diagrama ao lado.

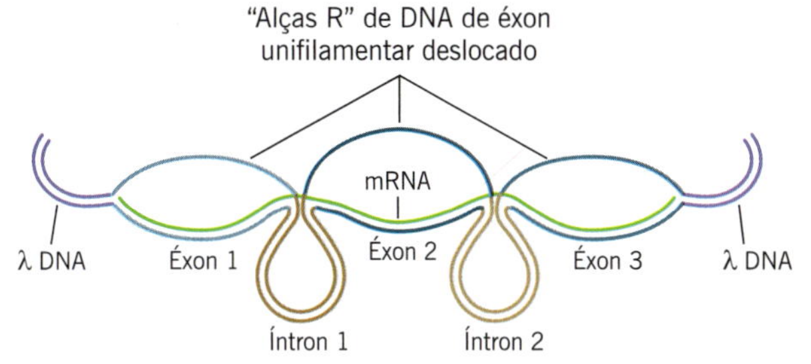

Avaliação adicional

Entenda melhor e desenvolva a capacidade analítica

11.1 Diferencie o DNA do RNA em relação aos aspectos (a) químico, (b) funcional e (c) de localização na célula.

11.2 Que bases no transcrito de mRNA representariam a seguinte sequência de DNA-molde: 5′-TGCAGACA-3′?

11.3 Que bases no filamento transcrito de DNA dariam origem à seguinte sequência de bases de mRNA: 5′-CUGAU-3′?

11.4 Que evidências serviram de base à formulação da hipótese do RNA mensageiro?

11.5 Em que locais da célula eucariótica ocorre a síntese proteica?

11.6 Cite três diferenças entre os mRNA de eucariotos e procariotos.

11.7 Quais os diferentes tipos de moléculas de RNA presentes nas células procarióticas? E nas células eucarióticas? Que papéis essas diferentes classes de moléculas de RNA desempenham na célula?

11.8 A maioria dos genes eucarióticos contém íntrons não codificadores que separam as sequências codificadoras ou éxons desses genes. Em que estágio da expressão desses genes interrompidos são removidas as sequências de íntrons não codificadores?

11.9 Durante várias décadas, o dogma da biologia foi que as reações moleculares em células vivas são catalisadas por enzimas constituídas de polipeptídios. Agora sabemos que os íntrons de algumas moléculas precursoras de RNA, como os precursores do rRNA em *Tetrahymena*, são removidos por método autocatalítico ("autorrecomposição") sem a participação de nenhuma proteína catalítica. O que a demonstração da recomposição autocatalítica indica em relação ao dogma de que as reações biológicas sempre são catalisadas por enzimas proteicas?

11.10 Qual é o papel dos espliceossomos nas vias de expressão gênica? Qual é sua estrutura macromolecular?

11.11 Que componentes dos íntrons de genes nucleares codificadores de proteínas em eucariotos superiores são conservados e necessários para a excisão correta das sequências de íntrons dos transcritos primários por espliceossomos?

11.12 Correlacione um dos termos a seguir a cada descrição apresentada. *Termos:* (1) fator sigma (σ); (2) cauda poli(A); (3) TATAAT; (4) éxons; (5) TATAAAA; (6) RNA polimerase III; (7) íntron; (8) RNA polimerase II; (9) RNA nuclear heterogêneo (hnRNA); (10) snRNA; (11) RNA polimerase I; (12) TTGACA; (13) GGCCAATCT (sequência CAAT).

Descrições:

(a) Sequência interveniente encontrada em muitos genes eucarióticos.
(b) Sequência nucleotídica conservada (–30) em promotores eucarióticos participantes da iniciação da transcrição.
(c) Pequenas moléculas de RNA localizadas nos núcleos de células eucarióticas, a maioria como componentes do espliceossomo, que participa da excisão de íntrons dos transcritos de genes nucleares.
(d) Sequência (–10) no filamento não molde dos promotores de *E. coli* que facilita o desenrolamento localizado do DNA quando forma um complexo com a RNA polimerase.
(e) RNA polimerase nuclear que catalisa a síntese de todos os RNA, exceto a do pequeno rRNA 5S.
(f) Subunidade de RNA polimerase procariótica responsável pela iniciação da transcrição em promotores.
(g) Uma sequência promotora de *E. coli* distante 35 nucleotídios, em sentido 5′, do local de iniciação da transcrição; atua como local de reconhecimento para o fator sigma.
(h) RNA polimerase nuclear que catalisa a síntese das moléculas de RNA transportador e dos pequenos RNA nucleares.
(i) Trecho de poliadenosina com 20 a 200 nucleotídios de comprimento que é acrescentado à extremidade 3′ da maioria dos RNA mensageiros eucarióticos.
(j) RNA polimerase que transcreve genes nucleares que codificam proteínas.
(k) Uma sequência conservada no filamento não molde de promotores eucarióticos distante cerca de 80 nucleotídios, *upstream*, do local de início da transcrição.

(l) Segmentos de um gene eucariótico que correspondem às sequências no transcrito de RNA processado final desse gene.

(m) A população de transcritos primários no núcleo de uma célula eucariótica.

11.13 (a) Qual destas sequências nucleotídicas do pré-mRNA nuclear pode conter um íntron?

(1) 5′-UGACCAUGGCGCUAACACUGCCAAUUG-GCAAU-ACUGACCUGAUAGCAUCAGCCAA-3′

(2) 5′-UAGUCUCAUCUGUCCAUUGACUUC-GAAACU-GAAUCGUAACUCCUACGUCUAUGGA-3′

(3) 5′-UAGCUGUUUGUCAUGACUGACUGGUCACU-AUCGUACUAACCUGUCAUGCAAUGUC-3′

(4) 5′-UAGCAGUUCUGUCGCCUCGUGGUGCUGCUG-GCCCUUCGUCGCUCGGGCUUAGCUA-3′

(5) 5′-UAGGUUCGCAUUGACGUACUUCUGAAAC-UACUAACUACUAACGCAUCGAGUCUCAA-3′

(b) Um dos cinco pré-mRNA mostrados em (a) pode passar por recomposição de RNA para excisar uma sequência de íntron. Que sequência nucleotídica de mRNA é esperada dessa recomposição?

11.14 Qual é a função dos íntrons em genes eucarióticos?

11.15 Determinado gene é inserido no cromossomo de fago lambda, e observa-se que contém três íntrons. (a) O transcrito primário desse gene é purificado a partir de núcleos isolados. Quando esse transcrito primário é hibridizado em condições de alça R com o cromossomo recombinante de lambda que tem o gene, qual é a aparência da alça R? Identifique as estruturas no seu diagrama. (b) O mRNA produzido a partir do transcrito primário desse gene é isolado de polirribossomos citoplasmáticos e examinado da mesma maneira por hibridização da alça R usando o cromossomo recombinante de lambda que tem o gene. Desenhe a aparência da alça R quando for usado o mRNA citoplasmático. Mais uma vez, identifique os componentes do diagrama.

11.16 Um segmento de DNA em *E. coli* tem a seguinte sequência de pares de nucleotídios:

```
3′-ATGCTACTGCTATTCGCTGTATCG-5′
   | | | | | | | | | | | | | | | | | | | | | | | |
5′-TACGATGACGATAAGCGACATAGC-3′
```

Quando esse segmento de DNA for transcrito por RNA polimerase, quais serão as sequências de nucleotídios no transcrito de RNA se o promotor estiver à esquerda da sequência mostrada?

11.17 Um segmento de DNA em *E. coli* tem a seguinte sequência de pares de nucleotídios:

```
3′-ATATTACTGCAATGGGCTGTATCG-
   | | | | | | | | | | | | | | | | | | | | | | | |
5′-TATAATGACGTTACCCGACATAGC-

ATGCTACTGCTATTCGCTGTATCG-5′
| | | | | | | | | | | | | | | | | | | | | | | |
TACGATGACGATAAGCGACATAGC-3′
```

Quando esse segmento de DNA for transcrito por RNA polimerase, qual será a sequência de nucleotídios no transcrito de RNA?

11.18 Um segmento de DNA em *E. coli* tem a seguinte sequência de pares de nucleotídios:

```
3′-AACTGTACGTGCTACCTTGCTGATATTACT-
   | | | | | | | | | | | | | | | | | | | | | | | | | | | | | |
5′-TTGACATGCACGATGGAACGACTATAATGA-

GCAATGGGCTGTATCGATGCTACTGCTAT-5′
| | | | | | | | | | | | | | | | | | | | | | | | | | | | |
CGTTACCCGACATAGCTACGATGACGATA-3′
```

Quando esse segmento de DNA for transcrito por RNA polimerase, qual será a sequência de nucleotídios no transcrito de RNA?

11.19 Um segmento de DNA humano tem a seguinte sequência de pares de nucleotídios:

```
3′-ATATTTACGTGCTACCTTGCTGATAGGACT-
   | | | | | | | | | | | | | | | | | | | | | | | | | | | | | |
5′-TATAAATGCACGATGGAACGACTATCCTGA-

GCAATGGGCTGTATCGATGCTACTGCTAT-5′
| | | | | | | | | | | | | | | | | | | | | | | | | | | | |
CGTTACCCGACATAGCTACGATGACGATA-3′
```

Quando esse segmento de DNA for transcrito por RNA polimerase, qual será a sequência de nucleotídios no transcrito de RNA?

11.20 O genoma de um ser humano precisa armazenar uma enorme quantidade de informações usando os quatro pares de nucleotídios existentes no DNA. O que nos ensina a linguagem de computador sobre a viabilidade de armazenamento de grande quantidade de informações usando um alfabeto de apenas quatro letras?

11.21 Qual é o dogma central da genética molecular? Que impacto teve sobre o dogma central a descoberta dos vírus tumorais de RNA?

11.22 A biossíntese do metabólito X ocorre em seis etapas catalisadas por seis enzimas diferentes. Qual é o número mínimo de genes necessário para o controle genético dessa via metabólica? Poderia haver participação de mais genes? Por quê?

11.23 O que têm em comum os processos de síntese de DNA, de RNA e de polipeptídios?

11.24 Quais são os dois estágios da expressão gênica? Onde ocorrem em uma célula eucariótica? Em uma célula procariótica?

11.25 Compare as estruturas de transcritos primários com as estruturas de mRNA em procariotos e eucariotos. Em média, em que grupo de organismos elas são mais diferentes?

11.26 Quais são os cinco tipos de moléculas de RNA que participam do processo de expressão gênica? Quais são as funções de cada tipo de RNA? Que tipos de RNA executam suas funções (a) no núcleo e (b) no citoplasma?

11.27 Por que a necessidade de um RNA intermediário na síntese proteica é mais evidente em eucariotos? Como os pesquisadores demonstraram pela primeira vez que a síntese de RNA ocorria no núcleo e que a síntese proteica ocorria no citoplasma?

11.28 Dois genes eucarióticos codificam dois polipeptídios diferentes, cada um deles com 335 aminoácidos de comprimento. Um gene contém apenas um éxon, enquanto o outro gene contém um íntron com 41.324 pares de nucleotídios. Que gene deve ser transcrito em menos tempo? Por quê? Quando os mRNA especificados por esses genes forem traduzidos, que mRNA deve ser traduzido em menos tempo? Por quê?

11.29 Crie um experimento para demonstrar que os transcritos de RNA são sintetizados no núcleo de eucariotos e, em seguida, transportados até o citoplasma.

11.30 Isolou-se todo o RNA de células humanas cultivadas. Esse RNA foi misturado a filamentos não molde (filamentos únicos) do gene humano codificador da enzima timidina quinase, e a mistura de RNA–DNA foi incubada por 12 horas em condições de renaturação. Espera-se que haja a formação de dúplex de RNA–DNA durante a incubação? Em caso afirmativo, por quê? Caso não seja possível, por que não? O mesmo experimento foi realizado usando o filamento–molde do gene da timidinoquinase. Espera-se que haja formação de dúplex de RNA–DNA nesse segundo experimento? Em caso afirmativo, por quê? Em caso negativo, por que não?

11.31 Duas preparações de RNA polimerase de *E. coli* são usadas em experimentos separados para catalisar a síntese de RNA *in vitro* usando um fragmento purificado de DNA que tem o gene *argH* como DNA molde. Uma preparação catalisa a síntese de cadeias de RNA com tamanhos muito heterogêneos. A outra preparação catalisa a síntese de cadeias de RNA com tamanhos iguais. Qual é a diferença mais provável na composição das RNA polimerases nas duas preparações?

11.32 A transcrição e a tradução estão acopladas nos procariotos. Por que isso não acontece nos eucariotos?

11.33 Quais são os dois elementos quase sempre encontrados nos promotores de genes eucarióticos transcritos pela RNA polimerase II? Onde estão localizados esses elementos em relação ao local de início da transcrição? Quais são as suas funções?

11.34 De que maneiras a maioria dos transcritos de genes eucarióticos é modificada? Quais são as funções dessas modificações pós-transcrição?

11.35 Como a edição do RNA contribui para a diversidade de proteínas em eucariotos?

11.36 Qual é a diferença entre os mecanismos de excisão dos íntrons de precursores de tRNA, precursores de rRNA de *Tetrahymena* e pré-mRNA nucleares? De que processo participa o snRNA? Qual é o papel desse snRNA?

11.37 Uma mutação de um gene humano essencial troca de GT para CC o local de recomposição 5′ de um grande íntron. Qual deve ser o fenótipo de um indivíduo homozigoto para essa mutação?

11.38 Isolou-se todo o RNA dos núcleos de células humanas cultivadas. Esse RNA foi misturado a um fragmento de DNA desnaturado e purificado que tinha um grande íntron de um gene constitutivo ([*housekeeping gene*] um gene expresso em praticamente todas as células), e a mistura de RNA–DNA foi incubada por 12 horas em condições de renaturação. Espera-se que haja a formação de dúplex de RNA–DNA durante a incubação? Em caso afirmativo, por quê? Em caso negativo, por que não? O mesmo experimento foi, então, realizado com todo o RNA citoplasmático dessas células. Espera-se que haja formação de dúplex de RNA–DNA nesse segundo experimento? Em caso afirmativo, por quê? Em caso negativo, por que não?

Genômica na Web em http://www.ncbi.nlm.nih.gov

A distrofia muscular de Duchenne (DMD) é uma doença recessiva ligada ao X em seres humanos que afeta aproximadamente um em cada 3.300 recém-nascidos do sexo masculino. Indivíduos com DMD sofrem degeneração muscular progressiva desde o início da vida. Geralmente são confinados à cadeira de rodas na adolescência e morrem no fim da adolescência ou com pouco mais de 20 anos de idade. O distúrbio é causado por mutações do gene humano DMD, que codifica uma proteína chamada distrofina. Essa proteína está associada às membranas intracelulares das células musculares. O gene *DMD* é um dos maiores genes conhecidos e é constituído de muitos éxons e íntrons. Em vista de sua importância médica, o *site* do NCBI contém muitas informações sobre o gene *DMD* e seu produto distrofina.

1. Qual é o tamanho do gene *DMD* humano? Quantos éxons e íntrons ele contém? Qual é o tamanho do mRNA do *DMD* humano? E da sequência codificadora da proteína *DMD*?

2. Qual é o maior éxon do gene *DMD* humano? E o menor éxon? Onde estão localizadas as mutações causadoras da distrofia muscular de Duchenne? Algumas mutações nesse gene causam uma forma menos grave de distrofia muscular denominada distrofia muscular de Becker. Onde estão localizadas essas mutações?
3. Outras espécies contêm genes intimamente relacionados com o gene *DMD* humano e codificam distrofinas semelhantes? Que espécies? Qual é a semelhança entre esses genes e entre eles e o gene *DMD* humano?

Dica: No *site* do NCBI, clique em *Gene* e procure por "DMD, human". Depois, clique em *Primary Source*: HGNC:2928, e, na página seguinte, nos *links* para outras bases de dados, clique em *GENATLAS*, depois em *DMD* e, por fim, em *See the exons*. Para ver os genes homólogos em outros organismos, volte aos resultados da busca pelo gene *DMD* e clique em *HomoloGene*. Busque também no banco de dados OMIM (Online Medical Inheritance in Man) para obter mais informações sobre as distrofias musculares de Duchenne e Becker.

12

Tradução e Código Genético

PANORAMA

- Estrutura das proteínas
- Genes codificadores de polipeptídios
- Componentes da síntese de polipeptídios
- Processo da síntese polipeptídica
- Código genético
- Interações códon-tRNA

Anemia falciforme | Efeitos devastadores da modificação de um único aminoácido

Em 1904, James Herrick, médico de Chicago, e Ernest Irons, médico residente supervisionado por Herrick, examinaram as células sanguíneas de um jovem paciente. Eles observaram que muitas de suas hemácias eram delgadas e alongadas, em nítido contraste com as hemácias arredondadas e bicôncavas dos outros pacientes. Coletaram amostras de sangue fresco e repetiram o exame microscópico várias vezes, todas com o mesmo resultado. O sangue desse paciente sempre continha hemácias com formato semelhante ao das foices usadas por fazendeiros para colher cereais naquela época.

O paciente era um universitário de 20 anos que apresentava episódios de fraqueza e tontura. Aparentemente, o paciente era normal em muitos aspectos, tanto físicos quanto mentais. O principal problema era a fadiga. O exame físico, porém, mostrou cardiomegalia e linfadenopatia. O coração parecia estar sempre se esforçando demais, mesmo quando o paciente estava em repouso. O hemograma revelou anemia e nível de hemoglobina em aproximadamente metade do normal. Hemoglobina é a proteína complexa que transporta oxigênio dos pulmões para outros tecidos. Herrick registrou os sintomas do paciente por 6 anos antes de publicar suas observações em 1910. Em seu artigo, destacou a natureza crônica da anemia e o achado de hemácias falciformes. Em 1916, aos 32 anos, o paciente morreu em razão de anemia grave e lesão renal.

James Herrick foi o primeiro a publicar a descrição da anemia falciforme, primeira doença humana a ser compreendida em nível molecular. A hemoglobina tem quatro polipeptídios – duas cadeias de α-globina e duas cadeias de β-globina – e um grupo heme que contém ferro. Em 1957, Vernon Ingram e colaboradores demonstraram que o sexto aminoácido da cadeia β da hemoglobina falciforme era a valina, enquanto na hemoglobina humana adulta normal essa posição era ocupada pelo ácido glutâmico. Essa substituição de um único aminoácido em uma única cadeia polipeptídica é responsável por todos os sintomas da anemia falciforme.

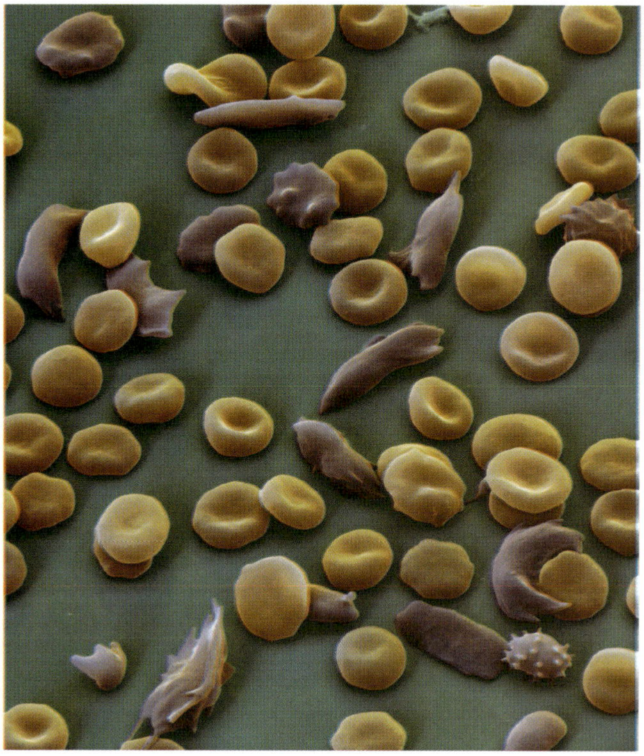

Eye of Science/Photo Researchers.

Micrografia eletrônica de varredura de hemácias normais e afoiçadas em paciente com anemia falciforme.

Estrutura das proteínas

As proteínas são macromoléculas complexas constituídas por 20 aminoácidos diferentes.

As proteínas desempenham inúmeras funções nas células. A hemoglobina, que transporta o oxigênio pelo corpo, é um exemplo. As proteínas têm diferentes estruturas e, em conjunto, constituem cerca de 15% do peso líquido de uma célula. Essas importantes moléculas são sintetizadas segundo instruções codificadas no material genético. Antes de explorar o modo como as proteínas são sintetizadas, será descrita a estrutura dessas importantes macromoléculas.

POLIPEPTÍDIOS | VINTE SUBUNIDADES DIFERENTES DE AMINOÁCIDOS

As proteínas são constituídas de polipeptídios, e todos os polipeptídios são codificados por um gene. Cada polipeptídio consta de uma longa sequência de aminoácidos unidos por ligações covalentes. Em um polipeptídio podem ser encontrados até 20 aminoácidos diferentes. Às vezes, há modificação química de um ou mais aminoácidos depois da síntese de um polipeptídio, com a produção de um novo aminoácido na proteína madura. A **Figura 12.1** mostra as estruturas dos 20 aminoácidos comuns. Todos os aminoácidos, exceto a prolina, contêm um *grupo amino livre* e um *grupo carboxila livre.*

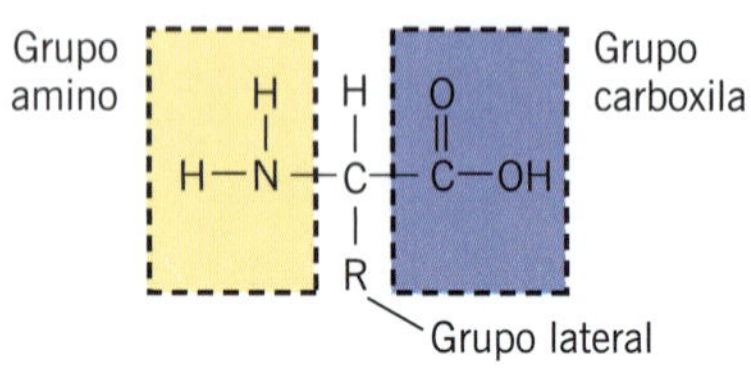

Os aminoácidos diferem entre si pelos *grupos laterais* (designados ***R***, de ***R***adical). Há quatro tipos de grupos laterais: (1) grupos hidrofóbicos ou apolares, (2) grupos hidrofílicos ou polares, (3) grupos ácidos ou de carga elétrica negativa e (4) grupos básicos ou de carga elétrica positiva (Figura 12.1). A diversidade química dos grupos laterais dos aminoácidos é responsável pela enorme diversidade estrutural e funcional das proteínas.

Um **peptídio** é composto de dois ou mais aminoácidos. Um **polipeptídio** é uma sequência longa de aminoácidos. A insulina, por exemplo, é uma cadeia de 55 aminoácidos e a fibroína, que constitui as fibras de seda, é uma cadeia com mais de 1.000 aminoácidos. Dados os 20 diferentes aminoácidos comumente encontrados nos polipeptídios, o número possível de diferentes polipeptídios é realmente enorme. Por exemplo, o número de diferentes sequências de aminoácidos possíveis em um polipeptídio que contém 100 aminoácidos é de 20^{100}. Como o número 20^{100} é grande demais, analisemos um peptídio curto. O número de diferentes sequências de aminoácidos possíveis em um peptídio com sete aminoácidos de comprimento é de 1,28 bilhão (20^7). Os aminoácidos nos polipeptídios são unidos por ligações covalentes chamadas **ligações peptídicas**. Cada ligação peptídica é formada por uma reação entre o grupo amino de um aminoácido e o grupo carboxila de um segundo aminoácido com liberação de uma molécula de água (**Figura 12.2**). O primeiro aminoácido em cada sequência polipeptídica tem um grupo amino livre e o último, um grupo carboxila livre. Assim, podemos distinguir as duas extremidades de um polipeptídio como *terminação amino* e *terminação carboxila.*

PROTEÍNAS | ESTRUTURAS TRIDIMENSIONAIS COMPLEXAS

Quatro diferentes níveis de organização – primário, secundário, terciário e quaternário – são discernidos nas estruturas tridimensionais complexas das proteínas. A *estrutura primária* de um polipeptídio é sua sequência de aminoácidos, especificada pela sequência nucleotídica de um gene. A *estrutura secundária* de um polipeptídio é determinada pelas interrelações espaciais dos aminoácidos em segmentos do polipeptídio. A *estrutura terciária* de um polipeptídio é seu dobramento global no espaço tridimensional, e a *estrutura quaternária* diz respeito à associação de dois ou mais polipeptídios em uma proteína multimérica. A hemoglobina é um excelente exemplo da complexidade das proteínas, tem os quatro níveis de organização estrutural (**Figura 12.3**).

A maioria dos polipeptídios dobra-se espontaneamente em conformações específicas determinadas por suas estruturas primárias. Se desnaturadas (desdobradas) por tratamento com solventes apropriados, a maioria das proteínas recupera a conformação original quando o agente desnaturante é removido. Portanto, na maioria dos casos, todas as informações necessárias para determinação do formato estão na estrutura primária da proteína. Em alguns casos, o dobramento da proteína implica interações com proteínas chamadas **chaperonas** que ajudam polipeptídios nascentes a formar a estrutura tridimensional apropriada.

Os dois tipos mais comuns de estrutura secundária em proteínas são *hélices* α (Figura 12.3) e *folhas* β. As duas estruturas são mantidas por ligações de hidrogênio entre ligações peptídicas muito próximas umas das outras. A hélice α é um cilindro rígido no qual cada ligação peptídica é unida por ligações de hidrogênio à ligação peptídica entre aminoácidos distantes três e quatro resíduos. Na hélice α não há prolina, em razão de sua estrutura rígida. A folha β surge quando um polipeptídio se dobra sobre si mesmo, às vezes repetidamente, e os segmentos paralelos são mantidos por ligação de hidrogênio entre ligações peptídicas vizinhas.

Enquanto a organização espacial de aminoácidos e segmentos adjacentes de um polipeptídio determinam sua estrutura secundária, o dobramento geral do polipeptídio

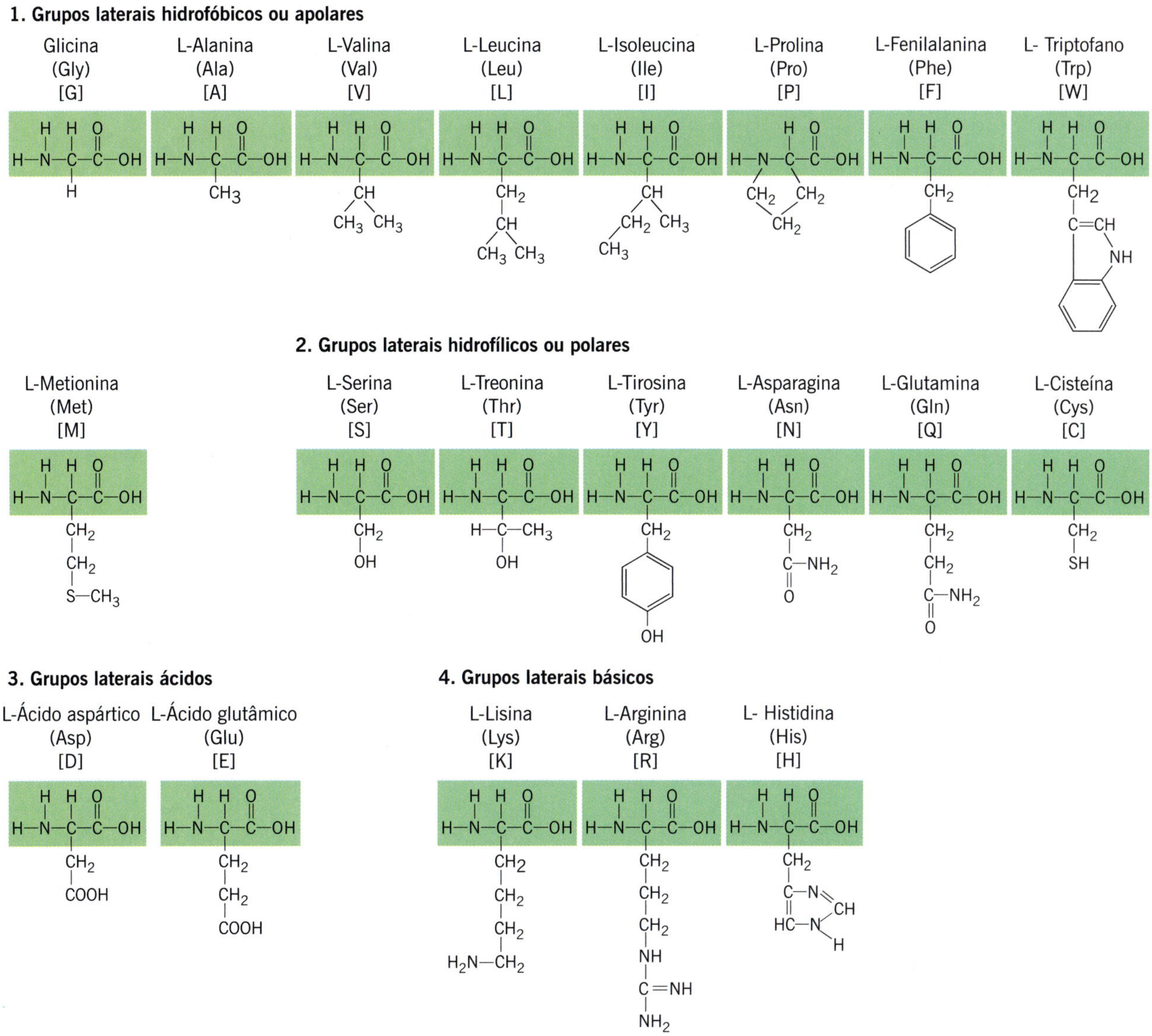

FIGURA 12.1 Estruturas dos 20 aminoácidos comuns em proteínas. Os grupos amino e carboxila, que participam da formação da ligação peptídica durante a síntese proteica, são mostrados nas áreas sombreadas. Os grupos laterais, que são diferentes para cada aminoácido, são mostrados abaixo das áreas coloridas. As abreviaturas de três letras padronizadas estão entre parênteses. O símbolo de uma letra para cada aminoácido está entre colchetes.

completo define sua estrutura terciária, ou *conformação*. Em geral, aminoácidos com cadeias laterais hidrofílicas ocupam a superfície das proteínas (em contato com o citoplasma aquoso), ao passo que aqueles com cadeias laterais hidrofóbicas interagem uns com os outros nas regiões internas. A estrutura terciária de uma proteína é mantida

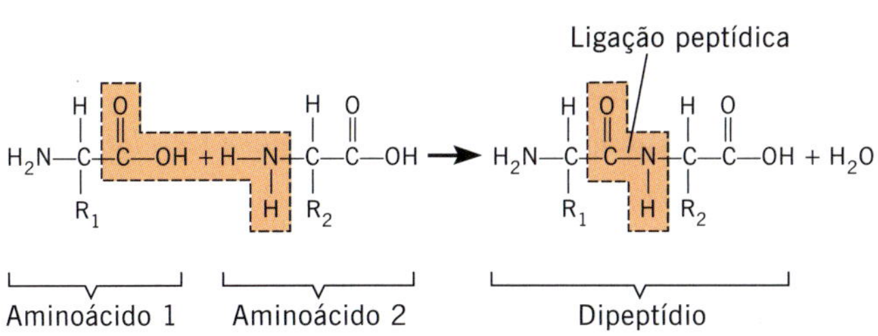

FIGURA 12.2 Formação de uma ligação peptídica entre dois aminoácidos pela retirada da água. Cada ligação peptídica une o grupo amino de um aminoácido ao grupo carboxila do aminoácido adjacente.

principalmente por um grande número de forças não covalentes relativamente fracas: (1) ligações iônicas, (2) ligações de hidrogênio, (3) interações hidrofóbicas e (4) interações de Van der Waals (**Figura 12.4**). As únicas ligações covalentes que têm papel importante na conformação das proteínas são as pontes dissulfeto (S–S) que se formam entre moléculas de cisteína corretamente posicionadas (Figura 12.4).

As **ligações iônicas** ocorrem entre cadeias laterais de aminoácidos com cargas elétricas opostas – por exemplo, os grupos laterais de lisina e ácido glutâmico (Figura 12.1). As ligações iônicas são forças intensas em algumas condições, mas são interações relativamente fracas no interior aquoso de células vivas porque as moléculas polares de água neutralizam parcialmente ou protegem os grupos eletricamente carregados. As **ligações de hidrogênio** são interações fracas de átomos eletronegativos (que têm carga negativa parcial) e átomos de

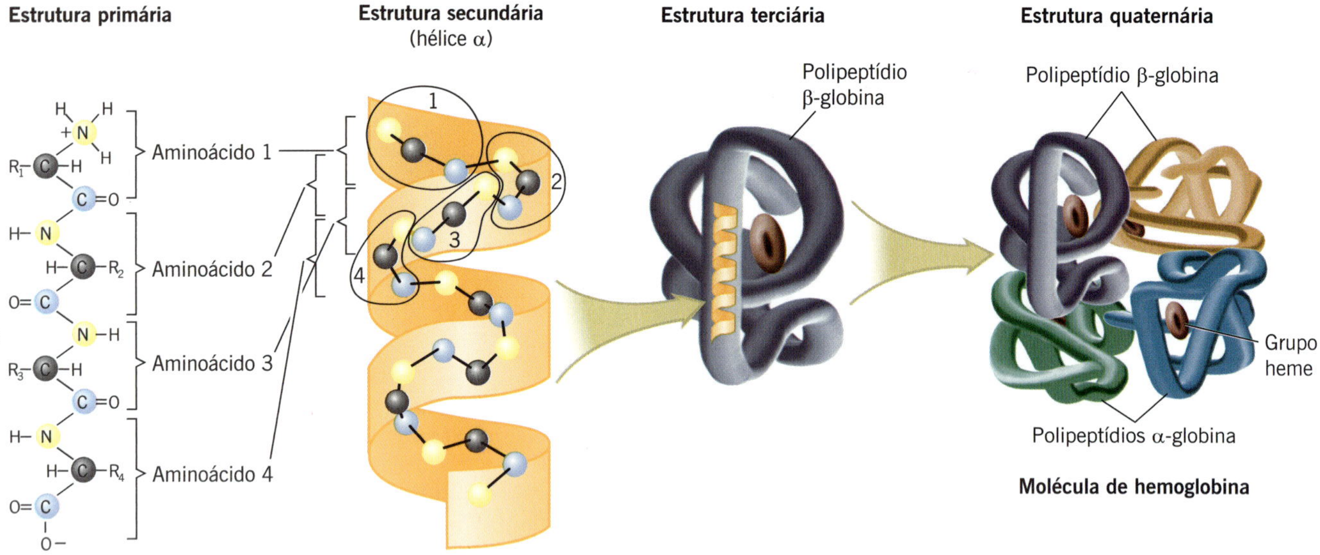

FIGURA 12.3 Os quatro níveis de organização das proteínas – estruturas (1) primária, (2) secundária, (3) terciária e (4) quaternária – são ilustrados usando como exemplo a hemoglobina humana.

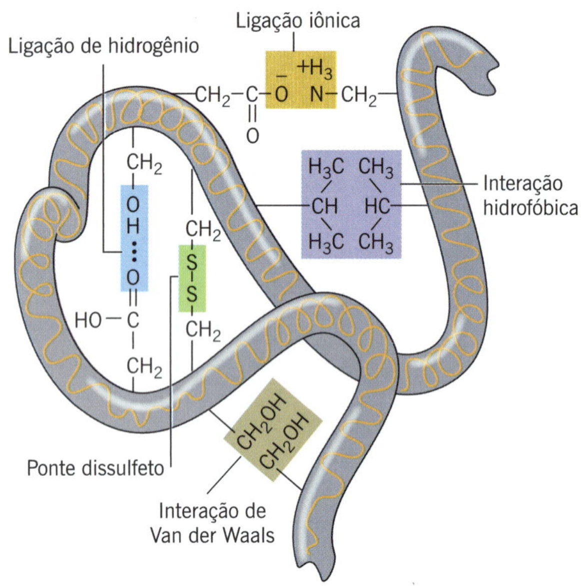

FIGURA 12.4 Os cinco tipos de interações moleculares responsáveis pela estrutura terciária, ou conformação tridimensional, de um polipeptídio. A ponte dissulfeto é uma ligação covalente; todas as outras interações são não covalentes.

hidrogênio (eletropositivos) que estão ligados a outros átomos eletronegativos. As **interações hidrofóbicas** são associações de grupos apolares entre si quando presentes em soluções aquosas em razão da sua insolubilidade em água. As ligações de hidrogênio e as interações hidrofóbicas têm papéis importantes na estrutura do DNA, como vimos no Capítulo 9 (Tabela 9.2). As **interações de Van der Waals** são atrações fracas entre átomos muito próximos. São muito fracas, com cerca de um milésimo da força de uma ligação covalente, mas são importantes na manutenção das conformações de regiões rigorosamente alinhadas das macromoléculas.

A estrutura quaternária só existe em proteínas com mais de um polipeptídio. A hemoglobina é um bom exemplo. Cada molécula de hemoglobina é um tetrâmero composto por duas cadeias de α-globina e duas de β-globina, além de 4 grupos heme contendo ferro (Figura 12.3).

Como as estruturas secundária, terciária e quaternária das proteínas geralmente são determinadas pela estrutura primária do(s) polipeptídio(s), a maior parte deste capítulo foca nos mecanismos usados pelos genes para controlar as estruturas primárias de polipeptídios.

PONTOS ESSENCIAIS

- *A maioria dos genes exerce seu(s) efeito(s) no fenótipo de um organismo por meio das proteínas, que são grandes macromoléculas constituídas de polipeptídios*
- *Cada polipeptídio é um polímero formado pela concatenação de diferentes aminoácidos*
- *A sequência de aminoácidos de cada polipeptídio é especificada pela sequência nucleotídica de um gene*
- *A enorme diversidade funcional de proteínas resulta, em parte, de suas estruturas tridimensionais complexas.*

Genes codificadores de polipeptídios

Experimentos clássicos revelaram que os genes especificam as estruturas dos polipeptídios por meio de um código composto por unidades fundamentais chamadas códons, cada qual com três nucleotídios de comprimento.

O médico inglês Archibald Garrod foi a primeira pessoa a perceber a ligação entre os genes e o metabolismo. O trabalho de Garrod, publicado no início do século 20, preparou o terreno para análises mais profundas, que utilizaram organismos apropriados para experiências genéticas: *Drosophila*, fungos, bactérias e bacteriófagos. Essas análises foram significativamente aprimoradas pela capacidade dos pesquisadores de obter mutações nos genes estudados. As mutações eram geradas em laboratório por meio do tratamento dos organismos com radiações ou substâncias químicas a fim de que a estrutura dos genes fosse alterada. Essa prática, chamada *mutagênese*, proporcionou um estoque rico de organismos mutantes para estudo. Veremos no Capítulo 13 como os geneticistas induzem mutações. Nas seções seguintes, exploraremos como as mutações induzidas ajudam a elucidar a conexão entre os genes e o metabolismo.

BEADLE E TATUM | UM GENE–UMA ENZIMA

No fim da década de 1930, George Beadle e Boris Ephrussi conduziram experimentos pioneiros em *Drosophila* mutantes para cor dos olhos. Eles identificaram genes necessários para a síntese de pigmentos oculares específicos, e concluíram que as vias metabólicas catalisadas por enzimas estão sob controle genético. A fim de aprofundar essa análise, Beadle decidiu trabalhar com um organismo mais simples, o bolor do pão *Neurospora crassa*. Esse fungo haploide pode ser cultivado em um meio apenas com sais inorgânicos, um açúcar simples e uma vitamina (biotina). O meio de cultura de *Neurospora* que contém apenas esses componentes é denominado "meio mínimo". Beadle e seu novo colaborador, Edward Tatum, deduziram que o fungo *Neurospora* é capaz de sintetizar *de novo* todos os outros metabólitos essenciais, como as purinas, pirimidinas, aminoácidos e outras vitaminas. Eles também presumiram que a biossíntese desses metabólitos obrigatoriamente está sob controle genético. Em caso afirmativo, seria esperado que as mutações nos genes cujos produtos desempenham um papel importante nessa biossíntese tivessem efeito fenotípico. Mais precisamente, seria esperado que tais mutações impedissem o fungo de crescer em meio mínimo.

Na década de 1940, Beadle e Tatum testaram essa previsão induzindo mutações em *Neurospora*. Eles empregaram um procedimento (**Figura 12.5**) no qual irradiavam os esporos assexuados haploides, mas multinucleados, do fungo, chamados conídios, com raios X ou luz ultravioleta, para depois cultivarem cepas potencialmente mutantes advindas de cada esporo. As culturas cresceram em um meio contendo todos os metabólitos essenciais – um "meio completo" nutritivo. A fim de obter culturas fúngicas geneticamente puras, Beadle e Tatum cruzaram cada mutante em potencial com *Neurospora* do tipo selvagem, criando diploides transitórios, os quais depois passaram por meiose para produzir ascósporos sexuais. Ascósporos individuais, os quais são haploides e uninucleados, foram então usados para iniciar as culturas fúngicas puras no meio completo. Beadle e Tatum testaram as muitas cepas derivadas dessas culturas para sua capacidade de crescer em meio mínimo. As que não eram capazes de crescer foram, evidentemente, incapazes de sintetizar um metabólito essencial, uma vez que um produto gênico importante estava faltando. Após identificarem muitas das cepas mutantes, os pesquisadores testaram-nas sistematicamente, a fim de definir a natureza do bloqueio metabólico. Para isso, cultivaram cada cepa mutante em meio mínimo suplementado com uma classe de metabólitos, como vitaminas, por exemplo. Se uma cepa mutante crescesse nesse suplemento, Beadle e Tatum concluiriam que o bloqueio metabólico era na síntese de vitaminas e realizariam outros testes com suplementos vitamínicos específicos a fim de definir precisamente o bloqueio.

Dessa maneira, Beadle e Tatum demonstraram que cada mutação de *Neurospora* bloqueava a síntese de um metabólito em particular. Graças à correlação de sua análise genética com estudos bioquímicos das cepas mutantes, eles mostraram que bloqueios metabólicos resultavam da perda de atividades enzimáticas específicas. Cada gene de tipo selvagem, portanto, aparentemente continha a informação para produzir uma enzima em particular – ou seja, as instruções para produzir enzimas eram codificadas nos genes. Essa descoberta foi resumida pelo conceito "um gene–uma enzima". Posteriormente, Tatum montou seu próprio laboratório e iniciou seus estudos acerca do controle genético do metabolismo em outro organismo de fácil cultivo, a bactéria *E. coli*. Na verdade, Tatum foi o pioneiro da análise genética nesse organismo, o qual logo se tornou objeto de pesquisa em muitos laboratórios.

Trabalhos subsequentes mostraram que muitas enzimas – bem como outros tipos de proteínas – contêm duas ou mais cadeias de polipeptídios e que cadeias estruturalmente diferentes são codificadas por genes diferentes. Por exemplo, em *E. coli*, a enzima triptofano sintetase é um heterotetrâmero constituído de dois polipeptídios α codificados pelo gene *trpA* e dois polipeptídios β codificados pelo gene *trpB*. Em seres humanos, as hemoglobinas são compostas por duas cadeias de α-globina, codificadas pelo gene *HBA* no cromossomo 11, e duas cadeias de β-globina codificadas pelo gene *HBB* no cromossomo 16, além de quatro grupos heme de ligação ao oxigênio (ver Figura 12.3). Outras enzimas, por exemplo, a DNA polimerase III de *E. coli* (Capítulo 10) e a RNA polimerase II (Capítulo 11), contêm muitas subunidades polipeptídicas diferentes, cada uma delas codificada por um gene. A existência dessas proteínas multiméricas demandou a mudança do conceito "um gene–uma enzima" para "um gene–um polipeptídio".

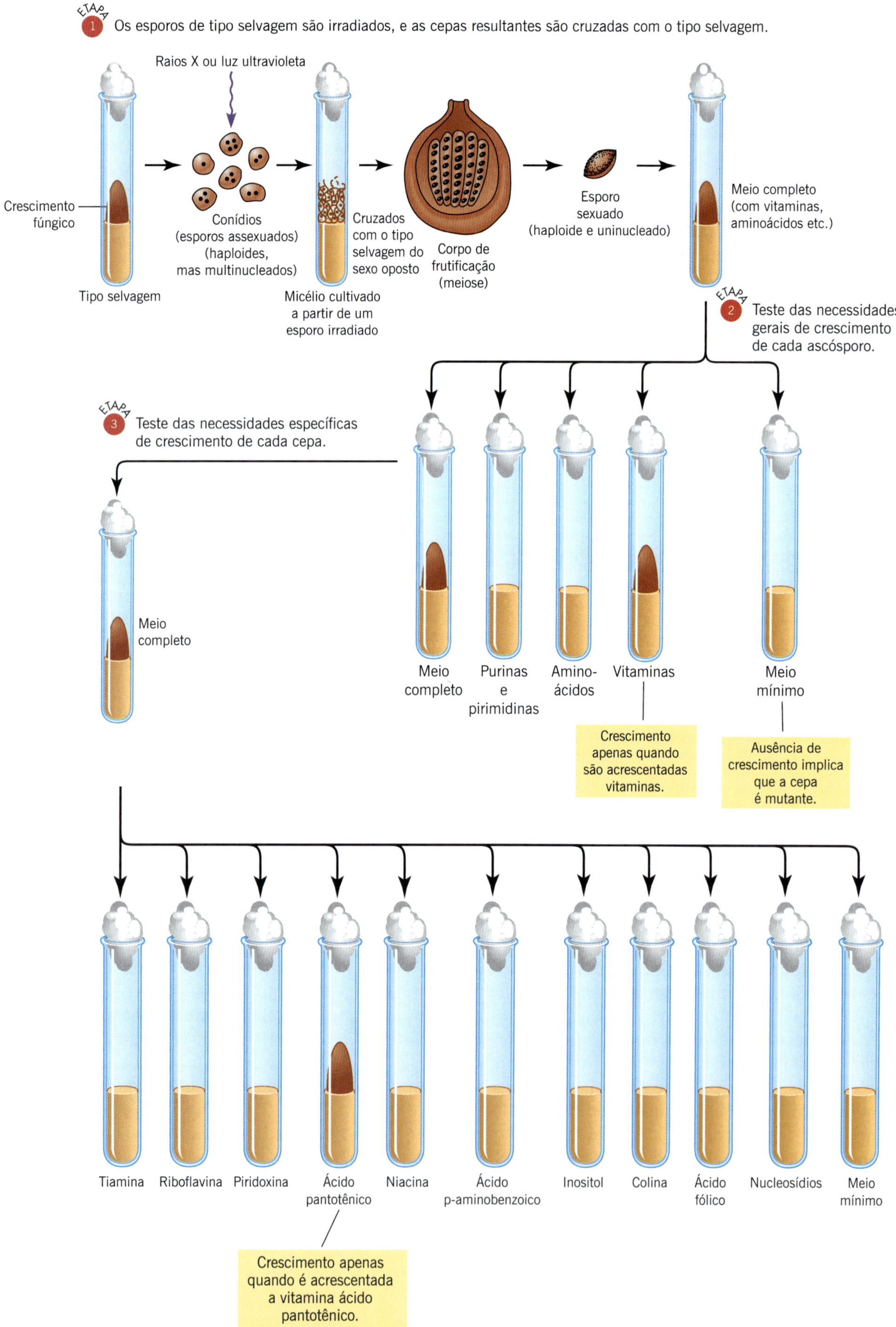

FIGURA 12.5 Diagrama do experimento de Beadle e Tatum com *Neurospora* que levou à hipótese um gene–uma enzima.

CRICK E COLEGAS | CADA AMINOÁCIDO EM UM POLIPEPTÍDIO É ESPECIFICADO POR TRÊS NUCLEOTÍDIOS

A informação para a síntese de um polipeptídio está contida em um gene. Na década de 1950, ficou claro que os genes eram feitos de DNA e que sua informação era transcrita no RNA mensageiro, o qual, então, direcionava o processo de síntese dos polipeptídios. Como a sequência de aminoácidos de um polipeptídio era codificada pelas sequências nucleotídicas de um mRNA? Na natureza, há 20 aminoácidos diferentes, mas apenas 4 nucleotídios. Como é possível que tão poucos nucleotídios especifiquem tantos aminoácidos? Obviamente, grupos de nucleotídios precisam agir como uma unidade de codificação para especificar cada aminoácido em um polipeptídio. Mas quantos nucleotídios estão presentes em cada uma dessas unidades codificadoras?

Os geneticistas chamam a unidade codificadora fundamental de **códon**. Com 20 aminoácidos diferentes, as células precisam ter pelo menos 20 códons diferentes. Esse número mínimo descarta códons compostos de apenas dois nucleotídios, uma vez que um sistema como esse teria, no máximo, $4 \times 4 = 16$ códons diferentes – o que não é suficiente para especificar os 20 aminoácidos diferentes. Entretanto, três nucleotídios por códon resultariam em $4 \times 4 \times 4 = 64$ códons possíveis – mais do que o bastante para especificar todos os aminoácidos inequivocamente. Desse modo, a hipótese mais simples é de que cada molécula de mRNA contenha uma série contínua e não sobreposta de códons, e que cada códon tenha três nucleotídios de comprimento. Esse cordão de códons – a *sequência de códons* – é lido de sua extremidade 5′ para sua extremidade 3′, e o início da sequência de codificação estabelece a **matriz de leitura**. Considere, por exemplo, a sequência de mRNA 5′-ACAUGUUUCCCAAAGGGUUUC-3′. Se cada códon tiver três nucleotídios de comprimento e a matriz de leitura começar exatamente na extremidade 5′ da sequência, o cordão de códons será ACA, UGU, UUC, CCA, AAG, GGU, UUC. Se a sequência codificadora começar um nucleotídio após a extremidade 5′, o cordão de códons será CAU, GUU, UCC, CAA, AGG, GUU, e, se começar dois nucleotídios após, será AUG, UUU, CCC, AAA, GGG, UUU. Obviamente, se cada códon é uma tríade não sobreposta de nucleotídios, há três matrizes diferentes de leitura, cada qual codificando informações qualitativamente diferentes para a síntese polipeptídica.

No início da década de 1960, Francis Crick e seus associados realizaram um experimento engenhoso para testar a hipótese de que a sequência codificadora é um cordão contínuo de tríades de códons não sobrepostos. A estratégia do experimento era induzir mutações que rompessem a matriz de leitura natural – independente de qual ela fosse – por meio da inserção ou da deleção de um único par de bases em um gene. O gene escolhido para o experimento foi o *locus* *r*II do bacteriófago T4. Os mutantes *r*II do fago T4 não conseguem crescer na cepa K12 de *E. coli*, mas se desenvolvem como o fago tipo selvagem na cepa B de *E. coli*. O tipo selvagem do bacteriófago T4 desenvolve-se igualmente bem nas duas cepas. As mutações *r*II foram induzidas por meio do tratamento dos bacteriófagos com proflavina, uma substância química que causa inserções ou deleções de um único par de bases no DNA. Tanto a inserção quanto a deleção acabariam com a matriz de leitura do nucleotído e, assim, alterariam as instruções para a síntese do polipeptídio *r*II. O resultado seria um fenótipo mutante. No entanto, Crick e seus associados perceberam que o fenótipo mutante poderia ser revertido por meio de indução subsequente à mutação do tipo oposto no gene *r*II. O efeito disruptivo de uma mutação provocada por inserção poderia, por exemplo, ser corrigido pela indução de uma mutação por deleção nas proximidades (**Figura 12.6**). Nesse exemplo, a segunda mutação (deleção) reduz o fenótipo mutante causado pela mutação inicial (inserção) porque restaura a matriz de leitura original da sequência codificadora do gene. Os geneticistas chamam esse fenômeno de *supressão de um segundo sítio*, e chamam a mutação de segundo sítio de **mutação supressora**. Novamente por meio do uso de proflavina, Crick e seus colegas foram capazes de induzir muitas mutações supressoras que reduziram o fenótipo mutante de uma mutação inicialmente induzida por proflavina e, após análise, essas mutações supressoras mostraram-se ser de segundo sítio no gene *r*II. Quando isoladas da mutação inicial por recombinação, essas mutações de segundo sítio causaram fenótipos mutantes. Crick e seus colegas, então, isolaram as mutações supressoras induzidas por proflavina de cada uma dessas mutações supressoras isoladas – ou seja, obtiveram supressores dos supressores.

Cada uma das muitas mutações *r*II obtidas nesse processo repetitivo foi então classificada em dois grupos, mais (+) e menos (–), segundo seu comportamento. Assumiu-se que um grupo consistia em mutações de inserção e o outro, de deleção, embora os pesquisadores não soubessem qual era qual. Essa classificação baseou-se no raciocínio que de uma mutação (+) suprimiria uma (–), e vice-versa (Figura 12.6). Após isso, os pesquisadores utilizaram recombinação para criar combinações de mutações no mesmo grupo. Da mesma forma que os mutantes únicos, os recombinantes com duas mutações (+) ou duas mutações (–) sempre tinham fenótipo mutante. O teste crucial aconteceu quando três mutações (+) ou três (–) foram combinadas a fim de elaborar um gene *r*II com três locais mutantes (**Figura 12.7**). Muitos desses mutantes triplos tinham o fenótipo selvagem. Dessa maneira, quando combinadas, três mutações de inserção ou três de deleção poderiam restaurar a matriz de leitura de tipo selvagem do gene *r*II – um resultado que só seria esperado se cada códon contivesse três nucleotídios. Com o uso de hábeis análises genéticas, Crick e seus colegas, portanto, estabeleceram que a sequência codificadora de um mRNA consiste em um cordão de trinucleotídios.

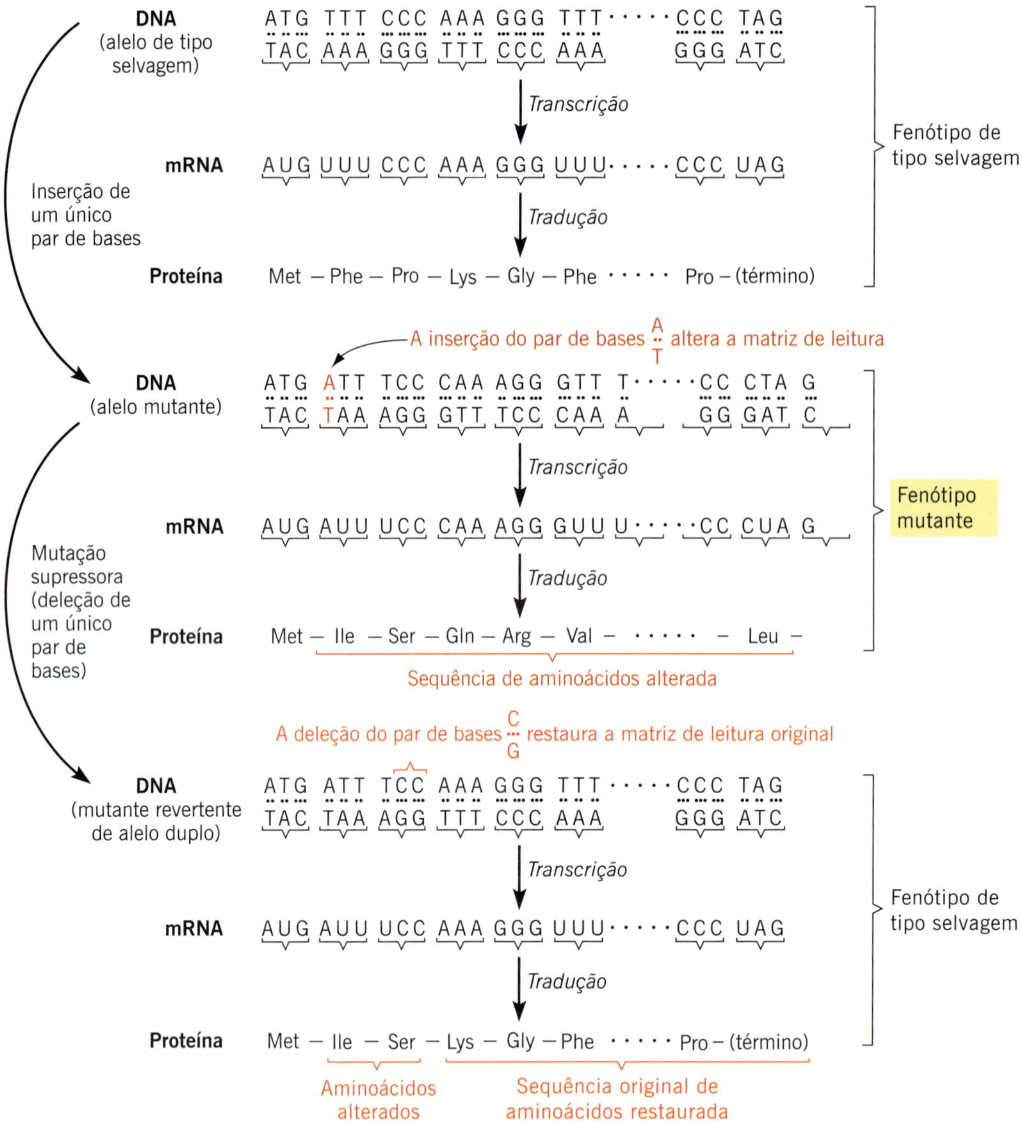

FIGURA 12.6 A deleção de um único par de bases restaura a matriz de leitura modificada pela inserção de um único par de bases.

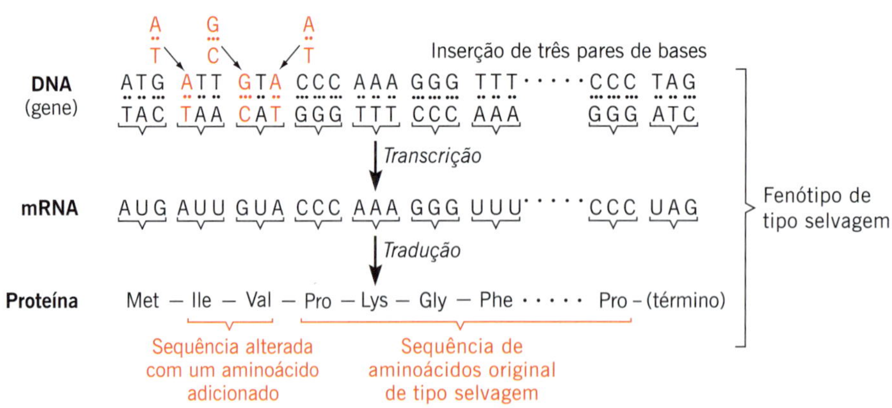

FIGURA 12.7 Um recombinante contendo três inserções de pares de bases únicos tem a matriz de leitura do tipo selvagem.

PONTOS ESSENCIAIS

- *Os experimentos de Beadle e Tatum com* Neurospora *levaram ao conceito um gene–uma enzima que, depois, foi modificado para o conceito um gene–um polipeptídio*
- *Crick e seus colegas proporcionaram evidências experimentais de que a unidade codificadora fundamental (códon) consiste em três nucleotídios.*

Componentes da síntese de polipeptídios

A síntese de polipeptídios conta com a participação dos RNA mensageiros, dos ribossomos, dos RNA de transferência, de algumas enzimas e de fontes energéticas.

O processo de tradução das informações genéticas armazenadas na sequência nucleotídica de um mRNA, segundo as especificações do código genético, na sequência de aminoácidos do produto gênico polipeptídico é complexo e exige a participação de numerosas macromoléculas. Essas incluem (1) mais de 50 polipeptídios e três a cinco moléculas de RNA em cada ribossomo (a composição exata varia de acordo com a espécie), (2) no mínimo 20 enzimas ativadoras de aminoácidos, (3) 40 a 60 diferentes moléculas de tRNA e (4) muitas proteínas solúveis que participam da iniciação, do alongamento e da finalização da cadeia polipeptídica. Como muitas dessas macromoléculas, sobretudo os componentes do ribossomo, estão presentes em grande quantidade em cada célula, o sistema de tradução constitui uma parte importante do aparelho metabólico de cada célula.

VISÃO GERAL DA EXPRESSÃO GÊNICA

Antes de examinarmos detalhadamente os componentes da síntese de polipeptídios, devemos revisar todo o processo de expressão gênica (**Figura 12.8**). A primeira etapa da expressão gênica, a transcrição, requer a transferência de informações armazenadas nos genes para o RNA mensageiro (mRNA) intermediário, que leva essas informações até os locais de síntese de polipeptídios no citoplasma. A transcrição é discutida em detalhes no Capítulo 11. A segunda etapa, tradução, é a transferência das informações contidas nas moléculas de mRNA para as sequências de aminoácidos em produtos gênicos polipeptídicos.

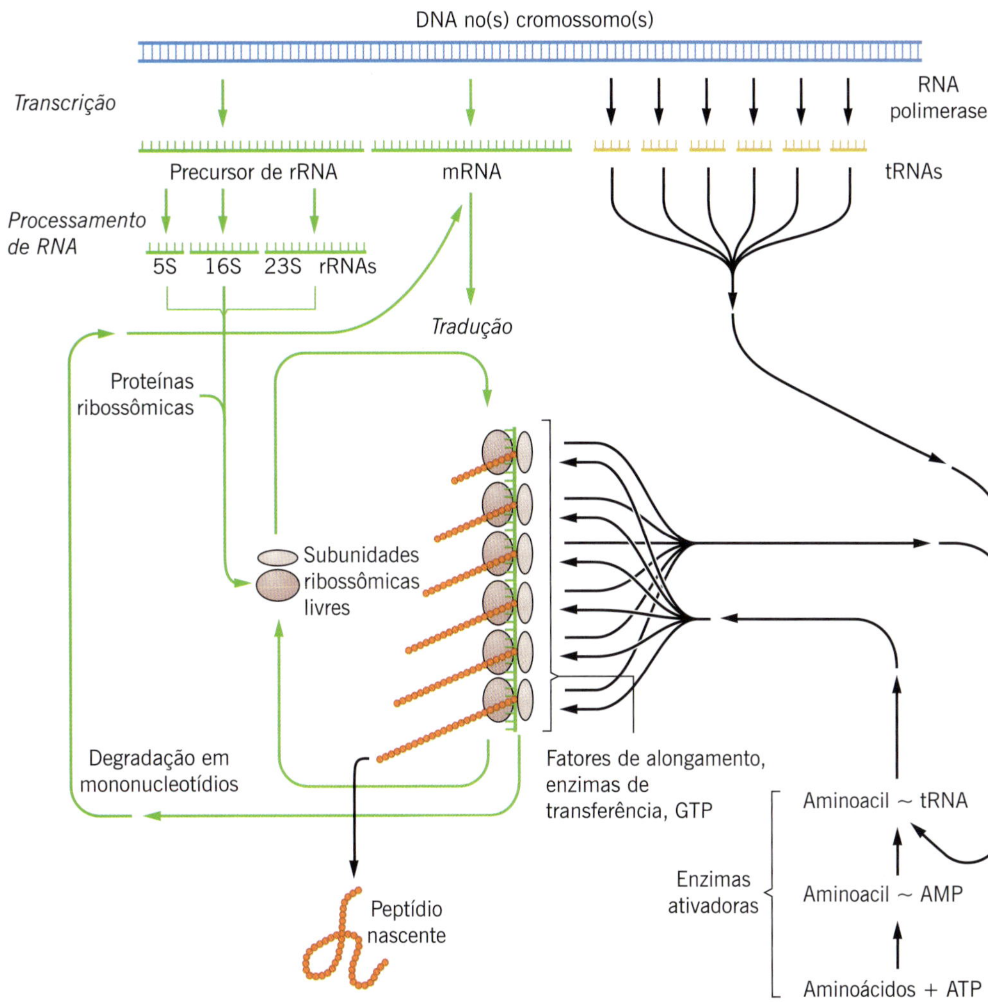

FIGURA 12.8 Visão geral da síntese proteica. Os tamanhos das moléculas de rRNA mostrados correspondem aos das bactérias; eucariotos têm rRNA maiores. Para simplificar, todas as espécies de RNA foram transcritas de segmentos contíguos de uma única molécula de DNA. Na realidade, os vários RNA são transcritos de genes localizados em diferentes posições em um ou vários cromossomos. Os detalhes dos diversos estágios da síntese proteica serão comentados nas seções subsequentes deste capítulo.

A tradução ocorre nos ribossomos, estruturas macromoleculares complexas localizadas no citoplasma. Participam da tradução três tipos de RNA, todos eles transcritos de moldes de DNA (genes cromossômicos). Além dos mRNA, três a cinco moléculas de RNA (rRNA) fazem parte da estrutura de cada ribossomo, e 40 a 60 pequenas moléculas de RNA (tRNA) atuam como adaptadores mediando a incorporação dos aminoácidos apropriados nos polipeptídios em resposta a sequências nucleotídicas específicas no mRNA. Os aminoácidos são anexados às moléculas corretas de tRNA pelas **aminoacil-tRNA sintetases**, um grupo de enzimas ativadoras.

A sequência nucleotídica de uma molécula de mRNA é traduzida na sequência correta de aminoácidos segundo as especificações do código genético. Alguns polipeptídios nascentes têm, nas terminações amino ou carboxila, sequências curtas de aminoácidos que atuam como sinais para seu transporte até compartimentos celulares específicos, como o retículo endoplasmático, as mitocôndrias, os cloroplastos ou os núcleos. As proteínas secretoras nascentes, por exemplo, contêm uma *sequência sinalizadora* curta na terminação amino que guia o polipeptídio emergente até as membranas do retículo endoplasmático. As terminações amino de proteínas destinadas à importação por mitocôndrias e cloroplastos têm sequências direcionadoras semelhantes. Algumas proteínas nucleares contêm extensões direcionadoras em suas terminações carboxila. Em muitos casos, os peptídios direcionadores são removidos enzimaticamente por peptidases específicas após o transporte da proteína até o compartimento celular apropriado.

Os ribossomos podem ser comparados a bancadas de trabalho completas, com as máquinas e as ferramentas necessárias para produzir um polipeptídio. Eles são inespecíficos, visto que podem sintetizar qualquer polipeptídio (qualquer sequência de aminoácidos) codificado por um mRNA específico, até mesmo pelo mRNA de outra espécie. Cada mRNA é traduzido simultaneamente por vários ribossomos, com consequente formação de um polirribossomo ou polissomo. Examinaremos agora, mais de perto, alguns dos mais importantes componentes do mecanismo de tradução.

RIBOSSOMOS

As células vivas dedicam mais energia à síntese de proteínas que a qualquer outro aspecto do metabolismo. Cerca de um terço da massa seca total da maioria das células é constituída de moléculas que participam diretamente da biossíntese de proteínas. Em *E. coli*, os aproximadamente 200.000 ribossomos constituem 25% da massa seca de cada célula. Esse compromisso de uma grande proporção do mecanismo metabólico das células com o processo de síntese proteica comprova sua importância nas formas de vida existentes em nosso planeta.

As proteínas são sintetizadas nos ribossomos. Nos procariotos, os ribossomos estão distribuídos em toda a célula, enquanto nos eucariotos, estão no citoplasma, frequentemente na extensa malha de membranas intracelulares do retículo endoplasmático.

Os ribossomos são constituídos por proteínas e RNA, em partes aproximadamente iguais (**Figura 12.9**). Eles têm duas subunidades, uma grande e outra pequena, que se dissociam quando a tradução de uma molécula de mRNA é concluída e se reassociam no início da tradução. Cada subunidade tem uma grande molécula de RNA dobrada sobre a qual se reúnem as proteínas ribossômicas. Na maioria das vezes, os tamanhos dos ribossomos são expressos em termos da velocidade de sedimentação durante a centrifugação, em unidades Svedberg (S). (Uma unidade Svedberg é igual a um coeficiente de sedimentação [velocidade/força centrífuga] de 10^{-13} segundo.) O ribossomo de *E. coli*, a

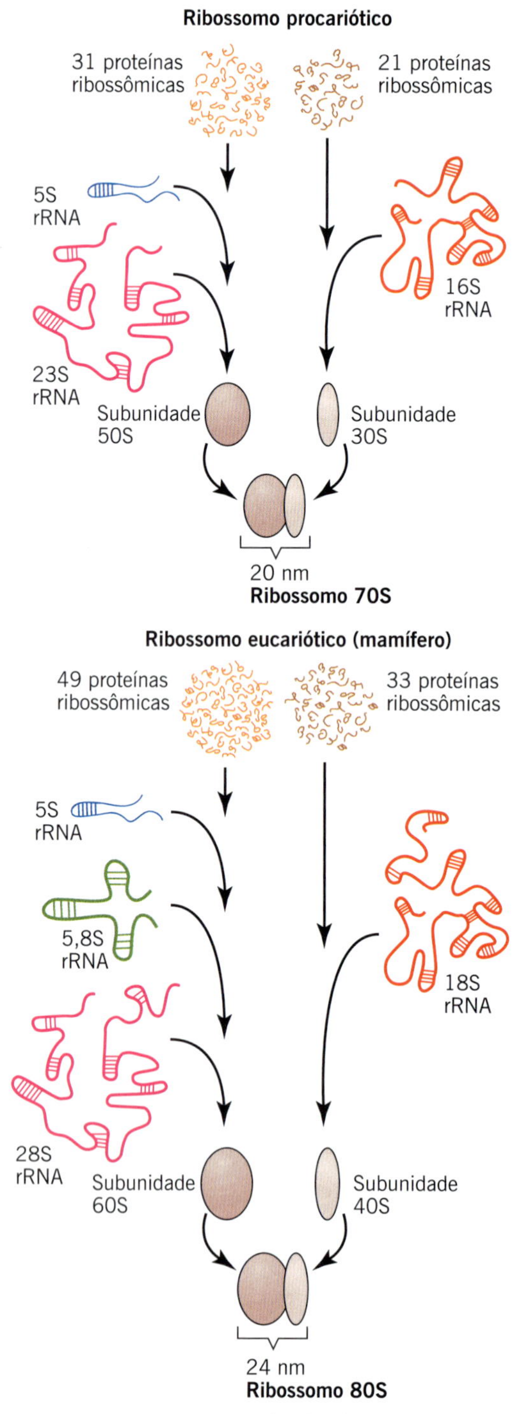

FIGURA 12.9 Composição macromolecular de ribossomos procarióticos e eucarióticos.

exemplo dos ribossomos de outros procariotos, tem massa molecular de $2,5 \times 10^6$, um tamanho de 70S e dimensões aproximadas de 20 nm × 25 nm. Os ribossomos de eucariotos são maiores (geralmente cerca de 80S); porém, o tamanho varia de acordo com a espécie. Os ribossomos existentes nas mitocôndrias e nos cloroplastos de células eucarióticas são menores (geralmente cerca de 60S).

Embora o tamanho e a composição macromolecular dos ribossomos variem, a estrutura tridimensional geral é basicamente igual em todos os organismos. Em *E. coli*, a subunidade ribossômica pequena (30S) contém uma molécula de RNA de 16S (massa molecular aproximada de 6×10^5) mais 21 polipeptídios diferentes, e a subunidade grande (50S) contém duas moléculas de RNA (5S, massa molecular aproximada de 4×10^4, e 23S, massa molecular aproximada de $1,2 \times 10^6$) mais 31 polipeptídios. Nos ribossomos de mamíferos, a subunidade pequena contém uma molécula de RNA de 18S mais 33 polipeptídios, e a subunidade grande contém três moléculas de RNA de tamanhos 5S, 5,8S e 28S mais 49 polipeptídios. Nas organelas, os tamanhos de rRNA correspondentes são 5S, 13S e 21S.

O RNA ribossômico, assim como o mRNA, são transcritos de um molde de DNA. Em eucariotos, a síntese de rRNA ocorre no nucléolo (ver Figura 2.1) e é catalisada por RNA polimerase I. O nucléolo é um componente altamente especializado do núcleo dedicado exclusivamente à síntese de rRNA e sua agregação para formar ribossomos. Os genes do RNA ribossômico apresentam-se em arranjos duplicados consecutivos separados por regiões espaçadoras intergênicas. A transcrição desses grupos consecutivos de genes de rRNA pode ser observada diretamente ao microscópio eletrônico (**Figura 12.10**).

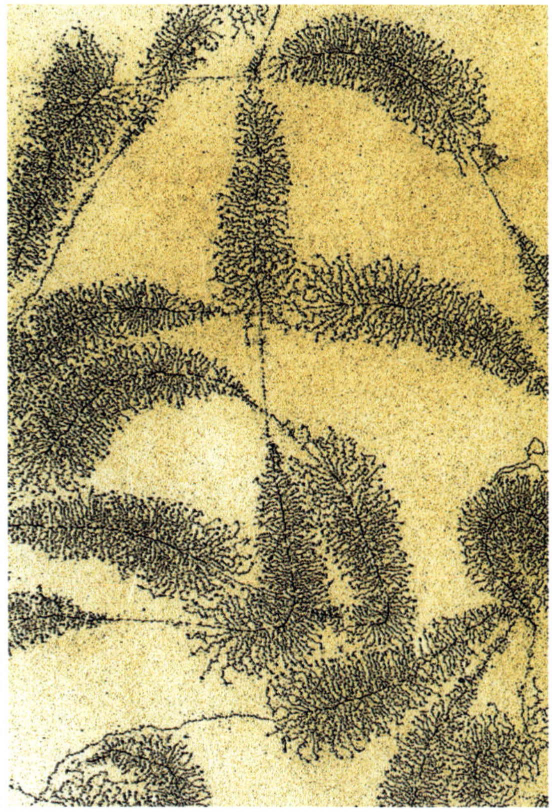

FIGURA 12.10 Micrografia eletrônica mostrando a transcrição de genes de rRNA repetidos consecutivos no nucléolo de *Notophthalmos viridescens*. Observa-se o aumento gradativo do comprimento das fibrilas para cada gene de rRNA, e regiões espaçadoras não transcritas separam os genes.

A transcrição dos genes de rRNA produz precursores do RNA que são muito maiores que as moléculas de RNA encontradas nos ribossomos. Esses precursores do rRNA passam por processamento pós-transcrição e dão origem às moléculas de rRNA maduras. Em *E. coli*, o transcrito do gene de rRNA é um precursor 30S, que sofre clivagens endonucleolíticas e produz os rRNA 5S, 16S e 23S mais uma molécula de RNA transportador 4S (**Figura 12.11 A**). Em mamíferos, os rRNA 5,8S, 18S e 28S são clivados de um precursor 45S (**Figura 12.11 B**), enquanto o rRNA 5S é produzido por processamento pós-transcrição do transcrito de outro gene. Além das clivagens pós-transcrição dos precursores do rRNA, muitos nucleotídios do rRNA são metilados após a transcrição. Acredita-se que a metilação proteja as moléculas de rRNA contra a degradação por ribonucleases.

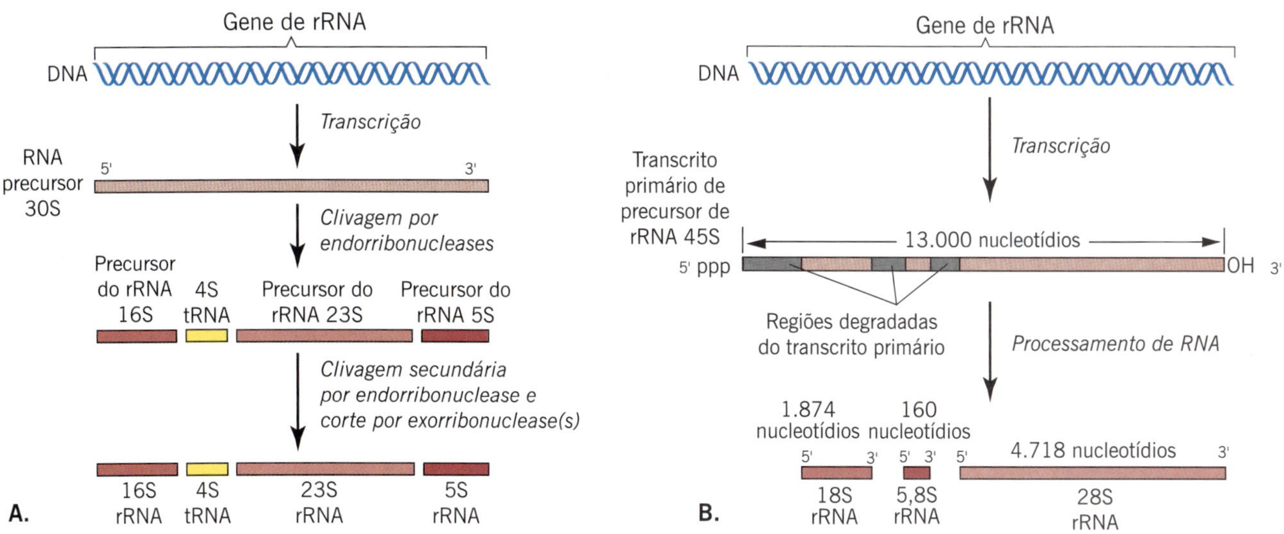

FIGURA 12.11 Síntese e processamento de precursor de rRNA 30S em *E. coli* (A) e precursor de rRNA 45S em mamíferos (B).

Os genomas de todos os organismos estudados até hoje têm várias cópias dos genes para o rRNA. Essa redundância de genes de rRNA não surpreende quando se leva em conta o grande número de ribossomos por célula. Em *E. coli*, sete genes de rRNA (*rrnA* a *rrnE*, *rrnG*, *rrnH*) estão distribuídos em três locais no cromossomo. Em eucariotos, há centenas a milhares de cópias dos genes de rRNA. Os genes de rRNA 5,8S–18S–28S de eucariotos são encontrados em arranjos consecutivos nas **regiões organizadoras nucleolares** dos cromossomos. Alguns eucariotos, como o milho, têm um só par de organizadores nucleolares (no cromossomo 6 do milho). Em *Drosophila* e na rã sul-africana *Xenopus laevis*, os organizadores nucleolares estão nos cromossomos sexuais. Os seres humanos têm cinco pares de organizadores nucleolares nos braços curtos dos cromossomos 13, 14, 15, 21 e 22. Os genes de rRNA 5S em eucariotos não estão localizados nas regiões organizadoras nucleolares, mas distribuídos em vários cromossomos. No entanto, os genes de rRNA 5S são extremamente redundantes, assim como os genes de rRNA 5,8S–18S–28S.

RNA DE TRANSFERÊNCIA

Embora os ribossomos tenham muitos dos componentes necessários para a síntese proteica, e as especificações para cada polipeptídio estejam codificadas em uma molécula de mRNA, a tradução da mensagem codificada por um mRNA na sequência de aminoácidos de um polipeptídio requer outra classe de moléculas de RNA, o RNA transportador (tRNA). As análises químicas sugeriram que as interações diretas entre os aminoácidos e os trinucleotídios ou códons no mRNA eram improváveis. Portanto, em 1958, Francis Crick propôs a necessidade de algum tipo de molécula adaptadora que mediasse a especificação de aminoácidos por códons no mRNA durante a síntese proteica. Outros pesquisadores logo identificaram as moléculas adaptadoras e revelaram que eram RNA pequenos (4S, com 70 a 95 nucleotídios). Essas moléculas, inicialmente denominadas RNA solúvel (sRNA) e, depois, RNA transportador (tRNA), contêm uma sequência de trinucleotídios, o anticódon, que é complementar à sequência do códon no mRNA e emparelha suas bases com a sequência de códon durante a tradução. Há de um a quatro tRNA, para cada um dos 20 aminoácidos.

Os aminoácidos unem-se aos tRNA por ligações de alta energia (muito reativas) (simbolizadas por ~) entre os grupos carboxila dos aminoácidos e as terminações 3′-hidroxila dos tRNA. Os tRNA são ativados ou “carregados” com aminoácidos em um processo em duas etapas, e ambas as reações são catalisadas pela mesma enzima, aminoacil-tRNA sintetase. Há pelo menos uma aminoacil-tRNA sintetase para cada um dos 20 aminoácidos. A primeira etapa da síntese de aminoacil-tRNA requer a ativação do aminoácido e usa energia do trifosfato de adenosina (ATP):

aminoácido + ATP
↓ (aminoacil-tRNA sintetase)
aminoácido ~ AMP + Ⓟ ~ Ⓟ

O intermediário aminoácido ~ AMP normalmente só se desprende da enzima depois de passar por uma segunda etapa na síntese de aminoacil-tRNA, a saber, a reação com o tRNA apropriado:

aminoácido ~ AMP + tRNA
↓ (aminoacil-tRNA sintetase)
aminoácido ~ tRNA + AMP

Os aminoacil-tRNA são os substratos para a síntese de polipeptídios nos ribossomos, e cada tRNA ativado reconhece o códon de mRNA correto e apresenta o aminoácido em configuração estérica (estrutura tridimensional) que facilita a formação de ligações peptídicas.

Os tRNA são transcritos a partir dos genes. Como no caso dos rRNA, os tRNA são transcritos na forma de moléculas precursoras maiores que passam por processamento pós-transcrição (clivagem, corte, metilação, e assim por diante). As moléculas de tRNA maduras contêm vários nucleosídios que não estão presentes nos transcritos primários dos genes de tRNA. Esses nucleosídios incomuns, como inosina, pseudouridina, di-hidrouridina, 1-metilguanosina e vários outros, são produzidos por modificações, catalisadas por enzima, dos quatro nucleosídios incorporados ao RNA durante a transcrição.

Tendo em vista o pequeno tamanho (a maioria tem de 70 a 95 nucleotídios), os tRNA foram mais sensíveis à análise estrutural que as outras moléculas maiores de RNA participantes da síntese proteica. A sequência nucleotídica completa e a estrutura em folha de trevo proposta do tRNA da alanina de levedura (**Figura 12.12**) foram

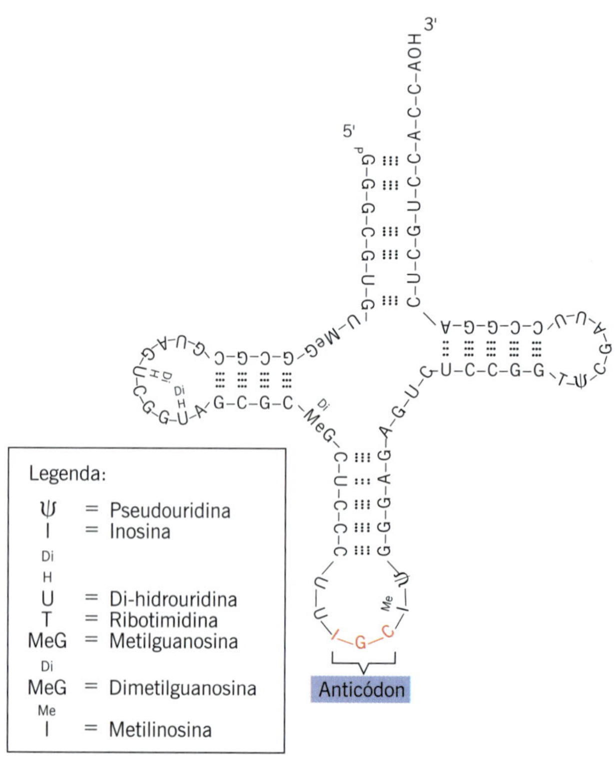

FIGURA 12.12 Sequência nucleotídica e configuração em folha de trevo do tRNA de alanina de *S. cerevisiae*. Os nomes dos nucleosídios modificados presentes no tRNA são mostrados no detalhe.

publicadas por Robert W. Holley e colaboradores em 1965; Holley foi um dos agraciados com o Prêmio Nobel de 1968 em Fisiologia ou Medicina por esse trabalho. A estrutura tridimensional do tRNA da fenilalanina de levedura foi determinada por estudos de difração por raios X em 1974 (**Figura 12.13**). O anticódon de cada tRNA está dentro de uma alça (região não ligada por hidrogênio) perto do meio da molécula.

Deve estar clara a necessidade de que as moléculas de tRNA tenham alta especificidade apesar do tamanho pequeno. É preciso que elas não só (1) tenham as sequências anticódon corretas, de maneira a responder aos códons certos, mas que também (2) sejam reconhecidas pelas aminoacil-tRNA sintetases corretas, de modo que sejam ativadas pelos aminoácidos certos, e (3) liguem-se aos locais apropriados nos ribossomos para executar suas funções de adaptadoras.

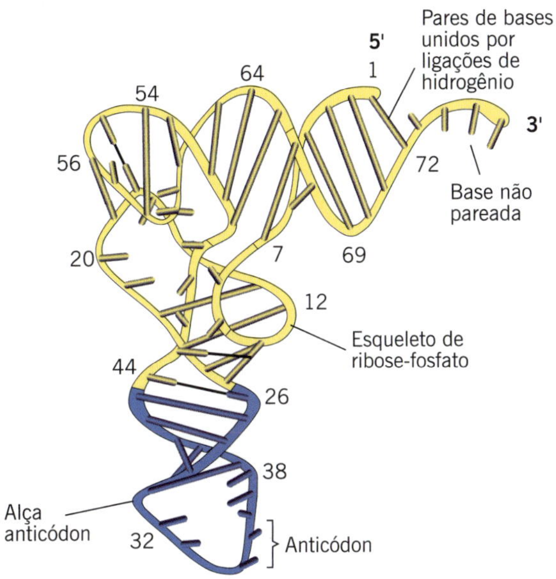

FIGURA 12.13 Desenho interpretativo de um modelo molecular do tRNA de fenilalanina da levedura com base em dados de difração de raios X.

Cada ribossomo tem três locais de ligação ao tRNA (**Figura 12.14 A e B**). O local *A* ou **aminoacil** liga-se ao aminoacil-tRNA recebido, o tRNA que leva o próximo aminoácido a ser acrescentado à cadeia polipeptídica em crescimento. O local *P* ou **peptidil** liga-se ao tRNA a que está ligado o polipeptídio em crescimento. O local *E* ou **de saída (*exit*)** liga-se ao tRNA sem carga elétrica que está saindo.

A estrutura tridimensional do ribossomo 70S da bactéria *Thermus thermophilus* foi esclarecida com resolução de 0,55 nm por cristalografia de raios X. A estrutura cristalográfica mostra as posições dos três locais de ligação do tRNA na interface 50S–30S e as posições relativas dos rRNA e das proteínas ribossômicas.

Embora os locais de ligação ao aminoacil-tRNA estejam localizados principalmente na subunidade 50S e a molécula de mRNA esteja ligada pela subunidade 30S, a especificidade para ligação do aminoacil-tRNA em cada local é proporcionada pelo códon de mRNA que faz parte do local de ligação (Figura 12.14 B). Quando o ribossomo se move ao longo de um mRNA (ou o mRNA é transportado através do ribossomo), a especificidade de ligação do aminoacil-tRNA nos locais *A*, *P* e *E* modifica-se à medida que diferentes códons de mRNA se alinham nos locais de ligação. Portanto, os locais de ligação ribossômicos (mRNA negativo) conseguem se ligar a qualquer aminoacil-tRNA.

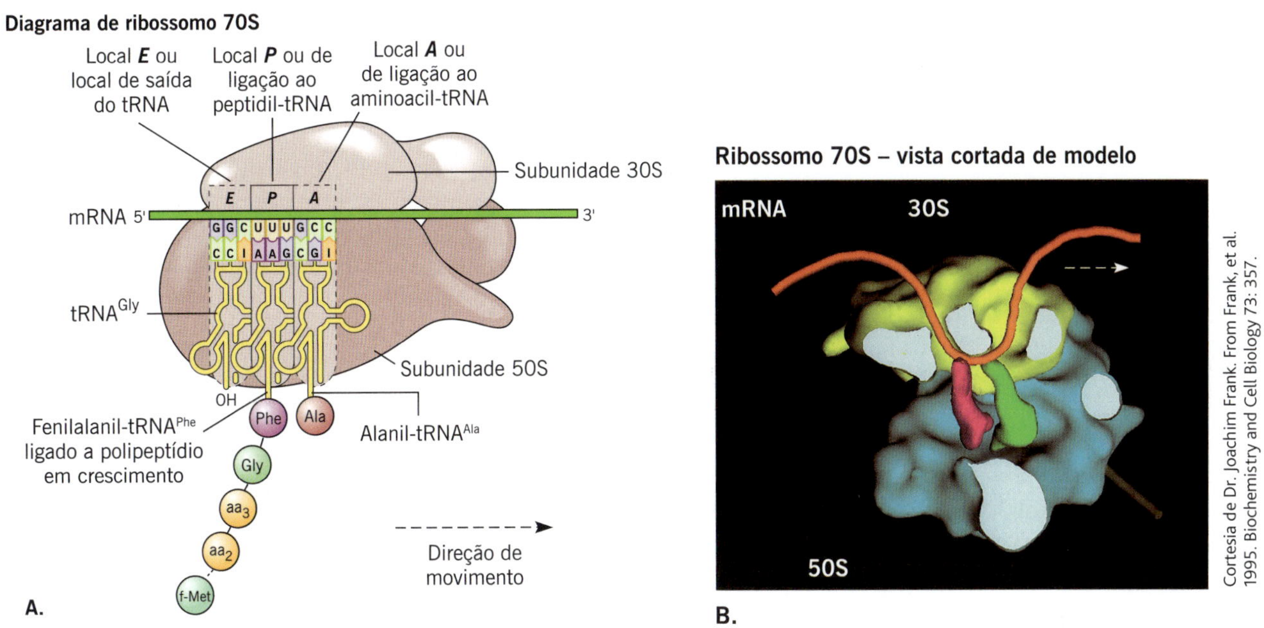

FIGURA 12.14 Estrutura de ribossomo em *E. coli*. A. Cada complexo de ribossomo/mRNA tem três locais de ligação ao aminoacil-tRNA. O local *A* ou aminoacil-tRNA é ocupado por alanil-tRNA^{Ala}. O local *P* ou peptidil é ocupado por fenilalanil-tRNA^{Phe}, com a cadeia polipeptídica em crescimento unida por ligação covalente ao tRNA da fenilalanina. O local *E* ou de saída é ocupado por tRNA^{Gly} antes de se desprender do ribossomo. B. Uma molécula de mRNA (*laranja*), que está ligada à subunidade 30S (*verde-clara*) do ribossomo, contribui para a especificidade dos locais de ligação ao tRNA, que estão localizados principalmente na subunidade 50S (*azul*) do ribossomo. Os aminoacil-tRNA localizados nos locais *P* e *A* são mostrados, respectivamente, em *vermelho* e *verde-escuro*. O local *E* está desocupado.

PONTOS ESSENCIAIS

- *Ribossomos são compostos de três a cinco moléculas de rRNA diferentes e inúmeras proteínas*
- *A transcrição de um complexo de genes de rRNA produz um RNA precursor que é processado em diferentes tipos de rRNA*
- *Aminoácidos tornam-se ligados a moléculas específicas de tRNA que, posteriormente, pareiam com os códons apropriados no mRNA que é traduzido em polipeptídio na superfície de um ribossomo.*

Processo da síntese polipeptídica

As informações genéticas nas moléculas de mRNA são traduzidas nas sequências de aminoácidos dos polipeptídios segundo as especificações do código genético.

A tradução da sequência de nucleotídios em uma molécula de mRNA e, depois, em uma sequência de aminoácidos no seu produto polipeptídico pode ser dividida em três estágios: (1) iniciação da cadeia polipeptídica, (2) alongamento da cadeia e (3) finalização da cadeia.

INICIAÇÃO DA CADEIA POLIPEPTÍDICA

A **iniciação** da tradução abrange todos os processos que precedem a formação de uma ligação peptídica entre os dois primeiros aminoácidos da nova cadeia polipeptídica. Embora vários aspectos do processo de iniciação sejam iguais em procariotos e eucariotos, há algumas *diferenças*. Assim sendo, examinemos primeiro a iniciação de cadeias polipeptídicas em *E. coli* e, depois, analisemos os aspectos específicos da iniciação da tradução em eucariotos.

Em *E. coli*, o processo de iniciação conta com a participação da subunidade 30S do ribossomo, um tRNA iniciador especial, uma molécula de mRNA, três **fatores de iniciação** de proteínas solúveis: **IF-1**, **IF-2** e **IF-3**, além de uma molécula de GTP (**Figura 12.15**). A tradução ocorre em ribossomos 70S, mas os ribossomos dissociam-se nas subunidades 30S e 50S toda vez em que completam a síntese de uma cadeia polipeptídica. No primeiro estágio da iniciação da tradução, uma subunidade 30S livre interage com uma molécula de mRNA e os fatores de iniciação. A subunidade 50S une-se ao complexo e forma o ribossomo 70S na etapa final do processo de iniciação.

A síntese de polipeptídios é iniciada por um tRNA especial, designado **$tRNA_f^{Met}$**, em resposta a um **códon de iniciação** da tradução (geralmente AUG, às vezes GUG). Portanto, todos os polipeptídios começam com metionina durante a síntese. Em seguida, a metionina aminoterminal é clivada de muitos polipeptídios. Assim, as proteínas funcionais não necessitam de uma metionina aminoterminal. A metionina no $tRNA_f^{Met}$ iniciador tem o grupo amino bloqueado por um grupo formila ($\text{—}\overset{\overset{\displaystyle O}{\|}}{C}\text{—H}$) (isso explica o subscrito "f" no $tRNA_f^{Met}$). Outro tRNA de metionina, **$tRNA^{Met}$**, responde a códons de metionina internos. Os dois tRNA de metionina têm o mesmo anticódon, e ambos respondem ao mesmo códon (AUG) para metionina. No entanto, apenas o metionil-$tRNA_f^{Met}$ interage com o fator de iniciação proteico IF-2 para começar o processo de iniciação (Figura 12.15). Desse modo, apenas o metionil-$tRNA_f^{Met}$ liga-se ao ribossomo em resposta aos códons de iniciação AUG no mRNA, deixando o metionil-$tRNA^{Met}$ para se ligar em resposta aos códons AUG internos. O metionil-$tRNA_f^{Met}$ também se liga a ribossomos em resposta ao códon iniciador alternativo, GUG (um códon valina quando presente em posições internas), que ocorre em algumas moléculas de mRNA.

A iniciação da cadeia polipeptídica começa com a formação de dois complexos: (1) um contém o fator de iniciação IF-2 e o metionil-$tRNA_f^{Met}$ e (2) o outro contém uma molécula de mRNA, uma subunidade 30S do ribossomo e fator de iniciação IF-3 (Figura 12.15). O complexo subunidade 30S/mRNA só se forma na presença de IF-3; portanto, IF-3 controla a capacidade da subunidade 30S de começar o processo de iniciação. A formação do complexo subunidade 30S/mRNA depende em parte do pareamento de bases entre uma sequência nucleotídica perto da extremidade 3′ do rRNA 16S e uma sequência perto da extremidade 5′ da molécula de mRNA (**Figura 12.16**). Os mRNA procarióticos contêm um trecho de polipurinas conservado, consenso AGGAGG, localizado cerca de sete nucleotídios *upstream* em relação ao códon de iniciação AUG. Esse hexâmero conservado, denominado **sequência de Shine-Dalgarno** em homenagem aos cientistas que a descobriram, é complementar a uma sequência próxima da terminação 3′ do RNA ribossômico 16S. Quando as sequências de Shine-Dalgarno de mRNA são modificadas experimentalmente de maneira que não possam mais formar pares de bases com o rRNA 16S, os mRNA modificados não são traduzidos ou são traduzidos de maneira muito ineficiente, indicando que esse pareamento de bases tem papel importante na tradução.

Em seguida, o complexo IF-2/metionil-$tRNA_f^{Met}$ e o complexo mRNA/subunidade 30S/IF-3 combinam-se entre si e com o fator de iniciação IF-1 e uma molécula de GTP para formar o complexo de iniciação 30S completo. A etapa final na iniciação da tradução é o acréscimo da subnidade 50S ao complexo de iniciação 30S para produzir o ribossomo 70S completo. O fator

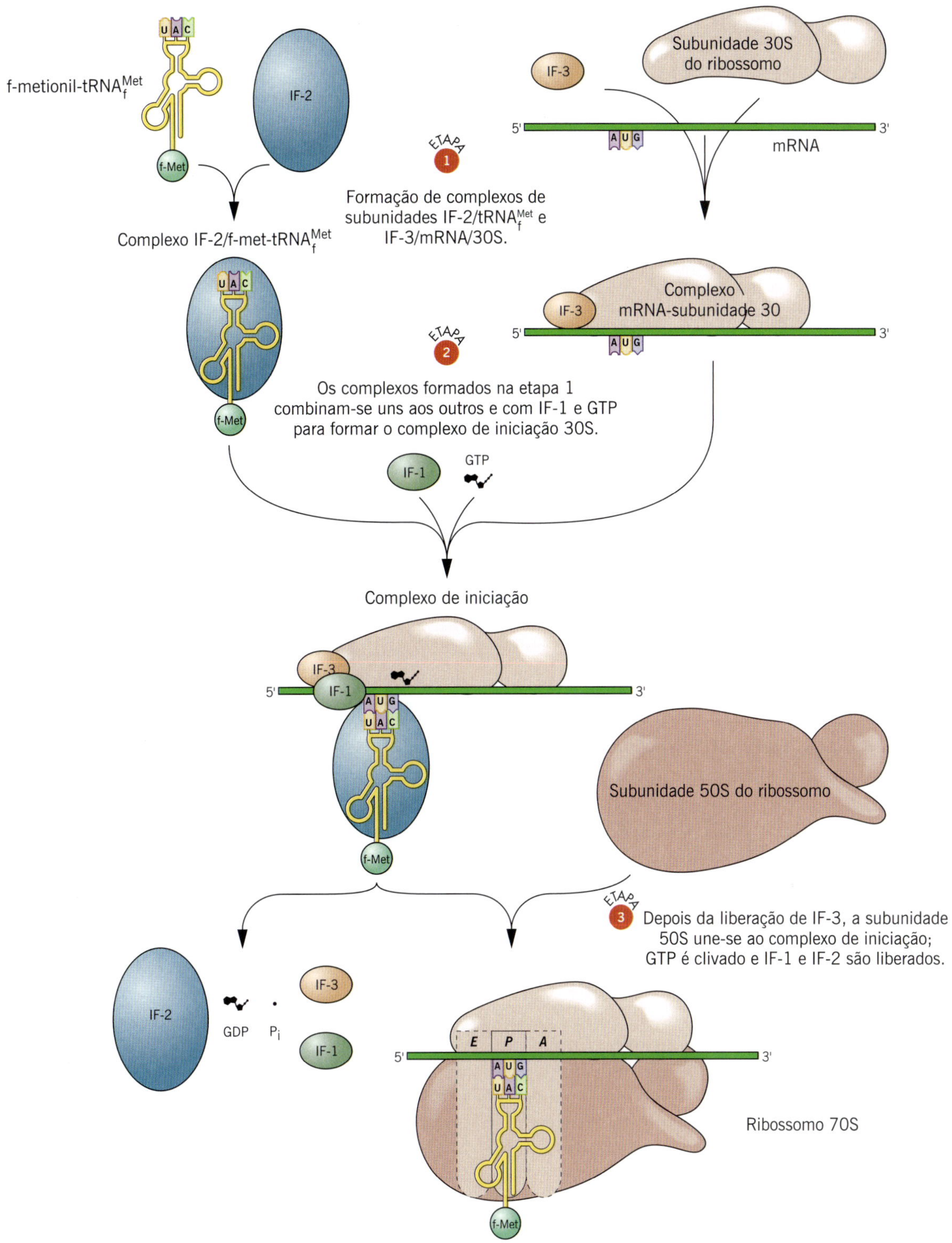

FIGURA 12.15 A iniciação da tradução em *E. coli*.

de iniciação IF-3 tem de ser liberado do complexo antes que a subunidade 50S possa se unir ao complexo; IF-3 e a subunidade 50S nunca estão associados à subunidade 30S ao mesmo tempo. O acréscimo da subunidade 50S requer energia do GTP e a liberação dos fatores de iniciação IF-1 e IF-2.

O acréscimo da subunidade 50S do ribossomo ao complexo posiciona o tRNA iniciador, metionil-tRNA$_f^{Met}$, no local peptidil (*P*) com o anticódon do tRNA alinhado com o códon de iniciação AUG do mRNA. O metionil-tRNA$_f^{Met}$ é o único aminoacil-tRNA que pode entrar diretamente no local *P*, sem primeiro passar pelo local aminoacil (*A*). Com o iniciador AUG posicionado no local *P*, o segundo códon do mRNA está alinhado com o local *A*, determinando a especificidade de ligação ao aminoacil-tRNA nesse local e criando condições para a segunda fase da síntese de polipeptídios, o alongamento da cadeia.

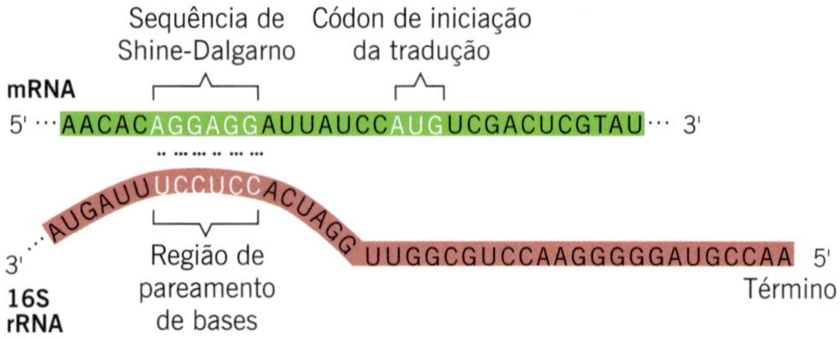

FIGURA 12.16 O pareamento de bases entre a sequência de Shine-Dalgarno em mRNA procariótico e uma sequência complementar perto da terminação 3′ do rRNA 16S participa da formação do complexo de iniciação mRNA/subunidade ribossômica 30S.

A iniciação da tradução é mais complexa em eucariotos, com a participação de vários fatores de iniciação solúveis. Todavia, o processo geral é semelhante, exceto por dois aspectos. (1) O grupo amino da metionina no tRNA iniciador não é formilado como em procariotos. (2) O complexo de iniciação forma-se na terminação 5′ do mRNA, não no local de início da tradução Shine-Dalgarno/AUG como em *E. coli*. Em eucariotos, o complexo de iniciação examina o mRNA, iniciando na extremidade 5′, à procura de um códon AUG de iniciação da tradução. Portanto, em eucariotos, a tradução geralmente começa no códon AUG mais próximo da terminação 5′ da molécula de mRNA, embora a eficiência do uso de determinado códon AUG no início da tradução dependa da sequência nucleotídica contígua. A sequência ideal de iniciação é 5′-GCC(A ou G)CC**AUG**G-3′. As três bases purínicas (A ou G) na direção 5′ em relação ao códon iniciador **AUG** e a G imediatamente subsequente são as mais importantes e influenciam a eficiência da iniciação em dez vezes ou mais. As modificações de outras bases da sequência reduzem menos a eficiência da iniciação. Essas exigências de sequência para iniciação ideal da tradução em eucariotos são chamadas de **regras de Kozak**, em homenagem a Marilyn Kozak, a primeira a propô-las.

Assim como os procariotos, os eucariotos contêm um tRNA iniciador especial, **$tRNA_i^{Met}$** ("i" de iniciador), mas o grupo amino do metionil-$tRNA_i^{Met}$ não é formilado. O iniciador metionil-$tRNA_i^{Met}$ interage com um fator de iniciação solúvel e entra no local *P* diretamente durante o processo de iniciação, assim como em *E. coli*.

Em eucariotos, uma proteína de ligação ao *cap* (CBP) liga-se ao *cap* 7-metilguanosina na terminação 5′ do mRNA. Então, outros fatores de iniciação ligam-se ao complexo CBP-mRNA, seguidos pela subunidade pequena (40S) do ribossomo. Todo o complexo de iniciação move-se em sentido 5′ → 3′ ao longo da molécula de mRNA, buscando o códon AUG. Quando se encontra um trinucleotídios AUG, os fatores de iniciação dissociam-se do complexo, e a subunidade grande (60S) liga-se ao complexo metionil-tRNA/mRNA/subunidade 40S, formando o ribossomo completo (80S). O complexo ribossomo 80S/mRNA/tRNA está pronto para iniciar a segunda fase da tradução, o alongamento da cadeia. Para aprofundamento acerca desse processo, leia Resolva | Controle da tradução em eucariotos.

ALONGAMENTO DA CADEIA POLIPEPTÍDICA

O processo de **alongamento** da cadeia polipeptídica é basicamente igual em procariotos e eucariotos. O acréscimo de cada aminoácido ao polipeptídio em crescimento ocorre em três etapas: (1) ligação de um aminoacil-tRNA ao local A do ribossomo, (2) transferência da cadeia de polipeptídio em crescimento do tRNA no local *P* para o tRNA no local *A* pela formação de uma nova ligação peptídica e (3) translocação do ribossomo ao longo do mRNA para posicionar o próximo códon no local *A* (**Figura 12.17**). Durante a 3ª etapa, o polipeptídio-tRNA nascente e o tRNA sem carga elétrica são translocados dos locais *A* e *P* para os locais *P* e *E*, respectivamente. Essas três etapas são repetidas ciclicamente durante todo o processo de alongamento. Aqui são descritos os fatores solúveis participantes do alongamento da cadeia em *E. coli*. Fatores semelhantes participam do alongamento da cadeia em eucariotos.

Na primeira etapa, um aminoacil-tRNA entra e se liga ao local *A* do ribossomo, com a especificidade proporcionada pelo códon de mRNA alinhado com o local *A* (Figura 12.17). Os três nucleotídios no anticódon do aminoacil-tRNA têm de fazer par com os nucleotídios do códon de mRNA no local *A*. Essa etapa requer o **fator de alongamento Tu** que transporta uma molécula de GTP **(EF-Tu·GTP)**. O GTP é necessário para ligação do aminoacil-tRNA ao local *A*, mas só é clivado depois que se forma a ligação peptídica. Depois da clivagem de GTP, EF-Tu·GDP se desprende do ribossomo. EF-Tu·GDP é inativo e não se liga a aminoacil-tRNA. EF-Tu·GDP é convertido na forma EF-Tu·GTP ativa pelo **fator de alongamento (EF-Ts)**, que hidrolisa uma molécula de GTP nesse processo. EF-Tu interage com todos os aminoacil-tRNA, exceto o metionil-tRNA.

A segunda etapa no alongamento da cadeia é a formação de uma ligação peptídica entre o grupo amino do aminoacil-tRNA no local *A* e a terminação carboxila da cadeia polipeptídica em crescimento ligada ao tRNA no local *P*. Isso desprende a cadeia em crescimento do tRNA no local *P* e une a cadeia, por ligação covalente, ao tRNA no local *A* (Figura 12.17). Essa reação essencial é catalisada por **peptidil transferase**, atividade enzimática intrínseca da subunidade 50S do ribossomo. É preciso observar que a atividade peptidil transferase está na molécula de rRNA 23S e não em uma proteína ribossômica, talvez outro resquício de um mundo inicial constituído de RNA. A formação da ligação peptídica requer a hidrólise da molécula de GTP levada até o ribossomo por EF-Tu na 1ª etapa.

Durante a terceira etapa no alongamento da cadeia, o peptidil-tRNA presente no local *A* do ribossomo é translocado até o local *P*, e o tRNA sem carga elétrica no local *P* é translocado até o local *E*, quando o ribossomo se move três nucleotídios em direção à extremidade 3′ da molécula de mRNA. A etapa de translocação requer GTP e **fator de alongamento G (EF-G)**. O ribossomo passa por alterações da conformação durante o processo de translocação, sugerindo que possa percorrer a molécula de mRNA. A energia para o movimento do ribossomo é assegurada pela hidrólise de GTP. A translocação do peptidil-tRNA do local *A* para o local *P* deixa desocupado o local *A* e o ribossomo pronto para iniciar o próximo ciclo de alongamento da cadeia.

O alongamento de um polipeptídio eucariótico, a proteína da seda fibroína, pode ser observado ao microscópio eletrônico com o auxílio de técnicas desenvolvidas por Oscar Miller, Barbara Hamkalo e colaboradores. A maioria das proteínas dobra-se na superfície do ribossomo durante a síntese. A fibroína, porém, se mantém estendida na superfície do ribossomo nas condições usadas por Miller e colaboradores. Desse modo, as cadeias polipeptídicas nascentes cujo comprimento está aumentando podem ser observadas ligadas aos ribossomos quando são examinadas desde a extremidade 5′ até a extremidade 3′ do mRNA (**Figura 12.18**). A fibroína é uma proteína grande, com massa superior a 200.000 dáltons; é sintetizada em grandes polirribossomos que contêm de 50 a 80 ribossomos.

O alongamento da cadeia polipeptídica avança com rapidez. Em *E. coli*, as três etapas necessárias para acrescentar um aminoácido à cadeia polipeptídica em crescimento levam cerca de 0,05 segundo. Portanto, a síntese de um polipeptídio contendo 300 aminoácidos leva cerca de 15 segundos. Dada a sua complexidade, a precisão e a eficácia do aparelho de tradução são realmente extraordinárias.

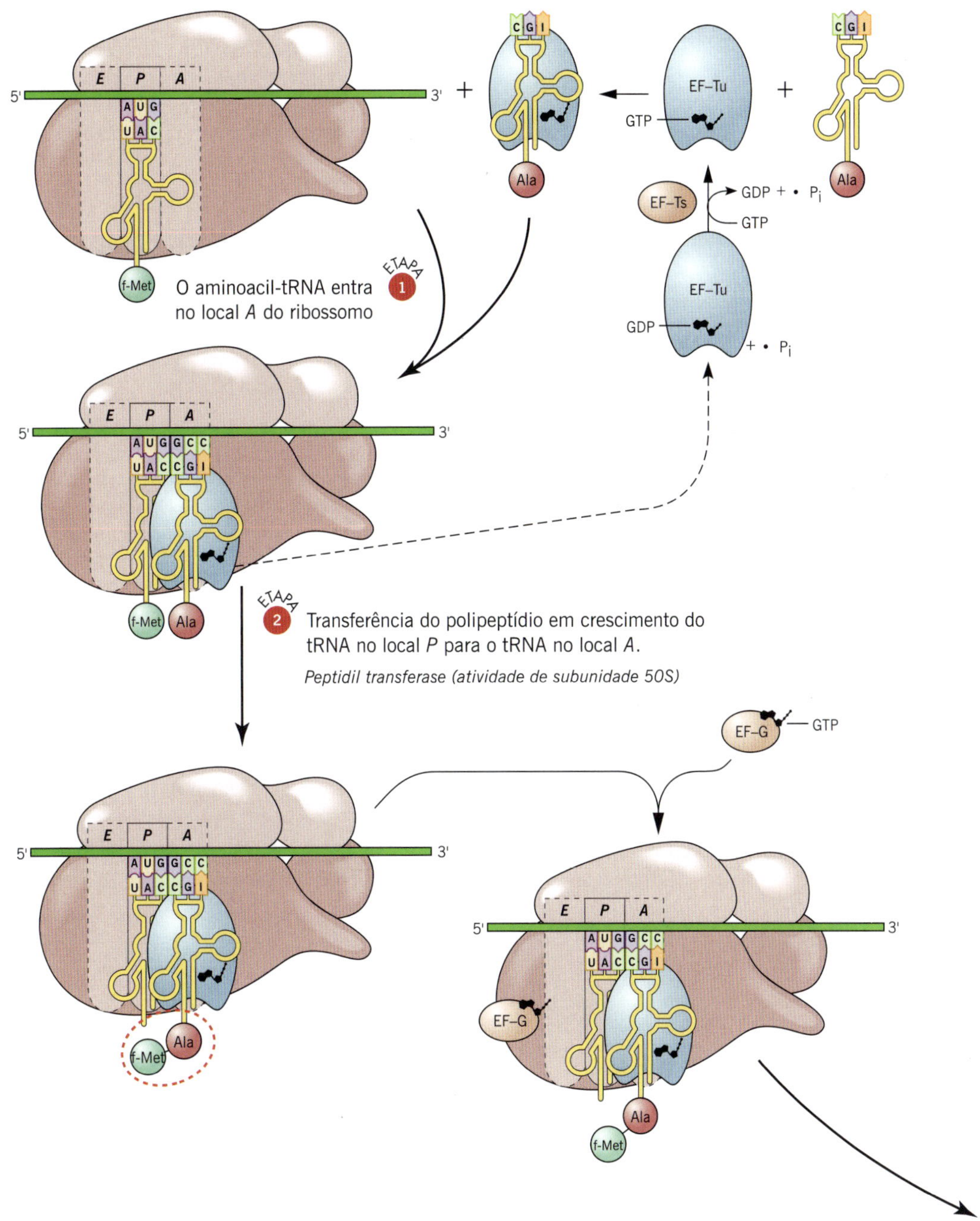

FIGURA 12.17 Alongamento da cadeia polipeptídica em *E. coli*.

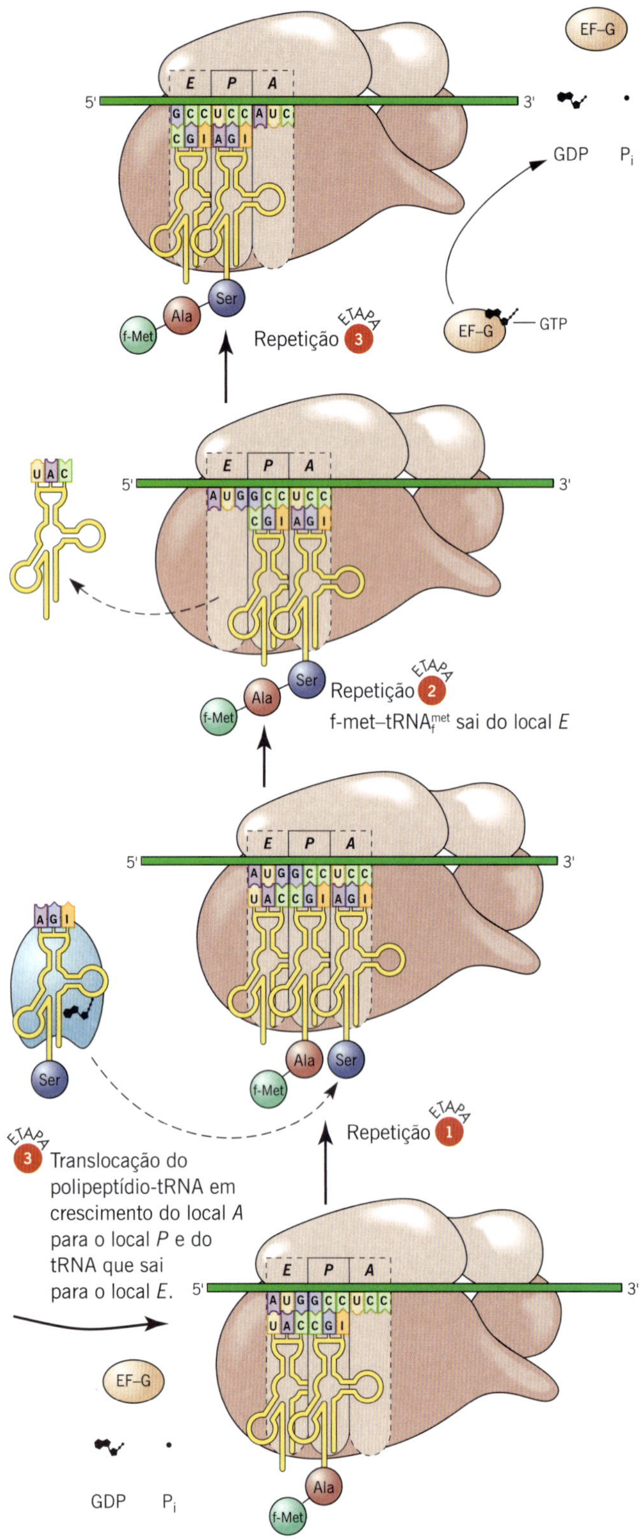

FIGURA 12.17 (*Continuação*).

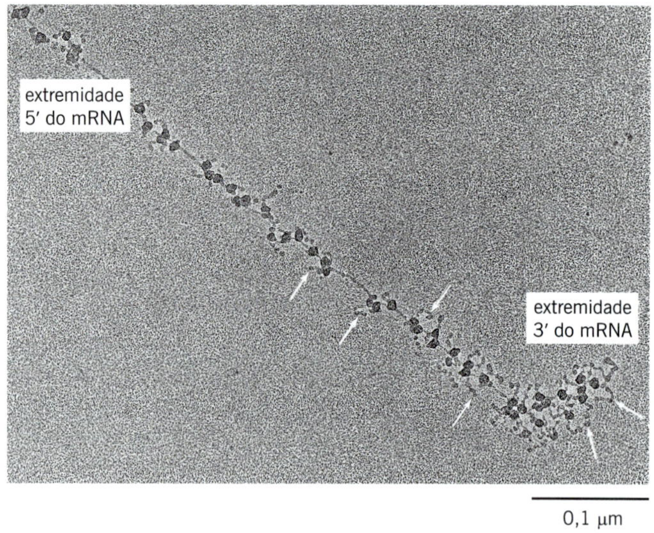

De S. L. McKnight, N. L. Sullivan, e O. L. Miller, Jr., *Prog. Nucleic Acid Res. Mol. Biol.* 19:313–318, 1976. Micrograph

FIGURA 12.18 Observação do alongamento de polipeptídios de fibroína na região posterior da glândula sericígena do bicho-da-seda *Bombyx mori*. As *setas* apontam os polipeptídios da fibroína em crescimento. Observe o aumento do comprimento à medida que se aproxima da extremidade 3′ da molécula de mRNA.

Resolva!

Controle da tradução em eucariotos

Adiante é mostrada a sequência nucleotídica do filamento não molde de uma parte do gene *HBB* humano (β-globina) que especifica a terminação 5′ do mRNA de *HBB*. Lembre-se de que o filamento não molde tem a mesma sequência do transcrito do gene, porem com T no lugar de U. A posição 1 é o nucleotídio correspondente à extremidade 5′ do mRNA.

1 ACATTTGCTT CTGACACAAC

TGTGTTCACT AGCAACCTCA

AACAGACACC ATGGTGCATC

TGACTCCTGA GGAGAAGTCT

GCCGTTACTG CCCTGTGGGG

De acordo com essa sequência, o código genético (Tabela 12.1) e seu conhecimento da iniciação da tradução em eucariotos, determine a sequência de aminoácidos aminoterminal da β-globina humana.

▶ *Leia a resposta do problema no material disponível* on-line.

TÉRMINO DA CADEIA POLIPEPTÍDICA

O **término** do alongamento da cadeia polipeptídica ocorre quando um dos três **códons de término** da cadeia (UAA, UAG ou UGA) entra no local *A* do ribossomo (**Figura 12.19**). Esses três códons de término podem ser reconhecidos por proteínas solúveis chamadas **fatores de liberação (RF)**. Em *E. coli*, existem dois fatores de liberação, RF-1 e RF-2. RF-1 reconhece os códons de término UAA e UAG; RF-2 reconhece UAA e UGA. Em eucariotos, um único fator de liberação (**eRF**) reconhece os três códons de término. A presença de um fator de liberação no local *A* altera a atividade da peptidil transferase de tal

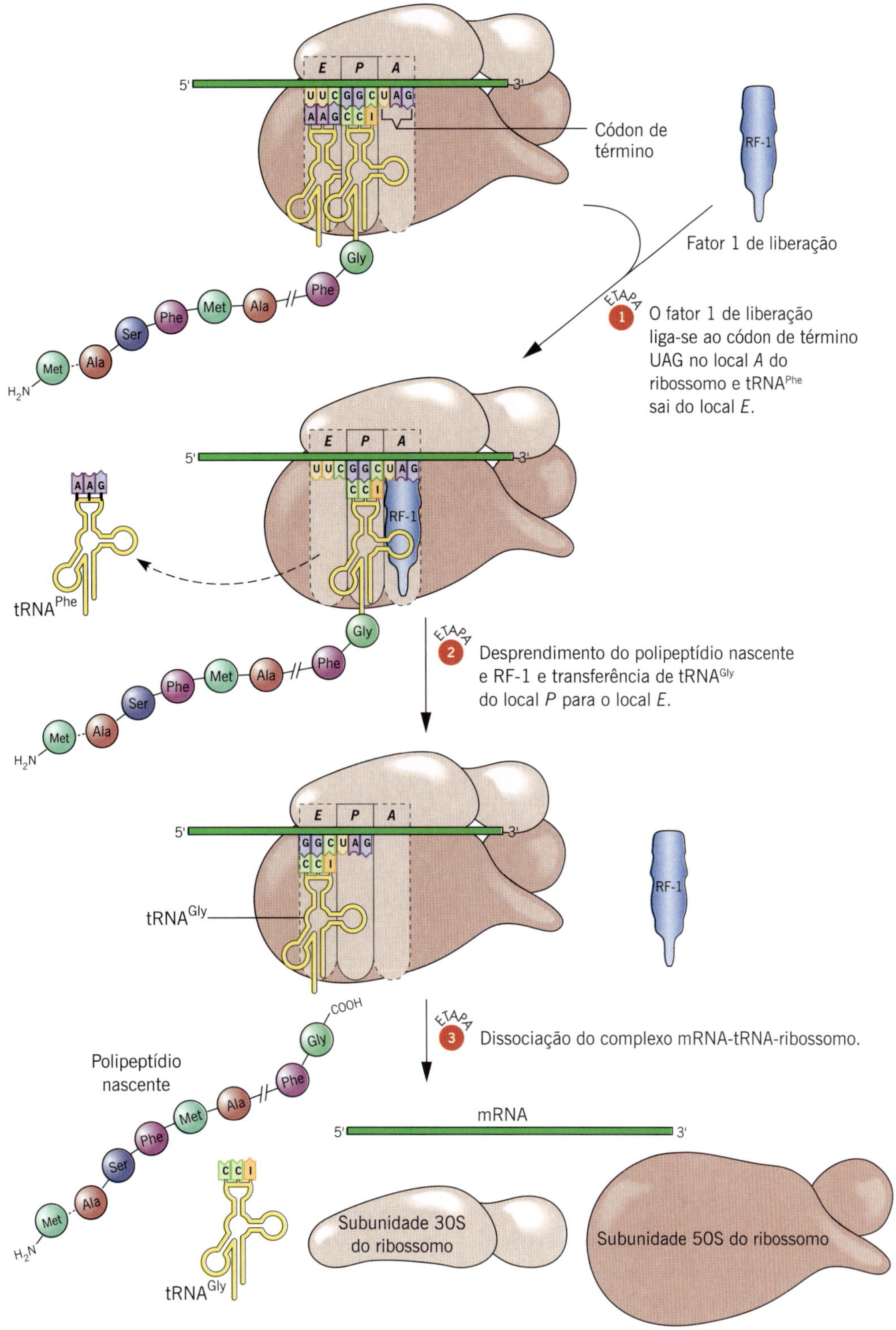

FIGURA 12.19 Término da cadeia polipeptídica em *E. coli*. O grupo formila da formilmetionina é retirado durante a tradução.

modo que ela acrescenta uma molécula de água à terminação carboxila do polipeptídio nascente. Essa reação desprende o polipeptídio da molécula de tRNA no local *P* e desencadeia a translocação do tRNA livre para o local *E*. O término é concluído pela liberação da molécula de mRNA do ribossomo e dissociação do ribossomo em suas subunidades. Então, as subunidades ribossômicas estão prontas para iniciar outro ciclo de síntese proteica, conforme já descrito.

Depois de completa a tradução, o polipeptídio dobra-se para chegar às suas estruturas secundária e terciária. Em geral, a metionina na terminação amino do polipeptídio é removida em alguns casos, alguns trechos internos de aminoácidos são excisados. Essas sequências, chamadas **inteínas**, são encontradas tanto em procariotos quanto em eucariotos. O polipeptídio dobrado maduro é, então, preparado para exercer sua função na célula, possivelmente associado a outros polipeptídios como parte de uma proteína multimérica.

PONTOS ESSENCIAIS

- *As informações genéticas nas sequências de nucleotídios das moléculas de mRNA são traduzidas em sequências de aminoácidos nos produtos gênicos polipeptídicos por máquinas macromoleculares intricadas denominadas ribossomos*
- *O processo de tradução é complexo e exige a participação de muitas moléculas diferentes de RNA e proteína*
- *As moléculas de RNA transportador atuam como adaptadores, mediando a interação de aminoácidos e códons no mRNA*
- *O processo de tradução é dividido em iniciação, alongamento e término das cadeias polipeptídicas e é controlado pelas especificações do código genético.*

Código genético

O código genético é um código sem sobreposição em que cada aminoácido mais a iniciação e o término do polipeptídio são especificados por códons de RNA constituídos de três nucleotídios.

Quando se descobriu que os genes controlavam a estrutura dos polipeptídios, as atenções se voltaram para o mecanismo usado pela sequência dos quatro diferentes nucleotídios do DNA para controlar a sequência dos 20 aminoácidos presentes nas proteínas. Com a descoberta do mRNA intermediário (Capítulo 11), a dúvida passou a ser como a sequência de quatro bases nas moléculas de mRNA poderia especificar a sequência de aminoácidos de um polipeptídio. Qual é a natureza do código genético que correlaciona as sequências de bases do mRNA às sequências de aminoácidos?

PROPRIEDADES DO CÓDIGO GENÉTICO

As principais características do código genético foram esclarecidas na década de 1960. A decifração do código foi um dos acontecimentos mais empolgantes na história da ciência, com o surgimento quase diário de novas informações. Em meados da década de 1960, o código genético foi desvendado em sua maior parte. Antes de destacarmos características específicas do código, analisemos suas propriedades mais importantes.

1. *O código genético é constituído de trinucleotídios.* Três nucleotídios no mRNA especificam um aminoácido no produto polipeptídico; portanto, cada códon contém três nucleotídios.
2. *O código genético não tem sobreposições.* Cada nucleotídio no mRNA pertence a apenas um códon, exceto em casos raros de sobreposição de genes nos quais uma sequência nucleotídica é lida em duas matrizes de leitura diferentes.
3. *O código gen*ético não tem vírgulas. Não há vírgulas nem outro tipo de pontuação nas regiões codificadoras das moléculas de mRNA. Durante a tradução, a leitura dos códons é consecutiva.
4. *O código genético é degenerado.* Todos os aminoácidos, exceto dois, são especificados por mais de um códon.
5. *O código genético é ordenado.* Vários códons para um determinado aminoácido e códons para aminoácidos com propriedades químicas similares são muito semelhantes, geralmente diferindo em apenas um nucleotídio.
6. *O código genético contém códons de iniciação e de término.* Códons específicos são usados para iniciar e finalizar as cadeias polipeptídicas. Esses códons de iniciação e de término são as únicas formas de pontuação do código.
7. *O código genético é quase universal.* Com poucas exceções, os códons têm o mesmo significado em todos os organismos vivos, desde os vírus até os seres humanos.

DECIFRANDO O CÓDIGO

A decifração do código genético na década de 1960 levou vários anos, com acirrada competição entre muitos laboratórios de pesquisa. Novas informações acumulavam-se com rapidez, mas às vezes eram incompatíveis com dados anteriores. Na verdade, a decifração do código foi um grande desafio.

A decifração do código genético exigiu que os cientistas obtivessem respostas para várias perguntas. (1) Que códons são especificados por cada um dos 20 aminoácidos? (2) Quantos dos 64 possíveis códons de trinucleotídios são usados? (3) Como é pontuado o código? (4) Os códons têm o mesmo significado em vírus, bactérias, vegetais e animais? As respostas a essas perguntas foram obtidas principalmente a partir dos resultados de dois tipos de experimentos, ambos com emprego de sistemas acelulares. O primeiro tipo de experimento foi a tradução de moléculas de mRNA artificiais *in vitro* e a identificação de quais dos 20 aminoácidos foram incorporados às proteínas. No segundo tipo de experimento, os ribossomos foram ativados por míni-mRNA com apenas três nucleotídios. Em seguida, os pesquisadores identificaram quais aminoacil-tRNA foram estimulados a se ligar aos ribossomos ativados por cada mensagem do trinucleotídio (**Figura 12.20**). Para mais informações acerca desses experimentos, ver Marcos da genética | Decifrando o código genético, no material suplementar disponível *on-line*.

Combinando os resultados dos experimentos de tradução *in vitro* feitos com mRNA sintético e ensaios de

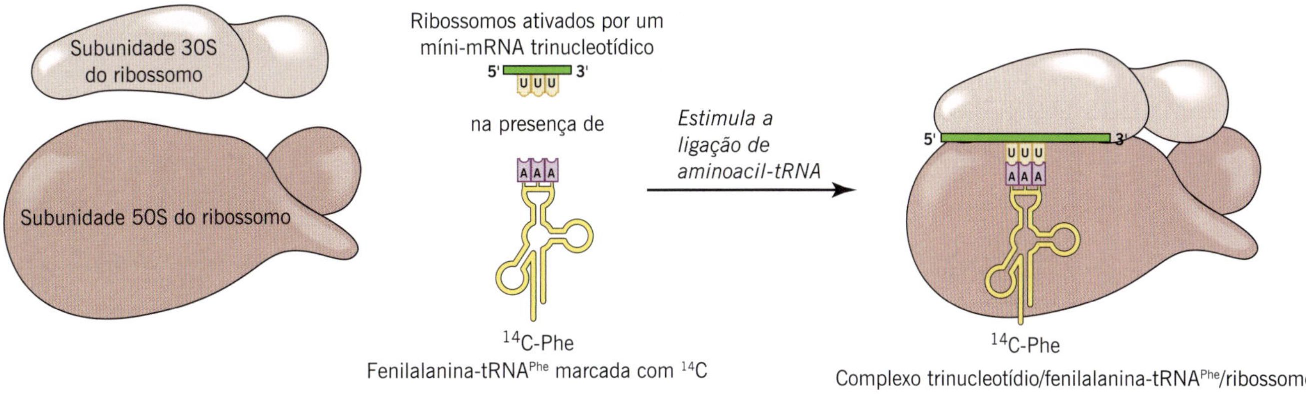

FIGURA 12.20 Estimulação da ligação de aminoacil-tRNA aos ribossomos por míni-mRNA trinucleotídicos sintéticos. Os resultados desses ensaios de ligação ao ribossomo ativada por trinucleotídios ajudaram os cientistas a decifrar o código genético.

ligação a trinucleotídios, Marshall Nirenberg, Severo Ochoa, H. Ghobind Khorana, Philip Leder e seus colaboradores identificaram o significado dos 64 códons trinucleotídicos (**Tabela 12.1**). Nirenberg e Khorana compartilharam o Prêmio Nobel de Fisiologia ou Medicina de 1968 por seu trabalho sobre o código com Robert Holley, que identificou a sequência nucleotídica completa do tRNA da alanina de levedura. Ochoa já recebera o Prêmio Nobel de 1959 pela descoberta da RNA polimerase.

Tabela 12.1

Código genético.[a]

Primeira letra (5')	Segunda letra: U	Segunda letra: C	Segunda letra: A	Segunda letra: G	Terceira letra (3')
U	UUU Phe (F)	UCU Ser (S)	UAU Tyr (Y)	UGU Cys (C)	U
U	UUC Phe (F)	UCC Ser (S)	UAC Tyr (Y)	UGC Cys (C)	C
U	UUA Leu (L)	UCA Ser (S)	UAA Parada (terminador)	UGA Parada (terminador)	A
U	UUG Leu (L)	UCG Ser (S)	UAG Parada (terminador)	UGG Trp (W)	G
C	CUU Leu (L)	CCU Pro (P)	CAU His (H)	CGU Arg (R)	U
C	CUC Leu (L)	CCC Pro (P)	CAC His (H)	CGC Arg (R)	C
C	CUA Leu (L)	CCA Pro (P)	CAA Gln (Q)	CGA Arg (R)	A
C	CUG Leu (L)	CCG Pro (P)	CAG Gln (Q)	CGG Arg (R)	G
A	AUU Ile (I)	ACU Thr (T)	AAU Asn (N)	AGU Ser (S)	U
A	AUC Ile (I)	ACC Thr (T)	AAC Asn (N)	AGC Ser (S)	C
A	AUA Ile (I)	ACA Thr (T)	AAA Lys (K)	AGA Arg (R)	A
A	AUG Met (M) (iniciador)	ACG Thr (T)	AAG Lys (K)	AGG Arg (R)	G
G	GUU Val (V)	GCU Ala (A)	GAU Asp (D)	GGU Gly (G)	U
G	GUC Val (V)	GCC Ala (A)	GAC Asp (D)	GGC Gly (G)	C
G	GUA Val (V)	GCA Ala (A)	GAA Glu (E)	GGA Gly (G)	A
G	GUG Val (V)	GCG Ala (A)	GAG Glu (E)	GGG Gly (G)	G

= Códon de iniciação da cadeia polipeptídica (amarelo)

= Códon de término da cadeia polipeptídica (laranja)

[a]Cada sequência trinucleotídica ou códon é a sequência nucleotídica no **mRNA** (não no DNA) que especifica a incorporação do aminoácido indicado ou o término da cadeia polipeptídica. Os símbolos de uma letra para os aminoácidos estão entre parênteses depois das abreviaturas padronizadas de três letras.

PROBLEMA RESOLVIDO

Previsão das substituições de aminoácidos induzidas por mutágenos

PROBLEMA

A hidroxilamina (NH_2OH) transfere um grupo hidroxila (-OH) para a citosina, produzindo hidroximetilcitosina (hmC) que, ao contrário da citosina, faz par com a adenina. Portanto, a hidroxilamina induz a substituição do par de bases G:C por A:T no DNA. Ao se tratar o DNA bifilamentar de um vírus como o fago T4 com hidroxilamina, que substituições de aminoácidos serão induzidas nas proteínas codificadas pelo vírus?

FATOS E CONCEITOS

1. A natureza do código genético – o significado das 64 sequências de trinucleotídios no mRNA – é mostrada na Tabela 12.1.
2. A degeneração completa ocorre quando os dois primeiros nucleotídios em um códon de mRNA são suficientes para determinar o aminoácido no polipeptídio especificado pelo mRNA.
3. A degeneração parcial ocorre quando o mesmo aminoácido é especificado se a base no nucleotídio 3′ de um códon for uma das duas pirimidinas ou uma das duas purinas.
4. A hidroxilamina só altera códons especificados por trincas de pares de bases de DNA que contenham G:C.
5. Se o par de bases G:C ocupar a terceira posição (3′) da trinca, a hidroxilamina só induz substituições de aminoácidos quando o código genético NÃO é degenerado, ou seja, quando a base presente como nucleotídio 3′ do códon determina seu significado. Apenas dois códons não são degenerados na posição 3′; eles são 5′-AUG-3′ (metionina) e 5′-UGG-3′ (triptofano).
6. Nos códons com degeneração completa ou parcial na posição 3′, a hidroxilamina não induz substituições de aminoácidos por modificação do par de bases que especifica a base 3′ no códon. Ela induz substituições G:C → A:T e C:G → T:A (onde a primeira base está no filamento-molde). No entanto, em vista da degeneração parcial ou completa, os códons resultantes ainda especificam os mesmos aminoácidos. Um códon de lisina AAG, por exemplo, poderia ser modificado para um códon de lisina AAA, ou um códon de fenilalanina UUC poderia ser modificado para um códon de fenilalanina UUU. Mas em nenhum desses casos há substituição do aminoácido.

ANÁLISE E SOLUÇÃO

A resposta à pergunta sobre quais substituições de aminoácidos são induzidas pela hidroxilamina requer análise meticulosa da natureza do código genético (Tabela 12.1). Possíveis alvos da mutagênese de hidroxilamina são os trinucleotídios de DNA especificadores de códons de mRNA contendo C e G na primeira (5′) e segunda posições nos códons e os trinucleotídios especificadores de códons não degenerados com G ou C na terceira posição (3′). A bem da verdade, há mais alvos em potencial nos genomas que não alvos; 51 dos 64 trinucleotídios de DNA contêm pares de bases G:C ou C:G. Considere como exemplo o códon de arginina 5′-AGA-3′; ele será transcrito de um filamento-molde de DNA com a sequência 3′-TCT-5′ (invertendo a polaridade para manter as bases na mesma ordem). A C nessa sequência pode ser hidroximetilada, produzindo hmC, que fará par com a adenina. Após duas replicações semiconservativas, o filamento-molde de DNA conterá a sequência 3′-TTT-5′ nesse local, e a transcrição dessa sequência produzirá um códon de mRNA 5′-AAA-3′. A tradução do mRNA levará à inserção de lisina no polipeptídio produzido porque AAA é um códon de lisina. Portanto, um exemplo dos efeitos da hidroxilamina será a substituição de arginina por lisina. Esse processo é apresentado no diagrama a seguir.

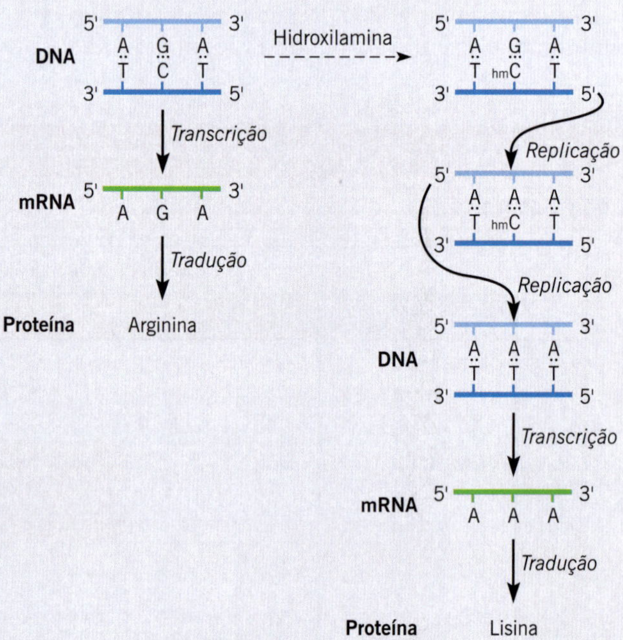

Os únicos aminoácidos especificados por códons que não têm alvos de substituição de aminoácidos induzida por hidroxilamina são fenilalanina (UUU e UUC), isoleucina (AUU, AUC e AUA), tirosina (UAU e UAC), asparagina (AAU e AAC) e lisina (AAA e AAG). Todos os outros aminoácidos são especificados por trincas de pares de bases de DNA que contêm um ou mais pares G:C, em que C é o alvo em potencial da mutagênese por hidroxilamina.

CÓDONS DE INICIAÇÃO E DE TÉRMINO

O código genético também assegura a pontuação das informações genéticas no nível da tradução. Tanto em procariotos quanto em eucariotos, o códon AUG é usado para iniciar cadeias polipeptídicas (Tabela 12.1). Em casos raros, GUG é usado como códon de iniciação. Nos dois casos, o códon de iniciação é reconhecido por um tRNA iniciador, $tRNA_f^{Met}$ em procariotos e $tRNA_i^{Met}$ em eucariotos. Em procariotos, um códon AUG tem de suceder uma sequência nucleotídica apropriada, a sequência de Shine-Delgarno, no segmento não traduzido 5′ da molécula de mRNA para servir como códon de iniciação da tradução. Em eucariotos, o códon é obrigatoriamente a primeira sequência AUG encontrada pelo ribossomo ao examinar a molécula de mRNA a partir da extremidade 5′. Nas posições internas, AUG é reconhecida por $tRNA^{Met}$, e GUG é reconhecida por um tRNA da valina.

Três códons – UAG, UAA e UGA – especificam o término da cadeia polipeptídica (Tabela 12.1). Esses códons são reconhecidos por fatores de liberação de proteínas e não por tRNA. Os procariotos contêm dois fatores de liberação, RF-1 e RF-2. RF-1 termina os polipeptídios em resposta aos códons UAA e UAG, ao passo que RF-2 causa o término nos códons UAA e UGA. Os eucariotos têm um fator de liberação único que reconhece os três códons de término.

UM CÓDIGO DEGENERADO E ORDENADO

Todos os aminoácidos, exceto a metionina e o triptofano, são especificados por mais de um códon (Tabela 12.1). Três aminoácidos – leucina, serina e arginina – são especificados por seis diferentes códons cada um. A isoleucina tem três códons. Cada um dos outros aminoácidos tem dois ou quatro códons. A ocorrência de mais de um códon por aminoácido é denominada **degeneração** (embora a conotação habitual do termo não seja apropriada). A degeneração no código genético não é aleatória, mas muito bem-organizada. Na maioria dos casos, os múltiplos códons que especificam determinado aminoácido diferem apenas em uma base, a terceira base ou base 3′ do códon. Existem basicamente dois tipos de degeneração. (1) A degeneração parcial ocorre quando a terceira base pode ser uma das duas pirimidinas (U ou C) ou uma das duas purinas (A ou G). Na degeneração parcial, a substituição da terceira base de uma purina por uma pirimidina, ou vice-versa, modifica o aminoácido especificado pelo códon. (2) No caso de degeneração completa, qualquer uma das quatro bases pode estar na terceira posição no códon, e ainda assim o códon especifica o mesmo aminoácido. Por exemplo, a valina é codificada por GUU, GUC, GUA e GUG (Tabela 12.1).

Os cientistas especularam que a **ordem** no código genético se desenvolveu como um mecanismo para minimizar a letalidade das mutações. Muitas substituições de bases na terceira posição de códons não modificam o aminoácido especificado pelo códon. Além disso, os códons de aminoácidos com propriedades químicas semelhantes (como leucina, isoleucina e valina) diferem em apenas uma base. Portanto, muitas substituições de um único par de bases causam a substituição de um aminoácido por outro com propriedades químicas muito semelhantes (p. ex., isoleucina por valina). Na maioria dos casos, as substituições conservativas desse tipo dão origem a produtos gênicos ativos, o que minimiza os efeitos das mutações. Para testar seu aprendizado acerca do código genético, ver Problema resolvido | Previsão das substituições de aminoácidos induzidas por mutágenos.

UM CÓDIGO QUASE UNIVERSAL

Atualmente há uma enorme quantidade de informações, obtidas por estudos *in vitro*, das substituições de aminoácidos causadas por mutações e do sequenciamento correlacionado de ácidos nucleicos e polipeptídios, que possibilitam uma comparação do significado dos 64 códons em diferentes espécies. Todos esses dados indicam que o código genético é quase **universal**; ou seja, os códons têm o mesmo significado, com poucas exceções, em todas as espécies.

As exceções mais importantes à universalidade do código ocorrem em mitocôndrias de mamíferos, leveduras e várias outras espécies. As mitocôndrias têm seus próprios cromossomos e mecanismos de síntese proteica (Capítulo 15). Ainda que os sistemas mitocondrial e citoplasmático sejam semelhantes, há algumas diferenças. Nas mitocôndrias de seres humanos e de outros mamíferos, (1) UGA especifica triptofano, e não finalização da cadeia, (2) AUA é um códon de metionina, não de isoleucina e (3) AGA e AGG são os códons de término da cadeia, em vez dos códons de arginina. Os outros 60 códons têm o mesmo significado nas mitocôndrias de mamíferos e no mRNA nuclear (Tabela 12.1). Também existem diferenças raras no significado do códon nas mitocôndrias de outras espécies e em transcritos nucleares de alguns protozoários. No entanto, como essas exceções são raras, o código genético deve ser considerado quase universal.

PONTOS ESSENCIAIS

- *Todos os 20 aminoácidos nas proteínas são especificados por um ou mais trinucleotídios no mRNA*
- *Dos 64 trinucleotídios possíveis, dadas as quatro bases no mRNA, 61 especificam aminoácidos e 3 sinalizam o término da cadeia*
- *O código não é sobreposto (cada nucleotídio faz parte de um único códon), é degenerado (a maioria dos aminoácidos é especificada por dois ou quatro códons) e é ordenado (aminoácidos similares são especificados por códons semelhantes)*
- *O código genético é quase universal; com poucas exceções, os 64 trinucleotídios têm o mesmo significado em todos os organismos.*

Interações códon-tRNA

Os códons nas moléculas de mRNA são reconhecidos por aminoacil-tRNA durante a tradução.

A tradução de uma sequência de nucleotídios no mRNA na sequência correta de aminoácidos no produto polipeptídico exige o reconhecimento preciso de códons pelo aminoacil-tRNA. Em vista da degeneração do código genético, é preciso que vários tRNA distintos reconheçam os diferentes códons especificadores de determinado aminoácido ou que o anticódon de determinado tRNA seja capaz de formar pares de bases com vários códons diferentes. Na verdade, esses dois fenômenos ocorrem. Existem vários tRNA para determinados aminoácidos, e alguns tRNA reconhecem mais de um códon.

RECONHECIMENTO DE CÓDONS POR tRNA | A HIPÓTESE DA OSCILAÇÃO

A ligação de hidrogênio entre as bases nos anticódons de tRNA e os códons de mRNA seguem regras rígidas de pareamento de bases somente para as duas primeiras bases do códon. O pareamento da terceira base do códon é menos rigoroso e possibilita o que Crick chamou de *oscilação* nesse local. Com base nas distâncias moleculares e em aspectos estéricos (estrutura tridimensional), Crick propôs que a oscilação ensejaria vários tipos, mas não todos, de pareamento na terceira base do códon durante a interação códon–anticódon. Desde então sua proposta vem sendo corroborada firmemente por dados experimentais. A **Tabela 12.2** mostra o pareamento de bases previsto pela hipótese da oscilação de Crick.

A **hipótese da oscilação** previu a existência de pelo menos dois tRNA para cada aminoácido com códons que apresentam degeneração completa, e isso foi comprovado. A hipótese da oscilação também previu a ocorrência de três tRNA para os seis códons da serina. Três tRNA foram caracterizados para serina: (1) $tRNA^{Ser1}$ (anticódon AGG) liga-se aos códons UCU e UCC, (2) $tRNA^{Ser2}$ (anticódon AGU) liga-se aos códons UCA e UCG e (3) $tRNA^{Ser3}$ (anticódon UCG) liga-se aos códons AGU e AGC. Essas especificidades foram verificadas pela ligação estimulada por trinucleotídios de aminoacil-tRNA purificados aos ribossomos *in vitro*.

Por fim, vários tRNA contêm a base inosina, constituída da purina hipoxantina. A inosina é produzida por uma modificação da adenosina após a transcrição. A hipótese da oscilação de Crick previa que a inosina, quando presente na extremidade 5′ de um anticódon (a posição de oscilação), faria par com a uracila, a citosina ou a adenina no códon. Na verdade, o alanil-tRNA purificado que contém inosina (I) na posição 5′ do anticódon (Figura 12.2) liga-se aos ribossomos ativados por trinucleotídios CGU, CGC ou CGA (**Figura 12.21**). O mesmo resultado foi obtido com outros tRNA purificados com inosina na posição 5′ do anticódon. Portanto, a hipótese da oscilação de Crick explica bem as relações entre tRNA e códons decorrentes do código genético degenerado, mas ordenado.

Tabela 12.2

Pareamento entre a base 5′ dos anticódons de tRNA e a base 3′ dos códons de mRNA de acordo com a hipótese da oscilação.

Base no anticódon	Base no códon
G	U ou C
C	G
A	U
U	A ou G
I	A, U ou C

MUTAÇÕES SUPRESSORAS QUE PRODUZEM tRNA COM RECONHECIMENTO DO CÓDON ALTERADO

Em alguns casos, o efeito fenotípico da mutação é reduzido por outra mutação. Os geneticistas chamam esse fenômeno de supressão, e chamam a mutação que reduz o fenótipo da mutação original de mutação supressora. Vimos que Francis Crick e associados utilizaram mutações supressoras para estabelecer a natureza tripla do código genético. No experimento de Crick, as mutações supressoras eram de segundo sítio em um gene que já possuía um local mutante. Há casos, porém, em que a mutação é suprimida por uma mutação em gene diferente, e tal gene é responsável pela produção de um tRNA. Quando examinamos detalhadamente essa situação, percebemos que a mutação supressora alterou a especificidade do aminoácido tRNA.

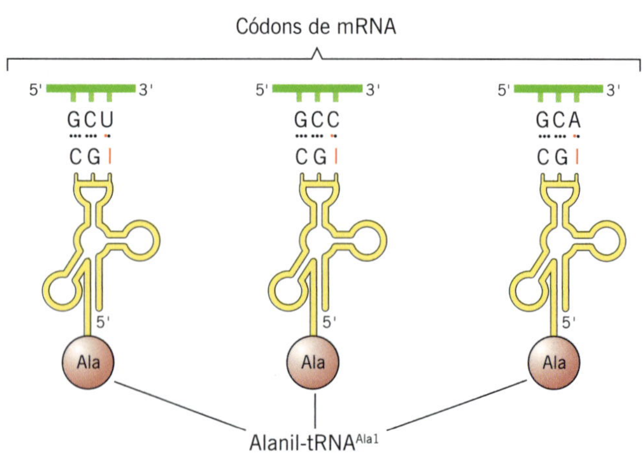

FIGURA 12.21 Pareamento de bases entre o anticódon de alanil-$tRNA^{Ala1}$ e os códons de mRNA GCU, GCC e GCA de acordo com a hipótese da oscilação de Crick. Ensaios de ligação de ribossomos ativados por trinucleotídios mostraram que o alanil-$tRNA^{Ala1}$ realmente emparelha suas bases com os três códons.

Os exemplos mais conhecidos de mutações supressoras que alteram a especificidade do tRNA são aqueles que suprimem as mutações de término de cadeia UAG dentro das sequências codificadoras dos genes. Mutações de término de cadeia tornam truncado o polipeptídio codificado por um gene. Com frequência, essas mutações são chamadas mutações âmbar, em referência a um dos pesquisadores que as descobriram – seu nome era Bernstein, que, em alemão, significa "âmbar". Mutações que produzem trinucleotídios de término de cadeia nos genes são também chamadas **mutações sem sentido**, uma vez que não especificam nenhum aminoácido – ou seja, não fazem sentido nos termos do código genético. Em contrapartida, as **mutações de sentido trocado** alteram um trinucleotídio de modo que especifique um aminoácido diferente. Um gene que contém uma mutação de sentido trocado codifica um polipeptídio completo, porém com substituição de um aminoácido no produto gênico polipeptídico. Um gene com mutação sem sentido codifica um polipeptídio truncado, e o comprimento da cadeia depende da posição da mutação no gene. Muitas vezes as mutações sem sentido são causadas por substituições de apenas um par de bases, como mostra a **Figura 12.22 A**. Os fragmentos polipeptídicos produzidos a partir de genes que contêm mutações sem sentido (**Figura 12.22 B**) costumam ser totalmente inativos. Para conhecer os efeitos das mutações de sentido trocado e sem sentido, leia Resolva | Efeitos das substituições de pares de bases na região codificadora do gene *HBB*.

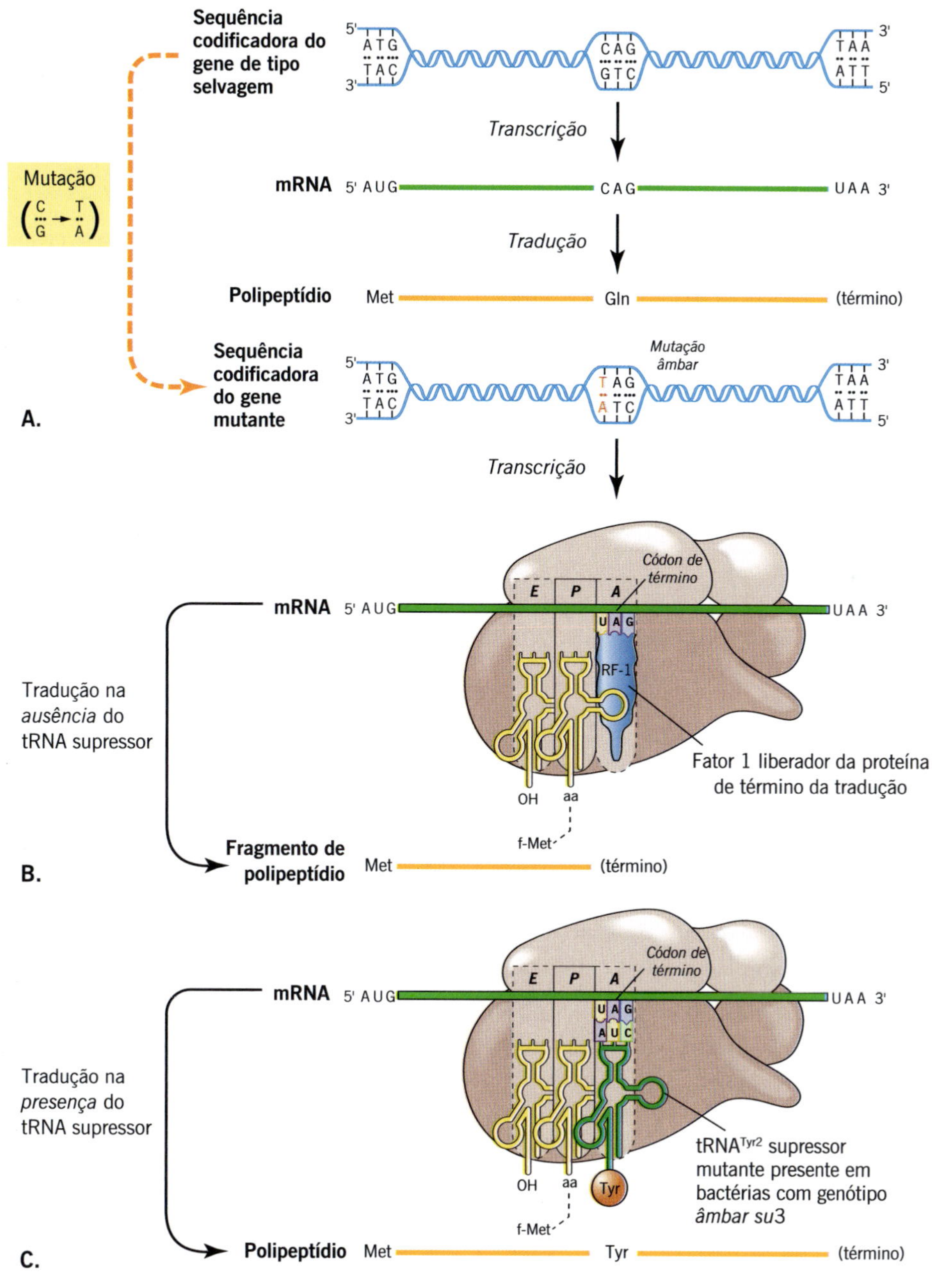

FIGURA 12.22 Formação de uma mutação de término de cadeia âmbar (UAG) (A). Efeito sobre o produto gênico polipeptídico na ausência de um tRNA supressor (B) e na presença de um tRNA supressor (C). A mutação âmbar mostrada aqui substitui um códon GAG de glutamina (Gln) em um códon UAG de término de cadeia. O polipeptídio que contém a tirosina inserida pelo tRNA supressor pode ser funcional ou não; mas a supressão do fenótipo mutante só ocorre quando o polipeptídio é funcional.

Demonstrou-se que a supressão de mutações sem sentido é consequência de mutações nos genes do tRNA que fazem com que os tRNA mutantes reconheçam os códons de término (UAG, UAA ou UGA), embora com eficiência variável. Esses tRNA mutantes são chamados de **tRNA supressores**. Quando o tRNA supressor âmbar (UAG) produzido pela mutação *su3* âmbar em *E. coli* foi sequenciado, constatou-se que tem um anticódon alterado. Essa mutação supressora âmbar específica ocorre no gene do $tRNA^{Tyr2}$ (um dos dois genes do tRNA da tirosina em *E. coli*). O anticódon do $tRNA^{Tyr2}$ de tipo selvagem (não supressor) é 5′-G′UA-3′ (em que G′ é um derivado da guanina). O anticódon do $tRNA^{Tyr2}$ mutante (supressor) é 5′-CUA-3′. Por causa da substituição de uma base, o anticódon do $tRNA^{Tyr2}$ supressor faz par com o códon âmbar 5′-UAG-3′ (lembre-se de que o pareamento de bases sempre ocorre em filamentos de polaridades opostas); ou seja,

mRNA: 5′-UAG-3′ (códon)

tRNA: 3′-AUC-5′ (anticódon)

Portanto, os tRNA supressores possibilitam a síntese de polipeptídios completos a partir de mRNA contendo códons de término nos genes (**Figura 12.22 C**). Esses polipeptídios são ativos se o aminoácido inserido pelo tRNA supressor não modificar significativamente as propriedades químicas da proteína.

Resolva!

Efeitos das substituições de pares de bases na região codificadora do gene HBB

Adiante são apresentados os primeiros 42 nucleotídios, mostrados como trincas correspondentes aos códons de mRNA, no filamento não molde da região codificadora do gene *HBB* (β-globina) humano. Lembre-se de que o filamento não molde tem a mesma sequência do mRNA, porém com T no lugar de U. Os 14 primeiros (aminoterminais) aminoácidos da β-globina humana nascente também são apresentados pelo código de uma letra (Tabela 12.1). Em seguida, a metionina é removida para produzir a β-globina madura. Analise os possíveis efeitos fenotípicos das quatro substituições de nucleotídios, numeradas de 1 a 4, adiante, quando presentes em homozigotos.

```
                  1                   2          3                 4
                  T                   T          T                 C
                  ↑                   ↑          ↑                 ↑
1  ATG   GTG   CAT   CTG   ACT   CCT   GAG   GAG   AAG   TCT   GCC   GTT   ACT   GCC
H3N-M  —  V  —  H  —  L  —  T  —  P  —  E  —  E  —  K  —  S  —  A  —  V  —  T  —  A  —
```

Que substituição deveria ter o maior efeito sobre o fenótipo? O segundo maior efeito? Nenhum efeito? Nenhum efeito ou um efeito muito pequeno?

▸ *Leia a resposta do problema no material disponível* on-line.

PONTOS ESSENCIAIS

- *A hipótese da oscilação explica como um único tRNA é capaz de responder a dois ou mais códons*
- *Algumas mutações supressoras alteram os anticódons de tRNA de tal maneira que os tRNA mutantes reconhecem os códons de término da cadeia e inserem aminoácidos em resposta à sua presença no mRNA.*

Exercícios

Aplique a análise genética básica

1. O polipeptídio β-globina humana tem 146 aminoácidos de comprimento. Qual é o comprimento da porção codificadora do mRNA da β-globina humana?

Resposta: Cada aminoácido é especificado por um códon de três nucleotídios. Portanto, os 146 aminoácidos da β-globina são especificados por 438 (146 × 3) nucleotídios. É preciso, porém, que haja um códon de término na extremidade da sequência codificadora, o que perfaz o comprimento de 438 + 3 = 441 nucleotídios. No caso da β-globina e de muitas outras proteínas, a metionina aminoterminal (especificada pelo códon de iniciação AUG) é removida da β-globina durante a síntese. O acréscimo do códon de iniciação aumenta a sequência codificadora do mRNA da β-globina para 444 nucleotídios (441 + 3).

2. Qual é a sequência de aminoácidos produzida na tradução do segmento codificador de um mRNA com a sequência 5′-AUGUUUCCCAAAGGG-3′?

Resposta: (Terminação amino)-metionina-fenilalanina-prolina-lisina-glicina-(terminação carboxila). A sequência de aminoácidos é deduzida a partir do código genético apresentado na Tabela 12.1. AUG é o códon de iniciação da metionina seguido pelo códon da fenilalanina UUU, o códon da prolina CCC, o códon da lisina AAA e o códon da glicina GGG.

3. Se um segmento codificador do filamento-molde de um gene (DNA) tem a sequência 3′-TACAAAGGGTTTCCC-5′, que sequência de aminoácidos é produzida por sua transcrição e tradução?

Resposta: A sequência de mRNA produzida pela transcrição desse segmento do gene é 5′-AUGUUUCCCAAAGGG-3′. Observe que esse mRNA tem sequência nucleotídica igual à apresentada no Exercício 2. Portanto, produz o mesmo peptídio quando traduzido: NH_2-Met-Phe-Pro-Lys-Gly-COOH.

4. Que sequência de pares de nucleotídios em um gene de *Drosophila* codifica a sequência de aminoácidos metionina-triptofano (leitura da terminação amino para a terminação carboxila)?

Resposta: Os códons para metionina e triptofano são AUG e UGG, respectivamente. Assim, a sequência nucleotídica do mRNA especificador da sequência dipeptídica metionina-triptofano tem de ser 5′-AUGUGG-3′. O filamento-molde de DNA tem de ser complementar e antiparalelo à sequência de mRNA (3′-TACACC-5′), e o outro filamento de DNA tem de ser complementar ao filamento-molde. Portanto, a sequência de pares de bases no gene tem de ser:

5′-ATGTGG-3′
3′-TACACC-5′

5. Um gene de tipo selvagem contém a sequência de par de trinucleotídios:

5′-GAG-3′
3′-CTC-5′

Esse trinucleotídio especifica o aminoácido ácido glutâmico. Se o segundo par de bases nesse segmento gênico fosse alterado de A:T para T:A, produzindo a seguinte sequência de DNA:

5′-GTG-3′
3′-CAC-5′

ainda codificaria o ácido glutâmico?

Resposta: Não, passaria a especificar o aminoácido valina. O códon para o ácido glutâmico é 5′-GAG-3′, o que indica que o filamento inferior de DNA é o filamento-molde. A transcrição do gene de tipo selvagem produz a sequência de mRNA 5′-GAG-3′, que é um códon de ácido glutâmico. A transcrição do gene alterado produz a sequência de mRNA 5′-GUG-3′, que é um códon de valina. Na verdade, essa é exatamente a mesma modificação de par de nucleotídios que deu origem à hemoglobina alterada no paciente com anemia falciforme de Herrick, apresentado no início deste capítulo. Ver outros detalhes na Figura 1.9.

Autoavaliação

Integre diferentes conceitos e técnicas

1. A massa média de cada um dos 20 aminoácidos comuns é de aproximadamente 137 dáltons. Calcule o comprimento aproximado da região codificadora de uma molécula de mRNA que codifica um polipeptídio com massa de 65.760 dáltons. Suponha que o polipeptídio contenha quantidades iguais de todos os 20 aminoácidos.

Resposta: De acordo com essa suposição, o polipeptídio conteria cerca de 480 aminoácidos (65.760 dáltons/137 dáltons por aminoácido). Como cada códon contém três nucleotídios, a região codificadora do mRNA teria 1.440 nucleotídios de comprimento (480 aminoácidos × 3 nucleotídios por aminoácido).

2. O antibiótico estreptomicina destrói *E. coli* sensíveis porque inibe a ligação de $tRNA_f^{Met}$ ao local *P* do ribossomo e causa erro de leitura de códons no mRNA. Em bactérias sensíveis, a estreptomicina se liga à proteína S12 na subunidade 30S do ribossomo. A resistência à estreptomicina pode ser causada por mutação no gene codificador da proteína S12 de tal modo que a proteína alterada não se ligue mais ao antibiótico. Em 1964, Luigi Gorini e Eva Kataja isolaram mutantes de *E. coli* que cresciam em meio mínimo suplementado com o aminoácido arginina ou com estreptomicina. Ou seja, na ausência de estreptomicina, os mutantes comportavam-se da mesma maneira que as bactérias típicas que necessitavam de arginina. Na ausência de arginina, porém, eles eram mutantes letais condicionais dependentes de estreptomicina. Ou seja, cresciam na presença de estreptomicina, mas não na ausência de estreptomicina. Explique os resultados obtidos por Gorini e Kataja.

Resposta: Os mutantes letais condicionais dependentes de estreptomicina isolados por Gorini e Kataja tinham mutações de sentido trocado nos genes codificadores das enzimas de biossíntese da arginina. Quando o meio continha arginina, essas enzimas não eram essenciais. No entanto, as enzimas eram necessárias na ausência de arginina (um dos 20 aminoácidos necessários para a síntese de proteínas).

A estreptomicina causa erro da leitura de códons do mRNA em bactérias. Esse erro de leitura permitia a tradução ambígua dos códons que continham as mutações de sentido trocado – com incorporação de aminoácidos errados – quando o antibiótico estivesse presente. Quando havia estreptomicina nas bactérias mutantes, ocorria a inserção ocasional de um aminoácido (no local da mutação) determinante da produção uma enzima ativa, que, por sua vez, possibilitava o crescimento das células, ainda que lento. Na ausência de estreptomicina, não havia erro de leitura, e todos os polipeptídios mutantes eram inativos.

Avaliação adicional

Entenda melhor e desenvolva a capacidade analítica

12.1 Descreva, de maneira geral, a organização molecular das proteínas e aponte as diferenças químicas e funcionais entre as proteínas e o DNA. Por que a síntese de proteínas é objeto de especial interesse dos geneticistas?

12.2 Em que locais da célula ocorre a síntese proteica?

12.3 Existe relação direta entre o número de possíveis alelos de um gene e o número de pares de nucleotídios no gene? Essa relação é mais provável em procariotos ou em eucariotos? Por quê?

12.4 Por que foi necessário modificar o conceito de gene de Beadle e Tatum de um gene–uma enzima para um gene–um polipeptídio?

12.5 (a) Por que o código genético é um código triplo em vez de um código simples ou duplo? (b) Quantos aminoácidos diferentes são especificados pelo código genético? (c) Quantas sequências de aminoácidos diferentes são possíveis em um polipeptídio com 146 aminoácidos de comprimento?

12.6 Que tipos de evidências experimentais foram usados para decifrar o código genético?

12.7 Em que sentido e em que grau o código genético é (a) degenerado, (b) ordenado e (c) universal?

12.8 A 5-bromouracila, um análogo da timina, é um mutágeno químico que induz substituições de apenas um par de bases no DNA denominadas transições (substituições de uma purina por outra purina e de uma pirimidina por outra pirimidina). Com base na natureza conhecida do código genético (Tabela 12.1), qual das substituições de aminoácidos a seguir deve ser induzida com maior frequência pela 5-bromouracila?

(a) Met → Val;
(b) Met → Leu;
(c) Lys → Thr;
(d) Lys → Gln;
(e) Pro → Arg; ou
(f) Pro → Gln? Por quê?

12.9 Com base nas informações do Problema 12.8, você esperaria que a 5-bromouracila induzisse maior frequência de substituições His → Arg ou His → Pro? Por quê?

12.10 Qual é o número mínimo de tRNA necessário para reconhecer os seis códons especificadores do aminoácido leucina?

12.11 Caracterize os ribossomos em geral quanto ao tamanho, localização, função e composição macromolecular.

12.12 (a) Em que local das células de organismos superiores originam-se os ribossomos? (b) Em que local das células os ribossomos são mais ativos na síntese proteica?

12.13 Identifique três tipos diferentes de RNA participantes da tradução e cite as características e funções de cada um.

12.14 (a) Qual é a relação entre o RNA mensageiro e a formação de polissomos? (b) Qual é a diferença de especificidade entre o rRNA e o mRNA e tRNA? (c) Qual é a diferença de tamanho e arranjo helicoidal entre a molécula de tRNA e as moléculas de DNA e mRNA?

12.15 Descreva o processo de formação do aminoacil tRNA.

12.16 Como a tradução é (a) iniciada e (b) terminada?

12.17 Qual é o significado da hipótese da oscilação?

12.18 Caso se presuma que a massa molecular média de um aminoácido é 100 dáltons, aproximadamente quantos nucleotídios haverá em uma sequência codificadora de mRNA especificadora de um único polipeptídio com massa molecular de 27.000 dáltons?

12.19 As bases A, G, U, C, I (inosina) ocorrem nas posições 5′ de anticódons no tRNA.

(a) Que base pode fazer par com três bases diferentes nas posições 3′ de códons no mRNA?
(b) Qual é o número mínimo de tRNA necessário para reconhecer todos os códons de aminoácidos especificados por códons com degeneração completa?

12.20 Suponha que no ano 2025, a primeira expedição do homem a Marte descubra várias formas de vida marcianas desenvolvendo-se em fontes hidrotermais subterrâneas. Várias equipes de biólogos moleculares extraem proteínas e ácidos nucleicos desses organismos e fazem algumas descobertas muito importantes. A primeira descoberta é que as proteínas nas formas de vida marcianas contêm apenas 14 diferentes aminoácidos em vez dos 20 presentes nas formas de vida da Terra. A segunda descoberta é que o DNA e o RNA nesses organismos só têm dois nucleotídios diferentes em vez dos quatro nucleotídios existentes em organismos vivos na Terra. (a) Supondo-se que a transcrição e a tradução sejam semelhantes em marcianos e terráqueos, qual é o número mínimo de nucleotídios necessário no códon para especificar todos os aminoácidos em marcianos? (b) Supondo-se que o código marciano proposto tenha sinais de início e término da tradução, você esperaria que o código genético marciano fosse degenerado como o código genético usado na Terra?

12.21 Quais são as diferenças básicas entre a tradução em procariotos e eucariotos?

12.22 Qual é a função de cada um dos seguintes componentes do aparelho de síntese proteica?

(a) aminoacil-tRNA sintetase
(b) fator 1 de liberação
(c) peptidil transferase
(d) fatores de iniciação
(e) fator de alongamento G

12.23 Um gene de *E. coli* foi isolado e demonstrou-se que tem 68 nm de comprimento. Qual é o número máximo de aminoácidos que esse gene codificaria?

12.24 (a) Qual é a diferença entre uma mutação sem sentido e uma mutação de sentido trocado? (b) As mutações sem sentido ou de sentido trocado são mais frequentes em organismos vivos? (c) Por quê?

12.25 A cadeia de α-globina humana tem 141 aminoácidos de comprimento. Quantos nucleotídios no mRNA são necessários para codificar a α-globina humana?

12.26 Quais são as funções dos locais de ligação *A*, *P* e *E* do aminoacil-tRNA no ribossomo?

12.27 (a) De que maneiras a ordem no código genético minimiza a letalidade mutacional? (b) Por que as modificações dos pares de bases causadoras da substituição de uma valina por uma leucina no produto gênico polipeptídico raramente produzem um fenótipo mutante?

12.28 (a) Qual é a função da sequência de Shine-Dalgarno no mRNA procariótico? (b) Que efeito tem a deleção da sequência de Shine-Dalgarno de um mRNA sobre sua tradução?

12.29 (a) Quais são as semelhanças entre ribossomos e espliceossomos? (b) Quais são as diferenças?

12.30 A terminação 5′ de um mRNA humano tem a seguinte sequência:

5′ cap-GAAGAGACAAGGTCAUGGCCAUAUG-CUUGUUCCAAUCGUUAGCUGCGCAGGAU-CGCCCUGGG......3′

Quando esse mRNA é traduzido, que sequência de aminoácidos é especificada por essa parte do mRNA?

12.31 Uma sequência nucleotídica parcial (subterminal 5′) de um mRNA procariótico é:

5′-.....AGGAGGCUCGAACAUGUCAAUAUGCUUG UUCCAAUCGUUAGCUGCGCAGGACCGUCCC-GGA......3′

Quando esse mRNA é traduzido, que sequência de aminoácidos é especificada por essa parte do mRNA?

12.32 A sequência de DNA a seguir ocorre no filamento não molde de um gene estrutural em uma bactéria (a sequência promotora está localizada à esquerda, mas não é mostrada):

↓ (sobre o T de ...CATAT)

5′-GAATGTCAGAACTGCCATGCTTCATATGAA-TAGACCTCTAG-3′

(a) Qual é a sequência de ribonucleotídios do mRNA que é transcrita a partir desse trecho de DNA?
(b) Qual é a sequência de aminoácidos do polipeptídio codificado por esse mRNA?
(c) Se o nucleotídio indicado pela seta sofrer uma mutação que substitui T por A, qual será a sequência de aminoácidos depois da transcrição e tradução?

12.33 Alan Garen estudou amplamente uma mutação sem sentido (término de cadeia) específica no gene da fosfatase alcalina de *E. coli*. Essa mutação causou o término da cadeia polipeptídica da fosfatase alcalina em uma posição em que o polipeptídio tipo selvagem tinha o aminoácido triptofano. Garen induziu revertentes (nesse caso, mutações modificadoras do mesmo códon) desse mutante com mutágenos químicos que induziram substituições de apenas um par de bases e sequenciou os polipeptídios nos revertentes. Ele encontrou sete tipos diferentes de revertentes, cada um deles com um aminoácido diferente na posição correspondente ao triptofano do polipeptídio de tipo selvagem (posição de término do fragmento de polipeptídio do mutante). Os aminoácidos existentes nessa posição nos vários revertentes foram triptofano, serina, tirosina, leucina, ácido glutâmico, glutamina e lisina. A mutação sem sentido estudada por Garen continha uma mutação sem sentido UAG, UAA ou UGA? Explique sua dedução.

12.34 A sequência de DNA a seguir é observada em uma bactéria (a sequência promotora está à esquerda, mas não é mostrada).

↓ (sobre o C de ...GGACTG)

5′-CAATCATGGACTGCCATGCTTCATATGAATAGTTGACAT-3′
3′-GTTAGTACCTGACGGTACGAAGTATACTTATCAACTGTA-5′

(a) Qual é a sequência de ribonucleotídios da molécula de mRNA transcrita a partir do filamento-molde desse trecho de DNA? Suponha que existam códons de início e término da tradução.
(b) Qual é a sequência de aminoácidos do polipeptídio codificado por esse mRNA?
(c) Se um nucleotídio indicado pela seta sofrer uma mutação com deleção desse par de bases C:G, qual será o polipeptídio codificado pelo gene mutante?

Genômica na Web em http://www.ncbi.nlm.nih.gov

O código genético é degenerado, com dois a seis códons especificando cada aminoácido, exceto a metionina e o triptofano.

1. Todos os códons especificadores de um determinado aminoácido são usados com igual frequência, ou alguns códons são usados com maior frequência que outros? Por exemplo, os códons UUA, UUG, CUU, CUC, CUA e CUG especificam leucina. Esses seis códons para leucina estão presentes com igual frequência nas regiões codificadoras dos mRNA?
2. Os seis códons especificadores da leucina são usados com igual frequência no mRNA transcrito a partir de genes nucleares humanos? De genes mitocondriais humanos? Esses códons são usados com a mesma frequência em genes nucleares e mitocondriais?
3. Os códons para leucina são usados com a mesma frequência aproximada em diferentes espécies, por exemplo, em células de seres humanos e na *E. coli*? Há alguma tendência no uso de códons (uso preferido de códons específicos) relacionada com o conteúdo AT/GC dos genomas de diferentes espécies?

Dica: A pesquisa nos bancos de dados do *site* do NCBI resultará em uma quantidade enorme de informações. Nesse caso, é possível obter informações mais acessíveis no *site* http://www.kazusa.jp/codon, que resume dados sobre o uso de códons em 35.799 organismos (muitos vírus). Esses dados são compilados do NCBI-GenBank File Release 160.0 (15 de junho de 2007). No campo *Query*, digite *Homo sapiens* e clique em *Submit*. A busca mostrará dois resultados: (1) mitochondrion *Homo sapiens* e *Homo sapiens*. Ao clicar no primeiro, aparecerá um quadro de uso de códons em mitocôndrias humanas, e no segundo, um quadro de uso de códons em mRNA codificados por genes nucleares. Para obter dados de uso de códons de *E. coli* e de outras espécies de interesse basta digitar o nome da espécie no campo *Query*.

13

Mutação, Reparo do DNA e Recombinação

PANORAMA

- Mutação
- Base molecular da mutação
- Mutagênese
- Localização das mutações nos genes pelo teste de complementação
- Mecanismos de reparo do DNA
- Mecanismos de recombinação do DNA

Xeroderma pigmentoso | Defeito do reparo do DNA danificado em seres humanos

O sol brilhava intensamente em um dia de verão; para a maioria das crianças, dia perfeito para ir à praia. Todos os amigos de Nathan vestiam *shorts* ou roupa de banho, mas, preparando-se para encontrar os amigos, Nathan vestiu calças de moletom e uma camisa de mangas compridas. Em seguida, pôs um chapéu de abas largas e aplicou uma camada generosa de filtro solar nas mãos, nos pés e no rosto. Nathan tem o distúrbio hereditário *xeroderma pigmentoso*, um traço autossômico recessivo que afeta cerca de 1 em cada 250.000 crianças. Essa doença faz com que as células cutâneas sejam extremamente sensíveis à radiação ultravioleta (UV) – os raios de alta energia da luz solar. As alterações químicas provocadas pelos raios UV no DNA das células cutâneas de Nathan podem levar ao câncer de pele. Por isso, ele precisa evitar a exposição à luz solar.

Os amigos de Nathan também tomaram precauções durante o dia na praia – a fim de evitar queimaduras provocadas pelo sol –, mas não precisavam ocultar-se da luz do sol da mesma maneira que Nathan. Suas células cutâneas contêm enzimas capazes de corrigir o dano causado pelos raios UV. As células de Nathan não contam com uma dessas enzimas – uma deficiência que pode lhe custar a vida.

Os perigos resultantes da radiação ou de outros agentes danosos ao DNA – como as substâncias químicas na fumaça de um cigarro – podem ameaçar a integridade do material genético, crucial para a vida. Não é surpresa, portanto, que as células tenham desenvolvido diversos mecanismos de detecção e correção do DNA danificado. Sem esse incrível maquinário molecular, a maioria das espécies, incluindo a nossa, não conseguiria sobreviver. A capacidade de reparar DNA danificado é essencial para a vida na Terra.

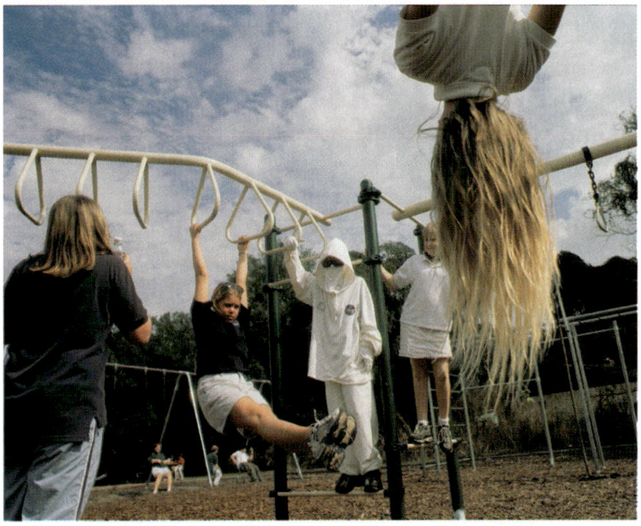

Sarah Leen/NG Image Collection.

Crianças brincando ao ar livre. O menino com o equipamento de proteção branco que cobre todo o corpo tem xeroderma pigmentoso, distúrbio autossômico recessivo caracterizado por sensibilidade aguda à luz solar. Precisa se proteger da luz solar para evitar o câncer de pele.

Mutação

Mutações são alterações no DNA que ocorrem espontaneamente nas linhagens germinativas ou nas células somáticas; podem também ser induzidas.

A continuidade da vida, geração após geração, é baseada na replicação de DNA, um processo que comete raros erros. Entretanto, quando isso ocorre, o material genético é alterado e a replicação seguinte do DNA replicará também a alteração. Com fidelidade característica, o DNA modificado será passado para a próxima geração e todas as subsequentes. Chamamos uma alteração herdável no material genético de **mutação.**

Apesar de raras, mutações são evidências da falibilidade da maquinaria de replicação do DNA. Para um engenheiro interessado em desempenho reproduzível e alta eficiência, a ocorrência de uma mutação pode parecer uma falha imperdoável em um mecanismo biológico crucial, mas mutações não são totalmente ruins. Elas criam diferenças e variações nos genomas. Sem essa variabilidade, a vida não conseguiria se adaptar a novas circunstâncias, e a evolução, o extraordinário processo de alteração nos seres vivos, não ocorreria.

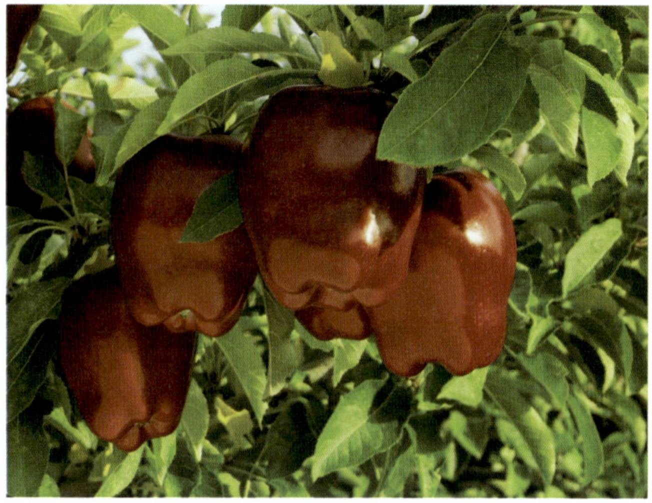

FIGURA 13.1 A maçã Delicious original resultou de uma mutação somática. Depois, foi modificada pela seleção de outras mutações somáticas.

MUTAÇÕES SOMÁTICAS E GERMINATIVAS

O termo mutação refere-se tanto (1) à modificação do material genético quanto (2) ao processo de modificação. Um organismo que apresenta um novo fenótipo resultante da uma mutação é um **mutante**. Em organismos multicelulares, uma mutação pode ocorrer em qualquer célula e em qualquer estágio durante o desenvolvimento. Os efeitos imediatos da mutação e sua capacidade de produzir uma alteração fenotípica são determinados pela dominância, pelo tipo de célula e pelo momento em que ocorre durante o ciclo de vida do organismo. Em animais superiores, as células da linhagem germinativa que dão origem aos gametas separam-se de outras linhagens celulares no início do desenvolvimento (Capítulo 2). Nos vegetais superiores, essa separação ocorre mais tarde no desenvolvimento. Todas as células não pertencentes à linhagem germinativa são somáticas. As **mutações germinativas** ocorrem nas células da linhagem germinativa e as **mutações somáticas**, nas células somáticas.

Se uma mutação ocorrer em uma célula somática, somente as células dela descendentes apresentam o fenótipo mutante. A mutação não é transmitida por gametas para a prole. A maçã Delicious (Figura 13.1) e a laranja-de-umbigo (ou laranja-da-baía) são exemplos de fenótipos mutantes resultantes de mutações ocorridas nas células somáticas. As árvores em que ocorreram as mutações originais eram mosaicos somáticos. Felizmente, a propagação vegetativa da maçã Delicious e da laranja-de-umbigo era viável e hoje a numerosa prole de enxertos e brotos perpetuou as mutações originais.

Nos seres humanos, mutações somáticas foram implicadas no desenvolvimento de muitos tipos de câncer. Exploraremos esse tópico detalhadamente no Capítulo 23, disponível *on-line*.

Se uma mutação ocorrer em uma célula da linhagem germinativa, pode ser transmitida para a geração seguinte. Mutações dominantes são expressas imediatamente, enquanto as recessivas são expressas apenas quando se tornam homozigotas em uma geração posterior. Mutações germinativas podem ocorrer em qualquer estágio no ciclo reprodutivo do organismo. Se a mutação surgir em um gameta, provavelmente apenas um membro da prole terá o gene mutante. Se houver uma mutação em uma célula primordial da linhagem germinativa do testículo ou ovário, vários gametas poderão receber o gene mutante, aumentando seu potencial de perpetuação. Assim, a dominância de um alelo mutante e o estágio no ciclo reprodutivo em que ocorre uma mutação são fatores importantes na determinação da probabilidade de manifestação do fenótipo mutante em um organismo.

MUTAÇÕES ESPONTÂNEAS E INDUZIDAS

Quando uma mutação nova ocorre, nos perguntamos o que a terá causado. **Mutações espontâneas** são aquelas que acontecem sem uma causa conhecida. Podem ser verdadeiramente espontâneas, resultantes de erros raros durante a replicação do DNA ou causadas por agentes desconhecidos existentes no ambiente. **Mutações induzidas** são aquelas que resultam de exposição a agentes físicos e químicos que provoquem alterações no DNA. Esses agentes, chamados **mutágenos**, incluem irradiações ionizantes, luz UV e uma ampla gama de substâncias químicas.

Do ponto de vista operacional, é impossível comprovar que determinada mutação foi espontânea ou induzida por um mutágeno. Os geneticistas têm de restringir essas distinções ao nível populacional. Se a taxa de mutação for aumentada em cem vezes pelo tratamento de uma população com um mutágeno, uma média de 99 a cada 100 mutações na população terá sido induzida pelo mutágeno. Assim, os pesquisadores podem fazer comparações estatísticas válidas entre mutações espontâneas e induzidas pela comparação de populações expostas a um mutágeno com populações-controle não expostas.

As mutações espontâneas são raras, embora as frequências observadas variem de um gene para outro e de um organismo para outro. As medidas da frequência de mutação espontânea para vários genes de fagos e bactérias variam de aproximadamente 10^{-8} a 10^{-10} mutações detectáveis por par de nucleotídios por geração. Para eucariotos, as estimativas de mutação variam de aproximadamente 10^{-7} a 10^{-9} mutações detectáveis por par de nucleotídios por geração. Ao comparar as taxas de mutação por nucleotídio com as taxas de mutação por gene, geralmente se considera que a região codificadora do gene médio tem 1.000 pares de nucleotídios de comprimento. Assim, a taxa de mutação por gene varia de cerca de 10^{-4} a 10^{-7} por geração.

O tratamento com mutágenos aumenta as frequências de mutação em ordens de magnitude. A frequência de mutação por gene em bactérias e vírus pode aumentar para mais de 1% por meio de tratamento com mutágenos químicos potentes; ou seja, mais de 1% dos genes dos organismos tratados apresentarão uma mutação ou, dito de outra maneira, mais de 1% dos fagos ou das bactérias na população apresentarão uma mutação em um determinado gene.

MUTAÇÕES DIRETAS E REVERSAS

A mutação de um gene de tipo selvagem em uma forma que produz um fenótipo mutante é denominada *mutação direta*. Quando uma segunda mutação restaura o fenótipo original perdido em razão de uma mutação anterior, o processo é denominado *reversão* ou *mutação reversa*. A reversão pode ocorrer de duas maneiras diferentes: (1) por **retromutação**, uma segunda mutação, ocorrida no mesmo local gênico que a primeira, restaura a sequência de nucleotídios do tipo selvagem, ou (2) por **mutação supressora**, uma segunda mutação em local diferente do genoma, que anula os efeitos da primeira mutação (**Figura 13.2**). As mutações supressoras podem ocorrer em locais diferentes no mesmo gene da mutação original ou em genes diferentes e até mesmo em cromossomos diferentes.

Algumas mutações são revertidas por retromutação, ao passo que outras são revertidas por mutações supressoras. Portanto, em estudos genéticos, os pesquisadores precisam distinguir essas duas possibilidades por retrocruzamento do revertente fenotípico com o organismo

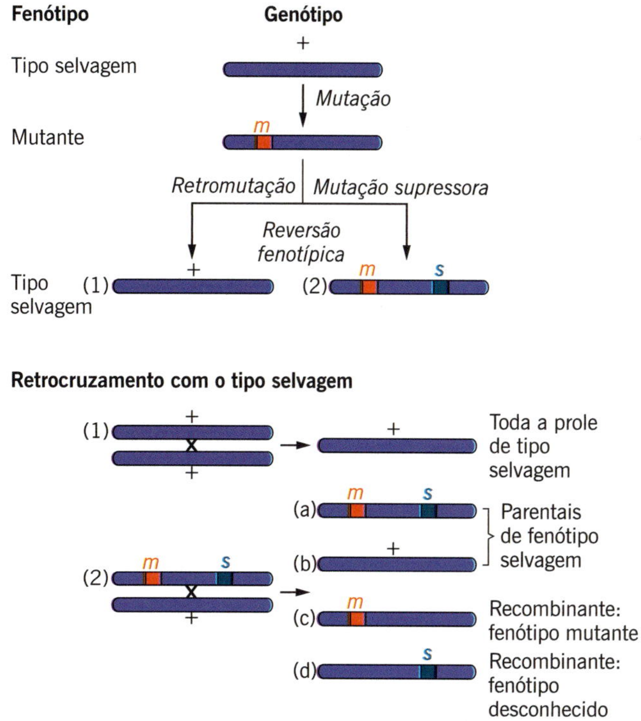

FIGURA 13.2 A restauração do fenótipo selvagem original de um organismo pode ocorrer por (1) retromutação ou (2) mutação supressora (mostradas no mesmo cromossomo para simplificar). Alguns mutantes podem reverter o fenótipo selvagem por ambos os mecanismos. Os revertentes dos dois tipos podem ser distinguidos por retrocruzamentos com o tipo selvagem original. Para simplificar, partiremos do pressuposto de que o organismo é haploide, como a levedura. Se tiver ocorrido retromutação, toda a prole do retrocruzamento será de tipo selvagem. Se o responsável for uma mutação supressora, parte da prole do retrocruzamento terá o fenótipo mutante (2c).

de tipo selvagem original. Se o fenótipo selvagem for restaurado por uma mutação supressora, a mutação original estará presente e poderá ser separada da mutação supressora por recombinação (Figura 13.2). Se o fenótipo selvagem for restaurado por retromutação, toda a prole do retrocruzamento será do tipo selvagem.

MUTAÇÕES GERALMENTE DELETÉRIAS E RECESSIVAS

A maioria das mutações que têm efeitos fenotípicos evidentes são deletérias e recessiva. Conseguimos compreender o motivo disso quando consideramos como os genes controlam o metabolismo. Como discutimos nos Capítulos 4 e 12, o metabolismo envolve vias de reações químicas, e cada etapa em uma via é catalisada por uma enzima especificada por um ou mais genes. Se uma mutação desativar a produção de uma enzima em uma determinada via, o metabolismo por essa via é bloqueado (**Figura 13.3**). O bloqueio ocorre porque uma alteração na sequência de pares de bases de um gene – uma mutação – alterou a sequência de aminoácidos do polipeptídio que o gene codifica (**Figura 13.4**).

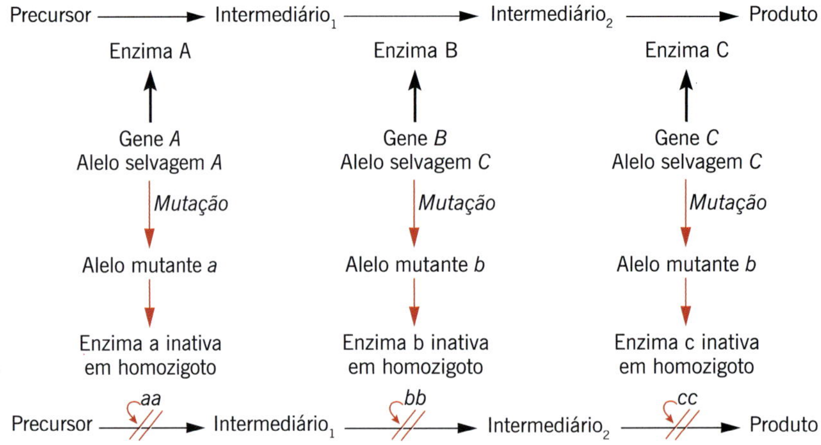

FIGURA 13.3 Alelos mutantes recessivos geralmente causam bloqueio das vias metabólicas. As vias podem ter apenas algumas etapas, como mostra o diagrama, ou muitas etapas. O alelo selvagem de cada gene geralmente codifica uma enzima ativa que catalisa a reação pertinente. A maioria das mutações ocorridas em genes de tipo selvagem resulta em formas alteradas da enzima com atividade diminuída ou ausente. No estado homozigoto, alelos mutantes que determinam produtos inativos causam bloqueios metabólicos (–\\→) em virtude da ausência da atividade enzimática necessária.

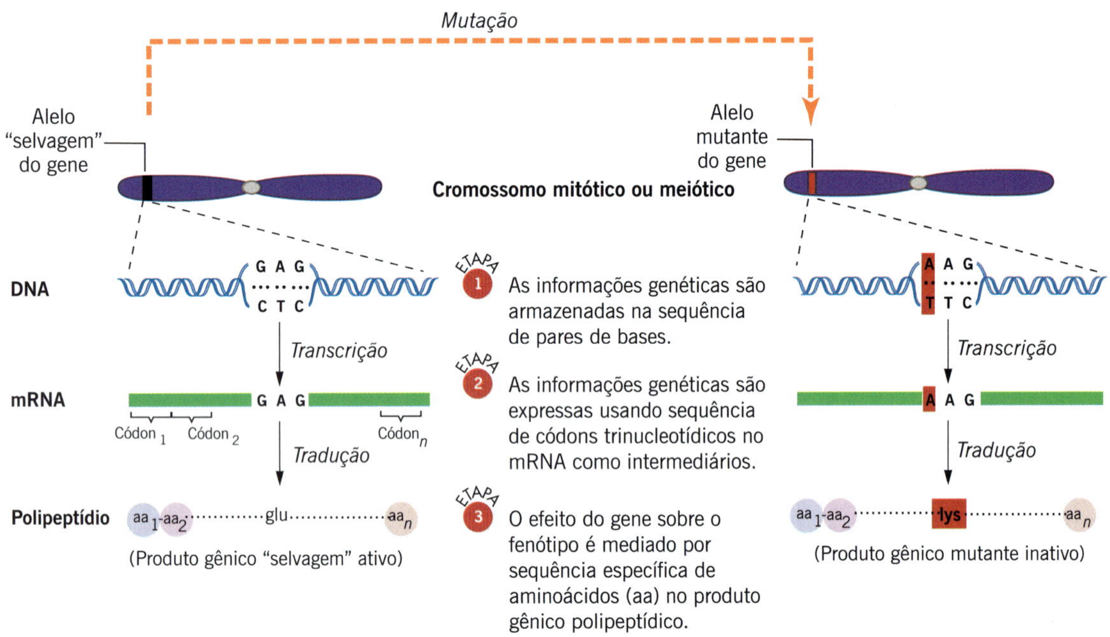

FIGURA 13.4 Visão geral do processo de mutação e a expressão de alelos selvagens e mutantes. As mutações alteram as sequências de pares de nucleotídios em genes, o que, por sua vez, modifica as sequências de aminoácido dos polipeptídios codificados por esses genes. Um par de bases G:C (*acima, à esquerda*) sofreu mutação em um par de bases A:T (*acima, à direita*). Essa mutação altera um códon de mRNA de GAG para AAG; e um aminoácido no produto polipeptídico de ácido glutâmico (glu) para lisina (lys). Em geral, essas alterações determinam produtos gênicos inativos.

Em virtude da degeneração e da ordem no código genético, nem todas as mutações alterarão a sequência de aminoácidos de um polipeptídio, mas, entre as que alteram, é mais provável que o efeito seja prejudicial. Cada gene é o resultado final de um longo processo de evolução. Durante esse processo, a seleção natural aprimorou a função do produto polipeptídico do gene. Uma mutação aleatória na sequência polipeptídica quase certamente prejudicará sua função. Essa situação é semelhante a alterar aleatoriamente uma máquina complexa e cuidadosamente construída, como um computador ou um carro; a alteração provavelmente não aprimorará o funcionamento da máquina.

Frequentemente, um organismo que é heterozigoto para uma mutação danosa e seu alelo de tipo selvagem não apresenta fenótipo mutante. As células do organismo contêm tanto os polipeptídios mutantes quanto os do tipo selvagem e, habitualmente, o polipeptídio de tipo selvagem é suficientemente abundante e ativo para assegurar que o metabolismo não seja bloqueado. Desse modo, a maior parte das mutações prejudiciais é recessiva, ou quase. Um estudo mais aprofundado pode revelar que o metabolismo é ligeiramente comprometido por ter apenas metade da quantidade de polipeptídios de tipo selvagem. No entanto, esse comprometimento não é, em geral, sério o bastante para causar um fenótipo mutante conspícuo.

PONTOS ESSENCIAIS

- *As mutações são alterações herdáveis do material genético que proveem a matéria-prima para evolução*
- *As mutações ocorrem tanto nas células da linhagem germinativa quanto nas células somáticas, mas apenas as mutações da linhagem germinativa são transmitidas à prole*
- *As mutações podem ser espontâneas ou induzidas por agentes chamados mutágenos*
- *A restauração do fenótipo selvagem em um organismo mutante pode ser consequência de uma retromutação ou de uma mutação supressora*
- *Mutações são, em geral, deletérias e recessivas.*

Base molecular da mutação

Mutações podem resultar de alterações em um único par de bases, da adição ou da deleção de pares de bases ou da inserção de um elemento genético transponível em um gene. Podem também surgir quando um conjunto de trinucleotídios repetidos se expande.

Durante a era da genética clássica, mutações eram coletadas, induzidas e localizadas nos cromossomos, mas, quando a era da genética molecular teve início, tornou-se possível determinar realmente o que eram as mutações. Nas seções a seguir, discorreremos sobre a natureza molecular de diferentes tipos de mutações.

ALTERAÇÕES EM UM ÚNICO PAR DE BASES E MUTAÇÕES NA MATRIZ DE LEITURA

Quando Watson e Crick descreveram a estrutura da dupla-hélice de DNA e propuseram a replicação semiconservativa de acordo com o pareamento de bases específico, propuseram também um mecanismo para explicar as mutações espontâneas. Watson e Crick destacaram que as estruturas das bases no DNA não são estáticas. Átomos de hidrogênio podem passar de uma posição para outra em uma purina ou pirimidina – por exemplo, de um grupo amino para um nitrogênio do anel. Essas oscilações químicas são as **modificações tautoméricas**. Embora sejam raras, as modificações tautoméricas são muito importantes no metabolismo do DNA porque algumas delas modificam o potencial de pareamento das bases.

As estruturas nucleotídicas comentadas no Capítulo 9 são as formas comuns e mais estáveis, nas quais o par da adenina é sempre a timina e o par da guanina é sempre a citosina. Em raras ocasiões, as formas ceto de timina e guanina e as formas amino de adenina e citosina, mais estáveis, podem sofrer modificações tautoméricas e se transformar, respectivamente, nas formas enol e imino, menos estáveis (**Figura 13.5**). O esperado seria que as formas tautoméricas menos estáveis das bases existissem apenas durante curtos períodos. Contudo, se a base estivesse na forma rara no momento da replicação ou da incorporação a uma cadeia nascente de DNA, poderia haver mutação. Quando estão nos raros estados imino ou enol, as bases podem formar pares adeninacitosina e guaninatimina (**Figura 13.6 A**). Após a replicação subsequente, necessária para segregar o pareamento incorreto de bases, o efeito final desse processo é uma substituição de A:T por G:C ou de G:C por A:T (**Figura 13.6 B**).

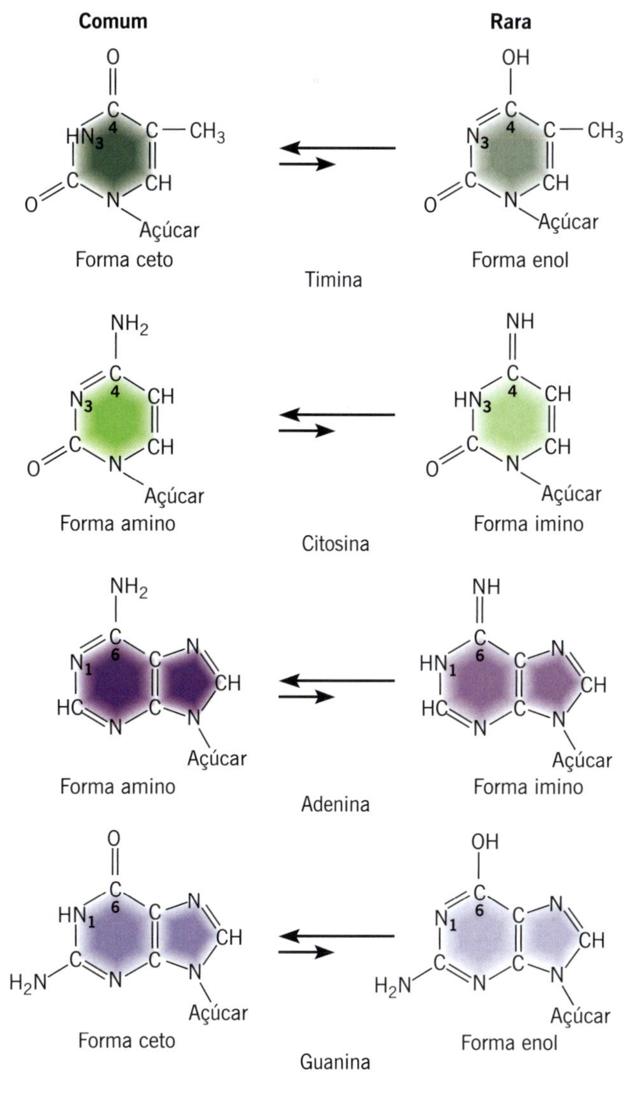

FIGURA 13.5 Formas tautoméricas das quatro bases comuns no DNA. As transferências de átomos de hidrogênio entre a 3ª e a 4ª posições das pirimidinas e entre a 1ª e a 6ª posições das purinas modificam o potencial de pareamento de bases.

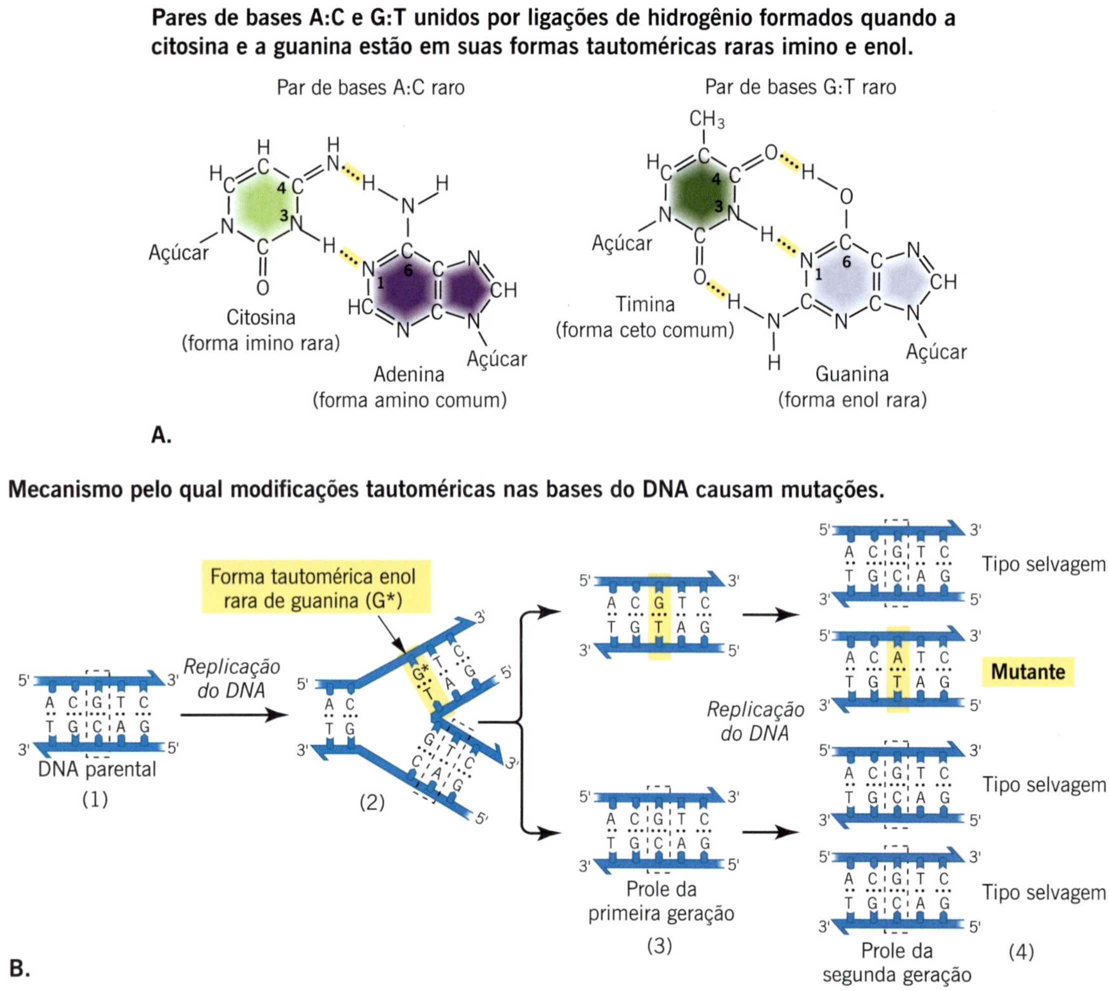

FIGURA 13.6 Os efeitos das modificações tautoméricas dos nucleotídios do DNA sobre o (A) pareamento de bases e (B) a mutação. Pares de bases A:C e G:T raros, como os mostrados em (A), também se formam quando a timina e a adenina estão em suas formas raras enol e imino, respectivamente. B. Uma guanina (1) sofre uma modificação tautomérica para sua forma enol rara (G*) no momento da replicação (2). Na forma enol, a guanina emparelha-se com a timina (2). Durante a replicação subsequente (3 a 4), a guanina retorna a sua forma ceto mais estável. A timina incorporada diante da forma enol da guanina (2) guia a incorporação da adenina durante a próxima replicação (3 a 4). O resultado final é uma substituição do par de bases G:C por A:T.

Leia Resolva | Substituições de pares de nucleotídios no gene *HBB* humano e analise os efeitos dessas modificações na sequência nucleotídica de um gene importante.

As mutações resultantes de modificações tautoméricas nas bases do DNA implicam a substituição de uma purina em um filamento de DNA por outra purina e a substituição de uma pirimidina no filamento complementar por outra pirimidina. Essas substituições de pares de bases são as **transições**. As substituições de pares de bases de bases em que há troca de uma purina por uma pirimidina e vice-versa são as **transversões**. Cada par de bases pode sofrer três substituições – uma transição e duas transversões. Ao todo, pode haver quatro transições diferentes e oito transversões diferentes (**Figura 13.7 A**).

Outro tipo de mutação ocorre por acréscimo ou deleção de um ou mais pares de bases. Acréscimos e deleções que ocorrem nas regiões codificadoras dos genes são designados **mutações por mudança de matriz de leitura** porque alteram a matriz de leitura de todas as trincas de pares de bases (trinucleotídios no DNA que especificam

Resolva!

Substituições de pares de nucleotídios no gene HBB humano

O segundo aminoácido na β-globina humana madura é a histidina, especificada pelo códon CAU no mRNA de *HBB*. Considerando apenas substituições de um par de nucleotídios na parte do gene *HBB* que especifica a histidina na 2ª posição, quantas diferentes substituições de aminoácidos são possíveis? Que substituições de par de nucleotídios darão origem a cada substituição de aminoácido? Alguma dessas substituições de aminoácidos foi detectada em β-globinas humanas? Alguma dessas variantes já recebeu designação? Em caso afirmativo, quais são seus nomes? Você precisará realizar uma pesquisa na Internet para responder às últimas duas questões.

▶ *Leia a resposta do problema no material disponível* on-line.

códons no mRNA e aminoácidos no produto gênico polipeptídico) no gene que fica *downstream* ao local em que ocorre a mutação (Figura 13.7 B). Uma proporção surpreendentemente grande das mutações espontâneas estudadas em procariotos são acréscimos ou deleções de um par de bases em vez de substituições de par de bases. Essas mutações por mudança de matriz de leitura quase sempre acarretam a síntese de produtos gênicos proteicos inativos.

Embora ainda haja muito a aprender sobre as causas, os mecanismos moleculares e a frequência das mutações espontâneas, os três principais fatores são (1) a acurácia do mecanismo de replicação do DNA, (2) a eficiência dos mecanismos que se desenvolveram para reparo do DNA danificado e (3) o grau de exposição a agentes mutagênicos no ambiente. Demonstrou-se que os desequilíbrios do aparelho de replicação do DNA ou dos sistemas de reparo do DNA, ambos mantidos sob controle genético, causam grandes aumentos das taxas de mutação.

MUTAÇÕES POR INSERÇÃO DE TRANSPÓSON

Muitos organismos têm elementos de DNA capazes de passar de um local para outro no genoma. Esses transpósons são "desordeiros" genéticos, uma vez que a inserção de um transpóson em um gene frequentemente torna tal gene inativo (Figura 13.8). Se o gene codificar um produto importante, é provável que o fenótipo seja mutante. Agora os geneticistas sabem que muitos dos mutantes clássicos do milho, de *Drosophila*, de *Escherichia coli* e de outros organismos foram criados pela inserção de transpósons em genes importantes. Por exemplo, tanto o alelo para sementes *rugosas* de ervilha de Mendel (Capítulo 3) quanto a primeira mutação causadora de olhos brancos em *Drosophila* (Capítulo 5) resultaram da inserção de elementos transponíveis. De fato, inserções de transpósons parecem ser responsáveis por muitas – talvez a maioria – das mutações espontâneas com efeitos fenotípicos. Para mais informações sobre o papel dos transpósons como causadores de mutações, ver Capítulo 21, disponível *on-line*.

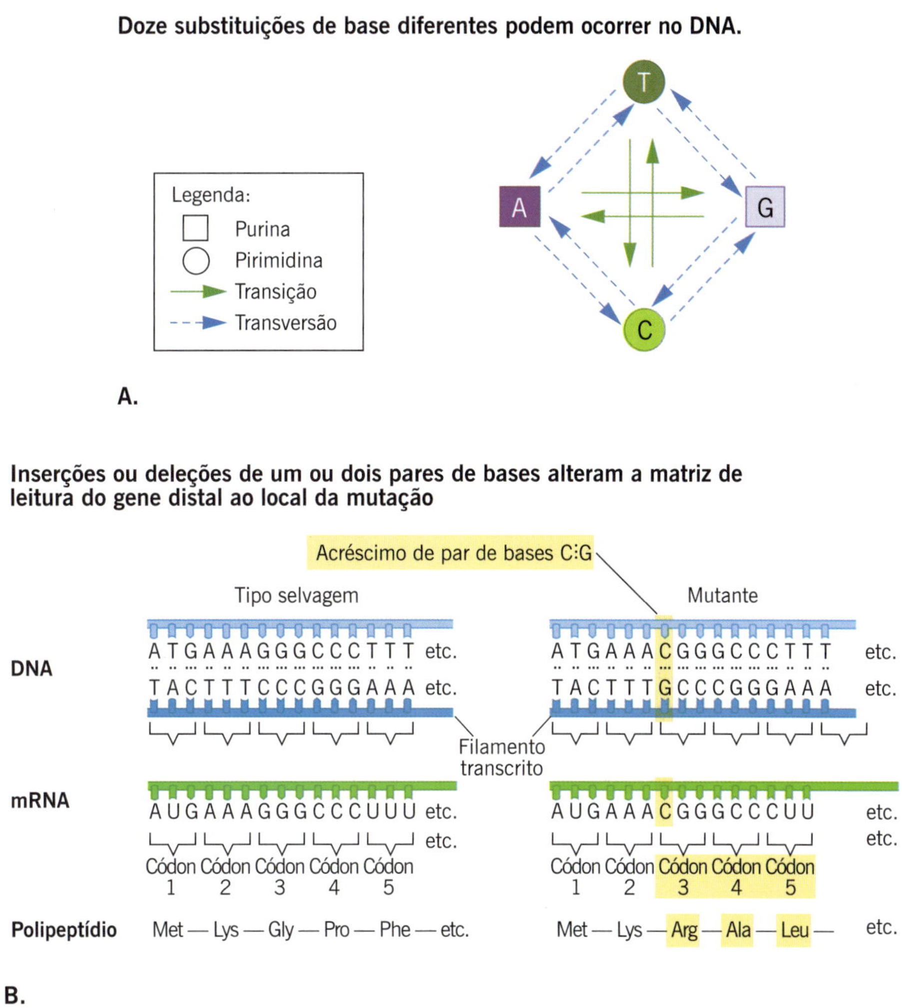

FIGURA 13.7 Tipos de mutações pontuais que ocorrem no DNA: (A) substituições de bases e (B) mutações por mudança de matriz de leitura. A. As substituições de bases incluem quatro transições (purina por purina e pirimidina por pirimidina; *setas verdes*) e oito transversões (purina por pirimidina e pirimidina por purina; *setas azuis*). B. A inserção de um par de bases C:G entre o sexto e o sétimo pares de bases do gene de tipo selvagem (*acima, à esquerda*) produziu um gene mutante (*acima, à direita*). Essa inserção altera a matriz de leitura da parte do gene distal à mutação, em relação à direção de transcrição e tradução (da esquerda para a direita, como mostra o diagrama). A mudança na matriz de leitura, por sua vez, modifica todos os códons do mRNA e todos os aminoácidos no polipeptídio especificado por trincas de pares de bases distais à mutação.

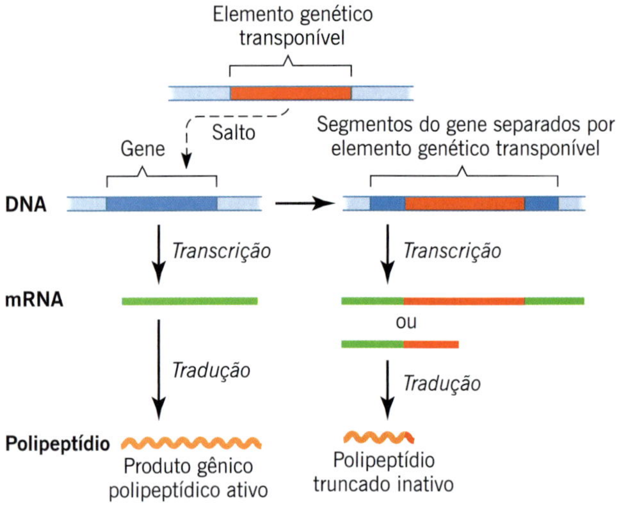

FIGURA 13.8 Mecanismo de mutação induzida por transpóson. A inserção de um elemento genético transponível (*vermelho*) em um gene de tipo selvagem (*esquerda*) geralmente inativa o gene (*direita*). Um produto gênico truncado geralmente é resultado de sinais de término da transcrição ou da tradução, ou ambos, localizados no transpóson.

MUTAÇÕES CAUSADAS POR EXPANSÃO DE REPETIÇÕES DE TRINUCLEOTÍDIOS

Sequências repetidas de um a seis pares de nucleotídios são conhecidas como **repetições em série (em *tandem*) simples**. Essas repetições estão dispersas em todo o genoma humano. A quantidade de cópias das repetições de três pares de nucleotídios, ou seja, **repetições de trinucleotídios**, pode aumentar e causar doenças hereditárias em seres humanos. Vários trinucleotídios comprovadamente apresentam esses aumentos da quantidade de cópias. Mutações devidas à expansão de CGG no local *FRAXA* no cromossomo X são responsáveis pela síndrome do X frágil, a segunda forma mais comum de retardo mental hereditário em seres humanos. Cromossomos X normais contêm de 6 a cerca de 50 cópias da repetição CGG no local *FRAXA*, enquanto cromossomos X mutantes contêm até 1.000 cópias da repetição. A expansão de um conjunto de repetições de trinucleotídios aparentemente resulta de um erro na replicação do DNA. Para mais informações, leia Em foco | Síndrome do X frágil e repetições trinucleotídicas expandidas, no material suplementar disponível *on-line*.

Mutações devidas à expansão de repetições dos trinucleotídios CAG e CTG estão implicadas em várias doenças neurológicas hereditárias, entre elas doença de Huntington, distrofia miotônica, doença de Kennedy, atrofia dentatorrubropalidoluisiana, doença de Machado-Joseph e ataxia espinocerebelar. Em todos esses distúrbios neurológicos, a intensidade da doença está relacionada com a quantidade de cópias de trinucleotídios – quanto maior a quantidade de cópias, mais graves são os sintomas. Além disso, os trinucleotídios expandidos associados a essas doenças são instáveis em células somáticas e entre gerações. Portanto, são fonte de mutações futuras.

PONTOS ESSENCIAIS

- *Mutações devidas a mudanças de um único par de bases podem ser tanto traduções (substituições de uma purina por outra purina ou de uma pirimidina por outra pirimidina) ou transversões (substituições de uma purina por uma pirimidina ou vice-versa)*
- *Uma mutação pode ocorrer durante a replicação do DNA quando uma alteração tautomérica muda o potencial de pareamento de bases de um nucleotídio*
- *Mutações na matriz de leitura são causadas pela adição ou pela deleção de um ou dois pares de base no DNA*
- *Elementos genéticos transponíveis podem causar mutações por meio da inserção nos genes*
- *Mutações podem ocorrer quando um grupo de repetições de trinucleotídios localizado ou próximo a um gene expande durante a replicação do DNA.*

Mutagênese

Mutações podem ser induzidas por substâncias químicas ou radiação. A mutagênese é a prática da indução de mutações com propósitos experimentais.

Os alquimistas da Europa medieval almejavam transformar chumbo em ouro – um processo que chamaram transmutação. Quando a ciência da genética começou, pesquisadores buscavam transformar alelos de tipo selvagem em alelos mutantes. Muitos foram os métodos tentados para induzir as mutações, até que, por fim, encontrou-se um método que realmente funcionava. Em 1927, H. J. Muller mostrou que as mutações podiam ser induzidas por meio do tratamento de *Drosophila* com raios X. O artigo de Muller, chamado "Transmutações artificiais do gene", abriu as portas para uma nova técnica genética, chamada **mutagênese** – a prática de induzir mutações. Nas seções seguintes, examinaremos o trabalho de Muller e discutiremos alguns dos muitos meios hoje utilizados de induzir mutações em uma variedade de organismos.

DEMONSTRAÇÃO DE MULLER DE QUE MUTAÇÕES PODEM SER INDUZIDAS POR RAIOS X

Os primeiros geneticistas identificaram e estudaram muitas mutações naturais. No entanto, a genética se modificou radicalmente em 1927, quando Hermann J. Muller descobriu que os raios X induziam mutações em *Drosophila*. A capacidade de induzir mutações abriu as portas para uma técnica totalmente nova de análise genética. Geneticistas passaram a ser capazes de induzir mutações nos genes e estudar seus efeitos nos organismos.

A demonstração da mutagenicidade dos raios X por Muller foi possível porque ele desenvolveu uma técnica simples e precisa que poderia ser usada para identificar uma classe especial de mutações no cromossomo X de *Drosophila*. Essas mutações têm um fenótipo dramático – provocam a morte de machos de *Drosophila* homozigotos para elas, mas exercem pouco ou nenhum efeito em fêmeas heterozigotas. São, portanto, chamadas de *mutações letais recessivas ligadas ao X*. A técnica de Muller, chamada **método ClB**, usou fêmeas heterozigotas para um cromossomo X normal e um cromossomo X alterado – o **cromossomo *ClB*** – que Muller criou especificamente para seu experimento.

O cromossomo *ClB* tem três componentes essenciais. (1) A letra *C*, de supressor do *crossing over*, refere-se a uma longa inversão que inibe a recombinação entre o cromossomo *ClB* e o cromossomo X de estrutura normal em fêmeas heterozigotas. A inversão não impede o *crossing over* entre os dois cromossomos, mas causa o aborto da prole com dois cromossomos X recombinantes produzidos por *crossing over* em razão das duplicações e deficiências (ver Capítulo 7). (2) A letra *l* refere-se a uma mutação *l*etal recessiva no cromossomo *ClB*. Os machos hemizigotos que têm essa mutação letal ligada ao X são inviáveis. (3) A letra *B* refere-se a uma mutação causadora do fenótipo olhos em *b*arra, distúrbio em que os grandes olhos compostos das moscas de tipo selvagem são reduzidos a olhos estreitos em formato de barra. Como *B* é parcialmente dominante, as fêmeas heterozigotas para o cromossomo *ClB* podem ser prontamente identificadas. Tanto a mutação letal recessiva (*l*) quanto a mutação de olhos em barra (*B*) estão no segmento invertido do cromossomo *ClB*.

Muller irradiou moscas do sexo masculino e cruzou-as com fêmeas *ClB*/+ (**Figura 13.9**). Todas as filhas desse cruzamento com olhos em barra tinham o cromossomo *ClB* da mãe e o cromossomo X irradiado do pai. Como toda a população de células reprodutivas dos machos foi irradiada, cada filha com olhos em barra tinha um cromossomo X com possível mutação. Essas filhas com olhos em barra foram cruzadas individualmente (em culturas separadas) com machos de tipo selvagem. Se o cromossomo X irradiado de uma filha com olhos em barra tivesse adquirido uma mutação letal ligada ao X, toda a prole do cruzamento seria fêmea. Machos hemizigotos para o cromossomo *ClB* morreriam por causa da mutação letal (*l*) recessiva desse cromossomo; além disso, machos hemizigotos para o cromossomo X irradiado morreriam se tivesse sido induzida uma mutação letal recessiva. Os cruzamentos de filhas com olhos em barra que têm um cromossomo X irradiado sem mutação letal produziriam prole feminina e masculina na proporção de 2:1 (apenas os machos com o cromossomo *ClB* morrem). Com a técnica *ClB*, a detecção de mutações letais recessivas ligadas ao X recém-induzidas é clara e sem erros; é necessário apenas verificar a presença ou ausência de prole masculina. Com o auxílio desse procedimento, Muller demonstrou um aumento de 150 vezes na frequência de mutações letais ligadas ao X depois do tratamento de moscas do sexo masculino com raios X. Para mais informações acerca das descobertas de Muller, ver Marcos da genética | Muller demonstra que raios X são mutagênicos, no material suplementar disponível *on-line*.

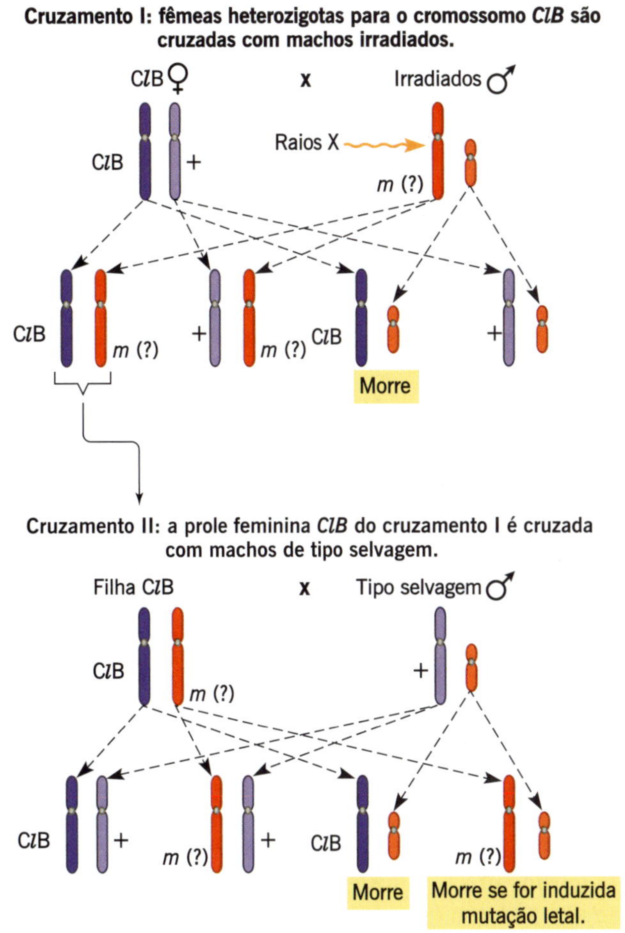

FIGURA 13.9 A técnica *ClB* usada por Muller para detectar mutações letais recessivas ligadas ao X (*m*) em *Drosophila*. O cruzamento II produzirá apenas fêmeas se houver uma mutação letal recessiva ligada ao X no cromossomo X irradiado. Um terço da prole do cruzamento II será de machos se não houver mutação letal recessiva no cromossomo X irradiado. Portanto, a classificação das mutações letais requer apenas que se verifique a presença ou ausência de machos na prole do cruzamento II.

INDUÇÃO DE MUTAÇÕES POR MEIO DE RADIAÇÃO

A demonstração de Muller de que os raios X são mutagênicos estimulou esforços para induzir mutações com outros tipos de radiação. A porção do espectro eletromagnético (Figura 13.10) com menor comprimento de onda e maior energia que a luz visível é subdividida em **radiação ionizante** (raios X, raios gama e raios cósmicos) e **radiação não ionizante** (luz UV). Radiações ionizantes são úteis para fins de diagnóstico na área da saúde pois têm alta energia e penetram tecidos vivos a distâncias consideráveis. No processo, esses raios colidem com átomos e causam liberação de elétrons, criando radicais livres ou íons de carga elétrica positiva. Os íons, por sua vez, colidem com outras moléculas e causam a liberação de outros elétrons. A consequência é a formação de um cone de íons ao longo do trajeto de cada raio de alta energia ao atravessar tecidos vivos. Esse processo de ionização é induzido por raios X, prótons e nêutrons gerados por um aparelho, bem como pelos raios alfa, beta e gama por isótopos radioativos como ^{32}P, ^{35}S, e o urânio-238 usado em reatores nucleares.

A **radiação ultravioleta (UV)** tem energia mais baixa do que a radiação ionizante. Esses raios penetram apenas nas camadas superficiais das células em vegetais e animais superiores e não causa ionização. Os raios UV dissipam sua energia para os átomos que encontram, levando os elétrons nos orbitais externos para maiores níveis de energia, um estado conhecido como *excitação*. As moléculas que contêm átomos em formas iônicas ou estados excitados são quimicamente mais reativas que aquelas que contêm átomos em seus estados normais estáveis. A reatividade aumentada dos átomos nas moléculas de DNA é responsável pela maior parte da mutagenicidade da radiação ionizante e da luz UV.

Os raios X e outras formas de radiação ionizante são mensurados em unidades **roentgen (r)**, que são medidas do número de ionização por unidade de volume em condições padronizadas. Especificamente, uma unidade roentgen é uma quantidade de radiação ionizante que produz $2{,}083 \times 10^9$ pares de íons em um centímetro cúbico de ar a 0°C e uma pressão de 760 mm de mercúrio. Observe que a dose de radiação em unidades roentgen não inclui uma escala de tempo. É possível obter a mesma dose com baixa intensidade de irradiação durante um longo período ou com alta intensidade de irradiação por um curto período. Essa ideia é importante porque, na maioria dos estudos, a frequência de mutações pontuais induzidas é diretamente proporcional à dose de radiação (Figura 13.11). Por exemplo, a irradiação X de espermatozoides de *Drosophila* aumenta em aproximadamente 3% a taxa de mutação para cada aumento de 1.000 r na dose de radiação. Essa relação linear mostra que a indução de mutações por raios X tem cinética de evento único (*single-hit*), o que significa que cada mutação é causada por um único evento de ionização. Ou seja, toda ionização tem uma probabilidade fixa de induzir uma mutação em condições padronizadas.

Qual é o nível seguro de irradiação? O desenvolvimento e o uso da bomba atômica e os acidentes em usinas nucleares despertaram preocupação com a exposição às radiações ionizantes. A relação linear entre taxa de mutação e dose de radiação indica que não há nível seguro de irradiação. Mesmo níveis muito baixos de irradiação têm a capacidade de induzir mutações.

A radiação ionizante também induz alterações flagrantes nos cromossomos, entre elas deleções, duplicações, inversões e translocações (Capítulo 6). Essas aberrações cromossômicas são consequência de quebras dos cromossomos induzidas por radiação. Como esses processos exigem duas quebras cromossômicas, há cinética de dois eventos em vez da cinética de evento único observada nas mutações pontuais.

A **radiação** UV não tem energia suficiente para induzir ionização. Mas é facilmente absorvida por muitas moléculas orgânicas como as purinas e as pirimidinas no DNA, que então se tornam mais reativas ou excitadas. Os raios UV penetram pouco no tecido. Portanto, em organismos multicelulares, apenas a camada celular epidérmica está exposta aos efeitos do UV. A luz UV, porém, é um potente mutágeno para organismos unicelulares. A absorção máxima de UV pelo DNA ocorre no comprimento de onda de 254 nm. A mutagenicidade máxima também ocorre com 254 nm, sugerindo que o processo de mutação por UV é mediado diretamente pela absorção de UV por purinas e pirimidinas. Estudos *in vitro* mostram que há intensa absorção pelas pirimidinas a 254 nm, que,

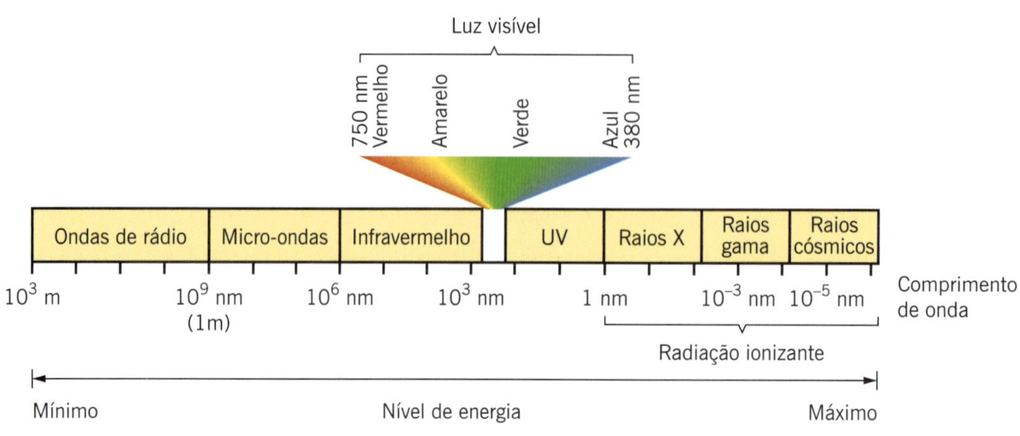

FIGURA 13.10 O espectro eletromagnético.

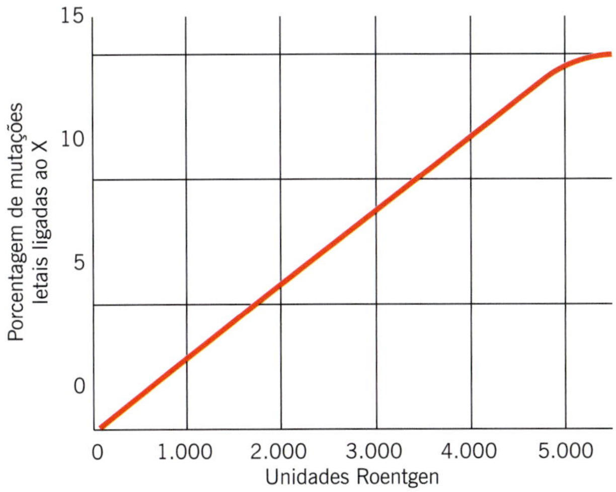

FIGURA 13.11 Relação entre dose de radiação e frequência de mutação em *Drosophila*.

portanto, tornam-se muito reativas. Dois produtos importantes da absorção de UV por pirimidinas (timina e citosina) são os hidratos de pirimidina e os dímeros de pirimidina (**Figura 13.12**). Os dímeros de timina causam mutações por dois mecanismos. (1) Os dímeros perturbam a estrutura das duplas-hélices de DNA e interferem na replicação precisa do DNA. (2) Durante os processos celulares há erros que reparam defeitos no DNA, como dímeros de timina induzidos por UV (ver a seção Mecanismos de reparo do DNA, adiante neste capítulo).

INDUÇÃO DE MUTAÇÕES POR SUBSTÂNCIAS QUÍMICAS

A demonstração de Muller de que os raios X são mutagênicos inspirou esforços para induzir mutações com substâncias químicas. A primeira tentativa bem-sucedida foi realizada por Charlotte Auerbach, uma refugiada da Alemanha nazista que conduziu experimentos na Grã-Bretanha durante a Segunda Guerra Mundial. Auerbach escolheu testar se o gás de mostarda, também conhecido como mostarda de enxofre, era capaz de induzir mutações. Ela escolheu esse gás pois seus efeitos nos tecidos humanos são semelhantes aos dos raios X. Assim como Muller, Auerbach usou *Drosophila* em seus experimentos. Seus resultados foram claros. O gás de mostarda era um mutágeno. Entretanto, como essa substância química podia ser usada como arma na guerra, o governo britânico tornou os resultados da pesquisa de Auerbach confidenciais. Por isso, ela não pode publicar sua descoberta, tampouco discuti-la com outros geneticistas até o fim da guerra. O gás de mostarda é um exemplo de uma ampla classe de mutágenos químicos que transferem grupos alquila (CH_3–, CH_3CH_2–, e assim por diante) para as bases do DNA. Como consequência, esses compostos são chamados agentes alquilantes. Desde o trabalho pioneiro de Auerbach, muitos outros mutágenos químicos foram descobertos. A **Figura 13.13** mostra as estruturas de alguns deles.

Os mutágenos químicos são divididos em dois grupos: (1) mutagênicos tanto para o DNA em replicação quanto para o DNA que não está se replicando, como os agentes alquilantes e o ácido nitroso; e (2) mutagênicos apenas para o DNA em replicação, como os análogos das bases – purinas e pirimidinas com estruturas semelhantes às das bases normais no DNA. Para exercer efeitos mutagênicos, os análogos das bases têm de ser incorporados às cadeias de DNA no lugar das bases normais durante a replicação. O segundo grupo de mutágenos inclui ainda as acridinas, que se intercalam entre pares de bases adjacentes do DNA e aumentam a probabilidade de erros durante a replicação.

Os **análogos de bases** mutagênicos têm estruturas similares às das bases normais e são incorporados ao DNA durante a replicação. No entanto, suas estruturas são suficientemente

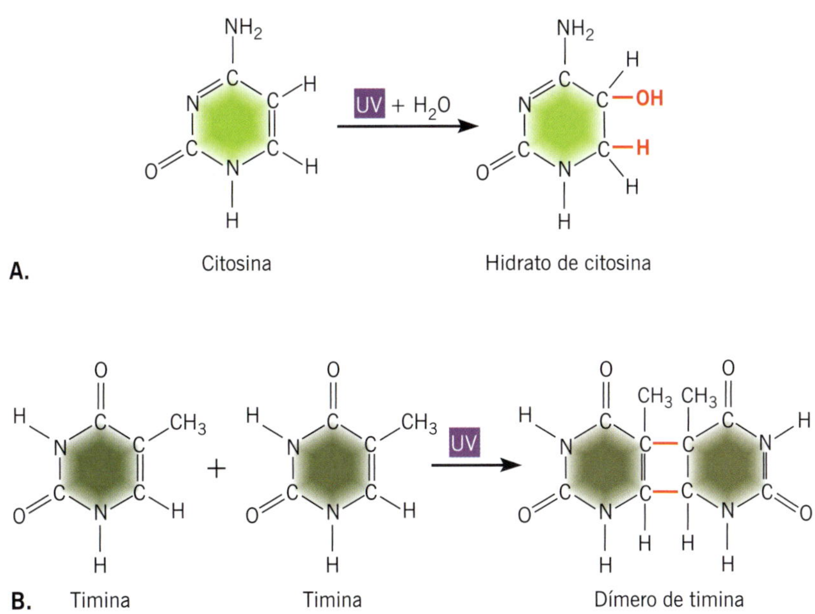

FIGURA 13.12 Fotoprodutos de pirimidina por irradiação UV. A. Hidrólise de citosina em uma forma hidrato que pode causar erro de pareamento das bases durante a replicação. B. Ligação cruzada de moléculas de timina adjacentes para formar dímeros de timina, que bloqueiam a replicação do DNA.

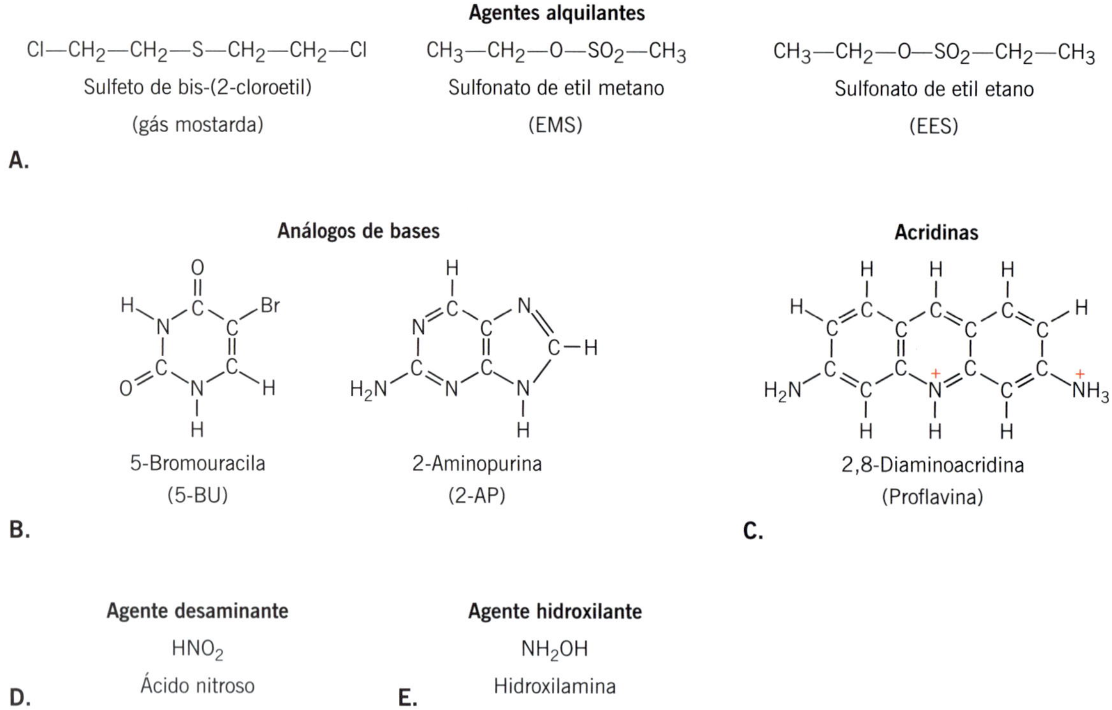

FIGURA 13.13 Alguns potentes mutágenos químicos.

diferentes das estruturas das bases normais no DNA para aumentar a frequência de erros de pareamento e, portanto, de mutação, durante a replicação. Os dois análogos de bases mais usados em trabalhos experimentais são 5-bromouracila e 2-aminopurina. A pirimidina 5-bromouracila é um análogo da timina; o átomo de bromo na 5ª posição é semelhante, em vários aspectos, ao grupo metila ($-CH_3$) na 5ª posição da timina. Contudo, o bromo nessa posição modifica a distribuição da carga elétrica e aumenta a frequência de modificações tautoméricas (Figura 13.5). Em sua forma ceto mais estável, a 5-bromouracila faz par com a adenina. Após a modificação tautomérica para sua forma enol, a 5-bromouracila faz par com a guanina (**Figura 13.14**). O efeito mutagênico da 5-bromouracila é igual ao previsto para as modificações tautoméricas nas bases normais (Figura 13.6 B), ou seja, transições.

Se a 5-bromouracila estiver em sua forma enol, menos frequente, como trifosfato de nucleosídio no momento de sua incorporação a um filamento nascente de DNA, será incorporada diante da guanina no filamento-molde e causará uma transição G:C → A:T (**Figura 13.15 A**). Se, porém, a 5-bromouracila for incorporada em sua forma ceto mais frequente diante da adenina (no lugar da timina) e sofrer uma modificação tautomérica para a forma enol durante uma replicação subsequente, causará transição A:T → G:C (**Figura 13.15 B**). Portanto, a 5-bromouracila induz transições nas duas direções, A:T → G:C. Uma consequência importante dessa bidirecionalidade das transições induzidas por 5-bromouracila é que mutações originalmente induzidas por esse análogo da timina também podem ser induzidas a voltar ao tipo selvagem pela 5-bromouracila. A 2-aminopurina tem ação semelhante, mas é incorporada no lugar da adenina ou guanina.

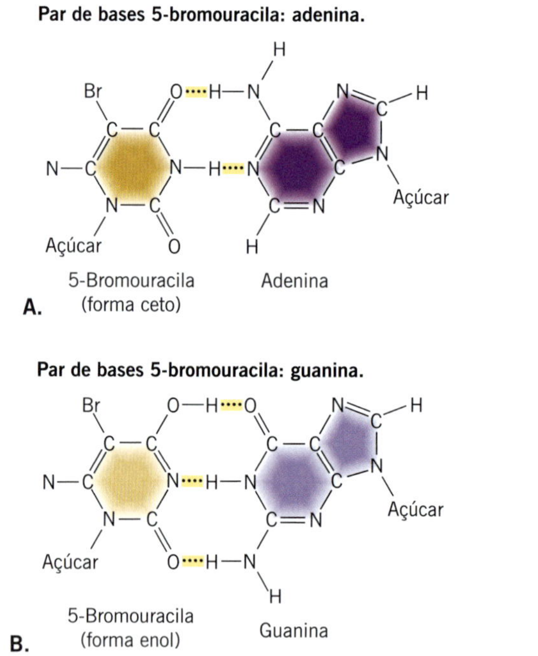

FIGURA 13.14 Pareamento de bases entre 5-bromouracila e adenina (A) ou guanina (B).

O **ácido nitroso (HNO_2)** é um potente mutágeno com ação no DNA que está ou não em replicação. O ácido nitroso provoca desaminação oxidativa dos grupos amino na adenina, guanina e citosina. Essa reação converte os grupos amino em grupos ceto e modifica o potencial de ligação ao hidrogênio das bases modificadas (**Figura 13.16**). A adenina é desaminada em hipoxantina, que faz par com a citosina em vez da timina. A citosina é convertida em uracila, que faz par com a adenina em vez da

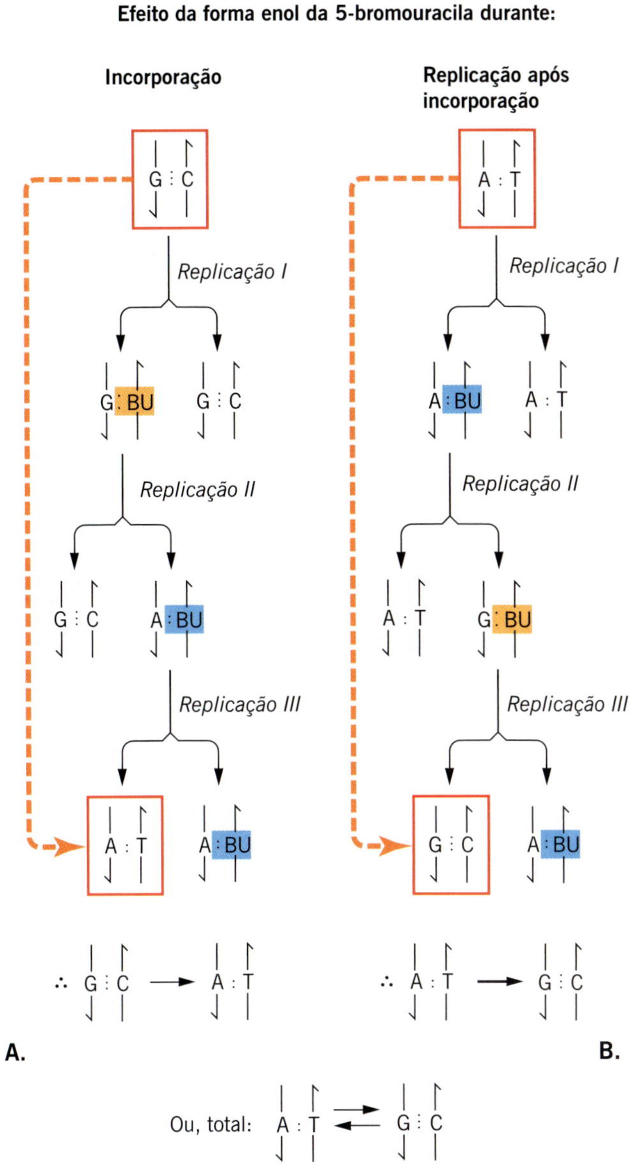

FIGURA 13.15 Efeitos mutagênicos da 5-bromouracila. A. Quando a 5-bromouracila está presente em sua forma enol menos frequente (*laranja*) no momento da incorporação ao DNA, induz transições G:C → A:T. B. Quando a 5-bromouracila é incorporada ao DNA em sua forma ceto mais comum (*azul*) e passa à forma enol durante uma replicação subsequente, induz transições A:T → G:C. Portanto, a 5-bromouracila induz transições nos dois sentidos, A:T → G:C.

guanina. A desaminação da guanina produz xantina, mas a xantina – assim como a guanina – faz par com a citosina. Portanto, a desaminação da guanina não é mutagênica. Como a desaminação da adenina resulta em transições A:T → G:C, e a desaminação da citosina produz transições G:C → A:T, o ácido nitroso induz transições nas duas direções, A:T → G:C. Logo, as mutações induzidas por ácido nitroso também são induzidas a voltar ao tipo selvagem pelo ácido nitroso. Teste seu conhecimento sobre a mutação induzida por ácido nitroso acompanhando o Problema resolvido | Previsão das substituições de aminoácidos induzidas por mutágenos químicos.

As **acridinas**, como a proflavina (Figura 13.13 C), laranja de acridina e toda uma série de substâncias relacionadas, são mutágenos potentes que induzem mutações por mudança de matriz de leitura (Figura 13.7 B). As acridinas com carga elétrica positiva interpõem-se entre os pares de bases empilhados no DNA (**Figura 13.17**). Assim, aumentam a rigidez e alteram a conformação da dupla-hélice, criando leves curvaturas ou acotovelamentos na molécula. Na replicação das moléculas de DNA que contêm acridinas intercaladas, há acréscimo e deleção de um ou mais pares de bases. Como seria de se esperar, esses pequenos acréscimos e deleções, geralmente de um só par de bases, alteram a matriz de leitura para a parte do gene *downstream* à mutação (Figura 13.7 B). Desse modo, as mutações induzidas por acridina nos éxons dos genes geralmente resultam em produtos gênicos inativos.

Os **agentes alquilantes** são substâncias químicas que doam grupos alquila para outras moléculas. Incluem a mostarda nitrogenada, o sulfonato de metila e o sulfonato de etil metano (MMS e EMS) (Figura 13.13 A) – substâncias químicas com múltiplos efeitos no DNA. Os agentes alquilantes induzem todos os tipos de mutações, inclusive transições, transversões, mudança de matriz de leitura e até mesmo aberrações cromossômicas, com frequências relativas que dependem da reatividade do agente. Um mecanismo de mutagênese por agentes alquilantes é a transferência de grupos metila ou etila para as bases, que altera os potenciais de pareamento de bases. Por exemplo, o EMS causa etilação das bases do DNA nas posições 7-N e 6-O. A 7-etilguanina, quando produzida, faz par com a timina e causa transições G:C → A:T. Outros produtos da alquilação de bases ativam processos de reparo do DNA propensos a erro que introduzem mutações por transição, transversão e mudança de matriz de leitura durante o processo de reparo. Alguns agentes alquilantes, sobretudo agentes alquilantes disfuncionais (aqueles que têm dois grupos alquila reativos), fazem a ligação cruzada de filamentos ou moléculas de DNA e induzem quebras cromossômicas, que resultam em vários tipos de aberrações cromossômicas (Capítulo 6). Portanto, como classe, os agentes alquilantes apresentam efeitos mutagênicos menos específicos que os análogos de bases, o ácido nitroso ou as acridinas.

Ao contrário da maioria dos agentes alquilantes, o **agente hidroxilante** hidroxilamina (NH_2OH) tem um efeito mutagênico específico. Induz apenas transições G:C → A:T. Quando o DNA é tratado com hidroxilamina, o grupo amino da citosina é hidroxilado. A hidroxilaminocitosina resultante faz par com a adenina, causando transições G:C → A:T. Tendo em vista sua especificidade, a hidroxilamina foi muito útil na classificação de mutações por transição. As mutações induzidas a reverter ao tipo selvagem pelo ácido nitroso ou pelos análogos de bases e, portanto, originalmente causadas por transições, são divididas em duas classes segundo a reversibilidade com hidroxilamina. (1) A hidroxilamina não induz a reversão de mutações com um par de bases A:T no local mutante. (2) A hidroxilamina induz a reversão de mutações com um par de bases G:C no local mutante. Portanto, pode-se usar a hidroxilamina para verificar se determinada mutação foi uma transição A:T → G:C ou G:C → AT.

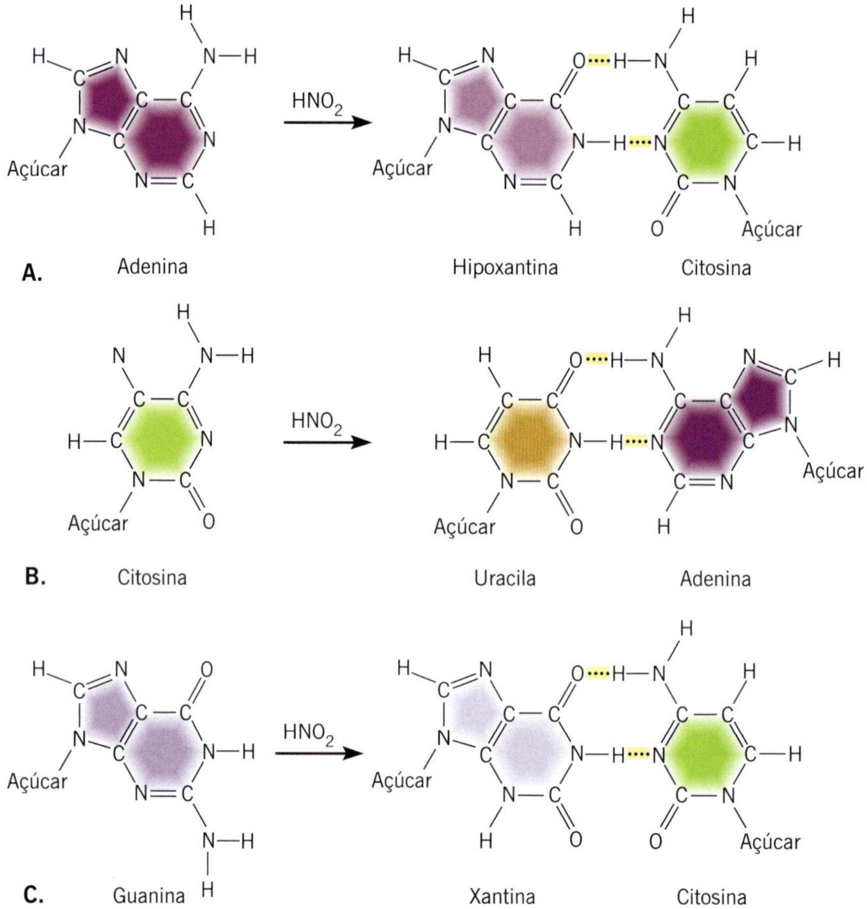

FIGURA 13.16 O ácido nitroso induz mutações por desaminação oxidativa das bases no DNA. O ácido nitroso converte adenina em hipoxantina (A), causando transição A:T → G:C; citosina em uracila (B), causando transição G:C → A:T; e guanina em xantina (C), que não é mutagênica. Juntos, os efeitos do ácido nitroso sobre a adenina e a citosina explicam a capacidade de induzir transição nas duas direções, A:T ↔ G:C.

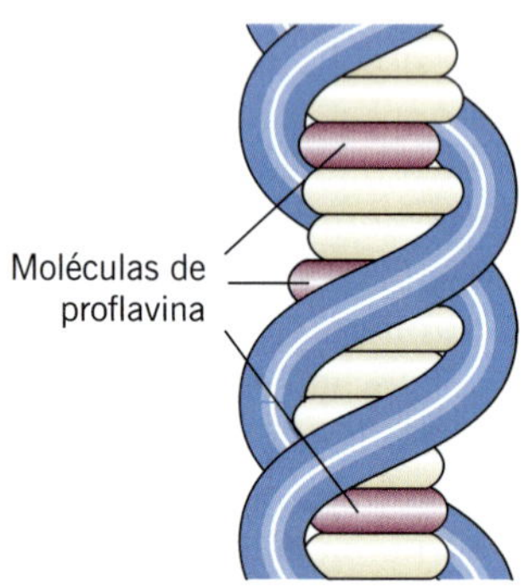

FIGURA 13.17 Intercalação de proflavina na dupla-hélice de DNA. Estudos por difração de raios X mostraram que essas acridinas com carga elétrica positiva são interpostas entre os pares de bases empilhados.

RASTREAMENTO DA MUTAGENICIDADE DE SUBSTÂNCIAS QUÍMICAS | TESTE DE AMES

Os agentes mutagênicos também são **carcinógenos**; ou seja, induzem cânceres. A única característica em comum de centenas de tipos de câncer é que as células malignas continuam a se dividir depois que a divisão celular teria cessado em células normais. Evidentemente, a divisão celular, como todos os outros processos biológicos, está sob controle genético. Genes específicos codificam produtos que regulam a divisão celular em resposta a sinais intracelulares, intercelulares e ambientais. Quando esses genes sofrem mutação e produzem estados não funcionais, o resultado, algumas vezes, é uma divisão celular descontrolada (ver Capítulo 23, disponível *on-line*). Obviamente, não desejamos ser expostos a mutágenos e carcinógenos. Entretanto, nossa sociedade tecnológica depende do uso disseminado de substâncias químicas, tanto na indústria quanto na agricultura. Todos os anos são produzidas centenas de novas substâncias químicas, e é preciso avaliar a mutagenicidade e a carcinogenicidade dessas substâncias antes que seu uso seja difundido.

Os testes tradicionais de carcinogenicidade das substâncias químicas eram realizados em roedores, geralmente camundongos recém-nascidos. Nesses estudos a substância testada é administrada aos animais pela alimentação ou injeção, e depois estes são examinados à procura de tumores. Os testes de mutagenicidade eram realizados de maneira semelhante. No entanto, como a mutação é um evento de baixa frequência e o custo da manutenção de grandes populações de camundongos é alto, os testes eram relativamente insensíveis; ou seja, não detectavam baixos níveis de mutagenicidade.

PROBLEMA RESOLVIDO

Previsão das substituições de aminoácidos induzidas por mutágenos químicos

PROBLEMA

A natureza do código genético foi apresentada na Tabela 12.1. Como ilustrado pela Figura 13.16, a substância química ácido nitroso desamina a adenina, a citosina e a guanina (adenina ⟶ hipoxantina, que pareia com a citosina; citosina ⟶ uracila, que pareia com a adenina; e guanina ⟶ xantina, que pareia com a citosina). Ao tratar com ácido nitroso uma população de vírus do mosaico do tabaco (TMV) que não estivessem se replicando, você esperaria que o ácido nitroso induzisse alguma mutação tendo como consequência a substituição de um resíduo de histidina (His) por outro aminoácido em um polipeptídio de tipo selvagem?

Ou seja, polipeptídio:

aa_1..............histidina.............. aa_n

? ↓ Ácido nitroso

aa_1.............. aa_x (não histidina).............. aa_n?

Em caso afirmativo, que aminoácido(s) e por que mecanismo(s)? Em caso negativo, por que não?

FATOS E CONCEITOS

1. O TMV armazena suas informações genéticas em RNA unifilamentar equivalente ao mRNA.
2. O RNA genômico do TMV replica-se como o DNA por meio de um intermediário bifilamentar complementar (com pareamento das bases).
3. Embora os TMV não estejam se replicando no momento do tratamento com ácido nitroso, em seguida serão replicados por infecção das folhas de tabaco para identificar se alguma mutação do tipo indicado foi ou não induzida por tratamento com ácido nitroso.
4. Os códons de histidina são CAU e CAC. Portanto, o genoma do TMV (RNA) contém uma dessas sequências em todos os locais especificadores da histidina nos polipeptídios codificados por TMV.
5. As adeninas e citosinas no genoma do TMV são possíveis alvos de mutação induzida por ácido nitroso.

ANÁLISE E SOLUÇÃO

Quando o ácido nitroso desamina adenina e citosina, produz hipoxantina e uracila, respectivamente. Durante a replicação subsequente dos RNA de TMV modificados, a hipoxantina faz par com a citosina e a uracila faz par com a adenina. Consequentemente, algumas das A e C no RNA do TMV são convertidas em G e U. A desaminação dessas bases produz códons de tirosina, arginina e cisteína nos genomas do TMV produzidos pela replicação semiconservativa do RNA viral cuja mutação foi induzida. Portanto, a mutagênese por ácido nitroso leva à substituição de algumas histidinas nas proteínas do TMV de tipo selvagem por tirosinas, argininas e cisteínas em proteínas mutantes, como mostra o diagrama a seguir.

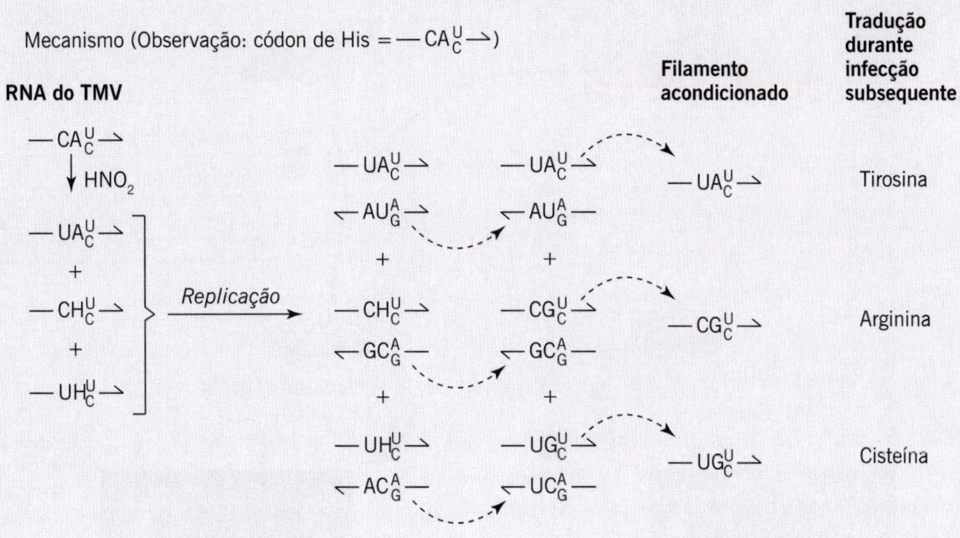

Bruce Ames e colaboradores desenvolveram técnicas sensíveis que possibilitam fazer testes rápidos da mutagenicidade de grande quantidade de substâncias químicas a um custo relativamente baixo. Ames e colaboradores criaram linhagens auxotróficas da bactéria *Salmonella typhimurium* com vários tipos de mutações – transições, transversões e mudanças de matriz de leitura – em genes necessários para a biossíntese do aminoácido histidina. Para monitorar a reversão desses mutantes auxotróficos em prototróficos, eles puseram uma quantidade conhecida de bactérias mutantes em meio sem histidina e contaram as colônias produzidas por revertentes prototróficos. Como algumas substâncias químicas são mutagênicas apenas para o DNA em replicação, eles acrescentaram ao meio uma pequena quantidade de histidina, suficiente para algumas divisões celulares, mas não para a formação de colônias visíveis. Eles mediram a mutagenicidade de uma substância química por comparação da frequência de reversão em sua presença com a frequência de reversão espontânea (**Figura 13.18**). Avaliaram sua capacidade de induzir diferentes tipos de mutações usando um conjunto de linhagens testadoras com diferentes tipos de mutações – uma linhagem com transição, outra com mutação por mudança de matriz de leitura, e assim por diante.

Durante os vários anos em que testaram milhares de substâncias químicas diferentes, Ames e colaboradores observaram correlação maior que 90% entre a mutagenicidade e a carcinogenicidade das substâncias testadas. A princípio, observaram que vários carcinógenos potentes não eram mutagênicos para as linhagens testadoras. Depois, descobriram que muitos desses carcinógenos são metabolizados em derivados fortemente mutagênicos nas células eucarióticas. Assim, Ames e colaboradores acrescentaram extrato de fígado de rato aos sistemas de ensaio na tentativa de detectar a mutagenicidade dos derivados metabólicos das substâncias testadas. O acoplamento do sistema ativador de fígado de rato aos testes de mutagenicidade microbiana ampliou bastante a utilidade do sistema. Por exemplo, os nitratos propriamente ditos (presentes em carnes excessivamente tostadas) não são mutagênicos ou carcinogênicos. No entanto, nas células eucarióticas os nitratos são convertidos em nitrosaminas, que são altamente mutagênicas e carcinogênicas. Os testes de mutagenicidade de Ames mostraram a presença de mutágenos por mudança da matriz de leitura em vários componentes de condensados da fumaça de cigarros quimicamente fracionada. Em alguns casos, a mutagenicidade exigiu a ativação pelo preparado de extrato de fígado; em outros casos, a ativação foi dispensável. O teste de Ames é um método rápido, de baixo custo e sensível para avaliação da mutagenicidade de substâncias químicas. Como as substâncias químicas mutagênicas também são, frequentemente, carcinógenos, o teste de Ames pode ser usado para identificar substâncias químicas com alta probabilidade de serem carcinogênicas.

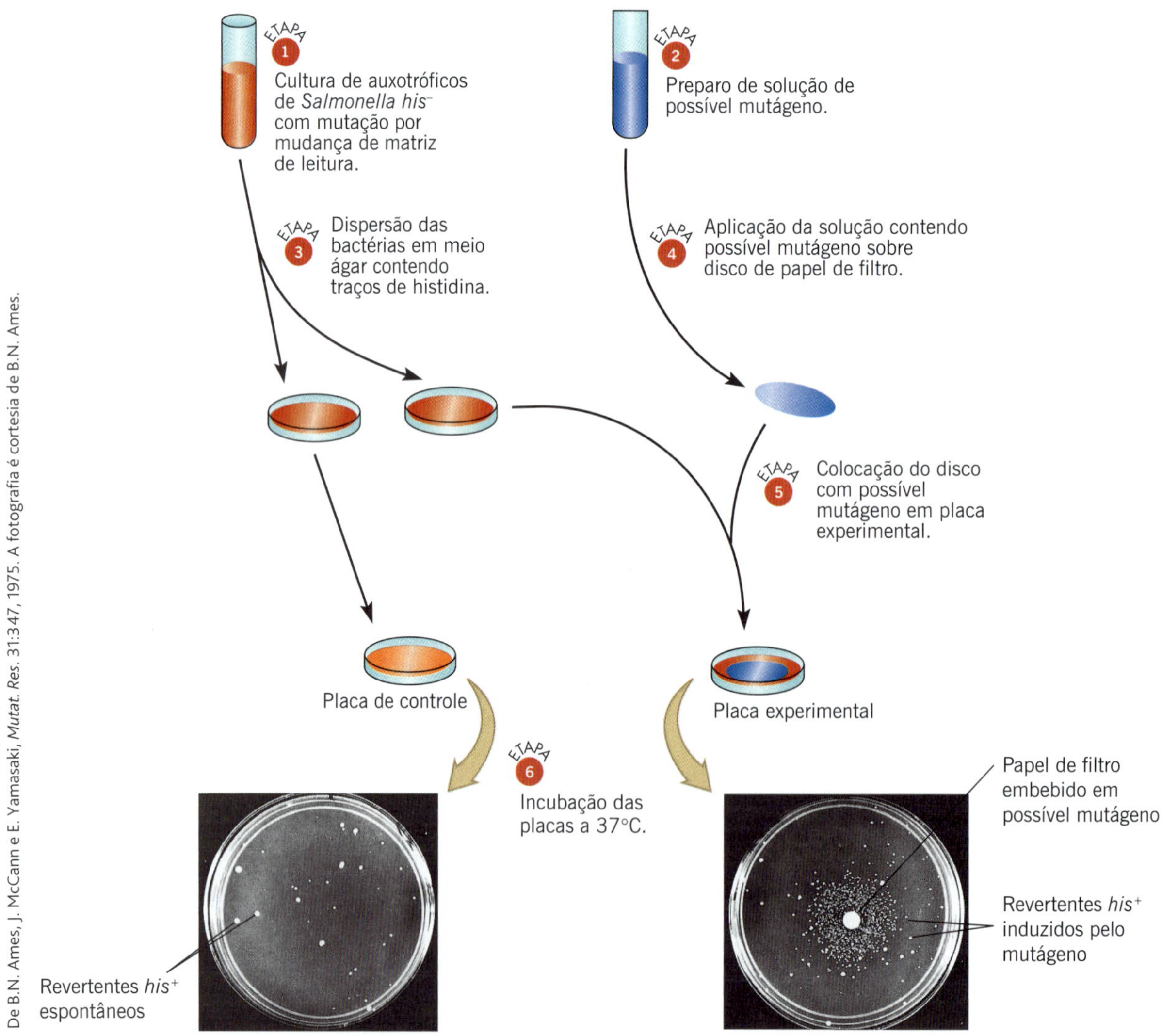

FIGURA 13.18 Teste de Ames para mutagenicidade. O meio em cada placa de Petri contém traços de histidina e uma quantidade conhecida de células *his⁻* de uma "cepa testadora" específica de *Salmonella typhimurium* que abriga uma mutação por mudança da matriz de leitura. A placa de controle, à esquerda, mostra uma estimativa da frequência de reversão espontânea dessa linhagem testadora específica. A placa experimental, à direita, mostra a frequência de reversão induzida pelo possível mutágeno, nesse caso, o carcinógeno 2-aminofluoreno.

PONTOS ESSENCIAIS

- *Mutações podem ser induzidas por irradiação ionizante e luz ultravioleta*
- *Tipos diferentes de substâncias químicas – agentes alquilantes, análogos de bases, agentes desaminantes e compostos intercalantes – induzem mutações interagindo ou alterando o DNA*
- *O teste de Ames utiliza mutantes de* Salmonella *que necessitam de histidina para rastrear a capacidade de induzir mutações de várias substâncias químicas.*

Localização das mutações nos genes pelo teste de complementação

O teste de complementação, ou teste *trans*, pode ser usado para determinar se duas mutações estão localizadas no mesmo gene ou em dois genes diferentes.

Com o surgimento do conceito um gene–um polipeptídio (Capítulo 12), os cientistas puderam definir o gene bioquimicamente, mas não tinham técnica genética para determinar se duas mutações estavam no mesmo gene ou em genes diferentes. Essa deficiência foi resolvida na década de 1940 quando Edward Lewis desenvolveu o teste para alelismo funcional.

TESTE PARA ALELISMO DE LEWIS

Antes de discorrermos sobre o trabalho de Lewis, precisamos definir alguns termos novos. Um heterozigoto duplo, que tem duas mutações e seus alelos selvagens, ou seja, m_1 e m_1^+ com m_2 e m_2^+, pode existir em dois arranjos. Quando as duas mutações estão no mesmo cromossomo, o arranjo é denominado **acoplamento** ou **configuração *cis***, e um heterozigoto com esse genótipo é denominado **heterozigoto *cis*** (**Figura 13.19 A**). Quando as duas mutações estão em cromossomos diferentes, o arranjo é denominado **repulsão** ou **configuração *trans***. Um organismo com esse genótipo é um **heterozigoto *trans*** (**Figura 13.19 B**).

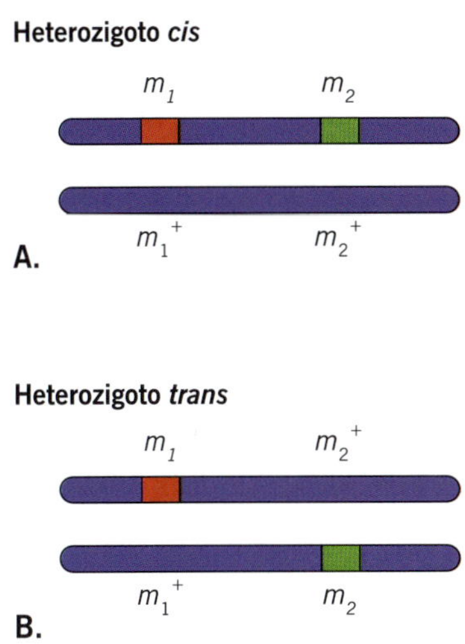

FIGURA 13.19 O arranjo dos marcadores genéticos em heterozigotos *cis* e *trans*.

Nas décadas de 1940 e 1950, Lewis observou que as moscas-das-frutas com alguns mutantes nas configurações *cis* e *trans* tinham fenótipos diferentes. Nós examinaremos seus resultados com duas mutações recessivas para olhos *brancos* (*w*) e *laranja-amarelados* (*apr*). As moscas homozigotas para as mutações ligadas ao X *apr* e *w* têm olhos amarelo-alaranjados e olhos brancos, respectivamente, ao contrário dos olhos vermelhos da *Drosophila* de tipo selvagem. Quando Lewis produziu heterozigotos *cis* com o genótipo $apr\ w/apr^+\ w^+$, eles tinham olhos vermelhos, como as moscas de tipo selvagem (**Figura 13.20 A**). Quando criou heterozigotos *trans* com genótipo $apr\ w^+/apr^+\ w$, eles tinham olhos laranja-amarelados claros (**Figura 13.20 B**). Os dois genótipos continham o mesmo mutante e informações genéticas de tipo selvagem, mas em arranjos diferentes. Quando organismos que contêm os mesmos marcadores genéticos, porém em arranjos diferentes, têm fenótipos diferentes, diz-se que os marcadores apresentam **efeitos de posição**. O tipo de efeito de posição que Lewis observou é chamado de efeito de **posição *cis–trans***.

A descoberta dos efeitos de posição *cis–trans* por Lewis levou ao desenvolvimento do **teste de complementação** ou **teste *trans*** para alelismo funcional. Esse teste possibilita que os geneticistas determinem se as mutações que produzem fenótipos iguais ou semelhantes estão no mesmo gene ou em genes diferentes. As mutações têm de ser testadas em pares pela determinação dos fenótipos de heterozigotos *trans*. Ou seja, é preciso criar heterozigotos *trans* para cada par de mutações e examiná-los para verificar se o fenótipo é mutante ou selvagem.

O ideal é que o teste de complementação ou *trans* seja feito em conjunto com o **teste *cis*** – um controle que é omitido com frequência. Os testes *cis* são realizados construindo-se heterozigotos *cis* para cada par de mutações estudadas e determinando se os heterozigotos têm fenótipos mutante ou selvagem. Juntos, o teste de complementação ou *trans* e o teste *cis* são denominados **teste *cis–trans***. Cada heterozigoto *cis*, que contém um cromossomo de tipo selvagem, deve ter o fenótipo selvagem, quer as mutações estejam no mesmo gene, quer em dois genes diferentes. Na verdade, é preciso que o heterozigoto *cis* tenha o fenótipo selvagem para que os resultados do teste *trans* sejam válidos. Se o heterozigoto *cis* tiver o fenótipo mutante, não se poderá usar o teste *trans* para determinar se as duas mutações estão no mesmo gene. Assim, não é possível usar o teste *trans* para identificar mutações dominantes dos genes.

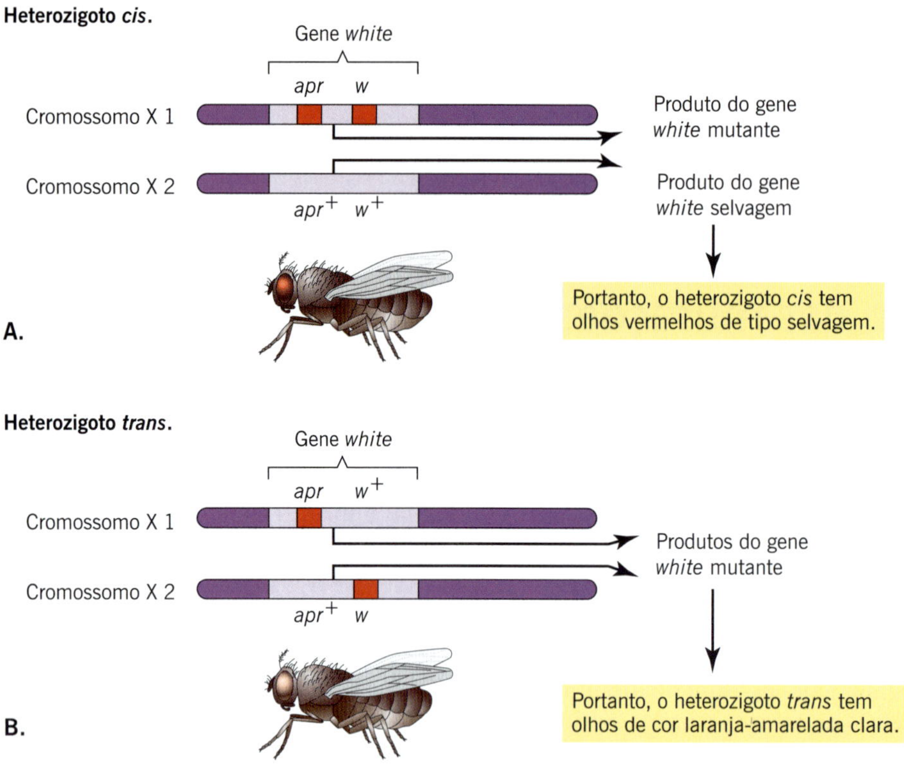

FIGURA 13.20 O efeito de posição *cis–trans* observado por Edward Lewis com as mutações *apr* e *w* de *Drosophila*.

Com organismos diploides, os heterozigotos *trans* são produzidos pelo simples cruzamento de organismos homozigotos para cada uma das mutações de interesse. Com os vírus, os heterozigotos *trans* são produzidos pela infecção simultânea das células hospedeiras por dois mutantes diferentes. Qualquer que seja o mecanismo de criação dos heterozigotos *trans*, os resultados dos testes de complementação ou *trans* oferecem as mesmas informações.

1. Se um heterozigoto *trans* tiver o fenótipo mutante (o fenótipo de organismos ou células homozigotas para uma das duas mutações), as duas mutações estão na mesma unidade de função, no mesmo gene.
2. Se o heterozigoto *trans* tiver o fenótipo selvagem, as duas mutações estão em duas unidades de função diferentes, dois genes diferentes.

Quando as duas mutações presentes em um heterozigoto *trans* estão no mesmo gene, os dois cromossomos têm cópias defeituosas desse gene. Logo, o heterozigoto *trans* gerará apenas produtos inativos do gene implicado e terá fenótipo mutante.

Quando um heterozigoto *trans* tem fenótipo selvagem, diz-se que as duas mutações apresentam complementação ou se complementam e estão localizadas em genes diferentes. Nesse caso, o heterozigoto *trans* gerará produtos funcionais dos dois genes e, portanto, apresentará o fenótipo selvagem.

Resolva!

Como localizar mutações nos genes?

Quatro mutantes de *E. coli* isolados de modo independente, todos incapazes de crescer na ausência de triptofano (auxotróficos para o triptofano), foram examinados em todos os heterozigotos *cis* e *trans* possíveis (diploides parciais). Todos os heterozigotos *cis* cresceram na ausência de triptofano. Os heterozigotos *trans* responderam de duas maneiras diferentes: alguns cresceram em ausência de triptofano e outros não. Os resultados experimentais, usando "+" para indicar crescimento e "0" para indicar que não houve crescimento, são apresentados no quadro adiante.

Crescimento de heterozigotos ***trans*** em meio sem triptofano.

Mutante:	1	2	3	4
4	+	0	+	0
3	0	+	0	
2	+	0		
1	0			

Quantos genes são definidos por essas quatro mutações? Que cepas mutantes têm mutações no(s) mesmo(s) gene(s)?

Leia a resposta do problema no material disponível on-line.

APLICAÇÃO DO TESTE DE COMPLEMENTAÇÃO | UM EXEMPLO

Ilustremos esse conceito de complementação pelo exame de testes *trans* realizados com algumas mutações *âmbar* bem-caracterizadas do bacteriófago T4. Mutações *âmbar* em genes essenciais são *mutações letais condicionais*. Quando presentes em bactérias hospedeiras restritivas como a cepa B de *E. coli*, o fenótipo é a letalidade – ou seja, não há prole. No entanto, quando presente em uma célula hospedeira permissiva, como a cepa CR63 de *E. coli*, o fenótipo é selvagem – ou seja, cada célula infectada produz cerca de 300 fagos. No caso dessas mutações letais condicionais, prole pode ou não ser produzida, dependendo das bactérias hospedeiras, as quais proporcionam as condições que distinguem entre os fenótipos mutantes e de tipo selvagem.

As mutações *âmbar* produzem trinucleotídios de término da tradução nas regiões codificadoras dos genes (ver Figura 12.23). A consequência é que os produtos dos genes mutantes são polipeptídios truncados, quase sempre totalmente inativos. Portanto, os testes de complementação feitos com mutações *âmbar* geralmente são inequívocos.

Duas das três mutações *âmbar* que abordaremos (*am*B17 e *am*H32) estão localizadas no gene *23*, que codifica a principal proteína estrutural da cabeça do fago; a outra mutação (*am*E18) é no gene *18*, que especifica a principal proteína estrutural da cauda do fago. Testes de complementação com fago são realizados por meio da infecção de *E. coli* por duas linhagens mutantes de fagos simultaneamente. Nessas bactérias duplamente infectadas, os cromossomos inseridos de fagos criam um genótipo que é, com efeito, um heterozigoto *trans* – uma mutação vinda de cada uma das linhagens de fagos (**Figura 13.21**).

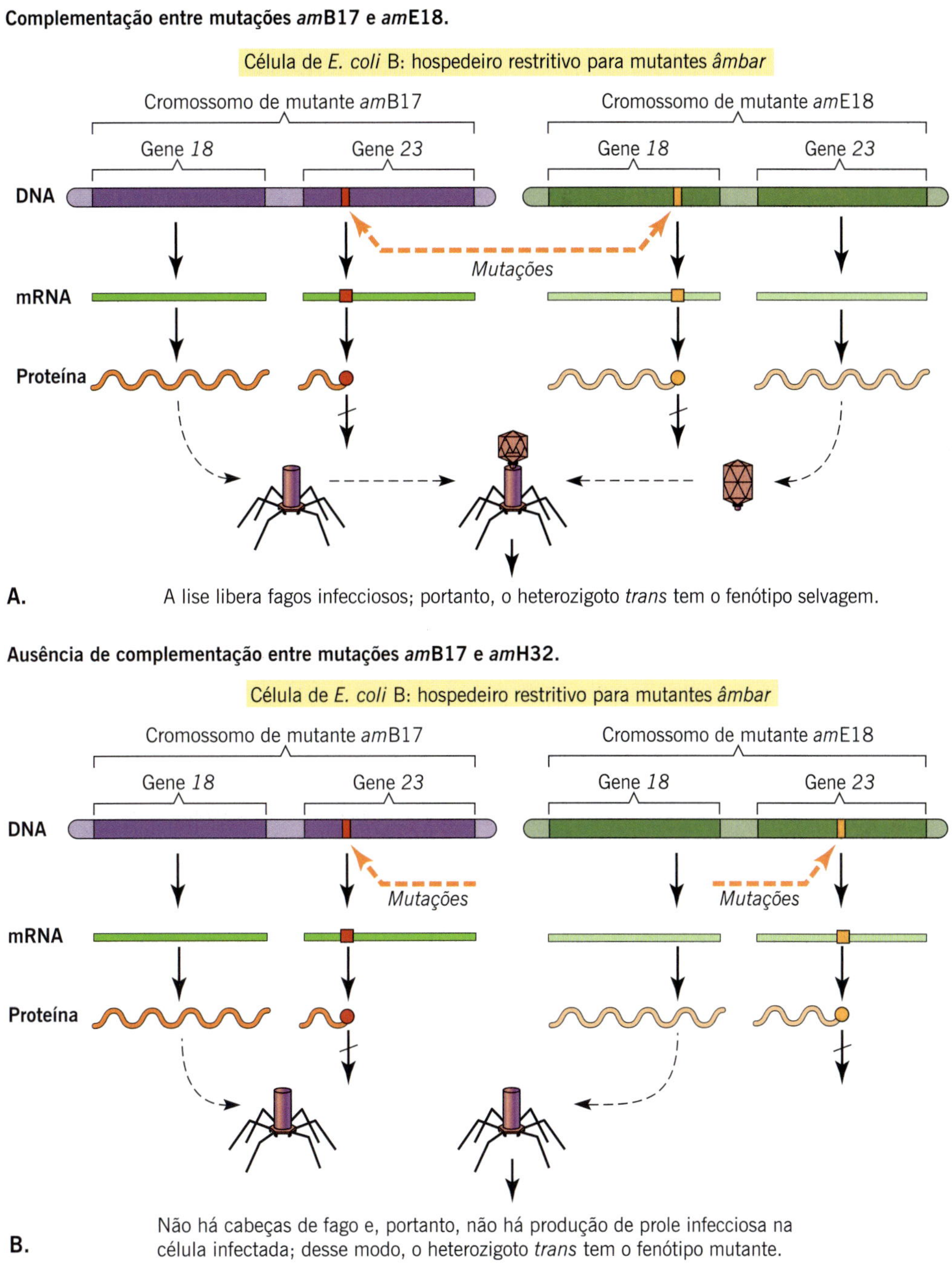

FIGURA 13.21 Complementação e não complementação em heterozigotos *trans*. A. Complementação entre a mutação *am*B17 no gene *23*, que codifica a principal proteína estrutural da cabeça do fago, e mutação *am*E18 no gene *18*, que especifica a principal proteína estrutural da cauda do fago. As cabeças e caudas dos fagos são sintetizadas na célula, e o resultado é a produção de prole infecciosa. B. Quando o heterozigoto *trans* tem duas mutações (*am*B17 e *am*H32) no gene *23*, não há produção de cabeças, e não é possível produzir a prole de fagos infecciosos.

Em um heterozigoto *trans* contendo mutações *am*B17 (gene da cabeça) e *am*E18 (gene da cauda), há cópias selvagens dos dois genes, produzindo proteínas ativas da cabeça e da cauda (Figura 13.21 A). Logo, esse heterozigoto *trans* apresenta o fenótipo selvagem (um resultado normal da prole). As mutações *am*B17 e *am*E18 complementam-se porque estão localizadas em dois genes diferentes.

Por outro lado, o heterozigoto *trans* que contém mutações *am*B17 e *am*H32 (ambas no gene da cabeça *23*) não produz proteína da cabeça ativa do gene *23* (**Figura 13.21 B**). Assim, esse heterozigoto *trans* tem o fenótipo mutante (letalidade, ou ausência de prole). As mutações *am*B17 e *am*H32 não se complementam porque estão localizadas no mesmo gene.

Graças ao teste de complementação, o pesquisador consegue determinar se mutações independentes que produzem o mesmo fenótipo estão no mesmo gene ou em genes diferentes. Dez mutações *âmbar*, por exemplo, podem estar em um gene, ou pode haver uma em um gene e nove em um segundo gene, e assim por diante, com a possibilidade final de que cada mutação esteja em um gene diferente. Nesse último caso, as dez mutações identificariam dez genes. Teste seu conhecimento sobre esse conceito em um contexto diferente no boxe Resolva | Como localizar mutações nos genes?

PONTO ESSENCIAL

- *O teste de complementação é usado para verificar se duas mutações recessivas que produzem o mesmo fenótipo afetam o mesmo gene ou dois genes diferentes.*

Mecanismos de reparo do DNA

Os organismos vivos contêm muitas enzimas que examinam o DNA à procura de lesões e iniciam processos de reparo quando detectam algum dano.

A multiplicidade de mecanismos de reparo surgidos em organismos que variam de bactérias a seres humanos é uma prova da importância de se manterem as mutações em nível baixo. Por exemplo, as células de *E. coli* têm cinco mecanismos bem-caracterizados de reparo de defeitos no DNA: (1) reparo dependente de luz ou fotorreativação, (2) reparo por excisão, (3) reparo de erros de pareamento, (4) reparo pós-replicação, e (5) sistema de reparo propenso a erro (resposta SOS). Além disso, há pelo menos dois tipos diferentes de reparo por excisão, e as vias de reparo por excisão podem ser iniciadas por várias enzimas diferentes, cada uma delas agindo em um tipo específico de lesão do DNA. Os mamíferos parecem ter todos os mecanismos de reparo observados em *E. coli*, exceto a fotorreativação. Como a maioria das células de mamíferos não tem acesso à luz, a fotorreativação seria pouco útil para elas. Em seres humanos, distúrbios hereditários como o xeroderma pigmentoso (XP), apresentado no início deste capítulo, mostram as graves consequências dos defeitos no reparo do DNA.

REPARO DEPENDENTE DE LUZ

O *reparo dependente de luz* ou **fotorreativação** do DNA em bactérias é executado pela **DNA fotoliase**, uma enzima ativada pela luz. Quando o DNA é exposto à luz UV, dímeros de timina são produzidos por ligações cruzadas covalentes entre resíduos de timina adjacentes (Figura 13.12 B). A DNA fotoliase reconhece os dímeros de timina no DNA, liga-se a eles e usa a energia da luz para clivar as ligações cruzadas covalentes (**Figura 13.22**). A fotoliase liga-se aos

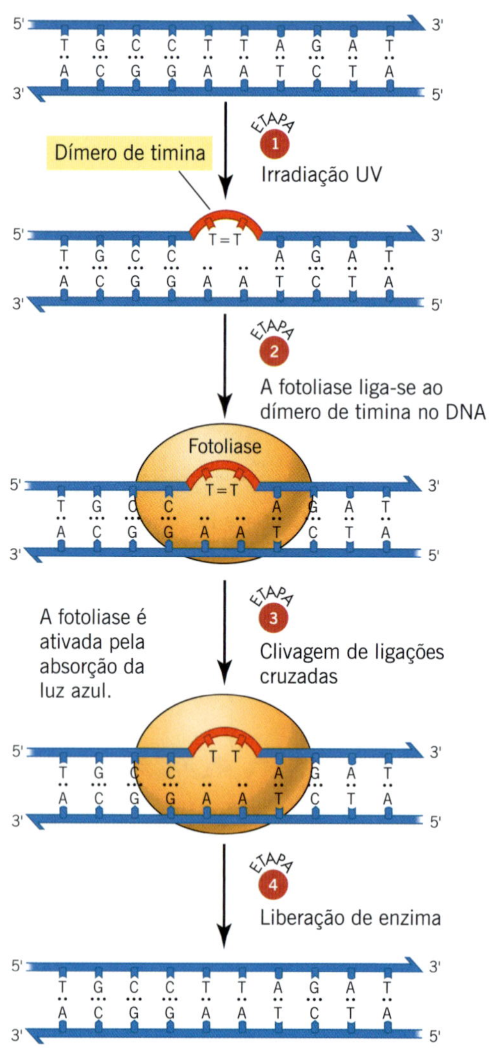

FIGURA 13.22 Clivagem de ligações cruzadas do dímero de timina por fotoliase ativada pela luz. As *setas* indicam a polaridade inversa dos filamentos complementares de DNA.

dímeros de timina no DNA no escuro, mas não catalisa a clivagem das ligações que unem as moléculas de timina sem a energia obtida da luz visível, especificamente da luz na faixa azul do espectro. A fotoliase também faz a clivagem dos dímeros de citosina e dos dímeros de citosina-timina. Assim, quando se usa luz UV para induzir mutações em bactérias, as células irradiadas são cultivadas no escuro por algumas gerações para maximizar a frequência da mutação.

REPARO POR EXCISÃO

O **reparo por excisão** do DNA lesado ocorre em pelo menos três etapas. Na 1ª etapa, uma endonuclease de reparo do DNA ou um complexo enzimático que contém endonuclease reconhece a(s) base(s) lesada(s) no DNA, liga-se a ela(s) e faz sua excisão. Na 2ª etapa, uma DNA polimerase preenche o espaço usando como molde o filamento complementar de DNA não lesado. Na 3ª etapa, a enzima DNA ligase solda a quebra deixada pela DNA polimerase e completa o processo de reparo. Existem dois tipos fundamentais de excisões: os sistemas de **reparo por excisão de base** removem bases anormais ou quimicamente modificadas do DNA, enquanto as vias de reparo por **excisão de nucleotídios** removem defeitos maiores como dímeros de timina. As duas vias de excisão atuam no escuro, e ambas ocorrem por mecanismos muito semelhantes em *E. coli* e seres humanos.

O reparo por excisão de bases (**Figura 13.23**) pode ser iniciado por qualquer enzima de um grupo de DNA glicosilases, que reconhecem bases anormais no DNA. Cada glicosilase reconhece um tipo específico de base alterada, como as bases desaminadas, bases oxidadas, e assim por diante (2ª etapa). As glicosilases clivam a ligação glicosídica entre a base anormal e a 2-desoxirribose, criando locais apurínicos ou apirimidínicos (locais AP) com bases faltantes (3ª etapa). Os locais AP são reconhecidos por enzimas chamadas AP endonucleases que, com as fosfodiesterases, excisam os grupos de açúcar-fosfato nesses locais (4ª etapa). A DNA polimerase então substitui o nucleotídio faltante de acordo com as especificações do filamento complementar (5ª etapa), e a DNA ligase fecha o corte (6ª etapa).

O reparo por excisão de nucleotídios remove do DNA lesões maiores como dímeros de timina e bases com grupos laterais volumosos. No reparo por excisão de nucleotídio, uma nuclease de excisão específica faz cortes nos dois lados do(s) nucleotídio(s) danificado(s) e excisa um oligonucleotídio contendo a(s) base(s) danificada(s). Essa nuclease é denominada **excinuclease** para distingui-la das endonucleases e exonucleases que têm outros papéis no metabolismo do DNA.

A **Figura 13.24** mostra a via de reparo por excisão de nucleotídios de *E. coli*. A atividade da excinuclease em *E. coli* requer os produtos de três genes, *uvrA*, *uvrB* e *uvrC* (a designação *uvr* significa *r*eparo de *UV* [do inglês, *UV repair*]). Uma proteína trimérica que contém dois polipeptídios UvrA e um polipeptídio UvrB reconhece o defeito no DNA, liga-se a ele e usa a energia do ATP para curvar o DNA no local danificado. O dímero UvrA é liberado, e a proteína UvrC liga-se ao complexo UvrB/DNA. A proteína UvrC cliva a quarta ou quinta ligação fosfodiéster a partir do(s) nucleotídio(s) danificado(s) no lado 3′ e a oitava ligação fosfodiéster a partir da lesão no lado 5′. O produto do gene *uvrD*, a DNA helicase II, libera o dodecâmero excisado. Nas duas últimas etapas da via, a DNA polimerase I preenche o espaço, e a DNA ligase fecha o corte na molécula de DNA.

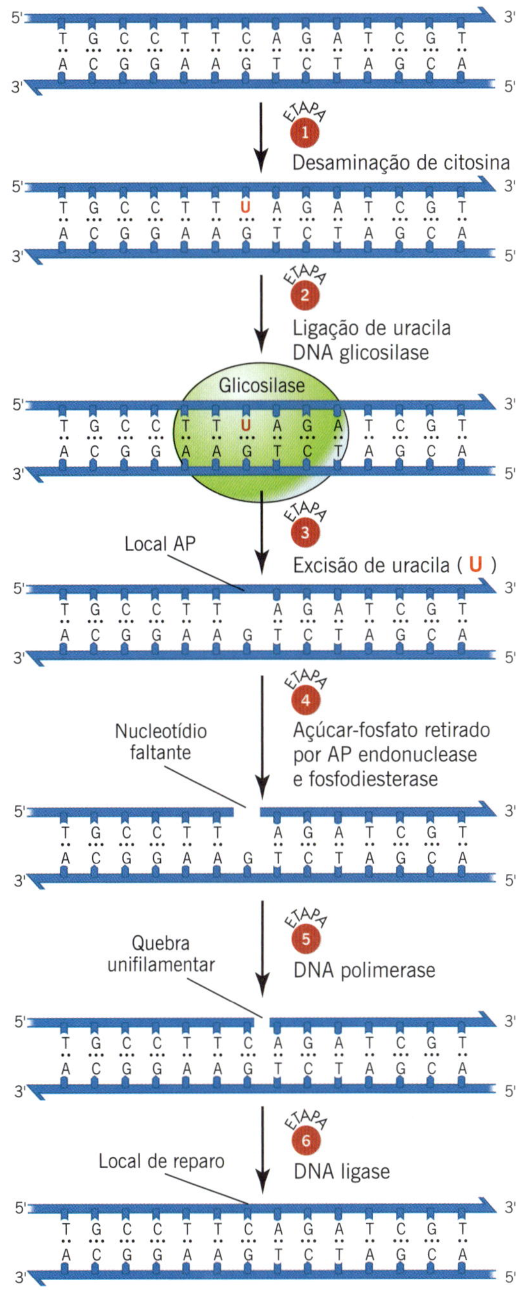

FIGURA 13.23 Reparo de DNA pela via de excisão de base. O reparo por excisão de base pode ser iniciado por qualquer uma das várias DNA glicosilases diferentes. No exemplo mostrado, a uracila DNA glicosilase inicia o processo de reparo.

A via do reparo por excisão de nucleotídio em seres humanos é semelhante à que ocorre em *E. coli*, mas a quantidade de proteínas participantes é aproximadamente

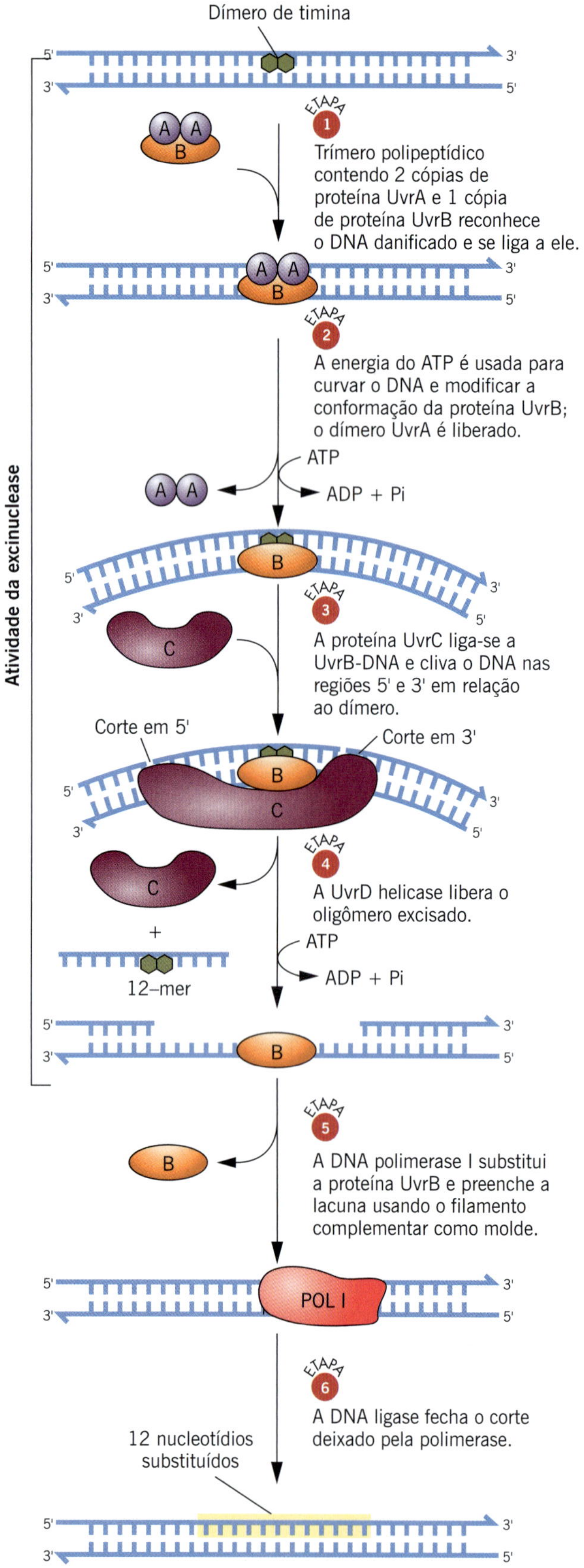

FIGURA 13.24 Reparo de DNA pela via de excisão de nucleotídio em *E. coli*. A atividade de excinuclease (excisão de nuclease) requer os produtos de três genes – *uvrA*, *uvrB* e *uvrC*. A excisão de nucleotídios ocorre por uma via semelhante em seres humanos, exceto pela participação de uma quantidade muito maior de proteínas e pela excisão de um oligômero com 24 a 32 nucleotídios.

quatro vezes maior. Em seres humanos, a excinuclease tem 15 polipeptídios. A proteína XPA (proteína *A* do xeroderma pigmentoso) reconhece e se liga ao(s) nucleotídio(s) danificado(s) no DNA. Em seguida, recruta as outras proteínas necessárias para a atividade da excinuclease. Em seres humanos, o oligômero excisado tem de 24 a 32 nucleotídios, em lugar do oligômero de 12-mer removido em *E. coli*. A lacuna é preenchida por DNA polimerase δ ou ε em seres humanos, e a DNA ligase completa o trabalho.

OUTROS MECANISMOS DE REPARO DO DNA

Durante as últimas décadas, pesquisas sobre mecanismos de reparo do DNA demonstraram a existência de um arsenal de enzimas de reparo que examinam constantemente o DNA à procura de danos, que variam da presença de dímeros de timina induzidos pela luz UV a modificações diversas e numerosas demais para serem descritas aqui. Os novos resultados desse trabalho mostraram que várias DNA polimerases antes desconhecidas têm papéis cruciais em vários processos de reparo do DNA. Discussões mais detalhadas desses importantes processos de reparo de DNA são mais profundas do que se propõe este livro. Ainda assim, nunca é demais ressaltar a importância desses mecanismos de reparo. O que é mais importante para a sobrevivência de uma espécie do que manter a integridade de seu projeto genético?

No Capítulo 10, examinamos o mecanismo usado pela exonuclease 3′ → 5′ inerente das DNA polimerases para revisar filamentos de DNA durante sua síntese, removendo nucleotídios com pareamento errado nas terminações 3′ dos filamentos em crescimento. Outra via de reparo do DNA após a replicação, o **reparo de erros de pareamento**, reforça essa revisão durante a replicação corrigindo erros de pareamento de nucleotídios que persistem no DNA depois da replicação. Em geral, os erros de pareamento ocorrem com as quatro bases normais do DNA. Por exemplo, uma T pode parear erroneamente com uma G. Como tanto T quanto G são componentes normais do DNA, os sistemas de reparo de erros de pareamento precisam de uma maneira de determinar se é T ou G a base correta para o local em questão. O sistema de reparo faz essa distinção por meio da identificação do filamento-molde, que contém a sequência nucleotídica original, e do filamento recém-sintetizado, que contém a base mal-incorporada (o erro). Em bactérias é possível fazer essa distinção pelo padrão de metilação no DNA recém-replicado. Em *E. coli*, a A em sequências GATC é metilada depois de sua síntese. Portanto, há um intervalo durante o qual o filamento-molde está metilado, e o filamento recém-sintetizado não está metilado. O sistema de reparo de erros de pareamento usa essa diferença de metilação para excisar o nucleotídio errado no filamento nascente e substituí-lo pelo nucleotídio correto; para isso, emprega como molde o filamento parental metilado de DNA.

Em *E. coli* o reparo de erros de pareamento requer os produtos de quatro genes, *mutH, mutL, mutS* e *mutU* (= *uvrD*). A proteína MutS reconhece erros de pareamento e liga-se a eles para iniciar o processo de reparo. Então, as proteínas MutH e MutL unem-se ao complexo. MutH tem uma *atividade endonuclease GATC-específica* que cliva o filamento não metilado nos locais hemimetilados (*i. e.*, metilados pela metade), na região 5′ ou 3′ em relação ao erro de pareamento. Os locais de incisão podem distar 1.000 pares de nucleotídios ou mais do erro de pareamento. O processo de excisão subsequente requer MutS, MutL, DNA helicase II (MutU) e uma exonuclease apropriada. Se a incisão ocorrer em uma sequência GATC em posição 5′ em relação ao erro de pareamento, é necessária uma exonuclease 5′ → 3′ semelhante à exonuclease VII de *E. coli*. Se a incisão ocorrer em posição 3′ em relação ao erro de pareamento, é necessária uma exonuclease 3′ → 5′ semelhante à exonuclease I de *E. coli*. Depois do processo de excisão ter retirado o nucleotídio errado do filamento não metilado, a DNA polimerase III preenche a grande lacuna – até 1.000 pares de base – e a DNA ligase fecha o corte.

Homólogos das proteínas MutS e MutL de *E. coli* foram identificados em fungos, vegetais e mamíferos – uma indicação da ocorrência de erros de pareamento semelhantes em eucariotos. Na verdade, a excisão do erro de pareamento foi demonstrada *in vitro* em extratos nucleares preparados a partir de células humanas. Assim, o reparo de erros de pareamento provavelmente é um mecanismo universal ou quase universal para preservar a integridade das informações genéticas armazenadas no DNA bifilamentar.

Em *E. coli*, o reparo dependente de luz, o reparo por excisão e o reparo de erros de pareamento podem ser eliminados por mutações nos genes *phr* (fotorreativação), *uvr* e *mut*, respectivamente. Em mutantes com deficiência de mais de um desses mecanismos de reparo, há ainda outro sistema de reparo do DNA, conhecido como *reparo pós-replicação*. Quando a DNA polimerase III encontra um dímero de timina em um filamento-molde, seu avanço é bloqueado. A DNA polimerase reinicia a síntese de DNA em alguma posição depois do dímero, deixando uma lacuna no filamento nascente defronte ao dímero no filamento-molde. Nesse ponto, a sequência nucleotídica original foi perdida nos dois filamentos da dupla-hélice da prole. A molécula de DNA danificada é reparada por um processo de reparo dependente de recombinação mediado pelo produto do gene *recA* de *E. coli*. A proteína RecA, necessária para recombinação homóloga, estimula a troca de filamentos únicos entre duplas-hélices homólogas. Durante o reparo pós-replicação, a proteína RecA liga-se ao filamento simples de DNA na lacuna e medeia o pareamento com o segmento homólogo da dupla-hélice irmã. A lacuna em frente ao dímero é preenchida com o filamento de DNA homólogo da molécula de DNA irmã. A lacuna resultante na dupla-hélice irmã é preenchida pela DNA polimerase, e o corte é fechado pela DNA ligase. O dímero de timina continua no filamento-molde da molécula de DNA original, mas agora o filamento complementar está intacto. Se o dímero de timina não for removido pelo sistema de reparo por excisão de nucleotídio, esse reparo pós-replicação deverá ser repetido depois de cada ciclo de replicação do DNA.

Os sistemas de reparo do DNA descritos até agora são muito precisos. No entanto, quando agentes mutagênicos como a luz UV causam danos graves ao DNA das células de *E. coli*, as células tomam algumas medidas drásticas na tentativa de sobreviver. Elas apresentam uma **resposta SOS**, na qual há síntese de uma série completa de proteínas de reparo, recombinação e replicação do DNA. Duas dessas proteínas, codificadas pelos genes *umuC* e *umuD* (do inglês, *UV mu*table, mutável por UV), são subunidades da DNA polimerase V, enzima que catalisa a replicação do DNA em regiões lesadas do cromossomo – regiões em que a replicação pela DNA polimerase III é bloqueada. A DNA polimerase V possibilita o prosseguimento da replicação através dos segmentos lesados dos filamentos-molde, embora não seja possível replicar com precisão as sequências nucleotídicas na região lesada. Esse sistema de *reparo propenso a erro* elimina lacunas nas partes dos filamentos recém-sintetizados correspondentes aos nucleotídios danificados nos filamentos-molde, mas, ao fazer isso, aumenta a frequência de erros de replicação.

O mecanismo de indução do sistema SOS pela lesão do DNA foi elucidado em detalhes. Duas proteínas reguladoras – LexA e RecA – controlam a resposta SOS. Ambas são sintetizadas em baixos níveis na célula na ausência de DNA lesado. Nessa situação, LexA liga-se às regiões de DNA que regulam a transcrição dos genes induzidos durante a resposta SOS e mantém baixos seus níveis de expressão. Quando as células são expostas à luz UV ou a outros agentes causadores de lesão do DNA, a proteína RecA liga-se a regiões unifilamentares de DNA produzidas pela incapacidade de replicação da DNA polimerase III nas regiões lesadas. A interação de RecA com o DNA ativa RecA, que então estimula LexA a se inativar por autoclivagem. Com LexA inativa, o nível de expressão dos genes SOS – inclusive *recA, lexA, umuC, umuD* e outros – aumenta e o sistema de reparo propenso a erro é ativado.

A resposta SOS parece ser uma tentativa um tanto desesperada e arriscada para escapar dos efeitos letais da lesão intensa do DNA. Quando o sistema de reparo propenso a erro opera, há um aumento acentuado das taxas de mutação.

Pesquisas recentes sobre os mecanismos de reparo do DNA indicam que ainda é preciso esclarecer muitos novos processos de reparo. Durante os últimos anos, foram caracterizadas várias novas DNA polimerases

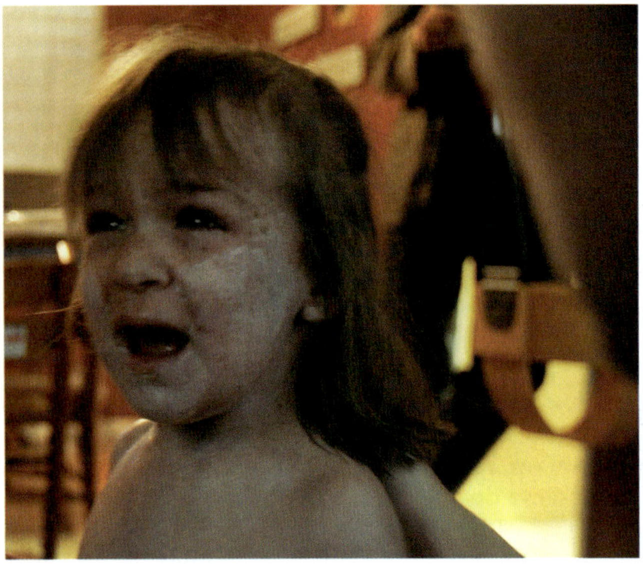

FIGURA 13.25 Efeitos fenotípicos da doença hereditária xeroderma pigmentoso. As pessoas que têm essa doença maligna apresentam extensos tumores cutâneos após exposição à luz solar.

com funções específicas no reparo do DNA. Os resultados desses estudos sugerem que temos muito a aprender sobre os mecanismos que preservam a integridade de nossas informações genéticas.

DOENÇAS HUMANAS HEREDITÁRIAS COM DEFEITOS NO REPARO DO DNA

Como discutido no início deste capítulo, indivíduos com XP são extremamente sensíveis à luz solar. A exposição à luz do sol resulta em uma alta incidência de câncer de pele em portadores de XP (**Figura 13.25**). As células de indivíduos com XP apresentam deficiência no reparo da lesão do DNA induzida por UV, como os dímeros de timina. A síndrome de XP é causada pelo defeito de qualquer um de pelo menos oito genes diferentes. Os produtos de sete desses genes, *XPA*, *XPB*, *XPC*, *XPD*, *XPE*, *XPF* e *XPG*, são necessários ao reparo por excisão de nucleotídio (**Tabela 13.1**). Eles foram purificados, e demonstrou-se que são essenciais para a atividade da excinuclease. Como a atividade da excinuclease em seres humanos requer 15 polipeptídios, a lista de genes *XP* provavelmente será ampliada no futuro. Dois outros distúrbios humanos, síndrome de Cockayne e tricotiodistrofia, também são causados por defeitos no reparo por excisão de nucleotídio. Os indivíduos com síndrome de Cockayne apresentam retardo do crescimento e das habilidades mentais, mas não há aumento das taxas de câncer de pele. Os pacientes com tricotiodistrofia têm baixa estatura, cabelo quebradiço e pele descamativa; também apresentam capacidade mental subdesenvolvida. As pessoas com a síndrome de Cockayne ou tricotiodistrofia têm defeito em um tipo de reparo por excisão que é acoplado à transcrição. No entanto, os detalhes desse processo de reparo acoplado à transcrição ainda estão sendo elucidados.

Além da lesão das células cutâneas, algumas pessoas com XP desenvolvem anormalidades neurológicas, aparentemente decorrentes da morte prematura de células nervosas. Esse efeito sobre as células nervosas de vida muito longa pode ter implicações interessantes em relação às causas do envelhecimento. Uma teoria é a de que o envelhecimento é consequência do acúmulo de mutações somáticas. Assim, o esperado seria que um sistema de reparo defeituoso acelerasse o processo de envelhecimento, e esse parece ser o caso das células nervosas de pacientes com XP. No momento, porém, há poucas evidências que associem as mutações somáticas à senescência. O câncer colorretal hereditário sem polipose (também conhecido como síndrome de Lynch) é causado por defeitos hereditários na via de reparo dos erros de pareamento do DNA. Pode ser causado por mutações em pelo menos sete genes diferentes, cinco deles listados na **Tabela 13.1**. Vários desses genes são homólogos dos genes de reparo de erros de pareamento em *E. coli* e *Saccharomyces cerevisiae*. Assim, a via de reparo de erros de pareamento dos seres humanos é semelhante às existentes em bactérias e fungos. Esse tipo de câncer de cólon ocorre em cerca de uma em cada 200 pessoas, portanto é um tipo comum de câncer. Quando compreendermos melhor os defeitos hereditários, talvez sejamos capazes de desenvolver outros métodos eficazes de tratamento desses cânceres além da cirurgia, quimioterapia e radioterapia. A ataxia-telangiectasia, anemia de Fanconi, síndrome de Bloom, síndrome de Werner, síndrome de Rothmund-Thomson e síndrome de quebra de Nijmegen são seis outras doenças hereditárias em seres humanos associadas a defeitos conhecidos do metabolismo do DNA. Os seis distúrbios têm padrão de herança autossômica recessiva e todos resultam em alto risco de doença maligna, sobretudo leucemia no caso da ataxia-telangiectasia e anemia de Fanconi. As células de pacientes com ataxia-telangiectasia têm sensibilidade anormal à radiação ionizante, sugerindo um defeito no reparo da lesão do DNA induzida por radiação. As células de indivíduos com anemia de Fanconi apresentam comprometimento da remoção de ligações cruzadas interfilamentares do DNA, como as formadas pelo antibiótico mitomicina C. As pessoas com síndrome de Bloom e síndrome de quebra Nijmegen apresentam alta frequência de quebras cromossômicas, com consequentes aberrações cromossômicas (Capítulo 6) e trocas de cromátides-irmãs. A ataxia-telangiectasia é causada por defeitos em uma quinase implicada no controle do ciclo celular, e a síndrome de Bloom, síndrome de Werner e síndrome de Rothmund-Thomson são causadas por alterações em DNA helicases específicas (membros da família RecQ de helicases).

Tabela 13.1

Doenças humanas hereditárias causadas por defeitos no reparo do DNA.

Distúrbio hereditário	Gene	Cromossomo	Função do produto	Principais manifestações
1. Xeroderma pigmentoso	*XPA*	9	Proteína de reconhecimento de lesão no DNA	Sensibilidade à radiação UV, surgimento precoce de câncer de pele, distúrbios neurológicos
	XPB	2	Helicase 3' → 5'	
	XPC	3	Proteína de reconhecimento de lesão no DNA	
	XPD	19	Helicase 5' → 3'	
	XPE	11	Proteína de reconhecimento de lesão no DNA	
	XPF	16	Nuclease, incisão 3'	
	XPG	13	Nuclease, incisão 5'	
	XPV	6	DNA polimerase translesão η	
2. Tricotiodistrofia	*TTDA*	6	Fator de transcrição basal IIH	Sensibilidade à radiação UV, distúrbios neurológicos, retardo mental
	XPB	2	Helicase 3' → 5'	
	XPD	19	Helicase 5' → 3'	
3. Síndrome de Cockayne	*CSA*	5	Proteína de reparo do DNA por excisão	Sensibilidade à radiação UV, distúrbios neurológicos e do desenvolvimento
	CSB	10	Proteína de reparo do DNA por excisão, proteína de envelhecimento prematuro	
4. Ataxia-telangiectasia	*ATM*	11	Serina/treonina quinase	Sensibilidade à radiação, instabilidade cromossômica, início precoce de neurodegeneração progressiva, propensão ao câncer
5. Câncer colorretal hereditário sem polipose (síndrome de Lynch)	*MSH2*	2	Proteína de reconhecimento do erro de pareamento do DNA (como MutS de *E. coli*)	Alto risco de câncer de cólon familiar
	MLH1	3	Homólogo da proteína de reparo de erros de pareamento MutL de *E. coli*	
	MSH6	2	Homólogo 6 de MutS	
	PMS2	7	Endonuclease PMS2	
	PMS1	2	Homólogo da proteína de reparo de erros de pareamento de levedura	
6. Anemia de Fanconi	*FA* (8 genes, *A-H*, em 5 cromossomos diferentes)			Sensibilidade aos agentes de ligação cruzada do DNA, instabilidade cromossômica, propensão ao câncer
7. Síndrome de Bloom	*BLM*	15	BLM RecQ helicase	Instabilidade cromossômica, retardo mental, câncer
8. Síndrome de Werner	*WRN*	8	WRN RecQ helicase	Instabilidade cromossômica, neurodegeneração progressiva, propensão ao câncer
9. Síndrome de Rothmund-Thomson	*RECQL4*	8	RecQ helicase L4	Instabilidade cromossômica, retardo mental, propensão ao câncer
10. Síndrome de quebra de Nijmegen	*NBSI*	8	Proteína de reconhecimento de quebra bifilamentar do DNA	Instabilidade cromossômica, microcefalia, propensão ao câncer

PONTOS ESSENCIAIS

- *Múltiplos sistemas de reparo do DNA desenvolveram-se para preservar a integridade de informações genéticas nos organismos*
- *Cada via de reparo corrige um tipo específico de lesão no DNA*
- *Vários distúrbios humanos hereditários são causados por defeitos nas vias de reparo do DNA.*

Mecanismos de recombinação do DNA

A recombinação entre moléculas de DNA homólogas requer a atividade de várias enzimas que clivam, desenrolam, estimulam irrupções unifilamentares de duplas-hélices, reparam e unem filamentos de DNA.

Apresentamos no Capítulo 7 os principais aspectos da recombinação entre cromossomos homólogos, mas não levamos em conta os detalhes moleculares do processo. Já que muitos produtos gênicos participantes do reparo do DNA lesado também são necessários à recombinação entre cromossomos homólogos, ou *crossing over*, examinaremos agora alguns aspectos moleculares desse importante processo. Além disso, de modo geral, ou talvez sempre, a recombinação demanda alguma síntese de reparo do DNA. Assim, grande parte das informações apresentadas nas seções anteriores é relevante para o processo de recombinação.

RECOMBINAÇÃO | CLIVAGEM E REUNIÃO DAS MOLÉCULAS DE DNA

No Capítulo 7, comentamos o experimento de Creighton e McClintock que mostrou que o *crossing over* ocorre por quebra dos cromossomos parentais e reunião das partes em novas combinações. Evidências de que a recombinação ocorre por quebra e reunião foram obtidas também por autorradiografia e outras técnicas. Na verdade, as principais características do processo de recombinação já estão bem estabelecidas, embora ainda seja preciso esclarecer detalhes específicos.

Grande parte do que sabemos sobre os detalhes moleculares do *crossing over* baseia-se no estudo de *E. coli* e *S. cerevisiae mutantes com deficiência de recombinação.* Os estudos bioquímicos desses mutantes mostraram a deficiência de várias enzimas e outras proteínas necessárias à recombinação. Juntos, os resultados dos estudos genéticos e bioquímicos criaram um quadro bastante completo da recombinação em nível molecular.

Muitos modelos populares de *crossing over* foram derivados de um modelo proposto por Robin Holliday em 1964. O modelo de Holliday foi um dos primeiros a explicar a maioria dos dados genéticos disponíveis na época por um mecanismo que incluía a quebra, a reunião e o reparo de moléculas de DNA. A **Figura 13.26** mostra uma versão atualizada do modelo de Holliday. Esse mecanismo, como muitos outros propostos, começa quando uma endonuclease cliva filamentos únicos de cada uma das duas moléculas de DNA parental (quebra). Segmentos dos filamentos únicos de um lado de cada corte são descolados de seus filamentos complementares com a ajuda de DNA helicases e de proteínas de ligação unifilamentares. As helicases desenrolam os dois filamentos de DNA na região adjacente às incisões unifilamentares. Em *E. coli*, o *complexo RecBCD* contém tanto atividade de endonuclease, que produz quebras unifilamentares no DNA, quanto atividade de DNA helicase, que desenrola os filamentos complementares de DNA na região adjacente a cada corte.

Os filamentos únicos deslocados trocam de par, emparelhando bases com os filamentos complementares intactos dos cromossomos homólogos. Esse processo é estimulado por proteínas como a proteína RecA de *E. coli.* As proteínas tipo RecA foram caracterizadas em muitas espécies, tanto procarióticas quanto eucarióticas. A proteína RecA e seus homólogos estimulam a *assimilação unifilamentar*, um processo no qual um único filamento de DNA desloca seu homólogo em uma dupla-hélice de DNA. As proteínas tipo RecA promovem trocas recíprocas de filamentos únicos de DNA entre duas hélices duplas de DNA em duas etapas. Na primeira etapa, um filamento único de uma dupla-hélice é assimilado por uma segunda dupla-hélice homóloga, deslocando o filamento idêntico ou homólogo e emparelhando suas bases com o filamento complementar. Na segunda etapa, o filamento único deslocado é assimilado do mesmo modo pela primeira dupla-hélice. A proteína RecA medeia essas trocas por ligação ao filamento de DNA não pareado, auxiliando na busca de uma sequência de DNA homóloga, e, uma vez encontrada uma dupla-hélice homóloga, promovendo a substituição de um filamento pelo filamento não pareado. Se as sequências complementares já existirem como filamentos únicos, a presença de proteína RecA aumenta em mais de 50 vezes a taxa de renaturação.

Em seguida, os filamentos clivados são unidos por ligação covalente em novas combinações (reunião) pela DNA ligase. Se as quebras originais nos dois filamentos não ocorrerem exatamente no mesmo lugar nos dois homólogos, é necessário algum ajuste antes que a DNA ligase possa catalisar a etapa de reunião. Esse ajuste requer a excisão de nucleotídios por uma exonuclease e a síntese de reparo por uma DNA polimerase. A sequência de eventos descritos até agora produz intermediários de recombinação com o formato da letra *X*, chamados de *formas chi*, observadas em várias espécies pelo exame com microscópio eletrônico (**Figura 13.27 A**). As formas chi são separadas por quebra

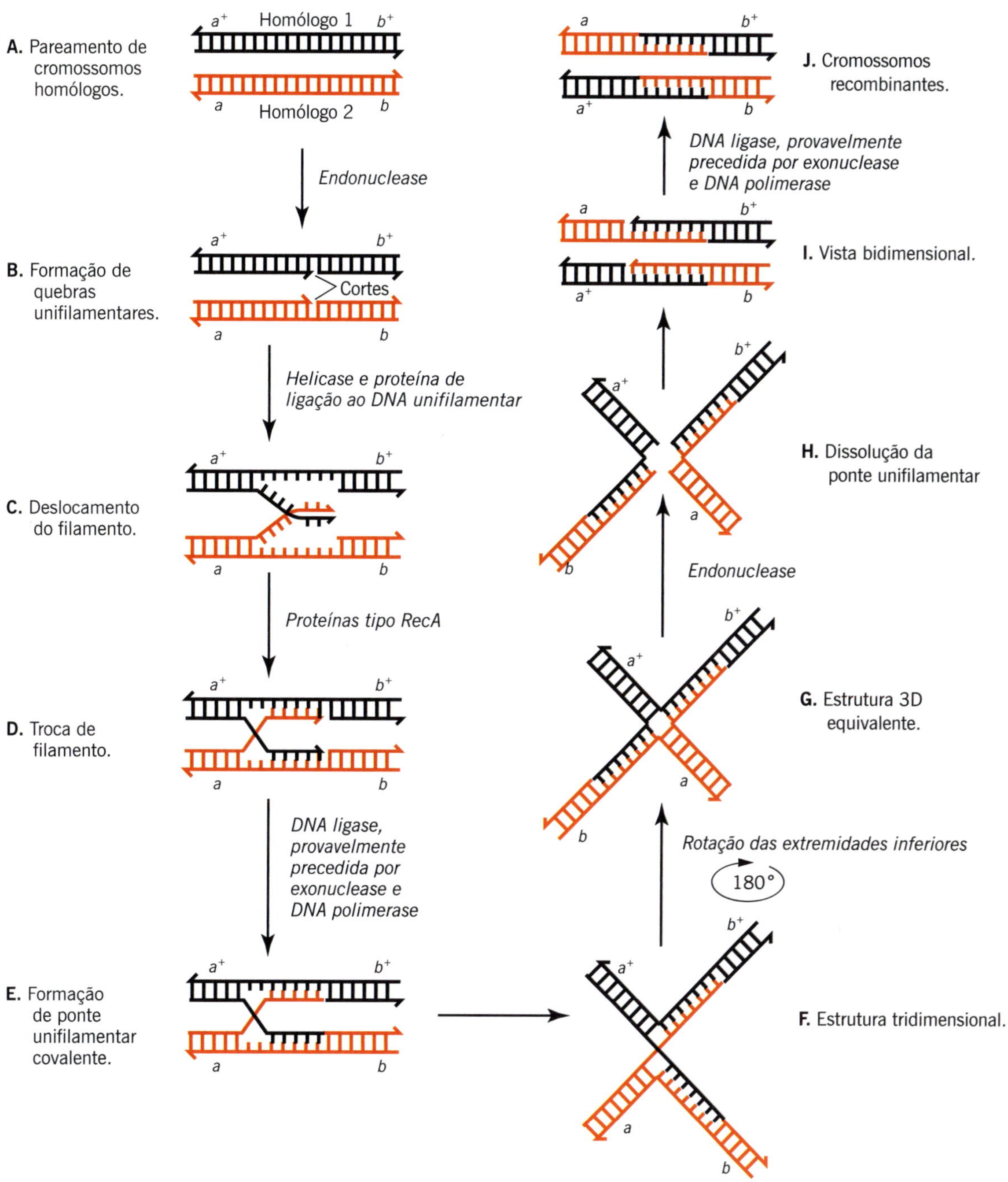

FIGURA 13.26 Mecanismo de recombinação entre moléculas de DNA homólogas. A via mostrada baseia-se no modelo originalmente proposto por Robin Holliday em 1964.

catalisada por enzima e reunião dos filamentos de DNA complementares para produzir duas moléculas de DNA recombinantes. Em *E. coli*, as estruturas chi podem ser desfeitas pelo produto do gene *recG* ou do gene *ruvC* (reparo de lesão induzida por *UV*). Cada gene codifica uma endonuclease que catalisa a clivagem de filamentos únicos nas junções chi (Figura 13.26).

Há muitos dados indicativos de que existe mais de um mecanismo de recombinação homóloga – provavelmente vários mecanismos diferentes. Em *S. cerevisiae*, as extremidades das moléculas de DNA produzidas por quebras bifilamentares são altamente recombinogênicas. Esse fato e outros dados sugerem que a recombinação em leveduras geralmente implica quebra bifilamentar em uma das hélices duplas parentais. Assim, em 1983, Jack Szostak, Franklin Stahl e colaboradores propuseram um *modelo de quebra bifilamentar* de *crossing over*. De acordo com seu modelo, na recombinação há uma quebra bifilamentar em uma das hélices duplas parentais, e não apenas quebras unifilamentares como no modelo de Holliday. As quebras iniciais alargam-se, e surgem lacunas nos dois filamentos. As duas terminações unifilamentares produzidas na lacuna bifilamentar da dupla-hélice quebrada invadem a dupla-hélice intacta e deslocam segmentos do filamento homólogo nessa região. As lacunas são preenchidas por síntese de reparo. Esse processo produz dois cromossomos

A microfotografia é cortesia de H. Potter, University of South Florida and D. Dressler, Harvard University.

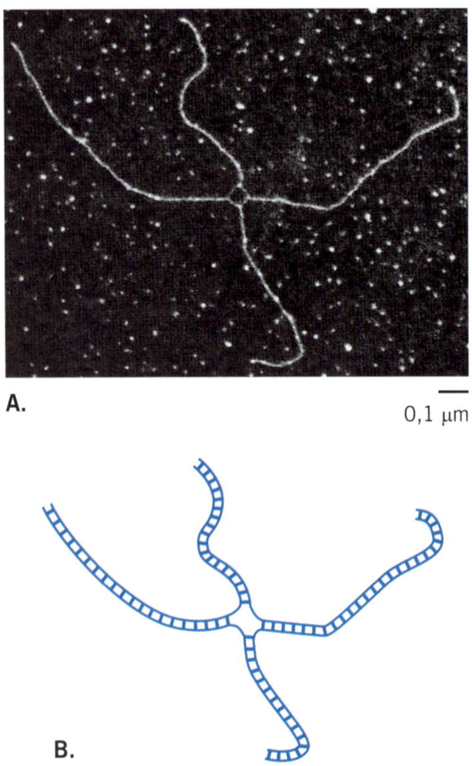

FIGURA 13.27 Micrografia eletrônica (A) e digrama (B) de uma forma chi. O exame ao microscópio eletrônico identificou duas moléculas de DNA durante o processo de recombinação genética. Esta micrografia eletrônica oferece evidências físicas diretas da existência do intermediário de recombinação de Holliday. Observe como essa molécula corresponde exatamente à estrutura teórica mostrada na ilustração (G) do modelo de recombinação de Holliday prototípico, apresentado na Figura 13.26.

homólogos unidos por duas pontes unifilamentares. As pontes são desfeitas por clivagem endonucleolítica, assim como no modelo de Holliday. Tanto o modelo bifilamentar quanto o modelo de Holliday explicam bem a produção de cromossomos recombinantes para marcadores genéticos que ladeiam a região de *crossing over*.

CONVERSÃO GÊNICA | SÍNTESE DE REPARO DO DNA ASSOCIADA À RECOMBINAÇÃO

Até esse momento, apresentamos apenas processos de recombinação explicáveis pela quebra de cromátides homólogas e a troca recíproca das partes. Contudo, a análise de tétrades de produtos meióticos de alguns fungos mostra que nem sempre a troca genética é recíproca. Por exemplo, quando se realizam cruzamentos entre duas mutações intimamente relacionadas no bolor *Neurospora* e se analisam ascos contendo recombinantes selvagem, muitas vezes esses ascos não contêm o recombinante mutante duplo recíproco.

Imagine um cruzamento em que há duas mutações intimamente relacionadas, m_1 e m_2. Em um cruzamento de $m_1\ m_2^+$ com $m_1\ m_2$, ascos do seguinte tipo foram observados (ascos de *Neurospora* contêm quatro pares de ascósporos. Os dois esporos em cada par têm o mesmo genótipo, pois são produto de uma divisão mitótica pós-meiótica):

Par de esporos 1: $m_1^+\ m_2$
Par de esporos 2: $m_1^+\ m_2^+$
Par de esporos 3: $m_1\ m_2^+$
Par de esporos 4: $m_1\ m_2^+$

Há esporos do tipo selvagem $m_1^+\ m_2^+$, mas não há esporos mutantes duplos $m_1\ m_2$ no asco. A recombinação recíproca produziria um cromossomo $m_1\ m_2$ sempre que fosse produzido um cromossomo $m_1^+\ m_2^+$. Nesse asco, a razão m_2^+:m_2 é de 3:1 em vez da razão esperada de 2:2. Um dos alelos m_2 parece ser sido "convertido" na forma alélica m_2^+. Assim, esse tipo de recombinação não recíproca é denominado **conversão gênica.** Poderíamos presumir que a conversão gênica é causada por mutação, exceto pelo fato de que ocorre com mais frequência que os eventos de mutação correspondentes, sempre produz o alelo presente no cromossomo homólogo, não um novo alelo, e em cerca de 50% dos casos está relacionada com a recombinação recíproca dos marcadores flanqueadores. A última observação é uma indicação veemente de que a conversão gênica resulta de eventos ocorridos durante o *crossing over*. Na verdade, agora se acredita que a conversão gênica seja consequência da síntese de reparo do DNA associada aos processos de quebra, excisão e reunião do *crossing over*.

O aspecto mais surpreendente da conversão gênica é que a razão inicial 1:1 de alelos não é mantida. Isso pode ser explicado com facilidade se segmentos curtos de DNA parental forem degradados e ressintetizados com filamentos-molde fornecidos pelo DNA que tem o outro alelo. Em virtude dos mecanismos de reparo por excisão comentados antes neste capítulo, o modelo de Holliday de *crossing over* explica a conversão gênica de marcadores genéticos localizados na vizinhança imediata do *crossing over*. Na Figura 13.26 D a I, há um segmento de DNA entre os *loci* a^+ e b^+ no qual há pareamento de bases dos filamentos complementares de DNA dos dois cromossomos homólogos. Se um terceiro par de alelos localizado nesse segmento fosse segregado no cruzamento, haveria erros de pareamento nas duas duplas-hélices. As moléculas de DNA contendo esses erros de pareamento, ou diferentes alelos nos dois filamentos complementares de uma dupla-hélice, são denominadas **heterodúplex.** Essas moléculas heterodúplex ocorrem como intermediários no processo de recombinação.

Se a Figura 13.26 E fosse modificada para incluir um terceiro par de alelos, e as outras duas cromátides fossem acrescentadas, a tétrade teria a seguinte composição (**Figura 13.28**):

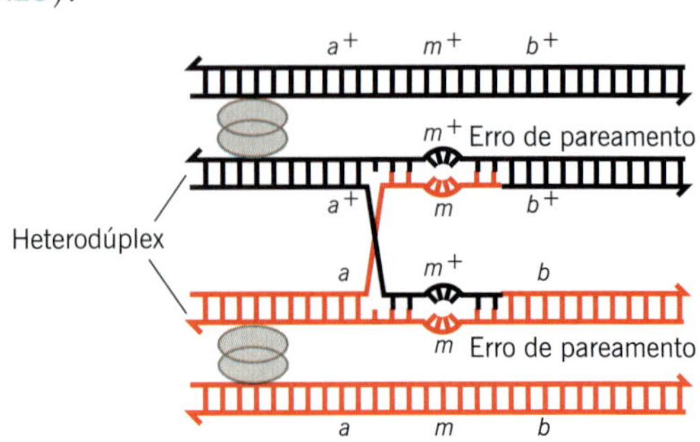

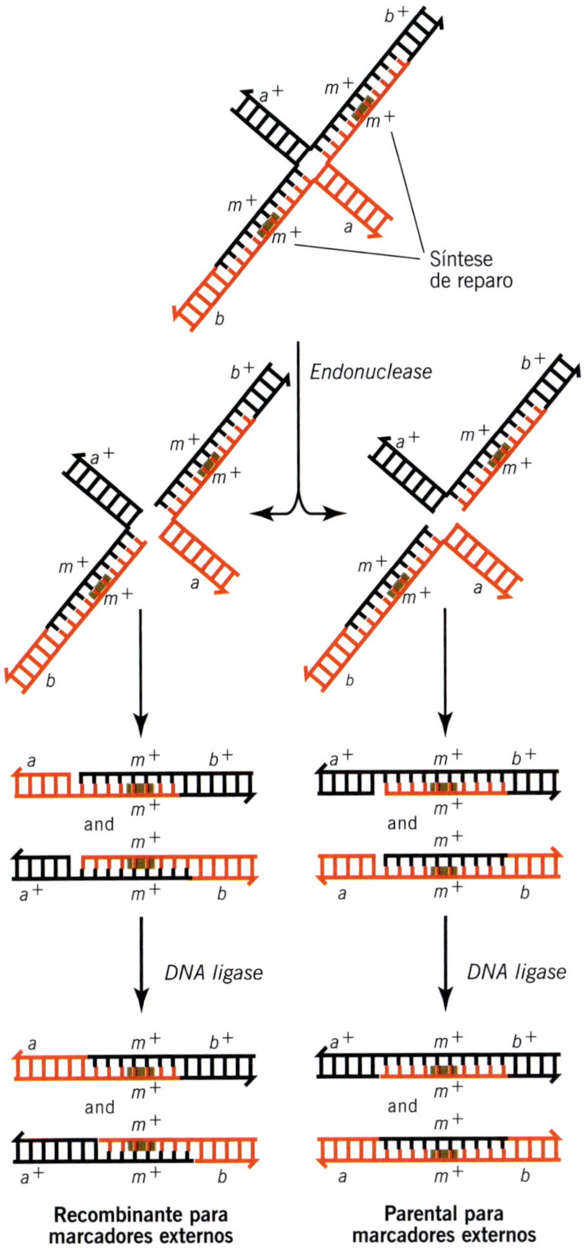

FIGURA 13.28 Formação de combinações recombinantes (*abaixo, à esquerda*) ou parentais (*abaixo, à direita*) de marcadores flanqueadores em associação com conversão genica. O intermediário de recombinação na parte superior equivale ao ilustrado na Figura 13.26 G, mas mostra as cromátides com reparo dos erros de pareamento da tétrade ilustrada no texto. Essa tétrade produz um asco com conversão gênica de 3 m^+ para 1 m. A clivagem da ponte unifilamentar no plano vertical (*esquerda*) produz o arranjo recombinante ($a^+ b$ e $a\ b^+$) de marcadores flanqueadores, enquanto a clivagem no plano horizontal produz o arranjo parental ($a^+\ b^+$ e $a\ b$) dos marcadores flanqueadores.

Se os erros de pareamento forem corrigidos por reparo por excisão de nucleotídio (Figura 13.24), no qual os filamentos m são excisados e ressintetizados com os filamentos m^+ complementares como moldes, surgirá a seguinte tétrade:

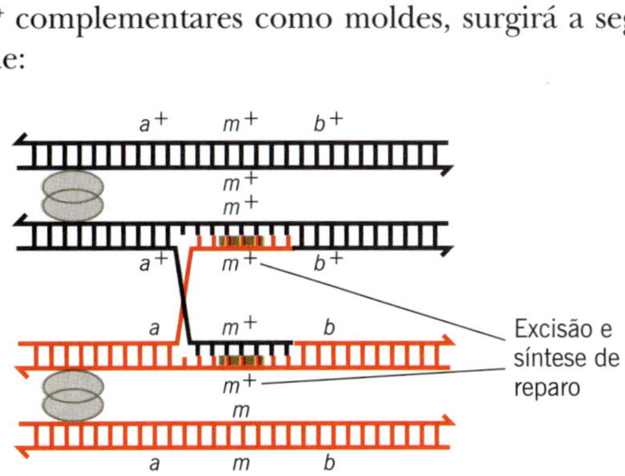

Em razão da replicação semiconservativa do DNA durante a divisão mitótica subsequente, essa tétrade produz um asco contendo seis ascósporos m^+ e dois ascósporos m, a razão de conversão gênica igual a 3:1.

Suponha que apenas um dos dois erros de pareamento descritos na tétrade seja reparado antes da divisão mitótica. Nesse caso, a replicação semiconservativa do heterodúplex remanescente produz um homodúplex m^+ e um homodúplex m, e o asco resultante contém uma razão de ascósporos igual a $5m^+{:}3m$. Essas razões de conversão gênica de 5:3 existem; elas resultam da segregação pós-meiótica (mitótica) de heterodúplex não reparados.

A conversão gênica é associada com recombinação recíproca de marcadores flanqueadores em aproximadamente 50% das vezes. Essa correlação é bem-explicada pelo modelo de Holliday de recombinação apresentado na Figura 13.26. Se as duas cromátides recombinantes da tétrade no diagrama anterior forem desenhadas em uma forma equivalente à mostrada na Figura 13.26 G, será fácil explicar a associação de conversão gênica e recombinação recíproca dos marcadores flanqueadores (Figura 13.28). A ponte unifilamentar que une as duas cromátides tem de ser desfeita por clivagem endonucleolítica para concluir o processo de recombinação. Essa clivagem pode ser horizontal ou vertical na forma chi desenhada na Figura 13.28. A clivagem vertical produz um asco que apresenta tanto conversão gênica quanto recombinação recíproca dos marcadores flanqueadores. A clivagem horizontal produz um asco que apresenta tanto conversão gênica quanto a combinação parental dos marcadores flanqueadores. Assim, se a clivagem ocorrer no plano vertical em metade dos casos e no plano horizontal na outra metade, a conversão gênica estará associada à recombinação recíproca de marcadores flanqueadores em 50% das vezes, como observado.

PONTOS ESSENCIAIS

- *No* crossing over *há quebra de moléculas homologas de DNA e reunião das partes em novas combinações*
- *No caso de marcadores genéticos intimamente associados, a recombinação não recíproca, ou conversão gênica, é frequente, produzindo razões 3:1 dos alelos de segregação*
- *A conversão gênica resulta da síntese de reparo do DNA que ocorre durante o processo de recombinação.*

Exercícios

Aplique a análise genética básica

1. Reflita sobre o valor da mutação na evolução. As espécies evoluiriam se não houvesse mutação?

Resposta: Não. A mutação é a primeira etapa essencial do processo evolutivo; é a verdadeira origem de toda nova variação genética. Os mecanismos de recombinação produzem novas combinações dessa variação genética, e a seleção natural (ou artificial) preserva as combinações que produzem organismos mais adaptados ao ambiente em que vivem. Sem mutação, não haveria evolução.

2. Imagine um segmento curto de um gene tipo selvagem com a seguinte sequência de pares de nucleotídios:

5′-ATG TCC GCA TGG GGA-3′
3′-TAC AGG CGT ACC CCT-5′

A transcrição desse segmento de gene produz a seguinte sequência nucleotídica do mRNA:

5′-AUG UCC GCA UGG GGA-3′

e a tradução desse mRNA produz a sequência de aminoácidos:

metionina-serina-alanina-triptofano-glicina

Caso haja substituição de um par de nucleotídios nesse gene, com troca de G:C na posição 7 por A:T, qual será o efeito dessa mutação no polipeptídio produzido por esse gene?

Resposta: O mRNA produzido pelo segmento do gene com a mutação será:

5′-AUG UCC ACA UGG GGA-3′

e especificará a sequência de aminoácidos:

metionina-serina-treonina-triptofano-glicina

Observe que o terceiro aminoácido do polipeptídio mutante é treonina, em vez de alanina existente no polipeptídio de tipo selvagem. Assim, essa substituição de um par de bases, como a maioria das substituições de pares de bases, resulta na substituição de apenas um aminoácido no polipeptídio codificado pelo gene.

3. Caso haja substituição de um par de nucleotídios no segmento de gene mostrado no Exercício 2, com troca de G:C na posição 12 por A:T, qual será o efeito dessa mutação no polipeptídio produzido por esse gene?

Resposta: A sequência de mRNA produzida será:

5′-AUG UCC GCA UGA GGA-3′

códon de término

na qual o quarto códon deixa de ser UGG, um códon de triptofano, e passa a ser UGA, um dos três códons de término da cadeia. Logo, haverá interrupção prematura do polipeptídio mutante nessa posição, com a produção de uma proteína truncada.

4. Caso haja inserção de um par de bases A:T entre os pares de nucleotídios 6 e 7 no segmento de gene mostrado no Exercício 2, qual será o efeito dessa modificação no polipeptídio especificado por esse gene?

Resposta: A sequência nucleotídica do mRNA especificada pelo segmento de gene mutante será:

5′-AUG UCC AGC AUG GGG A-3′

e o polipeptídio produzido a partir do mRNA alterado será:

metionina-serina-serina-metionina-glicina

sequência de aminoácidos alterada

A inserção de um par de bases altera a matriz de leitura do mRNA (trinucleotídios lidos como códons) distal ao local da mutação. Logo, todos os aminoácidos especificados por códons na região 3′ em relação ao local de inserção serão modificados, com a produção de uma proteína anormal (geralmente inativa). Em muitos casos, a inserção desloca um códon de término para a matriz de leitura apropriada para tradução, com produção de um polipeptídio truncado.

5. Se houver *crossing over* por quebra e reunião nas duas moléculas de DNA mostradas no diagrama adiante, nas quais a ponta de seta indica a extremidade 3′ de cada filamento, a frequência de produção dos dois recombinantes será igual?

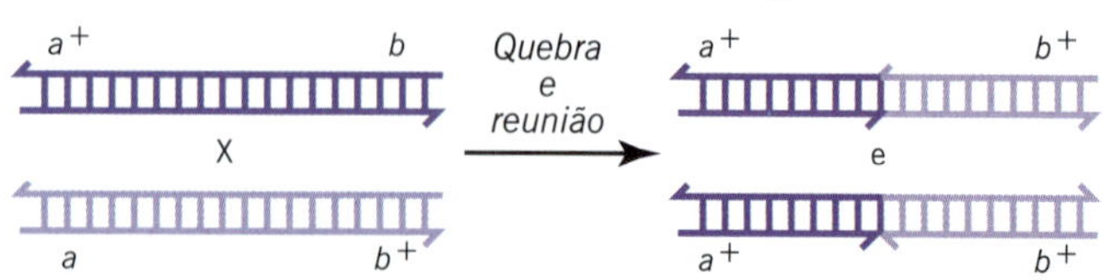

Resposta: Não. Durante a recombinação, só os filamentos de DNA com a mesma polaridade podem ser unidos. O segundo recombinante não será produzido.

Autoavaliação

Integre diferentes conceitos e técnicas

1. Charles Yanofsky isolou uma grande quantidade de mutantes auxotróficos de *E. coli* que só cresciam em meio contendo o aminoácido triptofano. Como seria possível identificar esses mutantes? Se a mutação induzida por ácido nitroso produzisse um auxotrófico específico para o triptofano, seria possível induzir a reversão ao prototrofismo por tratamento com 5-bromouracila (5-BU)?

Resposta: A cultura de bactérias mutagênicas tem de empregar meio contendo triptofano para que os mutantes desejados possam sobreviver e se reproduzir. Depois, é preciso fazer a diluição das bactérias, plaqueamento em meio de ágar contendo triptofano e incubar até que haja colônias visíveis. As colônias são então transferidas para placas sem triptofano por meio da técnica de plaqueamento em réplica. Os auxotróficos para o triptofano desejados crescerão nas placas com triptofano, mas não nas placas de réplica sem triptofano. Como o ácido nitroso e a 5-BU produzem mutações de transição nos dois sentidos, A:T ↔ G:C, a 5-BU deve induzir a retromutação de toda mutação induzida por ácido nitroso.

2. Suponha que você descobriu recentemente uma nova espécie de bactéria e nomeou-a *Escherichia mutaphilium*. Durante o último ano, você estudou o gene *mutA* e o polipeptídio especificado por ele, a enzima trinucleotídio mutagenase, nessa bactéria. Demonstrou-se que a *E. mutaphilium* usa o código genético universal e comporta-se como a *Escherichia coli* em todos os outros aspectos relevantes para a genética molecular.

O sexto aminoácido da terminação amino da trinucleotídio mutagenase selvagem é a histidina, e o gene *mutA* de tipo selvagem tem a sequência tripla de par de nucleotídios

3′-GTA-5′
5′-GTA-3′

na posição correspondente ao sexto aminoácido do produto gênico. Nessa trinca também foram caracterizados sete mutantes, isolados em separado, com substituições de apenas um par de nucleotídios. Além disso, todas as trinucleotídio mutagenases mutantes foram purificadas e sequenciadas. Todas as sete são diferentes: contêm, respectivamente, glutamina, tirosina, asparagina, ácido aspártico, arginina, prolina e leucina como o sexto aminoácido da terminação amino.

Os sete mutantes foram testados sistematicamente para verificar se eles conseguiam se recombinar. Recombinantes de tipo selvagem serão produzidos apenas se os dois mutantes testados influenciarem diferentes pares de bases no gene *mutA*. Os mutantes *mutA1*, *mutA2* e *mutA3* não se recombinam entre si, mas cada um deles se recombina com os outros quatro mutantes (*mutA4*, *mutA5*, *mutA6* e *mutA7*) para produzir recombinantes selvagens verdadeiros. Do mesmo modo, os mutantes *A4*, *A5* e *A6* não se recombinam entre si, mas cada um deles produz recombinantes selvagens verdadeiros nos cruzamentos com os outros quatro mutantes. Testes entre *mutA1* e *mutA7* produzem aproximadamente duas vezes mais recombinantes selvagens verdadeiros que cruzamentos entre *mutA6* e *mutA7*.

O tratamento com 5-bromouracila (5-BU) induz a retromutação dos mutantes *A1* e *A6* em tipos selvagens, o que não ocorre com os mutantes *A2*, *A3*, *A4*, *A5* e *A7*. Os mutantes *A2* e *A4* crescem lentamente em meio mínimo, ao passo que os mutantes *A3* e *A5* têm mutações nulas (que especificam produtos gênicos totalmente inativos) e são incapazes de crescer em meio mínimo. Essa diferença foi usada para discernir, pelas mutações, os genótipos *mutA3* e *mutA5* dos genótipos *mutA2* e *mutA4*. O tratamento com 5-bromouracila ou hidroxilamina pode induzir a transformação de mutantes *A3* e *A5* em *A2* e *A4*, respectivamente. No entanto, nenhum desses mutágenos induz a mutação de *A3* em *A4* nem de *A5* em *A2*.

Use as informações anteriores e a natureza do código genético (Tabela 12.1) para deduzir que alelo mutante especifica o polipeptídio mutante em cada uma das sete diferentes substituições de aminoácidos na 6ª posição da trinucleotídio mutagenase, e justifique suas deduções.

Resposta: As deduções a seguir são feitas a partir das informações apresentadas.

(a) O códon His de tipo selvagem tem de ser CAU com base na sequência de pares de nucleotídios do gene.

(b) Os códons para os sete aminoácidos encontrados na 6ª posição nos polipeptídios mutantes têm de estar associados a CAU pela troca de uma única base porque os mutantes foram todos derivados do tipo selvagem pela substituição de um único par de nucleotídios. Assim, a degeneração do código genético não influencia a dedução das atribuições específicas de códons.

(c) Tendo em vista a natureza do código genético – especificamente a degeneração na terceira (3′) posição em cada códon – existem três possíveis substituições de aminoácidos decorrentes de substituições de uma única base (causadas por substituições de um único par de bases no DNA) em cada uma das duas primeiras posições (a base 5′ e a base do meio), mas apenas uma possível troca de aminoácido causada pela troca de uma única base na posição 3 (a base 3′ no códon). Para simplificar a discussão, as posições dos três pares de nucleotídios no trinucleotídio em questão serão denominadas 1ª posição (correspondente à base 5′ no códon), 2ª posição (o par de nucleotídios no meio) e 3ª posição (correspondente à base 3′ no códon de mRNA).

(d) Já que *A1*, *A2* e *A3* não se recombinam, todos são produzidos obrigatoriamente por substituições de pares de bases na mesma posição no trinucleotídio, na 1ª ou 2ª posição. O mesmo acontece com *A4*, *A5* e *A6*. Como *A7* recombina-se com todos os outros seis alelos mutantes, é resultante da substituição de um único par de bases na 3ª posição que ocasiona a troca de um aminoácido.

(e) O único aminoácido com códons associados ao códon His CAU por substituição de uma base na 3ª posição é Gln (códons CAA e CAG). Assim, o sexto aminoácido do polipeptídio *mutA7* é obrigatoriamente glutamina.

(f) Como *mutA7* (substituição na terceira posição) produz aproximadamente duas vezes mais recombinantes de tipo selvagem em cruzamentos com *mutA1* que em cruzamentos com *mutA6*, a substituição de *A1* está na 1ª posição e a substituição de *mutA6* está na 2ª posição. Associado a (d), isso põe as substituições *A2* e *A3* na 1ª posição e as substituições *A4* e *A5* na 2ª posição.

(g) Como a 5-BU causa a reversão de *mutA1* e *mutA6* ao tipo selvagem, esses mutantes estão obrigatoriamente associados à trinca de pares de nucleotídios que codificam His por mutações de transição, ou seja,

$$(mutA1)\ \begin{matrix}ATA\\TAT\end{matrix} \xleftrightarrow{\text{5-BU}} \begin{matrix}GTA\\CAT\end{matrix} \xleftrightarrow{\text{5-BU}} \begin{matrix}GCA\\CGT\end{matrix}\ (mutA6)$$

(h) Como a hidroxilamina induz a mutação de *mutA3* e *mutA5* em *mutA2* e *mutA4*, respectivamente, *A3* está associado a *A2*, e *A5* a *A4*, especificamente por transições G:C → A:T – ou seja,

$$(mutA3)\ \begin{matrix}CTA\\GAT\end{matrix} \xrightarrow{\text{HA}} \begin{matrix}TTA\\AAT\end{matrix}\ (mutA2)$$

e

$$(mutA5)\ \begin{matrix}GGA\\CCT\end{matrix} \xrightarrow{\text{HA}} \begin{matrix}GAA\\CTT\end{matrix}\ (mutA4)$$

Juntas, essas deduções estabelecem a presença das seguintes relações entre os aminoácidos, códons e trincas de pares de nucleotídios na posição de interesse nos polipeptídios da trinucleotídio mutagenase, mRNA e genes nos sete diferentes mutantes:

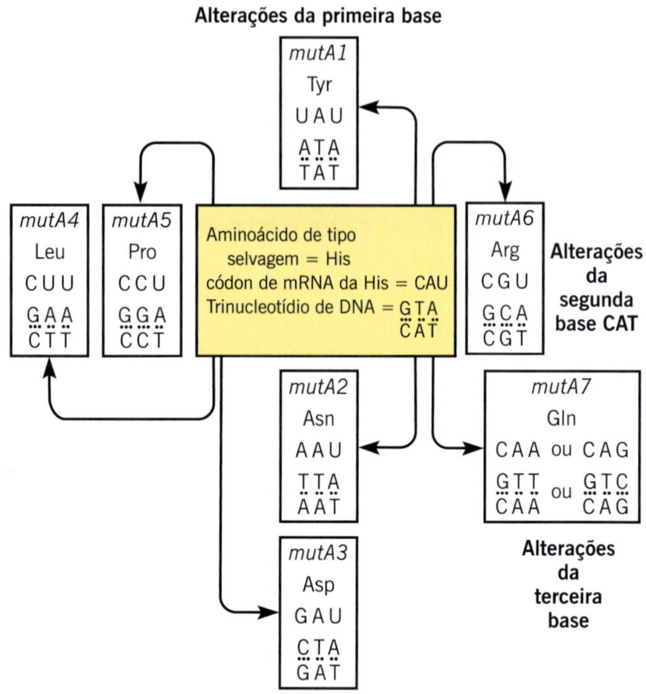

Avaliação adicional

Entenda melhor e desenvolva a capacidade analítica

13.1 Classifique as mutações pontuais a seguir representadas no DNA e no RNA como (1) transições, (2) transversões ou (3) mudanças da matriz de leitura. (a) A para G; (b) C para T; (c) C para G; (d) T para A; (e) UAU ACC UAU para UAU AAC CUA; (f) UUG CUA AUA para UUG CUG AUA.

13.2 De todas as mutações de sentido trocado possíveis em um segmento de DNA que codifica o aminoácido triptofano, qual é a razão entre transversões e transições se todas as substituições de um par de bases ocorrerem com igual frequência?

13.3 Espera-se a ocorrência tanto de mutações letais quanto de mutações visíveis em moscas-das-frutas irradiadas. Defina um método para detectar mutações (a) letais ligadas ao X e (b) visíveis ligadas ao X em *Drosophila* irradiadas.

13.4 H. J. Mulller usou a técnica *ClB* para identificar muitas mutações letais recessivas induzidas por radiação no cromossomo X de *Drosophila*, que atualmente sabe-se conter mais de 1.000 genes. Essas mutações poderiam ser propagadas em culturas de estoque mantendo-as em condição heterozigota com o cromossomo *ClB*. Seria esperado que todas essas mutações letais fossem alelos de um gene essencial ligado ao X, ou alelos de genes essenciais diferentes ligados ao X? Por que H. J. Muller não foi capaz de responder experimentalmente a essa questão?

13.5 Em geral, as taxas publicadas de mutação espontânea em seres humanos são maiores que as taxas em bactérias. Isso significa que a mutação de genes individuais em seres humanos é mais frequente que em bactérias? Explique.

13.6 Uma condição pré-cancerosa (polipose intestinal) em um determinado grupo familiar humano é determinada por um único gene dominante. Entre os descendentes de uma mulher que morreu com câncer do cólon, dez pessoas morreram com o mesmo tipo de câncer e seis têm polipose intestinal. Todas as outras ramificações dessa grande família foram examinadas meticulosamente sem que se encontrassem casos. Sugira uma explicação para a origem do gene defeituoso.

13.7 A distrofia muscular juvenil em seres humanos depende de um gene recessivo ligado ao X. Em um estudo intensivo, 33 casos foram encontrados em uma população de 800.000 pessoas. Os pesquisadores estavam convencidos de que haviam encontrado todos os casos avançados o suficiente para ser detectados por ocasião do estudo. Só os homens apresentavam sintomas da doença. A maioria dos pacientes morreu cedo, e nenhum deles viveu além de 21 anos. Em geral, apenas um caso foi detectado em uma família, mas em algumas famílias havia dois ou três casos. Sugira uma explicação para a ocorrência esporádica da doença e a tendência de persistência do gene na população.

13.8 Os produtos resultantes de mutações somáticas, como a laranja-de-umbigo e a maçã Delicious, tornaram-se comuns em plantações de frutas cítricas e maçãs. No entanto, as características decorrentes de mutações somáticas raramente são mantidas em animais. Por quê?

13.9 Caso exista um carneiro de pernas curtas em um rebanho, sugira experimentos para determinar se as pernas curtas são consequência de uma mutação ou um efeito ambiental. Se as pernas curtas forem causadas por uma mutação, como é possível verificar se a mutação é dominante ou recessiva?

13.10 De que maneira enzimas como a DNA polimerase poderiam participar do mecanismo de ação dos genes mutacionais e antimutacionais (genes mutantes que aumentam e diminuem, respectivamente, as taxas de mutação)?

13.11 Como a seleção natural poderia otimizar as taxas de mutação espontânea?

13.12 Um gene mutacional *Dt* em milho aumenta a taxa de mutação do gene para aleurona incolor (*a*) para o alelo dominante (*A*), que produz aleurona colorida. Quando se fizeram cruzamentos recíprocos (*i. e.*, planta-mãe *dt/dt, a/a* × *Dt/Dt, a/a* e planta-mãe *Dt/Dt, a/a* × *dt/dt, a/a*), o cruzamento com plantas-mães *Dt/Dt* produziu três vezes mais pontos por grão que o cruzamento recíproco. Explique esses resultados.

13.13 A deficiência $Df(1)w^{rJ1}$ remove 16 bandas contíguas de uma região próxima à extremidade esquerda do cromossomo X de *Drosophila*. Fêmeas homozigotas para essa deficiência morrem. Entretanto, fêmeas heterozigotas para a deficiência e com um cromossomo *ClB* são viáveis e férteis. Se tais fêmeas cruzarem com machos que carreiem cromossomos X e Y de tipo selvagem, a que tipos de prole darão origem, e em que proporções?

13.14 Em *Drosophila*, o cromossomo Y, $Y{\cdot}w^+$, tem um pequeno fragmento de cromossomo X translocado; esse fragmento contém os alelos de tipo selvagem de todos os genes faltantes em $Df(1)w^{rJ1}$, mencionada no Problema 13.13. Se machos carreiam $Y{\cdot}w^+$ e um cromossomo X de tipo selvagem é cruzado com fêmeas $Df(1)w^{rJ1}/ClB$, a que tipos de prole tal cruzamento dará origem, e em que proporções? Como sua resposta mudaria se o cromossomo X de tipo selvagem nos machos carreasse uma mutação recessiva letal induzida por radiação localizada na região que não existe em $Df(1)w^{rJ1}$? Como esses cromossomos não usuais poderiam ser utilizados na criação de um método que permitisse a você realizar testes de complementação entre duas mutações letais recessivas independentemente induzidas que se localizassem nessa região?

13.15 Se CTT é um trinucleotídio de DNA (filamento transcrito de DNA) que especifica o ácido glutâmico, que alterações da trinca de bases de DNA e mRNA seriam responsáveis pela valina e lisina na 6ª posição da cadeia de β-globina?

13.16 O genoma do bacteriófago T4 contém cerca de 50% de pares de bases A:T e 50% de pares de bases G:C. O análogo de base 2-aminopurina induz substituições de pares de bases A:T → G:C e G:C → A:T por modificações tautoméricas. A hidroxilamina é uma substância química mutagênica que reage especificamente com a citosina e induz apenas substituições G:C → A:T. Caso se produzisse uma grande quantidade de mutações independentes em bacteriófago T4 por tratamento com 2-aminopurina, que porcentagem dessas mutações deveria sofrer retromutação para o genótipo de tipo selvagem por tratamento com hidroxilamina?

13.17 Supondo que a cadeia β-globina e a cadeia α-globina tivessem um ancestral comum, que mecanismos poderiam explicar as diferenças que agora existem nessas duas cadeias? Que alterações nos códons de DNA e mRNA seriam responsáveis pelas diferenças que resultaram em aminoácidos diferentes nas posições correspondentes?

13.18 Em determinada cepa de bactérias, todas as células geralmente são destruídas quando há uma concentração específica de estreptomicina no meio. Existem mutações que conferem resistência à estreptomicina. Os mutantes resistentes à estreptomicina são de dois tipos: alguns conseguem viver com ou sem estreptomicina; outros só sobrevivem quando o meio contém esse fármaco. Dada uma cepa dessa espécie sensível à estreptomicina, descreva um procedimento experimental para o estabelecimento de linhagens resistentes à estreptomicina dos dois tipos.

13.19 Um estoque de mosca-das-frutas foi tratado com 1.000 roentgens (r) de raios X. O tratamento com raios X aumentou a taxa de mutação de um determinado gene em 2%. Que porcentagem de aumento da taxa de mutação desse gene seria esperada se o estoque de moscas fosse tratado com doses de 1.500 r, 2.000 r e 3.000 r de raios X?

13.20 Por que a frequência de quebra de cromossomos induzida por raios X varia com a dose total e não com a velocidade de administração?

13.21 O superaquecimento de um reator produz trítio radioativo (H^3), iodo radioativo (I^{131}) e xenônio radioativo (Xn^{133}). Por que devemos nos preocupar mais com o iodo radioativo do que com os outros dois isótopos radioativos?

13.22 Uma pessoa sofreu um acidente e recebeu 50 roentgens (r) de raios X de uma vez. Outra pessoa foi tratada 20 vezes com 5 r. Supondo-se que não haja efeito de intensidade, qual é o número proporcional de mutações esperado em cada uma?

13.23 Realizou-se um cruzamento de *Neurospora crassa* entre uma cepa de tipo de cruzamento *A* e genótipo x^+ m^+ *z* e uma cepa de tipo de cruzamento *a* e genótipo *x m* z^+. Os genes *x*, *m* e *z* estão intimamente associados e presentes na ordem *x-m-z* no cromossomo. Um asco produzido por esse cruzamento continha duas cópias ("gêmeos idênticos") de cada um dos quatro produtos da meiose. Se os genótipos dos quatro produtos da meiose mostraram que houve conversão gênica no *locus m* e recombinação recíproca nos *loci x* e *z*, quais poderiam ser os genótipos dos quatro produtos? Nos espaços entre parênteses a seguir, escreva os genótipos dos quatro produtos haploides da meiose em um asco com conversão gênica no *locus m* e recombinação recíproca dos marcadores flanqueadores (nos *loci x* e *z*).

Pares de esporos no asco

1 a 2	3 a 4	5 a 6	7 a 8
( )	( )	( )	( )

13.24 Como o ácido nitroso induz mutações? Que resultados específicos poderiam ser esperados no DNA e no mRNA depois do tratamento de vírus com ácido nitroso?

13.25 É mais provável que as alterações mutacionais induzidas por ácido nitroso sejam transições ou transversões?

13.26 Você está usando o teste de Ames para avaliar a possível mutagenicidade de três novos pesticidas. Duas linhagens *his* produzidas por mutação por mudança de matriz de leitura ou transição foram usadas e os resultados foram os seguintes (número de colônias revertentes):

	Controle de mutantes de transição (sem substância química)	**Mutante de transição + substância química**	**Mutante de transição + substância química + enzimas de fígado de rato**
Pesticida nº 1	21	180	19
Pesticida nº 2	18	19	17
Pesticida nº 3	25	265	270

	Controle de mutantes por mudança de matriz de leitura (sem substância química)	**Mutante por mudança de matriz de leitura + substância química**	**Mutante por mudança de matriz de leitura + substância química + enzimas de fígado de rato**
Pesticida nº 1	5	4	5
Pesticida nº 2	7	5	93
Pesticida nº 3	6	9	7

Os três pesticidas induzem algum tipo de mutação? Qual?

13.27 Qual é a diferença entre a ação e o efeito mutagênico da 5-bromouracila e do ácido nitroso?

13.28 Sydney Brenner e A. O. W. Stretton constataram que as mutações sem sentido não interrompiam a síntese de polipeptídios no gene *rII* do bacteriófago T4 quando estavam localizadas em um intervalo da sequência de DNA no qual havia ocorrido inserção de um único nucleotídio em uma extremidade e deleção de um único nucleotídio na outra. Qual é a explicação desse achado?

13.29 Seymour Benzer e Ernst Freese compararam mutantes espontâneos e induzidos por 5-bromouracila no gene *rII* do bacteriófago T4; o mutágeno aumentou a taxa de mutação ($rII^+ \rightarrow rII$) centenas de vezes acima da taxa de mutação espontânea. O tratamento com 5-bromouracila poderia induzir a reversão para o tipo selvagem de quase todos (98%) os mutantes induzidos por 5-bromouracila ($rII \rightarrow rII^+$), mas esse tratamento induziria a reversão ao tipo selvagem de apenas 14% dos mutantes espontâneos. Explique esse resultado.

13.30 Como as alterações do DNA induzidas por acridina levam à produção de proteínas inativas?

Use as distribuições de códons–aminoácidos conhecidas, apresentadas no Capítulo 12, para resolver os próximos problemas.

13.31 Mutações nos genes codificadores das subunidades α e β da hemoglobina causam doenças hematológicas como talassemias e anemia falciforme. Você conheceu uma família na China na qual algumas pessoas eram portadoras de uma nova forma genética de anemia. As sequências de DNA na extremidade 5′ do filamento não molde do DNA normal e mutante codificador da subunidade α da hemoglobina são:

Normal 5′-ACGTTATGCCGTACTGCCAGCTAACTGC-TAAAGAACAATTA.......-3′

Mutante 5′-ACGTTATGCCCGTACTGCCAGCTAACT-GCTAAAGAACAATTA.......-3′

(a) Qual é o tipo de mutação presente no gene da hemoglobina mutante?
(b) Quais são os códons na porção traduzida do mRNA transcrito dos genes normal e mutante?
(c) Quais são as sequências de aminoácidos dos polipeptídios normal e mutante?

13.32 O bacteriófago MS2 contém suas informações genéticas no RNA. Seu cromossomo é análogo a uma molécula poligênica de mRNA em organismos que armazenam suas informações genéticas no DNA. O minicromossomo de MS2 codifica quatro polipeptídios (*i. e.*, tem quatro genes). Um desses quatro genes codifica a proteína da cápsula de MS2, um polipeptídio com 129 aminoácidos de comprimento. Toda a sequência nucleotídica no RNA de MS2 é conhecida. O códon 112 do gene da proteína da cápsula é CUA, que especifica o aminoácido leucina. Se você fosse tratar uma população em replicação do bacteriófago MS2 com o mutágeno 5-bromouracila, que substituições de aminoácidos esperaria que fossem induzidas na posição 112 da proteína da cápsula de MS2 (*i. e.*, Leu → outro aminoácido)? (*Observação*: O RNA do bacteriófago MS2 replica-se usando um filamento complementar de RNA e pareamento de bases como o DNA.)

13.33 Espera-se que as frequências das diferentes substituições de aminoácidos induzidas por 5-bromouracila na posição 112 do polipeptídio da cápsula que você indicou no Problema 13.32 sejam iguais? Em caso afirmativo, por quê? Em caso negativo, por que não? Alguma delas ocorreria com maior frequência? Qual?

13.34 Essas mutações ocorreriam se uma suspensão não replicativa do fago MS2 fosse tratada com 5-bromouracila?

13.35 O ácido nitroso desamina a adenina, a citosina e a guanina (adenina → hipoxantina, que faz par com a citosina; citosina → uracila, que faz par com a adenina; e guanina → xantina, que faz par com a citosina). Você esperaria que o ácido nitroso induzisse alguma mutação cuja consequência seria a substituição de um resíduo de glicina por outro aminoácido em um polipeptídio de tipo selvagem (*i. e.*, glicina → outro aminoácido) se a mutagênese ocorresse em uma suspensão de bacteriófagos T4 maduros (não replicantes)? (*Observação*: após o tratamento mutagênico da suspensão de fagos, o ácido nitroso é retirado. Depois, permite-se a infecção de *E. coli* pelo fago tratado para a expressão de eventuais mutações induzidas.) Em caso afirmativo, por que mecanismo? Em caso negativo, por que não?

13.36 Tendo em mente a natureza conhecida do código genético, as informações sobre o fago MS2 apresentadas no Problema 13.32 e o que aprendeu sobre o ácido nitroso no Problema 13.35, você esperaria que o ácido nitroso induzisse alguma mutação que teria como consequência substituições de aminoácidos do tipo glicina → outro aminoácido se a mutagênese ocorresse em uma suspensão de bacteriófagos MS2 maduros (não replicantes)? Em caso afirmativo, por que mecanismo? Em caso negativo, por que não?

13.37 Você esperaria que o ácido nitroso induzisse maior frequência de substituições Tyr → Ser ou Tyr → Cys? Por quê?

13.38 Qual das substituições de aminoácidos a seguir você espera que seja induzida com maior frequência pela 5-bromouracila? (a) Met → Leu; (b) Met → Thr; (c) Lys → Thr; (d) Lys → Gln; (e) Pro → Arg; ou (f) Pro → Gln? Por quê?

13.39 A sequência de tipo selvagem de parte de uma proteína é

NH_2-Trp-Trp-Trp-Met-Arg-Glu-Trp-Thr-Met

Cada mutante na tabela a seguir difere do tipo selvagem por uma única mutação pontual. Usando essa informação, determine a sequência de mRNA que codifica o polipeptídio de tipo selvagem. Se houver mais de um nucleotídio possível, liste todas as possibilidades.

Mutante	Sequência de aminoácidos do polipeptídio
1	Trp-Trp-Trp-Met
2	Trp-Trp-Trp-Met-Arg-Asp-Trp-Thr-Met
3	Trp-Trp-Trp-Met-Arg-Lys-Trp-Thr-Met
4	Trp-Trp-Trp-Met-Arg-Glu-Trp-Met-Met

13.40 Corantes acridina como a proflavina sabidamente induzem acréscimos e deleções de um único par de bases. Suponha que a sequência nucleotídica de tipo selvagem no mRNA produzida a partir de um gene seja

5′-AUGCCCUUUGGGAAAGGGUUUCCCUAA-3′

Suponha também que uma mutação seja induzida nesse gene pela proflavina e, em seguida, um revertente dessa mutação seja induzido pela proflavina, decorrente da mutação supressora de um segundo local no mesmo gene. Se a sequência de aminoácidos do polipeptídio codificado por esse gene na linhagem revertente (mutante dupla) fosse

NH_2-Met-Pro-Phe-Gly-Glu-Arg-Phe-Pro-COOH

qual seria a sequência nucleotídica mais provável no mRNA desse gene no revertente (mutante duplo)?

13.41 Oito mutantes de *E. coli* isolados de modo independente, todos incapazes de crescer na ausência de histina (his⁻), foram examinados em todos os heterozigotos *cis* e *trans* possíveis (diploides parciais). Todos os heterozigotos *cis* conseguiram crescer na ausência de histidina. Os heterozigotos *trans* responderam de duas maneiras diferentes: alguns cresceram em ausência de triptofano e outros não. Os resultados experimentais, usando "+" para indicar crescimento e "0"para indicar que não houve crescimento, são apresentados na tabela adiante. Quantos genes são definidos por essas oito mutações? Que cepas mutantes têm mutações no(s) mesmo(s) gene(s)?

Crescimento de heterozigotos *trans* (sem histidina)

Mutante	*1*	*2*	*3*	*4*	*5*	*6*	*7*	*8*
8	0	0	0	0	0	0	1	0
7	+	+	+	+	+	+	0	
6	0	0	0	0	0	0		
5	0	0	0	0	0			
4	0	0	0	0				
3	0	0	0					
2	0	0						
1	0							

13.42 Suponha que os mutantes descritos no Problema 13.41 tenham produzido os resultados a seguir. Quantos genes eles teriam definido? Que mutações estariam no(s) mesmo(s) gene(s)?

Crescimento de heterozigotos *trans* (sem histidina)

Mutante	*1*	*2*	*3*	*4*	*5*	*6*	*7*	*8*
8	+	+	+	+	+	+	0	0
7	+	+	+	+	+	+	0	
6	+	+	+	+	0	0		
5	+	+	+	+	0			
4	+	+	0	0				
3	+	+	0					
2	0	0						
1	0							

13.43 Em *Drosophila*, *white* (branco), *white cherry* (branco-cereja) e *vermilion* (vermelhão) são mutações ligadas ao X que afetam a cor dos olhos. As três mutações são recessivas em relação ao alelo selvagem para olhos vermelhos. O cruzamento de uma fêmea de olhos brancos com um macho de olhos vermelhão produz machos de olhos brancos e fêmeas de olhos vermelhos (tipo selvagem). O cruzamento de uma fêmea de olhos brancos com um macho de olhos branco-cereja produz machos de olhos brancos e fêmeas de olhos cereja-claros. Esses resultados indicam ou não se alguma das três mutações que afetam a cor dos olhos está localizada no mesmo gene? Em caso afirmativo, quais?

13.44 Os mutantes *loz* (do inglês, *l*ethal *o*n *Z* [letal em Z]) do bacteriófago X são mutantes letais condicionais que se desenvolvem na cepa Y de *E. coli*, mas não na cepa Z. Os resultados apresentados na tabela a seguir foram obtidos na análise da complementação de sete mutantes *loz* por infecção da cepa Z de *E. coli* por cada par de mutantes possível. O sinal "+" indica a produção de fagos nas bactérias infectadas, e "0" indica ausência de produção de fagos. Também foram feitos todos os testes *cis* possíveis, e todos os heterozigotos *cis* produziram prole de fagos de tipo selvagem.

Mutante	*1*	*2*	*3*	*4*	*5*	*6*	*7*
7	+	+	0	+	0	0	0
6	+	+	+	+	+	0	
5	+	+	0	+	0		
4	0	0	+	0			
3	+	+	0				
2	0	0					
1	0						

(a) Proponha três explicações plausíveis para o comportamento de complementação aparentemente anômalo do mutante *loz* número 7. (b) Que experimentos genéticos simples podem ser usados para distinguir as três explicações possíveis? (c) Explique por que desfechos específicos dos experimentos propostos distinguirão as três explicações possíveis.

Genômica na Web em http://www.ncbi.nlm.nih.gov

A doença falciforme é causada pela substituição de um único par de bases no gene da β-globina humana. Essa mutação troca o ácido glutâmico, o sexto aminoácido no polipeptídio maduro, por valina (ver Figura 1.9). Por sua vez, essa substituição de um único aminoácido é responsável por todos os sinais/sintomas dessa doença dolorosa e, por fim, fatal.

1. Que outras mutações do gene da β-globina humana substituíram o ácido glutâmico na posição 6 por algum outro aminoácido? Como são chamadas essas variantes da hemoglobina? Existem variantes da β-globina com substituição de um aminoácido na posição 6 e substituição de mais um aminoácido em outra posição no polipeptídio?

2. A prolina é encontrada na posição 5 na β-globina humana normal. Que substituições de aminoácidos ocorreram nessa posição em β-globinas mutantes? E quanto ao ácido glutâmico presente na posição 7? Existem mutações que substituem esse aminoácido por outro?
3. Documentaram-se mutações em muitas das 146 trincas de pares de bases (especificadoras de códons de mRNA) no gene da β-globina humana. Quantas dessas trincas sofreram mutação para acarretar a substituição de um aminoácido no polipeptídio?
4. Que genes estão localizados perto do gene da β-globina no cromossomo humano *11*? Quais são as funções dos genes das globinas delta, gama A, gama G e épsilon? Seu arranjo no cromossomo tem algum significado?

Dica: No *site* do NCBI, clique em *Gene* e procure por *HBB*. Clique em *HBB* nos *links* adicionais e acesse *HBVar: A Database of Human Hemoglobin Variants and Thalassemias.* Clique em *Summaries of Mutation Categories*, e então nos resultados sobre o gene beta.

14

Técnicas de Genética Molecular

PANORAMA

- Técnicas básicas para identificação, amplificação e clonagem de genes
- Construção e rastreamento das bibliotecas de DNA
- Análise molecular de DNA, RNA e proteínas
- Análise molecular de genes e cromossomos

Tratamento do nanismo hipofisário com hormônio do crescimento humano

Kathy era uma criança típica em quase todos os aspectos, era alegre, ativa, travessa e inteligente. Na verdade, a única característica incomum era a sua baixa estatura. Ela nasceu com nanismo hipofisário, causado pela deficiência de hormônio do crescimento humano (hGH). Kathy parecia destinada a ter altura muito baixa por toda a sua vida. Então, aos dez anos, começou a ser tratada com hGH sintetizado em bactérias e cresceu 12,7 cm durante o primeiro ano de tratamento. O tratamento com hGH continuou durante o período de maturação e Kathy alcançou o limite inferior da distribuição normal da altura em adultos. Sem esse tratamento, sua altura final teria sido muito baixa.

O hGH responsável pela altura quase normal alcançada por Kathy foi um dos primeiros produtos da engenharia genética, o uso de genes projetados ou modificados para sintetizar os produtos desejados. A princípio, o hGH foi produzido em *E. coli* que tinham um gene modificado constituído da sequência codificadora de hGH fundida a elementos reguladores bacterianos sintéticos. Esse gene quimérico foi criado *in vitro* e introduzido em *E. coli* por transformação. Em 1985, o hGH produzido em *E. coli* foi aprovado para uso em seres humanos pela Food and Drug Administration, nos EUA. A insulina humana foi o primeiro produto de engenharia genética feito em *E. coli*, aprovado pela FDA em 1982.

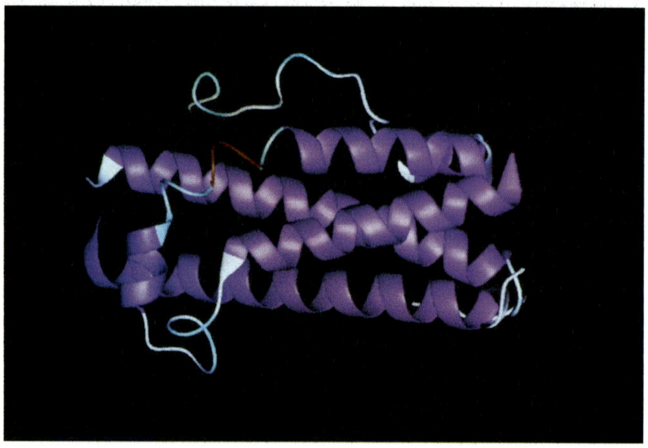

Modelo gerado por computador da estrutura do hormônio de crescimento humano.

Técnicas básicas para identificação, amplificação e clonagem de genes

Tecnologias de DNA recombinante e a reação da cadeia de polimerase tornaram possível a amplificação de sequências específicas de DNA.

Como os cientistas criam um gene para produzir hGH ou insulina humana em *E. coli*? Eles realizaram essa façanha combinando a sequência codificadora do gene do hormônio do crescimento humano ou da insulina humana a sequências de DNA bacteriano que garantem a expressão do gene em *E. coli*. Depois de montar o gene no tubo de ensaio, eles tiveram de introduzi-lo em bactérias vivas para que pudesse ser expresso. No passado, a síntese de proteínas humanas em células estranhas parecia ficção científica. Hoje a produção de proteínas humanas é rotineira em bactérias ou células eucarióticas em cultura. Nesta seção, nos concentraremos nas eficientes técnicas de genética molecular que possibilitam aos pesquisadores criar genes a partir de componentes derivados de diferentes espécies e expressar esses novos genes tanto em bactérias quanto em células eucarióticas.

CLONAGEM DE DNA | VISÃO GERAL

A criação e a expressão de um novo gene é uma tarefa desafiadora. Cada um dos componentes do gene precisa ser isolado e amplificado de modo a proporcionar material suficiente com que se trabalhar. Os componentes, então, precisam ser unidos precisamente, a fim de que seja elaborado o construto molecular desejado, o qual, por sua vez, precisa ser amplificado e, posteriormente, expresso em células vivas para gerar o produto final desejado – o hormônio de crescimento humano, por exemplo, utilizado no tratamento de crianças que não produzem esse polipeptídio naturalmente. A capacidade de amplificar sequências específicas de DNA (genes, elementos reguladores etc.) é crucial para o sucesso de tal projeto. Chamamos a amplificação de uma sequência específica de DNA de **clonagem de DNA**. O processo de clonagem replica o DNA diversas vezes para gerar um número enorme de cópias idênticas.

Os geneticistas moleculares empregam dois métodos diferentes para clonar uma sequência de DNA. Um modo é replicar a sequência em células vivas. Nessa abordagem, a sequência de DNA de interesse – por exemplo, um gene específico – é inserida em um plasmídio ou no cromossomo de um bacteriófago no tubo de ensaio e, depois, é introduzida em uma célula hospedeira apropriada, que a replica. Esse procedimento de clonagem envolve duas etapas distintas: (1) a incorporação do DNA de interesse em um plasmídio ou no cromossomo de um fago e (2) a amplificação da molécula resultante pela replicação em uma célula viva. A 1ª etapa é a união *in vitro* de duas ou mais moléculas diferentes de DNA para produzir uma **molécula de DNA recombinante**, por exemplo, um gene humano inserido em um plasmídio de *E. coli*. A 2ª etapa é o verdadeiro processo de clonagem, no qual a molécula de DNA recombinante é replicada *in vivo* a fim de produzir diversas cópias idênticas. O plasmídio ou o cromossomo do fago usado nesse procedimento de clonagem é chamado **vetor de clonagem**, uma vez que carreia a sequência de DNA inserida. Com frequência, o DNA inserido é chamado "DNA estrangeiro", porque não é naturalmente encontrado no vetor de clonagem.

O outro método para clonagem de uma sequência de DNA é a utilização de uma classe especial de DNA polimerases a fim de replicar a sequência *in vitro*. A cada ciclo de replicação, a quantidade de DNA dobra. Esse procedimento, chamado **reação da cadeia de polimerase (PCR)**, tornou-se uma ferramenta poderosa na clonagem de DNA. No entanto, só é possível usar a PCR quando se conhecem as sequências nucleotídicas que flanqueiam o gene ou a sequência de DNA de interesse. Nas seções seguintes, descreveremos mais completamente esses dois procedimentos de clonagem de sequências de DNA.

ENDONUCLEASES DE RESTRIÇÃO

A capacidade de criar DNA recombinante tornou-se possível por meio da descoberta de uma classe especial de enzimas chamadas **endonucleases de restrição** (do termo grego *éndon*, que significa "dentro"; endonucleases fazem cortes internos nas moléculas de DNA). Muitas endonucleases fazem cortes aleatórios no DNA, mas as endonucleases de restrição são sítio-específicas, e as enzimas de restrição do tipo II clivam as moléculas de DNA apenas em sequências nucleotídicas específicas conhecidas como **sítios de restrição**. Diferentes enzimas de restrição são produzidas por diferentes microrganismos e reconhecem diferentes sequências nucleotídicas no DNA (**Tabela 14.1**). O nome das enzimas de restrição é constituído da primeira letra do gênero e das duas primeiras letras da espécie que produz a enzima. Se uma enzima for produzida apenas por uma linhagem específica, acrescenta-se ao nome uma letra que designa a linhagem. A primeira enzima de restrição identificada em uma linhagem bacteriana é designada I, a segunda, II, e assim por diante. Assim, a endonuclease de restrição *Eco*RI é produzida pela linhagem *R*Y13 de *Escherichia coli*. Centenas de enzimas de restrição foram caracterizadas e purificadas; assim, existem endonucleases de restrição que clivam moléculas de DNA em muitas sequências de DNA diferentes.

As endonucleases de restrição foram descobertas em 1970 por Hamilton Smith e Daniel Nathans (ver Marcos da genética | Endonucleases de restrição, no material suplementar disponível *on-line*). Eles dividiram o Prêmio Nobel em Fisiologia ou Medicina de 1986 com Werner Arber, o responsável por uma pesquisa pioneira

Tabela 14.1

Sequências de reconhecimento e locais de clivagem de endonucleases de restrição representativas.

Enzima	Origem	Sequência de reconhecimento[a] e locais de clivagem[b]					Tipos de extremidades produzidas
*Eco*RI	Linhagem RY13 de *Escherichia coli*	5′-GAA TTC -3′ 3′-CTT AAG -5′	Restrição → Digestão	5′-G 3′-CTTAA-5′	+	5′-AATT C-3′ G-5′	5′ protuberante
*Hin*cII	Linhagem Rc de *Haemophilus influenzae*	5′-GTPy PuAC-3′ 3′-CAPu PyTG-5′	→	5′-GTPy-3′ 3′-CAPu-5′	+	5′-PuAC -3′ 3′-PyTG -5′	Cega
*Hin*dIII	Linhagem R_d de *Haemophilus influenzae*	5′-AAG CTT-3′ 3′-TTC GAA-5′	→	5′-A 3′-TTCCGA-5′	+	5′-AGCTT-3′ A-5′	5′ protuberante
*Hpa*II	*Haemophilus parainfluenzae*	5′-CC GG-3′ 3′-GG CC-5′	→	5′-C 3′-GGC-5′	+	5′-CGG-3′ C-5′	5′ protuberante
*Alu*I	*Arthrobacter luteus*	5′-AG CT-3′ 3′-TC GA-5′	→	5′-AG-3′ 3′-TC-5	+	5′-CT-3′ 3′-GA-5′	Cega
*Pst*I	*Providencia stuartii*	5′-CTG CAG-3′ 3′-GAC GTC-5′	→	5′-CTGCA-3′ 3′-G	+	G-3′ 3′-ACGT C-5′	3′ protuberante
*Cla*I	*Caryophanon latum*	5′-ATC GAT-3′ 3′-TAG CTA-5′	→	5′-AT 3′-TAGC-5′	+	5′-CGAT-3′ TA-5′	5′ protuberante
*Sac*I	*Streptomyces achromogenes*	5′-GAG CTC-3′ 3′-CTC GAG-5′	→	5′-GAGCT-3′ 3′-C	+	C-3′ 3′-TCGA G-5′	3′ protuberante
*Not*I	*Nocardia otitidis*	5′-GCGG CCGC-3′ 3′-CGCC GGCG-5′	→	5′-GC 3′-CGCCGG-5′	+	5′-GGCC GC-3′ CG-5′	5′ protuberante

[a]O eixo de simetria da díade em cada sequência de reconhecimento palindrômica é indicado pelo *ponto vermelho*; as sequências de DNA são iguais quando se lê em sentidos opostos a partir desse ponto e se trocam os filamentos superior e inferior para corrigir as polaridades opostas. Pu indica a existência de uma purina (adenina ou guanina) nessa posição, enquanto Py indica a existência de uma pirimidina (timina ou citosina).

[b]A posição de cada ligação clivada é indicada por uma *seta*. Observe que em algumas endonucleases de restrição os cortes são escalonados (em posições diferentes nos dois filamentos complementares).

que levou à descoberta das enzimas de restrição. A função biológica das endonucleases de restrição é proteger o material genético das bactérias contra a "invasão" por DNA estrangeiros, como as moléculas de DNA de outra espécie ou DNA viral. Por esse motivo, às vezes as endonucleases de restrição são chamadas de sistema imune dos procariotos.

Todos os locais de clivagem no DNA de um organismo têm de ser protegidos da clivagem pelas endonucleases de restrição do próprio organismo; caso contrário, o organismo cometeria suicídio por degradação do próprio DNA. Em muitos casos, essa proteção de locais de clivagem endógenos é efetuada por **metilação** de um ou mais nucleotídios em cada sequência nucleotídica reconhecida pela endonuclease de restrição do próprio organismo (**Figura 14.1**). A metilação é catalisada por metilases sítio-específicas produzidas pelo organismo e ocorre imediatamente após a replicação do DNA. Cada endonuclease de restrição cliva uma molécula de DNA estranha em um número fixo de fragmentos, que depende do número de locais de restrição na molécula de DNA específica. Para ver quantos desses **fragmentos de restrição** podem ser produzidos quando um genoma complexo é clivado, tente Resolva | Quantos fragmentos de restrição *Not*I existem no DNA de chimpanzé?

Uma característica interessante das endonucleases de restrição é que elas geralmente reconhecem sequências de DNA que são **palíndromos** – ou seja, sequências de pares de nucleotídios que podem ser lidas indiferentemente da esquerda para direita ou vice-versa a partir de um eixo central de simetria, como a frase sem sentido

← →
AND MADAM DNA

Além disso, uma característica útil de muitas nucleases de restrição é a capacidade de fazer cortes escalonados; ou seja, clivam os dois filamentos de uma dupla-hélice em diferentes pontos (Figura 14.1). (Outras endonucleases

Clivagem de DNA sequência-específica por *Eco*RI e proteção contra clivagem por metilação.

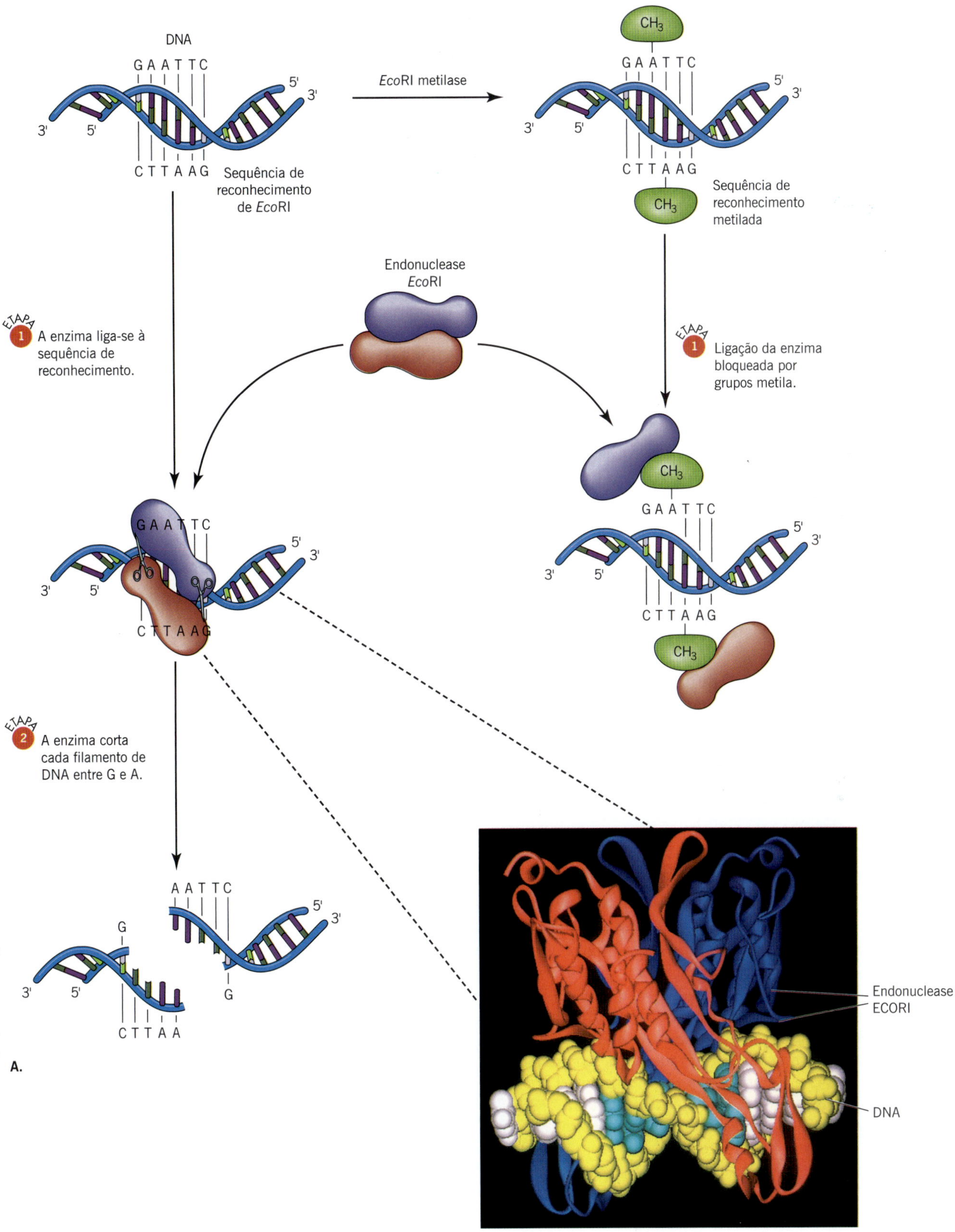

Baseada em uma estrutura de raio X por John Rosenberg, U. of Pittsburgh.

B. Estrutura de um complexo *Eco*RI-DNA de acordo com dados de difração por raios X.

FIGURA 14.1 O sistema de restrição–modificação *Eco*RI. A. Clivagem da sequência de reconhecimento de *Eco*RI pela endonuclease de restrição *Eco*RI e proteção da sequência de reconhecimento contra clivagem por metilação catalisada pela *Eco*RI metilase. B. Diagrama da estrutura do complexo *Eco*RI-DNA de acordo com dados de difração por raios X. As duas subunidades da *Eco*RI endonuclease são apresentadas em *vermelho* e *azul*.

de restrição cortam os dois filamentos no mesmo lugar e produzem fragmentos com extremidade cega.) Tendo em vista a natureza palindrômica dos locais de restrição, os cortes escalonados produzem segmentos de DNA com extremidades unifilamentares complementares. Por exemplo, a clivagem de uma molécula de DNA do seguinte tipo:

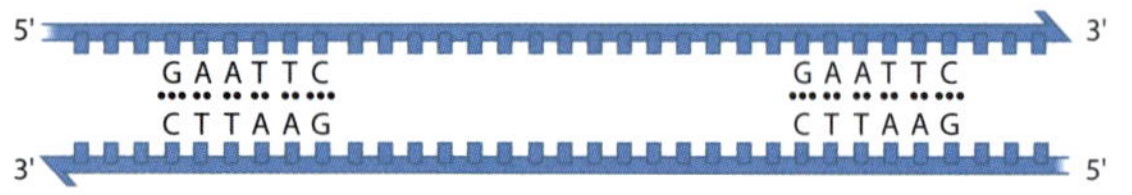

pela endonuclease de restrição *Eco*RI produz

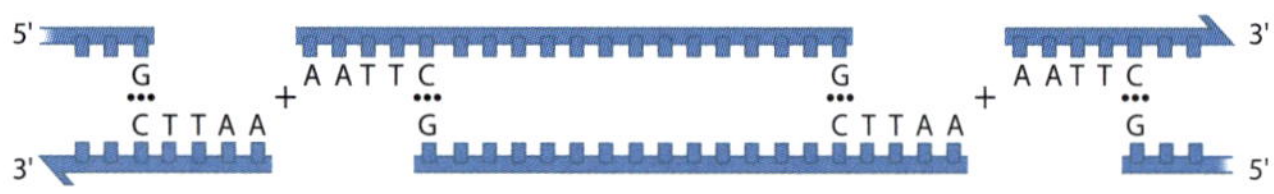

Como todos os fragmentos de DNA produzidos têm terminações unifilamentares complementares, eles se unem por pontes de hidrogênio e podem ser reunidos em condições apropriadas de renaturação pelo uso da enzima **DNA ligase** para reconstituir as ligações fosfodiéster faltantes em cada filamento (ver Capítulo 10). Assim, as moléculas de DNA podem ser cortadas em fragmentos, conhecidos como fragmentos de restrição, que podem ser reunidos pela DNA ligase, de modo quase arbitrário.

PRODUÇÃO IN VITRO DE MOLÉCULAS DE DNA RECOMBINANTES

A endonuclease de restrição catalisa a clivagem de uma sequência específica de pares de nucleotídios seja qual for a origem do DNA. Ela cliva DNA de fago, de *E. coli*, do milho, humano ou qualquer outro DNA, desde que ele contenha a sequência nucleotídica reconhecida por ela. Assim, a endonuclease de restrição *Eco*RI produz fragmentos com as mesmas extremidades unifilamentares complementares, 5'-AATT-3', seja qual for a origem do DNA, e dois fragmentos de *Eco*RI podem ser unidos por ligação covalente, qualquer que seja sua origem; ou seja, um fragmento *Eco*RI de DNA humano pode se unir a um fragmento de *Eco*RI do DNA de *E. coli* tão facilmente quanto podem se unir dois fragmentos de *Eco*RI do DNA de *E. coli* ou dois fragmentos de *Eco*RI de DNA humano. Uma molécula de DNA do tipo mostrado na **Figura 14.2**, contendo fragmentos de DNA de duas origens diferentes, é denominada molécula de DNA recombinante. A capacidade dos geneticistas de construir tais moléculas de DNA recombinante revolucionou a biologia molecular.

As primeiras moléculas de DNA recombinante foram produzidas no laboratório de Paul Berg, na Stanford University, em 1972. A equipe de pesquisa de Berg construiu moléculas de DNA recombinante que continham genes de fago lambda inseridos na pequena molécula de DNA circular do vírus símio 40 (SV40). Em 1980, Berg foi um dos laureados com o Prêmio Nobel de Química por esse feito. Pouco depois, Stanley Cohen e colegas, também em Stanford, inseriram um fragmento de restrição *Eco*RI de uma molécula de DNA no local de restrição específico de *Eco*RI, clivado, de um plasmídio autorreplicante. Quando esse plasmídio recombinante foi introduzido em *E. coli* por transformação, apresentou replicação autônoma, exatamente igual ao plasmídio original.

Resolva!

Quantos fragmentos de restrição NotI existem no DNA de chimpanzé?

O genoma do chimpanzé (*Pan troglodytes*) tem aproximadamente o mesmo tamanho do genoma humano (*Homo sapiens*), mas o número diploide de cromossomos em chimpanzés é 48, não 46 como nos seres humanos. A determinação do sexo em chimpanzés ocorre pelo mecanismo XX XY assim como nos seres humanos. Todos os chimpanzés têm 23 pares de autossomos; além disso, as fêmeas têm dois cromossomos X e os machos têm um cromossomo X e um cromossomo Y. O genoma nuclear haploide do chimpanzé contém 2.928.563.828 pares de nucleotídios. O genoma mitocondrial do chimpanzé é constituído por uma molécula circular de DNA com 16.600 pares de nucleotídios. Caso se suponha que G, C, A e T existam em quantidades iguais e distribuídas aleatoriamente no genoma nuclear e mitocondrial do chimpanzé, quantos fragmentos de restrição seriam produzidos por clivagem do DNA total de um chimpanzé-macho por *Not*I, endonuclease de restrição que cliva uma sequência específica com oito pares de nucleotídios?

▶ *Leia a resposta do problema no material suplementar* on-line

AMPLIFICAÇÃO DE MOLÉCULAS DE DNA RECOMBINANTES EM VETORES DE CLONAGEM

Para serem úteis, as moléculas de DNA recombinante precisam ser amplificadas por replicação em células vivas. Assim, a capacidade de replicar-se é uma característica essencial de todos os vetores de clonagem utilizados para criar moléculas recombinantes. A maioria dos vetores de clonagem usados habitualmente é derivada de cromossomos de plasmídios ou bacteriófagos.

O vetor de clonagem tem três componentes essenciais: (1) uma origem de replicação, (2) um gene marcador selecionável dominante, geralmente um gene que confere resistência a fármacos à célula hospedeira e (3) pelo menos um local de clivagem único para endonuclease de restrição – um local de clivagem encontrado só uma vez em uma região do vetor que não interfere nem na origem de replicação nem no gene marcador selecionável (**Figura 14.3**). Os vetores de clonagem modernos contêm um grupo de locais de restrição específicos denominados ***polylinker***, ou **sítio de clonagem múltipla** (Figura 14.3).

Muitos vetores de clonagem são versões modificadas de plasmídios, as moléculas de DNA circulares bifilamentares extracromossômicos presentes em bactérias (Capítulo 8). O tamanho dos plasmídios varia de aproximadamente 1 kb (1 quilobase = 1.000 pares de bases) a mais de 200 kb, e muitos têm replicação autônoma.

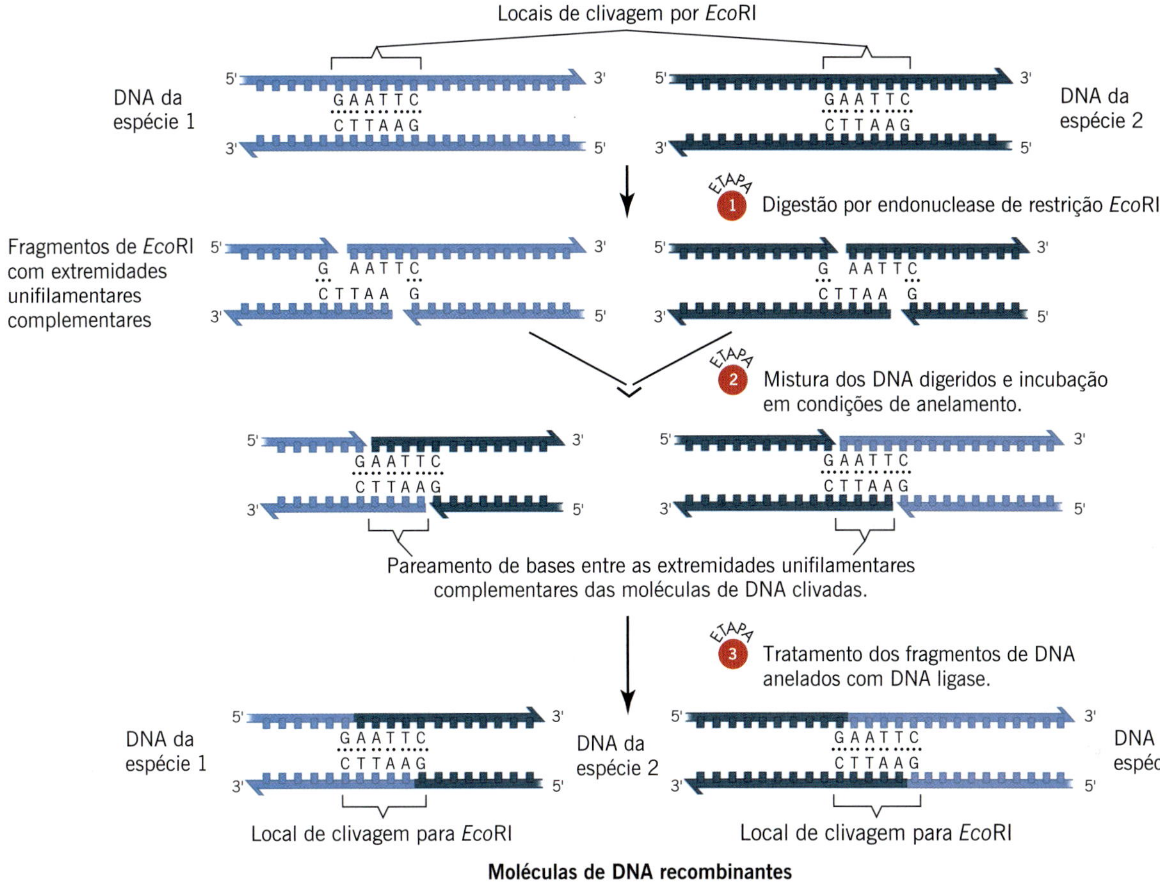

FIGURA 14.2 Construção de moléculas de DNA recombinantes *in vitro*. Moléculas de DNA isoladas de duas espécies diferentes são clivadas por uma enzima de restrição, misturadas em condições de anelamento e unidas por ligação covalente mediante tratamento com DNA ligase. As moléculas de DNA podem ser retiradas de qualquer espécie – animal, vegetal ou microbiana. A digestão do DNA pela enzima de restrição *Eco*RI produz as mesmas extremidades 5′-AATT-3′ unifilamentares complementares qualquer que seja a origem do DNA.

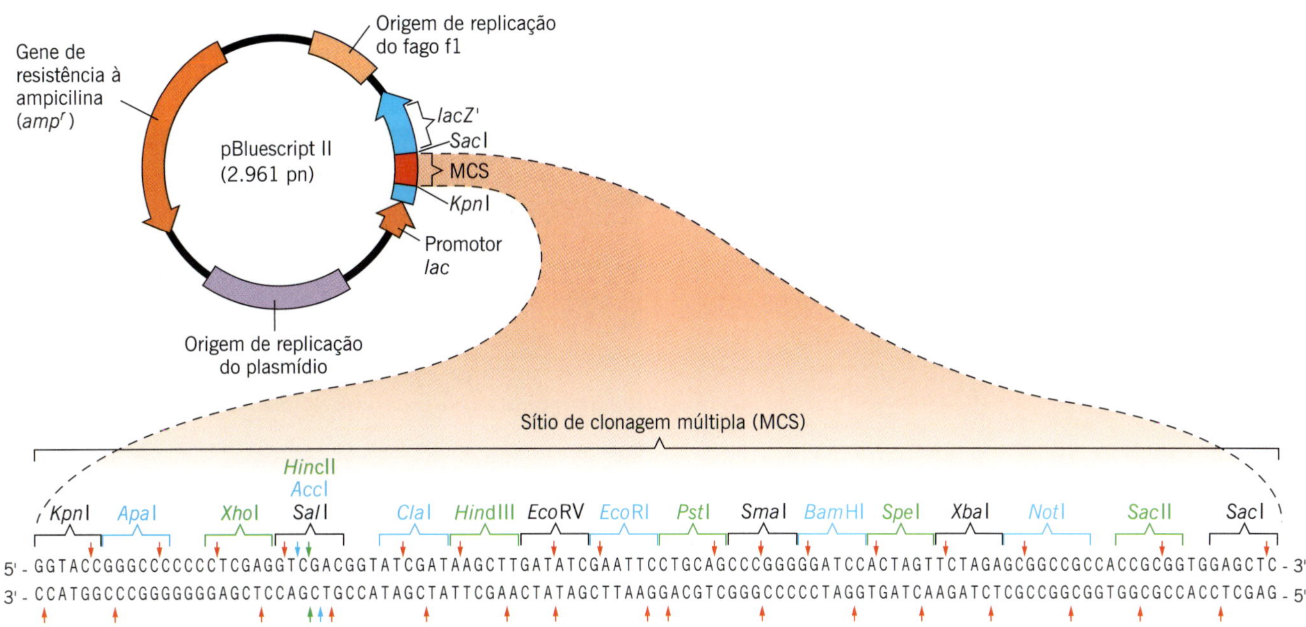

FIGURA 14.3 O vetor de clonagem plasmidial Bluescript II contém (1) uma origem de replicação do plasmídio que controla a síntese de DNA bifilamentar, (2) uma origem de replicação do fago f1 que controla a síntese de DNA unifilamentar, (3) um gene de resistência à ampicilina (*amp*ʳ) que atua como marcador selecionável dominante, (4) o promotor para os genes *lac* e o segmento proximal promotor (*Z*′) do gene *lacZ* de *E. coli*, e (5) um *polylinker* ou local de clonagem múltipla (MCS) que contém um aglomerado de locais de clivagem de restrição específica (são mostrados 18). O MCS está localizado no segmento do gene *lacZ*′; portanto, a inserção de DNA estrangeiro no MCS modifica a função de *LacZ*′. Os designadores e as chaves que mostram as localizações das sequências de reconhecimento para as enzimas de restrição estão acima da sequência de DNA do MCS. Os locais de clivagem são indicados por *setas vermelhas*, exceto *Acc*I e *Hinc*II, indicados por *setas azuis* e *verdes*, respectivamente.

Muitos plasmídios também têm genes de resistência a antibióticos, que são marcadores selecionáveis ideais.

Um fator limitante no uso de plasmídios como vetores é que eles só aceitam insertos relativamente pequenos de DNA estrangeiro – tamanho máximo de 10 a 15 kb. Portanto, os cientistas pesquisaram vetores que pudessem se replicar mesmo na presença de insertos muito grandes. Alguns desses vetores são listados na **Tabela 14.2**, com os tamanhos máximos de insertos que aceitariam. Os vetores de fago lambda foram muito usados durante vários anos; então se construíram vetores mais sofisticados pela combinação de componentes de vírus e plasmídios. Os **fagomídios** combinam componentes de *fago* como M13 e partes de plas*mídios*. Os **cosmídios** contêm as extremidades coesivas (locais *cos*) de lambda (ver Figura 10.8) em plasmídios. Os **cromossomos artificiais de levedura (YAC)** são minicromossomos lineares que contêm apenas as partes essenciais dos cromossomos de levedura – origem de replicação, centrômero e telômeros – com um marcador selecionável e um local de clonagem múltipla. Os **cromossomos artificiais bacterianos (BAC)** e os **cromossomos artificiais P1 (PAC)** combinam múltiplos locais de clonagem e genes marcadores selecionáveis com os componentes essenciais de fatores de fertilidade (F) *bac*terianos e cromossomos de fago *P*1, respectivamente. YAC, BAC e PAC aceitam insertos muito maiores de DNA estrangeiro que os vetores de clonagem plasmidiais e fagos lambda (Tabela 14.2).

O Bluescript (Figura 14.3) é um vetor fagomídio com um local de clonagem múltipla (MCS) que contém muitos locais de clivagem específicos para enzimas de restrição, duas origens de replicação distintas e um bom marcador selecionável – um gene que torna a bactéria hospedeira resistente à ampicilina. O MCS está localizado na porção 5′ da região codificadora do gene *lacZ* de *E. coli*, que codifica a β-galactosidase, a enzima catalisadora da primeira etapa do catabolismo da lactose (Capítulo 17). Quando o DNA estrangeiro é inserido em um dos locais de restrição no MCS, interfere na função do produto de *lacZ* codificado por plasmídio. Essa inativação do segmento aminoterminal da β-galactosidase constitui uma boa maneira de determinar se o plasmídio Bluescript em uma célula contém ou não um inserto de DNA estrangeiro.

A base dessa determinação envolve um teste visual simples para β-galactosidase nas células vivas. A β-galactosidase pode clivar o substrato 5-bromo-4-cloro-3-indolil-β-D-galactosídio (geralmente chamado X-gal) em galactose e 5-bromo-4-cloroindigo. O X-gal é incolor; o 5-bromo-4-cloroindigo é azul. Assim, células que contêm β-galactosidase ativa produzem colônias azuis em meio de ágar contendo X-gal, enquanto as células sem atividade de β-galactosidase produzem colônias brancas em placas de X-gal (**Figura 14.4**).

A base molecular da atividade de β-galactosidase que possibilita o teste indicador de cor para vetores Bluescript é um pouco mais complexa. O gene *lacZ* de *E. coli* tem 3 kb, e a inserção de todo o gene no plasmídio tornaria o vetor maior que o desejado. O vetor Bluescript contém apenas uma pequena parte do gene *lacZ*. Esse segmento do gene *lacZ′* codifica apenas a porção aminoterminal da β-galactosidase. No entanto, a presença de uma cópia ativa do segmento do gene *lacZ′* pode ser detectada por causa de um tipo específico de complementação. Quando há uma cópia ativa do segmento do gene *lacZ′* no plasmídio Bluescript em uma célula que contém determinado alelo mutante de *lacZ* no cromossomo ou em um plasmídio F′, as duas sequências defeituosas de *lacZ* produzem polipeptídios que juntos têm atividade de β-galactosidase. O alelo mutante, designado *lacZ* Δ*M15*, sintetiza uma proteína Lac que não tem os aminoácidos 11 a 14 da terminação amino. A ausência desses aminoácidos impede a interação de polipeptídios mutantes para produzir a forma tetramérica ativa da enzima.

A presença do fragmento aminoterminal (os primeiros 147 aminoácidos) do polipeptídio lacZ codificado pelo fragmento do gene *lacZ′* em plasmídios Bluescript facilita a formação do tetrâmero pelos polipeptídios com

Tabela 14.2

Vetores de clonagem selecionados e tamanhos máximos do inserto.

Vetor	Tamanho máximo do inserto
Plasmídios	15 kb
Fagomídios	15 kb
Fago lambda	23 kb
Cosmídios	44 kb
Cromossomos artificiais bacterianos (BAC)	300 kb
Cromossomos artificiais do fago P1 (PAC)	300 kb
Cromossomos artificiais de levedura (YAC)	600 kb

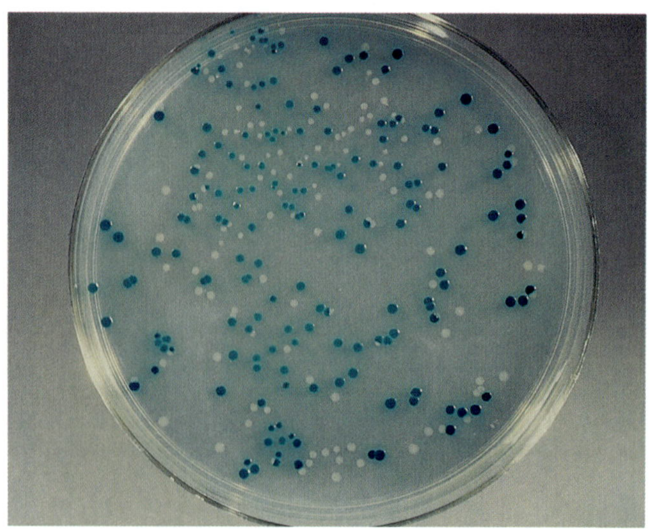

Cortesia de S. Kopczak e D. P. Snustad, University of Minnesota.

FIGURA 14.4 Fotografia que ilustra o uso de X-gal para identificar colônias de *E. coli* que apresentam (*azul*) ou não (*branco*) atividade de β-galactosidase. Nesse caso, as células das colônias brancas abrigam plasmídios Bluescript com fragmentos de DNA estrangeiros inseridos no local de clonagem múltipla, e as células das colônias azuis contêm plasmídios Bluescript sem inserto.

deleção Δ*M15*. Isso produz β-galactosidase ativa, que possibilita o uso do teste de cor X-gal sem inserir todo o gene *lacZ* no vetor pBluescript.

CLONAGEM DE GRANDES GENES E SEGMENTOS DE GENOMAS EM BAC, PAC E YAC

Alguns genes eucarióticos são muito grandes. Por exemplo, o gene para distrofina humana (uma proteína que liga os filamentos às membranas nas células musculares) tem mais de 2.000 kb de comprimento. A pesquisa sobre grandes genes e cromossomos é muito mais fácil quando se usam vetores que aceitam grandes insertos de DNA estrangeiro, a saber, BAC, PAC e YAC (Tabela 14.2). Esses vetores aceitam insertos de 300 a 600 kb. Os BAC e PAC são menos complexos e é mais fácil construí-los e trabalhar com eles que com YAC. Além disso, BAC e PAC replicam-se em *E. coli* como vetores plasmidiais. Assim, os vetores de BAC e PAC substituíram em grande medida os vetores de YAC nos estudos de grandes genes e genomas, como os de mamíferos e de angiospermas.

Construíram-se vetores de PAC que possibilitam seleção negativa contra vetores sem insertos de DNA estrangeiros. Esses vetores de PAC contêm o gene *sacB* de *Bacillus subtilis*. Esse gene codifica a enzima levana sacarase, catalisadora da transferência de grupos frutose para vários carboidratos. Essa enzima é letal para *E. coli* cultivadas em meio contendo 5% de sacarose. A inativação do gene *sacB* pela inserção de DNA estrangeiro em um local de restrição *Bam*HI no gene pode ser usada para selecionar vetores contendo insertos. As células que contêm vetores com insertos crescem em meio contendo 5% de sacarose; as células com vetores sem insertos não crescem nesse meio. Logo, células que contenham vetores com insertos no gene *sacB* – insertos que extinguem a atividade da levana sacarase – sobrevivem em meio com 5% de sacarose.

Os vetores PAC e BAC foram modificados para produzir **vetores *shuttle*** ou **de transferência** que se replicam tanto em *E. coli* quanto em células de mamíferos. A **Figura 14.5** mostra a estrutura desses vetores. Esse vetor bifuncional, pJCPAC-Mam1, contém o gene *sacB*, que torna possível a seleção positiva de células que contêm vetores com insertos, mais a origem de replicação (*oriP*) e o gene codificador do antígeno nuclear 1 do vírus Epstein-Barr, o que facilita a replicação do vetor em células de mamíferos. Além disso, o gene *pur*ʳ (resistência à puromicina) foi acrescentado de modo que as células de mamíferos que contêm o vetor possam ser selecionadas em meio contendo o antibiótico puromicina. Também foram construídos vetores *shuttle* semelhantes para BAC.

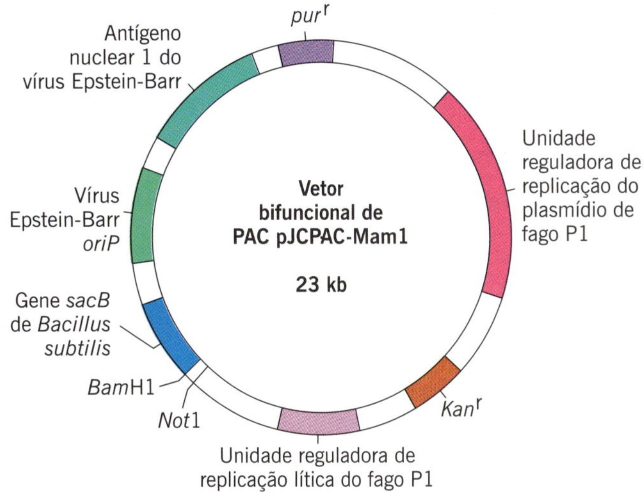

FIGURA 14.5 Estrutura do vetor *shuttle* ou de transferência de PAC pJCPAC-Mam1 de mamíferos. O vetor consegue replicar-se em *E. coli* ou em células de mamíferos. Pode replicar-se em *E. coli* com baixo número de cópias sob o controle da unidade de replicação do plasmídio de bacteriófago P1 ou ser amplificado pela indução da unidade de replicação lítica do fago P1 (sob controle do promotor induzível *lac*; ver o Capítulo 17). Consegue replicar-se em células de mamíferos usando a origem de replicação (*oriP*) e o antígeno nuclear 1 do vírus Epstein-Barr. Os genes *kan*ʳ e *pur*ʳ suprem marcadores selecionáveis dominantes para uso em *E. coli* e células de mamíferos, respectivamente. O gene *sacB* (derivado do *Bacillus subtilis*) é usado para seleção negativa contra vetores sem insertos de DNA (ver detalhes no texto). *Bam*HI e *Not*I são locais de clivagem para essas duas endonucleases de restrição.

AMPLIFICAÇÃO DAS SEQUÊNCIAS DE DNA PELA REAÇÃO DA CADEIA DE POLIMERASE (PCR)

Hoje temos as sequências nucleotídicas completas ou quase completas de muitos genomas, inclusive do genoma humano. A disponibilidade dessas sequências no GenBank e em outros bancos de dados possibilita que os pesquisadores isolem genes ou outras sequências de DNA de interesse sem usar vetores de clonagem ou células hospedeiras. A amplificação da sequência de DNA é realizada totalmente *in vitro*, e a sequência pode ser amplificada um milhão de vezes ou mais em apenas algumas horas. O uso desse procedimento requer apenas o conhecimento de sequências nucleotídicas curtas que flanqueiam a sequência de interesse. Essa amplificação *in vitro* de genes e outras sequências de DNA é efetuada pela **reação da cadeia de polimerase** (geralmente denominada **PCR**). Na PCR, oligonucleotídios sintéticos complementares a sequências conhecidas iniciam a amplificação enzimática da sequência de DNA entre elas. Esse procedimento para amplificação das sequências de DNA foi desenvolvido por Kary Mullis, que ganhou o Prêmio Nobel de Química em 1993 por esse trabalho.

A PCR tem três etapas, cada uma delas repetida muitas vezes (**Figura 14.6**). Na 1ª etapa, o DNA genômico que contém a sequência a ser amplificada é desnaturado por aquecimento à temperatura de 92°C a 95°C por cerca de 15 segundos. Na 2ª etapa, permite-se que o DNA desnaturado pareie com um excesso dos iniciadores oligonucleotídicos sintéticos mediante incubação de ambos a 50°C a 60°C por 30 a 60 segundos. Esse processo é chamado *anelamento* – termo emprestado da metalurgia, contexto no qual representa o fortalecimento de uma substância aquecida por meio de seu resfriamento. A temperatura ideal de anelamento depende da composição de bases

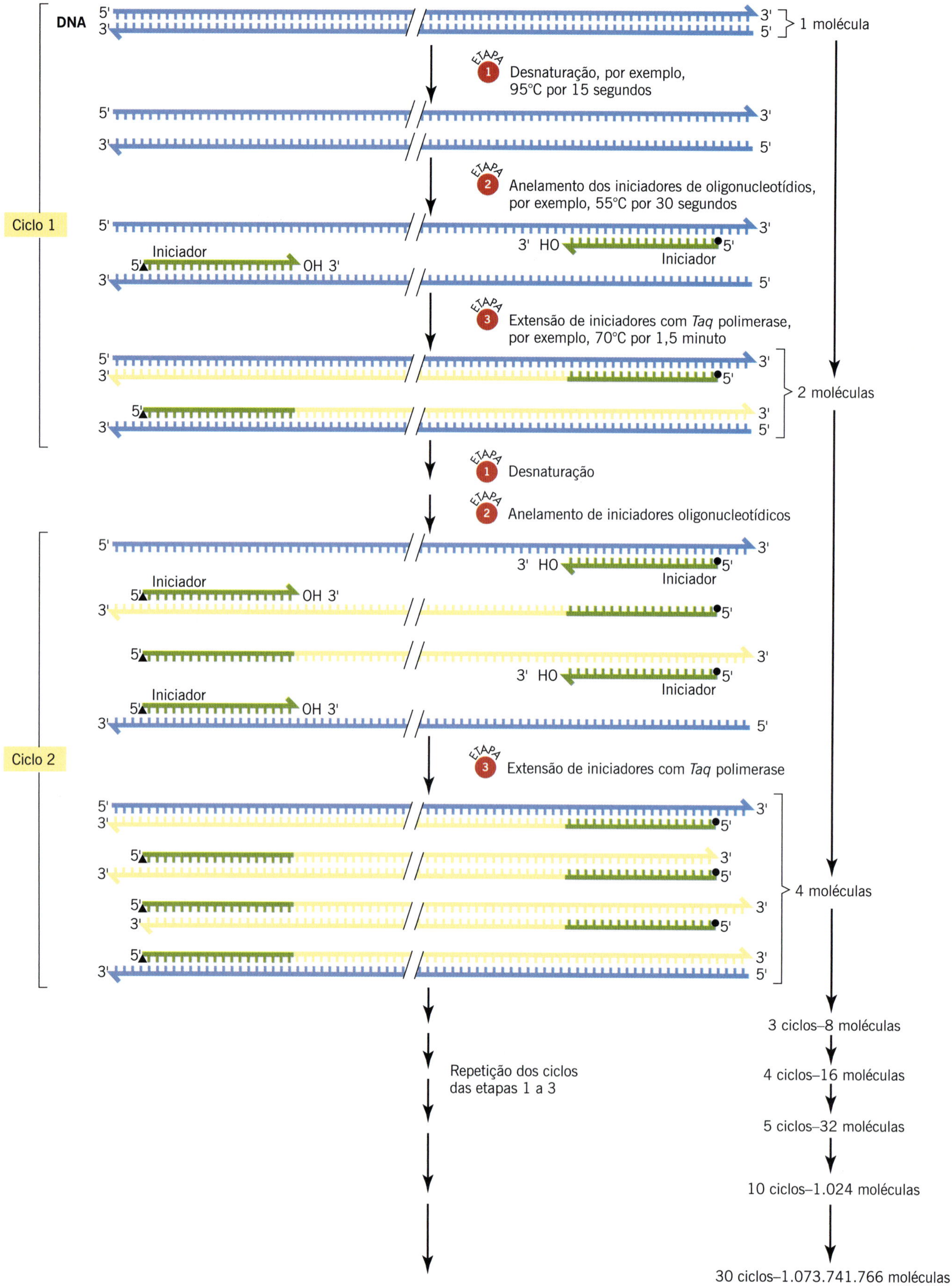

FIGURA 14.6 Uso da PCR para amplificar as moléculas de DNA *in vitro*. Cada ciclo de amplificação tem três etapas: (1) desnaturação do DNA genômico analisado, (2) anelamento do DNA desnaturado com iniciadores oligonucleotídicos sintetizados quimicamente com sequências complementares aos locais em lados opostos da região de DNA de interesse, e (3) replicação enzimática da região de interesse por *Taq* polimerase.

do iniciador. Na 3ª etapa, a DNA polimerase é usada para replicar o segmento de DNA entre os locais complementares aos iniciadores oligonucleotídicos. O iniciador oferece a 3'-OH livre necessária para extensão covalente, e o DNA genômico desnaturado desempenha a função de molde necessária (Capítulo 10). A polimerização geralmente é realizada de 70 a 72°C durante 1 a 3 minutos. Os produtos do primeiro ciclo de replicação são desnaturados, pareados com iniciadores oligonucleotídicos e replicados novamente com a DNA polimerase. O procedimento é repetido muitas vezes até que seja alcançado o nível desejado de amplificação. Observe que a *amplificação ocorre de maneira geométrica*. Uma dupla-hélice de DNA produz 2 duplas-hélices depois de um ciclo de replicação, 4 depois de dois ciclos, 8 depois de três ciclos, 16 depois de quatro ciclos, 1.024 depois de dez ciclos, e assim por diante. Depois de 30 ciclos de amplificação, haverá mais de um bilhão de cópias da sequência de DNA.

A princípio, a PCR usava como replicase a DNA polimerase I de *E. coli*. Como essa enzima é inativada pelo calor durante a etapa de desnaturação, era preciso acrescentar mais enzima na 3ª etapa de cada ciclo. A descoberta da DNA polimerase termoestável na bactéria termofílica *Thermus aquaticus*, um organismo que vive em fontes termais, significou um grande avanço na amplificação do DNA por PCR. Essa polimerase, conhecida como **Taq polimerase** (polimerase de *T. aquaticus*), conserva a atividade durante a etapa de desnaturação por calor. Desse modo, não é preciso acrescentar polimerase depois de cada ciclo de desnaturação. Em vez disso, pode-se acrescentar *Taq* polimerase e iniciadores oligonucleotídicos em excesso no início do processo de PCR, e os ciclos de amplificação podem ser realizados por alterações sequenciais da temperatura. Máquinas de PCR ou termocicladores modificam a temperatura automaticamente e comportam grande quantidade de amostras, o que torna relativamente simples a amplificação por PCR de sequências de DNA específicas.

Uma desvantagem da PCR é a introdução de erros nas cópias de DNA amplificadas em frequências baixas, mas significativas. Ao contrário da maioria das DNA polimerases, a *Taq* polimerase não tem atividade intrínseca de revisão 3' → 5' e, por isso, acarreta uma frequência maior que a normal de erros de replicação. Um nucleotídio errado incorporado no início do ciclo de PCR é amplificado como qualquer outro nucleotídio na sequência de DNA. Quando há necessidade de alta fidelidade, empregam-se PCR polimerases termoestáveis – como *Pfu* (de *Pyrococcus furiosus*) ou *Tli* (de *Thermococcus litoralis*) – dotadas de atividade de revisão 3' → 5'. Outra desvantagem da *Taq* polimerase é a ineficiência na amplificação de longos trechos de DNA – mais de alguns milhares de pares de nucleotídios. Quando é necessário amplificar longos segmentos de DNA, substitui-se a *Taq* polimerase por *Tfl* polimerase de *Thermus flavus*, que é mais processiva. A *Tfl* polimerase amplifica fragmentos de DNA com até 35 kb de comprimento aproximado. A PCR não amplifica com eficiência fragmentos maiores que 35 kb.

As tecnologias de PCR são "atalhos" para muitas aplicações que necessitam de grande quantidade de uma sequência de DNA específica. Esses procedimentos permitem que os cientistas obtenham dados estruturais definitivos sobre genes e sequências de DNA quando há pouco DNA. Uma aplicação importante é no diagnóstico de doenças humanas hereditárias, sobretudo em casos de diagnóstico pré-natal, nos quais o DNA fetal disponível é limitado. Uma segunda aplicação importante ocorre em casos forenses de identificação de pessoas pelo DNA isolado de amostras muito pequenas de tecido. Poucos critérios oferecem dados mais definitivos sobre a identidade que as sequências de DNA. Graças à amplificação por PCR, é possível identificar as sequências de DNA em diminutas quantidades de DNA isoladas de algumas gotas de sangue, sêmen ou até mesmo fios de cabelo humanos. Assim, a *PCR do perfil de DNA* (*análise da impressão digital do DNA*) tem papel importante nos casos jurídicos em que há dúvida sobre a identidade de uma pessoa. O Capítulo 16 apresenta algumas aplicações da PCR.

PONTOS ESSENCIAIS

- *A descoberta das endonucleases de restrição – enzimas que reconhecem e clivam o DNA em sequências específicas – possibilitou que os cientistas produzissem moléculas de DNA recombinantes* in vitro
- *Sequências de DNA podem ser inseridas em vetores de clonagem – pequenas moléculas de DNA que se autorreplicam – e amplificadas por replicação* in vivo *depois de introduzidas em células vivas pelo método de transformação*
- *A reação da cadeia de polimerase (PCR) pode ser usada para amplificar sequências específicas de DNA* in vitro.

Construção e rastreamento das bibliotecas de DNA

É possível criar bibliotecas de DNA e procurar genes e outras sequências de interesse.

O primeiro passo da clonagem de um gene de um organismo geralmente é a construção de uma **biblioteca de DNA genômico**, um conjunto de clones de DNA que contém todo o genoma. Às vezes, cromossomos de um organismo são isolados por um procedimento que classifica os cromossomos de acordo com o tamanho e o conteúdo de DNA. Então, o DNA dos cromossomos isolados é usado para criar bibliotecas de DNA para cromossomos específicos. A existência de bibliotecas de

DNA para cromossomos específicos facilita a pesquisa de um gene sabidamente localizado em determinado cromossomo, principalmente no caso de organismos como os seres humanos, com grandes genomas. Uma vez criadas, as bibliotecas são amplificadas por replicação e usadas para identificar genes ou sequências de DNA de interesse do pesquisador.

Um método alternativo à clonagem gênica restringe a pesquisa de um gene às sequências de DNA transcritas em cópias de mRNA. Os retrovírus de RNA (Capítulo 21, disponível *on-line*) codificam a transcriptase reversa, enzima catalisadora da síntese de moléculas de DNA complementares a moldes de RNA unifilamentares. Essas moléculas de DNA são denominadas **DNA complementares (cDNA)**. Podem ser convertidas em moléculas de cDNA bifilamentares por DNA polimerases (Capítulo 10), e o cDNA bifilamentar pode ser clonado em vetores plasmidiais. A partir do mRNA, os geneticistas são capazes de construir **bibliotecas de cDNA** que contêm apenas as regiões codificadoras dos genes expressos de um organismo.

CONSTRUÇÃO DE BIBLIOTECAS GENÔMICAS

As bibliotecas de DNA genômico geralmente são preparadas por isolamento de todo o DNA de um organismo, digestão do DNA por endonuclease de restrição e inserção dos fragmentos de restrição em vetor de clonagem apropriado. Se a enzima de restrição usada fizer cortes em bisel no DNA, com a criação de extremidades unifilamentares complementares, os fragmentos de restrição podem ser ligados diretamente dentro de moléculas de DNA de vetores cortadas pela mesma enzima (**Figura 14.7**). Quando se usa esse procedimento, é possível posteriormente excisar os insertos de DNA estrangeiros do DNA vetor por clivagem pela mesma endonuclease de restrição usada para preparar os fragmentos de DNA genômico para clonagem.

Depois da ligação dos fragmentos de DNA genômico ao DNA vetor, é preciso introduzir DNA recombinante nas células hospedeiras para amplificação por replicação *in vivo*. Essa etapa geralmente requer a transformação de

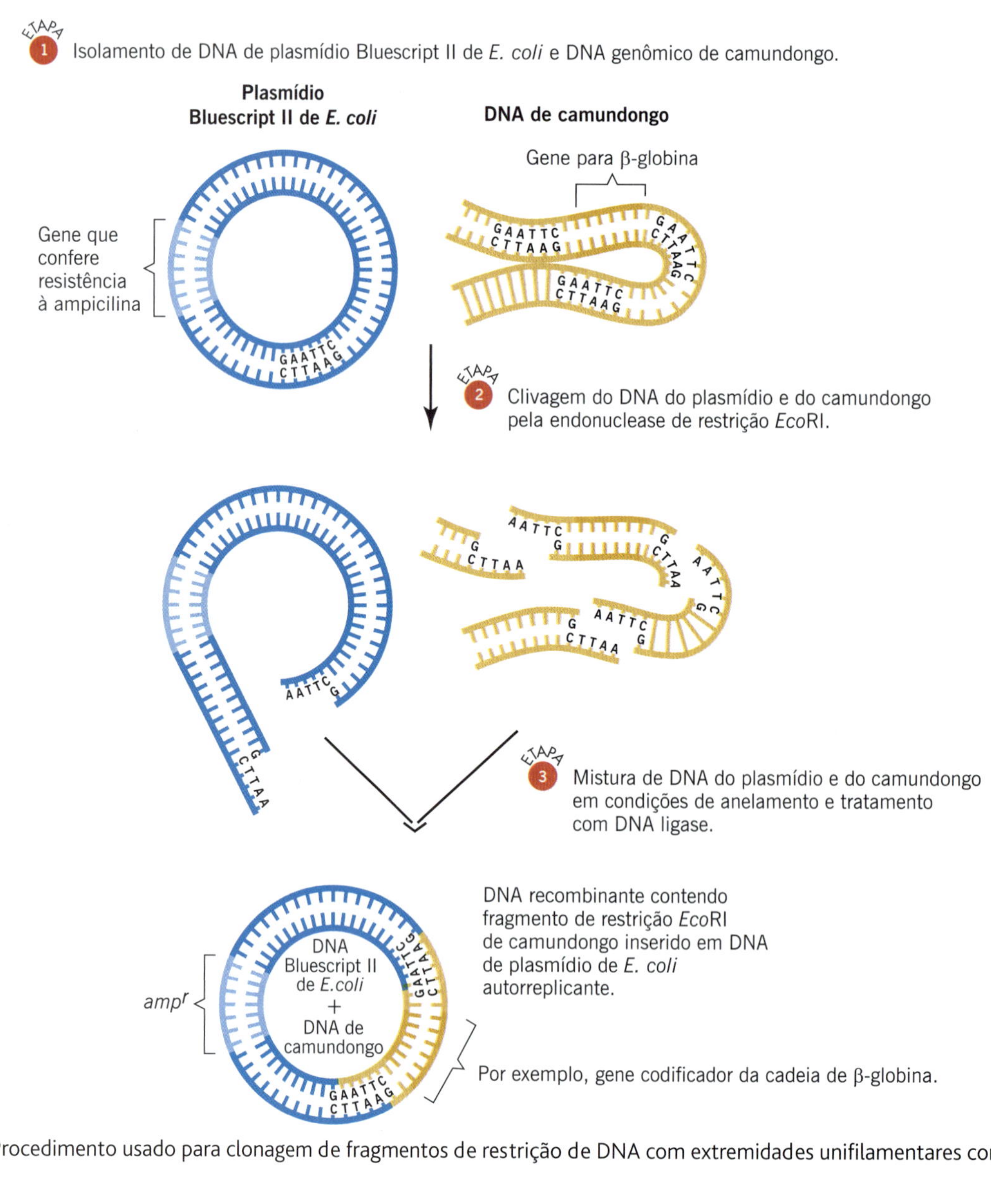

FIGURA 14.7 Procedimento usado para clonagem de fragmentos de restrição de DNA com extremidades unifilamentares complementares.

células receptoras sensíveis a antibióticos em condições em que há introdução de uma única molécula de DNA recombinante por célula (na maioria das células) (Capítulo 8). Quando se usa *E. coli*, é preciso primeiro tornar as bactérias permeáveis ao DNA por tratamento com substâncias químicas ou um breve pulso de eletricidade. Em seguida, selecionam-se as células transformadas por cultura em condições em que o gene marcador selecionável do vetor seja essencial para o crescimento.

Uma boa biblioteca de DNA genômico contém praticamente todas as sequências de DNA do genoma de interesse. No caso de grandes genomas, as bibliotecas completas contêm centenas de milhares de diferentes clones recombinantes.

CONSTRUÇÃO DE BIBLIOTECAS DE cDNA

A maioria das sequências de DNA existentes nos grandes genomas de animais e vegetais superiores não codifica proteínas. Assim, é mais fácil identificar as sequências de DNA expressas empregando bibliotecas de DNA complementar (cDNA). Como a maioria das moléculas de mRNA contém caudas poli(A) 3′, podem-se usar oligômeros poli(T) para iniciar a síntese de filamentos complementares de DNA por transcriptase reversa (**Figura 14.8**). Então, os dúplex de RNA–DNA são convertidos em moléculas de DNA bifilamentares pelas ações combinadas da ribonuclease H, DNA polimerase I e DNA ligase. A ribonuclease H degrada o filamento-molde de RNA, e os fragmentos de RNA curtos produzidos durante a degradação atuam como iniciadores para a síntese de DNA. A DNA polimerase I catalisa a síntese do segundo filamento de DNA e substitui iniciadores de RNA por filamentos de DNA, e a DNA ligase fecha as quebras unifilamentares remanescentes nas moléculas de DNA bifilamentares. Esses cDNA bifilamentares podem ser inseridos em vetores de clonagem plasmídios ou fago λ pelo acréscimo de caudas unifilamentares complementares ao cDNA e aos vetores.

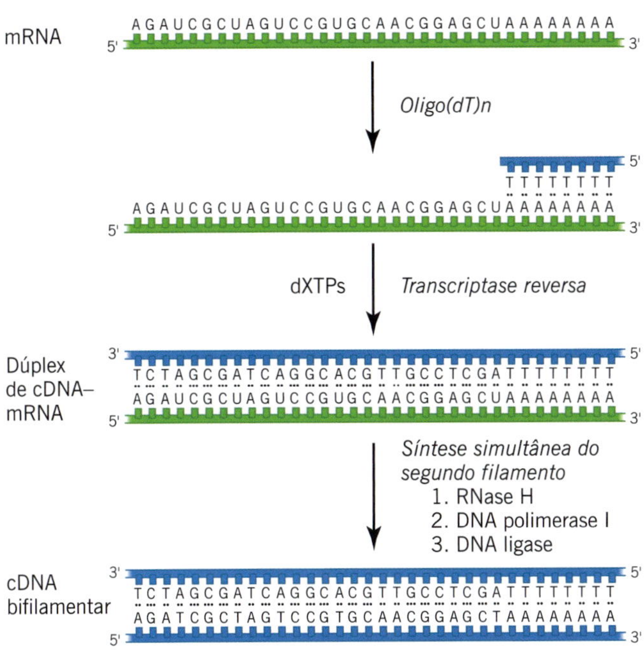

FIGURA 14.8 Síntese de cDNA bifilamentar a partir de moléculas de mRNA.

RASTREAMENTO DE BIBLIOTECAS DE DNA PARA IDENTIFICAR GENES DE INTERESSE

Os genomas de vegetais e animais superiores são muito grandes. Por exemplo, o genoma humano contém $3{,}2 \times 10^9$ pares de nucleotídios. Desse modo, a pesquisa de um gene específico ou de outra sequência de DNA de interesse em bibliotecas de DNA genômico ou de cDNA de eucariotos multicelulares requer a identificação de uma sequência de DNA em uma biblioteca que contém um milhão de sequências diferentes ou mais. O melhor método de rastreamento é a seleção genética: a pesquisa na biblioteca de uma sequência de DNA capaz de restaurar o fenótipo selvagem em um organismo mutante. Quando não é possível usar a seleção genética, é preciso empregar pesquisas moleculares mais trabalhosas. A pesquisa molecular geralmente requer o uso de sequências de DNA ou RNA como sondas de hibridização ou o uso de anticorpos para identificar produtos gênicos codificados por clones de cDNA.

Seleção genética

O método mais simples para identificar um clone de interesse é a **seleção genética**. Por exemplo, o gene de *Salmonella typhimurium* que confere resistência à penicilina pode ser clonado com facilidade. Constrói-se uma biblioteca genômica a partir do DNA de uma linhagem *pen*^{r} de *S. typhimurium*. *E. coli* sensíveis à penicilina são transformadas com os clones de DNA recombinantes na biblioteca e plaqueadas em meio contendo penicilina. Somente as células transformadas com o gene *pen*^{r} crescem na presença de penicilina.

Quando existem mutações do gene de interesse, a seleção genética pode ser baseada na capacidade do alelo selvagem de um gene restaurar o fenótipo normal em um organismo mutante. Embora esse tipo de seleção seja conhecido como **rastreamento por complementação**, na verdade depende da dominância de alelos selvagens sobre alelos mutantes que codificam produtos inativos. Por exemplo, os genes de *S. cerevisiae* que codificam enzimas responsáveis pela biossíntese de histidina foram clonados por transformação de *E. coli* auxotrófica para histidina com clones de cDNA de levedura, seguida por seleção das células transformadas que crescem em meio sem histidina. Na verdade, muitos genes de vegetais e animais foram identificados por sua capacidade de complementar mutações em *E. coli* ou leveduras.

O rastreamento por complementação tem limitações. Os genes eucarióticos contêm íntrons, que têm de ser excisados dos transcritos gênicos antes de sua tradução. Como as *E. coli* não têm o mecanismo necessário para excisar íntrons de genes eucarióticos, o rastreamento por complementação de clones eucarióticos em *E. coli* é restrito aos cDNA, dos quais as sequências de íntrons já foram excisadas. Além disso, o método de rastreamento por complementação depende da correta transcrição do gene clonado no novo hospedeiro. Os eucariotos têm sinais reguladores da expressão gênica que são diferentes dos existentes em procariotos; portanto, é mais provável que o método de complementação seja eficaz com genes procarióticos em organismos procarióticos e com genes eucarióticos em organismos eucarióticos. Por essa razão, os pesquisadores costumam usar *S. cerevisiae* para rastreamento de bibliotecas de DNA eucarióticas pelo método de complementação.

Hibridização molecular

As primeiras sequências de DNA eucariótico clonadas foram genes com alta expressão em células especializadas. Esses genes abrangiam os genes da a e β-globina de mamíferos e o gene da ovalbumina de galinha. As hemácias são altamente especializadas para a síntese e o armazenamento de hemoglobina. Mais de 90% das moléculas de proteína sintetizadas em hemácias durante seu período de atividade máxima de biossíntese são cadeias globinas. Do mesmo modo, a ovalbumina é um importante produto das células do oviduto de galinhas. Logo, os transcritos de RNA dos genes da globina e da ovalbumina podem ser isolados com facilidade em reticulócitos e células do oviduto, respectivamente. Esses transcritos de RNA podem ser usados para sintetizar cDNA radioativos que, por sua vez, podem ser usados para rastreamento de bibliotecas de DNA genômico por **hibridização de colônia** ou **placa *in situ*** (**Figura 14.9**). A hibridização de colônia é usada com bibliotecas construídas em vetores plasmídios e cosmídios; a hibridização

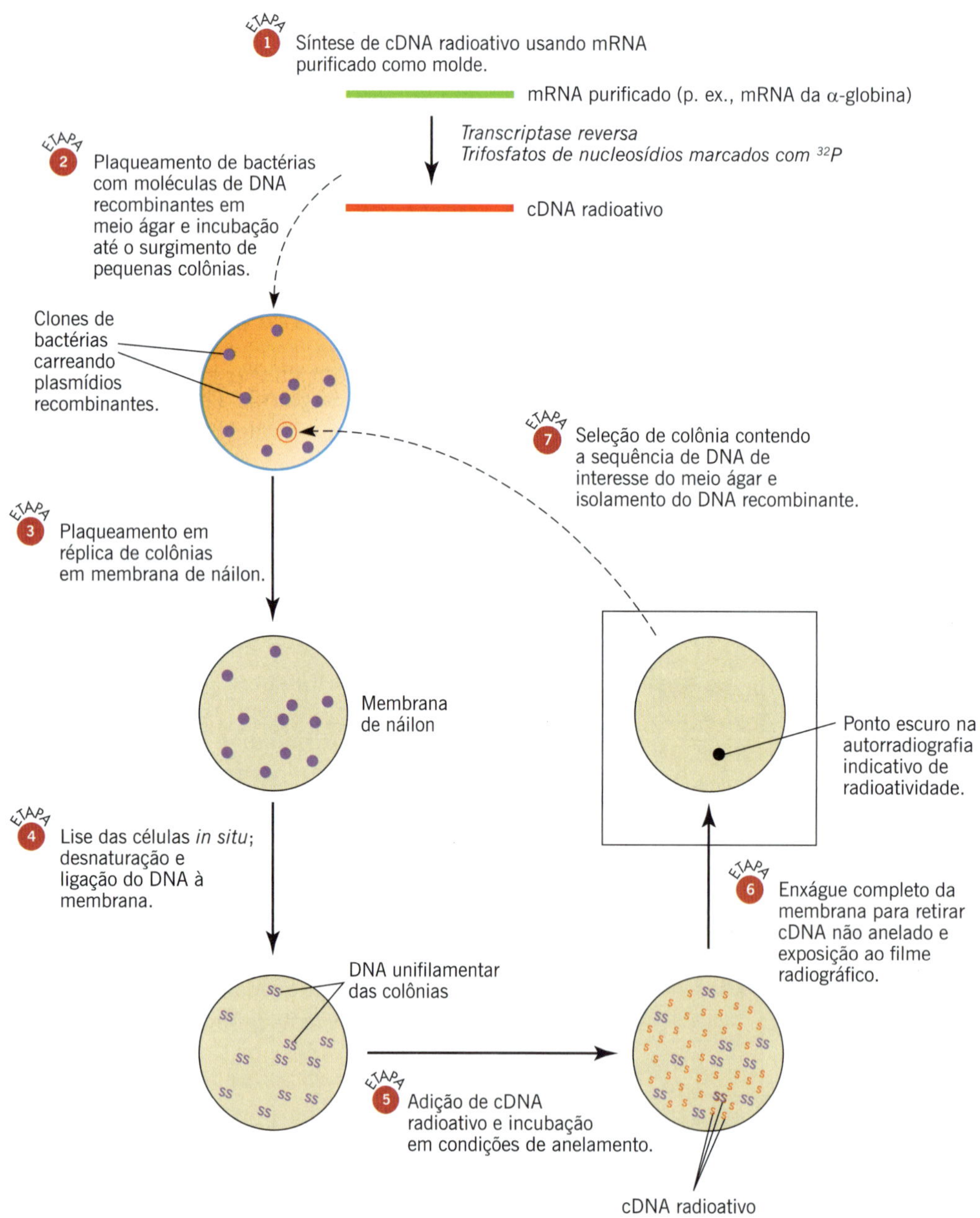

FIGURA 14.9 Rastreamento de bibliotecas de DNA por hibridização de colônia. Emprega-se cDNA radioativo como sonda de hibridização. Ver detalhes no texto.

em placa é usada com bibliotecas em vetores fago lambda. Concentremo-nos na hibridização de colônia *in situ*, mas os dois métodos são praticamente idênticos.

O método de rastreamento por hibridização de colônia requer transferência das colônias formadas por células transformadas para membranas de náilon, hibridização com sonda de DNA ou RNA marcada radioativamente e autorradiografia (Figura 14.9). O DNA ou RNA marcado é empregado como uma sonda para hibridização com DNA desnaturado de colônias que cresceram nas membranas de náilon. O DNA das células lisadas liga-se às membranas antes da hibridização, de modo que não se desprende durante as etapas subsequentes do procedimento. Depois de se aguardar a hibridização entre filamentos complementares de DNA, as membranas são lavadas com soluções salinas tamponadas para remover o cDNA não hibridizado e, depois, expostas a filme radiográfico para detectar a presença de radioatividade na membrana. Apenas as colônias que contêm sequências de DNA complementares ao cDNA radioativo produzem pontos radioativos nas autorradiografias (Figura 14.9). As localizações dos pontos radioativos são usadas para identificar colônias que contêm a sequência desejada nas placas replicadas originais. Essas colônias são usadas para purificar clones de DNA que abrigam o gene ou a sequência de DNA de interesse. Teste sua compreensão acerca dos métodos usados para preparar e sondar bibliotecas genômicas solucionando o quadro Resolva | Como é possível clonar um fragmento de restrição *Not*I específico a partir do genoma de orangotango?

Resolva!

Como é possível clonar um fragmento de restrição NotI específico a partir do genoma de orangotango?

Você está estudando um distúrbio aparentemente hereditário no orangotango de Sumatra (*Pongo abelii*) e quer clonar um fragmento de restrição *Not*I de 95 kb do orangotango que tem hibridização cruzada com um gene humano especifico. Você tem DNA de pBluescript II e pJCPAC-Mam1 disponíveis para usar como vetores de clonagem. Que vetor usaria para clonar o fragmento de interesse *Not*I e como construiria e identificaria o clone de interesse?

▶ *Leia a resposta do problema no material disponível* on-line.

PONTOS ESSENCIAIS

- *É possível construir bibliotecas de DNA que contenham conjuntos completos de sequências de DNA genômico ou cópias em DNA (cDNA) de mRNA em um organismo*
- *Genes específicos ou outras sequências de DNA podem ser isolados das bibliotecas de DNA por complementação genética ou por hibridização com sondas de ácido nucleico contendo sequências de função conhecida.*

Análise molecular de DNA, RNA e proteínas

As moléculas de DNA, RNA ou proteína podem ser separadas de acordo com o tamanho por meio eletroforese em gel, transferidas para membranas e analisadas por vários procedimentos.

O desenvolvimento das técnicas de recombinação do DNA fez surgir muitas novas técnicas de análise de genes e produtos gênicos. Agora é possível investigar com relativa facilidade assuntos que eram antes totalmente inacessíveis. Os geneticistas são capazes de isolar e caracterizar praticamente qualquer gene de qualquer organismo; porém, às vezes o isolamento de genes de genomas eucarióticos grandes é um processo longo e trabalhoso (Capítulo 16). Uma vez clonado um gene, é possível investigar sua expressão até mesmo nos organismos mais complexos.

Um determinado gene é expresso nas células renais, nas células hepáticas, nas células ósseas, nos folículos pilosos, nas hemácias ou nos linfócitos? Esse gene é expresso durante todo o desenvolvimento do organismo ou apenas durante determinados estágios do desenvolvimento? Um alelo mutante desse gene tem expressão espacial e temporal semelhantes durante o desenvolvimento? Ou o alelo mutante tem um padrão alterado de expressão? Nesse último caso, o padrão alterado de expressão é responsável por uma síndrome ou doença hereditária? Agora é possível fazer a investigação rotineira para responder a essas perguntas e muitas outras usando metodologias bem-estabelecidas.

A análise abrangente das técnicas usadas na investigação da estrutura e da função do gene está muito além do âmbito deste texto. Examinemos, porém, alguns dos métodos mais importantes usados para estudar a estrutura dos genes (DNA), de seus transcritos (RNA) e de seus produtos finais (geralmente proteínas).

ANÁLISE DE DNA POR HIBRIDIZAÇÕES SOUTHERN BLOT

A **eletroforese em gel** é uma ferramenta útil para a separação de macromoléculas de diferentes tamanhos e cargas elétricas. O termo eletroforese provém da palavra grega para "carregar". É usado porque uma força elétrica carreia as moléculas através de um material semissólido, o gel. As moléculas de DNA têm uma carga elétrica praticamente constante por unidade de massa; assim, elas se separam em géis de agarose (um carboidrato derivado de algas) ou de acrilamida (um polímero sintético) de acordo com o tamanho ou a conformação. Os géis de agarose ou acrilamida atuam como "peneiras moleculares" e retardam mais a passagem das moléculas grandes que das moléculas pequenas. Os géis de agarose são peneiras melhores para moléculas grandes (maiores que algumas centenas de nucleotídios); os géis de acrilamida são melhores para separar pequenas moléculas de DNA. A **Figura 14.10** ilustra a separação de fragmentos de restrição do DNA por eletroforese em gel de agarose. As moléculas de DNA com

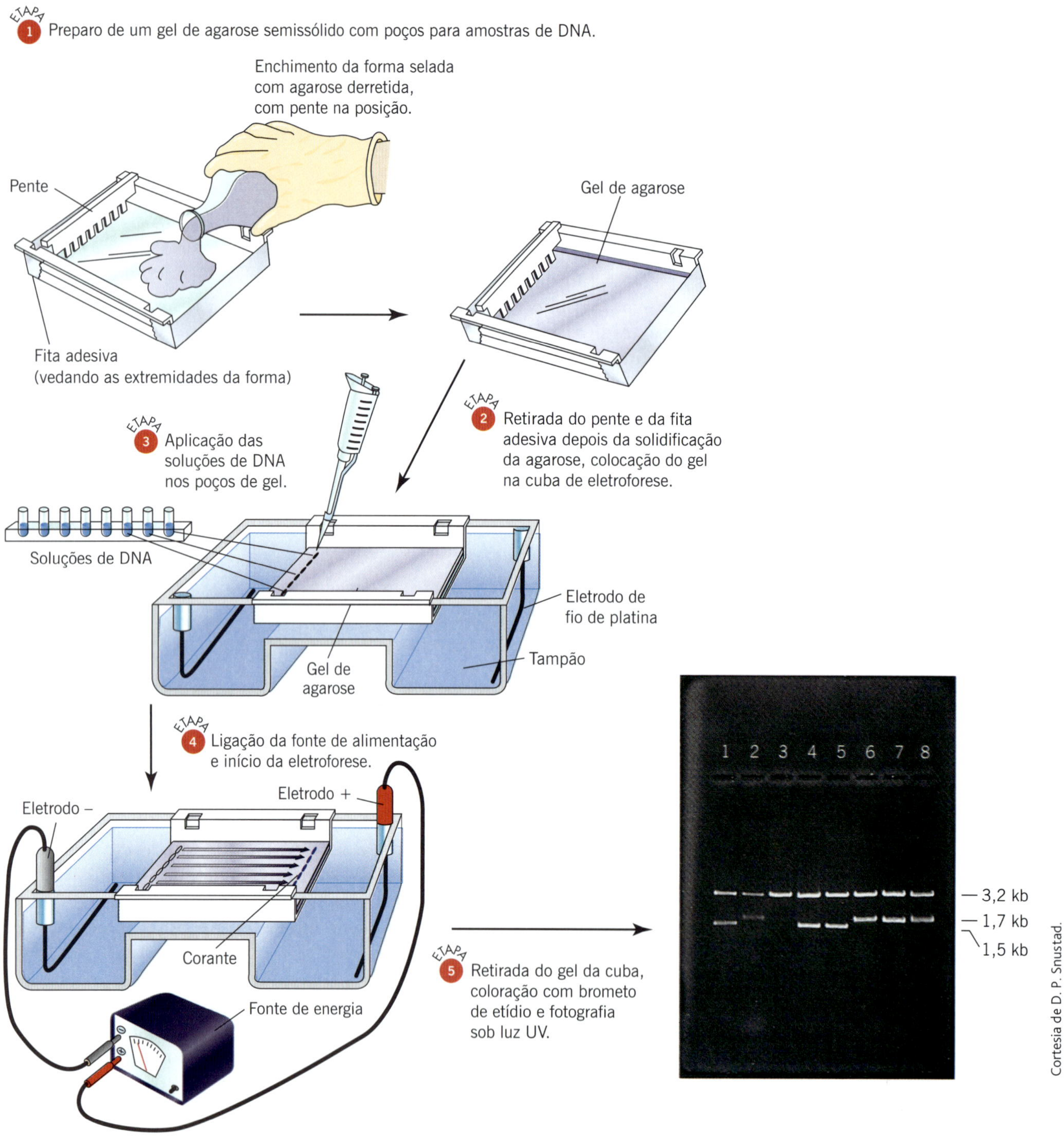

FIGURA 14.10 Separação de moléculas de DNA por eletroforese em gel de agarose. O DNA está dissolvido em tampão de carregamento com densidade maior que a do tampão de eletroforese, de modo que as amostras de DNA se sedimentem no fundo dos poços em vez de se difundirem para o tampão de eletroforese. O tampão de carregamento também contém um corante para acompanhar a velocidade de migração das moléculas no gel. O brometo de etídio liga-se ao DNA e fluoresce quando iluminado por luz ultravioleta. Na fotografia mostrada, a pista 3 continha DNA de plasmídio cortado com *Eco*RI; as outras pistas tinham DNA de plasmídio cortado com *Eco*RI contendo insertos de cDNA de glutamina sintetase do milho.

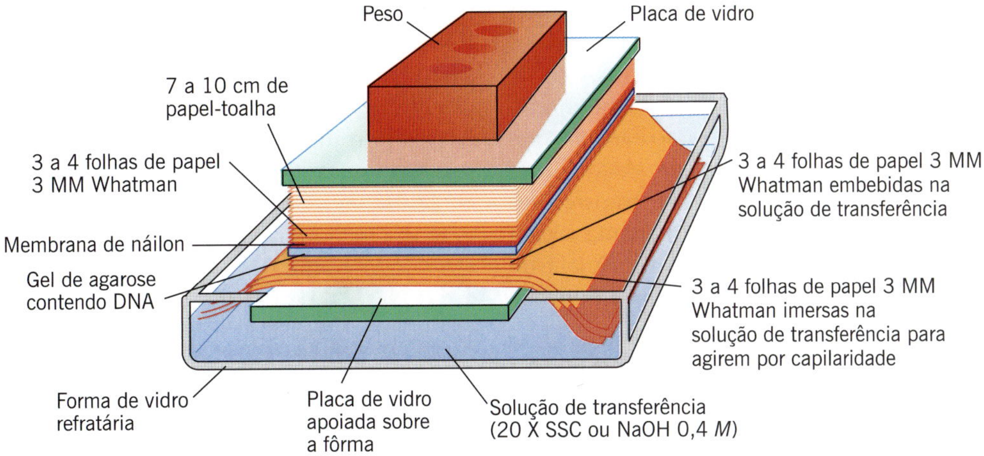

FIGURA 14.11 Método de transferência de DNA separado por eletroforese em gel para membranas de náilon. A solução de transferência leva o DNA do gel para a membrana enquanto as toalhas de papel secas na parte superior absorvem a solução salina do reservatório através do gel. O DNA, ao entrar em contato com a membrana, liga-se a ela. A membrana ligada ao DNA e seca e levada ao forno a vácuo para que haja fixação firme do DNA antes da hibridização. SSC e uma solução que contém cloreto de sódio e citrato de sódio.

carga elétrica negativa movem-se pelo gel em direção ao eletrodo positivo da câmara de eletroforese. Os princípios dos procedimentos usados para separar moléculas de RNA e proteínas são basicamente iguais, mas empregam técnicas um pouco diferentes em razão das propriedades específicas de cada classe de macromolécula.

Em 1975, E. M. Southern publicou um importante procedimento que possibilitou aos pesquisadores identificar a localização dos genes e de outras sequências de DNA em fragmentos de restrição separados por eletroforese em gel. A característica essencial dessa técnica é a transferência das moléculas de DNA separadas por eletroforese em gel para membranas de nitrocelulose ou náilon (**Figura 14.11**). Essas transferências são conhecidas como *Southern blots* em homenagem ao cientista que desenvolveu a técnica. O DNA é desnaturado antes da transferência ou durante a transferência pela colocação do gel em solução alcalina. Depois da transferência, o DNA é imobilizado sobre a membrana por secagem ou irradiação UV. Uma sonda de DNA radioativa contendo a sequência de interesse é hibridizada com o DNA imobilizado na membrana. A sonda só será hibridizada com moléculas de DNA que contenham uma sequência nucleotídica complementar à sequência da sonda. Em seguida, a membrana é lavada para retirada da sonda não hibridizada e exposta ao filme radiográfico para detectar a radioatividade. Depois do filme revelado, as faixas escuras mostram as posições das sequências de DNA hibridizadas com a sonda (**Figura 14.12**). Para ver uma aplicação clínica da técnica de *Southern blot*, leia Em foco | Detecção de um gene mutante causador da fibrose cística, no material suplementar disponível *on-line*.

ANÁLISE DE RNA POR HIBRIDIZAÇÕES NORTHERN BLOT

Se é possível transferir moléculas de DNA de gel de agarose para membrana de náilon para estudos de hibridização, podemos esperar que as moléculas de RNA

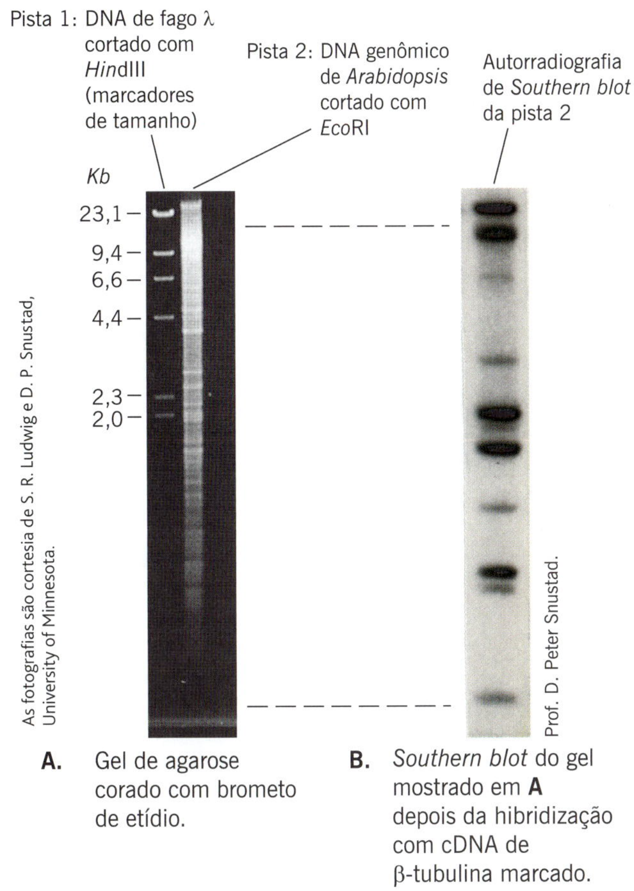

FIGURA 14.12 Identificação de fragmentos de restrição gnômicos que contenham sequências de DNA especificas pelo procedimento de hibridização por *Southern blot*. A. Fotografia de gel de agarose corado por brometo de etídio contendo DNA de fago λ digerido por *Hind*III (*pista à esquerda*) e DNA de *Arabidopsis thaliana* digerido por *Eco*RI (*pista à direita*). O DNA do fago λ digerido é usado como marcador de tamanho. O DNA de *A. thaliana* digerido foi transferido para membrana de náilon pelo método de *Southern* (Figura 14.11) e hibridizado com um fragmento de DNA radioativo de um gene de β-tubulina clonado. O resultado do *Southern blot* é mostrado em (B); nove fragmentos diferentes de *Eco*RI hibridizados com a sonda de β-tubulina.

separadas por eletroforese em gel de agarose possam ser transferidas e analisadas do mesmo modo. Na verdade, o uso dessas transferências de RNA faz parte da rotina de laboratórios de genética. Os *blots* de RNA são denominados **Northern blots** em reconhecimento ao fato de que o método é análogo à técnica de *Southern blotting*, mas as moléculas de RNA é que são separadas e transferidas para uma membrana. Como veremos na próxima seção, essa terminologia foi ampliada para a transferência de proteínas de géis para membranas, um método denominado *Western blotting*.

O método *Northern blot* é praticamente idêntico ao usado nas transferências por *Southern blot* (Figura 14.11). As moléculas de RNA, porém, são muito sensíveis à degradação por RNases. Assim, é preciso ter cuidado para evitar a contaminação dos materiais por essas enzimas extremamente estáveis. Além disso, a maioria das moléculas de RNA contém estrutura secundária considerável e, portanto, tem de ser mantida desnaturada durante a eletroforese para separação de acordo com o tamanho. A desnaturação é feita por acréscimo de formaldeído, ou de alguma outra substância química desnaturante, ao tampão usado na eletroforese. Depois da transferência para membrana apropriada, o *blot* de RNA é hibridizado em sondas de RNA ou DNA do mesmo modo que no *Southern blot*.

As hibridizações por *Northern blot* (**Figura 14.13**) são muito úteis em estudos da expressão gênica. Podem ser usadas para determinar quando e onde é expresso determinado gene. No entanto, é preciso lembrar que as hibridizações

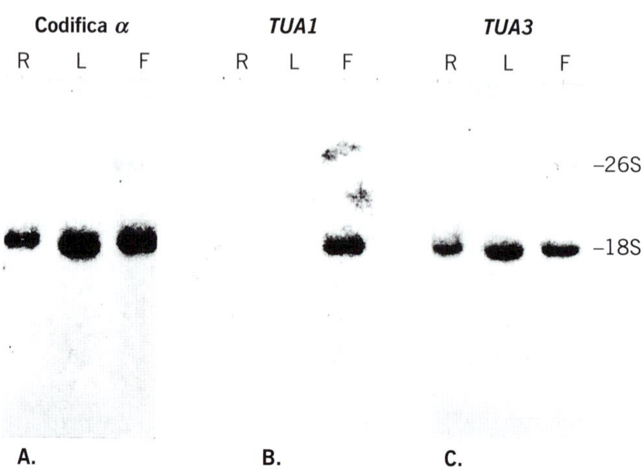

Cortesia de S. R. Ludwig e D. P. Snustad, University of Minnesota. Page 383: De Kerem, et al. (1989), *Science* 245: 1073–1080.

FIGURA 14.13 Dados típicos de hibridização por *Northern blot*. O RNA total foi isolado de raízes (R), folhas (L) e flores (F) de *A. thaliana*, separado por eletroforese em gel de agarose e transferido para membranas de náilon. A autorradiografia mostrada em (A) é de um *blot* hibridizado com uma sonda radioativa contendo uma sequência codificadora de α-tubulina. Essa sonda é hibridizada com os transcritos dos seis genes de α-tubulina em *A. thaliana*. As autorradiografias mostradas em (B) e (C) são de *blots* de RNA hibridizados com sondas de DNA específicas para os genes de α1 e α3-tubulina (*TUA1* e *TUA3*, respectivamente). Os resultados mostram que o transcrito de α3-tubulina é encontrado em todos os órgãos analisados, enquanto o transcrito de α1-tubulina só é encontrado nas flores. Os RNA ribossômicos 18S e 26S são marcadores de tamanho. Suas posições foram determinadas a partir de uma fotografia do gel corado com brometo de etídio antes da transferência dos RNA para a membrana de náilon.

por *Northern blot* só medem o acúmulo de transcritos de RNA. Elas não explicam o porquê do acúmulo observado. Alterações nos níveis de transcritos podem ser causadas por alterações na taxa de transcrição ou na taxa de degradação do transcrito. É imprescindível usar métodos mais sofisticados para distinguir entre essas possibilidades.

ANÁLISE DE RNA POR PCR COM TRANSCRIPTASE REVERSA (RT-PCR)

A enzima transcriptase reversa catalisa a síntese de filamentos de DNA complementares aos moldes de RNA. Pode ser usada *in vitro* para sintetizar filamentos de DNA complementares aos filamentos-molde de RNA. Então, os filamentos de DNA produzidos podem ser convertidos em DNA bifilamentar por vários métodos diferentes (p. ex., ver Figura 14.8), entre eles o uso de um segundo iniciador e da *Taq* DNA polimerase termoestável. Depois, as moléculas de DNA produzidas podem ser amplificadas por PCR padrão (ver seção Amplificação das sequências de DNA pela reação da cadeia de polimerase [PCR], anteriormente neste capítulo).

O primeiro filamento de DNA, geralmente denominado **cDNA** porque é complementar ao mRNA em estudo, pode ser sintetizado usando-se um iniciador oligo(dT), que causa o anelamento das caudas 3′-poli(A) de todos os mRNA, ou iniciadores específicos para o gene (sequências complementares à molécula de RNA de interesse). Em geral, os iniciadores oligonucleotídios específicos para o gene são escolhidos para parear com sequências nas regiões não codificadoras 3′ do mRNA. A **Figura 14.14** ilustra como esses iniciadores podem ser usados em RT-PCR para amplificar um transcrito gênico específico. Os produtos dessas amplificações são analisados por eletroforese em gel. Sempre que surge um produto no gel, o pesquisador sabe que a amostra a partir da qual foi gerado continha o mRNA estudado. Portanto, esse método é um recurso rápido e fácil para determinar se está ou não havendo transcrição de determinado gene.

Houve muitas modificações do procedimento de RT-PCR, com ênfase principalmente em torná-lo mais quantitativo. Por exemplo, podem-se analisar quantidades conhecidas do RNA estudado para determinar a relação entre a entrada de RNA e a saída de DNA. Conhecendo essa relação, um pesquisador pode usar a quantidade de DNA gerada por uma amostra experimental e estimar a quantidade inicial de RNA na amostra.

ANÁLISE DE PROTEÍNAS POR TÉCNICAS WESTERN BLOT

A eletroforese em gel de poliacrilamida é um importante método de separação e caracterização de proteínas. Como muitas proteínas funcionais são formadas por duas ou mais subunidades, os polipeptídios são separados por eletroforese na presença do detergente dodecil sulfato de sódio (SDS), que desnatura as proteínas. Depois da eletroforese, as proteínas são detectadas por coloração com azul de

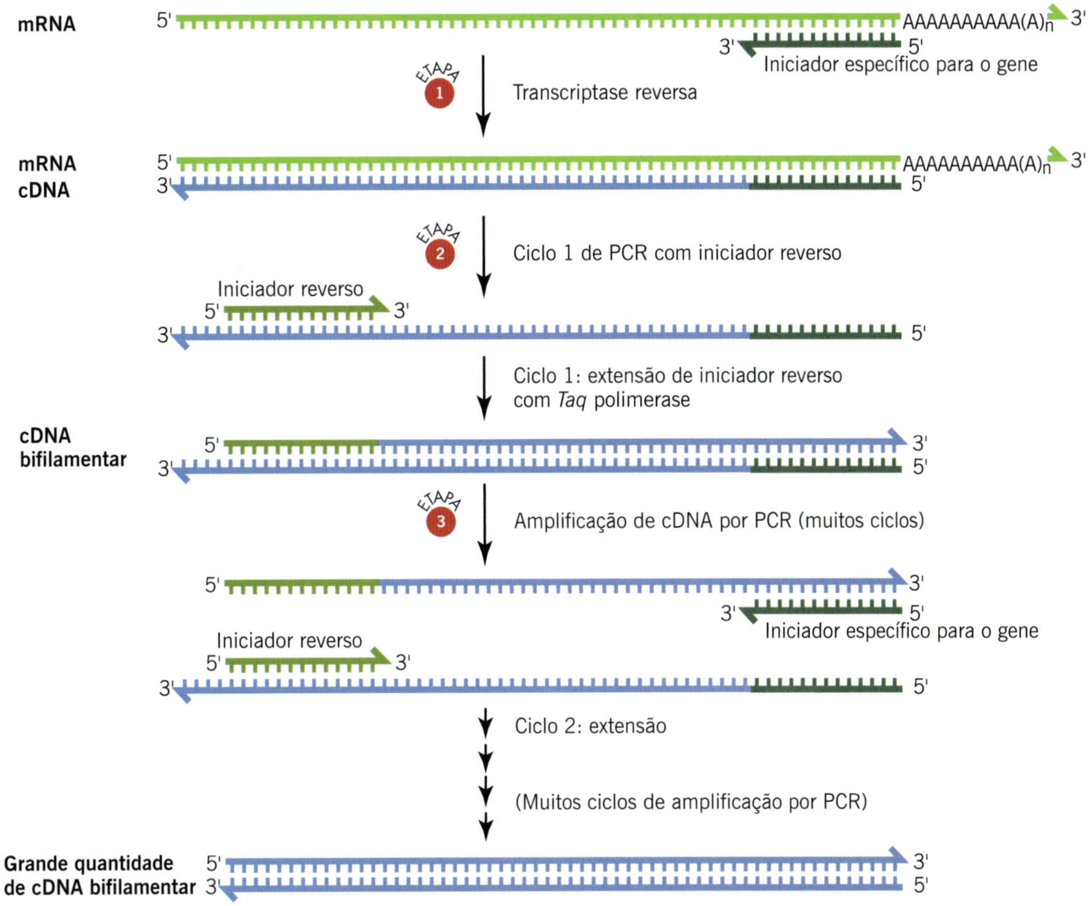

FIGURA 14.14 Detecção e amplificação de RNA por PCR com transcriptase reversa (RT-PCR). Os transcritos de gene específicos são amplificados usando primeiro a transcriptase reversa para sintetizar um DNA unifilamentar complementar ao mRNA de interesse. A síntese é desencadeada por um iniciador (*primer*) oligonucleotídico específico para o gene (iniciador que só pareia com o mRNA de interesse). O filamento complementar de DNA é sintetizado usando um iniciador reverso e *Taq* polimerase. Em seguida, há síntese de grande quantidade de cDNA bifilamentar por reações de PCR padronizado na presença tanto de iniciadores de PCR específicos para o gene quanto de iniciadores reversos.

Coomassie ou prata. No entanto, também é possível transferir os polipeptídios separados do gel para uma membrana de nitrocelulose e detectar proteínas pela aplicação de anticorpos específicos. Essa transferência de proteínas do gel de acrilamida para membrana de nitrocelulose, conhecida como ***Western blotting***, emprega corrente elétrica para transferir as proteínas do gel para a superfície da membrana.

Depois da transferência, identifica-se uma proteína específica de interesse colocando-se a membrana com as proteínas imobilizadas em solução que contém um anticorpo contra a proteína. Os anticorpos não ligados são eliminados da membrana por lavagem, e o anticorpo inicial (primário) é detectado ao se colocar a membrana em uma solução que contém um anticorpo secundário. Esse anticorpo secundário reage com imunoglobulinas (o grupo de proteínas que constituem todos os anticorpos) em geral (Capítulo 22, disponível *on-line*). O anticorpo secundário é conjugado a um isótopo radioativo (permitindo a autorradiografia) ou a uma enzima que cria um produto visível quando se acrescenta o substrato apropriado.

PONTOS ESSENCIAIS

- *Os fragmentos de restrição de DNA e outras pequenas moléculas de DNA podem ser separados por eletroforese em gel de agarose ou acrilamida e transferidos para membranas de náilon para produzir* blots *em gel de DNA denominados* Southern blots
- *O DNA no* Southern blot *pode ser hibridizado com sondas de DNA marcadas para detectar sequências de interesse por autorradiografia*
- *Quando as moléculas de RNA são separadas por eletroforese em gel e transferidas para membranas para análise, os* blots *em gel de RNA resultantes são denominados* Northern blots
- *As moléculas de RNA podem ser detectadas e analisadas por PCR com transcriptase reversa (RT-PCR)*
- *Quando as proteínas são transferidas dos géis para as membranas e detectadas com anticorpos, os produtos são chamados* Western blots.

Análise molecular de genes e cromossomos

Os locais nos quais as enzimas de restrição clivam moléculas de DNA podem ser usados para criar mapas físicos das moléculas; no entanto, as sequências nucleotídicas apresentam o mapa físico final das moléculas de DNA.

As técnicas de recombinação de DNA possibilitam que os geneticistas determinem a estrutura dos genes, cromossomos e de todo o genoma. Na verdade, os geneticistas moleculares elaboraram mapas genéticos e físicos detalhados dos genomas de muitos organismos (Capítulo 15).

O mapa físico definitivo de um elemento genético é sua sequência nucleotídica, e já se determinaram as sequências nucleotídicas completas dos genomas de milhares de vírus, bactérias, mitocôndrias, cloroplastos e vários organismos eucarióticos. Em outubro de 2004, o International Human Genome Sequencing Consortium publicou uma sequência "quase completa" do genoma humano. Essa sequência continha apenas 341 lacunas e representava 99% da cromatina rica em genes no genoma humano (Capítulo 15). Nas seções a seguir, discorreremos sobre a construção de mapas de genes e cromossomos baseados em locais de clivagem por enzimas de restrição e a determinação de sequências de DNA.

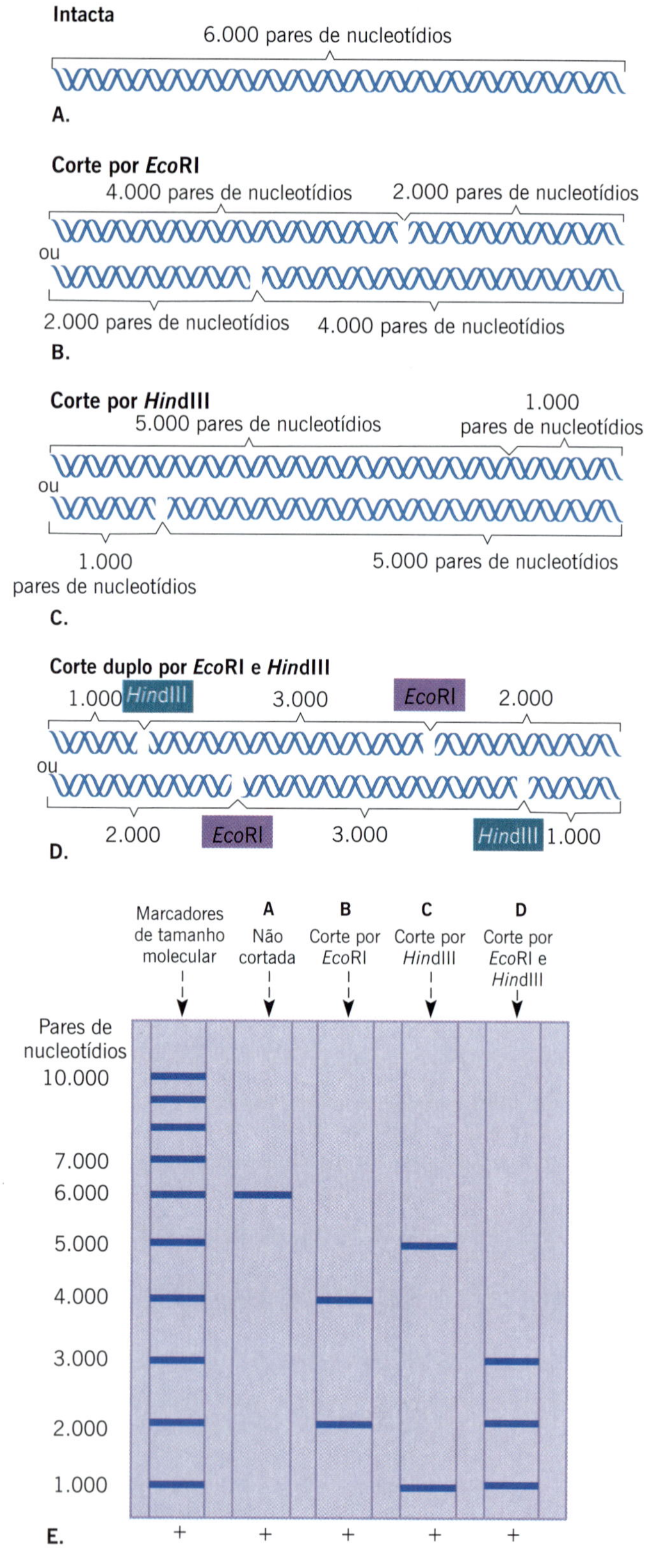

FIGURA 14.15 Procedimento usado para mapear os locais de clivagem por enzima de restrição em moléculas de DNA. A a D. Estruturas da molécula de DNA ou dos fragmentos de restrição da molécula (A) não seccionados ou seccionados com (B) *Eco*RI, (C) *Hin*dIII ou (D) *Eco*RI e *Hin*dIII. E. Separação dessas moléculas e fragmentos de DNA por eletroforese em gel de agarose. A pista esquerda no gel contém um grupo de marcadores de tamanho molecular, um grupo de moléculas de DNA com tamanho de 1.000 pares de nucleotídios e múltiplos desse número.

MAPAS FÍSICOS DE MOLÉCULAS DE DNA BASEADOS EM LOCAIS DE CLIVAGEM POR ENZIMA DE RESTRIÇÃO

A maioria das endonucleases de restrição cliva moléculas de DNA em locais específicos (Tabela 14.1). Logo, elas podem ser usadas para criar **mapas físicos** dos cromossomos mais úteis para os pesquisadores no isolamento de fragmentos de DNA que tenham os genes ou outras sequências de DNA de interesse. Os tamanhos dos fragmentos de restrição podem ser determinados por eletroforese em gel de poliacrilamida ou agarose (ver Figura 14.10). Em virtude da estrutura de subunidades nucleotídicas do DNA, com um grupo fosfato por nucleotídio, o DNA tem carga praticamente constante por unidade de massa. Assim, as taxas de migração de fragmentos de DNA durante a eletroforese oferecem estimativas acuradas de seus comprimentos, e a taxa de migração é inversamente relacionada ao comprimento.

A **Figura 14.15** ilustra o procedimento usado para mapear os locais de clivagem por enzima de restrição. Os tamanhos dos fragmentos de restrição de DNA são estimados usando-se um conjunto de marcadores de DNA de tamanho conhecido. Na Figura 14.15, um conjunto de moléculas de DNA cujos comprimentos diferem em

1.000 pares de nucleotídios é usado como marcador de tamanho. Considere uma molécula de DNA com aproximadamente 6.000 pares de nucleotídios (6 kb) de comprimento. Quando a molécula de DNA de 6 kb é cortada com *Eco*RI, são produzidos dois fragmentos de 4.000 e 2.000 pares de nucleotídios. As possíveis posições do único local de clivagem para *Eco*RI na molécula são mostradas na Figura 14.15 B. Quando a mesma molécula de DNA é clivada por *Hin*dIII, são produzidos dois fragmentos de 5.000 e 1.000 pares de nucleotídios.

As possíveis posições do local de clivagem apenas para *Hin*dIII são mostradas na Figura 14.15 C. Observe que nesse estágio da análise não é possível deduzir as posições relativas dos locais de clivagem por *Eco*RI e *Hin*dIII. O local de clivagem para *Hin*dIII pode estar localizado em qualquer um dos dois fragmentos de restrição de *Eco*RI. Em seguida, há digestão simultânea da molécula por *Eco*RI e *Hin*dIII, e são produzidos três fragmentos com 3.000, 2.000 e 1.000 pares de nucleotídios. Esse resultado estabelece as posições relativas dos dois locais de clivagem na molécula. Como o fragmento de restrição de *Eco*RI com 2.000 pares de nucleotídios ainda está presente (não é cortado por *Hin*dIII), o local de clivagem para *Hin*dIII está obrigatoriamente na extremidade oposta da molécula em relação ao local de clivagem para *Eco*RI (Figura 14.15 D). Ampliando esse tipo de análise para incluir várias enzimas de restrição diferentes, é possível construir mapas mais extensos de locais de restrição. Quando são empregadas muitas enzimas de restrição, é possível construir mapas detalhados de cromossomos inteiros. Um aspecto importante desses **mapas de restrição** é que, ao contrário dos mapas genéticos (Capítulo 7), eles refletem as distâncias físicas verdadeiras na molécula de DNA.

Graças à combinação do mapeamento de restrição assistido por computador com outras técnicas moleculares é possível construir mapas físicos de genomas inteiros. O primeiro eucarioto multicelular no qual isso foi feito foi *Caenorhabditis elegans*, um nematódeo importante para estudos sobre o controle genético do desenvolvimento (Capítulo 22, disponível *on-line*). Além disso, o mapa físico do genoma de *C. elegans* foi correlacionado com o seu mapa genético. Assim, quando se identifica uma nova mutação interessante em *C. elegans*, pode-se usar sua posição no mapa genético para obter clones do gene de tipo selvagem de um grande banco de clones internacional de *C. elegans*.

SEQUÊNCIAS NUCLEOTÍDICAS DE GENES E CROMOSSOMOS

O mapa físico definitivo de um gene ou cromossomo específico é sua sequência de pares de nucleotídios, complementada por um gráfico de todas as modificações de pares de nucleotídios que alteram a função desse gene ou cromossomo. Até 1975 mal se pensava em tentar sequenciar cromossomos inteiros – na melhor das hipóteses, essa seria uma tarefa árdua que exigiria anos de trabalho. No fim de 1976, porém, já se havia sequenciado todo o cromossomo com 5.386 nucleotídios de comprimento do fago ϕX174. Hoje, o sequenciamento é um procedimento laboratorial de rotina. As sequências de nucleotídios completas ou quase completas de muitos vírus, procariotos e eucariotos são hoje conhecidas. Todos esses projetos de sequenciamento do DNA deram origem a uma nova disciplina, a *genômica*, da qual trataremos no Capítulo 15.

Nossa capacidade de sequenciar praticamente qualquer molécula de DNA foi consequência de avanços desenvolvimentos principais. O avanço mais importante foi a descoberta das enzimas de restrição e seu uso no preparo de amostras homogêneas de segmentos específicos de cromossomos. Outro progresso importante foi o aperfeiçoamento de técnicas de eletroforese em gel até o ponto de resolução de cadeias de DNA com diferença de comprimento de apenas um nucleotídio. As técnicas de clonagem gênica para facilitar o preparo de grande quantidade de uma molécula específica de DNA também foram importantes. Por fim, os pesquisadores criaram procedimentos eficientes para determinar as sequências nucleotídicas das moléculas de DNA.

Os protocolos de sequenciamento do DNA dependem da geração de uma população de fragmentos de DNA que têm uma extremidade em comum (todos exatamente com o mesmo nucleotídio) e terminam em todas as posições possíveis (cada nucleotídio consecutivo) na outra extremidade. A extremidade comum é a terminação 5′ do iniciador de sequenciamento. A terminação 3′ do iniciador contém uma terminação OH livre, que é o local de extensão da cadeia pela DNA polimerase. A extensão da cadeia produz fragmentos com extremidades 3′ variáveis – com extremidades em todas as posições nucleotídicas possíveis ao longo do filamento de DNA. Esses fragmentos são separados, de acordo com o comprimento da cadeia, por eletroforese em gel de poliacrilamida.

Hoje, todo o sequenciamento de DNA é feito por aparelhos automáticos. Os aparelhos de sequenciamento iniciais usavam uma versão melhorada do protocolo de sequenciamento de DNA publicado em 1977 por Frederick Sanger e colegas. Sanger foi um dos agraciados com o Prêmio Nobel de Química de 1980 por seu trabalho; também recebeu o Prêmio Nobel de Química de 1958 por ter identificado a sequência de aminoácidos da insulina.

A técnica aprimorada de Sanger usa a síntese de DNA *in vitro* na presença de finalizadores de cadeia específicos para gerar populações de fragmentos de DNA terminados com A, G, C e T, respectivamente. Os **trifosfatos de 2′,3-didesoxirribonucleosídio** (ddXTP) (**Figura 14.16**) são os finalizadores de cadeia mais usados no protocolo de sequenciamento de Sanger. Lembre-se de que todas as DNA polimerases têm necessidade absoluta de um grupo 3′-OH livre no filamento iniciador de DNA (Capítulo 10). Se 2′,3′-didesoxinucleotídio for adicionado à extremidade de uma cadeia, bloqueará a extensão subsequente dessa cadeia, visto que os

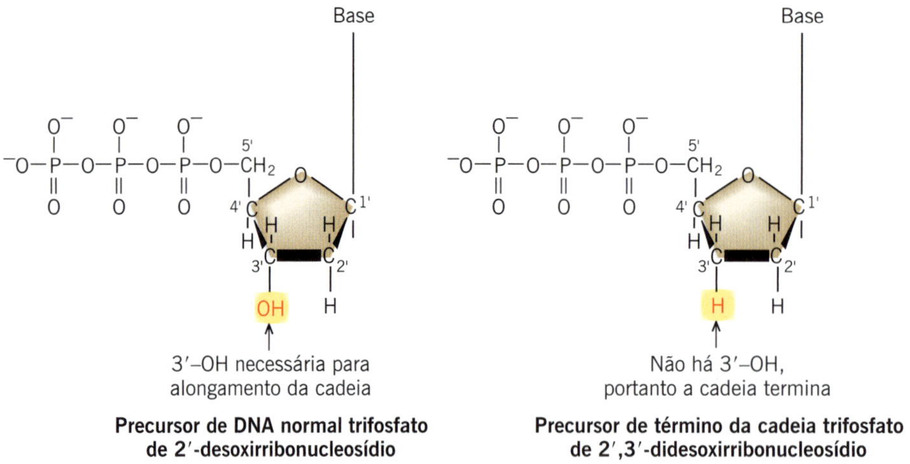

FIGURA 14.16 Comparação das estruturas do precursor de DNA normal trifosfato de 2′-desoxirribonucleosídio e do finalizador da cadeia trifosfato de 2′,3′-didesoxirribonucleosídio usado no sequenciamento de DNA.

2′,3′-didesoxinucleotídios não têm 3′-OH. Se forem usados (1) trifosfato de 2′,3′-didesoxitimidina (ddTTP), (2) trifosfato de 2′,3′-didesoxicitidina (ddCTP), (3) trifosfato de 2′,3-didesoxiadenosina (ddATP) e (4) trifosfato de 2′,3′-didesoxiguanosina (ddGTP), marcados cada qual com uma coloração fluorescente de cor diferente, como finalizadores de cadeia em uma reação de síntese de DNA, uma população de fragmentos nascentes será gerada, incluindo cadeias com terminação 3′ em todas as posições possíveis. Além disso, todas as cadeias terminadas com ddG apresentam fluorescência de uma mesma cor; as cadeias terminadas com ddA têm fluorescência de uma segunda cor; as cadeias terminadas com ddC, de uma terceira cor; e aquelas terminadas com ddT, de uma quarta cor (**Figura 14.17**).

No tubo de reação, a razão dXTP:ddXTP (em que X pode ser qualquer uma das quatro bases) é mantida em aproximadamente 100:1, de modo que a probabilidade de término em determinado X na cadeia nascente é de cerca de 1/100. Isso produz uma população de fragmentos que terminam em todos os possíveis locais de término (X) a uma distância de algumas centenas de nucleotídios da terminação do iniciador original.

Depois que as cadeias de DNA geradas nessa reação são liberadas dos filamentos-molde por desnaturação, são separadas por eletroforese em gel de poliacrilamida em um fino tubo capilar, em vez de serem colocadas na câmara-padrão de eletroforese; suas posições no gel são detectadas por *laser* e detector de fluorescência e depois registradas em computador. O computador imprime a sequência de picos de fluorescência registrados quando cada cadeia nascente passa pelo feixe de *laser*. A cadeia mais curta atravessa o gel primeiro, e cada cadeia subsequente tem um nucleotídio a mais que a precedente. O didesoxinucleotídio na extremidade de cada cadeia determina a cor da fluorescência. Assim, para determinar a sequência da cadeia de DNA mais longa recém-sintetizada basta ler a sequência de picos de fluorescência da cadeia mais curta até a mais longa (Figura 14.17). Leia Problema resolvido | Determinação das sequências nucleotídicas de elementos genéticos, e avalie seu conhecimento sobre aparelhos automáticos de sequenciamento de DNA que usam a técnica de Sanger.

Novas técnicas de sequenciamento do DNA estão substituindo o método finalizador de cadeia de Sanger, e novos aparelhos de sequenciamento de DNA – de nova geração – são capazes de sequenciar até 25 bilhões de pares de nucleotídios por dia. Muitas das novas técnicas de sequenciamento usam protocolos de sequenciamento por síntese nos quais os filamentos iniciadores de complexos iniciadores-moldes imobilizados são alongados pela DNA polimerase por acréscimo de uma molécula de trifosfato de desoxirribonucleosídio por vez e registro da sequência de acréscimo de nucleotídios com base nos sinais luminosos registrados por um sensor de CCD (dispositivo de carga acoplada). Uma dessas técnicas é denominada *pirossequenciamento* porque depende da detecção do pirofosfato liberado quando um nucleotídio é acrescentado à extremidade de um filamento iniciador.

Outra técnica usa um feixe de *laser* para registrar o acréscimo de nucleotídios marcados com corante fluorescente durante o alongamento de filamentos iniciadores ligados a diminutas esferas em uma mistura de água e óleo. Essa técnica é denominada sequenciamento 454. Ainda outra técnica, conhecida como sequenciamento Illumina (antes, sequenciamento Solexa), usa finalizadores reversíveis para detectar nucleotídios à medida que são acrescentados aos filamentos de DNA em crescimento. Nos aparelhos de sequenciamento que usam essa técnica, há um grande número de reações simultâneas; assim, costuma ser denominado sequenciamento paralelo em massa. Todos esses sistemas são rapidíssimos, e atualmente estão sendo desenvolvidas novas técnicas de sequenciamento. Embora ainda não tenhamos chegado lá, o objetivo de sequenciar todo o genoma humano por mil dólares deixou de ser ficção científica e se tornou uma possibilidade razoável.

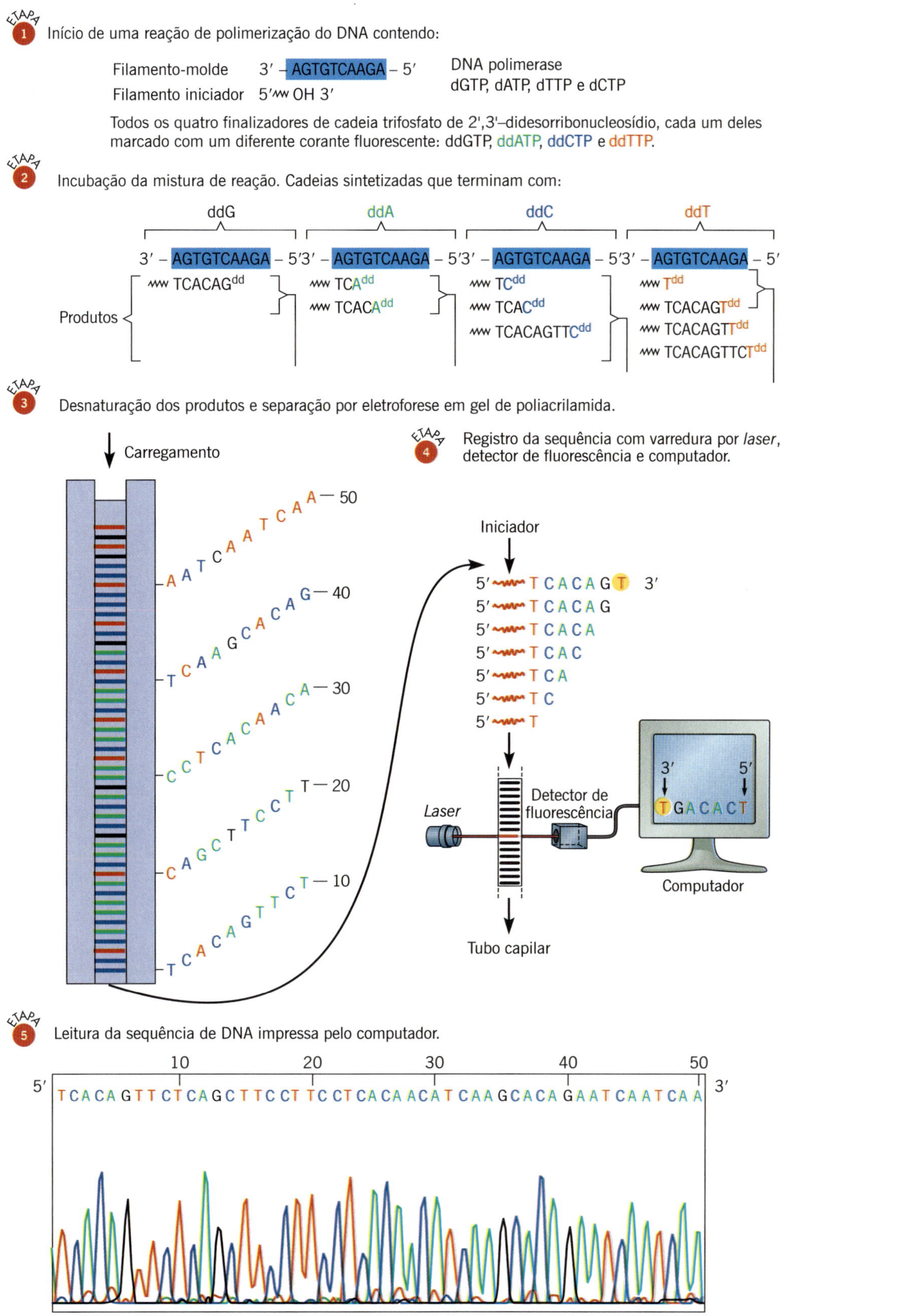

FIGURA 14.17 Sequenciamento do DNA pelo método de finalização da cadeia por trifosfato de 2′,3′-didesoxinucleosídio. A síntese de DNA *in vitro* é efetuada na presença dos quatro finalizadores de cadeia trifosfato de 2′,3′-didesorribonucleosídio: ddGTP, ddATP, ddCTP e ddTTP, cada um deles marcado com um diferente corante fluorescente. A mistura de reação contém todos os componentes necessários para a síntese de DNA (ver detalhes no texto). O finalizador didesóxi na extremidade 3′ de cada cadeia é determinado pela fluorescência do corante ligado a ele. No exemplo mostrado, o ddG tem fluorescência *azul-escura* (*preta* na figura); o ddC, *azul-clara*; o ddA, *verde*; e o ddT, *vermelha*. Como a distância de migração da cadeia mais curta é a maior, a sequência nucleotídica da cadeia mais longa (mostrada com leitura 5′ → 3′ no topo da impressão) é obtida por leitura da sequência a partir da primeira cadeia que passa pelo feixe de *laser*, continuando com cada cadeia com um nucleotídio a mais até a cadeia mais longa.

PROBLEMA RESOLVIDO

Determinação das sequências nucleotídicas de elementos genéticos

PROBLEMA

Dez microgramas de um fragmento de restrição *HpaI* com dez pares de nucleotídios foram isolados do cromossomo de DNA bifilamentar no cloroplasto de *Arabidopsis thaliana*. As caudas poli(A) de oito nucleotídios foram acrescentadas às extremidades 3′ dos dois filamentos usando a enzima terminal transferase e dATP, como mostra a seguinte sequência:

5′-X X X X X X X X X X -3′
3′-X′X′X′X′X′X′X′X′X′X′-5′

transferase terminal
dATP
↓

5′-X X X X X X X X X X A A A A A A A A-3′
3′-A A A A A A A A X′X′X′X′X′X′X′X′X′X′-5′

em que X e X′ podem ser qualquer um dos quatro nucleotídios usuais, mas X' sempre é complementar a X.

Os dois filamentos complementares foram separados, e cada filamento foi sequenciado pelo método de finalização da cadeia por trifosfato de 2′,3′-didesoxirribonucleosídio. A reação 1 continha o filamento 1, iniciador, DNA polimerase e todos os outros componentes necessários para a síntese *in vitro* de DNA, além dos quatro trifosfatos de didesoxinucleosídio finalizadores de cadeia usuais – ddTTP, ddCTP, ddATP e ddGTP – cada um deles marcado com um corante que fluoresce em um diferente comprimento de onda. A estrutura do molde-iniciador usado na reação 1 é a seguinte:

Filamento 1: 3′-A A A A A A A AX′X′X′X′X′X′X′X′X′X′-5′
5′-T T T T T T T T-OH

A reação de sequenciamento 2 continha os mesmos componentes que a reação 1, com exceção do complexo molde-iniciador. A reação 2 continha o filamento 2 complementar; assim, a estrutura do complexo molde-iniciador usado na reação 2 era a seguinte:

Filamento 2: 5′-X X X X X X X X X X A A A A A A A A-3′
HO-T T T T T T T T-5′

Depois da incubação das duas reações para dar tempo para a síntese de DNA, o DNA de cada reação foi desnaturado, e os produtos da reação foram separados por eletroforese capilar em gel usando um aparelho automático de sequenciamento de DNA. Os corantes usados para marcar os finalizadores de cadeia fluorescem em diferentes comprimentos de onda, que são registrados por uma fotocélula quando os produtos das reações são separados no tubo capilar (ver Figura 14.17). Nas reações de sequenciamento clássicas, as cadeias que terminam com ddG têm fluorescência *azul-escura*; as cadeias que terminam com ddC, *azul-clara*; as cadeias que terminam com ddA, *verde*; e as cadeias que terminam com ddT, *vermelha*. O resultado impresso pelo computador na reação de sequenciamento 1 é o seguinte:

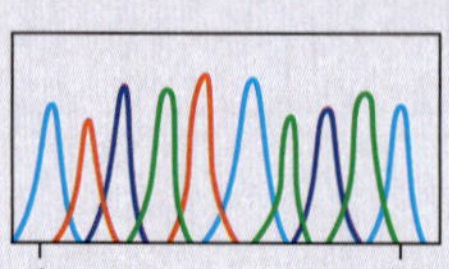

Desenhe a imagem esperada na reação de sequenciamento 2 (filamento complementar 2 como molde) no quadro a seguir. (Use o formato mostrado anteriormente.)

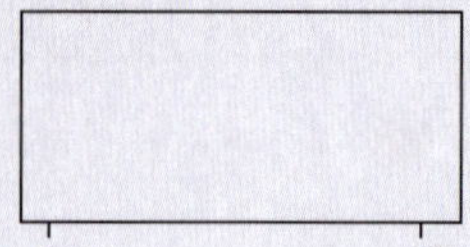

FATOS E CONCEITOS

1. Todas as DNA polimerases têm necessidade absoluta de uma 3′-hidroxila livre na extremidade do filamento iniciador que será estendido por reações de polimerização do DNA.
2. Toda a síntese de DNA ocorre no sentido 5′ → 3′; ou seja, toda a síntese ocorre pelo acréscimo de nucleotídios a extremidade 3′ do filamento iniciador.
3. O acréscimo de monofosfato de 2′,3′-didesoxirribonucleosídio à extremidade 3′ de um filamento iniciador bloqueia sua extensão.
4. A eletroforese em gel de poliacrilamida separa os filamentos de DNA de acordo com o tamanho e a conformação.
5. As cadeias de DNA têm carga constante por unidade de massa, ou seja, têm uma carga negativa por nucleotídio.
6. Por causa de sua carga elétrica constante por unidade de massa, as cadeias polinucleotídicas podem ser separadas por tamanho (comprimento em nucleotídios ou pares de nucleotídios).
7. As moléculas de DNA com diferença de um nucleotídio de comprimento podem ser separadas por eletroforese em gel de poliacrilamida em cadeias com até algumas centenas de nucleotídios de comprimento.
8. As cadeias mais curtas migram por maior distância durante a eletroforese em gel.
9. A eletroforese em gel de poliacrilamida realizada em tubos capilares finos produz excelente separação das cadeias de DNA com diferença de um nucleotídio de comprimento.
10. Os dois filamentos de uma dupla-hélice de DNA têm polaridades químicas opostas; se um filamento tem polaridade 5′ → 3′, o filamento complementar tem polaridade 3′ → 5′.

ANÁLISE E SOLUÇÃO

Como toda a síntese de DNA ocorre pelo acréscimo de nucleotídios à extremidade 3′-OH do filamento iniciador, toda a síntese ocorre no sentido 5′ → 3′. Portanto, a sequência da cadeia de DNA nascente sintetizada tendo como molde o filamento 1 é lida no sentido 5′ → 3′ da esquerda para a direita na imagem impressa pelo computador. O fragmento de DNA nascente mais curto tinha fluorescência azul-clara, indicando que terminava com ddC, o que significa existência de G nessa posição no filamento-molde. A leitura da escada de bandas da esquerda (cadeia mais curta) para a direita (cadeia mais longa) mostra que a sequência do filamento nascente é 5′-CTGATCAGAC-3′. Portanto, a sequência do filamento-molde complementar (filamento 1) é 5′-GTCTGATCAG-3′. Agora, se o filamento 2 for usado como filamento-molde na reação de sequenciamento, o filamento nascente terá a sequência do filamento 1, portanto, a sequência de nucleotídios (indicada pelos picos fluorescentes) será a mostrada na imagem a seguir. A sequência do filamento nascente será 5′-GTCTGATCAG-3′ ao ler os picos da esquerda (cadeia mais curta) para a direita (cadeia mais longa), e a sequência do filamento complementar será 5′-CTGATCAGAC-3′.

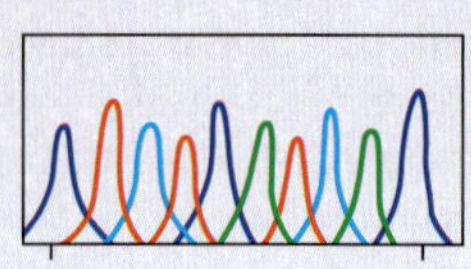

PONTOS ESSENCIAIS

- *É possível preparar mapas físicos detalhados de moléculas de DNA pela identificação dos locais clivados por várias endonucleases de restrição*
- *As sequências nucleotídicas de moléculas de DNA geram os mapas físicos definitivos dos genes e cromossomos.*

Exercícios

Aplique a análise genética básica

1. O que é uma molécula de DNA recombinante?

Resposta: Uma molécula de DNA recombinante é criada *in vitro* a partir de partes de duas diferentes moléculas de DNA, frequentemente de duas espécies diferentes.

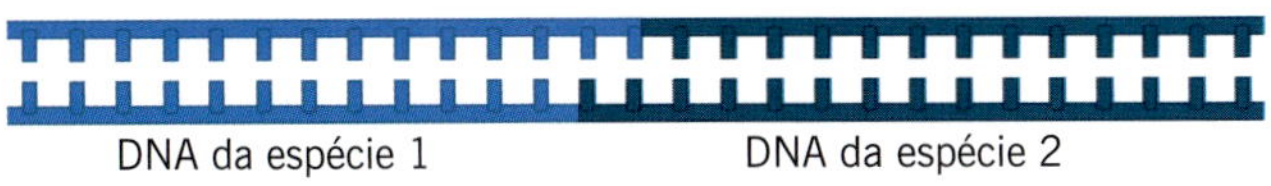

2. O que são endonucleases de restrição?

Resposta: As endonucleases de restrição são enzimas que clivam moléculas de DNA de maneira sequência-específica de tal modo que todos os fragmentos produzidos tenham as mesmas sequências nucleotídicas em suas extremidades. Muitas enzimas de restrição fazem cortes escalonados nas sequências palindrômicas de DNA, produzindo fragmentos com terminações monofilamentares complementares, como é mostrado aqui.

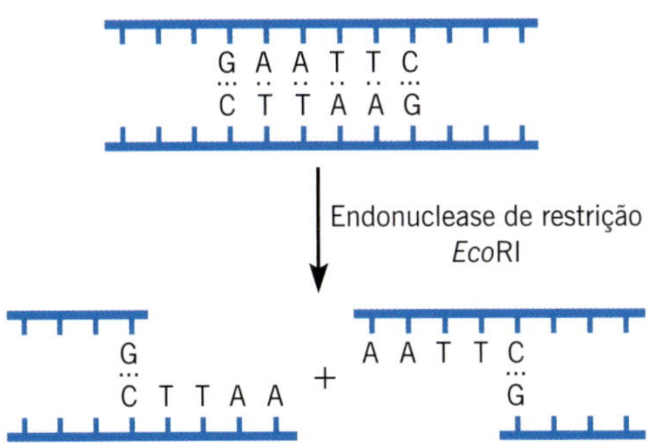

3. Como as endonucleases de restrição são usadas para criar moléculas de DNA recombinantes *in vitro*?

Resposta: Se as moléculas de DNA de duas origens diferentes (talvez espécies diferentes) forem digeridas por uma endonuclease de restrição que reconhece uma sequência de DNA palindrômica e faz cortes escalonados nos dois filamentos, os fragmentos resultantes terão extremidades monofilamentares complementares. A mistura desses fragmentos de DNA ocasiona o pareamento das extremidades complementares, e o acréscimo de DNA ligase produz moléculas de DNA recombinantes, como mostra a ilustração.

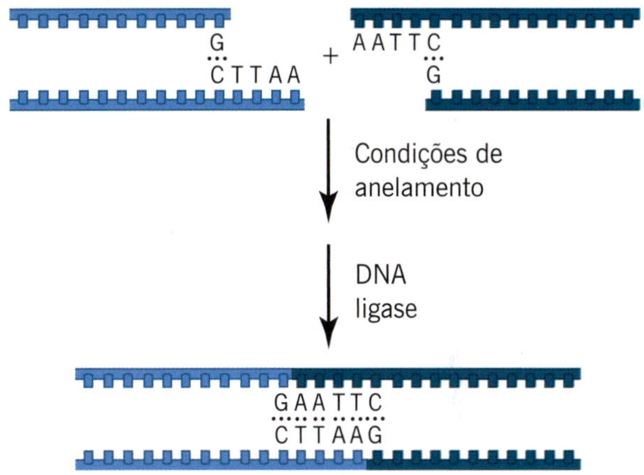

4. Por que a reação da cadeia de polimerase (PCR) é uma ferramenta útil nas análises de DNA?

Resposta: Como a PCR amplifica as sequências de DNA geometricamente, é possível obter muitas sequências específicas a partir de apenas uma ou algumas moléculas. Ao começar com uma só molécula de DNA, 10 ciclos de replicação produzem 1.024 duplas-hélices de DNA, e 20 ciclos produzem 1.048.576.

5. Como os trifosfatos de 2′,3′-didesoxirribonucleosídio são usados nos protocolos de sequenciamento de DNA?

Resposta: Os trifosfatos de 2′,3′-didesoxirribonucleosídio atuam como finalizadores específicos da síntese de DNA. Quando se acrescenta um monofosfato de 2′,3′-didesoxirribonucleosídio à extremidade de uma cadeia nascente de DNA, essa cadeia não pode mais ser alongada por causa da ausência de 3′-OH necessário para o alongamento. Usando as razões apropriadas de trifosfatos de 2′-desoxirribonucleosídio:trifosfatos de 2′,3′-didesoxirribonucleosídios nas reações de síntese de DNA *in vitro*, são produzidas cadeias de DNA que terminam em todas as posições de nucleotídios possíveis. A separação dessas cadeias de DNA nascentes por eletroforese em gel e a detecção de suas posições no gel com corantes fluorescentes são usadas para identificar as sequências nucleotídicas (Figura 14.17).

Autoavaliação

Integre diferentes conceitos e técnicas

1. O genoma humano (haploide) contém 3×10^9 pares de nucleotídios de DNA. Se você digerir uma preparação de DNA humano com *Not*I, uma endonuclease de restrição que reconhece e cliva a sequência octamérica 5′-GCGGCCGC-3′, quantos fragmentos de restrição diferentes espera produzir? Suponha que as quatro bases (G, C, A e T) tenham igual prevalência e sejam distribuídas aleatoriamente no genoma humano.

Resposta: Supondo que as quatro bases estejam presentes em quantidades iguais e sejam distribuídas aleatoriamente, a chance de ocorrência de um nucleotídio específico em determinado local é de 1/4. A chance de ocorrer uma sequência dinucleotídica específica (p. ex., AG) é igual a $1/4 \times 1/4 = (1/4)^2$ e a probabilidade de uma sequência octanucleotídica específica é igual a $(1/4)^8$ ou 1/65.536. Portanto, *Not*I cliva essas moléculas de DNA, em média, uma vez em cada 65.536 pares de nucleotídios. Se uma molécula de DNA linear for clivada em n locais, serão produzidos $n + 1$ fragmentos. Um genoma de 3×10^9 pares de nucleotídios deve conter aproximadamente 45.776 ($3 \times 10^9/65.536$) locais de clivagem *Not*I. Se todo o genoma humano fosse constituído de uma só molécula de DNA, *Not*I clivaria essa molécula em 45.776 + 1 fragmentos. Considerando-se que esses locais de clivagem estejam distribuídos em 23 cromossomos diferentes, a digestão completa do genoma humano por *Not*I deve produzir aproximadamente 45.776 + 23 fragmentos de restrição.

2. O gene *gln2* do milho, codificador da forma cloroplástica da enzima glutamina sintetase, contém um só local de clivagem para *Hin*dIII, mas não tem local de clivagem para *Eco*RI. Você recebe um vetor de clonagem plasmidial de *E. coli* com um único local de clivagem para *Hin*dIII no gene amp^r, que confere resistência ao antibiótico ampicilina na célula hospedeira, e um local de clivagem para *Eco*RI específico em um segundo gene tet^r, o que torna a célula hospedeira resistente ao antibiótico tetraciclina. Você também recebe uma cepa de *E. coli* sensível a ampicilina e tetraciclina (amp^s tet^s). Como você criaria uma biblioteca de DNA genômico do milho que incluísse clones com um gene *gln2* completo?

Resposta: O DNA genômico do milho deve ser purificado e digerido com *Eco*RI. O DNA vetor também deve ser purificado e digerido com *Eco*RI. Os fragmentos de restrição *Eco*RI do milho e as moléculas de DNA cortadas com *Eco*RI terão extremidades monofilamentares complementares (5′-AATT-3′). Em seguida, os fragmentos de restrição do milho devem ser misturados às moléculas de plasmídios cortadas com *Eco*RI e inseridos por ligação covalente nas moléculas vetores linearizadas em uma reação dependente de ATP catalisada por DNA ligase. Essa reação de ligação produz plasmídios recombinantes circulares, alguns dos quais contêm insertos com *Eco*RI do milho. A inserção de fragmentos de DNA de milho no sítio *Eco*RI do plasmídio desorganiza o gene tet^r de modo que os plasmídios recombinantes produzidos não conferem mais resistência à tetraciclina às células hospedeiras.

Então, as *E. coli* amp^s tet^s devem ser transformadas com o DNA do plasmídio recombinante e plaqueadas em meio contendo ampicilina para selecionar as células transformadas que abrigam plasmídios. A maioria das células não é transformada e, portanto, não cresce na presença de ampicilina. As células que crescem em meio contendo ampicilina devem ser conservadas para análise. Essa coleção de células que abrigam diferentes fragmentos de *Eco*RI do genoma do milho representa uma biblioteca que deve conter clones com um gene *gln2* intacto já que esse gene não contém local de clivagem para *Eco*RI. Observe que o local *Hin*dIII do vetor poderia ser usado para construir uma biblioteca genômica semelhante de fragmentos de *Hin*dIII do milho, mas essa biblioteca não conteria genes *gln2* intactos por causa do local de clivagem para *Hin*dIII em *gln2*.

Avaliação adicional

Entenda melhor e desenvolva a capacidade analítica

14.1 (a) Quais são as semelhanças entre a introdução de moléculas de DNA recombinantes em células hospedeiras e a mutação? (b) Quais são as diferenças?

14.2 Nesta questão são apresentados quatro diferentes filamentos simples de DNA. Qual deles, na forma bifilamentar, deve ser clivado por uma endonuclease de restrição?

(a) ACTCCAGAATTCACTCCG
(b) GCCTCATTCGAAGCCTGA
(c) CTCGCCAATTGACTCGTC
(d) ACTCCACTCCCGACTCCA

14.3 Se a sequência de pares de bases ao longo de uma molécula de DNA ocorrer de modo totalmente aleatório, qual é a frequência esperada de uma sequência de reconhecimento por enzima de restrição específica com comprimento de (a) quatro e (b) seis pares de bases?

14.4 Quais são as diferenças entre as endonucleases de restrição e outras endonucleases?

14.5 Qual é a utilidade das tecnologias de recombinação de DNA e clonagem gênica para os geneticistas?

14.6 O que determina os locais de clivagem das moléculas de DNA por uma endonuclease de restrição?

14.7 As endonucleases de restrição são instrumentos de grande valor para biólogos. No entanto, é evidente que os genes codificadores de enzimas de restrição não evoluíram para prover recursos para os cientistas. Qual é o possível valor das endonucleases de restrição para os microrganismos que as produzem?

14.8 Por que o DNA de um microrganismo não é degradado por uma endonuclease de restrição que ele produz, embora seu DNA contenha sequências de reconhecimento normalmente clivadas pela endonuclease?

14.9 Um desses procedimentos de clonagem de segmentos de DNA estrangeiro aproveita as endonucleases de restrição como a *Hin*dIII (ver Tabela 14.1) que produzem extremidades monofilamentares complementares. Essas enzimas produzem extremidades complementares idênticas em DNAs estrangeiros clivados e no DNA de vetores em que é inserido o DNA estrangeiro. Suponha que você tenha inserido seu gene favorito no sítio *Hin*dIII na região de policlonagem do vetor de clonagem Bluescript com DNA ligase, tenha amplificado o plasmídio contendo seu gene em *E. coli* e isolado uma grande quantidade de DNA do gene/Bluescript. Como poderia ser excisado seu gene favorito do vetor Bluescript?

14.10 Você faz parte de uma equipe de pesquisa que estuda a estrutura e a função de determinado gene. Sua função é clonar o gene. Existe um mapa de restrição da região do cromossomo na qual o gene está localizado, que é o seguinte:

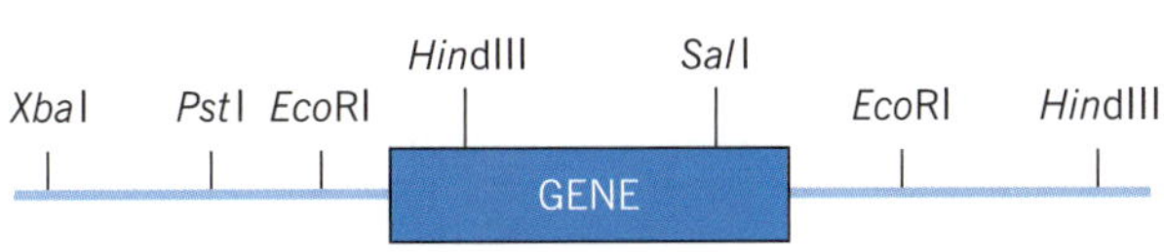

A primeira tarefa é preparar uma biblioteca de DNA genômico que contenha clones com todo o gene. Descreva como você prepararia essa biblioteca no vetor plasmídio Bluescript (ver Figura 14.3), indicando que enzimas de restrição, meios e células hospedeiras usaria.

14.11 Compare as sequências de pares de nucleotídios de clones de DNA genômico e clones de cDNA de genes específicos de vegetais e animais superiores. Qual seria a diferença mais frequente observada?

14.12 A maioria dos genes de vegetais e animais clonados logo depois do desenvolvimento das tecnologias de recombinação do DNA codificava produtos sintetizados em numerosas células especializadas. Por exemplo, cerca de 90% da proteína sintetizada em hemácias maduras de mamíferos consistem em cadeias de α-globina e β-globina, e os genes da globina estavam entre os primeiros genes de mamíferos clonados. Por que os genes desse tipo eram tão prevalentes nos primeiros genes eucarióticos clonados?

14.13 Os clones genômicos do gene da glutamina sintetase cloroplástica (*gln2*) do milho são clivados em dois fragmentos por digestão pela endonuclease de restrição *Hin*dIII, enquanto os clones de uma sequência completa de cDNA de *gln2* do milho não são clivados por *Hin*dIII. Explique esses resultados.

14.14 Na ilustração a seguir, a linha superior mostra um gene constituído de segmentos A a D. O círculo inferior mostra uma versão mutante desse gene, constituída de dois pedaços fundidos (A′B′, C′D′), presente em um plasmídio. Você tenta fazer a mutagênese direcionada de uma célula diploide por transformação de células com o gene mutante clonado. O diagrama a seguir mostra o pareamento desejado do plasmídio e do cromossomo imediatamente antes da recombinação.

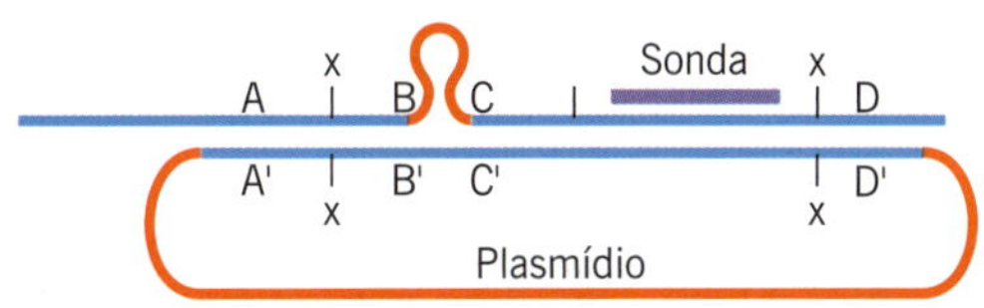

Você prepara o DNA a partir das células, digere-o com uma enzima que corta no local assinalado pelo x e hibridiza o DNA clivado com a sonda mostrada anteriormente. O diagrama a seguir mostra os possíveis resultados no *Southern blot*.

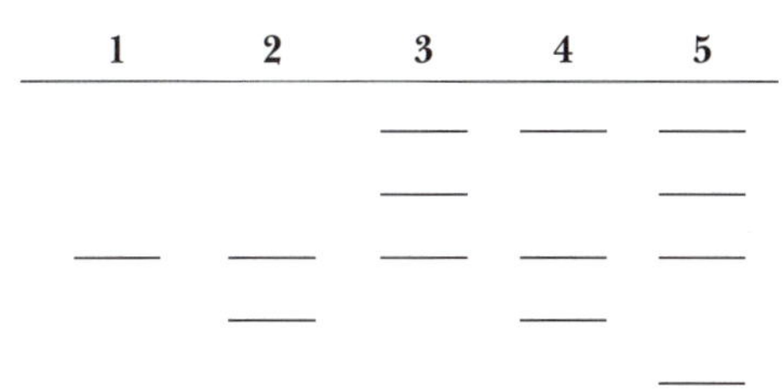

(a) Em que pista estão os fragmentos produzidos a partir do DNA na célula antes da transformação? (b) Em que pista estão os fragmentos produzidos a partir do DNA na célula em que houve a mutagênese dirigida prevista? (c) Qual desses padrões de *blot* seria esperado se houvesse dois *crossing overs*, um entre A e B, e o outro entre C e D?

14.15 (a) Que procedimento experimental é realizado nas análises de *Southern blot*, *Northern blot* e *Western blot*? (b) Qual é a principal diferença entre as análises de *Southern blot*, *Northern blot* e *Western blot*?

14.16 Qual é a principal vantagem da reação da cadeia de polimerase (PCR) em relação a outros métodos de análise da estrutura e função do ácido nucleico?

14.17 Os vetores de clonagem usados atualmente contêm uma origem de replicação, um gene marcador selecionável (geralmente um gene de resistência a antibióticos) e outro componente. Qual é esse componente e qual é sua função?

14.18 O desenho desse problema mostra um mapa de restrição de um segmento de uma molécula de DNA. Eco indica locais onde a endonuclease de restrição *Eco*RI corta o DNA, e Pst indica locais onde a enzima de restrição *Pst*I corta o DNA. Os possíveis locais de restrição são numerados de 1 a 6. As distâncias entre os locais de restrição são mostradas na escala inferior em pares de bases (pb). A linha grossa representa a parte da molécula homóloga a uma sonda.

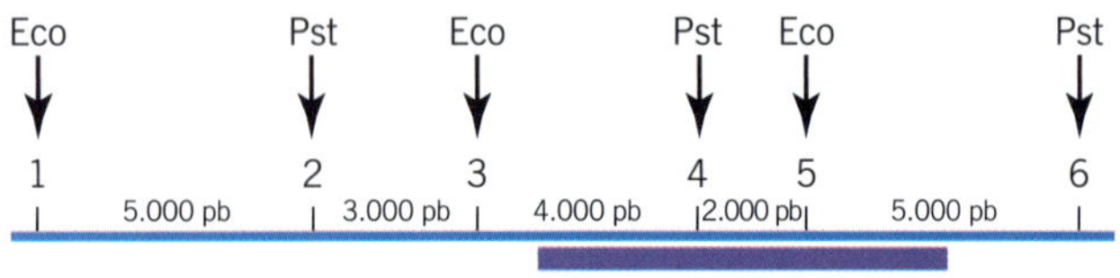

(a) Suponha que um organismo 1 tenha os locais de restrição 1 a 6. Se o DNA for digerido por *Pst*I, quais são os tamanhos esperados dos fragmentos de DNA que hibridizarão com a sonda?
(b) Suponha que um organismo 2 tenha uma mutação que elimine o local de restrição 4. Se o DNA for digerido por *Pst*I, quais são os tamanhos esperados dos fragmentos de DNA que hibridizarão com a sonda?
(c) Suponha que um organismo 3 tenha uma mutação que elimine o local de restrição 5. Se o DNA for digerido por *Pst*I, quais são os tamanhos esperados dos fragmentos de DNA que hibridizarão com a sonda?
(d) Se o DNA do organismo 1 for digerido por *Pst*I e *Eco*RI, quais são os tamanhos esperados dos fragmentos de DNA que hibridizarão com a sonda?
(e) Se o DNA do organismo 3 for digerido por *Pst*I e *Eco*RI, quais são os tamanhos esperados dos fragmentos de DNA que hibridizarão com a sonda?

14.19 O gene da fibrose cística (*CF*) (localização: cromossomo 7, região q31) foi clonado e sequenciado, e estudos de pacientes com FC mostraram que aproximadamente 70% deles são homozigotos para um alelo mutante de *CF* que tem uma deleção específica de três pares de nucleotídios (equivalentes a um códon). Essa deleção resulta na perda de um resíduo de fenilalanina na posição 508 do produto gênico previsto de CF. Suponha que você seja um conselheiro genético responsável por orientar famílias com histórico de fibrose cística (FC) em seu heredograma acerca do risco para os descendentes. Como você faria o rastreamento do gene mutante *CF*Δ*F508* em supostos pacientes com FC e em seus pais e parentes? O que a detecção desse gene mutante em uma família permitiria dizer sobre as chances de outro caso de FC na família?

14.20 Os grãos de cereais são alimentos importantes para seres humanos e outros animais em muitas regiões do mundo. No entanto, a maioria deles tem conteúdo inadequado de determinados aminoácidos essenciais para animais monogástricos como os seres humanos. Por exemplo, o teor de lisina, triptofano e treonina do milho é insuficiente. Assim, um importante objetivo dos geneticistas de vegetais é produzir variedades de milho com maior teor de lisina no grão. Como pré-requisito para a produção do milho rico em lisina, os biólogos moleculares necessitam de mais informações básicas sobre a regulação da biossíntese e a atividade das enzimas participantes da síntese de lisina. A primeira etapa da via anabólica específica da biossíntese de lisina é catalisada pela enzima di-hidrodipicolinato sintase. Suponha que você tenha sido contratado recentemente por um importante instituto de pesquisa de plantas nos EUA e instruído a isolar um clone da sequência de ácido nucleico codificadora da di-hidrodipicolinato sintase no milho. Descreva resumidamente quatro técnicas diferentes que poderia usar na tentativa de isolar esse clone e inclua pelo menos um método genético.

14.21 Você acabou de isolar um mutante da bactéria *Shigella dysenteriae* resistente ao antibiótico canamicina e quer caracterizar o gene responsável por essa resistência. Elabore um protocolo que use a seleção genética para identificar o gene de interesse.

14.22 Você isolou um clone de cDNA codificador de uma proteína de interesse em um eucarioto superior. Esse clone de cDNA *não* é clivado pela endonuclease de restrição *Eco*RI. Quando esse cDNA é usado como sonda radioativa para análise de hibridização por *blot* do DNA genômico digerido por *Eco*RI, observam-se três bandas radioativas no *Southern blot* resultante. Esse resultado indica que o genoma do eucarioto em questão contém três cópias do gene codificador da proteína de interesse?

14.23 Uma molécula linear de DNA é submetida a digestão simples e dupla por endonucleases de restrição e são obtidos os seguintes resultados:

Enzimas	Tamanhos dos fragmentos (em kb)
*Eco*RI	2,9, 4,5, 7,4, 8,0
*Hin*dIII	3,9, 6,0, 12,9
*Eco*RI e *Hin*dIII	1,0, 2,0, 2,9, 3,5, 6,0, 7,4

Desenhe o mapa de restrição definido por esses dados.

14.24 Uma molécula circular de DNA é submetida a digestão simples e dupla por enzimas de restrição, e os produtos são separados por eletroforese em gel.

Os resultados são (os tamanhos dos fragmentos estão em kb):

*Eco*RI	*Eco*RI e *Hin*dIII	*Hin*dIII	*Bam*HI	*Eco*RI e *Bam*HI	*Hin*dIII e *Bam*HI
8	5	12	6	6	6
4	4		6	4	5
	3			2	1

Desenhe o mapa de restrição dessa molécula de DNA.

14.25 Você está estudando uma molécula de DNA de plasmídio circular com 10,5 quilopares de bases (kb). Ao digerir esse plasmídio com endonucleases de restrição *Bam*HI, *Eco*RI e *Hin*dIII, isoladas e em todas as combinações possíveis, obtêm-se fragmentos de restrição lineares com os seguintes tamanhos:

Enzimas	Tamanhos dos fragmentos (em kb)
*Bam*HI	7,3, 3,2
*Eco*RI	10,5
*Hin*dIII	5,1, 3,4, 2,0
BamHI + *Eco*RI	6,7, 3,2, 0,6
BamHI + *Hin*dIII	4,6, 2,7, 2,0, 0,7, 0,5
EcoRI + *Hin*dIII	4,0, 3,4, 2,0, 1,1
BamHI + *EcoRI* + *Hin*dIII	4,0, 2,7, 2,0, 0,7, 0,6, 0,5

Desenhe um mapa de restrição do plasmídio compatível com seus dados.

14.26 Os aparelhos automáticos de sequenciamento de DNA usam corantes fluorescentes para detectar as cadeias de DNA nascentes sintetizadas na presença dos quatro finalizadores de cadeia didesóxi (ddX), cada um deles marcado com um diferente corante fluorescente. A fluorescência de cada corante tem um comprimento de onda diferente, registrado por uma fotocélula quando os produtos das reações são separados por eletroforese capilar em gel (ver Figura 14.17). Nas reações de sequenciamento clássicas, as cadeias que terminam com ddG têm fluorescência azul-escura (na imagem impressa os picos são pretos); as cadeias que terminam com ddC, azul-clara; as cadeias que terminam com ddA, verde; e as cadeias que terminam com ddT, vermelha. A imagem impressa da sequência de um segmento curto de DNA é a seguinte:

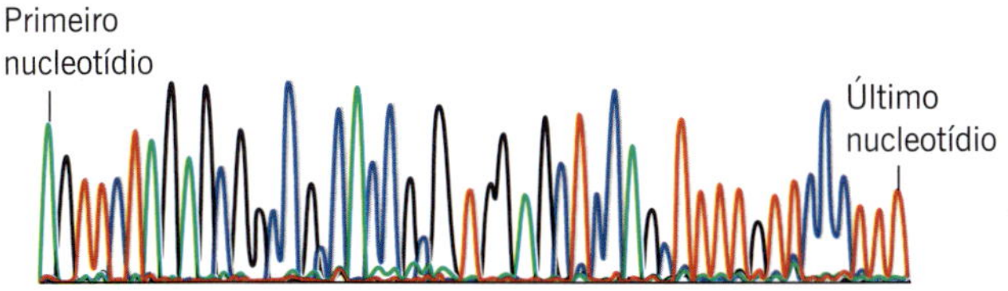

Qual é a sequência nucleotídica do filamento nascente de DNA?
Qual é a sequência nucleotídica do filamento-molde de DNA?

14.27 Dez microgramas de um fragmento de restrição *Hpa*I com dez pares de nucleotídios foram isolados do cromossomo de DNA bifilamentar de um pequeno vírus. Caudas poli(A) de oito nucleotídios foram acrescentadas às extremidades 3′ dos dois filamentos usando a enzima transferase terminal e dATP; ou seja,

5′-X X X X X X X X X X-3′
3′-X′X′X′X′X′X′X′X′X′X′-5′
↓ terminal transferase, dATP
5-XXXXXXXXXXAAAAAAAA-3′
3′-AAAAAAAAX′X′X′X′X′X′X′X′X′X′-5′

em que X e X′ podem ser qualquer um dos quatro nucleotídios usuais, mas X′ é sempre complementar a X.

Os dois filamentos complementares (filamento "Watson" e filamento "Crick") foram separados e sequenciados pelo método de finalização da cadeia por trifosfato de 2′,3′-didesoxirribonucleosídio. As reações foram iniciadas com um octâmero poli(T) sintético; ou seja,

Filamento Watson
3′-A A A A A A A A X′X′X′X′X′X′X′X′X′X′-5′
5′-T T T T T T T T-OH

Filamento Crick
5′-X X X X X X X X X X A A A A A A A A-3′
HO-T T T T T T T T-5′

Foram preparadas duas reações de sequenciamento de DNA. A reação 1 continha o filamento Watson molde/iniciador mostrado; a reação 2 continha o filamento Crick molde/iniciador. As duas reações de sequenciamento continham DNA polimerase e todos os outros substratos e componentes necessários para a síntese *in vitro* de DNA, além dos quatro trifosfatos de 2′,3′-didesoxinucleosídio finalizadores de cadeia usuais – ddGTP, ddCTP, ddATP e ddTTP – cada um deles marcado com um corante fluorescente diferente. A fluorescência de cada corante tem um comprimento de onda diferente, registrado por uma fotocélula quando os produtos das reações são separados por eletroforese capilar em gel (ver Figura 14.17). Na reação de sequenciamento clássica, as cadeias que terminam com ddG têm fluorescência azul-escura (na imagem impressa os picos são pretos); as cadeias que terminam com ddC, azul-clara; as cadeias que terminam com ddA, verde; e as cadeias que terminam com ddT, vermelha. O resultado impresso na reação de sequenciamento 1, cujo molde era o filamento Watson, é a seguinte:

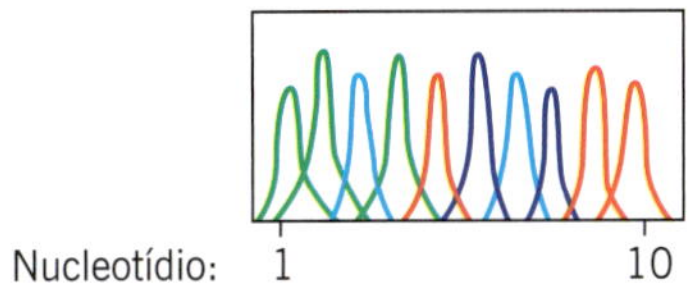

Desenhe a imagem esperada na reação de sequenciamento 2, cujo molde era o filamento Crick, no quadro a seguir. Lembre-se de que a síntese de DNA ocorre sempre no sentido 5′ → 3′ e que a leitura da sequência do filamento nascente é 5′ → 3′ da esquerda para a direita no resultado impresso.

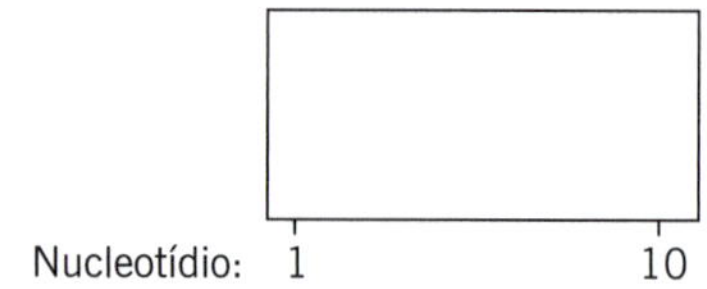

Genômica na Web em http://www.ncbi.nlm.nih.gov

Neste capítulo, analisamos um teste de DNA para um dos alelos mutantes mais prevalentes, causador de fibrose cística, e no Capítulo 16 (Figura 16.2) examinaremos um teste de DNA para genes mutantes causadores de doença de Huntington.

1. Existem testes de DNA para genes mutantes causadores de outras doenças humanas hereditárias? Em caso afirmativo, cite algumas das doenças para as quais existem testes de DNA atualmente?
2. Cite algumas das técnicas moleculares usadas nesses testes de DNA.
3. Esses testes são confiáveis? Podem ser aplicados a células fetais obtidas por amniocentese? Às células isoladas obtidas de pré-embriões de oito células?

Dica: No *site* do NCBI, clique em *All Resources* e, depois, em *Genetic Testing Registry*. Visite também o *site* http://www.genetests.org para obter informações sobre diversas doenças genéticas humanas.

15

Genômica

PANORAMA

- Genômica | Visão geral
- Correlação de mapas genéticos, citológicos e físicos de cromossomos
- Projeto genoma humano
- Ensaios de RNA e proteína das funções genômicas
- Diversidade do genoma e evolução

Genomas da caverna de Denisova

No século 19, um eremita chamado Denis alojou-se em uma caverna nas montanhas Altai, no sul da Sibéria. Mas Denis não foi o primeiro ocupante da caverna. Pesquisas arqueológicas indicam que a caverna de Denis – hoje chamada caverna denisova – foi habitada por outros indivíduos 280.000 anos antes. Em 2008, arqueólogos descobriram o osso de um dedo da mão de um desses habitantes primevos e, em 2010, uma equipe de especialistas em genoma analisou com sucesso seu DNA. O osso era de uma fêmea jovem pertencente a um grupo de hominíneos arcaicos – parentes ancestrais do ser humano atual. Essa fêmea morreu ou foi enterrada na caverna há mais de 50.000 anos, mas algumas das características de seu genoma podem ser encontradas em populações humanas modernas da Nova Guiné, da Austrália e da Melanésia. Assim, o grupo ao qual pertencia a fêmea da caverna, agora chamado denisovano, necessariamente teve contato com os ancestrais dos seres humanos de nossos dias.

Em 2010, um novo e intrigante fóssil foi encontrado na caverna, o osso de um dedo do pé de uma fêmea adulta. A estrutura do osso indica que ela era pertencente ao grupo dos neandertais, um grupo de hominíneos arcaicos que sabemos ter habitado a Europa, o Oriente Médio e o Oeste Asiático por centenas de milhares de anos. Análises genômicas do DNA dessa amostra, publicadas em 2014, indicam que os pais da mulher eram parentes, talvez meios-irmãos, e que seu DNA era semelhante ao das amostras de neandertais de outras partes da Eurásia. Semelhanças flagrantes entre o DNA neandertal e o DNA dos europeus atuais estabeleceram que neandertais também tiveram relações sexuais com os ancestrais dos seres humanos modernos.

Nada sabemos sobre as vidas dessas duas mulheres da caverna denisova – nem aspecto físico, nem seus nomes, tampouco o idioma que falavam. Mas conhecemos seus genomas com nível extraordinário de detalhe e, a partir desse conhecimento, aprendemos algo acerca de nossa própria história evolutiva.

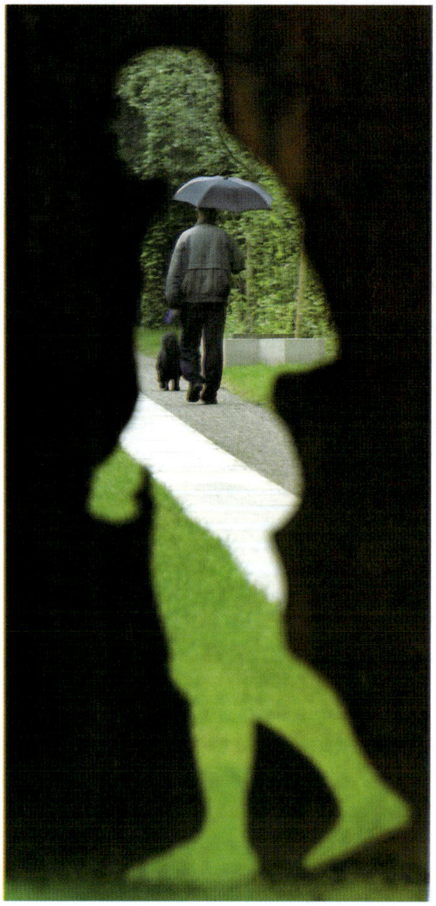

Michael Sohn/AP Image

Foto de um homem que passeia com o cachorro visto através da silhueta vazada de um homem de Neandertal em um monumento em Mettmann, Alemanha, onde foram descobertos os primeiros fósseis de neandertais.

Genômica | Visão geral

A genômica foca na elucidação da estrutura, da função e da evolução dos genomas.

Gregor Mendel estudou a transmissão de sete genes diferentes em cruzamentos experimentais com ervilhas, os quais ele realizou no jardim do monastério onde vivia, mas ele não observou mais de três genes por vez. Os experimentos de Mendel levaram muitos anos para serem completados. Foram o início modesto de uma ciência que cresceu de maneira explosiva nos 150 anos posteriores. Os pesquisadores de nossos dias conseguem examinar a estrutura e a função de *todos* os genes de um organismo em questão de dias. A genética deu origem à genômica, uma ciência com o poder de escrutinar genomas inteiros, mesmo de organismos extintos há muito tempo, como os denisovanos e os neandertais. Mendel ficaria maravilhado com o que se tornou o estudo da herança.

ALCANCE DA GENÔMICA

Os geneticistas usaram o termo genoma durante mais de sete décadas para denominar uma cópia completa das informações genéticas ou um conjunto completo de cromossomos de um organismo. Já o termo **genômica** é relativamente novo. Aparentemente, a palavra *genomics* foi criada em 1986 por Thomas Roderick para denominar a função de mapear, sequenciar e analisar as funções de genomas inteiros e para nomear um novo periódico – *Genomics* – dedicado à divulgação de novas informações desse campo. À medida que surgiram mapas e sequências mais detalhados dos genomas, essa função foi sendo dividida em *genômica estrutural* (o estudo da estrutura do genoma), *genômica funcional* (o estudo da função do genoma) e *genômica comparativa* (o estudo da evolução e da diversidade do genoma). A genômica funcional inclui análises do **transcriptoma**, o conjunto completo de RNA transcritos de um genoma, e do **proteoma**, o conjunto completo de proteínas codificadas por um genoma. A análise do proteoma criou outro campo, a **proteômica**, que tem por objetivo determinar as estruturas e funções de todas as proteínas de um organismo.

A genômica estrutural está bastante avançada hoje em dia. Os genomas de milhares de vírus diferentes, organismos uni- e multicelulares e as organelas desses últimos foram sequenciados, por completo ou quase completamente. A lista de genomas sequenciados inclui todos os organismos-modelo importantes para a pesquisa genética, assim como muitas espécies de importância agropecuária – tais como bovinos, suínos, galináceos, arroz, milho e trigo. O genoma humano também foi sequenciado, não uma, mas várias vezes, utilizando o DNA de indivíduos diferentes. Dessa maneira, fazemos hoje uma boa ideia do quanto o DNA de um ser humano difere do DNA de outro ser humano. Talvez seja bom lembrar que a genética era, nos seus primórdios, o estudo da variação.

O grande progresso na genômica estrutural é o resultado de avanços na tecnologia de sequenciamento do ácido nucleico (**Figura 15.1**). Na década de 1960, Robert Holley levou muitos anos para determinar a sequência da alanina tRNA da levedura – uma sequência com apenas 77 nucleotídios de comprimento. A conquista de Holley foi reconhecida com um Prêmio Nobel. Atualmente, mais de 25 bilhões de nucleotídios podem ser sequenciados em apenas um dia.

As genômicas funcional e comparativa também avançaram imensamente. Novas tecnologias permitem aos pesquisadores monitorar a expressão de todos os genes em um genoma simultaneamente, e programas de computador poderosos lhes permitem estudar as semelhanças e diferenças entre os genomas de espécies diferentes. As novas ferramentas da genômica estão proporcionando uma riqueza de informações sobre a estrutura, a função e a evolução dos genes em uma ampla gama de organismos.

BASES DE DADOS GENÔMICAS

Os dados sobre as sequências de DNA, que se acumulam constantemente, precisam ser organizados, anotados e arquivados para que possam ser úteis. A maioria provém de projetos de pesquisa financiados por órgãos governamentais – como os National Institutes of Health (NIH), a National Science Foundation (NSF) e o Department of Energy (DOE) nos EUA, por exemplo – e órgãos equivalentes em outros países. Como esses dados são públicos, estão livremente disponibilizados a quem desejar utilizá-los, por meio da criação de bases de dados *on-line* – por exemplo o *site* mantido pelo National Center for Biotechnology (NCBI), que é parte da United States National Library of Medicine. A primeira base de dados de sequências de DNA, chamada GenBank, foi fundada em 1982.

É claro que não basta disponibilizar os bancos de dados. É preciso saber extrair informações deles – ou seja, "garimpar" os bancos de dados – e usar as informações extraídas. Esse trabalho requer um *software* que explore as vastas sequências de DNA em genomas de interesse e extraia sentido delas. Uma nova disciplina, a **bioinformática**, desenvolveu-se a fim de prover ferramentas para a busca e a análise de dados de sequências de DNA. A bioinformática é um esforço colaborativo que conta com os conhecimentos e talentos de matemáticos, cientistas da computação, biólogos moleculares e geneticistas. O texto Em foco | GenBank, no material suplementar disponível *on-line*, demonstra o uso de ferramentas simples das bases de dados na análise de uma sequência curta de DNA. Após essa leitura, para adquirir mais experiência, consulte Problema resolvido | Uso da bioinformática para investigar sequências de DNA.

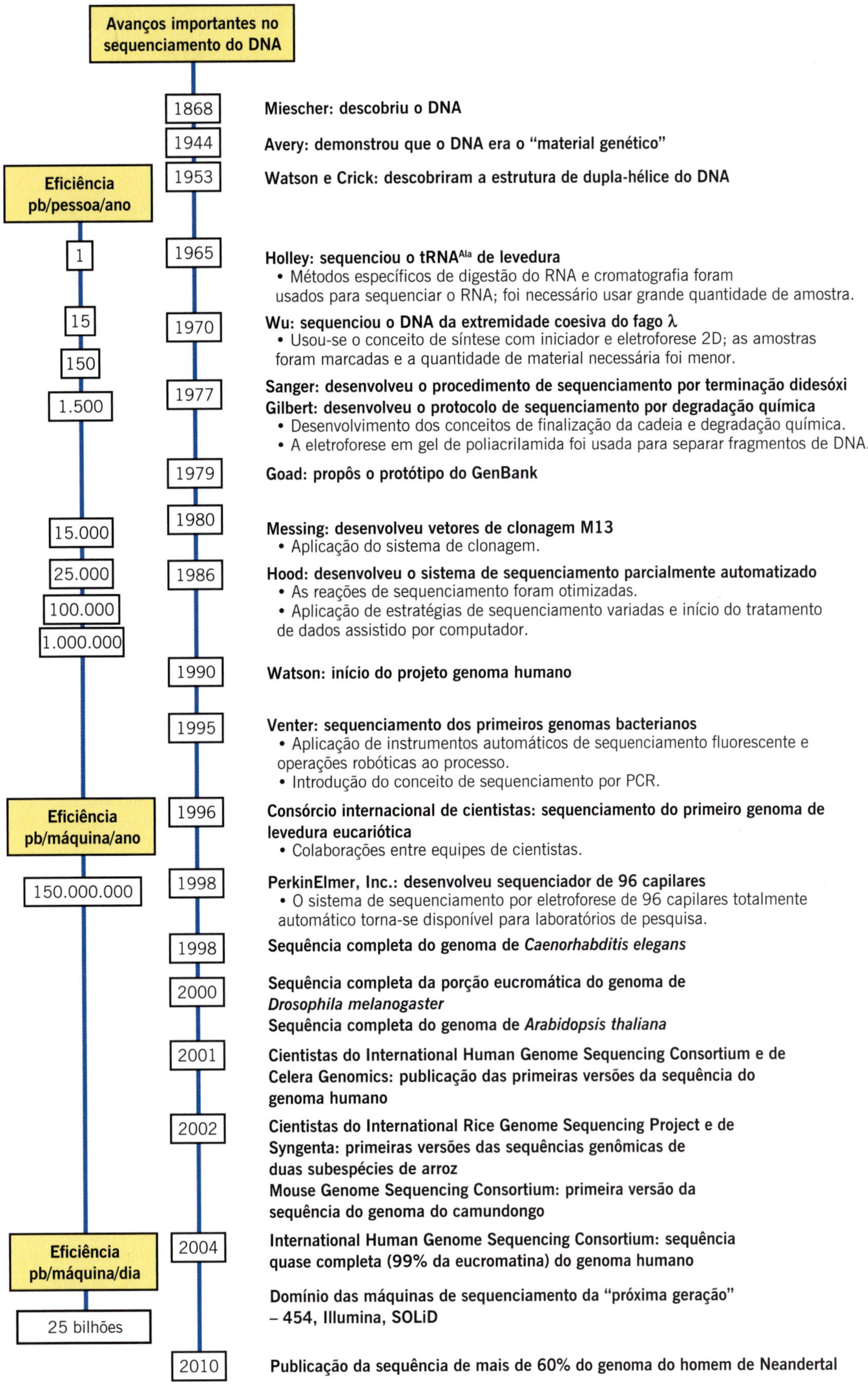

FIGURA 15.1 Avanços na eficiência do sequenciamento de DNA, alguns dos avanços tecnológicos que aumentaram a produtividade dos sequenciadores e alguns marcos no sequenciamento do DNA. A princípio, todas as etapas do sequenciamento de DNA eram manuais, o que tornava o processo muito trabalhoso. Hoje os aparelhos de sequenciamento totalmente automáticos aumentaram muito sua eficiência.

PROBLEMA RESOLVIDO

Uso da bioinformática para investigar sequências de DNA

PROBLEMA

Você decidiu seguir o exemplo de Craig Venter e James Watson e ter seu genoma sequenciado. Os primeiros 100 nucleotídios tinham a sequência acatttgctt ctgacacaac tgtgttcact agcaacctca aacagacacc atggtgcatc tgactcctga ggagaagtct gccgttactg ccctgtgggg. Qual é a função desse DNA? Em que cromossomo está localizado? A sequência é única ou existem sequências semelhantes em outra parte do seu genoma? Essa sequência é encontrada nos genomas de outras espécies?

FATOS E CONCEITOS

1. Todo o genoma humano – exceto algumas regiões de DNA altamente repetitivo na heterocromatina – foi sequenciado, e as sequências foram depositadas no GenBank.
2. As sequências dos genomas de vários outros mamíferos, inclusive de nosso parente vivo mais próximo – o chimpanzé – também são encontradas no GenBank.
3. O *site* do NCBI http://www.ncbi.nlm.nih.gov contém ferramentas de bioinformática que podem ser usadas para buscar no GenBank sequências de DNA específicas e/ou proteínas codificadas por essas sequências.
4. O *software* BLAST (*B*asic *L*ocal *A*lignment *S*earch *T*ool) possibilita a busca em sequências específicas do genoma ou em todas as sequências do GenBank por sequências semelhantes.
5. O *site* do NCBI também pode ser usado para pesquisar em publicações que apresentam resultados de estudos sobre sequências de DNA específicas e seus produtos.

ANÁLISE E SOLUÇÃO

Uma busca BLAST das sequências "Human genomic + transcript" no banco de dados de nucleotídios do GenBank mostra que a sequência de 100 nucleotídios é parte do gene da β-globina humana (*HBB*) no cromossomo 11. A sequência de 100 nucleotídios é idêntica à sequência de um filamento do gene *HBB* humano. A sequência também é muito semelhante (93% idêntica) à sequência do gene da δ-globina humano localizado adjacente ao gene da β-globina. Uma busca BLAST de todos os genomas no NCB (cromossomos) mostra que a sequência tem apenas um nucleotídio diferente da sequência homóloga no cromossomo 11 do chimpanzé (*Pan troglodytes*) e apenas sete nucleotídios diferentes da sequência homóloga no cromossomo 14 do macaco *rhesus* (*Macaca mulatta*). É claro que as sequências dos genes da β-globina são altamente conservadas em todos os primatas. Na verdade, uma análise mais detalhada mostraria que os genes da β-globina de todos os vertebrados são altamente conservados.

PONTOS ESSENCIAIS

- *A genômica analisa a estrutura, a função e a evolução de genomas inteiros*
- *As sequências de DNA dos genomas são arquivadas em bases de dados como o GenBank, um recurso mantido pelo National Center for Biotechnology Information, dos EUA.*

Correlação de mapas genéticos, citológicos e físicos de cromossomos

Mapas físicos de segmentos de DNA podem ser correlacionados com os mapas de recombinação genética e os mapas citológicos dos cromossomos.

O mapeamento de genes nos cromossomos foi um pilar da análise genética desde que Alfred Sturtevant criou o primeiro mapa cromossômico, em 1911. Graças ao advento de técnicas de genética molecular e do sequenciamento de DNA no fim do século 20, a tarefa de mapeamento cromossômico foi ainda mais refinada. Nesta seção, discutiremos maneiras de correlacionar os mapas genéticos clássicos e moleculares.

MAPAS GENÉTICOS, CITOLÓGICOS E FÍSICOS

Uma das metas da genômica estrutural é a correlação dos mapas de genética clássica, baseados em frequências de recombinação (Capítulo 7), com os mapas de genética molecular, baseados na análise de DNA (Capítulo 14). Um mapa molecular poderia mostrar os locais de clivagem das enzimas de restrição ou de fragmentos de DNA clonados. Evidentemente, o mapa molecular definitivo é a própria sequência de nucleotídios do DNA. Em casos favoráveis, mapas genéticos e moleculares também podem ser correlacionados com os mapas citológicos de cromossomos. Vimos, no Capítulo 6, como determinadas linhagens transmitem padrões característicos de bandas de cromossomos. Tais padrões podem ser correlacionados com os mapas genéticos e moleculares para mostrar onde os genes e marcadores de DNA estão situados em um cromossomo corado.

Mapas genéticos e citológicos não mostram as distâncias físicas reais entre os locais, enquanto os mapas moleculares o fazem. O motivo é que os mapas moleculares são calibrados em termos de nucleotídios, as unidades físicas que compõem o DNA. Assim podemos dizer que todos os mapas moleculares são *mapas físicos*. A distância em um mapa físico pode ser descrita em pares de base (pb), quilobases (kb, 1.000 pb) ou megabases (mb, 1 milhão de pb).

À direita, na **Figura 15.2**, estão ilustrados três tipos de mapas físicos. Um *mapa de restrição* mostra a localização física dos locais onde as enzimas de restrição clivam uma molécula de DNA. Um *mapa de contigs* mostra as posições dos fragmentos clonados de DNA sobrepostos, e um mapa de *sítios marcados por sequência* (*STSs*) mostra as posições das sequências específicas de DNA em uma molécula de DNA.

Os *mapas citológicos* (Figura 15.2, *centro*) são baseados nos padrões de bandeamento dos cromossomos observados a um microscópio após coloração adequada (Capítulo 6). Os mapas citológicos mais detalhados são provenientes do estudo dos cromossomos politênicos interfásicos nas glândulas salivares de larvas de *Drosophila*. Mapas citológicos razoavelmente detalhados de cromossomos humanos também estão disponíveis; provêm da análise de cromossomos mitóticos corados pelo método de Giemsa (Capítulo 6).

Os *mapas genéticos* (Figura 15.2, *à esquerda*) são construídos a partir das frequências de recombinação, com 1 centiMorgan (cM) sendo igual à distância que produz uma frequência média de recombinação de 1% (Capítulo 7). Mapas genéticos clássicos podem ser aprimorados localizando-se um grande número de marcadores posicionados a intervalos curtos. Tais marcadores são detectados pelo uso de técnicas moleculares, mas suas posições nos mapas são determinadas usando experimentos-padrão de recombinação. *Polimorfismos do comprimento do fragmento de restrição* (*RFLP*), que resultam de variações naturais na localização dos locais de clivagem de enzimas de restrição nos cromossomos, têm sido especialmente úteis na criação de mapas genéticos de alta densidade. Discutiremos esses marcadores moleculares muito úteis na próxima seção.

Mapas genéticos, citológicos e físicos podem ser correlacionados de várias maneiras. Genes que foram clonados podem ser posicionados nos mapas citológicos por hibridização *in situ* (Capítulo 9 e Em foco | Hibridização *in situ*, no material suplementar disponível *on-line*). É possível fazer correlações entre os mapas genéticos e físicos pela localização de clones de genes ou RFLP mapeados geneticamente no mapa físico. Os marcadores que foram mapeados tanto genética quanto fisicamente são chamados *marcadores-âncora*, pois ligam os dois mapas. Mapas físicos também podem ser correlacionados com mapas genéticos e citológicos por meio da utilização (1) da técnica da reação da cadeia de polimerase (PCR) (Capítulo 14), para amplificar sequências curtas de DNA genômico, (2) de *Southern blot*, para relacionar tais sequências a clones sobre o mapa físico e (3) da hibridização *in situ*, para situá-los em cromossomos corados. Outra abordagem

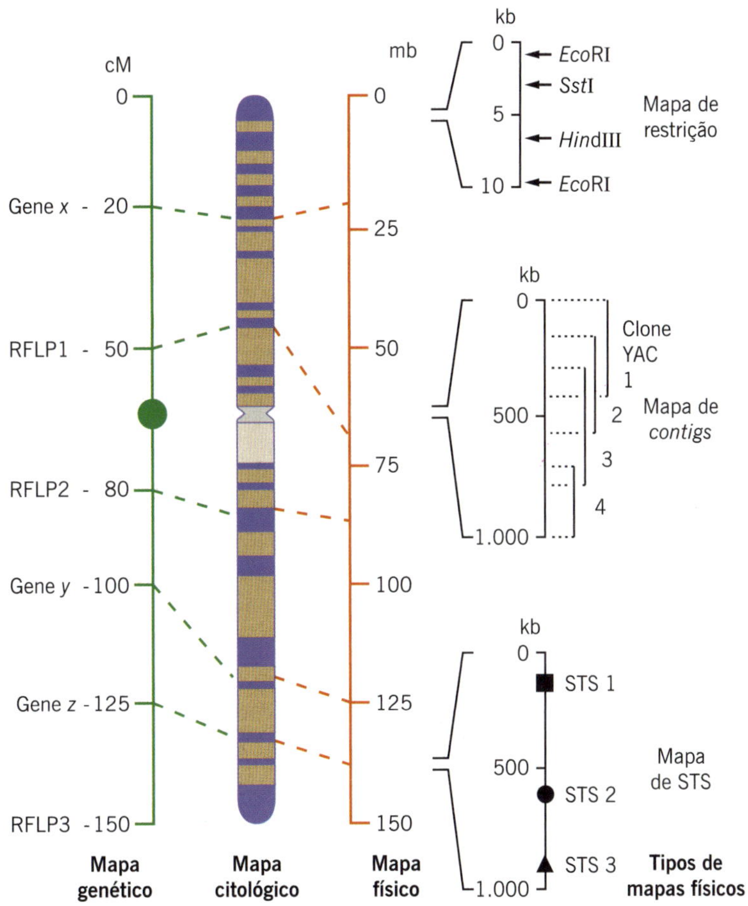

FIGURA 15.2 Correlação de mapas genético, citológico e físico de um cromossomo. As distâncias no mapa genético baseiam-se nas frequências de *crossing over* e são medidas em porcentagem de recombinação, ou centiMorgans (cM), enquanto as distâncias físicas são medidas em quilopares de bases (kb) ou megapares de bases (mb). Os mapas de restrição, mapas de *contigs* e mapas de STS (sítios com sequências marcadas) são descritos no texto.

usa sequências curtas de DNA complementar (cDNA) geradas a partir de transcrição reversa das moléculas de mRNA (Capítulo 14) como sondas de hibridização. Tais sondas são chamadas *etiquetas de sequência expressa (ESTs)*, pois são derivadas de RNA que foi naturalmente transcrito de DNA durante a primeira etapa da expressão gênica.

MAPAS GENÉTICOS DE ALTA DENSIDADE DE MARCADORES MOLECULARES

Quando mutações modificam as sequências nucleotídicas nos locais de clivagem da enzima de restrição, as enzimas deixam de reconhecer esses locais (**Figura 15.3 A**). Outras mutações podem criar novos locais de restrição. Ambos os tipos de mutações conduzirão a variação do comprimento dos fragmentos de DNA, produzida pela digestão do DNA genômico por essa enzima de restrição específica (**Figura 15.3 B**). Essas variantes, chamadas **polimorfismos do comprimento do fragmento de restrição (RFLP)**, são muito úteis na construção de mapas genéticos de alta densidade em experimentos de recombinação.

Os DNA de ecotipos diferentes, isolados geograficamente (linhagens adaptadas a condições ambientais diferentes) e linhagens endogâmicas distintas de uma espécie

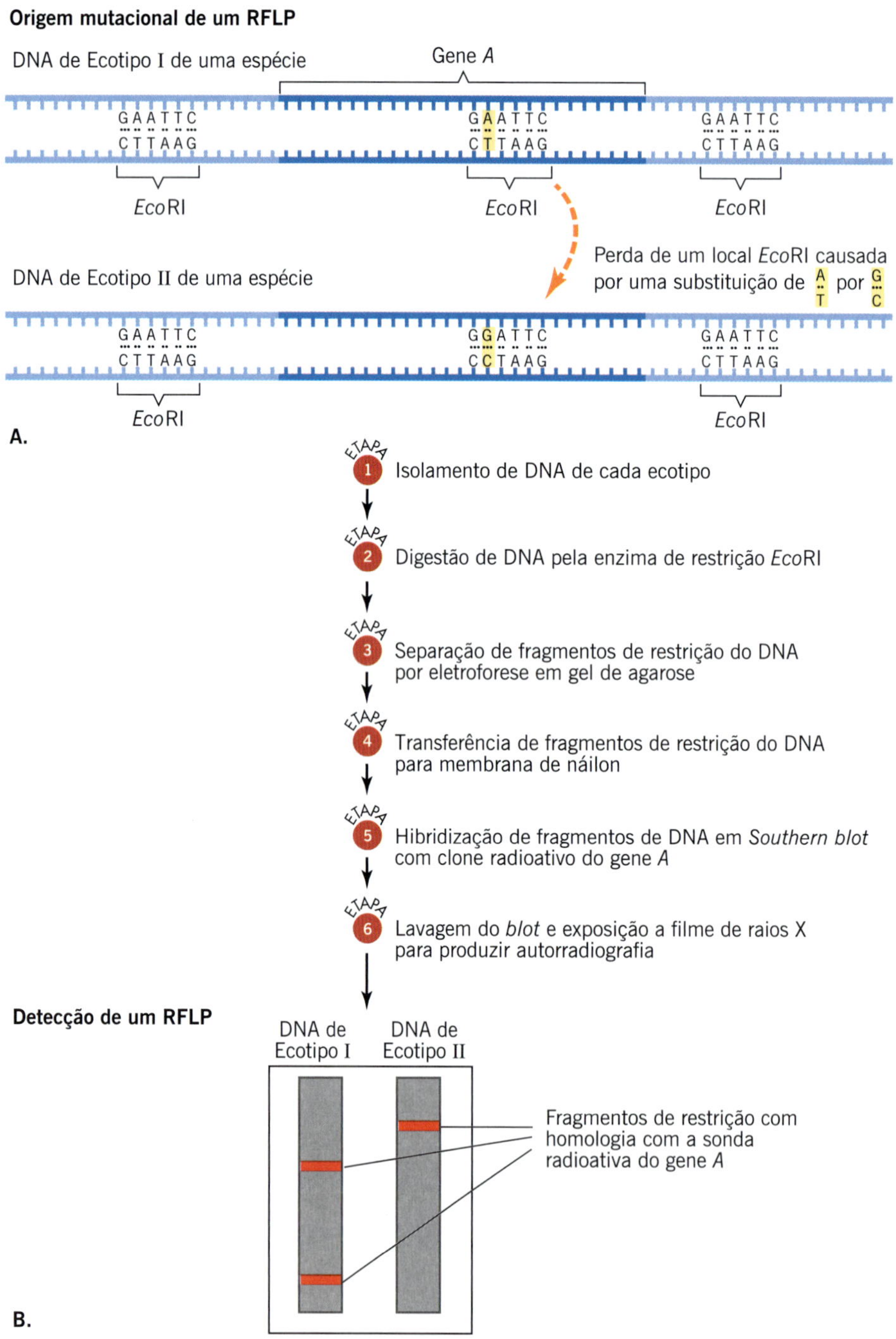

FIGURA 15.3 A origem mutacional (A) e a detecção (B) de RFLP em diferentes linhagens de uma espécie. No exemplo, uma substituição de par de bases A:T → G:C acarreta a perda da sequência de reconhecimento *Eco*RI central existente no gene *A* do DNA de linhagem I. Essa mutação poderia ter ocorrido em um ancestral de ecotipo II durante os estágios iniciais de sua divergência de ecotipo I.

frequentemente apresentam muitos RFLP. Na verdade, o DNA de diferentes indivíduos – até mesmo parentes – pode exibir RFLP. Alguns RFLP são observados diretamente quando os fragmentos no DNA digerido são separados por eletroforese em gel, corados com brometo de etídio e observados à luz ultravioleta. Outros RFLP só são detectados pelo uso de clones específicos de DNA como sondas de hibridização radioativas em *Southern blots* genômicos (Figura 15.3 B). Os próprios RFLP são os fenótipos usados para classificar em parental ou recombinante a prole dos cruzamentos. Os RFLP segregam-se como marcadores codominantes em cruzamentos, com os fragmentos dos dois cromossomos homólogos visíveis em géis ou autorradiografias de *Southern blots*.

Os marcadores RFLP foram especialmente valiosos na construção de mapas genéticos detalhados de cromossomos humanos a partir de dados de recombinação coletados por meio de análise de heredogramas humanos. Os dados são analisados por meio da comparação da probabilidade de que os marcadores genéticos que se segregam em um heredograma sejam desvinculados, ou de que estejam ligados por várias distâncias de mapa. Em 1992, os geneticistas usaram esse procedimento para construir um mapa de aproximadamente 2.000 RFLP nos 22 cromossomos autossômicos e nos cromossomos X e Y). A **Figura 15.4** mostra a correlação entre um mapa de RFLP e o mapa citológico do cromossomo humano 1.

Em seres humanos, os RFLP mais úteis abrangem sequências curtas presentes em repetições de *tandem* localizadas entre os locais de restrição. O número de repetições em um conjunto em um local específico do genoma é extremamente variável. Portanto, esses arranjos, denominados **repetições em *tandem* de número variável (VNTR**, também conhecidos como **minissatélites)** e **repetições curtas em *tandem* (STR**, também conhecidos como **microssatélites)** são extremamente polimórficos. VNTR e STR não variam em comprimento por diferenças nas posições de locais de clivagem por enzima de restrição, mas por diferenças no número de cópias da sequência repetida entre os locais de restrição. VNTR e STR foram úteis no mapeamento cromossômico humano. Também são valiosos na medicina forense, auxiliando na determinação da identidade de uma amostra biológica, como sangue, cabelos ou células cutâneas em uma cena de crime, de maneira objetiva e confiável. Discorreremos sobre essa utilização dos VNTR e dos STR no Capítulo 16.

MAPAS DE CONTIGS E BANCOS DE CLONES

No Capítulo 14, vimos como locais de restrição podem ser mapeados em um fragmento de DNA clonado. Técnicas de hibridização *Southern blot* podem ser utilizadas para testar se diferentes fragmentos clonados de DNA apresentam segmentos em comum. Apenas os clones que compartilham um trecho da sequência de DNA serão hibridizados uns com os outros. Caso se hibridizem, seus mapas de restrição podem ser comparados para saber onde fica a sequência em comum. Por outro lado, os clones podem

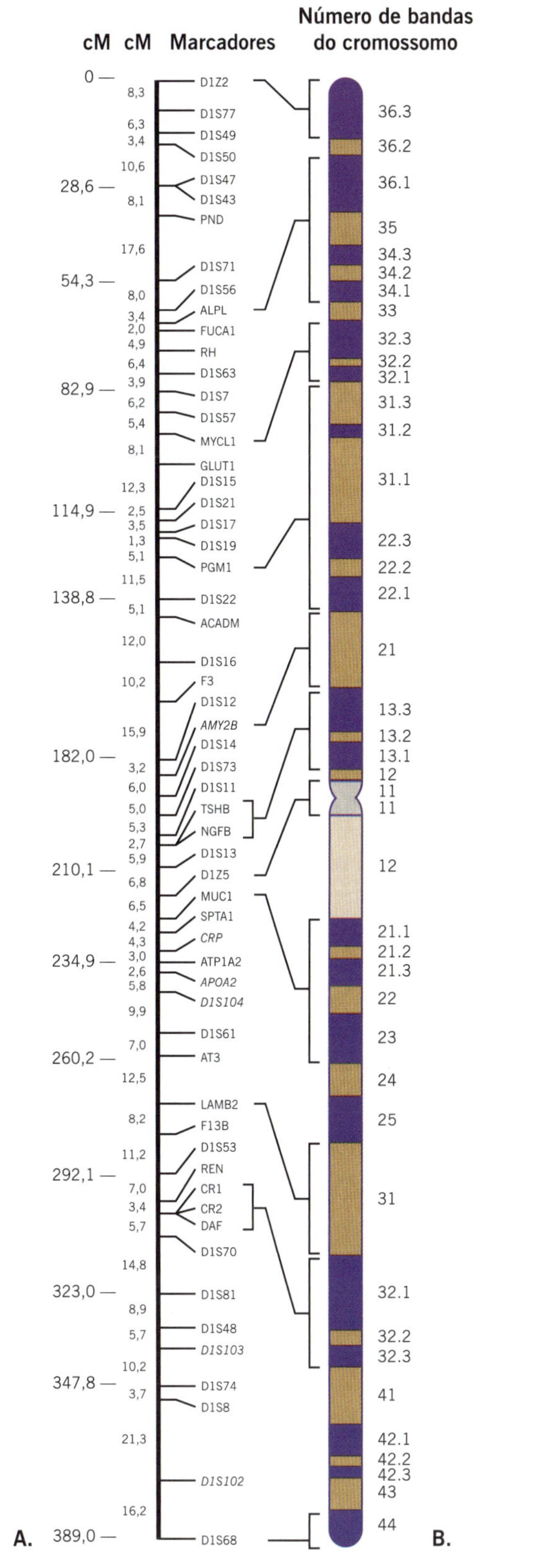

FIGURA 15.4 Correlação entre um mapa de RFLP (*esquerda*) e o mapa citológico (*direita*) do cromossomo humano 1. No centro, são mostrados marcadores moleculares e alguns genes. As distâncias são apresentadas em centiMorgans (cM), o conjunto de marcadores superior está na posição 0 à esquerda e as distâncias entre marcadores adjacentes são mostradas na segunda coluna a partir da esquerda. Os colchetes à esquerda do mapa citológico mostram as localizações cromossômicas dos genes indicados e os marcadores moleculares.

ser clivados em fragmentos menores, em geral chamados *subclones*, os quais podem, então, ser testados de maneira sistemática a fim de determinar onde os clones originais se sobrepõem. Esse processo tedioso, repetido diversas vezes, permite aos investigadores determinarem como os membros de um conjunto de clones relacionam-se uns aos outros e resumirem essas relações em um mapa físico chamado ***contig*** (**Figura 15.5**). Tal termo é usado porque o procedimento define quais clones são contíguos.

Na prática, a análise dos mapas de restrição a partir de um conjunto de clones genômicos, especialmente clones grandes, como os presentes nos vetores de cromossomos bacterianos artificiais (BAC), de cromossomos artificiais derivados de P1 (PAC) e de cromossomos artificiais de levedura (YAC) (Capítulo 14), é efetuada pelo computador. Os clones são organizados em *contigs* e, à medida que mais dados são adicionados à análise, são adicionados também mais *contigs*. Quando a análise de uma biblioteca inteira de clones genômicos é concluída, cada cromossomo corresponderá a um único mapa *contig*. A construção de mapas de *contig* de um genoma inteiro que os dados volumosos sejam analisados à procura de superposições. Após a conclusão dos mapas de *contig*, eles podem ser usados para catalogar todos os clones em uma biblioteca de DNA de acordo com a posição cromossômica. Então, se um pesquisador precisar de um determinado clone, pode solicitá-lo para o curador do *banco de clones* mapeados. Bancos abrangentes de clones estão agora disponíveis para pesquisas em muitos organismos, incluindo seres humanos, o nematódeo *Caenorhabditis elegans* e a planta *Arabidopsis thaliana*.

CLONAGEM DE GENES COM BASE NOS MAPAS

Mapas genéticos, citológicos e físicos relacionados permitiram aos pesquisadores clonar o DNA de genes de interesse tomando como base a posição no mapa genético. Tal abordagem para obter o DNA de um determinado gene é chamada **clonagem posicional**.

As etapas da clonagem posicional são ilustradas na **Figura 15.6**. Em primeiro lugar, o gene é localizado em uma região específica de um cromossomo por cruzamentos genéticos ou, no caso de seres humanos, por análise do heredograma. A região no mapa físico que contém o gene é, então, identificada e potenciais *genes candidatos* são avaliados para saber quais são transcritos. Genes possivelmente candidatos são, então, sequenciados de indivíduos com tipo selvagem e mutantes a fim de identificar mutações que resultariam em perda de função gênica. No Capítulo 16, veremos como os genes humanos responsáveis por distúrbios hereditários, tais como a doença de Huntington e a fibrose cística, foram identificados por meio da clonagem posicional. Em espécies nas quais é possível inserir DNA clonado no genoma – processo chamado *transformação genética* (também discutido no Capítulo 16) –, cópias de genes candidatos de tipo selvagem podem ser testadas ***in vivo*** a fim de determinar se são capazes de corrigir um fenótipo mutante. A restauração do fenótipo selvagem em um organismo mutante constitui forte indício de que o DNA introduzido contém o gene de interesse.

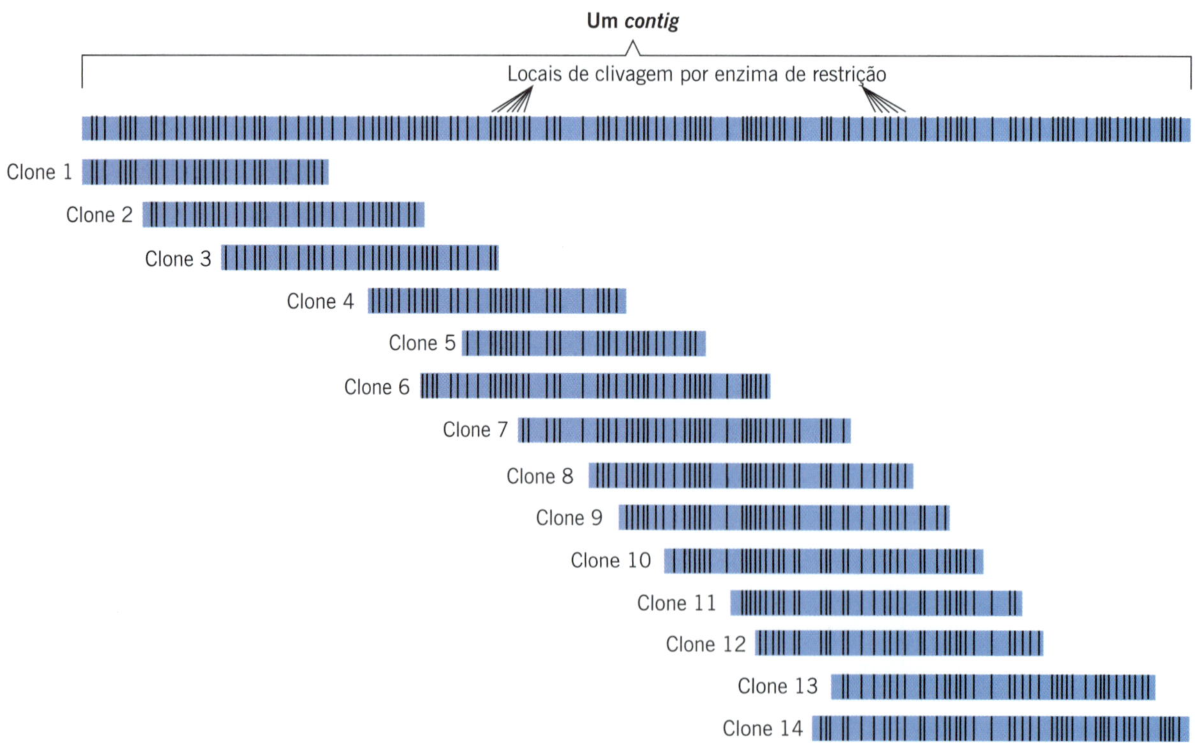

FIGURA 15.5 Mapa de *contigs* produzido a partir de clones genômicos parcialmente coincidentes. Clones genômicos grandes – 200 a 500 kb –, como aqueles presentes em vetores PAC e BAC (Capítulo 14), são usados para construir mapas de *contigs*. Preparam-se os mapas de restrição de clones individuais e buscam-se as coincidências por computador. Então, os clones coincidentes são organizados em mapas de *contigs*, como o mostrado aqui. Quando o mapa físico de um genoma está completo, cada cromossomo é representado por um único mapa de *contigs*.

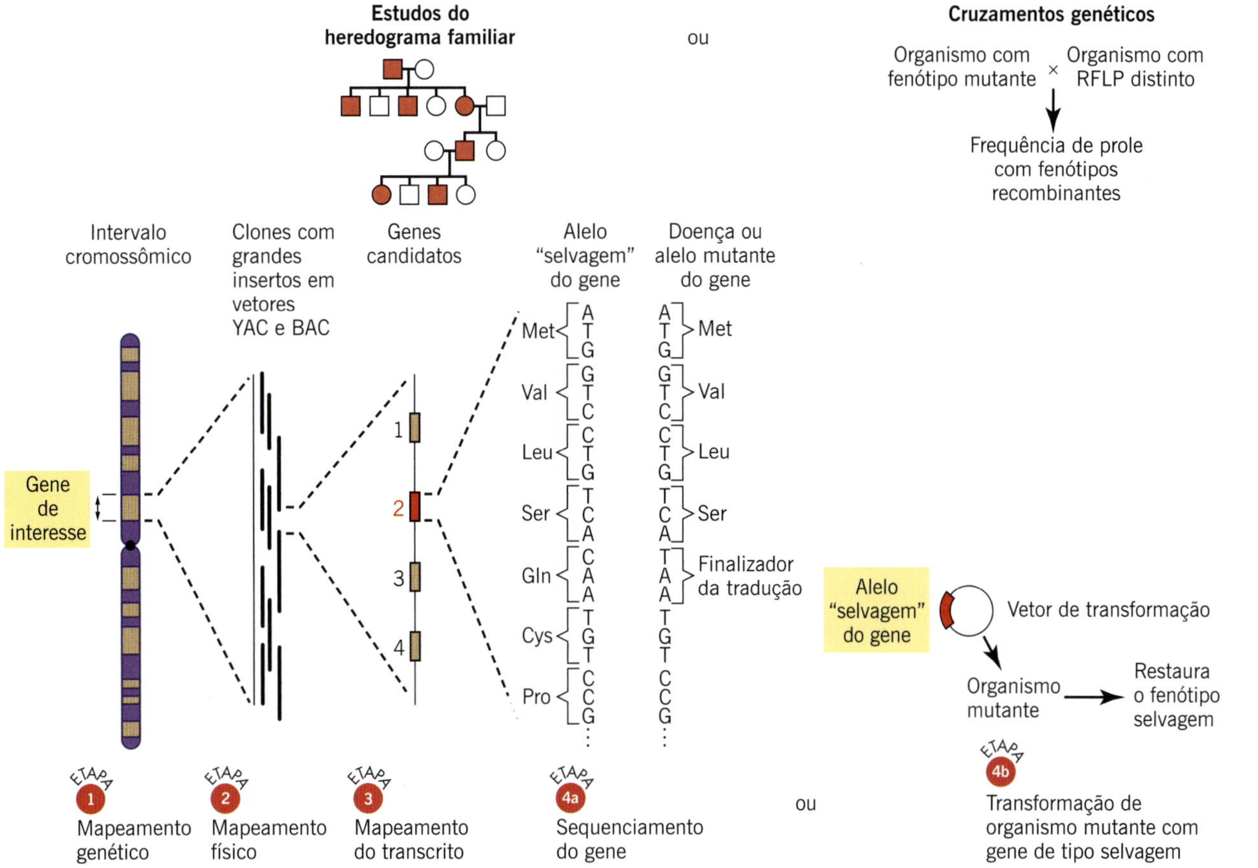

FIGURA 15.6 Etapas da clonagem posicional de genes. Em seres humanos, o mapeamento genético deve ser feito por análise do heredograma, e os genes candidatos devem ser rastreados por sequenciamento dos alelos de tipo selvagem e mutantes (etapa 4a). Em outra espécie, o gene de interesse é mapeado por cruzamentos genéticos apropriados, e os genes candidatos são rastreados por transformação de alelos selvagens em organismos mutantes e verificação da restauração ou não do fenótipo selvagem (etapa 4b).

PONTOS ESSENCIAIS

- *Os mapas genéticos de cromossomos são baseados nas frequências de recombinação entre marcadores*
- *Mapas citológicos são baseados no padrão de bandas visto através de um microscópio em cromossomos marcados*
- *Os mapas físicos são baseados nas distâncias, em pares, quilopares ou megapares de bases entre os marcadores*
- *Os marcadores genéticos do polimorfismo do comprimento de fragmentos de restrição (RFLP) resultam da variação nos locais de clivagem da enzima de restrição nos cromossomos*
- *Marcadores genéticos de repetições em* tandem *de número variável (VNTR) e de repetições em* tandem *curtas (STR) resultam da variação do número de cópias de uma sequência de DNA repetida em um local no genoma*
- *Os mapas genéticos, citológicos e físicos detalhados de cromossomos possibilitam que os pesquisadores isolem genes com base em sua posição no genoma.*

Projeto genoma humano

Existem mapas genéticos, citológicos e físicos detalhados dos 23 cromossomos humanos, e há uma sequência nucleotídica quase completa para cada um deles.

Visto que as tecnologias de DNA recombinante e sequenciamento de DNA avançaram nas décadas de 1970 e 1980, os cientistas começaram a discutir a possibilidade de sequenciamento de todos os 3,2 bilhões de pares de nucleotídios no genoma humano. Essas discussões levaram ao lançamento do **Projeto Genoma Humano (Human Genome Project)**, em 1990. Os objetivos originais do Projeto Genoma Humano eram (1) mapear todos os genes humanos, (2) construir um mapa físico detalhado de todo o genoma humano e (3) determinar a sequência nucleotídica dos 23 cromossomos humanos até 2005.

Logo os cientistas perceberam que essa enorme operação deveria ser um esforço mundial. Assim, criou-se uma **Organização Genoma Humano (HUGO**, *Hu*man *G*enome *O*rganization**)** internacional para coordenar essa tarefa em todo o mundo.

James Watson, que, com Francis Crick, descobriu a estrutura de dupla-hélice do DNA, foi o primeiro diretor desse ambicioso projeto, cuja expectativa de duração era de quase duas décadas até a conclusão, a um custo superior a 3 bilhões de dólares. Em 1993, Francis Collin, que, com Lap-Chee Tsui, liderou as equipes de pesquisa que identificaram o gene da fibrose cística, substituiu Watson como diretor do Projeto Genoma Humano. Além dos trabalhos relacionados ao genoma humano, o projeto serviu como base para projetos semelhantes de mapeamento e sequenciamento de genomas, que utilizavam vários organismos-modelo genéticos, como a bactéria *Escherichia coli*, a levedura *Saccharomyces cerevisiae*, a mosca *Drosophila melanogaster*, o nematódeo *C. elegans*, o camundongo *Mus musculus*, o peixe-zebra *Danio rerio* e a planta *A. thaliana*.

MAPEAMENTO DO GENOMA HUMANO

A tarefa de mapear o genoma humano progrediu rapidamente. Em 1992 foram publicados mapas físicos completos de cromossomos Y e 21 e mapas detalhados de RFLP do cromossomo X e de todos os 22 autossomos. Em 1995 o mapa genético continha marcadores separados, em média, por 200 kb. Em 1996 foi publicado um mapa detalhado de STR do genoma humano, e em 1997 foi divulgado um mapa abrangente de 16.354 *loci* diferentes. Todos esses mapas foram muito úteis para pesquisadores que clonavam genes com base em suas localizações no genoma.

Infelizmente, a resolução do mapeamento genético por recombinação em seres humanos é bastante baixa – na faixa de 1 a 10 mb – e a resolução da hibridização *in situ* com fluorescência (FISH) para corar cromossomos é de cerca de 1 mb. Uma resolução mais alta (de até 50 kb) pode ser obtida com a utilização de uma técnica chamada *mapeamento híbrido por radiação*. Nessa técnica, os cromossomos nas células humanas em cultura são divididos em fragmentos por meio de raios X intensos. Então, as células são fundidas com células não irradiadas de roedores (em geral de hamsters) e as células "híbridas" resultantes são cultivadas em um meio que mata todas as células não híbridas. Os fragmentos de cromossomos humanos nessas células híbridas são por vezes fisicamente integrados nos cromossomos do roedor e, posteriormente, transmitidos à progênie durante a divisão celular. Desse modo, todas as células em uma colônia derivada de uma determinada célula híbrida terão o mesmo fragmento de cromossomo humano. Grandes painéis de diferentes colônias podem então ser examinados à procura de marcadores genéticos humanos específicos, com a utilização de PCR. Uma determinada colônia conterá dois desses marcadores somente se eles estiverem localizados no mesmo fragmento de cromossomo humano. Os mapas cromossômicos desses marcadores são construídos a partir da presunção de que a probabilidade de uma quebra induzida por raios X entre dois marcadores é diretamente proporcional à distância entre eles no DNA cromossômico humano.

Vários grupos usaram o método de mapeamento de híbridos por radiação para elaborar mapas de alta densidade do genoma humano. Em 1997, Elizabeth Stewart e colaboradores publicaram um mapa de 10.478 STS baseado em dados de híbridos por radiação; a **Figura 15.7** mostra o mapa do cromossomo humano 1.

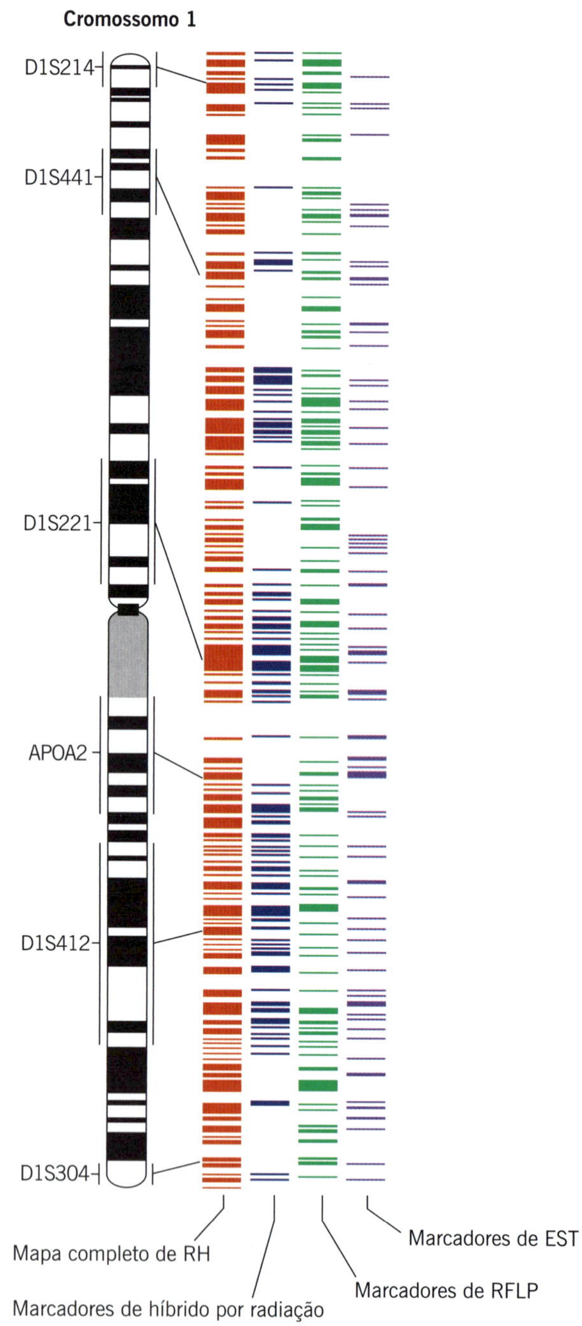

FIGURA 15.7 Mapa de alta resolução do cromossomo humano 1. O mapa citogenético do cromossomo 1 é mostrado à esquerda com as localizações de seis marcadores-âncoras. À direita do mapa citogenético há quatro mapas genéticos que mostram as localizações dos marcadores de híbridos por radiação completos (*linhas vermelhas*), os marcadores de híbridos por radiação de alto nível de confiança (*linhas azuis*), os marcadores de RFLP (*linhas verdes*) e EST (*linhas roxas*).

SEQUENCIAMENTO DO GENOMA HUMANO

Embora o mapeamento cromossômico tenha avançado com rapidez, a princípio houve um atraso no progresso do sequenciamento do genoma humano. A estratégia empregada pelo Projeto Genoma Humano, de financiamento governamental, foi sequenciar o DNA clone por clone, utilizando como guia mapas genéticos, citológicos e físicos relacionados de cada um dos cromossomos humanos. Tal estratégia significou analisar os cromossomos um por um, sequenciando clones que haviam sido cuidadosamente mapeados. Em maio de 1998, J. Craig Venter, um cientista e empresário, propôs uma estratégia alternativa e anunciou que havia formado uma empresa privada (Celera Genomics, do latim *celer*, que significa "rápido") para sequenciar todo o genoma humano em apenas 3 anos. A estratégia de Venter, chamada **sequenciamento *shotgun* de todo o genoma**, consistia em desmembrar todo o genoma em pequenos fragmentos e sequenciar apenas suas extremidades. Um *software* sofisticado seria, então, utilizado para juntar as sequências completas de DNA por meio das sobreposições entre os fragmentos. O processo de montagem, evidentemente, seria facilitado pela utilização dos mapas cromossômicos detalhados já disponíveis. Com o início dos trabalhos de Venter, os líderes do Projeto Genoma Humano, um esforço público, revisaram sua agenda e definiram a meta de conclusão do sequenciamento genômico humano para 2003, 2 anos mais cedo que o proposto inicialmente. Esse novo plano impulsionou o projeto. Para obter mais informações sobre a concorrência entre o os projetos público e privado de sequenciamento genômico, leia Marcos da genética | Dois esboços da sequência do genoma humano, no material suplementar disponível *on-line*.

O Projeto Genoma Humano público usou uma abordagem hierárquica para obter a sequência do genoma. Clones de BAC contendo grandes insertos de DNA humano foram cuidadosamente mapeados em *contigs*. Em seguida, o DNA em cada um desses clones foi fragmentado e sequenciado usando uma estratégia *shotgun* "local". Os dados resultantes foram montados em uma sequência contínua para cada clone e, depois, as sequências provenientes de todos os clones foram reunidas em sequências de regiões genômicas.

A primeira sequência de um cromossomo humano – o pequeno cromossomo 22 – foi publicada em dezembro de 1999, seguida pela sequência do cromossomo 21, em maio de 2000. Após isso, graças à intervenção de alto nível do governo dos EUA, os projetos privado e público de sequenciamento genômico concordaram em publicar os primeiros esboços da sequência de DNA de todo o genoma humano ao mesmo tempo. Isso foi realizado com a publicação de dois artigos, um na revista norte-americana *Science* e outro na revista britânica *Nature*, em fevereiro de 2001. A **Figura 15.8** mostra um mapa comentado das

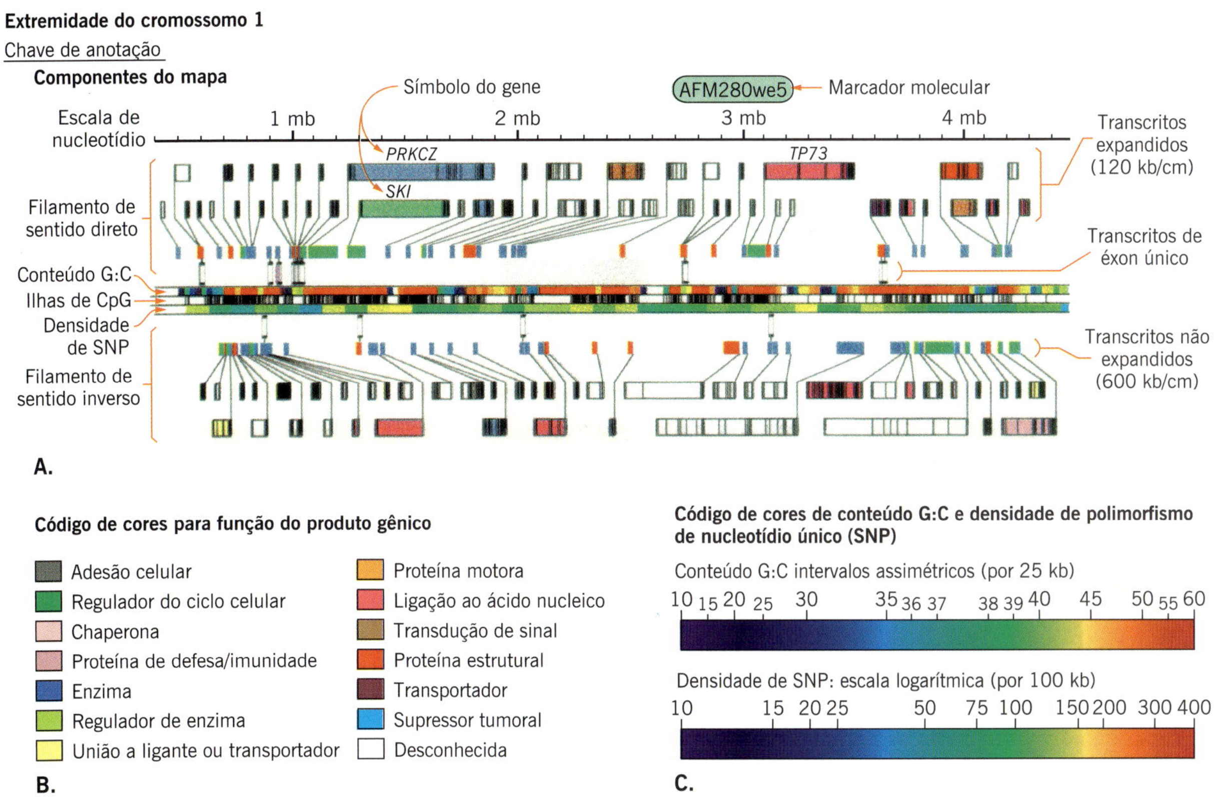

FIGURA 15.8 Mapa anotado das sequências de um segmento de DNA de 4 mb na extremidade do cromossomo humano 1 montado por pesquisadores da Celera Genomics. A. A linha superior indica as distâncias em mb. As três imagens subsequentes mostram transcritos previstos de um filamento de DNA (o "filamento de sentido direto"), enquanto as três imagens inferiores mostram transcritos especificados pelo outro filamento de DNA (o "filamento de sentido inverso"). As três imagens no meio apresentam o conteúdo de G:C, as posições das ilhas de CpG, presentes na região 5′ (*upstream*) dos genes, e a densidade de polimorfismos de nucleotídio único (SNP), respectivamente. B. Código de cores das funções do produto gênico e (C) código de cores do conteúdo de G:C e densidade de SNP.

sequências de um segmento de 4 mb na extremidade do braço curto do cromossomo humano 1. Esse mapa ilustra as posições e orientações de genes conhecidos e previstos, bem como outras características do DNA, em uma pequena parte do genoma humano.

A quantidade de informações nessas primeiras versões do genoma humano foi avassaladora, inclusive a sequência de mais de 2.650 megapares de bases de DNA (2,6 bilhões de pb). O genoma humano é mais de 25 vezes o tamanho dos genomas de *Drosophila* e de *Arabidopsis*, sequenciados anteriormente. Análises subsequentes foram adicionadas a essas informações e ajudaram a compreender seu significado.

CARACTERÍSTICAS GERAIS DO GENOMA HUMANO

O genoma humano completo contém cerca de 3,2 bilhões de pares de base de DNA. Cerca de 2,9 bilhões de pares de base estão na eucromatina e cerca de 300 milhões de pares de base estão na heterocromatina, principalmente no centrômero dos cromossomos e ao seu redor. A heterocromatina consiste em segmentos de DNA altamente repetitivos. Como esses segmentos são difíceis de analisar, não foram montados em sequências contínuas unindo as sequências de braços longos e curtos de cada cromossomo. Assim, cada sequência cromossômica tem – e provavelmente sempre terá – uma grande lacuna.

A composição de pares de bases do DNA varia de acordo com a região do genoma humano. Em média, cerca de 41% do DNA consiste em pares de base G:C. No entanto, algumas regiões são ricas em G:C e outras não. As regiões pobres em G:C estão localizadas preferencialmente nas partes dos cromossomos que ficam escuras sob coloração sintética Giemsa (ver Capítulo 6). Os motivos dessa correlação não são conhecidos.

Os nucleotídios C e G estão localizados próximos um ao outro com frequência no genoma humano, mas não tão frequentemente como seria previsto ao acaso. Assim, esse dinucleotídio, habitualmente escrito CpG para demonstrar a ligação de fosfodiéster entre C e G, tem pouca representatividade no genoma humano. Nos locais onde se localiza, a citosina é frequentemente metilada. Em geral, regiões em que a citosina é metilada são inativas do ponto de vista transcricional. As regiões onde a citosina *não* é metilada são chamadas **ilhas de CpG**. São em geral menores que 1,8 kb e estão associadas com a extremidade 5′ dos genes – ou seja, com os locais onde a transcrição começa. Tais ilhas participam da regulação gênica, da qual trataremos no Capítulo 18.

Por meio da comparação da sequência de DNA com o mapa genético de um cromossomo, é possível estudar a relação entre a distância física em um cromossomo e a frequência de recombinação devida à passagem pela meiose. O *crossing over* ocorre durante a meiose mais frequentemente no sexo masculino que no feminino. Nos braços longos dos cromossomos humanos, 1 cM de distância de mapa genético corresponde aproximadamente a 1 mb da distância física. Nos braços curtos, o mapa genético é expandido em relação à distância física – cerca de 2 cM para 1 mb. Portanto, para uma dada distância física, o *crossing over* é mais frequente nos braços curtos dos cromossomos do que nos longos, resultando na ocorrência quase certa de um *crossover* em cada braço curto. Durante a meiose, os *crossovers* nos braços curtos mantêm cromossomos pareados (e duplicados) juntos, de modo que a chance de não disjunção seja minimizada. A maior taxa de *crossover* por unidade de distância física é encontrada na região pseudoautossômica existente nas extremidades dos braços curtos dos cromossomos X e Y (ver Capítulo 5). Tal região consiste em 2,6 mb de DNA, mas seu mapa genético tem 50 cM de comprimento – ou seja, 20 cM (ou uma média de 0,2 *crossover* por cromátide) para cada mb de DNA.

SEQUENCIAMENTO DO GENOMA HUMANO

Cerca de 50% do genoma humano consiste em sequências repetidas de DNA. Algumas dessas sequências repetidas, tais como o DNA satélite alfa (Capítulo 9), estão localizadas na heterocromatina centromérica. Outras estão espalhadas por toda a eucromatina. A maioria das sequências repetitivas é derivada de elementos genéticos transponíveis (também chamados **transpósons**). Em conjunto, as sequências derivadas de transpósons representam cerca de 45% do genoma humano – algo que gera surpresa.

A lista de sequências transpóson inclui quatro classes principais (**Tabela 15.1**). As sequências mais abundantes são os *elementos intercalados longos* (*LINE*; *l*ong-*in*terspersed *e*lements), os quais derivam de transcrição reversa do RNA gerado por um elemento proveniente dos genitores. Os cDNA produzidos pela transcrição inversa desses RNA são integrados ao genoma humano por meio de um processo que envolve a própria enzima transcriptase reversa. A transcriptase inversa para tal tarefa é um dos dois polipeptídios codificados por LINE estruturalmente completos.

Tabela 15.1

Elementos genéticos transponíveis no genoma humano.

Tipo de transpóson	Porcentagem do genoma	Número de cópias
LINE (elementos intercalados longos)	21	850.000
SINE (elementos intercalados curtos)	13	1.500.000
Elementos semelhantes a retrovírus	8	450.000
Transpósons *cut-and-paste*	3	300.000

Dados de International Human Genome Sequencing Consortium, 2001. Initial sequencing and analysis of the human genome. *Nature* 409: 860–921.

Os *elementos intercalares curtos* (*SINE*, *s*hort-*in*terspersed *e*lements), outra classe de elementos de transcrição reversa, também estão integrados ao genoma por uma transcriptase reversa. Os SINE são os parasitas genéticos primordiais. Eles não codificam polipeptídios, mas, porque "pegam emprestada" uma transcriptase reversa codificada pelos LINE, são incrivelmente bem-sucedidos em alastrar-se por todo o genoma humano.

Outra classe de sequências derivadas de transpóson tem semelhanças estruturais com os genomas de retrovírus. Esses *elementos semelhantes a retrovírus* são gerados por transcrição reversa do RNA em DNA, mas o cDNA resultante é inserido no genoma humano por uma enzima codificada por elemento chamada integrase. Retrovírus verdadeiros, como o vírus da imunodeficiência humana (HIV) responsável pela AIDS, também funcionam dessa maneira. LINE, SINE e elementos semelhantes a retrovírus são exemplos de *retrotranspósons* – assim denominados porque dependem do fluxo inverso de informações genéticas, do RNA para DNA.

A classe menos abundante de sequências humanas derivadas de transpósons inclui elementos que codificam uma enzima capaz de cortar o elemento de um local e colar em outro. Esses *transpósons cut-and-paste* ("cortar e colar") eram ativos em mamíferos ancestrais de seres humanos, mas não são ativos hoje. Alguns membros de outras classes de elementos estão ativos em seres humanos, mas todas as evidências indicam que se inserem em novos locais de modo infrequente. A situação é diferente em camundongos, nos quais evidências provenientes do sequenciamento genômico indicam que a atividade de transpósons é muito maior do que nos seres humanos. Para mais informações sobre transpósons – em seres humanos e em outros organismos – ver Capítulo 21, disponível *on-line*.

Embora sejam abundantes no genoma humano, sequências individuais derivadas de transpósons não são muito longas – não têm mais de 10 kb, sendo a maioria muito mais curta, apenas algumas centenas de pares de bases de comprimento. No entanto, o genoma humano contém algumas sequências repetidas bastante longas, talvez com até 200 kb de comprimento. Essas repetições, chamadas *duplicações segmentares*, são cópias de regiões genômicas deslocadas para outros lugares, muitas vezes para perto de centrômeros ou telômeros. Podem ser subprodutos de eventos distantes de reparo nos quais grandes fragmentos de DNA foram integrados em diferentes posições no genoma. A maior parte das duplicações segmentares detectada pelo sequenciamento do genoma inteiro é inserida em locais "seguros", onde não comprometem os genes.

GENES NO GENOMA HUMANO

Genes para RNAs não codificadores envolvidos na expressão gênica

Muitas vezes pensamos nos genes como sequências de DNA que codificam proteínas. No entanto, muitos genes não codificam polipeptídios. Seus produtos finais são moléculas de RNA. A lista de genes que produzem RNA não codificadores é longa e crescente (**Tabela 15.2**). Inclui genes para RNA ribossômico, RNA de transferência, pequenos RNA nucleares e microRNAs. Tratamos de alguns desses RNA nos capítulos anteriores e investigaremos outros nos próximos capítulos. Muitos dos genes para esses RNA foram identificados no primeiro esboço do sequenciamento do DNA do genoma humano, mas outros vieram à luz mais recentemente. A elucidação das funções desses RNA não codificadores é objeto de muita investigação atualmente.

Alguns tipos de genes de RNA não codificador são extremamente redundantes. Por exemplo, os genes para os rRNA 28S, 5.8S e 18S são organizados em um *cluster* com 44 kb de comprimento que é repetido 150 a 200 vezes nos braços curtos de cinco cromossomos diferentes no genoma humano. Da mesma forma, arranjos de 200 a 300 cópias do gene para o rRNA 5S são encontrados em vários cromossomos humanos. Tal redundância genética possibilita que as células gerem grandes quantidades dos materiais necessários para formar o grande número de ribossomos necessários para manter um nível elevado de síntese polipeptídica.

Tabela 15.2

RNA humano não codificador com funções na expressão gênica.

Abreviaturas	Nome	Tamanho em nucleotídios	Função
miRNA	microRNA	22	Seleciona mRNA complementar para degradação ou bloqueia sua tradução
piRNA	RNA de interação *piwi*	27	Regula transpósons
rRNA	RNA ribossômico	120, 160, 1.868 e 5.025	RNA encontrado em subunidades ribossômicas
snoRNA	Pequeno RNA nucleoar	70	Envolvido no processamento de pré-rRNA
snRNA	Pequeno RNA nuclear	100 a 300	Envolvido na recomposição de transcritos gênicos
tRNA	RNA de transferência	70 a 90	Adaptador entre aminoácidos e códons de mRNA durante a síntese polipeptídica

Resolva!

O que se pode aprender sobre sequências de DNA com a bioinformática?

Traduza as duas sequências de DNA a seguir em todas as seis matrizes de leitura usando o *software* disponível em http://www.expasy.org.

Sequência 1: ATGGTGCTGT CTCCTGCCGA CAAGACCAAC GTCAAGGCCG CCTGGGGTAA GGTCGGCGCG CACGCTGGCG AGTATGGTGC GGAGGCCCTG GAGAGGATGT TCCTGTCCTT CCCCACCACC

Sequência 2: AATATGCTTA CCAAGCTGT GATTCCAAAT ATTACGTAAA TACACTTGCA AAGGAGGATG TTTTTAGTAG CAATTTGTAC TGATGGTATG GGGCCAAGAG ATATATCTTA GAGGGAGGGC

Que sequência provavelmente é parte da sequência codificadora de um gene? Que sequência claramente não é parte de uma sequência codificadora? Por quê? Em seguida, faça uma busca BLAST no *site* do NCBI (www.ncbi.nlm.nih.gov/) pela possível sequência codificadora. A sequência está presente no GenBank? É uma sequência codificadora? Em que organismo? Em que gene?

▶ *Leia a resposta do problema no material disponível* on-line.

Genes para proteínas

O esboço da sequência do genoma humano indicou que ela continha entre 25.000 e 30.000 genes codificadores de proteínas – um resultado surpreendente, porque a maior parte das pessoas pensava que o número de genes seria muito maior, talvez perto de 100.000. Quando uma sequência genômica mais completa e cuidadosamente analisada se tornou disponível, em outubro de 2004, o número de genes foi revisado para 22.287 e análises subsequentes reduziram ainda mais, para cerca de 20.500. O gene típico (**Figura 15.9**) ter cerca de 14 kb de comprimento e 7 éxons; a sequência de codificação típica tem aproximadamente 1.100 bp, correspondendo a um polipeptídio de 367 aminoácidos. No entanto, o tamanho do gene, o número de éxons e a capacidade de codificação variam consideravelmente entre os milhares de genes codificadores de proteínas no genoma humano. O maior gene humano, chamado *DMD*, tem 2,4 milhões de pb de comprimento, numerosos éxons e alguns íntrons muito longos, e codifica a distrofina, uma proteína aberrante em pessoas com distrofia muscular de Duchenne. Em um gene típico codificador de proteínas, o tamanho mediano dos éxons internos é de 122 pb, a região não traduzida 5′ (do local de iniciação da transcrição até o iniciador da tradução) é de cerca de 240 pb e a região não traduzida 3′ (do sinal de término de tradução até o de término de transcrição) é de cerca de 400 pb. Ao todo, éxons representam apenas cerca de 1 a 2% do genoma sequenciado. Íntrons representam cerca de 24%. A bioinformática fornece as ferramentas necessárias para analisar as sequências de genes codificadores de proteínas – bem como as das regiões não codificadoras. Para um exemplo simples, tente Resolva | O que se pode aprender sobre sequências de DNA com a bioinformática?

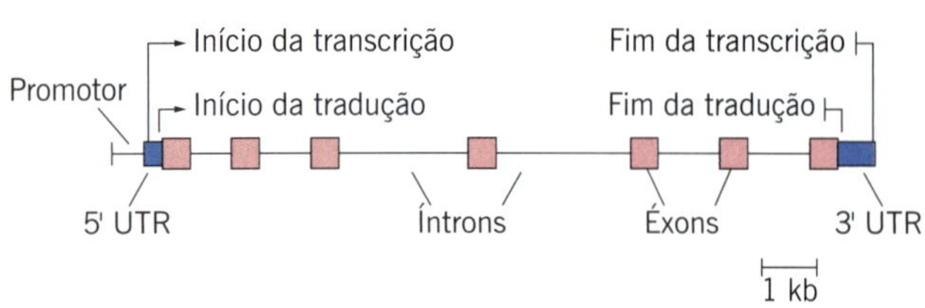

FIGURA 15.9 Estrutura de um gene humano codificador de proteínas "típico". O diagrama mostra as posições dos nucleotídios que correspondem às regiões não traduzidas (UTR) nas extremidades 5′ e 3′ do mRNA transcrito a partir desse gene, bem como seus éxons e íntrons.

Além dos cerca de 20.500 genes codificadores de proteínas, o genoma humano contém milhares de genes que já codificaram proteínas, mas não o fazem mais. Nós chamamos essas relíquias genéticas de **pseudogenes**, uma vez que parecem genes, mas não são expressos. Sua funcionalidade é comprometida por uma mutação que impede tanto a transcrição quanto a tradução. Por exemplo, uma mutação pode ter criado um sinal de término de tradução prematuro – um códon UGA, UAA ou UAG no mRNA do gene. Pseudogenes são essencialmente genes extintos. Depois que uma mutação inativadora cria um pseudogene, ele não é mais relevante para o bem-estar do organismo que o carreia (desde que, naturalmente, a função perdida pelo pseudogene seja realizada por algum outro gene, possivelmente uma cópia duplicada). Mutações adicionais podem, então, acumular-se impunemente no pseudogene. O acúmulo implacável de mutações faz de um pseudogene o material perfeito para o estudo de como as sequências de DNA se modificam aleatoriamente ao longo do tempo – como o impacto de meteoritos transformando a superfície de um planeta morto. Assim, a análise das sequências dos pseudogenes contribuiu significativamente para a nossa compreensão de como a mutação, lenta, mas inexoravelmente, modifica os nucleotídios no genoma.

Os 20.500 genes funcionais no genoma humano codificam uma grande e diversificada variedade de polipeptídios, os quais formam a base do proteoma humano. É provável que o número de polipeptídios seja significativamente maior do que o de genes, pois a estrutura éxon–íntron dos genes possibilita recomposição alternativa, a qual pode gerar famílias de mRNA correlatos, mas diferentes, a partir de um único gene. Quando traduzidos, cada um desses mRNA especificará um polipeptídio diferente. O tamanho do proteoma humano também depende da capacidade dos polipeptídios de formarem heteromultímeros – proteínas compostas por dois ou mais polipeptídios diferentes. Outro consórcio internacional – o Human Proteome Organization (HUPO) – foi criado para determinar as estruturas e as funções de todas as proteínas codificadas pelo genoma humano.

O sequenciamento genômico é, certamente, a primeira etapa na elucidação do proteoma. A **Figura 15.10** mostra as funções de polipeptídios codificados pelos 26.383 genes identificados no primeiro anteprojeto da sequência do genoma humano realizado pela Celera. Pesquisas em andamento estão refinando esse quadro por meio de definição mais precisa dos genes e a determinação das funções proteicas experimentalmente. As sequências genômicas de outros organismos, em especial de mais fácil análise genética, também proporcionam informações sobre o proteoma humano. Muitas proteínas humanas são semelhantes às de outros organismos. Por exemplo, mais de 40% dos polipeptídios humanos previstos pelo anteprojeto de sequência realizado pela Celera são semelhantes aos polipeptídios de *Drosophila* e de *C. elegans*, dois organismos ideais para a análise genética.

Elementos funcionais não codificadores no genoma humano

A análise das sequências codificadoras dos genes humanos é uma importante tarefa em andamento. Entretanto, não proporcionará entendimento completo acerca de como, quando e onde esses genes são expressos ao longo da vida humana, da concepção à velhice. O potencial codificador dos genes é apenas uma parte da história da expressão gênica humana. Outra parte envolve a análise de DNA não codificador, o qual sabemos ser importante para a integridade e o comportamento dos cromossomos, bem como para a regulação gênica. Francis Collins e outros pesquisadores do genoma organizaram um consórcio chamado ENCODE (*Enc*yclopedia *Of* *DNA* *e*lements; enciclopédia de elementos do DNA), com a meta de identificar todos os elementos funcionais não gênicos no genoma humano. Esses elementos incluem repetições centroméricas e teloméricas; sequências especiais que regulam genes, como os promotores, os acentuadores, os silenciadores, os isoladores e os locais de ligação do fator de transcrição; e as sequências que afetam a organização da cromatina (**Figura 15.11**). O trabalho de catalogar e analisar esses elementos do genoma humano requer uma gama de técnicas experimentais, inclusive algumas comentadas adiante neste capítulo.

Loci que geram RNA não codificadores longos no genoma humano

Menos de 2% do código do genoma humano codifica sequências proteicas. No entanto, mais de 90% do genoma humano é transcrito em RNA e muitos dos transcritos são moléculas longas com pouca ou nenhuma capacidade de codificar proteínas. Como classe, esses transcritos são denominados RNA não codificadores longos (lncRNA). À primeira vista, esse material poderia parecer uma manifestação de extravagância genética – a produção excessiva de RNA inúteis. Entretanto, pesquisas em andamento descobriram evidências de que pelo menos alguns lncRNA exercem funções importantes. Primeiramente, determinados lncRNA são expressos em momentos e locais

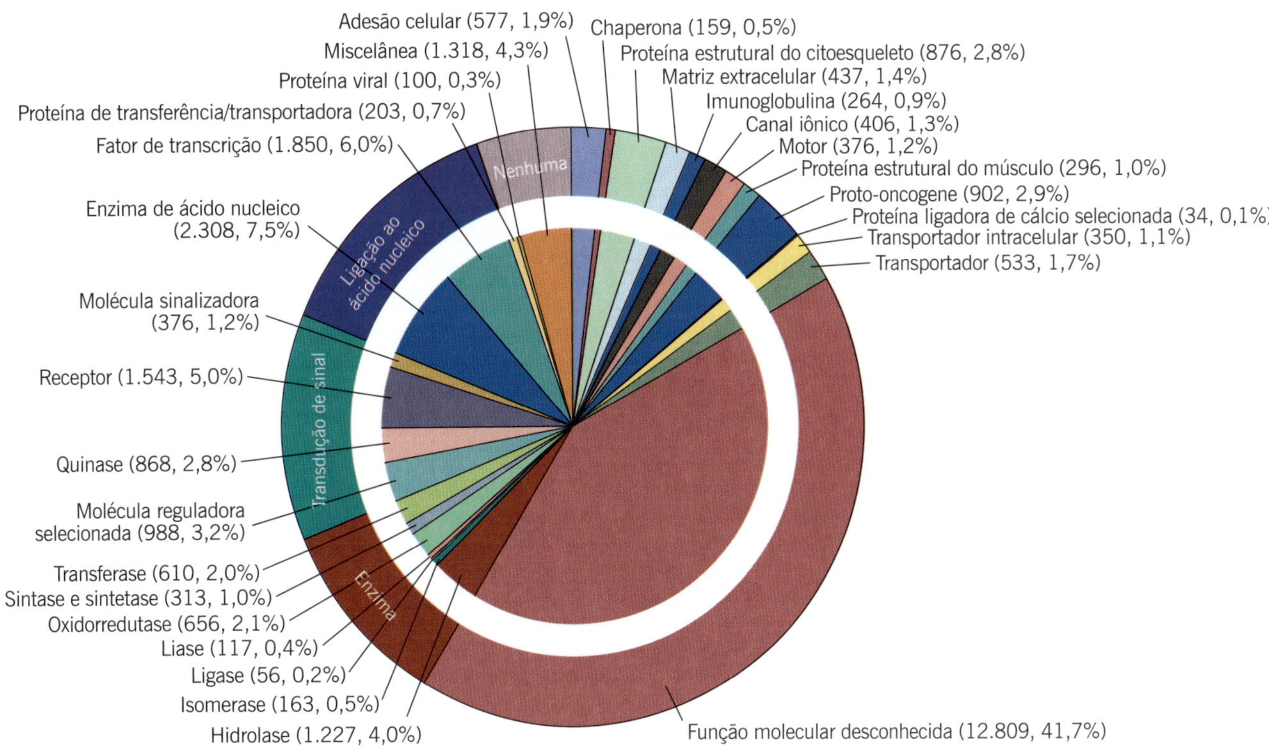

FIGURA 15.10 Classificação funcional dos 26.383 genes previstos no primeiro anteprojeto da Celera Genomics da sequência do genoma humano. Cada setor indica o número e a porcentagem de produtos gênicos em cada classe funcional entre parênteses. Observe que há superposição de algumas classes: um proto-oncogene, por exemplo, pode codificar uma molécula sinalizadora.

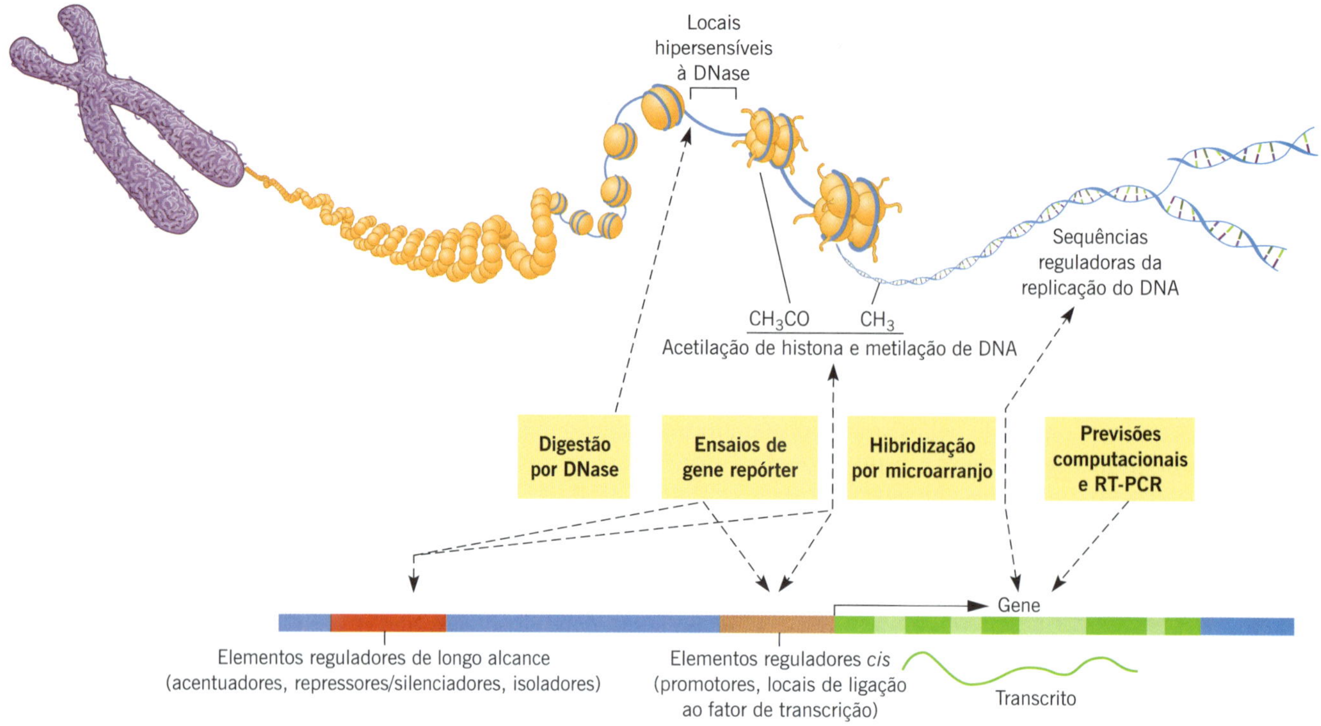

FIGURA 15.11 O objetivo da ENCODE (*ENC*yclopedia *O*f *D*NA *E*lements) é identificar todos os elementos funcionais não gênicos no genoma humano. Os elementos incluirão sequências reguladoras como promotores, acentuadores, silenciadores, locais de ligação a repressor, locais de ligação a fator de transcrição e locais de modificações químicas como acetilação e metilação. Eles também incluirão sequências que alteram a estrutura da cromatina por interação com proteínas de ligação ao DNA e as histonas que acondicionam o DNA em nucleossomos. Alguns desses elementos modificarão a estrutura da cromatina produzindo locais hipersensíveis à DNase (característicos da cromatina com atividade de transcrição – ver o Capítulo 18). Os métodos a serem usados nesses estudos incluirão ensaios de gene repórter e hibridizações por microarranjo (comentados em seções subsequentes deste capítulo) e PCR com transcrição reversa (RT-PCR) – reações da cadeia de polimerase com uso de RNA como moldes para identificar regiões transcritas do genoma.

específicos nos seres humanos, por exemplo, em alguns tipos de células. Em segundo lugar, alguns lncRNA são encontrados em compartimentos subcelulares especiais, por exemplo, em uma região específica do núcleo ou em associação com um cromossomo específico. Em terceiro lugar, a expressão (ou ausência de expressão) de alguns lncRNA é associada a doenças humanas.

De onde vêm os lncRNA? Um estudo recente do GENCODE Consortium, grupo de pesquisadores que trabalha para o projeto ENCODE, catalogou 14.880 lncRNA originários de 9.277 *loci* no genoma humano. A maioria (9.518) desses lncRNA são provenientes de DNA entre genes codificadores de proteínas – ou seja, de DNA intergênico. Os demais (5.362) lncRNA fazem interseção com transcritos codificadores de proteínas. Alguns, por exemplo, contêm sequências complementares a pelo menos um éxon codificador de proteína de um mRNA; esses lncRNA eram, portanto, moléculas de RNA *antisense* originárias da transcrição de filamentos não molde de um gene codificador de proteína. Outros continham sequências provenientes do íntron de um gene codificador de proteína. O cenário que surgiu do catálogo do GENCODE é que os lncRNA humanos são uma mistura complexa de sequências *sense* e *antisense* que algumas vezes se sobrepõem com os íntrons e os éxons de genes codificadores de proteínas (**Figura 15.12**).

De modo semelhante ao que ocorre nos mRNA, lncRNA são processados como transcritos após seu nascimento. Muitos são encapsulados em suas extremidades 5′ e poliadenilados em suas extremidades 3′, e 98% passam por recomposição para a remoção de íntrons. Os transcritos que produzem lncRNA podem ser alternativamente recompostos para produzir famílias de lncRNA correlatos. Um *locus* gera transcritos recompostos em 40 moléculas diferentes de RNA. Ao contrário dos mRNA, muitos lncRNA permanecem no núcleo, algumas vezes em associação com um cromossomo específico ou região cromossômica.

Que funções os lncRNA poderiam realizar nas células? Um dos primeiros lncRNA a serem estudados em detalhes realiza uma função-chave na inativação do cromossomo X em seres humanos e outros mamíferos. Esse lncRNA, chamado *Xist* (*X-i*nactive *s*pecific *t*ranscript, transcrito específico de X inativo), origina-se de um *locus* no braço longo do cromossomo X e, por fim, cobre um dos dois cromossos X nas células de mulheres. O processo de cobertura, então, traz consigo outras mudanças na cromatina do cromossomo X, as quais fazem com que a maioria de seus genes seja silenciada. O *locus Xist*, entretanto, permanece ativo (ver Capítulo 18). Outros lncRNA também participam na regulação gênica. Pesquisas em andamento sugerem que as estruturas secundárias dos lncRNA – duplas-hélices, grampos e hastes – possibilitam que interajam com proteínas e outros RNA. Em virtude dessas interações, lncRNA poderiam proporcionar esqueletos para a formação de complexos ribonucleoproteicos

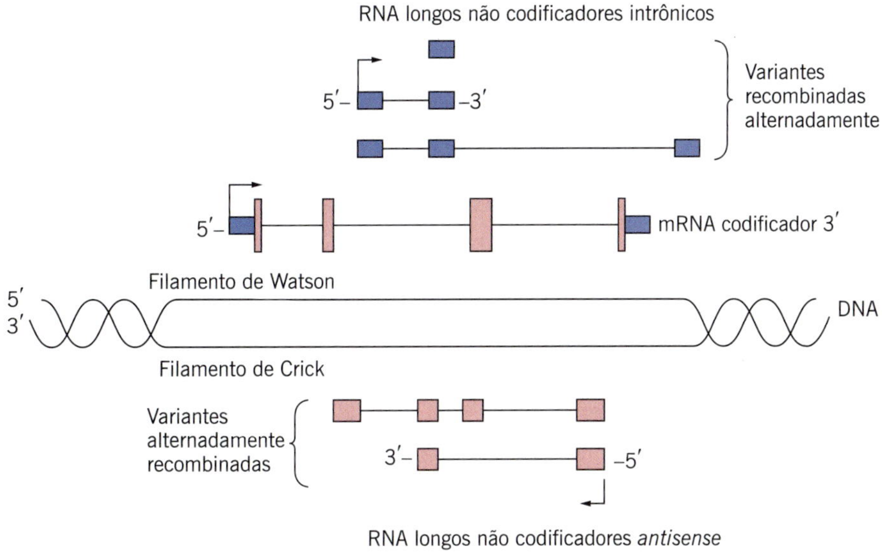

FIGURA 15.12 RNA codificadores e não codificadores longos de um *locus* transcricionalmente complexo. Os éxons nesses RNA são representados por retângulos; as linhas entre eles são íntrons. O mRNA codificador é transcrito a partir do filamento de Watson na dupla-hélice de Watson e Crick. RNA não codificadores longos transcritos a partir desse filamento originam-se dos locais de iniciação no segundo íntron do gene codificador de proteínas. Os RNA não codificadores longos transcritos a partir do filamento de Crick originam-se de um local de iniciação no último íntron do gene codificador de proteínas e são *antisense* na sequência para o transcrito que forma o mRNA codificador de proteínas.

envolvidos na expressão gênica. Poderiam também permitir que lncRNA selecionassem proteínas regulatórias cruciais para genes específicos.

A descoberta dos lncRNA exige que o conceito de gene como uma unidade transcricional independente seja revisado. Um *locus* específico no genoma pode gerar uma hierarquia de transcritos, inclusive alguns codificadores e outros não. As implicações funcionais de toda essa complexidade funcional ainda não são claras.

POLIMORFISMOS DE NUCLEOTÍDIO ÚNICO E O HUMAN HAPMAP PROJECT

A variação mais comum do genoma humano envolve substituições de pares de nucleotídios únicos, por exemplo, substituições de G:C por A:T ou de A:T por G:C. Essas substituições produziram um grande número de polimorfismos de nucleotídio único (SNP, *s*ingle-*n*ucleotide *p*olymorphisms) nos genomas humanos. A maioria desses SNP não está localizada nas regiões codificadoras dos genes e não produz fenótipos mutantes. Quando as sequências nucleotídicas dos mesmos cromossomos de dois indivíduos são comparadas, encontramos uma média de um SNP de diferença a cada 1.200 pares de bases.

SNP podem ser detectados em genomas humanos por hibridização com sondas de DNA altamente específicas. Uma molécula de DNA liga-se a uma sonda quando há correspondência exata entre elas; não há ligação quando a correspondência não é exata. Assim, se um segmento de DNA de um indivíduo tiver um par de bases A:T em posição específica, e o segmento correspondente de DNA de outro indivíduo tiver um par G:C nessa posição, é possível distinguir geneticamente esses dois indivíduos por hibridização de seu DNA com sondas que se ligarão a um ou outro desses dois segmentos de DNA. Essas e milhares de outras sondas diagnósticas podem ser arranjadas sistematicamente sobre uma bolacha (*wafer*) de silício (Figura 15.16) para pesquisar diferenças de um nucleotídio no DNA genômico retirado de uma amostra de indivíduos. Em geral, o DNA de cada indivíduo é amplificado por PCR usando iniciadores que flanqueiam regiões genômicas de interesse, e o DNA amplificado é marcado de algum modo antes da hibridização com o arranjo de sondas diagnósticas. Em estudo realizado em Perlegen Sciences, Inc., em 2005, os pesquisadores usaram essa tecnologia de microarranjos para determinar os genótipos de 71 pessoas em mais de 1,5 milhão de locais no genoma humano – na época, uma grande façanha! Avanços tecnológicos, desde então, possibilitaram a realização desse tipo de análise em dezenas de milhares de indivíduos.

SNP individuais podem ser encontrados em uma população e não em outra. Quando encontrados, podem variar em frequência entre as populações. A maioria dos SNP foi produzida por uma única mutação em um indivíduo que, depois, se disseminou na população. Cada SNP é associado com SNP próximos que já existiam no momento da mutação causal. Os SNP que estão muito próximos tendem a ser transmitidos como uma unidade para a prole porque é pequena a chance de que sejam embaralhados em novas combinações por *crossing overs*. Os SNP em um cromossomo ou segmento de um cromossomo que tendem a ser herdados juntos definem uma unidade genética conhecida como **haplótipo** (**Figura 15.13**). Naturalmente, após um número suficiente de gerações, um haplótipo pode ser modificado por mutações adicionais ou por *crossing over*.

Em vista de sua frequência e distribuição em todo o genoma humano, os SNP são marcadores genéticos úteis. O estudo de haplótipos definidos por SNP está fornecendo informações importantes sobre as relações entre diferentes

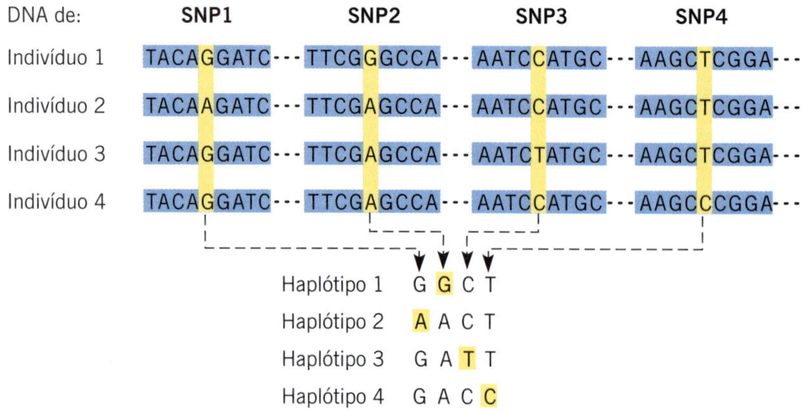

FIGURA 15.13 Haplótipos são conjuntos de SNP ligados e de outros marcadores genéticos que tendem a ser herdados como uma unidade.

grupos étnicos e sobre a evolução humana (Capítulo 24, disponível *on-line*). Também está auxiliando na identificação de genes envolvidos na suscetibilidade a condições como doença cardiovascular, glaucoma, artrite reumatoide e esquizofrenia. A estratégia nesses estudos é determinar os genótipos de SNP de uma grande amostra de pessoas e, então, buscar as associações entre os SNP (ou os haplótipos definidos por SNP ligados) e doenças específicas. Chamamos essa abordagem *estudo de associação do genoma inteiro* (GWAS, ver Capítulo 19). Por causa do valor dos haplótipos de SNP no estudo da ascendência e da evolução em populações humanas e na detecção de associações de doenças, pesquisadores do mundo todo iniciaram o International HapMap Project. O objetivo dessa iniciativa em colaboração foi identificar e mapear SNP usando amostras de DNA de muitas populações diferentes. Os dados reunidos pelo projeto estão sendo oferecidos como ferramenta de pesquisa a todos os pesquisadores genômicos.

PONTOS ESSENCIAIS

- *A análise de recombinação de dados de heredograma e o mapeamento de híbridos por radiação em células de cultura foram usados para construir mapas detalhados dos cromossomos humanos*
- *Os primeiros anteprojetos do genoma humano foram obtidos por grupos rivais que usavam abordagens diferentes, um enfatizando a análise sistemática de clones cuidadosamente mapeados e outro o sequenciamento* shotgun *de todo o genoma*
- *A porção eucromatina do genoma humano contém 2,9 bilhões de pares de bases de DNA*
- *Mais de 40% do genoma humano é derivado de transpósons, sobretudo da inserção de transcritos reversos de RNA gerados de retrotranspósons*
- *O genoma humano contém muitos genes cujos produtos finais são moléculas de RNA não codificador*
- *O genoma humano contém cerca de 20.500 genes codificadores de proteínas; os polipeptídios codificados por esses genes formam a base do proteoma humano*
- *Muitos* loci *no genoma humano geram RNA longos não codificadores que estão envolvidos na regulação da expressão de genes codificadores de proteínas*
- *SNP ocorrem aproximadamente a cada 1.200 pares de bases do genoma humano. Haplótipos compostos por SNP fortemente ligados são úteis nos estudos sobre a diversidade, a ancestralidade e as bases genéticas das doenças humanas.*

Ensaios de RNA e proteína das funções genômicas

A disponibilidade da sequência nucleotídica de genomas completos levou ao desenvolvimento de tecnologias de microarranjo, *chip* gênico e gene repórter que possibilitam aos pesquisadores estudar simultaneamente a expressão de todos os genes de um organismo.

O conhecimento da sequência completa do genoma humano ajudará a identificar genes responsáveis por doenças em seres humanos. No entanto, não informará o que esses genes fazem ou como eles controlam processos biológicos. As sequências só adquirem verdadeiro significado quando complementadas por informações sobre suas funções. É preciso obter informações sobre as funções das sequências de DNA por meio de análises genéticas tradicionais e moleculares. Atualmente, essas análises foram aprimoradas e aceleradas graças a empolgantes tecnologias novas de pesquisa.

MICROARRANJOS E CHIPS GÊNICOS

Quando a sequência de um genoma completo é conhecida, os geneticistas conseguem estudar a expressão de todos os genes no organismo. Assim, eles conseguem monitorar alterações da expressão do genoma total ao longo do tempo, durante o desenvolvimento ou em resposta a modificações do ambiente. Esse tipo de análise deve ajudar a elucidar a base de muitas doenças humanas. Pode também ampliar o conhecimento sobre o processo normal de envelhecimento humano.

Novas tecnologias atualmente permitem que os cientistas produzam **microarranjos** que contenham milhares de sondas de hibridização em um suporte sólido, como uma membrana de náilon, uma lâmina de vidro ou uma bolacha de silicone – com frequência chamada ***chip* gênico**. Pode-se usar um único *chip* gênico, 1 a 2 cm de tamanho, para estudar a expressão de milhares de genes.

Os RNA a serem analisados são isolados das células ou tecidos de interesse – por exemplo, células normais e cancerosas – e usados para sintetizar cDNA marcados com corante fluorescente por reação da cadeia de polimerase com transcriptase reversa (RT-PCR) (ver Capítulo 14). Esses cDNA marcados são hibridizados com as sondas em microarranjos para comparar os níveis de expressão de genes de interesse ou de todos os genes do genoma (**Figura 15.14**). Após a hibridização se completar, o arranjo é lavado e então examinado com *lasers* e detectores de fluorescência com resolução de micrômetro a fim de detectar onde os cDNA marcados ligaram-se às sondas. A ligação indica que havia cDNA na mistura de hibridização, o que significa que o RNA que serviu como molde para sua síntese durante a RT-PCR necessariamente existia no RNA extraído da amostra biológica original. Assim, a ligação de um cDNA com uma sonda no microarranjo indica que um gene determinado foi expresso. Os resultados da hibridização são analisados e armazenados por um *software* projetado para remover o ruído de fundo e amplificar sinais positivos (**Figura 15.15**) O *chip* gênico mostrado na **Figura 15.16** contém um microarranjo de mais de 10.000 sondas oligonucleotídicas em uma única bolacha de silício.

Como um todo, projetos de sequenciamento genômico e tecnologias de microarranjo possibilitaram o estudo da expressão de todos os genes de um organismo simultaneamente. Sondas de microarranjo estão atualmente disponíveis para o monitoramento da expressão dos quase 6.000 genes da levedura *Saccharomyces cerevisiae*, dos 17.000 genes de *Drosophila*, dos 26.000 genes de *Arabidopsis* e dos 20.500 genes dos seres humanos. Nos seres humanos, uma aplicação interessante dessas tecnologias será para o estudo da expressão gênica em tumores. Um grande número de tipos diferentes de tumores foi analisado por sequenciamento de genoma inteiro e os resultados foram reunidos em outra base de dados, The Cancer Genome Atlas (TCGA, Atlas do Genoma do Câncer). Essa base de dados proporciona aos pesquisadores e médicos informações detalhadas sobre quais genes são mutantes em tipos específicos de tumor – uma "impressão digital" genética que diagnostica o tipo de tumor. Dados sobre a expressão gênica aprimorarão o valor dessa informação de modo significativo e serão cruciais na elaboração de novos tratamentos para o câncer. A esperança é a criação de tratamentos específicos para cada tipo de tumor, de modo a maximizar a efetividade e minimizar os efeitos colaterais.

PROTEÍNA FLUORESCENTE VERDE COMO REPÓRTER DA PRESENÇA PROTEICA

Hibridizações por arranjo podem ser usadas para determinar se os genes são transcritos, mas não informam se os transcritos são traduzidos em proteínas. Os anticorpos proporcionam uma maneira de detecção dos produtos proteicos dos genes de interesse. Para células e tecidos homogeneizados, *Western blots* podem ser usados para detectar proteínas que tenham sido extraídas de um homogenado e separadas por eletroforese em gel (Capítulo 14). No caso de células e tecidos intactos, anticorpos acoplados a moléculas fluorescentes conseguem revelar a localização de uma proteína *in vivo*. Entretanto, ambas as abordagens fornecem apenas instantâneos (como uma fotografia) do paradeiro de uma proteína – ou seja, revelam a presença da proteína apenas por momentos bem-definidos.

A descoberta de uma proteína fluorescente natural, a **proteína verde fluorescente (GFP)** da água-viva *Aequorea victoria*, constitui uma ferramenta valiosa para o estudo da expressão gênica no nível de proteínas. Atualmente, a GFP é usada para monitorar a síntese e a localização de proteínas específicas em grande variedade de células vivas. Esses estudos implicam (1) a construção de genes especiais de fusão que contenham a sequência nucleotídica codificadora de GFP, acoplados em correta matriz de leitura à sequência nucleotídica codificadora da proteína de interesse; (2) a introdução do gene de fusão nas células por transformação; e (3) estudo da fluorescência do componente GFP da proteína de fusão em células transformadas que tenham sido expostas à luz azul ou UV (**Figura 15.17**). Como a GFP é uma proteína pequena, muitas vezes pode ser unida a outras proteínas sem que haja interferência na sua atividade ou interação com materiais celulares.

Como o nome indica, GFP apresenta fluorescência verde brilhante quando exposta à luz azul ou UV. A parte fluorescente (cromóforo) de GFP é produzida por ciclização e oxidação pós-tradução de um tripeptídio serina/tirosina/glicina codificado. Esse cromóforo é amplamente protegido dos efeitos de íons e solventes graças ao encerramento em uma prega, semelhante a um barril, dentro da proteína madura. Ao contrário de outras proteínas bioluminescentes, a fluorescência de GFP não requer a adição de substratos, cofatores ou outras substâncias, basta a exposição à luz azul ou UV. Assim, GFP pode ser usada para estudar a expressão gênica em células vivas e para estudar a localização e o movimento de proteínas nas células com o passar do tempo. Biólogos moleculares usaram a mutagênese para criar variantes de GFP que emitem luz azul ou amarela, variantes com intensidade de fluorescência até 35 vezes maior que a GFP

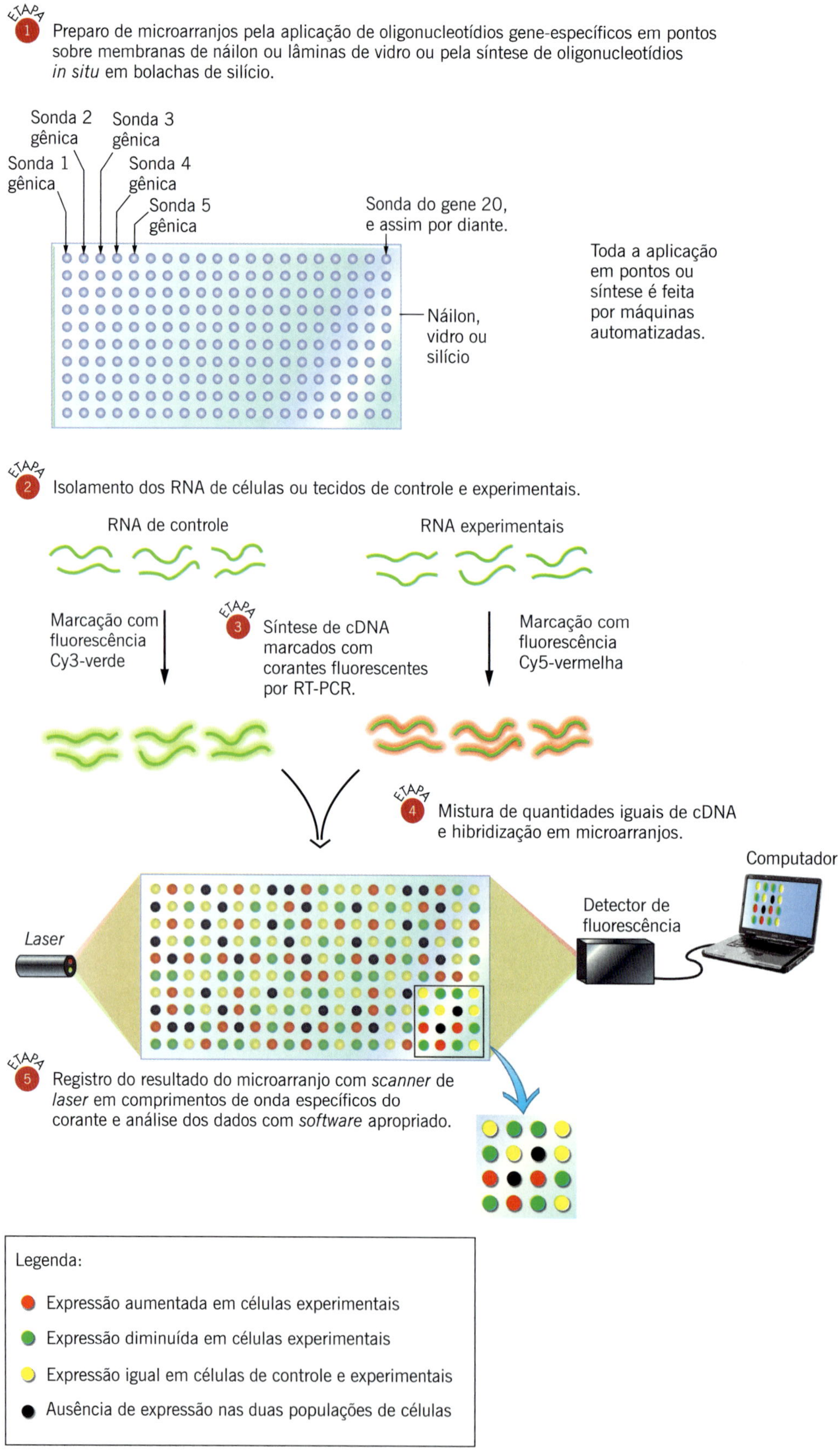

FIGURA 15.14 Preparo e uso de microarranjos para estudar a expressão gênica. Os RNA são isolados de tecidos de controle e experimentais, por exemplo, células normais e células cancerosas, e usados para preparar cDNA marcados com diferentes corantes fluorescentes. Quantidades iguais das amostras de cDNA são misturadas e hibridizadas a microarranjos contendo sondas complementares aos cDNA dos genes de interesse. Após hibridização, os microarranjos são analisados por sofisticados *scanners* de *laser* e *software* que eliminam o ruído de fundo e quantificam os sinais das duas populações de cDNA fluorescente.

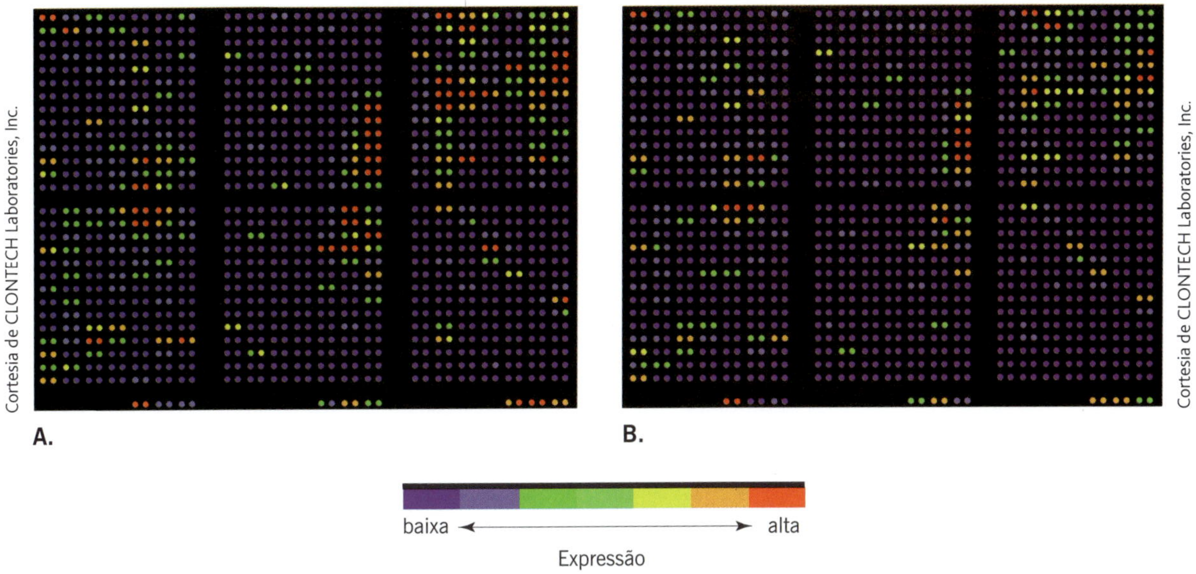

FIGURA 15.15 Dados de hibridização por microarranjo comparando os níveis de expressão de 588 genes em (A) células cancerosas humanas não tratadas e (B) células cancerosas humanas tratadas com um agente quimioterápico. As fotografias foram produzidas usando um *scanner* para medir a intensidade dos sinais de hibridização nos microarranjos e convertendo-os em imagens com *software* apropriado. As alterações nos níveis de expressão gênica induzidas pelo agente quimioterápico podem ser detectadas por comparação dos dois arranjos.

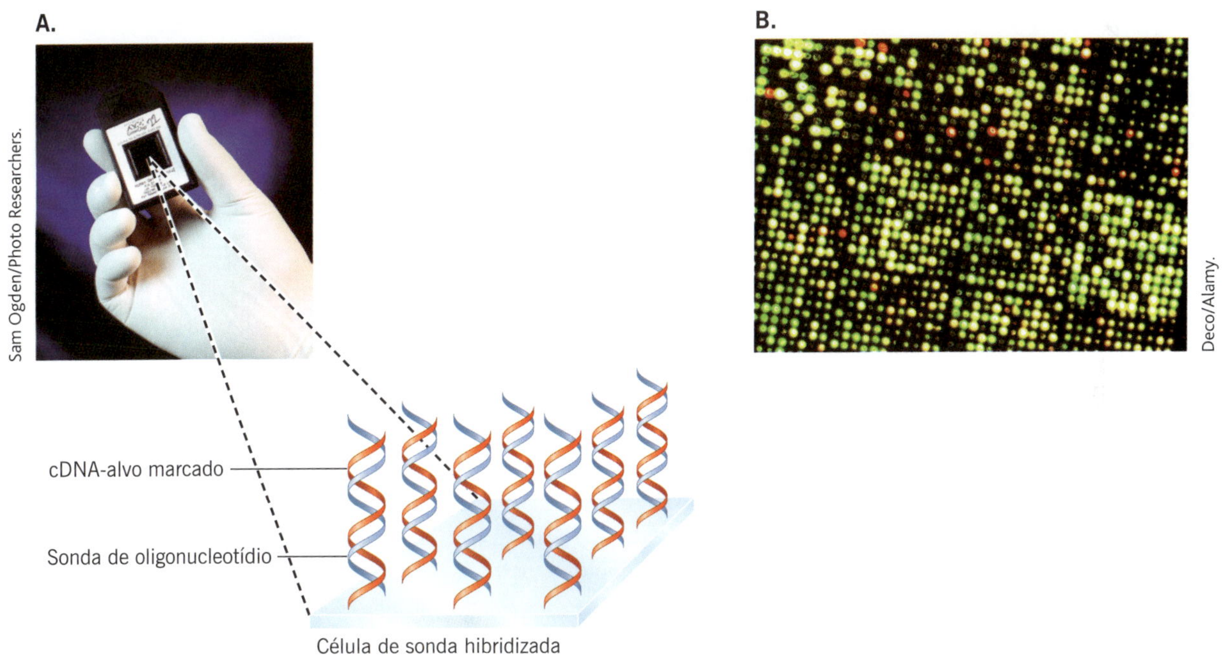

FIGURA 15.16 Fotografia de *chip* gênico (A) e fotografia de microarranjo hibridizado (B). Os *chips* gênicos e outros tipos de microarranjos possibilitam a análise simultânea da expressão de todos os genes de um organismo. Graças aos milhares de sondas de hibridização oligonucleotídicas existentes nos *chips* gênicos, os cientistas conseguem detectar transcritos de milhares de genes em um experimento.

de tipo selvagem e variantes cuja fluorescência depende do pH do microambiente. Essas variantes podem ser usadas para o estudo simultâneo da síntese e da localização intracelular de duas ou mais proteínas (**Figura 15.17 D**).

Alguns geneticistas estão usando fusões de GFP para estudar alterações na expressão de todos os genes codificadores de proteínas implicados em determinada via metabólica em resposta ao tratamento de células ou tecidos com um fármaco específico. Constroem todo um conjunto de genes de fusão contendo a sequência codificadora de GFP, introduzem-nos em células hospedeiras e monitoram sua expressão por meio de quantificação da fluorescência das proteínas de fusão. Estão sendo desenvolvidas tecnologias que possibilitarão que cientistas observem alterações nos níveis de grandes arranjos de proteínas de fusão GFP por eletroforese capilar, monitoradas por microfotodetectores sensíveis e *software* sofisticado. Em um futuro não muito distante, "*chips* proteicos" podem vir a ser usados em conjunto com *chips* gênicos para proporcionar uma percepção completa da expressão gênica.

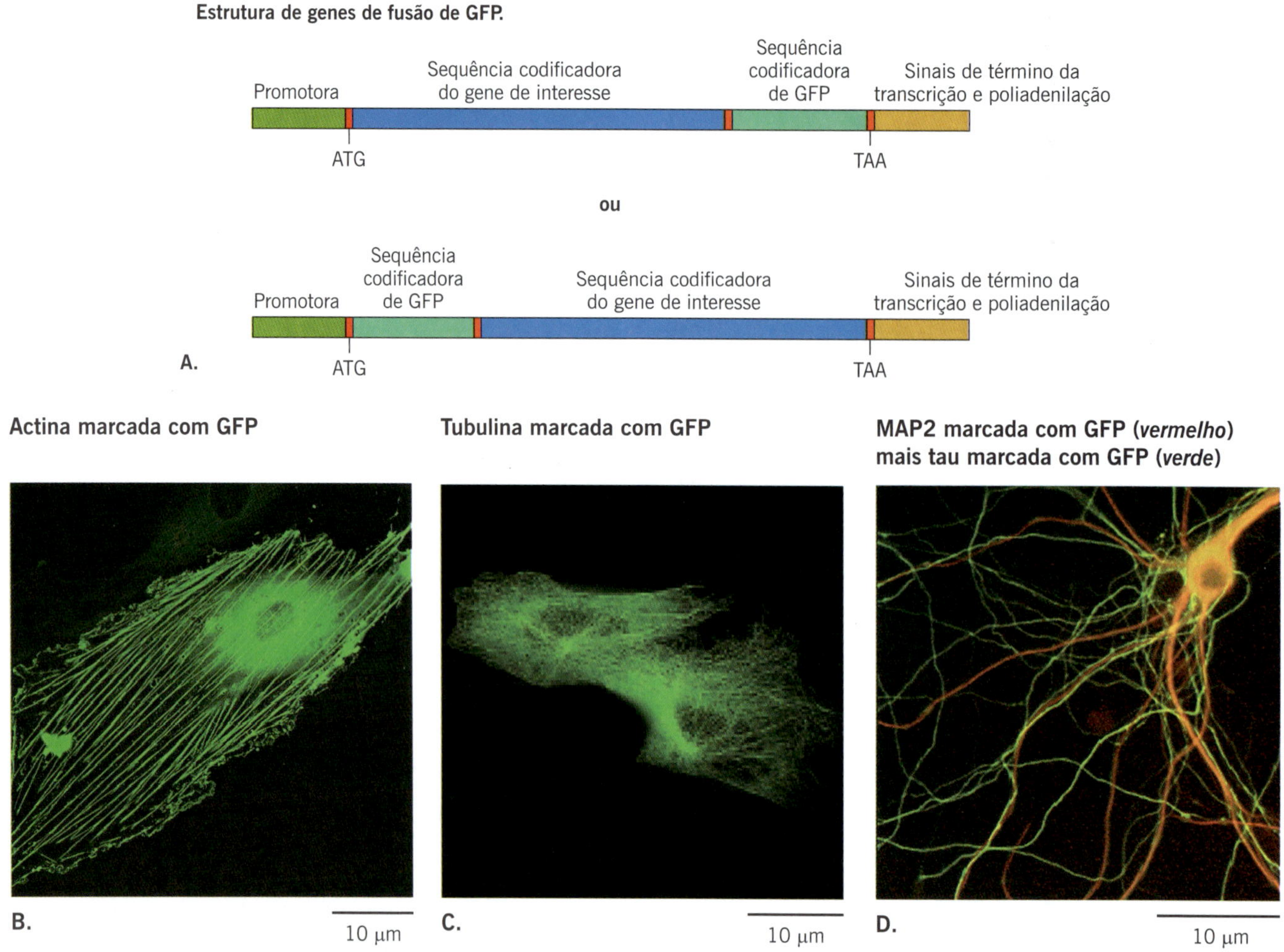

Ludin & Matus, 1998. Trends in Cell Biology, 8:72. Elsevier.

FIGURA 15.17 Uso de proteína fluorescente verde (GFP) da água-viva para estudar a localização de proteínas em células vivas. A. Estrutura de genes de fusão com GFP. A sequência codificadora de GFP pode ser inserida em qualquer uma das extremidades do gene de interesse ou em posições internas. B a D. Localização de proteínas marcadas com GFP por imunofluorescência: (B) actina do músculo liso em fibroblasto; (C) tubulina, proteína estrutural de microtúbulos, em células do ovário de hamster chinês; e (D) marcação dupla de duas proteínas de ligação de microtúbulos, MAP2 marcada com GFP emissora de luz azul e tau marcada com GFP emissora de luz verde, em neurônio de rato. Com os filtros de luz usados para microscopia, MAP2 e tau são observadas nas cores vermelha e verde, respectivamente.

PONTOS ESSENCIAIS

- *Microarranjos de sondas de hibridização gene-específicas em* chips *gênicos possibilitam que pesquisadores estudem simultaneamente a transcrição de milhares de genes*
- *Um gene quimérico que contém a região codificadora da proteína verde fluorescente da água-viva fundida à região codificadora de outro gene pode ser usado para localizar a proteína codificada pelo outro gene em células vivas.*

Diversidade do genoma e evolução

O sequenciamento do DNA revela as semelhanças e diferenças dos genomas e proporciona *insights* importantes sobre a história evolutiva.

A vida na Terra é extraordinariamente diversa. Todo tipo de de vegetais, animais, fungos, protistas e microrganismos evoluiu durante os últimos 3 bilhões de anos. Essa diversidade reflete-se na considerável variação de estrutura e conteúdo dos genomas. Os cientistas estão apenas começando a analisar essa diversidade e elucidar sua história evolutiva.

GENOMAS PROCARIÓTICOS

Haemophilus influenzae foi o primeiro microrganismo celular a ter todo o genoma sequenciado; a sequência foi publicada em 1995. Em 2014, sequências completas de milhares de arqueobactérias e bactérias foram disponibilizadas em bases de dados públicas. Os genomas sequenciados variavam, em tamanho, de 490.885 pb (no caso de *Nanoarchaeum equitans*, um simbionte obrigatório) e 580.076 pb (no caso de *Mycoplasma genitalium*, considerado o menor genoma entre as bactérias não simbióticas), até 9.105.828 pb (*Bradyrhizobium japonicum*, uma bactéria do solo capaz de criar colônias em nódulos das raízes vegetais). A **Tabela 15.3** mostra os tamanhos e o conteúdo gênico previsto de alguns genomas procarióticos.

Uma das características surpreendentes dos genomas bacterianos é a variabilidade de seu tamanho em uma espécie. Estudos em *E. coli*, *Prochlorococcus marinus* e *Streptococcus coelicolor* documentaram variações no tamanho do genoma de até um milhão de pares de nucleotídios entre diferentes linhagens da mesma espécie.

Dos genomas bacterianos sequenciados até hoje, a sequência do genoma da linhagem K12 de *E. coli* gerou grande entusiasmo entre os biólogos. *E. coli* é o microrganismo mais estudado e conhecido em nosso planeta. Geneticistas, bioquímicos e biólogos moleculares utilizaram *E. coli* durante décadas como organismo-modelo. A maior parte do conhecimento sobre genética bacteriana foi adquirida a partir de pesquisas em *E. coli*. Assim, a publicação em 1997 da sequência completa do genoma de *E. coli* com seus 4.467 supostos genes codificadores de proteínas foi um marco genético importante. Conhecidos e supostos genes especificadores de proteínas e RNA estáveis constituem 87,8% e 0,8% do genoma, respectivamente, e elementos repetitivos não codificadores constituem 0,7% do genoma. Os 10,7% restantes do genoma consistem em sequências reguladoras e sequências com funções desconhecidas.

Sequências genômicas de *Mycobacterium tuberculosis* (bacilo causal da tuberculose), de *Legionella pneumophila* (a causa da doença dos legionários), de *Yersinia pestis* (a causa de peste bubônica) e de outras bactérias infecciosas também são intrigantes, uma vez que podem ajudar na compreensão da patogenicidade desses microrganismos.

O genoma de *M. genitalium* é de interesse especial porque pode se aproximar do "conjunto gênico mínimo" de um organismo celular – o menor conjunto de genes que possibilita a reprodução de uma célula. O genoma de *M. genitalium* contém apenas 525 genes previstos, e as mutações produzidas por engenharia genética mostraram que ao menos 100 desses genes não são essenciais para a sobrevivência. Quando compararam os 525 genes de *M. genitalium* aos de outras bactérias e usaram informações sobre as funções desses genes em outras bactérias, os pesquisadores estimaram que o número mínimo de genes necessário para a reprodução de um organismo celular varia entre 265 e 350.

Tabela 15.3

Tamanho e conteúdo gênico de genomas procarióticos selecionados.

Espécie	Tamanho do genoma em pares de nucleotídios	Número previsto de genes
Arqueobactérias		
Nanoarchaeum equitans	490.885	582
Sulfolobus solfataricus	2.992.245	3.033
Eubactérias		
Bradyrhizobium japonicum	9.105.828	8.373
Escherichia coli. linhagem K12 MG1655	4.639.675	4.467
Escherichia coli. linhagem O157 EDL933	5.528.970	5.463
Legionella pneumophila. linhagem Paris	3.503.610	3.136
Mycobacterium tuberculosis. linhagem CDC	4.403.837	4.293
Mycoplasma genitalium	580.076	525
Yersinia pestis. linhagem KIM	4.600.755	4.240

Dados do *site* do NCBI (http://www.ncbi.nim.nih.gov/Genomes)

BACTÉRIA VIVA COM GENOMA SINTETIZADO QUIMICAMENTE

Depois de sequenciar o pequeno genoma de *Mycoplasma genitalium* com seus 525 genes previstos, J. Craig Venter e colegas interessaram-se pelo "conjunto mínimo de genes" – o número mínimo de genes que manteria a vida – de um organismo unicelular. Nos preparativos para o teste da hipótese de que o "conjunto mínimo de genes" tinha aproximadamente 300 genes, os pesquisadores do J. Craig Venter Institute, em Maryland, decidiram criar um genoma bacteriano totalmente sintético. Em razão do crescimento lento e do estilo de vida parasitário do *M. genitalium*, eles decidiram sintetizar o genoma de *Mycoplasma mycoides*, seu "parente" de crescimento mais rápido.

Os pontos de partida para o trabalho foram as sequências nucleotídicas publicadas dos genomas de duas cepas de *M. mycoides*. Eles começaram sintetizando oligonucleotídios, que recompuseram em cassetes de 1.080 pb com superposições de 80 pb. Venter e associados verificaram a acurácia de seus segmentos sintéticos de DNA por sequenciamento de todos os cassetes. Primeiramente, utilizaram locais de restrição de *Not*I em cada um desses cassetes para recombinar 1.078 dos 1.080 pb cassetes e produzir 109 unidades de 10.080 pb. A estratégia-chave para a construção de um genoma inteiro a partir dessas unidades de 10.080 pb foi introduzi-las em células de levedura e selecionar os produtos das recombinações homólogas *in vivo*. Usando o sistema de recombinação da levedura, as unidades foram reunidas de modo a produzir 11 megaunidades de 100.000 pb; essas megaunidades de 100 kb foram, por sua vez, unidas para produzir o genoma completo, de 1.077.947 pb. O processo de síntese e montagem está ilustrado na **Figura 15.18**.

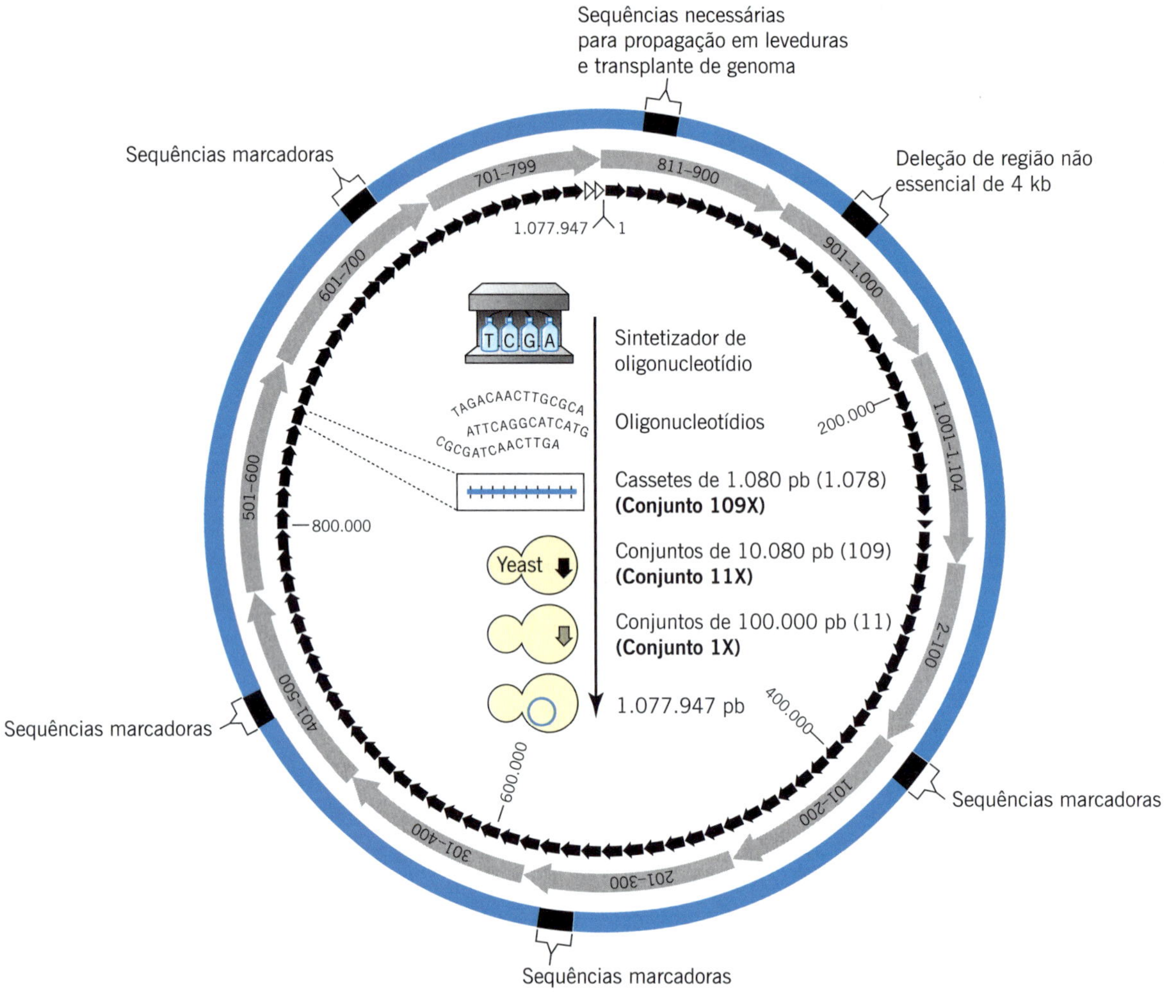

FIGURA 15.18 Estratégia usada para criar um genoma bacteriano totalmente sintético. A construção do genoma bacteriano sintético começou com a síntese de sequências oligonucleotídicas correspondentes às sequências estabelecidas no genoma de cepas de tipo selvagem de *M. mycoides*. Essas sequências foram recompostas na série de unidades mostradas (*setas pretas* e *cinzas*) para produzir um genoma completo de 1.077.947 pb de *M. mycoides*. O transplante para uma espécie *M. capricolum* intimamente relacionada mostrou que o genoma era funcional.

A equipe de pesquisa inseriu quatro DNA marcadores para usar na distinção do genoma sintético dos genomas de *M. mycoides* de tipo selvagem e deletou uma região não essencial de 4 kb. Os DNA marcadores incluíam o gene *lacZ* de *E. coli*, que permitiu a identificação de células com genoma sintético como colônias azuis em placas com X-gal (ver Figura 14.4), e um gene de resistência à tetraciclina, que tornou possível selecionar células com o genoma sintético após transplante em células sensíveis à tetraciclina.

Eles usaram PCR com pares iniciadores que transpunham cada um dos 11 segmentos genômicos de 100 kb para pesquisa do genoma sintético completo, comparando os resultados com aqueles obtidos usando o genoma de uma linhagem selvagem. Uma vez montado todo o genoma, eles precisavam determinar se era funcional. Isso foi conseguido por transplante do genoma sintético em células de uma espécie de *Mycoplasma capricolum* intimamente relacionada. O sistema de restrição de células receptoras havia sido previamente inativado por uma mutação por inserção que impedia a degradação do DNA estrangeiro (ver Figura 14.1). Após transplante do genoma sintético intacto para *M. capricolum*, as células temporariamente com "genoma duplo" foram semeadas em meio de X-gal contendo tetraciclina para a seleção de células que carreassem o genoma sintético de *M. mycoides*. O X-gal nas placas permitiu que as bactérias desejadas (colônias azuis) fossem diferenciadas das células receptoras sem transplante (colônias brancas).

Agora que desenvolveram a tecnologia necessária para sintetizar genomas bacterianos completos e transferi-los das células de levedura para bactérias, Venter e colaboradores podem dar seguimento à questão do "conjunto mínimo de genes" por deleção sistemática de genes e teste da viabilidade. Eles podem também tentar produzir bactérias com genomas sintéticos para usos práticos – por exemplo, bactérias que consigam degradar poluentes ambientais. Embora o custo do procedimento ainda seja muito alto, os avanços técnicos devem levar à produção mais eficiente e menos dispendiosa de genomas sintéticos no futuro.

GENOMAS DAS MITOCÔNDRIAS E CLOROPLASTOS

As células eucarióticas contêm organelas delimitadas por membrana que têm papel importante no metabolismo da energia. As mitocôndrias convertem moléculas orgânicas em energia por metabolismo aeróbico, ou oxidativo, e os cloroplastos usam a energia da luz solar para sintetizar material orgânico a partir da água e do dióxido de carbono no processo da fotossíntese. É quase certo que essas duas organelas tenham se desenvolvido a partir de células procarióticas que estabeleceram relações simbióticas – ou seja, mutuamente benéficas – com células hospedeiras. Esses procariotos trouxeram consigo seus genomas, além da capacidade de metabolismo aeróbico ou fotossíntese. Logo, mitocôndrias e cloroplastos têm seu próprio genoma. No entanto, os dois tipos de organelas usam algumas proteínas importadas codificadas por genes nucleares para complementar produtos gênicos especificados pelos genomas das organelas. Atualmente, as células eucarióticas tornaram-se altamente dependentes desses ex-invasores procarióticos. A fotossíntese dos vegetais não existiria sem cloroplastos, e o metabolismo aeróbico dos vegetais e animais não existiria sem mitocôndrias.

Tanto as mitocôndrias quanto os cloroplastos são preferencialmente – e com frequência exclusivamente – transmitidos pelas células germinativas femininas. Isso significa que o DNA que carreiam é transmitido pela linhagem materna. Estudos do DNA de organelas, portanto, proporcionam um modo de rastreamento da ascendência por meio da linhagem materna.

Genomas mitocondriais

Os sistemas genéticos mitocondriais são constituídos de DNA e do mecanismo molecular necessário para replicar e expressar os genes contidos nesse DNA. Esse mecanismo inclui as macromoléculas necessárias para transcrição e tradução. As mitocôndrias têm até mesmo seus próprios ribossomos. Muitas dessas macromoléculas são codificadas por genes mitocondriais, mas algumas são codificadas por genes nucleares e, portanto, importadas do citoplasma.

O **DNA mitocondrial**, abreviado como **mtDNA**, foi descoberto na década de 1960, a princípio por micrografias eletrônicas que mostraram fibras semelhantes ao DNA nas mitocôndrias. Mais tarde, essas fibras foram extraídas e caracterizadas por procedimentos físicos e químicos. O advento das técnicas de DNA recombinante tornou possível analisar o mtDNA com muitos detalhes. Na verdade, já foram determinadas as sequências nucleotídicas completas das moléculas de mtDNA de muitas espécies diferentes. Ver exemplos na **Tabela 15.4**. O tamanho das moléculas de DNA mitocondrial varia muito, de aproximadamente 6 kb no *Plasmodium*, parasito causador da malária, até 2.500 pb em algumas angiospermas. Cada mitocôndria contém várias cópias do DNA, e como cada célula geralmente tem muitas mitocôndrias, o número de moléculas de mtDNA por célula pode ser muito grande. Um oócito de vertebrado, por exemplo, pode conter até 10^8 cópias do mtDNA. As células somáticas, porém, têm menos cópias, talvez não mais do que 1.000.

A maioria das moléculas de mtDNA é circular, mas em algumas espécies, como a alga *Chlamydomonas reinhardtii* e o ciliado *Paramecium aurelia*, elas são lineares. As moléculas circulares de mtDNA, que foram mais bem-estudadas, são organizadas de muitas maneiras diferentes. Nos vertebrados, 37 genes são acondicionados em um círculo de 16 a 17 kb, deixando pouco ou nenhum espaço entre os genes. Em algumas angiospermas, muito mais genes são dispersos sobre uma molécula de DNA circular muito grande com centenas ou milhares de quilobases.

O mtDNA animal é pequeno e compacto. Em seres humanos, por exemplo, o mtDNA tem 16.571 pares de bases e 37 genes (**Figura 15.19**), inclusive dois para RNA ribossômico, 22 para RNA de transferência e 13 para polipeptídios implicados na fosforilação oxidativa, o processo usado por mitocôndrias para recrutar energia. Em camundongos, bois e sapos, o mtDNA é semelhante ao de seres humanos – indicação de conservação básica da estrutura no subfilo vertebrado.

O tamanho dos mtDNA de invertebrados é aproximadamente igual ao de vertebrados, mas sua organização genética é um tanto diferente. Em fungos, o mtDNA é bem maior que em animais. A levedura, por exemplo, tem moléculas circulares de mtDNA de 78 kb de comprimento. O mtDNA vegetal é muito maior que o mtDNA de outros organismos (**Tabela 15.4**). A estrutura também

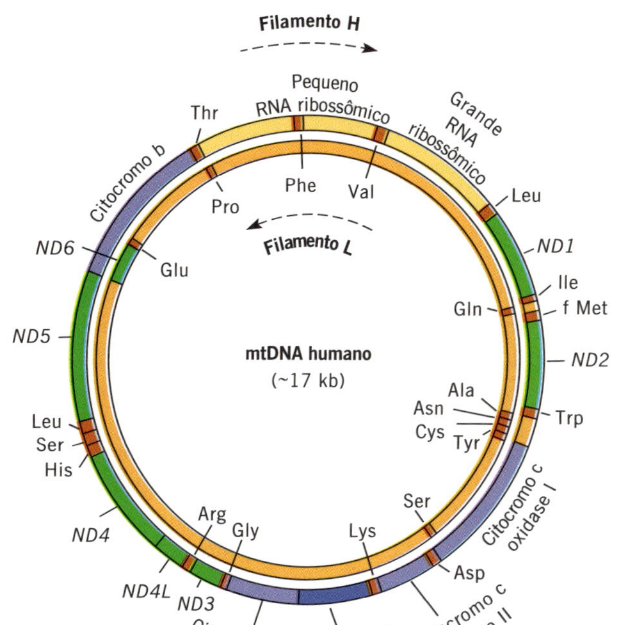

FIGURA 15.19 Mapa do genoma mitocondrial humano. *ND1* a *ND6* são genes codificadores de subunidades da enzima NADH redutase; os genes de tRNA no mtDNA são indicados por abreviaturas dos aminoácidos. As setas mostram a direção da transcrição. Os genes no círculo interno são transcritos a partir do filamento L (leve) do DNA, enquanto os genes no círculo externo são transcritos a partir do filamento H (pesado) do DNA.

Tabela 15.4

Tamanho e conteúdo gênico de genomas mitocondriais e cloroplásticos selecionados.

Espécie	Nome comum	Tamanho do genoma em pares de nucleotídios	Número previsto de genes
Genomas mitocondriais			
Arabidopsis thaliana	Arabeta	366.924	57
Caenorhabditis elegans	Nematódeo	13.794	112
Drosophila melanogaster	Mosca-das-frutas	19.517	37
Homo sapiens	Ser humano	16.571	37
Oryza sativa Indica	Arroz	491.515	96
Saccharomyces cerevisiae	Fermento de pão	85.779	43
Zea mays subesp. *mays*	Milho	569.630	218
Genomas de cloroplastos			
Arabidopsis thaliana	Arabeta	154.478	129
Chlamydomonas reinhardtii	Alga verde	203.828	109
Marchantia polymorpha	Hepática talosa	121.024	134
Oryza sativa Japonica	Arroz	134.525	159
Zea mays subsp. *mays*	Milho	140.384	158

Dados do *site* do NCBI (http://www.ncbi.nim.nih.gov/Genomes)

é mais variável. Um dos primeiros mtDNA vegetais sequenciados foi o da hepática talosa, *Marchantia polymorpha*. O mtDNA dessa planta não vascular primitiva é uma molécula circular de 186 kb com 94 matrizes abertas de leitura (ORF) bastante grandes. Em plantas vasculares, o mtDNA é maior que na *Marchantia*; por exemplo, é uma molécula circular de 570 kb no milho. As moléculas de mtDNA dos vegetais superiores contêm muitas sequências não codificadoras, inclusive algumas duplicadas.

A maioria dos produtos gênicos mitocondriais, ou talvez todos eles, só tem função dentro da mitocôndria. No entanto, eles não atuam sozinhos. Muitos produtos gênicos nucleares são importados para potencializar ou facilitar sua função. Os ribossomos mitocondriais, por exemplo, são construídos com RNA ribossômico transcrito de genes mitocondriais e com proteínas ribossômicas codificadas por genes nucleares. As proteínas ribossômicas são sintetizadas no citoplasma e importadas pelas mitocôndrias para montagem de ribossomos.

Muitos polipeptídios necessários para o metabolismo aeróbico também são sintetizados no citoplasma. Eles incluem subunidades de várias proteínas participantes da fosforilação oxidativa – por exemplo, a ATPase que é responsável por acoplar a energia do metabolismo aeróbico ao ATP. No entanto, como algumas das subunidades dessa proteína são sintetizadas nas mitocôndrias, a proteína completa é, na verdade, uma mistura de produtos gênicos nucleares e mitocondriais. Essa composição dupla sugere que os sistemas genéticos nucleares e mitocondriais são coordenados de alguma maneira para a síntese de quantidades equivalentes de seus produtos.

Genomas de cloroplastos

Os cloroplastos são formas especializadas de uma classe geral de organelas vegetais conhecidas como **plastídios.** Os botânicos distinguem vários tipos de plastídios, entre eles cromoplastos (plastídios que contêm pigmentos), amiloplastos (plastídios que contêm amido) e elaioplastos (plastídios que contêm óleos ou lipídios). Os três tipos parecem desenvolver-se a partir de pequenas organelas limitadas por membranas, conhecidas como proplastídios, e, em determinada espécie vegetal, todos parecem conter DNA idêntico. Em geral, esse DNA é denominado **DNA do cloroplasto**, abreviado como **cpDNA.**

Em vegetais superiores, o tamanho dos cpDNA geralmente varia de 120 a 160 kb, e em algas, de 85 a 292 kb (Tabela 15.4). Em algumas espécies de algas verdes do gênero *Acetabularia*, o cpDNA é muito maior, com cerca de 2.000 kb. Os cpDNA de vegetais sequenciados são moléculas circulares.

O número de moléculas de cpDNA em uma célula depende de dois fatores: o número de cloroplastos e o número de moléculas de cpDNA em cada cloroplasto. Por exemplo, a alga unicelular *C. reinhardtii* tem apenas um cloroplasto por célula e contém cerca de 100 cópias do cpDNA. A *Euglena gracilis*, outro organismo unicelular, tem cerca de 15 cloroplastos por célula, e cada um deles contém cerca de 40 cópias do cpDNA.

Todas as moléculas de cpDNA têm basicamente o mesmo conjunto de genes, mas em espécies diferentes esses genes estão organizados de maneiras diferentes. O conjunto de genes básicos inclui genes de RNA ribossômico, RNA transportador, algumas proteínas ribossômicas, vários componentes polipeptídicos dos fotossistemas implicados na captura de energia solar, a subunidade com atividade catalítica da enzima ribulose 1,5-bifosfato carboxilase e quatro subunidades de uma RNA polimerase cloroplasto-específica. Centenas de moléculas de cpDNA foram totalmente sequenciadas.

Dois dos primeiros cpDNA sequenciados eram de hepática talosa, *M. polymorpha* (**Figura 15.20**), e de tabaco, *Nicotiana tabacum*. O cpDNA do tabaco é maior (155.844 pb) e contém cerca de 150 genes. A maioria dos cpDNA tem um par de grandes repetições invertidas que contêm os genes dos RNA ribossômicos.

Como ocorre com as mitocôndrias, o desenvolvimento de cloroplastos funcionais depende da expressão tanto dos genes nucleares quanto dos genes de cloroplastos. Os genes nucleares são transcritos no núcleo e traduzidos no citoplasma. Os produtos dos genes nucleares que atuam no cloroplasto devem ser importados do citoplasma. Uma vez importadas, essas proteínas devem agir em conjunto com proteínas codificadas por cpDNA. Portanto, os cloroplastos funcionais dependem das atividades coordenadas dos produtos gênicos nucleares e cloroplásticos.

GENOMAS EUCARIÓTICOS

O fermento de padaria, a levedura *S. cerevisiae*, foi o primeiro microrganismo eucariótico a ter todo o genoma sequenciado. A sequência completa de 12.086 kb do genoma de *S. cerevisiae* foi montada em 1996 graças à colaboração internacional de aproximadamente 600 cientistas da Europa, da América do Norte e do Japão. O genoma da levedura contém 5.888 genes codificadores de proteínas, 25 genes para RNA ribossômico, 275 genes para RNA de transferência e 97 genes para outros tipos de RNA. Contém também 19 pseudogenes. Pesquisadores geraram sistematicamente deleções em quase todos os genes autênticos. Cerca de 18% desses genes eram essenciais para o crescimento em meio rico em glicose – ou seja, as deleções

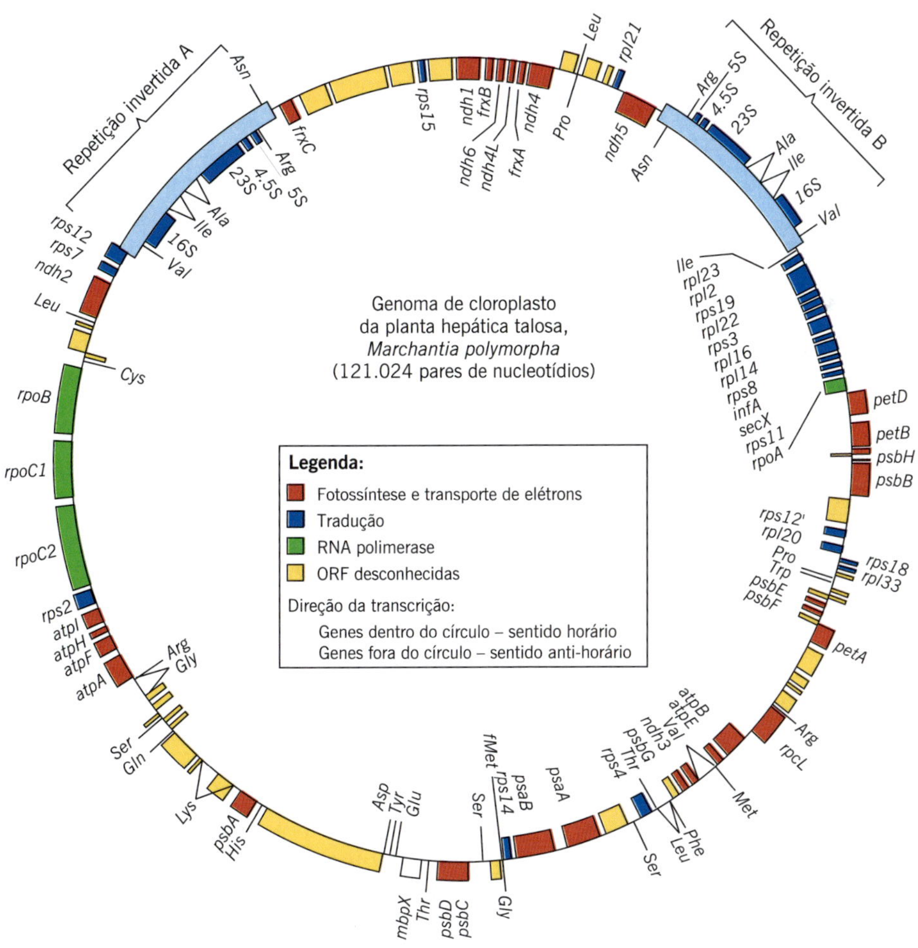

FIGURA 15.20 Organização genética do genoma cloroplástico da hepática talosa, *Marchantia polymorpha*. Símbolos: *rpo*, RNA polimerase; rps, proteínas ribossômicas de subunidade pequena; *rpl* e *secX*, proteínas ribossômicas de subunidade grande; *4.5S*, *5S*, *16S*, *23S*, rRNA do tamanho indicado; *rbs*, ribulose bifosfato carboxilase; *psa*, fotossistema I; *psb*, fotossistema II; *pet*, complexo citocromo b/f; *atp*, síntese de ATP; *infA*, fator de iniciação A; *frx*, proteínas ferro–enxofre; *ndh*, suposta NADH redutase; *mpb*, cloroplasto permease; os genes de tRNA são indicados por abreviaturas dos aminoácidos.

nesses genes causaram morte celular. Algumas deleções não foram letais porque o genoma de levedura contém muitos genes duplicados. É preciso que haja deleção das duas cópias desses genes para produzir efeito letal.

Sequências genômicas de outros organismos-modelo eucarióticos logo se seguiram à da levedura. A sequência de 99% do genoma do nematódeo *C. elegans* foi publicada em 1998, e sequências quase completas dos genomas da mosca-das-frutas *D. melanogaster* e do vegetal *A. thaliana* seguiram-se em 2000. Já citamos a publicação de dois anteprojetos do genoma humano em 2001. A sequência genômica do camundongo foi disponibilizada em 2002 e a do peixe-zebra, em 2013. Graças aos avanços na tecnologia de sequenciamento, atualmente os genomas de numerosos eucariotos já foram inseridos nas bases de dados.

O que aprendemos com todas essas sequências? Nos eucariotos, o tamanho dos genomas varia em quase três ordens de magnitude, enquanto o número de genes codificadores de proteína varia menos do que uma ordem. Isso significa que, em comparação com os genomas de procariotos, que são geneticamente compactos, os genomas de eucariotos apresentam grande variedade de densidade gênica – de um gene por 127.900 pb (145.000 pb, caso seja incluída a heterocromatina não sequenciada) em seres humanos e um gene por 1.900 pb na levedura. Genomas com baixa densidade gênica têm mais DNA repetitivo que os que apresentam alta densidade. Já vimos que até 50% do genoma humano consistem em sequências repetitivas, sendo, em sua maioria, derivados de elementos transponíveis. No milho, 80% do DNA é derivado de transpósons.

Os íntrons são um componente importante do DNA eucariótico e são mais prevalentes e mais longos nos genomas maiores. As regiões intergênicas também são mais longas nos genomas eucarióticos maiores. Já o número de domínios de proteínas distintos – regiões funcionais nas proteínas – codificados por genes não parece variar muito com o tamanho do genoma. Os números previstos de domínios de proteínas codificados pelos genomas de *A. thaliana*, *D. melanogaster* e humano são 1.012, 1.035 e 1.262, respectivamente. Entretanto, seres humanos e outros vertebrados parecem usar mais a recomposição alternativa de transcritos gênicos para criar mais combinações com esses domínios, aumentando assim a diversidade polipeptídica.

GENÔMICA COMPARATIVA | UMA FORMA DE ESTUDAR A EVOLUÇÃO

Comparações entre diferentes genomas eucarióticos possibilitaram a determinação de suas semelhanças e diferenças. A partir dessas comparações, podemos inferir muito sobre a história evolutiva dos genomas. Como exemplo, consideremos as gramíneas cereais, que fornecem muitos dos alimentos consumidos por seres humanos e pelo gado doméstico. O aumento da produtividade de cereais é um elemento importante no esforço para alimentar a população humana em permanente expansão em nosso planeta.

Os genomas das gramíneas cereais (arroz, milhete, cana-de-açúcar, sorgo, milho, trigo e aveias) variam em tamanho e número de cromossomos. Ainda assim, as relações dos blocos de sequências únicas de DNA com os genes conhecidos são notavelmente conservadas entre essas espécies. Em contrapartida, a quantidade e a localização de sequências repetitivas de DNA variam consideravelmente.

A conservação impressionante da estrutura genômica nas gramíneas cereais pode ser ilustrada desenhando-se o genoma do arroz, de 500 mb – o primeiro genoma nesse grupo de vegetais a ser sequenciado – como um arranjo circular e alinhando-se os blocos conservados de genes em outros genomas com ele (**Figura 15.21**). Essa organização circular dos genomas de cereais não implica circularidade dos cromossomos ancestrais; apenas possibilita alinhamento máximo de blocos homólogos de genes. O alinhamento também mostra cópias duplicadas de cada bloco de genes no genoma do milho. Assim sendo, o milho evoluiu de um ancestral tetraploide. Um componente do material ancestral genético está localizado principalmente nos cromossomos pequenos do milho moderno, ao passo que outro componente se localiza principalmente nos grandes. As estruturas conservadas dos genomas de gramíneas cereais devem ajudar os melhoristas vegetais a produzir variedades com maior rendimento, resistência a pragas, tolerância a secas e outros traços desejados.

Genomas de mamíferos também mostram conservação em sua estrutura. A primeira evidência dessa conservação advém de comparações entre mapas cromossômicos detalhados de diferentes espécies – por exemplo, seres humanos, porcos e gado. Essa evidência foi, posteriormente, apoiada por experimentos de marcação cromossômica de espécies cruzadas, nos quais o DNA marcado com fluorescência de uma espécie foi usado como sonda para hibridizar-se *in situ* com cromossomos de outras espécies. O sequenciamento de DNA somou-se a essa evidência da conservação na estrutura de genomas de mamíferos.

Os geneticistas usam a palavra **sintenia** para descrever a ligação entre genes no mesmo cromossomo; essa palavra deriva do termo grego para "no mesmo fio". Eles usam o termo *sintenia compartilhada* para descrever a situação em que um bloco de genes – talvez um segmento cromossômico substancial – foi conservado mais ou menos intacto em espécies diferentes descendentes de um ancestral comum. Por exemplo, os genes do cromossomo humano 17 formam um bloco que corresponde ao bloco de genes no cromossomo 12 do porco ou 19 de um bovino. Entretanto, algumas vezes, os genes nos blocos conservados têm ordem diferente, em virtude de inversões ocorridas nos cromossomos durante a evolução. Esses rearranjos intracromossômicos são vistos até quando se comparam os genomas de espécies intimamente relacionadas.

PALEOGENÔMICA

Comparações entre os genomas de espécies vivas podem contribuir bastante para o conhecimento sobre o processo evolutivo. Podem revelar como as sequências de DNA dos

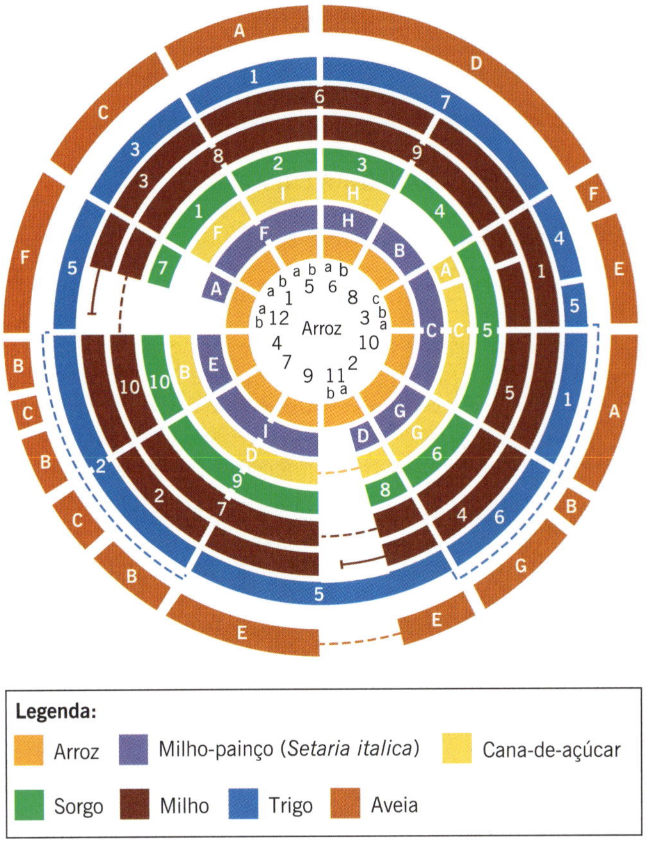

FIGURA 15.21 Mapa comparativo simplificado dos genomas de sete gramíneas cereais. Os cromossomos e os segmentos de cromossomos (indicados por *letras maiúsculas*) das várias gramíneas cereais estão alinhados com os cromossomos do arroz, a espécie de gramínea que tem o menor genoma (*centro*). O genoma do milho tem duas cópias semelhantes de cada bloco de genes e, portanto, ocupa dois anéis do círculo. As linhas tracejadas externas unem segmentos adjacentes de cromossomos do trigo. Segmentos semelhantes de cromossomos no genoma da aveia não são unidos por linhas tracejadas para simplificar.

genes – e as sequências de aminoácidos dos polipeptídios por eles codificados – divergiram e se tornaram linhagens diferentes ao longo do tempo. Podem também revelar quais sequências não codificadoras têm importância funcional. Sequências não codificadoras que foram conservadas em linhagens diferentes necessariamente têm funções importantes; caso contrário, teriam divergido umas das outras em decorrência de acúmulo de mutações aleatórias.

Novas ideias sobre o processo evolutivo também podem ser obtidas por meio do sequenciamento do DNA de organismos extintos. Esse DNA é obtido de fósseis e amplificado por PCR ou clonado a fim de criar uma biblioteca de DNA. É preciso ter cuidado para evitar a contaminação por sequências estranhas de DNA; se não for possível evitar a contaminação, as sequências estranhas precisam ser identificadas e removidas dos dados durante a análise. O estudo das sequências do DNA de organismos extintos é chamado **paleogenômica**; em grego, o prefixo "*paleo-*" significa "antigo" – assim, paleogenômica é o estudo de genomas antigos.

Os pesquisadores já conseguiram analisar o DNA de diversas espécies extintas. A lista inclui o mamute, o urso das cavernas europeu, o *Myotragus* (parente extinto das ovelhas e cabras) e diferentes tipos de hominíneos (organismos relacionados mais intimamente com os seres humanos do que os chimpanzés, animal vivo mais próximo dos humanos). A maioria das espécies tinha de milhares a dezenas de milhares de anos. Uma espécie, proveniente do fóssil de ossos de cavalo, tinha 700.000 anos. Não é provável que espécimes muito mais antigos, como de dinossauros, forneçam amostras úteis de DNA.

O DNA se degrada com o tempo. As fontes mais bem-preservadas de DNA antigo são encontradas em climas frios e secos. No entanto, mesmo em circunstâncias ideais – por exemplo, quando o espécime foi congelado –, os pesquisadores não conseguem recuperar segmentos longos de moléculas de DNA. A maior parte do DNA analisado foi fragmentada em trechos com menos de 100 pb e muitas das bases nesses fragmentos foram modificadas quimicamente – por exemplo, a citosina é convertida em uracila por desaminação. A fragmentação e a degradação química fazem da análise do DNA antigo algo especialmente desafiador. Ainda assim, os cientistas do genoma vêm sendo notavelmente bem-sucedidos no sequenciamento do DNA antigo.

Os resultados mais espetaculares advêm da análise dos genomas de **hominíneos**, um grupo que inclui nossa própria espécie e os neandertais, uma espécie que se disseminou pela Europa e pela Ásia há centenas de milhares de anos. Restos fósseis indicam que neandertais eram bastante diferentes dos seres humanos atuais; tinham ossos mais espessos, musculatura maior e proporções corporais diferentes. Seriam os neandertais os ancestrais do ser humano moderno? Teriam eles intercruzado com as populações que acabaram produzindo os seres humanos atuais, ou seriam uma espécie completamente distinta? Em 1997, pesquisadores obtiveram uma quantidade limitada de informações da sequência a partir do mtDNA recuperado do úmero de um neandertal. Esse fóssil, que tinha entre 30.000 e 100.000 de anos, foi descoberto em 1856, nas proximidades de Dusseldorf, na Alemanha. Os pesquisadores concluíram que o mtDNA neandertal difere do mtDNA do ser humano moderno em 28 dos 379 nucleotídios analisados (**Figura 15.22**). Em 2000, o mtDNA de outro fóssil neandertal – um lactente encontrado em uma caverna no norte da região do Cáucaso – foi analisado. A sequência de 345 pb obtida dessa amostra de 29.000 anos diferia do mtDNA do ser humano atual em 22 nucleotídios e daquele do neandertal de Dusseldorf em 12 nucleotídios. Assim, os dois neandertais eram mais intimamente relacionados um com o outro que com os seres humanos modernos.

Esses estudos mais antigos deram ênfase ao mtDNA, de muito mais fácil análise que o DNA do núcleo. O motivo é que cada célula tem muitas mitocôndrias e cada uma delas carreia a mesma molécula de DNA. Assim, um segmento de mtDNA é muito mais abundante do que um único segmento de DNA nuclear. O DNA mitocondrial de outros animais extintos também foi analisado. Para um exemplo, tente Resolva | O que sabemos sobre o genoma mitocondrial do extinto mamute-lanoso?

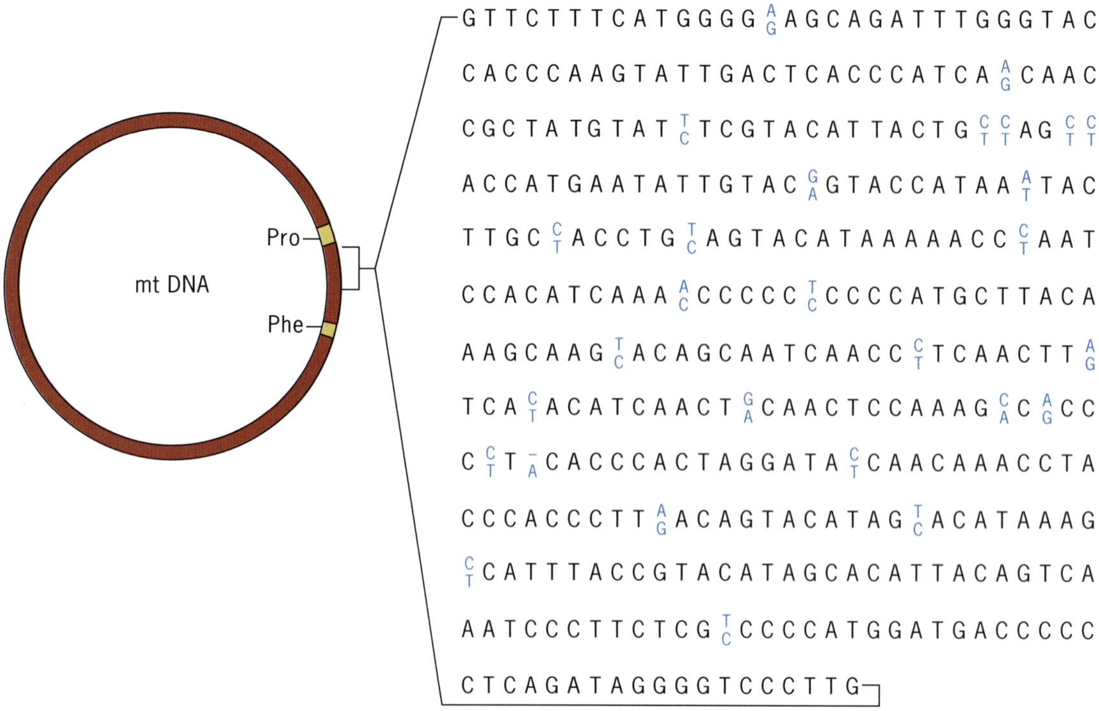

FIGURA 15.22 Diferenças nucleotídicas entre uma região não codificadora de 379 pb do mtDNA de um fóssil neandertal e a de um ser humano moderno. A região sequenciada fica entre os genes para os tRNA fenilalanina (Phe) e prolina (Pro). Para cada diferença nucleotídica (*grifada*), o núcleotídio superior é encontrado no mtDNA do ser humano moderno e o inferior no dos neandertais.

Resolva!

O que sabemos sobre o genoma mitocondrial do extinto mamute-lanoso?

O mamute-lanoso, *Mammuthus primigenius*, desapareceu da maior parte de sua área de distribuição há cerca de 10.000 anos; uma pequena população sobreviveu na Ilha de Wrangel, no Oceano Ártico, até cerca de 4.700 anos atrás. Visto que a espécie foi extinta há quase 5.000 anos, como os cientistas conseguiram sequenciar partes importantes de seu genoma nuclear e todo o seu genoma mitocondrial? Qual é o tamanho do genoma mitocondrial (mtDNA) do mamute-lanoso? Quantos genes codificadores de proteína ele contém? Quantas moléculas de RNA não codificadoras ele especifica? A sequência do mtDNA do mamute-lanoso é mais semelhante à do mtDNA do ser humano ou do elefante? Se você comparar os mtDNAs (1) do mamute-lanoso e do elefante e (2) do homem de Neandertal e do ser humano, que sequências são mais semelhantes?

▶ *Leia a resposta do problema no material disponíve* on-line.

Graças a técnicas aprimoradas, os pesquisadores são agora capazes de obter dados de sequências de DNA a partir do DNA nuclear de fósseis. Em 2012, uma equipe de pesquisadores publicou a sequência completa do genoma nuclear de um denisovano, um tipo de hominíneo extinto conhecido apenas a partir de dois pequenos fósseis (um dedo da mão e um dente, de indivíduos diferentes), escavados na caverna Denisova, no sul da Sibéria, e, em 2014, o grupo publicou a sequência completa do genoma nuclear de um neandertal da mesma caverna.

Comparações entre os genomas de denisovanos, neandertais e seres humanos atuais indicam que as três espécies provêm de uma espécie ancestral que existiu há mais de 550.000 anos, possivelmente até 800.000 anos atrás. Uma parte da descendência desse ancestral separou-se em duas linhagens diferentes – os denisovanos e os neandertais – há mais de 380.000 anos. A outra parte deu origem aos seres humanos modernos. Denisovanos e neandertais são, portanto, mais intimamente relacionados um com o outro que com os seres humanos modernos. Todavia, a análise detalhada dos genomas desses três hominíneos indica que alguns grupos de seres humanos atuais, sobretudo aqueles em populações não africanas, carreiam trechos curtos de DNA (haplótipos definidos por SNP) derivados de denisovanos ou neandertais. Portanto, durante sua história evolutiva, seres humanos aparentemente tiveram relações sexuais com denisovanos e neandertais, e a prole proveniente desses cruzamentos sobreviveu e reproduziu-se. A importância funcional do DNA derivado de denisovanos e neandertais ainda não foi definida. Como um todo, porém, seres humanos, denisovanos e neandertais parecem ter seguido histórias evolutivas separadas – trajetórias paralelas que divergiram de um ancestral comum há muito tempo. Dois caminhos chegaram ao fim quando os denisovanos e neandertais foram extintos; o outro – o nosso – continua.

PONTOS ESSENCIAIS

- *Genomas procarióticos típicos contêm alguns milhões de pares de bases de DNA e 2.000 a 4.000 genes*
- *Organismos celulares com os menores genomas têm 400.000 a 600.000 pares de bases de DNA e cerca de 500 genes*
- *O tamanho do genoma eucariótico varia de 12 mb a mais de 3.000 mb; o número de genes codificadores de proteínas em eucariotos varia de cerca de 6.000 a mais de 26.000*
- *As mitocôndrias e os cloroplastos das células eucarióticas contêm DNA que, em geral, é transmitido pela linhagem feminina. Os genomas dessas organelas descendem de procariotos ancestrais que estabeleceram relações simbióticas com células eucarióticas*
- *Comparações entre as sequências genômicas podem trazer novas ideias sobre a história evolutiva*
- *A paleogenômica é o estudo do DNA extraído de organismos mortos ou fossilizados.*

Exercícios

Aplique a análise genética básica

1. O que é um mapa genético?

Resposta: O mapa genético mostra as posições de genes e outros marcadores como os RFLP em um cromossomo com base nas frequências de recombinação.

2. O que é um mapa citológico?

Resposta: O mapa citológico mostra as posições de genes e outros marcadores genéticos em relação aos padrões de banda dos cromossomos.

3. O que é um mapa físico de uma molécula de DNA ou cromossomo?

Resposta: O mapa físico de uma molécula de DNA ou cromossomo mostra as posições de genes ou outros marcadores com base nas distâncias reais em pares de bases (pb), quilopares de bases (kb) ou megapares de bases (mb) que os separam. Os mapas de restrição, mapas de *contigs* e mapas de sítio marcado por sequência (STS) são exemplos de mapas físicos.

4. Como se pode correlacionar os mapas genéticos, os mapas citológicos e os mapas físicos dos cromossomos?

Resposta: Se um gene for clonado e localizado nos três mapas, ele constitui um marcador-âncora que pode ser usado para relacionar os mapas genéticos, citológicos e físicos entre si. Os três tipos de mapas são arranjos colineares que mostram as localizações de sequências nucleotídicas no cromossomo. Eles usam diferentes unidades para identificar as posições de marcadores ao longo dos arranjos lineares.

5. Como se pode usar a posição no mapa de um gene em um cromossomo para identificar e clonar o gene?

Resposta: Quando um gene é posicionado no mapa genético, citológico ou físico de um cromossomo, podem-se usar marcadores moleculares como RFLP próximos do gene para iniciar projetos de clonagem a partir do marcador ligado, avançando ao longo do cromossomo até a posição do gene de interesse. É preciso identificar o gene por transformação de um organismo mutante com uma cópia de tipo selvagem do gene e demonstração do retorno ao fenótipo selvagem ou, em seres humanos, por comparação das sequências nucleotídicas do gene em vários indivíduos afetados e não afetados (Figura 15.6).

Autoavaliação

Integre diferentes conceitos e técnicas

1. A doença de Best é uma forma de cegueira em seres humanos que se desenvolve gradualmente em adultos. É causada por mutação autossômica dominante no cromossomo 11. Nove RFLP, designados 1 a 9, são mapeados no cromossomo 11 em ordem numérica. Os polimorfismos em cada local são indicados por subscritos 0 a N, em que $N + 1$ é o número de polimorfismos encontrados em um local na família representada pelo heredograma associado. Obteve-se DNA de cada membro da família, que foi digerido com a enzima de restrição apropriada, submetido a eletroforese em gel, transferido para membrana de náilon por *Southern blot*, desnaturado e hibridizado com sondas radioativas que detectam todos os RFLP. Após hibridização, as membranas foram expostas a filme de raios X, e as autorradiografias foram usadas para determinar quais RFLP existiam em cada membro da família. Os resultados são

mostrados no heredograma. Os círculos representam mulheres; os quadrados representam homens; os símbolos vermelhos indicam pessoas com doença de Best.

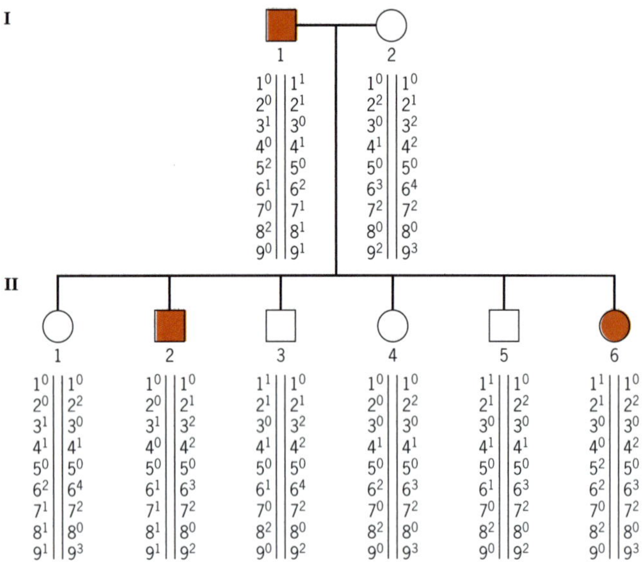

Que local de RFLP está mais próximo da mutação causadora da doença de Best? Que alelo desse RFLP é encontrado no cromossomo que tem a mutação da doença de Best?

Resposta: O local 4 de RFLP está mais próximo da mutação da doença de Best, que é encontrada na cópia do cromossomo 11 que tem o alelo 4^0 do polimorfismo. Dos polimorfismos no cromossomo 11, somente o alelo 4^0 é encontrado nos três membros da família com a doença de Best e não é encontrado nos cinco membros com visão normal.

2. Onze clones genômicos, cada um deles contendo DNA do cromossomo 4 de *Drosophila melanogaster*, foram submetidos a teste de hibridização cruzada em todas as combinações de pares. Os clones são designados de A a K, e os resultados da hibridização são mostrados no esquema a seguir. Um sinal de mais indica que houve hibridização; um sinal de menos indica que não se observou hibridização.

	A	B	C	D	E	F	G	H	I	J	K
K:	–	–	–	–	+	–	–	–	–	–	+
J:	–	–	+	+	–	+	–	+	–	+	
I:	–	+	–	–	+	–	–	–	+		
H:	–	–	–	–	–	+	–	+			
G:	+	–	+	–	–	–	+				
F:	–	–	–	+	–	+					
E:	–	–	–	–	+						
D:	–	–	+	+							
C:	–	–	+								
B:	–	+									
A:	+										

De acordo com os resultados de hibridização mostrados no esquema, quantos *contigs* esses clones definem? Desenhe o(s) mapa(s) de *contig* definido por esses dados.

Resposta: Os mapas dos dois *contigs* definidos pelas 11 mutações são:

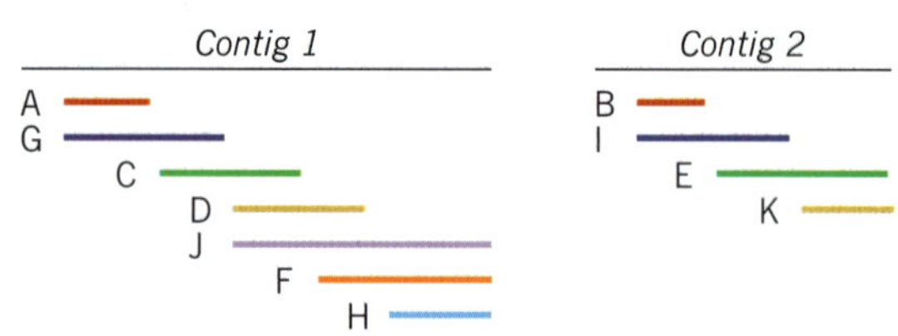

Avaliação adicional

Entenda melhor e desenvolva a capacidade analítica

15.1 Qual é a diferença entre um mapa genético, um mapa citogenético e um mapa físico? Como se podem usar esses tipos de mapas para identificar um gene por clonagem posicional?

15.2 Na técnica de clonagem posicional, um pesquisador começa com uma biblioteca de DNA e seleciona um clone firmemente ligado ao gene de interesse. Esse clone, ou parte dele, é, então, usado como sonda a fim de isolar um clone sobreposto de uma biblioteca de DNA diferente. O segundo clone é usado para isolar um terceiro clone sobreposto da primeira biblioteca, e assim por diante, até que o pesquisador tenha "caminhado" por todo o cromossomo até o *locus* desejado. (a) Como o pesquisador consegue avançar consistentemente no mesmo sentido ao longo do cromossomo durante o processo de clonagem? (b) O que poderia acontecer se uma longa sequência de DNA repetitivo, como um transpóson, estivesse situada entre o clone inicial e o gene de interesse?

15.3 O que é um *contig*? O que é um RFLP? O que é um VNTR? O que é um STS? O que é um EST? Como cada um deles é usado na construção de mapas cromossômicos?

15.4 A seguir é mostrado um *Southern blot* de DNA digerido por *Eco*RI de duas linhagens endogâmicas diferentes de centeio, A e B. A autorradiografia I revelada mostra as bandas produzidas por sondagem do *blot* com cDNA1 marcado com ^{32}P. A autorradiografia II mostra o mesmo *Southern blot* depois de retirado da sonda e novamente sondado com cDNA2 marcado com ^{32}P.

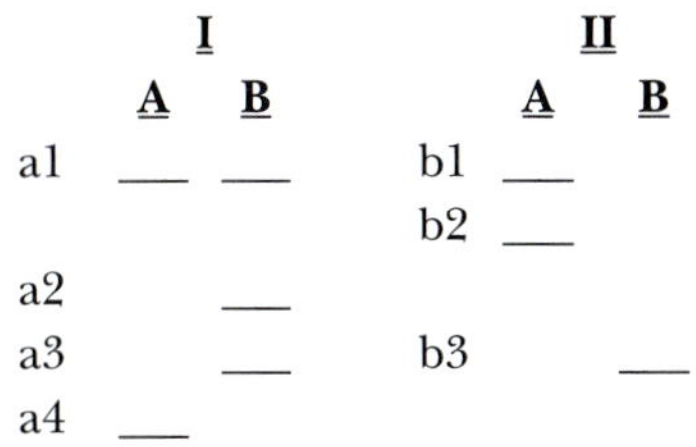

(a) Que bandas você esperaria encontrar na autorradiografia de um *Southern blot* examinado com sonda semelhante e preparado com DNA digerido por *Eco*RI de vegetais híbridos F_1 produzidos por cruzamento de duas linhagens endogâmicas? (b) O que você pode concluir sobre o(s) gene(s) representado(s) pela banda a1 no *blot* I nas duas linhagens endogâmicas? (c) Os vegetais F_1 foram cruzados com vegetais que têm apenas bandas a1, a4 e b3. O DNA foi isolado a partir de vários descendentes e digerido com *Eco*RI. Os fragmentos de DNA resultantes foram separados por eletroforese em gel, transferidos para uma membrana de náilon e hibridizados com sondas radioativas de cDNA1 e cDNA2. A tabela a seguir resume as bandas presentes em autorradiografias obtidas usando DNA da prole.

Número da planta	Bandas presentes a1	a2	a3	a4	b1	b2	b3
1	+	+	+	+			+
2	+	+	+	+			+
3	+	+	+	+			+
4	+	+	+	+			+
5	+	+	+	+	+	+	+
6	+			+	+	+	+
7	+			+	+	+	+
8	+			+	+	+	+
9	+			+	+	+	+
10	+			+			+

Interprete esses dados. Eles indicam RFLP? Em quantos *loci*? Algum dos RFLP está ligado? Em caso afirmativo, quais são as distâncias de ligação definidas pelos dados?

15.5 Como parte do Projeto de Mapeamento do Genoma Humano, você está tentando clonar um gene implicado no câncer de cólon. O primeiro passo é localizar o gene usando marcadores de RFLP. Na tabela a seguir, os *loci* de RFLP são definidos pelo número de STS (p. ex., STS1), e o gene do câncer de cólon é indicado por C.

Loci	Porcentagem de recombinação	*Loci*	Porcentagem de recombinação
C, STS1	50	STS1, STS5	10
C, STS2	15	STS2, STS3	30
C, STS3	15	STS2, STS4	14
C, STS4	1	STS2, STS5	50
C, STS5	40	STS3, STS4	16
STS1, STS2	50	STS3, STS5	25
STS1, STS3	35	STS4, STS5	41
STS1, STS4	50		

(a) Considerando-se o percentual de recombinação entre diferentes *loci* de RFLP e o gene para o câncer de cólon mostrado na tabela, desenhe um mapa genético mostrando a ordem e as distâncias genéticas entre marcadores adjacentes de RFLP e o gene para câncer de cólon. (b) Considerando-se que o genoma humano contém cerca de $3{,}2 \times 10^9$ pares de bases de DNA e que o mapa genético humano contém cerca de 3.300 cM, quantos pares de bases de DNA aproximadamente estão localizados ao longo do trecho de cromossomo definido por esse mapa de RFLP? (*Dica*: Primeiro determine quantos pares de bases de DNA existem por centiMorgans no genoma humano.) (c) Quantos pares de bases de DNA estão presentes na região entre o gene do câncer de cólon e o STS mais próximo?

15.6 O que são STR? Por que às vezes são conhecidas como microssatélites?

15.7 Você clonou um gene humano antes desconhecido. Que procedimento possibilitará que localize esse gene no mapa citológico do genoma humano sem análise de heredograma? Descreva como faria esse procedimento.

15.8 Você identificou uma EST humana antes desconhecida. O que é preciso fazer antes que se possa denominar essa EST como STS?

15.9 VNTR e STR são classes específicas de polimorfismos. Qual é a diferença entre uma VNTR e uma STR?

15.10 Não é possível demonstrar a separação por recombinação de um RFLP e um alelo mutante causador de albinismo com base na análise do heredograma ou mapeamento de híbridos por radiação. Essas observações significam que o RFLP ocorre no gene que tem a mutação causadora de albinismo ou se superpõe a ele? Em caso afirmativo, por quê? Em caso negativo, por que não?

15.11 Um fragmento clonado de 6 kb do DNA do cromossomo 9 humano contém um único local reconhecido pela enzima de restrição *Eco*RI. Esse fragmento clonado é demarcado por locais da enzima de restrição *Bam*HI. Não há outros locais de reconhecimento de *Bam*HI no clone. Um pesquisador coletou amostras de DNA de 10 pessoas. Cada amostra é digerida com uma combinação de enzimas *Eco*RI e *Bam*HI. O DNA duplamente digerido é, então, fracionado por eletroforese em gel e fixado a uma membrana. Após a fixação do DNA na membrana, o pesquisador o hibridiza com uma sonda radioativa feita do fragmento clonado de *Bam*HI inteiro. A autorradiografia obtida por meio da exposição a um filme de raios X mostrou os seguintes resultados. Três das amostras de DNA continham fragmentos de 4 e 2 kb que hibridizam com a sonda, três das amostras de DNA continham fragmentos de 6 kb que hibridizaram com a sonda e quatro das amostras de DNA continham fragmentos de 6, 4 e 2 kb que hibridizaram com a sonda. O que essa análise revelou? Quais são os genótipos dos três tipos diferentes de amostras de DNA?

15.12 Um RFLP e uma mutação causadora de surdez em seres humanos ocupam o mesmo local no mapa no mesmo cromossomo. Como é possível determinar se o RFLP superpõe-se ou não ao gene que contém a mutação da surdez?

15.13 Quais eram os objetivos do Projeto Genoma Humano? Qual foi o impacto do alcance desses objetivos na prática da medicina até hoje? Cite alguns dos impactos previstos no futuro. Cite alguns dos possíveis usos indevidos dos dados sobre o genoma humano.

15.14 Que dificuldade o DNA repetitivo impõe para a montagem de sequências *shotgun* de genoma inteiro por análise de computador?

15.15 Que tipo de marcador molecular, RFLP ou EST, provavelmente é indicador de um gene mutante causador de doença em seres humanos? Por quê?

15.16 O bacteriófago FΦX174 contém 11 genes em um genoma de 5.386 pb; *E. coli* tem uma previsão de 4.467 genes em um genoma de aproximadamente 4.639 kb; *S. cerevisiae* tem cerca de 6.000 genes em um genoma de 12,1 mb; *C. elegans* tem cerca de 22.000 genes em um genoma de aproximadamente 100 mb; e *H. sapiens* tem cerca de 20.500 genes em seu genoma de 3.000 mb. Qual genoma tem a maior densidade gênica? Qual genoma tem a menor densidade gênica? Parece haver alguma correlação entre a densidade gênica e a complexidade do desenvolvimento? Em caso afirmativo, descreva a correlação.

15.17 A seguir é mostrado um mapa de *contig* de um segmento de cromossomo 3 de *Arabidopsis*.

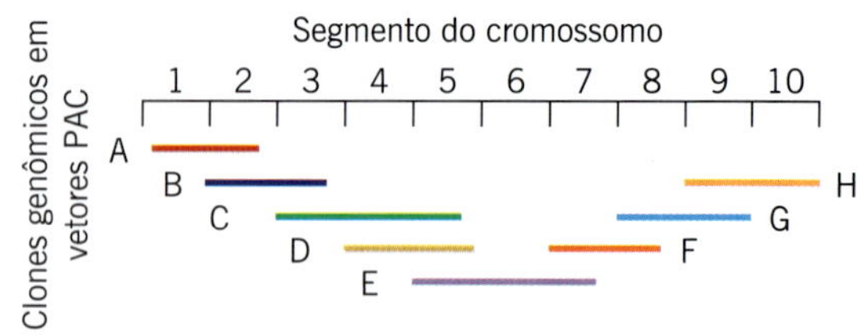

(a) Uma EST que se hibridiza com clones genômicos C, D e E, mas não com os outros clones, está localizada em que segmento do cromossomo 3? (b) Se um clone de gene *ARA* só se hibridiza com os clones genômicos C e D, em que segmento do cromossomo está localizado o gene? (c) Se um fragmento de restrição se hibridiza com apenas um dos clones genômicos mostrados anteriormente, em que segmento(s) do cromossomo poderia estar localizado o fragmento?

15.18 Oito híbridos de ser humano e hamster chinês produzidos por radiação foram examinados à procura de seis EST humanas designadas A a F. Os resultados são mostrados no esquema a seguir, no qual o sinal de mais indica a existência de um marcador e o sinal de menos indica ausência.

Marcador	Híbrido por radiação 1	2	3	4	5	6	7	8
A	−	+	−	−	+	+	−	+
B	+	−	+	−	−	+	−	+
C	−	+	+	+	−	−	−	+
D	+	−	+	+	−	−	+	−
E	+	−	+	+	−	−	+	−
F	−	+	−	+	+	+	+	−

De acordo com esses dados, há EST que parecem estar estreitamente ligadas? Quais? O que seria necessário para que você tivesse mais certeza de sua resposta?

15.19 Qual é a vantagem dos *chips* gênicos como método de hibridização de microarranjo?

15.20 Qual é a principal vantagem da proteína fluorescente verde da água-viva sobre outros métodos para estudar a síntese e a localização de proteínas?

15.21 Você recebe bibliotecas de cDNA cromossomo-específicas para os 23 cromossomos humanos. Como essas bibliotecas poderiam ser usadas para estudar a evolução dos cromossomos em primatas?

15.22 Das espécies de gramíneas cereais, apenas o milho contém duas cópias de cada bloco de genes ligados. O que essa duplicação de conjuntos de genes do milho indica sobre a origem dessa espécie importante em agronomia?

15.23 Cinco clones de DNA genômico humano presentes em vetores PAC foram testados por hibridização para pesquisa de seis locais marcados por sequência designados como STS1 a STS6. Os resultados são apresentados no esquema a seguir; o sinal de mais indica a existência do STS e o sinal de menos indica a ausência do STS.

Clone de PAC	STS 1	2	3	4	5	6
A	+	–	+	+	–	–
B	+	–	–	–	+	–
C	–	–	+	+	–	+
D	–	+	–	–	+	–
E	–	–	+	–	–	+

(a) Qual é a ordem dos STS no cromossomo?
(b) Desenhe o mapa de *contig* definido por esses dados.

15.24 As sequências completas de diversos genomas mitocondriais do *Homo neanderthalensis* estão disponíveis há algum tempo. Qual é o grau de semelhança entre as sequências dos mtDNA de *H. neanderthalensis* e *H. sapiens*? Os genomas têm tamanhos semelhantes? O grau de diversidade observado nos mtDNA do neandertal e do ser humano é igual? Se não, o que isso poderia informar sobre os tamanhos das populações neandertais e de seres humanos? Quantos genes tem o genoma mitocondrial do *H. neanderthalensis*? Quantos desses genes codificam proteínas? Quantos deles especificam moléculas de RNA estrutural? Há pseudogenes no mtDNA do *H. neanderthalensis*? Todas essas perguntas podem ser respondidas consultando o *site* http://www.ncbi.nlm.nih.gov.

15.25 Suponha que você acabou de sequenciar um pequeno fragmento de DNA que havia clonado. A sequência nucleotídica desse segmento de DNA é a seguinte:

aagtagtcgaaaccgaattccgtagaaacaactcgcacgctccggtt-
tcgtgttgcaacaaaataggcattcccatcgcggcagttagaatcacc-
gagtgcccagagtcacgttcgtaagcaggcgcagtttacaggcagca-
gaaaaatcgattgaacagaaatggctggcggtaaagcaggcaaggat-
tcgggcaaggccaaggcgaaggcggtatcgcgttccgcgcgcgcggg

Na tentativa de aprender algo sobre a identidade ou a possível função dessa sequência de DNA, você decide fazer uma busca BLAST (*nucleotide blast*) no *site* do NCBI (http://www.ncbi.nlm.nih.gov). Cole ou digite essa sequência na caixa de busca de sequência. Faça a busca e examine as sequências mais semelhantes à consultada. Elas são sequências codificadoras? Que proteínas elas codificam? Repita a busca BLAST com apenas metade da sequência. Você ainda identifica as mesmas sequências nos bancos de dados? Se usar um quarto da sequência na busca, o resultado ainda contém as mesmas sequências? Qual é a sequência de DNA mais curta que você pode usar na consulta (*query*) e ainda assim identificar as mesmas sequências nos bancos de dados?

15.26 O *site* do NCBI (http://www.ncbi.nlm.nih.gov) também pode ser usado para busca de sequências de proteínas. Em vez de fazer uma busca BLAST com consulta de ácido nucleico, fazse uma busca de proteína (*protein blast*) inserindo um polipeptídio (sequência de aminoácidos). Suponha que você tenha a seguinte sequência parcial de um polipeptídio:

GYDVEKNNSRIKLGLKSLVSKGILVQTKGTGAS-
GSFKLNKKAASGEAKPQAKKAGAAKA

Vá ao *site* do NCBI e acesse a ferramenta BLAST. Depois, clique em *protein blast* e digite a sequência a pesquisar no campo de busca no alto da página. Agora, clique em *BLAST*. Qual é a identidade da sequência digitada?

15.27 A sequência de um gene em *D. melanogaster* que codifica um polipeptídio histona H2A é:

aagtagtcgaaaccgaattccgtagaaacaactcgcacgctccggtt-
tcgtgttgcaacaaaataggcattcccatcgcggcagttagaatcac-
cgagtgcccagagtcacgttcgtaagcaggcgcagtttacaggcag-
cagaaaaatcgattgaacagaaatggctggcggtaaagcaggcaag-
gattcgggcaaggccaaggcgaaggcggtatcgcgttccgcgcgcg-
cgggtcttcagttccccgtgggtcgcatccatcgtcatctcaagagccg-
cactacgtcacatggacgcgtcggagccactgcagccgtgtactccgc-
tgccatattggaatacctgaccgccgaggtcctggagttggcaggcaa-
cgcatcgaaggacttgaaagtgaaacgtatcactcctcgccacttacag-
ctcgccattcgcggagacgaggagctggacagcctgatcaaggcaac-
catcgctggtggcggtgtcattccgcacatacacaagtcgctgatcgg-
caaaaaggaggaaacggtgcaggatccgcagcggaagggcaacgt-
cattctgtcgcaggcctactaagccagtcggcaatcggacgccttcga-
aacatgcaacactaatgtttaattcagatttcagcagagacaagctaaa-
acaccgacgagttgtaatcatttctgtgcgccagcatatatttcttatata-
caacgtaatacataattatgtaattctagcatctccccaacactcacata-
catacaaacaaaaaaatacaaacacacaaaacgtatttacccgcacgca-
tccttggcgaggttgagtatgaaacaaaaacaaaacttaatttagagca-
aagtaattacacgaataaatttaataaaaaaaactataataaaaacgcc.

Usemos o *software* de tradução disponível na internet em http://www.expasy.org para traduzir esse gene nas seis matrizes de leitura possíveis e para verificar que matriz de leitura especifica a histona H2A. Basta digitar ou colar a sequência de DNA na caixa "ExPASy Translate" e clicar em *TRANSLATE SEQUENCE*. Os resultados mostrarão os produtos da tradução nas seis matrizes de leitura com **Met** e **Stop** em negrito para destacar possíveis matrizes abertas de leitura. Que matriz de leitura especifica a histona H2A?

Genômica na Web em http://www.ncbi.nlm.nih.gov

O chimpanzé, *Pan troglodytes,* é nosso parente vivo mais próximo. Os seres humanos e os chimpanzés evoluíram de um ancestral comum que viveu há aproximadamente 6 milhões de anos.

1. Qual é o grau de semelhança dos genomas de chimpanzé e humano?
2. Ao comparar algumas proteínas importantes – por exemplo, α-globina e β-globina – de seres humanos e chimpanzés, qual é o grau de semelhança de suas sequências de aminoácidos?
3. Ao comparar as sequências nucleotídicas dos genes codificadores de α-globina e β-globina, qual é o grau de semelhança entre elas?
4. Quais são mais semelhantes, as sequências de aminoácidos das proteínas ou as sequências nucleotídicas dos genes? Por que se poderia esperar isso?
5. Dadas as semelhanças extraordinárias entre os genomas do ser humano e do chimpanzé, que tipos de diferenças provavelmente explicam as diferenças de comportamento entre seres humanos e chimpanzés?

Dica: No *site* do NCBI, use *HomoloGene* para pesquisar usando *HBB* (o símbolo gênico para β-hemoglobina); clique em *hgid:68066.* Desça na página até Multiply Protein Alignments e faça uma comparação BLAST das β-globinas de *Pan* e *Homo.* Para comparar as sequências nucleotídicas dos genes, volte à página do NCBI, faça a busca no banco de dados Nucleotide e faça uma busca BLAST semelhante usando a sequência nucleotídica encontrada como sequência de consulta. Em seguida, faça uma análise similar para o gene da α-globina.

16

Aplicações da Genética Molecular

PANORAMA

- Uso de tecnologia do DNA recombinante para identificar genes humanos e diagnosticar doenças genéticas
- Terapia gênica humana
- Análise do perfil de DNA
- Produção de proteínas eucarióticas em bactérias
- Animais e vegetais transgênicos
- Genética reversa | Análise de processos biológicos por inibição da expressão gênica
- Engenharia genômica

Terapia gênica melhora a visão de criança com cegueira congênita

A primeira característica diferente que Nancy e Ethan Haas notaram em seu filho Corey foi que ele raramente mantinha contato ocular com os pais quando lactente. Mais tarde, entre 1 e 2 anos, ele costumava esbarrar nos objetos; porém, a característica mais incomum era sua atração por luzes brilhantes. De acordo com seu pai, ele "ficava constantemente olhando para as luzes". Corey começou a usar óculos aos 10 meses de idade. Aos 6 anos de idade, os médicos descobriram que ele tinha um distúrbio hereditário raro conhecido como amaurose congênita de Leber do tipo II.

A amaurose congênita de Leber é causada por mutações autossômicas recessivas em um de pelo menos 12 genes diferentes. O tipo II, a forma mais grave da doença, é causado por mutações no gene *RPE64*, expresso em células epiteliais pigmentares da retina (EPR) que produzem o pigmento rodopsina para os fotorreceptores da parte posterior do olho. Por causa da ausência do produto do gene *RPE64*, há degeneração dos fotorreceptores e consequente cegueira.

Esse tipo de cegueira não é restrito aos seres humanos; também acomete outros mamíferos, principalmente cachorros. Na verdade, as mutações na versão canina de *RPE64* são comuns na raça Briard e causam um tipo muito semelhante de cegueira. Em 2001, cientistas da University of Pennsylvania demonstraram que poderiam restaurar parcialmente a visão de cachorros cegos por injeção de cópias dos genes *RPE64* funcionais nas células da retina. Esse trabalho abriu caminho para ensaios semelhantes de terapia gênica em seres humanos com amaurose congênita.

O primeiro desses ensaios de terapia gênica em seres humanos foi realizado no Children's Hospital of Philadelphia e no Reino Unido, em 2008. O objetivo desses estudos era testar a segurança do método de terapia gênica usado. Em todos os casos, um olho era tratado e o outro, não. Os resultados iniciais mostraram que quatro dos seis adultos jovens tratados com genes *RPE64* funcionais apresentaram melhora da visão no olho tratado. Em seguida, mais nove pacientes foram tratados, inclusive quatro crianças entre 8 e 11 anos, e os resultados foram impressionantes. As crianças tiveram melhora da capacidade de vencer um trajeto com obstáculos e aumento da sensibilidade à luz.[1]

Uma das crianças tratadas era Corey Haas. Corey disse a jornalistas, em uma conferência de imprensa no mês de outubro de 2008, que conseguia reconhecer rostos, ler livros impressos com fonte grande, andar de bicicleta pela vizinhança e até jogar beisebol.[2]

[1] The Children's Hospital of Philadelphia Press Release. December 15, 2010. One Shot of Gene Therapy and Children with Congenital Blindness Can Now See. http://multivu.prnewswire.com/mnr/chop/40752.

[2] Kaiser, J., October 24, 2009. Gene Therapy Helps Blind Children See. http://news.sciencemag.org/sciencenow/2009/10/24-01.html. Ver http://news.sciencemag.org/sciencenow/2009/10/24-01.html.

Uso de tecnologia do DNA recombinante para identificar genes humanos e diagnosticar doenças genéticas

Os genes mutantes causadores da doença de Huntington e da fibrose cística foram identificados por clonagem posicional. Esses e outros genes mutantes causadores de doenças humanas podem ser detectados por sondas de DNA.

As técnicas de recombinação do DNA revolucionaram a busca de genes anômalos causadores de doença humana. Muitos desses genes foram identificados por clonagem posicional. Nas seções seguintes, discorreremos sobre o isolamento dos genes mutantes causadores da doença de Huntington e da fibrose cística.

DOENÇA DE HUNTINGTON

A **doença de Huntington (DH)** é um distúrbio genético causado por mutação autossômica dominante, que ocorre em, aproximadamente, uma em cada 10.000 pessoas de ascendência europeia. As pessoas com DH sofrem degeneração progressiva do sistema nervoso central, geralmente a partir de 30 a 50 anos, com morte 10 a 15 anos mais tarde. Até hoje, não existe tratamento para a DH. No entanto, a identificação do gene e da mutação responsável pela DH despertou a esperança de um tratamento efetivo no futuro. Em vista da idade avançada de início da doença, a maioria dos pacientes com DH já tem filhos quando surgem as manifestações da doença. Como o distúrbio é causado por mutação dominante, todos os filhos de um paciente heterozigoto com DH têm 50% de chance de ter a doença. Essas crianças testemunham a degeneração e a morte do pai ou da mãe com DH, sabendo que sua chance de ter o mesmo destino é de 50%.

O gene responsável pela DH (*HTT*, de *huntingtin*) foi um dos primeiros genes que comprovadamente estão ligados a um polimorfismo de comprimento de fragmento de restrição (RFLP). Em 1983, James Gusella, Nancy Wexler e colaboradores mostraram que o gene *HTT* era cossegregado com um RFLP mapeado perto da extremidade do braço curto do cromossomo 4. Eles basearam seus achados principalmente em dados de estudos de duas grandes famílias, uma da Venezuela e outra dos EUA. A pesquisa subsequente mostrou que a ligação gênica era de aproximadamente 96%; 4% da prole de heterozigotos para *HTT* eram recombinantes para o RFLP e o alelo *HTT* mutante. Ante essa localização inicial do gene *HTT* em um segmento relativamente curto do cromossomo 4, alguns geneticistas previram que o gene *HTT* logo seria clonado e caracterizado. No entanto, a tarefa era mais difícil do que se previu e foram necessários dez anos até sua conclusão.

Com o auxílio de procedimentos de clonagem posicional, Gusella, Wexler e colaboradores identificaram um gene, primeiro denominado *IT15* (*I*nteresting *T*ranscript *n*umber *15*, transcrito de interesse número 15) e, em seguida, designado *huntingtin*, que ocupa aproximadamente 120 kb perto da extremidade do braço curto do cromossomo 4 (**Figura 16.1**). Esse gene contém uma repetição de

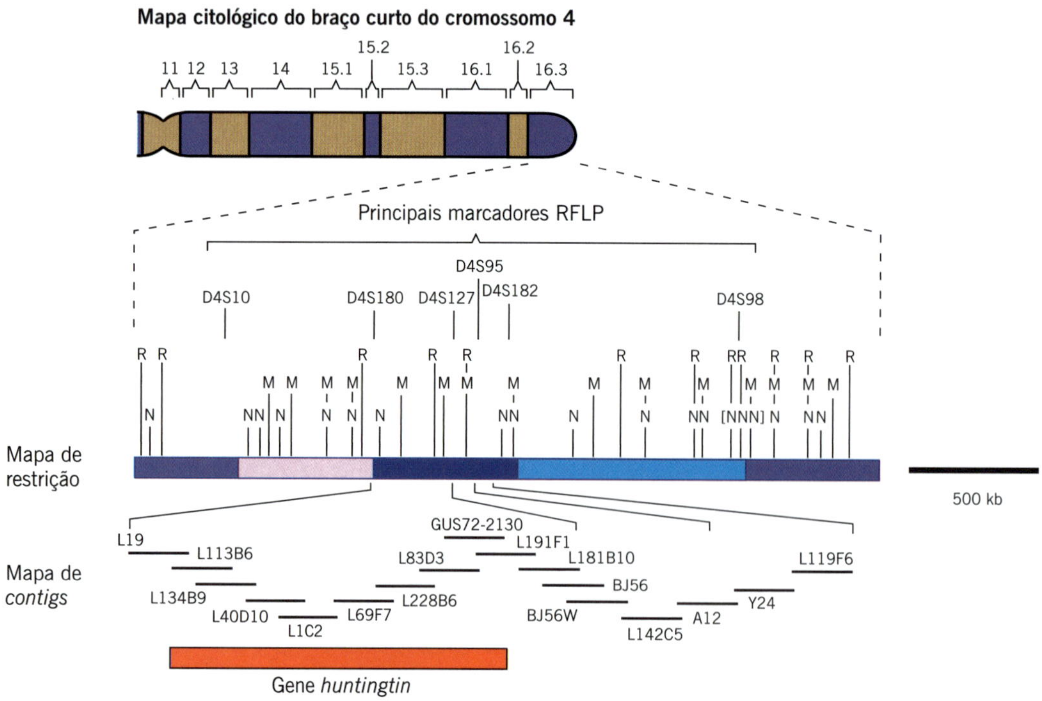

FIGURA 16.1 Identificação do gene responsável pela doença de Huntington por clonagem posicional. O mapa citológico do braço curto do cromossomo 4 é mostrado na parte superior. Os marcadores de RFLP, o mapa de restrição e o mapa de *contigs* usado para localizar o gene *huntingtin* são mostrados abaixo do mapa citológico. M, N e R representam, respectivamente, os locais de restrição *Mlu*I, *Not*I e *Nru*I.

trinucleotídio, $(CAG)_n$, encontrada em 11 a 34 cópias de cada cromossomo 4 de indivíduos saudáveis. Em indivíduos com DH, o cromossomo que tem a mutação *HTT* contém de 42 a mais de 100 cópias da repetição CAG nesse gene. Além disso, há correlação negativa entre a idade de início da DH e o número de cópias da repetição de trinucleotídios. O início juvenil raro da doença ocorre em crianças com um número muito alto de cópias da repetição. As regiões de repetição de trinucleotídios de genes *HTT* são instáveis, com frequente expansão e ocasional diminuição do número de repetições entre as gerações. Gusella, Wexler e colaboradores detectaram regiões de repetições CAG expandidas em cromossomos de 72 famílias com DH, restando pouca dúvida de que haviam identificado o gene correto.

O gene *huntingtin* é expresso em muitos tipos celulares diferentes, produzindo um grande mRNA de 10 a 11 kb. A região codificadora do mRNA de *huntingtin* prevê uma proteína com 3.144 aminoácidos. Infelizmente, a sequência prevista de aminoácidos da proteína huntingtina forneceu poucas informações sobre sua função. Não há homologia de sequência com outras proteínas. Nas células, a proteína huntingtina está associada a microtúbulos e vesículas, sugerindo que poderia participar do transporte ou das fixações do citoesqueleto de alguns tipos. A dominância da mutação *HTT* indica que a proteína mutante causa a doença.

A região da repetição CAG expandida no gene *huntingtin* mutante codifica uma região poliglutamina anormalmente longa perto da terminação amino da proteína. A região poliglutamina alongada promove interações proteína–proteína que levam ao acúmulo de agregados da proteína huntingtina nas células encefálicas. Acredita-se que esses agregados de proteínas causem os sintomas clínicos da DH, e as condutas atuais de tratamento incluem tentativas de fragmentar ou eliminar esses agregados de proteínas.

A DH foi a quarta doença humana a ser associada a uma repetição trinucleotídica instável. Em 1991, a síndrome do X frágil – a segunda forma mais comum de retardo mental em seres humanos – foi o primeiro distúrbio humano a ser associado a uma repetição trinucleotídica expandida. Analisaremos a síndrome do X frágil e a repetição trinucleotídica expandida responsável por ela em Em foco | Síndrome do X frágil e repetições trinucleotídicas expandidas, no material suplementar disponível *on-line*. Logo depois, demonstrou-se que a distrofia miotônica e a atrofia muscular espinobulbar (ambas doenças associadas à perda de controle muscular) eram causadas por repetições trinucleotídicas expandidas. Hoje, sabe-se que mais de 40 diferentes distúrbios humanos – muitos associados a anormalidades neurodegenerativas – são causados por repetições trinucleotídicas expandidas. Eles incluem vários tipos de ataxia espinocerebelar, atrofia dentato-rubro-pálido-luisiana (síndrome de Haw River) e ataxia de Friedreich. A alta frequência de distúrbios humanos causados pela expansão de repetições trinucleotídicas indica que esse pode ser um evento de mutação comum em nossa espécie.

PROBLEMA RESOLVIDO

Pesquisa de alelos mutantes causadores de retardo mental na síndrome do X frágil

PROBLEMA

O segundo tipo hereditário mais comum de retardo mental em seres humanos é causado por repetições trinucleotídicas CGG expandidas no gene *FMR-1* (gene do retardo mental do X frágil 1). Ver Em foco | Síndrome do X frágil e repetições trinucleotídicas expandidas, no material suplementar disponível *on-line*, para detalhes. Crie um teste de DNA para detectar alelos mutantes de *FMR-1*. Como os resultados do teste indicarão que um indivíduo é homozigoto ou heterozigoto para o alelo mutante?

FATOS E CONCEITOS

1. Pessoas normais geralmente têm de 6 a 59 cópias do trinucleotídio CGG na região entre o promotor e o local de início da tradução do gene *FMR-1*.
2. As pessoas com síndrome do X frágil geralmente têm mais de 200 cópias desse trinucleotídio.
3. Toda a porção eucromática do genoma humano foi sequenciada. Portanto, a sequência do gene *FMR-1* e as sequências genômicas ao seu lado são conhecidas.
4. A PCR pode ser usada para amplificar a região do gene *FMR-1* que contém as repetições trinucleotídicas CGG.
5. A eletroforese em gel de poliacrilamida pode ser usada para determinar o tamanho de pequenas moléculas de DNA.

ANÁLISE E SOLUÇÃO

1. Sintetize oligonucleotídios iniciadores de PCR de sentido anterógrado e reverso (ver Figura 14.6) complementares às sequências flanqueadoras da região de repetição trinucleotídica do gene *FMR-1*.
2. Use esses iniciadores (*primers*) para amplificar a região de repetição trinucleotídica em amostras de DNA genômico dos indivíduos a serem testados. Os DNA genômicos de indivíduos com um número conhecido de repetições trinucleotídicas CGG – normais e expandidas – devem ser incluídos como controles.
3. Use eletroforese em gel de poliacrilamida para determinar os tamanhos dos DNA, amplificados (ver Figura 14.10). Os controles servirão como marcadores de tamanho nessa análise.
4. Amostras de DNA de indivíduos heterozigotos para alelos *FMR-1* normais e expandidos produzirão dois fragmentos de DNA amplificados – um fragmento menor, contendo de 6 a 59 cópias da repetição, e um fragmento maior, que contém mais de 200 cópias da repetição. Amostras de DNA de indivíduos homozigotos para um alelo *FMR-1* produzirão um fragmento de DNA amplificado – pequeno se houver dois alelos normais, maior se houver dois alelos mutantes.

Embora a identificação do defeito genético, a repetição trinucleotídica expandida no gene *huntingtin*, não tenha levado a um tratamento do distúrbio, garantiu um teste de DNA simples e preciso para o diagnóstico da mutação de *huntingtin* (**Figura 16.2**). Uma vez conhecidas as sequências nucleotídicas do gene *huntingtin* de cada lado da região da repetição trinucleotídica, seria possível sintetizar iniciadores oligonucleotídicos e usá-los para amplificar a região por PCR, e o número de repetições CAG poderia ser determinado por eletroforese em gel de poliacrilamida. Assim, seria fácil verificar a presença do gene *huntingtin* mutante em indivíduos de risco. Como o procedimento de PCR requer pouco DNA, o teste para DH também pode ser feito no período pré-natal em células fetais obtidas por amniocentese ou biopsia de vilosidades coriônicas (Em foco | Amniocentese e biopsia de vilosidades coriônicas, no material suplementar disponível *on-line*). Sobre as aplicações gerais dessa abordagem a outros genes, leia Problema resolvido | Pesquisa de alelos mutantes causadores de retardo mental na síndrome do X frágil.

Dada a disponibilidade do teste de DNA para a mutação *huntingtin*, os indivíduos em risco de transmitir o gene anômalo para seus filhos conseguem saber se são portadores antes de ter filhos. Cada pessoa que tem um pai ou mãe heterozigoto tem 50% de chance de não ter o gene anômalo. Se o teste for negativo, a pessoa pode ter filhos sem medo de transmitir a mutação. Se o teste for positivo, o casal pode ponderar sobre a fertilização *in vitro* e testes de DNA em pré-embriões de oito células antes da implantação (ver Em foco | Pesquisa de mutações de Tay-Sachs em pré-embriões de oito células, no material suplementar disponível *on-line*). Se os testes forem negativos para a mutação *HTT*, o embrião pode ser implantado no útero materno com o conhecimento de que tem duas cópias normais do gene *huntingtin*.

FIBROSE CÍSTICA

A **fibrose cística (FC)** é uma das doenças hereditárias mais comuns em seres humanos e afeta 1 em cada 2.000 recém-nascidos com ascendência norte-europeia. A FC é herdada como mutação autossômica recessiva, e estima-se que a frequência de heterozigotos seja de aproximadamente 1 em 25 nas populações caucasianas. Somente nos EUA, mais de 30.000 pessoas têm essa doença devastadora. Uma das manifestações de FC é o suor excessivamente salgado, um efeito predominantemente benigno do gene mutante. Outros sinais/sintomas não são nada benignos. Os pulmões, o pâncreas e o fígado são obstruídos por muco, o que resulta em infecções crônicas e na consequente disfunção desses órgãos vitais. Além disso, é frequente o

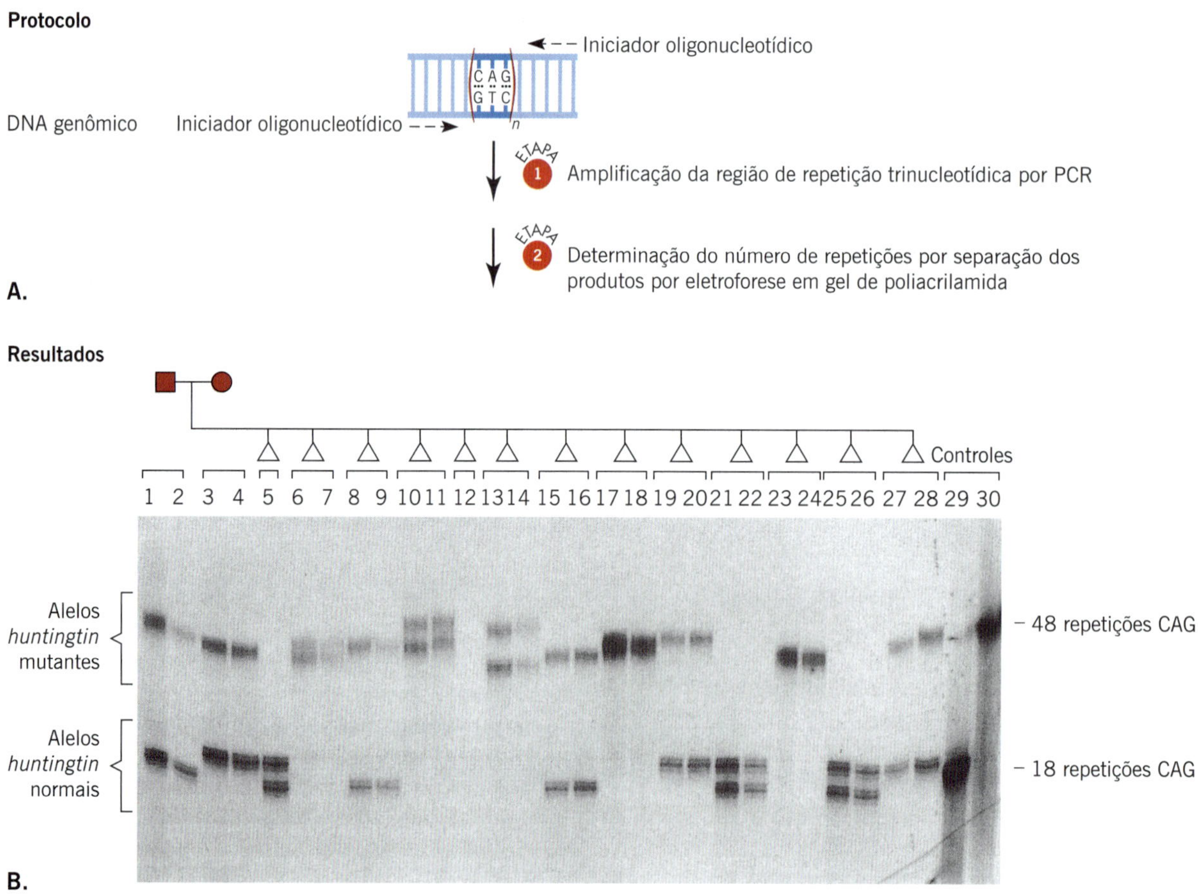

FIGURA 16.2 Pesquisa de regiões de repetição trinucleotídica expandida (A) no gene *huntingtin* responsáveis pela doença de Huntington por PCR. Os resultados mostrados em (B) são de uma família venezuelana na qual os pais são heterozigotos para o mesmo alelo *huntingtin* mutante. A ordem de nascimento das crianças foi modificada, e o sexo não é indicado para preservar o anonimato. A maioria das pessoas foi submetida ao teste duas vezes para minimizar erros.

acúmulo de muco no sistema digestório, o que causa desnutrição ainda que as pessoas comam muito. As infecções pulmonares são recorrentes, e os pacientes geralmente morrem de pneumonia ou de outras infecções do sistema respiratório. Em 1940, a expectativa média de vida de um recém-nascido com FC era inferior a 2 anos. Com o aperfeiçoamento dos métodos de tratamento, a expectativa de vida aumentou gradualmente. Hoje, a expectativa de vida de uma pessoa com FC é de aproximadamente 32 anos, mas a qualidade de vida é baixa.

A identificação do gene *CF* foi um dos principais sucessos da clonagem posicional. As análises bioquímicas das células de pacientes com FC não identificaram nenhum defeito metabólico específico ou produto gênico mutante. Depois, em 1989, Francis Collins e Lap-Chee Tsui e seus colaboradores identificaram o gene *CF* e caracterizaram algumas das mutações causadoras dessa doença. A clonagem e o sequenciamento do gene *CF* levaram à rápida identificação de seu produto, o que sugeriu condutas para o tratamento da doença e deu esperança de terapia gênica eficaz no futuro.

O gene *CF* foi mapeado pela primeira vez no braço longo do cromossomo 7 por sua cossegregação com RFLP. O mapeamento adicional dos RFLP localizou o gene em uma região de 500 kb do cromossomo 7. Os dois marcadores de RFLP mais próximos do gene *CF* foram usados para iniciar caminhadas e saltos no cromossomo e para começar a construção de um mapa físico detalhado da região (**Figura 16.3**). Em uma caminhada cromossômica, o pesquisador identifica clones sobrepostos e avança pelo cromossomo até encontrar o gene procurado. Em um salto cromossômico, tira-se proveito de um rearranjo da estrutura cromossômica, a fim de ignorar regiões desinteressantes durante a busca pelo gene procurado. Três tipos de informações foram usados para restringir a busca do gene *CF*.

1. Muitas vezes os genes humanos são precedidos de *clusters* (aglomerados) de citosinas e guaninas denominados ilhas de CpG (Capítulo 15). Três desses aglomerados estão presentes logo ao lado do gene *CF* em direção 5′ (Figura 16.3).
2. Sequências codificadoras importantes geralmente são conservadas em espécies relacionadas. Quando se usaram sequências de éxons do gene *CF* como sonda em *Southern blots* contendo fragmentos de restrição de DNA genômico de seres humanos, camundongos, hamsters e bovinos (muitas vezes denominados *zoo blots*), constatou-se que os éxons eram extremamente conservados.
3. Como já foi mencionado, sabe-se que a FC está associada ao acúmulo anormal de muco nos pulmões, no pâncreas e nas glândulas sudoríparas. Uma biblioteca de cDNA foi preparada a partir do mRNA isolado de cultura de células de glândulas sudoríparas, e pesquisou-se se ocorreu hibridização de colônia usando sondas para éxons do gene *CF* (candidato a gene *CF* na ocasião).

O uso da biblioteca de cDNA das glândulas sudoríparas mostrou-se crucial na identificação do gene *CF*, porque depois os experimentos *Northern blot* mostraram que esse gene só é expresso em células epiteliais dos pulmões, pâncreas, glândulas salivares, glândulas sudoríparas, intestino e sistema genital. Assim, os clones de cDNA do gene *CF* não teriam sido identificados se fossem usadas bibliotecas de cDNA preparadas a partir de outros tecidos e órgãos. Os resultados do *Northern blot* também mostraram que o suposto gene *CF* é expresso nos tecidos apropriados.

A identificação de um gene candidato como um gene de doença depende de comparações de alelos normais e mutantes de várias famílias diferentes. A FC é incomum porque 70% dos alelos mutantes contêm a mesma deleção de três bases, *ΔF508*, o que elimina fenilalanina na posição 508 no produto do gene *CF*. Ao contrário do gene *huntingtin*, a sequência nucleotídica do gene *CF* mostrou-se muito informativa. O gene é enorme, tem 250 kb e contém 24 éxons (**Figura 16.4**). O mRNA de *CF* tem cerca de 6,5 kb de comprimento e codifica uma proteína de 1.480 aminoácidos. Uma busca em computador nos bancos de dados de proteínas mostrou rapidamente que o produto do gene *CF* é semelhante a várias proteínas de canal iônico, que formam poros entre células através das quais passam os íons. O produto do gene *CF*, denominado *regulador*

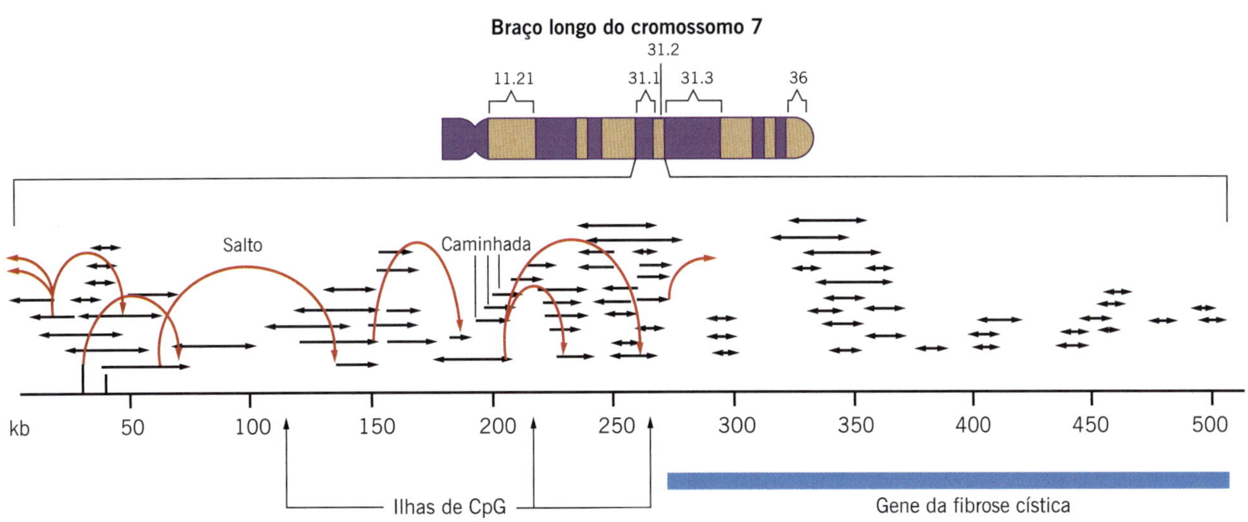

FIGURA 16.3 Sequência de "caminhadas e saltos" no cromossomo usados para localizar e caracterizar o gene da fibrose cística. As posições das ilhas de CpG usadas como pontos de referência na localização da extremidade 5′ do gene também são mostradas.

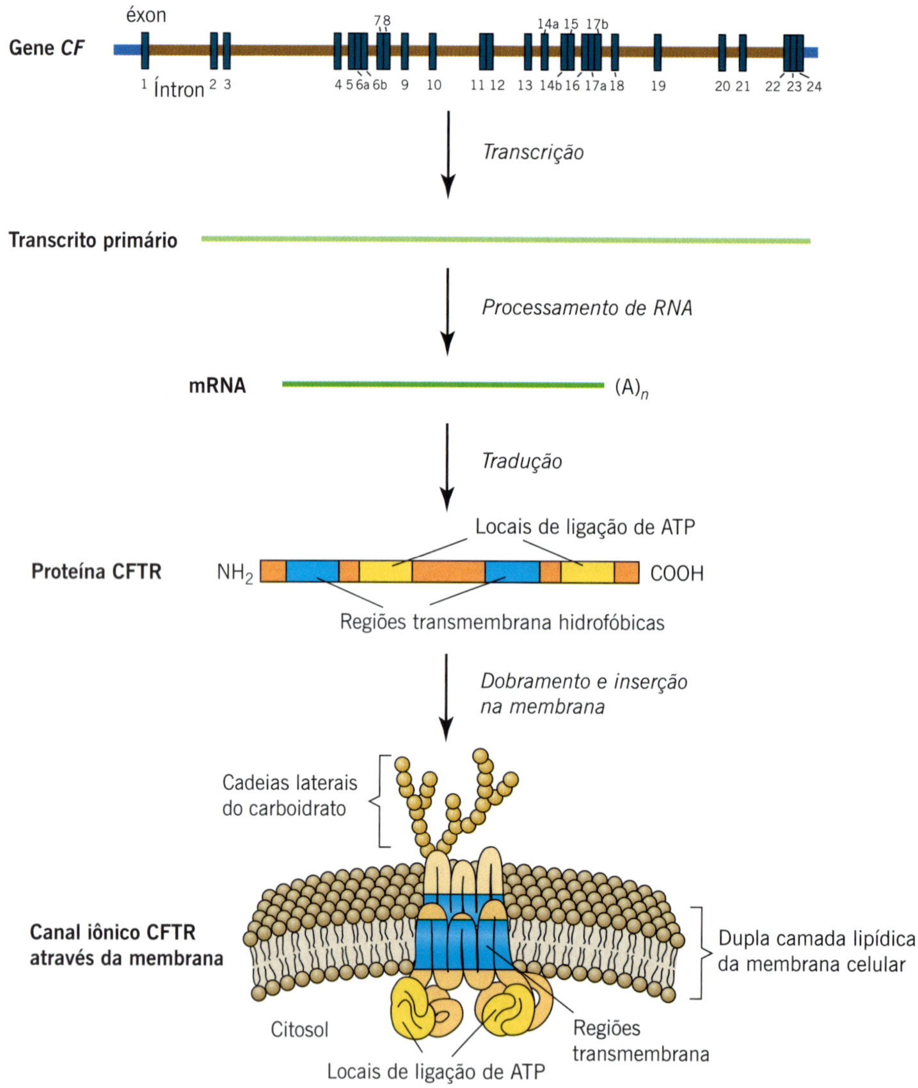

FIGURA 16.4 Estruturas do gene *CF* e seu produto, a proteína CFTR. A proteína CFTR forma canais iônicos através das membranas de células epiteliais dos pulmões, intestino, pâncreas, glândulas sudoríparas e alguns outros órgãos.

de condutância transmembrana da fibrose cística, ou *proteína CFTR*, forma canais iônicos (Figura 16.4) através das membranas de células que revestem as vias respiratórias, pâncreas, glândulas sudoríparas, intestino e outros órgãos e controla o efluxo e o influxo de sais e água dessas células. Como a função da proteína mutante CFTR não é adequada em pacientes com *FC*, há acúmulo de sal nas células epiteliais e de muco na superfície dessas células.

O muco no revestimento das vias respiratórias acarreta infecções progressivas e crônicas por *Pseudomonas aeruginosa*, *Staphylococcus aureus* e bactérias relacionadas. Essas infecções, por sua vez, geralmente causam insuficiência respiratória e morte. No entanto, as mutações do gene *CF* são pleiotrópicas; elas causam vários efeitos fenotípicos diferentes. As disfunções do pâncreas, fígado, ossos e intestinos são comuns em indivíduos com FC. Embora CFTR forme canais de cloro (Figura 16.4), também regula a atividade de vários outros sistemas de transporte como os canais de potássio e sódio. Em alguns trabalhos sugere-se que CFTR possa participar da regulação do metabolismo e do transporte de lipídios. CFTR interage com várias outras proteínas e sofre fosforilação/desfosforilação por quinases e fosfatases. Assim, CFTR deve ser considerada multifuncional. Na verdade, alguns dos sintomas de FC possa ser consequências da perda de outras funções de CFTR que não os canais de cloro.

Embora 70% dos casos de FC sejam causados por deleção do trinucleotídio *ΔF508*, foram identificadas mais de 900 diferentes mutações de *CF* (a **Figura 16.5** apresenta mutações representativas). Cerca de 20 dessas mutações são muito comuns; outras são raras, e muitas foram identificadas em apenas um indivíduo. Várias dessas mutações são detectadas por exames de DNA, como o teste para a deleção de *ΔF508* ilustrado em Em foco | Detecção de um gene mutante causador de fibrose cística, no material suplementar disponível *on-line*. Esses testes podem ser feitos em células fetais coletadas por amniocentese ou biopsia coriônica. Também foram realizados com sucesso em embriões de oito células pré-implantação produzidos por fertilização *in vitro*. A diversidade das mutações causadoras de FC (Figura 16.5) dificulta muito o desenvolvimento de testes de DNA para todos os alelos *CF* mutantes.

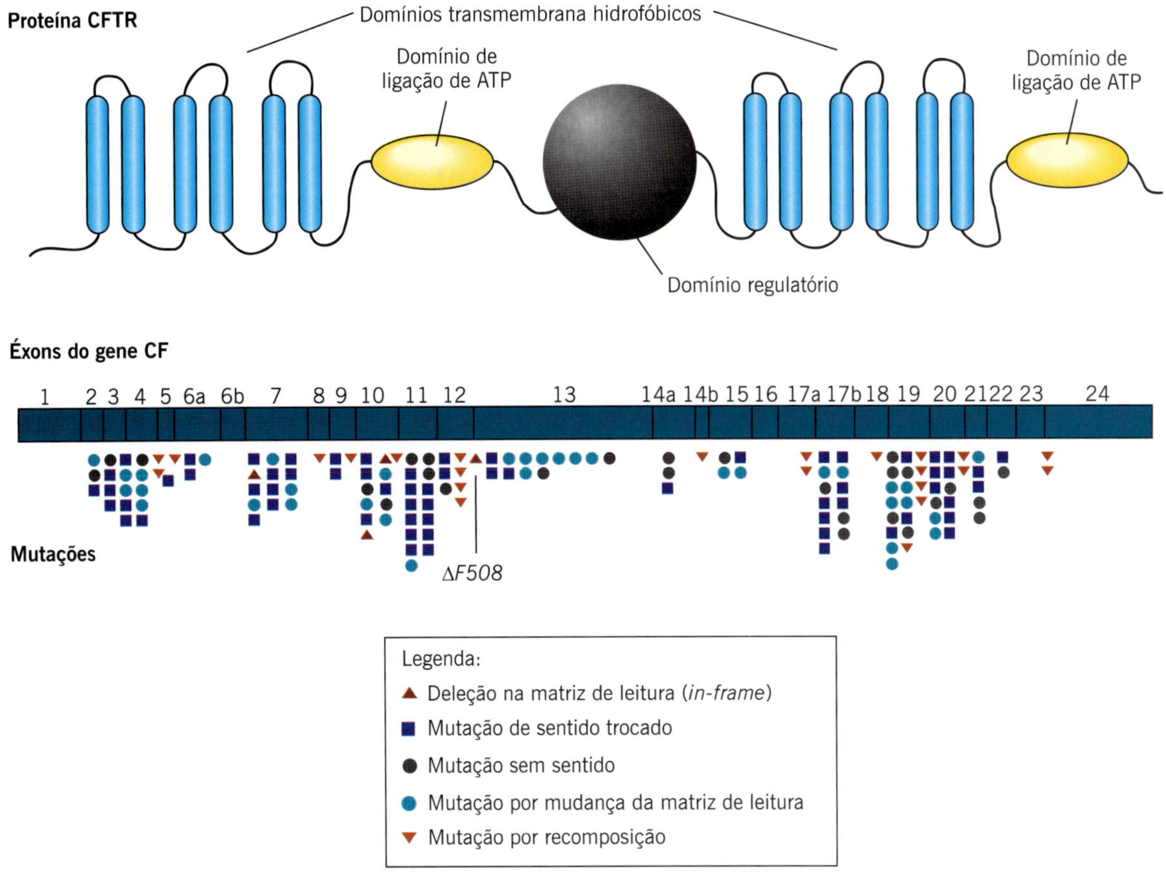

FIGURA 16.5 Mutações no gene *CF* causador de fibrose cística. A distribuição e a classificação das mutações causadoras de fibrose cística são mostradas abaixo dos éxons do gene *CF*. Um diagrama esquemático da proteína CFTR é mostrado acima do mapa de éxons para ilustrar os domínios da proteína alterados pelas mutações. Cerca de 70% dos casos de FC são causados pela mutação Δ*F508*, que deleta a fenilalanina presente na posição 508 da proteína CFTR normal.

DIAGNÓSTICO MOLECULAR DE DOENÇAS HUMANAS

Uma vez clonados e sequenciados os genes responsáveis por uma doença humana e conhecidas as mutações causadoras do distúrbio, geralmente é possível desenvolver testes moleculares para os alelos mutantes. Esses testes podem ser feitos em pequenas quantidades de DNA com o auxílio da PCR para amplificar o segmento de DNA de interesse (ver Figura 14.6). Assim, podem ser feitos no período pré-natal, em células fetais obtidas por amniocentese ou biopsia coriônica, ou até mesmo em uma única célula de um pré-embrião produzido por fertilização *in vitro*.

Alguns diagnósticos moleculares são a simples verificação da presença ou ausência do local de clivagem por uma enzima de restrição específica no DNA. Por exemplo, a mutação causadora de anemia falciforme (Capítulo 12) exclui um local de clivagem para a enzima de restrição *Mst*II (**Figura 16.6**). É possível distinguir o alelo HBB^S (falciforme) do alelo da β-globina normal (HBB^A) por meio da síntese de iniciadores de PCR complementares às sequências de DNA que flanqueiam a mutação falciforme no gene HBB^S e seu uso para amplificar esse segmento a partir do DNA genômico. O DNA amplificado pode ser tratado com *Mst*II, e os produtos da reação são separados por eletroforese em gel de agarose e corados com brometo de etídio. Se o DNA amplificado for clivado por *Mst*II com produção de dois fragmentos, contém o alelo HBB^A normal; se não for clivado, contém o alelo HBB^S mutante. Se o DNA genômico foi isolado de um indivíduo heterozigoto para esses alelos *HBB*, metade será clivada e a outra metade continuará intacta (Figura 16.6). Assim, a presença do alelo HBB^S pode ser diagnosticada por um simples teste molecular.

Nos distúrbios hereditários como a doença de Huntington e a síndrome do X frágil, resultantes de regiões de repetição trinucleotídica expandida em genes, podem-se usar PCR e *Southern blot* para detectar os alelos mutantes. O teste de DNA para o gene *huntingtin* é ilustrado na Figura 16.2. Outros tipos de mutações podem ser detectados pelo uso de oligonucleotídios alelo-específicos para sondagem de *Southern blot*. Na verdade, depois de caracterizadas as mutações responsáveis por uma doença, o desenvolvimento de testes de DNA para detectar as mutações mais comuns é usual. A existência de testes diagnósticos para mutações causadoras de doenças humanas contribuiu muito para a área do aconselhamento genético, com a oferta de informações inestimáveis para as famílias em que ocorrem as anomalias genéticas.

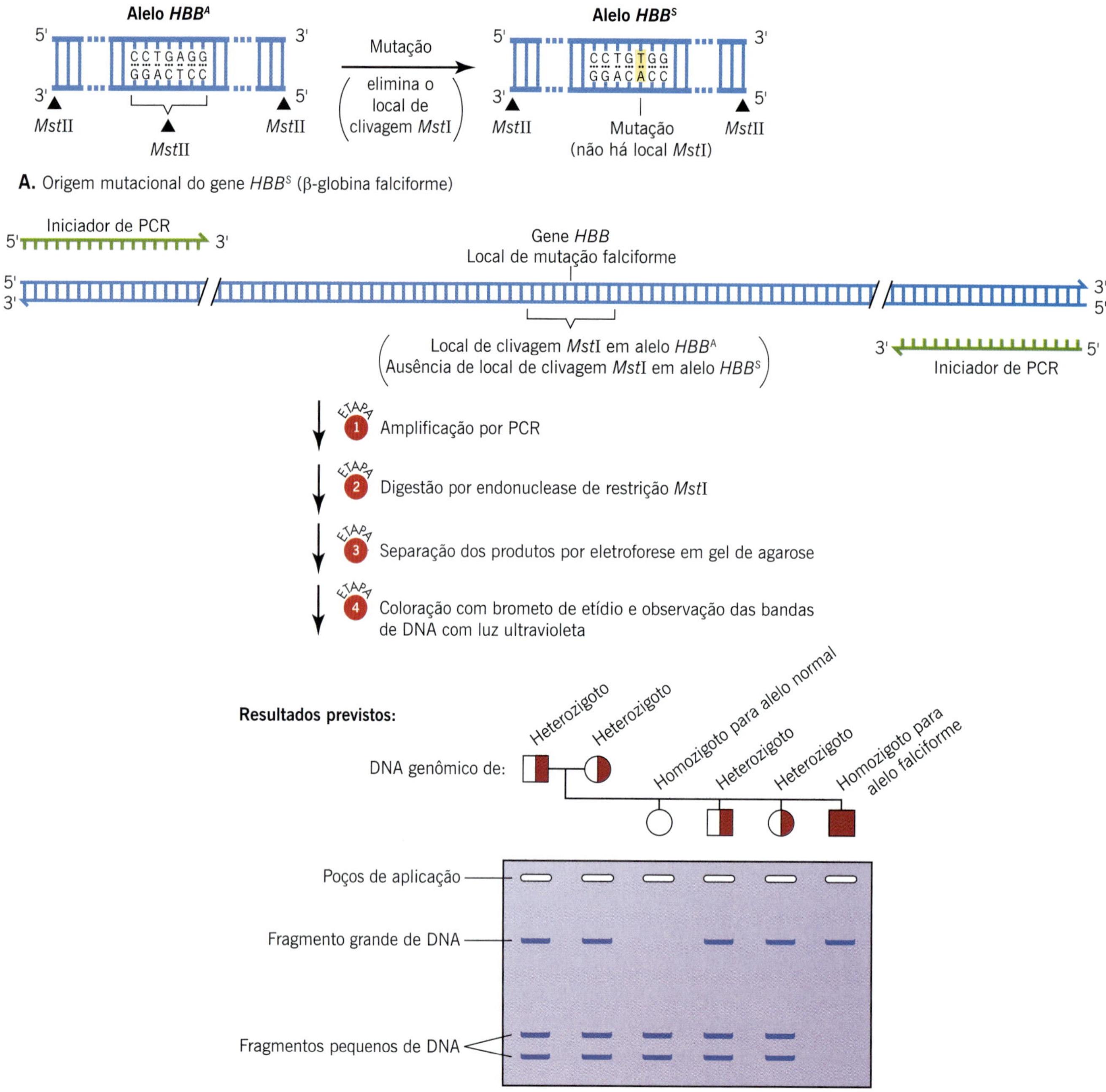

B. Distinção dos alelos HBB^A e HBB^S por técnicas moleculares simples

FIGURA 16.6 A. A mutação que produz o alelo da β-globina falciforme (HBB^S) a partir do alelo da β-globina normal (HBB^A) elimina um local de clivagem *Mst*I do gene. Essa alteração pode ser usada para distinguir os dois alelos por técnicas moleculares simples. B. Detecção da mutação β-globina falciforme no alelo HBB^S por amplificação de fragmentos do gene *HBB* a partir do DNA genômico e clivagem com a enzima de restrição *Mst*II.

PONTOS ESSENCIAIS

- *Os genes mutantes causadores de doença de Huntington e de fibrose cística foram identificados por clonagem posicional*
- *As sequências nucleotídicas dos genes* huntingtin *e* CF *foram usadas para prever as sequências de aminoácidos de seus produtos polipeptídicos e para obter informações sobre as funções dos produtos gênicos*
- *A caracterização dos genes* huntingtin *e* CF *levou ao desenvolvimento de testes de DNA que detectam algumas mutações causadoras de doença de Huntington e de fibrose cística*
- *Genes mutantes responsáveis por distúrbios humanos hereditários frequentemente podem ser diagnosticados por testes de DNA.*

Terapia gênica humana

A terapia gênica – introdução de cópias funcionais de um gene em indivíduo que tem duas cópias anômalas do gene – é um possível método de tratamento das doenças humanas hereditárias.

Apenas algumas das mais de 6.000 doenças humanas hereditárias catalogadas são tratáveis atualmente. Em muitas delas, não se pode recorrer à administração exógena do produto gênico ausente ou anômalo como se administra insulina a diabéticos. A maioria das enzimas é instável e não pode ser administrada na forma funcional em seus locais de ação no corpo, pelo menos não em uma forma que garanta atividade a longo prazo. As membranas celulares são impermeáveis a grandes macromoléculas como as proteínas; assim, é preciso que enzimas sejam sintetizadas nas células em que são necessárias. O tratamento das doenças hereditárias é, portanto, amplamente restrito aos casos em que o metabólito ausente é uma pequena molécula, que pode ser distribuída pelo sistema circulatório para os tecidos apropriados, ou aos casos em que é possível controlar os sintomas por modificação da alimentação. Em muitas outras doenças hereditárias, a **terapia gênica** é o método mais promissor de tratamento eficaz. A terapia gênica é o acréscimo de uma cópia normal (selvagem) de um gene ao genoma de um indivíduo que tem cópias anômalas do gene. Um gene introduzido em uma célula ou um organismo é denominado **transgene** (do inglês, *transferred gene*, gene transferido) para distingui-lo dos genes endógenos, e o organismo no qual o gene é introduzido é denominado **transgênico**. Quando a terapia gênica é bem-sucedida, o transgene sintetiza o produto gênico ausente e restaura o fenótipo normal.

DIFERENTES TIPOS DE TERAPIA GÊNICA

Antes de analisarmos exemplos específicos, precisamos examinar dois tipos de terapia gênica: **terapia gênica de células somáticas** ou **não hereditária** e **terapia gênica de linhagem germinativa** ou **hereditária**. Em animais superiores como os seres humanos, as células reprodutivas ou da linhagem germinativa são produzidas por uma linhagem celular diferente de todas as linhagens de células somáticas. Assim, a terapia gênica de células somáticas trata os sintomas da doença, mas não cura a doença. Ou seja, depois da terapia gênica de células somáticas, o gene anômalo ainda existe nas células da linhagem germinativa do paciente e pode ser transmitido para seus descendentes. Todas as terapias gênicas de doenças humanas que apresentaremos aqui são terapias gênicas de células somáticas. A terapia gênica da linhagem germinativa foi posta em prática em camundongos e outros animais, mas não em seres humanos.

A distinção entre terapia gênica de células somáticas e da linhagem germinativa é importante quando tratamos de seres humanos. As preocupações frequentemente manifestadas sobre a humanidade querer "reformular a natureza" ou "brincar de Deus" dizem respeito às transferências de genes da linhagem germinativa, não à terapia gênica de células somáticas. Importantes reflexões morais e éticas estão implicadas em qualquer decisão de fazer modificações na linhagem germinativa de genes humanos. Já a terapia gênica de células somáticas não é diferente da terapia com enzimas (produto gênico) nem dos transplantes de células, tecidos e órgãos. Nos transplantes, implantam-se nos pacientes órgãos inteiros, com todos os genes estranhos presentes no genoma de cada célula do órgão. Nas terapias gênicas de células somáticas atuais, algumas células do próprio paciente são retiradas, reparadas e reimplantadas no paciente. Assim, a terapia gênica de células somáticas é menos complexa e menos arriscada que um transplante de órgão.

VETORES DA TERAPIA GÊNICA

Para aplicar a terapia gênica de células somáticas, genes de tipo selvagem devem ser introduzidos e expressos em células homozigotas ou hemizigotas para um alelo mutante do gene. Em princípio, o gene selvagem poderia ser inserido nas células mutantes por vários métodos diferentes. Na maioria das vezes, usam-se vírus como vetores para inserir o gene selvagem nas células. No caso de vetores retrovirais, o transgene selvagem é integrado – com o DNA do retrovírus – ao DNA da célula hospedeira. Assim, quando se usam retrovírus como vetores, o transgene é transmitido para todas as células descendentes na linhagem da célula afetada.

Quando se usam outros vetores virais, como os derivados de adenovírus, a presença dos transgenes nas células hospedeiras é transitória porque a replicação dos genomas desses vírus é autônoma e eles só persistem até que o sistema imune elimine os vírus com as células infectadas. A vantagem desses vetores em relação aos retrovírus é que não há indução de mutações possivelmente prejudiciais durante a etapa de integração. No entanto, há duas desvantagens importantes: (1) a expressão do transgene é transitória, apenas enquanto persistir a infecção viral, e (2) a maioria dos seres humanos tem forte reação imune a esses vírus, provavelmente causada por exposição prévia ao mesmo vírus ou a vírus muito semelhantes. Por exemplo, nas tentativas iniciais de tratar a fibrose cística por terapia gênica de células somáticas, os pacientes inalavam um adenovírus como vetor do gene *CF*, com a esperança de que as células pulmonares fossem infectadas e sintetizassem quantidade do produto do gene *CF* suficiente para aliviar parte dos sintomas da doença. Infelizmente, esses tratamentos foram ineficazes, ao menos em parte, por causa da rápida resposta imune a esses vírus nos indivíduos tratados.

Em doenças como a fibrose cística, na qual a terapia gênica efetiva exige expressão prolongada do transgene, os vetores adenovírus usuais provavelmente serão ineficazes. Como a expressão do transgene é transitória, será preciso repetir os tratamentos periodicamente. No entanto, considerando-se que as respostas imunes secundárias são muito rápidas e eficientes, os tratamentos subsequentes com o mesmo vetor viral provavelmente não seriam efetivos.

CRITÉRIOS PARA A APROVAÇÃO DA TERAPIA GÊNICA

A terapia gênica humana é efetuada de acordo com diretrizes rigorosas elaboradas pelo National Institutes of Health (NIH) nos EUA. Cada procedimento proposto de terapia gênica é examinado minuciosamente por comissões de revisão de âmbito local (instituição ou centro médico) e nacional (NIH). É preciso cumprir várias exigências para a aprovação de um procedimento de terapia gênica.

1. O gene tem de ser clonado e bem-caracterizado, ou seja, deve estar disponível na forma pura.
2. É preciso que haja um método eficaz de administração do gene ao(s) tecido(s) ou às células desejadas.
3. Os riscos da terapia gênica para o paciente devem ter sido avaliados com rigor e ser comprovadamente mínimos.
4. Não pode haver outros métodos de tratamento da doença.
5. Deve haver dados de experimentos preliminares com modelos animais ou células humanas, que têm de indicar que a terapia gênica proposta provavelmente será eficaz.

A proposta de uma terapia gênica não será aprovada pelas comissões de revisão local e nacional até que elas estejam convencidas do cumprimento de todas as condições citadas anteriormente. Além disso, com a lastimável morte, em setembro de 1999, de Jesse Gelsinger, um jovem de 18 anos com deficiência de ornitina transcarbamilase, por uma reação imune grave ao vetor adenovírus usado na terapia gênica experimental, as comissões de revisão estão sendo especialmente cautelosas na avaliação das propostas de terapia gênica.

TERAPIA GÊNICA PARA IMUNODEFICIÊNCIA AUTOSSÔMICA

O primeiro uso da terapia gênica em seres humanos ocorreu em 1990, quando uma menina de 4 anos com **imunodeficiência combinada grave por deficiência de adenosina desaminase (ADA⁻ SCID)** recebeu seu primeiro tratamento com transgene. A SCID é uma doença autossômica rara do sistema imune. As pessoas com SCID praticamente não têm sistema imune, de modo que até mesmo infecções leves costumam ser fatais. Quando não há adenosina desaminase (ADA), níveis tóxicos da forma fosforilada de seu substrato, desoxiadenosina, acumulam-se nos linfócitos T (leucócitos essenciais para uma resposta imune) e os destroem. Os linfócitos T estimulam a transformação de linfócitos B em plasmócitos produtores de anticorpos. Assim, na ausência de linfócitos T, a resposta imune é impossível, e recém-nascidos com ADA⁻ SCID raramente vivem mais de alguns anos.

Depois da terapia gênica em 1990, os linfócitos T transgênicos da menina sintetizaram adenosina desaminase por um tempo, mas não a longo prazo. Felizmente, depois foi demonstrada a eficácia da terapia com enzima no tratamento da ADA⁻ SCID. Atualmente, injeções de adenosina desaminase bovina estabilizada com *p*oli*e*tile*n*o*g*licol (PEG, o principal componente do anticongelante) são usadas para tratar a ADA⁻ SCID. A menina de 4 anos pioneira da terapia gênica agora é uma jovem saudável e ativa, com interesse especial por música, e também uma obstinada defensora da terapia gênica.

Para evitar as limitações resultantes da curta vida dos leucócitos, as células-tronco da medula óssea que dão origem a leucócitos poderiam ser usadas para tratar distúrbios imunes como a ADA⁻ SCID. As células-tronco modificadas devem produzir continuamente linfócitos T com o transgene *ADA* e poderiam oferecer um tratamento permanente ou de longa duração para a doença. Na verdade, a terapia gênica com células-tronco foi usada para tratar dois lactentes com ADA⁻ SCID em 1993 e se tornou o método de escolha. Infelizmente, a síntese de ADA ainda era de curta duração quando o transgene estava presente nas células-tronco.

TERAPIA GÊNICA PARA IMUNODEFICIÊNCIA LIGADA AO X

No ano 2000, médicos britânicos e franceses fizeram o que na época pareceu ser a primeira terapia gênica com células somáticas bem-sucedida de indivíduos com uma doença ligada ao X. Eles trataram rapazes com um tipo de SCID semelhante à ADA⁻ SCID anteriormente discutida, mas causada por mutações em um gene do cromossomo X. Essa SCID ligada ao X resulta de perda ou inativação da subunidade gama (γ) do receptor de interleucina-2. A interleucina-2 é uma molécula sinalizadora necessária para o desenvolvimento de células do sistema imune. No entanto, o polipeptídio γ do receptor da interleucina-2 também é um componente de vários outros fatores de crescimento linfócito-específicos. Coletivamente, eles estimulam o desenvolvimento de linfócitos B e T – essenciais para a produção de plasmócitos produtores de anticorpos e linfócitos T citotóxicos, respectivamente. Quando não existe polipeptídio γ, o indivíduo não tem sistema imune funcional e raramente sobrevive por mais de alguns anos.

Como os indivíduos com ADA–SCID, os meninos com SCID ligada ao X pareciam ser bons candidatos ao tratamento por terapia gênica de células somáticas. Assim, o gene codificador da subunidade γ do receptor da interleucina-2 humana foi clonado, inserido em um vetor retroviral e introduzido em células-tronco hematopoéticas (precursoras das células do sistema circulatório) isoladas de pacientes com SCID ligada ao X, e a expressão gênica foi verificada enquanto as células ainda estavam crescendo em meio de cultura. Depois de verificar a expressão do gene (designado *IL2Rγc*, do inglês *i*nter*l*eukin-*2* *r*eceptor γ *c*ommon, cadeia γ comum do receptor da interleucina-2), as células-tronco foram transfundidas de volta para os pacientes com SCID dos quais haviam sido retiradas (**Figura 16.7**). Durante os 2 anos seguintes, 14 rapazes com SCID ligada

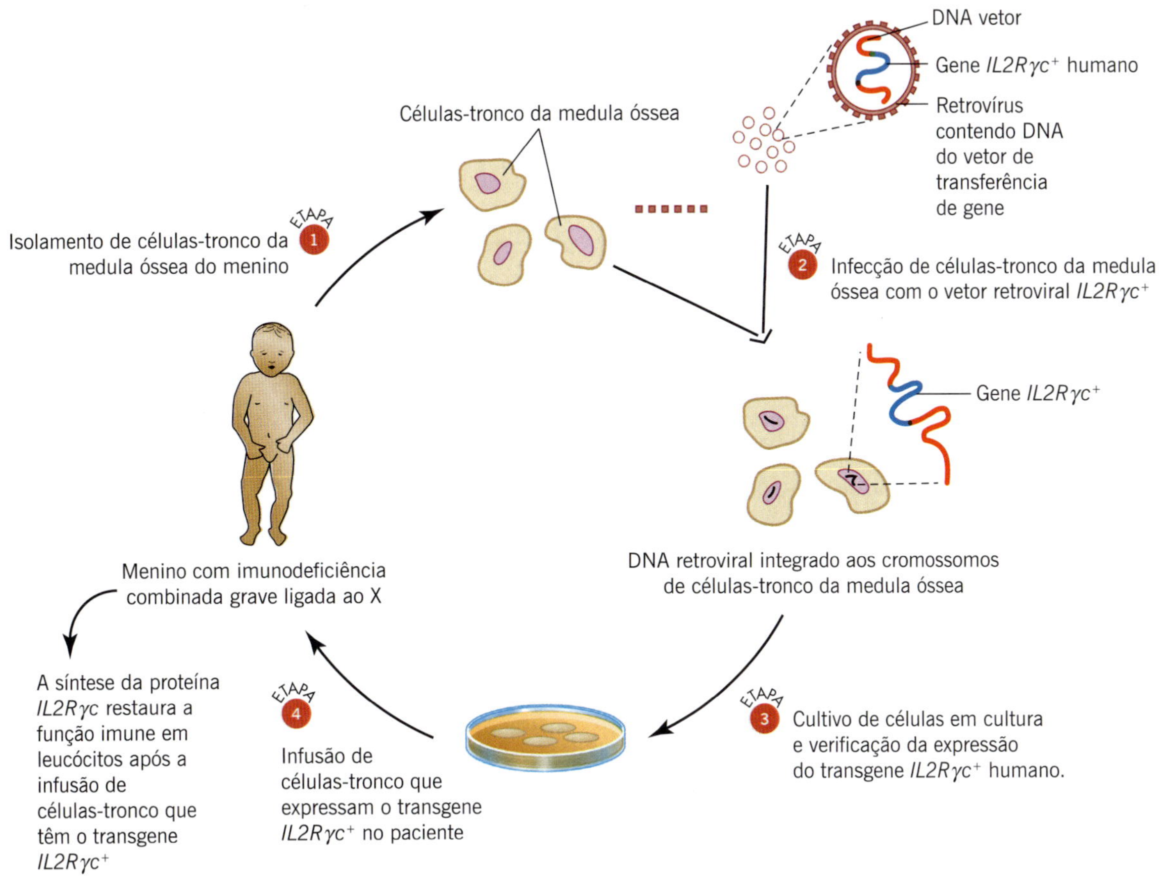

FIGURA 16.7 Tratamento de imunodeficiência combinada grave ligada ao X (IL2R7γc^- SCID) por terapia gênica de células somáticas. Essa forma de SCID ligada ao X é causada por perda ou ausência de atividade do polipeptídio γ do receptor da interleucina-2 (o polipeptídio γ também é um componente de outras interleucinas). A terapia gênica é feita por isolamento de células-tronco da medula óssea do paciente, introdução de uma cópia selvagem do gene *IL2R*γc^+ nessas células com um vetor retroviral, verificação da expressão do transgene em células cultivadas e reinfusão no paciente das células-tronco transformadas.

ao X foram tratados. Em todos os 14 casos, a terapia gênica curou a imunodeficiência, resultando em níveis normais de linfócitos T alguns meses após o tratamento. Assim, durante 2 anos, tudo indicava que a terapia gênica tinha sido um grande sucesso. Então, um dos meninos desenvolveu leucemia aguda de linfócitos T. Mais tarde, a mesma leucemia de linfócitos T foi detectada em mais três pacientes da terapia gênica. Evidentemente, algo saiu errado.

Uma vantagem dos vetores retrovirais é que eles se inserem nos cromossomos de células hospedeiras e, portanto, são transmitidos para as células-filhas durante a divisão celular. No entanto, assim como os elementos transponíveis, eles podem se inserir nos genes das células hospedeiras e causar mutação (ver Figura 13.8). Além disso, alguns DNA de retrovírus aumentam a expressão de genes próximos de seus locais de integração, e o vetor (derivado de componentes do vírus da leucemia murina de Moloney) usado para introduzir o gene *IL2R*γ*c* em pacientes com SCID ligada ao X era desse tipo.

Quando a localização do DNA viral que carreia o gene *IL2R*γ*c* foi determinada nos dois primeiros meninos que desenvolveram leucemia, o vetor foi encontrado no mesmo gene nos dois casos. O DNA retroviral havia se integrado a um gene sabidamente associado à leucemia linfoblástica aguda de linfócitos T (LLA de linfócitos T) em indivíduos com uma translocação cromossômica específica. A translocação fundiu o gene *TCR*β (do inglês, *T-c*ell *r*eceptor β subunit, subunidade β do receptor de células T) no cromossomo 7 com a região 5′ do gene *LMO2* (LIM-only) no cromossomo 11 (**Figura 16.8**). *LMO2* codifica uma proteína essencial para a formação de determinados complexos do fator de transcrição. A expressão de *LMO2* é normalmente infrarregulada durante o desenvolvimento de linfócitos T. Quando é excessivamente expresso nos linfócitos T, estimula a divisão celular. Desse modo, *LMO2* é classificado como proto-oncogene, um gene que pode se tornar um oncogene causador de câncer por mutação ou expressão alterada (Capítulo 23, disponível *on-line*). Na verdade, *LMO2* é superexpressado nos linfócitos T de indivíduos com leucemia aguda causada pela translocação mostrada na Figura 16.8. Também é superexpresso nos meninos com SCID ligada ao X que foram submetidos a terapia gênica e desenvolveram leucemia ou sinais/sintomas semelhantes aos da leucemia.

Os cientistas sabiam que os vetores retrovirais usados em terapia gênica podem causar mutação por integração nos genes. No entanto, o risco foi considerado pequeno. A chance de que um vetor integrado aleatoriamente ao genoma humano (3×10^9 pares de nucleotídios) se inserisse em um gene específico seria de aproximadamente 1 em

Identificação do oncogene *LMO2* por sua associação com uma translocação entre os cromossomos 7 e 11 em indivíduos com leucemia linfoblástica aguda de linfócitos T.

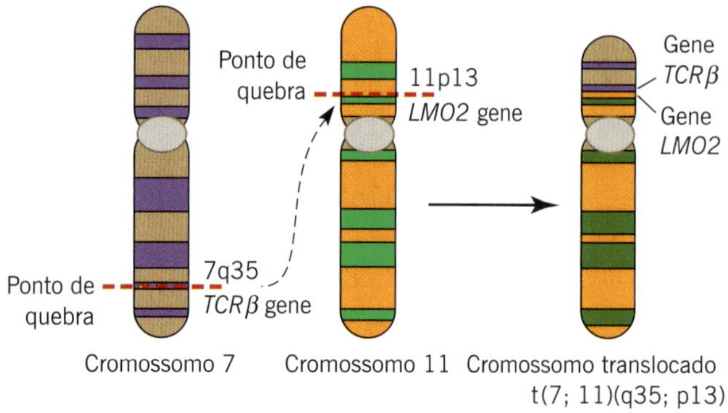

FIGURA 16.8 O gene *LMO2* (gene *LIM-only* 2) codifica uma pequena proteína que atua como ligação entre diferentes fatores de transcrição. Ele foi identificado em estudos de indivíduos com leucemia linfoblástica aguda de linfócitos T. Nesses pacientes, houve uma translocação entre os cromossomos 7 e 11. Essa translocação deslocou o gene *TCR*β (subunidade β do *r*eceptor de células *T*) no cromossomo 7 perto do gene *LMO2* no cromossomo 11 e resultou na superexpressão de *LMO2*. Quando superexpresso, *LMO2* comporta-se como um oncogene (gene causador de câncer; ver Capítulo 23, disponível *on-line*) em uma via que acarreta a leucemia de linfócitos T.

um milhão. No entanto, sabe-se que os vetores retrovirais se inserem preferencialmente em genes expressos. Considerando-se que o genoma humano tem cerca de 20.500 genes, mesmo que todas as inserções ocorressem nos genes, a inserção aleatória de vetores nos genes acometeria determinado gene com uma probabilidade aproximada de 1 em 20.500. É evidente que, com a ocorrência de 2 de cada 15 inserções no gene *LMO2*, as inserções não são aleatórias. Em vez disso, esse vetor específico apresenta uma forte tendência a se inserir no gene *LMO2* ou perto dele.

É claro que ainda temos muito a aprender antes de usar a terapia gênica como tratamento efetivo de distúrbios humanos hereditários. Precisamos de vetores mais seguros e precisamos aprender a regular a expressão dos genes nesses vetores. Quanto tempo será necessário para o desenvolvimento de protocolos de terapia gênica eficazes e seguros? Não sabemos a resposta; mas podemos prever que haverá um tempo em que a terapia gênica será usada habitualmente e com segurança no tratamento de doenças humanas hereditárias.

TERAPIA GÊNICA BEM-SUCEDIDA E PERSPECTIVAS FUTURAS

Duas aplicações recentes de terapia gênica obtiveram resultados encorajadores. Uma é o tratamento de crianças com uma forma rara de cegueira congênita – amaurose congênita de Leber tipo II, que foi comentada na seção de introdução deste capítulo. A outra é o tratamento da doença de Canavan, um distúrbio neurodegenerativo autossômico recessivo. Indivíduos com doença de Canavan não têm uma enzima que decompõe o N-acetilaspartato produzido nos neurônios. Quando o gene codificador da enzima foi introduzido nas células encefálicas, a enzima ausente foi sintetizada e as funções neurológicas melhoraram. Até agora, essas duas terapias gênicas parecem ter sido bem-sucedidas.

Todos os protocolos atuais e passados de terapia gênica de células somáticas são procedimentos de **acréscimo de genes**; apenas acrescentam cópias funcionais do gene anômalo do paciente aos genomas das células receptoras. Eles não substituem o gene anômalo por um gene funcional. Na verdade, os genes introduzidos são inseridos em locais aleatórios ou quase aleatórios nos cromossomos das células hospedeiras. O protocolo ideal de terapia gênica substituiria o gene anômalo por um gene funcional. As **substituições gênicas** seriam mediadas por recombinação homóloga e posicionariam o gene introduzido em sua localização normal no genoma do hospedeiro. Em seres humanos, as substituições gênicas geralmente são denominadas *transferências gênicas direcionadas*. Oliver Smithies e colaboradores usaram pela primeira vez a recombinação homóloga para dirigir sequências de DNA para o *locus* β-globina de células de cultura de tecido humano em 1985. No entanto, a frequência da transferência gênica direcionada era muito baixa (aproximadamente 10^{-5}). Desde então, Smithies, Mario Capecchi e outros desenvolveram melhores vetores de direcionamento gênico e estratégias de seleção. Assim, é possível fazer substituições gênicas direcionada mais eficientes e identificar com mais facilidade as células com a substituição gênica desejada. Com o aparecimento de novas técnicas de engenharia genômica, substituições gênicas direcionadas provavelmente se tornarão o método preferido para a terapia gênica de células somáticas em seres humanos.

PONTOS ESSENCIAIS

- *A terapia gênica é o acréscimo de uma cópia normal (selvagem) de um gene ao genoma de um indivíduo que tem cópias anômalas do gene*
- *A terapia gênica tem sido aplicada com sucesso em imunodeficiências autossômicas, cegueira congênita e um distúrbio neurodegenerativo*
- *Embora a terapia gênica de células somáticas tenha efetivamente restaurado a função imunológica em meninos com imunodeficiência combinada grave ligada ao X, mais tarde quatro deles tiveram leucemia ou distúrbios semelhantes à leucemia*
- *A terapia gênica de células somáticas é promissora para muitas doenças humanas hereditárias; no entanto, os resultados obtidos até hoje são desapontadores.*

Análise do perfil de DNA

Os perfis de DNA – padrões registrados de polimorfismos do DNA – oferecem fortes indícios da identidade ou não identidade de um indivíduo.

As impressões digitais foram decisivas em casos de identificação humana durante décadas. Na verdade, muitas vezes a impressão digital foi o dado estratégico que pôs um suspeito na cena do crime. Seu uso em casos judiciais baseia-se na premissa de que não existem dois indivíduos com impressões digitais iguais. Do mesmo modo, não existem dois indivíduos, à exceção de gêmeos idênticos, cujos genomas tenham sequências nucleotídicas idênticas. O genoma humano contém muitos tipos diferentes de polimorfismos de DNA. Nas seções seguintes, examinaremos como tais polimorfismos podem ser usados para estabelecer a identidade de células ou tecidos humanos.

ANÁLISE DO PERFIL DE DNA

Os padrões registrados de polimorfismos de DNA – **perfis de DNA** (originalmente conhecidos como **impressões digitais de DNA**) – agora são usados rotineiramente para identificar e/ou distinguir indivíduos. O uso de dados de sequência de DNA em casos de identificação pessoal é conhecido como **análise do perfil de DNA** (anteriormente conhecida como **análise da impressão digital de DNA**); é um método útil em casos de incerteza sobre a identidade, como paternidade, estupro, assassinato e identificação de corpos mutilados depois de explosões, colisões ou outras tragédias. A análise do perfil de DNA foi amplamente usada para identificar corpos e partes de corpos recuperados nos destroços depois da queda das Torres Gêmeas do World Trade Center em Nova York, em 11 de setembro de 2001 (**Figura 16.9**).

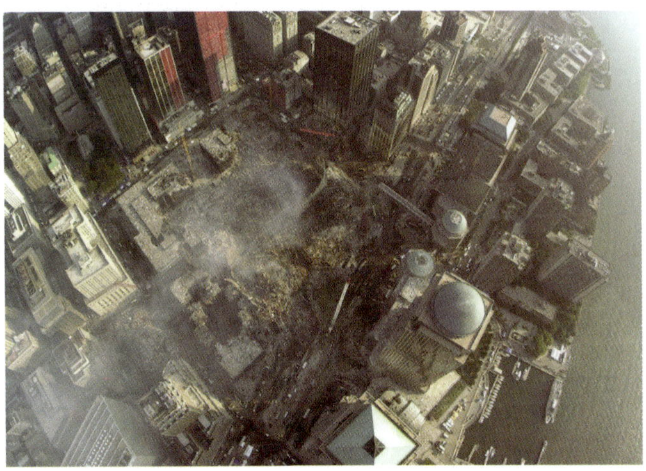

Getty Images, Inc.

FIGURA 16.9 Marco zero depois da queda das Torres Gêmeas do World Trade Center em 11 de setembro de 2001. Os corpos de algumas das quase 3.000 pessoas mortas só puderam ser identificados por comparação de suas sequências de DNA com as de parentes próximos, um processo denominado análise do perfil de DNA.

Dois tipos de polimorfismos de DNA mostraram-se úteis principalmente na análise do perfil de DNA. As repetições em *tandem* de número variável (VNTR, também denominadas minissatélites) são constituídas de sequências repetidas com 10 a 80 pares de nucleotídios, e as repetições curtas em *tandem* (STR; também denominadas microssatélites) são constituídas de sequências repetidas com 2 a 10 pares de nucleotídios (Capítulo 15). Essas sequências apresentam número de cópias muito variável, o que as torna ideais para uso na análise do perfil de DNA.

Durante muitos anos, a maioria dos perfis de DNA continha padrões de bandas específicos em *Southern blots* de DNA genômico clivado por uma enzima de restrição específica e hibridizado com sondas de DNA apropriadas (**Figura 16.10**). Atualmente, a maioria dos perfis de DNA é constituída de eletroferogramas produzidos com uso de iniciadores de PCR marcados com corantes fluorescentes para amplificar os segmentos de interesse do DNA genômico, eletroforese capilar em gel para separar os produtos da PCR e *lasers* e fotocélulas (detectores fluorescentes) para registrar os tamanhos dos produtos fluorescentes da PCR (**Figura 16.11**). As etapas de separação e detecção são feitas por aparelhos automáticos de sequenciamento de DNA apresentados no Capítulo 14.

Em 1997, o Federal Bureau of Investigation (FBI) adotou um conjunto de 13 *loci* de STR a ser usado como banco de dados padronizado em investigações criminais.

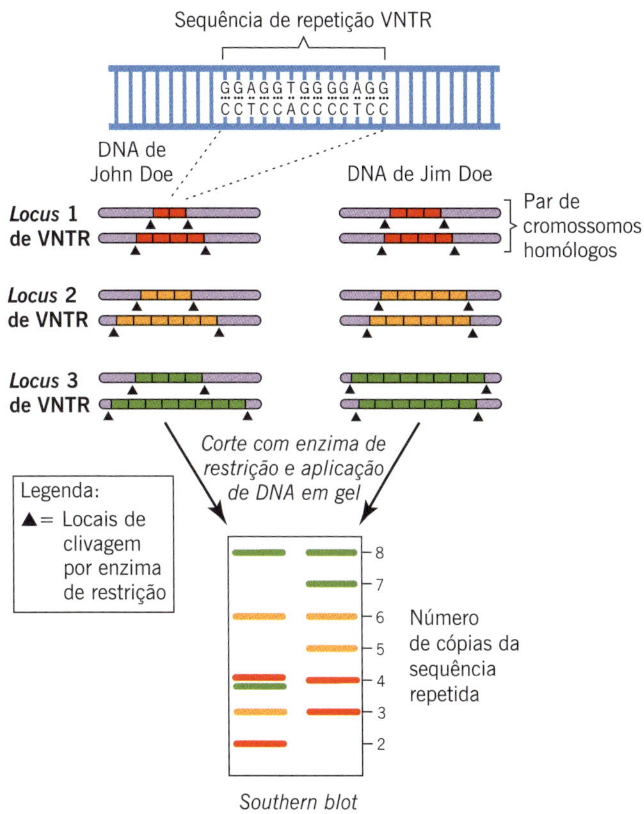

FIGURA 16.10 Diagrama simplificado do uso de repetições em *tandem* de número variável (VNTR) e *Southern blot* para preparar perfis de DNA.

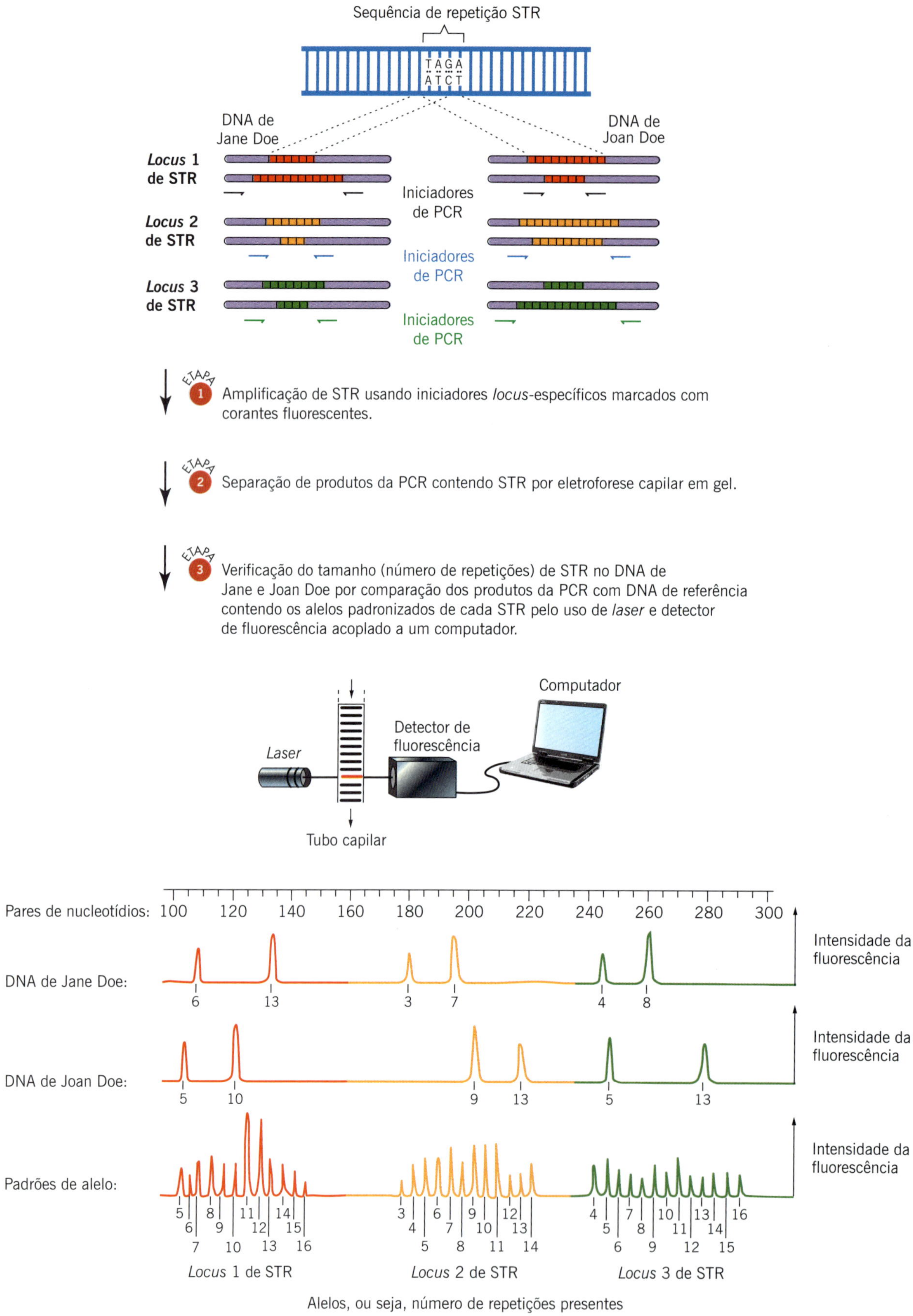

FIGURA 16.11 Diagrama ilustrativo do uso de repetições em *tandem* curtas (STR), PCR realizada com iniciadores marcados com corante fluorescente, eletroforese capilar em gel e detectores de fluorescência para preparar os perfis de DNA. Os tamanhos dos produtos da PCR são mostrados em pares de nucleotídios acima dos perfis de DNA.

Coletivamente, esses 13 *loci* STR compõem o sistema combinado de índices de DNA (CODIS, *C*ombined *D*NA *I*ndex *S*ystem) amplamente usado na análise do perfil de DNA. Esses *loci* estão localizados em 12 cromossomos diferentes (**Tabela 16.1**). A seleção de iniciadores de PCR que geram produtos de tamanhos diferentes possibilita a amplificação de três ou mais *loci* STR com pares de iniciadores marcados com o mesmo corante fluorescente e separados por eletroforese em gel (**Figura 16.12 A**) e a amplificação de até nove *loci* STR usando três pares de iniciadores de PCR marcados com corantes fluorescentes diferentes e separados em um único tubo de eletroforese capilar em gel (**Figura 16.12 B**). A separação de famílias de alelos STR em uma a três amplificações de PCR e uma ou duas separações por eletroforese em gel é conhecida como análise STR multiplex. Várias companhias desenvolveram iniciadores de PCR multiplex marcados com corante fluorescente que possibilitam a caracterização dos alelos dos 13 *loci* STR padronizados em apenas duas amplificações por PCR e separações por eletroforese em gel.

Tabela 16.1

Os 13 *loci* de STR no painel CODIS básico.

Locus	Cromossomo	Motivo de repetição	Número de alelos observados
1. TPOX	2	GAAT	15
2. D3S1358	3	[TCTG][TCTA]	25
3. FGA	4	CTTT	80
4. D5S818	5	AGAT	15
5. CSF1PO	5	TAGA	20
6. D7S820	7	GATA	30
7. D8S1179	8	[TCTA][TCTG]	15
8. TH01	11	TCAT	20
9. VWA	12	[TCTG][TCTA]	29
10. D13S317	13	TATC	17
11. D16S539	16	GATA	19
12. D18S51	18	AGAA	51
13. D21S11	21	[TCTA][TCTG]	89

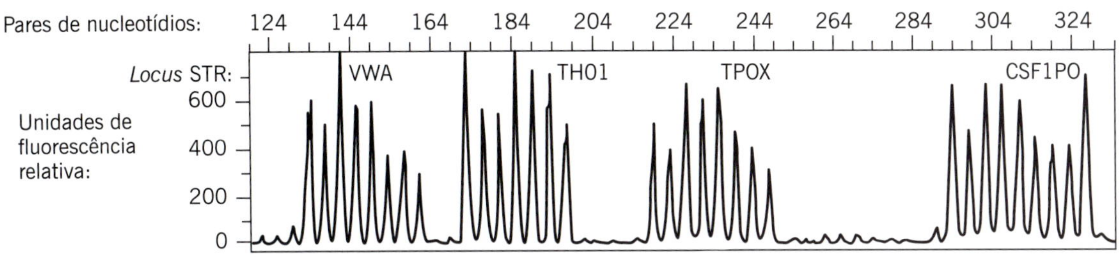

A. Eletroferograma de escadas alélicas de STR marcadas com um só corante fluorescente e separadas por eletroforese capilar em gel.

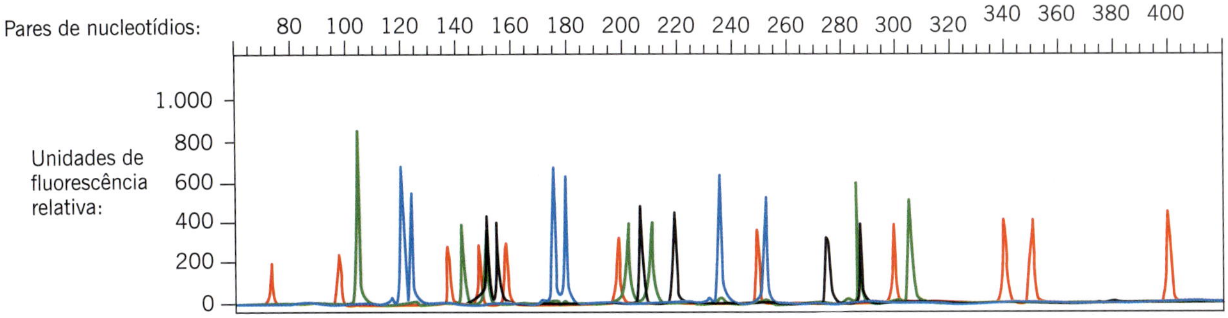

B. Eletroferograma de alelos STR no DNA genômico usando três pares de iniciadores de PCR marcados com corantes fluorescentes diferentes (mostrados como picos *azuis*, *verdes* e *pretos*). Os picos *vermelhos representam padrões de tamanho do DNA. Nessa análise de STR múltiplos, nove loci* STR são caracterizados simultaneamente.

FIGURA 16.12 Eletroferogramas de (A) de escadas de STR multiplex marcados com um só corante fluorescente e separados por eletroforese capilar em gel e (B) análise múltipla de nove *loci* de STR feita com três pares de iniciadores de PCR marcados com três diferentes corantes fluorescentes. Os picos vermelhos representam marcadores de tamanho do DNA acrescentados.

A capacidade e a utilidade dos perfis de DNA em casos de identificação pessoal são óbvias para qualquer pessoa familiarizada com genética molecular e as técnicas usadas na produção dos perfis. Todavia, ao longo dos anos surgiram muitas polêmicas acerca do uso de perfis de DNA em questões forenses. A maioria dessas controvérsias estava relacionada com a competência dos laboratórios de pesquisa participantes, com a probabilidade de erro humano na criação dos perfis e com os métodos de cálculo da probabilidade de que dois indivíduos tenham perfis de DNA idênticos.

Para fazer estimativas acuradas da probabilidade de perfis idênticos, os pesquisadores precisam ter informações confiáveis sobre a frequência dos polimorfismos na população em questão. Por exemplo, se a endogamia (acasalamento de indivíduos aparentados) for comum na população, aumenta a probabilidade de perfis de DNA idênticos. Assim, estimativas acuradas da probabilidade de que dois indivíduos tenham perfis correspondentes exigem informações confiáveis sobre a frequência de polimorfismos na população de interesse. Os dados obtidos de uma população nunca devem ser extrapolados para outra porque as duas populações podem ter frequências diferentes de polimorfismos. Por essa razão, os cientistas forenses reuniram muitos dados sobre as frequências dos alelos STR CODIS em populações do mundo todo, e esses dados são usados como referência em processos judiciais que usam os perfis de DNA.

A análise do perfil de DNA é um instrumento forense eficiente quando usada apropriadamente. Os perfis podem ser preparados a partir de diminutas quantidades de sangue, sêmen, bulbos dos pelos ou outras células. O DNA é extraído dessas células e amplificado por PCR, e as STR são caracterizadas por PCR usando iniciadores fluorescentes, eletroforese capilar em gel e detectores/registradores de fluorescência (Figura 16.11). Embora os perfis de DNA sejam aplicáveis em todos os casos de dúvida sobre a identidade, eles foram muito úteis em processos de paternidade e judiciais.

TESTES DE PATERNIDADE

No passado, os casos de dúvida sobre a paternidade muitas vezes eram resolvidos por comparação dos tipos de sangue da criança, da mãe e dos possíveis pais. Dados sobre o tipo sanguíneo podem ser usados para provar que homens com determinados tipos sanguíneos não poderiam ser pais da criança. Infelizmente, essas comparações de tipo sanguíneo contribuem pouco para a identificação positiva do pai. Por outro lado, os perfis de DNA não só excluem pais erroneamente identificados, mas também se aproximam da identificação positiva do verdadeiro pai. Amostras de DNA são obtidas de células da criança, da mãe e dos possíveis pais, e os perfis de DNA são preparados conforme a descrição apresentada nas Figuras 16.10 ou 16.11. Quando os perfis são comparados, todos os marcadores no perfil de DNA da criança devem estar presentes nos perfis de DNA combinados dos pais. A criança recebe de cada genitor um cromossomo de cada par de cromossomos homólogos. Assim, aproximadamente metade dos marcadores no perfil de DNA da criança provém das sequências de DNA herdadas da mãe, e a outra metade provém das sequências de DNA herdadas do pai.

A **Figura 16.13** mostra os perfis de DNA de uma criança, da mãe e de dois homens suspeitos de serem o pai da criança. Nesse caso, os perfis de DNA indicam que o segundo candidato provavelmente é o pai biológico. A acurácia dos perfis de DNA na identificação dos parentescos entre a criança e o genitor aumenta com o número de *loci* polimórficos usados na análise. Se forem analisados os 13 *loci* STR do CODIS, os resultados geralmente são muito acurados. Teste sua compreensão do uso da análise do perfil de DNA em casos de paternidade solucionando a questão de Resolva | Como os perfis de DNA podem ser usados para estabelecer a identidade?

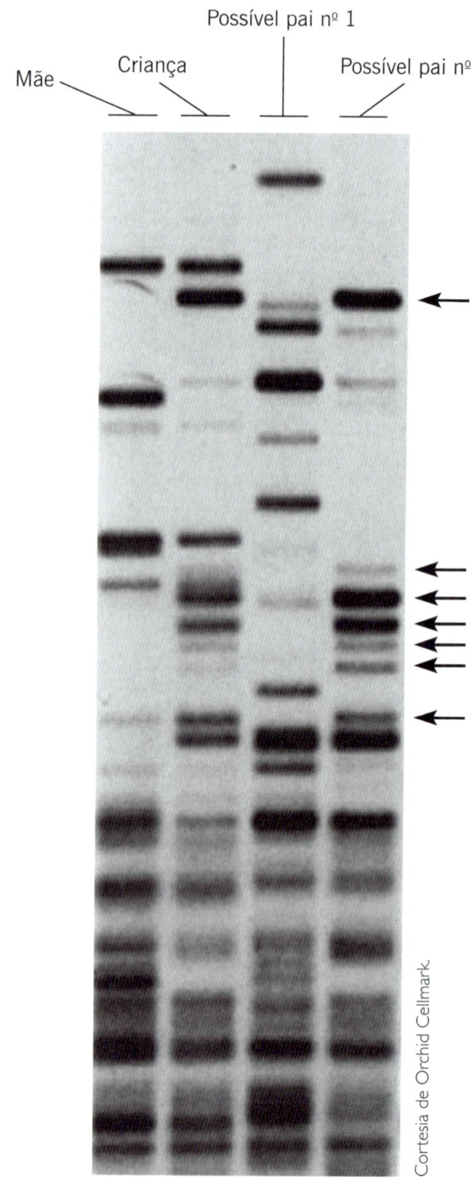

FIGURA 16.13 Perfis de DNA de uma mãe, seu filho e dois homens que afirmavam ser pais da criança. As *setas* indicam bandas que identificam o homem nº 2 como pai biológico.

Resolva!

Como os perfis de DNA podem ser usados para estabelecer a identidade?

Um trágico acidente de avião matou 17 pessoas – todos que estavam a bordo. O avião incendiou-se depois do impacto, tornando impossível o reconhecimento dos corpos queimados. Havia dois meninos de 10 anos no voo, um viajava com os pais e o outro voltava para casa depois de visitar os avós. Como é possível distinguir os corpos dos dois meninos com base nos perfis de DNA para que os pais sobreviventes possam enterrar seu filho?

▸ *Leia a resposta do problema no material disponível* on-line.

APLICAÇÕES FORENSES

Os perfis de DNA foram usados pela primeira vez como evidência em um caso criminal em 1988. Em 1987, um juiz da Flórida indeferiu o pedido do promotor de justiça de apresentar interpretações estatísticas de evidências de DNA contra um acusado de estupro. Depois de um julgamento anulado, o suspeito foi libertado. Três meses depois, ele estava novamente diante do juiz, acusado de outro estupro. Dessa vez, o juiz permitiu que o promotor apresentasse uma análise estatística dos dados com base em estudos populacionais apropriados. A análise mostrou que a probabilidade de que a correspondência entre os perfis de DNA preparados a partir de resíduos de sêmen encontrados na vítima e o perfil de DNA do suspeito fosse obra do acaso era de uma em 10 bilhões. Dessa vez o suspeito foi condenado. Não restam dúvidas sobre o valor dos perfis de DNA em processos desse tipo quando são obtidas boas amostras de tecidos ou células na cena do crime. Quando realizados meticulosamente por cientistas treinados e interpretados, usando dados populacionais válidos sobre as frequências dos polimorfismos implicados, os perfis de DNA podem proporcionar ao sistema de justiça criminal uma poderosa ferramenta.

A **Figura 16.14** ilustra o tipo de perfis de STR usados em processos judiciais. Para simplificar, são mostrados os perfis de DNA de apenas 4 dos 13 *loci* STR do CODIS padronizados. Na prática, seriam comparados os perfis dos 13 *loci*. O perfil de DNA preparado a partir do sangue seco na cena do crime corresponde ao perfil de DNA do suspeito 2, mas não ao perfil do suspeito 1. É claro que esses perfis de DNA correspondentes não são

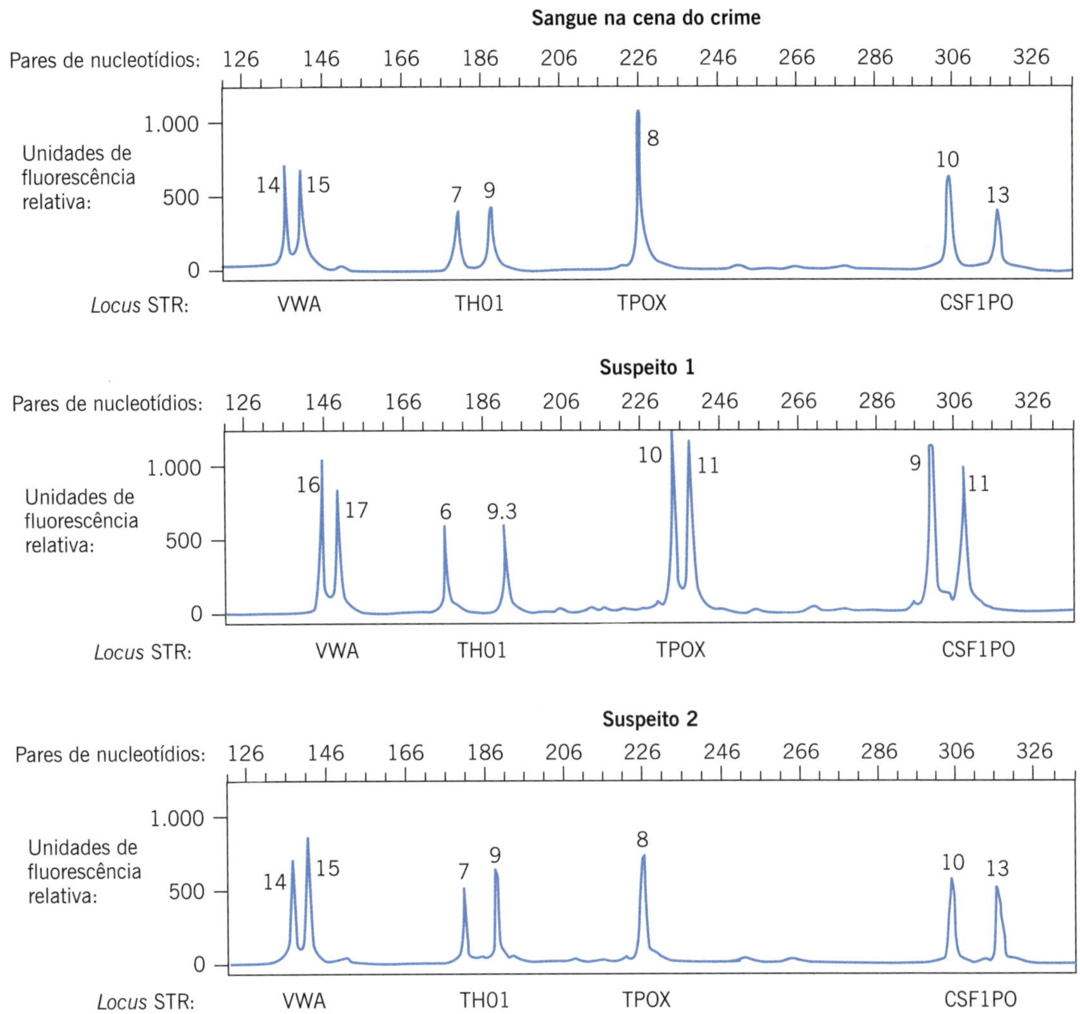

FIGURA 16.14 Perfis de DNA de quatro *loci* STR preparados a partir de DNA isolado de sangue seco, encontrado no local de um crime, e de sangue coletado de dois suspeitos. Na prática forense, seriam comparados os perfis de DNA dos 13 *loci* STR do CODIS.

suficientes para comprovar que o suspeito 1 cometeu o crime, mas, se combinados a outros perfis de DNA e a outros sinais, constituem forte indício de que o suspeito 1 esteve na cena do crime. Talvez o mais importante seja que esses perfis mostram claramente que as células na mancha de sangue não eram do suspeito 1. Assim, os perfis de DNA mostraram-se inestimáveis para reduzir a frequência de convicções erradas, e em vários casos inocentaram pessoas que estavam presas por crimes que não haviam cometido.

A comparação dos perfis STR dos 13 *loci* do CODIS, talvez complementada por dados do DNA mitocondrial, praticamente exclui a possibilidade de correspondência casual dos perfis de DNA de duas pessoas. Na verdade, a chance de que duas pessoas brancas sem parentesco, de uma população não endogâmica, tenham perfis de DNA idênticos nos 13 *loci* do CODIS é de aproximadamente uma em 5,75 trilhões. Não resta dúvida de que a análise do perfil de DNA é um instrumento eficiente em casos de identificação pessoal.

PONTOS ESSENCIAIS

- *Os perfis de DNA detectam e registram polimorfismos nos genomas dos indivíduos*
- *Os perfis de DNA oferecem fortes indícios de identidade genética, por exemplo em processos de paternidade e forenses.*

Produção de proteínas eucarióticas em bactérias

A insulina humana, o hormônio de crescimento humano e outras proteínas eucarióticas úteis podem ser produzidos de modo econômico em bactérias modificadas por engenharia genética.

Durante décadas, microrganismos foram usados para produzir substâncias importantes para os seres humanos. Todos nós estamos cientes do impacto dos antibióticos sobre a saúde humana, mas nem todos conhecem sua importância econômica. O valor de mercado atacadista de antibióticos nos EUA é superior a dois bilhões de dólares anuais. Os micróbios também têm papéis importantes na produção de muitas outras substâncias, por exemplo, fármacos antifúngicos, aminoácidos e vitaminas. Hoje, graças à engenharia genética, as bactérias estão sendo usadas na produção de importantes proteínas eucarióticas como a insulina humana, hormônio do crescimento humano e toda a família de interferonas humanas. Além disso, micróbios modificados por engenharia genética estão sendo usados para sintetizar enzimas úteis e outras moléculas orgânicas e para propiciar mecanismos metabólicos para a desintoxicação de poluentes e a conversão de biomassa em substâncias biocombustíveis.

HORMÔNIO DO CRESCIMENTO HUMANO

Em 1982, a insulina humana tornou-se o primeiro sucesso comercial das novas tecnologias de recombinação do DNA na área farmacêutica. Desde então, várias outras proteínas humanas com utilidade medicinal foram sintetizadas em bactérias. Algumas das primeiras proteínas humanas produzidas em microrganismos foram o fator VIII da coagulação sanguínea (ausente em indivíduos com um tipo de hemofilia), o ativador do plasminogênio (uma proteína que dissolve os coágulos sanguíneos) e o hormônio do crescimento humano (uma proteína deficiente em alguns tipos de nanismo). Analisemos, por exemplo, a síntese de hormônio do crescimento humano (hGH) em *Escherichia coli*. O hGH, necessário para o crescimento normal, é uma cadeia polipeptídica simples de 191 aminoácidos. Ao contrário da insulina, os hormônios de crescimento suíno e bovino são inativos em seres humanos. Somente os hormônios de crescimento humano ou de primatas próximos são ativos em seres humanos. Assim, antes de 1985, a principal fonte de hormônio do crescimento adequada para tratamento de seres humanos eram os cadáveres humanos.

Para obter expressão em *E. coli*, a sequência codificadora do hGH tem de ser controlada por elementos reguladores de *E. coli*. Portanto, a sequência codificadora de hGH foi ligada às sequências promotoras e de ligação de ribossomos do óperon *lac* de *E. coli* (um conjunto de genes codificadores de proteínas necessárias para o crescimento na presença do açúcar lactose; ver Capítulo 17). Para isso, um local de clivagem *Hae*III na trinca de pares de nucleotídios que especifica o códon 24 do hGH foi usado para fundir uma sequência de DNA sintética codificadora dos aminoácidos 1 a 23 a uma sequência parcial de cDNA codificadora dos aminoácidos 24 a 191. Depois, essa unidade foi inserida em um plasmídio que tinha os sinais reguladores *lac* e introduzida em *E. coli* por transformação. A **Figura 16.15** mostra a estrutura do primeiro plasmídio usado para produzir hGH em *E. coli*.

O hGH produzido em *E. coli* nesses primeiros experimentos continha metionina na terminação amino (a metionina especificada pelo códon iniciador ATG). O hGH nativo tem uma fenilalanina aminoterminal: inicialmente há uma metionina, mas que depois é removida por enzimas. *E. coli* também remove muitos resíduos metionina aminoterminais após a tradução. No entanto, a excisão da metionina terminal depende da sequência, e *E. coli* não excisam o resíduo metionina aminoterminal do hGH. Todavia, o hGH sintetizado em *E. coli* é totalmente ativo em seres humanos

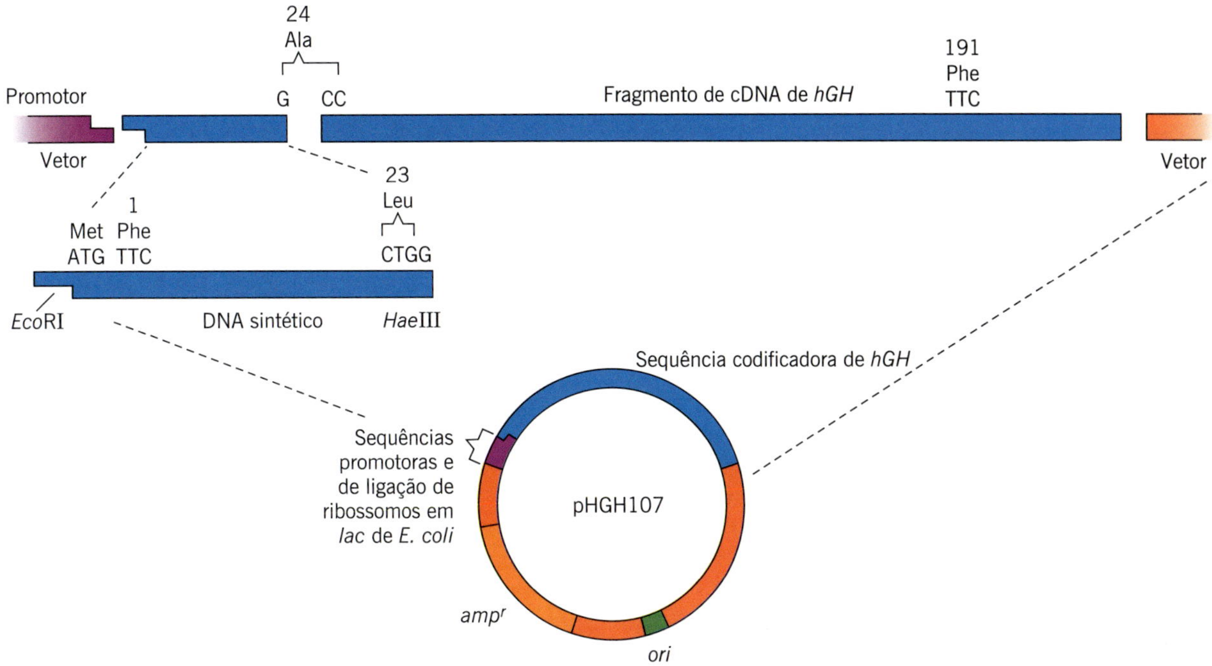

FIGURA 16.15 Estrutura do primeiro vetor usado para produzir hormônio do crescimento humano (hGH) em *E. coli*. O gene *amp^r* provoca resistência à ampicilina; *ori* é a origem de replicação do plasmídio. Os aminoácidos são numerados até 191 a partir da terminação amino.

apesar do aminoácido extra. Mais recentemente, uma sequência de DNA codificadora de um peptídio sinalizador (a sequência de aminoácidos necessária para transporte de proteínas através das membranas) foi acrescentada a uma construção do gene *HGH* semelhante ao mostrado na Figura 16.15. Depois do acréscimo da sequência sinalizadora, o hGH é secretado e corretamente processado; ou seja, o resíduo metionina é removido com o restante do peptídio sinalizador durante o transporte do produto primário da tradução através da membrana. Esse produto é idêntico ao hGH nativo. Em 1985, o hGH tornou-se o segundo produto farmacêutico de engenharia genética aprovado para uso em seres humanos pela Food and Drug Administration norte-americana. A insulina humana produzida em *E. coli* foi aprovada para uso por diabéticos em 1982.

PROTEÍNAS COM APLICAÇÃO INDUSTRIAL

Algumas enzimas com importantes aplicações industriais vêm sendo produzidas por muitos anos, com o uso de microrganismos para sintetizá-las. Por exemplo, proteases são produzidas por *Bacillus licheniformis* e outras bactérias. Essas proteases são amplamente empregadas como aditivos de limpeza em detergentes e, em menor quantidade, como amaciantes de carne e como auxiliares da digestão em rações para animais. As amilases são usadas em larga escala para quebrar carboidratos complexos, como o amido, em glicose. Depois, a glicose é convertida em frutose pela enzima glicose isomerase, e essa frutose é usada como adoçante de alimentos. As amilases e a glicose isomerase são produzidas por processos microbiológicos.

A proteína renina é usada na fabricação de queijos. Antes do advento da engenharia genética, a renina era extraída da quarta câmara do estômago de boi. Atualmente, bactérias modificadas por engenharia genética são usadas para a produção comercial de renina. Esses exemplos são todos de proteínas que tiveram importantes aplicações industriais durante algum tempo. No futuro, podemos esperar que muitas outras enzimas sejam produzidas e usadas em aplicações industriais por causa da facilidade de produzir essas proteínas por microrganismos recombinantes (ou por vegetais e animais transgênicos; ver próxima seção).

PONTOS ESSENCIAIS

- *Proteínas úteis que só eram isoladas de eucariotos em pequena quantidade e a um custo elevado agora podem ser produzidas em grande quantidade em bactérias modificadas por engenharia genética*
- *Proteínas como a insulina humana e o hormônio do crescimento humano são fármacos úteis no tratamento do diabetes e do nanismo hipofisário, respectivamente.*

Animais e vegetais transgênicos

Genes sintéticos, modificados ou outros genes exógenos podem ser introduzidos em animais e vegetais, e os organismos transgênicos resultantes podem ser usados para estudar as funções dos genes, por exemplo, por mutagênese insercional, para criar novos produtos ou para servir de modelos animais para estudos de doenças humanas hereditárias.

Embora escape à finalidade deste livro a análise completa dos métodos usados para produzir animais e vegetais transgênicos, examinemos alguns procedimentos comuns e algumas aplicações iniciais das tecnologias de recombinação do DNA no melhoramento de animais e vegetais.

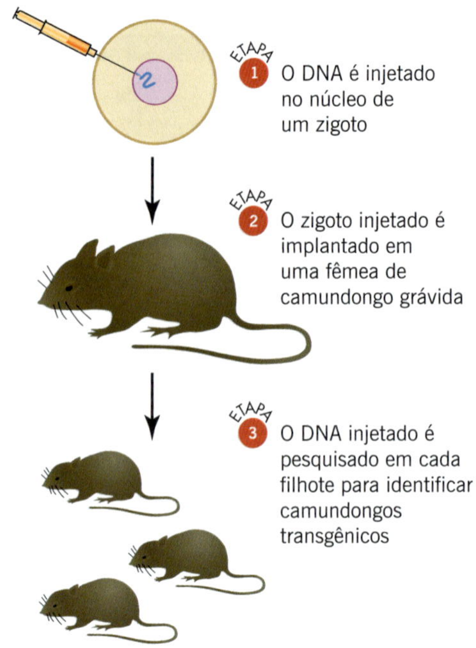

FIGURA 16.16 Produção de camundongos transgênicos por injeção de DNA em ovócitos, que são implantados em fêmeas para completar seu desenvolvimento.

ANIMAIS TRANSGÊNICOS | MICROINJEÇÃO DE DNA EM OVOS FERTILIZADOS E TRANSFECÇÃO DE CÉLULAS-TRONCO EMBRIONÁRIAS

Muitos animais diferentes foram modificados pela introdução de DNA exógeno. O camundongo, porém, foi mais estudado que qualquer outro vertebrado, e nós limitaremos a análise das técnicas usadas para produzir animais transgênicos àquelas usadas em camundongos. Existem dois métodos gerais de inserir transgenes em cromossomos de camundongo. Um requer a injeção de DNA em ovócitos fertilizados ou embriões e o outro, a transformação genética de células-tronco embrionárias em cultura.

Os primeiros camundongos transgênicos foram produzidos por microinjeção de DNA em ovócitos fertilizados. Na verdade, esse procedimento foi usado quase exclusivamente para produzir porcos, carneiros, bois e outros animais domésticos transgênicos. Antes da microinjeção de DNA, os ovócitos são removidos cirurgicamente da mãe e fertilizados *in vitro*. O DNA é microinjetado no pronúcleo masculino (o núcleo haploide oriundo do espermatozoide, antes da fusão nuclear) do ovócito fertilizado através de uma agulha de vidro de ponta muito fina (Figura 16.16). Em geral, injetam-se várias centenas a vários milhares de cópias do gene de interesse em cada ovócito, e com frequência ocorrem múltiplas integrações. Ao contrário do esperado, quando múltiplas cópias se integram ao genoma, geralmente isso ocorre em arranjos com encadeamento cabeça–cauda em um único local cromossômico. A integração das moléculas de DNA injetadas parece ocorrer em locais aleatórios no genoma.

Como o DNA é injetado no ovócito fertilizado, a integração das moléculas de DNA injetadas geralmente ocorre no início do desenvolvimento embrionário. Logo, algumas células da linhagem germinativa podem ter o transgene. Como seria esperado, os animais desenvolvidos a partir dos ovócitos injetados – denominados *geração G_0* – são quase sempre mosaicos genéticos; algumas células somáticas têm o transgene e outras, não. É preciso cruzar os animais transgênicos iniciais (G_0) e produzir a prole G_1 para obter animais nos quais todas as células tenham o transgene. Na maioria dos casos em que a herança foi estudada, os transgenes foram transmitidos para a prole de maneira estável.

O outro procedimento atualmente usado em larga escala para produzir camundongos transgênicos depende da injeção ou transfecção de DNA em grandes populações de células cultivadas derivadas de embriões de camundongo muito jovens (Figura 16.17). Essas **células-tronco embrionárias** (ou **CTE**) provêm da massa celular interna, um grupo de células encontrado no estágio inicial (blastocisto) dos embriões de camundongo. Essas células podem ser cultivadas *in vitro*, transfectadas ou injetadas com DNA e, depois, introduzidas em outros embriões de camundongo em desenvolvimento. Algumas das CTE introduzidas podem acidentalmente contribuir para a formação de tecidos adultos; ao nascer, o camundongo é constituído de uma mistura de dois tipos de células, suas próprias células e as células derivadas das CTE cultivadas (e possivelmente transfectadas). Esses camundongos são denominados **quimeras**. Se as CTE contribuírem para a linhagem germinativa da quimera, há uma chance de que o DNA estranho introduzido seja transmitido para a próxima geração. Portanto, a reprodução endogâmica de um camundongo quimérico pode criar uma cepa transgênica.

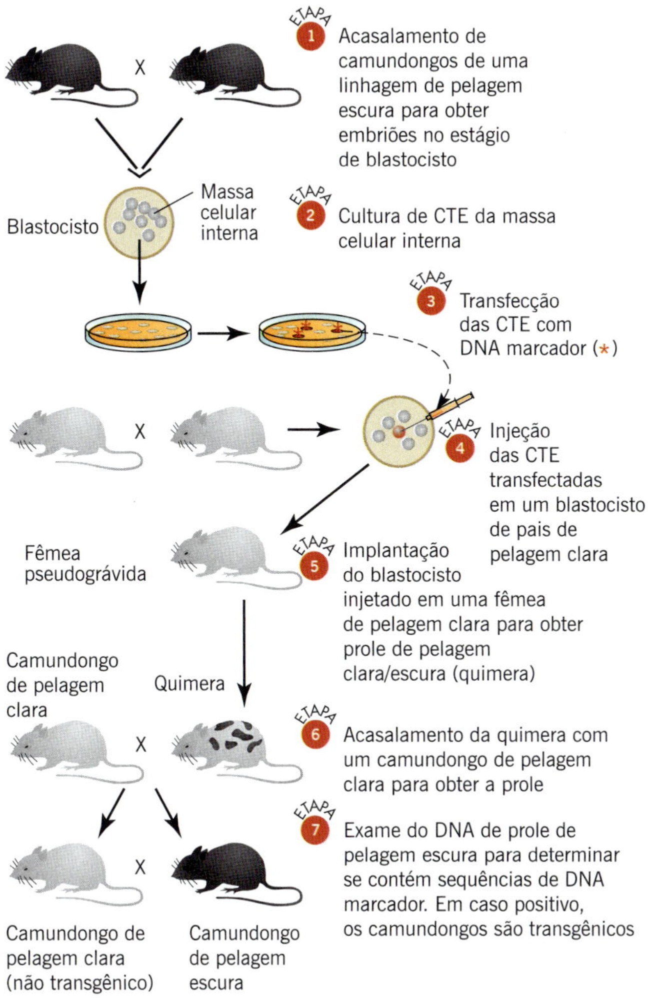

FIGURA 16.17 A produção de camundongos transgênicos por tecnologia de células-tronco embrionárias (CTE).

Os camundongos trangênicos são produzidos rotineiramente em laboratórios do mundo todo, já tendo sido criadas milhares de linhagens transgênicas. Eles proveem instrumentos úteis para o estudo da expressão gênica em mamíferos e um excelente sistema-modelo para testar os vários vetores de transferência de genes e as metodologias para possível uso em seres humanos. Na maioria dos casos, os transgenes apresentam padrões normais de herança, indicando que foram integrados ao genoma do hospedeiro. Nós apresentamos uma importante aplicação dessa tecnologia na seção Mutações *knockout* em camundongo, adiante neste capítulo.

Um dos primeiros experimentos com camundongos transgênicos mostrou que a velocidade de crescimento poderia ser aumentada pela expressão de genes de hormônio do crescimento de ratos, bois ou seres humanos em camundongos (**Figura 16.18**). Isso levou os melhoristas de animais a questionar se a introdução de (1) cópias adicionais do gene do hormônio do crescimento homólogo (da mesma espécie) ou (2) cópias de genes heterólogos do hormônio do crescimento de espécies aparentadas poderiam estimular o crescimento dos animais domésticos. Assim, os cientistas especializados em animais introduziram transgenes do hormônio do crescimento em porcos, peixes e galinhas com o objetivo de estimular o crescimento.

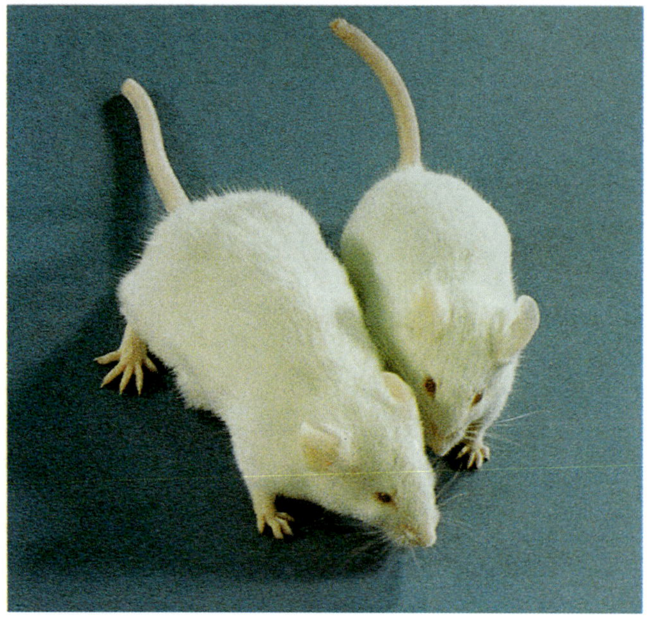

Dr. R. L. Brinster, School of Veterinary Medicine, University of Pennsylvania.

FIGURA 16.18 O camundongo transgênico à esquerda, que tem um gene quimérico do hormônio do crescimento, tem aproximadamente o dobro do tamanho do camundongo-controle à direita.

Outro uso possivelmente importante de animais transgênicos é a produção e a secreção de proteínas úteis do leite. Muitas proteínas humanas nativas contêm grupos laterais de carboidratos ou lipídios que são acrescentados após a tradução. As bactérias não contêm as enzimas que catalisam o acréscimo dessas porções às proteínas nascentes. Nesses casos, não é possível usar bactérias recombinantes para sintetizar o produto final; elas sintetizarão o polipeptídio apenas em sua forma não modificada. Por esse motivo, alguns pesquisadores têm explorado outros métodos de produção de proteínas humanas úteis, sobretudo glicoproteínas e lipoproteínas. Na verdade, as células de camundongo e hamster em cultura são comumente usadas para a produção de proteínas humanas com aplicação medicinal.

VEGETAIS TRANSGÊNICOS | O PLASMÍDIO TI DE AGROBACTERIUM TUMEFACIENS

Os melhoristas de vegetais modificaram as plantas geneticamente durante décadas. Hoje, porém, podem modificar diretamente o DNA das plantas e rapidamente acrescentar genes de outras espécies aos genomas vegetais por técnicas de recombinação do DNA. Na verdade, os vegetais transgênicos podem ser produzidos por vários procedimentos diferentes. Um procedimento usado em larga escala, conhecido como **bombardeamento com microprojéteis**, é feito por disparo de partículas de tungstênio ou de ouro revestidas de DNA para dentro das células vegetais. Outro procedimento, conhecido como **eletroporação**, usa um pulso breve de eletricidade para introduzir o DNA nas células. No entanto, o método mais usado para a criação de vegetais transgênicos, ao menos em dicotiledôneas, é a **transformação mediada por *Agrobacterium tumefaciens*.** *A. tumefaciens* é uma bactéria do solo que desenvolveu um sistema de engenharia genética natural; contém um segmento de DNA que é transferido da bactéria para as células vegetais.

Uma característica importante das células vegetais é sua **totipotência** – ou seja, a capacidade que tem uma única célula de produzir todas as células diferenciadas do vegetal maduro. Muitas células vegetais diferenciadas são capazes de sofrer desdiferenciação até o estado embrionário e subsequente rediferenciação em novos tipos celulares. Assim, não há separação entre células da linhagem germinativa e células somáticas como em animais superiores. Essa totipotência das células vegetais é uma importante vantagem para a engenharia genética porque permite a regeneração de plantas inteiras a partir de células somáticas modificadas individuais.

A. tumefaciens é o agente causador da doença galha-da-coroa de plantas dicotiledôneas. O nome refere-se às galhas ou tumores que surgem com frequência na coroa (junção entre a raiz e o caule) de vegetais infectados. Como a coroa da planta geralmente está localizada na superfície do solo, esse é o local de maior probabilidade de lesão da planta (p. ex., por abrasão do solo quando a planta é balançada por um vento forte) e infecção por uma bactéria do solo como a *A. tumefaciens*. Após a infecção de uma lesão por *A. tumefaciens*, ocorrem dois eventos principais: (1) as células vegetais começam a proliferar e formar tumores e (2) começam a sintetizar um derivado da arginina denominado opina. A opina sintetizada geralmente é a nopalina ou a octopina, dependendo da linhagem de *A. tumefaciens*. Essas opinas são catabolizadas e usadas como fontes de energia pelas bactérias infecciosas. As linhagens de *A. tumefaciens* que induzem a síntese de nopalina podem crescer em meio com nopalina, mas não com octopina, e vice-versa. É claro que se desenvolveu uma inter-relação interessante entre cepas de *A. tumefaciens* e os vegetais hospedeiros. *A. tumefaciens* é capaz de desviar os recursos metabólicos do vegetal hospedeiro para a síntese de opinas, que não proporcionam benefício aparente para o vegetal, mas propiciam a subsistência da bactéria.

A capacidade de *A. tumefaciens* de induzir a galha-da-coroa em vegetais é controlada por informações genéticas presentes em um grande plasmídio (cerca de 200.000 pares de nucleotídios) denominado **plasmídio Ti** por causa de sua capacidade de induzir tumores (do inglês, *t*umor-*i*nducing). Dois componentes do plasmídio Ti, o **T-DNA** e a **região *vir***, são essenciais para a transformação de células vegetais. Durante o processo de transformação, o T-DNA (do inglês, *T*ransferred *DNA*, DNA transferido) é excisado do plasmídio Ti, transferido para uma célula vegetal e integrado (inserido de modo covalente) no DNA da célula vegetal. Os dados disponíveis indicam que a integração do T-DNA ocorre em locais cromossômicos aleatórios; além disso, em alguns casos, ocorrem vários eventos de integração do T-DNA na mesma célula. Em plasmídios Ti do tipo nopalina que analisaremos, o T-DNA é um segmento com 23.000 pares de nucleotídios e 13 genes conhecidos.

A **Figura 16.19** mostra a estrutura de um plasmídio Ti nopalina típico. Alguns genes no segmento de T-DNA do plasmídio Ti codificam enzimas catalisadoras da síntese de fito-hormônios (a auxina ácido indoleacético e a citocinina isopentenil-adenosina). Esses fito-hormônios são responsáveis por tumores celulares na galha-da-coroa. A região T-DNA é circundada por repetições imperfeitas de 25 pares de nucleotídios. A deleção da sequência da margem direita bloqueia totalmente a transferência de T-DNA para células vegetais. Portanto, essa sequência é absolutamente necessária para a excisão e a transferência de T-DNA.

A região *vir* (de virulência) do plasmídio Ti contém os genes necessários para o processo de transferência de T-DNA. Esses genes codificam as enzimas de processamento do DNA necessárias para excisão, transferência e integração do segmento de T-DNA durante o processo de transformação. Os genes *vir* podem suprir as funções necessárias para transferência de T-DNA quando localizados em posição *cis* ou *trans* em relação ao T-DNA. Eles são expressos em níveis muito baixos em células de *A. tumefaciens* cultivadas no solo. No entanto, a exposição das bactérias às células vegetais lesadas ou a exsudatos de células vegetais aumenta os níveis de expressão dos genes *vir*. Esse processo de indução é muito lento nas bactérias, levando 10 a 15 horas até alcançar níveis máximos de expressão. Substâncias fenólicas como

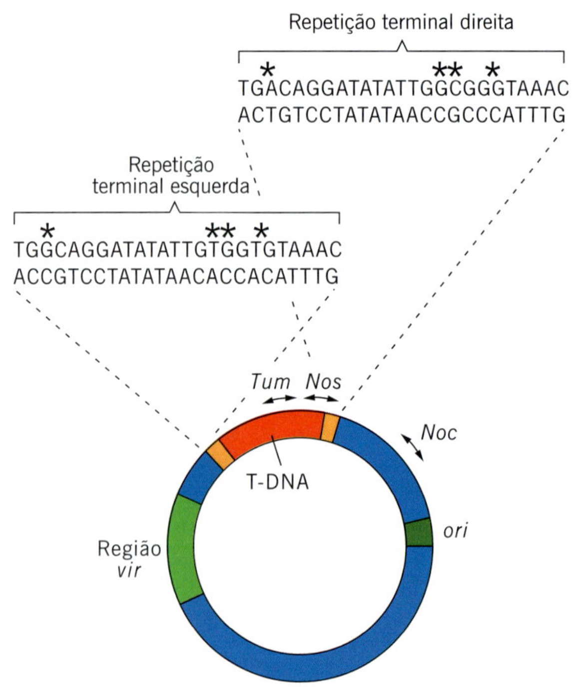

FIGURA 16.19 Estrutura do plasmídio Ti nopalina pTi C58, mostrando componentes selecionados. O plasmídio Ti tem 210 kb. Os símbolos usados são: *ori*, origem de replicação; *Tum*, genes responsáveis pela formação de tumor; *Nos*, genes implicados na biossíntese de nopalina; *Noc*, genes implicados no catabolismo da nopalina; *vir*, genes de virulência necessários para transferência de T-DNA. As sequências de pares de nucleotídio da esquerda e as repetições terminais da direita são mostradas na parte superior; os asteriscos marcam os quatro pares de bases diferentes nas duas sequências da margem.

acetossiringona são indutoras dos genes *vir*, e com frequência é possível aumentar as taxas de transformação por acréscimo desses indutores às células vegetais inoculadas com *Agrobacterium*. A **Figura 16.20** mostra o mecanismo de transformação de células vegetais pelo plasmídio Ti de *A. tumefaciens*.

Uma vez estabelecido que a região T-DNA do plasmídio Ti de *A. tumefaciens* era transferida para células vegetais e integrada aos cromossomos vegetais, o possível uso de *Agrobacterium* em engenharia genética vegetal tornou-se óbvio. Genes exógenos poderiam ser inseridos no T-DNA e transferidos para o vegetal com o restante do T-DNA. Esse procedimento é muito eficaz nas modificações do plasmídio Ti como a deleção dos genes responsáveis pelo surgimento do tumor, a adição de um marcador selecionável e a adição de elementos reguladores apropriados.

O gene *kan*^{r} do transpóson Tn5 de *E. coli* foi amplamente usado como marcador selecionável em vegetais; ele codifica a enzima neomicina fosfotransferase tipo II (NPTII). NPTII é uma das várias enzimas procarióticas que desintoxicam a família canamicina de antibióticos aminoglicosídios por fosforilação. Como as sequências promotoras e os sinais de término da transcrição são diferentes em bactérias e vegetais, o gene *kan*^{r} Tn5 nativo não pode ser usado em vegetais. Em vez disso, a sequência codificadora de NPTII tem de ser fornecida com um promotor vegetal (posição 5′ em relação à sequência codificadora) e sinais de término e poliadenilação vegetais (posição 3′ em relação à sequência codificadora). Essas construções com sequências codificadoras procarióticas flanqueadas por sequências reguladoras eucarióticas são denominadas **genes marcadores selecionáveis quiméricos**.

Sequências reguladoras de vários genes vegetais diferentes foram usadas para construir genes marcadores quiméricos. Um gene marcador selecionável quimérico amplamente usado contém o promotor do vírus do mosaico da couve-flor (CaMV) 35S (tamanho do transcrito), a sequência codificadora NPTII e a sequência de término da nopalina sintase de Ti (*nos*); esse gene quimérico geralmente é indicado pelo símbolo 35S/NPTII/*nos*. Os vetores Ti usados para transferir genes para vegetais têm os genes indutores de tumor do plasmídio substituídos por um gene marcador selecionável quimérico como 35S/NPTII/*nos*. Um grande número de sofisticados vetores de transferência de gene de plasmídio Ti agora é usado rotineiramente para transferir genes para os vegetais.

As novas e potentes ferramentas que possibilitam a produção de vegetais e animais transgênicos com relativa facilidade pelos melhoristas têm uma vasta diversidade de aplicações. No Capítulo 1, analisamos a produção de milho resistente ao ataque da broca-do-milho. Os transgenes mais usados são aqueles que produzem resistência a herbicidas em culturas. O desenvolvimento desses e de outros vegetais e animais geneticamente modificados fez surgir dúvidas sobre sua segurança. Na verdade, a segurança das culturas e de outros alimentos geneticamente modificados (GM) é uma grande preocupação em alguns países.

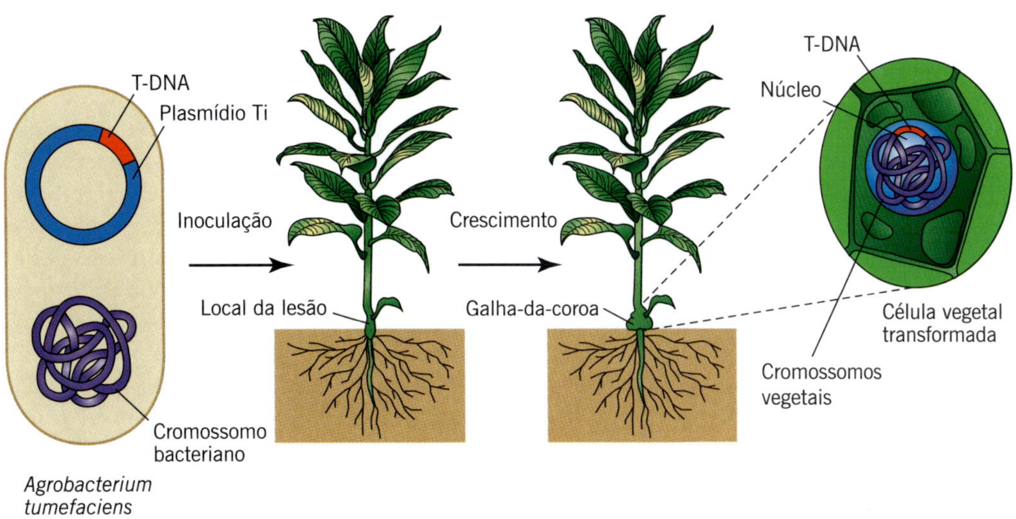

FIGURA 16.20 Transformação de células vegetais por *Agrobacterium tumefaciens* que abriga um plasmídio Ti selvagem. As células vegetais no tumor contêm o segmento T-DNA do plasmídio Ti integrado ao DNA cromossômico.

PONTOS ESSENCIAIS

- *Atualmente é possível introduzir sequências de DNA de interesse na maioria das espécies de vegetais e animais*
- *Os organismos transgênicos resultantes constituem recursos úteis para estudar a função gênica e os processos biológicos*
- *O plasmídio Ti de* Agrobacterium tumefaciens *é um método importante de transferência de genes para os vegetais.*

Genética reversa | Análise de processos biológicos por inibição da expressão gênica

Os métodos de genética reversa empregam sequências nucleotídicas conhecidas para planejar procedimentos para inibir a expressão de genes específicos.

A explosão de novas informações na área da biologia durante o século 20 ocorreu, em parte, por causa da aplicação de métodos genéticos à dissecção de processos biológicos (Capítulo 13). O método genético clássico era identificar organismos com fenótipo anormal e caracterizar os genes mutantes responsáveis por esses fenótipos. Em seguida, foram feitos estudos moleculares comparativos em organismos mutantes e selvagens para determinar os efeitos das mutações. Esses estudos identificaram genes codificadores de produtos implicados nos processos biológicos em investigação. Em alguns casos, os resultados desses estudos possibilitaram que os biólogos determinassem a sequência precisa de eventos ou a via pela qual ocorre um processo.

Durante as últimas décadas, identificaram-se as sequências nucleotídicas de genomas completos. Hoje, muitas vezes conhecemos a sequência nucleotídica de um gene antes de conhecermos sua função. Esse conhecimento levou a novos métodos de análise genética de processos biológicos, coletivamente denominados **genética reversa**. As técnicas de genética reversa usam as sequências nucleotídicas dos genes para criar procedimentos de isolamento de mutações nulas nos genes ou bloquear sua expressão. Com frequência, é possível deduzir a função de um gene específico pelo estudo de organismos que não têm uma quantidade normal de produto gênico. Nas seções seguintes, examinaremos três importantes técnicas de genética reversa: inserções de DNA exógeno com produção de mutações *knockout* em camundongos; inserções de T-DNA e transpóson em vegetais; e interferência por RNA.

MUTAÇÕES KNOCKOUT EM CAMUNDONGO

Em uma seção anterior deste capítulo analisamos os procedimentos usados para gerar camundongos transgênicos (ver Figuras 16.16 e 16.17). Normalmente, os transgenes são inseridos em locais aleatórios do genoma. No entanto, se o DNA injetado ou transfectado contiver uma sequência homóloga a uma sequência no genoma do camundongo, às vezes será inserido naquela sequência por recombinação homóloga. A inserção desse DNA estrangeiro em um gene causa a desorganização ou *knockout* da função do gene, assim como a inserção de um elemento genético transponível (ver Figura 13.8). Esse método foi usado para gerar mutações *knockout* em centenas de genes de camundongo.

A primeira etapa na produção de camundongos com mutação *knockout* de um gene de interesse é construir um vetor direcionado para o gene, um vetor que pode sofrer recombinação homóloga com uma das cópias cromossômicas do gene e, assim, inserir DNA exógeno no gene e perturbar sua função. Um gene (neo^r) que confere resistência ao antibiótico neomicina é inserido em uma cópia clonada do gene de interesse e causa sua divisão em duas partes e inativação (**Figura 16.21**, etapa 1). A presença do gene neo^r no vetor torna possível o uso de neomicina para eliminar células que não tenham uma cópia integrada do vetor específico para o gene ou o gene neo^r. Os segmentos do gene preservados de cada lado do gene neo^r inserido constituem locais de homologia para recombinação com cópias cromossômicas do gene. O gene timidinoquinase (tk^{HSV}) do herpes-vírus simples é inserido no vetor de clonagem (Figura 16.21, etapa 2) para uso subsequente na eliminação de células de camundongo transgênico resultantes da integração aleatória do vetor. A timidinoquinase do herpes-vírus simples (HSV) fosforila o fármaco ganciclovir, e, quando incorporado ao DNA, esse análogo de nucleotídio fosforilado destrói a célula hospedeira. Na ausência da timidinoquinase do HSV, o ganciclovir é inofensivo para a célula hospedeira.

A próxima etapa é a transfecção de células-tronco embrionárias (CTE) (de camundongos de pelagem escura) de cultura com cópias lineares do vetor direcionado para o gene (Figura 16.21, etapa 3), seguida de plaqueamento em meio contendo neomicina e ganciclovir (Figura 16.21, etapa 4). Três processos diferentes ocorrem nas CTE transfectadas. (1) Pode haver recombinação homóloga entre as sequências divididas do gene no vetor e uma cópia cromossômica do gene, inserindo o gene neo^r no gene cromossômico e perturbando sua função. Quando isso acontece, o gene tk^{HSV} não é inserido no cromossomo. Assim, essas células serão resistentes à neomicina, mas não sensíveis ao ganciclovir. (2) O vetor direcionado para o gene pode integrar-se aleatoriamente no cromossomo do hospedeiro. Quando isso acontece, o cromossomo terá tanto o gene neo^r quanto o gene tk^{HSV}. Essas células serão resistentes à neomicina, mas destruídas pelo ganciclovir. (3) Pode não haver recombinação entre o vetor direcionado para o gene e o cromossomo e, portanto, nenhum tipo de integração. Nesse caso, as células serão destruídas por neomicina. Assim, apenas as CTE com a mutação *knockout* produzida pela inserção do gene neo^r no gene de interesse no cromossomo será capaz de crescer em meio que contenha neomicina e ganciclovir.

As CTE selecionadas contendo a mutação *knockout* são injetadas em blastocistos de pais de pelagem clara, e os blastocistos são implantados em fêmeas de pelagem clara (Figura 16.17). Alguns filhotes serão quiméricos

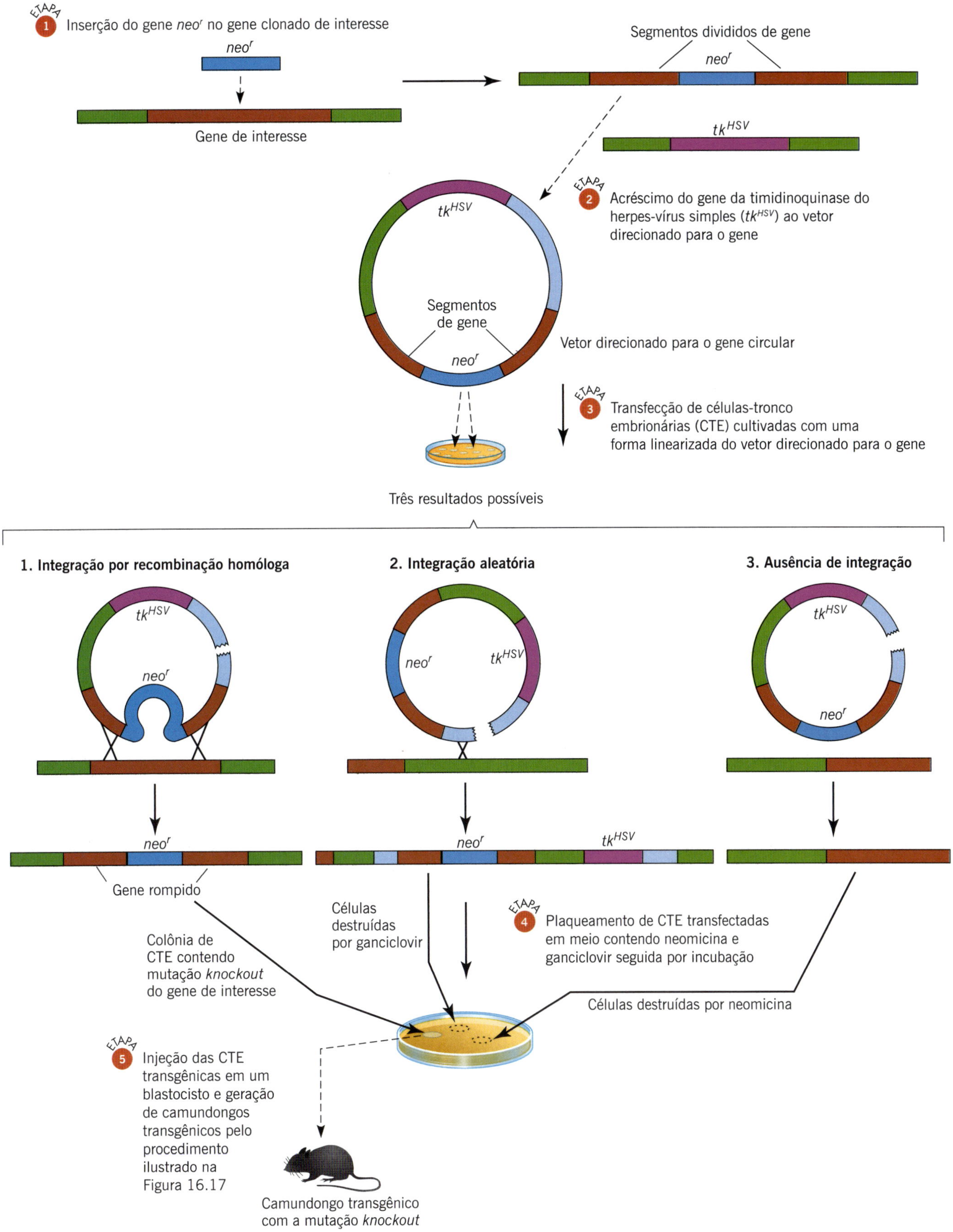

FIGURA 16.21 Geração de mutações *knockout* no camundongo por recombinação homóloga entre vetores direcionados para o gene e genes cromossômicos em células-tronco embrionárias (CTE) transfectadas. A Figura 16.17 ilustra o procedimento usado para produzir camundongos transgênicos a partir de CTE transgênicas em cultura. O gene *neo*^{r} confere às células do camundongo resistência contra o antibiótico neomicina, e o gene *tk*^{HSV} as torna sensíveis ao análogo de nucleotídio ganciclovir. Ver mais detalhes no texto.

com manchas claras e escuras na pelagem. A prole quimérica é cruzada com camundongos de pelagem clara, e qualquer filhote de pelagem escura nascido desse cruzamento é examinado para pesquisa da mutação *knockout*. Na última etapa, os filhotes de ambos os sexos que têm a mutação *knockout* são cruzados para produzir prole homozigota para a mutação. Dependendo da função do gene, a prole homozigota pode ter fenótipo normal ou anormal. Na verdade, se o produto do gene for essencial no início do desenvolvimento, a homozigosidade para a mutação *knockout* será letal durante o desenvolvimento embrionário. Em outros casos, por exemplo, quando existem genes relacionados cujas funções são idênticas ou superpostas, os camundongos homozigotos para a mutação *knockout* podem ter fenótipo selvagem, e será preciso usar PCR ou *Southern blot* para pesquisar a mutação *knockout*.

Os camundongos *knockout* foram usados para estudar uma grande variedade de processos em mamíferos, entre eles o desenvolvimento, a fisiologia, a neurobiologia e a imunologia. Os camundongos *knockout* serviram como sistema-modelo para o estudo de muitos distúrbios hereditários humanos, como a anemia falciforme, cardiopatias e diversos tipos de câncer.

Em vista da utilidade dos camundongos *knockout* para estudos de processos relacionados com a saúde humana, o National Institutes of Health iniciou o Knockout Mouse Project em 2006 com o objetivo de produzir mutações *knockout* no maior número possível de genes de camundongo. Depois, esse projeto foi expandido para o North American Conditional Mouse Mutagenesis Project e atua em conjunto com o European Conditional Mouse Mutagenesis Project para produzir no mínimo uma mutação *knockout* em cada um dos mais de 20.000 genes no genoma do camundongo. Todas as linhagens *knockout* produzidas por esse esforço conjunto estão sendo postas à disposição de pesquisadores do mundo todo.

INSERÇÕES DE T-DNA E TRANSPÓSONS

Em uma seção anterior deste capítulo, vimos como o segmento de T-DNA do plasmídio Ti de *Agrobacterium tumefaciens* é transferido para células vegetais e inserido nos cromossomos do vegetal (Figura 16.20). Quando inserido em um gene, o T-DNA interrompe a função desse gene. Os transpósons são elementos genéticos capazes de passar de um local a outro no genoma (Capítulo 21, disponível *on-line*). Assim como o T-DNA do plasmídio Ti, um transpóson interrompe a função de um gene no qual se insere (ver Figura 13.8). Assim, T-DNA e transpósons são instrumentos eficientes para análise genética reversa. Nos dois casos, o elemento genético é usado para realizar **mutagênese insercional** – a indução de mutações nulas pela inserção de DNA exógeno nos genes. A mutagênese insercional é praticamente igual, seja feita com o plasmídio Ti, seja feita com um transpóson. Ilustraremos esse procedimento por meio da discussão sobre a mutagênese com inserções de T-DNA no vegetal *Arabidopsis thaliana*.

Quando transferido de *A. tumefaciens* para células vegetais, o T-DNA integra-se a praticamente todos os componentes do genoma; isto é, os T-DNA são encontrados dispersos ao longo de cada um dos cinco pares de cromossomos de *Arabidopsis*. Portanto, se for examinada uma população suficientemente grande de vegetais *Arabidopsis* transformados, deve ser possível obter inserções mutantes em cada um dos genes dessa espécie, aproximadamente 26.000 genes.

Na verdade, centenas de milhares de inserções de T-DNA foram mapeadas em todo o genoma de *Arabidopsis*, e estoques de sementes contendo essas inserções são fornecidos, a pedido, pelo *A*rabidopsis *B*iological *R*esource *C*enter (ABRC), da Ohio State University. Além disso, sementes das linhas de inserção de T-DNA e transpóson caracterizadas no *V*ersailles *G*enomic *R*esource *C*enter (VGRC), na França, no *N*ottingham *A*rabidopsis *S*tock *C*entre (NASC), no Reino Unido, e no Riken BioResource Center, no Japão, também estão disponíveis para a comunidade de pesquisadores de *Arabidopsis*. Pesquisadores do Salk Institute em La Jolla, Califórnia, integraram seu mapa de inserções de T-DNA aos mapas de inserções de T-DNA e transpósons caracterizados por outros grupos de pesquisa. O mapa baseado em sequência dessas inserções está disponível na Internet; a **Figura 16.22** mostra uma versão abreviada de seu mapa da extremidade do cromossomo 1 (Figura 16.22).

Portanto, se alguém estiver interessado na função de determinado gene de *Arabidopsis*, pode pesquisar inserções de T-DNA e transpósons nesse gene no *site* do Salk; uma vez identificadas as inserções, as sementes que têm as mutações por inserção desejadas podem ser solicitadas *on-line*. Essas grandes coleções de mutações por inserção mostraram ser recursos inestimáveis para estudos da função gênica nesse modelo vegetal.

INTERFERÊNCIA POR RNA

Embora seus efeitos tenham sido observados inicialmente em petúnias, a descoberta da terceira técnica de genética reversa – **interferência por RNA (RNAi)** – geralmente é creditada ao trabalho de Andrew Fire, Craig Mello e colegas, publicado em 1998. Na verdade, Fire e Mello compartilharam o Prêmio Nobel de 2006 em Fisiologia ou Medicina em reconhecimento por esse trabalho. O RNA bifilamentar (dsRNA) que eles injetaram em *Carnorhabditis elegans* "interferiu" na (ou bloqueou a) expressão de genes contendo a mesma sequência nucleotídica. Durante a última década, a RNAi passou para a vanguarda da biologia molecular. Agora sabemos que o RNA bifilamentar (dsRNA) tem papéis importantes na prevenção de infecções virais, no combate à expansão de populações de elementos genéticos transponíveis e na regulação da expressão gênica (Capítulo 18). Na verdade, a RNAi está não só na vanguarda da biologia molecular, mas tem grande potencial de uso no combate a doenças humanas. Neste capítulo, porém,

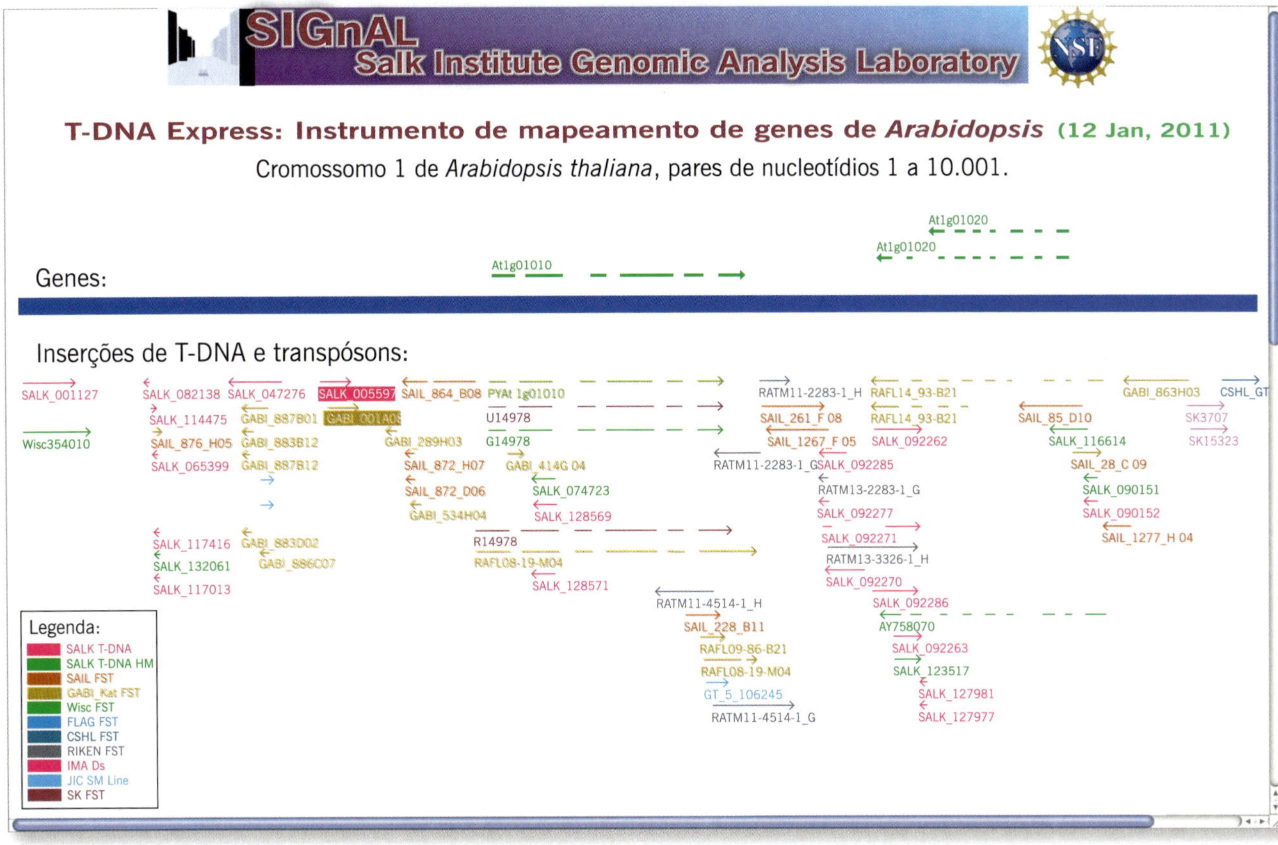

FIGURA 16.22 Mapa de inserções de T-DNA e transpósons na região de 10 kb na extremidade do cromossomo 1 em *Arabidopsis*. As posições das etiquetas de sequência flanqueadora (FST) são mostradas como *setas abaixo* do cromossomo (*quadro azul-escuro*). Os dados mostrados são do *site* SIGnAL (*S*alk *I*nstitute *G*enomic *A*nalysis *L*aboratory), http://signal.salk.edu/cgi-bin/tdnaexpress. Os dois genes (At1g01010 e At1g01020) nessa região do cromossomo 1 têm funções desconhecidas. As linhas de inserção de T-DNA e transpóson são do Salk Institute (Salk T-DNA), *S*yngenta *A*rabidopsis *I*nsertion *L*ibrary (SAIL), coleção alemã (GABI-Kat), coleção da University of Wisconsin (Wisc), coleção francesa (FLAG), coleção do *C*old *S*pring *H*arbor *L*aboratory (CSHL), Riken BioResource Center no Japão (RIKEN), *I*nstitute of *M*olecular *A*grobiology (IMA) em Cingapura, *J*ohn *I*nnes *C*entre (JIC) e coleção *S*as*k*atoon (SK).

concentramo-nos no uso de RNAi como método de genética reversa para estudo da função gênica e análise dos processos biológicos.

RNAi é amplamente usada para silenciar genes – diminuir ou desativar sua expressão – em *C. elegans*, *D. melanogaster* e muitos vegetais. Tem possíveis usos em todas as espécies, inclusive em seres humanos. A característica comum em todos os procedimentos de RNAi é o dsRNA, que tem ao menos uma parte da sequência nucleotídica do gene que se deseja silenciar no organismo ou nas células em estudo. Duas abordagens diferentes são usadas para criar e implantar dsRNA. Em uma delas, o dsRNA é sintetizado *in vitro* e microinjetado no organismo (**Figura 16.23 A**).

Na segunda abordagem, é criado um cassete de expressão de genes que carreia duas cópias de pelo menos uma parte do gene de interesse. Essas duas cópias têm orientação inversa. O construto internamente invertido é, então, introduzido no organismo por meio da transformação ou nas células por meio de transfecção (**Figura 16.23 B**). Quando é transcrito, o transgene inserido produz uma molécula de RNA que é autocomplementar e forma uma estrutura de haste e alça ou grampo (parcialmente com duplo filamento). Nas duas abordagens, os dsRNA acabam sendo unidos por um complexo silenciador induzido por RNA (RISC), que impede a expressão dos mRNA correspondentes sintetizados dos genes endógenos, seja degradando-os, seja bloqueando sua tradução em polipeptídios (ver Capítulo 18). A RNAi usa vias naturais que participam da regulação da expressão gênica. Nos genomas de vegetais e animais existem centenas de genes codificadores de **microRNA**, que formam os dsRNA *in vivo*. As funções reguladoras desses microRNA são objeto de muita investigação atualmente.

A RNAi em *C. elegans* é muito fácil; esses pequenos nematódeos podem receber microinjeções de dsRNA, ser imersos em meio contendo o dsRNA ou ser alimentados com bactérias sintetizadoras do dsRNA de interesse. Todos os três procedimentos causam silenciamento gênico efetivo em *C. elegans*. A sequência de 99% do genoma de *C. elegans* foi publicada em dezembro de 1998. Dentro de 2 anos, grupos de pesquisa colaborativa na Grã-Bretanha, Alemanha, Suíça e Canadá haviam usado a RNAi para silenciamento sistemático de mais de 90% dos 2.769 genes previstos no cromossomo I e mais de

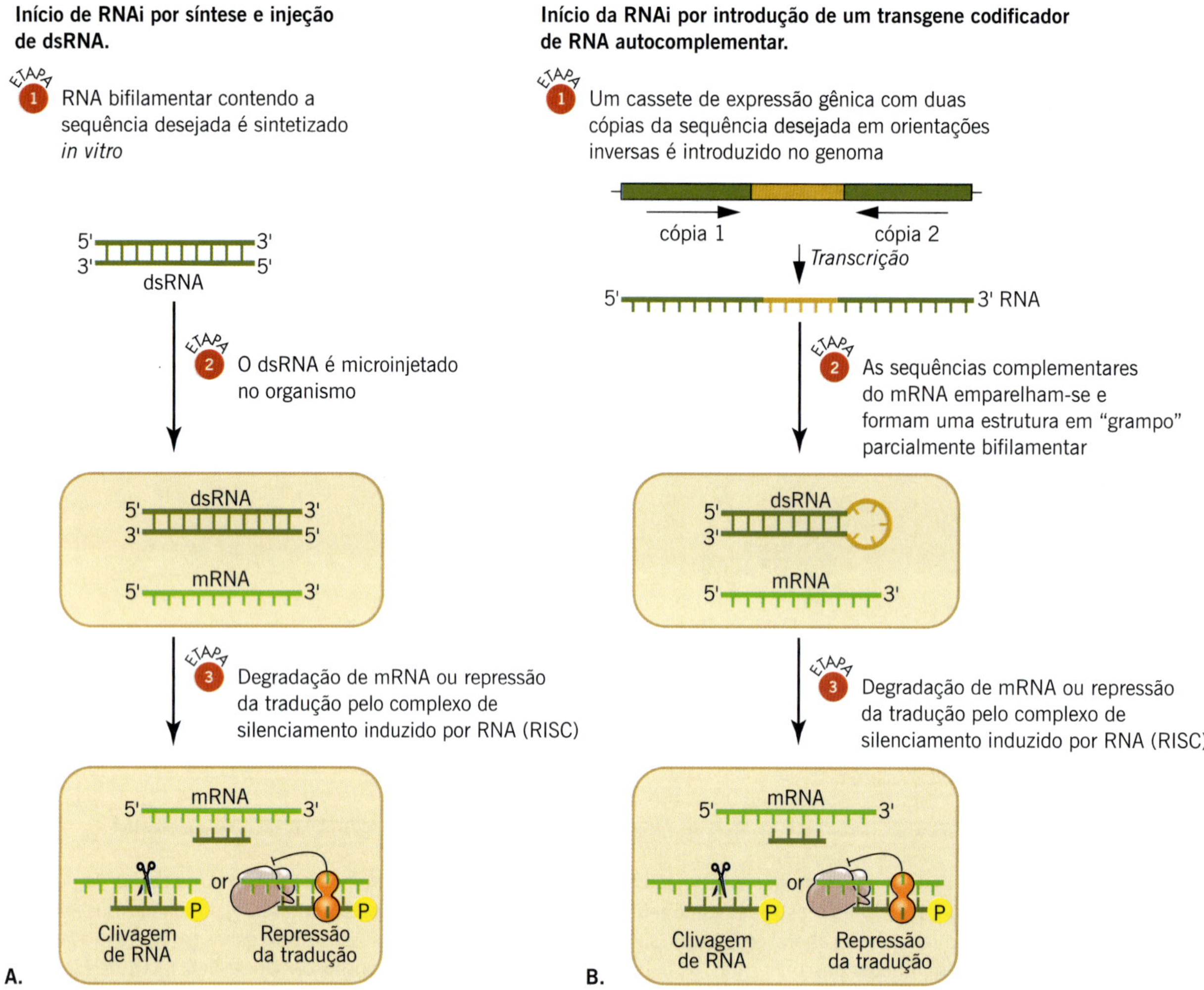

FIGURA 16.23 Dois procedimentos de início da RNAi com RNA bifilamentar (dsRNA). A. Uma molécula de dsRNA que contém uma parte da sequência nucleotídica do gene a ser silenciado é sintetizada *in vitro* e injetada no organismo. B. Um cassete de expressão gênica com duas cópias de um segmento do gene em orientações inversas é construído e introduzido no organismo em investigação. O transcrito de RNA autocomplementar forma um grampo de RNA parcialmente bifilamentar. Nos dois casos, o dsRNA inicia o silenciamento do gene específico pela via do complexo de silenciamento induzido por RNA (RISC), o que resulta na degradação do mRNA específico ou na repressão de sua tradução (ver detalhes no Capítulo 18).

96% dos 2.300 genes previstos no cromossomo III de *C. elegans*. Esses estudos ofereceram novas informações sobre as funções de mais de 400 genes. Claramente, o RNAi é uma ferramenta poderosa para a análise da função gênica.

É possível usar a RNAi para inibir a reprodução de vírus como o vírus da imunodeficiência humana (HIV) ou para diminuir a expressão de oncogenes (genes causadores de câncer)? Não conhecemos a resposta para essa pergunta. No entanto, sabemos que o mundo empresarial está entusiasmado com as possíveis aplicações terapêuticas da RNAi. Não só as grandes indústrias farmacêuticas estão investindo pesadamente em tecnologia de RNAi, mas muitas novas empresas foram criadas especificamente para explorar a RNAi com fins comerciais. Resta saber se as tecnologias de RNAi estarão ou não à altura das expectativas. Teste seu conhecimento sobre RNAi na seção Resolva | Como a interferência por RNA poderia ser usada no tratamento do linfoma de Burkitt?

Resolva!

Como a interferência por RNA poderia ser usada no tratamento do linfoma de Burkitt?

O linfoma de Burkitt é um câncer de leucócitos que ocorre quando uma translocação desloca o oncogene *c-myc* (gene causador do câncer) no cromossomo 8 para perto de um dos três complexos gênicos (cadeia de anticorpos) da imunoglobulina nos cromossomos 2, 14 e 22 (Capítulo 21). A consequente justaposição de *c-myc* próximo do complexo dos genes de anticorpos altamente expressos causa sua superexpressão, o que, por sua vez, provoca divisão celular descontrolada, ou seja, câncer. Como a interferência por RNA poderia ser usada para inibir esse câncer? Elabore um método experimental de uso de interferência por RNA para tratamento do linfoma de Burkitt. Explique os fundamentos de sua proposta e como avaliar sua possível eficácia.

▶ *Leia a resposta do problema no material disponível* on-line.

PONTOS ESSENCIAIS

- *As técnicas de genética reversa usam sequências nucleotídicas conhecidas para criar procedimentos de isolamento de mutações nulas dos genes ou inibir a expressão gênica*
- *As mutações* knockout *de genes do camundongo podem ser causadas por inserção de DNA exógenos em genes cromossômicos por recombinação homóloga*
- *Inserções de T-DNA ou transpósons são uma forma de produzir mutações nulas de genes*
- *A interferência por RNA – bloqueio da expressão gênica com RNA bifilamentar – pode ser usada para analisar processos biológicos por inibição das funções de genes específicos.*

Engenharia genômica

Cas9, uma endonuclease derivada de bactérias, pode ser usada para clivar DNA genômico em uma ampla variedade de células e organismos. Essa endonuclease é direcionada para uma sequência específica de DNA por RNA complementar a tal sequência. O direcionamento guiado por RNA da Cas9 possibilita a mutação, a deleção ou a edição de sequências específicas de DNA no genoma.

Durante décadas, os geneticistas usaram radiação e substâncias químicas para induzir mutações. Incontáveis linhagens mutantes foram derivadas desse trabalho, e análises delas proporcionaram *insights* significativos sobre a natureza e a função dos genes. Entretanto, a mutagênese induzida por radiação e substâncias químicas não é específica. Não pode ser direcionada para alterar um gene ou uma sequência de DNA específica. Esse problema está atualmente sendo superado por meio de técnicas que permitem que os geneticistas causem mutações, deleções, substituições ou edições em sequências específicas de DNA no genoma.

SISTEMA CRISPR/CAS9 PARA CLIVAGEM DE MOLÉCULAS DE DNA

A capacidade de alterar sequências de DNA específicas em um genoma surgiu por meio da exploração de um sistema que, na natureza, protege as bactérias da infecção por bacteriófagos. Esse sistema imune antifago é disseminado em bactérias, e variantes dele são encontradas também em arqueobactérias. Tal sistema envolve uma endonuclease capaz de clivar tanto filamentos de uma molécula de DNA em um local específico quanto um conjunto de moléculas de RNA que ativam e guiam a endonuclease até seu alvo no DNA do fago. Esses componentes são codificados por uma região no genoma bacteriano chamada pelo acrônimo **CRISPR**, que significa ***clustered regularly interspersed palindromic repeats*** (repetições palindrômicas agrupadas e regularmente espaçadas). O sequenciamento dessa região revelou que ela contém trechos curtos de DNA de fago separado por sequências curtas repetidas de DNA não fago; os trechos de DNA de fago agem como espaçadores entre as sequências repetidas. O gene para a endonuclease associada a CRISPR, proteína chamada **Cas9**, está localizado próximo de um arranjo de espaçadores e repetições alternados. Outros genes para proteínas associadas a CRISPR podem também estar presentes nessa região. Além desses genes não codificadores de proteínas, a região CRISPR contém um gene para um RNA curto não codificador chamado **tracrRNA** (*transactivating CRISPR RNA*, RNA CRISPR transativador). Esse RNA tem participação importante na ativação do sistema CRISPR antifago. A estrutura da região CRISPR e a sequência de seus componentes variam de bactéria para bactéria. A **Figura 16.24** mostra a organização dessa região no cromossomo de *Streptococcus pyogenes*, uma espécie cujo sistema CRISPR/Cas9 vem sendo intensamente estudado. Figura 16.24 também mostra como o sistema de *S. pyogenes* funciona.

Em *S. pyogenes* e outras bactérias, o arranjo de espaçadores e repetições é transcrito em um RNA longo que, posteriormente, é processado em pequenas moléculas de RNA, chamadas **crRNA** (CRISPR RNA). As sequências derivadas de repetição nesse transcrito longo são complementares a uma parte do tracrRNA. Em virtude dessa complementaridade, o tracrRNA pode hibridizar às repetições no transcrito, preparando terreno para RNases clivarem o transcrito em diversos crRNA, cada qual contendo uma sequência derivada de uma repetição e uma sequência derivada de um espaçador adjacente. A sequência derivada da repetição pareia com seu complemento no tracrRNA. A molécula híbrida crRNA/tracrRNA associa-se, então, à endonuclease Cas9 a fim de formar um complexo ribonucleoproteico capaz de atacar e clivar DNA cromossômico de fago. Esse ataque é direcionado a uma sequência no DNA do fago que é complementar a uma sequência derivada de espaçador do crRNA. Portanto, o crRNA guia o ataque a uma sequência-alvo específica no DNA do fago. Caso essa sequência seja imediatamente *upstream* a uma sequência curta chamada *motivo adjacente protoespaçador* (*PAM*, *p*rotospacer *a*djacent *m*otif) – para *S. pyogenes*, o PAM é o trinucleotídio 5′-N(qualquer nucleotídio) GG-3′ –, a endonuclease Cas9 clivará ambos os filamentos do DNA-alvo, criando uma quebra bifilamentar (DSB, *d*ouble-*s*trand *b*reak) no cromossomo do fago. Uma vez que os espaçadores em um arranjo CRISPR geram muitos crRNA diferentes, uma bactéria pode montar um ataque em muitos pontos para infectar o DNA do fago, fazendo com que ele seja partido em pedaços. Portanto, o sistema

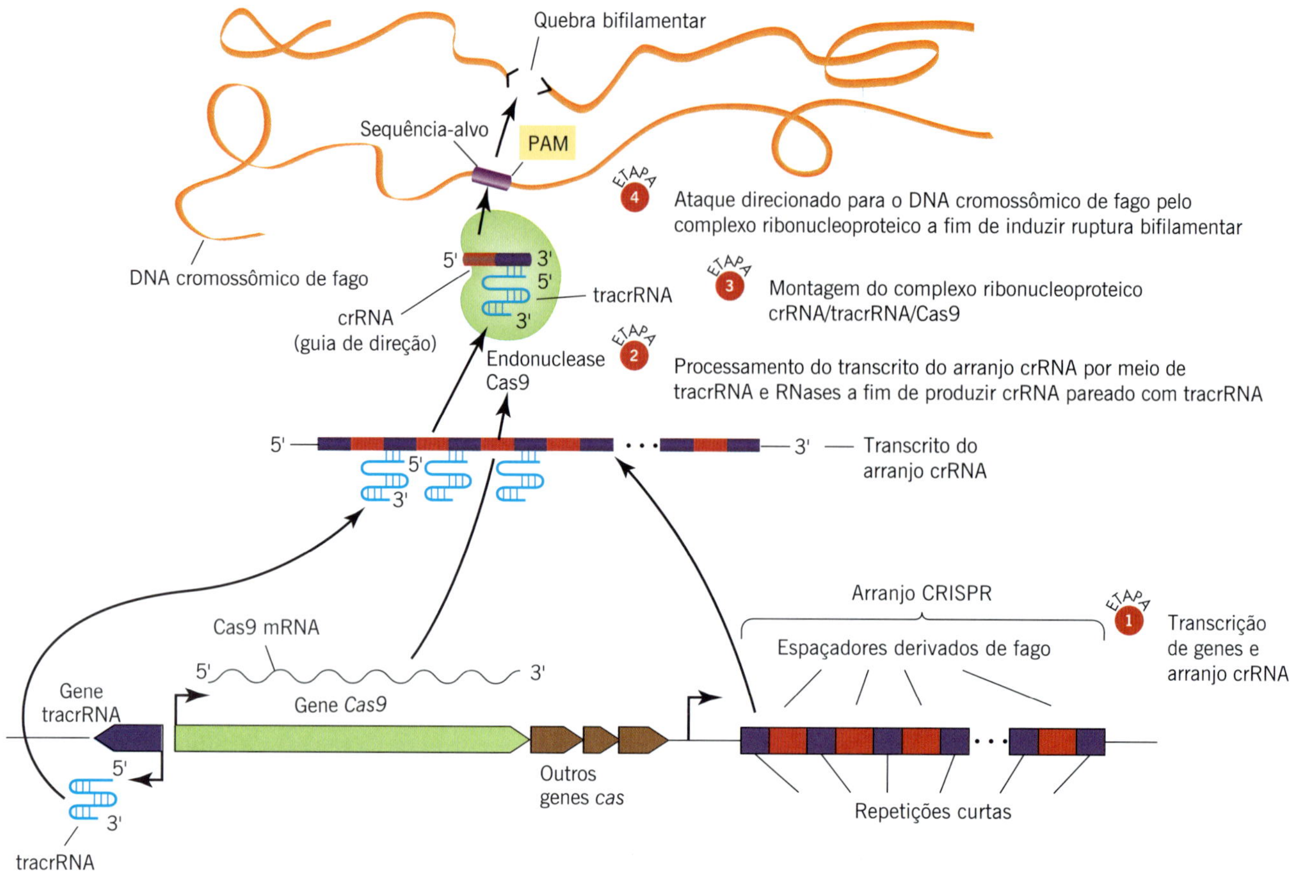

FIGURA 16.24 Sistema CRISPR/Cas9 de defesa contra infecção bacteriófaga em *Streptococcus pyogenes*.

CRISPR/Cas9 proporciona uma defesa poderosa contra a infecção provocada por fagos cujos cromossomos tenham sequências complementares aos crRNA gerados de genoma bacteriano.

MUTAGÊNESE DIRECIONADA COM O SISTEMA CRISPR/CAS9

O sistema CRISPR/Cas9 de *S. pyogenes* foi adaptado para clivar sequências específicas de DNA genômico em uma ampla variedade de organismos. Para simplificar esse sistema, geneticistas combinam moléculas de crRNA e tracrRNA em uma **molécula-guia única de RNA** (sgRNA) que se associa com a endonuclease Cas9. O componente crRNA desse sgRNA tem em geral 20 nucleotídios de comprimento e o componente tracrRNA, 76 nucleotídios de comprimento. Assim, o sgRNA inteiro é pouco maior que uma molécula de RNA de transferência e, tal qual um RNA de transferência, tem regiões de pareamento interno. A parte tracrRNA do sgRNA é genérica – a mesma sequência funcionará com qualquer sequência crRNA –, ao passo que a parte crRNA é específica do DNA genômico a ser clivado. Um dado sgRNA pode ser produzido por síntese química *in vitro* ou gerado por meio da transcrição da DNA designado e construído para tal propósito. Assim, por exemplo, o sgRNA pode ser transcrito de um plasmídio que contém um "gene" para esse RNA. Tal gene necessariamente tem a sequência de DNA para o sgRNA, bem como um promotor apropriado e um finalizador de transcrição. Com técnicas de DNA recombinante e PCR, genes para sgRNA são fáceis de produzir em laboratório.

O sistema CRISPR/Cas9 está agora sendo usado em muitos laboratórios para provocar mutação em sequências específicas de DNA genômico. Essa mutagênese direcionada emprega endonuclease Cas9 para criar uma quebra bifilamentar em um local específico do genoma – por exemplo, na região codificadora de um gene específico. Células procuram atentamente por essas quebras, e onde quer que sejam encontradas, todo esforço é feito para que sejam reparadas. Um mecanismo de reparo une novamente as extremidades rompidas dos filamentos de DNA. Entretanto, esse mecanismo, chamado **junção de extremidades não homólogas** (NHEJ, *n*on*h*omologous *e*nd *j*oining), não é preciso. Pares de base em ambos os lados da quebra podem ser perdidos e pares de bases estranhos podem ser acrescentados durante o processo NHEJ de reparo. Essas inserções ou deleções curtas, chamadas ***indels***, podem romper a matriz de leitura da região codificadora do gene. Portanto, a mutação criada por meio do reparo de uma ruptura causada pela endonuclease Cas9 pode impedir o gene de produzir um polipeptídio funcional. Ou seja, será uma mutação nula.

Como um exemplo dessa mutagênese direcionada, vejamos como Scott Gratz e colaboradores usaram CRISPR/Cas9 para provocar mutação em um gene no cromossomo

X de *Drosophila* (**Figura 16.25 A**); uma cópia de tipo selvagem desse gene é necessária para a pigmentação escura no corpo do animal. Moscas que são homozigotas ou hemizigotas para alelos mutantes desse gene têm cor mais clara, amarela – um fenótipo que dá ao gene seu nome, *yellow* (símbolo *y*). A fim de dirigir a endonuclease Cas9 para o gene *yellow*, Gratz e colaboradores construíram um plasmídio que continha uma sequência para um sgRNA complementar a 20 nucleotídios no primeiro éxon codificador do gene *yellow*. Essa sequência foi colocada entre um promotor e um finalizador de transcrição de um gene natural de *Drosophila* (o gene para snRNA U6). Gratz e seus colaboradores também construíram um plasmídio que continha a sequência codificadora do gene *Cas9* de *S. pyogenes* inserida entre outro promotor de *Drosophila* e um terminador de transcrição. Então, os dois plasmídios foram injetados em embriões de tipo selvagem de *Drosophila* em um estágio bastante inicial de seu desenvolvimento. Os plasmídios injetados foram expressos nesses embriões para produzir endonuclease *Cas9* e o sgRNA, que então se combinaram para formar complexos ribonucleoproteicos que poderiam ser direcionados para uma sequência específica no gene *yellow* nos cromossomos desses embriões. Como a sequência-alvo era imediatamente *upstream* ao PAM necessário para a clivagem pela endonuclease *Cas9* de *S. pyogenes*, o DNA do gene *yellow* poderia ser clivado. Era esperado que a clivagem ocorresse na sequência-alvo três nucleotídios *upstream* do PAM, criando uma quebra bifilamentar no primeiro éxon do gene *yellow*. O reparo subsequente dessa quebra pelo mecanismo NHEJ propenso a erro poderia criar mutações *indel*, levando, em última instância, à perda do produto polipeptídico normal do gene *yellow*.

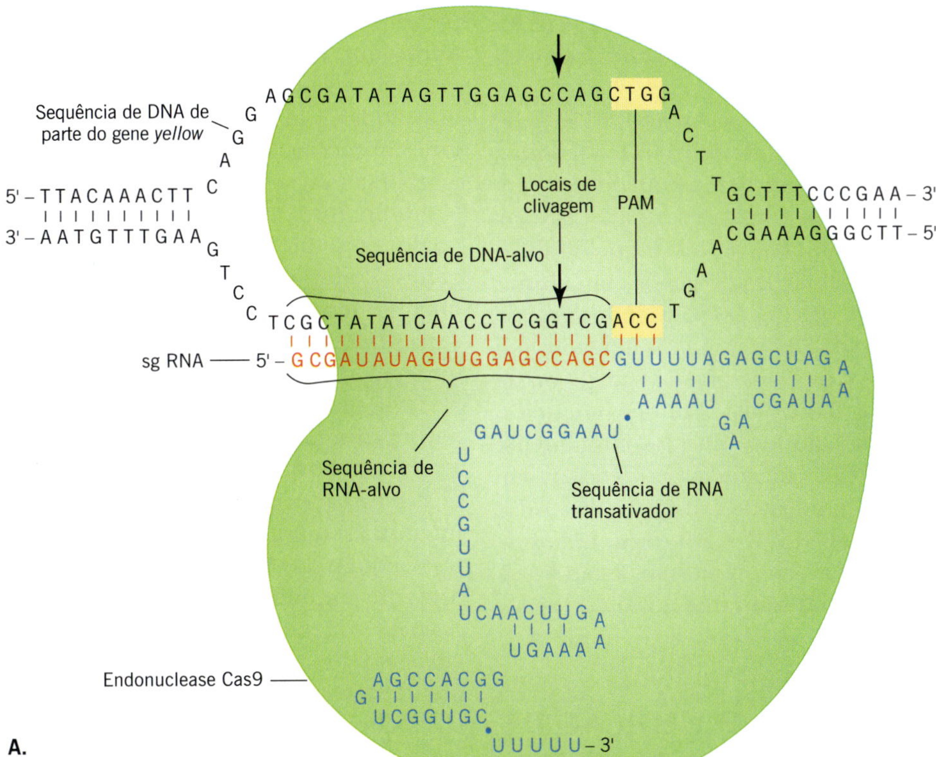

Tipo selvagem	5'-GGAGCGATATAGTTGGAGCCAGCTGGACT-3'
Mutação 1	5'-GGA**GCGATATAGTTGG---- AGC**TGGACT-3'
Mutação 2	5'-GGA**GCGATATAGTTGGA-CCA tg**TGGACT-3'

B.

FIGURA 16.25 Mutagênese direcionada do gene *yellow* de *Drosophila* usando endonuclease Cas9 derivada de *S. pyogenes* e um único RNA guia (sgRNA) A. Componentes do sistema-alvo. Tanto a endonuclease Cas9 quando o sgRNA são expressões de plasmídios injetados em embriões iniciais de *Drosophila*. A sequência-alvo do sgRNA está localizada no primeiro éxon do gene *yellow*. Os primeiros 20 nucleotídios do sgRNA (*vermelho*) são complementares a essa sequência. O restante do sgRNA (*azul*) atua como RNA transativador (tracrRNA) para facilitar a montagem do complexo ribonucleoproteico Cas9/sgRNA. O DNA-alvo no gene *yellow* está imediatamente *upstream* ao motivo protoespaçador adjacente (PAM, grifado de *amarelo*) necessário para que a endonuclease Cas9 clive o DNA. A clivagem ocorre três nucleotídios à esquerda dessa sequência, e ambos os filamentos do DNA-alvo são clivados. Adaptada da Figura S1 *in* Gratz *et al*. 2013. Genome engineering of *Drosophila* with the CRISPR RNA-guided Cas9 nuclease. Genetics 194: 1029-1035. B. Sequências de DNA parciais do gene *yellow* de tipo selvagem e duas mutações obtidas por meio de mutagênese direcionada. A parte da sequência de tipo selvagem complementar ao sgRNA-alvo é mostrada em *vermelho* e o PAM está grifado de *amarelo*. O local de clivagem Cas9 está representado por uma *seta*. A primeira mutação, uma deleção simples, tem quatro nucleotídios faltantes no entorno do local de clivagem. A primeira mutação tem uma *indel* mais complexa que inclui um nucleotídio faltante e dois nucleotídios pareados incorretamente (mostrados na *parte inferior)*. Dados da Figura 2A *in* Gratz *et al.* 2013. Genome engineering of *Drosophila* with the CRISPR RNA-guided Cas9 nuclease. Genetics 194: 1029-1035.

Gratz e seus colaboradores viram os efeitos dessas mutações *indel* quando os embriões injetados se desenvolveram até a fase adulta. Alguns dos adultos tinham manchas de tecido mutante amarelo em um corpo preto. Essas manchas amarelas representaram clones de células que se desenvolveram de células de progenitores embrionários nos quais o gene *yellow* sofreu mutação. Quando os pesquisadores cruzaram essas moscas adultas, perceberam que parte da progênie tinha fenótipo completamente amarelo. Essa observação mostrou a eles que a ação combinada de Cas9 e NHEJ produziu mutações *yellow* na linhagem germinativa e que tais mutações poderiam ser transmitidas para a próxima geração. Assim, o sistema CRISPR/Cas9 foi capaz de induzir mutações tanto nas células somáticas quanto nas da linhagem germinativa em embriões de *Drosophila* em desenvolvimento. Gratz e seus colegas determinaram posteriormente as sequências de DNA de algumas das mutações induzidas (**Figura 16.25 B**). Como esperado, havia tanto deleções quanto inserções no local-alvo do gene *yellow*.

Mutagênese direcionada com o sistema CRISPR/Cas9 não é limitada a organismos-modelo genéticos, como a *Drosophila*. Entre os animais, foi usada com sucesso em sapos, peixes, porcos, coelhos e macacos e, entre os vegetais, no milho, no arroz, no tabaco e no trigo. Também foi usada para provocar mutações de genes em culturas de células humanas. Em alguns casos, a endonuclease Cas9 e o sgRNA são gerados de plasmídios injetados em embriões – como vimos com *Drosophila* de Gratz – ou de plasmídios transfectados nas células. Em outros casos, a proteína Cas9 e o sgRNA são introduzidos diretamente em material experimental. Há ainda outros casos em que essas moléculas são geradas de transgenes inseridos no genoma. A tecnologia CRISPR/Cas9 e seus meios de aplicação em uma variedade de organismos estão atualmente sendo implementadas em laboratórios ao redor do mundo.

DELEÇÃO, SUBSTITUIÇÃO E EDIÇÃO DE GENES COM O SISTEMA CRISPR/CAS9

Com o sistema CRISPR/Cas9, os geneticistas são capazes de deletar, substituir e editar genes nas células e nos organismos. Essas manipulações vão além de uma mutagênese direcionada simples e estão se tornando operações importantes no campo emergente da engenharia genômica. A **Figura 16.26** demonstra como o sistema CRISPR/Cas9 pode ser usado na combinação com os mecanismos de reparo celular a fim de provocar essas mudanças em um genoma.

Um procedimento é deletar um gene inteiro (ou qualquer sequência de DNA) de um genoma (**Figura 16.26 A**). Esse procedimento usa dois sgRNA diferentes para dirigir a endonuclease Cas9 a locais flanqueadores do gene. A clivagem simultânea nesses locais gerará duas rupturas bifilamentares, as quais precisam ser reparadas. Se o reparo é realizado por NHEJ, é possível que o DNA à esquerda de uma quebra e o DNA à direita de outra se unam, causando a deleção do gene entre eles. Gratz e seus colaboradores usaram essa estratégia para produzir deleções completas do gene *yellow* de *Drosophila*.

Outro procedimento é substituir um gene com uma sequência diferente de DNA – talvez um gene diferente, ou o mesmo após ser modificado *in vitro* por tecnologia de DNA recombinante. Esse procedimento usa Cas9 com dois sgRNA diferentes para criar quebras bifilamentares de cada lado do gene que o pesquisador deseja substituir (**Figura 16.26 B**). Então, ele conta com o DNA quebrado para ser reparado por um processo que envolve a recombinação com outra molécula de DNA que é pelo menos parcialmente homóloga a ele. Esse processo é uma alternativa para o reparo por NHEJ. Para facilitar o evento alternativo, o pesquisador precisa suprir um parceiro de recombinação adequado, em geral um plasmídio que contém o gene de substituição flanqueado por reações homólogas àquelas que flanqueiam as quebras do DNA genômico. A recombinação entre essas regiões homólogas insere o gene de substituição no DNA genômico; ou seja, substitui esse gene pelo gene nativo. Naturalmente, esse procedimento pode ser aplicado a qualquer sequência de DNA genômico, não apenas a genes. Poderia, por exemplo, ser usado para substituir uma sequência reguladora localizada perto de um gene com uma sequência diferente, que alteraria o tempo ou o lugar da expressão gênica em um organismo; ou poderia ser usado para substituir a sequência envolvida na organização da cromatina com uma sequência que alteraria tal organização.

Por fim, o sistema CRISPR/Cas9 pode ser usado para introduzir mudanças específicas nos genes e em outras sequências de DNA (**Figura 16.26 C**). Nesse procedimento de edição, a endonuclease Cas9 é direcionada para uma sequência por um único sgRNA. Após a clivagem no local-alvo, o DNA quebrado é reparado por uma recombinação homóloga com a molécula de DNA que contém uma sequência alterada de um gene. Um pesquisador poderia, por exemplo, querer alterar um único aminoácido no polipeptídio de um gene; tal pesquisador, portanto, proporcionaria um parceiro de recombinação cujo códon apropriado tenha sido alterado *in vitro*. Dessa maneira, a edição gênica com o sistema CRISPR/Cas9 poderia ser um modo de corrigir os genótipos mutantes em organismos e poderia, portanto, tornar-se a base da terapia gênica de substituição em seres humanos. O procedimento de edição gênica também tem diferentes aplicações na pesquisa básica. Por exemplo, poderia ser usado para inserir uma série inteira de códons em um gene – por exemplo, os códons para a proteína verde fluorescente (GFP; ver Capítulo 15) de modo que o gene editado codifique um polipeptídio corado com marcador fluorescente. O polipeptídio marcado poderia, então, ser monitorado com microscopia fluorescente enquanto atua nas células vivas.

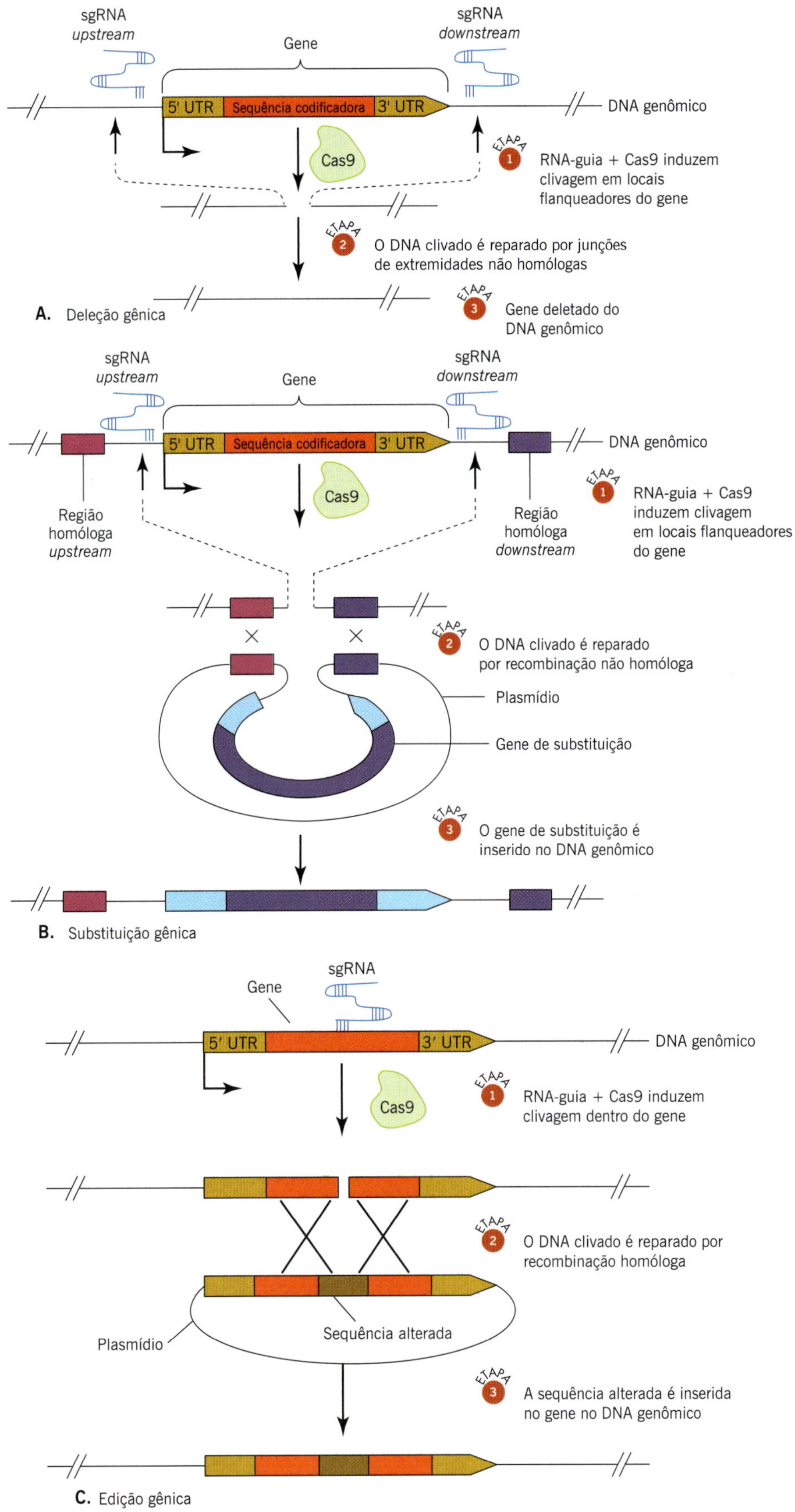

FIGURA 16.26 Engenharia genômica com sistema CRISPR/Cas9. A. Deleção de um gene inteiro (sequência codificadora, mais regiões não traduzidas 5′ e 3′, ou UTR) por meio de clivagem Cas9 em dois locais flanqueadores do gene. A endonuclease Cas9 é guiada para esses locais por dois sgRNA diferentes. B. Substituição de um gene por recombinação entre DNA genômico clivado em dois locais por endonuclease Cas9 e regiões homólogas flanqueando um gene diferente em um plasmídio. C. Edição de um gene por recombinação entre DNA genômico clivado por endonuclease Cas9 e um gene alterado em um plasmídio.

PONTOS ESSENCIAIS

- *Os sistemas imunes microbianos que protegem contra infecção por bacteriófagos foram explorados a fim de induzir quebras bifilamentares em sequências de DNA específicas nos genomas de células e de organismos*
- *O reparo dessas quebras por junção de extremidades não homólogas (NHEJ) cria mutações* indel *na sequência genômica-alvo de DNA*
- *O reparo de duas rupturas bifilamentares por NHEJ consegue deletar DNA genômico entre as rupturas*
- *O reparo de rupturas bifilamentares por recombinação homóloga possibilita substituir ou editar sequências de DNA genômico.*

Exercícios

Aplique a análise genética básica

1. Como os polimorfismos do comprimento do fragmento de restrição (RFLP) são usados na pesquisa do gene mutante causador da doença de Huntington (DH)?

Resposta: As equipes de pesquisa da DH examinaram membros de duas grandes famílias à procura de ligação entre o RFLP e o gene *HTT* (*huntingtin*). Encontraram um RFLP no cromossomo 4 estreitamente ligado ao gene *HTT* (recombinação de 4%).

2. Uma vez estabelecida a ligação estreita entre o gene *HTT* e o RFLP no cromossomo 4, qual foi o próximo passo das equipes de pesquisa na busca do gene *HTT* mutante?

Resposta: Elas prepararam um mapa de restrição detalhado dessa região (transpondo 500 kb) do cromossomo 4 (Figura 16.1).

3. Como as equipes de pesquisa identificaram genes candidatos na região mapeada do cromossomo 4?

Resposta: Elas usaram clones de cDNA para identificar os segmentos codificadores ou éxons de genes na região e para rastreamento de bibliotecas genômicas à procura de clones superpostos aos éxons. Em seguida, as sequências dos cDNA e dos DNA genômicos foram comparadas para deduzir as estruturas éxon–íntron de genes na região mapeada.

4. Como as equipes de pesquisa de DH determinaram qual dos genes candidatos era o gene *HTT*?

Resposta: Elas sequenciaram os genes candidatos de indivíduos com DH e de membros não afetados de suas famílias e pesquisaram anormalidades estruturais nos genes de indivíduos afetados. Os resultados mostraram que um gene, agora denominado gene *huntingtin* (*HTT*), contém uma repetição trinucleotídica, $(CAG)_n$, que estava presente em 11 a 34 cópias em indivíduos não afetados e em 42 a mais de 100 cópias em indivíduos afetados. Eles identificaram essa repetição trinucleotídica expandida nos alelos *huntingtin* de membros afetados de 72 famílias diferentes, deixando pouca dúvida de que *huntingtin* é o gene responsável pela DH.

5. Que utilidade tem para os conselheiros genéticos conhecer a sequência nucleotídica do gene *huntingtin*?

Resposta: O conhecimento da sequência nucleotídica do gene *huntingtin* ofereceu aos conselheiros um teste diagnóstico simples e preciso para detectar alelos mutantes do gene. Iniciadores oligonucleotídicos de sequências flanqueadoras da região de repetição de trinucleotídio do gene podem ser usados para amplificar esse segmento do gene, e o número de repetições de trinucleotídios pode ser determinado por eletroforese em gel de poliacrilamida (Figura 16.2). Assim, indivíduos sob risco de transmissão do gene mutante podem ser submetidos ao teste para detectar sua presença antes de ter filhos. Se um dos pais tiver o gene mutante, pode-se fazer o teste em células fetais ou até mesmo em uma única célula de um embrião de oito células pré-implantação. Assim, os conselheiros genéticos são capazes de oferecer às famílias em risco informações precisas acerca da presença do gene em indivíduos que planejam ter filhos, em células fetais e até mesmo em embriões de oito células.

Autoavaliação

Integre diferentes conceitos e técnicas

1. A ataxia espinocerebelar (tipo 1) é uma doença neurológica progressiva com início típico entre 30 e 50 anos de idade. A neurodegeneração é consequência da perda seletiva de neurônios específicos. Embora não se conheça a causa da morte neuronal seletiva, sabe-se que a doença é

causada pela expansão de uma repetição trinucleotídica CAG, com alelos normais contendo cerca de 28 cópias e alelos mutantes, 43 a 81 cópias do trinucleotídio. Dadas as sequências nucleotídicas de cada lado da região de repetição, como você detectaria a região da repetição trinucleotídica expandida responsável pelo tipo 1 de ataxia espinocerebelar?

Resposta: O teste de DNA para ataxia espinocerebelar (tipo 1) seria semelhante ao teste para o alelo *huntingtin* descrito na Figura 16.2. Primeiro, seriam sintetizados iniciadores de PCR correspondentes às sequências de DNA de cada lado da região de repetição CAG. Esses iniciadores seriam usados para amplificar a região de repetição CAG desejada do DNA genômico do indivíduo testado por PCR. Então, os tamanhos das regiões de repetição de trinucleotídios seriam determinados por medida do tamanho dos produtos da PCR por eletroforese em gel. Qualquer gene com menos de 30 cópias da repetição CAG seria considerado um alelo normal, ao passo que a presença de um gene com 40 cópias ou mais do trinucleotídio seria diagnóstico de alelos mutantes causadores de ataxia espinocerebelar.

2. Suponha que você acabou de fazer o teste de DNA para ataxia espinocerebelar em uma mulher de 25 anos cuja mãe morreu por essa doença. Os resultados foram positivos para a mutação da ataxia. A mulher e seu marido desejam ter filhos biológicos, mas não querem correr o risco de transmitir o gene anômalo para eles. Quais são as opções?

Resposta: As opções dependem das convicções religiosas e morais da mulher e de seu marido. Uma possibilidade é a realização da amniocentese ou biopsia de vilosidades coriônicas para obter células fetais no início da gravidez, fazer o teste de DNA à procura da região trinucleotídica expandida responsável pela ataxia espinocerebelar nas células fetais e só manter a gravidez se não houver o gene anômalo. Outra possibilidade é o uso de fertilização *in vitro*. O teste de DNA à procura de ataxia é feito em uma célula do pré-embrião de oito células, que só é implantado se o teste for negativo para o gene anômalo da ataxia. Uma terceira opção pode se tornar disponível no futuro, um método efetivo de tratar a doença antes do início da neurodegeneração, talvez por terapia de reposição gênica.

Avaliação adicional

Entenda melhor e desenvolva a capacidade analítica

16.1 O que são ilhas de CpG? Qual é sua utilidade na clonagem posicional dos genes humanos?

16.2 Por que o gene mutante causador da doença de Huntington é denominado *huntingtin*? Por que esse gene pode ser renomeado no futuro?

16.3 Como se utilizou a sequência nucleotídica do gene *CF* para obter informações sobre a estrutura e a função de seu produto gênico?

16.4 Como a caracterização do gene *CF* e de seu produto poderia levar ao tratamento da fibrose cística por terapia gênica de células somáticas? Que obstáculos têm de ser superados antes que seja possível o tratamento eficaz da fibrose cística por terapia gênica?

16.5 A distrofia miotônica (DM), que ocorre em cerca de 1 em 8.000 indivíduos, é a forma mais comum de distrofia muscular em adultos. A doença, caracterizada por degeneração muscular progressiva, é causada por um gene mutante dominante que contém uma região de repetição CAG expandida. Os alelos selvagens do gene *MD* contêm 5 a 30 cópias do trinucleotídio. Os alelos *MD* mutantes contêm 50 a mais de 2.000 cópias da repetição CAG. A sequência nucleotídica completa do gene *MD* está disponível. Elabore um teste diagnóstico para o gene mutante responsável pela distrofia miotônica que possa ser feito usando DNA genômico de recém-nascidos, células fetais obtidas por amniocentese e células únicas de pré-embriões de oito células produzidos por fertilização *in vitro*.

16.6 Em seres humanos, a ausência de uma enzima denominada purina nucleosídio fosforilase (PNP) causa uma imunodeficiência de linfócitos T grave semelhante à imunodeficiência combinada grave (SCID). A deficiência de PNP tem um padrão de herança autossômico recessivo, e o gene codificador da PNP humana foi clonado e sequenciado. A deficiência de PNP seria uma boa candidata à terapia gênica? Crie um procedimento para terapia gênica com células somáticas de deficiência de PNP.

16.7 Agora é possível produzir proteínas humanas em bactérias como *E. coli*. Não se pode, porém, simplesmente introduzir um gene humano em *E. coli* e esperar que seja expresso. Que medidas têm de ser tomadas para construir uma cepa de *E. coli* que produza uma proteína de mamífero como o hormônio do crescimento humano?

16.8 Você construiu um gene sintético que codifica uma enzima que degrada o herbicida glifosato. Você deseja introduzir seu gene sintético em vegetais *Arabidopsis* e testar os vegetais transgênicos para a resistência a glifosato. Como você poderia produzir uma planta *Arabidopsis* transgênica que carreasse seu gene sintético por transformação mediada por *A. tumefaciens*?

16.9 Um *locus* STR humano contém uma repetição em *tandem* $(TAGA)_n$, na qual *n* varia entre 5 e 15. Quantos alelos desse *locus* você esperaria encontrar na população humana?

16.10 Alguns corpos são encontrados sepultados em uma floresta. Os policiais suspeitam de que entre eles possa estar a família Jones que desapareceu (pais e dois filhos). Extraem o DNA de ossos e examinam os perfis de DNA de *loci* STR *A* e *B*, que contêm repetições em *tandem* de comprimento variável. Também analisam os perfis de DNA de dois outros homens. Os resultados são mostrados na tabela a seguir em que os números indicam o número de cópias da repetição em *tandem* de determinado alelo; por exemplo, o homem 1 tem um alelo com 8 e outro alelo com 9 cópias de uma repetição em *tandem* no *locus A*.

	Locus A	***Locus B***
homem 1	8/9	5/7
homem 2	6/8	5/5
homem 3	7/10	7/7
mulher	8/8	3/5
criança 1	7/8	5/7
criança 2	8/8	3/7

A mulher poderia ser a mãe das duas crianças? Por que sim? Ou por que não? Algum desses homens poderia ser o pai da criança 1? Em caso afirmativo, qual deles?

16.11 Os perfis de DNA tiveram papéis essenciais em muitos julgamentos por estupro e assassinato. O que é um perfil de DNA? Quais são os papéis dos perfis de DNA nesses processos judiciais? Em alguns casos, os geneticistas temiam que os dados do perfil de DNA estivessem sendo usados impropriamente. Cite algumas das suas preocupações; como essa questão foi corretamente enfrentada?

16.12 Os perfis de DNA mostrados nesse problema foram preparados a partir do DNA genômico de células do sangue obtidas de uma mulher, sua filha e três homens que afirmavam ser pais da criança.

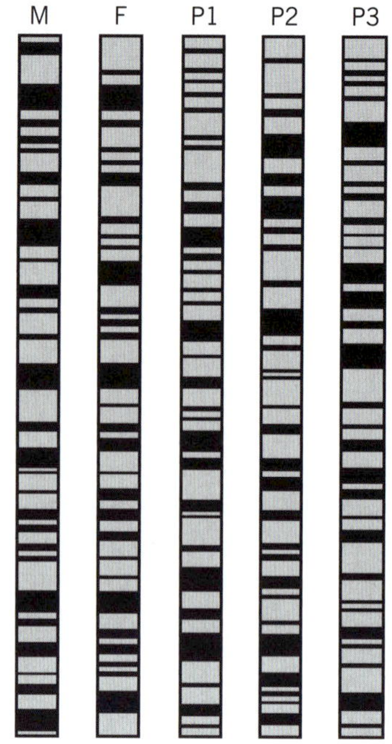

De acordo com os perfis de DNA, o que se pode determinar sobre a paternidade nesse caso?

16.13 A maioria dos especialistas forenses concorda que os perfis de DNA de amostras de sangue obtidas na cena do crime e em objetos pessoais podem oferecer dados convincentes para condenações por assassinato. No entanto, às vezes os advogados de defesa alegam com sucesso que o descuido no manuseio das amostras de sangue acarreta contaminação das amostras. Que problemas a contaminação das amostras de sangue causam na interpretação de perfis de DNA? Você esperaria que esses erros levassem à condenação de um inocente ou à absolvição de um culpado?

16.14 O plasmídio Ti contém uma região denominada T-DNA. Por que essa região é denominada T-DNA? Qual é sua importância?

16.15 A geração de vegetais transgênicos que usa transformação mediada por *A. tumefaciens* frequentemente resulta em múltiplos locais de inserção. Esses locais frequentemente variam no nível de expressão do transgene. Que métodos você usaria para determinar se os vegetais transgênicos têm ou não mais de um transgene e, em caso afirmativo, onde os transgenes são inseridos nos cromossomos?

16.16 É possível usar vetores retrovirais "desarmados" para introduzir genes em animais superiores, inclusive em seres humanos. Quais são as vantagens dos vetores retrovirais em relação a outros tipos de vetores de transferência gênica? Quais são as desvantagens?

16.17 Os camundongos transgênicos agora são rotineiramente produzidos e estudados em laboratórios de pesquisa em todo o mundo. Como são produzidos os camundongos transgênicos? Que tipos de informações podem ser obtidos por estudos feitos em camundongos transgênicos? Essas informações têm alguma importância para a prática da medicina? Em caso afirmativo, qual?

16.18 Dois homens reivindicam a paternidade do bebê Joyce Doe. A análise do perfil de DNA STR CODIS da mãe de Joyce mostrou que ela é homozigota para o alelo 8 no *locus* TPOX (o alelo 8 contém oito repetições da sequência GAAT nesse *locus* polimórfico). Joyce é heterozigota para os alelos 8 e 11 nesse *locus*. Na tentativa de resolver a disputa de paternidade, os dois homens são submetidos ao teste de perfil de DNA STR no *locus* TPOX no cromossomo 2. O suposto pai nº 1 era heterozigoto para os alelos 8 e 11 no *locus* TPOX, e o suposto pai nº 2 era homozigoto para o alelo 11 nesse *locus*. Esses resultados podem solucionar esse caso de paternidade? Em caso afirmativo, quem é o pai biológico? Em caso negativo, por que não?

16.19 Muitas proteínas humanas úteis contêm carboidratos ou lipídios que são acrescentados após a tradução. As bactérias não contêm as enzimas necessárias para acrescentar esses componentes aos produtos primários da tradução. Como essas proteínas poderiam ser produzidas usando animais transgênicos?

16.20 Richard Meagher e colaboradores clonaram uma família de 10 genes codificadores de actinas (um importante componente do citoesqueleto) em *Arabidopsis thaliana*. Os dez produtos gênicos da actina são semelhantes, muitas vezes se diferenciando em apenas alguns aminoácidos. Assim, as sequências codificadoras dos dez genes também são muito semelhantes, de modo que há hibridização cruzada da região codificadora de um gene com as regiões codificadoras dos outros nove genes. Já as regiões não codificadoras dos dez genes são muito divergentes. Meagher formulou a hipótese de que os padrões de expressão temporal e espacial dos dez genes da actina são muito diferentes. Você foi contratado por Meagher para testar essa hipótese. Elabore experimentos que possibilitem identificar o padrão de expressão temporal e espacial de cada um dos dez genes da actina em *Arabidopsis*.

16.21 Os primeiros camundongos transgênicos foram criados por microinjeção em ovócitos fertilizados de vetor de DNA semelhante ao apresentado na Figura 16.15, exceto pelo fato de que continha um promotor para o gene da metalotioneína de mamíferos ligado ao gene *HGH*. Os camundongos transgênicos apresentaram níveis elevados de *HGH* em tecidos de outros órgãos que não a hipófise, por exemplo, coração, pulmão e fígado, e houve atrofia da hipófise. Como seria possível controlar melhor a produção de *HGH* em animais transgênicos, com expressão restrita à hipófise?

16.22 Qual é a diferença entre as técnicas genéticas reversas usadas para analisar processos biológicos e os métodos genéticos clássicos?

16.23 Como é possível usar o silenciamento gênico por RNAi para identificar a função dos genes?

16.24 Qual é a diferença entre as técnicas de mutagênese insercional e outras técnicas de genética reversa?

16.25 A mutagênese insercional é uma ferramenta valiosa tanto em vegetais quanto em animais. No entanto, quando se usa a mutagênese insercional em larga escala, qual é a principal vantagem dos vegetais em relação aos animais?

16.26 Nós comentamos os lastimáveis efeitos da mutagênese insercional nos quatro meninos que tiveram leucemia após terapia gênica de imunodeficiência combinada grave ligada ao X. Como essa consequência da terapia gênica poderia ser evitada no futuro? Você acredita que o uso da terapia gênica de células somáticas para doenças humanas algum dia poderá ser totalmente seguro? Por quê? Por que não?

16.27 Um filamento de um gene em *Arabidopsis thaliana* tem a seguinte sequência nucleotídica:

atgagtgacgggaggaggaagaagagcgtgaacggaggtgcacc
ggcgcaaacaatcttggatgatcggagatctagtcttccggaagtt
gaagcttctccaccggctgggaaacgagctgttatcaagagtgcc
gatatgaaagatgatatgcaaaaggaagctatcgaaatcgccatctcc
gcgtttgagaagtacagtgtggagaaggatatagctgagaatata
aagaaggagtttgacaagaaacatggtgctacttggcattgcattgtt
ggtcgcaactttggttcttatgtaacgcatgagacaaaccatttcgtt
tacttctacctcgaccagaaagctgtgctgctcttcaagtcgggttaa

A função desse gene ainda é incerta. (a) Como a mutagênese insercional poderia ser usada para investigar essa função? (b) Elabore um experimento de uso de interferência por RNA para sondar a função (ou as funções) do gene.

16.28 Consultemos o *site* do Salk Institute's Genome Analysis Laboratory (http://signal.salk.edu/cgi-bin/tdnaexpress) e verifiquemos se alguma de suas linhas de T-DNA tem inserções no gene mostrado na questão anterior. No *site* SIGnAL, role a tela para baixo até "BLAST" e digite a sequência na caixa. O mapa resultante mostrará a localização de inserções de T-DNA mapeadas em relação à localização do gene (retângulo verde na parte superior). Usando as setas azuis na parte superior direita você pode manter o foco apenas na região curta que contém o gene ou em regiões relativamente longas de cromossomo 4 de *Arabidopsis*. Há alguma inserção de T-DNA no gene em questão? Ou perto do gene?

16.29 O sistema imune antifago CRISPR/Cas9 em *Streptococcus pyogenes* implanta vários crRNAs derivados de sequências repetidas e espaçadores no arranjo CRISPR no genoma de *S. pyogenes*. Na combinação com o RNA transativador (tracrRNA), esses crRNAs guiam a endonuclease Cas9 para sequências complementares em genomas de fagos infecciosos, em que a Cas9 cliva o DNA do fago. Uma necessidade para a clivagem é que a sequência-alvo de DNA de fago fique imediatamente *upstream* de um *motif* adjacente protoespaçador (PAM), que, no sistema de *S. pyogenes*, é 5′-NGG-3′. Por que é importante que o arranjo CRISPR no genoma de *S. pyogenes* não contenha esse PAM?

16.30 A endonuclease Cas9 de *Streptococcus pyogenes* pode ser direcionada para uma sequência de DNA genômica específica por um sgRNA que tem, em sua extremidade 5′, 20 nucleotídios complementares à sequência-alvo. Se essa sequência-alvo estiver imediatamente *upstream* ao *motif* adjacente protoespaçador (PAM) 5′-NGG-3′, Cas9 clivará o DNA-alvo. Suponha que você escolheu uma sequência-alvo de 20 nucleotídios no genoma de *Drosophila melanogaster* e que tal sequência está próxima ao PAM necessário. Como seria possível determinar se a Cas9 clivará apenas essa sequência no genoma de *Drosophila*?

16.31 Como o sistema CRISPR/Cas9 poderia ser usado para criar uma translocação entre dois autossomos em culturas de células humanas?

Genômica na Web em http://www.ncbi.nlm.nih.gov

A distrofia muscular é um grupo de distúrbios humanos que causa fraqueza muscular progressiva e perda de células musculares.

1. Quantos tipos diferentes de distrofia muscular hereditária foram caracterizados em seres humanos até hoje?
2. Quais são as localizações cromossômicas dos genes anômalos responsáveis pelas diferentes formas de distrofia muscular?
3. As distrofias musculares de Duchenne e Becker são causadas por mutações em um gene do cromossomo X que codifica uma proteína denominada distrofina. Qual é a diferença entre esses dois tipos de distrofia muscular?
4. O gene da distrofina (*DMD*) foi clonado e sequenciado. Quais são as características exclusivas desse gene e da proteína codificada por ele? Que obstáculos elas representam para a terapia gênica das distrofias musculares de Duchenne e Becker?
5. Existem testes gênicos para distrofia muscular de Duchenne? Como eles são feitos?

Dica: No *site* do NCBI, busque por *muscular dystrophy* como palavras-chave e então clique em *OMIM* (Online Mendelian Inheritance in Man).

Regulação da Expressão Gênica em Procariotos

17

PANORAMA

- Estratégias para a regulação de genes em procariotos
- Expressão de genes constitutivos, induzíveis e repressíveis
- Controle positivo e negativo da expressão gênica
- Óperons | Unidades de expressão gênica de regulação coordenada
- Óperon de lactose em *E. coli* | Indução e repressão catabólica
- Óperon triptofano em *E. coli* | Repressão e atenuação
- Regulação da expressão gênica em procariotos

O sonho de D'Hérelle

Em 1910, o microbiologista franco-canadense Felix d'Hérelle estava no México, investigando uma doença bacteriana que dizimava populações inteiras de gafanhotos. Os gafanhotos infectados apresentavam diarreia grave e, antes de morrer, excretavam suspensões quase puras de bacilos. Ao estudar as bactérias das fezes dos gafanhotos, d'Hérelle observou manchas circulares transparentes nas culturas bacterianas em ágar. No entanto, não viu nada ao examinar ao microscópio o material das manchas transparentes. Em 1915, d'Hérelle voltou ao Instituto Pasteur de Paris, onde estudou uma epidemia de disenteria bacteriana que se alastrava nas unidades militares baseadas na França. Mais uma vez, observou manchas transparentes no tapete de bactérias. Além disso, ele demonstrou que qualquer que fosse o causador da morte da *Shigella* – bactéria causadora de disenteria em seres humanos –, conseguia atravessar um filtro de porcelana que retinha todas as bactérias conhecidas. Em 1917, d'Hérelle publicou os resultados e denominou os agentes bactericidas submicroscópicos de bacteriófagos (do grego, "que devora bactérias").

Enquanto isso, d'Hérelle continuou a estudar os agentes submicroscópicos que destruíram *Shigella*. Ele escreveu o seguinte relato de um de seus experimentos: "[...] em um lampejo, eu havia compreendido: a causa das manchas transparentes era, na verdade, um micróbio invisível, um vírus filtrável, mas um vírus que parasita bactérias [...] 'Se isso for verdade, provavelmente o mesmo aconteceu durante a noite com o homem doente, que ontem estava em estado grave. No seu intestino, assim como em meu tubo de ensaio, os bacilos da disenteria dissolveram-se sob a ação desse parasita. Ele agora deve estar curado.' Eu corri até o hospital. Com efeito, durante a noite, sua condição havia melhorado muito e ele começava a convalescer" (d'Hérelle, F. 1949. The Bacteriophage. *Science News* 14:44-59).

De fato, d'Hérelle tornou-se obcecado por sua convicção de que as doenças humanas causadas por bactérias poderiam ser tratadas, talvez até mesmo erradicadas, pela terapia com bacteriófagos. Infelizmente, logo foi demonstrado que essa forma simples de terapia com bacteriófagos não é eficaz no tratamento de infecções bacterianas porque, muitas vezes, as bactérias sofrem mutação e se tornam resistentes aos fagos. Todavia, o trabalho de d'Hérelle abriu caminho para pesquisas que acabariam por criar um campo totalmente novo – a genética microbiana – e trouxe novas luzes para os mecanismos de regulação da expressão gênica.

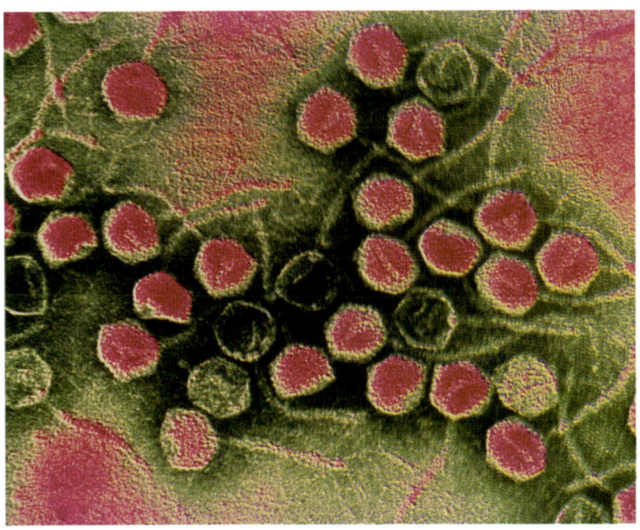

CNRI/Photo Researchers.

Micrografia eletrônica colorizada de bacteriófago lambda.

Estratégias para a regulação de genes em procariotos

Os procariotos desenvolveram mecanismos que ativam e desativam genes em resposta a sinais recebidos do ambiente, bem como mecanismos que expressam genes em uma sequência temporal pré-programada.

Os microrganismos têm notável capacidade de adaptação a diversas condições ambientais. Essa adaptabilidade depende parcialmente de sua capacidade de ativar e desativar a expressão de conjuntos específicos de genes em resposta a mudanças do ambiente. A expressão de genes específicos é ativada quando os produtos desses genes são necessários para o crescimento. Sua expressão é desativada quando os produtos gênicos não são mais necessários. A síntese de transcritos gênicos e produtos da tradução requer gasto considerável de energia. Ao desativar a expressão de genes quando seus produtos não são necessários, um organismo consegue poupar energia e usá-la para sintetizar produtos que maximizem a velocidade de crescimento. Quais são, então, os mecanismos usados por microrganismos para regular a expressão gênica em resposta a mudanças no ambiente?

A expressão gênica em procariotos é regulada em vários níveis diferentes: transcrição, processamento de mRNA, renovação de mRNA, tradução e pós-tradução (**Figura 17.1**). No entanto, os mecanismos reguladores com efeitos máximos sobre o fenótipo atuam na transcrição.

De acordo com o que se sabe sobre a regulação da transcrição, os vários mecanismos reguladores parecem dividir-se em duas categorias gerais:

1. *Mecanismos que exigem a rápida ativação e desativação da expressão gênica em resposta a alterações ambientais.* Os mecanismos reguladores desse tipo são importantes nos microrganismos em razão da frequente exposição desses organismos a mudanças súbitas do ambiente. Eles dotam os microrganismos de considerável "plasticidade", a capacidade de ajustar seus processos metabólicos rapidamente para obter níveis máximos de crescimento e reprodução em uma grande variedade de condições ambientais.
2. *Mecanismos denominados circuitos pré-programados ou cascatas de expressão gênica.* Nesses casos, algum evento desencadeia a expressão de um conjunto de genes. O(s) produto(s) de um ou mais desses genes desativa(m) a transcrição do primeiro grupo de genes ou desativa(m) a transcrição de um segundo grupo de genes. Então, um ou mais produtos do segundo grupo atuam por ativação de um terceiro grupo, e assim por diante. Nesses casos, a expressão sequencial de genes é programada geneticamente, e, em geral, não é possível ativar os genes fora da sequência. Essas sequências pré-programadas de expressão gênica são bem-documentadas em procariotos e nos vírus que as atacam. Por exemplo, quando um bacteriófago lítico infecta uma bactéria, os genes virais são expressos em uma sequência predeterminada, e essa sequência está diretamente relacionada com a sequência temporal de participação do produto gênico na reprodução e na morfogênese do vírus. Na maioria dos exemplos conhecidos de expressão gênica pré-programada, o circuito é cíclico. Por exemplo, durante infecções virais, algum evento associado ao empacotamento do DNA ou RNA viral na cápsula proteica reinicia o programa genético de modo que a sequência apropriada de expressão dos genes ocorra novamente quando um vírus da prole infectar uma nova célula hospedeira.

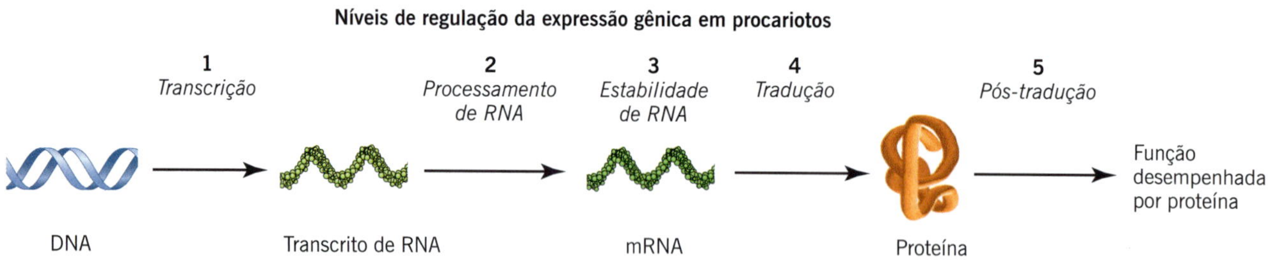

FIGURA 17.1 Resumo da via de expressão gênica, mostrando cinco níveis importantes de regulação em procariotos.

PONTOS ESSENCIAIS

- *Embora a expressão gênica possa ser regulada em muitos níveis, a regulação da transcrição se destaca.*

Expressão de genes constitutivos, induzíveis e repressíveis

Os genes que especificam componentes celulares com funções de manutenção – por exemplo, os RNA ribossômicos e as proteínas participantes da síntese proteica – têm expressão constitutiva. Outros genes geralmente só são expressos quando seus produtos são necessários para o crescimento.

Determinados produtos gênicos – como moléculas de tRNA, moléculas de rRNA, proteínas ribossômicas, subunidades de RNA polimerase e enzimas catalisadoras de processo metabólicos que são frequentemente denominadas funções de "manutenção" celular – são componentes essenciais de quase todas as células vivas. A expressão dos genes que especificam produtos desse tipo é contínua na maioria das células. Diz-se que a expressão desses genes é constitutiva, e eles são denominados **genes constitutivos**.

Outros produtos gênicos são necessários para o crescimento celular apenas em determinadas condições ambientais. A síntese constitutiva desses produtos gênicos seria um desperdício, usando energia que poderia ser empregada para acelerar o crescimento. Evidentemente, o desenvolvimento de mecanismos reguladores que só promovessem a síntese desses produtos gênicos quando e onde fossem necessários proporcionaria a esses organismos uma vantagem seletiva em relação aos demais. Sem dúvida, isso explica por que os organismos existentes atualmente, inclusive bactérias e vírus, apresentam mecanismos altamente eficientes para controle da expressão gênica.

Escherichia coli e a maioria das outras bactérias são capazes de crescer usando qualquer um dos vários carboidratos – por exemplo, glicose, sacarose, galactose, arabinose e lactose – como fonte de energia. A glicose, se presente no meio, será metabolizada preferencialmente pelas bactérias *E. coli*. Na ausência de glicose, porém, *E. coli* crescem muito bem com outros carboidratos. As células cultivadas em meio cuja única fonte de glicose é o açúcar lactose, por exemplo, sintetizam duas enzimas, β-galactosidase e β-galactosídio permease, que são especificamente necessárias para o catabolismo da lactose. A β-galactosídio permease bombeia lactose para dentro da célula, onde a β-galactosidase a cliva em glicose e galactose. Nenhuma dessas enzimas tem utilidade para *E. coli* se não houver lactose disponível. A síntese dessas duas enzimas requer considerável energia (na forma de ATP e GTP; ver Capítulos 11 e 12). Portanto, *E. coli* desenvolveram um mecanismo regulador pelo qual a síntese dessas enzimas de catabolismo da lactose é ativada na presença de lactose e desativada em sua ausência.

Em ambientes naturais (trato intestinal e encanamento de esgoto), *E. coli* provavelmente encontram uma situação de ausência de glicose e presença de lactose com frequência relativamente pequena. Portanto, é provável que os genes de *E. coli* codificadores das enzimas implicadas no uso da lactose estejam desativados na maior parte do tempo. Células cultivadas em outro carboidrato que não a lactose, transferidas para um meio no qual a lactose é a única fonte de carbono, logo começam a sintetizar as enzimas necessárias para uso da lactose (**Figura 17.2 A**). Esse processo de ativação da expressão de genes em resposta a uma substância no ambiente é denominado **indução**. Genes cuja expressão é regulada dessa maneira são denominados **genes induzíveis**; seus produtos, se forem enzimas, são denominados **enzimas induzíveis**.

As enzimas participantes de **vias catabólicas** (de degradação), como no uso de lactose, galactose ou arabinose, são caracteristicamente induzíveis. Conforme análise subsequente neste capítulo, a indução ocorre no processo de transcrição. A indução altera a velocidade de síntese enzimática, não a atividade das moléculas de enzima existentes. Não se deve confundir a indução com a ativação da enzima, que ocorre quando a ligação de uma pequena molécula à enzima aumenta a atividade da enzima, mas não afeta a taxa de síntese.

As bactérias são capazes de sintetizar a maioria das moléculas orgânicas necessárias para crescimento, como aminoácidos, purinas, pirimidinas e vitaminas. Por exemplo, o genoma de *E. coli* contém cinco genes codificadores de enzimas que catalisam etapas da biossíntese do triptofano. Esses cinco genes têm de ser expressos em *E. coli* cultivadas em meio sem triptofano para produzir quantidade adequada desse aminoácido para a síntese proteica permanente.

Quando *E. coli* estão em meio que contém triptofano suficiente para promover o crescimento adequado, a continuação da síntese das enzimas de biossíntese do triptofano é um desperdício de energia. Assim, surgiu um mecanismo regulador em *E. coli* que desativa a síntese das enzimas de biossíntese de triptofano quando há triptofano externo (**Figura 17.2 B**). Diz-se que um gene cuja expressão foi desativada dessa maneira está "reprimido"; o processo é a **repressão**. Quando a expressão desse gene é ativada, diz-se que foi "desreprimido"; essa resposta é denominada **desrepressão**.

Com frequência, as enzimas componentes das **vias anabólicas** (de biossíntese) são repressíveis. A repressão, a exemplo da indução, ocorre no processo de transcrição. A repressão não deve ser confundida com a inibição por *feedback*, que ocorre quando o produto de uma via de biossíntese se liga e inibe a atividade da primeira enzima na via, mas não afeta a síntese da enzima.

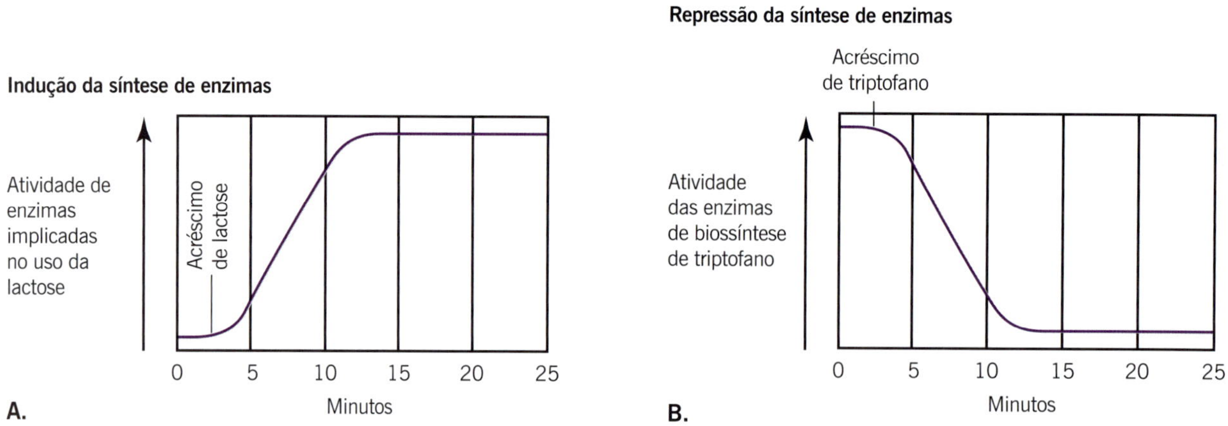

FIGURA 17.2 A. Indução da síntese de enzimas necessárias para o uso de lactose como fonte de energia. B. Repressão da síntese das enzimas necessárias para a biossíntese de triptofano, ambas em *E. coli*. Observe que os níveis de síntese enzimática são baixos na presença ou ausência de metabólitos.

PONTOS ESSENCIAIS

- *Em procariotos, a expressão dos genes que especificam as funções de manutenção, como rRNA, tRNA e proteínas ribossômicas, é constitutiva. Outros genes geralmente só são expressos quando seus produtos são necessários*
- *Os genes codificadores de enzimas participantes de vias catabólicas frequentemente só são expressos na presença dos substratos das enzimas; sua expressão é induzível*
- *Os genes codificadores de enzimas participantes das vias anabólicas geralmente são desativados quando existe o produto final da via; sua expressão é repressível.*

Controle positivo e negativo da expressão gênica

Em alguns casos, é necessário o produto de um gene regulador para iniciar a expressão de um ou mais genes. Em outros, é necessário o produto de um gene regulador para desativar a expressão de um ou mais genes.

A regulação da expressão gênica – indução, ou ativação dos genes, e repressão, desativação dos genes – pode ser feita tanto por mecanismos de controle positivo quanto por mecanismos de controle negativo. Os dois mecanismos contam com a participação de **genes reguladores** – genes codificadores de produtos que regulam a expressão de outros genes. Nos **mecanismos de controle positivo**, o produto do gene regulador é necessário para ativar a expressão de um ou mais genes estruturais (genes especificadores das sequências de aminoácidos de enzimas ou proteínas estruturais), ao passo que, nos **mecanismos de controle negativo**, o produto do gene regulador é necessário para desativar a expressão de genes estruturais. Tanto a regulação positiva quanto a regulação negativa são ilustradas em sistemas induzíveis e repressíveis na **Figura 17.3**.

É preciso lembrar que um gene é expresso quando a RNA polimerase se liga ao seu promotor e sintetiza um transcrito de RNA que contém a região codificadora do gene (Capítulo 11). O produto do gene regulador atua por ligação a um local conhecido como sítio de ligação à proteína reguladora (*RPBS*) adjacente ao promotor do gene ou genes estruturais. Quando o produto do gene regulador está ligado a *RPBS*, a transcrição do gene ou genes estruturais é ativada em um sistema de controle positivo (Figura 17.3, *direita*) ou desativada em um sistema de controle negativo (Figura 17.3, *esquerda*). Os produtos do gene regulador são denominados **ativadores** – porque ativam a expressão gênica – em sistemas de controle positivo, e **repressores** – porque reprimem a expressão gênica – em sistemas de controle negativo. A capacidade de uma proteína reguladora de se ligar ao *RPBS* depende da presença ou ausência de **moléculas efetoras** na célula. Os efetores geralmente são moléculas pequenas como aminoácidos, açúcares e metabólitos semelhantes. As moléculas efetoras participantes da indução da expressão gênica são denominadas **indutoras**; as que participam da repressão da expressão gênica são as **correpressoras**.

As moléculas efetoras (indutoras e correpressoras) ligam-se aos produtos do gene regulador (ativadores e repressores) e modificam as estruturas tridimensionais dessas proteínas. As modificações de conformação da estrutura das proteínas em consequência da ligação de pequenas moléculas são conhecidas como **transições alostéricas**. As modificações de conformação das proteínas costumam alterar sua atividade. No caso de ativadores e repressores, as transições alostéricas causadas por ligação de moléculas efetoras geralmente alteram sua capacidade de união a locais de ligação à proteína reguladora adjacentes aos promotores dos genes estruturais que elas controlam.

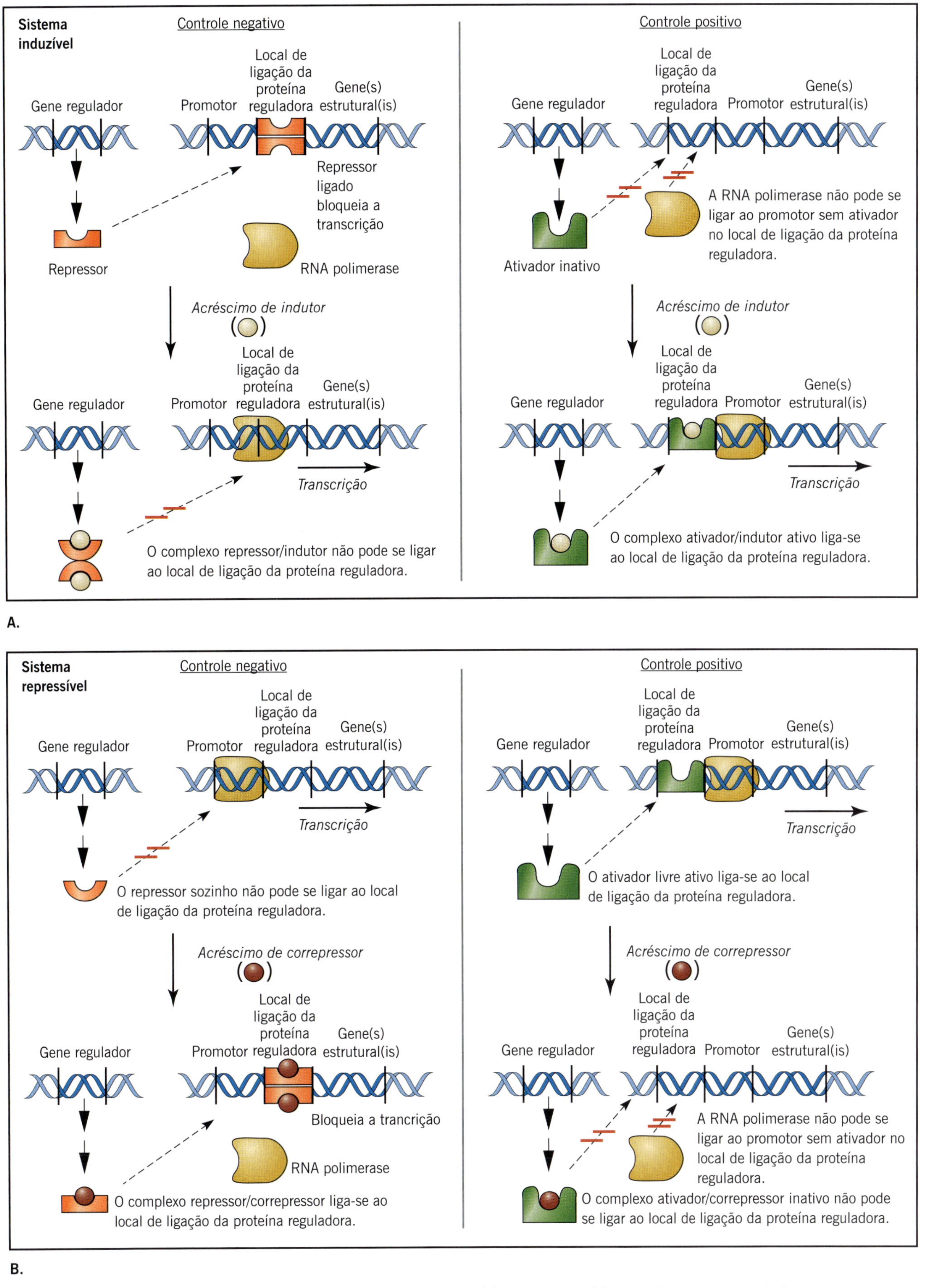

FIGURA 17.3 Controle negativo e positivo da expressão gênica induzível (A) e repressível (B). O produto gênico regulador é necessário para ativar a expressão gênica em sistemas de controle positivo e para desativar a expressão gênica em sistemas de controle negativo.

Em um mecanismo induzível negativo (Figura 17.3 A, *esquerda*), o repressor livre liga-se ao *RPBS* e impede a transcrição do gene ou genes estruturais na ausência de indutor. Quando presente, o indutor liga-se ao repressor, e o complexo repressor/indutor não pode se ligar ao *RPBS*. Sem repressor ligado ao *RPBS*, a RNA polimerase liga-se ao promotor e transcreve o gene ou genes estruturais. Em um mecanismo de controle induzível positivo (Figura 17.3 A, *direita*), o ativador não pode se ligar ao *RPBS* se não houver indutor, e a RNA polimerase só pode transcrever o gene ou genes estruturais se o complexo ativador/indutor estiver ligado ao *RPBS*. Assim, a transcrição dos genes estruturais só é ativada na presença de indutor.

Em um mecanismo regulador repressível negativo (Figura 17.3 B, *esquerda*), a transcrição do gene ou genes estruturais ocorre na ausência do correpressor, mas não em sua presença. Quando o complexo repressor/correpressor está ligado ao *RPBS*, impede a transcrição dos genes estruturais pela RNA polimerase. Na ausência de correpressor, o repressor livre não se liga ao *RPBS*; assim, a RNA polimerase pode se ligar ao promotor e transcrever os genes estruturais. Em um mecanismo de controle repressível positivo (Figura 17.3 B, *direita*), o produto do gene regulador, o ativador, tem de estar ligado ao *RPBS* para que a RNA polimerase se ligue ao promotor e transcreva o gene ou genes estruturais. Quando presente, o correpressor forma um complexo com a proteína ativadora, e esse complexo ativador/correpressor é incapaz de se ligar ao *RPBS*; consequentemente, a RNA polimerase não pode se ligar ao promotor e transcrever o gene ou genes estruturais.

Para compreender os detalhes desses quatro mecanismos de regulação, concentre-se nas principais diferenças entre eles. (1) O produto do gene regulador em um mecanismo de controle positivo, o ativador, participa da ativação da expressão gênica, ao passo que o produto do gene regulador em um mecanismo de controle negativo, o repressor, participa da desativação da expressão gênica. (2) Nos mecanismos de controle positivo e negativo, a expressão induzível ou repressível do gene depende da ligação da proteína reguladora livre ou do complexo proteína reguladora/molécula efetora ao local de ligação da proteína reguladora (*RPBS*).

PONTOS ESSENCIAIS

- *A expressão gênica é controlada tanto por mecanismos reguladores positivos quanto negativos*
- *Nos mecanismos de controle positivo, é necessário o produto de um gene regulador, um ativador, para ativar a expressão do gene ou genes estruturais*
- *Nos mecanismos de controle negativo, é necessário o produto de um gene regulador, um repressor, para desativar a expressão do gene ou genes estruturais*
- *Ativadores e repressores regulam a expressão gênica por ligação a locais adjacentes aos promotores de genes estruturais*
- *A capacidade das proteínas reguladoras de se ligarem aos seus locais de ligação depende da presença de pequenas moléculas efetoras que formam complexos com as proteínas reguladoras*
- *As moléculas efetoras são denominadas indutoras em sistemas induzíveis e correpressoras em sistemas repressíveis.*

Óperons | Unidades de expressão gênica de regulação coordenada

Em procariotos, genes com funções relacionadas geralmente estão presentes em unidades genéticas de regulação coordenada, denominadas óperons.

O **modelo óperon**, um mecanismo de controle negativo, foi criado em 1961 por François Jacob e Jacques Monod para explicar a regulação de genes necessários para uso da lactose em *E. coli*. Discorreremos sobre os resultados experimentais que levaram ao desenvolvimento desse modelo em Marcos da genética | Jacob, Monod e o modelo dos óperons, no material suplementar disponível *on-line*. Jacob e Monod propuseram que a transcrição de um conjunto de genes estruturais contíguos é regulada por dois elementos controladores (**Figura 17.4 A**). Um dos elementos, o gene repressor, codifica um repressor que (em condições apropriadas) liga-se ao segundo elemento, o **operador**. O operador é sempre contíguo aos genes estruturais cuja expressão regula. Alguns óperons – inclusive o óperon lactose apresentado na próxima seção – contêm vários operadores; por enquanto, porém, analisemos apenas um operador para manter o mecanismo o mais simples possível.

A transcrição é iniciada em promotores localizados em posição 5′ ao lado das regiões codificadoras de genes estruturais. A ligação do repressor ao operador causa um impedimento estérico da transcrição dos genes estruturais no óperon pela RNA polimerase. As regiões operadoras são contíguas com as regiões promotoras; às vezes, há superposição de operadores e promotores

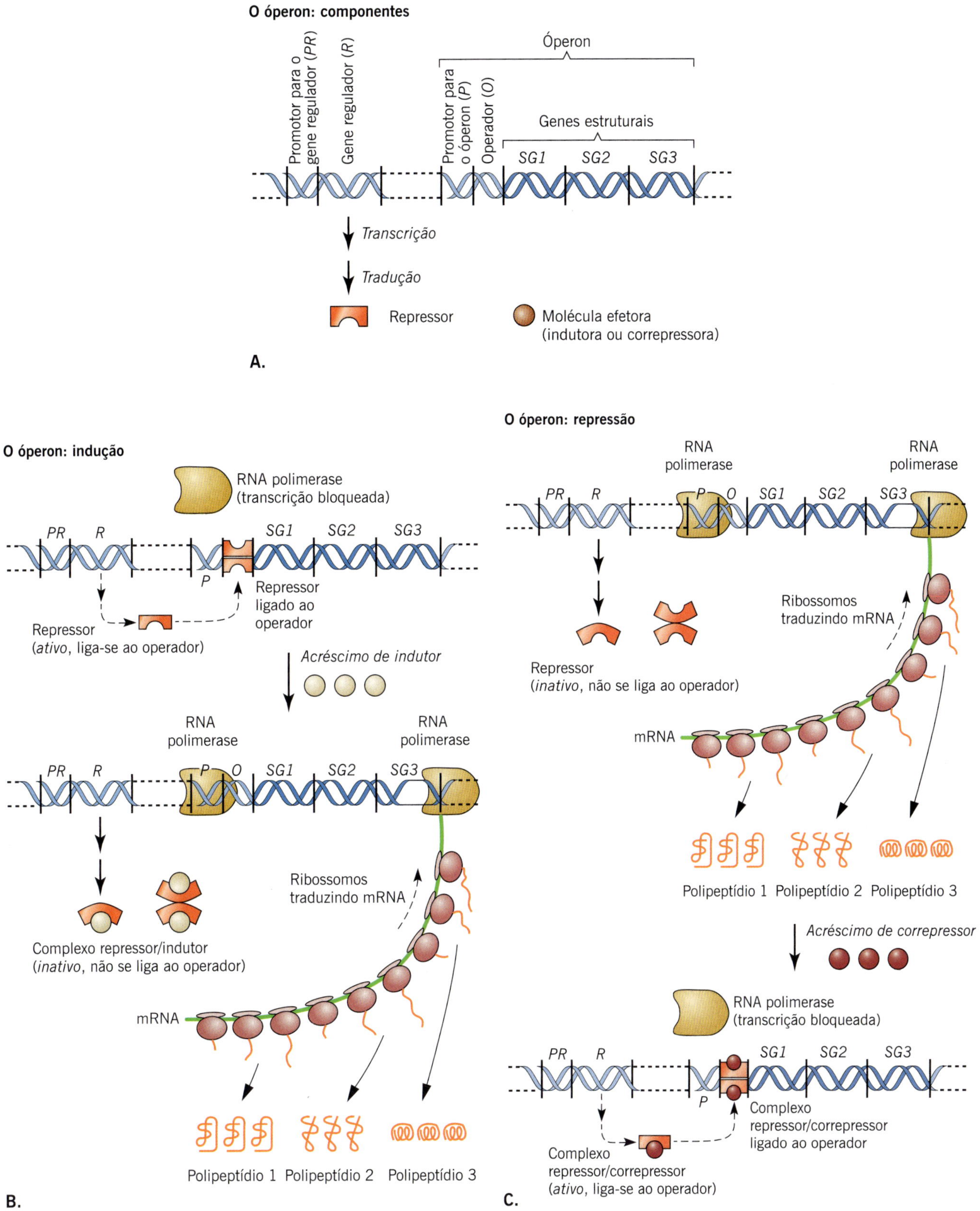

FIGURA 17.4 Regulação da expressão gênica pelo mecanismo de óperon. A. Componentes de um óperon: um ou mais genes estruturais (são mostrados três, *SG1*, *SG2* e *SG3*) e as sequências operadora (*O*) e promotora (*P*) adjacentes. Um operador e um promotor são mostrados; no entanto, alguns óperons têm múltiplos operadores e promotores. A transcrição do gene regulador (*R*) é iniciada pela RNA polimerase, que se liga a seu promotor (*PR*). A ligação do repressor ao operador causa um impedimento estérico do início da transcrição dos genes estruturais pela RNA polimerase. A diferença entre um óperon induzível (B) e um óperon repressível (C) é que o repressor livre se liga ao(s) operador(es) de um óperon induzível, enquanto o complexo repressor/molécula efetora se liga ao(s) operador(es) de um óperon repressível. Assim, um óperon induzível é desativado na ausência da molécula efetora (indutor) e um óperon repressível é ativado na ausência da molécula efetora (correpressor).

que têm uma sequência de DNA curta em comum. Com frequência, as regiões operadoras estão localizadas entre os promotores e os genes estruturais que regulam. A unidade contígua completa, que inclui os genes estruturais, o operador e o promotor, é denominada **óperon** (Figura 17.4 A).

A ligação do repressor ao operador, com desativação da transcrição dos genes estruturais em um óperon, é determinada pela presença de moléculas efetoras, conforme exposto na seção anterior. Óperons induzíveis e óperons repressíveis podem ser distinguidos ao se verificar se o repressor sozinho ou se o complexo repressor/molécula efetora se liga ao operador.

1. No caso de um óperon induzível, o repressor livre liga-se ao operador, desativando a transcrição (**Figura 17.4 B**).
2. No caso de um óperon repressível, a situação é inversa. O repressor livre não se liga ao operador. Somente o complexo repressor/molécula efetora (correpressor) tem atividade de ligação ao operador (**Figura 17.4 C**).

Com exceção dessa diferença no comportamento de ligação do repressor livre e do complexo repressor/molécula efetora ao operador, os óperons induzível e repressível são idênticos.

Um único transcrito de mRNA tem as informações codificadoras de todo o óperon. Assim, os mRNA de óperons constituídos de mais de um gene estrutural são multigênicos. Por exemplo, o mRNA do óperon triptofano de *E. coli* contém as sequências codificadoras de cinco genes diferentes. Como esses genes são cotranscritos, a expressão de todos os genes estruturais de um óperon é coordenada.

Embora as quantidades molares dos diferentes produtos gênicos não precisem ser iguais (por causa das diferentes eficiências de início da tradução), as quantidades relativas dos diferentes polipeptídios especificados por genes em um óperon geralmente continuam iguais, qualquer que seja o estado de indução ou repressão. Em alguns casos, o uso diferencial de sinais de término da transcrição pode alterar a quantidade de produtos gênicos sintetizados.

PONTOS ESSENCIAIS

- *Em bactérias, genes com funções relacionadas geralmente ocorrem em unidades de regulação coordenada denominadas óperons*
- *Cada óperon tem um conjunto de genes estruturais contíguos, um promotor (o local de ligação da RNA polimerase) e um operador (o local de ligação de uma proteína reguladora denominada repressora)*
- *Quando um repressor está ligado ao operador, a RNA polimerase não é capaz de transcrever os genes estruturais no óperon. Quando o operador está livre do repressor, a RNA polimerase pode transcrever o óperon.*

Óperon de lactose em E. coli | Indução e repressão catabólica

Os genes estruturais no óperon *lac* só são transcritos na presença de lactose e ausência de glicose.

Jacob e Monod propuseram o modelo óperon com base em seus estudos do óperon de lactose (*lac*) em *E. coli* (ver Marcos da genética | Jacob, Monod e o modelo dos óperons, no material suplementar disponível *on-line*). O óperon *lac* contém um promotor (*P*), três operadores (O_1, O_2 e O_3) e três genes estruturais, *lacZ*, *lacY* e *lacA*, codificando as enzimas β-galactosidade, β-galactosidade permease e β-galactosidade transacetilase, respectivamente (**Figura 17.5**). A β-galactosídio permease "bombeia" lactose para dentro da célula, onde é clivada em glicose e galactose pela β-galactosidase (**Figura 17.6**). O papel biológico da transacetilase é desconhecido.

No modelo de Jacob e Monod, o óperon *lac* continha só um operador (agora designado O_1). Entretanto, em seguida foram descobertos dois outros operadores (O_2 e O_3). A princípio, acreditava-se que O_2 e O_3 tivessem papéis muito pequenos. Então, Benno Müller-Hill e colaboradores mostraram que a deleção dos dois operadores "menores" tinha um grande efeito sobre o nível de transcrição do óperon. Estudos mais recentes mostraram que a repressão eficiente do óperon *lac* requer o operador maior (O_1) e pelo menos um dos operadores menores (O_2 ou O_3) e a repressão máxima requer os três operadores. Todavia, primeiro analisaremos o modelo do óperon *lac* de Jacob e Monod, que incluía apenas um operador, agora designado O_1. Então, ampliaremos o modelo e examinaremos as funções dos três operadores na seção intitulada Interações proteína–DNA que controlam a transcrição do óperon *lac*.

INDUÇÃO

O óperon *lac* é um óperon induzível controlado negativamente; os genes *lacZ*, *lacY* e *lacA* só são expressos na presença de lactose. O gene regulador de *lac*, designado gene *I*, codifica um repressor com 360 aminoácidos. Entretanto, a forma ativa do repressor *lac* é um tetrâmero que tem quatro cópias do produto do gene *I*. Na ausência de indutor, o repressor liga-se aos operadores *lac*, o

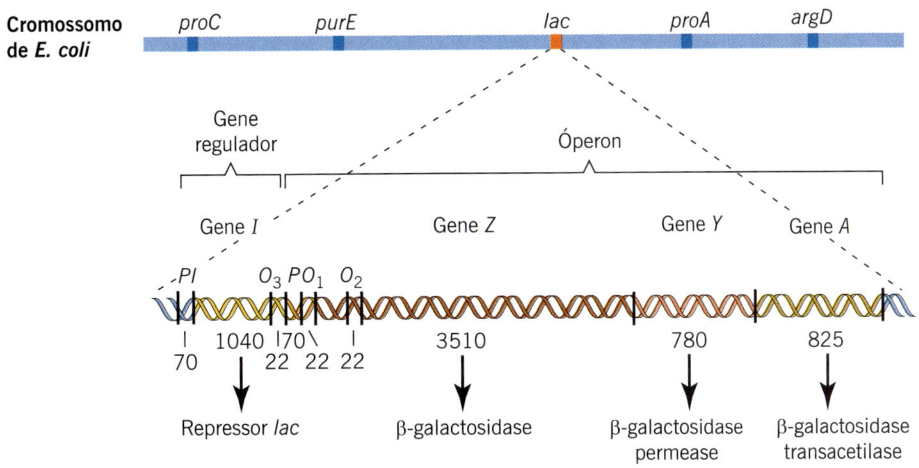

FIGURA 17.5 O óperon *lac* de *E. coli*. O óperon *lac* é constituído de três genes estruturais *Z*, *Y* e *A*, mais o promotor (*P*) e três operadores (O_1, O_2 e O_3). O gene regulador (*I*) é contíguo com o óperon no caso de *lac* e tem seu próprio promotor (*PI*). Os números abaixo dos vários elementos genéticos indicam o tamanho em pares de nucleotídios.

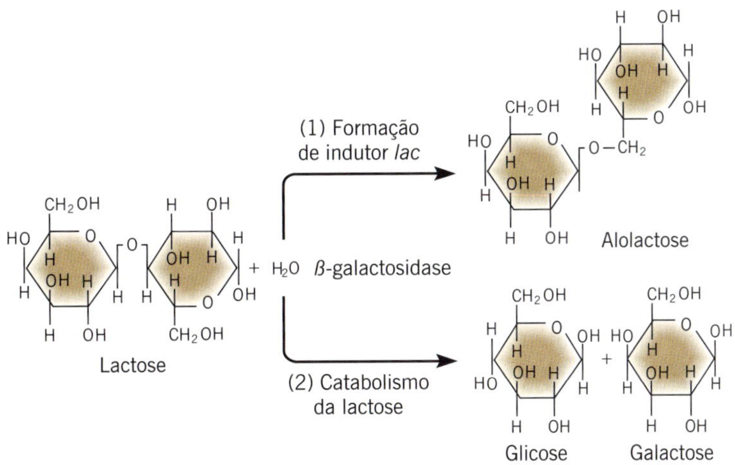

FIGURA 17.6 Duas reações fisiologicamente importantes catalisadas por β-galactosidase: (1) conversão de lactose no indutor do óperon *lac* alolactose e (2) clivagem de lactose para produzir os monossacarídios glicose e galactose.

que, por sua vez, impede a RNA polimerase de catalisar a transcrição dos três genes estruturais (ver Figura 17.4 B). (Nota: somente o operador original [O_1] descoberto por Jacob e Monod é mostrado nas Figuras 17.4, 17.7 e 17.8.) Algumas moléculas dos produtos dos genes *lacZ*, *lacY* e *lacA* são sintetizadas no estado não induzido, o que garante um baixo nível de fundo de atividade enzimática. Essa atividade de fundo é essencial para indução do óperon *lac* porque o indutor do óperon, a alolactose, é derivado da lactose em uma reação catalisada por β-galactosidase (Figura 17.6). Uma vez formada, a alolactose liga-se ao repressor, fazendo com que o repressor seja liberado do operador. Dessa maneira, a alolactose induz a transcrição dos genes estruturais *lacZ*, *lacY* e *lacA* (ver Figura 17.4 B).

O gene *lacI*, o operador *lac* O_1 e o promotor *lac* foram identificados geneticamente a princípio pelo isolamento de cepas mutantes com expressão alterada dos genes do óperon *lac*. Mutações no gene *I* e no operador costumam acarretar a síntese constitutiva dos produtos do gene *lac*. Essas mutações são designadas I^- e O^c, respectivamente. As mutações constitutivas I^- e O^c podem ser distinguidas não só pela posição no mapa, mas também por seu comportamento em diploides parciais em que estão localizadas em configurações *cis* e *trans* em relação a mutações nos genes estruturais *lac* (**Tabela 17.1**). É preciso lembrar que diploides parciais podem ser criados usando fatores de fertilidade (F) com genes cromossômicos – fatores F′ (Capítulo 8). Os fatores F′ que levam o óperon *lac* foram usados para estudar as interações dos vários componentes do óperon.

Assim como as células monoploides de tipo selvagem ($I^+P^+O^+Z^+Y^+A^+$), diploides parciais (também chamados "merozigotos") de genótipo F′ $I^+P^+O^+Z^+A^+/I^+P^+O^+Z^-Y^-A^-$ ou de genótipo F′ $I^+P^+O^+Z^-Y^-A^-/I^+P^+O^+Z^+Y^+A^+$ são induzíves para a utilização de lactose como fonte de carbono. Os alelos de tipo selvagem (Z^+, Y^+ e A^+) de três genes estruturais são dominantes em relação a seus alelos mutantes (Z^-, Y^- e A^-). Essa dominância é esperada porque os alelos selvagens produzem enzimas funcionais, ao passo que os alelos mutantes não produzem enzimas ou produzem enzimas anômalas (inativas). Diploides parciais de genótipo $I^+P^+O^+Z^+Y^+A^+/I^-P^+O^+Z^+Y^+A^+$ (I^+/I^-) também são induzíveis para a síntese das três enzimas especificadas pelo óperon *lac*. Portanto, I^+ é dominante em

Tabela 17.1

Efeitos fenotípicos de mutações no gene repressor (*I*) e na região operadora (*O*) do óperon *lac*.

Genótipo	Atividade de β-galactosidase[a]		Atividade de β-galactosídio permease[a]		Dedução
	Com lactose	Sem lactose	Com lactose	Sem lactose	
$I^+P^+O^+Z^+Y^+$	100 unidades	1 unidade	100 unidades	1 unidade	O tipo selvagem é induzível
$I^+P^+O^+Z^+Y^+/F'\ I^+P^+O^+Z^-Y^-$	100 unidades	1 unidade	100 unidades	1 unidade	Z^+ é dominante em relação a Z^- Y^+ é dominante em relação a Y^-
$I^+P^+O^+Z^+Y^+/F'\ I^+P^+O^+Z^+Y^+$	200 unidades	2 unidades	200 unidades	2 unidades	A atividade depende da dose do gene
$I^-P^+O^+Z^+Y^+$	100 unidades	100 unidades	100 unidades	100 unidades	Mutantes *lacI*$^-$ são constitutivos
$I^+P^+O^+Z^+Y^+/F'\ I^-P^+O^+Z^+Y^+$	200 unidades	2 unidades	200 unidades	2 unidades	I^+ é dominante em relação a I^-
$I^+P^+O^cZ^+Y^+$	100 unidades	100 unidades	100 unidades	100 unidades	Os mutantes *lacO*^{c} são constitutivos
$I^+P^+O^cZ^+Y^-/F'\ I^+P^+O^+Z^-Y^+$	100 unidades	100 unidades	100 unidades	1 unidade	O^c e O^+ são reguladores de ação *cis*

[a]Os níveis de atividade em bactérias de tipo selvagem foram fixados em 100 unidades tanto para β-galactosidade (produto do gene *Z*) quanto para β-galactosidade permease (produto do gene *Y*). O gene *A* e seu produto, a β-galactosidade transacetilase, não são mostrados, por questão de simplicidade.

Resolva!

Mutações constitutivas no óperon lac de E. coli

Você isola dois mutantes de *E. coli* K12 que apresentam síntese constitutiva de β-galactosidase, β-galactosídio permease e β-galactosídio transacetilase, ou seja, com ou sem lactose no meio. Em seguida, introduz um fator F′ que tem cópias selvagens do gene *lacI*, o promotor *lac* e os três operadores *lac*, mas tem uma deleção do segmento distal de *lacZ* e de todo o *lacY* e *lacA*, em cada mutante constitutivo. O diploide parcial resultante que contém o mutante constitutivo 1 continua a sintetizar constitutivamente as três enzimas catabólicas da lactose, enquanto o diploide parcial que contém o mutante constitutivo 2 apresenta síntese induzível das três enzimas. Explique a diferença entre os mutantes 1 e 2.

▶ *Leia a resposta do problema no material disponível* on-line.

relação a I^- como esperado, uma vez que I^+ codifica uma molécula repressora funcional e seu alelo I^- especifica um repressor inativo. A dominância de I^+ sobre I^- também indica que o repressor é difusível, uma vez que o repressor produzido pelo alelo *lacI*$^+$ em um cromossomo pode desativar os genes estruturais *lac* nos dois óperons da célula (**Figure 17.7 A**).

Assim como as células de tipo selvagem, os diploides parciais de genótipo F′ $I^+P^+O^+Z^+Y^+A^+/I^-P^+O^+Z^-Y^-A^-$ ou genótipo F′ $I^+P^+O^+Z^-Y^-A^-/I^-P^+O^+Z^+Y^+A^+$ são induzíveis para β-galactosidase, β-galactosídio permease e β-galactosídio transacetilase. A induzibilidade desses genótipos demonstra que o repressor *lac* (produto gênico I^+) controla a expressão de genes estruturais localizados em posição *cis* (**Figura 17.7 B**) ou *trans* (**Figura 17.7 C**) em relação ao alelo *lacI*$^+$.

As mutações do operador constitutivo (O^c) só atuam em *cis*; ou seja, as mutações de O^c só afetam a expressão dos genes estruturais localizados no mesmo cromossomo. A natureza de ação *cis* das mutações *O* é lógica considerando-se a função do operador. As mutações *O* não devem agir em *trans* se o operador for o local de ligação do repressor; desse modo, o operador não codifica nenhum produto, difusível ou de outro tipo. Um gene regulador só deve agir em *trans* se especificar um produto difusível. Dessa maneira, um diploide parcial de genótipo F′ $I^+P^+O^cZ^-Y^-A^-/I^+P^+O^+Z^+Y^+A^+$ é induzível para as três enzimas especificadas pelos genes estruturais do óperon *lac* (**Tabela 17.2**, **Figura 17.8 A**), ao passo que um diploide parcial de genótipo F′ $I^+P^+O^cZ^+Y^+A^+/I^+P^+O^+Z^-Y^-A^-$ sintetiza essas enzimas constitutivamente (Tabela 17.2, **Figura 17.8 B**). Assim que compreender bem como é a interação dos componentes do óperon para regular a transcrição dos genes estruturais *lac*, leia Resolva | Mutações constitutivas no óperon *lac* de *E. coli* e Problema resolvido | Teste seu conhecimento sobre o óperon *lac*.

Algumas das mutações do gene *I*, designadas como I^{-d}, são dominantes para o alelo de tipo selvagem (I^+). Essa dominância é consequência da incapacidade de heteromultímeros (proteínas constituídas de duas ou mais formas diferentes de um polipeptídio; é preciso lembrar que o repressor *lac* atua como tetrâmero) que contêm tanto polipeptídios de tipo selvagem quanto mutantes de se ligarem ao operador. Outras mutações do gene *I*, designadas I^s (*s* de super-reprimido), tornam o óperon *lac* não induzível. Em cepas que têm essas mutações I^s, os genes estruturais *lac* geralmente podem ser induzidos em algum grau com alta concentração de indutor, mas não são induzidos em concentração normal do indutor. Quando estudados *in vitro*, os polipeptídios

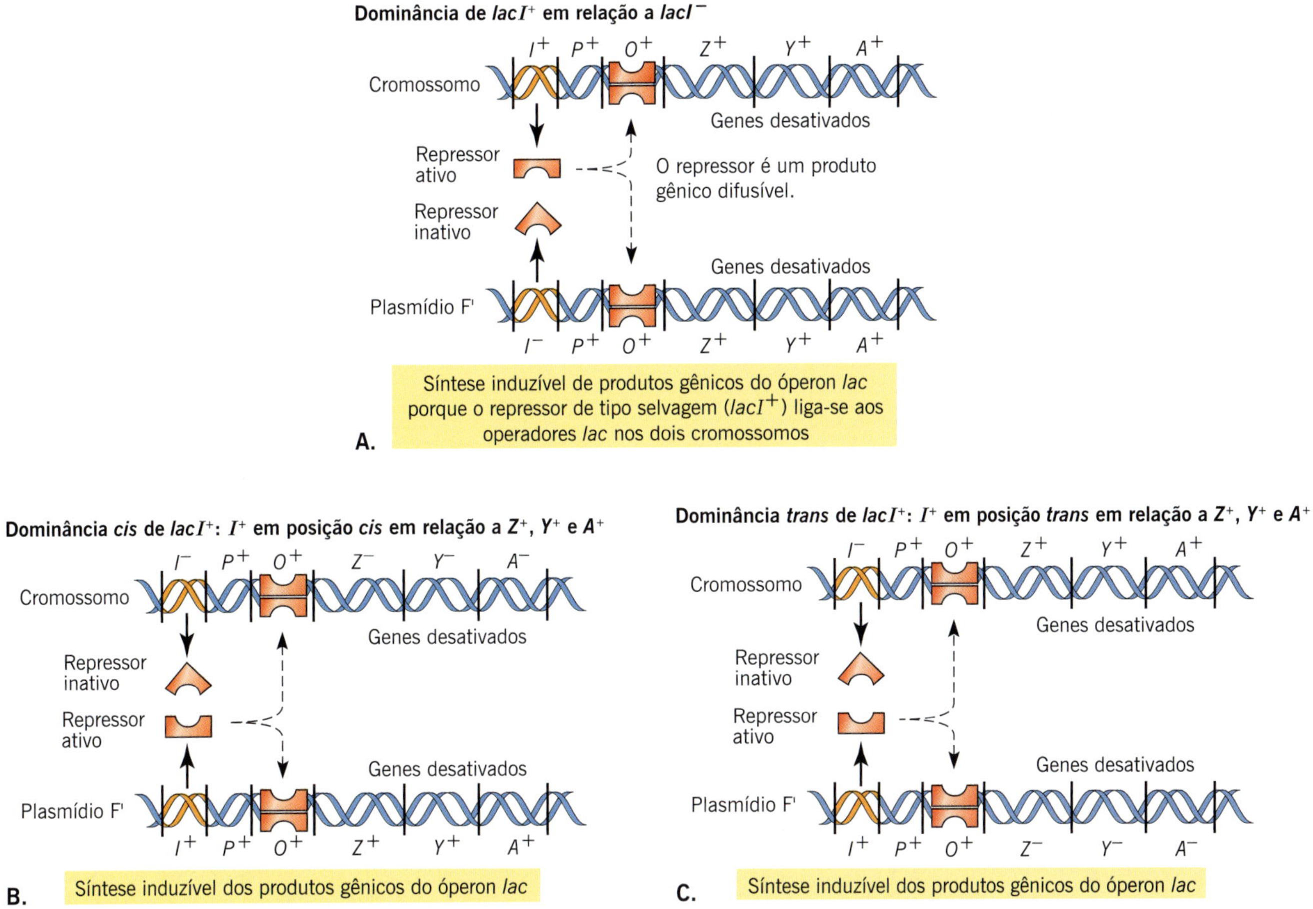

FIGURA 17.7 Estudos de diploides parciais de *E. coli* mostraram que o gene *lacI*⁺ é dominante em relação aos alelos *lacI*⁻ (A) e controla operadores *lac* em posição *cis* (B) ou *trans* (C) em relação a ele próprio. Esses efeitos mostram que o produto gênico de *lacI* é difusível. Embora a forma funcional do repressor *lac* seja um tetrâmero, as duas moléculas na parte posterior do tetrâmero não são mostradas por motivos de simplificação.

Tabela 17.2

O gene repressor *lac* (*I*) tem ação *cis* e *trans*; o operador *lac* só atua na configuração *cis*.

Genótipo	Atividade de β-galactosidase[a]		Atividade de β-galactosídio permease[a]		Dedução
	Com lactose	Sem lactose	Com lactose	Sem lactose	
$I^+P^+O^+Z^+Y^+$	100 unidades	1 unidade	100 unidades	1 unidade	O tipo selvagem é induzível
$I^+P^+O^+Z^+Y^+/F'\ I^-P^+O^+Z^-Y^-$	100 unidades	1 unidade	100 unidades	1 unidade	
$I^+P^+O^+Z^+Y^+/F'\ I^+P^+O^+Z^-Y^-$	100 unidades	1 unidade	100 unidades	1 unidade	I^+ tem ação *cis* e *trans*
$I^+P^+O^+Z^+Y^+/F'\ I^+P^+O^cZ^-Y^-$	100 unidades	1 unidade	100 unidades	1 unidade	O^+ só atua em *cis*
$I^+P^+O^+Z^-Y^-/F'\ I^+P^+O^cZ^+Y^+$	100 unidades	100 unidades	100 unidades	100 unidades	O^c só atua em *cis*

[a]Os níveis de atividade em bactérias selvagens foram estabelecidos em 100 unidades tanto para a β-galactosidase (produto do gene *Z*) quanto para a β-galactosídio permease (produto do gene *Y*). O gene *A* e seu produto β-galactosídio transacetilase não são mostrados por motivo de concisão.

I^s mutantes formam tetrâmeros que se ligam ao DNA do operador *lac*. No entanto, eles não se ligam ao indutor nem apresentam baixa afinidade pelo indutor. Assim, as mutações I^s alteram o local de ligação do indutor do repressor *lac*.

As mutações promotoras não modificam a induzibilidade do óperon *lac*. Em vez disso, elas modificam os níveis de expressão gênica no estado induzido e não induzido por modificação da frequência de início de transcrição do óperon *lac* – ou seja, a eficiência de ligação da RNA polimerase.

Na verdade, o promotor *lac* tem dois componentes distintos: (1) o local de ligação da RNA polimerase e (2) um local de ligação para outra proteína,

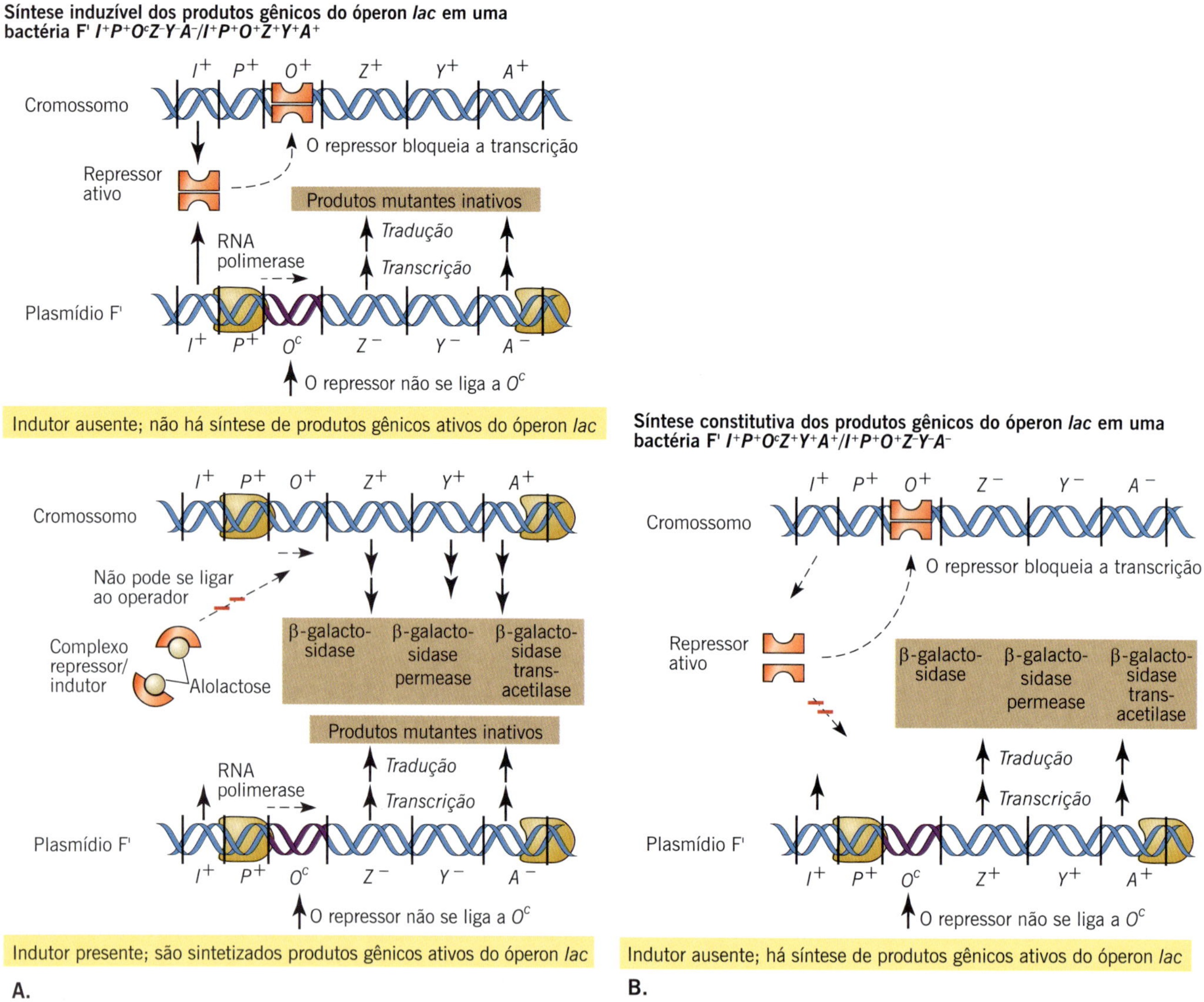

FIGURA 17.8 Estudos de diploides parciais de *E. coli* mostraram que o operador só atua na configuração *cis*. A síntese de β-galactosidase, β-galactosídio permease e β-galactosídio transacetilase é (A) induzível em um diploide parcial de genótipo F′ $I^+P^+O^cZ^-Y^-A^-/I^+P^+O^+Z^+Y^+A^+$ e (B) constitutivo em um diploide parcial de genótipo F′ $I^+P^+O^cZ^+Y^+A^+/I^+P^+O^+Z^-Y^-A^-$. Esses resultados mostram que o operador (*O*) tem ação *cis*; ou seja, só regula os genes estruturais localizados no mesmo cromossomo.

denominada proteína ativadora do catabolismo (CAP, de *c*atabolite *a*ctivator *p*rotein), que impede a indução do óperon *lac* na presença de glicose. Esse segundo circuito de controle, que analisaremos a seguir, garante o uso preferencial de glicose como fonte de energia, quando disponível.

REPRESSÃO CATABÓLICA

Há muito se sabe que a presença de glicose impede a indução do óperon *lac*, assim como de outros óperons controladores de enzimas participantes do catabolismo de carboidratos. Esse fenômeno, denominado **repressão catabólica** (ou *efeito glicose*), garante que a glicose seja metabolizada quando presente, em detrimento de outras fontes de energia menos eficientes.

A repressão catabólica do óperon *lac* e de vários outros óperons é mediada por uma proteína regulatória chamada **CAP** (**catabolite activator protein**, proteína ativadora catabólica) e uma pequena molécula efetora chamada **AMP cíclico** (adenosina-3′, 5′-monofosfato; cAMP) (**Figura 17.9**). Como a CAP se liga ao cAMP quando esse mononucleotídio está presente em concentração suficiente, às vezes é denominada proteína receptora do AMP cíclico.

O promotor *lac* tem dois locais de ligação, um para RNA polimerase e outro para o complexo CAP/cAMP (**Figura 17.10**). O complexo CAP/cAMP tem de estar presente em seu local de ligação no promotor *lac* para que haja indução normal do óperon. Assim, o complexo CAP/cAMP exerce controle positivo sobre a transcrição do óperon *lac*. O efeito é exatamente o oposto do efeito da ligação do repressor a um operador. Embora o mecanismo preciso pelo qual CAP/cAMP estimula a ligação da RNA polimerase ao promotor ainda seja incerto, seu controle positivo da transcrição do óperon *lac* é bem-demonstrado pelos resultados de

PROBLEMA RESOLVIDO

Teste seu conhecimento sobre o óperon *lac*

PROBLEMA

A tabela a seguir apresenta as atividades relativas das enzimas β-galactosidase e β-galactosídio permease em *E. coli* com diferentes genótipos no *locus lac*. O nível de atividade de cada enzima induzido em *E. coli* de tipo selvagem que **não** têm um F′ foi estabelecido arbitrariamente em 100 unidades, e os níveis de todas as outras enzimas foram medidos em relação aos níveis observados nessas bactérias de tipo selvagem. Com base nos dados apresentados na tabela para os genótipos 1 a 4, complete os espaços (entre parênteses) com os níveis de atividade esperados para o genótipo 5.

	β-Galactosidase		β-Galactosidase permease	
Genótipo	**–indutor**	**+indutor**	**–indutor**	**+indutor**
1. $I^+O^+Z^+Y^+$	0,2	100	0,2	100
2. $I^-O^+Z^+Y^+$	100	100	100	100
3. $I^+O^cZ^+Y^+$	75	100	75	100
4. $I^-O^+Z^+Y^-$ / F′ $I^-O^+Z^+Y^+$	200	200	100	100
5. $I^-O^cZ^-Y^+$ / F′ $I^+O^+Z^+Y^+$	( )	( )	( )	( )

FATOS E CONCEITOS

1. Os genes *lacZ* e *lacY* codificam as enzimas β-galactosidase e β-galactosídio permease, respectivamente. A β-galactosídio permease transporta lactose para dentro das células, onde a β-galactosidase a cliva em glicose e galactose. Os alelos $lacZ^+$ e $lacY^+$ desses genes codificam enzimas ativas, enquanto os alelos $lacZ^-$ e $lacY^-$ codificam produtos gênicos inativos.
2. Em *E. coli* de tipo selvagem, os genes $lacZ^+$ e $lacY^+$ só são transcritos quando existe lactose. Sua transcrição é reprimida (desativada) na ausência de lactose quando a β-galactosidase e a β-galactosídio permease não têm substâncias para catabolizar ou transportar. A transcrição é induzida quando se acrescenta lactose ao meio no qual as células estão crescendo (Figura 17.4 B).
3. Mutantes constitutivos de *E. coli* sintetizam β-galactosidase e β-galactosídio permease continuamente, haja ou não lactose no meio. Essas mutações constitutivas são de dois tipos e ocupam dois locais distintos no mapa, dentro e perto do óperon *lac* no cromossomo de *E. coli*. Algumas das mutações constitutivas – mutações $lacI^-$ – são mapeadas no gene codificador do repressor *lac*; outras – mutações $lacO^c$ – são mapeadas na região operadora – o local a que se liga o repressor *lac*.
4. O repressor *lac* (produto gênico de $lacI^+$) liga-se ao operador *lac* (*O*) e impede a ligação da RNA polimerase ao promotor *lac* e a transcrição dos genes no óperon *lac* (Figura 17.4). Os alelos mutantes $lacI^-$ codificam repressores inativos que não se ligam ao operador *lac*. O alelo $lacI^+$ é dominante em relação a $lacI^-$.
5. O repressor *lac* é uma proteína difusível; portanto, $lacI^+$ regula a expressão dos genes do óperon *lac* em posição *cis* (no mesmo cromossomo) e *trans* (em outro cromossomo) em relação a ele. Os elementos reguladores desse tipo são ditos de ação *cis* e *trans*.
6. O operador de tipo selvagem (O^+) contém uma sequência nucleotídica que atua como local de ligação para o repressor *lac*. Os mutantes operador-constitutivos (O^c) contêm um operador com uma sequência nucleotídica alterada (frequentemente uma deleção) à qual o repressor *lac* não se liga mais ou se liga de maneira ineficiente. Assim, o nível constitutivo da síntese enzimática depende da ligação do repressor ao operador mutante, que pode ser fraca ou não ocorrer. Como os operadores $lacO^+$ e $lacO^c$ só regulam a expressão de genes *lac* no mesmo cromossomo, eles são denominados reguladores de ação *cis*.
7. A quantidade de β-galactosidase e β-galactosídio permease sintetizadas em uma célula depende do número de cópias funcionais dos genes $lacZ^+$ e $lacY^+$ na célula.

ANÁLISE E SOLUÇÃO

1. Os dados apresentados para o genótipo 1 ($I^+O^+Z^+Y^+$ = tipo selvagem) mostram que essas células sintetizam 0,2 unidade de cada enzima na ausência de lactose e 100 unidades na presença de lactose.
2. Os dados apresentados para o genótipo 2 ($I^-O^+Z^+Y^+$ = mutante repressor-constitutivo) mostram que, na ausência de um repressor ativo, as células sintetizam 100 unidades de cada enzima, haja ou não lactose.
3. O mutante operador-constitutivo (genótipo 3, $I^+O^cZ^+Y^+$) nessa questão produz 75 unidades de cada enzima na ausência de lactose e 100 unidades na presença de lactose. Embora a síntese enzimática seja constitutiva, há alguma ligação do repressor *lac* ao operador *lac* na ausência de lactose. Quando há lactose, essa ligação não ocorre mais, e a síntese das enzimas *lac* aumenta até o nível totalmente induzido (100 unidades).
4. Os dados apresentados para o genótipo 4 (o diploide parcial $I^-O^+Z^+Y^-$/F′$I^-O^+Z^+Y^+$) mostram o efeito da dose do gene. Quando existem duas cópias de um gene de tipo selvagem, as células produzem o dobro da quantidade de enzima produzida quando há apenas uma cópia.
5. O genótipo 5 ($I^-O^cZ^-Y^+$/F′$I^+O^+Z^+Y^+$) é um diploide parcial com duas cópias do óperon *lac*. Tem duas cópias de Y^+, mas apenas uma cópia de Z^+. Ele tem um alelo I^+ em F′, portanto, o repressor ativo estará presente nas células. A transcrição de genes cromossômicos será controlada por O^c, enquanto a transcrição de genes em F′ será controlada por O^+. Toda a β-galactosidase será produzida pelo alelo Z^+ em F′; há uma mutação Z^- no cromossomo. O F′ contém um óperon *lac* de tipo selvagem, portanto, haverá síntese de 0,2 unidade de β-galactosidase na ausência de lactose e de 100 unidades na presença de lactose. No caso da β-galactosídio permease, é preciso considerar e combinar as contribuições das duas cópias do gene Y^+ para calcular a quantidade total da enzima por célula. Na ausência de lactose, serão produzidas 75 unidades a partir da cópia cromossômica do gene Y^+ e 0,2 unidade a partir da cópia em F′, totalizando 75,2 unidades. Na presença de lactose, serão produzidas 100 unidades a partir de cada cópia do gene Y^+, totalizando 200 unidades.

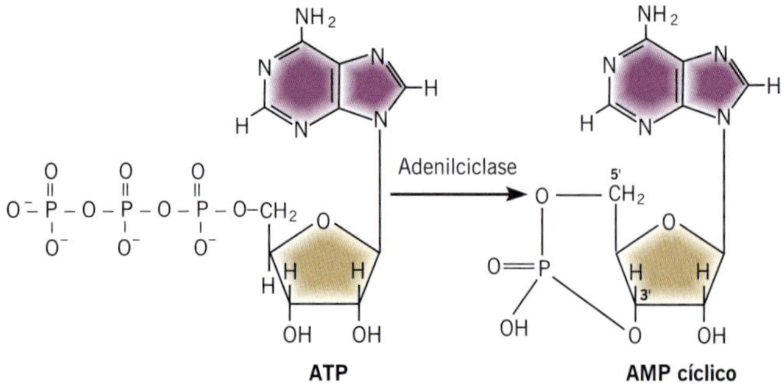

FIGURA 17.9 Síntese de AMP cíclico (cAMP) a partir do ATP catalisada por adenilciclase. Para informações mais detalhadas, ver o material disponível *on-line*.

experimentos *in vivo* e *in vitro*. CAP atua como dímero; portanto, assim como o repressor *lac*, é multimérica em seu estado ativo.

Apenas o complexo CAP/cAMP liga-se ao promotor *lac*; na ausência de cAMP, CAP não se liga. Assim, o cAMP age como molécula efetora, determinando o efeito de CAP sobre a transcrição do óperon *lac*. A concentração intracelular de cAMP é sensível à presença ou ausência de glicose. Altas concentrações de glicose causam diminuição acentuada da concentração intracelular de cAMP. A glicose impede a ativação de adenilciclase, a enzima que catalisa a produção de cAMP a partir do ATP. Assim, a presença de glicose causa diminuição da concentração intracelular de cAMP. Quando a concentração de cAMP é baixa, CAP não se liga ao promotor do óperon *lac*. Por sua vez, a RNA polimerase não se liga com eficiência ao promotor *lac* na ausência de CAP/cAMP. Assim, na presença de glicose, a transcrição do óperon *lac* nunca ultrapassa 2% da taxa induzida observada na ausência de glicose. Por mecanismos semelhantes, CAP e cAMP impedem a indução dos óperons arabinose (*ara*) e galactose (*gal*) de *E. coli* na presença de glicose.

INTERAÇÕES PROTEÍNA–DNA QUE CONTROLAM A TRANSCRIÇÃO DO ÓPERON LAC

A Figura 17.10 mostra a sequência de pares de nucleotídios da região reguladora do óperon *lac*. Estudos comparativos das sequências nucleotídicas de promotores e operadores mutantes e de tipo selvagem, além dos estudos *in vitro* de ligação de CAP/cAMP, RNA polimerase e repressor e dados de cristalografia de raios X, ofereceram informações importantes sobre as *interações proteína–ácidos nucleicos sequência-específicas* que regulam a transcrição do óperon *lac*.

Uma interação fundamental é a ligação da RNA polimerase ao seu local de ligação no promotor *lac* (Capítulo 11). Outra interação importante é a ligação de CAP/cAMPC ao seu local de ligação no promotor *lac* (comentada na seção anterior). Uma terceira é a ligação do repressor *lac* aos operadores *lac*.

Primeiro, examinemos a ligação de CAP/cAMP ao seu local de ligação no promotor *lac*. O complexo CAP/cAMP controla a repressão catabólica; a ligação de CAP/cAMP ao promotor é necessária para a indução eficiente do óperon *lac*. Como a ligação de CAP/cAMP estimula a transcrição dos genes estruturais *lac*? A RNA polimerase só se liga com eficiência a seu local de ligação no promotor *lac* se o complexo CAP/cAMP já estiver ligado. O complexo CAP/cAMP curva o DNA ao se ligar a ele (**Figura 17.11 A**). Exames radiológicos mostram que o DNA é curvado à medida que envolve a superfície do complexo CAP/cAMP (**Figura 17.11 B**). É preciso lembrar que os locais de ligação de CAP/cAMP e RNA polimerase são adjacentes no promotor *lac* (Figura 17.10). Provavelmente, a curvatura do DNA por CAP/cAMP promove maior abertura do local para a RNA polimerase e, portanto, aumenta a ligação e a transcrição dos genes estruturais. No entanto, também há evidências de contato entre a RNA polimerase e CAP/cAMP, de modo que o quadro pode ser mais complexo que a simples curvatura do DNA.

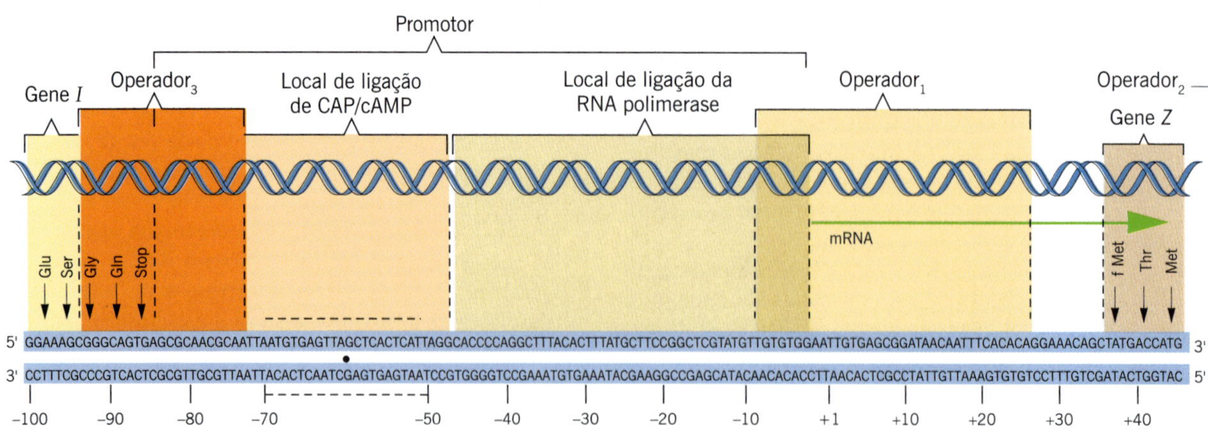

FIGURA 17.10 Organização da região promotor-operador do óperon *lac*. O promotor tem dois componentes: (1) o local de ligação do complexo CAP/cAMP e (2) o local de ligação da RNA polimerase. Também são mostrados os segmentos adjacentes dos genes estruturais *lacI* (repressor) e *lacZ* (β-galactosidase) e os operadores *lac* O_1 e O_3. O operador O_2 está localizado na região 3′ (centralizado na posição +412) no gene *lacZ*. O mRNA marcado na linha horizontal mostra a posição em que começa a transcrição do óperon (extremidade 5′ do mRNA do *lac*). Os números na parte inferior apresentam as distâncias em pares de nucleotídios do local de início do transcrito (posição +1). O ponto entre os dois filamentos nucleotídicos indica o centro de simetria de um palíndromo imperfeito.

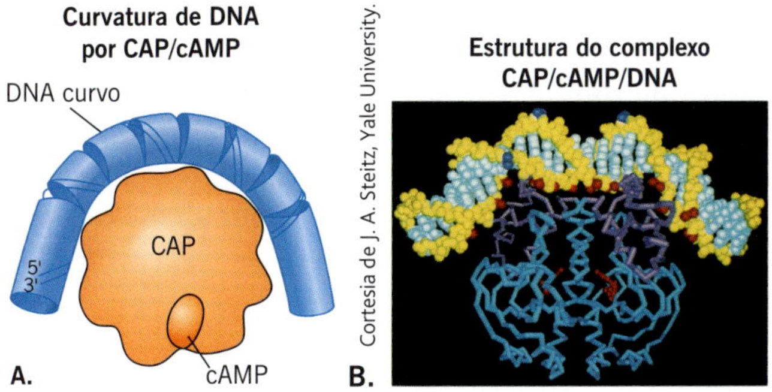

FIGURA 17.11 A interação de CAP/cAMP com seu local de ligação no promotor *lac*. A. Quando CAP/cAMP, um regulador positivo, liga-se ao promotor *lac*, produz uma curvatura de mais de 90° no DNA. B. Estrutura do complexo formado por CAP/cAMP e uma molécula de DNA sintética de 30 pb que contém o local de ligação de CAP/cAMP com base em estudos com raios X.

Em seguida, examinemos a ligação do repressor *lac* aos operadores *lac*, que impede a transcrição dos genes estruturais no óperon pela RNA polimerase. É preciso lembrar que o óperon *lac* é controlado por três operadores: o operador primário – O_1 – e dois operadores secundários – O_2 e O_3 (Figuras 17.5 e 17.10). O_1 é o operador original identificado por Jacob e Monod; está localizado entre o promotor e o gene *Z*. O_2 está localizado em posição 3′ em relação a O_1 no gene *Z*, e O_3, em posição 5′ em relação ao promotor. A repressão máxima requer os três operadores; no entanto, há forte repressão na presença de O_1 mais O_2 ou O_3. Por que são necessários dois operadores para a repressão eficiente? Para responder a essa pergunta, precisamos analisar a ligação sequência-específica do repressor aos operadores.

A forma ativa do repressor *lac* é um tetrâmero que tem quatro cópias do produto do gene *lacI*. Estudos com raios X das estruturas formadas pelo repressor *lac* e por locais de ligação sintéticos com 21 pb mostraram que cada repressor tetramérico liga-se simultaneamente a duas sequências operadoras. Na verdade, o tetrâmero é constituído de dois dímeros, cada um deles com um local de ligação sequência-específico. Um dos dímeros liga-se a O_1 e o outro se liga a O_2 ou O_3. Ao fazer isso, o repressor curva o DNA e forma um grampo (O_1 e O_2) ou uma alça (O_1 e O_3). A estrutura do complexo repressor O_1–O_3 contém CAP/cAMP na alça de DNA formada quando o repressor *lac* é ligado tanto a O_1 quanto a O_3.

Sabe-se que alças de DNA semelhantes são formadas pela ligação de proteínas ativadoras e repressoras de outros óperons em *E. coli* e outras bactérias. As proteínas reguladoras são capazes de se ligar ao DNA de modo específico para a sequência, de alterar a estrutura do DNA e de estimular ou reprimir a transcrição de genes estruturais adjacentes. A plena compreensão da regulação da expressão gênica exige conhecimento detalhado dessas importantes interações.

PONTOS ESSENCIAIS

- *O óperon* lac *de* E. coli *é um sistema induzível negativo e repressível por catabólito; os três genes estruturais no óperon* lac *só são transcritos em altos níveis na presença de lactose e na ausência de glicose*
- *Na ausência de lactose, o repressor* lac *liga-se aos operadores* lac *e impede a RNA polimerase de iniciar a transcrição do óperon*
- *A repressão catabólica impede a indução de óperons como enzimas codificadoras de lac participantes do catabolismo dos carboidratos na presença de glicose, a fonte preferida de energia*
- *A ligação do complexo CAP/cAMP ao seu local de ligação no promotor* lac *curva o DNA e torna-o mais acessível para a RNA polimerase*
- *O repressor* lac *liga-se a dois operadores – (O_1 e O_2) ou (O_1 e O_3) – ao mesmo tempo e curva o DNA com formação de um grampo ou uma alça, respectivamente.*

Óperon triptofano em E. coli | Repressão e atenuação

Os genes estruturais no óperon triptofano só são transcritos quando o triptofano está ausente ou em baixa concentração. A expressão dos genes no óperon *trp* é regulada por repressão do início da transcrição e por atenuação (término prematuro) da transcrição quando o triptofano é prevalente no ambiente.

O óperon *trp* de *E. coli* controla a síntese das enzimas catalisadoras da biossíntese do aminoácido triptofano. As funções dos cinco genes estruturais e as sequências reguladoras adjacentes do óperon *trp* foram analisadas em detalhes por Charles Yanofsky e colegas. Os cinco genes estruturais codificam enzimas que convertem o ácido corísmico em triptofano. A expressão do óperon *trp* é regulada em dois níveis: repressão, que controla o início da transcrição, e atenuação, que determina a frequência de término prematuro do transcrito. Apresentamos esses mecanismos reguladores nas duas seções a seguir.

REPRESSÃO

O óperon *trp* de *E. coli* é um óperon repressível negativo. A **Figura 17.12** mostra a organização do óperon *trp* e a via de biossíntese do triptofano. O gene *trpR*, que codifica o repressor de *trp*, não está estreitamente ligado ao óperon *trp*. A região operadora (*O*) do óperon *trp* situa-se na região promotora primária (P_1). Também há um promotor fraco (P_2) na extremidade distal operadora do gene *trpD*. O promotor P_2 aumenta o nível basal de transcrição dos genes *trpC*, *trpB* e *trpA*. Duas sequências de término da transcrição (*t* e *t'*) estão localizadas em posição 3' em relação a *trpA*. A região *trpL* especifica uma sequência líder de mRNA com 162 nucleotídios.

A Figura 17.4 C apresenta um diagrama regulação da transcrição do óperon *trp*. Na ausência de triptofano (correpressor), a RNA polimerase liga-se à região promotora e transcreve os genes estruturais do óperon. Na presença de triptofano, o complexo correpressor/repressor liga-se à região operadora e impede a RNA polimerase de iniciar a transcrição dos genes no óperon.

A taxa de transcrição do óperon *trp* no estado desreprimido (ausência de triptofano) corresponde a 70 vezes a taxa no estado reprimido (presença de triptofano). Em mutantes *trpR*, que não têm um repressor ativo, a taxa de síntese das enzimas de biossíntese do triptofano ainda é reduzida cerca de dez vezes pelo acréscimo de triptofano ao meio. Essa redução adicional na expressão do óperon *trp* é causada por atenuação, que é discutida a seguir.

ATENUAÇÃO

As deleções que removem parte da região *trpL* (Figura 17.12) aumentam as taxas de expressão do óperon *trp*. No entanto, essas deleções não têm efeito sobre a repressibilidade do óperon *trp*; ou seja, a repressão e a desrepressão ocorrem exatamente como nas cepas *trpL*⁺. Esses resultados indicam que a síntese das enzimas de biossíntese do triptofano é regulada em um segundo nível por um mecanismo independente de repressão/desrepressão e requer a presença de sequências nucleotídicas na região *trpL* do óperon *trp*.

Esse segundo nível de regulação do óperon *trp* é denominado **atenuação**, e a sequência no *trpL* que controla esse fenômeno é denominada **atenuador** (**Figura 17.13 A**).

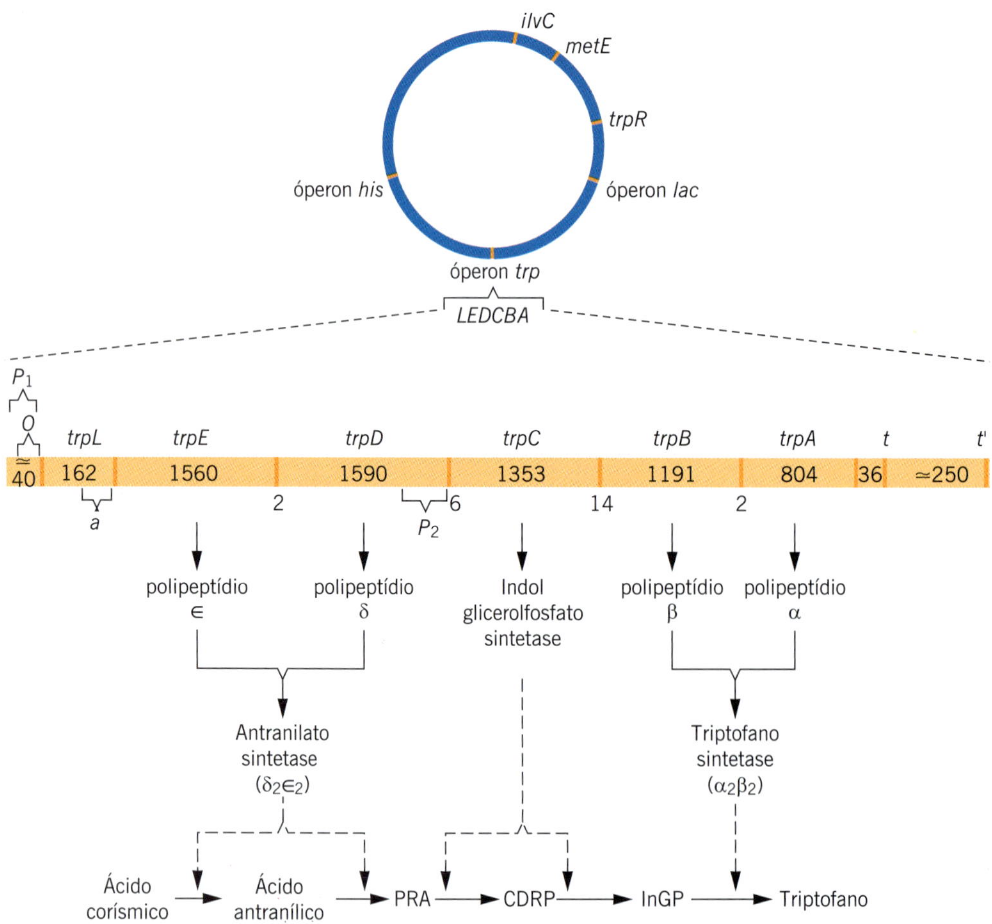

FIGURA 17.12 Organização do óperon *trp* (triptofano) em *E. coli*. O óperon *trp* contém cinco genes estruturais que codificam enzimas participantes da biossíntese de triptofano, como é mostrado na parte inferior, e a região reguladora *trpL*. O comprimento de cada gene ou região é apresentado em pares de nucleotídios; as distâncias intergênicas são mostradas abaixo das sequências de genes. Legenda: PRA, antranilato de fosforribosil; CDRP, fosfato de carboxifenilamino-desoxirribulose; InGP, fosfato de indol-glicerol.

A atenuação ocorre por controle do término da transcrição em um local perto da extremidade da sequência líder do mRNA. Esse término "prematuro" da transcrição do óperon *trp* só ocorre na presença de $tRNA^{Trp}$ com carga de triptofano. Quando ocorre esse término prematuro ou essa atenuação, há produção de um transcrito *trp* truncado (140 nucleotídios).

A região atenuadora tem uma sequência de pares de nucleotídios praticamente idêntica aos *sinais de término da transcrição* encontrados nas extremidades da maioria dos óperons bacterianos. Esses sinais de término contêm um palíndromo rico em G:C seguido por vários pares de bases A:T. A transcrição desses sinais de término produz um RNA nascente com possibilidade de formar uma estrutura em grampo ligada por hidrogênio seguida por várias uracilas. Quando um transcrito nascente forma essa estrutura de grampo, modifica a conformação da RNA polimerase associada, ocasionando o término da transcrição na região seguinte de pareamento de bases de RNA–DNA, com ligações de hidrogênio mais fracas $(A{:}U)_n$.

Portanto, a sequência nucleotídica do atenuador explica sua capacidade de interromper prematuramente a transcrição do óperon *trp*. Mas como isso é regulado pela presença ou ausência de triptofano?

Primeiro, lembre-se de que a transcrição e a tradução estão acopladas em procariotos; ou seja, os ribossomos começam a traduzir os mRNA ainda durante sua síntese. Assim, eventos que ocorrem durante a tradução também podem afetar a transcrição.

Em segundo lugar, observe que a sequência líder de 162 nucleotídios do mRNA do óperon *trp* contém sequências cujas bases podem se emparelhar e formar estruturas em haste e alça ou em grampo (**Figura 17.13 B**). As quatro regiões líder que podem parear para formar essas estruturas são: (1) os nucleotídios 60-68, (2) os nucleotídios 75-83, (3) os nucleotídios 110-121 e (4) os nucleotídios 126-134. Os comprimentos dessas regiões que participam

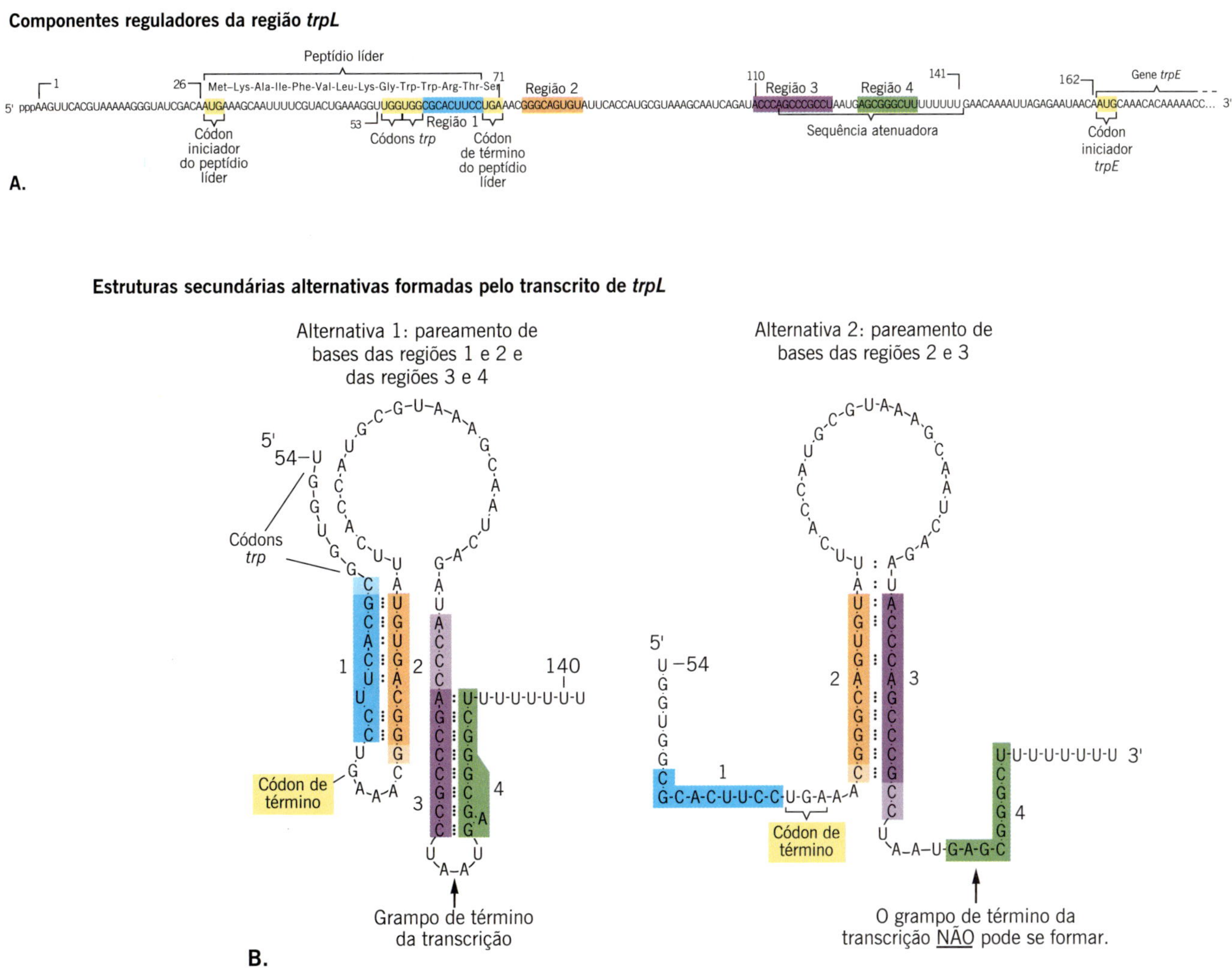

FIGURA 17.13 Sequências na região líder do mRNA de *trp* responsável pela atenuação. A. A sequência *trpL*, destacando a sequência codificadora do peptídio líder, os dois códons de triptofano responsáveis pelo controle da atenuação por triptofano e as quatro regiões (*sombreadas*) que formam as estruturas de haste e alça ou grampo mostradas em (B). B. Estruturas secundárias alternativas formadas pelo mRNA de *trpL* – (1) a região 1 faz par com a região 2 e a região 3 faz par com região 4, formando um grampo de término da transcrição; ou (2) a região 2 forma pares de bases com a região 3, impedindo o pareamento da região 3 com a região 4. A concentração de triptofano na célula determina qual dessas estruturas se formará durante a transcrição do óperon *trp*.

do pareamento de bases variam de acordo com as regiões emparelhadas. As sequências nucleotídicas dessas quatro regiões são tais que a região 1 pode formar pares de bases com a região 2, a região 2 pode formar pares de bases com a região 3, e a região 3 pode formar pares de bases com a região 4. A região 2 pode formar pares de bases com a região 1 ou com a região 3, mas, evidentemente, só com uma delas por vez. Assim, há duas possíveis estruturas secundárias da sequência líder *trp*: (1) região 1 emparelhada com a região 2 e região 3 emparelhada com a região 4 ou (2) região 2 emparelhada com a região 3, deixando as regiões 1 e 4 sem par. O pareamento das regiões 3 e 4 produz o grampo de término da transcrição já mencionado. Se a região 3 emparelha suas bases com a região 2, não pode emparelhar com a região 4, e não há formação do grampo de término da transcrição. Como você provavelmente já percebeu, a presença ou ausência de triptofano determina qual dessas estruturas alternativas é formada.

Em terceiro lugar, observe que a sequência líder contém um códon AUG de início da tradução, seguido de 13 códons de aminoácidos, seguidos, por sua vez, de um códon UGA de término da tradução (Figura 17.13 A). Além disso, a sequência líder *trp* contém um local eficiente de ligação ribossômica em posição apropriada para o início da tradução no códon de iniciação AUG líder. Todos os dados disponíveis indicam que um "peptídio líder" de 14 aminoácidos é sintetizado como mostra o diagrama da Figura 17.13 A.

A **Figura 17.14 A** mostra o grampo de término da transcrição do óperon *trp* normal, e a **Figura 17.14 B** e **C** mostra um diagrama do mecanismo proposto de atenuação da transcrição do óperon *trp*. O peptídio líder contém dois resíduos triptofano contíguos. Os dois códons Trp são posicionados de tal modo que em baixa concentração de triptofano (e, portanto, baixa concentração de Trp-tRNA^{Trp}), o ribossomo para antes de encontrar a estrutura de bases emparelhadas formada pelas regiões líderes 2 e 3 (Figura 17.14 B). Como o emparelhamento das regiões 2 e 3 impede a formação do grampo de término da transcrição pelo emparelhamento de bases das regiões 3 e 4, a transcrição continuará além do atenuador até o gene *trpE* na ausência de triptofano.

Na presença de triptofano suficiente, o ribossomo é capaz de traduzir ultrapassando os códons Trp até o códon de término do peptídio líder. No processo, interrompe o pareamento de bases entre as regiões líderes 2 e 3. Essa interrupção deixa a região 3 livre para emparelhamento com a região 4, formando o grampo de término da transcrição (Figura 17.14 C). Assim, quando há triptofano suficiente, a transcrição costuma terminar (cerca de 90% das vezes) no atenuador, o que reduz a quantidade de mRNA para os genes estruturais *trp*.

A transcrição do óperon *trp* pode ser regulada em um intervalo de quase 700 vezes pelos efeitos combinados da repressão (até 70 vezes) e da atenuação (até 10 vezes).

A regulação da transcrição por atenuação não é exclusiva do óperon *trp*. Cinco outros óperons (*thr*, *ilv*, *leu*, *phe* e *his*) são regulados por atenuação. Agora se acredita que o óperon *his*, que durante muitos anos foi considerado repressível, seja totalmente regulado por atenuação. Embora pequenos detalhes variem de um óperon para outro, as principais características da atenuação são iguais nos seis óperons. Leia Resolva | Regulação do óperon de histidina de *Salmonella typhimurium*. Além disso, leia Em foco | Riborregulador (*riboswitch*) de lisina, no material suplementar disponível *on-line*, para obter informações sobre um mecanismo de regulação afim.

Resolva!

Regulação do óperon de histidina de Salmonella typhimurium

O aminoácido histidina é sintetizado a partir de 1-pirofosfato de 5-fosforribosil e ATP por uma série de dez reações catalisadas por enzimas codificadas por oito genes contíguos no óperon de histidina de *Salmonella typhimurium*. O óperon *his* é transcrito como uma unidade que produz um mRNA multigênico. O óperon é expresso em alto nível quando a concentração de histidina é baixa, mas em baixo nível quando a concentração de histidina é alta. A sequência nucleotídica do filamento não molde da região líder não traduzida 5′ do óperon *his* é mostrada na sequência a seguir, junto com as sequências de aminoácidos previstas (usando o código de uma letra) de um peptídio líder especificado pela pequena ORF e os cinco primeiros aminoácidos do produto *hisG*. Além disso, seis regiões capazes de formar estruturas de haste e alça (grampo) por pareamento de bases são designadas de 1 a 6.

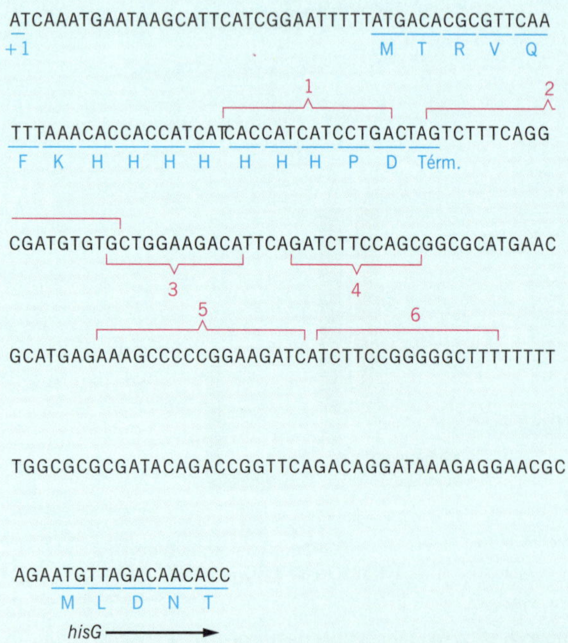

De acordo com as informações acima, proponha um mecanismo de regulação da expressão do óperon *his*.

▶ *Leia a resposta do problema no material disponível* on-line.

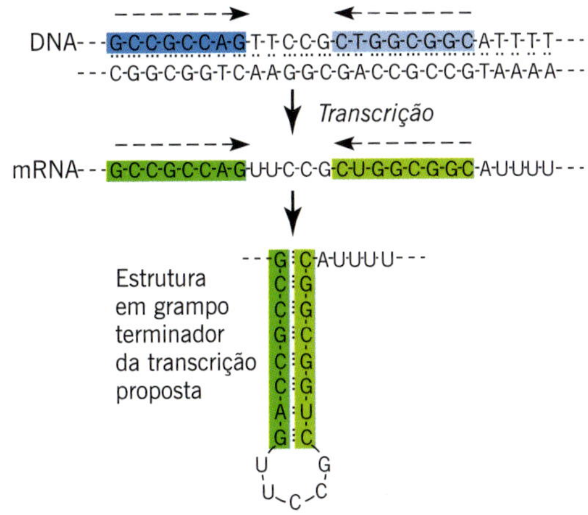

A. Estrutura da sequência *t* de término da transcrição do óperon *trp* e formação de grampo de término da transcrição.

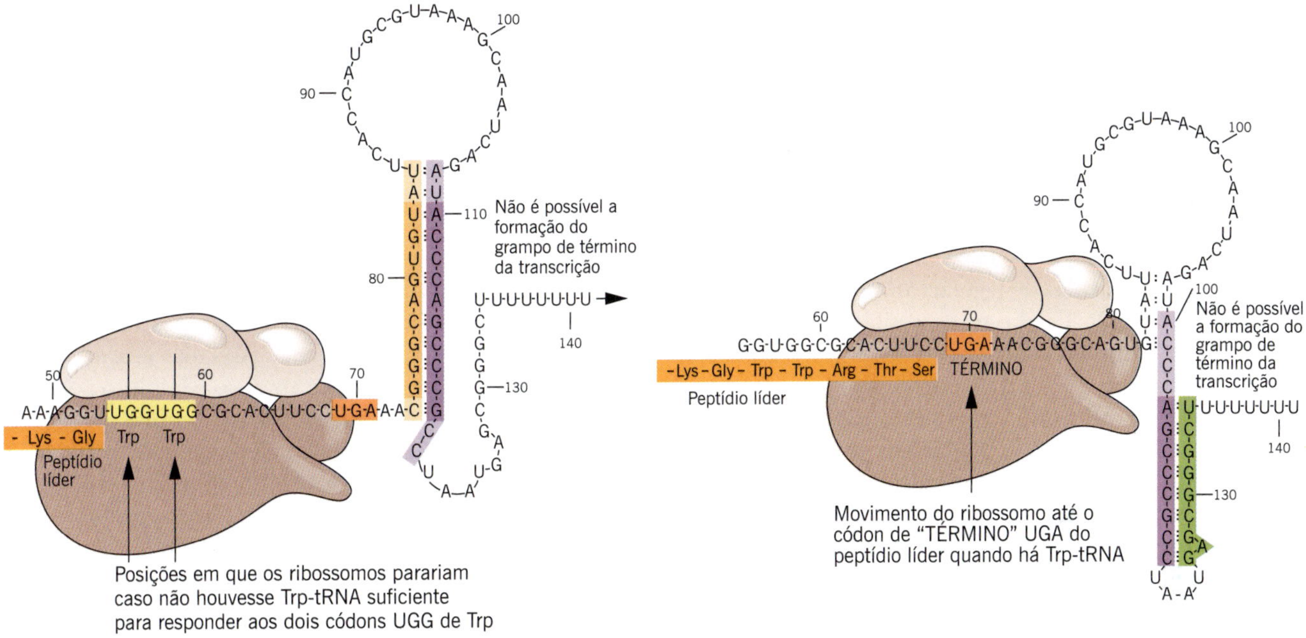

B. Com baixos níveis de triptofano, a tradução da sequência líder para em um dos códons Trp. Essa parada possibilita o emparelhamento das regiões líderes 2 e 3, o que impede o emparelhamento da região 3 com a região 4 para formar o grampo de término da transcrição. Assim, a transcrição prossegue através de todo o óperon *trp*.

C. Na presença de triptofano suficiente, a tradução ultrapassa os códons *Trp* até o códon de término e interrompe o pareamento de bases entre as regiões líderes 2 e 3. Esse processo deixa a região 3 livre para emparelhamento com a região 4 e formação do grampo de término da transcrição, que interrompe a transcrição na sequência atenuadora.

FIGURA 17.14 Controle do óperon *trp* por atenuação. A. O sinal de término da transcrição em *E. coli* contém uma região de simetria da díade (*setas*) que resulta em sequências de mRNA que podem formar estruturas em grampo. B. Em baixa concentração de triptofano, a transcrição prossegue além da sequência atenuadora ao longo de todo o óperon *trp*. C. Na presença de triptofano suficiente, a transcrição frequentemente termina na sequência atenuadora.

PONTOS ESSENCIAIS

- *O óperon* trp *de* E. coli *é um sistema repressível negativo; a transcrição dos cinco genes estruturais no óperon* trp *é reprimida quando existe concentração relevante de triptofano*
- *Óperons como* trp *codificadores de enzimas participantes das vias de biossíntese de aminoácidos geralmente são controlados por um segundo mecanismo regulador denominado atenuação*
- *A atenuação ocorre pelo término prematuro da transcrição em um local na sequência líder do mRNA (a sequência em posição 5' em relação à região codificadora) quando o triptofano é predominante no meio de crescimento das bactérias.*

Regulação da expressão gênica em procariotos

O ajuste fino da expressão gênica deve-se à modulação da intensidade da síntese polipeptídica e a atividade enzimática de um polipeptídio pode ser anulada pelo produto final da via metabólica que ele comanda.

REGULAÇÃO DA EXPRESSÃO GÊNICA POR CONTROLE DA TRADUÇÃO

Embora a regulação da expressão gênica em procariotos ocorra principalmente na transcrição, o ajuste fino costuma ser feito na tradução. Em procariotos, as moléculas de mRNA frequentemente são multigênicas, contendo as sequências codificadoras de vários genes. Por exemplo, o mRNA do óperon *lac* de *E. coli* abriga sequências nucleotídicas codificadoras de β-galactosidase, β-galactosídio permease e β-galactosídio transacetilase. Assim, os três genes codificadores dessas proteínas têm de ser ativados e desativados juntos na transcrição porque os genes são cotranscritos. Todavia, os três produtos gênicos não são sintetizados em quantidades iguais. Uma célula de *E. coli* que cresce em meio rico em lactose como única fonte de carbono contém cerca de 3.000 moléculas de β-galactosidase, 1.500 moléculas de β-galactosídio permease e 600 moléculas de β-galactosídio transacetilase. É claro que as diferentes quantidades dessas proteínas por célula têm de ser controladas após a transcrição.

É preciso lembrar que transcrição, tradução e degradação de mRNA estão acopladas em procariotos; uma molécula de mRNA costuma passar pelos três processos simultaneamente. Assim, os produtos gênicos podem ser produzidos em diferentes quantidades a partir do mesmo transcrito por vários mecanismos.

1. Sabe-se que a eficiência de *início da tradução* é diferente nos códons de iniciação ATG de diferentes genes.
2. A *alteração da eficiência de movimento do ribossomo* ao longo das regiões intergênicas de um transcrito é bastante comum. A diminuição das taxas de tradução costuma ser causada por grampos ou outras formas de estrutura secundária que impedem a migração do ribossomo ao longo da molécula de mRNA.
3. Também há *taxas diferentes de degradação* de regiões específicas de moléculas de mRNA.

MECANISMOS REGULADORES PÓS-TRADUÇÃO

Nós comentamos, anteriormente neste capítulo, o mecanismo pelo qual a transcrição de genes bacterianos codificadores de enzimas em uma via de biossíntese é reprimida quando o produto dessa via está presente no meio de cultura das células. Um segundo e mais rápido ajuste fino da regulação do metabolismo costuma ocorrer no nível da atividade da enzima. A concentração suficiente do produto final de uma via de biossíntese costuma inibir a primeira enzima da via (**Figura 17.15**). Esse fenômeno é denominado **inibição por *feedback*** ou **inibição pelo produto final**. A inibição por *feedback* ocasiona a interrupção quase imediata da síntese do produto final quando ele é acrescentado ao meio.

A via de biossíntese do triptofano em *E. coli* é uma boa ilustração da inibição por *feedback*. O produto final – triptofano – liga-se à primeira enzima da via – antranilato sintetase (Figura 17.12) – e inibe totalmente sua atividade, com interrupção quase imediata da síntese de triptofano.

As enzimas sensíveis à inibição por *feedback* contêm um local (ou locais) de ligação do produto final além do local (ou locais) de ligação do substrato. No caso de enzimas multiméricas, o *local de ligação do produto final* ou *regulador* costuma ser uma subunidade (polipeptídio) diferente da existente no local do substrato. Depois da ligação do produto final, essas enzimas sofrem transições alostéricas que reduzem sua afinidade pelos substratos. As proteínas que sofrem mudanças de conformação são denominadas proteínas alostéricas. Muitas enzimas, talvez a maioria delas, passam por transições alostéricas de algum tipo.

As transições alostéricas também parecem ser responsáveis pela ativação da enzima, que costuma ocorrer quando uma enzima se liga a um ou mais de seus substratos ou a alguma outra pequena molécula. Algumas enzimas apresentam um amplo espectro de ativação e inibição por muitas moléculas efetoras diferentes. Um exemplo é a enzima glutamina sintetase, que catalisa a etapa final da biossíntese do aminoácido glutamina. A glutamina sintetase é uma enzima multimérica complexa tanto em procariotos quanto em eucariotos. A glutamina sintetase de *E. coli* responde, por ativação ou inibição, a 16 metabólitos diferentes, provavelmente por transição alostérica.

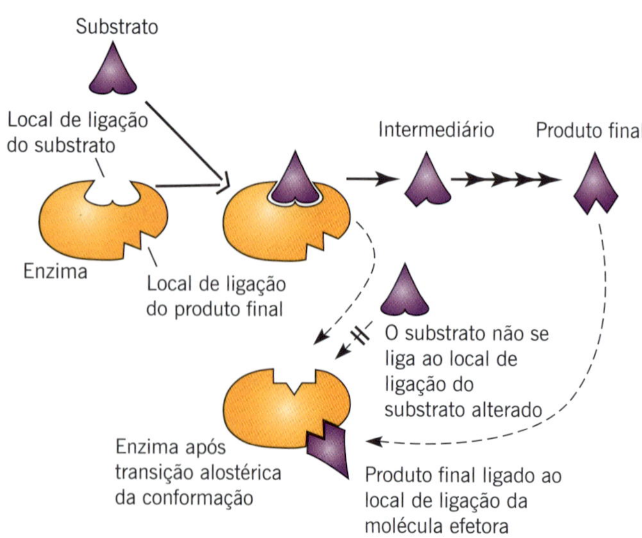

FIGURA 17.15 Inibição por *feedback* da atividade do produto gênico. O produto final de uma via de biossíntese costuma se ligar à primeira enzima da via e interromper sua atividade, rapidamente bloqueando a síntese do produto final.

PONTOS ESSENCIAIS

- *A inibição por* feedback *ocorre quando o produto de uma via de biossíntese inibe a atividade da primeira enzima da via, com rápida interrupção da biossíntese do produto*
- *A ativação da enzima ocorre quando um substrato ou outra molécula efetora estimula a atividade de uma enzima, aumentando a taxa de síntese do produto da via*
- *O ajuste fino da regulação costuma ocorrer no nível de tradução por modulação da taxa de iniciação da cadeia polipeptídica ou de alongamento da cadeia.*

Exercícios

Aplique a análise genética básica

1. Qual é a diferença entre mecanismos reguladores positivos e negativos?

Resposta: As mutações de genes reguladores que geram produtos inativos têm efeitos muito diferentes em sistemas de controle positivos e negativos. Nos circuitos de controle positivo, essas mutações tornam impossível ativar a expressão dos genes regulados, enquanto nos circuitos de controle negativo, essas mutações tornam impossível a desativação da expressão dos genes regulados.

2. Qual é a diferença entre óperons induzíveis e repressíveis?

Resposta: Na ausência da molécula efetora, os óperons induzíveis são desativados, enquanto os óperons repressíveis são ativados.

3. Qual é a diferença entre elementos reguladores *cis* e *trans*?

Resposta: Esses elementos podem ser distinguidos por construção de diploides parciais nos quais os elementos reguladores estejam em posição (1) *cis* em relação aos genes regulados e (2) *trans* em relação aos genes regulados. Um elemento de ação *cis* só influencia a expressão dos genes quando presente em configuração *cis*, enquanto um elemento de ação *trans* é eficaz tanto em configuração *cis* quanto *trans* (compare as Figuras 17.7 e 17.8).

4. O que é atenuação? Qual é seu mecanismo?

Resposta: Atenuação é um mecanismo de regulação da expressão gênica pelo término prematuro da transcrição na região líder de um transcrito. No caso do óperon do triptofano (*trp*) de *E. coli*, por exemplo, a presença ou ausência do produto final, triptofano, determina se há ou não atenuação. A região líder do mRNA tem sequências que podem emparelhar suas bases para formar estruturas em grampo alternativas, uma das quais é um sinal típico de término da transcrição. A formação desse grampo depende da tradução de um peptídio líder contendo dois resíduos triptofano. Quando os níveis de triptofano são baixos, a tradução cessa nos códons Trp, o que impede a formação do grampo de término da transcrição (Figura 17.14 B). Quando a quantidade de triptofano é suficiente, a tradução ultrapassa os códons Trp até o códon de término da tradução, desorganizando o primeiro grampo. Isso, por sua vez, possibilita a formação do grampo de término da transcrição e a ocorrência de atenuação (término da transcrição no atenuador) (Figura 17.14 C). A atenuação diminui em dez vezes a síntese das enzimas de biossíntese do triptofano. A atenuação é possível em procariotos porque a transcrição e a tradução estão acopladas, assim, os eventos ocorridos durante a tradução podem afetar a transcrição.

5. O acréscimo de histidina ao meio de cultura de *E. coli* faz cessar sua síntese muito rapidamente, bem antes de cessar a síntese das enzimas de biossíntese da histidina. Qual é a explicação para isso?

Resposta: Além de desativar a *síntese* das enzimas de biossíntese da histidina, a histidina também inibe a *atividade* da primeira enzima – *N*′-5′-fosforribosil-ATP transferase – da via de biossíntese da histidina, por um processo denominado inibição por *feedback*. A enzima tem um local de ligação de histidina, e quando se liga à histidina, sofre uma mudança de conformação que inibe sua atividade (Figura 17.15). Assim, a inibição por *feedback* acarreta a interrupção quase imediata da síntese de histidina.

Autoavaliação

Integre diferentes conceitos e técnicas

1. O modelo óperon para a regulação da síntese da enzima necessária para o uso de lactose por *E. coli* inclui um gene regulador (*I*), uma região operadora (*O*), um gene estrutural (*Z*) para a enzima β-galactosidase e outro gene estrutural (*Y*) para a β-galactosídio permease. A β-galactosídio permease transporta lactose para dentro da bactéria, onde é clivada em glicose e galactose pela β-galactosidase. Mutações no óperon *lac* têm os seguintes efeitos: as cepas mutantes Z^- e Y^- não são capazes de produzir β-galactosidase e β-galactoside permease funcionais, respectivamente, ao passo que as linhagens mutantes I^- e O^c sintetizam os produtos gênicos do óperon *lac* constitutivamente. A figura a seguir mostra uma cepa de *E. coli* parcialmente diploide que tem duas cópias do óperon *lac*. Complete o diagrama com um genótipo que resulte na síntese constitutiva de β-galactosidase e na síntese induzível de β-galactosídio permease por esse diploide parcial.

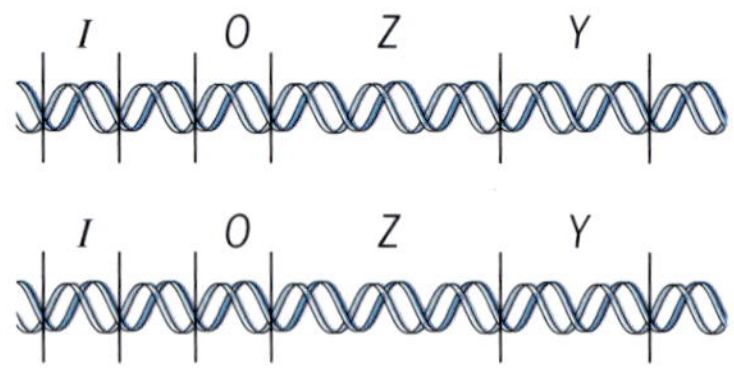

Resposta: Vários genótipos diferentes apresentarão síntese constitutiva de β-galactosidase e síntese induzível de β-galactosídio permease. É indispensável que cumpram dois requisitos fundamentais: (1) a célula precisa ter ao menos uma cópia do gene I^+, que codifica o repressor, e (2) o gene Z^+ e uma mutação O^c têm de estar no mesmo cromossomo porque o operador só atua em *cis*, ou seja, só afeta a expressão de genes no mesmo cromossomo. Em contrapartida, a célula pode ser tanto homozigota quanto heterozigota para o gene I^+ e, caso seja heterozigota, I^+ pode estar em um ou outro cromossomo, uma vez que I^+ é dominante em relação a I^- e I^+ age tanto no arranjo *cis* quanto no *trans*. Um possível genótipo é apresentado no diagrama a seguir.

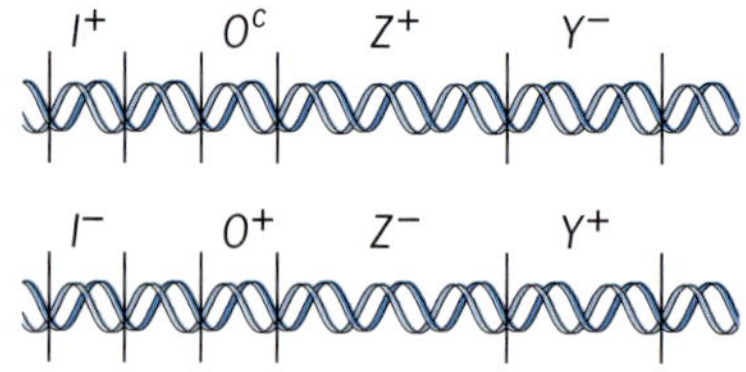

Quantos outros genótipos com síntese constitutiva de β-galactosidase e síntese induzível por β-galactosídio permease você consegue imaginar?

2. *E. coli* de tipo selvagem apresentam crescimento exponencial em meio de cultura com concentração muito baixa de triptofano por 20 minutos quando se acrescenta uma grande quantidade de triptofano ao meio. Que alterações fisiológicas ocorrem nessas células após o acréscimo de triptofano?

Resposta: (a) Inicialmente, o triptofano liga-se à primeira enzima – antranilato sintetase – da via de biossíntese do triptofano, o que inibe a atividade da enzima e causa a interrupção quase imediata da síntese de triptofano. Esse mecanismo regulador é denominado inibição por *feedback* (Figura 17.15). (b) A segunda alteração é que a alta concentração desse aminoácido diminui as taxas de síntese das enzimas de biossíntese do triptofano pelo término prematuro – atenuação – da transcrição dos genes no óperon do triptofano (Figuras 17.13 e 17.14). (c) A terceira é que a alta concentração de triptofano reprime a transcrição do óperon *trp*, o que diminui ainda mais as taxas de síntese das enzimas de biossíntese do triptofano (Figura 17.13 C). Em conjunto, a inibição por *feedback*, a atenuação e a repressão/desrepressão ajustam com rapidez e bastante precisão as taxas de síntese bacteriana de metabólitos como o triptofano em resposta a mudanças ambientais.

Avaliação adicional

Entenda melhor e desenvolva a capacidade analítica

17.1 Como é possível diferenciar enzimas induzíveis e repressíveis de microrganismos?

17.2 Diferencie (a) repressão e (b) inibição por *feedback* causada pelo produto final de uma via de biossíntese. Como esses dois fenômenos reguladores se complementam para possibilitar a regulação eficiente do metabolismo?

17.3 No óperon de lactose de *E. coli*, qual é a função de cada um destes genes ou locais: (a) regulator, (b) operador, (c) promotor, (d) gene estrutural *Z* e (e) gene estrutural *Y*?

17.4 Qual seria a consequência da inativação por mutação destes genes ou locais no óperon de lactose de *E. coli*: (a) regulator, (b) operador, (c) promotor, (d) gene estrutural *Z* e (e) gene estrutural *Y*?

17.5 Os grupos de alelos associados com o óperon da lactose agem como descrito a seguir (em ordem de dominância de cada série alélica): repressores, I^s (super-repressor), I^+ (induzível) e I^- (constitutivo); operadores, O^c (constitutivo, *cis*-dominante) e O^+ (induzível, *cis*-dominante); estruturais, Z^+ e Y^+. (a) Qual desses genótipos produz β-galactosidase e β-galactosídio permease na presença de lactose? (1) $I^+O^+Z^+Y^+$, (2) $I^-O^cZ^+Y^+$, (3) $I^sO^cZ^+Y^+$, (4) $I^sO^+Z^+Y^+$ e (5) $I^-O^+Z^+Y^+$? (b) Qual dos genótipos anteriores produz β-galactosidase e β-galactosídio permease na ausência de lactose? Por quê?

17.6 Suponha que você tenha descoberto uma nova cepa de *E. coli* com uma mutação na região operadora *lac* que causa a ligação irreversível da proteína repressora de tipo selvagem com o operador. Você nomeou esse operador mutante de O^{sb} (operador de "superligação" [do inglês, *super**b**inding*]). (a) Que fenótipo teria um diploide parcial de genótipo $I^+O^{sb}Z^-Y^+/$

$I^+ O^+ Z^+ Y^-$ com relação à síntese das enzimas β-galactosidase e β-galactoside permease? (b) A nova mutação O^{sb} apresenta dominância *cis* ou *trans* em seus efeitos sobre a regulação do óperon *lac*?

17.7 Por que a mutação O^c no óperon *lac* de *E. coli* é epistática em relação à mutação I^s?

17.8 Indique se a síntese enzimática de cada diploide parcial a seguir é constitutiva ou induzível (ver relações de dominância no Problema 17.5):
(a) $I^+ O^+ Z^+ Y^+ / I^+ O^+ Z^+ Y^+$,
(b) $I^+ O^+ Z^+ Y^+ / I^+ O^c Z^+ Y^+$,
(c) $I^+ O^c Z^+ Y^+ / I^+ O^c Z^+ Y^+$,
(d) $I^+ O^+ Z^+ Y^+ / I^- O^+ Z^+ Y^+$,
(e) $I^- O^+ Z^+ Y^+ / I^- O^+ Z^+ Y^+$.

Por quê?

17.9 Escreva o genótipo diploide parcial de uma cepa (a) com síntese constitutiva de β-galactosidase e síntese induzível de permease e (b) com síntese constitutiva de β-galactosidase, mas sem síntese, constitutiva ou induzível, de permease, embora haja um gene Y^+.

17.10 Como historiador de genética, você está repetindo alguns experimentos clássicos realizados por Jacob e Monod com o óperon de lactose em *E. coli*. Você usa um plasmídio F′ para criar várias cepas de *E. coli* parcialmente diploides para o óperon *lac*. As cepas criadas têm os seguintes genótipos: (1) $I^+ O^c Z^+ Y^- / I^+ O^+ Z^- Y^+$, (2) $I^+ O^c Z^- Y^+ / I^+ O^+ Z^+ Y^-$, (3) $I^- O^+ Z^+ Y^+ / I^+ O^+ Z^- Y^-$, (4) $I^s O^+ Z^- Y^- / I^+ O^+ Z^+ Y^+$ e (5) $I^+ O^c Z^+ Y^+ / I^s O^+ Z^- Y^+$.
(a) Qual delas produz β-galactosidase funcional tanto na presença quanto na ausência de lactose? (b) Qual dessas cepas apresenta síntese constitutiva de β-galactosídio permease ativa? (c) Qual dessas cepas tem expressão constitutiva dos genes *Z* e *Y*, com produtos ativos (β-galactosidase e β-galactosídio permease) de ambos os genes? (d) Qual dessas cepas apresenta dominância *cis* dos elementos reguladores do óperon *lac*? (e) Qual dessas cepas apresenta dominância *trans* dos elementos reguladores do óperon *lac*?

17.11 As mutações constitutivas sempre produzem níveis elevados de enzimas; elas podem ser de dois tipos: O^c ou I^-. Suponha que todo o restante do DNA existente seja de tipo selvagem. Descreva como os dois mutantes constitutivos podem ser distinguidos em relação à (a) posição no mapa, (b) regulação dos níveis de enzima em diploides parciais O^c/O^+ *versus* I^-/I^+ e (c) posição dos genes estruturais afetados por uma mutação O^c *versus* os genes afetados por uma mutação I^- em um diploide parcial.

17.12 Como o óperon de triptofano em *E. coli* poderia ter se desenvolvido e sido mantido por evolução?

17.13 Qual é a importância biológica do fenômeno de repressão catabólica?

17.14 Como a concentração de glicose no meio de cultura em que uma célula de *E. coli* está crescendo poderia regular o nível intracelular de AMP cíclico?

17.15 O efeito do complexo CAP-cAMP sobre a transcrição do óperon *lac* é um exemplo de regulação positiva ou negativa? Por quê?

17.16 Seria possível isolar mutantes de *E. coli* nos quais a transcrição do óperon *lac* não fosse sensível à repressão catabólica? Em caso afirmativo, em que genes as mutações poderiam estar localizadas?

17.17 Diferencie, apresentando exemplos, os mecanismos reguladores negativos e positivos.

17.18 A tabela a seguir apresenta as atividades relativas das enzimas β-galactosidase e β-galactosídio permease em *E. coli* com genótipos diferentes no *locus lac*. O nível de atividade de cada enzima em *E. coli* de tipo selvagem sem fator F′ foi estabelecido arbitrariamente em 100; todos os outros valores são relativos aos níveis observados de atividade nessas bactérias de tipo selvagem. Com base nos dados apresentados na tabela para os genótipos 1 a 4, complete os espaços com os níveis da atividade enzimática que seria esperada no quinto genótipo.

	β-Galactosídio		β-Galactosidase permease	
Genótipo	**– Indutor**	**+ Indutor**	**– Indutor**	**+ Indutor**
1. $I^+O^+Z^+Y^+$	0,1	100	0,1	100
2. $I^-O^+Z^+Y^+$	100	100	100	100
3. $I^+O^cZ^+Y^+$	25	100	25	100
4. $I^-O^+Z^+Y^-$/F′ $I^-O^+Z^+Y^+$	200	200	100	100
5. $I^-O^cZ^-Y^+$/F′ $I^+O^+Z^+Y^+$	–	–	–	–

17.19 A taxa de transcrição do óperon *trp* em *E. coli* é controlada tanto por (1) repressão/desrepressão quanto por (2) atenuação. Quais são os mecanismos usados por esses dois processos reguladores para modular os níveis de transcrito do óperon *trp*?

17.20 Qual é o efeito da deleção da região *trpL* do óperon *trp* sobre as taxas de síntese das enzimas codificadas pelos cinco genes no óperon *trp* em *E. coli* cultivadas na presença de triptofano?

17.21 Por que mecanismo a presença de triptofano no meio de cultura com *E. coli* acarreta o término prematuro ou atenuação da transcrição do óperon *trp*?

17.22 Suponha que você usou a mutagênese sítio-específica para modificar a sequência *trpL* de tal modo que os dois códons UGG de Trp nas posições 54-56 e 57-60 (Figura 17.13) na sequência líder de mRNA fossem substituídos por códons GGG de Gly. A atenuação do óperon *trp* ainda será regulada pela presença ou ausência de triptofano no meio de cultura com *E. coli*?

17.23 Que características em comum têm a atenuação de *trp* e o riborregulador de lisina?

17.24 Seria provável a ocorrência em organismos eucarióticos do tipo de atenuação que regula o nível de transcritos de *trp* em *E. coli*?

Genômica na Web em http://www.ncbi.nlm.nih.gov

A proteína ativadora do catabolismo (CAP) de *E. coli* tem um importante papel regulador por prevenção da indução do óperon *lac* na presença de alta concentração de glicose, que é uma fonte de energia mais eficiente que a lactose. Altas concentrações de glicose impedem a ativação da enzima adenilciclase, que catalisa a síntese de AMP cíclico (cAMP) a partir de ATP. A CAP tem de formar um complexo com cAMP para se ligar ao promotor *lac* e, por sua vez, estimular a ligação da RNA polimerase.

Sem ligação de CAP-cAMP ao promotor, a transcrição do óperon *lac* nunca ultrapassa 2% do nível observado na ausência de glicose. O complexo CAP-cAMP tem o mesmo efeito nos óperons *gal*, *ara* e em vários outros óperons. Ele atua como regulador global de vias catabólicas em bactérias. Esse fenômeno – repressão catabólica ou "efeito glicose" – requer interações específicas entre os domínios de ligação de DNA do complexo CAP-cAMP e as sequências nucleotídicas em promotores bacterianos.

1. Que tipos de interações participam da ligação de CAP-cAMP ao DNA?
2. Qual é a estrutura tridimensional de CAP-cAMP?
3. Quais são as estruturas tridimensionais dos complexos CAP-cAMP-DNA?
4. A ligação de CAP-cAMP tem algum efeito sobre a estrutura do DNA?
5. A CAP tem algum domínio estrutural tridimensional em comum com outras proteínas de ligação do DNA?

Dica: No *site* do NCBI, clique em "Molecular databases", role a tela para baixo, clique em "Structure (MMDB = *Mo*lecular *M*odeling *D*atabase)" e busque o termo "CAP-cAMP". Clique em "1O3T", "Crystal Structures of CAP-DNA Complexes", "1G6N, 2.1 Angstrom Structure of CAP-cAMP" e outros para ver os modelos tridimensionais dessas interações moleculares.

18

Regulação da Expressão Gênica em Eucariotos

PANORAMA

- Mecanismos de regulação da expressão gênica eucariótica | Visão geral
- Indução da atividade de transcrição por fatores ambientais e biológicos
- Controle molecular da transcrição em eucariotos
- Regulação pós-transcricional da expressão gênica por interferência por RNA
- Expressão gênica e organização da cromatina
- Ativação e inativação de cromossomos inteiros

Tripanossomos africanos | Um baú de disfarces moleculares

No fim do século 19, David Bruce, cirurgião do British Medical Service, resumiu suas observações e experimentos sobre uma doença que acometia animais selvagens e domésticos do sul da África. A doença, conhecida como nagana, palavra zulu que significa "perda do espírito", é caracterizada por febre, edema, letargia e emagrecimento extremo. Bruce reconheceu que a nagana é transmitida pela mosca-tsé-tsé, que é comum em planícies abertas de vegetação arbustiva na África. Além disso, o exame dos animais doentes levou-o a concluir que o agente causador é um protozoário unicelular flagelado injetado no sangue do animal durante a picada da mosca-tsé-tsé. Esse parasito do sangue, um tipo de tripanossomo, agora é denominado *Trypanosoma brucei* em homenagem a Bruce. Os seres humanos também podem ser infectados pelos tripanossomos transmitidos pela mosca-tsé-tsé e desenvolvem a doença debilitante conhecida como doença do sono africana.

Tanto em animais quanto em seres humanos, as infecções por tripanossomos são muito duradouras. Isso é incrível porque, no sangue, os tripanossomos sofrem ataques repetidos do sistema imune. A cada ataque imune, a maioria dos tripanossomos é destruída; no entanto, alguns sempre sobrevivem para repovoar o sangue e manter a infecção. A base desse ressurgimento é a capacidade do tripanossomo de modificar a proteína que reveste sua superfície. Cada tripanossomo é coberto por cerca de 10 milhões de moléculas de uma mesma glicoproteína. Quando o sistema imune reconhece esse revestimento proteico, o tripanossomo infeccioso é aprisionado e destruído pelas células imunes. No entanto, antes da eliminação de todos os tripanossomos do animal, alguns deles conseguem substituir a glicoproteína de superfície por outra que não é imediatamente reconhecida pelo sistema imune. Esses tripanossomos alterados escapam da destruição e proliferam. Por fim, o sistema imune aprende a reconhecê-los também, mas, enquanto isso, surge outro grupo de tripanossomos alterados que mantém a infecção. A oferta aparentemente interminável de disfarces moleculares disponíveis para os tripanossomos deve-se a uma grande série de genes que codificam as glicoproteínas variáveis de superfície (VSG) que revestem esses organismos. Apenas um desses genes é expresso de cada vez; todos os outros são silenciosos. Durante uma infecção, porém, a identidade do gene expresso é modificada. A cada mudança, os tripanossomos adquirem uma nova proteína de superfície e colocam-se um passo à frente das defesas imunes do animal. Assim, a infecção é mantida durante semanas ou até mesmo meses até que o animal morra por exaustão.

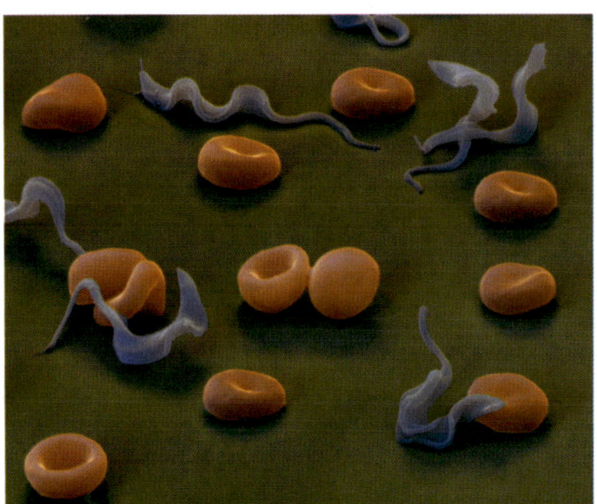

Eye of Science/Science Source

Tripanossomos entre as hemácias.

Mecanismos de regulação da expressão gênica eucariótica | Visão geral

A regulação da expressão gênica eucariótica pode ocorrer na transcrição, no processamento ou na tradução.

DIMENSÕES DA REGULAÇÃO GÊNICA EUCARIÓTICA

A história do mecanismo usado por tripanossomos para escapar dos ataques do sistema imune é uma história sobre a regulação gênica. Diferentes genes *vsg* são expressos em diferentes momentos – ou seja, há regulação temporal dos genes *vsg*. Entre eucariotos, principalmente organismos multicelulares como nós, os genes também são regulados em uma dimensão espacial. Os organismos multicelulares contêm muitos tipos celulares diferentes organizados em tecidos e órgãos. Determinado gene poderia ser expresso em células do sangue, mas nunca em células nervosas. Outro gene poderia ter perfil de expressão exatamente oposto. A regulação que cria essas diferenças na expressão gênica é a base da complexidade anatômica e fisiológica de eucariotos multicelulares.

Como em procariotos, a expressão de genes em eucariotos requer a transcrição de DNA em RNA e a subsequente tradução desse RNA em polipeptídios. No entanto, antes da tradução, a maior parte do RNA eucariótico é "processada". Durante o processamento, o RNA é protegido por *cap* na extremidade 5′, poliadenilado na extremidade 3′ e alterado internamente pela perda das sequências de íntrons não codificadoras (Capítulo 11). Em geral, os RNA procarióticos não sofrem essas modificações terminais e internas.

A expressão gênica é mais complexa em eucariotos que em procariotos, porque as células eucarióticas são divididas em compartimentos por um sistema elaborado de membranas. Essa compartimentalização subdivide as células em organelas separadas, das quais a mais visível é o núcleo; as células eucarióticas também têm mitocôndrias, cloroplastos (no caso das células vegetais) e um retículo endoplasmático. Cada organela tem uma função diferente. O núcleo armazena o material genético, as mitocôndrias e cloroplastos obtêm energia, e o retículo transporta materiais dentro da célula.

A subdivisão das células eucarióticas em organelas separa fisicamente os processos de expressão gênica. O principal processo, a transcrição de DNA em RNA, ocorre no núcleo. Os transcritos de RNA também são modificados no núcleo por adição do *cap*, poliadenilação e remoção de íntrons. Os RNA mensageiros resultantes são exportados para o citoplasma, onde são associados a ribossomos, muitos deles localizados nas membranas do retículo endoplasmático. Uma vez associados a ribossomos, esses mRNA são traduzidos em polipeptídios. Essa separação física dos processos da expressão gênica torna possível a regulação em diferentes locais (**Figura 18.1**). A regulação pode ocorrer no núcleo, em nível de DNA ou RNA, ou no citoplasma, em nível de RNA ou polipeptídio.

TRANSCRIÇÃO DE DNA CONTROLADA

Em procariotos, a expressão gênica é regulada principalmente por controle da transcrição do DNA em RNA. Um gene que não é transcrito simplesmente não é expresso. A transcrição ocorre em procariotos quando moléculas reguladoras negativas, como a proteína repressora *lac*, são removidas da vizinhança de um gene e moléculas reguladoras positivas, como um complexo proteína ativadora do catabolismo (CAP)/AMP cíclico, ligam-se a ele (Capítulo 17). Essas interações de proteína-DNA controlam o acesso da RNA polimerase a um gene. Além disso, os mecanismos desenvolvidos para controlar a transcrição nesses organismos respondem rapidamente a mudanças ambientais. Como discutimos no Capítulo 17, esse controle imediato é uma estratégia eficiente para a sobrevida de procariotos.

O controle da transcrição é mais complexo em eucariotos do que em procariotos. Uma razão é que os genes são sequestrados no núcleo. Para que tenham algum efeito sobre o nível da transcrição, os sinais ambientais têm de ser transmitidos da superfície celular, onde geralmente são recebidos, através do citoplasma e da membrana nuclear até os cromossomos. Portanto, as células eucarióticas necessitam de sistemas de sinalização internos muito elaborados para controlar a transcrição de DNA.

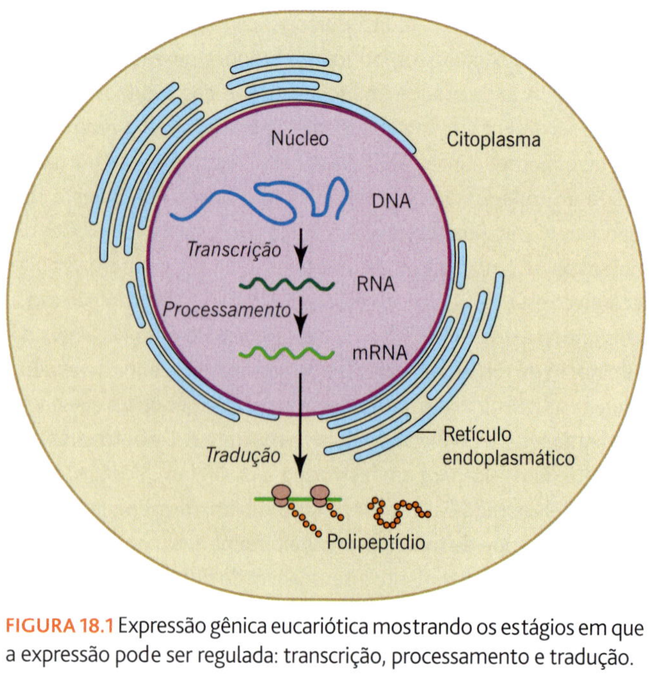

FIGURA 18.1 Expressão gênica eucariótica mostrando os estágios em que a expressão pode ser regulada: transcrição, processamento e tradução.

Outro fator de complicação é a multicelularidade de muitos eucariotos. Pode ser necessário que os sinais ambientais atravessem camadas de células para influenciar a transcrição de genes em determinado tecido. Portanto, a comunicação intercelular é um aspecto importante da regulação transcricional eucariótica.

Como em procariotos, a regulação transcricional eucariótica é mediada por interações de proteína–DNA. Proteínas reguladoras positivas e negativas ligam-se a regiões específicas do DNA e estimulam ou inibem a transcrição. Esse grupo de proteínas é denominado **fatores de transcrição**. Muitos tipos diferentes foram identificados, e a maioria parece ter domínios característicos que possibilitam sua interação com o DNA. A estrutura dessas proteínas e a natureza de suas interações com o DNA serão comentadas em uma seção a seguir.

RECOMPOSIÇÃO ALTERNATIVA DE RNA

A maioria dos genes eucarióticos tem íntrons, regiões não codificadoras que interrompem a sequência especificadora dos aminoácidos de um polipeptídio. É preciso remover todos os íntrons do transcrito de RNA de um gene para que haja expressão adequada da sequência codificadora. Conforme analisado no Capítulo 11, esse processo requer a união precisa das sequências codificadoras, ou éxons, em um RNA mensageiro. A formação do mRNA é mediada por espliceossomos, diminutas organelas nucleares.

Genes com vários íntrons constituem um problema curioso para o mecanismo de recomposição do RNA. Esses íntrons podem ser removidos separadamente ou em combinação, dependendo da interação entre o mecanismo de recomposição e o RNA. Caso dois íntrons sucessivos sejam removidos juntos, o éxon entre eles também será removido. Assim, o mecanismo de recomposição tem a oportunidade de modificar a sequência codificadora de um RNA por deleção de alguns de seus éxons. Aparentemente, esse fenômeno de recomposição de um transcrito de RNA de diferentes maneiras é um modo de economizar informações genéticas. Em vez de duplicar genes, ou trechos de genes, a *recomposição alternativa* de transcritos torna possível que um único gene codifique diferentes polipeptídios.

Um exemplo de recomposição alternativa ocorre durante a expressão do gene para troponina T, uma proteína encontrada no músculo esquelético de vertebrados; o tamanho dessa proteína varia de aproximadamente 150 a 250 aminoácidos. No rato, o gene da troponina T tem mais de 16 kb e contém 18 éxons diferentes (**Figura 18.2**). Transcritos desse gene são recompostos de maneiras diferentes a fim de criar um arranjo grande de mRNA. Quando traduzidos, esses mRNA produzem muitos polipeptídios troponina T diferentes. Todos esses polipeptídios têm em comum os aminoácidos dos éxons 1 a 3, 9 a 15 e 18. No entanto, as regiões codificadas pelos éxons 4 a 8 podem estar presentes ou ausentes, dependendo do padrão de recomposição, e aparentemente em qualquer combinação. Outra variação é determinada pela presença ou ausência de regiões codificadas pelos éxons 16 e 17; se 16 estiver presente, 17 não estará, e vice-versa. Essas diferentes formas de troponina T provavelmente atuam de maneiras um pouco diferentes nos músculos, contribuindo para a variabilidade da ação das células musculares. Observe a variação que pode ser gerada por recomposição alternativa de RNA em Resolva | Contagem de mRNA.

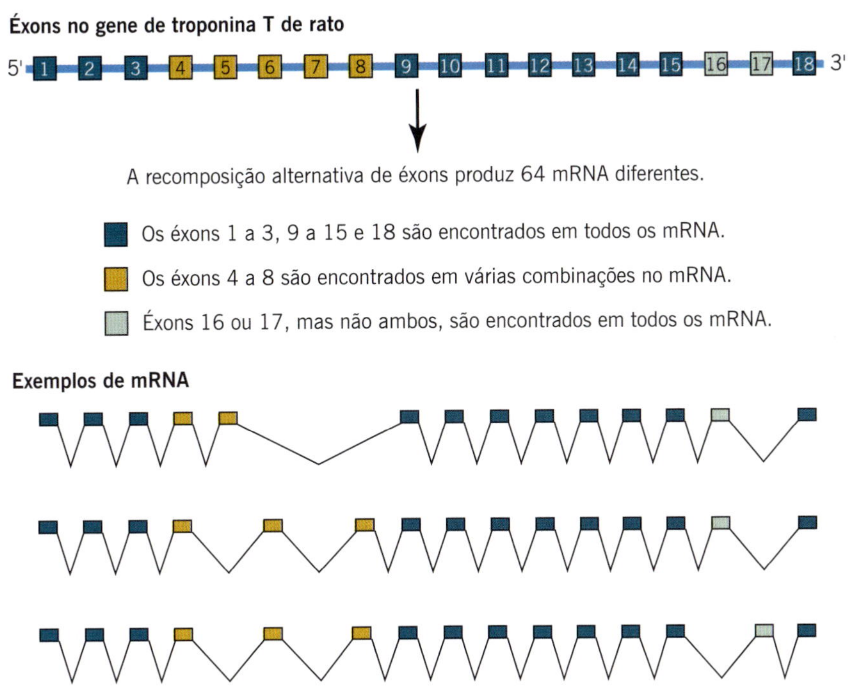

FIGURA 18.2 Recomposição alternativa de transcritos do gene de troponina T de rato. Apenas três dos 64 diferentes mRNA possíveis são mostrados.

CONTROLE CITOPLASMÁTICO DA ESTABILIDADE DO RNA MENSAGEIRO

Os RNA mensageiros são exportados do núcleo para o citoplasma, onde servem de molde para a síntese de polipeptídios. Uma vez no citoplasma, determinado mRNA pode ser traduzido por vários ribossomos que se movem sequencialmente ao longo dele. Essa linha de montagem da tradução continua até que o mRNA seja degradado. Portanto, a degradação do RNA mensageiro é outro ponto de controle no processo geral de expressão gênica. Os mRNA de longa duração podem manter vários ciclos de síntese de polipeptídios, ao contrário dos mRNA de curta duração.

Um mRNA que é rapidamente degradado tem de ser reposto por transcrição complementar; caso contrário, cessa a síntese do polipeptídio codificado por ele. É claro que essa interrupção da síntese do polipeptídio pode ser parte de um programa de desenvolvimento. Depois de exercer seu efeito, o polipeptídio pode não ser mais necessário; na verdade, sua síntese contínua pode ser prejudicial. Nesses casos, a rápida degradação do mRNA seria um modo lógico de evitar a síntese indesejada de polipeptídios.

A longevidade do RNA mensageiro pode ser influenciada por vários fatores. As caudas poli(A) parecem estabilizar o mRNA. A sequência da região 3′ não traduzida (3′ UTR) que precede uma cauda poli(A) também parece afetar a estabilidade do mRNA. Vários mRNA de curta duração têm a sequência AUUUA repetida várias vezes em suas regiões 3′ não traduzidas. Quando essa sequência é artificialmente transferida para a região 3′ não traduzida de mRNA mais estáveis, eles também se tornam instáveis. Fatores químicos, como hormônios, também podem afetar a estabilidade do mRNA. No sapo *Xenopus laevis*, o gene *vitellogenin* tem a transcrição ativada pelo hormônio esteroide estrogênio. Entretanto, além de induzir a transcrição desse gene, o estrogênio também aumenta a longevidade de seu mRNA.

Uma pesquisa recente revelou que a estabilidade do mRNA e a tradução do mRNA em polipeptídios também são reguladas por pequenas moléculas de RNA não codificador denominadas pequenos RNA de interferência (siRNA) ou microRNA (miRNA). Essas moléculas de RNA reguladoras, que têm entre 21 e 28 nucleotídios, são produzidas a partir de RNA bifilamentares maiores em uma grande variedade de organismos eucarióticos, inclusive fungos, vegetais e animais. Os RNA de interferência curtos e os microRNA emparelham suas bases com sequências de mRNA específicos; uma vez emparelhados, eles causam a clivagem e subsequente degradação do mRNA ou impedem a tradução do mRNA em polipeptídio. Em vegetais, essas pequenas moléculas de RNA constituem uma defesa crucial contra infecção por vírus de RNA, e tanto em vegetais quanto em animais elas regulam a expressão de genes participantes da maturação e do desenvolvimento. Esse assunto será apresentado com mais detalhes adiante neste capítulo.

Resolva!

Contagem de mRNA

O transcrito primário de um gene com um íntron é recomposto para produzir um único tipo de mRNA. Com dois íntrons, pode haver recomposição alternativa do transcrito; cada íntron pode ser removido separadamente, ou os dois íntrons podem ser removidos com o éxon entre eles. Assim, dois mRNA diferentes podem ser gerados a partir do transcrito desse gene. Quantos mRNA diferentes podem ser gerados por recomposição alternativa de transcritos de genes com três ou quatro íntrons? Suponha que o primeiro e o último éxons sejam encontrados em todos os mRNA, mas que os éxons internos possam estar presentes ou ausentes, dependendo do padrão de recomposição. Qual é a fórmula geral do número de mRNA gerados por recomposição alternativa de um transcrito de um gene com *n* íntrons?

▸ *Leia a resposta do problema no material disponível* on-line.

PONTOS ESSENCIAIS

- *Proteínas denominadas fatores de transcrição interagem com o DNA para controlar a transcrição de genes eucarióticos*
- *Os transcritos de genes eucarióticos também podem ser recompostos para produzir RNA mensageiros que codificam polipeptídios distintos, mas relacionados*
- *A estabilidade dos RNA mensageiros eucarióticos pode influenciar o nível de síntese de polipeptídios.*

Indução da atividade de transcrição por fatores ambientais e biológicos

A expressão gênica eucariótica pode ser induzida por fatores ambientais como calor e por moléculas sinalizadoras como hormônios e fatores de crescimento.

Ao estudarem o óperon de *lactose* em *E. coli*, Jacob e Monod descobriram que houve transcrição específica dos genes para metabolismo da lactose quando se forneceu lactose às células. Assim, eles demonstraram que a lactose era um **indutor** da transcrição gênica. Seguindo os passos de Jacob e Monod, muitos pesquisadores tentaram identificar indutores específicos da transcrição de genes eucarióticos. Embora essas tentativas tenham tido considerável sucesso, o grau geral da indução de genes eucarióticos por fatores ambientais e nutricionais parece ser menor que em procariotos. Abordemos aqui dois exemplos de expressão gênica induzível em eucariotos.

TEMPERATURA | OS GENES DO CHOQUE TÉRMICO

Quando submetidos ao estresse de temperatura elevada, os organismos respondem por meio da síntese de um grupo de proteínas que ajudam a estabilizar o meio celular interno. Essas *proteínas do choque térmico*, encontradas em procariotos e eucariotos, estão entre os polipeptídios mais conservados conhecidos. As comparações das sequências de aminoácidos das proteínas do choque térmico de organismos tão diversos quanto *E. coli* e *Drosophila* mostram que eles são 40 a 50% idênticos – um achado notável considerando-se o tempo evolutivo que separa esses organismos.

A expressão das proteínas do choque térmico é regulada na transcrição; ou seja, o estresse por calor induz especificamente a transcrição dos genes codificadores dessas proteínas (**Figura 18.3**). Em *Drosophila*, por exemplo, uma das proteínas do choque térmico, denominada HSP70 (do inglês, *h*eat *s*hock *p*rotein, com peso molecular de *70* quilodáltons) é codificada por uma família de genes localizados em dois agrupamentos vizinhos em um dos autossomos. Ao todo, existem cinco a seis cópias desses genes *hsp70* nos dois agrupamentos. Quando a temperatura ultrapassa 33°C, como nos dias de verão, cada um desses genes é transcrito em RNA, que é processado e traduzido para produzir polipeptídios HSP70. Essa transcrição dos genes *hsp70* induzida por calor é mediada pelo fator de transcrição do choque térmico (HSTF), um polipeptídio presente nos núcleos das células de *Drosophila*. Quando a *Drosophila* é exposta ao calor, o HSTF é quimicamente alterado por fosforilação. Nesse estado alterado, liga-se especificamente às sequências nucleotídicas em posição 5′ em relação aos genes *hsp70* e torna os genes mais acessíveis à RNA polimerase II, a enzima que transcreve a maioria dos genes codificadores de proteínas. Então, a transcrição dos genes *hsp70* é vigorosamente estimulada. As sequências a que o HSTF fosforilado se liga são denominadas *elementos de resposta ao choque térmico (HSE)*.

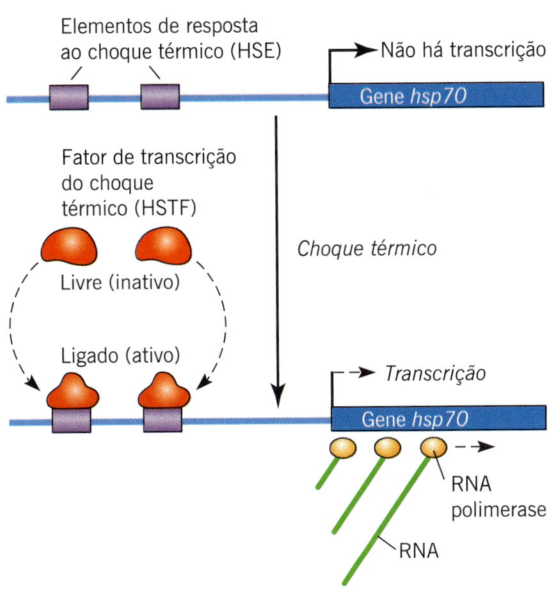

FIGURA 18.3 Indução de transcrição do gene *hsp70* de *Drosophila* por choque térmico. Os HSE estão localizados em uma região distante entre 40 e 90 pares de bases do local de início da transcrição em direção a 5′ (*seta dobrada*).

MOLÉCULAS SINALIZADORAS | GENES QUE RESPONDEM A HORMÔNIOS

Em eucariotos multicelulares, um tipo de célula pode enviar sinais para outro por secreção de **hormônio**. Os hormônios circulam por todo o corpo, entram em contato com as células-alvo e iniciam uma série de processos que regulam a expressão de determinados genes. Em animais existem duas classes gerais de hormônios. A primeira classe, os *hormônios esteroides*, é constituída de pequenas moléculas lipossolúveis derivadas do colesterol. Em vista de sua natureza lipídica, elas atravessam a membrana celular sem dificuldade ou com pouca dificuldade. Os exemplos são estrogênio e progesterona, que têm papéis importantes no ciclo reprodutivo feminino; testosterona, hormônio de diferenciação e comportamento masculino; glicocorticoides, que participam do controle do nível sanguíneo de glicose; e ecdisona, um hormônio que controla o amadurecimento em insetos. Uma vez dentro da célula, esses hormônios interagem com proteínas citoplasmáticas ou nucleares denominadas *receptores hormonais*. O complexo receptor/hormônio formado interage com o DNA e atua como fator de transcrição para regular a expressão de determinados genes (**Figura 18.4**).

A segunda classe de hormônios, os *hormônios peptídicos*, é constituída de cadeias lineares de aminoácidos. Assim como todos os outros polipeptídios, essas moléculas são codificadas por genes. Os exemplos são insulina, que regula os níveis sanguíneos de glicose; somatotropina, um hormônio do crescimento; e prolactina, que atua no tecido mamário das fêmeas. Como os hormônios peptídicos costumam ser grandes demais para atravessarem livremente a membrana celular, é preciso que seus sinais sejam transmitidos para o interior das células por *proteínas receptoras ligadas à membrana* (**Figura 18.5**). A interação do hormônio peptídico com seu receptor modifica a conformação do receptor, o que acarreta mudanças em outras proteínas dentro da célula. Graças a uma cascata de mudanças, o sinal hormonal é transmitido através do citoplasma da célula até o núcleo, onde finalmente regula a expressão de genes específicos. Esse processo de transmissão do sinal hormonal através da célula até o núcleo é conhecido como **transdução de sinal**.

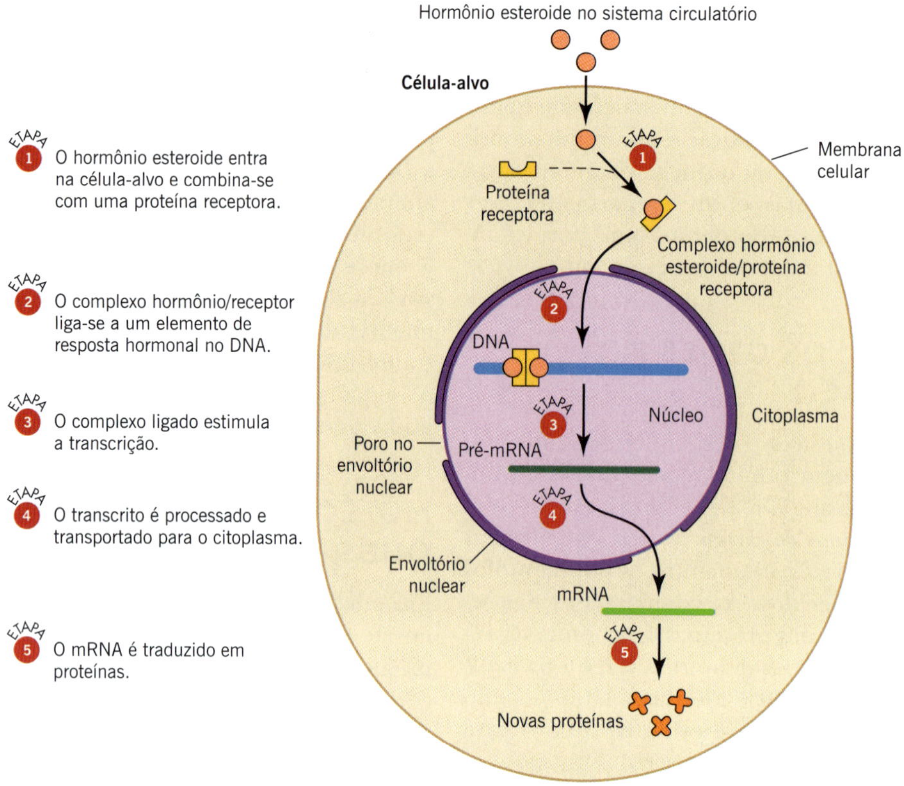

FIGURA 18.4 Regulação da expressão gênica por hormônios esteroides. O hormônio interage com um receptor dentro da célula-alvo. Neste exemplo, o receptor está no citoplasma; outros receptores de hormônios esteroides estão localizados no núcleo. O complexo esteroide/receptor hormonal desloca-se dentro do núcleo, onde ativa a transcrição de determinados genes.

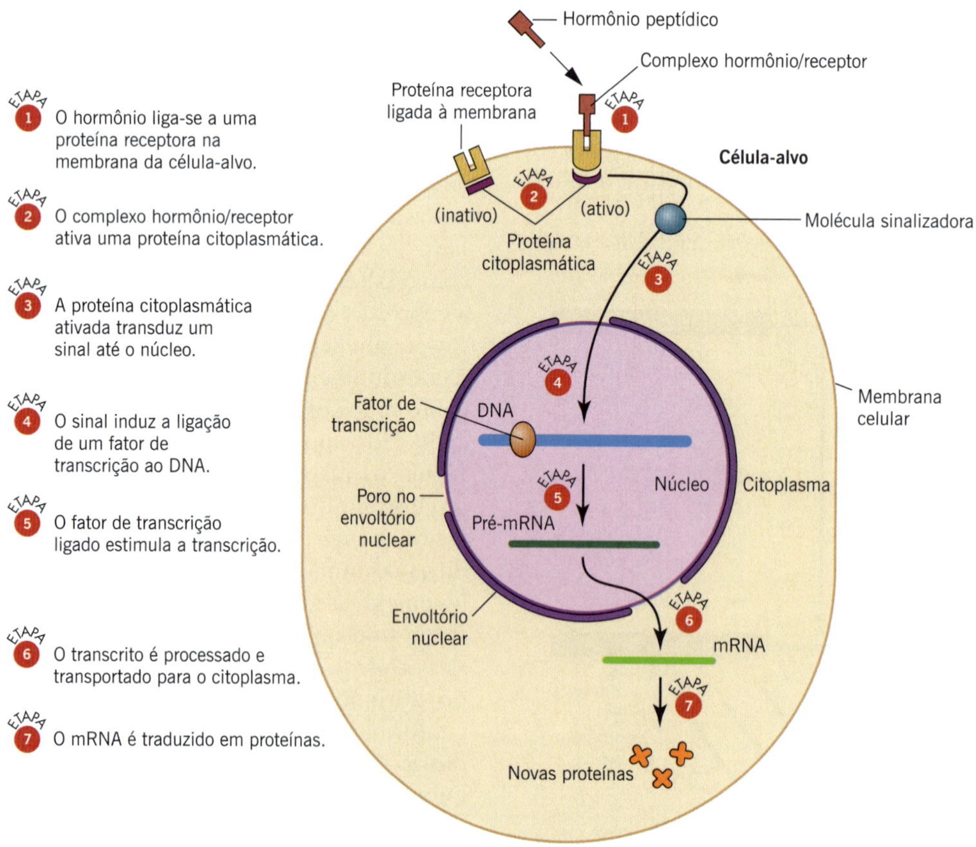

FIGURA 18.5 Regulação da expressão gênica por hormônios peptídicos. O hormônio (um sinal extracelular) interage com um receptor na membrana da célula-alvo. O complexo hormônio/receptor formado ativa uma proteína citoplasmática que desencadeia uma cascata de modificações intracelulares. Essas modificações transmitem o sinal até o núcleo, onde um fator de transcrição estimula a expressão de determinados genes.

A expressão gênica induzida por hormônio é mediada por sequências específicas no DNA. Essas sequências, denominadas *elementos de resposta hormonal (HRE)*, são análogas aos elementos de resposta ao choque térmico já comentadas. Estão situadas perto dos genes que regulam e ligam-se a proteínas específicas, que então atuam como fatores de transcrição. Nos hormônios esteroides como o estrogênio, o complexo hormônio/receptor liga-se aos HRE e, então, estimula a transcrição. A intensidade dessa resposta de transcrição depende da quantidade de HRE presente. Quando existem vários elementos de resposta, ocorre ligação cooperativa entre os complexos hormônio/receptor, o que aumenta consideravelmente a taxa de transcrição; ou seja, a intensidade da transcrição de um gene com dois elementos de resposta é maior que o dobro da de um gene com apenas um elemento de resposta. No caso dos hormônios peptídicos, o receptor geralmente permanece na membrana celular, mesmo depois de formar um complexo com o hormônio. Portanto, o sinal hormonal é transmitido ao núcleo por outras proteínas, algumas das quais se ligam a sequências perto dos genes regulados pelo hormônio. Essas proteínas atuam então como fatores de transcrição para controlar a expressão dos genes.

A atividade de transcrição pode ser induzida por muitos outros tipos de proteínas que não são hormônios no sentido clássico – ou seja, não são produzidas por uma glândula ou órgão específico. Essas incluem diversas moléculas circulantes secretadas, como o fator de crescimento neural, o fator de crescimento epidérmico e o fator de crescimento derivado das plaquetas, além de outras moléculas não circulantes associadas à superfície celular ou à matriz entre as células. Embora cada uma dessas proteínas tenha suas próprias peculiaridades, o mecanismo geral pelo qual induzem a transcrição assemelha-se ao dos hormônios peptídicos. A interação da proteína sinalizadora com um receptor ligado à membrana inicia uma cadeia de processos intracelulares que acabam por resultar na ligação de fatores de transcrição específicos a determinados genes, que são então transcritos.

PONTOS ESSENCIAIS

- *A transcrição dos genes* hsp70 *em resposta ao aumento da temperatura é mediada por um fator de transcrição do choque térmico*
- *Hormônios esteroides e suas proteínas receptoras formam complexos que atuam como fatores de transcrição para regular a expressão de genes específicos*
- *Hormônios peptídicos interagem com proteínas receptoras ligadas à membrana e ativam um sistema sinalizador que regula a expressão de genes específicos.*

Controle molecular da transcrição em eucariotos

A transcrição de genes eucarióticos é regulada por interações de proteínas e sequências de DNA localizadas nos genes ou próximo deles.

Grande parte da pesquisa atual sobre a expressão de genes eucarióticos concentra-se nos fatores que controlam a transcrição. Essa grande ênfase no controle da transcrição deve-se, em parte, ao desenvolvimento de técnicas experimentais que possibilitaram a análise bem-detalhada desse aspecto da regulação gênica. No entanto, também se deve ao apelo das ideias surgidas com o estudo de genes procarióticos. Tanto em procariotos quanto em eucariotos, a transcrição é o processo primário da expressão gênica; portanto, é o nível mais elementar de controle da expressão gênica.

SEQUÊNCIAS DE DNA IMPLICADAS NO CONTROLE DA TRANSCRIÇÃO

A transcrição é iniciada no promotor de um gene, a região reconhecida pela RNA polimerase. No entanto, como foi exposto no Capítulo 11, o início preciso da transcrição a partir de promotores gênicos eucarióticos requer várias proteínas acessórias, ou *fatores de transcrição basais*. Cada uma dessas proteínas liga-se a uma sequência no promotor para facilitar o alinhamento correto da RNA polimerase no filamento molde do DNA.

A transcrição de genes eucarióticos também é controlada por diversos *fatores de transcrição especiais*, como os que participam da regulação dos genes induzíveis por calor e hormônios de que já tratamos. Esses fatores ligam-se a elementos de resposta ou, de modo mais geral, a sequências denominadas **acentuadores** adjacentes a um gene. Os fatores de transcrição especiais que se ligam a esses acentuadores podem interagir com os fatores de transcrição basais e com a RNA polimerase, que se ligam ao promotor de um gene. As interações ocorridas entre os fatores de transcrição especiais, os fatores de transcrição basais e a RNA polimerase regulam a atividade de transcrição de um gene.

Os acentuadores apresentam três propriedades razoavelmente gerais: (1) atuam a distâncias relativamente grandes – até vários milhares de pares de bases do(s) gene(s) regulado(s); (2) a influência que exercem sobre a expressão gênica independe do sentido – eles são igualmente eficazes em sentido normal ou invertido no DNA; e (3) seus efeitos independem da posição – eles podem estar localizados na região 5′, na região 3′ ou em um íntron de um gene e ainda ter efeitos acentuados sobre a expressão do gene. Essas três características distinguem os acentuadores dos promotores, que geralmente estão localizados em posição imediatamente 5′ em relação ao gene e que só atuam em um sentido.

Os acentuadores podem ser relativamente grandes e ter até várias centenas de pares de bases. Às vezes contêm sequências repetidas que têm atividade reguladora parcial própria. A maioria dos acentuadores é específica para o tecido; ou seja, só estimula a transcrição em determinados tecidos. Em outros tecidos, são simplesmente ignorados. Um exemplo claro dessa especificidade tecidual provém do estudo do gene *yellow* em *Drosophila* (**Figura 18.6**). Esse gene é responsável pela pigmentação de muitas partes do corpo – asas, pernas, tórax e abdome. As moscas de tipo selvagem apresentam pigmento escuro, preto-acastanhado, em todas essas estruturas, enquanto as moscas mutantes têm um pigmento castanho-amarelado, mais claro. Alguns mutantes, porém, apresentam um padrão de pigmentação em mosaico, preto-acastanhado em alguns tecidos e castanho-amarelado em outros. Esses mosaicos são causados por mutações que alteram a transcrição do gene *yellow* em alguns tecidos, mas não em outros. Pamela Geyer e Victor Corces mostraram que o gene *yellow* é regulado por vários acentuadores, alguns deles localizados em um íntron, e que cada acentuador ativa a transcrição em um tecido diferente. Se, por exemplo, houver mutação do acentuador para expressão na asa, as cerdas das asas serão castanho-amareladas em vez de preto-acastanhadas. A série de acentuadores associados ao gene *yellow* possibilita o controle de sua expressão de acordo com o tecido. Veja outro método de estudo dos acentuadores em Problema resolvido | Definição das sequências necessárias para expressão de um gene.

Como os acentuadores influenciam a transcrição de genes? Os resultados de muitos estudos indicam que as proteínas que se ligam aos acentuadores influenciam a atividade das proteínas que se ligam aos promotores, o que inclui os fatores de transcrição basais e a RNA polimerase. Os dois tipos de proteínas são postos em contato físico por um complexo multimérico constituído de pelo menos 20 proteínas diferentes. Esse *complexo mediador* parece curvar o DNA de tal modo que as proteínas ligadas a um acentuador ficam justapostas àquelas ligadas ao promotor. Dessa maneira, as proteínas ligadas ao acentuador controlam a transcrição, que é iniciada no promotor.

PROTEÍNAS IMPLICADAS NO CONTROLE DA TRANSCRIÇÃO | FATORES DE TRANSCRIÇÃO

As pesquisas durante as quatro últimas décadas identificaram um grande número de proteínas eucarióticas que estimulam a transcrição. Muitas dessas proteínas parecem ter no mínimo dois domínios químicos importantes: um domínio de ligação ao DNA e um domínio de ativação da transcrição. Esses domínios podem ocupar partes separadas das moléculas ou podem ser superpostos. No fator de transcrição GAL4 de levedura, por exemplo, o domínio de ligação ao DNA está situado perto da terminação amino do polipeptídio. Dois domínios de ativação da transcrição estão presentes nesse polipeptídio, um aproximadamente no meio e o outro perto da terminação carboxi. Nas proteínas receptoras do hormônio esteroide, que são fatores de transcrição em animais, o domínio de ligação ao DNA ocupa localização central e parece superpor-se a um domínio de ativação da transcrição que se estende em direção à terminação amino. Os receptores de hormônios esteroides têm ainda um terceiro domínio que se liga especificamente ao hormônio esteroide.

A ativação da transcrição parece implicar interações físicas entre as proteínas. Um fator de transcrição ligado a um acentuador pode fazer contato com uma ou mais proteínas em outros acentuadores ou pode interagir diretamente com proteínas ligadas na região promotora. Por esses contatos e interações, o domínio de ativação da transcrição do fator pode induzir mudanças de conformação nas proteínas montadas, abrindo caminho para que a RNA polimerase ligue-se e inicie a transcrição.

Muitos fatores de transcrição eucarióticos têm motivos estruturais característicos que resultam de associações entre aminoácidos dentro de suas cadeias polipeptídicas. Um desses motivos é o *dedo de zinco*, uma alça peptídica curta que se forma quando duas cisteínas em uma parte do polipeptídio e duas histidinas em outra parte próxima ligam-se juntas a um íon de zinco; o segmento peptídico

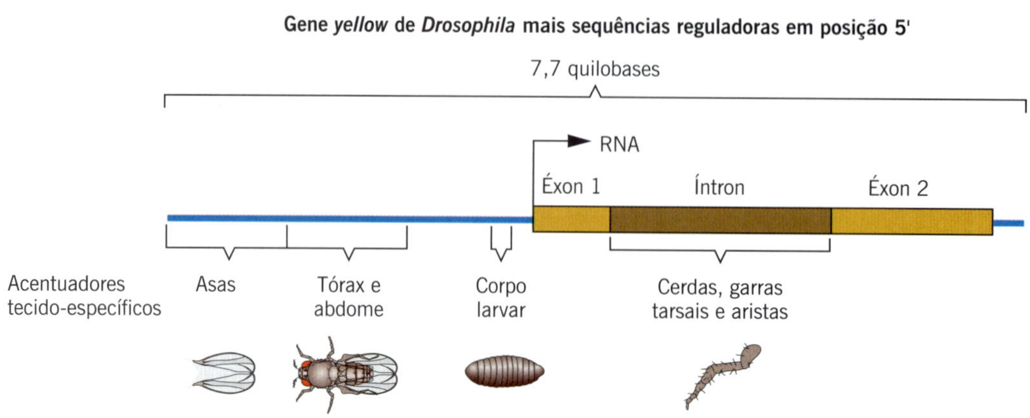

FIGURA 18.6 Acentuadores tecido-específicos do gene *yellow* de *Drosophila*.

PROBLEMA RESOLVIDO

Definição das sequências necessárias para expressão de um gene

PROBLEMA

As tubulinas são proteínas importantes do citoesqueleto em eucariotos. Em *Arabidopsis thaliana*, a tubulina codificada pelo gene *TUA1* é expressa principalmente no pólen. Para determinar as sequências responsáveis por essa expressão tecido-específica, 533 pares de bases de DNA em posição 5′ em relação ao local de início da transcrição de *TUA1* mais os 56 primeiros pares de bases da região não traduzida 5′ do gene *TUA1* foram fundidos a sequência codificadora do gene da β-glicuronidase (GUS) de *E. coli*. A β-glicuronidase catalisa a conversão de X-gluc, uma substância incolor, em um pigmento azul-escuro. Assim, a observação de pigmento azul em material tratado com Xgluc indica expressão do gene *GUS*. Quando esse ensaio foi aplicado a plantas *Arabidopsis* geneticamente transformadas com o gene *GUS* fundido atrás das sequências na região 5′ do gene *TUA1*, o pólen tornou-se azul-escuro; todos os outros tecidos continuaram incolores. Então, todo o experimento foi repetido usando segmentos cada vez mais curtos das sequências da região 5′ de *TUA1* para estimular a expressão do gene *GUS*. A partir dos resultados mostrados na **Figura 1**, que parte da região 5′ e necessária para expressão do gene *TUA1*?

FATOS E CONCEITOS

1. A região 5′ do local de início de transcrição de um gene contém o promotor desse gene.
2. Essa região também pode conter acentuadores que regulam a expressão do gene por um mecanismo espacial ou temporal específico.
3. A região 5′ não traduzida de um gene está entre o local de início da transcrição e o local de início da tradução.
4. Genes de *E. coli* como *GUS* podem ser expressos em eucariotos como *Arabidopsis* se forem fundidos aos promotores eucarióticos.

ANÁLISE E SOLUÇÃO

Nessa série de experimentos, *GUS* é um "repórter" que informa se as sequências da região 5′ do gene *TUA1* são capazes de estimular a expressão gênica. Todas as sequências da região 5′, exceto as menores, podem ser bons estimuladores. Assim, há necessariamente uma sequência entre os pares de bases −97 e −39 na sequência da região 5′ de *TUA1* que é crucial para a expressão gênica. Sem essa sequência, o gene *TUA1* não pode ser expresso. Além disso, essa sequência é suficiente para estimular a expressão de *TUA1* no pólen maduro. Desse modo, atua como acentuador que controla a expressão tecido-específica do gene *TUA1*.

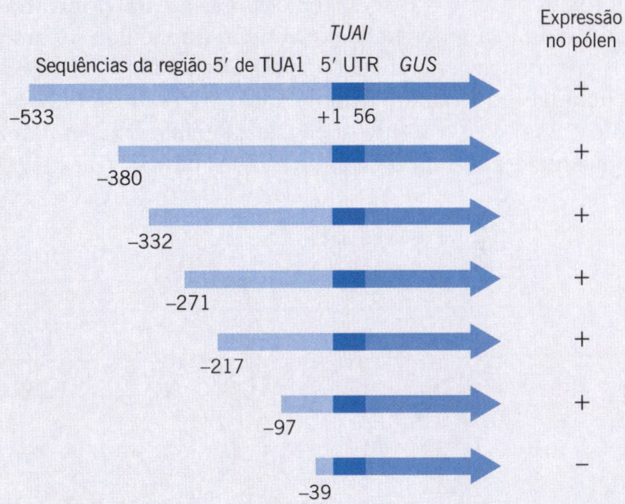

FIGURA 1 Expressão de transgenes *TUA1/GUS* no pólen de *Arabidopsis*. Segmentos cada vez mais curtos da região 5′ do gene *TUA1* e uma sequência curta da região não traduzida 5′ (UTR) desse gene foram fundidos às sequências codificadoras do gene *GUS* de *E. coli*. +1 é o local de início da transcrição do gene *TUA1*. Os nucleotídios à esquerda desse local são indicados por números negativos. A atividade de *GUS* no pólen transgênico é indicada por um sinal de mais; a ausência de atividade de *GUS* é indicada por um sinal de menos. Ver mais detalhes em Carpenter, J., S. E. Ploense, D. P. Snustad e C. D. Silflow. 1992. Preferential expression of an α-tubulin gene of *Arabidopsis* in pollen. *The Plant Cell* 4: 557-571.

entre os dois pares de aminoácidos protraem-se do corpo da proteína como se fosse um dedo (**Figura 18.7 A**). A análise mutacional mostrou que esses dedos têm papéis importantes na ligação do DNA.

Um segundo motivo em muitos fatores de transcrição é hélice-volta-hélice, um trecho de três hélices curtas de aminoácidos separadas por voltas (**Figura 18.7 B**). Análises genéticas e bioquímicas mostraram que o segmento helicoidal mais próximo da terminação carboxi é necessário para ligação ao DNA; as outras hélices parecem participar da formação de dímeros de proteína. Em muitos fatores de transcrição, o motivo hélice-volta-hélice coincide com uma região extremamente conservada de cerca de 60 aminoácidos, denominada *homeodomínio* porque ocorre em proteínas codificadas pelos genes homeóticos de *Drosophila*. Análises clássicas mostraram que mutações nesses genes alteram o desenvolvimento de grupos de células (Capítulo 22, disponível *on-line*). Assim, por exemplo, mutações no gene *Antennapedia* podem causar o desenvolvimento de pernas no lugar de antenas. Esse fenótipo bizarro é um exemplo de transformação homeótica – substituição de uma parte do corpo por outra durante o processo de desenvolvimento. Análises moleculares dos genes homeóticos em *Drosophila* mostraram que cada um deles codifica uma proteína com um homeodomínio e que essas proteínas podem se ligar ao DNA. As proteínas de homeodomínio estimulam a transcrição espacial e temporal específica de determinados genes durante o desenvolvimento. As proteínas de homeodomínio também foram identificadas em outros organismos, inclusive em seres humanos, nos quais podem ter papel importante como fatores de transcrição.

Um terceiro motivo (*motif*) estrutural encontrado em fatores de transcrição é o *zíper de leucina*, um trecho de aminoácidos com uma leucina a cada sétima posição (**Figura 18.7 C**). Os polipeptídios com essa característica podem formar dímeros por interações das leucinas em cada uma dessas regiões de zíper. Em geral, a sequência zíper é adjacente a um trecho de aminoácidos com carga elétrica positiva. Quando há interação de dois zíperes, essas regiões com carga elétrica se estendem em sentidos opostos, formando uma superfície que pode se ligar ao DNA de carga negativa.

Um quarto motivo (*motif*) estrutural encontrado em alguns fatores de transcrição é a *hélice-alça-hélice*, um trecho de duas regiões helicoidais de aminoácidos separados por uma alça não helicoidal (**Figura 18.7 D**). As regiões helicoidais possibilitam a dimerização entre dois polipeptídios. Às vezes, o motivo hélice-alça-hélice está situado adjacente a um trecho de aminoácidos básicos (de carga positiva), de modo que, quando há dimerização, esses aminoácidos podem se ligar ao DNA de carga negativa. Proteínas com essa característica são designadas proteínas *básicas HLH* ou *bHLH*.

Os fatores de transcrição com motivos de dimerização como o zíper de leucina ou a hélice-alça-hélice poderiam, em princípio, combinar-se a polipeptídios semelhantes a eles mesmos para formar homodímeros ou a polipeptídios diferentes para formar heterodímeros. Essa segunda possibilidade sugere um modo de alcançar padrões complexos de expressão gênica. A transcrição de um gene em determinado tecido poderia depender de ativação por um heterodímero, que só seria formado se seus polipeptídios constituintes fossem sintetizados nesse tecido. Além disso, esses dois polipeptídios teriam de estar presentes em quantidades corretas para favorecer a formação do heterodímero em detrimento dos homodímeros correspondentes. Desse modo, seria possível obter modulações sutis da expressão gênica por variação da concentração dos dois componentes de um heterodímero.

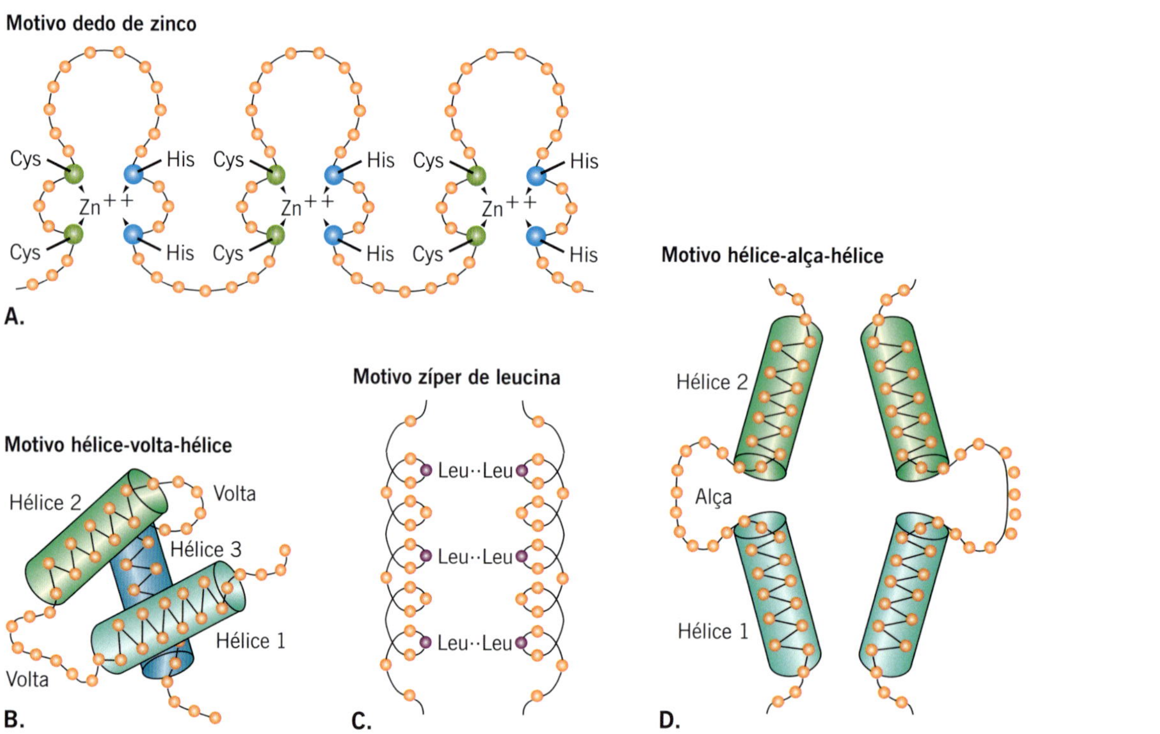

FIGURA 18.7 Motivos estruturais em diferentes tipos de fatores de transcrição. A. Motivos dedos de zinco no fator de transcrição de mamíferos SP1. B. Motivo hélice-volta-hélice em um fator de transcrição do tipo homeodomínio. C. Um motivo zíper de leucina que possibilita a dimerização de dois polipeptídios, seguida por ligação ao DNA. D. Um motivo hélice-alça-hélice que possibilita a dimerização de dois polipeptídios, seguida por ligação ao DNA.

PONTOS ESSENCIAIS

- *Os acentuadores têm ação independente da orientação em distâncias consideráveis para regular a transcrição de um promotor do gene*
- *Os fatores de transcrição reconhecem e se ligam a sequências de DNA específicas nos acentuadores*
- *Os fatores de transcrição têm motivos estruturais característicos, como o dedo de zinco, a hélice-volta-hélice, o zíper de leucina e a hélice-alça-hélice.*

Regulação pós-transcricional da expressão gênica por interferência por RNA

RNA não codificadores curtos podem regular a expressão de genes eucarióticos por interação com os RNA mensageiros produzidos por esses genes.

Embora grande parte da regulação de genes eucarióticos ocorra na transcrição, uma pesquisa recente mostrou que os mecanismos pós-transcricionais também têm papéis importantes na regulação da expressão de genes eucarióticos. Alguns desses mecanismos contam com pequenos RNA não codificadores. Esses pequenos RNA interferem na expressão gênica mediante emparelhamento de bases com sequências-alvo em moléculas de RNA mensageiro. Portanto, esse tipo de regulação gênica pós-transcricional é denominado **interferência por RNA**, abreviada com frequência como **RNAi**. A maioria dos tipos de organismos eucarióticos é capaz de efetuar a RNAi. Entre os organismos genéticos-modelo, esse fenômeno foi bem-estudado no nematódeo *Caenorhabditis elegans*, em *Drosophila* e em *Arabidopsis*. Também existe em mamíferos, inclusive nos seres humanos. Como veremos, a capacidade disseminada de organismos eucarióticos de regularem a expressão gênica por RNAi possibilitou que geneticistas analisassem as funções dos genes em organismos que não são receptivos aos métodos genéticos tradicionais.

VIAS DE RNAi

O fenômeno da interferência por RNA, que é resumido na **Figura 18.8**, conta com a participação de pequenas moléculas de RNA conhecidas como RNA de interferência curtos (siRNA) ou microRNA (miRNA). Essas moléculas, com 21 a 28 pares de bases, são produzidas a partir de moléculas maiores de RNA bifilamentar pela ação enzimática de proteínas que são endonucleases específicas para RNA bifilamentar. Essas endonucleases "dividem" um grande RNA em pedaços pequenos e são denominadas enzimas *Dicer*. O nematódeo *Caenorhabditis elegans* produz um só tipo de enzima *Dicer*; a *Drosophila* produz duas enzimas *Dicer* diferentes; e *Arabidopsis* produz pelo menos três. Em *C. elegans* e *Drosophila*, essas enzimas atuam no citoplasma; em *Arabidopsis*, provavelmente atuam no núcleo. Os siRNA e miRNA produzidos por atividade da enzima *Dicer* apresentam as bases emparelhadas em todo o comprimento, exceto nas extremidades 3′, onde há dois nucleotídios sem par.

No citoplasma, siRNA e miRNA são incorporados a partículas de ribonucleoproteínas. O siRNA ou miRNA bifilamentar nessas partículas são desenrolados, e um de seus filamentos é preferencialmente eliminado. Então, o filamento simples de RNA remanescente é capaz de interagir com moléculas específicas de RNA mensageiro. Essa interação é mediada por pareamento de bases entre o filamento simples de RNA no complexo RNA–proteína e uma sequência complementar na molécula de RNA mensageiro. Como essa interação impede a expressão do gene que produziu o mRNA, a partícula de RNA–proteína é denominada **complexo de silenciamento induzido por RNA (RISC)**.

Os RISC de diferentes organismos têm tamanhos e composições diferentes. Todos, porém, contêm pelo menos uma molécula da família de proteínas que têm o curioso nome de Argonauta. Sempre que o pareamento de bases entre o RNA no RISC e a sequência-alvo no mRNA é perfeito ou quase perfeito, uma proteína argonauta no RISC age como uma endonuclease a fim de clivar o mRNA-alvo no meio da região de pareamento de bases – a chamada função "fatiadora". Então, o mRNA clivado é degradado. Depois da clivagem, o RISC pode associar-se a outra molécula de mRNA e induzir sua clivagem. Como um RISC pode ser usado repetidas vezes sem perder a capacidade de se dirigir para o mRNA e clivá-lo, comporta-se como catalisador. Os RNA associados a RISC que ocasionam a clivagem do mRNA geralmente são denominados **RNA de interferência curtos**. Quando o pareamento do RNA no RISC com sua sequência-alvo é imperfeito, o mRNA geralmente não é clivado; em vez disso, a tradução do mRNA é inibida. Os RNA associados ao RISC que têm esse efeito geralmente são denominados **microRNA**. Em animais, as sequências visadas por RISC são encontradas nas regiões 3′ não traduzidas de moléculas de mRNA, e, com frequência, essas sequências estão presentes várias vezes na região 3′ não traduzida (UTR). Em vegetais, as sequências visadas por RISC geralmente estão localizadas na região codificadora do mRNA ou na UTR 5′ do mRNA.

FONTES DE RNA DE INTERFERÊNCIA CURTOS E microRNA

Algumas das pequenas moléculas de RNA que induzem RNAi são derivadas dos transcritos de genes de microRNA. Esses genes, geralmente indicados pelo símbolo *mir*, são encontrados nos genomas de muitos tipos de eucariotos; os genomas de *C. elegans* e *Drosophila* têm cerca de 100 *mir*, e os genomas de vertebrados, cerca de 250. A princípio, alguns desses genes foram identificados por análise de mutações que alteravam a regulação de outros genes. Quando os genes *mir* definidos por essas mutações foram analisados em nível molecular, constatou-se que seu potencial codificador de proteínas era nulo ou pequeno. Em vez disso, eles tinham uma estrutura peculiar. Cada um continha um trecho curto de nucleotídios repetidos em sentidos opostos em torno de um segmento interposto curto de DNA. Quando transcrita, essa estrutura repetida invertida gera um RNA que pode se dobrar sobre si mesmo para formar uma haste

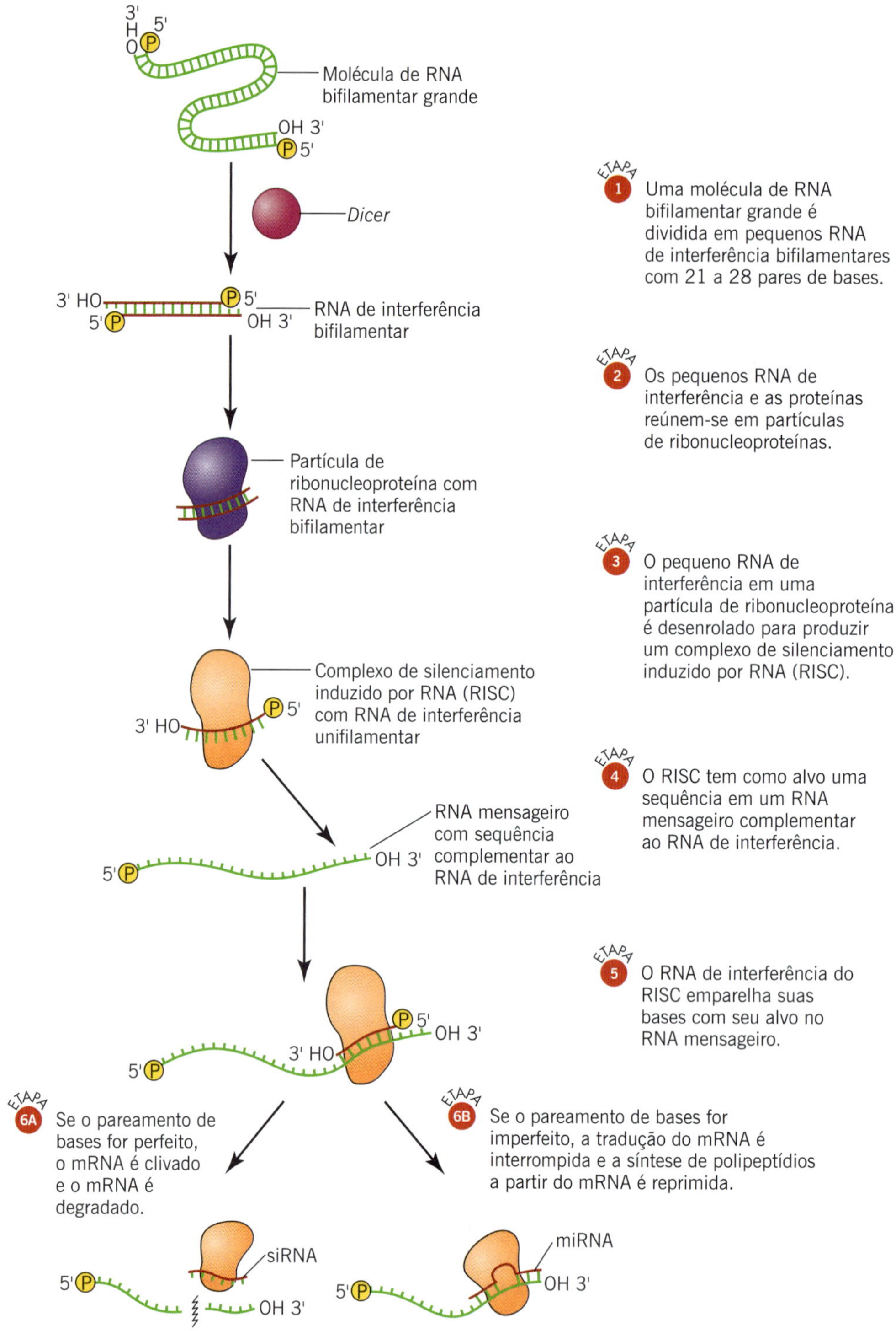

FIGURA 18.8 Resumo dos processos das vias de interferência por RNA.

bifilamentar curta na base de uma alça unifilamentar (**Figura 18.9 A**). Uma enzima denominada Drosha reconhece essa região de haste-alça e excisa-a do transcrito primário do gene *mir*. A haste-alça liberada é exportada para o citoplasma, onde é clivada por *Dicer* e forma um miRNA. Em *C. elegans*, no qual esse processo foi descoberto, Dicer remove a alça e apara a haste até um comprimento de 22 nucleotídios em cada filamento. Após o amadurecimento em um RISC, o miRNA – agora unifilamentar – pode ter como alvo uma sequência no mRNA produzido por outro gene. A **Figura 18.9 B** mostra o pareamento de bases entre o miRNA do gene *mir* de *C. elegans lin-4* e um desses alvos de miRNA na UTR 3′ do mRNA de um gene codificador de proteína, *lin-14*. Por meio desse pareamento de bases, o miRNA *lin-4* reprime a tradução do mRNA *lin-14*.

Desde a descoberta desses genes *mir* definidos por mutação, muitos outros genes *mir* foram encontrados com o auxílio de programas de computador para rastrear as sequências de DNA genômico de *C. elegans*,

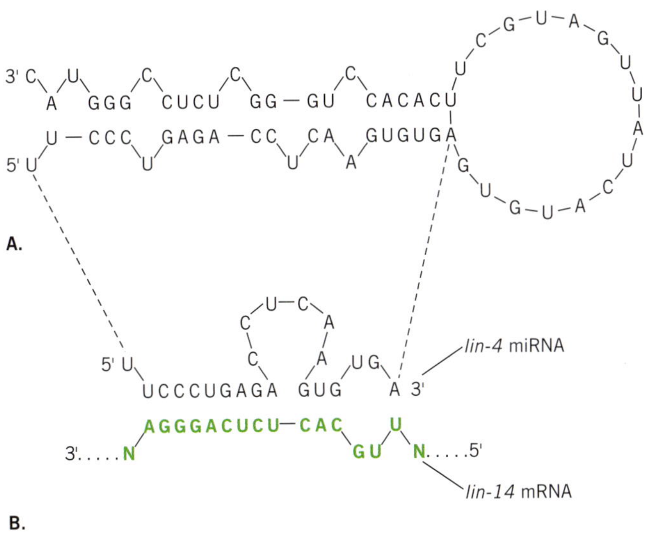

FIGURA 18.9 Regulação da expressão gênica por interferência por RNA. A. Estrutura de haste-alça de um transcrito do gene de microRNA *lin-4* de *C. elegans*. B. Pareamento de bases entre o microRNA derivado do transcrito de *lin-4* e uma sequência na região 3′ não traduzida do RNA mensageiro de *lin-14*.

Drosophila e outros organismos-modelo para a estrutura de repetição invertida característica. Muitos dos genes *mir* candidatos identificados por essa técnica genômica computadorizada foram verificados por detecção de miRNA derivados desses genes em extratos celulares. Os genes cujos mRNA contêm sequências visadas por miRNA também estão sendo identificados por uma combinação de uma análise computadorizada e experimentação *in vivo*. Muitos desses genes codificam fatores de transcrição ou outras proteínas importantes para o desenvolvimento.

Alguns dos RNA que induzem RNAi são derivados da transcrição de outros elementos no genoma, como transpósons e transgenes, e também são derivados de vírus de RNA. Os mecanismos de formação desses tipos de RNA de interferência não são bem-compreendidos. Algum aspecto do transpóson, transgene ou RNA viral marca-o como incomum. Em vegetais e nematódeos, esses RNA incomuns podem ser copiados em moléculas de RNA complementares por enzimas conhecidas como RNA polimerases dependentes de RNA (RdRP). Se as bases do filamento complementar de RNA continuarem emparelhadas com as bases do molde usado para sintetizá-lo, a molécula de RNA bifilamentar resultante pode ser dividida em siRNA por enzimas tipo *Dicer*; então, os siRNA produzidos por *Dicer* podem entrar na via de RNAi tendo como alvo a população de RNA que deu origem a eles. Desse modo, RNA possivelmente problemáticos derivados de transpósons, transgenes ou vírus podem ser alvos de repressão ou degradação. Essa aplicação de RNAi pode representar sua função mais primitiva – proteger organismos contra infecções virais e transposição descontrolada. Em contrapartida, os intricados sistemas baseados em miRNA para regulação gênica evidentes em organismos como *C. elegans* parecem representar aplicações altamente desenvolvidas da RNAi.

Os pesquisadores descobriram que a RNAi também pode ser induzida por RNA bifilamentar preparado por transcrição *in vitro* de genes ou segmentos de gene clonados (ver Marcos da genética | Descoberta da interferência por RNA, no material suplementar disponível *on-line*). O DNA é transcrito nos dois sentidos por sua inserção entre promotores em sentidos opostos em um vetor de clonagem adequado ou por inserção de cópias invertidas do DNA em posição 3′ em relação a um só promotor (Capítulo 16). As moléculas de RNA bifilamentares derivadas dos transcritos desses clones podem ser introduzidas em células cultivadas; elas também podem ser injetadas em organismos vivos. Uma vez dentro das células, o RNA bifilamentar entra em uma via de RNAi. É dividido em moléculas de siRNA, que são incorporadas a complexos de RNA-proteína e direcionadas para mRNA contendo sequências complementares. Os mRNA-alvo geralmente são degradados. Assim, o tratamento de células ou organismos com determinado tipo de RNA bifilamentar tem o efeito de suprimir ou diminuir a expressão do gene que corresponde a esse RNA. É equivalente, portanto, à indução de uma mutação amórfica ou hipomórfica no gene. Graças a essa técnica, os geneticistas puderam estudar as consequências da ablação ou atenuação da expressão de determinados genes em uma grande variedade de organismos, inclusive alguns nos quais a análise genética é difícil, lenta ou impossível. Portanto, agora a RNAi é usada para analisar a função de genes em peixes, roedores e seres humanos, bem como em organismos-modelo como *C. elegans*, *Drosophila* e *Arabidopsis*. Veja uma aplicação dessa tecnologia em Resolva | Uso de RNAi em pesquisa celular.

Resolva!

Uso de RNAi em pesquisa celular

Um pesquisador está estudando a formação de centrossomos dentro de células humanas em cultura. Essas pequenas organelas são importantes na orquestração da divisão celular. É possível ver os centrossomos por coloração apropriada das células. O pesquisador pressupõe que duas proteínas, γ-tubulina e CEP135, são necessárias para a formação do centrossomo. Os genes para essas duas proteínas foram clonados a partir do genoma humano, e suas sequências foram analisadas. Descreva como a técnica de interferência por RNA poderia ser usada para testar a hipótese do pesquisador. Explique que materiais seriam necessários e como você verificaria a ocorrência de bloqueio ou diminuição da síntese de γ-tubulina e CEP135 em células cultivadas. Como você verificaria se houve comprometimento da formação do centrossomo? Que controles incluiria nesses experimentos?

▶ *Leia a resposta do problema no material disponível* on-line.

PONTOS ESSENCIAIS

- *Os RNA de interferência curtos e os microRNA são produzidos a partir de precursores bifilamentares maiores pela ação de endonucleases tipo* Dicer
- *Nos complexos de silenciamento induzido por RNA (RISC), siRNA e miRNA tornam-se unifilamentares de modo que possam ter como alvo sequências complementares em moléculas de RNA mensageiro*
- *O RNA mensageiro que é alvo do siRNA é clivado, e o mRNA-alvo do miRNA é impedido de servir de molde para a síntese de polipeptídios*
- *Os genomas eucarióticos têm centenas de genes para miRNA*
- *Transpósons e transgenes podem estimular a síntese de siRNA*
- *A interferência por RNA é usada como instrumento de pesquisa para suprimir ou atenuar a expressão de genes em células e organismos.*

Expressão gênica e organização da cromatina

Vários aspectos da organização da cromatina influenciam a transcrição de genes.

Os cromossomos eucarióticos são constituídos de partes aproximadamente iguais de DNA e proteína. O conjunto desse material é denominado **cromatina**. As características químicas da cromatina variam ao longo do comprimento do cromossomo. Em algumas regiões, por exemplo, as histonas, que constituem a maior parte da proteína na cromatina, são acetiladas, e, em outras regiões, alguns nucleotídios no DNA são metilados. Essas modificações químicas podem influenciar a atividade de transcrição dos genes. Outros aspectos da organização da cromatina – por exemplo, a presença de proteínas de "empacotamento" – influenciam a regulação gênica. Nesta seção, analisaremos como a composição e a organização da cromatina afetam a expressão gênica.

EUCROMATINA E HETEROCROMATINA

A variação na densidade da cromatina nos núcleos celulares leva à coloração diferencial de seções dos cromossomos. O material de coloração intensa é a **heterocromatina**, e o material de coloração fraca é a **eucromatina**. Esses diferentes tipos de cromatina têm algum significado funcional? Caso tenham, qual é ele?

Uma combinação de análises genéticas e moleculares mostrou que a grande maioria dos genes eucarióticos está na eucromatina. Além disso, quando são artificialmente transpostos para um meio heterocromático, os genes eucromáticos tendem a apresentar função anormal e, em alguns casos, inatividade total. Esse comprometimento da função pode criar uma mistura de características normais e mutantes no mesmo indivíduo denominada **variegação por efeito de posição**. Esse termo é usado porque a variabilidade do fenótipo é causada por mudança da posição do gene eucromático, especificamente por sua realocação na heterocromatina. Muitos exemplos de variegação por efeito de posição foram descobertos em *Drosophila*, geralmente em associação com inversões ou translocações que deslocam um gene eucromático para a heterocromatina. O alelo *white mottled* é um bom exemplo. Nesse caso, um alelo de tipo selvagem do gene *white* foi realocado por uma inversão, com uma quebra próxima ao *locus* da eucromatina *white* e a outra na heterocromatina basal do cromossomo X. Esse rearranjo interfere na expressão normal do gene *white* e causa um fenótipo de olhos mosqueados (**Figura 18.10**). Ao que tudo indica, o gene *white* eucromático não tem boa atividade em meio heterocromático. Esse e outros exemplos levaram à noção de que a heterocromatina reprime a função gênica, talvez porque é condensada em uma forma que não é acessível ao mecanismo de transcrição.

O comportamento do gene *white* em moscas com esse cromossomo X rearranjado indica que a expressão gênica pode ser influenciada por condições que não alteram a sequência nucleotídica do gene. Além disso, como o gene *white* é expresso em algumas áreas do olho, mas não em outras, sabemos que uma vez estabelecidas essas condições, sua herança é clonal à medida que as células do olho se dividem. Como essas condições são superpostas à estrutura básica do gene *white*, dizemos que são **epigenéticas**. O prefixo grego "epi-" significa "acima" e nesse caso é usado para indicar que a expressão do gene é regulada por um estado hereditário que não a sequência real do gene. Nesse caso, o estado epigenético hereditário

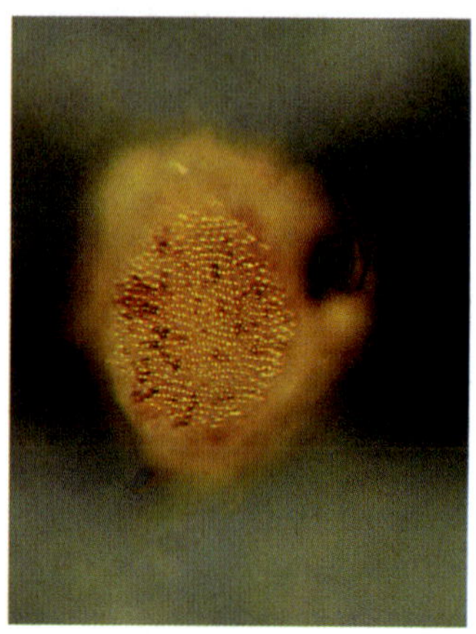

Cortesia de Joseph Fong, University of Minnesota.

FIGURA 18.10 Fenótipo de cor dos olhos variegada de *Drosophila* com o alelo *white mottled* em um cromossomo X rearranjado.

implica algum aspecto da organização da cromatina perto do gene *white* reposicionado. Nas seções a seguir, encontraremos outros exemplos de regulação epigenética da expressão gênica.

ORGANIZAÇÃO MOLECULAR DO DNA TRANSCRICIONALMENTE ATIVO

O que é a organização molecular do DNA transcricionalmente ativo? Esse DNA é mais "aberto" que o DNA não transcrito? Essas perguntas foram respondidas medindo-se a sensibilidade do DNA na cromatina à ação da desoxirribonuclease I (DNase) pancreática, enzima que cliva moléculas de DNA e degrada-as em seus nucleotídios constituintes. Em 1976, Mark Groudine e Harold Weintraub demonstraram que o DNA transcricionalmente ativo é mais sensível à DNase I que o DNA não transcrito. Groudine e Weintraub extraíram cromatina das hemácias de frangos e digeriram-na parcialmente com DNase I. Depois, sondaram o material residual de cromatina em busca de sequências de dois genes, β-globina, a qual é ativamente transcrita nas hemácias, e ovalbumina, que não é. Os pesquisadores descobriram que mais de 50% do DNA da β-globina havia sido digerido pela enzima DNase I, em comparação com apenas 10% do DNA da ovalbumina. Esses resultados eram uma forte indicação de que o gene transcrito ativamente estava mais "aberto" ao ataque pela nuclease. Pesquisa subsequente mostrou que a sensibilidade dos genes transcricionalmente ativos à nuclease depende de pelo menos duas pequenas proteínas não histônicas, HMG14 e HMG17 (HMG é a sigla de *h*igh *m*obility *g*roup [grupo de alta mobilidade], porque eles têm elevada mobilidade durante a eletroforese em gel). Quando essas proteínas são removidas da cromatina ativa, a sensibilidade à nuclease é perdida; quando elas são acrescentadas de novo, a sensibilidade é restaurada.

O tratamento da cromatina isolada com uma concentração muito baixa de DNase I causa clivagem do DNA em alguns sítios específicos, apropriadamente denominados *sítios hipersensíveis à DNase I*. Demonstrou-se que alguns desses sítios estão em posição 5′ em relação aos genes transcricionalmente ativos, na região promotora ou acentuadora. O significado funcional desses sítios hipersensíveis ainda é obscuro, mas há algumas evidências de que podem marcar regiões de desespiralamento local do DNA, talvez por causa do início da transcrição.

No caso dos genes humanos para β-globina, vários sítios hipersensíveis à DNase I estão em uma *região de controle de locus (LCR)* de 15 kb em posição 5′ em relação aos próprios genes (**Figura 18.11**). Os genes da β-globina humana estão em um agrupamento de 28 kb no cromossomo 11. Cada gene no agrupamento é cópia de um gene de β-globina ancestral. Durante a evolução, os genes individuais no agrupamento divergiram por mutação aleatória e hoje cada um deles codifica um polipeptídio ligeiramente diferente. Em um dos genes, uma mutação sem sentido extinguiu a capacidade de produzir um polipeptídio. Esses genes não codificadores são denominados

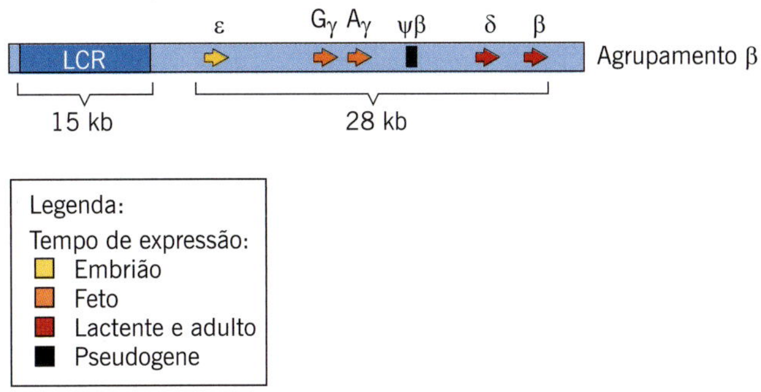

FIGURA 18.11 O agrupamento dos genes da β-globina no cromossomo humano 11.

pseudogenes e geralmente são designados pela letra grega psi (Ψ) – portanto, o gene (Ψ)β nesse agrupamento.

Os genes da β-globina humanos estão submetidos a regulação espacial e temporal. Na verdade, uma característica notável desse agrupamento de genes é que seus membros são expressos em diferentes momentos do desenvolvimento. O gene ε é expresso no embrião, os dois genes γ são expressos no feto, e os genes δ e β são expressos em lactentes e adultos. Aparentemente, essa ativação sequencial de genes de um lado ao outro no agrupamento está relacionada com a necessidade de produzir tipos ligeiramente diferentes de hemoglobina durante o desenvolvimento humano. Embrião, feto e lactente têm necessidades diferentes de oxigênio, sistemas circulatórios diferentes e estão em ambientes físicos diferentes. Ao que parece, a variação temporal de expressão do gene da β-globina é uma adaptação a essa variação de condições.

A LCR do agrupamento de genes da β-globina contém sítios de ligação para fatores de transcrição que pré-ativam cada gene para transcrição. A pré-ativação é detectada por aumento da sensibilidade do DNA na LCR à digestão por baixa concentração de DNase I. A transcrição dos genes da β-globina parece exigir essa pré-ativação e é estimulada por fatores de transcrição que se ligam a acentuadores específicos no complexo gênico da β-globina. Entretanto, a especificidade tecidual e temporal da expressão do gene da β-globina depende das sequências inseridas na LCR. Estudos com camundongos transgênicos indicam que a LCR não é apenas uma grande coleção de acentuadores que controlam os vários genes da β-globina. É preciso que a LCR esteja em posição 5′ em relação aos genes da β-globina e em seu sentido natural para controlar apropriadamente a expressão gênica. Ou seja, sua ação depende do sentido. Em geral, os acentuadores têm ação independente do sentido e em diferentes posições em relação ao promotor de um gene. A LCR tem outra característica que a distingue de acentuadores simples: é capaz de controlar a expressão do gene da β-globina quando todo o agrupamento gênico (LCR mais genes da β-globina) é inserido em uma posição cromossômica diferente. Os acentuadores, por outro lado, geralmente são inativos quando eles e seus genes associados são transpostos para outra localização cromossômica. Assim, a LCR parece isolar os genes da β-globina da influência da cromatina ao seu redor.

REMODELAGEM DA CROMATINA

Experimentos que avaliam a sensibilidade do DNA à digestão com DNase I demonstraram que o DNA transcrito é mais acessível ao ataque da nuclease que o DNA não transcrito. O DNA transcrito é empacotado em nucleossomos? Em caso afirmativo, quais são as modificações estruturais do nucleossomo durante a transcrição? Os nucleossomos são "abertos" e "fechados" quando a RNA polimerase passa ao longo do molde de DNA? As tentativas de responder a essas perguntas exigiram uma combinação de métodos genéticos e bioquímicos que demonstraram que o DNA transcrito é realmente empacotado em nucleossomos. No DNA transcrito, porém, os nucleossomos são alterados por complexos multiproteicos que acabam por facilitar a ação da RNA polimerase. Essa alteração de nucleossomos no preparo para transcrição é denominada **remodelagem da cromatina**.

Dois tipos gerais de complexos que modificam ou remodelam a cromatina já foram identificados. Um tipo é constituído de enzimas que modificam a cromatina por meio da transferência de grupos acetila para o aminoácido lisina em posições específicas nas histonas dos nucleossomos. As enzimas dessa classe são denominadas *histona acetiltransferases (HAT)*. Muitos estudos mostraram que a acetilação de histonas está relacionada com o aumento da expressão gênica, talvez porque o acréscimo dos grupos acetila afrouxa a associação entre o DNA e os octâmeros de histona nos nucleossomo. As *quinases* – enzimas que transferem grupos fosfato para moléculas – também podem ter um papel junto com esses complexos de modificação de cromatina. Sabe-se, por exemplo, que a acetilação de lisina-14 em histona H4 frequentemente é precedida por fosforilação de serina-10 nessa molécula. Juntas, essas duas modificações de histona H4 parecem "abrir" a cromatina para aumento da atividade de transcrição. Nos mamíferos, um complexo proteico chamado *acentuassomo* inicia o processo de ativação gênica ligando-se ao DNA *upstream* ao promotor e recrutando um HAT, que, por sua vez, adiciona grupos acetila às caudas de histona projetando-se para fora dos nucleossomos. Proteínas remodeladoras de cromatina, então, alteram a estrutura do complexo DNA–histona de modo que o promotor do gene se torne acessível aos fatores de transcrição e à RNA polimerase.

Outro tipo de complexo desorganiza a estrutura do nucleossomo na vizinhança do promotor de um gene. O complexo de remodelagem da cromatina mais estudado é o SWI/SNF encontrado na levedura de pão. Esse complexo recebe o nome dos dois tipos de mutações (*sw*itching-*i*nhibited [inibido por variabilidade] e *s*ucrose *n*on-*f*ermenter [não fermentador de sacarose]) que levaram à descoberta de suas proteínas constituintes. Complexos relacionados foram encontrados nas células de outros organismos, inclusive de seres humanos. O complexo SWI/SNF tem no mínimo oito proteínas. Regula a transcrição por deslizamento de octâmeros de histona ao longo do DNA associado em nucleossomos; também pode transferir esses octâmeros para outros locais em uma molécula de DNA. A substituição do nucleossomo catalisada pelo complexo SWI/SNF aparentemente possibilita o acesso dos fatores de transcrição ao DNA. Então, esses fatores estimulam a expressão de um gene.

Nós analisamos a remodelagem da cromatina do ponto de vista da ativação do gene. No entanto, a cromatina ativa também pode ser remodelada em cromatina inativa. Essa remodelagem invertida parece implicar duas modificações bioquímicas das histonas em nucleossomos: desacetilação, catalisada pelas *histona desacetilases* (*HDAC*), e metilação, catalisada pelas *histona metiltransferases* (*HMT*). Como será exposto na próxima seção, alguns nucleotídios no DNA também podem ser metilados por um grupo de enzimas denominadas *DNA metiltransferases (DNMT)*. A cromatina submetida a essas modificações tende a ser transcricionalmente silenciosa. A **Figura 18.12** resume as modificações químicas das histonas e do DNA envolvidos na regulação da expressão gênica.

METILAÇÃO DO DNA

A modificação química dos nucleotídios também parece ser muito importante para a regulação de genes em alguns eucariotos, sobretudo mamíferos. Dos aproximadamente 3 bilhões de pares de bases no genoma típico de mamífero, cerca de 40% são pares de bases G:C, e cerca de 2 a 7% desses são modificados pelo acréscimo de um grupo metila à citosina (**Figura 18.12 B**). A maioria das citosinas metiladas é encontrada em díades de pares de bases com a estrutura

5′ mCpG 3′
3′ GpCm 5′

em que mC é metilcitosina e o p entre C e G indica a ligação fosfodiéster entre nucleotídios adjacentes em cada filamento de DNA. Com frequência, essa estrutura é abreviada pela composição de um filamento, portanto, mCpG. Os dinucleotídios CpG metilados podem ser detectados por digestão do DNA com enzimas de restrição sensíveis a modificações químicas de seus sítios de reconhecimento. Por exemplo, a enzima *Hpa*II reconhece e cliva a sequência CCGG; no entanto, quando a segunda citosina nessa sequência é metilada, *Hpa*II não é capaz de clivar a sequência. Assim, os DNA metilados e não metilados produzem padrões diferentes de fragmentos de restrição quando são digeridos por essa enzima.

Os dinucleotídios CpG são menos frequentes que o esperado em genomas de mamíferos, provavelmente porque sofreram mutação em dinucleotídios TpG ao longo da evolução. Além disso, a distribuição de dinucleotídios CpG é desigual, com muitos segmentos curtos de DNA que têm uma densidade muito maior de dinucleotídios CpG que outras regiões do genoma. Esses segmentos ricos em CpG, geralmente com cerca de 1 a 2 kb, são denominados **ilhas de CpG**. No genoma humano, há aproximadamente 30.000 ilhas, a maioria situada perto dos sítios de início da transcrição. A análise molecular demonstrou que as citosinas nessas ilhas raramente, ou nunca, são metiladas e que esse estado não metilado ou submetilado conduz à transcrição. Assim, o DNA na

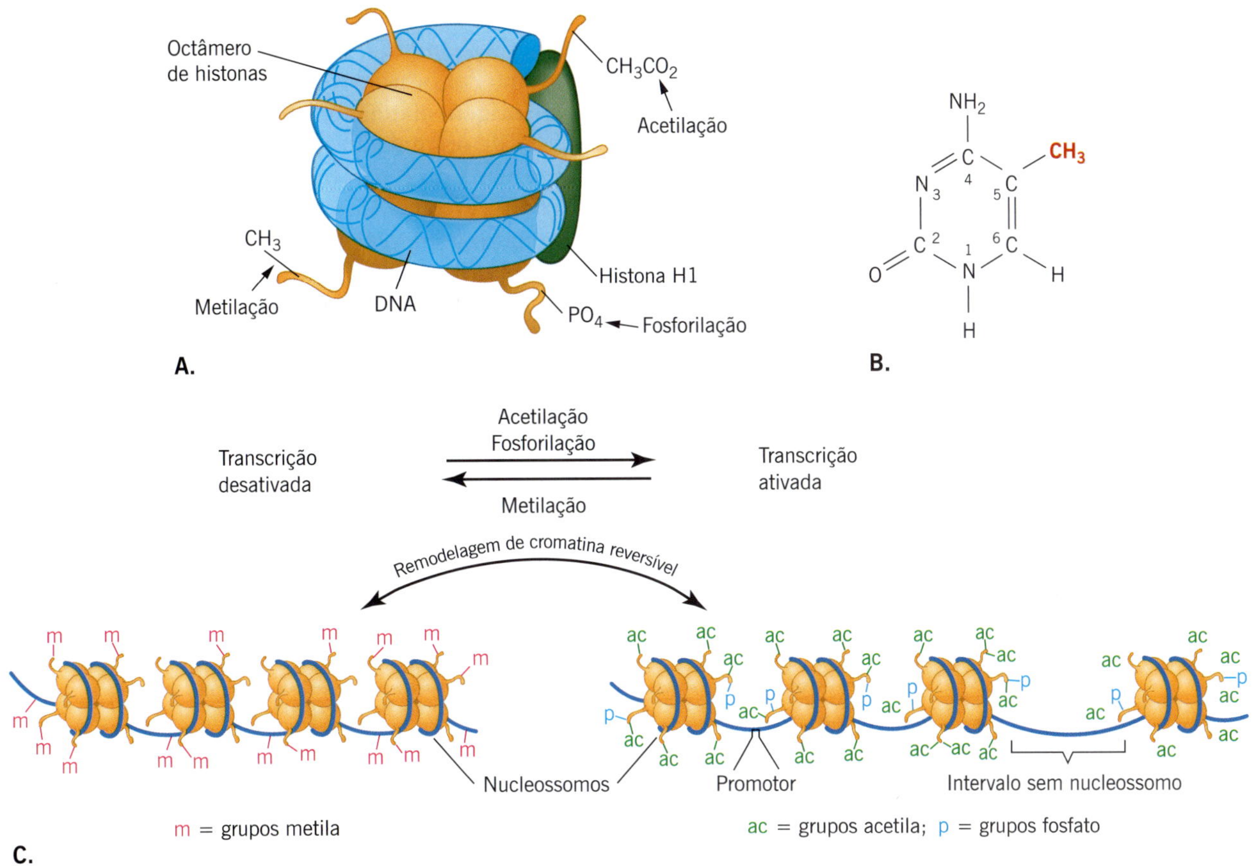

FIGURA 18.12 Modificações químicas das histonas e do DNA envolvidos na regulação da expressão gênica. A. Acetilação e fosforização de histonas e metilação dos nucleossomos de DNA. B. Estrutura da 5-metilcitosina. C. Visão geral esquemática dos efeitos (1) da metilação do DNA e das histonas e (2) da acetilação e da fosforilação das histonas na remodelagem de cromatina e na transcrição.

vizinhança de uma ilha de CpG é hipersensível à digestão por DNase I e seus nucleossomos costumam ser um pouco diferentes dos nucleossomos em outras partes do genoma – em geral, há menos histona H1, e algumas histonas centrais são acetiladas.

O DNA metilado, quando presente, está associado à repressão da transcrição. Isso é observado principalmente em fêmeas de mamíferos, cujo cromossomo X inativo tem alto grau de metilação. As regiões do genoma de mamíferos que contêm sequências repetitivas, inclusive as regiões ricas em elementos transponíveis, também são metiladas, talvez como um modo de proteger o organismo contra os efeitos prejudiciais da expressão e do movimento de transpósons. Os mecanismos que tornam o DNA metilado transcricionalmente silencioso não são bem-compreendidos; entretanto, pelo menos duas proteínas que reprimem a transcrição ligam-se ao DNA metilado e uma delas, a proteína de ligação metil-CpG 2 (MeCP2), modifica a estrutura da cromatina. Assim, é possível que dinucleotídios CpG metilados liguem-se a proteínas específicas e que essas proteínas formem um complexo que impeça a transcrição de genes vizinhos. Mutações no gene para McCP2 causam síndrome de Rett, um distúrbio neurológico caracterizado por retardo mental e perda das habilidades motoras.

A transmissão do estado metilado é clonal por divisão celular. Quando uma sequência de DNA é metilada, os dois filamentos da sequência adquirem grupos metila. Depois da replicação do DNA, cada dúplex-filho tem uma sequência de DNA parental metilada e uma sequência não metilada. As DNA metiltransferases, enzimas que ligam os grupos metila ao DNA, podem reconhecer essa assimetria e acrescentar um grupo metila à sequência não metilada. Desse modo, o estado totalmente metilado é restabelecido nos dúplex-filhos de DNA. Dessa maneira, o padrão de metilação é transmitido de modo mais ou menos fiel a cada ciclo de replicação do DNA – ou seja, a cada divisão celular. Nesse sentido, a metilação do DNA é uma modificação epigenética da cromatina. A acetilação da histona também é considerada uma modificação epigenética, embora não esteja claro como o padrão de acetilação é transmitido por divisão celular. Para saber mais sobre a importância potencial dessas modificações em seres humanos, leia Em foco | Epigenética de gêmeos, no material suplementar disponível *on-line*.

IMPRINTING

A metilação do DNA em mamíferos também é responsável por casos incomuns nos quais a expressão de um gene é controlada por sua origem parental. Por exemplo, em camundongos, o gene *Igf2*, que codifica um fator de crescimento similar à insulina (*i*nsulin-*l*ike *g*rowth *f*actor), é expresso quando é herdado do pai, mas não da mãe.

Já o gene *H19* é expresso quando é herdado da mãe, mas não do pai. Sempre que a expressão de um gene é condicionada por sua origem parental, os geneticistas afirmam que o gene foi ***imprinted*** – termo usado para transmitir a ideia de que o gene foi marcado de algum modo para "lembrar" que é oriundo do pai ou da mãe.

Análise molecular recente demonstrou que a marca que condiciona a expressão de um gene é a metilação de um ou mais dinucleotídios de CpG na vizinhança do gene. A princípio, esses dinucleotídios metilados são formados na linhagem germinativa parental (**Figura 18.13**). Assim, por exemplo, o gene *Igf2* é metilado na linhagem germinativa feminina, mas não na linhagem germinativa masculina. Por ocasião da fertilização, um gene *Igf2* metilado de origem materna é combinado a um gene *Igf2* não metilado de origem paterna. Durante a embriogênese, os estados metilado e não metilado são preservados a cada replicação do gene. Como um gene metilado é silencioso, apenas o gene *Igf2* de origem paterna é expresso no animal em desenvolvimento. Acontece exatamente o oposto com o gene *H19*, que é metilado na linhagem germinativa masculina, mas não na linhagem germinativa

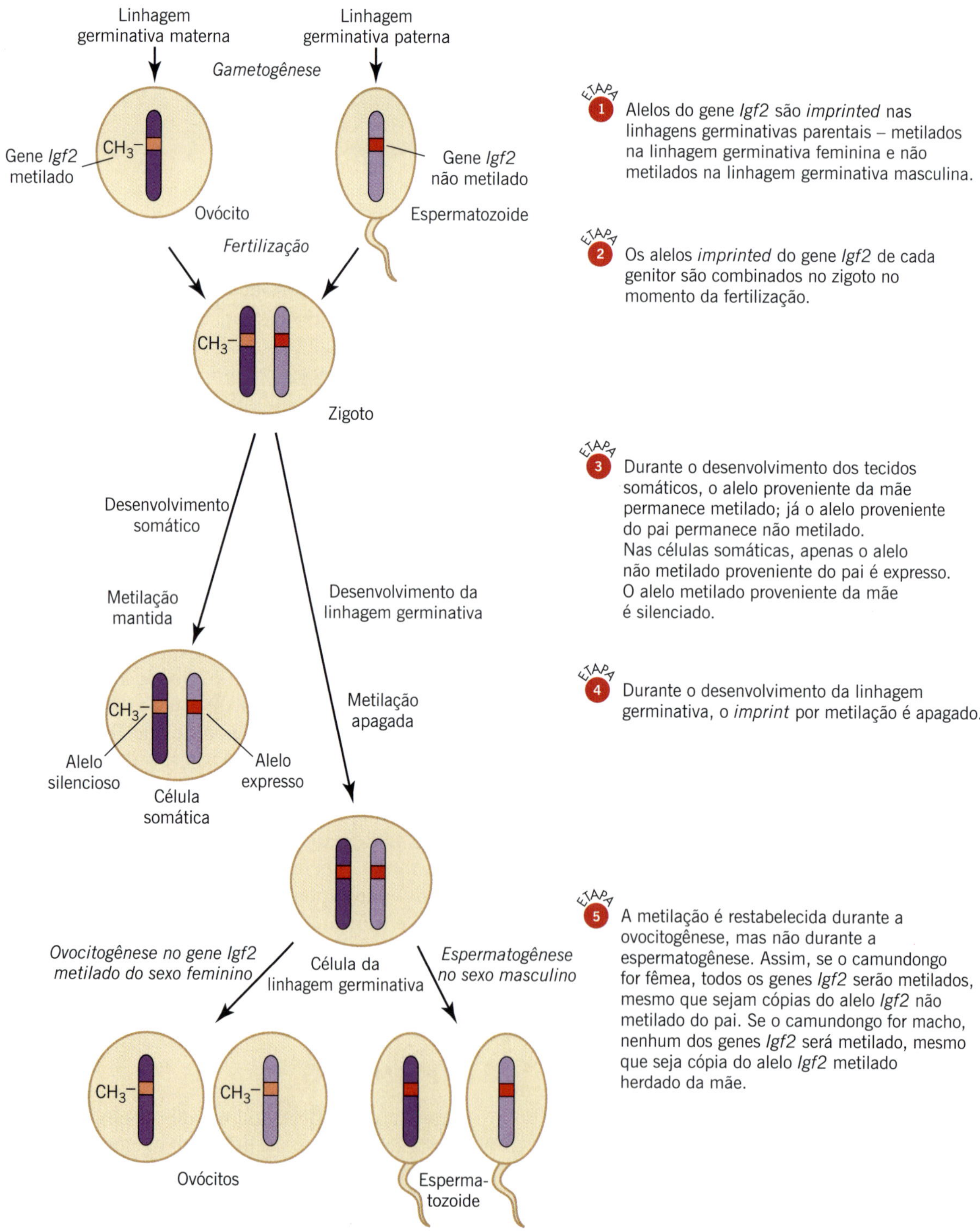

FIGURA 18.13 Metilação e *imprinting* do gene *Igf2* em camundongos. O gene é metilado em fêmeas, mas não em machos.

feminina. Já foram identificados mais de 20 diferentes genes *imprinted* em camundongos e seres humanos. O *imprint* por metilação de cada gene é estabelecido na linhagem germinativa parental. Entretanto, um gene metilado herdado de um sexo pode ser desmetilado quando passa por uma prole do sexo oposto. Assim, os *imprints* por metilação são redefinidos a cada geração, dependendo do sexo do animal. O fato de que alguns genes são metilados em um sexo, mas não no outro, implica que fatores sexo-específicos controlam o mecanismo de metilação.

PONTOS ESSENCIAIS

- *A heterocromatina está associada à repressão da transcrição*
- *A variegação por efeito de posição é um exemplo da regulação epigenética da expressão gênica*
- *A transcrição ocorre preferencialmente na cromatina com organização frouxa*
- *O DNA transcricionalmente ativo tende a ser mais sensível à digestão por DNase I*
- *Durante a ativação da transcrição, a cromatina é remodelada por complexos multiproteicos*
- *A metilação de DNA está associada ao silenciamento gênico em mamíferos*
- *A expressão de um gene* imprinted *é condicionada pela origem parental do gene.*

Ativação e inativação de cromossomos inteiros

Mamíferos, moscas e vermes têm mecanismos diferentes de compensação das diferentes doses de cromossomos X em machos e fêmeas.

Organismos com um sistema de determinação de sexo XX/XY ou XX/XO enfrentam o problema de igualar a atividade de genes ligados ao X nos dois sexos. Nos mamíferos, esse problema é resolvido pela inativação aleatória de um dos dois cromossomos X em fêmeas; portanto, cada fêmea tem o mesmo número de genes ligados ao X transcricionalmente ativos que um macho. Em *Drosophila*, nenhum dos dois cromossomos X na fêmea é inativado; em vez disso, a transcrição dos genes no único cromossomo X do macho é intensificada para que seu produto final esteja de acordo com os genes nos dois cromossomos X de uma fêmea. Ainda outra solução para o problema de números diferentes de genes ligados ao X foi encontrada no nematódeo *Caenorhabditis elegans*. Nesse organismo, indivíduos XX são hermafroditas (atuam como macho e fêmea) e indivíduos XO são machos. A atividade de transcrição ligada ao X é igualada nesses dois genótipos por repressão parcial dos genes nos dois cromossomos X em hermafroditas. Portanto, mamíferos, moscas e vermes resolveram o problema da dose de gene ligado ao X de diferentes maneiras (**Figura 18.14**). Em mamíferos, um dos cromossomos X nas fêmeas é inativado; em *Drosophila*, o único cromossomo X em machos é hiperativado; e em *C. elegans*, os dois cromossomos X em hermafroditas são hipoativados.

Esses três mecanismos diferentes de **compensação de dose** – *inativação, hiperativação* e *hipoativação* – têm uma característica importante em comum: muitos genes diferentes são regulados de modo coordenado porque estão no mesmo cromossomo. Essa regulação global do cromossomo é superposta a todos os outros mecanismos reguladores usados na expressão espacial e temporal desses genes. Qual seria o responsável por esse sistema regulador global? Durante décadas, os geneticistas vêm tentando elucidar a base molecular da compensação de dose. A hipótese de trabalho é a de que existe um ou mais fatores que se ligam especificamente ao cromossomo X e alteram suas atividades de transcrição. Descobertas recentes indicam que essa ideia está correta.

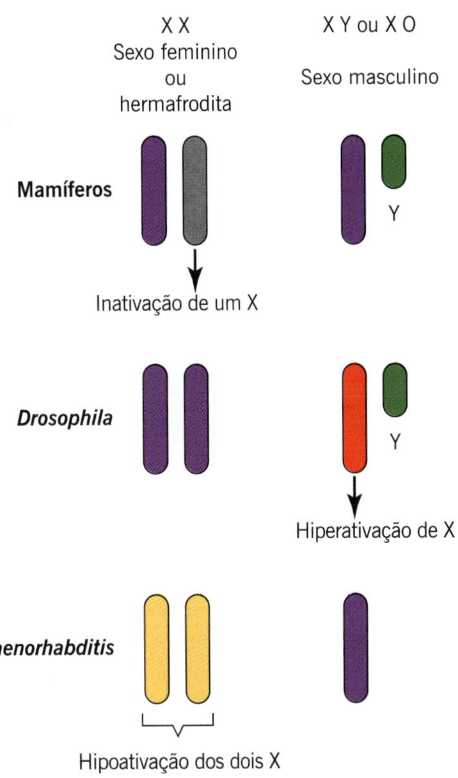

FIGURA 18.14 Três mecanismos de compensação de dose para genes ligados ao X: inativação, hiperativação e hipoativação.

INATIVAÇÃO DE CROMOSSOMOS X EM MAMÍFEROS

Em mamíferos, a inativação do cromossomo X começa em um sítio específico denominado *centro de inativação X* (*XIC*) e propaga-se em sentidos opostos até as extremidades do cromossomo. Curiosamente, nem todos os genes do cromossomo X inativado são transcricionalmente silenciosos. Um que permanece ativo é denominado *XIST* (*X inactive specific transcript* [transcrito específico do X inativo]); esse gene está dentro do XIC (**Figura 18.15**). Em seres humanos, o gene *XIST* codifica um transcrito de 17 kb que não tem nenhuma matriz aberta de leitura relevante. Portanto, parece improvável que o gene *XIST* codifique uma proteína. Em vez disso, esse RNA longo não codificador provavelmente o próprio RNA é o produto funcional do gene *XIST*. Embora poliadenilado, esse RNA é restrito ao núcleo e está localizado especificamente nos cromossomos X inativados; não parece estar associado a cromossomos X ativos em machos nem em fêmeas.

Em camundongos, nos quais foi possível fazer uma análise experimental detalhada, os pesquisadores constataram que o homólogo do gene *XIST* humano é transcrito durante os estágios iniciais do desenvolvimento embrionário em baixo nível de ambos os cromossomos X presentes nas fêmeas. Os transcritos de cada gene *Xist* da fêmea de camundongo são instáveis e permanecem intimamente associados a seus respectivos genes. Ao longo do desenvolvimento, os transcritos de um dos genes estabilizam-se e acabam por envolver todo o cromossomo X no qual esse gene está localizado; os transcritos do outro gene *Xist* desintegram-se, e a transcrição adicional desse gene é reprimida por metilação de nucleotídios no promotor do gene. Assim, na fêmea do camundongo, um cromossomo X – aquele cujo gene *Xist* continua a ser transcrito – é envolvido pelo RNA *Xist* e o outro, não. Ao que tudo indica, a escolha do cromossomo a ser revestido é aleatória. Embora o mecanismo de revestimento ainda não seja compreendido, a consequência é clara: a maioria dos genes no cromossomo revestido é reprimida e esse cromossomo torna-se o cromossomo X inativo. No sistema de compensação de dose de mamíferos, portanto, o cromossomo X que permanece ativo é, paradoxalmente, o que reprime seu gene *Xist*.

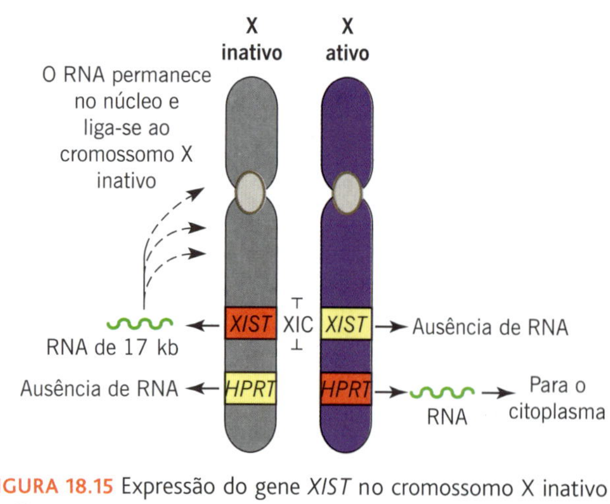

FIGURA 18.15 Expressão do gene *XIST* no cromossomo X inativo de mulheres. Para comparação, é mostrada a expressão do gene *HPRT* no cromossomo X ativo. Esse gene codifica a hipoxantina fosforribosiltransferase, enzima que participa do metabolismo de purinas.

Os cromossomos X inativos são facilmente identificados em células de mamíferos. Durante a intérfase, eles se condensam em uma massa escura associada à membrana nuclear. Essa massa, o corpúsculo de Barr, descondensa-se durante a fase S para possibilitar a replicação do cromossomo X inativo. Entretanto, como a descondensação leva algum tempo, a replicação do cromossomo X inativo ocorre mais tarde que a dos demais cromossomos. Desse modo, os cromossomos X inativos têm obrigatoriamente uma estrutura de cromatina muito diferente da estrutura dos outros cromossomos. Essa diferença é determinada em parte pelos tipos de histonas associadas ao DNA. Uma das quatro histonas centrais, H4, pode ser quimicamente modificada pelo acréscimo de grupos acetila a qualquer uma das várias lisinas na cadeia polipeptídica. A H4 acetilada está associada a todos os cromossomos do genoma humano. No entanto, no cromossomo X inativo parece estar restrita a três bandas bem estreitas, cada uma delas correspondente a uma região que contém alguns genes ativos. Também há depleção da H4 acetilada em áreas de heterocromatina nos outros cromossomos. Esses achados sugerem que a depleção de H4 acetilada é uma característica básica do cromossomo X inativo.

HIPERATIVAÇÃO DE CROMOSSOMOS X EM DROSOPHILA

Em *Drosophila*, a compensação de dose requer os produtos proteicos de pelo menos cinco genes diferentes. As mutações nulas nesses genes acarretam letalidade específica do macho porque o único cromossomo X dos machos não é hiperativado. Os machos mutantes costumam morrer durante o fim do estágio larvar ou o início do estágio pupal. Portanto, esses genes de compensação de dose são denominados *loci* letais macho-específicos (*msl*) e seus produtos são denominados proteínas MSL. Os anticorpos preparados contra essas proteínas foram usados como sondas para localizar as proteínas dentro das células. O achado significativo é que cada proteína MSL liga-se especificamente ao cromossomo X em machos (**Figura 18.16**). Essas proteínas não se ligam aos outros cromossomos no genoma masculino e não se ligam a nenhum cromossomo, inclusive os X, no genoma feminino. A ligação das proteínas MSL ao cromossomo X masculino é facilitada por dois tipos de moléculas de RNA denominadas *roX1* e *roX2* (do inglês, *RNA on the X chromosome* [RNA no cromossomo X]) que são transcritos de genes no cromossomo X.

O modelo atual propõe que as proteínas MSL formam um complexo ao qual se unem os RNA *roX*. Então, esse complexo liga-se a 30 a 40 sítios ao longo do cromossomo X masculino, inclusive aos *loci* que contêm os dois genes *roX*. A partir de cada um desses sítios de entrada, o complexo MSL/*roX* propaga-se nos dois sentidos até alcançar

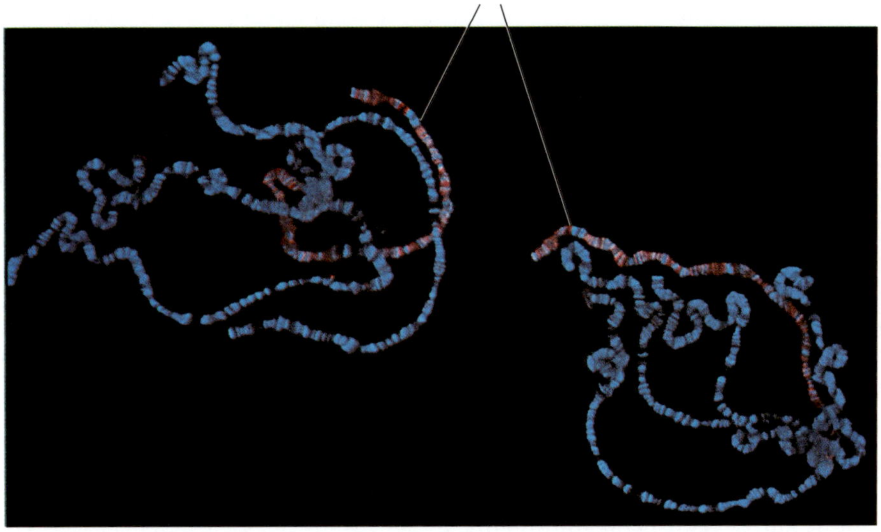

De M. I. Kuroda et al, *Cell* 66:935–947, 1991, Fig. 6. A fotografia é cortesia de Dr. Mitzi Kuroda.

FIGURA 18.16 Ligação do produto proteico de um dos genes *msl* de *Drosophila* ao único cromossomo X de machos.

todos os genes no cromossomo X masculino que precisam ser hiperativados. O processo de hiperativação pode implicar remodelagem da cromatina pelo complexo MSL/*roX*. Uma das proteínas MSL é uma histona acetiltransferase, e uma versão acetilada específica da histona H4 está exclusivamente associada aos cromossomos X hiperativados.

HIPOATIVAÇÃO DE CROMOSSOMOS X EM CAENORHABDITIS

No nematódeo *C. elegans*, a compensação de dose implica a repressão parcial de genes ligados ao X nas células somáticas de hermafroditas. Os produtos de vários genes estão envolvidos. Como as proteínas MSL de *Drosophila*, as proteínas codificadas por esses genes ligam-se especificamente ao cromossomo X. Entretanto, ao contrário do que ocorre em *Drosophila*, elas se ligam apenas quando dois cromossomos X estão presentes. As proteínas aparentemente não se ligam ao cromossomo X único dos machos, nem aos autossomos de machos ou hermafroditas. Portanto, a compensação de dose em *C. elegans* parece implicar um mecanismo exatamente oposto ao que ocorre em *Drosophila*. Um complexo proteico liga-se aos cromossomos X e reprime a transcrição em vez de estimulá-la.

PONTOS ESSENCIAIS

- *A inativação de um cromossomo X em fêmeas XX de mamíferos é mediada por um RNA não codificador transcrito do gene* XIST *nesse cromossomo*
- *A hiperativação do único cromossomo X em machos de* Drosophila *é mediada por um complexo RNA-proteína que se liga a muitos sítios nesse cromossomo e estimula a transcrição de seus genes*
- *A hipoativação dos dois cromossomos X em hermafroditas de* C. elegans *é mediada por proteínas que se ligam a esses cromossomos e reduzem a transcrição de seus genes.*

Exercícios

Aplique a análise genética básica

1. Organize os processos a seguir em ordem cronológica, partindo do que ocorre primeiro: (a) recomposição de uma molécula de RNA, (b) migração de uma molécula de mRNA para o citoplasma, (c) transcrição de um gene, (d) degradação de uma molécula de RNA, (e) síntese de polipeptídio.

Resposta: c-a-b-e-d.

2. Que fator induz a expressão do gene *hsp70* em *Drosophila*?

Resposta: O gene *hsp70* é induzido pelo estresse por calor.

3. Indique se cada um destes fenômenos relacionados com a regulação da expressão gênica ocorre no núcleo ou no citoplasma de uma célula eucariótica.

(a) Estimulação da expressão gênica por um fator de transcrição.
(b) Recomposição alternativa do transcrito primário de um gene.
(c) Poliadenilação do transcrito primário de um gene.
(d) Tradução de um RNA mensageiro.
(e) Inibição da tradução por ligação de um microRNA a um RNA mensageiro.
(f) Degradação de um RNA mensageiro induzido por um RNA de interferência curto.
(g) Ligação de um hormônio peptídico a seu receptor.
(h) Ligação de um hormônio esteroide a seu receptor.
(i) Silenciamento da expressão gênica pela heterocromatina.
(j) Inativação de todo o cromossomo.

Resposta: O item (h) pode ocorrer no citoplasma ou no núcleo, dependendo do hormônio esteroide específico. Os itens (a), (b), (c), (i) e (j) ocorrem no núcleo. Todos os outros itens ocorrem no citoplasma.

4. Cite algumas diferenças entre eucromatina e heterocromatina.

Resposta: A heterocromatina adquire coloração escura durante todo o ciclo celular; a eucromatina não adquire coloração escura durante a intérfase. A heterocromatina é rica em sequências repetidas de DNA e em elementos transponíveis; a eucromatina pode conter sequências repetidas e transpósons, mas geralmente não no mesmo grau que a heterocromatina. A heterocromatina tem poucos genes codificadores de proteínas; a eucromatina tem muitos genes codificadores de proteínas.

5. Indique se os itens a seguir estão associados a atividade ou inatividade do gene: (a) metilação do DNA, (b) acetilação de histona, (c) metilação de histona, (d) heterocromatina, (e) região de controle de *locus*, (f) proteína GAL4, (g) sensibilidade à DNase I.

Resposta: (a) inatividade, (b) atividade, (c) inatividade, (d) inatividade, (e) atividade, (f) atividade, (g) atividade.

6. Qual é o mecanismo de igualação do nível de expressão de genes ligados ao X nos dois sexos em (a) seres humanos, (b) moscas e (c) nematódeos?

Resposta: (a) Em seres humanos, um dos cromossomos X nas fêmeas é inativado aleatoriamente. (b) Em moscas, o único cromossomo X em machos é hiperativado. (c) Em nematódeos, os dois cromossomos X em hermafroditas são hipoativados.

Autoavaliação

Integre diferentes conceitos e técnicas

1. O gene *lacZ* bacteriano para β-galactosidase foi inserido em um elemento *P* transponível de *Drosophila* (Capítulo 21, disponível *on-line*) de modo que pudesse ser transcrito do promotor do elemento *P*. Esse gene de fusão foi então injetado na linhagem germinativa de um embrião de *Drosophila* junto com uma enzima que catalisa a transposição de elementos *P*. Durante o desenvolvimento, o elemento *P* modificado foi inserido nos cromossomos de algumas células da linhagem germinativa. Então, a prole desse animal foi cruzada individualmente com moscas de um estoque padrão do laboratório para criar linhagens que tivessem o gene de fusão *P*/*lacZ* em seus genomas. Em três dessas linhagens, analisou-se a expressão de *lacZ* por coloração de tecidos dissecados de moscas adultas com X-gal, substrato cromogênico que se torna azul na presença de β-galactosidase. Na primeira linhagem, apenas os olhos coraram-se de azul; na segunda, apenas o intestino corou-se de azul; e na terceira, todos os tecidos coraram-se de azul. Como você explica esses resultados?

Resposta: Sem dúvida, as três linhagens tinham diferentes inserções do gene de fusão *P*/*lacZ* (ver diagrama). Em cada linhagem, a expressão do gene de fusão *P*/*lacZ* foi necessariamente influenciada por uma diferente sequência reguladora, ou acentuador, capaz de interagir com o promotor *P* e iniciar a transcrição no gene *lacZ*. Na primeira linhagem, o elemento *P* modificado certamente se inseriu perto de um acentuador específico para o olho, o que promoveu a transcrição apenas no tecido ocular. Na segunda linhagem, certamente se inseriu perto de um acentuador que promove a transcrição nas células intestinais e, na terceira linhagem, inseriu-se perto de um acentuador que promove a transcrição em todas ou quase todas as células, qualquer que seja a associação tecidual. Provavelmente todos esses diferentes acentuadores estão perto de um gene que normalmente seria expresso sob seu controle. Por exemplo, o acentuador específico para o olho estaria perto de um gene necessário para algum aspecto da função ou do desenvolvimento ocular. Esses resultados mostram que inserções aleatórias do gene de fusão *P*/*lacZ* podem ser usadas para identificar diferentes tipos de acentuadores e, por meio deles, os genes que eles controlam. Portanto, essas inserções de gene de fusão frequentemente são denominadas *capturas de acentuador* (*enhancer traps*).

2. Em seu artigo seminal sobre interferência por RNA, Andrew Fire e colaboradores (1998 *Nature* 391: 806-811) descreveram os resultados de experimentos

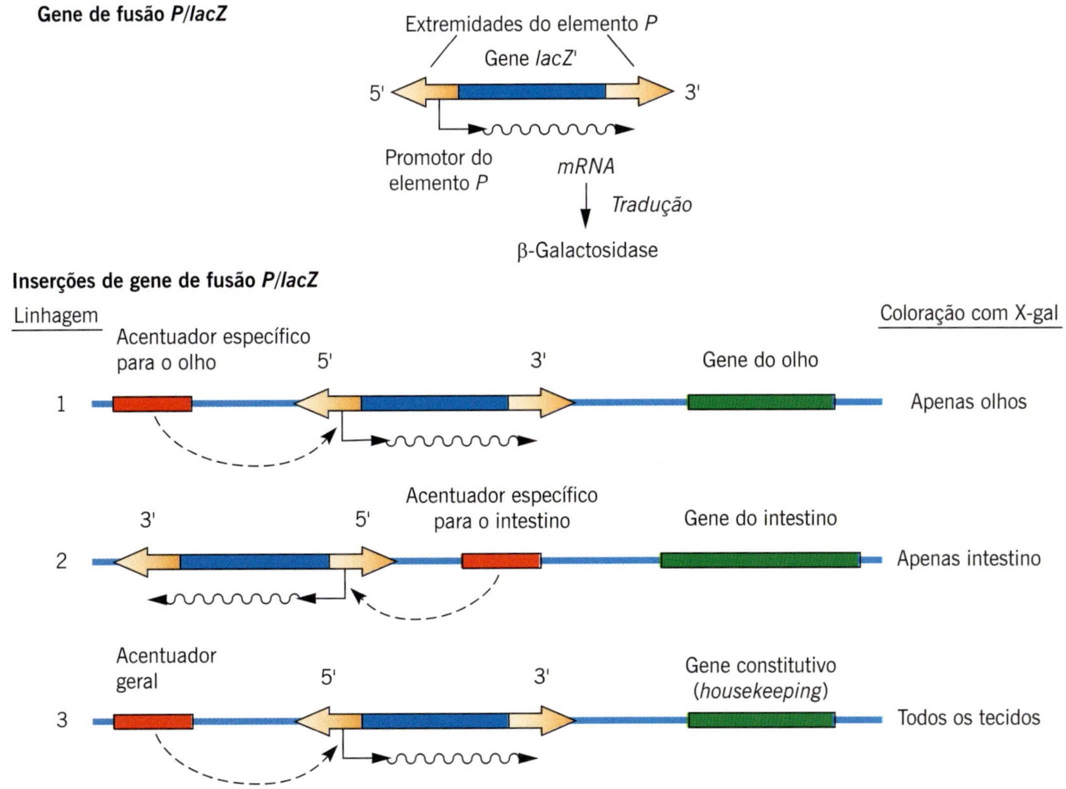

nos quais o RNA derivado do gene *mex-3* foi injetado em hermafroditas de *C. elegans.* Embriões obtidos desses hermafroditas foram analisados por hibridização *in situ* usando sondas para RNA *mex-3.* As sondas foram projetadas para se ligarem ao RNA mensageiro de *mex-3*, que normalmente se acumula nas gônadas de hermafroditas e em seus embriões. A ligação das moléculas de sonda ao mRNA nos embriões é facilmente detectada se as moléculas de sonda forem marcadas. Ao fazer esses experimentos de hibridização *in situ*, Fire e seus colegas constataram que embriões de vermes nos quais foi injetado RNA *mex-3* bifilamentar não foram marcados pelas moléculas de sonda, enquanto embriões de vermes nos quais foi injetado RNA unifilamentar complementar ao mRNA *mex-3* – ou seja, com RNA *mex-3 antisense* – foram marcados, embora não tão intensamente quanto os embriões de vermes que não receberam injeção. O que esses resultados indicam sobre a eficácia do RNA *antisense* bifilamentar *versus* unifilamentar para silenciar a expressão gênica?

Resposta: Os resultados desses experimentos de hibridização *in situ* indicam que o RNA bifilamentar é um forte silenciador da expressão do gene *mex-3* em embriões de *C. elegans.* Em contraposição, o RNA *antisense* unifilamentar quase não tem efeito sobre a expressão do gene *mex-3.* Os embriões de vermes nos quais foi injetado o RNA *mex-3* bifilamentar não apresentam RNA mensageiro *mex-3* detectável. A ausência de RNA mensageiro *mex-3* nesses embriões é consequência de interferência por RNA induzida pelo RNA bifilamentar injetado. Os embriões de vermes nos quais foi injetado o RNA *mex-3 antisense* unifilamentar apresentavam algum RNA mensageiro *mex-3.* Assim, o RNA *mex-3* antisense unifilamentar não é tão eficaz quanto o RNA *mex-3* bifilamentar na indução de RNAi.

3. O fenótipo desigual de gatos com pelagem tartaruga (Capítulo 5) é consequência da inativação aleatória de cromossomos X em fêmeas heterozigotas para diferentes alelos de um gene ligado ao X para cor da pelagem; um alelo produz pelagem clara e o outro, pelagem escura. O fenótipo desigual de ginandromorfos em *Drosophila* (Capítulo 6) é consequência da não disjunção dos cromossomos X durante uma das divisões iniciais de clivagem. Se um zigoto XX for heterozigoto para os alelos selvagem e mutante do gene *white* ligado ao X, a não disjunção pode produzir uma linhagem de células XO que têm apenas o alelo mutante, e se essas células formam um olho, ou parte de um olho, esse tecido ocular será branco. Em contrapartida, o tecido derivado de células XX será vermelho porque essas células têm o alelo selvagem do gene *white.* Algum desses fenótipos desiguais é um exemplo da regulação epigenética da expressão gênica? Justifique sua resposta.

Resposta: O fenótipo desigual de gatos com pelagem tartaruga é consequência de um fenômeno epigenético – inativação aleatória de um cromossomo X em cada célula destinada a formar células produtoras de pigmento no adulto. Todas as células produtoras de pigmento são geneticamente equivalentes – ou seja, têm o mesmo conteúdo de DNA. O fenótipo tartaruga não é causado por alteração do genótipo durante o desenvolvimento embriológico do animal. Na verdade, a causa é a mudança no estado de um dos cromossomos X, o X que é inativado, e a herança desse estado é clonal por divisão celular. Assim, as manchas claras e escuras da pelagem do gato têm diferenças epigenéticas, não genéticas. Já o fenótipo desigual de ginandromorfos de *Drosophila* deve-se a uma mudança genética ocorrida durante o desenvolvimento. Um dos cromossomos X é perdido. As manchas vermelhas e brancas de tecido no olho de um ginandromorfo não são geneticamente equivalentes. Portanto, a diferença entre elas é genética, não epigenética.

Avaliação adicional

Entenda melhor e desenvolva a capacidade analítica

18.1 Os óperons são comuns em bactérias, mas não em eucariotos. Sugira uma razão para isso.

18.2 Em bactérias, a tradução de um mRNA começa antes da conclusão da síntese desse mRNA. Por que esse "acoplamento" da transcrição e tradução não é possível em eucariotos?

18.3 A distrofia muscular em seres humanos é causada por mutações em um gene ligado ao X que codifica uma proteína denominada distrofina. Que técnicas poderiam ser usadas para verificar se esse gene é ativo em diferentes tipos de células, por exemplo, células cutâneas, células nervosas e células musculares?

18.4 Por que os hormônios esteroides interagem com receptores dentro da célula, enquanto hormônios peptídicos interagem com receptores na superfície celular?

18.5 Nos cromossomos politênicos de larvas de *Drosophila* (Capítulo 6), há formação de grandes *pufes* em algumas bandas quando as larvas são expostas a temperatura elevada. Como você poderia demonstrar que esses *pufes* contêm genes que são intensamente transcritos em resposta ao tratamento de choque térmico?

18.6 Como é possível distinguir um acentuador de um promotor?

18.7 As tropomiosinas são proteínas mediadoras da interação de actina e troponina, duas proteínas que participam das contrações musculares. Em animais superiores, as tropomiosinas existem como uma família de proteínas intimamente relacionadas que têm algumas sequências de aminoácidos em comum e outras diferentes. Explique como essas proteínas poderiam ser criadas a partir do transcrito de um único gene.

18.8 Um polipeptídio é constituído de três segmentos de aminoácidos, A–B–C. Outro polipeptídio contém os segmentos A e C, mas não o segmento B. Como seria possível determinar se esses dois polipeptídios são produzidos por tradução de versões alternativamente recompostas de RNA de um único gene ou por tradução de mRNA de dois genes diferentes?

18.9 Que técnicas poderiam ser usadas para mostrar que um gene vegetal é transcrito quando a planta é iluminada?

18.10 Quando os íntrons foram descobertos pela primeira vez, acreditava-se que fossem o "lixo" genético – ou seja, sequências sem função útil. Na verdade, pareciam ser piores que lixo porque interrompiam as sequências codificadoras dos genes. Entre eucariotos, porém, os íntrons são disseminados e tudo que é disseminado em biologia geralmente tem uma função. Que função poderiam ter os íntrons? Que benefício eles poderiam conferir a um organismo?

18.11 O fator de transcrição GAL4 em leveduras regula dois genes adjacentes, *GAL1* e *GAL10*, por ligação a sequências de DNA entre eles. Esses dois genes são transcritos em sentidos opostos no cromossomo, um para a esquerda do sítio de ligação da proteína GAL4 e o outro para a direita desse sítio. Que propriedade dos acentuadores essa situação ilustra?

18.12 Usando as técnicas de engenharia genética, um pesquisador construiu um gene de fusão contendo os elementos de resposta ao choque térmico de um gene *hsp70* de *Drosophila* e a região codificadora de um gene de água-viva (*gfp*) para proteína fluorescente verde. Esse gene de fusão foi inserido nos cromossomos de *Drosophila* vivas pela técnica de transformação mediada por transpóson (Capítulo 21, disponível *on-line*). Em que condições a proteína fluorescente verde será sintetizada nessas moscas transformadas geneticamente? Explique.

18.13 Suponha que o segmento do gene *hsp70* usado para produzir o gene de fusão *hsp70/gfp* do problema anterior tivesse mutações em todos os seus elementos de resposta ao choque térmico. A proteína fluorescente verde codificada por esse gene de fusão seria sintetizada nessas moscas transformadas geneticamente?

18.14 Os produtos polipeptídicos de dois genes diferentes, *A* e *B*, atuam como fatores de transcrição. Esses polipeptídios interagem para formar dímeros: homodímeros AA, homodímeros BB e heterodímeros AB. Se os polipeptídios A e B são igualmente abundantes nas células e se a formação de dímeros é aleatória, qual é a razão esperada homodímeros/heterodímeros nessas células?

18.15 Um determinado fator de transcrição liga-se a acentuadores em 40 genes diferentes. Preveja o fenótipo de indivíduos homozigotos para uma mutação por mudança de matriz de leitura na sequência codificadora do gene que especifica esse fator de transcrição.

18.16 As formas alternativamente recompostas do RNA do gene *doublesex* de *Drosophila* codificam proteínas necessárias para bloquear o desenvolvimento de um ou outro conjunto de características sexuais. A proteína produzida nas fêmeas bloqueia o desenvolvimento de características masculinas, e a proteína produzida em machos bloqueia o desenvolvimento de características femininas. Preveja o fenótipo de animais XX e XY homozigotos para uma mutação nula no gene *doublesex*.

18.17 O RNA do gene *Sex-lethal (Sxl)* de *Drosophila* é recomposto alternativamente. Em machos, a sequência do mRNA derivado do transcrito primário contém todos os oito éxons do gene *Sxl*. Em fêmeas, o mRNA só contém sete éxons porque, durante a recomposição, o éxon 3 é removido do transcrito primário junto com seus íntrons flanqueadores. Portanto, a região codificadora no mRNA feminino é mais curta que no mRNA masculino. No entanto, a proteína codificada pelo mRNA feminino é mais longa que a proteína codificada pelo mRNA masculino. Como você explicaria esse paradoxo?

18.18 Em *Drosophila*, a expressão do gene *yellow* é necessária para a formação de pigmento escuro em muitos tecidos diferentes; sem essa expressão, a cor do tecido é amarela. Nas asas, a expressão do gene *yellow* é controlada por um acentuador em posição 5′ em relação ao sítio de início da transcrição do gene. Nas garras tarsais, a expressão é controlada por um acentuador localizado no único íntron do gene. Suponha que, por técnicas de engenharia genética, o acentuador da asa seja posto no íntron e o acentuador da garra, em posição 5′ em relação ao sítio de início da transcrição. Uma mosca que tivesse esse gene *yellow* modificado em vez do gene *yellow* natural teria asas e garras escuras? Explique.

18.19 Um pesquisador suspeita de que um íntron com 550 pb contenha um acentuador que promova a expressão específica de um gene de *Arabidopsis* no tecido da extremidade da raiz. Descreva um experimento para testar essa hipótese.

18.20 Qual é a natureza de cada uma das seguintes classes de enzimas? Qual é a ação de cada tipo de enzima sobre a cromatina? (a) HAT, (b) HDAC e (c) HMT.

18.21 Em larvas de *Drosophila*, o único cromossomo X de machos parece difuso e inflado nas células politênicas das glândulas salivares. Essa observação é compatível com a ideia de que os genes ligados ao X são hiperativados em machos de *Drosophila*?

18.22 Suponha que a LCR do agrupamento de genes da β-globina fosse deletada de um dos dois cromossomos 11 de um homem. Que doença essa deleção poderia causar?

18.23 O RNA bifilamentar derivado de um íntron seria capaz de induzir interferência por RNA?

18.24 Um fenômeno semelhante à interferência por RNA foi implicado na regulação de elementos transponíveis. Em *Drosophila*, duas das principais proteínas implicadas nessa regulação são codificadas pelos genes *aubergine* e *piwi*. Moscas homozigotas para alelos mutantes desses genes são letais ou estéreis, mas moscas heterozigotas para esses alelos são viáveis e férteis. Suponha que você tenha linhagens de *Drosophila* heterozigotas para alelos mutantes *aubergine* ou *piwi*. Por que a taxa de mutação genômica nessas linhagens mutantes poderia ser maior que a taxa de mutação genômica em uma linhagem selvagem?

18.25 Suponha que fêmeas de camundongos homozigotas para o alelo *a* do gene *Igf2* sejam cruzadas com machos homozigotos para o alelo *b* desse gene. Qual desses dois alelos será expresso na prole F_1?

18.26 A transmissão dos estados epigenéticos é clonal por divisão celular. Que tipos de observações indicam que esses estados podem ser revertidos ou redefinidos?

18.27 Um pesquisador formula a hipótese de que em camundongos o gene *A* é transcrito ativamente em células hepáticas, enquanto o gene *B* é transcrito ativamente em células encefálicas. Descreva procedimentos que possibilitariam que o pesquisador testasse essa hipótese.

18.28 Suponha que a hipótese mencionada na questão anterior esteja correta e que o gene *A* seja transcrito ativamente em células hepáticas e o gene *B* seja transcrito ativamente em células encefálicas. Agora, o pesquisador extrai quantidades equivalentes dos tecidos hepático e encefálico e trata esses extratos separadamente com DNase I durante um período limitado. Se o DNA remanescente após o tratamento for fracionado por eletroforese em gel, transferido para uma membrana por *Southern blotting* e hibridizado com uma sonda marcada radioativamente específica para o gene *A*, que amostra (fígado ou encéfalo) deve exibir maior sinal na autorradiografia? Justifique sua resposta.

18.29 Por que as mutações nulas no gene *msl* em *Drosophila* não afetam as fêmeas?

18.30 Suponha que uma mulher tenha um cromossomo X com deleção do *locus XIST*. O outro cromossomo X tem um *locus XIST* intacto. Que padrão de inativação de X seria observado em todo o corpo da mulher?

18.31 Em *Drosophila*, o fenótipo desigual do alelo *white mottled* é suprimido por uma mutação autossômica dominante que elimina a função do gene da proteína 1 da heterocromatina (HP1), um fator importante na formação da heterocromatina. Moscas com o alelo *white mottled* e a mutação supressora têm cor vermelha quase uniforme nos olhos; sem a mutação supressora, os olhos são mosaicos de tecido vermelho e branco. Sugira uma explicação para o efeito da mutação supressora.

18.32 A ovelha Dolly (Capítulo 2) foi o primeiro mamífero clonado. Dolly foi criada por implantação do núcleo de uma célula retirada do úbere de uma ovelha em um ovócito enucleado. Esse núcleo tinha dois cromossomos X, e, por ser originado de uma célula diferenciada, um deles foi necessariamente inativado. Na célula do úbere heterozigota para no mínimo um gene ligado ao X cuja expressão você poderia analisar, como se poderia determinar se todas as células de Dolly tinham o mesmo cromossomo X inativado? Se, na análise, as células de Dolly mostrassem ser mosaicos da atividade do cromossomo X – ou seja, atividade de diferentes cromossomos X em diferentes clones de células – o que teria acontecido durante o desenvolvimento embriológico?

Genômica na Web em http://www.ncbi.nlm.nih.gov

Os genes da β-globina humana estão localizados em um agrupamento (*cluster*) no braço curto do cromossomo 11.

1. Pesquise o gene homônimo do agrupamento, o gene da β-globina de adulto, no banco de dados do genoma humano. Qual é o símbolo oficial desse gene? Quantos éxons ele contém?
2. Use a função *Map Viewer* para localizar o agrupamento do gene da β-globina no ideograma do cromossomo 11. Em que banda citológica ele está localizado? Está mais próximo do telômero do braço curto ou do centrômero?
3. Use o *Sequence Viewer* para examinar em detalhes o gene da β-globina do adulto. O gene transcrito está próximo do centrômero ou do telômero? Qual é o comprimento do transcrito do gene? Qual é o comprimento do mRNA maduro? Quantos aminoácidos o mRNA especifica? Quais são os três primeiros aminoácidos e por que códons são especificados?
4. Obtenha a sequência de texto do gene da β-globina do adulto clicando no botão ATGC na página *Sequence Viewer*. Localize o códon de iniciação para metionina no primeiro éxon. Como a sequência mostrada na janela é a do filamento-molde do DNA, a leitura desse códon é 5′-CAT-3′ da esquerda para a direita na tela.
5. GATA1 e MyoD são dois fatores de transcrição que reconhecem sequências curtas nos genomas de mamíferos. A sequência reconhecida por GATA1 é 5′-TGATAG-3′, e a sequência reconhecida por MyoD é 5′-CAAATG-3′. Copie a sequência da porção transcrita do gene da β-globina do adulto em um arquivo de texto e procure cada uma dessas sequências de reconhecimento. Onde estão localizadas? Qual desses dois fatores de transcrição poderia participar da regulação da expressão do gene da β-globina do adulto?

Herança de Características Complexas

19

PANORAMA

- Características complexas
- Estatística em genética quantitativa
- Análise estatística de características quantitativas
- Análise molecular de características complexas
- Correlações entre parentes
- Genética quantitativa de características comportamentais humanas

Doença cardiovascular | Uma combinação de fatores genéticos e ambientais

Em uma manhã de sábado, no fim do mês de dezembro, Paul Reston, 47 anos, professor de biologia em uma escola de ensino médio de uma área residencial nos arredores de Pittsburgh, Pennsylvania, corrigia provas. Ele estava um pouco cansado e sentia um leve desconforto gástrico, além de uma dor fraca no braço e no ombro esquerdos. Esses sintomas persistiram por alguns dias. A princípio, o Sr. Reston acreditou que tivesse uma gripe leve, mas a dor no braço e no ombro sugeria outra possibilidade: um infarto. Essa hipótese pareceu mais real quando ele lembrou que seu pai morrera por infarto do miocárdio súbito havia muitos anos, ainda relativamente jovem, aos 45 anos. Depois de falar ao telefone com um enfermeiro da clínica de saúde local, o Sr. Reston pediu que seu filho o levasse até um hospital próximo, onde passou 2 horas no pronto-socorro. O médico solicitou uma série de exames para avaliar o quadro. Os batimentos cardíacos eram regulares, a pressão arterial era normal e não havia anormalidades ao eletrocardiograma. Os exames bioquímicos para diagnóstico de lesão cardíaca também foram negativos. Além disso, exceto por uma história familiar de cardiopatia, o Sr. Reston não apresentava outros fatores de risco importantes. Ele não estava acima do peso, não fumava e exercitava-se com regularidade. O médico liberou o Sr. Reston, mas orientou-o a voltar ao hospital na semana seguinte para fazer um exame de estresse cardíaco. Na segunda-feira subsequente, sua função cardíaca foi avaliada enquanto ele corria na esteira. Os resultados foram bons e, de acordo com eles, o cardiologista concluiu que o risco de um infarto do miocárdio fatal era menor que 1%.

Apesar da história familiar de cardiopatia, o risco dessa doença no Sr. Reston era baixo. O cardiologista explicou que a doença cardíaca é uma característica complexa influenciada por muitos fatores: alimentação, atividade física e tabagismo, por exemplo, além de um grande número de genes. Como o pai do Sr. Reston morrera vítima de um infarto do miocárdio, ele poderia ter herdado genes que o pusessem em risco. No entanto, o cardiologista enfatizou que a doença cardíaca não é herdada como uma característica mendeliana simples, mas requer a interação de muitos fatores genéticos e ambientais diferentes.

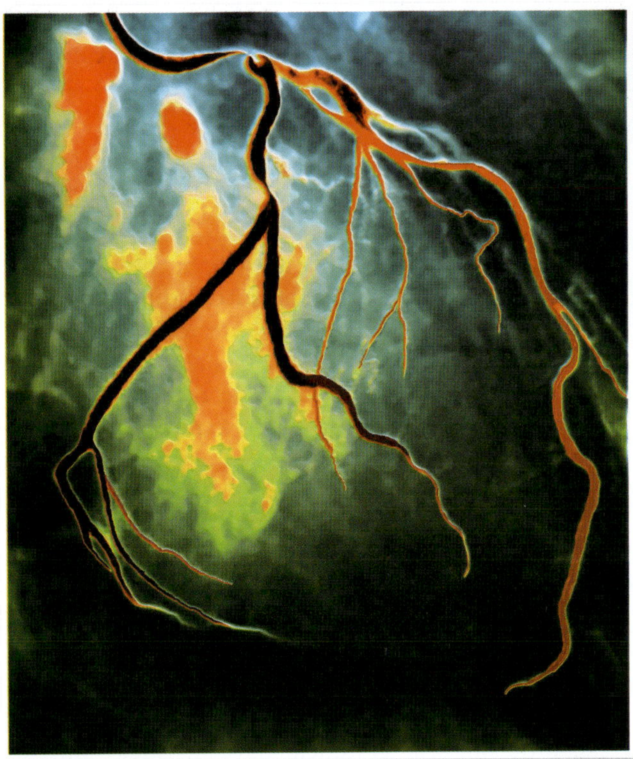

Zephyr/Photo Researchers.

Angiografia colorida do coração que mostra o estreitamento de uma das artérias coronárias (centro à esquerda). Sem tratamento, essa situação pode levar a um infarto do miocárdio.

Características complexas

Experimentos de cruzamento e comparações entre parentes mostram que fenótipos complexos podem ser influenciados por uma combinação de fatores genéticos e ambientais.

Muitas características, como a suscetibilidade a doenças, tamanho do corpo e vários aspectos do comportamento, não apresentam padrões simples de herança. Todavia, sabemos que os genes influenciam esses tipos de características. Uma indicação é que indivíduos com relação genética são semelhantes. Percebemos essas semelhanças entre irmãos, entre pais e filhos e, às vezes, entre parentes mais distantes. O caso extremo é o de gêmeos monozigóticos – gêmeos desenvolvidos a partir de um só ovócito fertilizado. A semelhança entre esses gêmeos é, com frequência, surpreendente, tanto em comportamento quanto em aparência. Outra indicação da influência genética é que esses tipos de características respondem ao cruzamento seletivo. Na agropecuária, vegetais e animais foram modelados pela propagação de indivíduos com características desejáveis – maior teor de proteína, menor gordura corporal, maior produtividade, resistência a doenças, e assim por diante. Essa capacidade de modificar fenótipos por cruzamento seletivo indica que as características têm base genética. Em geral, porém, essa base genética é complexa. Há participação de vários ou muitos genes, e é difícil distinguir os efeitos individuais por análise genética convencional. Desse modo, são necessárias outras técnicas para estudar a herança de características complexas.

QUANTIFICAÇÃO DE CARACTERÍSTICAS COMPLEXAS

Muitas características complexas variam continuamente em uma população. Parece haver fusão imperceptível de um fenótipo com o subsequente. Os exemplos são tamanho do corpo, altura, peso, atividade enzimática, pressão arterial e capacidade reprodutiva. A variação fenotípica desses tipos de características pode ser quantificada pela medida da característica em uma amostra de indivíduos da população. Poderíamos, por exemplo, capturar camundongos em um celeiro e pesar cada um deles ou colher espigas de milho de uma plantação e contar o número de grãos de cada uma. Esse método quantitativo reduz os fenótipos de cada indivíduo da amostra a números, que podem ser analisados por várias técnicas estatísticas, possibilitando o estudo da característica e, em última análise, a investigação de sua base genética. Características sensíveis a esse tipo de tratamento são denominadas **características quantitativas**. Sua qualidade essencial é a sua mensurabilidade.

FATORES GENÉTICOS E AMBIENTAIS INFLUENCIAM AS CARACTERÍSTICAS QUANTITATIVAS

O biólogo dinamarquês Wilhelm Johannsen foi um dos primeiros a mostrar que a variação de uma característica quantitativa é causada por uma combinação de fatores genéticos e ambientais. Johannsen estudou o peso de sementes de feijão, *Phaseolus vulgaris*. Entre as plantas disponíveis, o peso da semente variou de 150 mg a 900 mg. Johannsen definiu linhas de sementes nesse intervalo e manteve cada linha por autofertilização durante várias gerações. As sementes de cada uma dessas linhas "puras" assemelhavam-se à semente original. Essa capacidade de definir linhas de feijão com diferentes pesos característicos das sementes indicava que parte da variação dessa característica é causada por diferenças genéticas. Entretanto, Johannsen observou que o peso das sementes também variava dentro de cada linha pura. Essa variação residual provavelmente não era causada por diferenças genéticas, porque cada linha era resultado de endocruzamento sistemático para torná-la homozigota para seus genes. A causa tinha de ser, então, a variação de fatores ambientais não controlados. Portanto, os trabalhos de Johannsen, publicados em 1903 e 1909, levaram à constatação de que a variação fenotípica de uma característica quantitativa tem dois componentes – um genético e outro ambiental.

VÁRIOS GENES INFLUENCIAM AS CARACTERÍSTICAS QUANTITATIVAS

Outro escandinavo, Herman Nilsson-Ehle, apresentou evidências de que o componente genético dessa variação poderia incluir a contribuição de vários genes diferentes. Nilsson-Ehle estudou a variação da cor em grãos de trigo. Ao cruzar uma variedade de grãos brancos com uma variedade de grãos vermelho-escuros, ele obteve uma F_1 com fenótipo vermelho intermediário (**Figura 19.1**). A autofertilização da F_1 produziu uma F_2 com sete classes diferentes, cujas cores variavam do branco ao vermelho-escuro. O número de classes da F_2 e a proporção fenotípica observada por Nilsson-Ehle sugeriram que três genes de distribuição independente participavam da determinação da cor do grão. Nilsson-Ehle formulou a hipótese de que cada gene tinha dois alelos, um que determinava grãos vermelhos e o outro, grãos brancos, e de que os alelos para grãos vermelhos contribuíam para a intensidade do pigmento de forma aditiva. De acordo com essas hipóteses, o genótipo do genitor de grãos brancos poderia ser representado como *aa bb cc*, e o genótipo do genitor de grãos vermelhos, como *AA BB CC*. O genótipo da F_1 seria *Aa Bb Cc* e a F_2 teria uma série de genótipos com diferentes números de alelos responsáveis pelos pigmentos. Cada classe fenotípica na F_2 teria um número diferente desses alelos que contribuem para a pigmentação. A classe branca, por

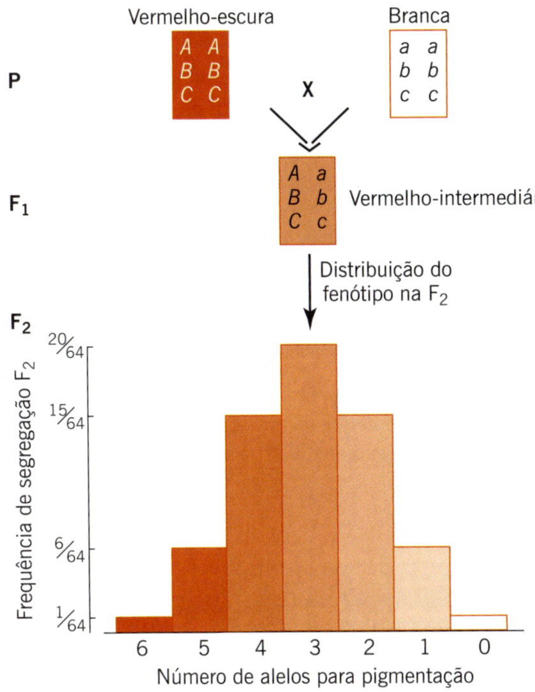

FIGURA 19.1 Herança da cor dos grãos em trigo. Considera-se que três genes de distribuição independente (*A*, *B* e *C*) controlem a cor dos grãos. Cada gene tem dois alelos. Os alelos que contribuem de maneira aditiva para a pigmentação são representados por letras maiúsculas.

exemplo, não teria nenhum, a classe de cor vermelha intermediária teria três e a classe de cor vermelha escura, seis. O trabalho de Nilsson-Ehle, publicado em 1909, mostrou que um padrão de herança complexo poderia ser explicado pela segregação e pela distribuição de múltiplos genes.

O geneticista norte-americano Edward M. East ampliou os estudos de Nilsson-Ehle para um traço que não apresentava razões mendelianas simples na F_2. East estudou o comprimento da corola em flores de tabaco (**Figura 19.2 A**). Em uma linhagem pura, o comprimento médio da corola era de 41 mm; em outra, de 93 mm. Em cada linhagem pura, East observou alguma variação fenotípica, provavelmente determinada por influências ambientais (**Figura 19.2 B**). Cruzando as duas linhagens, East obteve uma F_1 que tinha comprimento intermediário da corola e aproximadamente o mesmo grau de variação que ele observara em cada linhagem parental. Ao fazer o intercruzamento das plantas da F_1, East obteve uma F_2 com o comprimento da corola, em média, aproximadamente igual ao observado na F_1; entretanto, as plantas da F_2 eram muito mais variáveis que a F_1. Essa variabilidade tinha duas origens: (1) a segregação e a distribuição independente de diferentes pares de alelos que controlam o comprimento da corola e (2) fatores ambientais. East fez o endocruzamento de algumas plantas da F_2 para produzir uma F_3 e observou menor variação nas diferentes linhas da F_3 que em F_2. O grau reduzido de variação nas linhas da F_3 provavelmente era causado pela segregação de menor quantidade de diferenças alélicas. Assim, o padrão de herança complexo que East observou em relação ao comprimento da corola poderia ser explicado por uma combinação de segregação genética e influências ambientais.

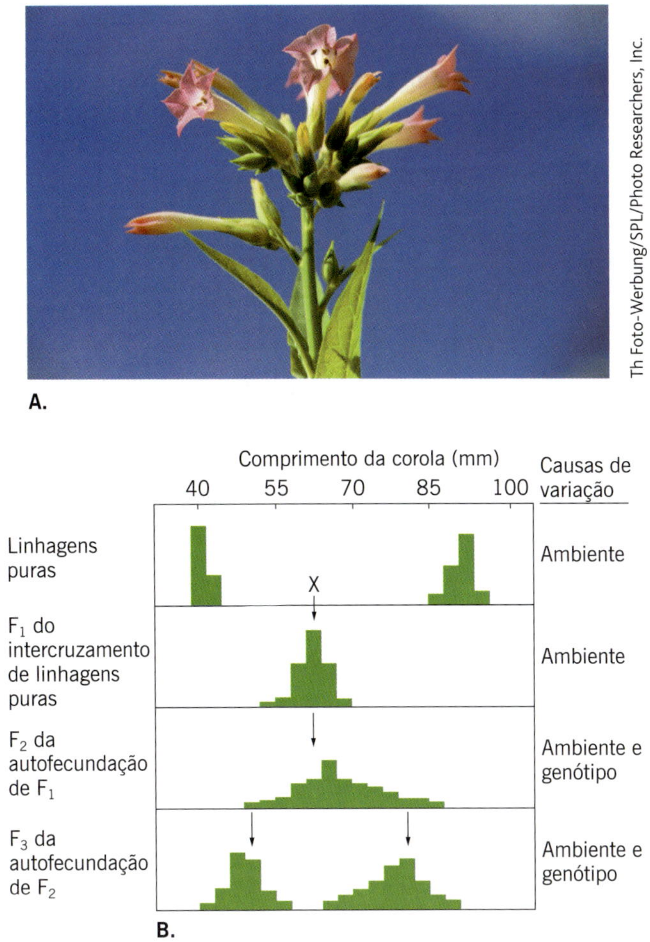

FIGURA 19.2 Comprimento da corola como traço quantitativo. A. Flores de tabaco de corola longa. B. Herança do comprimento da corola em tabaco. Parece haver participação de, no mínimo, cinco genes.

Quantos genes participaram da determinação do comprimento da corola nas linhagens de tabaco de East? Podemos fazer uma estimativa aproximada comparando as plantas da F_2 a cada linhagem parental endogâmica. Suponhamos que a linhagem que tem a corola mais curta seja homozigota para um conjunto de alelos e que a linhagem com corola mais longa seja homozigota para outro conjunto de alelos. Além disso, suponhamos que os alelos para corola longa tenham ação aditiva, que todos os genes controladores do comprimento tenham distribuição independente e que as contribuições de cada gene para o fenótipo sejam iguais. Se o comprimento da corola fosse determinado por um gene, com alelos *a* (para corola curta) e *A* (para corola longa), esperaríamos que 1/4 das plantas da F_2 tivesse corola curta (como a linhagem parental curta) e 1/4 tivesse corola longa (como a linhagem parental longa). Se dois genes determinassem o comprimento da corola, esperaríamos que 1/16 das plantas da F_2 fossem semelhantes ao genitor de corola curta e 1/16 fossem semelhantes ao genitor de corola longa. Se houvesse a participação de três genes, a frequência de cada tipo parental na F_2 seria de 1/64, e se houvesse a participação de quatro genes, seria de 1/256. Com cinco genes, as frequências parentais na F_2 seriam de 1/1.024 cada. East estudou 444 plantas da F_2 e não encontrou nenhuma com o fenótipo de um dos genitores. Aparentemente, isso descartaria a hipótese de controle do comprimento da corola por quatro ou menos genes. Podemos concluir, portanto, que há pelo menos cinco genes responsáveis pela diferença de comprimento da corola entre as duas linhagens endogâmicas de East.

CARACTERÍSTICAS DE LIMIAR

As características de variação contínua, como tamanho do grão, cor do grão e comprimento da corola, são controlados por vários fatores, tanto genéticos quanto ambientais. Os geneticistas constataram que algumas características que não variam continuamente na população também parecem ser influenciadas por vários fatores. Por exemplo, muitas pessoas desenvolvem doença cardíaca na quinta ou sexta década de vida. A doença cardíaca não é uma característica quantitativa no sentido habitual; está presente ou ausente. Muitos fatores, porém, predispõem um indivíduo à doença cardíaca: peso, atividade física, alimentação, nível sanguíneo de colesterol, tabagismo e doença cardíaca em parentes próximos, como pais ou irmãos. Esses fatores de risco contribuem para uma variável denominada *suscetibilidade*. Segundo os geneticistas, a característica aparece quando a suscetibilidade ultrapassa determinado nível (limiar). Esse tipo de característica é denominada **característica de limiar** (Figura 19.3).

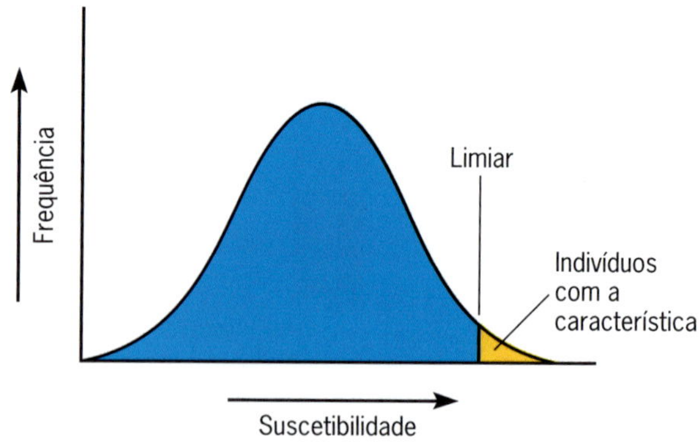

FIGURA 19.3 Modelo para expressão de uma característica de limiar. Quando a variável, a suscetibilidade, alcança um limiar, a característica é expressa. Supõe-se que a distribuição dessa variável na população seja contínua.

Em seres humanos, os indícios de que as características de limiar são influenciadas por fatores genéticos provém de comparações entre parentes, sobretudo gêmeos. Às vezes, um ovócito humano fertilizado divide-se e dá origem a dois zigotos geneticamente idênticos. Os indivíduos que se desenvolvem a partir desses zigotos são conhecidos como **gêmeos monozigóticos (MZ)** ou univitelinos; eles têm 100% dos genes iguais. Mais frequente é o desenvolvimento simultâneo de dois ovócitos fertilizados independentes no útero materno. A semelhança entre esses **gêmeos dizigóticos (DZ)** ou bivitelinos é igual à de dois irmãos quaisquer; portanto, eles têm 50% dos genes em comum. Por causa de sua identidade genética, esperaríamos que a semelhança fenotípica fosse maior em gêmeos MZ que em gêmeos DZ.

A semelhança em relação a uma característica de limiar é avaliada por determinação da **taxa de concordância** – a fração de pares de gêmeos em que ambos apresentam a característica em meio a pares em que pelo menos um dos gêmeos tem a característica. A taxa de concordância estimada da fenda labial, um distúrbio congênito causado por erro do desenvolvimento embriológico, é de aproximadamente 40% em gêmeos MZ e cerca de 4% em gêmeos DZ. A taxa de concordância muito maior em gêmeos MZ é uma forte indicação de que fatores genéticos influenciam a probabilidade de fenda labial ao nascer. Doenças mentais como esquizofrenia e transtorno bipolar também podem ser consideradas características de limiar. A taxa de concordância na esquizofrenia varia de 30 a 60% em gêmeos MZ e de 6 a 18% em gêmeos DZ; no transtorno bipolar, a taxa de concordância é de 70 a 80% em gêmeos MZ e de cerca de 20% em gêmeos DZ. Assim, estudos com gêmeos sugerem que essas duas doenças mentais são influenciadas por fatores genéticos.

PONTOS ESSENCIAIS

- *A semelhança entre parentes e a resposta ao cruzamento seletivo indicam que características complexas têm base genética*
- *Algumas características complexas podem ser quantificadas para permitir análise genética*
- *Muitos fatores genéticos e ambientais influenciam a variação observada nas características quantitativas*
- *As segregações fenotípicas podem ser um modo de estimar o número de genes que influenciam uma característica quantitativa*
- *As características que se manifestam quando uma variável contínua subjacente (a suscetibilidade) alcança um limiar podem ser influenciadas por fatores genéticos*
- *Em seres humanos, as evidências de que uma característica de limiar tem base genética provêm de estudos com gêmeos*
- *A taxa de concordância é a fração de pares de gêmeos em que ambos apresentam uma característica em meio a pares em que pelo menos um deles tem a característica.*

Estatística em genética quantitativa

As distribuições de frequência das características quantitativas podem ser caracterizadas por estatísticas resumidas.

O que distingue as características quantitativas é a variação contínua em uma população. Esse tipo de variação constitui um problema enorme para o geneticista. É difícil, se não impossível, distinguir as proporções de segregação porque a quantidade de fenótipos é grande e há fusão imperceptível de um fenótipo com o subsequente. Nas características com variação quantitativa, análises genéticas de rotina como as que fizemos com a cor dos olhos em *Drosophila* e com distúrbios humanos como o albinismo estão fora de questão. Para esses tipos de características, é preciso recorrer a outro tipo de análise, com base em descrições estatísticas do fenótipo em uma população. Nas próximas seções, apresentaremos os conceitos básicos de estatística necessários para esse tipo de análise.

DISTRIBUIÇÕES DE FREQUÊNCIA

A primeira etapa no estudo de qualquer característica quantitativa é coletar medidas da característica de indivíduos em uma população. Em geral, só é possível medir uma pequena fração dos indivíduos da população. Esse grupo é denominado **amostra**. Os dados da amostra podem ser apresentados graficamente como **distribuição de frequência**. No gráfico, o eixo horizontal, ou *x*, mede os valores da característica. Esse eixo é dividido em intervalos regulares que possibilitam caracterizar cada indivíduo da população em relação à característica. Assim, cada observação na amostra pode ser marcada em um dos intervalos no eixo *x*. O eixo vertical, ou *y*, mede a frequência das observações em cada intervalo.

A **Figura 19.4** mostra distribuições de frequência obtidas em um estudo genético do trigo. Os pesquisadores mediram o tempo de maturação do trigo. Quatro diferentes populações de trigo foram cultivadas em parcelas experimentais na mesma estação, e 40 plantas de cada população foram monitoradas até o amadurecimento das espigas. O tempo até a maturidade de cada planta foi registrado em dias. Duas populações (A e B) eram linhagens produzidas por endocruzamento, e uma era uma F_1 produzida pelo cruzamento dessas duas linhagens. A quarta população era uma F_2 produzida por intercruzamento das plantas da F_1.

As duas linhagens parentais A e B eram variedades altamente endogâmicas com homozigosidade completa ou quase completa. Como indicam as frequências de distribuição, a linhagem A amadureceu com rapidez e a linhagem B, devagar. A ausência de superposição fenotípica entre as amostras dessas duas linhagens demonstra sua singularidade genética. Ao que tudo indica, as linhagens A e B eram homozigotas para diferentes alelos de genes que controlam o tempo de maturação. Em cada linhagem, porém, ainda havia alguma variação fenotípica, provavelmente consequência de microdiferenças ambientais nas parcelas experimentais.

As distribuições das amostras de F_1 e F_2 indicam que essas populações tinham tempos de maturação intermediários. A posição intermediária no eixo *x* sugere que os alelos que controlam o tempo de maturação contribuem de forma aditiva para a característica. Observe que a distribuição da amostra de F_2 é bem mais ampla que a de F_1. A variabilidade adicional observada na população F_2 reflete a segregação genética ocorrida quando as plantas da F_1 se reproduziram. Agora vejamos os mecanismos pelos quais os geneticistas quantitativos resumem os dados em uma distribuição de frequência.

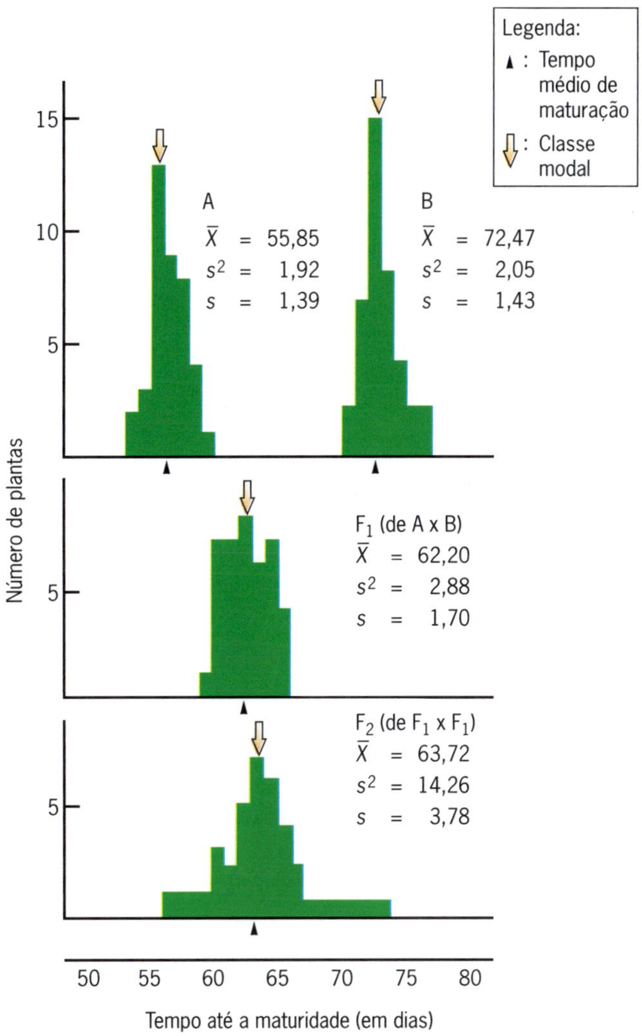

FIGURA 19.4 Distribuições de frequência e estatística descritiva do tempo até a maturidade em quatro populações de trigo. A e B são linhagens endogâmicas cruzadas para produzir híbridos da F_1. As plantas da F_1 foram intercruzadas para produzir uma F_2. Sementes das quatro populações foram plantadas na mesma estação para determinar o tempo de maturação. Em todos os casos, foram obtidos dados de 40 plantas. São dados a média ($\bar{X}$), a moda, a variância (s^2) e o desvio padrão (s).

MÉDIA E CLASSE MODAL

As características essenciais de uma distribuição de frequência podem ser resumidas por estatísticas simples calculadas a partir dos dados. Uma dessas estatísticas resumidas é denominada **média**, ou média aritmética. Ela mostra o "centro" da distribuição, o valor "típico". Calculamos a média da amostra ($\bar{X}$) somando todos os dados na amostra e dividindo pelo número total de observações (n). Em notação matemática, a média é:

$$\bar{X} = (\Sigma\ X_k)/n$$

A letra grega Σ nessa fórmula é um símbolo matemático que indica a somatória de todas as medidas da amostra; portanto, $\Sigma\ X_i = (X_1 + X_2 + X_3 + \ldots\ X_n)$, em que X_k representa a k-ésima das n observações individuais. Na Figura 19.4, as posições das médias da amostra são indicadas por triângulos sob as distribuições; os valores numéricos dessas médias são apresentados à direita. As médias das amostras de F_1 e F_2 são 62,20 e 63,72 dias, respectivamente; ambas são um pouco menores que a média das médias aritméticas de duas linhagens parentais endogâmicas (64,16 dias).

A **classe modal** de uma amostra é a classe que contém a maioria das observações. Assim como a média, também captura o "centro" da distribuição. Na Figura 19.4, as classes modais são indicadas por setas curtas. Verificamos que em cada distribuição a média está dentro ou muito próximo da classe modal. Essa coincidência reflete a simetria das distribuições; em cada caso, há números aproximadamente iguais de observações acima e abaixo da média e da classe modal. Nem todas as distribuições têm essa característica. Algumas são assimétricas, com agrupamento da maioria das observações em uma extremidade e somente algumas na outra extremidade, formando uma longa cauda. Os estatísticos desenvolveram uma extensa teoria sobre um tipo específico de distribuição simétrica, denominado *distribuição normal* (**Figura 19.5**). Nessa distribuição em sino, a média e a classe modal estão exatamente no centro. Com frequência, as distribuições de dados da amostra aproximam-se do formato de uma distribuição normal. Assim, é possível aplicar a extensa teoria sobre distribuições normais à analise desses dados.

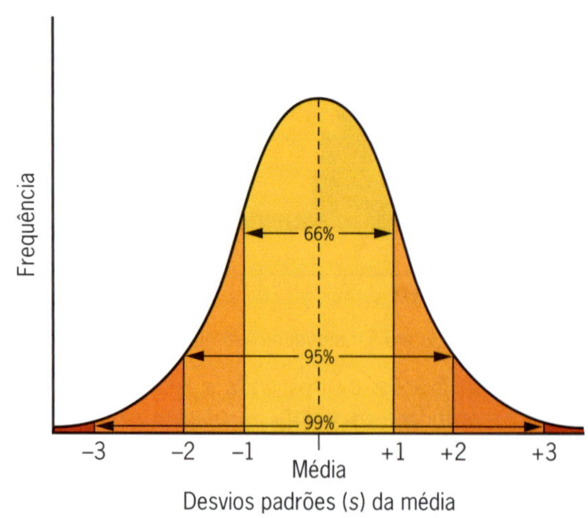

FIGURA 19.5 Distribuição de frequência normal mostrando a porcentagem de medidas dentro de um, dois e três desvios padrões da média.

VARIÂNCIA E DESVIO PADRÃO

Os dados em uma distribuição de frequência poderiam ser dispersos ou agrupados. Para medir a dispersão de dados em uma distribuição de frequência, usamos um dado estatístico denominado **variância**. Dados amplamente dispersos produzem uma variância de valor elevado, enquanto dados muito agrupados produzem um pequeno valor. A variância da amostra, designada s^2, é calculada pela fórmula

$$s^2 = \Sigma\ (X_k - \bar{X})^2/(n-1)$$

Nessa fórmula, $(X_k - \bar{X})^2$ é o quadrado da diferença entre a k-ésima observação e a média da amostra (com frequência, denominado *quadrado do desvio da média*), e a letra grega Σ indica a somatória de todos esses quadrados dos desvios. Calcula-se a média da soma do quadrado dos desvios por divisão por $n - 1$. (Por motivos técnicos, o divisor é uma unidade menor que o tamanho da amostra.) O expoente 2 no símbolo s^2 é um lembrete de que usamos os quadrados das diferenças no cálculo da variância da amostra.

Convém observar duas características da variância. A primeira é que ela mede a dispersão dos dados em torno da *média*. Quando calculamos a variância, usamos a média como valor central da distribuição e encontramos a diferença entre ela e cada observação na amostra. A segunda é que a variância é sempre positiva. Quando calculamos a variância, elevamos ao quadrado a diferença entre cada observação e a média, e depois somamos os quadrados das diferenças. Como os quadrados das diferenças são sempre positivos, a variância, calculada pela soma desses quadrados das diferenças, também é positiva.

Embora a variância tenha propriedades matemáticas desejáveis, é difícil de interpretar, porque as unidades de medida são elevadas ao quadrado (p. ex., s^2 = 2,88 dias²). Por conseguinte, costuma-se usar outro dado estatístico, denominado **desvio padrão**, para descrever a variabilidade de uma amostra. O desvio padrão (s) é a raiz quadrada da variância da amostra.

$$s = \sqrt{s^2}$$

É mais fácil interpretar esse dado estatístico do que a variância, porque é expresso nas mesmas unidades que as medidas originais.

A Figura 19.4 apresenta as variâncias e os desvios padrões das quatro populações de trigo. A população F_2 apresenta variância e desvio padrão máximos, sem dúvida porque segrega genes que controlam o tempo de maturação. Nas plantas da F_2, diferenças genéticas e ambientais produzem a variabilidade observada. Nas outras populações, a maior parte da variação observada, se não toda ela, deve-se apenas a fatores ambientais. Cada uma das duas linhagens parentais é altamente endogâmica e, portanto, espera-se que seja homozigota para a maioria de seus genes. As plantas da F_1 são heterozigotas para os alelos diferentes nas duas linhagens parentais, mas todas têm genótipos idênticos. Assim, em nenhuma das linhagens parentais nem na F_1 esperamos encontrar grande variação genética entre as plantas. Em uma seção posterior, veremos como estimar que parte da variância de uma característica quantitativa é causada por diferenças genéticas entre indivíduos de uma população.

Como já foi mencionado, a distribuição de uma característica quantitativa costuma assemelhar-se a uma distribuição normal. O formato e a posição de uma distribuição normal são totalmente especificados por sua média e seu desvio padrão. Assim, se conhecermos apenas a média e o desvio padrão de uma característica quantitativa e supusermos que a distribuição dessa característica é normal, podemos construir o formato aproximado da sua distribuição. Nessa distribuição, 66% das medidas estarão dentro de um desvio padrão da média, 95% estarão dentro de dois desvios padrões da média e 99% estarão dentro de três desvios padrões da média (Figura 19.5).

PONTOS ESSENCIAIS

- *A média* ($\bar{X} = (\Sigma X_k)/n$) *e a classe modal apontam o centro de uma distribuição de frequência*
- *A variância* ($s^2 = \Sigma (X_k - \bar{X})^2/(n-1)$) *e os desvios padrões* $s = \sqrt{s^2}$ *são estatísticas que indicam a distribuição dos dados em torno da média em uma distribuição de frequência.*

Análise estatística de características quantitativas

Os geneticistas quantitativos concentram suas análises na variabilidade fenotípica medida pela variância.

Nesta seção veremos como a estatística é usada na análise genética de características quantitativas. O objetivo da análise é dividir a variação observada da característica em componentes genéticos e ambientais, e então usar o componente genético para fazer previsões sobre os fenótipos da prole de cruzamentos específicos.

HIPÓTESE DOS FATORES MÚLTIPLOS

A ideia principal em genética quantitativa é que as características são controladas por muitos fatores diferentes no ambiente e no genótipo. Essa **hipótese dos fatores múltiplos** surgiu na segunda década do século 20 por investigações experimentais de E. M. East, W. Johannsen, H. Nilsson-Ehle e outros. Entretanto, foi um teórico, R. A. Fisher, que consolidou a hipótese dos fatores múltiplos em sua apresentação moderna. Fisher fez esse trabalho durante a Primeira Guerra Mundial, quando era professor na Grã-Bretanha. Sua análise teórica foi publicada em 1918, o ano em que a guerra terminou.

Fisher sugeriu que determinado valor de uma característica quantitativa, *T*, é resultado da influência combinada de fatores genéticos e ambientais. Ele representou os efeitos desses fatores como desvios da média geral na população:

$$T = \mu + g + e$$

Nessa equação, a letra grega μ representa a média populacional, *g* representa o desvio da média causado por fatores genéticos e *e* representa o desvio da média causado por fatores ambientais. No esquema de Fisher, a posição de um valor específico da característica, *T*, na população depende de fatores genéticos e ambientais que o afetaram (**Figura 19.6**). Alguns fatores produzem altos valores de *T*, e outros produzem baixos valores de *T*. Esses fatores são diferentes em cada indivíduo. Além disso, Fisher enfatizou que há influência de muitos fatores. Ele sugeriu que muitos genes contribuíam para uma característica quantitativa e supôs que muitos aspectos do ambiente também contribuem. Hoje dizemos que uma característica controlada por muitos genes é **poligênica**.

PARTIÇÃO DA VARIÂNCIA FENOTÍPICA

Com essas ideias simples, Fisher desenvolveu um procedimento de análise da variabilidade de uma característica quantitativa em termos dos fatores genéticos

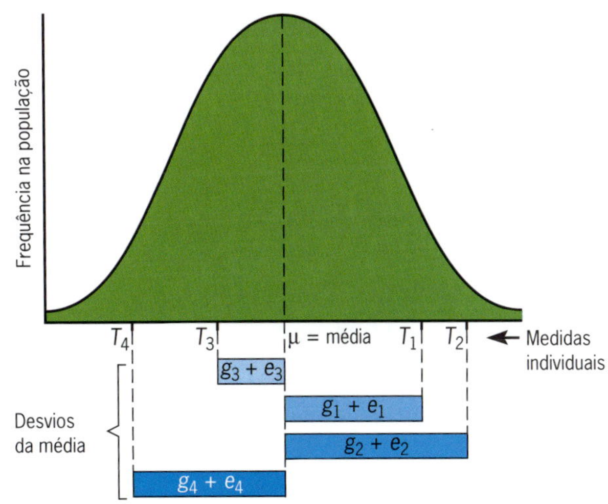

FIGURA 19.6 Fenótipos quantitativos e desvios de medidas individuais da média populacional. Supõe-se que cada desvio individual seja constituído de um desvio decorrente do genótipo (*g*) e um desvio em razão do ambiente (*e*).

e ambientais que contribuem para eles. Para medir a variabilidade da característica, concentrou-se na estatística que chamamos de variância. Especificamente, ele descobriu como dividir a variância geral da característica em duas variâncias constituintes, uma que mede os efeitos das diferenças genéticas entre indivíduos e outra que mede os efeitos de diferenças ambientais. Assim, na análise de Fisher, a variância de uma característica quantitativa (V_T) é igual à soma de uma *variância genética* (V_g) e uma *variância ambiental* (V_e):

$$V_T = V_g + V_e$$

Nessa equação de variância, a variância do traço quantitativo, V_T, costuma ser denominada *variância fenotípica total*.

A discussão do método de Fisher de divisão da variância fenotípica total em seus componentes genéticos e ambientais escapa à finalidade deste livro. No entanto, desde então esse método foi usado em muitos contextos diferentes e deu origem a uma técnica estatística geral denominada *análise de variância*.

Para analisarmos a ideia básica, dividamos a variância do tempo de maturação na população da F_2 de trigo mostrada na Figura 19.4. A variância fenotípica total dessa população (V_T) é de 14,26 dias². Em termos da equação de variância de Fisher, esse total pode ser representado como a soma de uma variância genética (V_g) e uma variância ambiental (V_e), ambas as quais têm de ser estimadas com uso de outros dados. Para estimar a variância ambiental, podemos usar os dados das populações parental e F_1. As populações parentais são geneticamente uniformes porque ambas são resultantes de endocruzamento. A população da F_1 também é geneticamente uniforme porque é criada por cruzamento de duas populações endogâmicas; espera-se que todas as plantas da F_1 sejam identicamente heterozigotas para os genes que diferem nas populações parentais endogâmicas. Em razão dessa uniformidade genética, a variabilidade que verificamos em cada uma dessas três populações reflete necessariamente diferenças por efeitos ambientais. Para obter um valor representativo de V_e, podemos calcular a média das variâncias desses grupos:

$$\begin{aligned} V_e &= (V_A + V_B + V_{F1})/3 \\ &= (1{,}92 \text{ dia}^2 + 2{,}05 \text{ dias}^2 + 2{,}88 \text{ dias}^2)/3 \\ &= 2{,}28 \text{ dias}^2 \end{aligned}$$

Com essa estimativa da variância ambiental, agora podemos estimar V_g subtraindo-a da variância total V_T:

$$\begin{aligned} V_g &= V_T - V_e \\ &= 14{,}26 \text{ dias}^2 - 2{,}28 \text{ dias}^2 \\ &= 11{,}98 \text{ dias}^2 \end{aligned}$$

Assim, a variância fenotípica total para o tempo de maturação na população da F_2 do trigo foi dividida em dois componentes:

$$V_T = V_g + V_e$$
$$14{,}26 \text{ dias}^2 = 11{,}98 \text{ dias}^2 + 2{,}28 \text{ dias}^2$$

Com essa divisão, vemos que a maior parte da variância do tempo de maturação da população da F_2 do trigo é ocasionada por diferenças genéticas entre os indivíduos. Essa variabilidade genética ocorreu pela segregação e distribuição de genes por ocasião da reprodução das plantas da F_1. Essas plantas eram heterozigotas para os genes diferentes na população parental. Quando se reproduziram, a segregação e a distribuição produziram uma série de genótipos – três genótipos diferentes para cada gene heterozigoto. A variação que observamos na F_2 decorre principalmente de diferenças fenotípicas entre esses genótipos. Para compreender melhor como a variância fenotípica total é dividida em componentes genético e ambiental, solucione o problema de Resolva | Estimativa dos componentes genético e ambiental da variância.

HERDABILIDADE EM SENTIDO AMPLO

Frequentemente o cálculo da proporção da variância fenotípica total devida a diferenças genéticas entre indivíduos de uma população é informativa. Essa proporção é denominada **herdabilidade em sentido amplo** e simbolizada por H^2. Em termos dos componentes de variância de Fisher,

$$\begin{aligned} H^2 &= V_g/V_T \\ &= V_g/(V_g + V_e) \end{aligned}$$

O símbolo de herdabilidade em sentido amplo, H^2, é escrito com o expoente 2 para lembrar que esse dado estatístico é calculado a partir de variâncias, que são quantidades elevadas ao quadrado.

Em razão da técnica de cálculo, a herdabilidade em sentido amplo varia entre 0 e 1. Quando se aproxima de 0, pequena parte da variabilidade observada na população é atribuível a diferenças genéticas entre os indivíduos. Quando se aproxima de 1, a maior parte da variabilidade observada é atribuível a diferenças genéticas. Portanto, a herdabilidade em sentido amplo resume as contribuições relativas de fatores genéticos e ambientais

Resolva!

Estimativa dos componentes genético e ambiental da variância

E. M. East estudou a variação do comprimento das flores em duas linhagens endogâmicas de plantas de tabaco e nas populações F_1 e F_2 derivadas de cruzamentos entre essas linhagens:

População	Comprimento médio (mm)	Variância (mm²)
Endogâmica 1	41	6
Endogâmica 2	93	7
Híbridos da F_1	63	8
F_2 de $F_1 \times F_1$	68	43

A partir desses dados, estime os componentes genéticos e ambientais da variância na população F_2.

▶ *Leia a resposta do problema no material disponível* on-line.

para a variabilidade observada em uma população. É importante, porém, observar que esse dado estatístico é específico para a população. Para determinada característica, populações diferentes podem ter valores diferentes de herdabilidade em sentido amplo. Assim, não se pode supor automaticamente que a herdabilidade em sentido amplo de uma população represente a herdabilidade em sentido amplo de outra população.

Na população F_2 do trigo, $H^2 = 11{,}98/14{,}26 = 0{,}84$. Esse resultado mostra que, nessa população, 84% da variabilidade observada no tempo de maturação do trigo se deve a diferenças genéticas entre os indivíduos. No entanto, não mostra quais são essas diferenças. A variância genética da qual depende a herdabilidade em sentido amplo inclui todos os fatores que fazem com que os genótipos tenham diferentes fenótipos: os efeitos de alelos individuais, as relações de dominância entre alelos e as interações epistáticas entre diferentes genes. No Capítulo 4, vimos como esses fatores influenciam os fenótipos. Nas duas próximas seções, veremos que a divisão desses componentes de variabilidade genética e a concentração no componente que inclui os efeitos de alelos individuais tornam possível prever os fenótipos da prole a partir dos fenótipos dos pais.

HERDABILIDADE EM SENTIDO RESTRITO

A capacidade de previsão em genética quantitativa depende do grau de variação genética causada por efeitos de alelos individuais. A variação genética decorrente de efeitos de dominância e epistasia tem pouco poder preditivo.

Para ver como a dominância limita a capacidade de fazer previsões, pense nos tipos sanguíneos AB0 em seres humanos (ver Tabela 4.1, no Capítulo 4). Esse traço é determinado estritamente pelo genótipo; a variação ambiental praticamente não tem efeito sobre o fenótipo. Entretanto, por causa da dominância, dois indivíduos com fenótipos idênticos podem ter genótipos diferentes. Por exemplo, uma pessoa com sangue tipo A pode ser $I^A I^A$ ou $I^A i$. Se duas pessoas com sangue tipo A tiverem um filho, não é possível prever com exatidão o fenótipo da criança. O filho pode ter sangue tipo A ou tipo 0, dependendo do genótipo dos pais; sabemos, porém, que não terá sangue tipo B nem AB. Assim, embora seja possível fazer algum tipo de previsão do fenótipo da criança, a dominância impede a previsão exata.

A capacidade de prever um fenótipo da prole é melhor nas situações em que os genótipos não são confundidos pela dominância. Considere, por exemplo, a herança da cor da flor da boca-de-leão, *Antirrhinum majus*. As flores dessa planta são brancas, vermelhas ou cor-de-rosa, dependendo do genótipo (ver Figura 4.1, no Capítulo 4). A exemplo dos tipos sanguíneos AB0, a variação da cor das flores praticamente não tem componente ambiental; toda a variância é consequência de diferenças genéticas. Entretanto, para a característica de cor das flores, o genótipo de um indivíduo não é encoberto pela dominância completa de um alelo sobre o outro. A planta com dois alelos *w* tem flores brancas, a planta com um alelo *w* e um alelo *W* tem flores cor-de-rosa e a planta com dois alelos *W* tem flores vermelhas. Nesse sistema, o fenótipo só depende do número de alelos *W* presentes; cada alelo *W* intensifica a cor em um grau fixo. Assim, podemos dizer que os alelos determinantes da cor contribuem para o fenótipo de modo estritamente *aditivo*. Esse tipo de ação do alelo aumenta a capacidade de fazer previsões em cruzamentos entre plantas diferentes. O cruzamento de duas plantas vermelhas só produz prole vermelha; o cruzamento de duas plantas brancas só produz prole branca e o cruzamento de plantas vermelhas e brancas só produz prole cor-de-rosa. A única incerteza ocorre no cruzamento de heterozigotos e, nesse caso, a incerteza se deve à segregação mendeliana, não à dominância.

Os geneticistas quantitativos distinguem a variância genética causada por alelos com ação aditiva (como no exemplo da cor das flores que acabamos de citar) da variância genética causada por dominância. Esses diferentes componentes da variância são simbolizados por:

V_a = variância genética aditiva
V_d = variância de dominância

Além disso, os geneticistas definem um terceiro componente de variância que mede a variação por interações epistáticas entre alelos de diferentes genes:

V_i = variância epistática

As interações epistáticas, como a dominância, têm pouca utilidade na previsão do fenótipo. Juntos, esses três componentes de variância constituem a variância genética total:

$$V_g = V_a + V_d + V_i$$

Se lembrarmos que $V_T = V_g + V_e$, podemos expressar a variância fenotípica total como a soma de quatro componentes:

$$V_T = V_a + V_d + V_i + V_e$$

Desses quatro componentes de variância, somente a variância genética aditiva, V_a, ajuda a prever os fenótipos da prole a partir dos fenótipos dos pais. Essa variância, como uma fração da variância fenotípica total, é denominada **herdabilidade em sentido restrito**, cujo símbolo é h^2. Assim,

$$h^2 = V_a/V_T$$

Do mesmo modo que a herdabilidade em sentido amplo, h^2 varia entre 0 e 1. Quanto mais próxima de um, maior é a proporção da variância genética aditiva na variância fenotípica total, e maior é a capacidade de prever o fenótipo da prole. A **Tabela 19.1** apresenta algumas estimativas da herdabilidade em sentido restrito para vários traços. A estatura humana é altamente hereditária, mas o tamanho dos filhotes de porco, não. Assim, se conhecêssemos os fenótipos parentais, conseguiríamos prever melhor a altura de um ser humano do que o tamanho dos filhotes de uma ninhada de porcos.

Tabela 19.1

Estimativas da herdabilidade em sentido restrito (h^2) para características quantitativas.

Característica	h^2
Estatura em seres humanos	0,65
Produção de leite em gado leiteiro	0,35
Tamanho dos filhos de porcos	0,05
Produção de ovos por aves	0,10
Comprimento da cauda em camundongos	0,40
Tamanho do corpo em *Drosophila*	0,40

Fonte: D. S. Falconer. 1981. *Introduction to Quantitative Genetics*, 2nd ed., p. 51. Longman, London.

PREVISÃO DE FENÓTIPOS

Para compreendermos melhor o significado da herdabilidade em sentido restrito, consideremos a situação apresentada no diagrama da **Figura 19.7**. Michael (M) e Frances (F) fizeram um teste de inteligência tradicional para determinar seus quocientes de inteligência (QI). A pontuação de Michael é 110 e a de Frances, 120. O QI médio da população é 100. Michael e Frances tiveram um filho, Oswald (O), que foi dado para adoção ao nascer, e os pais adotivos querem prever o QI de Oswald. Se o QI não tivesse componente genético, nossa melhor estimativa do QI de Oswald seria 100, a média da população. Não teríamos como prever em que tipo de ambiente doméstico Oswald cresceria e, portanto, não poderíamos prever que tipos de fatores não genéticos influenciariam seu desenvolvimento mental. Nem poderíamos usar o QI de Michael e Frances para fazer qualquer previsão sobre o QI de Oswald, já que, por suposição, os genes recebidos não teriam nenhuma relação com o desenvolvimento mental. Entretanto, vários estudos indicaram que a variação do QI tem um componente genético. Na verdade, a herdabilidade em sentido restrito do QI foi estimada em aproximadamente 0,4 – ou seja, cerca de 40% da variação observada no QI se deve aos efeitos aditivos dos alelos. Podemos usar essa estatística junto com o QI dos pais para prever o QI de Oswald?

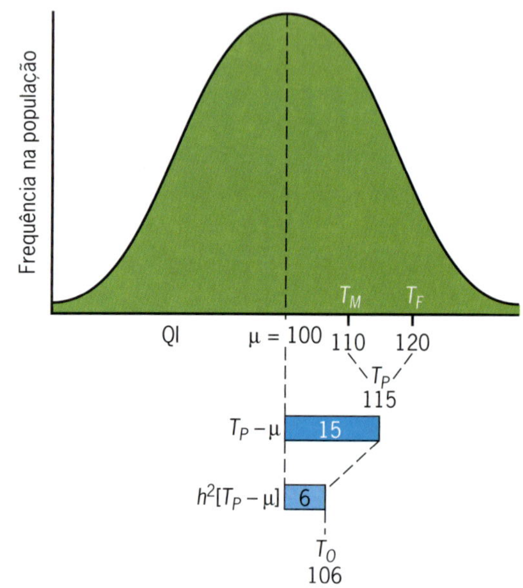

FIGURA 19.7 Previsão do fenótipo da prole com base no fenótipo dos pais e na herdabilidade em sentido restrito do traço. Apenas uma parte do desvio do valor médio dos pais (T_p) em relação à média populacional é hereditária. A magnitude dessa parte é determinada pela herdabilidade em sentido restrito.

Indiquemos o QI de Oswald, Michael e Frances por T_O, T_M e T_F, respectivamente, e a média populacional, por μ. A melhor previsão do QI de Oswald é

$$T_O = \mu + h^2[(T_M + T_F)/2 - \mu]$$

A expressão entre parênteses, $(T_M + T_F)/2$, geralmente é denominada *valor médio dos pais*. É a média dos fenótipos dos pais. Se indicarmos o valor médio dos pais pelo símbolo T_P, a equação de previsão do fenótipo de Oswald será simplificada em

$$T_O = \mu + h^2[T_P - \mu]$$

A expressão entre colchetes, $[T_P - \mu]$, é a diferença entre o valor médio dos pais e a média da população. O produto dessa diferença pela herdabilidade em sentido restrito é o desvio previsto do fenótipo da prole em relação à média da população. Na verdade, a herdabilidade em sentido restrito traduz a diferença entre o valor médio dos pais e a média da população em uma diferença "hereditária" que podemos esperar encontrar na prole. Somando essa diferença hereditária à média, é possível prever o fenótipo da prole.

Agora substituamos as quantidades conhecidas de cada termo na equação de previsão: μ = 100, $T_P = (110 + 120)/2 = 115$ e $h^2 = 0{,}4$. Portanto, o valor previsto de T_O é

$$T_O = 100 + (0{,}4)[115 - 100] = 106$$

Esse resultado nos diz que o QI de Oswald deve estar entre o valor médio dos pais (115) e a média da população (100). Na verdade, está em um ponto a 40% de distância entre a média da população e o valor médio dos pais. Esses 40% correspondem à herdabilidade em sentido restrito (0,4). Se a herdabilidade em sentido restrito do QI fosse maior que 0,4, o valor previsto do QI de Oswald seria mais próximo do valor médio dos pais. Quando a característica é perfeitamente hereditária, $h^2 = 1$, e o valor previsto do fenótipo da prole é igual à média dos fenótipos dos pais. Assim, a herdabilidade em sentido restrito é um dado estatístico fundamental. Informa a proximidade entre a prole e a média dos pais. Convém destacar, porém, que o QI que calculamos para Oswald é uma previsão, não uma certeza. Se analisássemos milhares de casais cujo QI médio dos pais fosse igual a 115, o esperado seria que os valores de QI dos filhos formassem uma distribuição de frequência. O QI médio dessa distribuição seria igual a 106; no entanto, a maioria das crianças teria QI maior ou menor – alguns teriam até mesmo um QI maior que um dos pais e outros um QI menor que a média populacional de 100. A variabilidade nessa distribuição é decorrente da segregação mendeliana dos alelos que influenciam o QI e de fatores ambientais. Se, por exemplo, Oswald fosse criado em um lar com nenhuma ou pouca estimulação intelectual, com alimentação inadequada e outras condições desfavoráveis, seu QI poderia ser bem menor que 106. Por outro lado, em um ambiente doméstico propício, o QI de Oswald poderia ser muito maior que 106. Nós previmos que o QI de Oswald seria 106, mas devemos lembrar que esse número é uma previsão, não um valor definitivo. Teste seu conhecimento sobre esses conceitos em Resolva | Uso da herdabilidade em sentido restrito.

SELEÇÃO ARTIFICIAL

Além de prever o fenótipo da prole, a herdabilidade em sentido restrito tem outra utilidade: prever o desfecho de um programa de cruzamento seletivo de uma população. As ideias são resumidas na **Figura 19.8**, que mostra as distribuições de frequência de uma característica quantitativa entre os pais e a prole. Na geração parental, o valor médio da característica é de 20 unidades. Para formar a geração seguinte, selecionamos como pais os indivíduos na cauda superior da distribuição; suponhamos que a média desses indivíduos selecionados seja de 30 unidades. É possível prever o valor médio da característica na prole desses pais selecionados? A resposta é sim, desde que seja conhecida a herdabilidade em sentido restrito do traço. A equação de previsão é

$$T_O = \mu + h^2[T_S - \mu]$$

em que T_O é a média da prole, μ é a média da população em geral, T_S é a média dos pais selecionados e h^2 é a herdabilidade em sentido restrito. Observe que essa equação é igual à equação de previsão do fenótipo de um indivíduo da prole, exceto pela substituição de T_P por T_S. Na verdade, adaptamos a equação de previsão para um indivíduo da prole para uma situação em que muitos pais (embora *selecionados*) produzem um grupo inteiro de descendentes, que então forma a população da próxima geração. Assim, a nova equação torna possível prever a modificação da média da população decorrente da seleção dos pais. Esse processo é conhecido como **seleção artificial**. É uma prática comum no melhoramento de vegetais e animais e é responsável, em grande parte, pelas linhagens altamente produtivas de espécies vegetais e animais que são empregadas atualmente na agropecuária.

Resolva!

Uso da herdabilidade em sentido restrito

Linda e William têm QI de 120 e 90, respectivamente. Na população em geral, o QI médio é de 100 e estima-se que a herdabilidade em sentido restrito seja de 0,4. Se Linda e William tiverem um filho e a criança for criada em um ambiente médio, qual será seu QI previsto?

▸ *Leia a resposta do problema no material disponível* on-line.

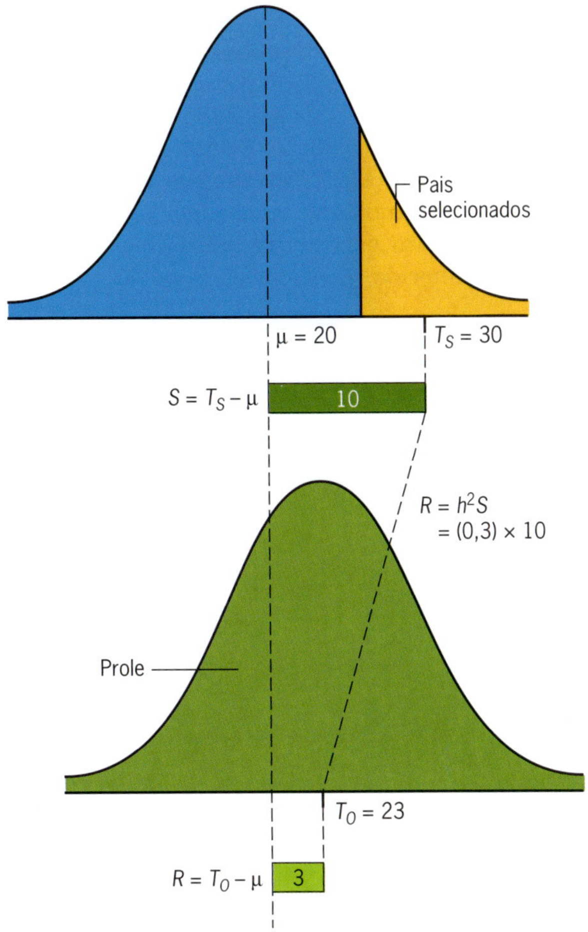

FIGURA 19.8 O processo de seleção artificial. O diferencial de seleção (*S*) é a diferença entre a média dos pais selecionados e a média da população. A resposta à seleção (*R*) é a diferença entre a média da prole e a média de toda a população que incluía seus pais. A razão *R*/*S* é igual à herdabilidade em sentido restrito.

Ao reorganizarmos os termos na equação de seleção, podemos ver com mais clareza como a seleção modifica a média de uma característica quantitativa em uma população. Depois de subtrair μ nos dois lados da equação e inserir colchetes em torno do termo à esquerda, temos

$$[T_O - \mu] = h^2[T_S - \mu]$$

O termo entre colchetes à direita, $[T_S - \mu]$, é conhecido como *diferencial de seleção*; é a diferença entre a média dos pais selecionados e a média da população da qual foram selecionados. O diferencial de seleção mede a intensidade da seleção artificial. O termo entre colchetes à esquerda, $[T_O - \mu]$, é conhecido como *resposta à seleção*; é a diferença entre a média da prole e a média de toda a população na geração anterior. Assim, a resposta à seleção mede a variação da média da característica em uma geração. Podemos simplificar ainda mais os termos, se indicarmos a resposta à seleção por *R* e o diferencial de seleção por *S*; então

$$R = h^2S$$

Assim, a resposta à seleção é o produto do diferencial de seleção pela herdabilidade em sentido restrito. Voltemos ao nosso exemplo; μ = 20, T_S = 30, e suponhamos que

h^2 = 0,3. Com esses valores, S = 10 e R = (0,3) × 10 = 3; assim, T_O = 20 + 3 = 23. Se o processo de seleção fosse repetido geração após geração, esperaríamos que houvesse um aumento progressivo da média da população. O texto Em foco | Seleção artificial, no material suplementar disponível *on-line*, mostra como isso ocorre na prática.

Agora suponhamos que selecionemos a variação de outra característica cuja herdabilidade em sentido restrito é desconhecida. A média da população para essa característica é de 100 e a média dos pais selecionados é de 120. Na prole, constatamos que a média é 104. Qual é a herdabilidade em sentido restrito? Pela equação de resposta à seleção, verificamos que $R/S = h^2$, e nesse exemplo, R = 104 – 100 = 4 e S = 120 – 100 = 20. Assim, R/S = 4/20 = 0,2 = h^2, a herdabilidade em sentido restrito. A partir desse exemplo, vemos que a resposta a um experimento de seleção artificial pode ser usada para estimar a herdabilidade em sentido restrito.

PONTOS ESSENCIAIS

- *A variância fenotípica total pode ser dividida em componentes genético e ambiental:* $V_T = V_g + V_e$
- *A variância fenotípica em uma população geneticamente uniforme estima* V_e
- *A herdabilidade em sentido amplo é a proporção da variância fenotípica total que é variância genética:* $H^2 = V_g/V_T$
- *A variância genética pode ser subdividida em variâncias genética aditiva, dominância e epistática* $V_g = V_a + V_d + V_i$
- *A herdabilidade em sentido restrito é a proporção da variância fenotípica total devida aos efeitos aditivos dos alelos:* $h^2 = V_a/V_T$
- *A herdabilidade em sentido restrito é usada para prever os fenótipos da prole* (T_O) *dados o fenótipo médio dos pais* (T_P) *e o fenótipo médio da população* (μ) *de origem dos pais:* $T_O = \mu + h^2(T_P - \mu)$
- *A resposta à seleção artificial pode ser prevista a partir da herdabilidade em sentido restrito e do diferencial de seleção:* $R = h^2S$.

Análise molecular de características complexas

O comprimento dos fragmentos de restrição e polimorfismos de nucleotídio único podem ser usados para identificar os genes que influenciam características complexas

LOCI DE CARACTERÍSTICA QUANTITATIVA

A análise estatística tornou-se a base da genética quantitativa desde o artigo de Fisher em 1918. Com esse tipo de análise, os geneticistas quantitativos estudaram muitas características diferentes, em muitos organismos diferentes, e recentemente desenvolveram técnicas para identificar genes individuais que influenciam características complexas. A posição de um gene no cromossomo é denominada *locus* (plural, *loci*), e o *locus* de um gene que influencia uma característica quantitativa é denominado ***locus* de característica quantitativa** – abreviado como *locus* QT, do inglês *quantitative trait*, ou simplesmente QTL.

Técnicas moleculares modernas tornaram possível pesquisar *loci* QT em genomas. Esses *loci* foram identificados e mapeados em cromossomos específicos em organismos-modelo em laboratório, como a mosca-das-frutas e o camundongo, em vegetais, como milho e arroz, animais de importância agropecuária, como porcos e bois, e em nossa própria espécie. As características estudadas incluíram número de cerdas na mosca-das-frutas, obesidade no camundongo, produtividade do arroz e do milho, produção de leite no gado leiteiro, velocidade de engorda e crescimento em porcos, além de suscetibilidade a doenças como diabetes, câncer, doença cardiovascular e esquizofrenia em seres humanos.

Para ilustrarmos os métodos usados para identificar *loci* QT nos organismos em que podem ser implementados experimentos de melhoramento, consideremos um estudo sobre o peso do fruto em tomateiros, posto em prática por Steven Tanksley e colegas. Os tomates cultivados pertencem à espécie *Lycopersicon esculentum*. Existem muitas variedades diferentes, e, em cada uma delas, os frutos têm tamanho, formato e cor característicos (**Figura 19.9**). Todas essas variedades foram obtidas por seleção artificial de tomateiros selvagens, nativos da América do Sul. Acredita-se que o *L. pimpinellifolium*, que tem frutos pequenos, semelhantes à groselha, seja o ancestral genético dos tomates cultivados. Um fruto de *L. pimpinellifolium* pesa cerca de 1 g, enquanto um fruto da variedade cultivada Giant Heirloom pode pesar até 1.000 g – uma indicação expressiva do poder da seleção artificial.

Tanksley e colegas iniciaram as tentativas de identificação dos *loci* responsáveis pela variação do peso do tomate pela construção de mapas moleculares detalhados de cada um dos 12 cromossomos do tomate. Eles exploraram o fato de que *L. pimpinellifolium* e *L. esculentum*

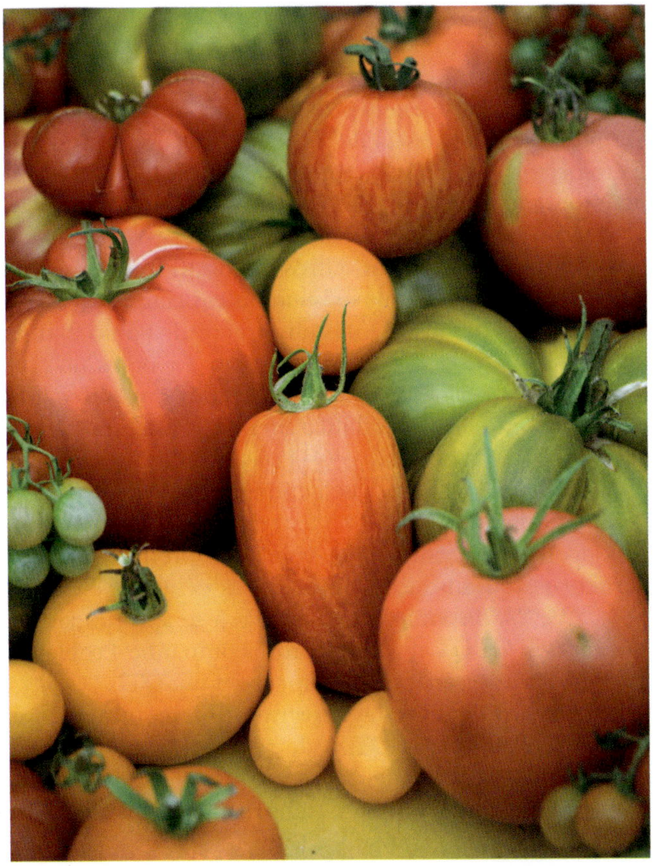

iStockphoto.

FIGURA 19.9 Variação de tamanho, formato e cor de tomates.

diferem nos sítios onde as enzimas de restrição clivam o DNA genômico. Por exemplo, *Eco*RI pode clivar um sítio específico no DNA de *L. pimpinellifolium*, mas não é capaz de clivar esse sítio no DNA de *L. esculentum* em razão da mutação da sequência de reconhecimento de *Eco*RI nesse local (GAATTC). Diferenças desse tipo criam *polimorfismos do comprimento do fragmento de restrição* (RFLP) que podem ser analisados por *Southern blotting* (ver Figura 15.3 e comentários relacionados no Capítulo 15). Tanksley e colegas catalogaram um grande número de RFLP no genoma do tomate e, depois, posicionaram-nos nos mapas genéticos dos cromossomos pela observação da frequência de recombinação em híbridos criados por cruzamento das duas espécies diferentes. Na verdade, eles trataram os RFLP como marcadores genéticos moleculares e fizeram experimentos de recombinação semelhantes aos que usam marcadores fenotípicos apresentados no Capítulo 7. Ao todo, 88 *loci* de RFLP foram posicionados nos mapas dos cromossomos do tomate. Então, Tanksley e Zachary Lippman fizeram um experimento para determinar quais desses *loci* estavam associados a diferenças de peso do fruto. Os procedimentos experimentais são apresentados na **Figura 19.10**.

Plantas *L. pimpinellifolium* foram cruzadas com a variedade Giant Heirloom de *L. esculentum*, e uma só planta da F_1 foi autofertilizada para produzir a prole da F_2. Em cada estágio do experimento, os frutos produzidos por cada planta foram pesados. As linhagens parentais eram

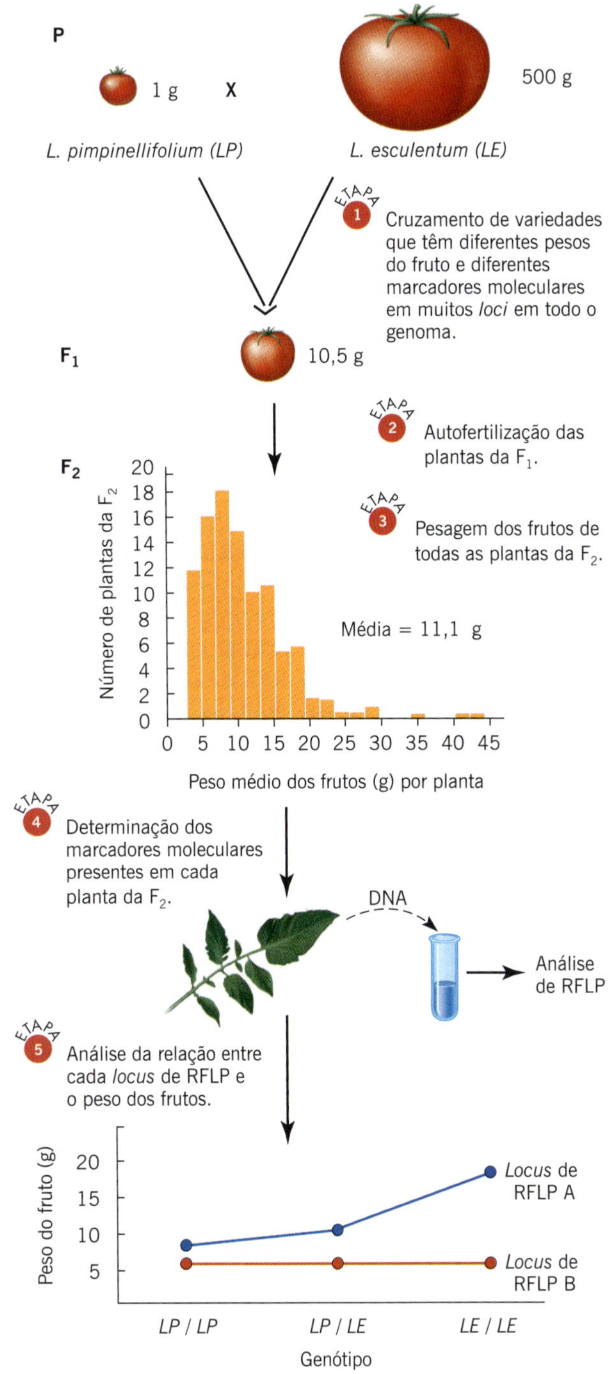

FIGURA 19.10 Métodos de identificação de *loci* QT para o peso do fruto em tomateiros. Duas espécies diferentes de tomate foram cruzadas para produzir uma planta F_1, que foi autofertilizada para produzir muitas plantas F_2. Todas as plantas da F_2 foram caracterizadas em relação à característica quantitativa de peso do fruto e a uma série de *loci* cujos alelos são definidos por polimorfismos do comprimento do fragmento de restrição (RFLP). Os dados resultantes foram analisados para verificar se havia relação entre o peso do fruto e os genótipos em algum dos *loci* de RFLP. O alelo *LP* é derivado de *L. pimpinellifolium* e o alelo *LE* é derivado de *L. esculentum*. Para um *locus* de RFLP (*A*), o alelo *LE* aumenta o peso do fruto quando é homozigoto. Para o outro *locus* de RFLP (*B*), o alelo *LE* não tem efeito sobre o peso do fruto. Portanto, parece que um QTL para o peso do fruto está localizado perto do *locus A* de RFLP. Dados reproduzidos de Lippman, Z. and S. Tanksley. 2001. Dissecting the genetic pathway to extreme fruit size in tomato using a cross between the small-fruited wild species *Lycopersicon pimpinellifolium* and *L. esculentum* var. Giant Heirloom. *Genetics* 158: 413–422.

radicalmente diferentes em relação ao peso do fruto: 1 g em *L. pimpinellifolium* e 500 g em *L. esculentum*. O fruto da planta da F_1 tinha, em média, 10,5 g, e o fruto das 188 plantas da F_2 geradas tinham, em média, 11,1 g. Entre as plantas da F_2, porém, o peso variou muito, e algumas plantas tinham frutos com peso médio acima de 20 g. Essa variação é causada pela segregação de genes que afetam o peso dos frutos. Para localizar esses genes – ou *loci* QT – no mapa genético, Tanksley e Lippman determinaram os genótipos de RFLP das plantas da F_2. O DNA foi extraído de plantas individuais, digerido com enzimas de restrição e analisado por *Southern blot* para identificar os marcadores de RFLP presentes. Para determinado *locus* de RFLP, uma planta da F_2 poderia ser homozigota para o marcador de *L. pimpinellifolium*, homozigota para o marcador de *L. esculentum* ou heterozigota, ou seja, ter um marcador de cada espécie. Esses genótipos podem ser designados *LP/LP, LE/LE* e *LP/LE,* respectivamente. Determinou-se o genótipo de cada planta da F_2 para os marcadores *LP* e *LE* em cada um dos 88 *loci* de RFLP, um empreendimento heroico.

Então, Tanksley e Lippman estudaram a relação entre os genótipos em cada *locus* de RFLP e o peso dos frutos. Por exemplo, no *locus* de RFLP *TG167* no cromossomo 2, eles constataram que as plantas homozigotas para o marcador *LP* tinham frutos com 8,4 g, as plantas heterozigotas para os marcadores *LP* e *LE* tinham frutos de 10,0 g e que as plantas homozigotas para o marcador *LE* tinham frutos com 17,5 g. Assim, nesse *locus* de RFLP parece que o marcador *LE* está associado ao maior peso do fruto, o que sugere que no *L. esculentum* há um alelo para peso do fruto aumentado em algum lugar perto do *locus TG167*. Entretanto, não podemos concluir que o alelo para maior peso do fruto esteja realmente no *locus TG167*, apenas que esteja próximo. Portanto, essa análise aponta para a existência de um QTL que afeta o peso do fruto perto de *TG167* no cromossomo 2. Tanksley e Lippman designaram esse QTL como *fw2.2*.

Depois de examinar a relação entre o peso do fruto e os genótipos em todos os outros *loci* de RFLP, Tanksley e Lippman concluíram que existem outros cinco *loci* para o peso do fruto, inclusive mais um no cromossomo 2, dois no cromossomo 1, um no cromossomo 3 e outro no cromossomo 11 (**Figura 19.11**). Por fim, estudos mais detalhados do mapeamento possibilitaram que Tanksley e colegas apontassem com precisão o QTL *fw2.2* e mostrassem que é um gene único, *ORFX*. Esse gene é expresso no início do desenvolvimento das flores e tem estrutura semelhante à do oncogene humano *c-ras*. Assim, seu produto poderia participar da transdução de sinal nas células (ver Capítulos 22 e 23, disponíveis *on-line*). Para se aprofundar na análise dos *loci* QT do tomateiro, acompanhe Problema resolvido | Detecção da dominância em um QTL.

A pesquisa de Tanksley mostra que a identificação e o mapeamento de *loci* QT pode ser uma tarefa elaborada e demorada. Felizmente, novas tecnologias como os *chips* gênicos que detectam polimorfismos de nucleotídio único aceleraram o trabalho. Essas tecnologias também foram usadas para encontrar associações entre marcadores moleculares e várias doenças humanas, inclusive algumas que podem ser consideradas características limiares

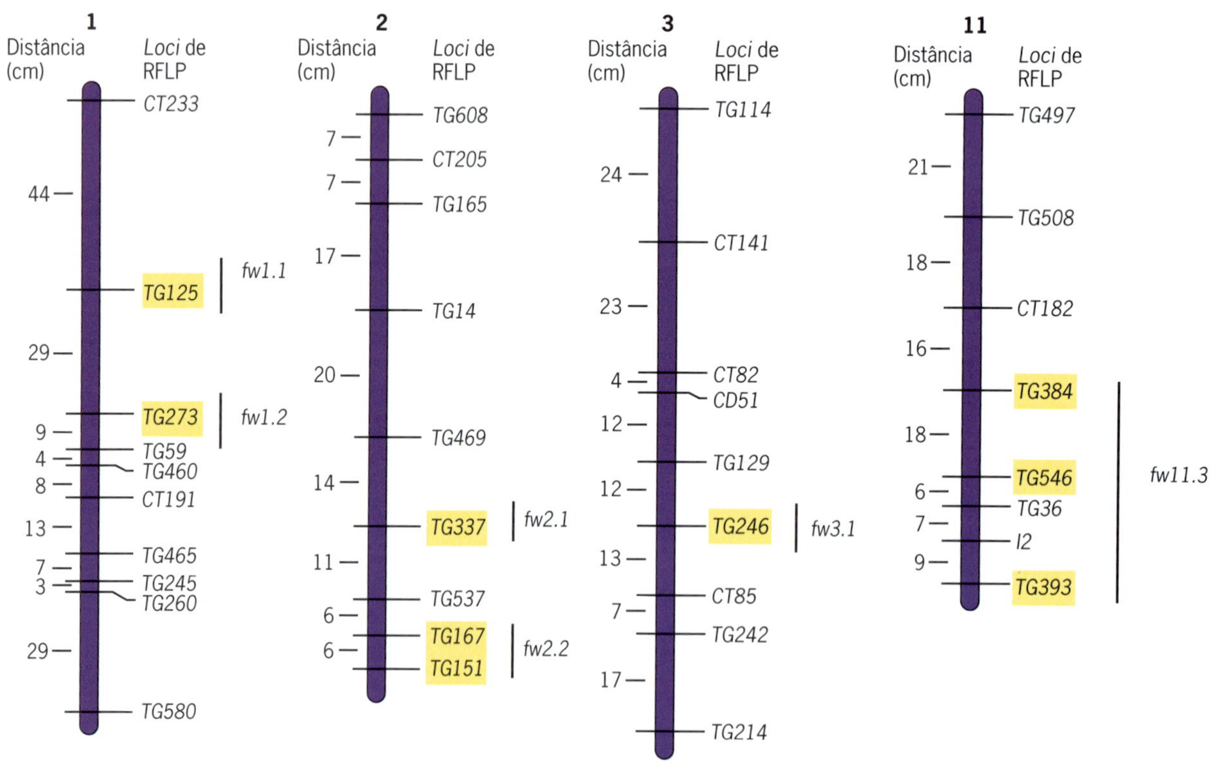

FIGURA 19.11 *Loci* de RFLP e QT para o peso do fruto em quatro cromossomos no genoma do tomate. Os *loci* de RFLP destacados estão associados a efeitos no peso do fruto. Os *loci* QT, designados pelas letras *fw*, estão situados nas proximidades. Dados reproduzidos de Lippman, Z. and S. Tanksley. 2001. Dissecting the genetic pathway to extreme fruit size in tomato using a cross between the small-fruited wild species *Lycopersicon pimpinellifolium* and *L. esculentum* var. Giant Heirloom. *Genetics* 158: 413–422.

poligênicas. Às vezes, as associações entre os marcadores e as doenças são encontradas em heredogramas, mas, na maioria das vezes, são descobertas em amostras da população em geral.

Iniciamos este capítulo com uma história sobre doença cardiovascular, que é uma importante causa de morte na sociedade pós-industrial. Há muito se sabe que a suscetibilidade a essa doença é influenciada por fatores genéticos. Por exemplo, pessoas que têm metade dos genes em comum com parentes que tiveram cardiopatia coronariana são sete vezes mais propensas à doença do que parentes equivalentes de pessoas não afetadas. Além disso, o risco de que um gêmeo monozigótico morra por cardiopatia coronariana quando o outro gêmeo morreu por essa doença antes de 65 anos é três a sete vezes maior que o risco em gêmeos dizigóticos. Esses e outros dados estatísticos indicam que a suscetibilidade à doença cardiovascular está sob controle genético. A pesquisa atual vem se concentrando no esforço de identificar genes específicos que contribuam para a variação dos fatores associados ao risco de desenvolver essa doença. Esses fatores incluem nível plasmático de colesterol, obesidade, pressão arterial, nível de lipoproteínas de alta e baixa densidade e nível de triglicerídios. A **Tabela 19.2** lista alguns dos *loci* QT identificados nessas tentativas.

ESTUDOS DE ASSOCIAÇÃO DO GENOMA INTEIRO DAS DOENÇAS HUMANAS

A pesquisa de Tanksley mostra que a identificação e o mapeamento dos *loci* QT podem ser complicados e demorados. Felizmente, novas tecnologias, como os *chips* gênicos, que detectam um grande número de polimorfismos de nucleotídio único (SNP; ver Capítulo 15), aceleraram esse trabalho. Essas tecnologias também foram usadas para encontrar associações entre marcadores moleculares e várias doenças humanas, inclusive algumas que podem ser consideradas características limiares poligênicas. Às vezes, as associações entre os marcadores e as doenças são encontradas em heredogramas, contudo, são descobertas com maior frequência em amostras da população em geral. Um estudo típico poderia rastrear mais de 1 milhão de SNP à procura de associações com uma doença específica. Como os SNP estão distribuídos por todo o genoma, essa maneira de analisar a base genética da doença é chamada *estudo de associação do genoma inteiro* (GWAS, *genoma-wide association study*).

Para cada SNP, há quatro alelos possíveis – os quatro pares de base possíveis em qualquer posição no genoma: A:T, T:A, G:C e C:G. Entretanto, raramente mais de dois

Tabela 19.2

***Loci* de característica quantitativa que contribuem para a variação em fatores de risco para doença cardiovascular.**

Locus	Produto gênico	Cromossomo	Fator de risco
AGT	Angiotensina	1	Pressão arterial
APOA-1	Apolipoproteína A1	11	Colesterol HDL[a]
APOA-2	Apolipoproteína A2	1	Colesterol HDL
APOA-4	Apolipoproteína A4	11	Colesterol HDL, triglicerídios
APOB	Apolipoproteína B	2	Colesterol LDL[b]
APOC-3	Apolipoproteína C3	11	Triglicerídios
APOE	Apolipoproteína E	19	Colesterol LDL, triglicerídios
CETP	Proteína de transferência de éster de colesterol	16	Colesterol HDL
DCP	Dipeptidil carboxipeptidase	17	Colesterol HDL, pressão arterial
FGA/B	Fibrinogênio A e B	4	Fibrinogênio
HRG	Glicoproteína rica em histidina	3	Glicoproteína rica em histidina
LDLR	Receptor de lipoproteína de baixa densidade	19	Colesterol LDL
LPA	Lipoproteína (a)	6	Colesterol HDL, triglicerídios
LPL	Lipoproteína lipase	8	Triglicerídios
PLAT	Ativador do plasminogênio tecidual	8	Nível de ativador do plasminogênio tecidual
PLANH1	Inibidor do ativador do plasminogênio-1	7	Nível de PAI-1

Fonte: G. P. Vogler *et al.* 1997. Genetics and behavioral medicine: risk factors for cardiovascular disease. *Behavioral Medicine* 22:141-149.

[a]Lipoproteína de alta densidade.

[b]Lipoproteína de baixa densidade.

PROBLEMA RESOLVIDO

Detecção da dominância em um QTL

PROBLEMA

a. A Figura 19.10 mostra como Zachary Lippman e Steven Tanksley identificaram *loci* QT para o peso do fruto em tomateiros. Os genitores, no cruzamento inicial, diferiam radicalmente no peso médio de seus frutos – 1 g e 500 g. Os frutos da F_1 tinham, em média, 10,5 g, e os frutos da F_2 tinham, em média, 11,1 g. Por que esses dados indicam que a dominância influencia o peso do fruto em tomateiros?

b. Lippman e Tanksley identificaram seis *loci* QT que influenciam o peso do fruto. Um *locus*, *fw11.3*, foi localizado perto do *locus* de RFLP *TG36* no cromossomo 11. Outro *locus*, *fw2.2*, foi localizado perto do *locus* de RFLP *TG167* no cromossomo 2. Quando se determinou o genótipo das plantas da F_2 para esses dois *loci*, Lippman e Tanksley constataram a relação entre os genótipos e o peso médio do fruto (todos os valores em gramas).[1]

		Genótipo das plantas da F_2		
QTL	***Locus* de RFLP**	***LP/LP***	***LP/LE***	***LE/LE***
fw11.3	*TG36*	6,2	12,2	20,0
fw2.2	*TG167*	8,4	10,0	17,5

Que QTL mostra dominância para o traço peso do fruto? Qual dos alelos, *LE* ou *LP*, é dominante?

[1]Dados reproduzidos de Lippman, Z. and S. Tanksley. 2001. Dissecting the genetic pathway to extreme fruit size in tomato using a cross between the small-fruited wild species *Lycopersicon pimpinellifolium* and *L. esculentum var.* Giant Heirloom. *Genetics* 158: 413-422.

FATOS E CONCEITOS

1. Quando há ação aditiva dos alelos, o fenótipo do heterozigoto é intermediário entre os fenótipos dos dois homozigotos.
2. Para um geneticista quantitativo, a dominância existe quando os alelos não atuam de modo estritamente aditivo. Portanto, a dominância é um desvio da aditividade estrita.
3. Quando um único *locus* atua em uma característica, a dominância é indicada quando o fenótipo do heterozigoto não é intermediário entre os fenótipos dos dois homozigotos.
4. Quando muitos *loci* atuam em uma característica, a dominância é indicada quando o fenótipo da F_1 não é intermediário entre os fenótipos dos dois pais.

ANÁLISE E SOLUÇÃO

a. O peso médio dos frutos nas gerações P, F_1 e F_2 indica que a dominância participa da determinação dessa característica quantitativa. As médias na F_1 e na F_2 são muito mais próximas do peso do fruto de *L. pimpinellifolium* que de *L. esculentum*. Essa tendência é uma indicação clara de dominância.

b. O QTL *fw2.2* mostra dominância, mas o QTL *fw11.3*, não. Para *fw2.2*, o fenótipo do heterozigoto está próximo do fenótipo do homozigoto *LP/LP*, não intermediário entre os dois homozigotos. Essa observação indica que o alelo *LP* do QTL *fw2.2* é parcialmente dominante em relação ao alelo *LE*. Já o fenótipo do heterozigoto em QTL *fw11.3* é quase intermediário entre os fenótipos dos dois homozigotos. Assim, os alelos desse *locus* parecem ter ação mais ou menos aditiva para determinar o peso do fruto.

desses alelos são encontrados em uma população; um, o *alelo maior*, é prevalente, e o outro, o *alelo menor*, é relativamente raro. Ambos os alelos podem ser ligados ao alelo de um gene que contribua para a doença. Por exemplo, suponha-se que o alelo selvagem (+) do gene sofra mutação para um alelo que predisponha seu carreador a desenvolver a doença e, além disso, suponha-se que essa mutação ocorra em um cromossomo que carreia o alelo maior de um SNP próximo. Se o alelo maior do SNP for representado por *A* e o alelo mutante do gene por um asterisco (*), pode-se escrever o genótipo dessa pequena região do cromossomo como *A**; em conjunto, o alelo *A* do SNP e o alelo mutante do gene formam um haplótipo (Capítulo 15). Caso a ligação entre o SNP e o gene relacionado à doença seja coesa, esse haplótipo tenderá a ser herdado como uma unidade, geração após geração. Desse modo, indivíduos que carreiam o alelo *A* do SNP também serão, provavelmente, carreadores do alelo mutante do gene e terão, portanto, maior chance de desenvolver a doença. Os GWAS objetivam identificar alelos de SNP estatisticamente associados ao estado de doença.

A capacidade de detectar tais associações depende de três fatores. Em primeiro lugar, o haplótipo não relacionado precisa ser razoavelmente frequente, o que quer dizer que, desde o momento de sua origem, o haplótipo precisa estar espalhado em parte da população (**Figura 19.12**). No Capítulo 20, exploraremos algumas maneiras pelas quais alelos se disseminam em uma população ao longo do tempo. Em segundo lugar, a ligação entre o alelo do SNP e

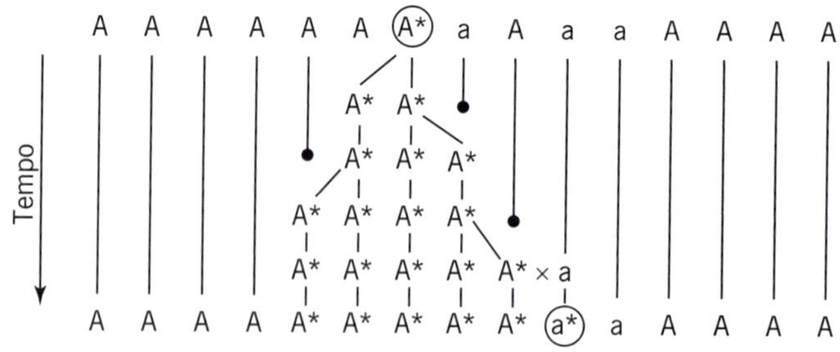

FIGURA 19.12 História de um haplótipo associado a doença em uma população. Tal haplótipo contém o alelo maior de um SNP (*A*) e o alelo mutante de um gene (representado por um asterisco) que predispõe seu carreador a apresentar a doença. Desde sua origem até a ocorrência da mutação gênica, o haplótipo (*A* *) dissemina-se na população. Em algum ponto, porém, o *crossing over* cria um recombinante no qual o alelo mutante do gene passa a estar ligado ao alelo menor do SNP (*a* *). O acúmulo de mais desses recombinantes ao longo do tempo acabará com a associação estatística entre o alelo *A* e o alelo mutante do gene – ou seja, entre o SNP e a doença.

o alelo mutante precisa ser coesa. Se os locais do SNP e do alelo mutante não forem bem ligados no cromossomo, o *crossing over* romperá sua associação. Por exemplo, o *crossing over* em um indivíduo com o genótipo *A */a +* pode produzir o haplótipo recombinante *a **, que, por sua vez, pode se disseminar na população ao longo do tempo. Com *crossing over* significativo e número suficiente de gerações, os dois alelos do SNP se tornarão aleatoriamente associados com o alelo mutante e o de tipo selvagem do gene relacionado à doença, acabando com a associação entre o SNP e a doença. Em terceiro lugar, o alelo mutante do gene precisa aumentar realmente a probabilidade de doença. Doenças complexas são influenciadas por muitos genes e cada um deles pode contribuir com apenas um pequeno efeito. Esses efeitos podem ser difíceis de detectar, mesmo em uma amostra grande da população.

O procedimento típico em um estudo de associação do genoma inteiro é coletar amostras de DNA de dois grupos de pessoas: os portadores da doença (chamados *casos*) e os não portadores (chamados *controles*). Após isso, as amostras de DNA são analisadas a fim de determinar os genótipos tanto dos casos quanto dos controles em relação a todos os SNP em estudo. A tecnologia dos *chips* gênicos (Capítulo 15) atualmente possibilita a análise de mais de 1 milhão de SNP facilmente e o faz com amostras de DNA de dezenas de milhares de indivíduos. Para um determinado SNP, os dados podem ser resumidos em uma tabela com os números de casos e de controles distribuídos em cada um dos três genótipos de SNP possíveis (**Figura 19.13**).

A mera observação dos números torna difícil perceber se há alguma associação entre os três genótipos (*AA*, *Aa* e *aa*) e os dois fenótipos (casos e controles). A fim de determinar se há ou não associação, é necessário realizar teste estatístico. Um procedimento simples é o teste estatístico do qui-quadrado (Capítulo 3) com base na suposição de que os genótipos não estão associados aos fenótipos. Esse cálculo requer primeiro que sejam determinados os números esperados de indivíduos em cada célula da tabela. Tais números podem ser obtidos assumindo-se que as frequências genotípicas são independentes dos fenótipos. Adicionam-se casos e controles em cada fileira e divide-se cada soma pelo total de casos e controles em estudo. Por exemplo, com genótipo de SNP *aa* há 64 casos e 900 controles entre 100.000 indivíduos estudados. Assim, a frequência geral desse genótipo é (64 + 900)/100.000 = 0,00964. Aplicando-se essa frequência geral a cada um dos fenótipos, espera-se que 0,00964 × 10.000 = 96,4 dos casos seja *aa* e 0,00964 × 90.000 = 867,6 dos controles seja *aa*. Esses números esperados desviam dos números observados: 64 casos e 900 controles. O teste do qui-quadrado é depende desse e de outros desvios entre os números observados e esperados. No exemplo da Figura 19.13, o resultado do teste qui-quadrado foi 81,54.

Em um teste típico do qui-quadrado, rejeita-se a suposição subjacente – nesse caso, de que não há associação entre o SNP e a doença – caso o teste exceda um valor crítico, em geral o valor de corte, ou seja os 5% superiores da frequência estatística de distribuição (ver Capítulo 3). Assim, se a suposição subjacente estiver correta, a probabilidade de que o teste do qui-quadrado exceda aleatoriamente o valor crítico é de 0,05. Esse valor crítico é determinado pelos graus de liberdade do teste estatístico. Para dados categorizados por genótipo e fenótipo, como na Figura 19.13, os graus de liberdade são computados como (3 genótipos – 1) × (2 fenótipos – 1) = 2. O valor crítico de 5% para um teste do qui-quadrado com dois graus de liberdade é 5,991 (ver Tabela 3.2). Como o qui-quadrado observado (81,54) é muito maior do que seu valor crítico, não é possível rejeitar com confiança a suposição com base na qual foi calculado – de que os genótipos não estão associados aos fenótipos. Desse modo, os dados na Figura 19.13 indicam fortemente que os genótipos do SNP não são independentes dos fenótipos – ou seja, esse SNP está associado com a doença em estudo.

Genótipo do SNP	Casos	Controles	Geral
A A	8.464 8.136,4	72.900 73.227,6	81.364 (0,81364)
A a	1.472 1.767,2	16.200 15.904,8	17.672 (0,17672)
a a	64 96,4	900 867,6	964 (0,00964)

• Número observado em preto
• Número esperado em vermelho calculado como frequência geral (em parênteses) × total de colunas

$$x_2^2 = \frac{(8.464 - 8.136,4)^2}{8.136,4} + \frac{(1.472 - 1.767,2)^2}{1.767,2} + \frac{(64 - 96,4)^2}{96,4} + \frac{(72.900 - 73.227)^2}{73.227} + \frac{(16.200 - 15.904,8)^2}{15.904,8} + \frac{(900 - 867,6)^2}{867,6} = 81,54$$

FIGURA 19.13 Teste do qui-quadrado para determinar a associação entre os genótipos de um SNP e uma doença. Determinou-se que indivíduos da amostra têm o SNP em seus genótipos e quais são portadores (casos) ou não (controles) da doença. O teste estatístico (χ^2 com dois graus de liberdade) é realizado a partir dos números observado e esperado nesse esquema de classificação dupla. O valor calculado excede o valor crítico (5,991) do teste estatístico supondo-se que os genótipos de SNP não estão associados com as categorias de caso e controle. Como consequência, tal suposição é rejeitada e conclui-se que o SNP está associado à doença.

Todavia, essa maneira de avaliar o teste estatístico em geral precisa ser modificada. Quando os genótipos de 1 milhão de SNP são testados à procura de associação com os fenótipos dos casos e dos controles, o valor crítico estabelecido precisa ser muito mais alto do que o valor de corte de 5% superior da frequência de distribuição do teste do qui-quadrado. Isso porque, apenas por acaso, 5% dos SNP serão associados ao fenótipo da doença – ou seja, 50.000 SNP estarão relacionados com a doença e quase todos eles serão falso-positivos. Para manter o foco nos SNP realmente associados à doença, os pesquisadores tipicamente adotam um padrão mais rigoroso. Rejeitam a suposição subjacente de que não há associação apenas se a probabilidade de um falso-positivo for de 0,05/1.000.000 = 5×10^{-8} em vez de 0,05. Na verdade, distribuem a probabilidade agregada de um falso-positivo (0,05) pelo milhão de testes do qui-quadrado realizados separadamente.

Nos GWAS realizados atualmente, o procedimento de teste do qui-quadrado é, em geral, substituído por outro que utilize técnicas estatísticas mais sofisticadas, as quais ultrapassam o escopo deste livro. Independentemente da técnica utilizada, esses estudos demandam muita análise computacional. Felizmente, os pesquisadores têm acesso a programas de computador que processam todos os dados de maneira rápida e eficiente. Quando todos os dados numéricos são analisados, os resultados do estudo são, em geral, apresentados de maneira gráfica, a fim de mostrar quais regiões do genoma contêm SNP associados a doenças. A **Figura 19.14** é um exemplo. Nela, proveniente de um estudo sobre as associações entre SNP e esquizofrenia, um grave transtorno mental, o eixo horizontal representa a localização genômica dos SNP em cada cromossomo e o eixo vertical representa a importância estatística da associação entre cada SNP e a doença. Resultados apresentados dessa maneira assemelham-se aos arranha-céus de uma grande cidade moderna – como o horizonte de Manhattan, em Nova York. Os pesquisadores, por esse motivo, referem-se a esse tipo de apresentação como *Manhattan plot* (gráfico Manhattan).

Os “arranha-céus” mais altos no gráfico Manhattan da Figura 19.14 representam associações muito fortes entre SNP e esquizofrenia. Correspondem a casos nos quais a probabilidade de um falso-positivo é muito baixa – menos que 5×10^{-8}, que é o nível de importância indicado pela linha horizontal vermelha que cruza o gráfico. O estudo que levou a esses resultados foi realizado por uma equipe internacional, o Schizophrenia Working Group of the Psychiatric Genomics Consortium. Contou com 36.989 casos e 113.075 controles, e descobriu que 108 *loci* genômicos definidos por SNP são significativamente associados à esquizofrenia. O *locus* com a associação mais forte está localizado no maior complexo de histocompatibilidade (MHC, *m*ajor *h*istocompatibility *c*omplex), uma região do cromossomo 6 que contém genes implicados no fenômeno da imunidade adquirida. O motivo dessa associação ainda não foi esclarecido, mas ela sugere que algum aspecto da esquizofrenia esteja relacionado à imunidade. Outro *locus* fortemente associado com a esquizofrenia encontra-se nas proximidades de *DRD2*, um gene do cromossomo 11 que codifica um receptor proteico para o neurotransmissor dopamina. Esse achado está de acordo com dados fisiológicos que mostram que a sinalização neuronal pela dopamina é anormal em pessoas com esquizofrenia. Outros *loci* de SNP associados com a esquizofrenia encontram-se próximos a genes que codificam outros tipos de proteínas implicadas na neurotransmissão.

Em todos os GWAS, é importante lembrar que a doença provavelmente não é causada pelos alelos do SNP em si, mas por alelos de genes estreitamente ligados aos SNP. Esses estudos, portanto, proporcionam um modo

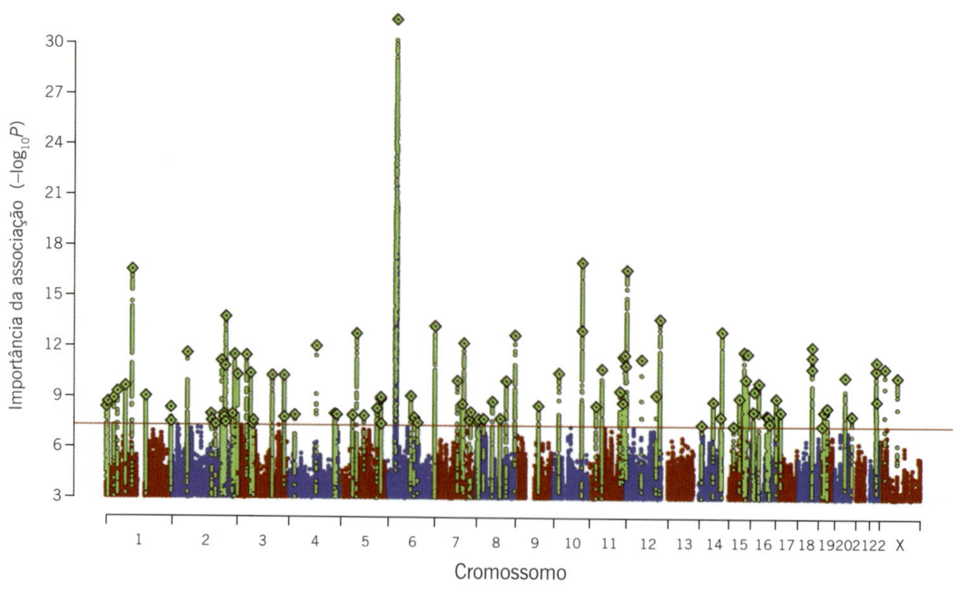

FIGURA 19.14 Gráfico Manhattan mostrando as associações entre SNP ao longo do genoma e a esquizofrenia. O eixo x representa a posição cromossômica de cada SNP testado e o eixo y mostra a força de associação (quantificada por meio do cálculo do logaritmo negativo da probabilidade de ser um falso-positivo). A figura é proveniente do Schizophrenia Working Group of the Psychiatric Genomics Consortium, 2014. Biological insights from 108 schizophrenia-associated genetic loci. *Nature* 511: 421–427.

de encontrar genes que poderiam ser os causadores. Uma vez identificado o gene candidato – como os genes do MHC ou o gene *DRD2* –, é necessário realizar pesquisa mais aprofundada a fim de determinar se ele realmente contribui para o estado de doença.

Os estudos de associação do genoma inteiro forneceram muitas informações acerca de determinantes genéticos em potencial de muitas doenças humanas, inclusive asma, câncer, degeneração macular associada a idade, doença cardíaca, doença de Parkinson, doença de Crohn e muitas formas de doença mental. Além de apontar os possíveis genes causadores, essas informações poderiam ajudar a prever a probabilidade de que indivíduos com genótipos de risco desenvolvam a doença em algum momento da vida. Essa aplicação dos GWAS está emergindo como um componente potencialmente importante da medicina preventiva.

PONTOS ESSENCIAIS

- *Usando marcadores moleculares, os geneticistas são capazes de identificar e mapear* loci *de características quantitativas*
- *Os estudos de associação do genoma inteiro proporcionam evidências para a base genética da doença humana.*

Correlações entre parentes

Análises quantitativas da semelhança entre parentes podem proporcionar estimativas das herdabilidades em sentido amplo e restrito.

Grande parte da análise genética clássica requer comparações entre parentes – pais e filhos, irmãos, meios-irmãos, e assim por diante. O procedimento habitual é acompanhar uma característica específica ao longo de uma série de cruzamentos ou rastreá-la em um conjunto de heredogramas. Pela análise dos dados, é possível distinguir se a característica tem ou não uma base genética. Em caso afirmativo, outros estudos podem possibilitar ao pesquisador identificar o gene ou genes implicados, localizar esses genes nos cromossomos e, por fim, analisá-los em nível molecular. Nas características complexas que implicam muitos genes e também são influenciadas por um grupo de fatores ambientais, esse tipo de análise é dificílimo. Todavia, comparações entre parentes podem oferecer informações úteis sobre a variação genética da característica.

CORRELAÇÃO DE FENÓTIPOS QUANTITATIVOS ENTRE PARENTES

Com frequência, os parentes têm fenótipos semelhantes de uma característica quantitativa. Consideremos, como exemplo, dados sobre a altura de gêmeos monozigóticos. A **Figura 19.15 A** mostra esses dados, e cada par de gêmeos é representado por um ponto no gráfico. A altura de um membro de cada par é assinalada no eixo horizontal ou *x*, e a altura do outro gêmeo é assinalada no eixo vertical ou *y*. O gráfico deixa claro que gêmeos monozigóticos têm alturas muito semelhantes. Quando um gêmeo é

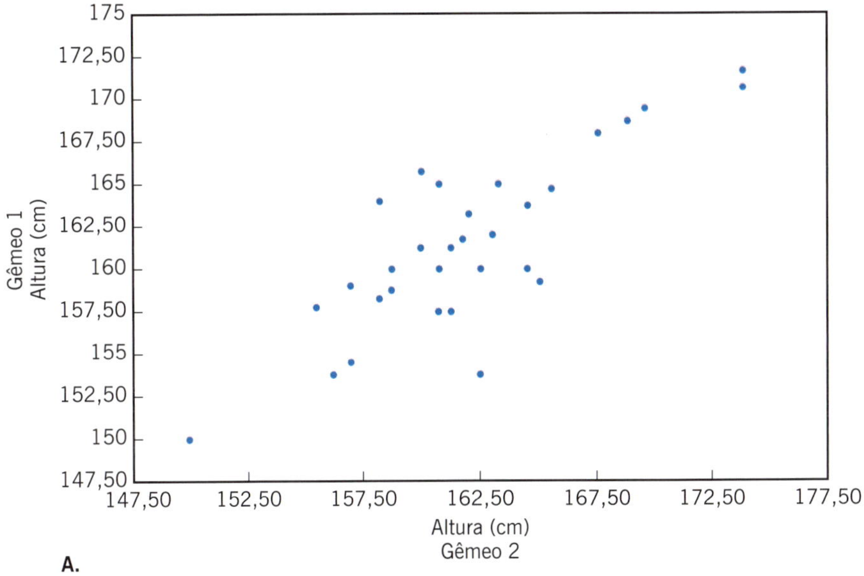

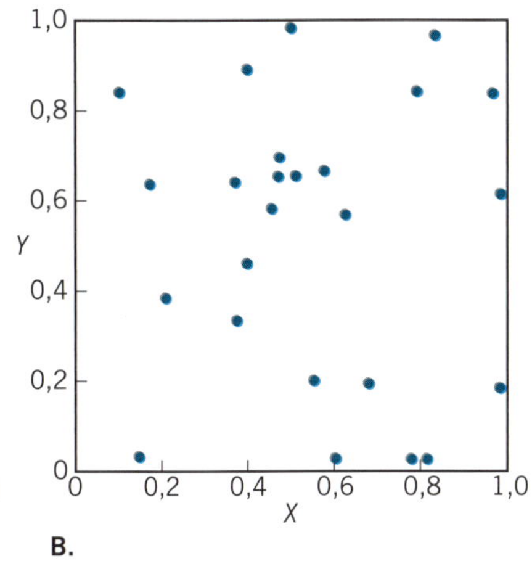

FIGURA 19.15 Correlações entre pontos de dados pareados. A. Correlação positiva da altura entre gêmeos monozigóticos (dados cedidos por Thomas Bouchard, University of Minnesota). B. Conjunto de dados pareados nos quais o coeficiente de correlação é próximo de zero.

baixo, o outro também tende a ser baixo; quando um gêmeo é alto, o outro também tende a ser alto. O nome dado a esse padrão de semelhança é correlação positiva, que é resumido quantitativamente pelo cálculo de um dado estatístico denominado coeficiente de correlação, geralmente simbolizado pela letra *r*. Indiquemos a altura do gêmeo assinalado no eixo *x* pela letra *X* e a altura do outro gêmeo assinalada no eixo *y* pela letra *Y*; o coeficiente de correlação para todos os pares de gêmeos no gráfico é calculado a partir da expressão

$$r = \Sigma[(X_k - \bar{X})(Y_k - \bar{Y})]/[(n-1)s_X s_Y]$$

Nessa fórmula, $\bar{X}$ e $\bar{Y}$ são as médias das amostras dos gêmeos representados nos eixos *x* e *y*, s_X e s_Y são os respectivos desvios padrões das amostras, e *n* é o número de pares de gêmeos. A letra grega Σ indica a somatória do índice *k* de todos os pares de gêmeos. Essa fórmula oferece aos pesquisadores um método para atribuir um número a um conjunto de medidas pareadas, como a altura dos gêmeos no gráfico. O valor do coeficiente de correlação varia de −1 a +1, em que −1 indica correlação negativa perfeita entre *X* e *Y* (pareamento sistemático de valores altos em um eixo com valores baixos no outro eixo) e +1 indica correlação positiva perfeita. Quando o coeficiente de correlação é igual a zero, dizemos que não há correlação entre as medidas. Esse tipo de situação é ilustrado na Figura 19.15 B, na qual não há relação sistemática entre os valores assinalados nos eixos *x* e *y*. O coeficiente de correlação dos dados dos gêmeos na Figura 19.15 A é de +0,84, muito próximo de +1. Portanto, gêmeos monozigóticos apresentam forte correlação positiva em relação à altura.

É possível calcular os coeficientes de correlação de todos os tipos de fenótipos quantitativos – altura, peso, QI etc. Além disso, o cálculo desses coeficientes pode usar dados de diferentes tipos de parentes – por exemplo, de pares de gêmeos, pares de irmãos, pares de meios-irmãos e pares de primos em primeiro grau. Também podemos calcular os coeficientes de correlação usando dados de indivíduos sem parentesco – por exemplo, de pares de colegas de quarto na universidade. Caso parte da variação de uma característica quantitativa seja ocasionada por diferenças genéticas entre os indivíduos, espera-se que o coeficiente de correlação aumente com o grau de relação genética. Assim, a correlação deve ser maior em gêmeos monozigóticos, que têm 100% dos genes iguais, do que em primos de primeiro grau, que têm 12,5% dos genes em comum.

INTERPRETAÇÃO DAS CORRELAÇÕES ENTRE PARENTES

Já vimos que a variação de uma característica quantitativa pode ser dividida em componentes genético e ambiental. A herdabilidade em sentido amplo (H^2) é a proporção da variância fenotípica causada por variação genética em uma população, e a herdabilidade em sentido restrito (h^2) é a proporção da variância fenotípica causada por variação genética aditiva em uma população. Se a dominância e a epistasia influenciam uma característica, esperamos que a herdabilidade em sentido amplo seja maior que a herdabilidade em sentido restrito. Se esses fatores não influenciam uma característica, então a herdabilidade em sentido amplo e a herdabilidade em sentido restrito são equivalentes.

Os coeficientes de correlação calculados pela fórmula apresentada na seção anterior podem ser interpretados em termos de herdabilidade em sentido amplo e herdabilidade em sentido restrito. Os geneticistas analisaram as relações entre essas quantidades, começando com o trabalho pioneiro de R. A. Fisher. Essa análise supõe que *T*, o valor de uma característica em um indivíduo, é igual à média da população (μ) mais desvios genético (*g*) e ambiental (*e*) da média:

$$\begin{aligned} T &= \mu + g + e \\ &= \mu + a + d + i + e \end{aligned}$$

Os termos *a*, *d* e *i* nessa expressão são, respectivamente, os componentes aditivo, de dominância e epistático do desvio genético da média. Também é necessário considerar que os fatores genéticos que influenciam o fenótipo são independentes dos fatores ambientais e que os fatores genéticos e ambientais não apresentam interação não aditiva. Partindo dessas suposições, o coeficiente de correlação de um par de parentes é igual à proporção da variância total da característica decorrente dos fatores genéticos e ambientais *compartilhados* pelos parentes. A **Tabela 19.3** apresenta interpretações teóricas dos coeficientes de correlação de diferentes tipos de gêmeos humanos.

Gêmeos monozigóticos criados separados (MZS) têm genótipos idênticos. Assim, esses gêmeos têm em comum todos os fatores genéticos que contribuem para o termo *g* na expressão de cálculo do valor de uma característica quantitativa, inclusive os efeitos aditivos de alelos, os efeitos de dominância e os efeitos de epistasia. Entretanto, por terem sido criados separados, os MZS não têm em comum os efeitos ambientais representados pelo termo *e* na expressão. Desse modo, a correlação entre MZS depende apenas de seus genótipos idênticos. Na teoria da

Tabela 19.3

Valores teóricos de coeficientes de correlação para gêmeos MZ e DZ e indivíduos sem parentesco (SP), criados juntos (J) ou separados (S).

Parentesco	Valor teórico do coeficiente de correlação (*r*)
MZS	H^2
MZJ	$H^2 + C^2$
DZS	$(1/2)h^2 + D^2$
DZJ	$(1/2)h^2 + D^2 + C^2$
SPS	0
SPJ	C^2

genética quantitativa, essa correlação é igual à proporção da variância fenotípica total devida a diferenças genéticas entre os pares de gêmeos – ou seja, é igual à herdabilidade em sentido amplo, H^2.

Gêmeos monozigóticos criados juntos (MZJ) têm um ambiente comum além de genótipos idênticos. Portanto, a correlação entre eles é igual à proporção da variância total decorrente de genótipos iguais (H^2) mais a proporção decorrente de fatores ambientais iguais. Esse último componente, indicado pelo termo C^2 na Tabela 19.3, é conhecido como **ambientalidade**.

A semelhança entre gêmeos dizigóticos (DZ) é igual à de dois irmãos quaisquer. Portanto, para interpretar um coeficiente de correlação entre gêmeos DZ é preciso dividir seu componente genético por 2, já que 1/2 é a fração de genes iguais em gêmeos DZ (ou irmãos) em razão da origem comum. Além disso, embora em gêmeos DZ os efeitos aditivos dos genes em comum sejam iguais, os efeitos de dominância e epistáticos são apenas parcialmente iguais. Essa diminuição da similaridade decorrente da dominância e da epistasia reflete a baixa probabilidade de que gêmeos DZ herdem combinações específicas de alelos de seus pais. Portanto, o coeficiente de correlação para gêmeos DZ é maior ou igual a $(1/2)h^2$, porém menor ou igual a $(1/2)H^2$. Se a dominância e a epistasia forem desprezíveis, o coeficiente de correlação será igual a $(1/2)h^2$. Se houver algum grau de dominância e epistasia, será igual a $(1/2)h^2$ mais uma fração da diferença entre $(1/2)H^2$ e $(1/2)h^2$. Na Tabela 19.3, essa fração é representada pelo termo D^2. No caso de gêmeos dizigóticos criados juntos (DZJ), o coeficiente de correlação incluiria ainda o efeito do ambiente em comum (C^2). Esse efeito não contribui para a correlação entre gêmeos dizigóticos criados separados (DZS) porque esses tipos de gêmeos não compartilham o mesmo ambiente.

Indivíduos sem parentesco criados separados (SPS) ou juntos (SPJ, por exemplo, crianças sem parentesco adotadas pela mesma família) não têm genes em comum recebidos dos pais. Consequentemente, a correlação entre esses tipos de indivíduos não inclui o componente genético. Inclui, porém, o efeito do ambiente em comum (C^2) se forem criados juntos.

Graças a esses e outros resultados teóricos, os geneticistas podem usar correlações entre parentes para estimar as herdabilidades em sentido amplo e restrito para características quantitativas. A correlação entre gêmeos monozigóticos criados separados torna possível estimar a herdabilidade em sentido amplo, e a correlação entre gêmeos dizigóticos criados separados oferece uma estimativa máxima da herdabilidade em sentido restrito. As correlações entre outros tipos de parentes – irmãos, meios-irmãos e primos em primeiro grau – também oferecem estimativas máximas da herdabilidade em sentido restrito. É importante destacar, porém, que todas essas estimativas dependem de várias conjecturas simplificadoras, que podem ou não ser encontradas na população em estudo. Assim, sua interpretação é tema de considerável incerteza.

PONTOS ESSENCIAIS

- *O coeficiente de correlação resume o grau de associação entre medidas pareadas,* X_k *e* Y_k: $r = \Sigma[(X_k - \bar{X})(Y_k - \bar{Y})]/[(n-1)s_X s_Y]$
- *O coeficiente de correlação pode ser usado para estimar a proporção da variância total de uma característica quantitativa decorrente dos fatores genéticos e ambientais compartilhados por parentes*
- *A correlação entre gêmeos monozigóticos criados separados torna possível estimar a herdabilidade em sentido amplo*
- *A correlação entre gêmeos dizigóticos criados separados oferece uma estimativa máxima da herdabilidade em sentido restrito.*

Genética quantitativa de características comportamentais humanas

A teoria da genética quantitativa foi usada para avaliar a herdabilidade das características de inteligência e personalidade em seres humanos.

Os animais apresentam uma grande variedade de comportamentos associados a alimentação, cortejo, reprodução e várias outras atividades. Só agora se começam a identificar os determinantes genéticos desses comportamentos com o auxílio de experimentos. Estudos com linhagens mutantes de nematódeos, moscas-das-frutas e camundongos revelaram vários genes que influenciam o comportamento. As pesquisas em seres humanos também indicaram que o comportamento é afetado por fatores genéticos. Por exemplo, pessoas com doença de Huntington perdem gradualmente o controle motor e a função mental; à medida que a doença avança, elas tornam-se deprimidas, até mesmo psicóticas. A doença de Huntington é causada por uma mutação dominante que se manifesta em adultos, geralmente depois dos 30 anos. Atualmente, não existe cura. A fenilcetonúria é outro distúrbio genético humano com fenótipo comportamental. Pessoas com essa doença acumulam metabólitos tóxicos no tecido nervoso, inclusive no encéfalo. Sem tratamento – que consiste na restrição da quantidade de fenilalanina consumida na alimentação – o desenvolvimento mental é anormal. Outro exemplo da influência do genótipo sobre o comportamento é a síndrome de Down, distúrbio causado pela presença de um cromossomo 21 extra. As pessoas com esse distúrbio têm capacidade mental abaixo do normal e, quando sobrevivem até a meia-idade, sempre desenvolvem doença de Alzheimer, uma forma de demência que também acomete indivíduos sem anomalias cromossômicas, embora com frequência muito menor e geralmente em idade bem mais avançada. As pessoas com doença de Alzheimer perdem as funções de memória e intelectual de maneira gradual, mas inexorável; há amnésia e desorientação progressivas, com necessidade de monitoramento constante para evitar que machuquem a si próprias ou aos outros. Atualmente, os pesquisadores acreditam que a doença de Alzheimer pode ser causada por cópias extras ou alelos mutantes de um gene localizado no cromossomo 21. Alelos mutantes de outros genes também podem causar doença de Alzheimer.

Distúrbios como doença de Huntington, fenilcetonúria e síndrome de Down indicam que fatores genéticos podem influenciar o comportamento humano. Entretanto, esses distúrbios não oferecem muitas informações sobre a natureza das diferenças comportamentais observadas na população em geral. A variação genética é responsável por algumas dessas diferenças? Em caso afirmativo, que proporção da variabilidade geral é causada por fatores genéticos? Essas perguntas polêmicas estão dentro da esfera de ação da genética quantitativa. Nas próximas seções, aplicaremos a teoria da genética quantitativa ao estudo de duas características complexas do comportamento humano, a inteligência e a personalidade.

INTELIGÊNCIA

O termo *inteligência* refere-se a uma variedade de aptidões mentais, que incluem habilidades verbais e matemáticas, memória, raciocínio e solução de problemas, discriminação de objetos diferentes e percepção espacial. Por mais de um século, psicólogos tentaram caracterizar e quantificar essas aptidões pela aplicação de testes de inteligência. Os testes – e foram usados muitos testes diferentes – tentam medir a capacidade geral de raciocínio. A pontuação obtida em um desses testes é convertida em um *quociente de inteligência (QI)*, dimensionado de modo que a média da população seja igual a 100 e o desvio padrão, 15. Embora haja considerável discussão sobre o real significado do QI – é realmente um indicador da inteligência de uma pessoa? –, essa pontuação foi usada para avaliar se a variação da capacidade mental tem um componente genético. Alguns dos dados mais reveladores são originados de estudos de gêmeos monozigóticos e dizigóticos.

Nos testes de QI, os coeficientes de correlação de gêmeos MZ, criados juntos ou separados, são muito altos – na faixa de 0,7 a 0,8 (**Tabela 19.4**). Em comparação, os coeficientes de correlação de gêmeos DZ tendem a ser menores – provavelmente porque eles têm apenas metade dos genes em comum, e os coeficientes de correlação para indivíduos sem parentesco criados juntos são praticamente iguais a zero. Essas análises são uma forte indicação de que qualquer que seja o elemento medido pelo teste de QI, tem um grande componente genético. Essa conclusão é respaldada por outras análises de correlação. Por exemplo, o QI de crianças adotadas tem maior correlação com o QI de seus pais biológicos que com o QI de seus pais adotivos. Assim, na determinação do QI, a ligação biológica (ou seja, genética) entre pais e filhos parece ter maior influência que o componente ambiental.

Que fração da variação entre os QI é atribuível a diferenças genéticas entre as pessoas? A estimativa mais direta provém do coeficiente de correlação para gêmeos MZ criados separados. Os valores observados desse coeficiente de correlação são de aproximadamente 0,7; assim, até 70% da variação do QI é atribuível à variabilidade genética da população. Essa estimativa da herdabilidade em sentido amplo significa que, em relação à inteligência (medida pelo QI), as diferenças entre as pessoas estão mais relacionadas com fatores genéticos que ambientais.

PERSONALIDADE

Traços de personalidade, como a inteligência, podem ser avaliados por testes. Os psicólogos usam muitos testes diferentes, alguns para avaliar características da personalidade e outros para avaliar interesses vocacionais e sociais. Os resultados desses testes tendem a ser menos confiáveis que os dos testes de QI. Todavia, medem aspectos da personalidade humana de um modo que possibilita a análise das influências genéticas.

Tabela 19.4

Coeficientes de correlação de QI em gêmeos MZ e DZ, criados juntos (J) ou separados (S).[a]

Estudo	MZJ	MZS	DZJ	DZS
Newman *et al.*, 1937		0,71		
Juel-Nielsen, 1980		0,69		
Shields, 1962		0,75		
Bouchard *et al.*, 1990	0,83	0,75		
Pedersen *et al.*, 1992	0,80	0,78	0,22	0,32
Newman *et al.*, 1998				0,47
Média	0,82	0,75	0,22	0,38

[a]Dados e referências de Bouchard, T. J. 1998. Genetic and environmental influences on adult intelligence and special mental abilities. *Human Biol.* 70: 257-279. Com permissão de Wayne State University Press.

Talvez a análise genética mais completa da personalidade na população em geral seja a originada do Minnesota Study of Twins Reared Apart (Estudo de Minnesota com gêmeos criados separadamente), um projeto de pesquisa de longa duração posto em prática na University of Minnesota (ver Marcos da genética | Estudo de Minnesota com gêmeos criados separadamente, no material suplementar disponível *on-line*). Os resultados desse projeto sugerem que diferenças genéticas explicam uma fração significativa da variação geral da personalidade humana, talvez até 50% (**Tabela 19.5**). O coeficiente de correlação da personalidade e a pontuação do teste de interesse psicológico de gêmeos MZ criados separados variam de 0,39 a 0,50. Assim, a herdabilidade em sentido amplo dessas características é razoavelmente alta. Outra observação sobre o controle genético da personalidade veio do estudo de distúrbios como depressão maníaca, esquizofrenia e alcoolismo. Estimou-se a ocorrência dessas características em pares de gêmeos MZ e DZ, e a constatação geral é de que os gêmeos MZ são mais semelhantes que os gêmeos DZ. Assim, por exemplo, entre pares de gêmeos MZ do sexo masculino em que um deles é alcoólatra, o outro gêmeo é alcoólatra em 41% das vezes. Já nos gêmeos DZ isso ocorre em 22% dos casos. A maior concordância do alcoolismo entre gêmeos MZ sugere que essa característica é influenciada por fatores genéticos.

Tabela 19.5

Coeficientes de correlação médios para gêmeos MZ criados juntos (J) ou separados (S) submetidos a avaliação de características de personalidade, interesses psicológicos e atitudes sociais como parte do Minnesota Study of Twins Reared Apart.[a]

Instrumento de teste	MZJ	MZS
Características de personalidade		
Questionário multidimensional de personalidade	0,49	0,50
Inventário psicológico da Califórnia	0,49	0,48
Interesses psicológicos		
Inventário de interesses de Strong Campbell	0,48	0,39
Inventário de interesses vocacionais de Jackson	NA	0,43
Escala de interesse ocupacional de Minnesota	0,49	0,40
Atitudes sociais		
Escalas de religiosidade	0,51	0,49
Itens de atitudes sociais não religiosas	0,28	0,34
Escala de tradicionalismo MPQ	0,50	0,53

[a]Resumida com permissão de Bouchard *et al.* 1990. *Science* 250: 223-228. Copyright 1990 American Association for the Advancement of Science.

PONTOS ESSENCIAIS

- *O estudo de gêmeos monozigóticos e dizigóticos, criados juntos ou separados, foi útil na avaliação do grau de influência dos genes sobre o comportamento da população humana em geral*
- *Estima-se que a herdabilidade em sentido amplo para inteligência, medida por testes de QI, seja de 70%*
- *Estima-se que a herdabilidade em sentido amplo para características de personalidade varie entre 34 e 50%.*

Exercícios

Aplique a análise genética básica

1. Em uma espécie de vegetal, a altura do caule é determinada por quatro genes de distribuição independente, *A*, *B*, *C* e *D*, e cada um deles segrega dois alelos; um alelo de cada gene, designado pelo sobrescrito zero, não acrescenta nada à altura básica de 10 cm do caule, enquanto o outro alelo, designado pelo sobrescrito um, acrescenta 1 cm à altura básica do caule. Se a altura do caule é determinada pela ação aditiva de todos os alelos desses genes, (a) qual é o fenótipo de uma planta com genótipo A^0A^1 B^0B^1 C^0C^1 D^0D^1, e, (b) se essa planta for autofecundada, que fração da prole terá 10 cm de altura?

Resposta: (a) O fenótipo do heterozigoto quádruplo deve ser a altura básica (10 cm) mais as contribuições de cada alelo com sobrescrito um (4 cm), ou seja, 14 cm. (b) Entre a prole da planta autofecundada, apenas as homozigotas para todos os alelos com sobrescrito zero terá o fenótipo básico de 10 cm. A frequência desses homozigotos quádruplos para zero será de $(1/4)^4 = 1/256$.

2. Na esquizofrenia, a concordância para gêmeos monozigóticos é de 60% e para gêmeos dizigóticos é de 10%. Esses fatos indicam que a esquizofrenia é uma característica de limiar de base genética?

Resposta: A maior concordância em gêmeos monozigóticos, que são geneticamente idênticos, indica que a esquizofrenia é uma característica de limiar de base genética. A menor concordância em gêmeos dizigóticos provavelmente reflete o fato de que têm apenas 50% dos genes em comum.

3. Qual das duas distribuições de frequência mostradas adiante tem (a) a maior média, (b) a maior variância, (c) o maior desvio padrão?

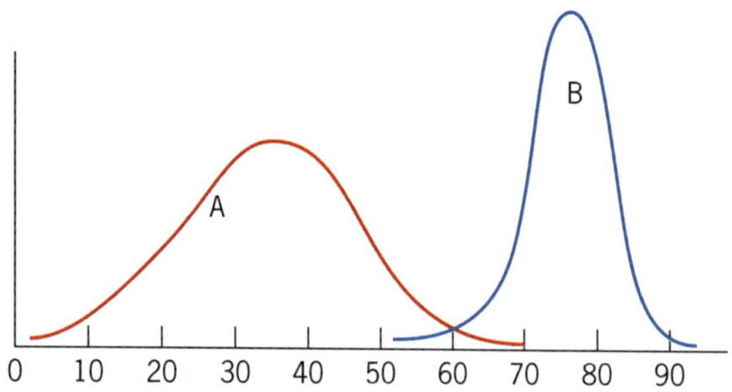

Resposta: A distribuição B tem a maior média. A distribuição A tem a maior variância e o maior desvio padrão.

4. Duas linhagens altamente endogâmicas de fenótipos diferentes, P_1 e P_2, foram cruzadas para produzir uma população F_1, que foi intercruzada para produzir uma população F_2. Em que linhagem ou população espera-se que a variância genética de uma característica quantitativa seja maior que zero?

Resposta: Espera-se que a variância genética seja maior que zero na população F_2 porque há segregação para as diferenças genéticas introduzidas pelo cruzamento inicial entre P_1 e P_2. Espera-se que as linhagens endogâmicas e a população F_1 criada por cruzamento tenham pequena ou nenhuma variabilidade genética. Assim, a variância genética nessas populações deve ser praticamente igual a zero.

5. Diferencie herdabilidade em sentido amplo e herdabilidade em sentido restrito.

Resposta: A herdabilidade em sentido amplo inclui toda a variância genética como uma fração da variância fenotípica total. A herdabilidade em sentido restrito inclui apenas variância genética aditiva como uma fração da variância fenotípica total.

6. Suponha que o coeficiente de correlação para altura entre gêmeos DZ humanos criados separados seja de 0,30. O que essa correlação sugere sobre o valor da herdabilidade em sentido restrito para altura nessa população?

Resposta: Teoricamente, o coeficiente de correlação para gêmeos DZ criados separados é estimado como $(1/2)h^2 + D^2$, em que D^2 indica as correlações decorrentes da dominância e da epistasia. Se considerarmos que nem a dominância nem a epistasia causa variação desse traço, estimaremos o coeficiente de correlação por $(1/2)h^2$. Assim, se multiplicarmos o coeficiente de correlação por dois, obteremos uma estimativa máxima da herdabilidade em sentido restrito; $h^2 < 2 \times 0{,}30 = 0{,}60$.

Autoavaliação

Integre diferentes conceitos e técnicas

1. Um grupo de pesquisadores estudou a variação do número de cerdas abdominais em fêmeas de *Drosophila*. Duas linhagens endogâmicas com números de cerdas diferentes foram cruzadas para produzir uma F_1 híbrida. A variância do número de cerdas entre as moscas da F_1 foi 3,33. Essas moscas da F_1 foram intercruzadas para produzir uma população F_2 na qual a variância do número de cerdas foi de 5,44. Estime a herdabilidade em sentido amplo do número de cerdas na população F_2.

Resposta: Como foram produzidas por cruzamento de duas linhagens endogâmicas, as moscas da F_1 são geneticamente uniformes. Portanto, a variância observada entre essas moscas estima a variância ambiental, V_e. A variância observada nas moscas da F_2, V_T, é a soma da variância genética, V_g, e da variância ambiental, V_e. Assim, podemos estimar V_g subtraindo a variância observada nas moscas da F_1 da variância observada nas moscas da F_2: $V_g = V_T - V_e = 5{,}44 - 3{,}33 = 2{,}11$. Portanto, a herdabilidade em sentido amplo, definida como V_g/V_T, é $2{,}11/5{,}44 = 0{,}37$.

2. O valor médio de uma característica é de 100 unidades, e a herdabilidade em sentido restrito é 0,3. Um macho e uma fêmea que medem 130 e 90 unidades, respectivamente, são cruzados e produzem uma prole numerosa, criada em ambientes escolhidos de maneira aleatória. Qual é o valor esperado da característica nessa prole?

Resposta: O valor médio dos pais (a média dos dois pais) é $(130 + 90)/2 = 110$. Esse valor desvia-se da média da população (100) em 10 unidades. Se a herdabilidade em sentido restrito para a característica for de 0,3, 30% desse desvio deve ser hereditário. Consequentemente, o valor previsto da característica para a prole desses dois pais é de $100 + (0{,}3 \times 10) = 103$.

3. Em um estudo de gêmeos MZ e DZ, criados juntos ou separados, um grupo de pesquisadores suecos obteve os seguintes coeficientes de correlação dos resultados do teste de QI: MZJ, 0,80; MZS, 0,78; DZJ, 0,22; DZS, 0,32. O que essas correlações sugerem acerca do grau de atribuição da variação do QI à variação genética? Os resultados são internamente coerentes?

Resposta: A correlação em gêmeos MZ criados separados, 0,78, significa que 78% da variabilidade do QI na população se deve à variação genética, ou seja, a herdabilidade em sentido amplo é de 0,78. A correlação ligeiramente maior em gêmeos MZ criados juntos reforça essa conclusão e sugere que o efeito do ambiente comum sobre a correlação do QI é desprezível. Assim, influências ambientais comuns parecem ser responsáveis por uma porcentagem muito pequena da variação geral do QI na população. As correlações dos gêmeos DZ geralmente estão de acordo com essa visão, mas há uma incoerência: a correlação em gêmeos DZ criados juntos é menor que em gêmeos DZ criados separados. O esperado seria de que a correlação em gêmeos DZ criados juntos fosse igual ou maior que em gêmeos DZ criados separados. Essa incoerência provavelmente é causada por erro de amostragem. Se aceitarmos a correlação em gêmeos DZ criados separados sem maior análise, sua multiplicação por 2 deve oferecer a estimativa máxima da herdabilidade em sentido restrito; $2 \times 0{,}32 = 0{,}64$. O fato de que essa estimativa é menor que a herdabilidade em sentido amplo estimada a partir da correlação entre gêmeos MZ criados separados (0,78) sugere (embora não fortemente, considerando-se todas as incertezas estatísticas associadas a esses dados) que parte da variação genética do QI é causada por fatores genéticos não aditivos, como dominância e epistasia.

Avaliação adicional

Entenda melhor e desenvolva a capacidade analítica

19.1 Se a cardiopatia é considerada uma característica limiar, que fatores genéticos e ambientais poderiam contribuir para a suscetibilidade de uma pessoa a essa doença?

19.2 Uma variedade de trigo com grãos vermelhos (genótipo *A′A′ B′B′*) foi cruzada com uma variedade com grãos brancos (genótipo *AA BB*). A F_1 foi intercruzada para produzir uma F_2. Se cada alelo marcado aumenta a quantidade de pigmento no grão no mesmo grau, que fenótipos serão esperados na F_2? Supondo-se que haja distribuição independente dos *loci A* e *B*, quais serão as frequências fenotípicas?

19.3 No alcoolismo, a taxa de concordância em gêmeos monozigóticos é de 55% e em gêmeos é de 28%. Esses dados sugerem que o alcoolismo tem base genética?

19.4 A altura da espiga de trigo madura é determinada por vários genes. Em uma variedade, a espiga está apenas 23 cm acima do solo; em outra, está 84 cm acima do solo. Plantas da variedade de 23 cm foram cruzadas com plantas da variedade de 84 cm. Na F_1, a espiga estava 53 cm acima do solo. Após autofertilização, as plantas da F_1 produziram uma população de F_2 na qual as plantas de 23 cm e 84 cm apareceram com frequência de 1/256. (a) Quantos genes determinam a altura da espiga nessas linhagens de trigo? (b) Qual é o grau de contribuição de cada alelo desses genes para a altura da espiga? (c) Se uma planta de 53 cm fosse cruzada com uma planta de 23 cm, qual seria a frequência esperada de trigo de 46 cm na prole?

19.5 Suponha que o tamanho do coelho fosse determinado por genes com efeitos iguais e aditivos. De um total de 2.012 animais da F_2 de cruzamentos entre variedades grandes e pequenas geneticamente puras, oito coelhos eram pequenos e oito, grandes. Quantos genes determinantes de tamanho eram segregados nesses cruzamentos?

19.6 Uma amostra de 20 plantas de uma população foi medida em centímetros da seguinte forma: 46, 53, 51, 58, 51, 53, 51, 56, 48, 51, 43, 53, 51, 56, 51, 53, 51, 56, 48 e 58. Calcule (a) a média, (b) a variância e (c) o desvio padrão.

19.7 Os geneticistas quantitativos usam a variância como medida de dispersão em uma amostra de dados; eles calculam esse dado estatístico por cálculo da média do quadrado dos desvios entre cada medida e a média da amostra. Por que eles não medem simplesmente a dispersão pelo cálculo da média dos desvios sem elevá-los ao quadrado?

19.8 Duas linhagens endogâmicas de milho foram cruzadas para produzir uma F_1, que foi intercruzada para produzir uma F_2. Dados sobre o comprimento da espiga de uma amostra de indivíduos da F_1 e da F_2 mostraram variâncias fenotípicas de 15,2 cm^2 e 27,6 cm^2, respectivamente. Por que essa variância fenotípica era maior na F_2 que na F_1?

19.9 Um estudo de variação quantitativa do número de cerdas abdominais em fêmea de *Drosophila* mostrou estimativas de $V_T = 6{,}08$, $V_g = 3{,}17$ e $V_e = 2{,}91$. Qual era a herdabilidade em sentido amplo?

19.10 Um pesquisador vem estudando o número de grãos em espigas de milho. Em uma linhagem altamente endogâmica, a variância do número de grãos de milho é 426. Nessa linhagem, qual é a herdabilidade em sentido amplo para número de grãos?

19.11 Medidas do comprimento da espiga foram obtidas de três populações de milho – duas variedades endogâmicas e uma população polinizada aleatoriamente derivada de um cruzamento entre as duas linhagens endogâmicas. As variâncias fenotípicas foram de 9,2 cm^2 e 9,6 cm^2 nas duas variedades endogâmicas e 26,4 cm^2 na população de polinização aleatória. Estime a herdabilidade em sentido amplo do comprimento da espiga nessas populações.

19.12 A Figura 19.4 resume dados sobre o tempo de maturação em populações de trigo. Esses dados oferecem alguma informação sobre a influência da dominância sobre essa característica? Explique.

19.13 Uma pessoa afirma que a herdabilidade em sentido restrito para a massa corporal em seres humanos é de 0,7, enquanto a herdabilidade em sentido amplo é de apenas 0,3. Por que essa afirmação deve estar equivocada?

19.14 O valor médio de uma característica é de 100 unidades, e a herdabilidade em sentido restrito é de 0,4. Um macho e uma fêmea que medem 124 e 126 unidades, respectivamente, são cruzados e produzem uma prole numerosa, criada em ambiente médio. Qual é o valor esperado da característica nessa prole?

19.15 A herdabilidade em sentido restrito para o número de cerdas abdominais em uma população de *Drosophila* é de 0,3. O número médio de cerdas é 12. Um macho com 10 cerdas é cruzado com uma fêmea de 20 cerdas, e um grande número dos filhos é classificado quanto ao número de cerdas. Qual é o número médio esperado de cerdas nessa prole?

19.16 Um melhorista está tentando reduzir o tempo de maturação em uma população de girassóis. Nessa população, o tempo médio até a floração é 100 dias. Plantas com um tempo médio até a floração de apenas 90 dias foram usadas para produzir a próxima geração. Se a herdabilidade em sentido restrito para tempo de floração for de 0,2, qual será o tempo médio até a floração na próxima geração?

19.17 Um melhorista de peixes quer aumentar a velocidade de crescimento de um estoque por seleção de comprimento aumentado 6 semanas após a eclosão. O comprimento médio de alevinos com 6 semanas atual é de 10 cm. Um peixe adulto que, com 6 semanas de idade, tinha um comprimento médio de 15 cm foi usado para produzir uma nova geração de alevinos. Entre eles, o comprimento médio era de 12,5 cm. Estime a herdabilidade em sentido restrito do comprimento de alevino com 6 semanas de idade e oriente o melhorista em relação à viabilidade do plano para aumentar a velocidade de crescimento.

19.18 O QI de Leo é 86 e o de Julie, 110. O QI médio da população é 100. Suponha que herdabilidade em sentido restrito para o QI seja 0,4. Qual é o QI esperado do primeiro filho de Leo e Julie?

19.19 Um método para estimar o valor máximo da herdabilidade em sentido restrito é calcular a correlação entre meios-irmãos criados separados e dividir esse número pela fração de genes comuns em meios-irmãos recebidos dos pais. Um estudo de meios-irmãos humanos constatou que o coeficiente de correlação para altura era de 0,14. A partir desse resultado, qual é o valor máximo da herdabilidade em sentido restrito para altura nessa população?

19.20 Um diferencial de seleção de 40 μg por geração foi usado em um experimento para seleção de peso aumentado da pupa em *Tribolium*. A herdabilidade em sentido restrito para o peso da pupa foi estimada em 0,3. Se o peso médio da pupa inicial era de 2.000 μg e houve seleção por 10 gerações, qual é o peso médio esperado da pupa?

19.21 De acordo com as correlações observadas para as características de personalidade mostrados na Tabela 19.5, o que se pode dizer sobre o valor da ambientalidade (C^2 na Tabela 19.3)?

19.22 Correlações entre parentes oferecem estimativas das herdabilidades em sentido amplo e restrito com base na suposição de que fatores genéticos e ambientais que influenciam características quantitativas são independentes e não interagem de maneira peculiar. No Capítulo 18, consideramos as modificações epigenéticas da cromatina que regula genes e observamos a possibilidade de que algumas dessas modificações pudessem ser induzidas por fatores ambientais. Como as influências epigenéticas sobre características complexas poderiam ser incorporadas à teoria básica da genética quantitativa?

Genômica na Web em http://www.ncbi.nlm.nih.gov

Atualmente muitas pessoas vivem até a sétima e a oitava décadas de vida e, por isso, a doença de Alzheimer tornou-se mais frequente. Geneticistas encontraram variantes em diversos *loci* que parecem predispor as pessoas ao desenvolvimento desse distúrbio. Esses *loci* incluem *APOE, APP, PSEN1* e *PSEN2*. Use a função de busca na página *Homo sapiens* na internet para localizar esses *loci* no genoma humano. Em que cromossomos estão localizados? Clique em cada *locus* para ler um resumo sobre o gene. Qual é hipótese sobre a ação dos produtos gênicos na etiologia da doença de Alzheimer?

20 Genética de Populações

PANORAMA

- Teoria das frequências alélicas
- Seleção natural
- Deriva genética aleatória
- Populações em equilíbrio genético

Uma colônia distante

Em setembro de 1787, o Tenente William Bligh e uma tripulação de 45 homens partiram da Inglaterra a bordo do navio HMS *Bounty*. O destino era a ilha do Taiti, no Pacífico, onde eles deveriam colher amostras de fruta-pão que seriam levadas para a ilha caribenha da Jamaica. Uma tempestade violenta bloqueou a passagem ao redor do Cabo Horn, e eles navegaram até o Taiti cruzando o sul do Atlântico, contornando o Cabo da Boa Esperança e, depois, atravessando o sul do Oceano Índico e o oeste do Pacífico. A viagem foi longa e difícil. Quando finalmente chegaram ao Taiti, eles relaxaram e aproveitaram a hospitalidade do povo local. Depois de colherem as amostras de fruta-pão, Bligh e a tripulação partiram do Taiti em 6 de abril de 1789, com destino ao Caribe. Mal tinham se passado 3 semanas, houve um motim da tripulação. Liderados por Fletcher Christian, amigo de Bligh e subordinado imediato, os amotinados puseram Bligh e seus aliados em um bote à deriva nas águas desertas do sul do Pacífico. Por fim, Bligh e seus homens chegaram à civilização. A princípio, os amotinados retornaram ao Taiti, onde alguns decidiram ficar, mas nove, entre eles Fletcher Christian, resolveram procurar outro lugar para viver. Com um grupo de polinésios – seis homens, doze mulheres e um bebê – eles partiram no *Bounty* e, em 15 de janeiro de 1790, chegaram a Pitcairn, uma pequena ilha desabitada a 1.350 milhas do Taiti. A Ilha Pitcairn fora descoberta décadas antes, mas os cartógrafos a haviam assinalado no lugar errado no mapa e, por isso, era um refúgio oportuno para os amotinados. Em 23 de janeiro de 1790, Fletcher Christian e seus seguidores incendiaram o *Bounty* e iniciaram a construção de seus novos lares.

A vida na Ilha Pitcairn não era fácil. Os homens lutavam por terra e mulheres, e alguns foram mortos por mulheres. Em 1808, a ilha foi visitada por um navio baleeiro americano, que constatou que apenas um dos amotinados originais ainda estava vivo. Em seguida, navios britânicos aportaram na ilha e, em 1838, a Ilha Pitcairn foi formalmente incorporada ao Império Britânico. Em 1855, a colônia já contava quase 200 habitantes, muito mais do que poderia comportar, e em 1856 todas as pessoas foram transferidas para a Ilha Norfolk, uma ex-colônia penal britânica distante 3.500 milhas. Dois anos depois, 17 dos antigos habitantes voltaram à Ilha Pitcairn e restabeleceram a colônia, que sobreviveu por mais de 150 anos e hoje é o lar de cerca de 50 pessoas, todas descendentes dos primeiros colonizadores.

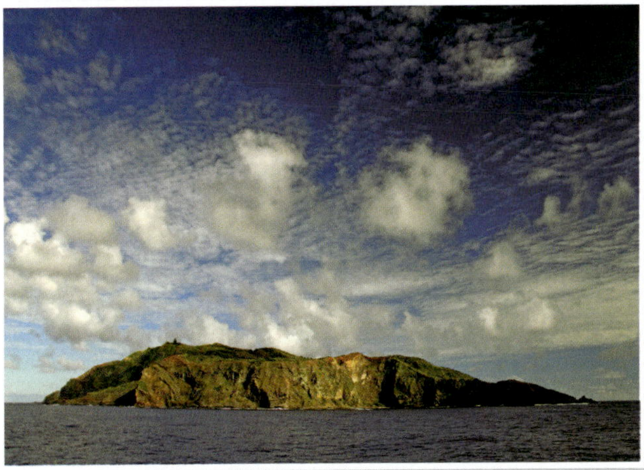

Danita Delimont/Alamy.

Ilha Pitcairn no sul do Pacífico.

Teoria das frequências alélicas

Quando os membros de uma população se reproduzem aleatoriamente, é fácil prever as frequências dos genótipos a partir das frequências de seus alelos constituintes.

A população da Ilha Pitcairn é resultado da reunião de dois grupos diferentes de pessoas, britânicos e polinésios. A prole dos primeiros colonizadores recebeu genes desses dois grupos e, ao se reproduzirem, alguns desses genes foram transmitidos a seus filhos e, por fim, aos membros atuais da população. Quais genes fundadores foram transmitidos ao longo do tempo? De que modo fatores como saúde, vigor e capacidade reprodutiva das pessoas, e as maneiras como elas escolhem os parceiros, influenciam as vias de descendência genética? Houve mutação de algum gene durante a transmissão ao longo do tempo? De que modo a imigração e a emigração da ilha afetam sua composição genética? A diversidade genética na ilha aumentou, diminuiu ou se manteve igual? Qual é o significado do tamanho da população? A composição genética da população modificou-se com o tempo – ou seja, evoluiu?

Essas e outras questões sobre a constituição genética e a história da população da Ilha Pitcairn estão dentro da esfera de ação da *genética de populações*, especialidade que estuda genes em grupos de indivíduos. A genética de populações examina a variação alélica entre os indivíduos, a transmissão de variantes alélicas de pais para filhos geração após geração e as alterações temporais ocorridas na constituição genética de uma população em razão das forças evolutivas sistemáticas e aleatórias.

A teoria da genética populacional é uma teoria de frequências alélicas. Cada gene do genoma existe em diferentes estados alélicos e, se nos concentrarmos em determinado gene, um indivíduo diploide é homozigoto ou heterozigoto. Em uma população, é possível calcular as frequências dos diferentes tipos de homozigotos e heterozigotos de um gene, e a partir dessas frequências podemos estimar a frequência de cada alelo do gene. Esses cálculos são a base da teoria da genética de populações.

ESTIMATIVA DAS FREQUÊNCIAS ALÉLICAS

Como geralmente uma população é grande demais para ser estudada, recorremos à análise de uma amostra de indivíduos representativa dela. A **Tabela 20.1** apresenta dados de uma amostra de pessoas submetidas a teste para identificação do tipo sanguíneo MN. Esses tipos sanguíneos são determinados por dois alelos de um gene no cromossomo 4: L^M, que produz o tipo sanguíneo M, e L^N, que produz o tipo sanguíneo N (ver Capítulo 4). As pessoas heterozigotas L^ML^N têm sangue do tipo MN.

Tabela 20.1

Frequência dos tipos sanguíneos MN em uma amostra de 6.129 indivíduos.

Tipo sanguíneo	Genótipo	Número de indivíduos
M	L^ML^M	1.787
MN	L^ML^N	3.039
N	L^NL^N	1.303

Para estimar as frequências dos alelos L^M e L^N, apenas calculamos a incidência de cada alelo entre todos os alelos da amostra:

1. Como cada indivíduo da amostra tem dois alelos do *locus* do tipo sanguíneo, o número total de alelos na amostra é o dobro do tamanho da amostra: 2 × 6.129 = 12.258.
2. A frequência do alelo L^M é o dobro do número de homozigotos L^ML^M mais o número de heterozigotos L^ML^N, tudo isso dividido pelo número total de alelos da amostra: [(2 × 1.787) + 3.039]/12.258 = 0,5395.
3. A frequência do alelo L^N é o dobro do número de homozigotos L^NL^N mais o número de heterozigotos L^ML^N, tudo isso dividido pelo número total de alelos da amostra [(2 × 1.303) + 3.039]/12.258 = 0,4605.

Desse modo, se p representa a frequência do alelo L^M e q representa a frequência do alelo L^N, estimamos que na população da qual a amostra foi retirada, $p = 0{,}5395$ e $q = 0{,}4605$. Além disso, como L^M e L^N representam 100% dos alelos desse gene específico, $p + q = 1$.

RELAÇÃO ENTRE FREQUÊNCIAS GENOTÍPICAS E FREQUÊNCIAS ALÉLICAS | O PRINCÍPIO DE HARDY-WEINBERG

As frequências alélicas estimadas têm alguma importância preditiva? Podemos usá-las para prever as frequências genotípicas? Na primeira década do século 20, essas dúvidas foram levantadas separadamente por G. H. Hardy, matemático britânico, e Wilhelm Weinberg, médico alemão. Em 1908, Hardy e Weinberg publicaram artigos independentes que descreviam a relação matemática entre as frequências alélicas e as frequências genotípicas. Essa relação, agora denominada **princípio de Hardy-Weinberg**, permite-nos prever as frequências genotípicas de uma população a partir de suas frequências alélicas.

Suponhamos que determinado gene segregue dois alelos em uma população, A e a, e que a frequência de A seja p e a frequência de a seja q. Se considerarmos que há cruzamento aleatório dos membros da população, os genótipos diploides da próxima geração serão formados pela união aleatória de ovócitos e espermatozoides,

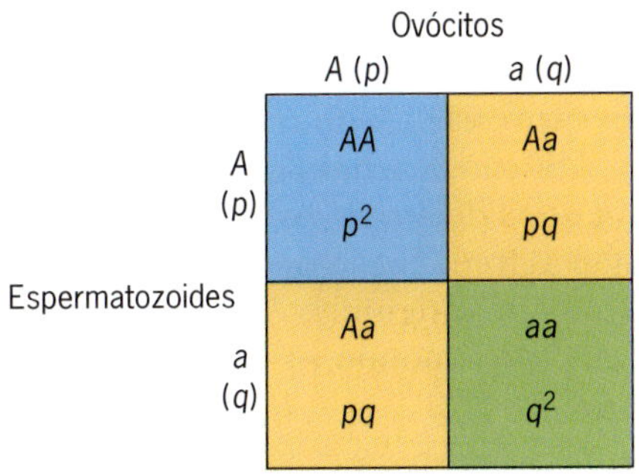

FIGURA 20.1 Quadrado de Punnett mostrando o princípio de Hardy-Weinberg.

ambos haploides (**Figura 20.1**). A probabilidade de que um ovócito (ou espermatozoide) contenha A é p, e a probabilidade de que contenha a é q. Portanto, a probabilidade de produzir um homozigoto AA na população é simplesmente $p \times p = p^2$, e a probabilidade de produzir um homozigoto aa é $q \times q = q^2$. Para os heterozigotos Aa, há duas possibilidades: um espermatozoide A pode se unir a um ovócito a, ou um espermatozoide a pode se unir a um ovócito A. Cada um desses eventos ocorre com probabilidade $p \times q$, e como os dois são igualmente prováveis, a probabilidade total de formação de um zigoto Aa é $2pq$. Assim, com base na premissa de reprodução aleatória, as frequências previstas dos três genótipos na população são:

Genótipo	Frequência
AA	p^2
Aa	$2pq$
aa	q^2

Essas frequências previstas podem ser obtidas pelo desenvolvimento da expressão binomial $(p + q)^2 = p^2 + 2pq + q^2$. Os geneticistas de populações referem-se a elas como frequências genotípicas de Hardy-Weinberg.

A principal premissa do princípio de Hardy-Weinberg é que a reprodução dos membros da população seja aleatória em relação ao gene em estudo. Isso significa que os adultos da população formam essencialmente um *pool* de gametas que, por ocasião da fertilização, combinam-se aleatoriamente para produzir os zigotos da próxima geração. Se esses zigotos tiverem chances iguais de sobreviver até o estágio adulto, as frequências genotípicas criadas por ocasião da fertilização serão preservadas, e quando a próxima geração se reproduzir, essas frequências aparecerão de novo na prole. Assim, com o cruzamento aleatório e sem diferenças de sobrevida ou reprodução entre os membros da população, as frequências genotípicas de Hardy-Weinberg – e, é claro, as frequências alélicas subjacentes – persistem geração após geração. Essa condição é denominada *equilíbrio de Hardy-Weinberg*. Adiante neste capítulo analisaremos as forças que perturbam esse equilíbrio por alteração das frequências alélicas; essas forças – mutação, migração, seleção natural e deriva genética aleatória – têm papéis estratégicos no processo evolutivo.

APLICAÇÕES DO PRINCÍPIO DE HARDY-WEINBERG

A base intelectual do princípio de Hardy-Weinberg é discutida em Marcos da genética, no material suplementar disponível *on-line*. Retornemos, aqui, ao exemplo do tipo sanguíneo MN e vejamos como o princípio de Hardy-Weinberg se aplica a uma população real. A partir dos dados da amostra apresentada na Tabela 20.1, a frequência estimada do alelo L^M foi de p = 0,5395, e a frequência estimada do alelo L^N foi de q = 0,4605. Com o princípio de Hardy-Weinberg, agora podemos usar essas frequências para prever as frequências genotípicas do gene do tipo sanguíneo MN:

Genótipo	Frequência de Hardy-Weinberg
L^ML^M	$p^2 = (0{,}5395)^2 = 0{,}2911$
L^ML^N	$2pq = 2(0{,}5395)(0{,}4605) = 0{,}4968$
L^NL^N	$q^2 = (0{,}4605)^2 = 0{,}2121$

Essas previsões condizem com os dados originais a partir dos quais as duas frequências alélicas foram estimadas? Para responder a essa pergunta, é preciso comparar os números de genótipos observados com os números previstos pelo princípio de Hardy-Weinberg. Calculamos esses números previstos multiplicando as frequências de Hardy-Weinberg pelo tamanho da amostra retirada da população. Assim,

Genótipo	Número previsto
L^ML^M	0,2911 × 6.129 = 1.784,2
L^ML^N	0,4968 × 6.129 = 3.044,8
L^NL^N	0,2121 × 6.129 = 1.300,0

Os resultados são extraordinariamente semelhantes aos dados da amostra original apresentados na Tabela 20.1. Podemos conferir o consenso entre os números observados e previstos pelo cálculo da estatística do qui-quadrado (Capítulo 3):

$$\chi^2 = \frac{(1.787-1.784{,}2)^2}{1.784{,}2} + \frac{(3.039-3.044{,}8)^2}{3.044{,}8} + \frac{(1.303-1.300{,}0)^2}{1.300{,}0} = 0{,}0223$$

A estatística do qui-quadrado tem 3 – 2 = 1 grau de liberdade porque (1) a soma dos três números previstos é fixada pelo tamanho da amostra e (2) a frequência alélica p foi estimada diretamente a partir de dados da amostra. (A frequência q pode ser estimada indiretamente como 1 – p e, portanto, não causa redução adicional dos graus de liberdade.) O valor crítico do qui-quadrado com um grau de liberdade é 3,841 (ver Tabela 3.2), que é muito maior que o valor observado. Consequentemente, concluímos que as frequências genotípicas previstas estão de acordo com as frequências observadas na amostra e, além disso, deduzimos que na população da qual a amostra foi obtida, os genótipos MN estão em proporções de

Hardy-Weinberg – um achado que não causa grande surpresa considerando-se que o casamento geralmente não é fundamentado no tipo sanguíneo.

A análise precedente indica como podemos usar o princípio de Hardy-Weinberg para prever as frequências genotípicas a partir das frequências alélicas. Podemos inverter o princípio de Hardy-Weinberg e usá-lo para prever frequências alélicas a partir de frequências genotípicas? Por exemplo, nos EUA, a incidência do distúrbio metabólico recessivo fenilcetonúria (PKU) é de aproximadamente 0,0001. Essa estatística permite-nos calcular a frequência do alelo mutante causador de PKU?

Não podemos proceder como antes, contando os diferentes tipos de alelos, mutantes e normais, presentes na população porque os fenótipos de heterozigotos e de homozigotos normais são indistinguíveis. Em vez disso, precisamos aplicar o princípio de Hardy-Weinberg de modo inverso para estimarmos a frequência de alelos mutantes. A incidência de PKU, 0,0001, representa a frequência de homozigotos mutantes na população. Sob a suposição de casamentos aleatórios, a frequência desses indivíduos deve ser igual ao quadrado da frequência de alelos mutantes. Designando essa frequência alélica por q, temos

$$q^2 = 0{,}0001$$
$$q = \sqrt{0{,}0001} = 0{,}01$$

Assim, estima-se que 1% dos alelos na população seja mutante. Usando o princípio de Hardy-Weinberg da maneira habitual, é possível prever a frequência de pessoas na população portadoras heterozigotas do alelo mutante:

$$\text{Frequência de portador} = 2pq = 2(0{,}99)(0{,}01) = 0{,}0198$$

Assim, a previsão é de que aproximadamente 2% da população sejam portadores.

O princípio de Hardy-Weinberg também se aplica a genes ligados ao X e a genes com múltiplos alelos. No caso de um gene ligado ao X, como o que controla a visão colorida em seres humanos, as frequências alélicas são estimadas a partir das frequências dos genótipos em homens, e as frequências dos genótipos nas mulheres são calculadas pela aplicação do princípio de Hardy-Weinberg a essas frequências alélicas estimadas. (Supomos, é claro, que as frequências alélicas sejam iguais nos dois sexos.) Nas populações do norte da Europa, por exemplo, cerca de 88% dos homens têm visão normal das cores e cerca de 12% têm discromatopsia. Assim, nessas populações, a frequência do alelo para visão normal das cores (C) é $p = 0{,}88$ e a frequência do alelo para discromatopsia (c) é $q = 0{,}12$. De acordo com as premissas da reprodução aleatória e de frequências alélicas iguais nos dois sexos, temos:

Sexo	Genótipo	Frequência	Fenótipo
Masculino	C	$p = 0{,}88$	Visão normal
	c	$q = 0{,}12$	Discromatopsia
Feminino	CC	$p^2 = 0{,}77$	Visão normal
	Cc	$2pq = 0{,}21$	Visão normal
	cc	$q^2 = 0{,}02$	Discromatopsia

No caso de genes com alelos múltiplos, as proporções de genótipos de Hardy-Weinberg são obtidas pela expansão de uma expressão polinomial. Por exemplo, os tipos sanguíneos AB0 são determinados por três alelos I^A, I^B e i. Se as frequências desses alelos forem p, q e r, respectivamente, então as frequências dos seis genótipos diferentes no sistema de tipo sanguíneo AB0 são calculadas por desenvolvimento do trinômio $(p + q + r)^2 = p^2 + q^2 + r^2 + 2pq + 2qr + 2pr$:

Tipo sanguíneo	Genótipo	Frequência
A	I^AI^A	p^2
	I^Ai	$2pr$
B	I^BI^B	q^2
	I^Bi	$2qr$
AB	I^AI^B	$2pq$
0	ii	r^2

EXCEÇÕES AO PRINCÍPIO DE HARDY-WEINBERG

Existem muitos motivos pelos quais o princípio de Hardy-Weinberg poderia não se aplicar a determinada população. O cruzamento pode não ser aleatório, os membros da população com diferentes alelos podem não ter chances iguais de sobreviver e se reproduzir, a população pode ser subdividida em unidades parcialmente isoladas ou pode ser um amálgama de diferentes populações que se encontraram recentemente por migração. Analisemos brevemente todas essas exceções ao princípio de Hardy-Weinberg.

1. *Cruzamento não aleatório.* O cruzamento aleatório é a premissa básica do princípio de Hardy-Weinberg. Caso contrário, perde-se a relação simples entre frequências alélicas e frequências genotípicas. Por exemplo, indivíduos podem acasalar-se porque têm uma relação genética. Esse tipo de cruzamento não aleatório – denominado *cruzamento consanguíneo* (Capítulo 4) – reduz a frequência de heterozigotos e aumenta a frequência de homozigotos em comparação com as frequências de genótipo de Hardy-Weinberg. Podemos quantificar esse efeito usando o coeficiente de endogamia, F (Capítulo 4). Suponhamos que um gene tenha dois alelos, A e a, com respectivas frequências p e q, e que a população na qual há segregação do gene tenha alcançado um nível de endogamia medido por F. (Lembre-se do que dizia o Capítulo 4, que o intervalo de F é entre 0 e 1, em que 0 corresponde à ausência de endogamia e 1 corresponde à endogamia completa.) As frequências genotípicas nessa população são calculadas pelas seguintes fórmulas:

Genótipo	Frequência com cruzamento consanguíneo
AA	$p^2 + pqF$
Aa	$2pq - 2pqF$
aa	$q^2 + pqF$

A partir dessas fórmulas, está claro que as frequências dos dois homozigotos aumentaram em comparação com as frequências de Hardy-Weinberg e que a frequência dos heterozigotos diminuiu em comparação com a frequência de Hardy-Weinberg. Observe que, para cada homozigoto, o aumento da frequência corresponde exatamente à metade da diminuição da frequência dos heterozigotos. Além disso, cada alteração da frequência genotípica é diretamente proporcional ao coeficiente de endogamia. Em uma população totalmente endogâmica, $F = 1$, e as frequências genotípicas tornam-se:

Genótipo	Frequência com $F = 1$
AA	p
Aa	0
aa	q

Para verificar como as frequências genotípicas variam com diferentes valores de F, solucione a questão em Resolva | Os efeitos da endogamia sobre as frequências de Hardy-Weinberg.

2. *Sobrevida desigual.* Se zigotos produzidos por cruzamento aleatório tiverem diferentes taxas de sobrevida, não esperaremos que as frequências genotípicas dos indivíduos formados a partir desses zigotos respeitem as previsões de Hardy-Weinberg. Por exemplo, considere uma população de *Drosophila* com cruzamento aleatório que segrega dois alelos, A_1 e A_2, de um gene autossômico. Uma amostra de 200 adultos dessa população produziu os seguintes dados:

Genótipo	Número observado	Número esperado
A_1A_1	26	46,1
A_1A_2	140	99,8
A_2A_2	34	54,1

Resolva!

Os efeitos da endogamia sobre as frequências de Hardy-Weinberg

Um gene autossômico segrega dois alelos, R e r, com respectivas frequências de 0,3 e 0,7. Se o cruzamento for aleatório, quais serão as frequências dos genótipos esperadas? Agora, suponha que haja cruzamento de todos os indivíduos da população com um irmão. Quais serão as frequências genotípicas da prole? Em vez disso, suponha que haja cruzamento de todos os indivíduos com um primo em primeiro grau? Quais serão as frequências genotípicas da prole? Por fim, suponha que depois de muitas gerações de cruzamento aleatório, todos os indivíduos da população se reproduzam por autofertilização. Quais serão as frequências genotípicas da prole desse tipo de endocruzamento?

▶ *Leia a resposta do problema no material disponível* on-line.

Os números esperados foram obtidos por estimativa das frequências dos dois alelos entre as moscas na amostra; a frequência do alelo A_1 é $(2 \times 26 + 140)/(2 \times 200) = 0{,}48$, e a frequência do alelo A_2 é $1 - 0{,}48 = 0{,}52$. Então, aplicaram-se as fórmulas de Hardy-Weinberg a essas frequências estimadas. É claro que os números esperados não estão de acordo com os números observados, que mostram excesso de heterozigotos e quantidade insuficiente dos dois tipos de homozigotos. A discrepância é tão óbvia que é desnecessário calcular o qui-quadrado para testar a medida do ajustamento entre os números observados e esperados. A explicação para a discrepância provavelmente está na diferença de sobrevida dos três genótipos durante o desenvolvimento do zigoto até o estágio adulto. A sobrevivência dos heterozigotos A_1A_2 é maior que a de ambos os homozigotos. Portanto, taxas de sobrevida desiguais podem produzir desvios das frequências genotípicas em relação às previsões de Hardy-Weinberg.

3. *Subdivisão da população.* Quando uma população constitui uma unidade de intercruzamento, diz-se que é **pan-mítica**. O nome **pan-mixia** significa que qualquer membro da população é capaz de cruzar com qualquer outro membro – ou seja, não há barreiras geográficas ou ecológicas ao cruzamento na população. Na natureza, porém, é frequente a subdivisão das populações. Podemos pensar em peixes que vivem em um grupo de lagos conectados intermitentemente por correntes ou em aves que vivem em um grupo de ilhas em um arquipélago. Essas populações estão organizadas por aspectos geográficos e ecológicos que poderiam estar relacionados com diferenças genéticas. Por exemplo, os peixes de um lago poderiam ter uma alta frequência do alelo A, enquanto os do outro lago poderiam ter uma baixa frequência desse alelo. Embora as frequências genotípicas possam respeitar as previsões de Hardy-Weinberg em cada lago, isso não acontece quando se abrange toda a população de peixes. A subdivisão geográfica torna a população geneticamente heterogênea, e essa heterogeneidade viola uma premissa tácita do princípio de Hardy-Weinberg: a uniformidade das frequências alélicas em toda a população.

4. *Migração.* Quando indivíduos se deslocam de um território para outro, levam consigo seus genes. A introdução de genes por migrantes recentes pode alterar as frequências alélicas e genotípicas de uma população e perturbar o estado de equilíbrio de Hardy-Weinberg. Tomemos como exemplo a situação mostrada na **Figura 20.2**. Duas populações de tamanhos iguais são separadas por uma barreira geográfica. Na população I tanto a frequência de A quanto a de a são 0,5, enquanto na população II a frequência de A é 0,8 e a de a é 0,2. Com o cruzamento aleatório em cada população, o princípio de Hardy-Weinberg prevê que as duas populações terão diferentes frequências genotípicas (Figura 20.2).

Suponhamos que a barreira geográfica entre as populações seja retirada e que haja completa unificação das duas. Na população unificada, as frequências

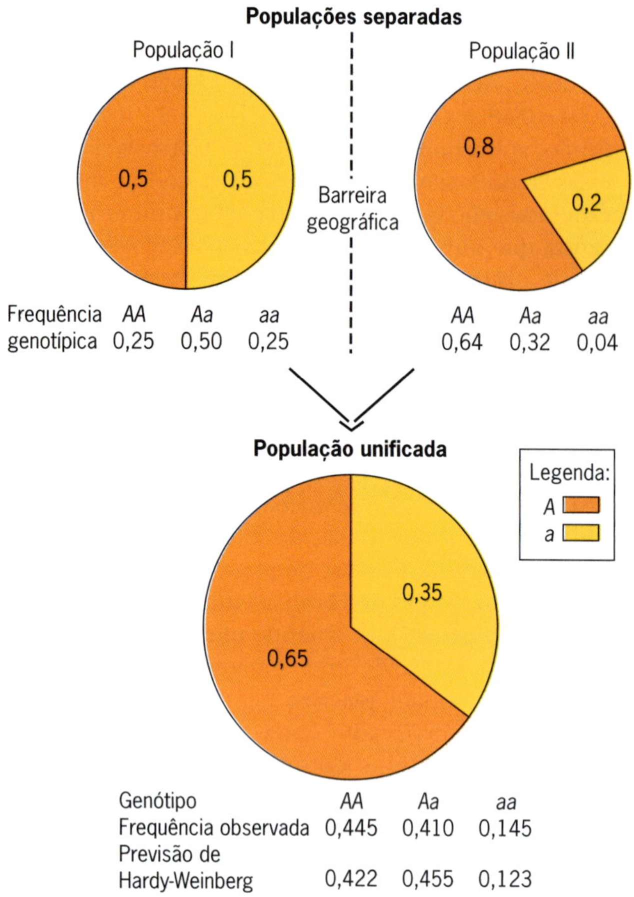

FIGURA 20.2 Efeitos da unificação da população sobre as frequências alélicas e genotípicas.

alélicas serão as médias simples das frequências das populações separadas; a frequência de *A* será (0,5 + 0,8)/2 = 0,65, e a frequência de *a* será (0,5 + 0,2)/2 = 0,35. Além disso, as frequências genotípicas na população unificada serão as médias simples das frequências genotípicas nas populações separadas: a frequência de *AA* será (0,25 + 0,64)/2 = 0,445, a de *Aa* será (0,50 + 0,32)/2 = 0,410 e a de *aa* será (0,25 + 0,04)/2 = 0,145. Observe, porém, que essas frequências genotípicas observadas não são iguais às frequências previstas pelo princípio de Hardy-Weinberg: $(0{,}65)^2 = 0{,}422$ para *AA*, 2(0,65)(0,35) = 0,455 para *Aa* e $(0{,}35)^2 = 0{,}123$ para *aa*. A razão dessa discrepância é que as frequências genotípicas observadas não foram criadas por cruzamento aleatório da população unificada. Em vez disso, elas foram criadas pela combinação de frequências genotípicas de populações separadas com cruzamento aleatório. Assim, a unificação de duas populações com cruzamento aleatório não produz uma população com frequências genotípicas de Hardy-Weinberg. No entanto, basta que haja cruzamento aleatório da população unificada por apenas uma geração para que sejam estabelecidas frequências genotípicas de Hardy-Weinberg e seja possível prever as frequências genotípicas a partir das frequências alélicas da população unificada. Esse exemplo demonstra que a unificação de populações de cruzamento aleatório causa a perturbação temporária do equilíbrio de Hardy-Weinberg. A migração de indivíduos de uma população para outra também causa perturbação temporária do equilíbrio de Hardy-Weinberg. No entanto, se uma população que recebeu migrantes apresentar cruzamento aleatório por apenas uma geração, o equilíbrio de Hardy-Weinberg será restaurado.

USO DAS FREQUÊNCIAS ALÉLICAS NO ACONSELHAMENTO GENÉTICO

Às vezes, os conselheiros genéticos usam dados de frequência alélica em conjunto com a análise do heredograma para calcular o risco de doença genética em um indivíduo. A **Figura 20.3** mostra um caso simples. O homem e a mulher da geração I tiveram três filhos e o último deles tinha doença de Tay-Sachs, que é causada por mutação autossômica recessiva (*ts*) com frequência aproximada de 0,017 em determinadas populações. Supondo-se que a frequência do alelo mutante seja de 0,017 no grupo étnico de II-1, sua chance de ser portador (*TS ts*) é calculada usando-se o princípio de Hardy-Weinberg: 2(0,017)(0,983) = 0,033, que é de aproximadamente 1/30. A chance de que seu marido (II-2) seja portador é determinada por análise do heredograma. Como II-4 morreu por doença de Tay-Sachs, sabemos que tanto I-1 quanto I-2 eram heterozigotos para o alelo mutante. Qualquer um deles poderia ter transmitido esse alelo para II-2. No entanto, não houve transmissão por ambos, porque II-2 não tem a doença. Assim, a probabilidade de que II-2 seja portador do alelo mutante é 2/3. Para calcularmos o risco de que II-1 e II-2 tenham um filho com doença de Tay-Sachs, combinamos as probabilidades de que cada um deles seja portador (1/30 para II-1 e 2/3 para II-2) com a probabilidade de que, caso sejam portadores, ambos transmitam o alelo para o filho [(1/2) × (1/2) = 1/4]. Assim, o risco de que a criança tenha doença de Tay-Sachs é (1/30) × (2/3) × (1/4) = 1/180 = 0,006, que é 20 vezes maior que o risco de uma criança aleatória em uma população na qual a frequência do alelo mutante é 0,017.

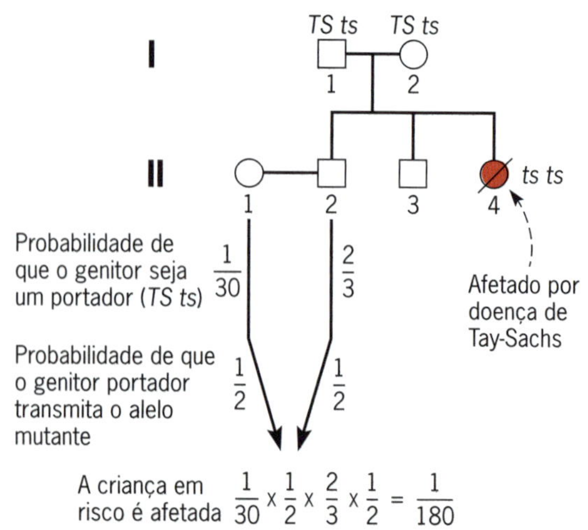

FIGURA 20.3 Análise do heredograma usando dados da população para calcular o risco de doença de Tay-Sachs em uma criança.

PONTOS ESSENCIAIS

- *As frequências alélicas podem ser estimadas por enumeração dos genótipos em uma amostra de uma população*
- *Considerando-se a premissa de cruzamento aleatório, o princípio de Hardy-Weinberg possibilita prever as frequências genotípicas de genes autossômicos e ligados ao X a partir das frequências alélicas*
- *O princípio de Hardy-Weinberg não se aplica a populações em que haja cruzamento consanguíneo, sobrevida desigual dos genótipos, subdivisão geográfica ou migração*
- *O princípio de Hardy-Weinberg é útil no aconselhamento genético.*

Seleção natural

As frequências alélicas são modificadas sistematicamente nas populações em vista de diferenças de sobrevida e reprodução entre os genótipos.

Charles Darwin descreveu a força essencial que impulsiona as mudanças evolutivas nas populações. Ele afirmou que os organismos produzem mais descendentes do que o ambiente pode sustentar e que existe uma luta pela sobrevivência. Diante dessa competição, os organismos que sobrevivem e se reproduzem transmitem para a prole características que favorecem a sobrevida e a reprodução. Depois de muitas gerações dessa competição, as características associadas à forte capacidade de competição tornam-se prevalentes na população, e as características associadas à fraca capacidade competitiva desaparecem. Portanto, a seleção para sobrevida e reprodução em face de competição é o mecanismo que modifica as características físicas e comportamentais de uma espécie. Darwin denominou esse processo de **seleção natural**.

CONCEITO DE APTIDÃO

Para situar o mecanismo da seleção natural em um contexto genético, é preciso reconhecer que a capacidade de sobreviver e de se reproduzir é um fenótipo – provavelmente o fenótipo mais importante de todos – e que é determinado, ao menos em parte, por genes. Os geneticistas denominam essa capacidade de sobrevivência e reprodução de **aptidão**, uma variável quantitativa geralmente simbolizada pela letra w. Cada membro de uma população tem seu próprio valor de aptidão: 0, se morrer ou não se reproduzir; 1, se sobreviver e tiver 1 filho; 2, se sobreviver e tiver 2 filhos, e assim por diante. A média de todos esses valores é a aptidão média da população, geralmente simbolizada por $\overline{w}$.

No caso de uma população cujo tamanho é estável, a aptidão média é 1; cada indivíduo dessa população produz, em média, um filho. É claro que alguns indivíduos têm mais de um filho e outros não têm filhos. Entretanto, quando o tamanho da população não é modificado, o número médio de filhos (ou seja, a aptidão média) é 1. Em uma população em declínio, o número médio de filhos é menor que 1, e em uma população em crescimento é maior que 1 (**Figura 20.4**).

SELEÇÃO NATURAL NO NÍVEL DO GENE

Para verificarmos como as diferenças de aptidão entre os indivíduos causam mudanças nas características de uma população, suponhamos que a aptidão seja determinada por um único gene que segrega dois alelos, A e a, em determinada espécie de inseto. Além disso, suponhamos que o alelo A determine a cor escura dos insetos, que o alelo a determine a cor clara, e que A seja completamente dominante em relação a a. Em um hábitat de floresta, onde o crescimento vegetal é exuberante, a forma escura do inseto sobrevive melhor que a clara. Consequentemente, a aptidão dos genótipos AA e Aa é maior que a

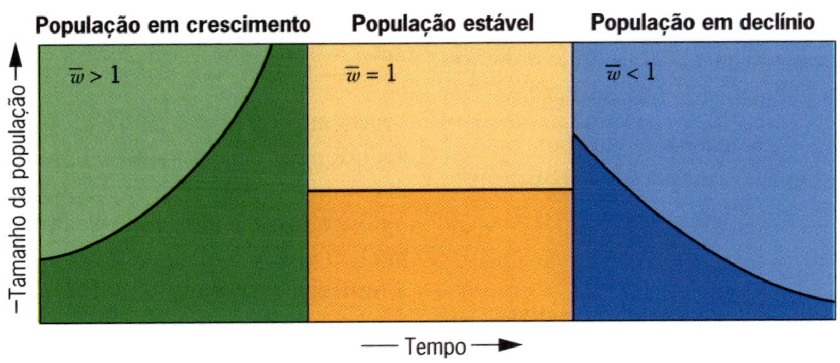

FIGURA 20.4 Significado da aptidão média ($\overline{w}$) para o tamanho da população em função do tempo. O tamanho da população cresce, mantém-se estável ou decresce dependendo do valor da aptidão média.

aptidão do genótipo *aa*. Já nos campos abertos, onde o crescimento vegetal é mais escasso, a forma clara do inseto sobrevive melhor que a forma escura, e as relações de aptidão são invertidas.

Podemos expressar essas relações matematicamente pela aplicação do conceito de **aptidão relativa**. Em cada um desses ambientes, definimos arbitrariamente que a aptidão do genótipo ou genótipos competitivamente superiores é igual a 1 e expressamos a aptidão do genótipo ou genótipos inferiores como um desvio em relação a 1. Esse desvio da aptidão, geralmente simbolizado pela letra *s*, é denominado **coeficiente de seleção**; mede a intensidade da seleção natural que atua nos genótipos da população. Podemos resumir as relações de aptidão entre os três genótipos de insetos em cada um dos hábitats na tabela a seguir:

Genótipo	Fenótipo	Aptidão relativa no hábitat de floresta	Aptidão relativa no hábitat de campo
AA	escuro	1	$1 - s_2$
Aa	escuro	1	$1 - s_2$
aa	claro	$1 - s_1$	1

Essas aptidões relativas não dão nenhuma informação sobre a capacidade reprodutiva absoluta dos diferentes genótipos nos dois hábitats. Entretanto, informam a capacidade de competição de cada genótipo com os outros genótipos em determinado ambiente. Assim, por exemplo, sabemos que *aa* é um competidor mais fraco que *AA* ou *Aa* no hábitat de floresta. O grau de fraqueza depende, é claro, do valor real do coeficiente de seleção, s_1. Se $s_1 = 1$, então *aa* é efetivamente um genótipo letal (sua aptidão relativa é 0), e esperaríamos que a seleção natural reduzisse a frequência do alelo *a* na população. Se s_1 fosse muito menor, digamos apenas 0,01, a seleção natural ainda reduziria a frequência do alelo *a*, mas isso ocorreria muito devagar.

Para verificar o efeito da seleção natural sobre as frequências alélicas, concentremo-nos na população de insetos no hábitat de floresta. Suponhamos que a frequência inicial de *A* seja $p = 0{,}5$, que a frequência de *a* seja $q = 0{,}5$, e que $s_1 = 0{,}1$. Além disso, suponhamos que o cruzamento da população seja aleatório e que os genótipos estejam presentes nas frequências de Hardy-Weinberg por ocasião da fertilização de cada geração. (A diferença de sobrevida entre os genótipos modifica essas frequências à medida que os insetos amadurecem.) De acordo com essas premissas, a composição genética inicial da população é:

Genótipo	Aptidão relativa	Frequência (por ocasião da fertilização)
AA	1	$p^2 = 0{,}25$
Aa	1	$2pq = 0{,}50$
aa	$1 - 0{,}1 = 0{,}9$	$q^2 = 0{,}25$

Ao constituir a próxima geração, cada genótipo fornecerá gametas na proporção de sua frequência e aptidão relativa. Assim, a contribuição relativa dos três genótipos será:

Genótipo	Contribuição relativa para a próxima geração
AA	$(0{,}25) \times 1 = 0{,}25$
Aa	$(0{,}50) \times 1 = 0{,}50$
aa	$(0{,}25) \times (0{,}9) = 0{,}225$

Se dividirmos cada uma dessas contribuições relativas pelo valor de sua soma $(0{,}25 + 0{,}50 + 0{,}225 = 0{,}975)$, obteremos as contribuições proporcionais de cada genótipo para a próxima geração:

Genótipo	Contribuição proporcional para a próxima geração
AA	0,256
Aa	0,513
aa	0,231

A partir desses números podemos calcular a frequência do alelo *a* após uma geração de seleção apenas pela observação de que todos os genes transmitidos pelos homozigotos *aa* são *a* e que metade dos genes transmitidos pelos heterozigotos *Aa* são *a*. Na próxima geração, a frequência de *a*, simbolizada por q', será

$$q' = 0{,}231 + (1/2)(0{,}513) = 0{,}487$$

que é ligeiramente menor que a frequência inicial de 0,5. Assim, no hábitat de floresta, a seleção natural, agindo por meio da aptidão inferior dos homozigotos *aa*, diminuiu a frequência de *a* de 0,5 para 0,487. Em cada geração subsequente, a frequência de *a* diminuirá um pouco mais em vista da seleção contra os homozigotos *aa*, e, por fim, esse alelo será totalmente eliminado da população. A **Figura 20.5 A** mostra como a seleção natural causará a extinção do alelo *a*. Veja o que acontece quando a força de seleção é mais forte em Resolva | Seleção contra um alelo recessivo deletério.

No hábitat de campo, os homozigotos *aa* são seletivamente superiores aos outros dois genótipos. Assim, começando com $q = 0{,}5$, as frequências genotípicas de Hardy-Weinberg e o coeficiente de seleção $s = 0{,}1$, temos:

Genótipo	Aptidão relativa	Frequência
AA	$1 - 0{,}1 = 0{,}9$	0,25
Aa	$1 - 0{,}1 = 0{,}9$	0,50
aa	1	0,25

Após uma geração de seleção no hábitat do campo, a frequência de *a* será $q' = 0{,}513$, um pouco maior que a frequência inicial. A cada geração subsequente, a frequência de *a* aumentará e, por fim, será igual a 1, momento em que podemos dizer que o alelo foi fixado na população. A **Figura 20.5 B** mostra a via guiada pela seleção rumo à fixação de *a*.

Essas duas situações ilustram a seleção a favor de um alelo recessivo ou contra ele. No hábitat de floresta, o alelo recessivo *a* é deletério na condição homozigota e

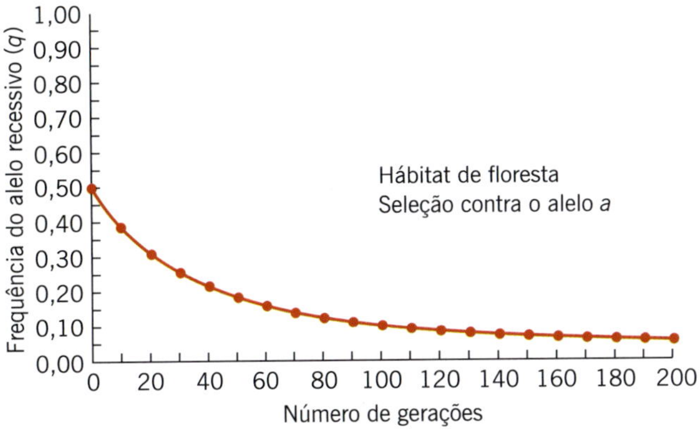

A.

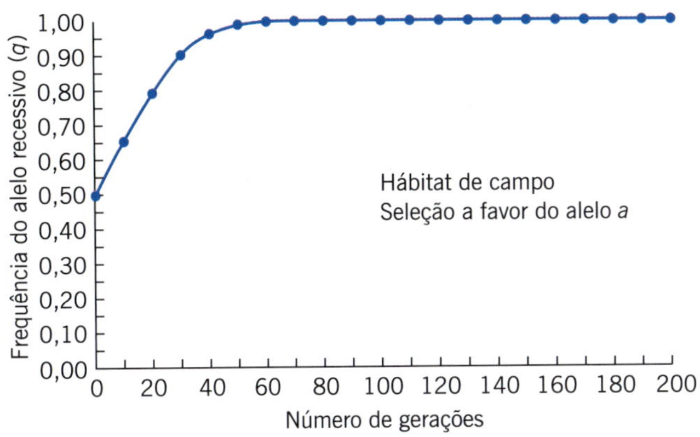

B.

FIGURA 20.5 **A.** Seleção contra o alelo recessivo *a* no hábitat de floresta. **B.** Seleção a favor do alelo recessivo *a* no hábitat de campo.

a seleção atua contra ele. No hábitat de campo, há favorecimento seletivo de *a* em relação ao alelo dominante *A*, que é deletério tanto na condição homozigota quanto heterozigota.

Observe que a seleção *a favor* de um alelo recessivo – e, portanto, contra um alelo dominante deletério – é mais eficaz que a seleção *contra* um alelo recessivo. A curva na Figura 20.5 B mostra o curso da seleção a favor de um alelo recessivo. Essa curva ascende rapidamente até o topo do gráfico, ponto em que o alelo recessivo está fixado na população. O processo mostrado nesse gráfico modifica com eficiência a frequência do alelo recessivo e faz com que logo alcance um valor final de 1, porque todo alelo dominante na população é exposto à ação purificadora da seleção. Em virtude de sua dominância, esses alelos não conseguem se "ocultar" na condição heterozigota.

A curva na Figura 20.5 A mostra o curso da seleção contra um alelo recessivo. A modificação dessa curva é mais gradual que a da curva na Figura 20.5 B e de modo assimptótico aproxima-se de um limite na parte inferior do gráfico, que representa a perda do alelo recessivo. A seleção é menos eficaz nesse caso porque só pode agir contra o alelo recessivo quando é homozigoto. Uma vez reduzida a frequência do alelo recessivo, homozigotos recessivos serão raros; portanto, a maioria dos alelos recessivos sobreviventes será encontrada em heterozigotos, onde estão imunes ao efeito purificador da seleção. Comparando os dois gráficos da Figura 20.5, verificamos que um alelo recessivo deletério pode subsistir em uma população por muito mais tempo que um alelo dominante deletério.

Estudos com a mariposa *Biston betularia*, habitante de áreas florestais na Grã-Bretanha, mostraram que a seleção do tipo que analisamos modifica frequências alélicas na natureza. Essa espécie existe em duas cores, clara e escura (**Figura 20.6**); a forma clara é homozigota para um alelo recessivo *c*, e a forma escura tem um alelo dominante *C*.

Resolva!

Seleção contra um alelo recessivo deletério

Suponha que as frequências dos alelos *A* e *a* são 0,5 em uma população com reprodução aleatória. Preveja as frequências dos três genótipos dessa população. Considere que os genótipos *AA* e *Aa* são igualmente aptos, enquanto os homozigotos *aa* apresentam apenas 25% da sobrevida dos homozigotos *AA* ou dos heterozigotos *Aa*. Qual é a aptidão relativa desses genótipos? Qual é o valor do coeficiente de seleção que atua contra os homozigotos *aa*? Preveja a frequência do alelo *a* nos zigotos da próxima geração.

▶ *Leia a resposta do problema no material disponível* on-line.

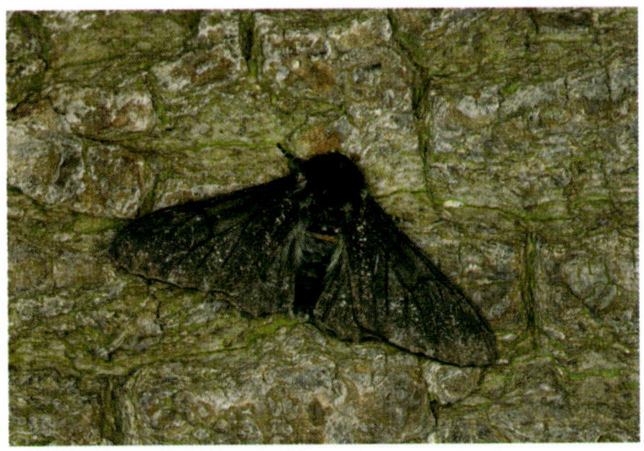

blickwinkel/Hecker/Alamy Limited.

A.

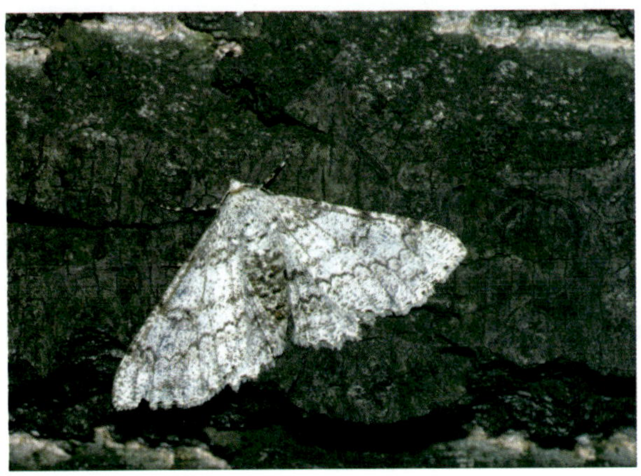

INTERFOTO/Zoology/Alamy Limited.

B.

FIGURA 20.6 **A.** A forma escura da mariposa *Biston betularia* sobre a casca de uma árvore coberta de liquens. **B.** A forma clara sobre casca de árvore coberta por fuligem da poluição industrial.

A partir de 1850, a frequência da forma escura aumentou em determinadas áreas da Inglaterra, sobretudo na região industrializada de Midlands. Em torno das cidades altamente industrializadas de Manchester e Birmingham, por exemplo, a frequência da forma escura aumentou de 1 para 90%. Esse aumento drástico foi atribuído à seleção contra a forma clara nas paisagens poluídas com fuligem das áreas industrializadas. Nos últimos tempos, o nível de poluição diminuiu bastante e a forma clara da mariposa ressurgiu, embora não na mesma frequência do período pré-industrial. Quaisquer que tenham sido os processos contra a forma clara da mariposa, eles parecem ter sido revertidos pela recuperação ambiental nessa região da Inglaterra.

PONTOS ESSENCIAIS

- *A seleção natural ocorre quando os genótipos têm diferentes capacidades de sobreviver e se reproduzir – ou seja, quando têm diferentes aptidões*
- *A intensidade da seleção natural é quantificada pelo coeficiente de seleção*
- *No nível do gene, a seleção natural modifica as frequências alélicas nas populações.*

Deriva genética aleatória

As frequências alélicas passam por modificações imprevisíveis nas populações por causa das incertezas durante a reprodução.

Em seu livro *A Origem das Espécies*, Darwin enfatizou o papel da seleção natural como força sistemática na evolução. Entretanto, ele também reconheceu que a evolução é afetada por processos aleatórios. O surgimento de novos mutantes nas populações é imprevisível. Assim, a mutação, a origem primária de toda a variabilidade genética, é um processo aleatório que afeta profundamente a evolução; sem mutação, não haveria evolução. Darwin também reconheceu que a herança (que ele não compreendia) é imprevisível. As características são hereditárias, mas os filhos não são réplicas exatas de seus pais; há sempre alguma imprevisibilidade na transmissão de uma característica de uma geração para a próxima. No século 20, depois que os princípios de Mendel foram redescobertos, Sewall Wright e R. A. Fisher investigaram as implicações evolutivas dessa imprevisibilidade. A partir de suas análises teóricas, fica claro que a aleatoriedade associada ao mecanismo mendeliano afeta profundamente o processo evolutivo. Nas seções subsequentes, exploraremos como as incertezas da transmissão genética podem causar modificações aleatórias das frequências alélicas – um fenômeno denominado **deriva genética aleatória**.

ALTERAÇÕES ALEATÓRIAS DAS FREQUÊNCIAS ALÉLICAS

Para investigarmos como as incertezas associadas ao mecanismo mendeliano podem causar alterações aleatórias das frequências alélicas, consideremos um cruzamento entre dois heterozigotos, *Cc* × *Cc*, que produz dois filhos, que é o número esperado se cada indivíduo da população substituir a si próprio (**Figura 20.7**). É possível enumerar os possíveis genótipos dos dois filhos e calcular a probabilidade associada a cada uma das possíveis combinações usando os métodos apresentados no Capítulo 3. Por exemplo, a probabilidade de que o primeiro filho seja *CC* é 1/4, e a probabilidade de que o segundo filho seja *CC* também é 1/4; assim, a probabilidade de que os dois filhos sejam *CC* é (1/4) × (1/4) = 1/16. A probabilidade de que um filho seja *CC* e o outro seja *Cc* é (1/4) × (1/2) × 2 (porque existem duas ordens possíveis de nascimento: *CC* e *Cc* ou *Cc* e *CC*); assim, a probabilidade de observar a combinação genotípica *CC* e *Cc* nos dois filhos é 1/4. A Figura 20.7 apresenta toda a distribuição de probabilidade das várias combinações genotípicas da prole. Esse dado também indica a frequência do alelo *c* associada a cada combinação.

Entre os pais, a frequência de *c* é de 0,5. Essa é a frequência mais provável de *c* entre os dois filhos. Na verdade, a probabilidade de que a frequência de *c* não seja modificada entre pais e filhos é de 6/16. Entretanto, há uma chance considerável de que a frequência de *c* aumente ou

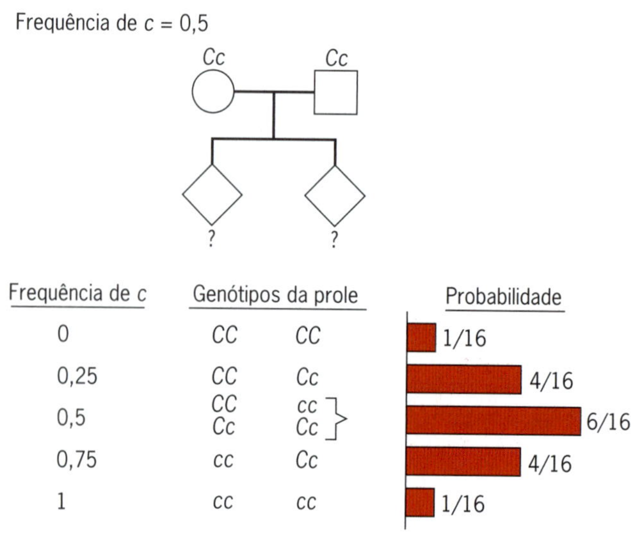

FIGURA 20.7 Probabilidades associadas às possíveis frequências do alelo *c* nos dois filhos de pais heterozigotos.

diminua na prole apenas por causa das incertezas associadas ao mecanismo mendeliano. A chance de aumento da frequência de *c* é de 5/16, e a chance de diminuição também é de 5/16. Assim, a chance de que a frequência de *c* seja modificada em uma direção ou outra, 5/16 + 5/16 = 10/16, é maior que a chance de continuar igual.

Essa situação ilustra o fenômeno de deriva genética aleatória. Para cada par de pais na população que segrega alelos diferentes de um gene, há uma chance de que o mecanismo mendeliano cause alterações nas frequências desses alelos. Quando essas alterações aleatórias ocorridas em todos os pares de pais são somadas, pode haver alterações agregadas nas frequências alélicas. Assim, a composição genética da população pode ser modificada mesmo sem a força da seleção natural.

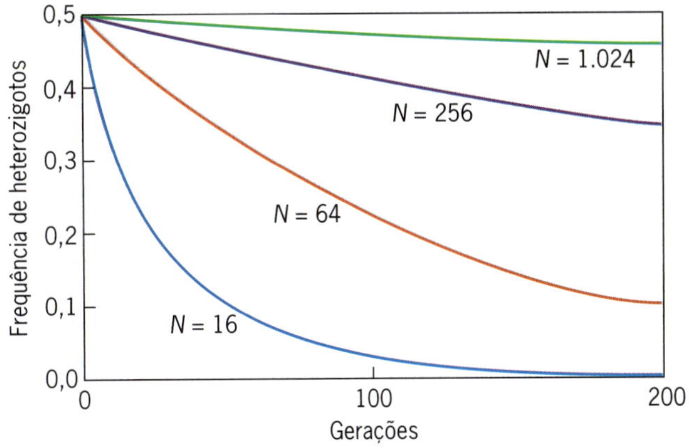

FIGURA 20.8 Declínio da frequência de heterozigotos causado por deriva genética aleatória em populações de tamanhos diferentes (N). As populações começam com $p = q = 0{,}5$.

EFEITOS DO TAMANHO DA POPULAÇÃO

A suscetibilidade da população à deriva genética aleatória depende de seu tamanho. Nas grandes populações, o efeito da deriva genética é mínimo, enquanto nas pequenas, ele pode ser a força evolutiva primária. Os geneticistas avaliam o efeito do tamanho da população por monitoramento da frequência de heterozigotos ao longo do tempo. Concentremo-nos, mais uma vez, nos alelos *C* e *c*, com respectivas frequências p e q, e consideremos que nenhum dos alelos influencie a aptidão; ou seja, *C* e *c* são "seletivamente neutros". Além disso, suponhamos que o cruzamento da população seja aleatório e que os genótipos estejam presentes nas proporções de Hardy-Weinberg em todas as gerações.

Em uma população muito grande – praticamente infinita – as frequências de *C* e *c* serão constantes e a frequência dos heterozigotos que têm esses dois alelos será $2pq$. Em uma população pequena de tamanho finito N, as frequências alélicas modificam-se aleatoriamente em razão da deriva genética. Em vista dessas alterações, a frequência de heterozigotos, geralmente denominada **heterozigosidade**, também será modificada. Para expressarmos a magnitude dessa alteração em uma geração, indiquemos a frequência atual de heterozigotos como H e a frequência de heterozigotos na próxima geração como H'. Então, a relação matemática entre H' e H é

$$H' = \left(1 - \frac{1}{2N}\right) H$$

Essa equação mostra que, em uma geração, a deriva genética aleatória causa o declínio da heterozigosidade em $\frac{1}{2N}$. Em um total de t gerações, esperaríamos que a heterozigosidade diminuísse até um nível determinado pela equação

$$H_t = \left(1 - \frac{1}{2N}\right)^t H$$

Com essa equação é possível verificar o efeito acumulativo da deriva genética aleatória durante muitas gerações. Em cada geração, há previsão de diminuição da heterozigosidade em $\frac{1}{2N}$; durante muitas gerações, a heterozigosidade será, por fim, reduzida a 0, quando será perdida toda a variabilidade genética da população. Nessa ocasião, a população terá apenas um alelo do gene e $p = 1$ e $q = 0$ ou $p = 0$ e $q = 1$. Assim, por meio de alterações aleatórias das frequências alélicas, a deriva causa a diminuição contínua da variabilidade genética de uma população, levando, por fim, à fixação e perda de alelos. É importante reconhecer que o tamanho da população é crucial para esse processo (**Figura 20.8**). As populações pequenas são as mais sensíveis aos efeitos de redução da variabilidade da deriva genética. Grandes populações são menos sensíveis. Para verificar como a deriva poderia ter reduzido a variabilidade genética na população da Ilha Pitcairn apresentada no início deste capítulo, acompanhe o Problema resolvido | Aplicação da deriva genética à Ilha Pitcairn.

Se alelos seletivamente neutros do tipo que temos analisado estão, em última análise, destinados à fixação ou perda, é possível determinar as probabilidades associadas a esses dois desfechos finais? Suponhamos que, atualmente, a frequência de *C* seja p e a frequência de *c* seja q. Então, desde que os alelos sejam seletivamente neutros e que haja cruzamento aleatório da população, a probabilidade de que determinado alelo acabe sendo fixado na população será sua frequência atual – p para o alelo *C* e q para o alelo *c* – e a probabilidade de que o alelo seja excluído da população será 1 menos sua frequência atual, ou seja, $1 - p$ para o alelo *C* e $1 - q$ para o alelo *c*. Assim, quando a deriva genética aleatória é a força motriz na evolução, podemos atribuir probabilidades específicas aos possíveis desfechos evolutivos e, extraordinariamente, essas probabilidades independem do tamanho da população.

PROBLEMA RESOLVIDO

Aplicação da deriva genética à Ilha Pitcairn

PROBLEMA

Quando Fletcher Christian e seus companheiros amotinados no HMS *Bounty* estabeleceram-se na Ilha Pitcairn, não tinham ideia de que estavam iniciando um experimento genético. O grupo fundador de homens e mulheres levou uma amostra finita de genes para uma ilha – uma amostra de duas populações maiores, britânica e polinésia. Desde o início em 1790, a colônia da Ilha Pitcairn foi um sistema praticamente fechado. Algumas pessoas deixaram a ilha, mas pouquíssimas migraram para lá. A maioria dos alelos presentes na ilha atualmente é cópia dos alelos levados pelos fundadores da colônia. É claro que nem todo alelo que estava presente na fundação está presente hoje. Alguns alelos se perderam por morte ou infertilidade de seus portadores. Outros se perderam por deriva genética. Suponhamos que o tamanho médio da população da Ilha Pitcairn fosse de 20 pessoas e que na época da função da colônia, H (a heterozigosidade) fosse 0,20. Suponhamos também que dez gerações tenham se passado desde a fundação da colônia. Qual é o valor esperado de H atualmente?

FATOS E CONCEITOS

1. A heterozigosidade é uma medida da variabilidade genética de uma população.
2. Em uma população de tamanho N, espera-se que a deriva genética reduza a heterozigosidade em $1/2N$ a cada geração.
3. A perda de variabilidade é acumulativa; depois de t gerações, a heterozigosidade é determinada por $H_t = (1 - 1/2N)^t H$.

ANÁLISE E SOLUÇÃO

Para prever o valor atual de H podemos usar a equação

$$H = (1 - 1/2N)^t H$$

com $t = 10$, $N = 20$ e $H = 0{,}20$:

$$\begin{aligned} H_{10} &= (1 - 1/2N)^{10} H \\ &= (1 - 1/40)^{10}(0{,}20) \\ &= (0{,}78)(0{,}20) \\ &= 0{,}15 \end{aligned}$$

Portanto, espera-se que a deriva genética tenha reduzido a variabilidade genética na Ilha Pitcairn, medida pela heterozigosidade, em cerca de 25%.

PONTOS ESSENCIAIS

- *A deriva genética, a variação aleatória de frequências alélicas em populações, é causada por incertezas na segregação mendeliana*
- *Em organismos diploides, a taxa de perda da variabilidade genética por deriva genética aleatória é $1/2N$, em que N é o tamanho da população*
- *As populações pequenas são mais suscetíveis à deriva genética do que as grandes*
- *A deriva genética acarreta a fixação de um alelo em um* locus *e a perda de todos os outros alelos; a probabilidade de que um alelo seja fixado é igual à sua frequência atual na população.*

Populações em equilíbrio genético

As forças evolutivas da mutação, seleção e deriva genética podem opor-se umas às outras e criar um equilíbrio dinâmico no qual as frequências alélicas não se modificam mais.

Em uma população de cruzamento aleatório sem seleção ou deriva genética para modificar as frequências alélicas e sem migração ou mutação para introduzir novos alelos, as frequências genotípicas de Hardy-Weinberg persistem indefinidamente. Essa população ideal está em estado de equilíbrio genético. Na realidade, a situação é muito mais complicada; seleção e deriva, migração e mutação estão quase sempre em ação modificando a composição genética da população. Entretanto, essas forças evolutivas podem ter ações contrárias e criar um *equilíbrio dinâmico* no qual não há modificação real das frequências alélicas. Esse tipo de equilíbrio difere fundamentalmente do equilíbrio da população ideal de Hardy-Weinberg. No equilíbrio dinâmico, tende a haver modificação simultânea da população em sentidos opostos, mas essas tendências opostas anulam-se mutuamente e levam a população a um ponto de equilíbrio. No equilíbrio de Hardy-Weinberg ideal, a população não se altera porque não há forças evolutivas em ação. Agora podemos analisar como forças evolutivas opostas criam um equilíbrio dinâmico em uma população.

SELEÇÃO BALANCEADORA

Um tipo de equilíbrio dinâmico ocorre quando a seleção favorece os heterozigotos à custa de cada tipo de homozigoto na população. Nessa situação, denominada *seleção balanceadora* ou *vantagem do heterozigoto*, podemos determinar que a aptidão relativa dos heterozigotos é igual a 1 e a aptidão relativa dos dois tipos de homozigotos é menor que 1:

Genótipo	Aptidão relativa
AA	$1 - s$
Aa	1
aa	$1 - t$

Nessa formulação, os termos $1 - s$ e $1 - t$ contêm coeficientes de seleção que supostamente estão entre 0 e 1. Assim, os dois homozigotos têm menor aptidão que os heterozigotos. A superioridade dos heterozigotos às vezes é denominada *sobredominância*.

Em casos de vantagem do heterozigoto, a seleção tende a eliminar os alelos *A* e *a* por seus efeitos sobre os homozigotos, mas também preserva esses alelos por seus efeitos sobre os heterozigotos. Em algum momento essas tendências opostas compensam-se mutuamente, com estabelecimento de equilíbrio dinâmico. Para determinar as frequências dos dois alelos no ponto de equilíbrio, é preciso derivar uma equação que descreva o processo de seleção e, depois, resolver essa equação para as frequências alélicas quando as forças seletivas opostas estão em equilíbrio – ou seja, quando as frequências alélicas não estão mais se modificando (**Tabela 20.2**). No ponto de equilíbrio, a frequência de *A* é $p = t/(s + t)$, e a frequência de *a* é $q = s/(s + t)$.

Como exemplo, suponhamos que os homozigotos *AA* sejam letais ($s = 1$) e que a aptidão dos homozigotos *aa* corresponda a 50% da aptidão dos heterozigotos ($t = 0{,}5$). Com base nessas premissas, a população estabelecerá um equilíbrio dinâmico quando $p = 0{,}5/(0{,}5 + 1) = 1/3$ e $q = 1/(0{,}5 + 1) = 2/3$. Os dois alelos serão mantidos em frequências consideráveis por seleção a favor dos heterozigotos – uma condição conhecida como **polimorfismo equilibrado**.

Em seres humanos, a doença falciforme está associada a um polimorfismo equilibrado. Indivíduos com essa doença são homozigotos para um alelo mutante do gene da β-globina, designado HBB^S, e têm uma forma grave de anemia na qual as moléculas de hemoglobina cristalizam-se no sangue. Essa cristalização faz com que as hemácias assumam um formato característico de foice. Como a doença falciforme geralmente é fatal sem tratamento médico, a aptidão de homozigotos HBB^SHBB^S tem sido igual a 0 ao longo da história. No entanto, em algumas partes do mundo, sobretudo na região tropical da África, a frequência do alelo HBB^S é de até 0,2. Com efeitos tão prejudiciais, por que o alelo HBB^S ainda permanece na população?

A resposta é que existe seleção moderada contra homozigotos que têm o alelo selvagem HBB^A. Esses homozigotos têm menor aptidão que os heterozigotos HBB^SHBB^A porque são mais suscetíveis à infecção pelos parasitas causadores da malária (**Figura 20.9**), uma doença redutora de aptidão que é disseminada nas regiões com alta frequência do alelo HBB^S. Podemos esquematizar essa situação atribuindo aptidões relativas a cada genótipo do gene da β-globina:

Genótipo	Aptidão relativa
HBB^SHBB^S	$1 - s$
HBB^SHBB^A	1
HBB^AHBB^A	$1 - t$

Se considerarmos que a frequência de equilíbrio de HBB^S seja $p = 0{,}1$ – um valor típico no oeste da África – e se observarmos que $s = 1$ porque os homozigotos HBB^SHBB^S morrem, podemos estimar a intensidade da seleção contra os homozigotos HBB^AHBB^A decorrente da maior suscetibilidade à malária:

$$p = t/(s + t)$$
$$0{,}1 = t/(1 + t)$$
$$t = (0{,}1)/(0{,}9) = 0{,}11$$

Esse resultado mostra que os homozigotos HBB^AHBB^A têm aptidão aproximadamente 11% menor que os heterozigotos HBB^SHBB^A. Assim, a inferioridade seletiva dos homozigotos HBB^SHBB^S e HBB^AHBB^A em comparação com os heterozigotos cria um polimorfismo equilibrado no qual os dois alelos do gene da β-globina são mantidos na população.

Tabela 20.2

Cálculo das frequências alélicas de equilíbrio com seleção balanceadora.

Genótipos:	*AA*	*Aa*	*aa*
Aptidão relativa:	$1 - s$	1	$1 - t$
Frequências:	p^2	$2pq$	q^2

Aptidão relativa média: $\bar{w} = p^2 \times (1 - s) + 2pq \times 1 + q^2 \times (1 - t)$

Frequência de *A* na próxima geração após seleção:

$$p' = [p^2(1 - s) + (1/2)2pq]/\bar{w} = p(1 - sp)/\bar{w}$$

Modificação da frequência de *A* por seleção:

$$\Delta p = p' - p = pq(tq - sp)/\bar{w}$$

No equilíbrio, $\Delta p = 0$; $p = t/(s + t)$ e $q = s/(s + t)$

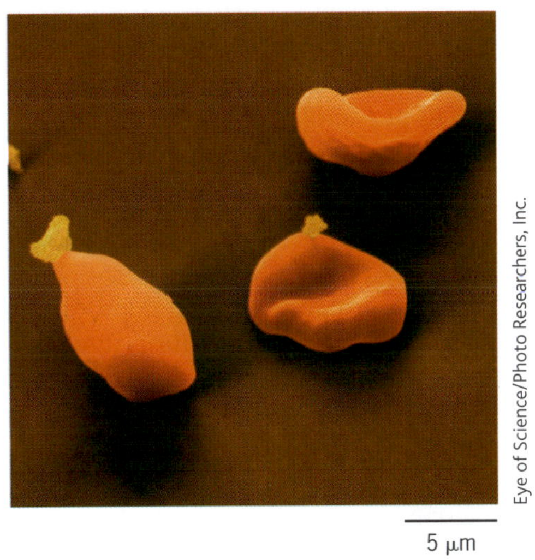

FIGURA 20.9 Parasita da malária *Plasmodium falciparum* (*amarelo*) emergindo de hemácias infectadas.

Vários outros alelos *HBB* mutantes são encontrados em frequências consideráveis em regiões tropicais e subtropicais do mundo nas quais a malária é – ou era – endêmica. É plausível que esses alelos também tenham sido mantidos em populações humanas por seleção balanceadora.

BALANÇO MUTAÇÃO–SELEÇÃO

Outro tipo de equilíbrio dinâmico é criado quando a seleção elimina alelos deletérios produzidos por mutação recorrente. Por exemplo, consideremos o caso de um alelo recessivo deletério *a* produzido por mutação do alelo selvagem *A* em frequência u. Um valor típico de u é 3×10^{-6} mutações por geração. Embora essa taxa seja muito baixa, com o tempo há acúmulo do alelo mutante na população e, por ser recessivo, ele pode estar presente em condição heterozigota sem causar prejuízo. Em algum momento, porém, o alelo mutante torna-se suficientemente frequente para que surjam homozigotos *aa* na população, e eles estarão sujeitos à força da seleção de maneira proporcional à sua frequência e ao valor do coeficiente de seleção s. A seleção contra esses homozigotos neutralizará a força de mutação, que introduz o alelo mutante na população.

Se considerarmos que haja cruzamento aleatório da população, e se designarmos a frequência de *A* como p e a de *a* como q, podemos resumir a situação do seguinte modo:

Mutação produz *a*		Seleção elimina *a*		
$A \rightarrow a$	Genótipo:	*AA*	*Aa*	*aa*
taxa = u	Aptidão relativa:	1	1	$1 - s$
	Frequência:	p^2	$2pq$	q^2

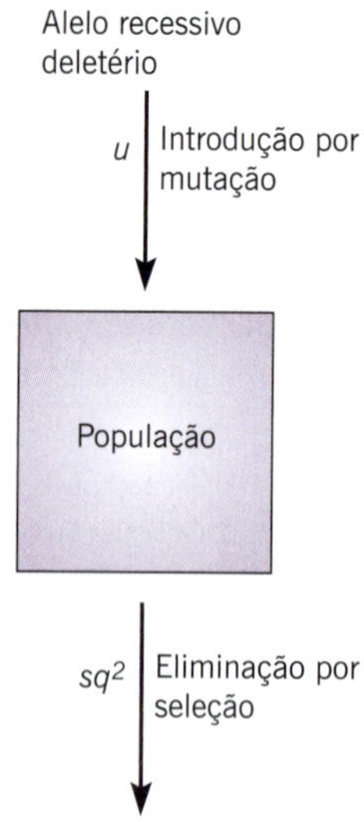

FIGURA 20.10 Balanço mutação–seleção para um alelo recessivo deletério com frequência q. O equilíbrio genético é alcançado quando a introdução do alelo na população por mutação de frequência u é compensada pela eliminação do alelo por seleção com intensidade s contra os homozigotos recessivos.

A mutação introduz alelos mutantes na população com frequência igual a u, e a seleção elimina-os com frequência igual a sq^2 (**Figura 20.10**). Quando esses dois processos estão contrabalançados, estabelece-se um equilíbrio dinâmico. Podemos calcular a frequência do alelo mutante no equilíbrio criado pelo balanço mutação–seleção igualando a frequência de mutação à frequência de eliminação por seleção:

$$u = sq^2$$

Assim, depois de isolar q, temos:

$$q = \sqrt{u/s}$$

Para um alelo mutante letal em condição homozigota, $s = 1$, e a frequência de equilíbrio do alelo mutante é simplesmente a raiz quadrada da taxa de mutação. Se usarmos o valor de u apresentado anteriormente, a frequência de equilíbrio de um alelo letal recessivo será $q = 0{,}0017$. Se o alelo mutante não for totalmente letal em condição homozigota, a frequência de equilíbrio será maior que 0,0017 em uma proporção que depende de $1/\sqrt{s}$. Por exemplo, se s for igual a 0,1, então, em equilíbrio, a frequência desse alelo levemente deletério será $q = 0{,}0055$ ou 3,2 vezes maior que a frequência de equilíbrio de um alelo letal recessivo.

Estudos com populações naturais de *Drosophila* indicaram que os alelos letais são menos frequentes do que preveem os cálculos anteriores. A discrepância entre as frequências observadas e previstas foi atribuída à dominância parcial dos alelos mutantes – ou seja, esses alelos não são completamente recessivos. A seleção natural parece agir contra alelos deletérios em condição heterozigota, assim como em condição homozigota. Assim, as frequências de equilíbrio desses alelos são menores do que preveríamos. Às vezes, a seleção contra alelos mutantes em condição homozigota ou heterozigota é denominada *seleção purificadora*.

BALANÇO MUTAÇÃO–DERIVA

Já vimos que a deriva genética aleatória elimina a variabilidade de uma população. Se não houvesse força contrária, esse processo acabaria tornando todas as populações completamente homozigotas. No entanto, a mutação repõe a variabilidade perdida por deriva genética. Em algum momento, há um balanço das forças opostas de mutação e deriva genética e estabelecimento de um equilíbrio dinâmico.

Anteriormente, vimos que a variabilidade genética pode ser determinada pelo cálculo da frequência de heterozigotos em uma população – dado estatístico denominado heterozigosidade e simbolizado pela letra H. A frequência de homozigotos em uma população – com frequência denominada *homozigosidade* – é igual a $1 - H$. Ao longo do tempo, a deriva genética diminui H e aumenta $1 - H$, e a mutação faz exatamente o oposto (**Figura 20.11**). Suponhamos que cada nova mutação seja seletivamente neutra. Em uma população de tamanho N

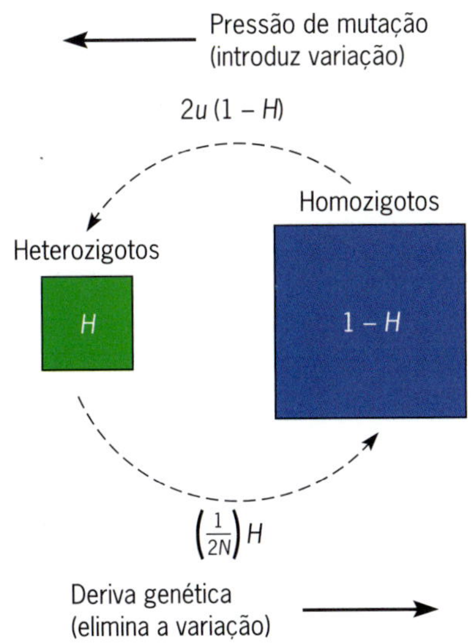

FIGURA 20.11 Balanço mutação–deriva para variabilidade, medido pela frequência de heterozigotos H em uma população de tamanho N. A frequência de equilíbrio de heterozigotos é alcançada quando a introdução de variabilidade por mutação em taxa u é compensada pela eliminação de variabilidade por deriva genética em taxa $\frac{1}{2N}$.

com cruzamento aleatório, a taxa de diminuição de H pela deriva é $(\frac{1}{2N})H$ (ver anteriormente a seção Efeitos do tamanho da população). A taxa com que a mutação aumenta H é proporcional à frequência dos homozigotos na população $(1 - H)$ e à probabilidade de mutação de um dos dois alelos em determinado homozigoto em um alelo diferente, assim convertendo esse homozigoto em heterozigoto. Essa probabilidade é simplesmente a taxa de mutação u para cada alelo no homozigoto; assim, a probabilidade total de a mutação converter determinado homozigoto em heterozigoto é $2u$. Portanto, a taxa com que a mutação aumenta H em uma população é igual a $2u(1 - H)$.

Quando as forças opostas de mutação e deriva são contrabalançadas, a população alcança um nível de equilíbrio de variabilidade simbolizado por $\hat{H}$. Podemos calcular esse valor de equilíbrio de H igualando a taxa com que a mutação aumenta H à taxa com que a deriva diminui H:

$$2u(1 - H) = \left(\frac{1}{2N}\right) H$$

Isolando H, determinamos a heterozigosidade de equilíbrio no ponto de balanço mutação–deriva:

$$\hat{H} = 4Nu/(4Nu + 1)$$

Assim, o nível de equilíbrio da variabilidade (medido pela heterozigosidade) é uma função do tamanho da população e da taxa de mutação.

Se considerarmos que a taxa de mutação é $u = 1 \times 10^{-6}$, podemos calcular $\hat{H}$ para diferentes valores de N (**Figura 20.12**). Para $N < 10.000$, a frequência de equilíbrio de

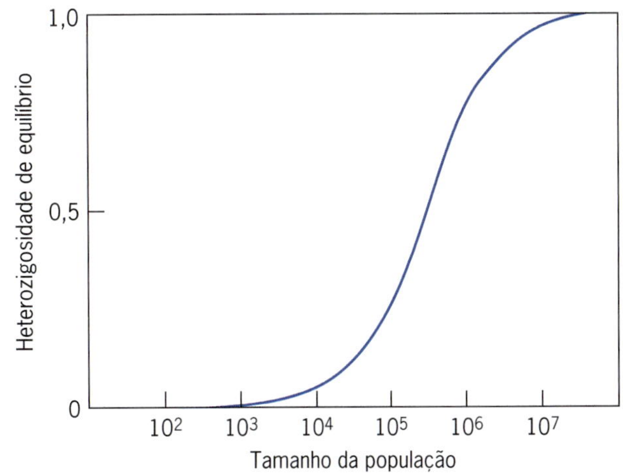

FIGURA 20.12 Frequência de equilíbrio de heterozigotos (heterozigosidade) em balanço mutação–deriva em função do tamanho geneticamente efetivo da população. Supõe-se que a taxa de mutação seja 10^{-6}.

heterozigotos na população é bastante baixa; assim, há domínio da deriva em relação à mutação em pequenas populações. Para N igual a $1/u$, o inverso da taxa de mutação, a frequência de equilíbrio de heterozigotos é 0,8, e para valores ainda maiores de N, a frequência de heterozigotos aumenta de modo assimptótico em direção a 1. Assim, em grandes populações, há domínio da mutação sobre a deriva genética; todo evento de mutação cria um novo alelo, e cada novo alelo contribui para a heterozigosidade porque o grande tamanho da população protege o alelo contra a perda por deriva genética aleatória.

Os valores de $\hat{H}$ em populações naturais variam de acordo com a espécie. No guepardo africano, por exemplo, $\hat{H}$ é de 1% ou menos em uma amostra de *loci*, sugerindo que ao longo do tempo de evolução, o tamanho da população dessa espécie foi pequeno. Em seres humanos, estima-se que $\hat{H}$ seja de aproximadamente 12%, sugerindo que ao longo do tempo de evolução o tamanho da população era, em média, de 30.000 a 40.000 indivíduos. Em geral, as estimativas do tamanho da população baseadas em dados de heterozigosidade são muito menores que as estimativas obtidas de dados censitários. A razão dessa discrepância é que as estimativas baseadas em dados de heterozigosidade são tamanhos *geneticamente efetivos* da população – tamanhos que levam em conta restrições ao cruzamento e à reprodução, além de oscilações temporais do número de indivíduos reprodutivos. O tamanho geneticamente efetivo de uma população é quase sempre menor que o tamanho dessa população de acordo com o censo.

Juntas, as forças de mutação, seleção e deriva genética determinam a composição genética de uma população. No Capítulo 24, disponível *on-line*, exploraremos como essas forças contribuem para a evolução das espécies.

PONTOS ESSENCIAIS

- *A seleção que inclui a superioridade do heterozigoto (seleção balanceadora) cria um equilíbrio dinâmico no qual diferentes alelos são preservados em uma população apesar de serem prejudiciais em homozigotos*
- *Em seres humanos, a doença falciforme está associada à seleção balanceadora no* locus *para β-globina*
- *A seleção contra um alelo recessivo deletério reposto na população por mutação causa um equilíbrio dinâmico no qual a frequência do alelo recessivo é uma função simples da taxa de mutação e do coeficiente de seleção:* $q = \sqrt{us}$
- *A aquisição por uma população de alelos seletivamente neutros é compensada pela perda desses alelos por deriva genética. Em equilíbrio, a frequência de heterozigotos desses alelos é uma função do tamanho da população e da taxa de mutação:* $H = 4Nu/(4Nu + 1)$.

Exercícios

Aplique a análise genética básica

1. Calcule as frequências alélicas dos seguintes dados populacionais:

Genótipo	Número
AA	68
Aa	42
aa	24
Total	134

Resposta: A frequência do alelo *A*, *p*, é $[(2 \times 68) + 42]/(2 \times 134) = 0{,}664$. A frequência do alelo *a*, *q*, é $[(2 \times 24) + 42]/(2 \times 134) = 0{,}336$.

2. Preveja as frequências genotípicas de Hardy-Weinberg usando as frequências alélicas calculadas no Exercício 1. Essas frequências estão de acordo com as frequências observadas?

Resposta: Os cálculos básicos estão resumidos na tabela a seguir:

Genótipo	Nº Obs.	Frequência H-W	Nº Esp.	Nº Esp.-Obs.
AA	68	$p^2 = 0{,}441$	59,1	8,9
Aa	42	$2pq = 0{,}446$	59,8	−17,8
aa	24	$q^2 = 0{,}113$	15,1	8,9

Para testar a concordância entre os números observados e esperados, calculamos a estatística de teste χ^2 com um grau de liberdade: $\chi^2 = \Sigma(\text{Obs.} - \text{Esp.})^2/\text{Esp.} = 12{,}0$, que ultrapassa o valor crítico para essa estatística de teste. Assim, rejeitamos a hipótese de que as frequências genotípicas calculadas a partir do princípio de Hardy-Weinberg concordem com as frequências observadas. Evidentemente, a população não está em equilíbrio de Hardy-Weinberg.

3. Em uma população com cruzamento aleatório há muitas gerações, há segregação de dois fenótipos; um se deve a um alelo dominante *G* e o outro, a um alelo recessivo *g*. As frequências dos fenótipos dominante e recessivo são 0,7975 e 0,2025, respectivamente. Estime as frequências dos alelos dominante e recessivo.

Resposta: A frequência do fenótipo dominante representa a soma de duas frequências genotípicas de Hardy-Weinberg: $p^2(GG) + 2pq(Gg)$. A frequência do fenótipo recessivo representa apenas uma frequência genotípica de Hardy-Weinberg $q^2(gg)$. Para estimar a frequência do alelo recessivo, calculamos a raiz quadrada da frequência observada do fenótipo recessivo: $q = \sqrt{0{,}2025} = 0{,}45$. A frequência do alelo dominante é calculada pela subtração: $p = 1 - q = 0{,}55$.

4. Um gene com dois alelos é segregado em uma população. A aptidão de homozigotos recessivos corresponde a 90% da aptidão dos heterozigotos e dos homozigotos dominantes. Qual é o valor do coeficiente de seleção que mede a intensidade da seleção natural contra o alelo recessivo?

Resposta: Usando *s* para representar o coeficiente de seleção, o esquema de aptidão é

Genótipo	Aptidão relativa
AA	1
Aa	1
aa	$1 - s$

Como a aptidão dos homozigotos recessivos corresponde a 90% da aptidão dos outros genótipos, a expressão $1 - s = 0{,}9$; assim, $s = 0{,}1$.

5. Suponha que os alelos do gene *T* sejam seletivamente neutros. Em uma população de 50 indivíduos, atualmente 34 são heterozigotos. Preveja a frequência de heterozigotos nessa população dez gerações à frente. Suponha que o tamanho da população seja constante e que o cruzamento seja totalmente aleatório (inclusive com possibilidade de autofertilização).

Resposta: A evolução de um gene seletivamente neutro ocorre por deriva genética aleatória. A equação é $H_t = (1 - \frac{1}{2N})^t H$, em que H_t é a frequência de gerações t heterozigotas no futuro, N é o tamanho da população e H é a frequência atual de heterozigotos. A partir dos dados apresentados no problema, $N = 50$, $H = 34/50 = 0{,}68$ e $t = 10$. Assim, $H_t = (0{,}99)^{10} \times (0{,}68) = 0{,}615$.

6. A seleção purificadora elimina alelos deletérios de uma população, mas a mutação recorrente os repõe. Suponha que os alelos letais recessivos do gene B sejam criados na frequência de 2×10^{-6} por geração. Qual é a frequência esperada de alelos letais em uma população em equilíbrio mutação-seleção?

Resposta: A frequência de alelos letais é determinada pela equação $q = \sqrt{u/s}$, em que u é a taxa de mutação (do alelo normal dominante para o alelo letal recessivo) e s é a intensidade de seleção contra o alelo deletério (nesse caso, $s = 1$). Assim, a frequência esperada de alelos letais na população é $q = \sqrt{2 \times 10^{-6}} = 0{,}0014$.

Autoavaliação

Integre diferentes conceitos e técnicas

1. Determinaram-se os tipos sanguíneos AB0 de 1.000 pessoas de um povoado isolado, e os dados obtidos foram:

Tipo sanguíneo	Número de pessoas
A	42
B	672
AB	36
0	250

A partir desses dados, estime as frequências dos alelos I^A, I^B e i do gene do grupo sanguíneo AB0.

Resposta: Indiquemos as frequências dos alelos I^A, I^B e i do gene I como p, q e r, respectivamente, e suponhamos que os genótipos desse gene estejam nas proporções de Hardy-Weinberg. Comecemos pela estimativa de r, a frequência do alelo i. Para fazer essa estimativa, observamos que a frequência do tipo sanguíneo 0, que é de $250/1.000 = 0{,}25$ nos dados, deve corresponder à frequência de Hardy-Weinberg do genótipo ii, r^2. Assim, se usarmos o princípio de Hardy-Weinberg invertido, podemos estimar a frequência do alelo i como $r = \sqrt{0{,}250} = 0{,}500$.

Para estimarmos p, a frequência do alelo I^A, observamos que $(p + r)^2 = p^2 + 2pr + r^2$ corresponde às frequências combinadas dos tipos sanguíneos A ($p^2 + 2pr$) e 0 (r^2). A partir dos dados, a estimativa dessas frequências combinadas é $(42 + 250)/1.000 = 0{,}292$. Se calcularmos que $(p + r)^2 = 0{,}292$ e extrairmos a raiz quadrada, obteremos $p + r = 0{,}540$; então, subtraindo r, podemos estimar a frequência do alelo I^A como $p = 0{,}540 - 0{,}500 = 0{,}040$. Para estimar q, a frequência do alelo I^B, observamos que $p + q + r = 1$. Assim, $q = 1 - p - r = 1 - 0{,}040 - 0{,}500 = 0{,}460$.

2. Um homem e uma mulher com visão normal das cores tiveram três filhos, entre eles um homem com discromatopsia. A incidência de discromatopsia masculina na população de origem desse casal é de 0,30, alta demais para a discromatopsia ligada ao X. Se o homem com discromatopsia casar-se com uma mulher que tem visão normal das cores, qual será a chance de que o primeiro filho tenha discromatopsia?

Resposta: O risco de que o casal tenha um filho com discromatopsia depende claramente do genótipo da mulher. Se ela for heterozigota para o alelo para discromatopsia, a probabilidade de transmitir esse alelo para o primeiro filho será de 1/2. O homem transmitirá um cromossomo X com o alelo mutante ou um cromossomo Y; em ambos os casos, a contribuição feminina para o zigoto será determinante. Para calcular a probabilidade de que a mulher seja heterozigota para o alelo mutante, observamos que a incidência de discromatopsia entre homens na população é 0,30; esse número oferece uma estimativa da frequência do alelo mutante, q, na população. Além disso, como $q = 0{,}30$, a frequência do alelo selvagem, p, é $1 - q = 0{,}70$. Se os genótipos da população estiverem em proporções de Hardy-Weinberg, a frequência de mulheres heterozigotas será $2pq = 2 \times (0{,}7) \times (0{,}3) = 0{,}42$. No entanto, entre as mulheres que têm visão normal das cores, a frequência de heterozigotos é maior, porque as mulheres mutantes homozigotas foram excluídas do total. Para ajustar para esse efeito, calculamos a razão entre heterozigotos e homozigotos de tipo selvagem mais heterozigotos, com exclusão específica dos homozigotos mutantes – ou seja, calculamos $2pq/(p^2 + 2pq) = 2pq/[p(p + 2q)] = 2q/(p + q + q) = 2q/(1 + q)$. Substituindo $q = 0{,}3$ na última expressão, estimamos que a frequência de heterozigotos entre mulheres com visão normal das cores (homozigotos de tipo selvagem mais heterozigotos) seja de $2 \times (0{,}3)/(1 + 0{,}3) = 0{,}46$. Esse número é a chance de que a mulher em questão seja portadora heterozigota do alelo mutante. A probabilidade de que seu primeiro filho tenha discromatopsia é calculada multiplicando-se a chance de que ela seja portadora (0,46) pela chance de transmitir o alelo mutante para a criança (1/2); assim, o risco de discromatopsia na criança é (0,46) × (1/2) = 0,23.

3. O alelo HBB^S responsável pela doença falciforme é mantido em muitas populações humanas porque em condição heterozigota confere alguma resistência à infecção por parasitas da malária; entretanto, em condição homozigota, esse alelo é praticamente letal. Assim, quando a malária for erradicada podemos esperar o desaparecimento do alelo HBB^S das populações humanas. Se a mutação do alelo normal HBB^A em HBB^S ocorresse em uma taxa de 10^{-8} por geração, que frequência final você preveria para o alelo HBB^S em um mundo sem malária?

Resposta: Em um mundo sem malária, a vantagem de manter o alelo HBB^S em polimorfismo equilibrado desapareceria. Heterozigotos HBB^SHBB^A teriam a mesma aptidão que homozigotos HBB^AHBB^A, e homozigotos HBB^SHBB^S continuariam a apresentar aptidão muito baixa – praticamente zero em comparação com os outros dois genótipos. Nessas circunstâncias, a frequência do alelo HBB^S (q) seria determinada por um equilíbrio entre a seleção contra ele na condição homozigota (coeficiente de seleção $s = 1$) e a introdução na população por mutação em taxa $u = 10^{-8}$ por geração. A frequência de equilíbrio do alelo HBB^S seria $q = \sqrt{u/s} = 0{,}0001$, mil vezes menor que sua frequência atual em regiões do mundo infestadas por malária.

Avaliação adicional

Entenda melhor e desenvolva a capacidade analítica

20.1 Os dados a seguir sobre os tipos sanguíneos MN foram obtidos em povoados de nativos da América Central e da América do Norte:

Grupo	Tamanho da amostra	M	MN	N
América Central	86	53	29	4
América do Norte	278	78	61	139

Calcule as frequências dos alelos L^M e L^N nos dois grupos.

20.2 A frequência de um alelo em uma população grande com cruzamento aleatório é 0,2. Qual é a frequência de portadores heterozigotos?

20.3 A incidência de albinismo recessivo é 0,0004 em uma população humana. Se o cruzamento para essa característica for aleatório na população, qual será a frequência do alelo recessivo?

20.4 Em amostra de uma população africana, as frequências dos alelos L^M e L^N foram 0,78 e 0,22, respectivamente. Se houver cruzamento aleatório da população em relação aos tipos sanguíneos MN, quais serão as frequências esperadas dos fenótipos M, MN e N?

20.5 Os seres humanos portadores do alelo dominante T são capazes de sentir o sabor da substância feniltiocarbamida (PTC). Em uma população na qual a frequência desse alelo é 0,4, qual é a probabilidade de que determinada pessoa sensível a esse sabor seja homozigota?

20.6 Um gene tem três alelos, A_1, A_2 e A_3, com respectivas frequências de 0,6, 0,3 e 0,1. Se o cruzamento for aleatório, preveja a frequência combinada de todos os heterozigotos na população.

20.7 A hemofilia é causada por um alelo recessivo ligado ao X. Em determinada população, a frequência de homens com hemofilia é 1/4.000. Qual é a frequência esperada de mulheres com hemofilia?

20.8 O fenótipo de olhos rubi em *Drosophila* é causado por um alelo mutante ligado ao X recessivo. A cor de olhos do tipo selvagem é vermelha. Uma população laboratorial de *Drosophila* é iniciada com 25% de fêmeas de olhos rubi, 25% de fêmeas de olhos vermelhos homozigotas, 5% de machos de olhos rubi e 45% de machos de olhos vermelhos. (a) Se houver cruzamento aleatório dessa população por uma geração, qual será a frequência esperada de machos e fêmeas de olhos rubi? (b) Qual será a frequência do alelo recessivo em cada sexo?

20.9 Uma característica determinada por alelo dominante ligado ao X mostra penetração de 100% e é expresso em 36% das mulheres de uma população. Supondo-se que a população esteja em equilíbrio de Hardy-Weinberg, que proporção dos indivíduos de sexo masculino dessa população expressa a característica?

20.10 Um casal de fenótipo normal teve uma criança normal e outra com fibrose cística, uma doença autossômica recessiva. A incidência de fibrose cística na população de origem desse casal é 1/500. Se a criança normal vier a se casar com uma pessoa de fenótipo normal da mesma população, qual será o risco de que os recém-casados tenham um filho com fibrose cística?

20.11 Que frequências dos alelos A e a em uma população de cruzamento aleatório maximizam a frequência de heterozigotos?

20.12 Em uma população isolada, as frequências dos alelos I^A, I^B e i do tipo sanguíneo AB0 são, respectivamente, 0,15, 0,25 e 0,60. Se os genótipos do gene do tipo sanguíneo AB0 estiverem nas proporções de Hardy-Weinberg, que fração das pessoas com sangue tipo A nessa população deve ser homozigota para o alelo I^A?

20.13 Em um levantamento de mariposas coletadas de uma população natural, um pesquisador encontrou 51 amostras escuras e 49 amostras claras. As mariposas escuras têm um alelo dominante, e as claras são homozigotas para um alelo recessivo. Se a população estiver em equilíbrio de Hardy-Weinberg, qual será a frequência estimada do alelo recessivo? Quantas mariposas escuras na amostra tendem a ser homozigotas para o alelo dominante?

20.14 Uma população havaiana de *Drosophila* segrega dois alelos, P^1 e P^2, do gene da fosfoglicose isomerase (PGI). Em uma amostra de 100 moscas dessa população, 30 eram homozigotas P^1P^1, 60 eram heterozigotas P^1P^2 e 10 eram homozigotas P^2P^2. (a) Quais são as frequências dos alelos P^1 e P^2 nessa amostra? (b) Faça um teste do qui-quadrado para determinar se os genótipos na amostra estão em proporções de Hardy-Weinberg. (c) Supondo-se que a amostra seja representativa da população, quantas gerações de cruzamento aleatório seriam necessárias para estabelecer as proporções de Hardy-Weinberg na população?

20.15 Em uma grande população que se reproduz por cruzamento aleatório, as frequências dos genótipos *GG*, *Gg* e *gg* são 0,04, 0,32 e 0,64, respectivamente. Suponha que uma mudança climática induza a reprodução exclusiva por autofertilização. Preveja as frequências dos genótipos nessa população depois de muitas gerações de autofertilização.

20.16 As frequências dos alelos *A* e *a* são respectivamente 0,6 e 0,4 em determinada população de vegetais. Depois de muitas gerações de cruzamento aleatório, a população passa por um ciclo de autofertilização. Qual é a frequência esperada de heterozigotos na prole das plantas autofertilizadas?

20.17 Duas populações isoladas estão em equilíbrio de Hardy-Weinberg com as seguintes frequências genotípicas:

Genótipo:	*AA*	*Aa*	*aa*
Frequência na população 1:	0,04	0,32	0,64
Frequência na população 2:	0,64	0,32	0,04

(a) Se as populações tiverem tamanhos iguais e se unificarem para formar uma única população grande, preveja as frequências alélicas e genotípicas na grande população imediatamente após a unificação.
(b) Se a população unificada se reproduzir por cruzamento aleatório, preveja as frequências genotípicas na próxima geração.
(c) Se a população unificada continuar a se reproduzir por cruzamento aleatório, essas frequências genotípicas permanecerão constantes?

20.18 Uma população é constituída de 25% de indivíduos altos (genótipo *TT*), 25% de indivíduos baixos (genótipo *tt*) e 50% de indivíduos de altura intermediária (genótipo *Tt*). Preveja a composição fenotípica e genotípica final da população se, geração após geração, o cruzamento for estritamente preferencial (*i. e.*, indivíduos altos com indivíduos altos, indivíduos baixos com indivíduos baixos e indivíduos de altura intermediária com indivíduos de altura intermediária).

20.19 Em experimentos controlados com diferentes genótipos de um inseto, um pesquisador mediu a probabilidade de sobrevida desde a fase de ovócitos fertilizados até a fase de adultos maduros reprodutivos. As probabilidades de sobrevida dos três genótipos avaliados são: 0,92 (para *GG*), 0,90 (para *Gg*) e 0,56 (para *gg*). Se todos os adultos reprodutivos forem igualmente férteis, quais serão as aptidões relativas dos três genótipos? Quais são os coeficientes de seleção dos dois genótipos com menor aptidão?

20.20 Em uma grande população de cruzamento aleatório, 0,84 dos indivíduos expressam o fenótipo do alelo dominante *A* e 0,16 expressam o fenótipo do alelo recessivo *a*. (a) Qual é a frequência do alelo dominante? (b) Se os homozigotos *aa* tiverem aptidão 5% menor que os dois outros genótipos, qual será a frequência de *A* na próxima geração?

20.21 Como os indivíduos com fibrose cística morrem antes que possam se reproduzir, o coeficiente de seleção contra eles é $s = 1$. Suponha que os portadores heterozigotos do alelo mutante recessivo responsável por essa doença tenham a mesma aptidão que homozigotos de tipo selvagem e que a frequência populacional do alelo mutante seja 0,02. (a) Preveja a incidência de fibrose cística na população após uma geração de seleção. (b) Explique por que a incidência de fibrose cística dificilmente se modifica, mesmo com $s = 1$.

20.22 Explique o mecanismo de seleção de cada grupo de aptidão relativa dos genótipos *AA*, *Aa* e *aa*. Considere $0 < t < s < 1$.

	AA	*Aa*	*aa*
Caso 1	1	1	$1 - s$
Caso 2	$1 - s$	$1 - s$	1
Caso 3	1	$1 - t$	$1 - s$
Caso 4	$1 - s$	1	$1 - t$

20.23 A frequência de recém-nascidos homozigotos para um alelo letal recessivo é de aproximadamente 1 em 25.000. Qual é a frequência esperada de portadores desse alelo na população?

20.24 Uma população de 50 indivíduos reproduz-se de tal modo que seu tamanho permanece constante. Se o cruzamento for aleatório, qual será a velocidade de perda da variabilidade genética, medida pela frequência de heterozigotos, nessa população?

20.25 Uma população segrega três alelos, A_1, A_2 e A_3, com respectivas frequências de 0,2, 0,5 e 0,3. Se houver neutralidade seletiva desses alelos, qual será a probabilidade de fixação de A_2 por deriva genética? Qual será a probabilidade de perda de A_3 por deriva genética?

20.26 A população de camundongos de uma pequena ilha é constituída de quantidades quase iguais de machos e fêmeas. O cromossomo Y de um quarto dos machos tem aproximadamente o dobro do comprimento do cromossomo Y dos demais em razão de uma expansão da heterocromatina. Se a aptidão dos camundongos com cromossomo Y for igual à dos camundongos com cromossomo Y pequeno, qual será a probabilidade de que o cromossomo Y grande seja fixado na população de camundongos?

20.27 Em algumas regiões do oeste da África, a frequência do alelo HBB^S é 0,2. Se essa frequência é consequência de um equilíbrio dinâmico por aptidão superior dos heterozigotos $HBB^S HBB^A$, e se os homozigotos $HBB^S HBB^S$ são essencialmente letais, qual é a intensidade de seleção contra os homozigotos $HBB^A HBB^A$?

20.28 Camundongos com genótipo *Hh* têm aptidão duas vezes maior que os homozigotos *HH* e *hh*. Se houver cruzamento aleatório, qual será a frequência esperada do alelo *h* quando a população de camundongos alcançar o equilíbrio dinâmico por seleção balanceadora?

20.29 Um alelo *g* completamente recessivo é letal em condição homozigota. Se houver mutação do alelo dominante *G* em *g* em taxa de 10^{-6} por geração, qual será a frequência esperada do alelo letal quando a população alcançar o equilíbrio mutação–seleção?

20.30 Indivíduos com o genótipo *bb* têm aptidão 20% menor que indivíduos com os genótipos *BB* ou *Bb*. Se houver mutação de B em *b* em uma taxa de 10^{-6} por geração, qual será a frequência esperada do alelo *b* quando a população alcançar o equilíbrio mutação–seleção?

Genômica na Web em http://www.ncbi.nlm.nih.gov

O alelo mutante causador de doença falciforme é prevalente em áreas com alta probabilidade de malária, doença causada por um parasita transmitido por mosquitos. Clique nos *links Malaria* e *Mosquito* na página *Genomic biology* para encontrar informações sobre o parasita da malária *Plasmodium falciparum* e o mosquito vetor *Anopheles gambiae.*

1. Qual é o tamanho do genoma do *Plasmodium*? Quantos cromossomos ele tem? Qual é o tamanho do genoma do *Anopheles*? Quantos cromossomos ele tem? Os genomas desses organismos já foram completamente sequenciados?
2. Na página sobre o *Plasmodium*, clique em *links* de acesso a informações sobre vários aspectos da malária. Quão disseminada está a doença? Como está sendo tratada atualmente? Como é a transmissão do parasita *Plasmodium* de uma pessoa para outra?

Glossário

Este glossário introduz alguns termos básicos e recorrentes no livro. Nomes de substâncias químicas, definições de termos especializados e variantes de nomes básicos foram omitidos, mas constam do índice. Procure no índice os termos que não encontrar no glossário.

A

Aberração cromossômica. Estrutura ou número de cromossomos anormal; inclui deficiência ou deleção, duplicação, inversão, translocação, aneuploidia, poliploidia ou qualquer outra variação do padrão normal.

Abscissa. A escala horizontal de um gráfico.

Acentuador. Substância ou objeto que intensifica uma atividade química ou um processo fisiológico; um gene de efeito maior ou modificador que intensifica um processo fisiológico; uma sequência de DNA que influencia a transcrição de um gene adjacente.

Ácido desoxirribonucleico. Ver **DNA**.

Ácido nitroso. HNO_2, um potente mutágeno químico.

Ácido nucleico. Macromolécula constituída de ácido fosfórico, pentose e bases orgânicas; DNA e RNA.

Ácido ribonucleico. Ver **RNA**.

Acoplamento (configuração *cis*). Condição na qual um heterozigoto duplo recebeu duas mutações ligadas de um genitor e seus alelos selvagens do outro (p. ex., *a b* · *a b* × + +/+ + produz *a b*/+ + (cf. **Repulsão**).

Acridinas. Classe de moléculas policíclicas com carga elétrica positiva que são intercaladas no DNA e induzem mutações por mudança da matriz de leitura.

Acrocêntrico. Termo modificador que designa um cromossomo ou cromátide cujo centrômero está perto da extremidade.

***Activator* (*Ac*).** Elemento transponível (transpóson) do milho que codifica uma enzima transposase capaz de catalisar o movimento de elementos *Ac* e de outros membros da família *Ac/Ds*.

ADA$^-$ SCID (imunodeficiência combinada grave com deficiência de adenosina desaminase). Distúrbio autossômico recessivo em seres humanos causado pela ausência da enzima adenosina desaminase, que catalisa a degradação da desoxiadenosina. Na ausência dessa enzima, os derivados tóxicos desse nucleosídio acumulam-se e destroem as células necessárias para a resposta imune normal a infecções.

Adaptação. Ajuste de um organismo ou de uma população a um ambiente.

Adenina (A). Uma base purínica encontrada no RNA e no DNA.

Adição gênica. Acréscimo de cópia funcional de um gene ao genoma de um organismo.

A-DNA. Dupla-hélice de DNA dextrogira que tem 11 pares de bases por volta. O DNA apresenta-se nessa forma quando parcialmente desidratado.

Agente hidroxilante. Substância química – como o mutágeno hidroxilamina – que transfere grupos hidroxila para outras moléculas.

Agente intercalar. Substância química capaz de se inserir entre pares de base adjacentes em uma molécula de DNA.

Agentes alquilantes. Substâncias químicas que transferem grupos alquila (metila, etila e assim por diante) para as bases no DNA.

AIDS (síndrome de imunodeficiência adquirida). Doença humana geralmente fatal na qual o sistema imune é destruído pelo vírus da imunodeficiência humana (HIV).

Albinismo. Ausência de pigmento na pele, nos pelos e nos olhos de um animal. Ausência de clorofila em vegetais.

Alça t. Alça de DNA formada por sequências repetidas de telômeros na extremidade de um cromossomo linear quando um filamento único na terminação 3′ invade uma unidade de repetição na direção 5′ e emparelha-se com o filamento complementar ao mesmo tempo que desloca o filamento equivalente.

Alcaptonúria. Distúrbio metabólico hereditário. As pessoas com alcaptonúria excretam quantidade excessiva de ácido homogentísico (alcaptona) na urina.

Alças R. Regiões de DNA unifilamentares em híbridos de RNA–DNA formados *in vitro* em condições em que os filamentos duplos de RNA–DNA são mais estáveis que os filamentos duplos de DNA–DNA.

Alelo (alelomorfo; *adj.*, alélico, alelomórfico). Elemento de um par, ou série, de formas alternativas de um gene que ocorrem em determinado *locus* de um cromossomo. Os alelos são indicados pelo mesmo símbolo básico (p. ex., *D* para pés de ervilha altos e *d* para pés de ervilha anões). (Ver também **Alelos múltiplos**.)

Alelo nulo. Forma mutante de um gene que não cria um produto ou que cria um produto totalmente inativo.

Alelos codominantes. Alelos que produzem efeitos independentes quando heterozigotos.

Alelos múltiplos. Condição em que determinado gene ocorre em três ou mais formas alélicas em uma população de organismos.

Aleurona. Camada externa do endosperma de uma semente.

Alongamento (da síntese de DNA, RNA ou proteínas). Incorporação da segunda subunidade e das subsequentes (nucleotídios e aminoácidos) durante a síntese de uma macromolécula (DNA, RNA ou polipeptídio).

Alopoliploide. Poliploide que tem conjuntos de cromossomos de diferentes espécies; poliploide que contém conjuntos de cromossomos geneticamente diferentes oriundos de duas ou mais espécies.

Alotetraploide. Organismo com quatro genomas derivado da hibridização de diferentes espécies. Em geral, as formas que se estabelecem têm dois genomas de uma espécie e os dois outros de outra espécie.

Alozima. Variante de uma enzima detectada por eletroforese.

Ambientalidade. A proporção da variância fenotípica total de uma característica quantitativa decorrente dos efeitos de um ambiente em comum.

Ambiente. Reunião de todas as condições externas e influências que afetam a vida e o desenvolvimento de um organismo.

Aminoácido. Qualquer substância orgânica pertencente a uma classe que contém um grupo amino (NH_2) e um grupo carboxila (COOH). Os aminoácidos são os precursores das proteínas. Alanina, prolina, treonina, histidina, lisina, glutamina, fenilalanina, triptofano, valina, arginina, tirosina e leucina estão entre os aminoácidos mais comuns.

Aminoacil-tRNA sintetases. Enzimas que catalisam a formação de ligações de alta energia entre aminoácidos e moléculas de tRNA.

Âmnio. Membrana delgada que reveste a bolsa cheia de líquido na qual se desenvolve o embrião de vertebrados superiores.

Amniocentese. Procedimento de coleta de líquido amniótico de uma mulher grávida. A análise direta da composição química do líquido é realizada para diagnóstico de algumas doenças. As células são cultivadas, e examinam-se os cromossomos em metáfase para identificação de irregularidades (p. ex., trissomia).

Amórfico. Termo aplicado a um alelo mutante que suprime totalmente a expressão gênica. Esse alelo mutante é denominado amorfo.

Amostra. Grupo de itens selecionados para representar uma grande população.

AMP cíclico. 3′, 5′-monofosfato de adenosina, uma pequena molécula que precisa se ligar à proteína ativadora do catabolismo (CAP) para que o complexo (CAP/cAMP) se ligue aos promotores de óperons e estimule a transcrição.

Amplificação (moléculas de DNA recombinantes). Produção de muitas cópias de uma molécula de DNA recombinante recém-construída.

Amplificação do éxon. Procedimento usado para identificar regiões codificadoras (éxons) ladeadas por sítios de *splicing* 5′ e 3′ de íntron.

Amplificação gênica. Fenômeno pelo qual o DNA de um gene ou de um conjunto de genes específico é replicado separado do restante do genoma para aumentar o número de cópias do gene.

Anáfase. Estágio da mitose ou meiose em que os cromossomos-filhos vão da placa equatorial até polos opostos da célula (em direção às extremidades do fuso). A anáfase sucede a metáfase e precede a telófase.

Anáfase I. Estágio da primeira divisão meiótica em que os cromossomos homólogos duplicados separam-se e começam a se deslocar em direção a polos opostos da célula.

Anáfase II. Estágio da segunda divisão meiótica em que as cromátides-irmãs de um cromossomo duplicado se separam e começam a se deslocar em direção a polos opostos da célula.

Análise do perfil de DNA (análise da impressão digital de DNA). Uso de dados da sequência de DNA – sobretudo de repetições curtas em série (STR) altamente polimórficas e repetições em série em número variável (VNTR) – para identificação pessoal.

Análogos de bases. Bases purínicas ou pirimidínicas não naturais, um pouco diferentes das bases normais, que podem ser incorporadas aos ácidos nucleicos. Muitas vezes são mutagênicas.

Androgênio. Hormônio masculino que controla a atividade sexual em animais vertebrados.

Anemia. Distúrbio caracterizado por palidez, fraqueza e dispneia, decorrente da deficiência de hemoglobina ou diminuição do número de hemácias.

Aneuploide. Organismo ou célula cujo número de cromossomos não é um múltiplo exato do monoploide (n) com um genoma, ou seja, hiperploide, maior (p. ex., $2n + 1$), ou hipoploide, menor (p. ex., $2n - 1$). Também designa os casos de duplicação ou ausência de parte de um cromossomo.

Anfidiploide. Espécie ou tipo de vegetal derivado da duplicação dos cromossomos na F_1 híbrida de duas espécies; um alopoliploide. No anfidiploide, as duas espécies são conhecidas, enquanto nos outros alopoliploides elas podem ser desconhecidas.

Antera. Órgão das flores que produz pólen.

Anticódon. Três bases de um RNA transportador que são complementares às três bases de um códon específico no RNA mensageiro.

Anticorpo. Substância de um tecido ou líquido do corpo que combate uma substância estranha (antígeno).

Antígeno. Substância, geralmente uma proteína, à qual se liga um anticorpo ou um receptor de células T quando introduzida em um organismo vertebrado.

Antiterminador de transcrição. Proteína que impede a RNA polimerase de parar a transcrição em sequências específicas de término de transcrição.

Apomixia. Método assexuado de reprodução em que há produção de oosferas não reduzidas (geralmente diploides) que se desenvolvem sem fertilização.

Apoptose. Fenômeno no qual células eucariotas morrem por eventos internos geneticamente programados.

Aptidão. O número de filhos de um indivíduo, muitas vezes comparado com a média da população ou com algum outro padrão, como o número de filhos de determinado genótipo.

Aptidão relativa. A sobrevivência e a capacidade reprodutiva de um genótipo em uma população em comparação com a sobrevivência e a capacidade reprodutiva de outro genótipo nessa população.

Asco. Saco reprodutivo do estágio sexuado de um tipo de fungo (ascomiceto) no qual são produzidos os ascósporos.

Ascósporo. Um dos esporos contidos no asco de determinados fungos como *Neurospora*.

Assinapse. Ausência de pareamento ou pareamento parcial de cromossomos homólogos durante a prófase meiótica.

Atenuação. Mecanismo de controle da expressão gênica em procariotos que implica o término prematuro da transcrição.

Atenuador. Sequência de nucleotídios na região 5′ de um gene procarioto (ou em seu RNA) que causa o término prematuro da transcrição, possivelmente por formação de uma estrutura secundária.

Ativador (da expressão gênica). Produto de genes reguladores que estimula, ou ativa, a expressão de outros genes.

ATP. Trifosfato de adenosina: substância rica em energia que promove determinadas atividades celulares.

Autofertilização. Processo pelo qual o pólen de determinado vegetal fertiliza os óvulos do mesmo vegetal. Diz-se que os vegetais fertilizados dessa forma foram autopolinizados. Processo análogo ocorre em alguns animais, como nematódeos e moluscos.

Autônomo. Termo usado para designar toda unidade biológica que tem função independente, ou seja, sem a ajuda de outra unidade. Por exemplo, um elemento transponível que codifica uma enzima para sua própria transposição (cf. **Não autônomo**).

Autopoliploide. Poliploide que tem conjuntos múltiplos e idênticos ou quase idênticos de cromossomos (genomas). Uma espécie poliploide com genomas derivados da mesma espécie original.

Autorradiografia. Registro fotográfico no qual se marca uma substância, como o DNA, com uma substância radioativa, como a timidina tritiada, e se espera determinado período até que a imagem produzida por decaimento radioativo seja revelada em um filme.

Autossomo. Qualquer cromossomo não sexual.

Auxotrófico. Microrganismo mutante (p. ex., bactéria ou levedura) que não cresce em meio mínimo, mas requer o acréscimo de alguma substância como um aminoácido ou uma vitamina.

B

BAC (cromossomos artificiais bacterianos). Vetores de clonagem construídos a partir de fatores de fertilidade bacteriana (F); como os vetores YAC, eles aceitam insertos grandes de 200 a 500 kb.

Bactérias lisogênicas. Bactérias que abrigam bacteriófagos temperados.

Bacteriófago. Vírus que ataca bactérias. Esses vírus são denominados bacteriófagos porque destroem as bactérias hospedeiras.

Banda satélite. Banda formada por DNA em gradiente de densidade diferente e menor que o DNA da banda principal. A banda satélite contém sequências de DNA repetidas denominadas DNA satélites com densidade menor ou maior que o DNA da banda principal.

Bandeamento cromossômico. Coloração de cromossomos que mostra áreas claras e escuras ao longo dos cromossomos. As comparações laterais identificam os pares. É possível identificar cada cromossomo humano pelo padrão de bandas.

B-DNA. DNA bifilamentar cuja hélice é dextrogira, com 10,4 pares de bases por volta; a conformação do DNA quando presente em soluções aquosas com baixa concentração de sal.

Biblioteca de cDNA. Conjunto de clones de cDNA contendo cópias dos RNA isolados de um organismo ou de um tipo específico de tecido ou célula de um organismo.

Biblioteca de DNA genômico. Coleção de genes contendo as sequências do DNA genômico de um organismo.

Bioinformática. Estudo da genética e de outras informações biológicas usando técnicas de computador e estatísticas.

Biometria. Aplicação de métodos estatísticos ao estudo de problemas biológicos.

Biopsia de vilosidades coriônicas. Procedimento no qual amostras de células de um embrião são coletadas para teste genético.

Bivalente. Par de cromossomos homólogos em sinapse ou associados que passaram por um processo de duplicação para formar um grupo de quatro cromátides.

Blastômero. Qualquer uma das células formadas nas primeiras clivagens no desenvolvimento de animais.

Blástula. Em animais, forma embrionária inicial que sucede o estágio de mórula; em geral, uma camada simples ou uma esfera de células.

Bolha de replicação. Região localizada de separação do filamento complementar que ocorre na origem da replicação no início da replicação do DNA.

Bolha de transcrição. Segmento de DNA com desenrolamento local no qual está sendo sintetizado um transcrito de RNA.

Bombardeamento com microprojéteis. Procedimento que visa transformar células vegetais pelo disparo de partículas de tungstênio ou de ouro revestidas de DNA para dentro das células.

C

Cadeia kappa. Uma das duas classes de cadeias leves de anticorpo (cf. **Cadeia lambda**).

Cadeia lambda. Uma das duas classes de cadeias leves de anticorpo (cf. **Cadeia kappa**).

Calvície de padrão masculino. Forma hereditária de calvície na qual a rarefação do cabelo começa no topo da cabeça.

Caminhada no cromossomo (*chromosome walking*). Procedimento que usa grandes clones superpostos para o deslocamento sequencial de um sítio para outro ao longo de um cromossomo. (Ver também **Clonagem posicional**.)

Câncer colorretal não polipoide. Tipo de câncer encontrado na porção inferior do trato digestivo, às vezes herdado como um distúrbio dominante.

Cap 5′ (mRNA). O *cap* (capacete) de 7-metil-guanosina acrescentado à maioria dos mRNA eucarióticos após a transcrição.

Cápsulas de polissacarídio. Revestimentos de carboidrato com especificidade antigênica que estão presentes em alguns tipos de bactérias.

Característica. Um dos muitos detalhes da estrutura, forma, substância ou função que compõem um organismo individual.

Característica de limiar. Característica que tem manifestação descontínua, mas é influenciada por variações genéticas e ambientais contínuas.

Característica multifatorial. Característica determinada por uma combinação de vários fatores genéticos e ambientais.

Características quantitativas. Fenótipos mensuráveis, como altura, peso e velocidade de crescimento.

Carboidrato. Molécula constituída de carbono, hidrogênio e oxigênio na proporção de 1:2:1; uma molécula de açúcar ou uma macromolécula composta de subunidades de açúcar.

Carcinógeno. Agente capaz de induzir câncer em um organismo.

Cariótipo. A constituição cromossômica de uma célula ou um indivíduo; os cromossomos dispostos em ordem de comprimento e de acordo com a posição do centrômero; também é a fórmula abreviada da constituição cromossômica, como 47, XX + 21 na trissomia do 21 em ser humano.

Cas9. Endonuclease associada a CRISPR de *Streptococcus pyogenes* que é guiada a uma sequência específica de DNA por um RNA complementar a tal sequência.

Cauda poli(A) (mRNA). Trecho de poliadenosina com 20 a 200 nucleotídios de comprimento que é acrescentado às extremidades 3′ da maioria dos mRNA eucarióticos após a transcrição.

cDNA (DNA complementar). Molécula de DNA sintetizada *in vitro* a partir de um molde de RNA.

Célula (ou núcleo) totipotente. Célula (ou núcleo) indiferenciada como um blastômero que, quando isolado ou adequadamente transplantado, pode dar origem a um embrião completo.

Célula doadora. Bactéria que doa DNA para outra célula (receptora) durante a recombinação em bactérias (cf. **Célula receptora**).

Célula F⁺. Bactéria que contém um fator de fertilidade (F) autônomo. Ver **Fator F**.

Célula germinativa. Célula reprodutiva capaz, quando madura, de ser fertilizada e reproduzir um organismo inteiro (cf. **Célula somática**).

Célula receptora. Bactéria que recebe DNA de outra célula (doadora) durante a recombinação (cf. **Célula doadora**).

Célula somática. Célula constituinte do corpo, ao contrário de uma célula germinativa que é capaz, quando fertilizada, de reproduzir o organismo.

Célula-filha. Produto da divisão celular.

Célula-mãe. Célula preparada para se dividir por mitose ou meiose.

Células do polo. Grupo de células na porção posterior de embriões de *Drosophila* que são precursoras da linhagem germinativa do adulto.

Células eucarióticas. As células dos organismos classificados como eucariotos. Essas células são caracterizadas por terem um núcleo, que contém o DNA cromossômico, delimitado por membrana.

Células procarióticas. As células dos organismos classificados como procariotos. Essas células são caracterizadas por não terem um núcleo, delimitado por membrana, que contém o DNA cromossômico.

Células T auxiliares. Células T cuja resposta a um antígeno exibido por um macrófago é a estimulação da transformação de linfócitos B e T em plasmócitos produtores de anticorpos e células T citotóxicas, respectivamente.

Célula-tronco. Célula capaz de extensa proliferação e cuja prole é capaz de se diferenciar em tipos celulares especializados.

Células-tronco embrionárias (CTE). Células presentes em embriões capazes de se diferenciar em muitos tipos diferentes de tecidos e/ou órgãos.

CentiMorgan. Ver **Unidade de *crossing over***.

Centrifugação de equilíbrio por gradiente de densidade. Procedimento usado para separar macromoléculas com base em sua densidade (massa por unidade de volume).

Centríolo. Organela existente em muitas células animais e que aparentemente participa da formação do fuso durante a mitose.

Centro organizador de microtúbulos (MTOC). Região de uma célula eucariótica que produz os microtúbulos usados durante a divisão celular. Em células de animais, o MTOC está associado a organelas distintas denominadas centrossomos.

Centrômero. Região de um cromossomo onde há fixação à fibra do fuso mitótico.

Centrossomo. Organela em forma de barril associada ao fuso mitótico em células animais.

Chaperona. Proteína que auxilia novos polipeptídios a se dobrarem em suas estruturas tridimensionais próprias.

***Chip* de DNA.** Ver ***Chip* gênico**.

***Chip* gênico.** Uma pequena bolacha (*wafer*) de silício ou outro suporte sólido que contém uma grande quantidade de oligonucleotídios ou sondas de hibridização de cDNA dispostos em sua superfície em um padrão específico, ou microarranjo.

Ciclo celular. Eventos cíclicos ocorridos durante as divisões das células mitóticas. O ciclo celular oscila entre mitose e intérfase, que é dividida em G_1, S e G_2.

Cílio. Estrutura locomotora, semelhante a um pelo, presente em determinadas células; estrutura locomotora de protozoários ciliados.

Cinética. Processo dinâmico que inclui movimento.

Cinetócoro. Estrutura proteinácea associada ao centrômero de um cromossomo durante a divisão celular eucariótica; o ponto ao qual se fixam os microtúbulos para deslocar o cromossomo durante o processo de divisão.

Citocinese. Divisão citoplasmática e outras alterações exclusivas da divisão nuclear que são parte da mitose ou meiose.

Citoesqueleto. Sistema complexo de fibras e filamentos que proporciona sustentação às células e participa do deslocamento de componentes celulares pelo citoplasma.

Citogenética. Área da biologia relacionada com os cromossomos e suas implicações na genética.

Citologia. Estudo da estrutura e da função das células.

Citoplasma. Protoplasma de uma célula fora do núcleo, no qual residem as organelas celulares (mitocôndrias, plastídios e semelhantes); todas as partes vivas da célula, exceto o núcleo.

Citosina (C). Base pirimidínica encontrada no RNA e no DNA.

Classe modal. Em uma distribuição de frequência, a classe que tem a maior frequência.

Clonagem (gene). Produção de muitas cópias de um gene ou de uma sequência específica de DNA.

Clonagem de DNA. Processo de amplificação de uma sequência de DNA específica.

Clonagem gênica. Incorporação de um gene de interesse em uma molécula de DNA autorreplicante e amplificação da molécula de DNA recombinante resultante em uma célula hospedeira apropriada.

Clonagem posicional. Isolamento de um clone de um gene ou outra sequência de DNA com base na posição no mapa no genoma.

Clonagem reprodutiva. Processo no qual o núcleo de um gameta feminino é substituído pelo núcleo de uma célula de um organismo desenvolvido com o objetivo de produzir um novo organismo geneticamente idêntico ao doador.

Clonagem terapêutica. Processo no qual o núcleo do ovócito é substituído pelo núcleo de uma célula de doador (possivelmente diferenciada) com o objetivo de produzir uma população de células-tronco com genótipo igual ao da célula doadora. Essas células-tronco poderiam, então, ser usadas para substituir células perdidas no organismo doador.

Clone. Todos os indivíduos originados de propagação vegetativa de um único indivíduo original. Em biologia molecular, uma população de moléculas de DNA idênticas que apresentam uma sequência de DNA específica de um organismo.

Cloroplasto. Organela verde no citoplasma de vegetais que contém clorofila e na qual é sintetizado o amido. Um mecanismo de herança citoplasmática, independente de genes nucleares, foi associado a essas organelas citoplasmáticas.

Código genético. O conjunto de 64 trinucleotídios que especificam os 20 aminoácidos e o início e o término da cadeia polipeptídica.

Códon. Conjunto de três nucleotídios adjacentes em uma molécula de mRNA que especifica a incorporação de um aminoácido a uma cadeia polipeptídica ou que indica o término da síntese do polipeptídio. Códons com essa última função são denominados códons de término ou finalizadores.

Códon de iniciação. Sequência de três nucleotídios no mRNA – geralmente AUG, às vezes GUG – que indica o início de um novo polipeptídio durante a tradução.

Códon de término de cadeia. Códon que especifica o término da cadeia polipeptídica em vez da incorporação de um aminoácido. Há três códons desse tipo (UAA, UAG e UGA), reconhecidos por fatores de liberação de proteínas, e não por tRNA.

Coeficiente. Número que expressa a quantidade de alguma variação ou efeito em determinadas condições (p. ex., o coeficiente de endogamia).

Coeficiente binomial. Termo que indica o número de maneiras de obter os dois resultados possíveis em uma experiência na qual só são possíveis dois resultados.

Coeficiente de coincidência. A razão entre a frequência observada e a frequência esperada de *crossing overs* duplos, calculada com base na suposição de que os *crossing overs* em segmentos adjacentes do cromossomo são independentes.

Coeficiente de endogamia. Probabilidade de que dois alelos em um indivíduo sejam idênticos por descendência de um ancestral comum.

Coeficiente de relação. Fração de genes comuns a dois indivíduos em virtude de ascendência comum.

Coeficiente de seleção. Número que mede a aptidão de um genótipo em relação a um padrão.

Coenzima. Substância necessária para a atividade de uma enzima.

Coincidência. Razão entre a frequência observada e a frequência esperada de *crossing overs* duplos, na qual a frequência esperada é calculada com base na suposição de que os dois eventos de *crossing over* são independentes um do outro.

Cointegrado. Molécula de DNA formada pela fusão de duas moléculas de DNA diferentes, geralmente mediada por um elemento transponível.

Colchicina. Alcaloide derivado da *Colchicum autumnale* (planta dama-nua) e usado para interromper a formação do fuso e a mitose.

Colinearidade. Relação na qual as unidades de uma molécula ocorrem na mesma sequência que as unidades de outra molécula que especificam; por exemplo, os nucleotídios de um gene são colineares em relação aos aminoácidos do polipeptídio codificado por ele.

Colônia. Coleção compacta de células produzida pela divisão de uma única célula progenitora.

Compensação de dose. Fenômeno no qual a atividade de um gene é aumentada ou diminuída de acordo com o número de cópias desse gene na célula.

Competência. Capacidade que tem uma célula bacteriana de incorporar DNA e sofrer transformação genética.

Complementaridade. Relação entre os dois filamentos de uma dupla-hélice de DNA. A timina em um filamento faz par com a adenina no outro filamento, e a citosina em um filamento faz par com a guanina no outro filamento.

Complexo de Golgi. Sistema de membranas no interior das células que participa da secreção de substâncias celulares.

Complexo de silenciamento induzido por RNA (RISC). Complexo proteico que usa RNA bifilamentar para produzir e direcionar pequenos RNA de interferência para RNA mensageiros complementares nas células eucarióticas.

Complexo sinaptonêmico. Estrutura semelhante a uma fita, formada entre homólogos em sinapse no fim da primeira prófase meiótica, que une as cromátides ao longo de sua extensão e facilita a troca de cromátides.

Configuração *cis*. Ver **Acoplamento**.

Configuração *trans*. Ver **Repulsão**.

Conídio. Esporo assexuado produzido por hifa especializada em determinados fungos.

Conjugação. União de células sexuais (gametas) ou de organismos unicelulares durante a fertilização; em *Escherichia coli*, transferência unidirecional de material genético de um doador (célula "masculina") para um receptor (célula "feminina").

Consanguinidade. Relação decorrente de descendência de um ancestral comum.

Contig. Conjunto de clones superpostos que constituem um mapa físico de uma porção de um cromossomo.

Conversão gênica. Processo, muitas vezes associado à recombinação, durante o qual há replicação de um alelo à custa de outro, o que ocasiona razões de segregação não mendelianas. Nas tétrades completas, por exemplo, a razão pode ser de 6:2 ou 5:3 em vez da razão esperada de 4:4.

Copolímeros. Misturas constituídas de mais de um monômero; por exemplo, polímeros de dois tipos de bases orgânicas como uracila e citosina (poli-UC) foram combinados para estudos do código genético.

Corpos embrioides. Massas de células diferenciadas e indiferenciadas derivadas de células-tronco embrionárias.

Corpos polares. Em animais fêmeas, as células menores produzidas na meiose que não se transformam em ovócitos. O primeiro corpo polar é produzido na divisão I e não pode passar pela divisão II. O segundo corpo polar é produzido na divisão II.

Corpúsculo basal. Grânulo pequeno ao qual está fixado um cílio ou flagelo.

Corpúsculo de Barr. Massa condensada de cromatina que é encontrada nos núcleos de mamíferos placentários e que contém um ou mais cromossomos X; nome dado em homenagem ao seu descobridor, Murray Barr.

Correlação. Associação estatística entre variáveis.

Correpressor. Molécula efetora que forma um complexo com um repressor e desativa a expressão de um gene ou conjunto de genes.

Cosmídios. Vetores de clonagem que são híbridos entre cromossomos de fago λ e plasmídios; contêm sítios ***cos*** do fago λ e origens de replicação dos plasmídios.

Covariância. Medida da associação estatística entre variáveis.

cpDNA. DNA de plastídios vegetais, entre eles os cloroplastos.

Cromátide. Na mitose ou meiose, um dos dois filamentos idênticos resultantes da autoduplicação de um cromossomo.

Cromátide-irmã. Um dos produtos da duplicação do cromossomo.

Cromatina. O complexo de DNA e proteínas em cromossomos eucarióticos; originalmente nomeada em razão da rapidez com que é tingida por alguns corantes.

Cromatografia. Método para separar e identificar os componentes de misturas de moléculas com propriedades químicas e físicas semelhantes.

Cromocentro. Corpo produzido por fusão das regiões heterocromáticas dos cromossomos nos tecidos politênicos (p. ex., glândulas salivares) de alguns dípteros.

Cromômeros. Corpos pequenos identificados por seu tamanho característico e arranjo linear ao longo de um cromossomo.

Cromonema. Filamento distinguido opticamente que forma uma estrutura axial dentro de cada cromossomo.

Cromossomo acêntrico. Fragmento de cromossomo sem centrômero.

Cromossomo balanceador. Em genética de *Drosophila*, cromossomo com múltiplas inversões e marcador dominante que inibe a recombinação com um cromossomo homólogo estruturalmente normal.

Cromossomo *ClB*. Cromossomo X de *Drosophila* que tem uma mutação causadora de olhos em forma de barra e uma mutação letal recessiva dentro de uma grande inversão.

Cromossomo composto. Cromossomo formado pela união de dois cromossomos distintos do mesmo par, como em cromossomos X ligados ou cromossomos X-Y ligados.

Cromossomo dicêntrico. Cromossomo que tem dois centrômeros.

Cromossomo heterólogo. Cromossomo que contém um conjunto de genes diferente do cromossomo ao qual é comparado.

Cromossomo metacêntrico. Cromossomo que tem o centrômero perto do meio e dois braços de comprimentos aproximadamente iguais.

Cromossomo X. Cromossomo associado à determinação do sexo. Na maioria dos animais, a fêmea tem dois cromossomos X e o macho, um.

Cromossomo Y. O par do cromossomo X no macho de muitas espécies de animais.

Cromossomos. Aglomerados de nucleoproteína de coloração escura que são observados nas células durante a divisão. Cada cromossomo tem um arranjo linear de genes.

Cromossomos homólogos. Cromossomos que ocorrem em pares e geralmente têm tamanho e formato semelhantes, um proveniente do genitor de sexo masculino e o outro, do genitor do sexo feminino. Esses cromossomos contêm o mesmo arranjo de genes.

Cromossomos politênicos. Cromossomos gigantes produzidos por replicação na intérfase sem divisão e constituídos de muitas cromátides idênticas dispostas lado a lado, em padrão semelhante a um cabo.

Cromossomos sexuais. Cromossomos associados à determinação do sexo.

***Crossing over*.** Processo no qual os cromossomos trocam material por meio da quebra e reunião de suas moléculas de DNA. (Ver também **Recombinação**.)

***Crossing over* desigual.** *Crossing over* entre sequências de DNA repetidas com pareamento desalinhado, criando produtos duplicados e deficientes.

crRNA. RNA curto derivado dos espaçadores no arranjo CRISPR nos genomas de bactérias e arqueobactérias. Ver **Repetições palindrômicas agrupadas e regularmente espaçadas (CRISPR)**.

Cruzamento consanguíneo. Cruzamento entre parentes.

Cruzamento de irmãos. Cruzamentos de dois indivíduos que têm os mesmos pais; cruzamento entre irmão e irmã.

Cruzamento inter-racial ou interespecífico. Cruzamento de membros pertencentes a raças ou espécies diferentes.

Cruzamento mono-híbrido. Cruzamento entre indivíduos que diferem em apenas uma característica ou nos quais só está sendo considerado um traço.

Cruzamento preferencial. Cruzamento no qual os parceiros são escolhidos em razão da semelhança fenotípica.

Cruzamentos recíprocos. Cruzamentos entre diferentes linhagens com os sexos invertidos; por exemplo, fêmea A × macho B e macho A × fêmea B são cruzamentos recíprocos.

Cruzamento-teste. Retrocruzamento do tipo parental recessivo, ou cruzamento entre indivíduos de genótipo desconhecido com um testador totalmente recessivo para determinar se o indivíduo em questão é heterozigoto ou homozigoto para determinado alelo. Também é usado como teste de ligação gênica.

D

Dálton. A massa de um átomo de hidrogênio.

***de novo*.** Original, novo, mais uma vez.

Deficiência (deleção). Ausência de um segmento de um cromossomo, reduzindo o número de *loci*.

Degeneração (do código genético). Especificação de um aminoácido por mais de um códon.

Depressão endogâmica. Observação de que as linhagens endogâmicas são mais fracas que as linhagens não endogâmicas.

Deriva. Ver **Deriva genética aleatória**.

Deriva genética. Ver **Deriva genética aleatória**.

Deriva genética aleatória. Alterações da frequência alélica em pequenas populações reprodutivas decorrentes de variações fortuitas.

Desnaturação. Perda da configuração nativa de uma macromolécula, geralmente acompanhada de perda da atividade biológica. As proteínas desnaturadas costumam desdobrar suas cadeias polipeptídicas e exibir propriedades alteradas de solubilidade.

Desoxirribonuclease (DNase). Enzima que hidrolisa o DNA.

Desrepressão. Processo de ativar a expressão de um gene ou conjunto de genes que havia sido reprimida (desativada).

Desvio. Em estatística, afastamento de um valor esperado.

Desvio padrão. Medida de variabilidade em um conjunto de dados; a raiz quadrada da variância.

Determinação. Processo de comprometimento das células indiferenciadas de um embrião para transformação em tipos celulares específicos, como neurônio, fibroblasto e célula muscular.

Diacinese. Estágio da meiose logo antes da metáfase I no qual há encurtamento e espessamento dos bivalentes.

Dicotiledônea. Vegetal com dois cotilédones (folhas embrionárias).

Diferenciação. Processo em que células não especializadas desenvolvem estruturas e funções características.

Diferencial de seleção. Na reprodução de vegetais e animais, a diferença entre a média dos indivíduos selecionados para serem pais e a média da população em geral.

Di-híbrido, cruzamento di-híbrido. Indivíduo heterozigoto para dois pares de alelos; a prole de um cruzamento entre homozigotos que difere em dois aspectos.

Dímero. Substância que tem composição percentual igual à de outra, mas o dobro do peso molecular; produzido por polimerização.

Dimorfismo. Duas formas diferentes em um grupo em relação a características como sexo, tamanho ou coloração.

Diploide. Organismo ou célula com dois conjuntos de cromossomos ($2n$) ou dois genomas. Os tecidos somáticos de vegetais superiores e animais geralmente têm constituição cromossômica diploide em contraste com os gametas haploides (monoploides).

Diplóteno (diplonema). Estágio na prófase da meiose I depois do paquíteno, mas antes da diacinese, no qual os cromossomos de bivalentes se separam nos centrômeros e na região adjacente.

Disco imaginal. Massa de células nas larvas de *Drosophila* e de outros insetos holometabólicos que dá origem a determinado órgão no adulto, como antena, olho ou asa.

Discordante. Membros de um par que têm características diferentes, em vez de semelhantes.

Disgenesia híbrida. Em *Drosophila*, uma síndrome de características anormais da linhagem germinativa, que incluem mutação, quebra do cromossomo e esterilidade, resultantes da atividade do elemento transponível.

Disjunção. Separação de cromossomos homólogos durante a anáfase de divisões mitóticas ou meióticas. (Ver também **Não disjunção.**)

Dissociação (Ds). Elemento transponível no milho, originalmente detectado como agente mediador da quebra do cromossomo em resposta ao efeito do *Activator (Ac)*, outro elemento transponível.

Distribuição de frequência. Gráfico que mostra a incidência relativa ou absoluta de classes em uma população. As classes podem ser definidas por uma variável distinta ou contínua; neste último caso, cada classe representa um intervalo diferente na escala de medida.

Distribuição independente. Distribuição aleatória de alelos para os gametas que ocorre quando os genes estão localizados em diferentes cromossomos. A distribuição de um par de alelos é independente de outros genes localizados em cromossomos não homólogos.

Divisão equacional. Divisão do tipo mitótica que geralmente é a segunda divisão na sequência meiótica; mitose somática e divisão não reducional da meiose.

Divisão reducional. Fase da meiose na qual há separação dos cromossomos maternos e paternos do bivalente (cf. **Divisão equacional**).

DNA. Ácido desoxirribonucleico; material genético que contém informações e constitui os genes. O DNA é uma macromolécula composta de uma cadeia longa de desoxirribonucleotídios unidos por ligações fosfodiéster. Cada desoxirribonucleotídio contém um grupo fosfato, o açúcar 2-desoxirribose com cinco carbonos e uma base nitrogenada.

DNA do cloroplasto. Ver **cpDNA**.

DNA fotoliase. Enzima que usa energia da luz azul para clivar ligações cruzadas covalentes induzidas por luz ultravioleta na timina, na citosina e nos dímeros citosina-timina no DNA.

DNA girase. Enzima bacteriana que catalisa a super-helicoidização negativa do DNA.

DNA helicase. Enzima que catalisa o desenrolamento dos filamentos complementares de uma dupla-hélice de DNA.

DNA ligase. Enzima que catalisa o fechamento covalente de cortes nas duplas-hélices de DNA.

DNA mitocondrial. Ver **mtDNA**.

DNA polimerase. Enzima que catalisa a síntese de DNA.

DNA primase. Enzima que catalisa a síntese de filamentos curtos de RNA que iniciam a síntese de filamentos de DNA.

DNA repetitivo. Sequências de DNA presentes em múltiplas cópias em um genoma – em algumas ocasiões, um milhão de vezes ou mais.

DNA satélite. Componente do genoma que pode ser isolado do restante do DNA por centrifugação em gradiente de densidade. Em geral, é constituído de sequências curtas e altamente repetitivas.

DNA topoisomerase. Enzima que catalisa a introdução ou a retirada de super-hélices do DNA.

Doença de Huntington (DH). Distúrbio neurodegenerativo de início tardio (30 a 50 anos de idade) em seres humanos, causado por mutação autossômica dominante. O defeito genético é uma repetição expandida do trinucleotídio $(CAG)_n$ que codifica uma região poliglutamina anormalmente longa perto da terminação amino do produto do gene *huntingtin*.

Doença de Tay-Sachs. Distúrbio autossômico recessivo, letal em seres humanos, caracterizado por degeneração neurológica e morte na fase inicial da infância. A doença é causada pela ausência da enzima hexosaminidase A.

Doenças autoimunes. Distúrbios nos quais o sistema imune dos indivíduos afetados produz anticorpos contra antígenos próprios – antígenos sintetizados pelas próprias células.

Dominância incompleta. Expressão de dois alelos em um heterozigoto que permite distinguir o heterozigoto dos pais homozigotos.

Dominância influenciada pelo sexo. Expressão dominante que depende do sexo do indivíduo. Por exemplo, em algumas raças de carneiros, os chifres são dominantes nos machos e recessivos nas fêmeas.

Dominante. Termo usado para se referir a um alelo que se manifesta para a exclusão de um alelo diferente em um organismo heterozigoto.

Domínio aptâmero. A região de um riborregulador (*riboswitch*) que se liga ao metabólito.

Domínio de expressão. Região de um riborregulador (*riboswitch*) que pode se dobrar de duas formas, uma que facilita a expressão gênica e outra que bloqueia a expressão gênica.

Dupla-hélice. Molécula de DNA composta de dois filamentos complementares.

Duplicação. Ocorrência de um segmento mais de uma vez no mesmo cromossomo ou genoma; também se refere à multiplicação de células.

Duplicação do sítio-alvo. Sequência de DNA duplicada quando há inserção de um elemento transponível; geralmente encontrada em cada extremidade da inserção.

E

Ecdisona. Hormônio que influencia o desenvolvimento em insetos.

Eclosão. Saída de um inseto adulto do estágio pupal.

Ecótipo. População ou linhagem de organismos adaptados a determinado hábitat.

Ectópico. Termo usado para descrever um fenômeno ocorrido em local anormal.

Edição de RNA. Processos pós-transcrição que alteram as informações codificadas em transcritos de genes (RNA).

Efeito de posição *cis-trans*. Ocorrência de diferentes fenótipos quando há duas mutações em heterozigotos *cis* e *trans*.

Efeito materno. Característica controlada por um gene da mãe, mas expressa na prole.

Efeitos alélicos aditivos. Fatores genéticos que elevam ou reduzem o valor de um fenótipo em uma escala linear de medida.

Elemento controlador. No milho, um elemento transponível como *Ac* ou *Ds* capaz de influenciar a expressão de um gene adjacente.

Elemento genético transponível. Elemento de DNA capaz de passar de um local para outro no genoma.

Elemento IS (sequência de inserção). Sequência de DNA curta (800 a 1.400 pares de nucleotídios) encontrada em bactérias e capaz de se transpor para uma nova localização genômica; outras sequências de DNA limitadas por elementos IS também podem ser transpostas.

Elemento *P*. Elemento transponível em *Drosophila* que, quando ativado, causa disgenesia híbrida.

Elemento semelhante a retrovírus. Tipo de retrotranspóson que se assemelha à forma integrada de um retrovírus.

Eletroforese. Migração de partículas suspensas em um campo elétrico.

Eletroforese em gel. Ver **Eletroforese**.

Eletroporação. Processo que torna as membranas celulares permeáveis ao DNA mediante aplicação de corrente elétrica intensa.

Embrião. Organismo nos estágios iniciais do desenvolvimento; em seres humanos, os primeiros 2 meses de vida intrauterina.

Endogamia. Cruzamento entre indivíduos com parentesco.

Endomitose. Duplicação de cromossomos sem divisão do núcleo, com consequente aumento do número de cromossomos na célula. Os filamentos dos cromossomos se separam, mas a célula não se divide.

Endonuclease. Enzima que quebra filamentos de DNA em posições internas; algumas participam da recombinação do DNA.

Endonuclease de restrição. Ver **Enzima de restrição**.

Endopoliploidia. Estado em que as células de um organismo diploide contêm múltiplos do número diploide de cromossomos (ou seja, $4n$, $8n$, e assim por diante).

Endosperma. Tecido nutritivo que se desenvolve no saco embrionário da maioria das angiospermas. De modo geral, surge depois da fertilização dos dois núcleos endospérmicos primários fundidos do saco embrionário por um dos dois núcleos espermáticos. Na maioria dos vegetais diploides, o endosperma é triploide ($3n$).

Endossimbiose. Relação mutuamente benéfica na qual um organismo vive dentro de outro.

Enzima. Proteína que acelera uma reação química específica em um sistema vivo.

Enzima constitutiva. Enzima sintetizada continuamente quaisquer que sejam as condições de crescimento (cf. **Enzima induzível** e **Enzima repressível**).

Enzima de restrição. Endonuclease que reconhece uma sequência curta específica no DNA e cliva a molécula de DNA naquele sítio ou perto dele.

Enzima induzível. Enzima sintetizada apenas na presença do substrato que atua como indutor.

Enzima repressível. Enzima cuja síntese é diminuída por uma molécula reguladora.

Enzimas de reparo do DNA. Enzimas que catalisam o reparo do DNA danificado.

Epigenético. Termo relativo às causas não genéticas de um fenótipo.

Epissomo. Elemento genético que pode estar presente ou ausente em diferentes células e que pode estar inserido em um cromossomo ou independente no citoplasma (p. ex., o fator de fertilidade [F] em *Escherichia coli*).

Epistasia. Interações entre produtos de genes não alélicos. Os genes suprimidos são denominados hipostáticos. A dominância está associada a membros de pares alélicos, ao passo que a epistasia resulta de interações dos produtos de não alelos.

Equilíbrio. Estado de sistemas dinâmicos em que não há alteração real.

Equilíbrio da ligação. Estado no qual há associação aleatória entre os alelos de *loci* ligados nos cromossomos de uma população.

Equilíbrio genético. Condição em um grupo de organismos em que há intercruzamento na qual as frequências de alelos permanecem constantes ao longo do tempo.

Erro-padrão. Medida da variação em uma série de médias.

Especiação alopátrica. Especiação decorrente, ao menos em parte, do isolamento geográfico.

Especiação simpátrica. Formação de uma nova espécie por populações que habitam as mesmas regiões geográficas ou regiões superpostas.

Espécie. Intercruzamento, populações naturais que são isoladas reprodutivamente de outros grupos do mesmo tipo.

Espermátides. As quatro células formadas pelas divisões meióticas na espermatogênese. As espermátides tornam-se espermatozoides maduros.

Espermatócito (célula-mãe do espermatozoide). A célula que passa por duas divisões meióticas (espermatogênese) para formar quatro espermátides; o espermatócito *primário* antes da conclusão da primeira divisão meiótica; o espermatócito *secundário* depois da conclusão da primeira divisão meiótica.

Espermatócito secundário. Ver **Espermatócito**.

Espermatogênese. Processo de maturação dos gametas (espermatozoides) masculinos.

Espermatogônia. Célula germinativa masculina primordial que pode se dividir por mitose e produzir mais espermatogônias. A espermatogônia pode entrar em fase de crescimento e dar origem a um espermatócito primário.

Espermatozoide. Célula germinativa masculina madura.

Espermiogênese. Formação de espermatozoides a partir das espermátides; a parte da espermatogênese que sucede as divisões meióticas dos espermatócitos.

Espliceossomo. O complexo de RNA/proteína que excisa íntrons de transcritos primários de genes nucleares em eucariotos.

Esporófito. Geração diploide no ciclo de vida de um vegetal que produz esporos haploides por meiose.

Esqueleto (*scaffold*). Estrutura central de cromossomos condensados. É constituído de proteínas cromossômicas não histônicas.

EST (etiquetas de sequências expressas). Sequências curtas de cDNA usadas para ligar mapas físicos e mapas genéticos (RFLP).

Estame. Estrutura alongada que sustenta as anteras em angiospermas.

Estatística. Valor baseado em uma amostra ou amostras de uma população a partir do qual é possível fazer estimativas de um valor ou parâmetro populacional.

Esterilidade. Incapacidade de gerar prole.

Estrogênio. Hormônio feminino ou substância produtora de estro.

Eucarioto. Membro do grande grupo de organismos que têm núcleos celulares delimitados por membrana (cf. **Procarioto**).

Eucromatina. Material genético que não é tingido tão intensamente por alguns corantes durante a intérfase e que constitui muitos tipos diferentes de genes (cf. **Heterocromatina**).

Eugenia. Aplicação dos princípios de Genética à melhora da humanidade.

Euploide. Organismo ou célula cujo número de cromossomo é um múltiplo exato do número monoploide (n) ou haploide. Os termos usados para identificar diferentes níveis em uma série euploide são diploide, triploide, tetraploide, e assim por diante (cf. **Aneuploide**).

Excinuclease. Complexo proteico contendo endonuclease que excisa um segmento de DNA lesado durante o reparo por excisão.

Exogamia. Cruzamento de indivíduos sem parentesco.

Éxons. Os segmentos de um gene eucariótico que correspondem às sequências no transcrito de RNA processado final desse gene.

Exonuclease. Enzima que digere DNA ou RNA, partindo das extremidades dos filamentos.

Expansão binomial. Multiplicação exponencial de uma expressão constituída de dois termos unidos por um sinal de adição (+) ou subtração (–), como $(a + b)^n$.

Expressão gênica. O processo pelo qual genes produzem RNA e proteínas e exercem seus efeitos sobre o fenótipo de um organismo.

Extracromossômico. Designa estruturas que não são parte dos cromossomos; unidades de DNA no citoplasma que controlam a herança citoplasmática.

F

F_1. A primeira geração filial; a primeira geração de descendentes de determinado cruzamento.

F_2. A segunda geração filial produzida por cruzamento *inter se* ou por autopolinização de F_1. Os "netos" endogâmicos de determinado cruzamento, mas em experimentos genéticos controlados; a autofertilização de F_1 (ou equivalente) está implícita.

Fago. Ver **Bacteriófago**.

Fago lítico. Ver **Fago virulento**.

Fago temperado. Fago (vírus) que invade, mas não destrói (lisa) o hospedeiro (célula bacteriana) (cf. **Fago virulento**). No entanto, pode entrar em seguida no ciclo lítico.

Fago virulento. Fago (vírus) que destrói a célula hospedeira (bacteriana) (cf. **Fago temperado**).

Fagomídios. Vetores de clonagem que contêm componentes derivados tanto dos plasmídios quanto dos cromossomos dos fagos.

Família multigênica. Grupo de genes que têm sequência nucleotídica semelhante ou que produzem polipeptídios com sequências de aminoácidos semelhantes.

Fase de ligação gênica. Arranjo de marcadores genéticos ligados em um heterozigoto. Os marcadores podem estar na fase de acoplamento (*A B/a b*) ou de repulsão (*A b/a B*).

Fator de resistência. Plasmídio que confere a uma bactéria resistência contra antibióticos.

Fator de transcrição. Proteína que regula a transcrição de genes.

Fator determinante testicular (TDF). Proteína produzida no início do desenvolvimento de mamíferos do sexo masculino que estimula a diferenciação dos testículos a partir das gônadas embrionárias.

Fator F. Epissomo bacteriano que confere a capacidade de atuar como doador genético ("masculino") na conjugação; o fator de fertilidade em bactérias.

Fator sexual. Epissomo bacteriano (p. ex., plasmídio F em *E. coli*) que possibilita que a célula seja doadora de material genético. O fator sexual pode ser propagado no citoplasma ou integrado ao cromossomo bacteriano.

Fator sigma. Subunidade de RNA polimerases procarióticas responsável pelo início da transcrição em sequências de iniciação específicas.

Fatores de alongamento. Proteínas solúveis necessárias para o alongamento da cadeia polipeptídica.

Fatores de iniciação. Proteínas solúveis necessárias para o início da tradução.

Fatores de liberação (RF). Proteínas solúveis que reconhecem códons de término em mRNA e terminam a tradução em resposta a esses códons.

Fatores de transcrição basais. Proteínas necessárias para o início da transcrição em eucariotos.

Fenilalanina. Ver **Aminoácido**.

Fenilcetonúria. Distúrbio metabólico que acarreta retardo mental; com herança recessiva mendeliana e tratado no início da infância por meio de dieta especial.

Fenocópia. Organismo cujo fenótipo (mas não genótipo) foi modificado pelo ambiente para se assemelhar ao fenótipo de um organismo diferente (mutante).

Fenótipo. Características observáveis de um organismo.

Fertilização. Fusão de um gameta masculino (espermatozoide ou anterozoide) com um gameta feminino (ovócito ou oosfera) para formar um zigoto.

Feto. Estágio pré-natal de um animal vivíparo entre o estágio embrionário e o nascimento; em seres humanos, os últimos 7 meses antes do nascimento.

Fibra de cromatina. Unidade básica da organização de cromossomos eucarióticos, constituída de DNA e proteínas associadas montados em um filamento com diâmetro médio de 30 nm.

Fibrose cística (FC). Distúrbio autossômico recessivo em seres humanos caracterizado por obstrução dos pulmões, do pâncreas e do fígado por muco e, consequentemente, por infecções crônicas. A expectativa de vida média de um indivíduo com fibrose cística é de 35 anos.

Filamento contínuo (líder). Filamento de DNA sintetizado de maneira contínua durante a replicação.

Filamento descontínuo (atrasado). Filamento de DNA sintetizado de maneira descontínua durante a replicação.

Filamento não molde (codificante). Na transcrição, o filamento não transcrito de DNA. A sequência é igual à do transcrito de RNA, exceto pela presença de T nas posições em que há U no transcrito de RNA.

Filamento *sense* (de RNA). Ver **RNA *sense*.**

Filamento-molde. Na transcrição, o filamento de DNA que é copiado para produzir um filamento complementar de RNA.

Filial. Ver $\mathbf{F_1}$ e $\mathbf{F_2}$.

Filogenia. Diagrama que mostra as relações evolutivas entre um grupo de organismos; árvore evolutiva.

Fissão. Mecanismo de divisão celular entre os procariotos nos quais o material genético da célula-mãe é duplicado e, depois, dividido igualmente pelas duas células-filhas.

Fixação. Evento que ocorre quando todos os alelos em um *locus*, exceto um, são eliminados de uma população. Diz-se que o alelo remanescente, com frequência de 100%, foi fixado.

Flagelo (*adj.* flagelado). Organela de locomoção, semelhante a um chicote, existente em determinadas células; estruturas locomotoras em protozoários flagelados.

Fluxo gênico. A propagação de genes de uma população reprodutiva para outra por migração, possivelmente levando a variações da frequência do alelo.

Forquilha de replicação. Estrutura em formato de Y em que os dois filamentos parentais de uma dupla-hélice de DNA são desenrolados e usados como moldes para a síntese de novos filamentos complementares.

Fotorreativação. Processo de reparo do DNA fotodependente.

Fragmento de restrição. Fragmento de DNA produzido por clivagem de uma molécula de DNA com uma ou mais endonucleases de restrição.

Frequência alélica. A proporção de um alelo em relação a todos os alelos de um *locus* em uma população.

Fuso. Sistema de microtúbulos que distribui cromossomos duplicados de modo igual e exato para cada célula-filha de uma célula eucariótica que se divide.

G

Galha. Tumor dos vegetais.

Gameta. Célula reprodutiva masculina ou feminina madura (espermatozoide/anterozoide ou ovócito/oosfera).

Gametófito. Fase do ciclo de vida dos vegetais em que há produção de gametas; as células têm *n* cromossomos.

Gametófito feminino. Espaço grande de paredes finas dentro do óvulo das espermatófitas que contém os oito núcleos haploides idênticos derivados da mitose do megasporo produzido por meiose.

Gametófito masculino. Os três núcleos haploides idênticos em um grão de pólen.

Gametogênese. Formação de gametas.

Gástrula. Embrião animal inicial constituído de duas camadas de células; um estágio embriológico depois da blástula.

Gêmeos dizigotos (DZ). Gêmeos de dois zigotos ou fraternos.

Gêmeos monozigóticos. Gêmeos originados de um único zigoto ou idênticos.

GenBank. Banco de dados de sequências de DNA mantido pelo National Center for Biotechnology Information, no National Institutes of Health, dos EUA. Existem bancos de dados semelhantes na Europa (European Molecular Biology Laboratory Data Library) e no Japão (DNA DataBank of Japan).

Gene. Determinante hereditário de uma função biológica específica; unidade de herança (DNA) localizada em posição fixa no cromossomo; segmento de DNA que codifica um polipeptídio e cuja definição operacional é dada pelo teste *cis-trans* ou de complementação.

Gene constitutivo. Gene continuamente expresso em todas as células de um organismo.

Gene de ancoragem. Gene posicionado tanto no mapa físico quanto no mapa genético de um cromossomo.

Gene de efeito materno. Gene cujo produto atua na prole do indivíduo de sexo feminino que tem o gene.

Gene de *pair-rule* (gene de paridade segmentar). Gene que influencia a formação de segmentos do corpo de *Drosophila*.

Gene estrutural. Gene que especifica a síntese de um polipeptídio.

Gene *gap*. Gene que controla a formação de segmentos adjacentes no corpo da *Drosophila*.

Gene induzível. Gene expresso apenas na presença de um metabólito específico, o indutor.

Gene marcador selecionável dominante. Gene que permite a sobrevivência da célula hospedeira em condições em que, de outro modo, morreria.

Gene marcador selecionável quimérico. Gene construído com sequências de DNA de duas ou mais origens que permite a sobrevivência de uma célula ou organismo em condições em que normalmente morreria.

Gene pseudoautossômico. Gene localizado tanto no cromossomo X quanto no cromossomo Y.

Gene regulador. Gene que controla a taxa de expressão de outro gene ou genes. Exemplo: o gene *lacI* produz uma proteína que controla a expressão dos genes estruturais do óperon *lac* em *Escherichia coli*.

Gene repressor. Gene que codifica um repressor.

Gene seletor. Gene que influencia o desenvolvimento de segmentos específicos do corpo em *Drosophila;* um gene homeótico.

Gene supressor tumoral. Gene cujo produto participa da repressão à divisão celular.

Genes de polaridade de segmento. Grupo de genes cujos produtos definem os compartimentos anterior e posterior de cada segmento que se forma ao longo do eixo anteroposterior de embriões de *Drosophila.*

Genes de segmentação. Grupo de genes que controlam o desenvolvimento inicial de embriões de *Drosophila.* Seus produtos definem segmentos ao longo do eixo anteroposterior.

Genes homeóticos. Grupo de genes cujos produtos controlam a formação do corpo de um embrião por controle da expressão de outros genes em regiões segmentares ao longo do eixo anteroposterior.

Genes homólogos. Genes que evoluíram a partir de um gene ancestral comum (cf. **Genes ortólogos; Genes parálogos**).

Genes mutáveis. Genes cuja taxa de mutação é muito alta.

Genes ortólogos. Genes homólogos presentes em diferentes espécies (cf. **Genes homólogos**).

Genes parálogos. Genes homólogos presentes em uma espécie (cf. **Genes homólogos**).

Genética. A ciência da hereditariedade e da variação.

Genética de populações. Ramo da genética que estuda as frequências de alelos e genótipos nas populações reprodutivas.

Genética reversa. Técnicas genéticas que usam a sequência nucleotídica de um gene a fim de criar procedimentos para isolamento de mutações no gene ou para bloqueio de sua expressão.

Genoma. Conjunto completo (n) de cromossomos (portanto, de genes) herdado como uma unidade de um dos pais.

Genoma dobrado. O estado intracelular condensado do DNA no nucleoide de uma bactéria. O DNA é segregado em domínios, e há super-helicoidização negativa independente de cada domínio.

Genômica. Estudo da estrutura e da função de genomas inteiros.

Genômica comparativa. Ramo da genômica que compara a estrutura e a função dos genomas de diferentes espécies.

Genótipo. Constituição genética (composição gênica) de um organismo (cf. **Fenótipo**).

Germoplasma. Material hereditário transmitido à prole por intermédio das células germinativas.

Ginandromorfo. Indivíduo que tem uma parte do corpo feminina e a outra, masculina; um mosaico sexual.

Glicocorticoide. Hormônio esteroide que regula a expressão gênica em animais superiores.

Globulinas. Proteínas comuns do sangue que são insolúveis em água e solúveis em soluções salinas. É possível distinguir as alfa, beta e gamaglobulinas no soro humano. As gamaglobulinas são importantes no desenvolvimento da imunidade a doenças.

Gônada. Órgão sexual (*i. e.*, ovário ou testículo) que produz gametas.

Grão de pólen. Gametófito masculino nos vegetais superiores.

Graus de liberdade. Índice associado à distribuição de frequência de uma estatística de teste calculada a partir de dados amostrais.

Guanina (G). Base purínica encontrada no DNA e no RNA.

H

Haploide (monoploide). Organismo ou célula que tem apenas um conjunto completo (n) de cromossomos ou um genoma.

Haplótipo. Conjunto de variantes genéticas ligadas, principalmente por polimorfismos de nucleotídio único (SNP), em um cromossomo.

Haptoglobina. Proteína sérica, alfaglobulina, presente no sangue.

Hélice. Qualquer estrutura que tenha formato espiral. O modelo de Watson e Crick de DNA tem a forma de uma dupla-hélice.

Hemizigoto. Indivíduo que tem uma cópia de um cromossomo ou gene, como na ligação ao sexo ou em consequência da deleção.

Hemofilia. Doença hemorrágica; tendência ao sangramento excessivo mesmo em caso de pequeno ferimento; distúrbio hereditário dependente de um gene recessivo ligado ao sexo.

Hemoglobina. Proteína conjugada composta que contém ferro, localizado em eritrócitos de vertebrados; importante no transporte de oxigênio para as células do corpo.

Hemolinfa. Mistura de sangue e outros líquidos na cavidade corporal de um invertebrado.

Herança citoplasmática. Transmissão hereditária dependente do citoplasma ou de estruturas no citoplasma, não dos genes nucleares; herança extracromossômica. Exemplo: as características dos plastídios nos vegetais podem ser herdadas por um mecanismo independente dos genes nucleares.

Herança materna. Herança controlada por fatores extracromossômicos (*i. e.*, citoplasmáticos) transmitidos pelo gameta feminino.

Herança quantitativa. Herança de características mensuráveis (altura, peso, intensidade da cor) que dependem da ação acumulativa de muitos genes, cada um deles produzindo um pequeno efeito no fenótipo.

Herdabilidade. Grau de controle de uma característica pela herança. (Ver também **Herdabilidade em sentido amplo** e **Herdabilidade em sentido restrito**).

Herdabilidade em sentido amplo. Em genética quantitativa, a proporção da variância fenotípica total devida a fatores genéticos.

Herdabilidade em sentido restrito. Em genética quantitativa, a proporção da variância fenotípica devida à soma dos efeitos dos alelos.

Hereditariedade. Semelhança entre indivíduos associada à descendência; transmissão de características dos pais para os filhos.

Heredograma. Tabela, quadro ou diagrama que representa a ascendência de um indivíduo.

Hermafrodita. Indivíduo que tem órgãos reprodutivos masculinos e femininos.

Heteroalelos. Mutações que são alélicas do ponto de vista funcional, mas não alélicas do ponto de vista estrutural; mutações em diferentes sítios de um gene.

Heterocromatina. Cromatina que adquire coloração escura mesmo durante a intérfase, muitas vezes contém DNA repetitivo com poucos genes.

Heterodúplex. Ácido nucleico bifilamentar que contém um ou mais pares de bases incompatíveis (não complementares).

Heterose. Superioridade de genótipos heterozigotos em relação a uma ou mais características em comparação com os homozigotos correspondentes.

Heterozigosidade. Proporção de indivíduos heterozigotos em uma população; usada como medida de variabilidade genética.

Heterozigoto. Organismo com membros diferentes de determinado par ou série de alelos que, consequentemente, produz gametas diferentes.

Heterozigoto *cis*. Heterozigoto que apresentam duas mutações em configuração *cis* – por exemplo, $a^+ b^+/a\ b$.

Heterozigoto *trans*. Heterozigoto que contém duas mutações em configuração *trans* – por exemplo, $a\ b^+/a^+\ b$.

Hfr. Linhagem de alta frequência de recombinação de *Escherichia coli*; nessas linhagens, o epissomo F é integrado ao cromossomo bacteriano.

Hibridização. Intercruzamento de espécies, raças, variedades, e assim por diante, de vegetais ou animais; processo de formação de um híbrido por polinização cruzada de vegetais ou por acasalamento de animais de diferentes tipos.

Hibridização de colônia ou placa *in situ*. Procedimento para exame de colônias ou placas que crescem em membranas ou placas de cultura a fim de pesquisar sequências de DNA específicas pela hibridização de sondas de ácidos nucleicos com as moléculas de DNA presentes nessas colônias ou placas.

Hibridização *in situ*. Método para determinar a localização de sequências de DNA específicas em cromossomos, por hibridização de DNA ou RNA marcado com DNA desnaturado em preparações cromossômicas, e visualizar a sonda hibridizada por autorradiografia ou microscopia de fluorescência.

Hibridização *in situ* com fluorescência (FISH). Hibridização *in situ* que usa uma sonda de DNA ou RNA ligada a um corante fluorescente.

Híbrido. Prole de pais homozigotos que difere em um ou mais genes; em um sentido amplo, a prole de um cruzamento de linhagens sem parentesco.

Hipermutação somática. Alta frequência de mutação ocorrida nos segmentos gênicos que codificam as regiões variáveis de anticorpos durante a diferenciação de linfócitos B em plasmócitos produtores de anticorpos.

Hiperploide. Condição genética na qual há um número excessivo de um cromossomo ou de um segmento de cromossomo no genótipo (cf. **Hipoploide**).

Hipomórfico. Termo designativo de um alelo mutante que tem menor expressão que um alelo do tipo selvagem, mas que não suprime totalmente a expressão. Esse alelo mutante é denominado hipomorfo.

Hipoploide. Condição genética na qual há um número menor que o normal de um cromossomo ou de um segmento de cromossomo no genótipo (cf. **Hiperploide**).

Hipótese. Em ciência, proposição para explicar um fenômeno.

Hipótese da oscilação. Hipótese que explica como um tRNA reconhece dois códons. Há pareamento correto das duas primeiras bases do códon e anticódon de mRNA, mas a terceira base no anticódon apresenta movimento (oscilação) que permite o pareamento com mais de uma base.

Hipótese dos fatores múltiplos. Teoria proposta por R. A. Fisher e outros para explicar a variação de fenótipos complexos como altura, peso e suscetibilidade a doenças.

Histonas. Grupo de proteínas ricas em aminoácidos básicos. Atuam no espiralamento de DNA em cromossomos e na regulação da atividade gênica.

HIV (vírus da imunodeficiência humana). Retrovírus causador da AIDS em seres humanos.

Holoenzima. Forma de uma enzima multimérica na qual estão presentes todos os polipeptídios componentes.

Homeobox. Sequência de DNA encontrada em vários genes participantes da especificação de órgãos em diferentes partes do corpo em animais; característica de genes que influenciam a segmentação em animais. O homeobox corresponde a uma sequência de aminoácidos no polipeptídio codificado por esses genes; essa sequência é denominada homeodomínio.

Homeodomínio. Ver **Homeobox.**

Homoalelos. Mutações alélicas tanto do ponto de vista funcional quanto estrutural; mutações no mesmo sítio no mesmo gene.

Hominíneo. Organismo relacionado aos seres humanos.

Homólogos. Ver **Cromossomos homólogos; Genes homólogos.**

Homozigoto. Indivíduo no qual as duas cópias de um gene são o mesmo alelo.

Hormônio. Produto orgânico de células de uma parte do corpo que é transportado pelos líquidos corporais para outra parte onde influencia a atividade ou atua como agente coordenador.

Hormônio do crescimento humano (HGH). Polipeptídio sinalizador necessário para o crescimento normal de seres humanos; é deficiente em indivíduos com determinados tipos de nanismo.

I

Ilhas de CpG. Aglomerados de citosinas e guaninas que normalmente ocorrem na região 5′ dos genes humanos.

Impressão digital de DNA. Ver **Perfil de DNA.**

***Imprinting*.** Processo que altera o estado de um gene sem alterar sua sequência de nucleotídios; muitas vezes está associado à metilação de nucleotídios específicos no gene. O estado alterado é estabelecido na linhagem germinativa e transmitido à prole, na qual pode persistir por toda a vida. Um gene alterado dessa maneira é denominado *imprinted.*

Imunoglobulina. Ver **Globulinas.**

Indel. Mutação que consiste em uma inserção ou uma deleção de sequências de DNA.

***In situ*.** Do latim, significa no lugar natural; refere-se a tratamentos experimentais realizados em células ou tecidos, não em extratos deles.

***In vitro*.** Do latim, significa "dentro do vidro"; processos biológicos induzidos experimentalmente fora do organismo, em um tubo de ensaio ou outro recipiente.

***In vivo*.** Do latim, significa "dentro de organismo vivo".

Incompatibilidade gametofítica. Fenômeno botânico controlado pelo *locus* S complexo no qual um grão de pólen não é capaz de fertilizar um óvulo produzido por um vegetal que tem alelo *S* igual ao do grão de pólen. Por exemplo, o pólen S_1 não pode fertilizar um óvulo produzido por uma planta S_1/S_2.

Indução. Processo de ativar a expressão de um gene ou conjunto de genes por um indutor.

Indutor. Substância de baixo peso molecular que se liga a um repressor, produzindo um complexo que não é mais capaz de se ligar ao operador; assim, a presença do indutor ativa a expressão do(s) gene(s) controlado(s) pelo operador.

Inibição do produto final. Ver **Inibição por *feedback*.**

Inibição por *feedback* (ou inibição do produto final). O produto final acumulado de uma via bioquímica interrompe a síntese desse produto. Um metabólito final de uma via de síntese regula a síntese em uma etapa anterior dessa mesma via.

Inibidor. Toda substância ou objeto que retarda uma reação química; um gene de efeito maior ou modificador que interfere em uma reação.

Iniciação (da síntese de DNA, RNA ou proteínas). Incorporação da primeira subunidade (nucleotídio ou aminoácido) durante a síntese de uma macromolécula (DNA, RNA ou polipeptídio).

Iniciador (*primer*). Sequência curta de nucleotídios que tem um 3′OH reativo e pode iniciar a síntese de DNA ao longo de um molde.

Iniciador (*primer*) de RNA. Segmento de RNA curto (10 a 60 nucleotídios) usado para iniciar a síntese de um novo filamento de DNA; sintetizado pela enzima DNA primase.

Inteína. Sequência curta de aminoácidos em um produto primário da tradução que é capaz de excisar a si própria do polipeptídio.

Interação. Em estatística, efeito que não pode ser explicado pela soma da ação dos fatores de contribuição; um desvio da adição estrita.

Interações hidrofóbicas. Associação de grupos apolares entre si quando em soluções aquosas em razão da sua insolubilidade em água.

Intercruzamento. Cruzamento entre híbridos F_1 derivados de um cruzamento entre pais de duas linhagens.

Intérfase. Estágio do ciclo celular em que a célula não está se dividindo; estágio metabólico durante o qual há replicação do DNA; o estágio que começa depois da telófase de uma divisão e se estende até o início da prófase da próxima divisão.

Interferência. *Crossing over* em um ponto que reduz a chance de outro *crossing over* próximo; detectada por estudo do padrão de *crossing over* com três ou mais genes ligados.

Interferência por RNA (RNAi). Fenômeno no qual o RNA bifilamentar impede a expressão de um gene que é homólogo, ao menos em parte, ao RNA.

Intersexo. Organismo que apresenta características sexuais secundárias intermediárias entre os sexos masculino e feminino; tipo que tem algumas características fenotípicas dos sexos masculino e feminino.

Íntrons. Sequências intercalares de bases de DNA nos genes eucarióticos que não são representadas no transcrito de RNA maduro porque são cortadas do transcrito de RNA primário.

Invariável. Constante, inalterável, geralmente se refere à porção de uma molécula que é igual em diferentes espécies.

Inversão. Rearranjo que inverte a ordem de um arranjo linear de genes em um cromossomo.

Inversão paracêntrica. Inversão que está totalmente dentro de um braço de um cromossomo e não inclui o centrômero.

Inversão pericêntrica. Inversão que inclui o centrômero, portanto abrange os dois braços de um cromossomo.

Isoalelos. Diferentes formas de um gene que produzem fenótipo igual ou fenótipos muito semelhantes.

Isocromossomo. Um cromossomo com dois braços idênticos e genes idênticos. Os braços são imagens espelhadas um do outro.

Isoforma. Membro de uma família de proteínas intimamente relacionadas – proteínas que têm algumas sequências de aminoácidos em comum e outras diferentes.

Isótopo radioativo. Isótopo (forma de um átomo) instável que emite radiação ionizante.

J

Junção de extremidades não homólogas (NHEJ). Mecanismo que repara moléculas quebradas de DNA pela junção das extremidades quebradas, com frequência modificando o DNA ao redor da junção.

L

Lamela. Estrutura, placa ou vesícula formada por duas membranas paralelas.

Leptóteno (leptonema). Estágio da meiose imediatamente antes da sinapse no qual os cromossomos são observados como estruturas filiformes, finas e únicas (mas são, na verdade, duplas, porque já houve replicação do DNA).

Letal equilibrado. Mutações letais em diferentes genes do mesmo par de cromossomos que são mantidas em repulsão por causa da ligação próxima ou supressão do *crossing over*. Em uma população fechada, sobrevivem apenas os heterozigotos *trans* ($l_1 + l + l_2$) para as mutações letais.

Ligação. A união de duas ou mais moléculas de DNA por ligações covalentes.

Ligação covalente. Ligação na qual um par de elétrons é igualmente compartilhado por prótons de dois átomos adjacentes.

Ligação gênica. Tendência de diferentes genes de serem herdados juntos porque estão localizados no mesmo cromossomo.

Ligação peptídica. Ligação química que une as subunidades de aminoácidos nas proteínas.

Ligação sexual. Associação ou ligação de uma característica hereditária ao sexo; o gene está em um cromossomo sexual, geralmente o X; muitas vezes é empregado como sinônimo de ligação ao X.

Ligações de hidrogênio. Interações fracas entre átomos eletronegativos e átomos de hidrogênio (eletropositivos) que estão ligados a outros átomos eletronegativos.

Ligações iônicas. Atrações entre grupos químicos de cargas opostas.

Ligador (DNA). Dupla-hélice de DNA desprotegida que conecta nucleossomos adjacentes.

Ligante. Molécula que pode se ligar a outra molécula no interior das células ou sobre elas.

Ligase. Enzima que une as extremidades de dois filamentos de ácido nucleico.

Limitado ao sexo. Expressão de uma característica em apenas um sexo. Exemplos: produção de leite por mamíferos; chifres em carneiros Rambouillet; produção de ovos por galinhas.

LINE (elementos nucleares intercalados longos). Famílias de elementos transponíveis moderadamente repetitivos longos (comprimento médio = 6.500 pb) em eucariotos.

Linfócito. Uma classe geral de leucócitos que são componentes importantes do sistema imune de animais vertebrados.

Linfócitos B (células B). Importante classe de células que amadurecem na medula óssea e são as principais responsáveis pela resposta imune mediada por anticorpos ou humoral; dão origem aos plasmócitos produtores de anticorpos e a algumas outras células do sistema imune.

Linfócitos T (células T). Células que se diferenciam no timo e são as principais responsáveis pela resposta imune celular ou mediada por células T.

Linhagem endogâmica. Linhagem produzida por muitas gerações de endogamia sistemática, por exemplo, por autofertilização repetida ou por cruzamento repetido de irmãos completos.

Linhagem germinativa. O tecido que produz os gametas.

Lipídio. Molécula composta de ácidos graxos e triglicerídios.

Líquido amniótico. Líquido contido na bolsa amniótica de vertebrados superiores e que contém células do embrião (não da mãe). Tanto o líquido quanto as células são usados para diagnóstico de anormalidades genéticas do embrião ou do feto.

Lise. Ruptura de uma célula pela destruição da membrana celular após infecção viral.

Lisossomo. Pequena organela celular delimitada por membrana que contém enzimas destinadas à degradação de macromoléculas.

***Loci* de característica quantitativa (QTL).** Dois ou mais genes que afetam uma única característica quantitativa.

***Locus* (*pl. loci*).** Posição fixa em um cromossomo ocupada por determinado gene ou um de seus alelos.

M

Macromolécula. Molécula grande; termo usado para identificar moléculas de proteínas e ácidos nucleicos.

Mapa citológico. Diagrama de um cromossomo baseado na coloração diferencial – o "padrão de bandas" – ao longo de sua extensão.

Mapa de ligação gênica. Diagrama linear ou circular que mostra as posições relativas de genes em um cromossomo obtido por análise genética.

Mapa de restrição. Mapa físico linear ou circular de uma molécula de DNA que mostra os sítios clivados por diferentes enzimas de restrição.

Mapa físico. Diagrama de um cromossomo ou molécula de DNA com distâncias apresentadas em pares de bases, quilobases ou megabases.

Mapa genético. Diagrama de um cromossomo com distâncias baseadas em frequências de recombinação – centiMorgans.

Mapeamento de híbridos por radiação. Uso de células híbridas de seres humanos e roedores que contêm fragmentos de cromossomos humanos (produzidos por irradiação) fundidos a cromossomos de roedores para determinar as relações de ligação de genes humanos.

Marcação por transpóson. Inserção de um elemento transponível dentro ou perto de um gene, marcando esse gene com uma sequência de DNA conhecida.

Matriz aberta de leitura (ORF). Segmento de DNA contendo as sequências necessárias para codificar um polipeptídio. O transcrito de RNA de uma ORF começa com um códon de iniciação da tradução, seguido por uma sequência de códons especificadores de aminoácidos, e termina com um códon de término da tradução. Presume-se que a ORF codifique um polipeptídio.

Matriz de leitura. Série de trinucleotídios posicionados em sequência no sítio *A* do ribossomo durante a tradução de um mRNA; ainda, a sequência de trincas de pares de nucleotídios no DNA que correspondem a esses códons no mRNA.

Mecanismo de controle negativo. Mecanismo em que há necessidade de proteína(s) reguladora(s) para desativar a expressão gênica.

Mecanismo de controle positivo. Mecanismo em que há necessidade de proteína(s) reguladora(s) para ativar a expressão gênica.

Média. Média aritmética; a soma de todas as medidas ou valores em uma amostra dividida pelo tamanho da amostra.

Mediana. Em um conjunto de medidas, o valor central acima e abaixo do qual há um número igual de medidas.

Megasporo. Célula grande isolada produzida no fim da meiose nos tecidos reprodutivos femininos de vegetais.

Meiose. Processo pelo qual o número de cromossomos de uma célula reprodutiva é reduzido à metade do número diploide (*2n*) ou somático; resulta na formação de gametas em animais ou de esporos em vegetais; importante criadora de variabilidade por meio de recombinação.

Melanina. Pigmento castanho ou preto.

Membrana. Estrutura macromolecular composta de lipídios e proteínas que circunda uma célula ou algumas organelas dentro de uma célula, como as mitocôndrias e os cloroplastos; também é um componente do retículo endoplasmático celular.

Mesoderma. Camada germinativa média que se forma no embrião inicial de animais e dá origem a partes como osso e tecido conjuntivo.

Metabolismo. Soma de todos os processos químicos em células vivas em que há produção e uso de energia.

Metáfase. Estágio da divisão celular no qual os cromossomos são mais bem definidos e dispostos em uma placa equatorial; estágio depois da prófase e antes da anáfase.

Metáfase I. Estágio da primeira divisão meiótica em que os cromossomos homólogos duplicados emparelhados se condensam e se reúnem no plano equatorial da célula.

Metáfase II. Estágio da segunda divisão meiótica em que os cromossomos duplicados se reúnem no plano equatorial da célula.

Metafêmea (superfêmea). Em *Drosophila*, fêmea anormal, geralmente estéril, com excesso de cromossomos X em comparação com os conjuntos de autossomos (p. ex., XXX; AA).

Metástase. Disseminação de células cancerosas para órgãos antes não afetados.

Metilação (de DNA e RNA). Acréscimo de um ou mais grupos metil ($-CH_3$) a um ou mais dos nucleotídios em um ácido nucleico.

Método *ClB*. Uso de um cromossomo X especial de *Drosophila*, que tem uma mutação causadora de olhos em forma de barra e uma mutação letal recessiva dentro de uma grande inversão, para detectar novas mutações letais recessivas ligadas ao X. H. J. Muller usou esse cromossomo para demonstrar que os raios X são mutagênicos. Ver também **Cromossomo *ClB*.**

Micélio. Filamentos que constituem a parte vegetativa do talo dos fungos.

Microarranjo. Membrana ou outro suporte sólido contendo milhares de oligonucleotídios ou sondas de hibridização de ácido nucleico para uso na detecção de DNA ou RNA complementares.

microRNA. Ver **RNA de interferência curto.**

Microsporo. Um dos quatro produtos finais da meiose nos tecidos reprodutivos masculinos dos vegetais.

Microssatélite. Ver **Repetição curta em série (STR).**

Microtúbulos. Filamentos ocos no citoplasma que constituem uma parte do aparelho locomotor de uma célula móvel; componente do fuso mitótico.

Mitocôndrias. Organelas do citoplasma de células vegetais e animais onde ocorre a fosforilação oxidativa para produção de ATP.

Mitose. Disjunção de cromossomos duplicados e divisão do citoplasma para produzir duas células-filhas geneticamente idênticas.

Modelo. Descrição matemática de um fenômeno biológico.

Modelo óperon. Mecanismo de controle negativo proposto por Jacob e Monod em 1961 para explicar a regulação coordenada de conjuntos cotranscritos de genes estruturais. O mecanismo inclui um gene regulador codificador de um repressor que controla a transcrição do conjunto de genes mediante ligação a uma região operadora e bloqueio da transcrição pela RNA polimerase.

Modificação tautomérica. Transferência de um átomo de hidrogênio de uma posição para outra em uma molécula orgânica.

Modificador (gene modificador). Gene que afeta a expressão de algum outro gene.

Molde. Padrão ou modelo. O DNA armazena informações codificadas e atua como um modelo ou molde a partir do qual as informações são copiadas em filamentos complementares de DNA ou transcritos para o RNA mensageiro.

Molécula de DNA recombinante. Molécula de DNA construída *in vitro* por união total ou parcial de duas moléculas diferentes de DNA.

Molécula efetora. Molécula que influencia o comportamento de uma molécula reguladora, como uma proteína repressora, assim influenciando a expressão gênica.

Molécula-guia única de RNA (sgRNA). Molécula de RNA capaz de guiar uma endonuclease direcionada até uma sequência específica em um genoma.

Mono-híbrido. Prole de dois homozigotos que diferem um do outro pelos alelos presentes em apenas um *locus* gênico.

Monômero. Molécula única que pode se combinar a outras para formar estruturas mais complexas.

Monoploide. Organismo ou célula que tem apenas um conjunto de cromossomos ou um genoma (número n de cromossomos).

Monossômico. Célula ou organismo diploide em que falta um cromossomo de seu próprio complemento (fórmula cromossômica $2n - 1$). Um caso específico desse distúrbio é denominado monossomia.

Morfógeno. Substância que estimula o desenvolvimento da forma ou estrutura de um organismo.

Morfologia. Estudo da forma de um organismo; história do desenvolvimento de estruturas visíveis e a relação comparativa de estruturas semelhantes em diferentes organismos.

Mosaico. Organismo ou parte de um organismo composto de células de diferentes genótipos.

Mosaico sexual. Ver **Ginandromorfo.**

Motilidade. Movimento celular, geralmente pela ação de estruturas especializadas, como cílios e flagelos.

mtDNA. DNA das mitocôndrias.

Mutação. Alteração do DNA em um *locus* específico de um organismo. O termo é usado de modo abrangente e inclui mutações pontuais com alteração envolvendo um único gene, bem como uma alteração cromossômica.

Mutação com ganho de função. Mutação que dota um produto gênico de uma nova função.

Mutação com perda de função. Mutação que compromete ou suprime a expressão gênica ou a função de um produto gênico.

Mutação de efeito materno. Mutação que causa fenótipo mutante na prole de um indivíduo do sexo feminino portador da mutação; no entanto, o próprio portador do sexo feminino pode não apresentar o fenótipo mutante.

Mutação dominante negativa. Alelo mutante de um gene que interfere na função de um alelo selvagem de maneira que indivíduos heterozigotos para os alelos mutante e selvagem tenham um fenótipo mutante.

Mutação espontânea. Mutação que ocorre sem causa conhecida (cf. **Mutação induzida**).

Mutação germinativa. Mutação que ocorre nas células reprodutivas (células germinativas) do corpo e é transmitida à prole (cf. **Mutação somática**).

Mutação homeótica. Mutação que causa o desenvolvimento de uma parte do corpo em posição imprópria em um organismo; por exemplo, uma mutação em *Drosophila* que causa o desenvolvimento de pernas na cabeça em lugar das antenas.

Mutação induzida. Mutação resultante da exposição de um organismo a um agente químico ou físico que cause alterações na estrutura do DNA ou RNA (cf. **Mutação espontânea**).

Mutação *knockout*. Mutação que suprime totalmente a função de um gene.

Mutação letal condicional. Mutação que é letal em uma série de condições ambientais – condições restritivas –, mas é viável em outra série de condições ambientais – condições permissivas.

Mutação letal recessiva. Forma mutante de um gene que provoca a morte de um organismo homozigoto para ele.

Mutação neutra. Mutação que altera a sequência de nucleotídios de um gene, mas não afeta a aptidão do organismo.

Mutação nula. Mutação que suprime a expressão de um gene. (Ver também **Amórfico**.)

Mutação por inserção. Mutação causada pela inserção de DNA estranho como um elemento transponível ou o T-DNA do plasmídio Ti de *Agrobacterium tumefaciens*.

Mutação por mudança da matriz de leitura. Mutação que modifica a matriz de leitura de um mRNA, seja por inserção ou por deleção de nucleotídios.

Mutação sem sentido. Mutação que troca um códon especificador de um aminoácido por um códon de término.

Mutação somática. Mutação que ocorre nas células não reprodutivas (células somáticas) do corpo e não é transmitida à prole (cf. **Mutação germinativa**).

Mutação supressora. Mutação que anula parcial ou totalmente o efeito fenotípico de outra mutação.

Mutações de sentido trocado. Mutação que troca um códon que especifica um aminoácido por um códon que especifica outro aminoácido.

Mutações pontuais. Alterações ocorridas em sítios específicos nos genes. Incluem substituições de pares de nucleotídios e inserção ou deleção de um ou alguns pares de nucleotídios.

Mutagênese. Processo de induzir mutações.

Mutágeno. Agente ambiental, físico ou químico, capaz de induzir mutações.

Mutante. Célula ou organismo individual que apresenta uma alteração produzida por mutação; um gene modificado.

Mutante sensível ao supressor. Organismo capaz de crescer na presença de um segundo fator genético – um supressor –, mas não na ausência desse fator.

Mutante termossensível. Organismo capaz de crescer em determinada temperatura, mas não em outra.

N

Não autônomo. Termo designativo das unidades biológicas que não têm ação independente; essas unidades necessitam da assistência de outra unidade ou "auxiliar" (cf. **Autônomo**).

Não disjunção. Ausência de disjunção ou separação de cromossomos homólogos em mitose ou meiose, cuja consequência é o excesso de cromossomos em algumas células-filhas e a escassez em outras. Exemplos: na meiose, os dois cromossomos de um par vão para o mesmo polo e o outro polo não recebe nenhum deles; na mitose, as duas cromátides-irmãs vão para o mesmo polo.

Northern blot. Transferência de moléculas de RNA de gel de eletroforese para membrana de celulose ou náilon por ação capilar.

Nuclease. Enzima que catalisa a degradação de ácidos nucleicos.

Núcleo. Parte de uma célula eucariótica que contém os cromossomos; separada do citoplasma por uma membrana.

Nucléolo. Bolsa esférica, rica em RNA, existente no núcleo de células metabólicas; está associado ao organizador nucleolar; local de armazenamento de ribossomos e de precursores de ribossomos.

Nucleoproteína. Proteína conjugada constituída de ácido nucleico e proteína; material de que são feitos os cromossomos.

Nucleosídio. Substância orgânica constituída de uma base unida por ligação covalente à ribose ou desoxirribose.

Nucleossomo, centro do nucleossomo. A subunidade de cromatina resistente à nuclease constituída de aproximadamente 146 nucleotídios de DNA enrolado em 1,65 volta de super-hélice negativa ao redor de um octâmero de histonas – duas moléculas de cada uma das histonas H2a, H2b, H3 e H4.

Nucleotídio. Subunidade de moléculas de DNA e RNA contendo um grupo fosfato, um açúcar e uma base nitrogenada orgânica.

Nulissômico. Célula ou organismo diploide que não tem os dois membros de um par de cromossomos (fórmula cromossômica $2n - 2$).

O

Octaploide. Célula ou organismo com oito genomas ou conjuntos de cromossomos (número de cromossomos $8n$).

Oncogene. Gene capaz de causar transformação cancerosa em células animais em cultura e formação de tumor nos próprios animais; gene que promove a divisão celular.

Operador. Parte de um óperon que controla a expressão de um ou mais genes estruturais, servindo como sítio de ligação para uma ou mais proteínas reguladoras.

Óperon. Grupo de genes que constituem uma unidade reguladora ou de controle. A unidade inclui um operador, um promotor e genes estruturais.

Ordem (no código genético). Há dois tipos de ordem no código genético: (1) múltiplos códons para determinado aminoácido geralmente diferem apenas na terceira posição, e (2) os códons para aminoácidos com propriedades químicas semelhantes estão intimamente relacionados.

Ordenada. Eixo vertical de um gráfico.

Organela. Parte especializada de uma célula que tem uma ou mais funções específicas (p. ex., o cílio de um protozoário).

Organismos-modelo. Vegetais, animais e micróbios usados rotineiramente em análise genética.

Organização Genoma Humano (HUGO). Grupo internacional de cientistas criado para coordenar o sequenciamento e o mapeamento do genoma humano.

Organizador. Indutor; substância química em um sistema vivo que determina o destino no desenvolvimento de determinadas células ou grupo de células.

Organizador nucleolar (ON). Segmento cromossômico contendo genes que controlam a síntese de RNA ribossômico, localizado na constrição secundária de alguns cromossomos.

Origem da replicação. Sítio ou sequência de nucleotídios em um cromossomo ou uma molécula de DNA onde se inicia a replicação.

Ortólogos. Ver **Genes ortólogos.**

Ovário. Parte alargada do pistilo de uma flor que contém os óvulos; o órgão reprodutivo ou a gônada feminina em animais.

Ovócito. Célula germinativa feminina; a célula que passa por duas divisões meióticas (ovogênese) para dar origem ao óvulo. Ovócito primário – antes da conclusão da primeira divisão meiótica; ovócito secundário – depois da conclusão da primeira divisão meiótica.

Ovócito (oosfera). Célula germinativa produzida por um organismo feminino.

Ovócito secundário. Ver **Ovócito.**

Ovogênese. Formação do ovócito em animais.

Ovogônia. Célula germinativa do animal de sexo feminino antes do início da meiose.

Óvulo (vegetal). O macrosporângio de uma angiosperma que se transforma em semente. Abrange o nucelo e o tegumento.

P

P. Símbolo que designa a geração parental ou os pais de determinado indivíduo.

Paleogenômica. Estudo das sequências de DNA nos genomas de organismos extintos.

Palíndromo. Segmento de DNA no qual a leitura da sequência de pares de bases é igual nos dois sentidos a partir de um ponto central de simetria.

Pan-mixia. Cruzamento aleatório em uma população.

Paquíteno (paquinema). Estágio do meio da prófase meiótica imediatamente depois do zigóteno e antes do diplóteno.

Em preparações microscópicas favoráveis, os cromossomos são visíveis como pares de filamentos longos. Raramente, é possível detectar quatro cromátides.

Parálogos. Ver **Genes parálogos**.

Parâmetro. Valor ou constante com base em toda uma população (cf. **Estatística**).

Parental. Relativo às linhagens fundadoras usadas em um cruzamento; que tem as características dessas linhagens. Em uma série de cruzamentos, a geração parental é simbolizada pela letra **P.**

Partenogênese. Desenvolvimento de um novo indivíduo a partir de um gameta feminino não fertilizado.

Paterno. Relativo ao pai.

Patógeno. Organismo causador de doença.

PCR. Ver **Reação da cadeia de polimerase**.

Penetrância. Porcentagem de indivíduos que apresentam determinado fenótipo entre os capazes de apresentá-lo.

Peptidil transferase. Atividade enzimática – presente na subunidade grande do ribossomo – que catalisa a formação de ligações peptídicas entre aminoácidos durante a tradução.

Peptídio. Substância contendo aminoácidos; unidade de decomposição ou de formação no metabolismo de proteínas.

Pequenas ribonucleoproteínas nucleares (snRNP). Complexos de RNA-proteína que são componentes dos espliceossomos.

Pequeno RNA nuclear (snRNA). Pequenas moléculas de RNA localizadas nos núcleos de células eucarióticas; a maioria dos snRNAs compõe os espliceossomos que excisam íntrons dos pré-mRNA.

Perfil de DNA (impressão digital de DNA). Padrão registrado de polimorfismos de DNA.

Peroxissomo. Organela subcelular que contém enzimas que participam da degradação de ácidos graxos e aminoácidos.

Pintura cromossômica. Estudo da organização e evolução de cromossomos por hibridização *in situ* com uso de sondas de DNA marcadas com corantes fluorescentes que emitem luz em diferentes comprimentos de onda.

Pirimidina. Base nitrogenada de anel simples presente em ácidos nucleicos; a citosina e a timina geralmente estão presentes no DNA, ao passo que a uracila costuma substituir a timina no RNA.

Pistilo. Órgão central das flores que contém o ovário.

Placa equatorial. Figura formada pelos cromossomos no centro (plano equatorial) do fuso na mitose.

Placa metafásica. Plano equatorial em que se reúnem os cromossomos duplicados de uma célula durante a metáfase da mitose.

Plaqueamento em réplica. Procedimento de duplicação de colônias bacterianas cultivadas em meio de ágar em uma placa de Petri para meio de ágar em outra placa de Petri.

Plasmídio. Determinante hereditário extracromossômico que existe em estado autônomo e é transferido de maneira independente dos cromossomos.

Plasmídio R conjugativo. Molécula de DNA circular que pode ser transferida de uma bactéria para outra durante a conjugação.

Plasmídio Ti. O grande plasmídio em *Agrobacterium tumefaciens*. É responsável pela indução de tumores em vegetais com a doença galha-da-coroa e é um importante vetor para transferência de genes para os vegetais, principalmente as dicotiledôneas.

Plasmócitos. Leucócitos produtores de anticorpos derivados de linfócitos B.

Plastídio. Corpo citoplasmático encontrado nas células de vegetais e de alguns protozoários. Os cloroplastos, por exemplo, produzem clorofila, que participa da fotossíntese.

Pleiotropia. Condição na qual um só gene influencia mais de uma característica.

Pluripotente. Adjetivo que designa células com potencial de se diferenciar em muitos tipos diferentes.

Poliadenilação. Acréscimo de caudas poli(A) a transcritos de genes eucarióticos (RNA).

Polidactilia. Ocorrência de número maior que o habitual de dedos das mãos ou dos pés.

Poligene. Um de muitos genes implicados na herança quantitativa.

Poliligador (sítio de clonagem múltipla). Segmento de DNA que contém um conjunto de sítios de clivagem de enzima de restrição única.

Polimerase poli(A). Enzima que acrescenta as caudas poli(A) às terminações 3′ dos transcritos (RNA) de genes eucarióticos.

Polimerase. Enzima que catalisa a síntese de DNA ou RNA.

Polimerização. União química de duas ou mais moléculas do mesmo tipo para formar uma nova substância que tem elementos iguais em proporções iguais, porém maior peso molecular e diferentes propriedades físicas.

Polímero. Substância constituída de muitas subunidades menores; decorrente do processo de polimerização.

Polimorfismo. Existência de duas ou mais variantes em uma população de indivíduos em que no mínimo duas variantes têm frequências acima de 1%.

Polimorfismo de nucleotídio único (SNP). Um par de bases no DNA que varia em uma população.

Polimorfismo do comprimento do fragmento de restrição (RFLP). Existência de duas ou mais variantes genéticas detectáveis por observação de fragmentos de DNA genômico obtidos por digestão do DNA com uma enzima de restrição. Em geral, os fragmentos de DNA são fracionados por eletroforese, transferidos para uma membrana por *Southern blotting* e, depois, visualizados por autorradiografia após hibridização com sonda de DNA marcada.

Polimorfismo equilibrado. Dois ou mais tipos de indivíduos mantidos na mesma população reprodutiva por um mecanismo de seleção.

Polimorfismo silencioso. Variante de DNA que não altera a sequência de aminoácidos de uma proteína.

Polinucleotídio. Sequência linear de nucleotídios unidos no DNA ou RNA.

Polipeptídio. Molécula linear com dois ou mais aminoácidos e um ou mais grupos peptídicos. São denominados dipeptídios, tripeptídios, e assim por diante, de acordo com o número de aminoácidos presentes.

Poliploide. Organismo com mais de dois conjuntos de cromossomos (diploide $2n$) ou genomas – por exemplo, triploide ($3n$), tetraploide ($4n$), pentaploide ($5n$), hexaploide ($6n$), heptaploide ($7n$), octaploide ($8n$).

Ponto de verificação. Mecanismo que impede o avanço durante o ciclo celular eucariótico.

***Pool* de genes.** A soma de todos os alelos diferentes nos membros reprodutores de uma população em dado momento.

População. Grupo de organismos de um tipo; grupo de intercruzamento de vegetais ou animais; o amplo grupo do qual se pode retirar uma amostra.

População (efetiva). Membros reprodutores da população.

População mendeliana. Unidade natural de intercruzamento de vegetais com reprodução sexuada ou animais que têm um *pool* de genes em comum.

População pan-mítica. População em que o cruzamento é aleatório.

Portador. Indivíduo que tem um alelo recessivo não expresso (ou seja, inibido por um alelo dominante).

Pré-mRNA. Transcrito primário de um gene eucariótico antes do processamento para produzir um mRNA.

Pressão de mutação. Taxa de mutação constante que acrescenta genes mutantes a uma população; ocorrências repetidas de mutações em uma população.

Pressão de seleção. Eficácia das diferenças de sobrevivência e reprodução na modificação da frequência de alelos em uma população.

Primossomo. Complexo proteico de replicação que catalisa a iniciação dos fragmentos de Okazaki durante a síntese descontínua do DNA. Contém atividades de DNA primase e DNA helicase.

Princípio de Hardy-Weinberg. Relação matemática que permite prever as frequências de genótipos em uma população a partir das frequências dos alelos constituintes; uma consequência do cruzamento aleatório.

Princípio do fundador. Possibilidade de divergência genética de uma população nova, pequena e isolada porque os indivíduos fundadores são uma amostra aleatória de uma grande população principal.

Probabilidade. Frequência de ocorrência de um evento.

Probabilidade binomial. Frequência associada à ocorrência de um resultado em um experimento que tem apenas dois resultados possíveis, como cara ou coroa ao jogar uma moeda.

Probando. Indivíduo de uma família no qual se identifica pela primeira vez uma característica hereditária.

Procarioto. Membro de um grande grupo de organismos (entre eles bactérias e cianobactérias) que não têm núcleo celular verdadeiro e não sofrem mitose.

Prófago (provírus). Genoma de um bacteriófago temperado integrado ao cromossomo de uma bactéria lisogênica e replicado com o cromossomo do hospedeiro.

Prófase. Estágio da mitose entre a intérfase e a metáfase. Durante essa fase, o centríolo se divide e os dois centríolos resultantes se afastam. Há espiralamento de cada filamento de DNA produzido por replicação na intérfase, e o cromossomo é duplo no sentido longitudinal, exceto na região do centrômero. Cada cromossomo parcialmente separado é denominado cromátide. As duas cromátides de um cromossomo são cromátides-irmãs.

Prófase I. Estágio da primeira divisão meiótica em que há condensação dos cromossomos duplicados e emparelhamento de cromossomos homólogos.

Prófase II. Estágio da segunda divisão meiótica em que os cromossomos duplicados se condensam e se preparam para se deslocar até o plano equatorial da célula.

Progérias. Doenças hereditárias caracterizadas por envelhecimento prematuro.

Projeto Genoma Humano. Enorme esforço internacional para mapear e sequenciar todo o genoma humano.

Promotor. Sequência nucleotídica à qual a RNA polimerase se liga para iniciar a transcrição; também é uma substância química que estimula a transformação de células benignas em células cancerosas.

Protaminas. Pequenas proteínas básicas que substituem as histonas nos cromossomos de alguns gametas masculinos.

Protease. Toda enzima que hidrolisa proteínas.

Proteína. Macromolécula constituída de um a vários polipeptídios. Cada polipeptídio é constituído de uma cadeia de aminoácidos unidos por ligações peptídicas.

Proteína ativadora do catabolismo (CAP). Proteína reguladora positiva que, na presença de AMP cíclico (cAMP), liga-se às regiões promotoras de óperons e estimula sua transcrição. A CAP e o cAMP, quando presentes, garantem o uso de glicose como fonte de carbono em vez de fontes de energia menos eficientes como a lactose, a arabinose e outros açúcares. Quando presente, a glicose impede a síntese de cAMP e, portanto, a ativação da transcrição por CAP/cAMP.

Proteína de fusão. Polipeptídio constituído de um gene recombinante que contém porções de dois ou mais genes diferentes. Os diferentes genes são unidos de modo que suas sequências codificadoras estejam na mesma matriz de leitura.

Proteína de ligação ao DNA unifilamentar. Proteína que reveste filamentos únicos de DNA, mantendo-os no estado estendido.

Proteína fluorescente verde (GFP). Proteína fluorescente natural sintetizada pela água-viva *Aequorea victoria*.

Proteínas cromossômicas não histônicas. Todas as proteínas dos cromossomos exceto as histonas.

Proteínas de competência (Com). Proteínas mediadoras do processo de transformação em bactérias. Sua síntese é induzida por pequenos peptídios denominados feromônios de competência.

Proteoma. Conjunto completo de proteínas codificadas por um genoma.

Proteômica. Ciência que determina as estruturas e as funções de todas as proteínas produzidas por organismos vivos.

Proto-oncogene. Gene celular normal que pode ser transformado em oncogene por mutação.

Protoplasto. Célula vegetal ou bacteriana cuja parede foi removida.

Prototrofo. Organismo como uma bactéria que cresce em meio mínimo.

Provírus. Cromossomo viral que se integrou ao genoma de um hospedeiro, procariótico ou eucariótico (cf. **Prófago**).

Pseudogene. Componente inativo, mas estável de um genoma, semelhante a um gene; aparentemente derivado de genes ativos por mutação.

Purina. Base nitrogenada de anel duplo presente em ácidos nucleicos; a adenina e a guanina são as duas purinas presentes na maioria das moléculas de DNA e RNA.

Q

Quiasma. Troca visível de partes em duas cromátides de um grupo de quatro durante a primeira prófase meiótica. No estágio diplóteno da meiose, as quatro cromátides de um bivalente estão associadas em pares, mas de tal modo que há troca de uma parte de duas cromátides. Esse ponto de "troca de partes" é o quiasma.

Quimera (animal). Indivíduo derivado de dois embriões por intervenção experimental.

Quimera (vegetal). Parte de um vegetal cuja constituição genética é diferente da constituição de outras partes do mesmo vegetal. Pode ser resultado de diferentes zigotos que crescem juntos ou de fusão artificial (enxerto); pode ser periclinal, com camadas paralelas de tecidos geneticamente diferentes, ou setorial.

Quimiotaxia. Atração ou repulsão de organismos por uma substância capaz de se difundir.

Qui-quadrado. Dado estatístico usado para testar o ajustamento dos dados às previsões de uma hipótese.

R

Raça. Grupo distinguível de organismos de determinada espécie.

Radiação ionizante. Parte do espectro eletromagnético que resulta na produção de cargas positivas e negativas (pares de íons) em moléculas. Os raios X e os raios gama são exemplos de radiação ionizante (cf. **Radiação não ionizante**).

Radiação não ionizante. Parte do espectro eletromagnético que não leva à produção de cargas positivas e negativas (pares de íons) em moléculas. A luz visível e a luz ultravioleta são exemplos de radiação não ionizante (cf. **Radiação ionizante**).

Radiação ultravioleta (UV). A parte do espectro electromagnético – comprimentos de onda de aproximadamente 1 a 350 nm – entre a radiação ionizante e a luz visível. A radiação UV é absorvida pelo DNA e é extremamente mutagênica para organismos unicelulares e para as células epidérmicas de organismos multicelulares.

Rastreamento por complementação. Pesquisa em bibliotecas de expressão de cDNA ou clones genômicos com base em sua capacidade de resgatar células hospedeiras mutantes.

Reação autocatalítica. Reação catalisada por um substrato sem a participação de nenhum outro agente catalítico.

Reação da cadeia de polimerase (PCR). Procedimento que requer vários ciclos de desnaturação, hibridização em oligonucleotídios iniciadores e síntese de polinucleotídios, que amplifica determinada sequência de DNA.

Receptor. Molécula capaz de aceitar a união de um ligante.

Receptor de células T. Proteína de ligação a antígeno que está localizada na superfície de células T e medeia a resposta imune celular de mamíferos. Os genes que codificam antígenos de células T são montados a partir de segmentos gênicos por processos de recombinação somática durante a diferenciação de linfócitos T.

Recessivo. Termo que designa um membro de um par alélico incapaz de se manifestar na presença do membro dominante.

Recombinação. Produção de combinações gênicas não encontradas nos pais pela distribuição de cromossomos não homólogos e *crossing over* entre cromossomos homólogos durante a meiose. Nos genes ligados, pode-se usar a frequência de recombinação para estimar a distância no mapa genético; no entanto, altas frequências (próximas de 50%) não produzem estimativas precisas.

Recomposição (*splicing*). Processo responsável pela ligação covalente de sequências de éxons de RNA e pela eliminação de sequências de íntrons interpostas.

Região *vir* (de plasmídio Ti). Região do plasmídio Ti de *Agrobacterium tumefaciens* que contém genes codificadores de produtos necessários para a transferência do T-DNA da bactéria para células vegetais.

Regras de Kozak. A sequência necessária – 5′-GCC(A ou G) CCAUGG-3′ – para o início ideal da tradução no primeiro (5′) AUG em mRNA eucarióticos (nome dado em homenagem a Marilyn Kozak, primeira a propor essas regras).

Remodelagem da cromatina. Alteração da estrutura do DNA e de suas moléculas de proteína associadas, principalmente histonas, por um complexo proteico; muitas vezes essa remodelagem implica a modificação química das histonas.

Renaturação. Restauração da forma nativa de uma molécula. Na bioquímica de ácidos nucleicos, esse termo geralmente se refere à formação de uma hélice bifilamentar a partir de moléculas unifilamentares complementares.

Reparo de erros de pareamento. Processos de reparo do DNA que corrigem pares de bases que não têm ligações de hidrogênio apropriadas.

Reparo por excisão. Processos de reparo do DNA em que há retirada do segmento lesado de DNA e sua substituição pela síntese de um novo filamento usando o filamento complementar de DNA como molde.

Reparo por excisão de base. Retirada de bases anormais ou quimicamente modificadas do DNA.

Reparo por excisão de nucleotídio. Eliminação de defeitos relativamente grandes, como dímeros de timina no DNA, mediante excisão de um segmento do filamento de DNA que transpõe o defeito e a síntese de reparo por uma DNA polimerase que usa o filamento complementar como molde.

Reparo pós-replicação. Mecanismo dependente de recombinação para reparo do DNA lesado.

Repetição curta em série (STR) (microssatélite). Repetição em série altamente polimórfica de uma sequência que tem apenas dois a cinco pares de nucleotídios de comprimento.

Repetição em série em número variável (VNTR) (minissatélite). Repetição em série extremamente polimórfica de uma sequência com 10 a 80 pares de nucleotídios de comprimento.

Repetição em série simples. Unidade repetida em série no DNA com apenas um a seis nucleotídios de comprimento.

Repetição invertida. Sequência presente duas vezes em uma molécula de DNA, mas com orientação invertida.

Repetição terminal invertida. Sequências de DNA idênticas ou quase idênticas em extremidades opostas de um transpóson de "cortar e colar". Uma sequência é a imagem especular invertida da outra.

Repetições de trinucleotídios. Repetições consecutivas de três nucleotídios presentes em muitos genes humanos. Em vários casos, essas repetições de trinucleotídios sofreram expansões do número de cópias que acarretaram doenças hereditárias.

Repetições palindrômicas agrupadas e regularmente espaçadas (CRISPR). Arranjo de sequências repetidas nos genomas de muitas bactérias e arqueobactérias, envolvido na proteção desses microrganismos contra infecções causadas por bacteriófagos. Essas repetições são separadas umas das outras por espaçadores complementares às sequências nos genomas dos bacteriófagos.

Repetições terminais longas. Sequências de DNA idênticas ou quase idênticas em extremidades opostas de um retrovírus ou de um elemento semelhante a um retrovírus integrado. Em geral, essas sequências têm comprimento mínimo de 300 pares de bases. Sigla: LTR (*long terminal repeats*).

Replicação. Processo de duplicação realizado por cópia de um molde (p. ex., reprodução no nível de DNA).

Replicação contínua. Síntese de um novo filamento de DNA pelo acréscimo sequencial de nucleotídios à terminação 3′-OH do filamento. Característica da síntese do filamento contínuo (líder) – o filamento que cresce na direção geral 5′ → 3′.

Replicação descontínua. A síntese de um novo filamento de DNA pela formação de segmentos curtos de DNA (fragmentos de Okazaki) que são, em seguida, unidos pela DNA ligase. Característica da síntese do filamento descontínuo (atrasado) – o filamento em crescimento na direção geral 3′ → 5′.

Replicação por círculo rolante. Mecanismo de replicação de moléculas circulares de DNA nas quais um filamento parental de DNA é clivado na origem de replicação enquanto o outro filamento permanece intacto. A terminação 5′ do filamento clivado é desenrolada e replicada de modo descontínuo, enquanto a replicação contínua do outro filamento ocorre na terminação 3′, usando o filamento circular intacto como molde.

Replicação semiconservativa. Replicação de DNA por mecanismo no qual os filamentos parentais são conservados (permanecem intactos) e servem como moldes para a síntese de novos filamentos complementares.

Réplicon. Unidade de replicação. Em bactérias, os réplicons estão associados a segmentos da membrana celular que controlam a replicação e a coordenam com a divisão celular.

Replissomo. O aparelho de replicação completo – presente em uma forquilha de replicação – que realiza a replicação semiconservativa do DNA.

Repressão. Processo de desativar a expressão de um gene ou conjunto de genes em resposta a algum sinal.

Repressão catabólica. Redução mediada por glicose das taxas de transcrição de óperons que especificam enzimas participantes das vias catabólicas (como o óperon *lac*).

Repressão coordenada. Regulação correlacionada dos genes estruturais de um óperon por uma molécula que interage com a sequência do operador.

Repressor. Proteína que se liga ao DNA e desativa a expressão gênica.

Reprodução assexuada. Todo processo de reprodução em que não há formação e união de gametas dos diferentes sexos ou cruzamentos.

Reprodução sexuada. Reprodução que abrange a formação de células germinativas maduras (*i. e.*, ovócitos/oosferas e espermatozoides/anterozoides).

Repulsão (configuração *trans*). Condição na qual um heterozigoto duplo recebeu um alelo mutante e um alelo selvagem de cada um dos pais; por exemplo, $a+/a+ \times +b/+b$ produz $a+/+b$ (cf. **Acoplamento**).

Resposta à seleção. Na reprodução de vegetais e animais, a diferença entre a média dos indivíduos selecionados para serem pais e a média da sua prole.

Resposta SOS. Síntese de um conjunto completo de proteínas de reparo, recombinação e replicação do DNA em bactérias que sofrem graves danos do DNA (p. ex., após exposição à luz UV).

Retículo endoplasmático. Rede de membranas no citoplasma à qual os ribossomos aderem.

Reticulócito. Hemácia jovem.

Retrocruzamento. Cruzamento entre um híbrido F_1 e um de seus pais. A prole desse cruzamento é denominada geração de retrocruzamento. (Ver também **Cruzamento-teste**.)

Retroelemento. Qualquer um dos retrovírus integrados ou dos elementos transponíveis semelhantes a eles.

Retromutação. Segunda mutação, ocorrida no mesmo sítio gênico que a primeira, que restaura a sequência de nucleotídios do tipo selvagem.

Retropóson. Elemento transponível que cria novas cópias por transcrição reversa de RNA em DNA, mas não tem as sequências de repetições terminais longas.

Retrotranspóson. Elemento transponível que cria novas cópias por transcrição reversa de RNA em DNA.

Retrovírus. Vírus que armazena suas informações genéticas em RNA e as replica usando a transcriptase reversa para sintetizar uma cópia em DNA do genoma de RNA.

Reversão (mutação reversa). Restituição de um gene mutante à condição selvagem ou, no mínimo, a uma forma que produz o fenótipo selvagem; de modo geral, o aparecimento de uma característica expressa por ancestral remoto.

Revisão (*proofreading*). Varredura do DNA por enzimas à procura de defeitos estruturais, como erro de pareamento de bases.

RFLP. Ver **Polimorfismo do comprimento do fragmento de restrição.**

Ribonuclease (RNase). Toda enzima que hidrolisa o RNA.

Riborregulador (*riboswitch*). Molécula de mRNA capaz de regular a expressão gênica – transcrição ou tradução – sofrendo alteração da conformação ao se ligar a um metabólito específico.

Riborregulador (*riboswitch*) de lisina. Um mRNA de bactérias que passa de uma conformação ativa (transcrita) a uma estrutura inativa (não transcrita) quando se liga à lisina.

Ribossomo. Organela citoplasmática na qual são sintetizadas as proteínas.

RNA. Ácido ribonucleico; material que contém informações em alguns vírus; de modo geral, uma molécula derivada do DNA por transcrição que pode levar informações (RNA mensageiro ou mRNA), garantir a estrutura subcelular (RNA ribossômico ou rRNA), transportar aminoácidos (RNA de transferência ou tRNA) ou facilitar a modificação bioquímica própria ou de outras moléculas de RNA.

RNA *antisense*. RNA complementar ao pré-mRNA ou mRNA produzido a partir de um gene.

RNA de interferência curto (siRNA). Moléculas de RNA bifilamentares com 21 a 28 pares de bases de comprimento que medeiam o fenômeno de interferência por RNA; também são conhecidas como moléculas de microRNA.

RNA de transferência (tRNA). RNA que transportam aminoácidos para os ribossomos, onde são usados para produzir proteínas.

RNA-guia. Molécula de RNA que contém sequências usadas como molde durante a edição do RNA.

RNA longo não codificador (lncRNA). Molécula longa de RNA que não codifica um polipeptídio.

RNA mensageiro (mRNA). RNA que leva do DNA para os ribossomos as informações necessárias para a síntese proteica.

RNA nuclear heterogêneo (hnRNA). A população de transcritos primários no núcleo de uma célula eucariótica.

RNA polimerase. Enzima que catalisa a síntese de RNA.

RNA ribossômicos (rRNA). Moléculas de RNA que são componentes estruturais dos ribossomos.

RNA *sense*. Transcrito primário de mRNA que contém uma região codificante (sequência contígua de códons), traduzida para produzir um polipeptídio.

RNA transativador. RNA que se liga a uma endonuclease direcionada, como a Cas9, e ativa-a a fim de direcioná-la para uma sequência específica de DNA genômico.

Roentgen (r). Unidade de radiação ionizante.

S

Saco embrionário. Espaço grande e de paredes finas dentro do óvulo das espermatófitas no qual se desenvolvem a oosfera e, após fertilização, o embrião; o gametófito feminino maduro em plantas superiores.

Salto no cromossomo (*chromosome jumping*). Procedimento que usa grandes fragmentos de DNA para o deslocamento descontínuo de um sítio para outro ao longo de um cromossomo. (Ver também **Clonagem posicional**.)

Segregação. Separação dos cromossomos paternos e maternos na meiose; separação dos alelos em heterozigotos; ocorrência de diferentes fenótipos na prole, resultante da separação de cromossomos ou alelos nos pais heterozigotos; primeira lei de Mendel da hereditariedade.

Seleção. Sobrevivência e reprodução diferenciais entre os genótipos; os fatores mais importantes que modificam as frequências dos alelos em grandes populações.

Seleção artificial. A prática de escolher indivíduos de uma população para reprodução, geralmente porque esses indivíduos têm uma ou mais características desejáveis.

Seleção em massa. No cruzamento de vegetais e animais, a escolha de indivíduos para reprodução em toda a população tomando como base os fenótipos individuais, não os fenótipos de seus parentes.

Seleção genética. Exposição de uma célula ou de um organismo a condições ambientais nas quais só é capaz de sobreviver se tiver um gene ou elemento genético específico.

Seleção natural. Sobrevivência e reprodução diferencial na natureza que favorecem indivíduos mais adaptados ao ambiente; eliminação de organismos menos aptos.

Selenocisteína. Aminoácido que contém selênio (número atômico 34) em vez de enxofre na cisteína.

Selenoproteína. Proteína que contém o aminoácido selenocisteína.

Semidominante. Termo designativo de alelos nos quais o fenótipo de um heterozigoto é intermediário entre os fenótipos dos homozigotos correspondentes.

Semiesterilidade. Condição de fertilidade apenas parcial em zigotos de vegetais (p. ex., milho); geralmente associada a translocações.

Sequência -10. Ver **Sequência TATAAT.**

Sequência -35. Ver **Sequência de reconhecimento.**

Sequência CAAT (CAAT box). Sequência nucleotídica conservada em promotores eucarióticos participantes do início da transcrição.

Sequência da região 3′ (*downstream*). Sequência em uma unidade de transcrição depois do sítio de início da transcrição (mais próxima da extremidade 3′). O par de nucleotídios no DNA correspondente ao nucleotídio na extremidade 5′ do transcrito (RNA) é designado +1. O par de nucleotídios subsequente é designado +2. Todas as sequências de nucleotídios subsequentes (+) são sequências da região 3′ (cf. **Sequência da região 5′ [*upstream*]**).

Sequência da região 5′ (*upstream*). Sequência em uma unidade de transcrição que precede o sítio de início da transcrição (está mais próxima da extremidade 5′). O par de nucleotídios no DNA correspondente ao nucleotídio na extremidade 5′ do transcrito (RNA) é designado +1. O par de nucleotídios precedente é designado –1. Todas as sequências de nucleotídios precedentes (–) são sequências da região 5′ (cf. **Sequência da região 3′[*downstream*]**).

Sequência de ação *cis*. Sequência de nucleotídios que afeta apenas a expressão de genes localizados no mesmo cromossomo, ou seja, *cis* em relação a si mesma.

Sequência de consenso. Sequência nucleotídica presente na maioria dos sinais ou elementos genéticos que desempenham uma função específica.

Sequência de inserção. Ver **Elemento IS**.

Sequência de reconhecimento (sequência -35). Sequência nucleotídica (consenso TTGACA) em promotores procarióticos à qual se liga o fator sigma da RNA polimerase durante o início da transcrição.

Sequência de Shine-Dalgarno. Sequência conservativa em mRNA procarióticos que é complementar a uma sequência próxima da terminação 5′ do RNA ribossômico 16S e participa do início da tradução.

Sequência líder. Segmento de uma molécula de mRNA que vai da terminação 5′ até o códon de iniciação da tradução.

Sequência TATA (TATA box). Sequência promotora conservada que determina o sítio de início da transcrição.

Sequência TATAAT (sequência -10). Sequência rica em AT nos promotores procarióticos que facilita o desenrolamento localizado do DNA e o início da síntese de RNA.

Sequenciamento aleatório (*shotgun*) de genoma inteiro. Técnica de sequenciamento de genomas que inclui a clivagem aleatória de todo o genoma em pequenos fragmentos, sequenciamento das extremidades desses fragmentos e uso de supercomputadores para montar a sequência completa por alinhamento de sequências superpostas.

Sexo heterogamético. Que produz gametas diferentes no que diz respeito aos cromossomos sexuais. Em seres humanos, o homem XY é heterogamético e a mulher XX é homogamética.

Sexo homogamético. Produz gametas iguais no que diz respeito aos cromossomos sexuais (cf. **Sexo heterogamético**).

Sexodução. Incorporação de genes bacterianos a fatores F e transferência subsequente, por conjugação, para uma célula receptora.

Shelterina. Complexo proteico que se liga aos telômeros e protege o DNA contra degradação.

Silenciador. Sequência de DNA que ajuda a reduzir ou bloquear a expressão de um gene adjacente.

Simbionte. Organismo que vive em íntima associação com outro organismo diferente.

Sinal de término. Na transcrição, uma sequência nucleotídica que especifica o término da cadeia de RNA.

Sinapse. Pareamento de cromossomos homólogos na prófase meiótica.

Síndrome. Grupo de sinais e sintomas que ocorrem juntos e representam uma doença específica.

Síndrome de *cri-du-chat*. Distúrbio provocado pela deleção de uma pequena região do braço curto de um cromossomo 5 humano.

Síndrome de Down. Fenótipo resultante de trissomia do cromossomo 21 em seres humanos.

Síndrome de imunodeficiência adquirida. Ver **AIDS**.

Síndrome de imunodeficiência combinada grave (SCID). Grupo de doenças caracterizadas pela incapacidade de resposta imune, seja humoral, seja celular.

Síndrome de Klinefelter. Distúrbio causado pela presença de dois cromossomos X e um cromossomo Y no cariótipo humano.

Síndrome de Turner. Fenótipo associado ao genótipo XO em seres humanos.

SINE (elementos nucleares intercalados curtos). Famílias de elementos transponíveis curtos (150 a 300 pb), moderadamente repetitivos, de eucariotos. A família SINE mais conhecida é a família Alu em seres humanos.

Sintenia. Ocorrência de dois *loci* no mesmo cromossomo, sem levar em conta a distância entre eles.

Sítio aminoacil (*A*). O sítio de ligação do ribossomo que recebe o influxo de aminoacil-tRNA.

Sítio de restrição. Sequência de DNA clivada por uma enzima de restrição.

Sítio de saída (*E*). O sítio de ligação do ribossomo que contém o tRNA livre antes de sua liberação.

Sítio peptidil (*P*). O sítio de ligação do ribossomo que contém o tRNA ao qual está ligada a cadeia polipeptídica em formação.

Sítios hipersensíveis. Regiões no DNA altamente suscetíveis à digestão por endonucleases.

Sobredominância. Condição na qual os heterozigotos são superiores (em alguma escala de medida) a qualquer um dos homozigotos associados a ele.

***Southern blot*.** Transferência de fragmentos de DNA de gel de eletroforese para membrana de celulose ou *náilon* por ação capilar.

***SRY* (região do Y determinante do sexo).** Gene ligado ao Y em seres humanos e outros mamíferos que codifica uma proteína, o fator determinante testicular, que tem papel fundamental no desenvolvimento masculino.

STS (sítios marcados por sequência). Sequências de DNA isoladas curtas (geralmente de 200 a 500 pb) que são amplificadas por PCR e usadas para ligar mapas físicos e mapas genéticos.

Subespécie. Uma entre duas ou mais populações diferentes do ponto de vista morfológico ou geográfico, mas intercruzadas de uma espécie.

Substituição de base. Substituição de uma base em uma molécula de DNA. (Ver também **Transição**; **Transversão**.)

Substituição gênica. Incorporação de um transgene em um cromossomo em sua localização normal por recombinação homóloga, assim substituindo a cópia do gene originalmente presente no *locus*.

Substituição não sinônima. Troca de um par de bases em um códon que altera o aminoácido especificado por esse códon.

Substituição sinônima. Substituição de um par de bases em um códon sem alteração do aminoácido especificado pelo códon.

Super-hélice. Molécula de DNA que contém torções adicionais em razão do superenrolamento (super-hélices positivas) ou subenrolamento (super-hélices negativas).

Super-helicoidização negativa. Formação de estruturas terciárias helicoidais em moléculas de DNA bifilamentares com extremidades fixas (que não são livres para girar) quando há subenrolamento das moléculas.

T

***Taq* polimerase.** DNA polimerase termoestável isolada da bactéria termofílica *Thermus aquaticus*.

Taxa de concordância. Entre os pares de itens identificados porque um membro do par tem determinada característica, a frequência com que o outro membro do par tem a mesma característica.

T-DNA. Segmento de DNA no plasmídio Ti de *Agrobacterium tumefaciens* que é transferido para células vegetais e inserido no cromossomo do vegetal.

Telófase. Último estágio de cada divisão mitótica ou meiótica no qual os cromossomos são montados nos polos do fuso de divisão.

Telófase I. Estágio da primeira divisão meiótica em que os cromossomos duplicados se reúnem no polo de uma célula em divisão e começam a se descondensar.

Telófase II. Estágio da segunda divisão meiótica em que os cromossomos se reúnem no polo de uma célula em divisão e começam a se descondensar.

Telomerase. Enzima que acrescenta sequências de telômeros às extremidades de cromossomos eucariotos.

Telômero. Estrutura especial encontrada na extremidade de cromossomos eucarióticos.

Teoria cromossômica da hereditariedade. Teoria que afirma que os cromossomos contêm as informações genéticas e que seu comportamento durante a meiose constitui a base física para a segregação e a distribuição independente de genes.

Teoria neutra. Teoria segundo a qual a evolução de características com efeito mínimo ou nulo sobre a aptidão é um processo aleatório que inclui mutação e deriva genética.

Terapia gênica. O tratamento de doenças hereditárias mediante introdução de cópias selvagens do gene defeituoso causador do distúrbio nas células de indivíduos afetados. Se as células reprodutivas forem modificadas, o procedimento é denominado *terapia gênica de células germinativas* ou *hereditária*. Se as células modificadas não forem reprodutivas, o procedimento é denominado *terapia gênica de células somáticas* ou *não hereditária*.

Terapia gênica de células germinativas (hereditária). Tratamento de um distúrbio hereditário pelo acréscimo de cópias ativas (selvagens) de um gene às células reprodutivas (germinativas) de um indivíduo que tem cópias defeituosas do gene em questão (cf. **Terapia gênica de células somáticas [não hereditária]**).

Terapia gênica de células somáticas (não hereditária). Tratamento de um distúrbio hereditário pelo acréscimo de cópias ativas (selvagens) de um gene às células não germinativas de um indivíduo que tem cópias defeituosas do gene em questão (cf. **Terapia gênica de células germinativas [hereditária]**).

Terminalização. Movimento de repulsão dos centrômeros de bivalentes nos estágios diplótenos da prófase meiótica que tende a mover os quiasmas visíveis em direção às extremidades dos bivalentes.

Término (da síntese de DNA, RNA ou proteínas). Liberação de uma macromolécula completa (DNA, RNA ou polipeptídio) após a incorporação da última subunidade (nucleotídio ou aminoácido).

Teste *cis-trans*. Construção e análise de heterozigotos *cis* e *trans* de pares de mutações para verificar se as mutações estão no mesmo gene ou em dois genes diferentes. Para que o teste seja informativo, é preciso que o heterozigoto *cis* tenha o fenótipo selvagem. Se essa condição for atendida, as duas mutações estão no mesmo gene se o heterozigoto *trans* tiver o fenótipo mutante e estão em dois genes diferentes se o heterozigoto *trans* tiver o fenótipo selvagem.

Teste de complementação (teste *trans*). Introdução de duas mutações recessivas na mesma célula para determinar se são alelos do mesmo gene, ou seja, se afetam a mesma função genética. Se as mutações forem alélicas, o genótipo m_1 +/+ m_2 exibirá um fenótipo mutante; caso contrário, o fenótipo será selvagem.

Testosterona. Hormônio esteroide que induz o desenvolvimento de características masculinas.

Tétrade. As quatro células originadas da segunda divisão meiótica em vegetais (tétrades de pólen) ou fungos (ascósporos). O termo também é usado para identificar o grupo de quatro cromátides formado pela associação de cromossomos homólogos duplicados durante a meiose.

Tetraploide. Organismo cujas células contêm quatro conjuntos haploides ($4n$) de cromossomos ou genomas.

Tetrassômico. Relativo a um núcleo ou organismo que tem quatro membros de um de seus cromossomos, enquanto o restante do complemento cromossômico é diploide. (Fórmula cromossômica: $2n + 2$.)

TFIIX (fator de transcrição X para RNA polimerase II). Proteína necessária para o início da transcrição por RNA polimerase II em eucariotos; X representa qualquer um dos diferentes fatores designados A a F.

Timina (T). Base pirimidínica encontrada no DNA. As três outras bases orgânicas – adenina, citosina e guanina – são encontradas tanto no RNA quanto no DNA, mas no RNA, a timina é substituída por uracila.

Tipo selvagem. O fenótipo habitual ou padrão para comparação.

Topoisomerase. Enzima que introduz ou remove super-hélices do DNA.

Tradução. Síntese de proteína (polipeptídio) direcionada por um RNA mensageiro específico; ocorre em ribossomos.

Tráfego. Movimento de substâncias através do citoplasma de uma célula, geralmente guiado por membranas, vesículas e componentes do citoesqueleto.

***Trans*atuante.** Termo que descreve substâncias difusíveis e capazes de afetar estruturas celulares separadas no espaço.

Transcrição. Processo de formação de RNA ao longo de um molde de DNA. A enzima RNA polimerase catalisa a formação de RNA a partir de trifosfatos de ribonucleosídio.

Transcrição reversa. Síntese do DNA proveniente de um molde de RNA.

Transcriptase reversa. Enzima que catalisa a síntese de DNA usando um molde de RNA.

Transcriptoma. O conjunto completo de RNA transcritos de um genoma.

Transcrito. Molécula de RNA produzida por transcrição de um gene.

Transcrito primário. Molécula de RNA produzida por transcrição antes de qualquer modificação pós-transcricional; também denominada pré-mRNA em eucariotos.

Transdução (t). Recombinação genética em bactérias mediada por bacteriófago. Transdução abortiva: o DNA bacteriano é injetado por um fago em uma bactéria, mas não se replica. Transdução generalizada: qualquer gene bacteriano pode ser transferido por um fago para uma bactéria receptora. Transdução restrita: a transferência de DNA bacteriano por um fago temperado é restrita a apenas um sítio no cromossomo bacteriano.

Transdução de sinal. Processo pelo qual um sinal molecular, como um hormônio, passa internamente dentro de uma célula por um sistema de moléculas para alterar o estado celular.

Transdução especializada. Recombinação em bactérias mediada por um bacteriófago que só é capaz de transferir genes em um pequeno segmento do cromossomo da célula doadora para uma célula receptora (cf. **Transdução generalizada**).

Transdução generalizada. Recombinação em bactérias mediada por um bacteriófago capaz de transferir qualquer gene bacteriano da célula doadora para uma célula receptora (cf. **Transdução especializada**).

Transfecção. Captação de DNA por uma célula eucariótica, seguida pela incorporação ao genoma celular de marcadores genéticos presentes no DNA.

Transferase terminal. Enzima que acrescenta nucleotídios às terminações 3′ das moléculas de DNA.

Transformação (cancerosa). Conversão de células eucarióticas que crescem em cultura em um estado de crescimento celular descontrolado (semelhante ao crescimento de células tumorais).

Transformação (genética). Alteração genética de um organismo desencadeada pela incorporação de DNA estranho às células.

Transformação mediada por *Agrobacterium tumefaciens*. Processo natural de transferência de DNA da bactéria *A. tumefaciens* para vegetais.

Transgene. Gene estranho ou modificado que foi introduzido em um organismo.

Transgênico. Termo aplicado a organismos que foram modificados por introdução de moléculas de DNA.

Transição. Mutação causada pela substituição de uma purina por outra purina ou de uma pirimidina por outra pirimidina no DNA ou RNA.

Transição alostérica. Interação reversível de uma molécula de proteína com uma pequena molécula que modifica o formato da proteína e, consequentemente, altera a interação dessa proteína com uma terceira molécula.

Translocação. Troca de posição de um segmento de um cromossomo para outra parte do mesmo cromossomo ou para outro cromossomo.

Translocação robertsoniana. Rearranjo no qual os braços longos de dois cromossomos homólogos se uniram nos centrômeros, ou perto deles, e os braços curtos desses cromossomos se perderam.

Transposase. Enzima que catalisa o deslocamento de uma sequência de DNA para outro sítio em uma molécula de DNA.

Transpóson composto. Elemento transponível formado quando dois transpósons idênticos ou quase idênticos se inserem de cada lado de um segmento não transponível de DNA – por exemplo, o transpóson bacteriano Tn*5*.

Transpóson de "cortar e colar". Elemento transponível que é excisado de uma posição no genoma e inserido em outra pela ação da transposase, uma enzima codificada por transpóson.

Transpóson replicativo. Elemento transponível replicado durante o processo de transposição. Tn*3* em *E. coli* é um exemplo.

Transpósons. Elementos de DNA capazes de se deslocar ("transpor") de uma posição para outra em uma molécula de DNA.

Transversão. Mutação causada pela substituição de uma pirimidina por uma purina ou de uma purina por uma pirimidina no DNA ou no RNA.

2′,3′-Trifosfatos de didesoxirribonucleosídio (ddNTPs). Precursores de DNA de término da cadeia (trifosfatos de nucleosídios) com um átomo de hidrogênio (H) ligado ao carbono 3′ em lugar do grupo hidroxila (OH) observado em precursores de DNA normais (2′-trifosfato de desoxirribonucleotídio); os ddNTPs são usados em reações de sequenciamento do DNA.

Tri-híbrido. A prole de pais homozigotos que diferem em três pares de genes.

Trissômico. Célula ou organismo diploide que tem um cromossomo a mais em um par (fórmula cromossômica: $2n + 1$). Um caso específico desse distúrbio é denominado trissomia.

Trivalente. Associação entre três cromossomos durante a meiose.

tRNA supressor. tRNA mutante que reconhece um ou mais dos códons de término e insere um aminoácido em um sítio onde normalmente a tradução terminaria.

$tRNA^{Met}$. O tRNA de metionina que responde aos códons internos de metionina, e não aos códons de iniciação (cf. **$tRNA_f^{Met}$**, **$tRNA_i^{Met}$**).

$tRNA_f^{Met}$. O tRNA de metionina que especifica a iniciação de cadeias polipeptídicas em procariotos (cf. **$tRNA^{Met}$**, **$tRNA_i^{Met}$**).

$tRNA_i^{Met}$. O tRNA de metionina que especifica a iniciação de cadeias polipeptídicas em eucariotos (cf. **$tRNA_f^{Met}$**, **$tRNA^{Met}$**).

Tubulina. Principal proteína constituinte dos microtúbulos de células eucarióticas.

U

Unidade de *crossing over*. Medida da distância em mapas genéticos baseada no número médio de eventos de *crossing over* ocorridos durante a meiose. Um intervalo de mapa com comprimento de uma unidade de *crossing over* (às vezes denominada centiMorgan) significa que só uma em cada cem cromátides recuperadas da meiose sofreram um evento de *crossing over* nesse intervalo.

Unidade de mapa. Ver **Unidade de *crossing over*.**

Unidade de transcrição. Segmento de DNA que contém sinais de início e término da transcrição e é transcrito em uma molécula de RNA.

Univalente. Cromossomo não pareado na meiose.

Universalidade (do código genético). Os códons têm o mesmo significado, com pequenas exceções, em praticamente todas as espécies.

Uracila (U). Base pirimidínica encontrada no RNA, mas não no DNA. No DNA, a uracila é substituída por timina.

V

Valor crítico. Valor limiar de uma estatística que define uma fração da distribuição de frequência da estatística. Uma estatística por amostragem maior que esse valor crítico confirma a rejeição da hipótese testada.

Valor médio dos pais. Em genética quantitativa, a média dos fenótipos dos pais.

Van der Waals, interações de. Atrações fracas entre átomos muito próximos.

Variação. Em biologia, a ocorrência de diferenças entre indivíduos.

Variação contínua. Variação não representada por classes distintas. Os indivíduos misturam-se e a análise requer dados de medida (cf. **Variação descontínua**). Em geral, múltiplos genes são responsáveis por esse tipo de variação.

Variação descontínua. Variabilidade fenotípica de classes distintas como a cor vermelha ou branca, estatura elevada ou anã (cf. **Variação contínua**).

Variação transgressiva. Aparecimento na geração F_2 (ou posterior) de indivíduos que apresentam desenvolvimento mais extremo de uma característica do que os pais.

Variância. Medida da variação em uma população; o quadrado do desvio padrão.

Variância genética aditiva. A porção da variância fenotípica total em uma característica quantitativa decorrente dos efeitos aditivos de alelos.

Variegação por efeito de posição. Variação fenotípica em um indivíduo causada por alteração na posição genômica de um gene. Em geral, esse tipo de variação é observado quando um gene naturalmente localizado na eucromatina é deslocado por um rearranjo cromossômico para uma região heterocromática do genoma.

Vetor. Plasmídio ou cromossomo viral que pode ser usado para construir moléculas de DNA recombinantes a serem introduzidas em células vivas.

Vetor bifuncional. Plasmídio capaz de se replicar em dois organismos diferentes, como leveduras e *E. coli*.

Vetor de clonagem. Molécula de DNA pequena, capaz de autorreplicação – geralmente um plasmídio ou um cromossomo viral – na qual são inseridos DNA estranhos durante o processo de clonagem de genes ou de outras sequências de DNA de interesse.

Via anabólica. Via de síntese de um metabólito; via de biossíntese.

Via catabólica. Via pela qual uma molécula orgânica é degradada para obter energia para o crescimento e os outros processos celulares; via de degradação.

Viabilidade. Capacidade de viver e se desenvolver normalmente.

Vigor híbrido (heterose). Crescimento, força e saúde incomuns de híbridos heterozigotos derivados de dois homozigotos menos vigorosos.

Vírus da imunodeficiência humana (HIV). Retrovírus causador da síndrome de imunodeficiência adquirida (AIDS) em seres humanos.

VNTR. Ver **Repetição em série em número variável**.

W

Western blot. Transferência de proteínas de gel de eletroforese para membrana de celulose ou náilon por ação de uma força elétrica.

Y

YAC (cromossomos artificiais de levedura). Vetores de clonagem lineares elaborados a partir de elementos essenciais de cromossomos de levedura. Conseguem acomodar inserções de DNA estranho de 200 a 500 kb.

Z

Z-DNA. Dupla-hélice levógira que se forma em moléculas de DNA ricas em GC. O Z refere-se a disposição em zigue-zague da cadeia principal de açúcar-fosfato nessa forma de DNA.

Zigóteno (zigonema). Estágio da meiose em que ocorre a sinapse; sucede o leptóteno e precede o paquíteno na prófase meiótica.

Zigoto. Célula produzida pela união de duas células sexuais maduras (gametas) na reprodução; também designa, em genética, o indivíduo que se desenvolve a partir dessa célula.

Índice Alfabético

C

D

E

F

G

H

N

O

P

Q

R

S

T

2024
1 2 3 4 5 6 7 8 9 10